# Pharmakologie und Toxikologie

## Lehrbuch für Studierende der Medizin, Pharmazie und Naturwissenschaften

Herausgegeben von
**C.-J. Estler, Erlangen**

Mit Beiträgen von

B. Ahlemeyer, Marburg
H. P. T. Ammon, Tübingen
K. von Bergmann, Bonn
K. W. Bock, Tübingen
K. Brune, Erlangen
C.-J. Estler, Erlangen
K. J. Freundt, Mannheim
H.-H. Frey, Neustadt i. H.
J. Greven, Aachen
H. Gühring, Erlangen
G. Häusler, Pfeffingen
K.-O. Haustein, Erfurt
K. Heintze, Aachen
B. Hinz, Erlangen
V. Kaever, Hannover

U. Klotz, Stuttgart
B. Knoll, Berlin
E. Knoll-Köhler, Berlin
S. Krebs, Erlangen
R. Kretzschmar, Grünstadt
J. Krieglstein, Marburg
H. Porzig, Bern
U. Ravens, Dresden
K. Resch, Hannover
G. Schmidt, Göttingen
G. Stille, Lübeck
T. Sudhop, Bonn
I. Szelenyí, Radebeul
I. Wessler, Mainz
F. J. Wiebel, Neuherberg

5., überarbeitete und erweiterte Auflage
Mit 382 Abbildungen
und 305 Tabellen

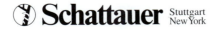
Schattauer Stuttgart New York

**Prof. Dr. med. C.-J. Estler**
Institut für Experimentelle und Klinische
Pharmakologie und Toxikologie der
Friedrich-Alexander-Universität Erlangen-Nürnberg,
Fahrstraße 17, 91054 Erlangen

Die Deutsche Bibliothek – CIP-Einheitsaufnahme

Pharmakologie und Toxikologie : Lehrbuch für
Studierende der Medizin, Pharmazie und Naturwissenschaften ; mit 315 Tabellen / Hrsg. C.-J. Estler. Mit Beitr.
von B. Ahlemeyer ... – 5., überarb. und erw. Aufl. –
Stuttgart ; New York : Schattauer, 2000
   ISBN 3-7945-1898-5

In diesem Buch sind die Stichwörter, die zugleich eingetragene Warenzeichen sind, als solche nicht besonders kenntlich gemacht. Es kann also aus der Bezeichnung der Ware mit dem für diese eingetragenen Warenzeichen nicht geschlossen werden, daß die Bezeichnung ein freier Warenname ist.

Hinsichtlich der in diesem Buch angegebenen Dosierungen von Medikamenten usw. wurde die größtmögliche Sorgfalt beachtet. Gleichwohl werden die Leser aufgefordert, die entsprechenden Prospekte der Hersteller zur Kontrolle heranzuziehen.

Das Werk ist urheberrechtlich geschützt. Alle Rechte, insbesondere das Recht des Nachdruckes, der Wiedergabe in jeder Form und der Übersetzung in andere Sprachen, behalten sich Urheber und Verlag vor.

Kein Teil des Werkes darf in irgendeiner Form ohne schriftliche Genehmigung des Verlages reproduziert werden. Das gilt insbesondere für Vervielfältigungen, Übersetzungen, Mikroverfilmungen und die Einspeicherung, Nutzung und Verwertung in elektronischen Systemen.

© 1983, 1986 (erg. Studienausgabe), 1990, 1992, 1995 and 2000 by F. K. Schattauer Verlagsgesellschaft mbH, Lenzhalde 3, D-70192 Stuttgart, Germany
Internet http://www.schattauer.de
Printed in Germany

Lektorat: Dipl.-Chem. Claudia Ganter
Umschlaggestaltung: Bernd Burkart
Satz: Satzherstellung Karlheinz Stahringer, Gutenbergstraße 11, 35085 Ebsdorfergrund
Druck und Einband: Mayr Miesbach, Druckerei und Verlag GmbH, Am Windfeld 15, 83714 Miesbach

Gedruckt auf chlor- und säurefrei gebleichtem Papier.

ISBN 3-7945-1898-5

# Vorwort zur fünften Auflage

Das Lehrbuch der Pharmakologie und Toxikologie liegt nunmehr in der 5. Auflage vor. Gegenüber der 4. Auflage und der Classic-Ausgabe sind eine Reihe von Veränderungen erfolgt: Dem steten Wandel auf dem Arzneimittelmarkt folgend – neue Wirkstoffe werden eingeführt und ersetzen ältere obsolet werdende Stoffe – wurden alle Kapitel, z. T. unter Hinzuziehung jüngerer Koautoren, kritisch durchgesehen und aktualisiert. Die Kapitel über Lokalanästhetika, Pharmaka mit Wirkung auf das Herz, das Blut und auf Stoffwechselkrankheiten sind von neu gewonnenen Autoren bzw. Autorinnen völlig neu verfaßt worden. Im Kapitel »Allgemeine Pharmakologie« ist der Abschnitt über Pharmakokinetik wesentlich erweitert worden, um insbesondere den Wünschen der Studierenden der Pharmazie und der naturwissenschaftlichen Fächer zu entsprechen. Neu hinzu gekommen ist auch ein Kapitel über Arzneimittel der alternativen/komplementären Medizin, das die besonderen Charakteristika von Arzneimitteln, wie Phytopharmaka, Homöopathika u. ä., erklären soll. Ebenfalls neu sind im Anhang Orientierungshilfen, z. B. eine von mehreren Lesern gewünschte Auflistung der im Buch besprochenen Wirkstoffe mit ihrer pharmakologischen Klassifizierung sowie beispielhaften Hinweisen auf deutsche, österreichische und schweizerische Handelsnamen (Die Auswahl bedeutet keine Wertung!), um auch Lesern aus anderen deutschsprachigen Ländern entgegenzukommen.

Im übrigen wurde das – wie aus vielen Leserzuschriften hervorgeht – bewährte Konzept des Buches beibehalten, mit dem wir anstreben, eine systematische Übersicht über die Eigenschaften (Pharmakodynamik und Pharmakokinetik) der gängigen Arzneistoffe zu geben, deren Kenntnis dazu notwendig ist, sie in Klinik und Praxis rational einsetzen zu können. Hierzu gehört, daß bei jedem Arzneimittel oder jeder Arzneimittelgruppe Angaben über die sich aus der jeweiligen Wirkungsweise, dem Wirkungs-/Nebenwirkungsprofil und der Pharmakokinetik sich ergebenden Anwendungsmöglichkeiten (Indikationen), Risiken, Kontraindikationen, Interaktionen sowie die übliche Dosierung zu finden sind.

Dank gebührt allen, die zum Zustandekommen der 5. Auflage beigetragen haben, vor allem den Autoren und den Mitarbeitern des Schattauer Verlags, insbesondere Frau Dipl.-Biol. C. Cohnen, die an der Planung mitgewirkt hat, Frau Dipl.-Chem. C. Ganter für die kompetente und gewissenhafte Lektorierung und Frau Leopold für die Erstellung des Sachverzeichnisses, sowie nicht zuletzt auch den aufmerksamen Lesern, denen wir wertvolle Anregungen zu verdanken haben.

Erlangen, im Oktober 1999  **C.-J. Estler**

# Vorwort zur ersten Auflage

Dieses Buch ist in erster Linie dazu bestimmt, den Studenten der Medizin und Pharmazie, aber auch anderen Naturwissenschaftlern den Zugang zur allgemeinen und systematischen Pharmakologie und Toxikologie zu erleichtern und ihnen das in den Staatsprüfungen üblicherweise geforderte Grundwissen über die Wirkungen wichtiger Arzneimittel und Gifte zu vermitteln. In der Bundesrepublik Deutschland ist der Lernstoff für die medizinischen und pharmazeutischen Staatsprüfungen in Gegenstandskatalogen festgelegt worden. Die Autoren waren bestrebt, die in den Gegenstandskatalogen aufgeführten Themen in ihren Kapiteln vollständig zu behandeln. Ein Schlüssel zum Gegenstandskatalog für die erste ärztliche Prüfung soll den Medizinstudenten der Bundesrepublik Deutschland das Auffinden der betreffenden Themen in den einzelnen Kapiteln erleichtern.

In den meisten Kapiteln sind die Autoren im Interesse der Aktualisierung bewußt über das Stoffgebiet der Gegenstandskataloge hinausgegangen, denn es umfaßt nur das pharmakologische Grundwissen, und auch das wandelt sich schnell, schneller als Gegenstandskataloge geändert werden können. Herausgeber und Autoren hoffen, daß das Buch so einen möglichst hohen Grad an Aktualität bekommen hat (letzte Ergänzungen im Text wurden Mitte 1983 vorgenommen). Zum anderen sollte sich das Buch auf diese Weise vielleicht auch für den fertigen Arzt und Apotheker als brauchbares Kompendium zur Wissensauffrischung erweisen.

Um dem Leser die Orientierung zu erleichtern, wurde versucht, in allen Kapiteln eine möglichst einheitliche Gliederung durchzuhalten. Nach einer kurzen Einleitung, die vor allem den Nichtmediziner in die Thematik einführen soll, folgt eine Beschreibung der Stoffeigenschaften, der Wirkungen und Nebenwirkungen sowie der Pharmakokinetik der behandelten Stoffe oder Stoffgruppen. Den Abschluß bildet jeweils ein Abschnitt über die medizinische Verwendung der besprochenen Pharmaka, in dem Indikationen, Kontraindikationen, Interaktionsmöglichkeiten, übliche Dosierung und Hinweise auf Handelspräparate zu finden sind.

Herausgeber und Autoren sind sich darüber im klaren, daß ein Lehrbuch der systematischen Pharmakologie nicht gleichzeitig ein Lehrbuch der Pharmakotherapie sein kann. Letzteres erfordert eine völlig andersartige Gliederung, nicht nach gleichartigen Arzneimittelgruppen, sondern nach zu behandelnden Krankheiten. Mit den o. g. Hinweisen zur Therapie sollte lediglich dem Studenten ein Bezug zur praktischen Verwendung der Arzneistoffe vermittelt und dem bereits im Beruf stehenden Arzt und Apotheker eine praktische Hilfe bei der Beantwortung spezieller Fragen geboten werden. Aus Gründen der Platzersparnis konnten bei den einzelnen Pharmaka deren Handelspräparate nicht vollzählig, sondern nur in Auswahl aufgeführt werden. Da sich diese Auswahl nicht völlig frei von Willkür durchführen ließ, stellt sie keine Wertung der Präparate dar; d. h. aus der Tatsache, daß ein Präparat nicht erwähnt ist, darf nicht geschlossen werden, daß es anderen im Text erwähnten Präparaten unterlegen ist. Was die übrigen Angaben (z. B. Dosis, Vorsichtsmaßnahmen etc.) anbelangt, so waren Autoren, Herausgeber und Verlag hier besonders bemüht, Fehler zu vermeiden. Das kann aber den Therapeuten nicht von der Verpflichtung befreien, vor der Anwendung eines Arzneimittels sich anhand der Beipackzettel oder anderer aktueller Informationsquellen noch einmal über die dem neuesten Erkenntnisstand entsprechenden Anwendungsrichtlinien zu informieren.

Abschließend danke ich – auch im Namen der Mitautoren – dem F. K. Schattauer Verlag, insbesondere Herrn Prof. Dr. Dr. h. c. P. Matis und Herrn N. Rupp für Anregungen, Rat und verständnisvolle Hilfe bei der Gestaltung des Buches. Gedankt sei auch allen hier nicht namentlich genannten Kollegen aus anderen Disziplinen, die uns mit Anregungen und Hinweisen bei der Abfassung der Manuskripte unterstützt haben.

Lohn für die aufgewendete Mühe wäre es uns allen, wenn das Buch in einem breiten Leserkreis Resonanz finden würde – Resonanz auch im Sinne von Kritik und Vorschlägen, die der Verbesserung des Buches dienen.

Erlangen, Juli 1983 **C.-J. Estler**

# Autorenverzeichnis

**Dr. rer. nat. B. Ahlemeyer**
Institut für Pharmakologie und Toxikologie,
Fachbereich Pharmazie und Lebensmittelchemie
der Philipps-Universität Marburg,
Ketzerbach 63, 35032 Marburg

**Prof. Dr. med. H. P. T. Ammon**
Lehrstuhl Pharmakologie für Naturwissenschaftler,
Pharmazeutisches Institut,
Eberhard-Karls-Universität,
Auf der Morgenstelle 8, 72076 Tübingen

**Prof. Dr. med. K. von Bergmann**
Abteilung für Klinische Pharmakologie,
Rheinische Friedrich-Wilhelms-Universität,
Sigmund-Freud-Straße 25, 53105 Bonn

**Prof. Dr. med. K. W. Bock**
Institut für Toxikologie der Universität,
Wilhelmstr. 56, 72074 Tübingen

**Prof. Dr. med. Dr. h. c. K. Brune**
Institut für Experimentelle und Klinische
Pharmakologie und Toxikologie der
Friedrich-Alexander-Universität Erlangen-Nürnberg,
Fahrstraße 17, 91054 Erlangen

**Prof. Dr. med. C.-J. Estler**
Institut für Experimentelle und Klinische
Pharmakologie und Toxikologie der
Friedrich-Alexander-Universität Erlangen-Nürnberg,
Fahrstraße 17, 91054 Erlangen

**Prof. Dr. med. K. J. Freundt**
Institut für Pharmakologie und Toxikologie der
Fakultät für klinische Medizin Mannheim der
Universität Heidelberg,
Maybachstraße 14–16, 68169 Mannheim

**Prof. Dr. med. vet. H.-H. Frey**
Institut für Pharmakologie und Toxikologie,
Fachbereich Veterinärmedizin, Freie Universität
Berlin, Koserstraße 20, 14195 Berlin
priv.: Ziegeleiweg 16, 23730 Neustadt i. H.

**Prof. Dr. med. J. Greven**
Institut für Pharmakologie und Toxikologie,
Medizinische Fakultät der RWTH Aachen,
Wendlingweg 2, 52057 Aachen

**Dr. med. H. Gühring**
Institut für Experimentelle und Klinische
Pharmakologie und Toxikologie der
Friedrich-Alexander-Universität Erlangen-Nürnberg,
Fahrstraße 17, 91054 Erlangen

**Prof. Dr. med. G. Häusler**
Im Jürtli 28, CH-4148 Pfeffingen

**Prof. Dr. med. K.-O. Haustein**
Klinische Pharmakologie Erfurt,
Klinikum der Friedrich-Schiller-Universität Jena,
Nordhäuser Straße 78, 99089 Erfurt

**Prof. Dr. med. K. Heintze**
Institut für Pharmakologie und Toxikologie,
Medizinische Fakultät der RWTH Aachen,
Wendlingweg 2, 52074 Aachen

**Dr. rer. nat. B. Hinz**
Institut für Experimentelle und Klinische
Pharmakologie und Toxikologie der
Friedrich-Alexander-Universität Erlangen-Nürnberg,
Fahrstraße 17, 91054 Erlangen

**Prof. Dr. rer. nat. V. Kaever**
Institut für Molekularpharmakologie,
Medizinische Hochschule Hannover,
Konstanty-Gutschow-Straße 8, 30623 Hannover

**Prof. Dr. rer. nat. U. Klotz**
Dr. Margarete Fischer-Bosch-Institut für
Klinische Pharmakologie,
Auerbachstraße 112, 70376 Stuttgart

**B. Knoll**
Institut für Pharmakologie, Freie Universität Berlin,
Universitätsklinikum Benjamin Franklin,
Thielallee 67–73, 14195 Berlin

**Prof. Dr. med. E. Knoll-Köhler**
Institut für Pharmakologie, Freie Universität Berlin,
Universitätsklinikum Benjamin Franklin,
Thielallee 67–73, 14195 Berlin

**S. Krebs**
Apothekerin
Institut für Experimentelle und Klinische
Pharmakologie und Toxikologie der
Friedrich-Alexander-Universität Erlangen-Nürnberg,
Fahrstraße 17, 91054 Erlangen

**Prof. Dr. med. R. Kretzschmar**
Apl. Professor für Pharmakologie und Toxikologie,
Universität Freiburg im Breisgau, Vertretung einer
Professur für Pharmakologie Universität Heidelberg;
*priv.:* Oberer Bergelweg 4, 67269 Grünstadt

**Prof. Dr. med. Dr. rer. nat. J. Krieglstein**
Institut für Pharmakologie und Toxikologie,
Fachbereich Pharmazie und Lebensmittelchemie
der Philipps-Universität Marburg,
Ketzerbach 63, 35032 Marburg

**Prof. Dr. med. H. Porzig**
Pharmakologisches Institut der Universität Bern,
Friedbühlstrasse 49, CH-3010 Bern

**Prof. Dr. med. U. Ravens**
Institut für Pharmakologie und Toxikologie,
Universitätsklinik Carl Gustav Carus der
Technischen Universität Dresden,
Karl-Marx-Straße 3, 01109 Dresden

**Prof. Dr. med. K. Resch**
Institut für Molekularpharmakologie,
Medizinische Hochschule Hannover,
Konstanty-Gutschow-Straße 8, 30623 Hannover

**Prof. Dr. med. G. Schmidt**
Zentrum Pharmakologie und Toxikologie der
Universität, Robert-Koch-Straße 40, 37075 Göttingen

**Prof. Dr. med. G. Stille**
Apl. Professor für Pharmakologie, ehem. Leiter
der Abteilung für experimentelle und klinische
Pharmakologie des Instituts für Arzneimittel,
Bundesgesundheitsamt;
*priv.:* Am Wallberg 49, 23569 Lübeck

**Dr. med. T. Sudhop**
Abteilung für Klinische Pharmakologie,
Rheinische Friedrich-Wilhelms-Universität,
Sigmund-Freud-Straße 25, 53105 Bonn

**Prof. Dr. med. I. Szelenyí**
Abteilung Atemwegspharmakologie
Arzneimittelwerk Dresden GmbH
Meißnerstr. 191, 01445 Radebeul

**Prof. Dr. med. I. Wessler**
Pharmakologisches Institut der Universität,
Obere Zahlbacher Straße 67, 55101 Mainz

**Prof. Dr. med. F. J. Wiebel**
GSF – Forschungszentrum für Umwelt
und Gesundheit,
Ingolstädter Landstr. 1, 85764 Neuherberg/München

# Inhaltsverzeichnis

**1 Allgemeine Pharmakologie und Toxikologie** ... 1
K. W. Bock und U. Klotz

**2 Pharmaka mit Wirkung auf das vegetative Nervensystem** ... 46
H. Porzig und G. Häusler

**3 Antiallergika, Immunsuppressiva, Immunmodulatoren** ... 121
V. Kaever und K. Resch

**4 Antiparkinsonmittel** ... 148
H. Porzig und G. Häusler

**5 Antikonvulsiva** ... 156
H.-H. Frey

**6 Muskelrelaxanzien** ... 167
I. Wessler

**7 Lokalanästhetika** ... 179
E. Knoll-Köhler und B. Knoll

**8 Narkotika** ... 192
J. Krieglstein und B. Ahlemeyer

**9 Sedativa, Hypnotika** ... 202
J. Krieglstein und B. Ahlemeyer

**10 Psychopharmaka** ... 214
R. Kretzschmar und G. Stille

**11 Analgetika – Antiphlogistika – Antirheumatika** ... 276
K. Brune und H. Gühring

**12 Antitussiva und Expektoranzien** ... 312
I. Szelenyí und B. Hinz

**13 Pharmaka mit Wirkung auf das Herz** ... 321
U. Ravens

**14 Mittel zur Behandlung von Blutbildungsstörungen, zum Blutersatz, zur Thromboseprophylaxe, zur Behandlung von Hämostase- und Fibrinolysestörungen und zur Verbesserung der Fließeigenschaften des Blutes** ... 357
K.-O. Haustein

**15 Pharmaka mit Einfluß auf die Nieren, den Wasser-, Elektrolyt- und Säure-Basen-Haushalt** ... 398
J. Greven

**16 Pharmaka mit Wirkung auf den Gastrointestinaltrakt** ... 431
K. Heintze

**17 Röntgenkontrastmittel** ... 459
K. Brune und S. Krebs

**18 Pharmaka zur Behandlung von Funktionsstörungen der endokrinen Organe (Hormone, Hormonanaloga, Hormonantagonisten u. a.)** ... 468
H. P. T. Ammon

**19 Pharmaka zur Behandlung von Stoffwechselkrankheiten** ... 572
T. Sudhop, K. von Bergmann, C.-J. Estler

**20 Antiinfektiva, Pharmaka zur Behandlung und Verhütung von Infektionen (Chemotherapeutika, Antibiotika, Desinfektionsmittel)** ... 595
C.-J. Estler

**21 Zytostatika** ... 683
C.-J. Estler

**22 Dermatika** ... 710
G. Schmidt

**23 Arzneimittel der alternativen bzw. komplementären Medizin (traditionelle Arzneimittel, Phytopharmaka, Homöopathika, anthroposophische Arzneimittel)** ... 718
C.-J. Estler

**24 Toxikologie** ... 722
K. J. Freundt und F. J. Wiebel

**Anhang** ... 813

**Sachverzeichnis** ... 861

# Verzeichnis häufig gebrauchter Abkürzungen

| | | | |
|---|---|---|---|
| AC | Adenylatcyclase | CMP | Cytidinmonophosphat |
| ACE | Angiotensin-I-Conversionsenzym | CNU | 2-Chlorethylennitrosoharnstoff |
| ACh | Acetylcholin | CoA | Coenzym A |
| AChE | Acetylcholinesterase | COMT | Katechol-O-methyltransferase |
| ACTH | adrenocorticotropes Hormon, Corticotropin, Corticotrophin | COX | Cyclooxygenase |
| | | CRH | Corticoliberin |
| ACVB | aortokoronarer Venenbypass | CSE | Cholesterin-synthetisierende Enzyme |
| AD | Aldehyddehydrogenase | CSH | Cholesterinsynthesehemmer |
| ADH | Adiuretin, antidiuretisches Hormon | $C_t$ | Konzentration eines Stoffes zum Zeitpunkt t |
| ADH | Alkoholdehydrogenase | | |
| ADI | »acceptable daily intake«; vertretbare Tageszufuhr | CTP | Cytidintriphosphat |
| ADP | Adenosindiphosphat | 2,4-D | 2,4-Dichlorphenoxyessigsäure |
| AGS | adrenogenitales Syndrom | DAB | Deutsches Arzneibuch |
| ALA | δ-Aminolävulinsäure | DAB | Diaminobuttersäure |
| ALDH | Aldehyddehydrogenase | DAG | Diacylglycerin, Diacylglycerol |
| AMCHA | Tranexamsäure, trans-4-(Aminomethyl)-cyclohexancarbonsäure | dCDP | Desoxycytidindiphosphat |
| | | DDA | Dichlordiphenylessigsäure |
| AMG | Arzneimittelgesetz der Bundesrepublik Deutschland | DDD | Dichlordiphenyldichlorethan |
| | | DDE | Dichlordiphenyldichlorethylen |
| ANF | atrialer natriuretischer Faktor | DDT | Dichlordiphenyltrichlorethan |
| aPPT | aktivierte partielle Thromboplastinzeit | DER | Disulfiram-Ethanol-Reaktion (»Antabus-Syndrom«) |
| APSAC | anisoylierter Plasminogen-Streptokinase-Aktivatorkomplex | | |
| | | DHCC | Dihydroxycholcalciferol |
| Ara- | Arabinose | DHP | Dihydropyridin |
| 5-ASA | 5-Aminosalicylsäure | DIC | disseminierte intravasale Gerinnung |
| ASR | Achillessehnenreflex | DIC | Verbrauchskoagulopathie |
| ASS | Acetylsalicylsäure | 4-DMAP | 4-Dimethylaminophenol |
| AST | Aminosäure-Transportprotein | DMPS | 2,3-Dimercapto-1-propansulfonsäure |
| AT | Angiotensin | DMR | depolarisierende Muskelrelaxanzien |
| AT III | Antithrombin III | DNA | Desoxyribonucleinsäure |
| ATP | Adenosintriphosphat | DOMA | 3,4-Dihydroxymandelsäure |
| AUC | »area under the concentration curve«; Fläche unter der (Blut-)Konzentrationskurve | DOPA | Dihydroxyphenylalanin |
| | | DOPAC | Dihydroxyphenylessigsäure |
| | | DOPEG | 3,4-Dihydroxyphenylethylglykol |
| AZT | Azidothymidin | DTH | »delayed type hypertensitivity«; Überempfindlichkeit vom verzögerten Typ |
| BWS | Brustwirbelsäule | | |
| | | ECF | Eosinophilen-chemotaktischer Faktor |
| cAMP | zyklisches Adenosin-3',5'-monophosphat | ED | Einzeldosis oder effektive Dosis |
| CBG | Corticosteroidbindungshormon, Corticoidbindungsglobulin | EDRF | »endothelium-derived relaxing factor«; aus dem Endothel stammender Relaxationsfaktor |
| CCK | Cholezystokinin | | |
| CDP | chronisch demyelinisierende Polyneuropathie | EDTA | Ethylendiamintetraessigsäure |
| | | EGF | epidermaler Wachstumsfaktor |
| CDP | Cytidindiphosphat | EGTA | Ethylenglykol-bis-(β-aminoethyether)-N,N'-tetraacetat |
| cGMP | zyklisches Guanosin-3',5'-monophosphat | | |
| CL | Clearance | EPO | Erythropoetin |
| $C_{max}$ | maximale Blutkonzentration eines Pharmakons | EPP | exzitatorisches postsynaptisches Potential |

| | | | |
|---|---|---|---|
| EPS | extrapyramidal-motorische Störung | i.m. | intramuskulär |
| ER | endoplasmatisches Retikulum | IMP | Inosinmonophosphat |
| | | INN | »international nonproprietary name«; Freiname |
| F | Bioverfügbarkeit | | |
| FCKW | Fluorchlorkohlenwasserstoffe | INR | »international normalized ratio« |
| F-dUMP | Fluor-desoxyuridinmonophosphat | $IP_3$ | Inositoltri(s)phosphat |
| FGF | »fibroblast growth factor«; Fibroblastenwachstumsfaktor | IRS | Insulinrezeptorsubstrat |
| | | ISA | intrinsische sympathomimetische Aktivität |
| FSH | Follikel-stimulierendes Hormon | | |
| | | i.v. | intravenös |
| GABA | γ-Aminobuttersäure | | |
| G-CSF | Granulozyten-Kolonie-stimulierender Faktor | $k_{el}$ | Eliminationskonstante |
| | | KG | Körpergewicht |
| GDNF | »glia-derived neurotrophic factor«; Nervenwachstumsfaktor | KHK | koronare Herzkrankheit |
| | | KIE | Kallikreininhibitoreinheiten |
| GFP | gefrorenes Frischplasma | | |
| GIP | »gastric inhibitory peptide«; gastrales inhibitorisches Polypeptid | LD | letale Dosis |
| | | LDL | »low density lipoproteins«; Lipoproteine geringer Dichte |
| GLP | »glucagon-like peptide«; Glykolipoproteine | | |
| | | LH | Luteinisierungshormon |
| GM-CSF | Ganulozyten/Makrophagen-Kolonie-stimulierender Faktor | LOX | Lipoxygenase |
| | | LSD | Lysergsäurediethylamid |
| GnRH | Gonadotropin-Releasing-Hormon, Gonadorelin | LT | Leukotrien |
| | | LTH | luteotropes Hormon |
| G-Protein | Guaninnucleotid-bindendes Protein | | |
| GHRH | Somatotropin-Releasing-Hormon | MAC | »membrane attack complex«; zytolytischer Komplementkomplex |
| GRK | G-Proteinrezeptorkinasen | | |
| GSH | reduziertes Glutathion | MAK | maximale Arbeitsplatzkonzentration |
| GSSG | oxidiertes Glutathion | MAO | Monoaminoxidase |
| GTP | Guanosintriphosphat | M-CSF | Makrophagen-Kolonie-stimulierender Faktor |
| Hb | Hämoglobin | MCTD | »mixed connective tissue disease«; Mischform der Bindegewebskrankheit |
| HCG | »humane chorionic gonadotropin«; humanes Choriongonadotropin | | |
| | | MDR | »multiple drug resistance«; multiple Arzneimittelresistenz |
| HCH | Hexachlorcyclohexan | | |
| HDL | »high density lipoproteins«; Lipoproteine hoher Dichte | MEOS | mikrosomales Ethanoloxidationssystem |
| | | MG | Molekulargewicht |
| HES | Hydroxyethylstärke | M-6-G | Morphin-6-glucuronid |
| 5-HETE | 5-Hydroxyeicosatetraensäure | MHK | minimale Hemmkonzentration von Chemotherapeutika; bei anderen Stoffen gelegentlich auch für mittlere Hemmkonzentration gebraucht |
| HGPRT | Hypoxanthin-Guanidin-Phosphoribosyltransferase | | |
| HIT | heparininduzierte Thrombozytopenie | | |
| HMG | humanes Menopausengonadotropin | MIK | maximale Immissionskonzentration |
| HMG-CoA | Hydroxymethylglutaryl-Coenzym A | MNU | Methylnitrosoharnstoff |
| HMV | Herzminutenvolumen | MOPEG | Methoxyhydroxyphenylglykol |
| 5-HPTE | 5-Hydroperoxyeicosatetraenoat | mRNA | »messenger«-Ribonucleinsäure |
| 5-HTP | 5-Hydroxytryptophan | MSH | Melanozyten-stimulierendes Hormon |
| HVA | Homovanillinsäure | | |
| HWZ | Halbwertszeit | NA | Noradrenalin |
| | | $NAD^+$ | Nicotinamidadenindinucleotid |
| ICSH | Interstitialzellen-stimulierendes Hormon | $NADP^+$ | Nicotinamidadenindinucleotidphosphat |
| I.E. | internationale Einheit | NCF | Neutrophilen-chemotaktischer Faktor |
| IFN | Interferon | NDMR | nichtdepolarisierende Muskelrelaxanzien |
| IGF | »insulin-like growth factor«; insulinartiger Wachstumsfaktor | | |
| | | NK-Zelle | »natural killer«-Zelle; natürliche Killerzellen |
| IL | Interleukin | | |

| | | | |
|---|---|---|---|
| NMDA | N-Methyl-D-aspartat | s.c. | subkutan |
| NMR | depolarisierende Muskelrelaxanzien | SCF | »stem cell«-Faktor; Stammzellfaktor |
| NNR | Nebennierenrinde | SLE | systemischer Lupus erythematodes |
| NNRTI | nichtnucleosidische reverse Transkriptaseinhibitoren | SNRI | Serotonin-Noradrenalin-Wiederaufnahmehemmer |
| NO | Stickstoffmonoxid | SOD | Superoxiddismutase |
| NSAID | »non-steroidal anti-inflammatory drugs«; nichtsteroidales Antiphlogistikum | SRS-A | »slow reacting substance of anaphylaxis«; Leukotrien |
| NSAR | nichtsteroidales Antirheumatikum | SSRI | »selective serotonin re-uptake inhibitor«; selektiver Serotonin-Wiederaufnahmehemmer |
| PAF | plättchenaktivierender Faktor | | |
| PAH | para-Aminohippursäure | STH | somatotropes Hormon, Wachstumshormon, Somatotropin |
| PAI | Plasminogenaktivatorinhibitor | | |
| PAK | polyzyklische aromatische Kohlenwasserstoffe | SUR | »sulfonylurea receptor« |
| PAMBA | para-Aminomethylbenzoesäure | $t/2$, $t_{1/2}$ | Halbwertszeit |
| PAS | para-Aminosalicylsäure | 2,4,5-T | 2,4,5-Trichlorphenoxyessigsäure |
| pAVK | periphere arterielle Verschlußkrankheit | $T_3$ | Trijodthyronin |
| PCDD | polychlorierte Dibenzodioxine | $T_4$ | Thyroxin |
| PCDF | polychlorierte Dibenzofurane | $t_{max}$ | Zeitpunkt der maximalen Blutkonzentration eines Pharmakons |
| PDE | Phosphodiesterase | | |
| PDGF | »plateled derived growth factor«; aus den Thrombozyten stammender Wachstumsfaktor | TCA | trizyklisches Antidepressivum |
| | | TCDD | 2,3,7,8-Tetrachlordibenzo-p-dioxin; 2,3,7,8-Tetrachlordibenzo-1,4-dioxin |
| PEMA | Phenylethylmalonsäurediamid | TGF | transformierenden Wachstumsfaktor |
| PG | Prostaglandin | THF | Tetrahydrofolsäure |
| PIF | »prolactin inhibiting factor«; Prolactininhibitionsfaktor | TIA | transitorische ischämische Attacke |
| | | TIP | translationsinhibierendes Protein |
| $PIP_2$ | Phosphatidylinositol-4,5-bisphosphat | TNF | Tumor-Nekrose-Faktor |
| PKA | Proteinkinase A | $tpO_2$ | Gewebs-$O_2$-Partialdruck |
| PKC | Proteinkinase C | TRH | Thyreotropin-Releasing-Hormon; Protirelin |
| $PLA_2$ | Phospholipase $A_2$ | | |
| PLC | Phospholipase C | TRK | technische Richtkonzentration |
| p.o. | per os; peroral | TSH | thyreotropes Hormon; Thyreotropin, Thyreotrophin |
| ppm | parts per million | | |
| PRF | »prolactin releasing factor«; Prolactinfreisetzungsfaktor | TXA | Thromboxan A |
| PSR | Patellarsehnenreflex | UAW | unerwünschte Arzneimittelwirkung |
| PTCA | perkutane transluminale koronare Angioplastie | UDP | Uridindiphosphat |
| | | V, $V_D$ | Verteilungsvolumen |
| PTH | Parathormon | VIP | »vasoactive intestinal peptide«; vasoaktives intestinales Polypeptid |
| PUVA | Psoralene (P), Ultraviolett (UV), A-Wellenlänge (A) | | |
| | | VLDL | »very low density lipoproteins«; Lipoproteine sehr geringer Dichte |
| ® | warenzeichenrechtlich geschützte Bezeichnung | VMA | Vanillinmandelsäure |
| | | VNS | vegetatives Nervensystem |
| RES | retikuloendotheliales System | vWF | von-Willebrand-Faktor |
| RNA | Ribonucleinsäure | | |
| $rT_3$ | reverses Trijodthyronin | ZNS | Zentralnervensystem |

# 1 Allgemeine Pharmakologie und Toxikologie

K. W. Bock und U. Klotz

| | |
|---|---|
| **Begriffsbestimmungen** .................. | 1 |
| **Pharmakodynamik** ..................... | 3 |
| Dosis-Wirkungs-Beziehungen ............. | 3 |
|    Wirkungen am Individuum ........... | 3 |
|    Wirkungen am Kollektiv ............. | 5 |
| Arzneimittelrezeptoren .................. | 6 |
|    Allgemeine Definition ............... | 6 |
|    Steroidhormonrezeptoren ............ | 6 |
|    Oberflächenrezeptoren .............. | 6 |
|    Insulinrezeptor, Rezeptoren für Wachstumsfaktoren und deren Beziehung zu Onkogenen .................... | 13 |
|    Dauerstimulation von Rezeptoren ........ | 14 |
| **Pharmakokinetik** ...................... | 14 |
| Das Verhalten von Pharmaka im Körper ..... | 14 |
|    Resorption ....................... | 15 |
|    Bioverfügbarkeit und Bioäquivalenz ..... | 16 |
|    Verteilung ....................... | 17 |
|    Metabolismus (Biotransformation) ...... | 18 |
|    Exkretion ....................... | 22 |
|    Arzneimitteltransport ............... | 23 |
| Pharmakokinetische Analyse von zeitabhängigen Plasmakonzentrationsverläufen ........... | 24 |
|    Grundprinzipien .................. | 24 |
|    Lineare Pharmakokinetik (Kinetik 1. Ordnung) ............... | 24 |
|    Mehrmalige Dosierung .............. | 28 |
|    Nichtlineare Pharmakokinetik (Kinetik 0. Ordnung) ............... | 30 |
|    Wichtige pharmakokinetische Kenngrößen und ihre klinische Bedeutung .......... | 30 |
|    Therapeutisches Plasmaspiegelmonitoring . | 31 |
|    Effektkinetik (PK/PD-Modelling) ........ | 32 |
|    Einfluß des Lebensalters auf die Pharmakokinetik .............. | 33 |
|    Einfluß von Erkrankungen auf die Pharmakokinetik .............. | 34 |
| **Veränderung der Arzneimittelwirkung** .... | 35 |
| Pharmakogenetik: Veränderung durch genetische Faktoren (Idiosynkrasie) ... | 35 |
| Arneimittelallergie .................... | 37 |
| Arzneimittelinteraktionen ................ | 38 |
|    Allgemeines ..................... | 38 |
|    Mechanismen der Arzneimittelinteraktionen ..................... | 38 |
| Toleranz, Dependenz ................... | 43 |

## Begriffsbestimmungen

> Die **Pharmakologie** befaßt sich im weitesten Sinne mit den Wirkungen körperfremder und körpereigener Stoffe auf Organismen und generell auf biologische Systeme.

Im Falle der *körpereigenen Stoffe* interessiert sich der Pharmakologe besonders für Funktionsänderungen bei Wirkstoffkonzentrationen, die das physiologische Maß übersteigen. Als Beispiel seien die starken entzündungshemmenden Wirkungen von Nebennierenrindenhormonen genannt. Den Arzt und Medizinstudenten interessiert primär die Wirkung von *Arzneimitteln,* d. h. von Stoffen, die der Prophylaxe, Diagnose und Therapie von Erkrankungen dienen. Alle Arzneimittel haben auch *unerwünschte Wirkungen.* Für ihre sinnvolle Anwendung zum Wohle des Patienten müssen immer der *therapeutische Nutzen* und das *Risiko* unerwünschter Wirkungen gegeneinander abgewogen werden. Die pharmakologische Erfahrung lehrt, daß die Suche nach risikofreien Heilmitteln ein unrealistischer Wunschtraum bleiben wird. Die Gefahr einer nicht medizinisch indizierten Anwendung (Mißbrauch) wird immer gegeben sein. Diese negative Aussage schließt jedoch nicht aus, daß wir durch fundierte pharmakologische Kenntnisse, durch eine darauf aufbauende rationale Therapie und durch sorgfältige Überwachung des Therapieerfolges die Wirkung und Sicherheit unserer Arzneimittel erheblich werden verbessern können. Derzeit nehmen große Teile der Bevölkerung Arzneimittel bei jeder Unpäßlichkeit ein. Auf der anderen Seite besteht bei vielen ein Mißtrauen, daß der Arzneimittelproduzent aus merkantilen Interessen die

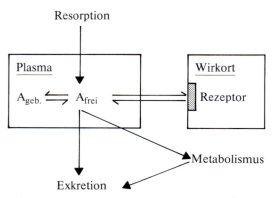

**Abb. 1-1.** Beziehung zwischen der Pharmakokinetik eines Arzneimittels (A) und dessen Konzentration am Wirkort. $A_{geb}$ = proteingebundenes Arzneimittel.

Sicherheit des Arzneimittelkonsumenten zurückstellt. Diese Aspekte sind mitbestimmend bei der oft emotionsgeladenen Diskussion über Arzneimittel in den Medien.

Neben Arzneimitteln ist der Mensch in zunehmendem Maße im Haushalt, am Arbeitsplatz und generell in seiner Umwelt einer großen Zahl von Fremdstoffen ausgesetzt, die entweder akut oder chronisch schädliche Wirkungen entfalten können.

Die Prävention, Erkennung und Therapie der Wirkung von Schadstoffen (Giften) ist Gegenstand der **Toxikologie**.

Da die Probleme auf diesem Gebiet weit über die Medizin hinausgehen, werden vom Mediziner hauptsächlich die Kenntnisse über Vergiftungen erwartet, die ihm in der Praxis häufig begegnen, sowie Grundkenntnisse über die wichtigsten Wirkungsmechanismen von Schadstoffen. Es ist offensichtlich, daß Pharmakologie und Toxikologie nicht klar gegeneinander abgegrenzt werden können.

»Alle Dinge sind Gift, und nichts ohn Gift; allein die Dosis macht, daß ein Ding kein Gift ist« (Paracelsus).

Dies wird durch die Tatsache bestätigt, daß Arzneimittel bei Überdosierung sehr toxisch sein können. Arzneimittel stehen bei suizidalen Vergiftungen im Vordergrund. Die Abhängigkeit von Arzneimitteln (Dependenz) stellt derzeit ein erhebliches soziales Problem dar.

Arzneimittel dürfen nicht ohne ausreichende Erfahrung am Menschen in den Verkehr gebracht werden. Sichere Dosierungsrichtlinien können nur am Patienten erarbeitet werden.

Die Prüfung neuer Arzneimittel am Menschen und die Überwachung der Arzneitherapie ist Aufgabe der **Klinischen Pharmakologie.**

Die Prüfung von Arzneimitteln am Menschen ist jedoch aus ethischen, gesetzlichen und technischen Gründen limitiert. Nur am Versuchstier, an daraus isolierten Organen, an Zellen und subzellulären Systemen können die erforderlichen detaillierten Kenntnisse über die Wirkung von Pharmaka gewonnen werden.

Wenn man die historische Entwicklung von Arzneimitteln betrachtet, so fällt auf, daß viele unserer wirksamsten Pharmaka (Morphin, Atropin usw.) aus der Phytotherapie hervorgegangen sind oder einen mikrobiologischen Ursprung (Antibiotika) haben. Ist jedoch der Wirkstoff einmal charakterisiert, so hat es sich im Sinne einer besseren Standardisierbarkeit als Vorteil erwiesen, den reinen Wirkstoff in entsprechender Arzneiform (Tablette, Ampulle usw.) anzuwenden. Oft hat man durch chemische Veränderung des natürlichen Wirkstoffmoleküls die therapeutische Wirkung der Naturstoffe verbessern können.

Arzneimittel entfalten ihre Wirkung an bestimmten Wirkorten, meist an spezifischen Rezeptoren, zu denen sie je nach Applikationsweise (oral, intravenös usw.) gelangen müssen (Abb. 1-1). Sie unterliegen einem gesetzmäßigen Schicksal im Organismus **(Pharmakokinetik)**. Die Pharmakokinetik bestimmt im wesentlichen Wirkungsstärke und Wirkungsdauer eines Arzneimittels. Von den pharmakokinetischen Eigenschaften eines Arzneimittels (Resorption, Verteilung, Metabolismus, Exkretion) müssen diejenigen Phänomene abgegrenzt werden, die mit der eigentlichen Wirkung des Arzneimittels zusammenhängen **(Pharmakodynamik)**. Hierzu gehören u.a. die Wirkungsmechanismen und die Wirkungsqualitäten, z.B. analgetisch (schmerzdämpfend), antiphlogistisch (entzündungshemmend), antipyretisch (fiebersenkend).

Vereinfacht ausgedrückt beschreibt die **Pharmakodynamik** die Wirkung des Stoffes auf den Organismus, die **Pharmakokinetik** die Wirkung des Organismus auf das Pharmakon.

Man kann auch sagen: Die Pharmakokinetik beschreibt das Verhalten des Wirkstoffes vor dem Rezeptor, die Pharmakodynamik die Interaktion des Wirkstoffes mit dem Rezeptor und den komplexen Signalketten bis zur therapeutischen bzw. toxischen Wirkung.

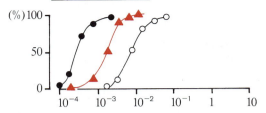

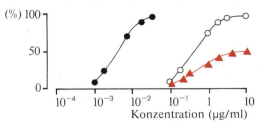

**Abb. 1-2.** Dosis-Wirkungs-Kurven für Isoprenalin (●), Orciprenalin (○), und Salbutamol (▲) an der isolierten Trachealmuskulatur und am Herzmuskel des Meerschweinchens. [Nach: Jack. Can Med Assoc J 1974; 110: 436.] Nähere Erläuterungen siehe Text.

# Pharmakodynamik

## Dosis-Wirkungs-Beziehungen

### Wirkungen am Individuum

#### Wirksamkeit und Potenz

Pharmakawirkungen sind im allgemeinen dosisabhängig. Abb. 1-2 zeigt **Dosis-Wirkungs-Kurven** von drei Sympathomimetika (adrenerge Agonisten). Angegeben ist die bronchospasmolytische Wirkung, gemessen an der Abnahme des intraluminalen Druckes der isolierten Trachea, und die Kardiostimulation, gemessen am Anstieg der Herzfrequenz des isolierten Herzvorhofs. Bei logarithmischer Auftragung der Dosis erhält man sigmoidale Kurven, die durch ihre Lage und Steilheit charakterisiert sind. Man erkennt, daß Salbutamol zur Behandlung des Asthma bronchiale besser geeignet ist als Isoprenalin, denn bei derjenigen Isoprenalindosis, die zur Erreichung einer maximalen Bronchospasmolyse erforderlich ist, beginnen bereits die kardialen Nebenwirkungen. Im Gegensatz dazu sind bei maximaler Salbutamolwirkung die kardialen Nebenwirkungen noch nicht zu befürchten.

Bei der Beschreibung von Dosis-Wirkungs-Beziehungen müssen folgende Begriffe unterschieden werden:

- Die **Potenz** (Potency; auf der Abszisse der Dosis-Wirkungs-Kurve aufgetragen) ist diejenige Dosis oder Konzentration eines Wirkstoffes, welche einen definierten pharmakologischen Effekt erzeugt (Abb. 1-3). Dieser Begriff wird meist für Vergleiche derjenigen Dosen verschiedener Medikamente gebraucht, welche mit einer gleichen relativen Wirksamkeit (z.B. 50% der maximalen Wirkung) einhergehen und wird deshalb als relative Potenz bezeichnet.
- Die **Wirksamkeit** (Efficacy; auf der Ordinate der Dosis-Wirkungs-Kurve aufgetragen) beschreibt die Wirkung eines Wirkstoffes in bezug auf einen definierten pharmakologischen oder therapeutischen Effekt. Die relative Wirksamkeit wird in Prozent des wirksamsten Wirkstoffes ausgedrückt.

Beim Vergleich der pharmakologischen Wirkung von drei Wirkstoffen (A, B und C) ergibt sich also:
▷ Die relative Wirksamkeit von A ist geringer als diejenige von B und C, welche beide 100% erreichen.
▷ Die relative Potenz von A ist größer als diejenige von B, während C eine noch kleinere relative Potenz aufweist. Die Potenz entspricht demnach dem Kehrwert der Dosis.
▷ A hat trotz höherer relativer Potenz eine geringere relative Wirksamkeit als die beiden anderen Wirkstoffe.

Im Falle der in Abb. 1-2 (unten) gezeigten Sympathomimetika besitzt Salbutamol eine geringere relative Wirksamkeit am Herzmuskel als Orciprenalin,

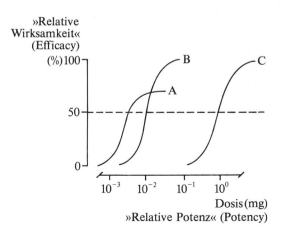

**Abb. 1-3.** Pharmakologische Dosis-Wirkungs-Kurve (allgemein). Erklärung s. Text S. 3 ff.

# Allgemeine Pharmakologie und Toxikologie

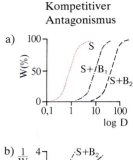
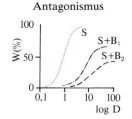
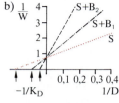
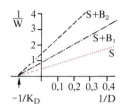

**Abb. 1-4.** Kompetitiver und nichtkompetitiver Antagonismus:
**a)** Auftragung der Dosis-Wirkungs-Kurve in üblicher halblogarithmischer Darstellung. Beim kompetitiven Antagonismus wird in Gegenwart des Antagonisten **(B)** die Dosis-Wirkungs-Kurve des Agonisten **(S)** parallel nach rechts verschoben. Beim nichtkompetitiven Antagonismus wird durch den Antagonisten die Dosis-Wirkungs-Kurve nach rechts verschoben und abgeflacht. Die volle Wirkung (100%) wird nicht mehr erreicht.
**b)** Doppelt reziproke Auftragung (1/Wirkungsstärke gegen 1/Dosis) als sog. Lineweaver-Burk-Diagramm. Beim kompetitiven Antagonismus schneiden sich die Kurvenscharen auf der Ordinate, beim nichtkompetitiven Antagonismus auf der Abszisse.
W = Wirkungsstärke; S = Stimulator (Agonist); B = Blocker (Antagonist). $B_1$ = niedere Dosis, $B_2$ = höhere Dosis.

aber die gleiche relative Potenz, während diejenige von Isoprenalin größer ist. Man benötigt also zur Erzielung des gleichen Effektes eine geringere Dosis von Isoprenalin. Die beschriebenen Arzneimittel binden an adrenerge β-Rezeptoren, die in $β_1$- und $β_2$-Rezeptoren unterteilt werden (s. Kap. 2). Das bevorzugte Vorkommen von $β_1$-Rezeptoren am Herzen und von $β_2$-Rezeptoren im Bronchialbaum erklärt die gezeigte organselektive Wirkung von Sympathomimetika.

## Agonisten, kompetitive und nichtkompetitive Antagonisten

Die meisten Pharmakawirkungen gehen von der Interaktion des Pharmakons mit spezifischen Rezeptoren aus (wie auf S. 6ff. »Arzneimittelrezeptoren« beschrieben). Die Pharmaka imitieren dabei meist ein endogenes Signal (z.B. Neurotransmitter, Hormone, Wachstumsfaktoren). Zwischen Arzneimittel und Rezeptor besteht eine enge Struktur-Wirkungs-Beziehung. Häufig ist die Interaktion stereospezifisch. Das Arzneimittel paßt zum Rezeptor wie der Schlüssel ins Schloß. Im Falle einer reversiblen Interaktion eines Arzneimittels A mit dem Rezeptor R und einer Proportionalität zwischen Effekt und Zahl der besetzten Rezeptoren ergibt sich:

$$A + R \rightleftarrows AR \rightarrow \text{Wirkung}$$

- Arzneimittel, die den Rezeptor stimulieren und von denen eine Wirkung ausgeht, werden als **Agonisten** bezeichnet.
- Arzneimittel, die an den Rezeptor binden, von denen jedoch keine Wirkung ausgeht, werden als **Antagonisten** (Blocker) bezeichnet.
- Dazwischen stehen die **Partialagonisten**.

Die von einem Agonist-Rezeptor-Komplex ausgehende Wirkung wird auch als **intrinsische Aktivität** bezeichnet. Der Komplex zwischen Antagonist und Rezeptor besitzt demnach keine intrinsische Aktivität.

In Analogie zu einer Enzym-Substrat-Interaktion läßt sich die **Dosis-Wirkungs-Kurve** als eine **Michaelis-Menten-Beziehung** beschreiben:

$$E = \frac{E_{max} \cdot D}{K_D + D}$$

E = Effekt oder Wirkung; D = Dosis; $K_D$ = Dosis, die die halbe $E_{max}$ hervorruft.

Bei Auftragung des Logarithmus der Dosis ergeben sich die in Abb. 1-2 gezeigten sigmoidalen Kurven. Durch Analyse der Dosis-Wirkungs-Kurven in Gegenwart und Abwesenheit von Antagonisten kann man kompetitive und nichtkompetitive Antagonisten unterscheiden (Abb. 1-4).

- Der **kompetitive Antagonismus** ist dadurch charakterisiert, daß mit einem Überschuß des Agonisten der Antagonist vollständig vom Rezeptor verdrängt werden kann, d.h. die volle pharmakologische Wirkung in Gegenwart des Antagonisten erreicht werden kann.
- Im Gegensatz zum kompetitiven Antagonismus läßt sich der **nichtkompetitive Antagonismus** durch Erhöhung der Konzentration des Agonisten nicht aufheben. Für das Entstehen eines nichtkompetitiven Antagonismus gibt es verschiedene Möglichkeiten (irreversible Bindung des Antagonisten, Reaktion des Antagonisten mit einer anderen Stelle des Rezeptors als der Bindungsstelle des Agonisten oder mit anderen Stellen in der Reaktionskette vom Rezeptor zur Wirkung [Abb. 1-5]).
- Von einem **funktionellen Antagonismus** spricht man, wenn agonistische und antagonistische

1. Kompetitiver Antagonismus

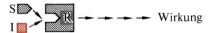

Beispiel: Acetylcholin – Atropin

2. Nichtkompetitiver Antagonismus

a)

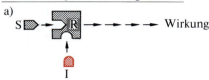

Beispiel: Allosterische Regulation von Enzymen

b)

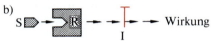

Beispiel: Strychnin – Curare

3. Funktioneller Antagonismus

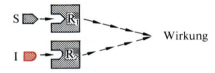

Beispiel: Sympathomimetika – Parasympathomimetika

**Abb. 1-5.** Formen antagonistischer Wirkungen. S = Stimulator, Agonist; I = Inhibitor, Antagonist, Blocker; R = Rezeptor.

Wirkungen von verschiedenen Rezeptoren ausgehen, die entweder in derselben Zelle oder in verschiedenen Organen lokalisiert sind.
- Verschiedene Agonisten können sich in ihrer Wirkung synergistisch verstärken. Der **Synergismus** kann entweder **additiv** (zwei Agonisten, die an demselben Rezeptor wirken) oder **überadditiv (Potenzierung)** sein, wobei sich in letzterem Fall in der Dosis-Wirkungs-Kurve das Wirkungsmaximum erhöht. Potenzierung braucht aber nicht notwendigerweise mit einer Verbesserung der Qualität eines Arzneimittels einherzugehen.

Wie in Abb. 1-2 gezeigt, können **Arzneimittel-Rezeptor-Interaktionen** an einem Organ zu erwünschten und in einem anderen Organ zu unerwünschten Wirkungen führen. Im Falle der Anwendung von β-Stimulatoren zur Bronchospasmolyse können kardiale Nebenwirkungen auftreten, die besonders bei Patienten mit Angina pectoris akute Anfälle auslösen können. Im Falle der Anwendung von β-Blockern wie Propranolol zur Senkung des Bluthochdruckes oder zur Prophylaxe von Angina-pectoris-Anfällen kann es bei Asthmatikern zur Bronchokonstriktion kommen.

## Wirkungen am Kollektiv

Bei der Therapie bereitet die *interindividuelle Variation* der pharmakologischen Wirkung große Schwierigkeiten. Trägt man den Prozentsatz der Patienten auf, die beispielsweise nach Applikation des Antiasthmatikums Salbutamol eine ausreichende Bronchospasmolyse zeigen, so erhält man ähnlich der Dosis-Wirkungs-Kurve eine Kurve der Empfindlichkeitsverteilung (Abb. 1-6). Als Maß für die Wirkungsstärke wird aus meßtechnischen Gründen gewöhnlich die Dosis angegeben, die bei 50% der Patienten eine definierte Wirkung zeigt (**$ED_{50}$**, effektive Dosis). Für den Arzt ist der Sicherheitsabstand zu derjenigen Dosis wichtig, die bei 50% der Patienten ernsthafte Nebenwirkungen hervorruft. Dieser Sicherheitsabstand läßt sich am Menschen nur kasuistisch bestimmen. Im Tierversuch wird meist diejenige Dosis bestimmt, welche für 50% der Tiere eines Kollektivs letal ist, **$LD_{50}$**.

> Der Quotient **$LD_{50}/ED_{50}$** wird als **therapeutische Breite** bezeichnet. Er dient dazu, die therapeutische Sicherheit eines Pharmakons zu kennzeichnen.

Dies gilt jedoch nur bei steilem und parallelem Kurvenverlauf (Abb. 1-6, Kurve 1). Beim Kurvenverlauf 2 ist trotz gleicher therapeutischer Breite eine »Sicherheit« des Pharmakons nicht gegeben, da bereits bei der $ED_{50}$ etwa 5% Todesfälle zu verzeichnen wären. Ursachen für die interindividuellen Unterschie-

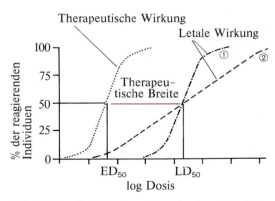

**Abb. 1-6.** Empfindlichkeitsverteilung der Arzneimittelwirkung und Charakterisierung der therapeutischen Breite

de werden unter »Veränderung der Arzneimittelwirkung« (S. 35 ff.) besprochen.

# Arzneimittelrezeptoren

## Allgemeine Definition

Arzneimittelwirkungen können **unspezifisch** sein. Als Beispiele seien genannt die osmotischen Wirkungen salinischer Abführmittel. Die komplexen Veränderungen durch Inhalationsnarkotika wurden früher zu den unspezifischen Wirkungen gerechnet. In den meisten Fällen geht jedoch die Arzneimittelwirkung von der Interaktion des Pharmakons mit **spezifischen** Arzneimittelrezeptoren aus. Auch Inhalationsnarkotika wirken wahrscheinlich an Rezeptoren und Ionenkanälen. Das Rezeptorkonzept geht zurück auf die Arbeiten von Ehrlich und Langley.

Ehrlich war beeindruckt von der Spezifität der antiparasitären Wirkung organischer Farbstoffe und der selektiven Färbbarkeit bestimmter Zellstrukturen durch diese Substanzen. Langley bearbeitete die hemmende Wirkung des indianischen Pfeilgiftes Curare auf die durch Acetylcholin vermittelte Stimulation der motorischen Endplatte, wobei die direkte elektrische Stimulierbarkeit des Muskels voll erhalten blieb.

Ein **Arzneimittelrezeptor** ist definitionsgemäß ein Körperbestandteil, meist ein Protein, von dessen Interaktion mit dem Arzneimittel die pharmakologische Wirkung ausgeht.

Augenfällige Beispiele sind Arzneimittel als Enzyminhibitoren. Die antiphlogistische Wirkung der Acetylsalicylsäure beruht z. B. auf der Hemmung der Prostaglandinsynthase (Cyclooxygenase). Die Wirkungen der Digitalisglykoside gehen zurück auf die Inhibition der ($Na^+/K^+$)-ATPase. Inhibitoren der Dihydrofolatreduktase sind wertvolle Chemotherapeutika (Trimethoprim hemmt selektiv das bakterielle Enzym, Pyrimethamin die Reduktase der Protozoen und Methotrexat das Enzym menschlicher Zellen).

Als **Rezeptoren im engeren Sinn** bezeichnet man die im folgenden beschriebenen Steroidhormonrezeptoren und Membranrezeptoren. Diese Rezeptoren sind *von der Natur angelegt* als Rezeptoren für endogene Signale: Neurotransmitter, Hormone und Wachstumsfaktoren. Dazu gehören auch Autacoide oder lokale Hormone. Unter diesen Begriffen werden verschiedene endogene Wirkstoffe zusammengefaßt (Histamin, Serotonin, Prostanoide, Leukotriene und die Peptidautacoide Angiotensin, Bradykinin etc.).

## Steroidhormonrezeptoren

Im Gegensatz zu Neurotransmittern und Peptidhormonen können Steroidhormone die Plasmamembran einer Zelle durch **passive Diffusion** durchdringen und an entsprechende **zytosolische bzw. nukleäre Rezeptoren binden** (Abb. 1-7).

Nach der Bindung des Steroids wird der zytosolische Rezeptor **in den Zellkern transloziert**. Er bindet mit hoher Affinität an regulatorische Gensequenzen *(Enhancersequenzen)*, die den vom jeweiligen Rezeptor kontrollierten Proteinen vorgeschaltet sind. Dadurch wird die Expression der für die Steroidhormonwirkung charakteristischen Proteine vermehrt. Molekularbiologische Methoden haben ergeben, daß Rezeptoren einer großen Gruppe von Steroidhormonen miteinander verwandt sind *(Steroidhormon-Rezeptor-Supergenfamilie)*, die über »Zn-Fingermotife« an die DNA binden. Dazu gehören die Rezeptoren für Glucocorticoide, Mineralocorticoide, Östrogene, Gestagene, Androgene, Vitamin $D_3$, Vitamin-A-Säure und Thyroxin. Östrogenrezeptoren in Tumorgewebe werden in der Klinik häufig zur Entscheidung über die Therapie des Mammakarzinoms bestimmt.

Interessanterweise benutzen **Induktorstoffe vom 3-Methylcholanthrentyp** (S. 21 f.) ebenfalls einen zytosolischen Rezeptor, den **Ah-** (für »Aryl hydrocarbon«) oder **Dioxinrezeptor**. Der Wirkungsmechanismus des Ah-Rezeptors weist Ähnlichkeiten mit dem von Steroidhormonrezeptoren auf.

Unterschiede bestehen u. a. darin, daß der Ah-Rezeptor planare Verbindungen (polyzyklische aromatische Kohlenwasserstoffe und halogenierte Aromaten, z. B. TCDD) bindet. Der Ah-Rezeptor gehört zur Familie der Helix-Loop-Helix-Transkriptionsfaktoren, zu der auch der Hypoxiesensor HIF-1 (durch Hypoxie induzierbarer Faktor) gehört, der z. B. die Bildung von Erythropoietin steuert. Er liegt im Zytosol als Komplex mit zwei Hitzeschockproteinen HSP90 vor. Nach Bindung der Liganden kommt es zur Dissoziation des HSP90 und zur Dimerbildung, wobei jedoch kein Homo- sondern ein Heterodimer mit einem verwandten Protein gebildet wird, das in den Zellkern transloziert wird. Dieser aktivierte Rezeptor bindet an Enhancersequenzen in der regulatorischen DNA-Region bestimmter Cytochrom-$P_{450}$-Enzyme (CYP 1A1 und CYP 1A2) und anderer Enzyme.

## Oberflächenrezeptoren

Eine Koordination der Funktionen eines multizellulären Organismus erfolgt auf nervalen und chemischen Wegen. Die meisten chemischen Signale

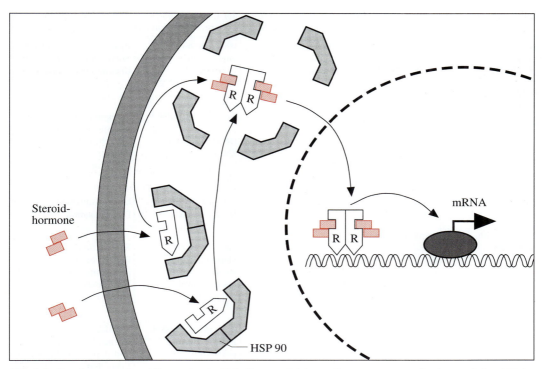

**Abb. 1-7.** Signalweg von Steroidhormonen in Zielzellen am Beispiel des Glucocorticoidrezeptors.
Nach Eintritt in die Zelle durch Diffusion bindet das Hormon an den entsprechenden Hormonrezeptor, der in einem inaktiven Komplex mit zwei Hitzeschockproteinen HSP90 (mit dem Molekulargewicht 90000) vorliegt. Der Komplex dissoziiert, und es bilden sich Homodimere der Hormonrezeptoren, die in den Zellkern gelangen. Diese aktivierten Hormonrezeptoren binden mit hoher Affinität an bestimmte Enhancersequenzen, die den Strukturgenen der vom jeweiligen Rezeptor kontrollierten Proteine vorgeschaltet sind. Durch Bindung an die Enhancer wird die Transkription der Proteine aktiviert, d.h. es wird die mRNA der Proteine gebildet. [Nach: Muller und Renkawitz. Biochim Biophys Acta 1991; 1088: 171–82.]

> gelangen nicht direkt ins Zellinnere, sondern werden an der äußeren Zellmembran von molekularen »Antennen«, den **Oberflächenrezeptoren**, abgefangen.

Diese Rezeptoren erkennen ein eintreffendes Botenmolekül und aktivieren daraufhin Signalketten (oder besser Netzwerke von Signalkaskaden), die schließlich zelluläre Vorgänge wie Sekretion, Kontraktion, Stoffwechsel oder Wachstum in Gang setzen oder unterdrücken. An der Plasmamembran müssen durch den Vorgang der Transduktion externe in interne Signale umgesetzt werden. Ein sekundärer Bote *(»second messenger«)* leitet die Nachricht weiter. Ein generelles Schema des Einbaus von membrangebundenen Proteinen in die Phospholipiddoppelschicht einer biologischen Membran ist in Abb. 1-8 wiedergegeben.

Die Kommunikation zwischen den Zellen des Körpers wird durch eine Vielzahl von **Signalstoffen** vermittelt. Dazu gehören

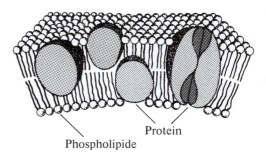

**Abb. 1-8.** Flüssig-Mosaik-Modell der Membranstruktur: Der lipophile Teil der Membranproteine ist in die Phospholipiddoppelschicht eingebettet, der hydrophile Teil der Oberfläche zugekehrt. Zu den Proteinen, die sich quer durch die Membran erstrecken, gehören die Transportproteine. [Nach: Singer und Nicolson. Science 1972; 175: 720.]

# 8 Allgemeine Pharmakologie und Toxikologie

**Tab. 1-1.** Übersicht über Oberflächenrezeptoren von Neurotransmittern, Entzündungsmediatoren und anderen Signalstoffen [Trends in Pharmacological Sciences, TIPS Receptor Nomenclature Suppl., January 1992.]

| Transmitter, Mediator | Rezeptor | Signalweg »2nd messenger« bzw. Ionenströme (I) | Wesentliche Vorkommen | Wesentliche biologische Antworten auf Zell- bzw. Organebene (Beispiele) |
|---|---|---|---|---|
| **Biogene Amine:** | | | | |
| Acetylcholin | Muscarinrezeptoren | | | |
| | $M_1$ | $IP_3/DAG^b$ | Nervenzellen (ZNS) | Erregung gefördert (z.B. Extrapyramidalmotorik) |
| | $M_2$ | cAMP ↓, $I_{K^+}$ | Herzmuskelzellen, ZNS | neg. chronotrop. neg. inotrop |
| | $M_3$ | $IP_3/DAG$ | Drüsenzellen, glatte Muskelz., ZNS | Sekretion, Kontraktion |
| | Nicotinrezeptoren | | | |
| | Muskeltyp | $Na^+/K^+/Ca^{++}$ | quergestr. Muskelz. | Muskelkontraktion |
| | Neuronaler Typ | $Na^+/K^+/Ca^{++}$ | Nervenzellen | Depolarisation |
| Noradrenalin, Adrenalin | Adrenozeptoren | | | |
| | $\alpha_1$ | $IP_3/DAG$ | glatte Muskelz. | Kontraktion |
| | $\alpha_2$ | cAMP ↓ | glatte Muskelz. | Relaxationen |
| | $\beta_1$ | cAMP ↑ | Herz | positiv inotrop, chronotrop |
| | $\beta_2$ | cAMP ↑ | glatte Muskelz./Lunge | Relaxation |
| | $\beta_3$ | cAMP ↑ | Adipozyten | Lipolyse |
| Dopamin | Dopaminrezeptoren | | | |
| | $D_1$ | cAMP ↑ | ZNS, glatte Muskelz. | Vasodilatation |
| | $D_2$ | cAMP ↓ | ZNS, (z.B. Area postrema) | extrapyramidalmotorische und psychische Erregung, Erbrechen |
| | $D_3$ | ? | ZNS, (z.B. Limbisches System) | |
| | $D_4$ | ? | ZNS, (z.B. Medulla, front. Kortex) | |
| | $D_5$ | cAMP ↑ | ZNS, (z.B. Hippocampus) | |
| Serotonin (5-Hydroxytryptamin = HT) | Serotoninrezeptoren | | | |
| | 5-$HT_{1A/1B/1D}$ | cAMP ↓ | ZNS, Blutgefäße | Anxiolyse, Gefäßkontraktion |
| | 5-$HT_{2/1C}$ | $IP_3/DAG$ | ZNS, Blutgefäße | Anxiolyse, Gefäßkontraktion |
| | 5-$HT_3$ | $Na^+/K^+$ | Nervenzellen (ZNS), z.B. Area postrema) | Erbrechen |
| | 5-$HT_4$ | cAMP ↑ | Magen, Darm, ZNS | fördert Peristaltik |
| Histamin | Histaminrezeptoren | | | |
| | $H_1$ | $IP_3/DAG$ | Glatte Muskulatur, Endothel, ZNS | Kontraktion, Entzündung, Sedation |
| | $H_2$ | cAMP ↑ | Magen, glatte Muskulatur | Stimulation der Säuresekretion, Relaxation |
| | $H_3$ | ? | ZNS/Darm/Lunge | Hemmung der Freisetzung verschiedener Transmitter |
| **Aminosäuren:** | | | | |
| Glutamat | $NMDA^a$-Rezeptor | $Na^+/K^+/Ca^{++}$ | ZNS | Erregung |
| | Kainatrezeptor | $Na^+/K^+$ | ZNS | Erregung |
| | $AMPA^c$-Rezeptor | $Na^+/K^+$ | ZNS | Erregung |
| γ-Aminobuttersäure = GABA | GABA-Rezeptor | | | |
| | $GABA_A$ | $Cl^-$ | ZNS | hemmt Transmitterfreisetzung |
| | $GABA_B$ | cAMP ↓ (↑) | ZNS | synaptische Inhibition |

Tab. 1-1. (Fortsetzung)

| Transmitter, Mediator | Rezeptor | Signalweg »2nd messenger« bzw. Ionenströme (I) | Wesentliche Vorkommen | Wesentliche biologische Antworten auf Zell- bzw. Organebene (Beispiele) |
|---|---|---|---|---|
| Glycin | Glycinrezeptor | $Cl^-$ | | hemmende Neurone besonders im Rückenmark |
| **Purine:** | Adenosinrezeptoren ($P_1$-Purinozeptor) | | | |
| | $A_1$ | cAMP ↓ | ZNS, autonome Nervenendigungen, Adipozyten, Herz, Gefäße | Hemmung motorischer und psychischer Funktionen, neg. inotrop, Dilatation (Hirngefäße) |
| | $A_2$ | cAMP ↑ | ZNS, glatte Muskulatur, Thrombozyten | Dämpfung, Konstriktion, Aggregation |
| | $P_2$-Purinozeptoren | | | |
| | $P_{2X1-7}$ | $Na^+/Ca^{++}$ | Gefäße, z. T. glatte Muskulatur, Herz | Kontraktion |
| | $P_{2Y}$ | $IP_3$/DAG | Blutgefäße, z. T. glatte Muskulatur, Herz, Leber, Pankreas (B-Zellen), Mastzellen, Blutzellen | Relaxation (via EDRF) |
| | $P_{2T}$ | cAMP ↓ | Thrombozyten | Aggregation |
| **Fettsäurederivate:** Prostanoide | Prostanoidrezeptoren | | | |
| PGD | DP | cAMP ↑ | Thrombozyten | Aggregationshemmung |
| PGE | $EP_1$ | $IP_3$/DAG | | |
| | $EP_2$ | cAMP ↑ | Uterus | Schmerzauslösung, Schutz vor Säuresekretion des Magens |
| | $EP_3$ | $IP_3$/DAG cAMP ↓ | | |
| PGI | IP | cAMP ↑ | Thrombozyten | Aggregationshemmung |
| TXA | TP | $IP_3$/DAG | Thrombozyten | Förderung der Aggregation |
| Leukotriene | Leukotrienrezeptoren | | | |
| | $LTB_4$ | $IP_3$/DAG | Makrophagen | Leukozyten |
| | $LTC_4/LTD_4/LTE_4$ | – | glatte Muskelz. | Vasokonstriktion |
| **Peptide:** Opioide | Peptidhormonrezeptoren Opioidrezeptoren | | | |
| | μ | cAMP ↓ | ZNS, Darm | Neurotransmitterrelease ↓, Supraspinale Analgesie |
| | δ | cAMP ↓ | ZNS | Halluzination |
| | κ | $Ca^{++}$ | Nervenzellen | Spinale Analgesie |
| Vasopressin = ADH, Oxytocin | Vasopressin- und Oxytocinrezeptoren | | | |
| | $V_{1A}$ | $IP_3$/DAG | glatte Muskelz. | Vasokonstriktion |
| | $V_{1B}$ | $IP_3$/DAG | | |
| | $V_2$ | cAMP ↑ | | |
| | OT | $IP_3$/DAG | Uterus | Kontraktion |

[a] N-Methyl-D-aspartat
[b] Inositoltrisphosphat/Diacylglycerin
[c] α-Amino-3-hydroxy-5-methyl-4-isoxalonpropionsäure

Weitere Einzelheiten s. Kapitel 2, 10, 11

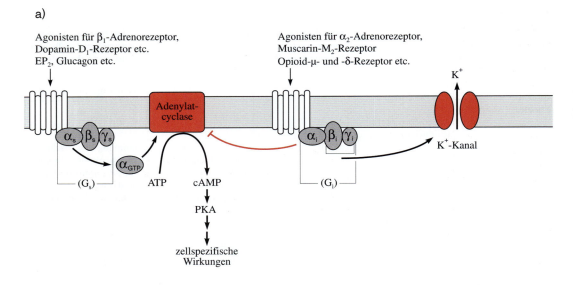

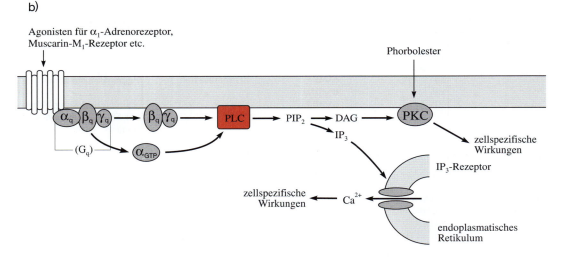

**Abb. 1-9.** Signalübertragung an G-Protein-gekoppelten Rezeptoren.
Rezeptoren sind durch ihre Peptidketten mit 7 Transmembrandomänen symbolisiert. Das inaktive G-Protein ist ein Heterotrimer bestehend aus α-, β- und γ-Untereinheiten. Die α-Untereinheit bindet GDP. Wird ein Rezeptor durch einen Agonisten aktiviert, so aktiviert er seinerseits das G-Protein dadurch, daß er GDP in GTP umwandelt. Als Folge davon dissoziiert das G-Protein in die α-Untereinheit (α-GTP) und das βγ-Dimer. Sowohl das α-GTP als auch die βγ-Untereinheit können Information zu den Effektoren weiterleiten. In der Abbildung sind die Signalwege zu 3 rot gekennzeichneten Effektoren beschrieben (Adenylatcyclase, Kaliumkanal K$^+$ und Phospholipase C):
In **a)** sind die Signalwege gezeigt, die über G$_s$-Proteine eine Aktivierung oder über G$_i$-Proteine eine Hemmung des Effektors **Adenylatcyclase** bewirken und damit zu einer Erhöhung (G$_s$) oder einer Erniedrigung (G$_i$) von cAMP führen. Ebenso kann die β$_i$γ$_i$-Untereinheit mit einem G-Protein-gekoppelten **Kaliumkanal** interagieren. Bei dem auf diese Weise stimulierten Kaliumkanal ist die Öffnungswahrscheinlichkeit erhöht (in der Tab. 1-1 als I$_K$ symbolisiert). Diese Wirkung steht zum Beispiel bei der Opioidwirkung im ZNS im Vordergrund; am glatten Muskel steht die über die α$_i$-Untereinheit vermittelte Verminderung von cAMP im Vordergrund.
In **b)** sind die über G-Proteine der G$_q$-Familie aktivierten Signalwege zum Effektor **PLC** (phosphatidylinositolspezifische Phospholipase C) gezeigt. Sie spaltet das Membranphospholipid PIP$_2$ (Phosphatidylinositol-4,5-bisphosphat) in DAG (Diacylglycerin) und IP$_3$ (Inositol-1,4,5-trisphosphat). Beide Produkte wirken als »second messenger«. DAG bleibt in der Membran und stimuliert die Proteinkinase C, die auch von außen durch Phorbolester stimuliert

- Acetylcholin
- biogene Amine
- einzelne Aminosäuren
- Purin- und Fettsäurederivate
- Peptide und Proteine (Tab. 1-1)

Diese Signalstoffe entfalten alle ihre Wirkung nach Bindung an **spezifische Rezeptoren auf der Zelloberfläche** (im Gegensatz zu Steroid- und Schilddrüsenhormonen, die an intrazelluläre Rezeptoren binden). Die weitaus meisten Pharmaka wirken durch die Bindung als Agonisten oder Antagonisten an Oberflächenrezeptoren.

Rezeptoren und Rezeptorsubtypen konnten lange Zeit nur über selektive Agonisten oder Antagonisten beschrieben werden. Zunehmend werden sie zur Zeit durch molekulare Klonierung charakterisiert. Dabei werden auch **Subtypen** bekannt, deren Funktion noch nicht klar ist. Die Aufklärung von Rezeptoren und deren Signaltransduktion ist in stürmischer Entwicklung begriffen. Die in Tab. 1-1 aufgeführten Subtypen sind keineswegs vollständig. Nicht erwähnt wurde eine Vielzahl von Rezeptoren für Peptide und Proteine, wie z. B. Interleukine, Insulin und die Wachstumsfaktoren EGF und PDGF. Signalketten für die Rezeptoren von Insulin, vom EGF und PDGF sind in Abb. 1-11 skizziert. Ebenso konnte nur beispielhaft das Vorkommen der Rezeptoren in typischen Organen bzw. Zellen sowie ihre biologische Wirkung angedeutet werden. Für nähere Details wird auf die entsprechenden Buchkapitel hingewiesen.

Oberflächenrezeptoren bestehen grundsätzlich aus
- der **membranären Ligandenbindungsstelle**, die nach dem Extrazellularraum oder der Lipidmembran gerichtet ist,
- einem **membranständigen Kopplungs-** oder **Transduktorelement** sowie
- einem **intrazellulären Effektor** (Multiplikator).

Diese Elemente können entweder in einem Molekül starr miteinander verbunden sein *(starre intramolekulare Kopplung)* oder variabel durch GTP-bindende Proteine (G-Proteine) miteinander gekoppelt werden *(variable intramolekulare Kopplung)*.

Beispiele für eine starre transmembranäre Kopplung sind Rezeptoren für Zytokine und Wachstumsfaktoren wie EGF, die eine endogene Tyrosinkinaseaktivität besitzen (Abb. 1-11), Liganden-gesteuerte Ionenkanäle für $Na^+$, $K^+$, $Ca^{++}$ und $Cl^-$, wie z. B. der Glutamat- und der GABA-Rezeptorkomplex. G-Protein-gekoppelte Rezeptoren setzen die extrazellulären Signale über wenige intrazellulär gebildete »*second messenger*« in die zellulären Funktionen um; hierzu gehören cAMP, $IP_3$/DAG und die Änderung von Ionenkonzentrationen, vor allem von $K^+$ und $Ca^{++}$ (Tab. 1-1).

## Adenylatcyclase als Effektor (Multiplikator): cAMP-abhängige Signalwege

Die Stimulation bestimmter Rezeptoren, z. B. für β-Sympathomimetika oder Prostaglandine, führt zur **vermehrten Synthese von cAMP**, während die Stimulation anderer Rezeptoren, z. B. für $α_2$-Sympathomimetika oder Opiate, die **Bildung von cAMP hemmen** (Abb. 1-9a).

Die verschiedenen Rezeptoren sind dabei auf die einzelnen Zelltypen unterschiedlich verteilt, z. B. findet man Glucagonrezeptoren bevorzugt an der Oberfläche von Hepatozyten und Opiatrezeptoren in der Plasmamembran bestimmter Nervenzellen im Gehirn.

Wie in Abb. 1-9a) gezeigt binden Agonisten oder (nicht gezeigt) Antagonisten an die entsprechenden Rezeptoren, die häufig durch 7 Transmembrandomänen charakterisiert sind.

▷ Die Bindung des Agonisten führt zur Aktivierung von stimulierenden **G-Proteinen** ($G_S$, GTP/GDP-bindende Transduktoren), die aus α-, β- und γ-Untereinheiten bestehen. Die Aktivierung führt zu deren Dissoziation, wobei sowohl die α-GTP-Untereinheit als auch βγ-Dimere Information zu Effektoren (Multiplikatoren) weiterleiten können. In Abb. 1-9a) ist der Effektor der α-Untereinheit die Adenylatcyclase, die ATP in cAMP umwandelt. cAMP ist einer der »second messenger«, die **Proteinkinasen** (PKA) aktivieren. Letztendlich kommt es zur **zellspezifischen Wirkung,** z. B. nach Stimulation des Hepatozyten mit Glucagon zur Glykogenolyse.

▷ In analoger Weise können die angegebenen Agonisten über ihre Rezeptoren $G_i$-Proteine aktivieren, welche die Adenylatcyclase hemmen. Dadurch wird die cAMP-Konzentration in der Zelle erniedrigt.

▷ Die $β_iγ_i$-Untereinheit der inhibitorischen G-Proteine kann in bestimmten Zellen mit G-Protein-gekoppelten $K^+$-Kanälen interagieren, wodurch die Öffnungswahrscheinlichkeit erhöht wird. Diese Wirkung auf den $K^+$-Kanal steht z. B. bei der

◁————————————————————

werden kann. Phorbolester sind Pflanzengifte, die früher als starke Abführmittel (Drastika) verwendet wurden. Sie ahmen die Wirkung des endogen gebildeten DAG nach. $IP_3$ reagiert mit dem $IP_3$-Rezeptor in den Membranen des endoplasmatischen Retikulums und setzt dadurch Calcium ins Zytoplasma frei.

⟶ aktivierender Einfluß
⊣ hemmender Einfluß

Opioidwirkung im ZNS im Vordergrund; die Wirkung auf die Adenylatcyclase bei den Opioidwirkungen an der glatten Muskelzelle.

Die beschriebenen Signalketten können wie gezeigt durch Agonisten bzw. Antagonisten entweder direkt an den Rezeptoren moduliert werden, aber auch an verschiedenen anderen Stellen der Signalkette. Zum Beispiel können die α-Untereinheiten der G-Proteine selektiv beeinflußt werden: Das **Choleratoxin** aktiviert irreversibel die stimulierende α-Untereinheit $α_S$. Das **Pertussistoxin** hemmt irreversibel die inaktivierende Untereinheit $α_i$. Dabei katalysieren diese Toxine eine Spaltung von $NAD^+$ an der Nicotinamid-Ribose-Bindung, wobei der verbleibende Rest, ADP-Ribose, auf das G-Protein transferiert wird. Durch diese Modifikation kommt es zu einer beständigen Bindung zwischen der $α_S$- oder $α_i$-Untereinheit und der Adenylatcyclase.

G-Proteine fungieren bei einer großen Zahl von Rezeptoren als **Transduktionssysteme** (Abb. 1-9 und 1-11).

## Calciumabhängige Signalwege und Phosphoinositolweg

Calcium ist ein universeller »**second messenger**« und als solcher für die Steuerung vieler zellulärer Aktivitäten verantwortlich. Die freie Calciumkonzentration wird intrazellulär im Zytosol sehr niedrig gehalten (ca. $10^{-4}$ mMol/l), während sie extrazellulär etwa 1 mMol/l beträgt. Dieses Konzentrationsgefälle wird als Signal ausgenutzt.

**Signalcalcium** kann auf zwei Wegen ins Zytoplasma gelangen:
- Entweder strömt es **durch die Plasmamembran** in die Zellen ein,
- oder es wird **aus intrazellulären Speichern** wie dem sarkoplasmatischen Retikulum der Muskelzellen und dem endoplasmatischen Retikulum nichtmuskulärer Zellen freigesetzt.

Die beiden wichtigsten für die Entstehung eines Calciumsignals verantwortlichen **Transduktionsmechanismen** bedienen sich beider Quellen (Abb. 1-9b und Abb. 1-10).
▷ In vielen erregbaren Zellen werden durch die Membrandepolarisation potentialabhängige Calciumkanäle in der Plasmamembran geöffnet **($T_1$)**. Diese stellen den Wirkort z.B. des Calciumkanalblockers Nifedipin dar.
▷ Andere wesentliche Transduktionsmechanismen ($T_2$) übermitteln den Einfluß chemischer Signale (Hormone, Neurotransmitter und Wachstumsfaktoren). Beim Phosphoinositolweg kommt es über $G_q$-Proteine zur Phospholipase-C-Aktivierung (Abb. 1-9b), die zur Bildung von $IP_3$/DAG als »second messenger« führt, wobei wie unter Abb. 1-10 gezeigt, Calcium als weiterer »messenger« wirkt.

Wichtig ist auch ein »cross-talk« zwischen Signalketten. Durch diesen »cross-talk« kann die Zelle verschiedene ankommende Signale integrieren. Um die Rolle des Calciums als »second messenger« voll einschätzen zu können, ist das Verständnis des Zusammenhanges dieser Netzwerke mit anderen sekundären Boten unerläßlich.

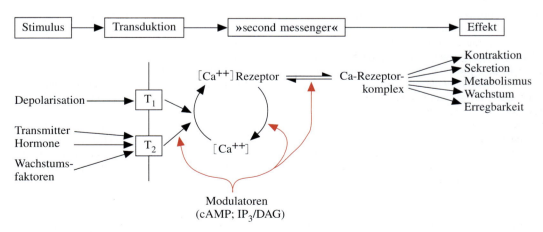

**Abb. 1-10.** Zusammenfassung der Hauptkomponenten calciumabhängiger Signalwege. $T_1$ = spannungsabhängiger Transduktionsweg; $T_2$ = chemisch stimulierte Transduktion. Die wichtigsten intrazellulären Rezeptoren für Calcium sind Calmodulin und (in Muskelzellen) Troponin. DAG = Diacylglycerin.

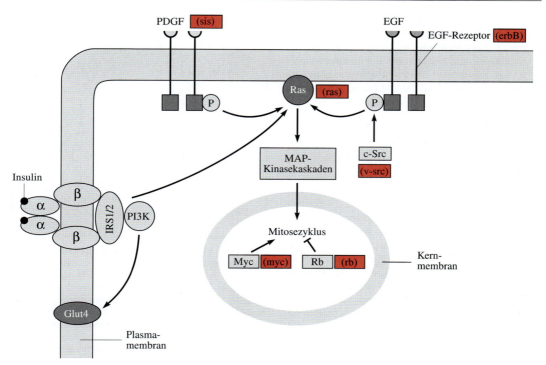

**Abb. 1-11.** Signalketten für Insulin und für die Wachstumsfaktoren EGF und PDGF und deren Beziehung zu Onkogenen (sis, ras, v-src, myc) und zu dem Tumorsuppressorgen rb. Onkogene bzw. Tumorsuppressorgene sind rot gekennzeichnet. Nach der Konvention werden Gene klein geschrieben, die entsprechenden funktionellen Proteine werden groß geschrieben. Dargestellt sind die Signalketten der Rezeptoren für Insulin, für den PDGF (»platelet-derived growth factor«) und für den epidermalen Wachstumsfaktor (EGF), die über Signalketten von MAP-Kinasekaskaden den Mitosezyklus stimulieren (MAP-Kinasen für Mitogen-aktivierte Proteinkinasen). Onkogene sind genetisch veränderte Wachstumsfaktoren und andere Proteine von Wachstumsfaktor-Signalketten, die von Viren in Zellen übertragen werden und die das normale Zellwachstum steigern. Entsprechende, nicht mutierte Proteine werden in normalen Zellen gefunden. Man nennt sie Protoonkogene. Bei den Tumorsuppressorgenen (z.B. rb [Retinoblastom-Suszeptibilitäts-Gen] handelt es sich um hemmende Proteine von Wachstumssignalketten, deren Ausfall bzw. verminderte Funktion ebenfalls zu einem gesteigerten Zellwachstum führt. Weitere Abkürzungen werden im Text erklärt.

## Insulinrezeptor, Rezeptoren für Wachstumsfaktoren und deren Beziehung zu Onkogenen

Auch das Zellwachstum wird durch die zuvor genannten Signalwege gesteuert.
▷ Der Insulinrezeptor und die Rezeptoren für PDGF und EGF (Abb. 1-11) sind Liganden-aktivierbare Tyrosinkinasen. Bei diesen Rezeptoren besteht eine starre Kopplung zwischen Rezeptor, Transduktor und Effektor in einem Molekül. Der Insulinrezeptor ist ein tetrameres Protein bestehend aus zwei α- und zwei β-Untereinheiten. Die β-Untereinheiten enthalten die intrazelluläre Tyrosinkinasedomäne. Die Aktivierung des Rezeptors kann entweder zur Autophosphorylierung oder zur Phosphorylierung des Substratproteins IRS1 (Insulin-Rezeptor-Substrat 1) oder IRS2 führen. IRS1/2 dienen als Dockproteine für viele andere Proteine. So bindet z.B. das IRS2 an die PI3-Kinase (PI3K), die eine Signalkette zu dem Glucosetransporter Glut4 steuert. Das neuentdeckte IRS2 ist wahrscheinlich für die Pathophysiologie des Diabetes wichtig. Die Hypothesen über die Wirkung von IRS1 und IRS2 gründen sich auf Beobachtungen an IRS-Knock-out-Mäusen ($IRS^{-/-}$), d.h. bei Mäusen die homozygot die inaktiven Proteine exprimieren. Das IRS1 steuert wahrscheinlich eine Signalkette zu Ras, ein monomeres G-Protein, das wie die anderen G-Proteine durch Phosphorylierung des gebundenen GDP zu GTP aktiviert wird. Es ist für die wachstumsstimulierende Wirkung von Insulin verantwortlich.

▷ Die EGF- und PDGF-Rezeptoren bestehen jeweils aus einem Molekül, wobei nach Bindung der Agonisten zwei Moleküle zu einem Dimer zusammenlagern. Sie können wie der Insulinrezeptor Ras aktivieren und dann eine Mitogen-aktivierte Proteinkinasekaskade (MAP-Kinase) in Gang setzen, die den Mitosezyklus steuert.

> Es ist zu erwarten, daß in Zukunft viele Wachstumsfaktoren als Arzneimittel verwendet werden, z.B. Interleukine.

Wachstumshormone und die von ihnen stimulierten Signalketten bestehen aus Proteinen. Die diese Proteine codierenden Gene haben in der Toxikologie und Karzinogeneseforschung durch ihre Beziehung zu **Onkogenen** (Krebsgenen) eine besondere Bedeutung erlangt. Onkogene hat man bei Retroviren gefunden, die bei Hühnern maligne Neoplasmen erzeugen. Überraschend war der Befund, daß ähnliche Gene in jeder Zelle vorkommen (Protoonkogene), die die obengenannten Proteine codieren. So ist das sis-Onkogen (»simian sarcoma virus«) fast identisch mit dem PDGF. Das erbB-Onkogen (Erythroblastosevirus) codiert für eine verstümmelte Form des EGF-Rezeptors, dem die extrazelluläre Anheftungsstelle für EGF fehlt. Die Kinaseaktivität des Rezeptors ist dadurch dauernd aktiviert und somit nicht mehr regulierbar. Das ras-Onkogen (»*rat* sarcoma«) ist ein monomeres kleines G-Protein, das wie die in Abb. 1-9 beschriebenen G-Proteine GTP bindet und im inaktiven Zustand zu GDP hydrolysiert. Das Produkt vom v-src-Onkogen (»sarcoma virus«) und das Protoonkogenprodukt c-Src sind Tyrosinkinasen, die den EGF-Rezeptor phosphorylieren, aktivieren und über den MAP-Kinaseweg den Mitosezyklus stimulieren. Das myc-Onkogen (*Myelo*cytomatosevirus) codiert ein Zellkernprotein, das wahrscheinlich unmittelbar an der Vorbereitung der DNA-Synthese (S-Phase des Mitosezyklus) beteiligt ist.

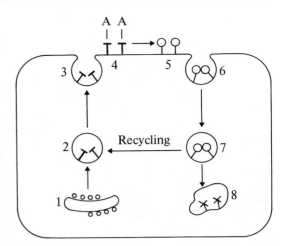

**Abb. 1-12.** »*Down regulation*« von Hormonrezeptoren durch Internalisierung, die bei Dauerstimulation durch Agonisten beobachtet wird. **1** = Synthese des Rezeptors im rauhen endoplasmatischen Retikulum; **2** = Modifizierung des Rezeptorproteins durch Glykosylierung im Golgi-Komplex und Rezeptortransport zur Plasmamembran; **3** = Vesikelfusion mit der Plasmamembran; **4** = Oberflächenrezeptoren werden durch Agonisten stimuliert; **5** = Überführung des Rezeptors in eine Form, die internalisiert wird (**6**); **7** = auf der Stufe des Endosoms wird durch noch unbekannte Faktoren geregelt, ob das Rezeptorprotein abgebaut (**8**) oder durch »Recycling« wiederverwendet wird. [Mod. nach: C. Hertel u. J. P. Perkins. Molec Cell Endocrinol 1984; 37: 245–56.]

## Dauerstimulation von Rezeptoren

> Bei einer Dauerstimulation von Rezeptoren können mannigfache gegenregulatorische Prozesse auftreten.

Am besten untersucht ist die Abnahme der Zahl der Oberflächenrezeptoren, »Down regulation«, von Hormonrezeptoren und Desensibilisierung gegenüber Neurotransmittern (Abb. 1-12). Diese Prozesse spielen bei vielen **Erkrankungen** und auch bei der **Dauermedikation von Arzneimitteln** eine große Rolle. Bei der Dauerstimulation können die Oberflächenrezeptoren durch Internalisierung rasch dem extrazellulären Signal entzogen werden. Die im Endosom vorhandenen Rezeptoren können dann entweder im Lysosom abgebaut oder durch »Recycling« neu verfügbar gemacht werden.

# Pharmakokinetik

## Das Verhalten von Pharmaka im Körper

Zunächst werden die Teilprozesse besprochen, die die Pharmakokinetik bestimmen: Resorption, Verteilung, Metabolismus, Exkretion. Der zeitliche Verlauf der Konzentrationen eines Arzneimittels im Blut bzw. am Rezeptor wird durch die Summe aller Teilprozesse bestimmt. Deshalb wird zum Schluß die pharmakokinetische Analyse der Gesamtdisposition von Arzneimitteln im Organismus erörtert, insbesondere der zeitliche Verlauf des Plasmaspiegels.

## Resorption

Als Resorption wird im allgemeinen die **Aufnahme eines Stoffes** aus dem Magen-Darm-Trakt, aus den Atemwegen, über die Haut oder aus einem subkutanen oder intramuskulären Depot ins Blut bezeichnet.

Bei der Resorption, aber auch bei der Verteilung, müssen **Zellmembranen permeiert** werden. Aus Abb. 1-8 (S. 7) ist ersichtlich, daß die hydrophoben Fettsäurereste der Phospholipiddoppelschicht eine Permeationsbarriere für hydrophile, geladene Substanzen darstellen. Stoffe werden gut resorbiert und im Organismus verteilt, wenn sie lipophil sind, d. h., wenn sie Zellmembranen durch **passive Diffusion** überwinden können. Ein Maß für die Lipophilie eines Stoffes ist z. B. der Verteilungsquotient zwischen Octanol und Wasser (bzw. Puffer pH 7,4).

Außer durch passive Diffusion können bestimmte Arzneimittel auch aktiv aufgenommen werden
- durch **spezifische Transportsysteme** (Carrier)
- durch **Pinozytose oder Phagozytose**
- über **Poren**
- über **interzelluläre Brücken**

Am häufigsten ist jedoch die **passive Diffusion** durch Zellmembranen.

Eine besonders gleichmäßige Verteilung findet man bei *amphiphilen* Stoffen, d. h. bei Stoffen, die sowohl wasser- wie lipidlöslich sind (z. B. Ethanol). Rein lipidlösliche Substanzen würden sich, wenn sie nicht metabolisiert werden, in Fettdepots anreichern. Aus den genannten Gründen werden als Arzneimittel oft amphiphile, schwache organische Säuren oder Basen verwendet.

Die Diffusion schwacher Elektrolyte durch biologische Membranen wird bestimmt durch ihren **pK-Wert** und den **pH-Gradienten** auf beiden Seiten einer Membran oder eines Epithels. Nur die nichtionisierte Form des Arzneimittels wird die Membran permeieren.

Das Verhältnis von ionisierter zu nichtionisierter Form bei verschiedenen pH-Werten wird durch die **Henderson-Hasselbalch-Gleichung** bestimmt:
Für saure Pharmaka gilt:

$$pK - pH = \log \frac{\text{Nichtionen}}{\text{Anionen}}$$

Für basische Pharmaka gilt:

$$pK - pH = \log \frac{\text{Kationen}}{\text{Nichtionen}}$$

Betrachten wir die Resorption des Analgetikums und Antiphlogistikums Acetylsalicylsäure (pK = 3,4) aus dem Magen (Abb. 1-13): Aus der Henderson-

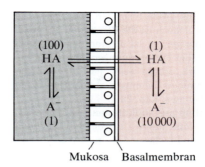

**Abb. 1-13.** Resorption von Acetylsalicylsäure (pK = 3,4). HA = Nichtionen; A⁻ = Anionen; Zahlen in den Klammern geben die relativen Konzentrationen von Nichtionen und Anionen wieder.

Hasselbalch-Gleichung ergibt sich für den Magen ein Verhältnis Nichtionen/Anionen von 100/1, also gute Resorption. Für die Blutseite ergibt sich ein Verhältnis Nichtionen/Anionen von 1/10000, also schlechte Rückdiffusion. Acetylsalicylsäure wird also aus dem Magen gut ins Blut resorbiert. Für schwache Basen, z. B. für das Alkaloid Morphin, liegen die Verteilungsverhältnisse entgegengesetzt. Daher wird verständlich, daß bei Morphinvergiftungen stets etwas Morphin im Magensaft gefunden wird.

Im folgenden werden die Besonderheiten bei der Resorption an den einzelnen Resorptionsorten besprochen.
- Die **orale Verabreichung** ist meist die sicherste und praktikabelste Art, ein Arzneimittel zu verordnen. In manchen Fällen kann die Resorption bereits über die Mundschleimhaut erfolgen (Glyceroltrinitrat). Auf die Resorption im Magen wurde bereits eingegangen. Der Dünndarm ist wegen seiner großen Oberfläche (100 m²) der Hauptresorptionsort für die meisten Arzneimittel *(enterale Resorption)*.
- Bei der **Resorption von Pharmaka aus dem Rektum**, z. B. bei Applikation von Suppositorien, wird der präsystemische Metabolismus durch die Leber umgangen. Die *rektale Applikation* bietet Vorteile z. B. bei Brechreiz, jedoch ist die Resorption stark abhängig von der Arzneiform und oft unvollständig.
- Die **pulmonale Aufnahme** ist abhängig vom Atemvolumen (Inhalationsnarkotika), bei Gabe von Aerosolen von der Tröpfchengröße und vom Verhältnis (Wasser/Lipid)-Löslichkeit. So sind z. B. Gase wie $NH_3$ so wasserlöslich, daß sie meist nur bis zur Trachea gelangen können (Glottisödem),

während andere, weniger wasserlösliche bis zu den Alveolen diffundieren (Lungenödem).
- Die **Haut**, die sich wie eine Lipidmembran verhält, stellt eine große resorbierende Oberfläche (1,8 m²) dar. Jedoch ist die Resorption bei intakter Epidermis gering. Ist die verhornte Epithelschicht beseitigt (Verbrennungen), kann die Resorption stark erhöht sein. Für die topische Anwendung von Arzneimitteln auf der Haut wichtige Einzelheiten s. Kap. 22, S. 710ff..
- Die **Resorption aus subkutanen und intramuskulären Depots** hängt u.a. von der Durchblutungsgröße und insbesondere auch von der Löslichkeit der Arzneiform ab. Wegen der besseren Durchblutung erfolgt die Resorption aus intramuskulären Depots schneller als aus subkutanen Depots. Durch Applikation schwerlöslicher Arzneiformen lassen sich Depoteffekte erzielen.

## Bioverfügbarkeit und Bioäquivalenz

Von der Resorption (Absorption) ist der Begriff der **Bioverfügbarkeit** abzugrenzen, dem insbesondere bei oraler Applikation eine große klinische Bedeutung zukommt. Schon während des Resorptionsvorganges können verschiedene Medikamente (z.B. Ciclosporin, Midazolam, 5-Aminosalicylsäure, Verapamil) durch arzneistoffabbauende Enzyme in der Darmmukosa metabolisiert werden und somit einer systemischen Verfügbarkeit verlorengehen. Nach erfolgter Resorption aus dem Magen-Darm-Kanal gelangen die Arzneistoffe über das Pfortadersystem in die Leber, in der es noch einmal zu einer **präsystemischen** Metabolisierung kommen kann, was auch als **hepatischer »first-pass«-Effekt** bezeichnet wird. In der Tab. 1-2 sind Arzneimittel aufgeführt, die einem signifikanten gastrointestinalen und/oder hepatischen »first-pass«-Effekt unterliegen.

> Die Bioverfügbarkeit wird bestimmt durch die **galenische Zubereitung** (Freisetzungs- und Löslichkeitsverhalten), die **Resorbierbarkeit** und das **Ausmaß der präsystemischen Elimination** des Wirkstoffes.

Sie wird in Prozenten angegeben, wobei definitionsgemäß bei intravenöser Applikation eine Bioverfügbarkeit von 100% vorliegt. Um die **absolute** Bioverfügbarkeit einer oralen Zubereitungsform zu ermitteln, ist immer beim gleichen Probanden (»cross-over«-Versuch) ein Vergleichsversuch mit i.v. Applikation durchzuführen; bei der **relativen** Bioverfügbarkeit wird gegenüber einem **Standard-** bzw. **Referenzpräparat** verglichen. Aus dem intraindividuellen Vergleich der Konzentrations-Zeit-Profile kann dann die Bioverfügbarkeit bestimmt werden (Abb. 1-22, S. 27).

In die Definition der Bioverfügbarkeit eines Wirkstoffes gehen sowohl **Geschwindigkeit** (»rate«) als auch **Ausmaß** (»extent«) ein, mit denen der aktive Wirkstoff aus einem Arzneimittelprodukt an seinem Wirkort bzw. in der systemischen Zirkulation zur Verfügung steht. Für schnell freisetzende orale Präparate werden zur Charakterisierung der Geschwindigkeit meistens $c_{max}$ (maximale Konzentration nach Applikation) und $t_{max}$ (Zeitpunkt, wann $c_{max}$ erreicht wurde) verwendet.

> Das Ausmaß wird überwiegend als Quotient der Flächen unter den Konzentrations-Zeit-Kurven (**AUC** = »**a**rea **u**nder the **c**urve«) unter Berücksichtigung der verabreichten Dosen berechnet:
>
> **Absolute Bioverfügbarkeit**
>
> $$F = \frac{D_{i.v.} \cdot AUC_{p.o.}}{D_{p.o.} \cdot AUC_{i.v.}} \cdot 100\,[\%]$$

Tab. 1-2. Beispiele von Substanzen mit präsystemischer Elimination

| Substanz | »first-pass«-Effekt | | Bemerkungen |
|---|---|---|---|
| | gastrointestinal | hepatisch | |
| Acetylsalicylsäure | + | + | dosisabhängig |
| 5-Aminosalicylsäure | + | + | dosisabhängig |
| Ciclosporin | + | + | dosisabhängig |
| Methyldigoxin | + | | Digoxin in systemischer Zirkulation |
| Isosorbiddinitrat | | + | dosisabhängig |
| Midazolam | + | + | dosisabhängig |
| Propranolol | | + | dosisabhängig |
| Verapamil | + | + | dosisabhängig |

**Relative Bioverfügbarkeit** (Dosen sollten identisch sein)

$$F = \frac{AUC_{p.o.\ Test}}{AUC_{p.o.\ Referenz}} \cdot 100\,[\%]$$

Die Kenngröße F kann zwischen 0 und 100% variieren. Sie kann auch indirekt abgeschätzt werden, wenn man die Extraktionsquote (E) kennt, mit der ein Arzneimittel bereits im Gastrointestinaltrakt und bei der ersten Leberpassage verstoffwechselt und damit präsystemisch eliminiert wird:

$$F = 1 - E$$

Bei der Verwendung von Generika muß gewährleistet sein, daß deren Bioverfügbarkeit zur Bioverfügbarkeit der Erstanbieter bzw. der Standardpräparate äquivalent ist. In vergleichenden Bioverfügbarkeitsstudien wird die **Bioäquivalenz** bestimmt, d.h. innerhalb einer vorgegebenen Schwankungsbreite (z.B. 80–125%) müssen die $C_{max}$ und AUC-Werte von Testpräparat (Generikum) und Referenz-(Standard-)Präparat übereinstimmen. Für die $t_{max}$-Werte muß die Zeitdifferenz innerhalb bestimmter Grenzen liegen.

**Tab. 1-3.** Durchblutung einzelner Organe

| Organ | Durchblutungsgröße (ml/Min. pro 100 g) |
|---|---|
| **Gut durchblutet:** | |
| Nieren | 500 |
| Leber | 100 |
| Gehirn | 50 |
| **Wenig gut durchblutet:** | |
| Haut | 5 |
| Skelettmuskulatur | 2–6 |
| **Schlecht durchblutet:** | |
| Fettgewebe | 0,5 |

## Verteilung

### Allgemeines

Nachdem ein Pharmakon resorbiert ist, wird es zunächst **abhängig von der Durchblutungsgröße** einzelner Organe (Tab. 1-3) im Organismus verteilt. Bis ein endgültiger Gleichgewichtszustand entsprechend den physikochemischen Eigenschaften des Pharmakons erreicht ist, können mehrfache Umverteilungen stattfinden (wie sie z.B. für Thiopental bekannt sind).

Wegen der guten Durchblutung des Gehirns kommt es innerhalb einer Minute nach der intravenösen Injektion des Ultrakurznarkotikums **Thiopental** zur Narkose. Durch Umverteilung des Pharmakons auf die weniger gut durchblutete Skelettmuskulatur wird jedoch bereits nach 10–20 Min. die zur Narkose nötige Thiopentalkonzentration im Gehirn unterschritten. Der Patient erwacht aus der Narkose. Soll die Narkose durch erneute Injektion von Thiopental verlängert werden, so ist zu beachten, daß immer weniger Thiopental umverteilt werden kann, da die Verteilungsräume aufgefüllt werden. Thiopental wird durch Metabolismus in das langwirkende Pentobarbital umgewandelt, d.h., im Gegensatz zu der kurzen Narkosedauer erfolgt die Elimination des Metaboliten sehr langsam.

Die relative Größe der wichtigsten **Verteilungsräume** ist in Abb. 1-14 dargestellt. Ungleiche Verteilungen können sich aus besonderen Eigenschaften der Pharmaka ergeben. Zum Beispiel können Dextrane, die als Plasmaersatzmittel verwendet werden, sich wegen ihres hohen Molekulargewichts nur im Plasmaraum verteilen. Stark polare Pharmaka, wie die basischen Antibiotika, z.B. Aminoglykoside (Streptomycin, Gentamicin u.a.), können Zellmembranen

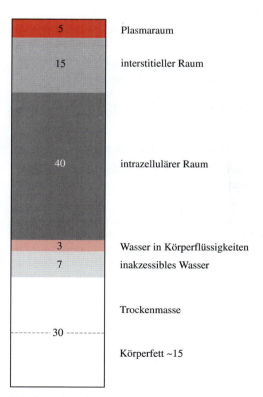

**Abb. 1-14.** Verteilungsräume im Organismus in Prozent des Körpergewichts

schlecht permeieren und verteilen sich primär nur im Extrazellularraum.

## Bindung von Pharmaka an Plasmaproteine

Für die Pharmakokinetik spielt die Bindung von Pharmaka an Blut- bzw. Gewebsbestandteile eine große Rolle.

Im Blut ist vor allem die **reversible Bindung an Albumin** von großer Bedeutung für die Wirkungsstärke und die Eliminationsgeschwindigkeit. Entscheidend für die pharmakologische Wirkung und die glomeruläre Filtration in der Niere ist der **freie Anteil des Pharmakons** (Abb. 1-1, S. 2), der mit der gebundenen Fraktion im dynamischen Gleichgewicht steht. Da wegen der Porengröße in den Kapillaren nur die nicht an Protein gebundenen Moleküle die Blutbahn verlassen können, können nur sie Rezeptoren im Gewebe erreichen. Da aus dem gleichen Grund die proteingebundenen Moleküle in den Nierenglomerula nicht filtriert werden können, haben stark albumingebundene Arzneimittel meist eine lange biologische Halbwertszeit.

Wegen der Unspezifität der Bindung an Albumin können verschiedene Arzneimittel um dieselben Bindungsstellen **konkurrieren** und sich gegenseitig aus der Proteinbindung **verdrängen**, wodurch es zu **Arzneimittelinteraktionen** kommen kann.

Gefährliche Interaktionen sind jedoch nur dann zu erwarten, wenn die Albuminbindung des verdrängten Stoffes > 90% beträgt und er eine nur enge therapeutische Breite hat.

## Verteilung auf einzelne Organe

### Gehirn (Blut-Hirn-Schranke, Blut-Liquor-Schranke)

Das Zentralnervensystem ist vom systemischen Kreislauf durch spezielle Schranken, die Blut-Hirn-Schranke und die Blut-Liquor-Schranke, getrennt.

Die anatomische Grundlage der Blut-Hirn-Schranke ist folgende: Im Gegensatz zu den Blutgefäßen an anderen Stellen des Organismus gibt es zwischen den Endothelzellen der Gefäßkapillaren des Gehirns keine Poren. Sie sind eng miteinander verzahnt, und die Interzellularräume sind durch »tight junctions« verschlossen. Dazu kommt, daß sie von einer perivaskulären Gliazellschicht umgeben sind, die ebenfalls zu der Undurchlässigkeit für polare Stoffe beiträgt. Lipidlösliche Arzneimittel können jedoch die Blut-Hirn-Schranke gut permeieren. Die Tatsache, daß z. B. quartäre Ammoniumionen die Blut-Hirn-Schranke nicht passieren, ist dazu benutzt worden, Arzneimittel ohne zentrale Nebenwirkungen zu synthetisieren. So besitzt Atropin, das Alkaloid der Tollkirsche, zentrale Wirkungen. Das quartäre Ammoniumderivat Ipratropiumbromid besitzt jedoch nur periphere Wirkungen.

### Leber, RES

In den Lebersinusoiden als terminaler Strombahn des Pfortadersystems gibt es besonders breite Spalten zwischen den Endothelzellen, so daß die Gefäßwände der Leber selbst für hochmolekulare Stoffe eine besonders gute Permeabilität aufweisen. Ähnliche Verhältnisse finden sich im RES von Milz und Knochenmark.

### Plazentarschranke

Die Plazentarschranke ist für die meisten Arzneimittel (MG < 1000) frei permeabel. Man muß davon ausgehen, daß die meisten Arzneimittel und Fremdstoffe, die sich im mütterlichen Kreislauf befinden, auch auf den Fetus übergehen. Heparin (MG ca. 15 000) kann die Plazentarschranke nicht passieren. Es kann deshalb während der Schwangerschaft ohne Wirkung auf die fetale Blutgerinnung verordnet werden.

## Metabolismus (Biotransformation)

### Allgemeines

Lipidlösliche Verbindungen werden gut resorbiert und im Organismus verteilt, können aber ohne Biotransformation nicht aus dem Körper eliminiert werden, da sie nach glomerulärer Filtration im Nierentubulus oder nach biliärer Exkretion im Darm wieder rückresorbiert werden (Abb. 1-15). Eine Ausnahme bilden flüchtige Stoffe, die über die Lungen abgeatmet werden können. Da wir ständig mit der Nahrung lipidlösliche Fremdstoffe aufnehmen, ist die Biotransformation für den Körper lebensnotwendig.

Die Biotransformation von Fremdstoffen erfolgt im Prinzip in zwei **Phasen** (Abb. 1-16). Die Reaktionen dienen dazu, einen lipidlöslichen Stoff wasserlöslich und damit ausscheidungsfähig zu machen. Eine Übersicht über die beteiligten Enzyme gibt Tab. 1-4.

Für die meisten Pharmaka spielt die **Oxidation an Cytochrom $P_{450}$** (kurz $P_{450}$) die entscheidende Rolle im Metabolismus. Cytochrom $P_{450}$ ist ein Hämoprotein mit einer charakteristischen Absorptionslinie des reduzierten CO-Komplexes bei 450 nm.

Durch Cytochrom $P_{450}$ wird unter Beteiligung von NADPH und einem Flavoprotein molekularer Sauerstoff aktiviert und ein Sauerstoffatom auf das Substrat (XH) übertragen, während das andere zu $H_2O$ reduziert wird. Gesamtreaktion:

$$XH + NADPH + H^+ + O_2 \xrightarrow{P_{450}} XOH + NADP^+ + H_2O$$

Das die Reaktion katalysierende Enzymsystem wird **Cytochrom-$P_{450}$-abhängige Monooxygenase** oder (weniger korrekt) mischfunktionelle Oxidase genannt. Im Gegensatz dazu transferieren Dioxygenasen beide Sauerstoffatome auf das Substrat. Es existieren eine große Zahl von Isozymen des Cytochroms $P_{450}$ mit unterschiedlicher Substratspezifität und Induzierbarkeit. Bestandteile des Zigarettenrauches (polyzyklische aromatische Kohlenwasserstoffe) und Arzneimittel wie Phenobarbital induzieren verschiedene Enzymformen (s. auch S. 21).

Die Cytochrome $P_{450}$ sind wie die UDP-Glucuronosyltransferasen *integrale Bestandteile des endoplasmatischen Retikulums* (ER), dessen Membran im Prinzip wie das in Abb. 1-8 (S. 7) gezeigte Modell der Plasmamembran aufgebaut ist. Durch Homogenisieren entstehen aus den Membranen des ER Membranvesikel, Mikrosomen, die man durch Zentrifugieren leicht von den übrigen Bestandteilen der Zelle abtrennen kann. Die an das ER gebundenen Enzyme werden deshalb auch **mikrosomale Enzyme** genannt.

Eine besondere Eigenschaft dieser mikrosomalen Enzyme ist ihre *Unspezifität gegenüber Substraten*. Das heißt, auch Verbindungen, die in der Zukunft in der chemischen Industrie synthetisiert werden, können wahrscheinlich durch den aktiven Sauerstoff der Cytochrome $P_{450}$ hydroxyliert werden.

Falls sie dann noch nicht ausscheidungsfähig sind, können sie in der **Phase II** mit **Glucuronsäure, Sulfat, Acetat** und dergleichen (Abb. 1-16) **konjugiert** werden, wodurch sehr polare Gruppen in das Molekül eingeführt werden.

Das Organ mit der weitaus höchsten fremdstoffmetabolisierenden Aktivität ist die *Leber*. Viele der genannten Enzyme kommen jedoch *ubiquitär* im Organismus vor. Aus Tab. 1-4 geht hervor, daß oft *mehrere Konjugationsreaktionen* für die Aktivierung eines Arzneimittels bzw. dessen Metaboliten zur Verfügung stehen. So wird 1 g Paracetamol zu 65% als Glucuronid und zu 30% als Sulfatester im Urin ausgeschieden. Acetylsalicylsäure wird systemisch rasch deacetyliert. Die entstehende Salicylsäure wird zu 40% als Glycinkonjugat und zu 20% als Glucuronid im Urin ausgeschieden.

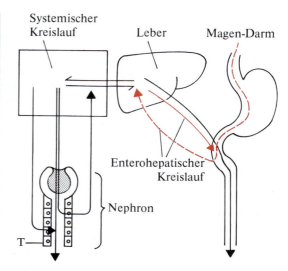

**Abb. 1-15.** Resorption und Elimination lipophiler Arzneimittel und deren hydrophiler Metabolite. T = Transportproteine für organische Anionen im proximalen Tubulus.

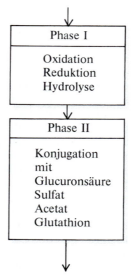

**Abb. 1-16.** Biotransformation von Arzneimitteln und Fremdstoffen

Einige pharmakologisch wichtige Beispiele und die **biologischen Folgen des Metabolismus** sind in Abb. 1-17 zusammengestellt. Die Produkte der Monooxygenasereaktion können entweder unwirksam oder wirksam sein. Man bezeichnet das Resultat bei Schadstoffen dementsprechend entweder als **Giftung** oder **Entgiftung**. Das Analgetikum Phenacetin

**Tab. 1-4.** Übersicht über fremdstoffmetabolisierende Enzyme

| Reaktion, Enzym | Wichtige Substrate |
|---|---|
| **1. Oxidation** | |
| Cytochrom-$P_{450}$-abhängige Monooxygenasen[a] | Die meisten lipidlöslichen Arzneimittel (Barbiturate, Cumarinderivate) Polyzyklische Kohlenwasserstoffe[e], Phenacetin[e], Theophyllin[e] Steroide, Gallensäuren |
| Dehydrogenasen[b] | Ethanol |
| **2. Reduktion** | |
| Cytochrom $P_{450}$[a] (unter anaeroben Bedingungen) | $CCl_4$, Halothan |
| Dehydrogenasen[b] | Chloralhydrat |
| **3. Hydrolasen**[a, b, d] | Procain, Lidocain |
| **4. Konjugation** | |
| UDP-Glucuronosyltransferasen[a] | Morphin, Chloramphenicol, Oxazepam, Bilirubin, Paracetamol, Salicylsäure |
| Sulfotransferasen[b] | Paracetamol |
| N-Acetyltransferase[b] | Sulfonamide, Procain |
| Glycinacyltransferase[c] | Salicylsäure |
| Glutathiontransferasen[b] | Elektrophiler Metabolit des Paracetamols |

Hauptlokalisation:
[a] Endoplasmatisches Retikulum
[b] Zytosol
[c] Mitochondrien
[d] Ubiquitär vorkommend, auch im Blut
[e] Bei Zigarettenrauchern beschleunigter Abbau (siehe Text)

wird in das ebenfalls analgetisch wirksame Paracetamol überführt, durch das bei Säuglingen und Kleinkindern weniger Methämoglobin gebildet wird. Das Hypnotikum Chloralhydrat wird durch die Alkoholdehydrogenase in das ebenfalls hypnotisch wirksame Trichlorethanol überführt. Letzteres wird hauptsächlich als Glucuronid inaktiviert. Das Insektizid Parathion (E 605) ist als solches unwirksam, wird aber durch die Monooxygenase in den stark wirksamen Cholinesterasehemmer Paraoxon überführt. Das Lokalanästhetikum Procain wird durch ubiquitär vorkommende Esterasen inaktiviert, wodurch para-Aminobenzoesäure entsteht.

Die **Evolution unspezifischer Enzyme** birgt für den Organismus das Risiko in sich, daß reaktive, elektrophile Verbindungen entstehen, die Anlaß zu toxischen Reaktionen geben können. **Metabolische »Giftung«** spielt derzeit in der Toxikologie eine große Rolle. So werden zum Beispiel die meisten chemischen Karzinogene erst durch den Metabolismus, oft in unmittelbarer Nähe der DNA, in die eigentlichen ultimalen Karzinogene überführt. Als **ultimale Karzinogene** spielen **Epoxide** von polyzyklischen aromatischen Kohlenwasserstoffen eine große Rolle. Sie können zwischen DNA-Basenpaaren interkalieren und kovalent an DNA binden. Dies ist wahrscheinlich ein initiales Ereignis bei der chemischen Karzinogenese. Bei der Entgiftung von Epoxiden spielt neben der Glutathiontransferase auch die Epoxidhydrolase eine große Rolle. Das Verhältnis von aktivierenden zu inaktivierenden Enzymen ist oft bestimmend dafür, ob sich ein toxisches Zwischenprodukt in der Zelle anhäuft. Dieses Verhältnis ist in den verschiedenen Zellarten des Organismus sehr unterschiedlich. Das ist wahrscheinlich einer der Gründe für die Organspezifität mancher Giftwirkungen (Lebertoxizität von $CCl_4$, etc.).

**Metabolische Giftung** wird auch **bei Arzneimitteln** beobachtet. So sieht man bei Überdosierung mit dem milden Analgetikum Paracetamol tödliche Leberschädigungen, die durch einen reaktiven Metaboliten hervorgerufen werden (Abb. 11-12, S. 304).

Neben der Inaktivierung durch Konjugation wird Paracetamol an Cytochrom $P_{450}$ zu einem reaktiven Metaboliten oxidiert (ca. 8% der Dosis). Normalerweise wird dieser vollständig durch Glutathiontransferasen entgiftet und als Mercaptursäure im Harn ausgeschieden. Bei Überdosierung (> 10 g beim Erwachsenen) kann die Regeneration des reduzierten Glutathion (GSH) in der Leber nicht schritthalten. Die GSH-Konzentration sinkt ab, und es wird zunehmend eine kovalente Bindung des Paracetamolmetaboliten an Gewebsproteine gefunden, was schließlich zur Leberzellnekrose führt. Im Falle der Paracetamoltoxizität kann eine Schwellendosis angegeben werden, unterhalb der das Analgetikum in bezug auf eine akut toxische

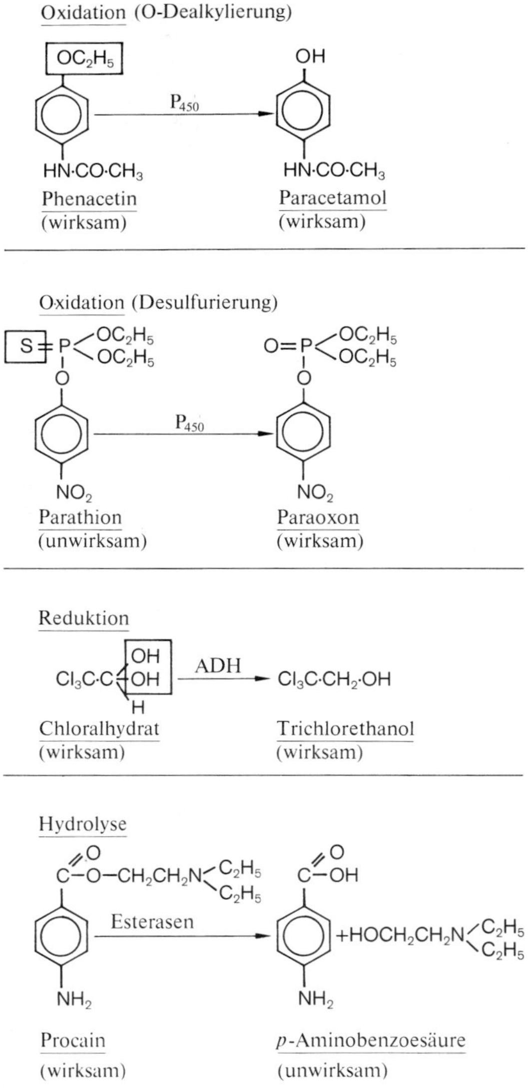

Oxidation (O-Dealkylierung)

Phenacetin (wirksam) → P$_{450}$ → Paracetamol (wirksam)

Oxidation (Desulfurierung)

Parathion (unwirksam) → P$_{450}$ → Paraoxon (wirksam)

Reduktion

Chloralhydrat (wirksam) → ADH → Trichlorethanol (wirksam)

Hydrolyse

Procain (wirksam) → Esterasen → p-Aminobenzoesäure (unwirksam)

**Abb. 1-17.** Beispiele zur Biotransformation von Arzneimitteln und Fremdstoffen

Wirkung als sicher gelten kann. Dies ist der Dosisbereich, in dem der reaktive Metabolit praktisch vollständig mit GSH konjugiert wird. Erst wenn der GSH-Spiegel der Leber unter 20% abgesunken ist, wirkt Paracetamol toxisch. Die GSH-Regeneration kann innerhalb von 12 Stunden nach der Vergiftung durch N-Acetylcystein beschleunigt werden. Die angegebene Schwelle unterliegt starken intra- und interindividuellen Schwankungen (s. Abschn.: Veränderung der Arzneimittelwirkung, S. 35ff.).

Das Phänomen der **Giftung** kann aber auch **therapeutisch genutzt** werden, indem an sich unwirksame Stoffe als sogenannte *Prodrugs* zugeführt werden, die erst am Wirkort (Zielorgan) in die eigentliche Wirkform des Stoffes umgewandelt werden. Man strebt damit an, unerwünschte Wirkungen auf andere Organe zu vermeiden.

## Induktion fremdstoffmetabolisierender Enzyme

Eine große Zahl von Stoffen, die im Organismus kumulieren, führt zur Vermehrung bestimmter Enzyme des Fremdstoffmetabolismus. Die Vermehrung erfolgt meist durch gesteigerte Enzymsynthese **(Induktion)**. Die starke Vermehrung mikrosomaler Enzyme kann zur Proliferation der Membranen des endoplasmatischen Retikulums und zur Hypertrophie der Leberzelle führen.

Man kann mindestens **2 Typen von exogenen Induktorstoffen** unterscheiden, die durch die Prototypen *Phenobarbital* und *3-Methylcholanthren* (ein karzinogener aromatischer Kohlenwasserstoff) charakterisiert sind. Sie umfassen aber auch *Ethanol* und *Glucocorticoide*. Diese Induktorstoffe induzieren verschiedene Cytochrom-P$_{450}$-Enzyme, UDP-Glucuronosyltransferasen und Glutathiontransferasen. Mit biochemischen und molekularbiologischen Methoden konnte eine große Zahl von Cytochrom-P$_{450}$-Enzymen charakterisiert und nach der evolutionären Verwandtschaft eingeteilt werden (Tab. 1-5). **Induktorstoffe** können ihren eigenen Abbau und (wegen der breiten Substratspezifität der Enzyme) den Metabolismus einer großen Zahl anderer Stoffe **stimulieren**. Im Tierexperiment konnte gezeigt werden, daß die mehrtägige Gabe von Hexobarbital die

**Tab. 1-5.** Auswahl einiger klinisch bedeutsamer Cytochrom-P$_{450}$-Enzyme

| Cytochrom P$_{450}$ (CYP) | Gewebe | Induktor | Typische Substrate |
|---|---|---|---|
| CYP 1A1 | zahlreiche | 3-Methylcholanthren | Benz[a]pyren |
| CYP 1A2 | Leber | 3-Methylcholanthren | Coffein, Phenacetin |
| CYP 2D6 | Leber, Darm, Niere | – | Spartein |
| CYP 2E1 | Leber, Darm, Leukozyten | Ethanol | Ethanol, CCl$_4$, Benzol |
| CYP 3A4 | Darm, Leber | Phenobarbital, Rifampicin, Glucocorticoide | Ciclosporin A, Nifedipin |

**Tab. 1-6.** Wirkung der Induktion der Cytochrom-$P_{450}$-abhängigen Monooxygenasen durch Hexobarbital auf die narkotische Wirkung von Hexobarbital (metabolische Toleranz)

| Zeitdauer nach Beginn der Behandlung[a] (Tage) | Halbwertszeit (Min.) | Narkosedauer (Min.) | Hexobarbitalkonzentration beim Erwachen ($\mu$g/ml) |
|---|---|---|---|
| 1 | 180 | 65 | 31 |
| 2 | 96 | 40 | 29 |
| 5 | 71 | 30 | 31 |
| 28 | 180 | 60 | 30 |

[a] Ein Hund erhielt 5 Tage lang täglich Hexobarbital (30 mg/kg, i.v.). [Nach: Remmer: Naturwissenschaften 1959; 46: 580.]

Hexobarbitaloxidation stimuliert sowie dessen biologische Halbwertszeit und Narkosedauer verkürzt (Tab. 1-6). Die Plasmakonzentration von Hexobarbital beim Erwachen war jedoch unverändert, d. h. die Empfindlichkeit des Gehirns hatte sich nicht verändert. Die verminderte Wirksamkeit nach chronischer Gabe war also auf vermehrten Metabolismus zurückzuführen *(metabolische Toleranz)*. Nach Absetzen des Induktorstoffes stellte sich nach einigen Wochen die ursprüngliche Halbwertszeit und Narkosedauer wieder ein. Bei der Induktion handelt es sich also um ein *reversibles Adaptationsphänomen*, womit sich der Organismus gegen die Kumulation lipidlöslicher Stoffe zur Wehr setzt. Induktion führt nicht immer zur Abnahme der Wirkung von Pharmaka. Je nachdem, ob die induzierte Form des Cytochrom $P_{450}$ eine inaktivierende oder aktivierende Reaktion katalysiert, kommt es zur beschleunigten Entgiftung oder Giftung.

Bei der Arzneimitteltherapie tritt Induktion nur selten auf.

Die Induktion vom **Phenobarbitaltyp** sieht man hauptsächlich bei der Dauertherapie mit Phenobarbital, wie sie bei der Epilepsiebehandlung durchgeführt wird, und bei der Therapie der Tuberkulose mit Rifampicin (Tab. 1-16, S. 42). Induktion vom **3-Methylcholanthrentyp** findet man bei starken Zigarettenrauchern, aber auch nach Gabe von Omeprazol, einem Inhibitor der für die Salzsäureproduktion verantwortlichen ($H^+/K^+$)-ATPase der Belegzellen des Magens. Cytochrom $P_{450}$ 1A1 (CYP1A1) ist besonders in extrahepatischen Geweben (Dünndarmmukosa, Plazenta) nachweisbar. Der stärkste bekannte Induktorstoff dieses Typs ist das Gift TCDD (Tetrachlordibenzodioxin), das bei der Synthese des Herbizids 2,4,5-T (2,4,5-Trichlorphenoxyessigsäure) als Kontamination entsteht und zu mehreren Umweltkatastrophen (z.B. in Seveso, 1976) geführt hat.

## Präsystemischer (»first-pass«-)Metabolismus

Viele Arzneimittel werden bereits während der Resorption aus dem Magen-Darm-Kanal, **vor Erreichen des systemischen Kreislaufs,** in der Darmmukosa und während der ersten Passage durch die Leber **metabolisiert**. Dieser präsystemische Metabolismus führt besonders bei Stoffen, die rasch metabolisiert werden dazu, daß nur ein geringer Teil der verabreichten Dosis die systemische Zirkulation erreicht. Die sog. **Bioverfügbarkeit** wird **beträchtlich vermindert.**

▷ So wird Morphin zwar im Magen-Darm-Trakt vollständig resorbiert, aber bereits präsystemisch zu 80% glucuronidiert und damit inaktiviert. Es wird deshalb in der Regel i.v. oder s.c. appliziert.
▷ Das beim Angina-pectoris-Anfall sehr gut wirksame Glyceroltrinitrat wird bei der Resorption aus dem Magen-Darm-Trakt präsystemisch durch Glutathiontransferasen weitgehend inaktiviert. Deshalb ist es notwendig, Glyceroltrinitrat bereits in der Mundhöhle zur Resorption zu bringen und damit den »first-pass«-Metabolismus zu umgehen.

Durch Erhöhen der Arzneimitteldosis kann bei manchen Pharmaka (z.B. Propranolol) die Eliminationskapazität von Leber und Darmwand überschritten und damit die präsystemische Elimination überspielt werden.

## Exkretion

### Renale Exkretion

Die Niere ist das wichtigste Organ der Exkretion von Arzneimitteln und deren Metaboliten.

*Niedermolekulare* Substanzen (MG < 15 000) werden glomerulär filtriert, soweit sie nicht an Plasmaproteine gebunden sind.
▷ *Lipidlösliche* Substanzen werden dann im Tubulussystem wieder rückresorbiert.
▷ Bei *amphiphilen* Substanzen hängt die Rückresorption vom Dissoziationsgrad und damit vom pK-Wert der Substanzen und vom pH des Primärharns ab, da nur undissoziierte Moleküle im Tubulus rückresorbiert werden.

Da **schwache Säuren** im alkalischen Milieu weitgehend dissoziiert sind, kann infolgedessen die Rückresorption von schwachen Säuren (Acetylsalicylsäure, Barbiturate) **durch Alkalisieren des Harns** (Gabe von $NaHCO_3$) vermindert werden. Dadurch wird die **Ausscheidung beschleunigt**, was bei der Behandlung von Vergiftungen mit Acetylsalicylsäure und Barbituraten wichtig ist. Umgekehrt wird die **Ausscheidung von Basen** durch **Ansäuern des Harns** (Gabe von $NH_4Cl$) **beschleunigt**.

Im proximalen Tubulus existieren Transportproteine für organische Anionen und Kationen, wodurch bestimmte Substanzen zusätzlich zu ihrer glomerulären Filtration **aktiv tubulär sezerniert** werden können. Das Anion Penicillin G wird zu 80 % aktiv tubulär sezerniert. Dadurch erklärt sich die kurze biologische Halbwertszeit des Antibiotikums von 0,5 Std. Auch Glucuronide werden durch diesen Carrier tubulär sezerniert.

Pharmaka können um diese Carrier konkurrieren und sich so gegenseitig in ihrer Elimination beeinflussen, z. B. Penicilline und Probenecid.

Die renale Ausscheidung kann quantitativ durch Bestimmung der renalen Clearance erfaßt werden. Der Begriff Clearance ist von der Nierenphysiologie abgeleitet. Er gibt **die von dem Arzneimittel pro Minute gereinigte Plasmamenge** an. Es ergibt sich:

$$Clearance_{renal} = \frac{Urinvolumen \cdot Urinkonzentration}{Plasmakonzentration}$$

- Für eine Substanz, die **nur glomerulär filtriert** wird (Inulin, Kreatinin), ergibt sich eine **Clearance (CL) von 120–130 ml/Min.** Das entspricht der bei der Harnbereitung pro Minute filtrierten und wieder reabsorbierten und damit der vom Pharmakon »gereinigten« Menge an Plasmawasser.
- Für Substanzen, die **tubulär rückresorbiert** werden, ist **CL < 120 ml/Min.**
- Für Substanzen, die **glomerulär filtriert und zusätzlich tubulär sezerniert** werden, ist CL > 120 ml/Min.
- Es gibt Substanzen, die **so rasch tubulär sezerniert** werden, daß das renale **Blutplasma praktisch während einer einzigen Passage von der**

**Substanz befreit** wird. Mit solchen Substanzen (para-Aminohippursäure, **PAH**) kann der renale Plasmafluß bestimmt werden. Die **PAH-Clearance beträgt 650–700 ml/Min.**

### Biliäre Exkretion

Lipidlösliche Substanzen (MG > 400) werden von der Leber über die Gallenwege in den Dünndarm sezerniert.

Beispiele sind Gallekontrastmittel, Bilirubinglucuronide usw. Viele Glucuronide, z. B. Glucuronide von hydroxylierten Digitoxinmetaboliten und von Steroiden, werden im Dünndarm durch die bakterielle β-Glucuronidase gespalten. Die nichtkonjugierten, d. h. nichtglucuronidierten Substanzen können wieder rückresorbiert werden. Es entsteht ein **enterohepatischer Kreislauf**, wodurch die **biologische Halbwertszeit der Substanzen verlängert** wird.

### Andere Wege der Exkretion

- Flüchtige Substanzen (z. B. Inhalationsanästhetika) können durch die **Lunge** eliminiert werden.
- Ein quantitativ zwar nicht bedeutender, aber toxikologisch wichtiger Exkretionsweg ist die **Muttermilch**, wodurch Schadstoffe auf das Kind übergehen können.
- Die Exkretion über den **Speichel** kann, soweit das Verhältnis der Speichelkonzentration zur Plasmakonzentration bekannt ist, zur nichtinvasiven Bestimmung der ungebundenen Plasmakonzentration von Arzneimitteln herangezogen werden.
- Halogene (Jod, Chlor, Brom, Fluor) können über die **Schweißdrüsen** ausgeschieden werden. Das ist zwar quantitativ irrelevant, hat aber toxikologische Bedeutung, da hierdurch entzündliche Veränderungen der Haut und der Talgdrüsen (Akne) hervorgerufen werden können.

### Arzneimitteltransport

In den letzten Jahren hat man verschiedene membranöse Transportsysteme entdeckt, welche für das bessere Verständnis von Verteilungs- und Resorptionsprozessen bei manchen Arzneimitteln von Bedeutung sein können. Den bekanntesten Carrier stellt das sog. **P-Glykoprotein** dar, welches als eine Art **Effluxpumpe** fungiert und z. B. in Enterozyten des Darmes Arzneimittel von der basolateralen zur apikalen Seite, d. h. von der Blutseite in das gastrointestinale Lumen zurücktransportiert und somit dem Resorptionsvorgang entgegenwirkt. Dadurch kann die orale Bioverfügbarkeit reduziert werden. Substrate für das P-Glykoprotein sind z. B. Ciclosporin,

Digoxin, Verapamil, Chinidin oder Fluorchinolone. Durch den Enzyminduktor Rifampicin wird das P-Glykoprotein vermehrt gebildet, und manche der Substrate können auch als Inhibitoren wirksam werden. Das P-Glykoprotein ist auch in anderen Organen/Geweben exprimiert (z.B. Leber, Niere, Lunge) und es stellt einen wichtigen Bestandteil der **Blut-Hirn-Schranke** dar. Dadurch wird gewährleistet, daß das Gehirn vor einer Vielzahl hydrophober Arzneimittel geschützt wird.

# Pharmakokinetische Analyse von zeitabhängigen Plasmakonzentrationsverläufen

## Grundprinzipien

Der zeitliche Konzentrationsverlauf von Arzneimitteln im Blut, Plasma bzw. Serum oder Urin ergibt sich entsprechend einem gewählten Dosierungsschema aus der Summe der z.T. überlagert ablaufenden Teilprozesse von Resorption, (Rück-)Verteilung und Elimination, welche die Pharmakokinetik eines Arzneimittels bestimmen.

Die **zeitabhängigen Konzentrationsveränderungen** in den leicht zugänglichen Meßkompartimenten Blut bzw. Urin folgen bestimmten mathematischen Gesetzmäßigkeiten und lassen sich durch vereinfachende Modelle beschreiben. Dabei können in der Praxis grundsätzlich zwei unterschiedliche Kinetikarten unterschieden werden: Sind die gemessenen **Konzentrationen proportional** den verabreichten **Arzneimitteldosen,** spricht man von **linearer** (der Regelfall), anderenfalls von **nichtlinearer Kinetik** (die Ausnahme).

## Lineare Pharmakokinetik (Kinetik 1. Ordnung)

Es besteht ein linearer Zusammenhang zwischen einer gegebenen Dosis D und der gemessenen Konzentration C, d.h. $C \sim D$, und Konzentrationsveränderungen lassen sich mit Hilfe der Gleichungen für Reaktionen 1. Ordnung beschreiben.

Darunter versteht man Prozesse, bei denen die **Konzentrationsveränderungen proportional der im Blut herrschenden Konzentration** sind:

$$\frac{dC}{dt} \sim C \quad \text{bzw.} \quad \frac{dC}{dt} = -kC$$

k = Geschwindigkeitskonstante (negatives Vorzeichen bei Konzentrationsabnahme)

Durch Integration und Umformen erhält man die bekannte e-Funktion:

$$C_t = C_0 \cdot e^{-k_{el}t}$$

$C_t, C_0$ = Konzentration zur Zeit t bzw. 0
$k_{el}$ = Eliminationskonstante

Bei semilogarithmischer Darstellung erhält man eine Gerade mit der Steigung $-k_{el}/2{,}303$, aus der die Halbwertszeit ($t_{1/2}$), d.h. die Zeit, in der $C_t$ auf die Hälfte abgefallen ist, leicht abzulesen ist (Abb. 1-18). Mit obiger e-Funktion ergibt sie sich rechnerisch aus:

$$\frac{C_0}{2} = C_0 \cdot e^{-k_{el}t_{1/2}} \quad \text{durch Umformen}$$

$$\ln 2 = k_{el} \cdot t_{1/2}$$

bzw.
$$t_{1/2} = \frac{\ln 2}{k_{el}} = \frac{0{,}693}{k_{el}}$$

Bei linearer Kinetik wird innerhalb einer definierten Zeit immer der gleiche Anteil (konstante Fraktion) eliminiert, d.h. nach der ersten $t_{1/2}$ 50% der verabreichten Dosis, innerhalb der zweiten $t_{1/2}$ wiederum 50% der im Körper übriggebliebenen Menge (d.h. 25% von D), nach der dritten $t_{1/2}$ wiederum 50% der Restmenge von 25%, d.h. 12,5% usw.

Wie man aus der Abb. 1–18 erkennen kann, dauert es **mindestens 4 Halbwertszeiten** bis ein Arzneimittel **fast vollständig** wieder aus dem Körper **eliminiert** wird (50% + 25% + 12,5% + 6,25% = 93,75% der Dosis; nach 3,3 $t_{1/2}$ sind 90% eliminiert).

Die obige e-Funktion gilt nur für eine einmalige intravenöse Dosis und wenn sich das verabreichte Arzneimittel sofort gleichmäßig im gesamten Körper verteilt und somit als ein einziger Verteilungsraum (Kompartiment) angesehen werden kann. Der Konzentrationsabfall stellt dann die Eliminationsphase dar. Die Größe des hypothetischen (fiktiven) Verteilungsraumes, das sog. **scheinbare Verteilungsvolumen**, kann in diesem Fall einfach aus der i.v. Dosis und der extrapolierten Konzentration $C_0$ berechnet werden:

$$V = \frac{D_{i.v.}}{C_0}$$

Formt man diese Gleichung zu $C = D/V$ um, erkennt man, daß V als ein **reziproker Umrechnungsfaktor** angesehen werden kann, mit dessen Hilfe **Konzentrationen** und **Massen** (Dosen) gegenseitig umgerechnet werden können. V wird in Liter (l) angegeben und meistens auf das Körpergewicht normiert (l/kg). Ein das Körpergewicht übersteigendes V deutet auf eine extensive Gewebeverteilung bzw. eine Anreicherung (Bindung) des Arzneimittels in bestimmten Geweben (z.B. Fettgewebe) hin.

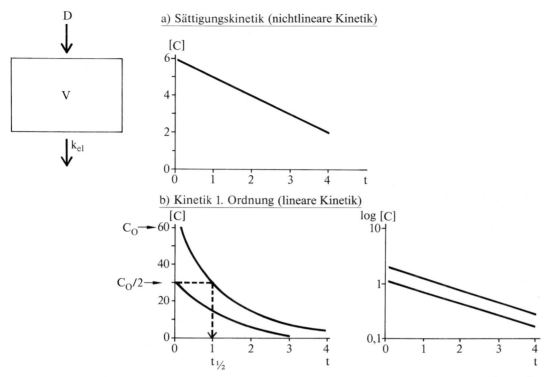

**Abb. 1-18.** Ein-Kompartiment-Modell. D = Dosis; C = Plasmakonzentration; $t_{1/2}$ = Halbwertszeit; V = Verteilungsvolumen; $k_{el}$ = Eliminationskonstante.

Häufig ist nach i.v. Gabe im halblogarithmischen Maßstab jedoch ein **biphasischer Konzentrationsabfall** zu erkennen, so daß das einfache 1-Kompartiment-Modell durch das sog. **offene 2-Kompartiment-Modell** ersetzt werden muß, bei dem ein zentrales und ein peripheres Kompartiment zu unterscheiden sind.

Der initial steilere Konzentrationsabfall charakterisiert die **Verteilungsvorgänge** vom zentralen Kompartiment (Blut und sehr gut durchblutete Organe/Gewebe; $V_1$ bzw. $V_c$) in die verschiedenen Gewebe (peripheres Kompartiment $V_2$), und der sich anschließende flachere Abfall stellt den **Eliminationsprozeß** dar (Abb. 1-19). Die beiden z.T. sich überlagernden Prozesse können durch die zusammengesetzte e-Funktion

$$C_t = A \cdot e^{-\lambda_1 t} + B \cdot e^{-\lambda_z t}$$

beschrieben werden, wobei A und B den relativen y-Achsenabschnitten der beiden Phasen entsprechen und $\lambda_1$ bzw. $\lambda_z$ die Steilheit der beiden Kurvenanteile angeben, die auch durch eine eigene Halbwertszeit beschrieben werden können:

$t_{1/2 \cdot \lambda_1} = 0{,}693/\lambda_1$   Verteilungsphase
(früher als $t_{1/2\alpha}$ bezeichnet)

$t_{1/2 \cdot \lambda_z} = 0{,}693/\lambda_z$   Eliminationsphase
(früher als $t_{1/2\beta}$ bezeichnet)

Das scheinbare Verteilungsvolumen ergibt sich nun als Summe von $V_1 + V_2$, wobei $V_1 = D_{i.v.}/C_0$ ist. Entsprechend zwei unterschiedlichen Berechnungsarten kann bei Kenntnis der Geschwindigkeitskonstanten für die (Rück-)Verteilungsvorgänge ($k_{12}$ und $k_{21}$) das von Eliminationsprozessen unabhängige sog. **»steady state«-Verteilungsvolumen**

$$V_{SS} = V_1 \left( \frac{k_{12} + k_{21}}{k_{21}} \right)$$

oder das Verteilungsvolumen während der Eliminationsphase

$$V_Z = \frac{CL}{\lambda} = \frac{CL \cdot t_{1/2\,\lambda_z}}{0{,}693}$$

CL = totale (systemische) Clearance (S. 27 ff.)

berechnet werden.

Wenn man diese Gleichung nach $t_{1/2\lambda_z}$ umformt, erkennt man,

$$t_{1/2} \equiv t_{1/2\,\lambda_z} = \frac{0{,}693 \cdot V_Z}{CL}$$

daß die **Eliminationshalbwertszeit** nur noch be-

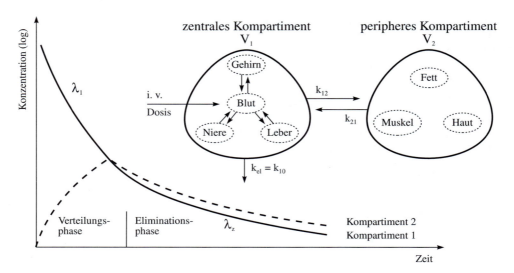

**Abb. 1-19.** Schematische Darstellung eines pharmakokinetischen Modells mit den entsprechenden Verteilungsvolumina und Geschwindigkeitskonstanten.
Das offene 2-Kompartiment-Modell unterscheidet aufgrund von Perfusionsunterschieden einen zentralen ($V_1 = V_c$) und einen peripheren ($V_2$) Verteilungsraum.
Die Geschwindigkeitskonstanten $k_{12}$ und $k_{21}$ beschreiben den Arzneimitteltransfer zwischen den beiden Kompartimenten, und die Eliminationskonstante $k_{el}$ bzw. $k_{10}$ charakterisiert den Eliminationsvorgang aus dem zentralen Kompartiment; $\lambda_l$ und $\lambda_z$ stellen die Dispositionskonstanten des entsprechenden schnellen (Verteilungsphase) bzw. langsamen (Eliminationsphase) Konzentrationsabfalles dar.
Für manche Stoffe muß man das Vorhandensein eines dritten, sog. tiefen Kompartiments, annehmen. **Tiefe Kompartimente** sind dadurch gekennzeichnet, daß der zeitliche Verlauf der Anreicherung und Speicherung des Stoffes im Gewebe sich aus dem Verlauf der Plasmaspiegelkurven nicht ohne weiteres erkennen läßt. Sie spielen in der Toxikologie eine wichtige Rolle, da manche Gifte, z. B. Schwermetalle, DDT, in bestimmten Geweben in relativ fester Bindung abgelagert und von dort nur mit z. T. extrem langen Halbwertszeiten eliminiert werden.

dingt die Elimination charakterisiert, da sie auch vom **Verteilungsvolumen** $V_Z$ abhängt.

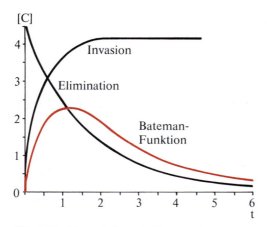

**Abb. 1-20.** Schematischer zeitabhängiger Konzentrationsverlauf nach oraler Applikation eines Arzneimittels (»Bateman-Funktion«), der sich aus einem Invasions- und Eliminationsprozeß zusammensetzt.

Weitere Berechnungsmöglichkeiten für $V_{SS}$ ergeben sich nach Gilette aus:

$$V_{SS} = V_P + V_G \left(\frac{f_P}{F_G}\right)$$

$V_P$ = Plasmavolumen (ca. 2,5 l/75 kg)
$V_G$ = Gewebevolumen (ca. 40 l/75 kg)
$f_P$ = ungebundene (freie) Fraktion im Plasma
$f_G$ = ungebundene (freie) Fraktion im Gewebe

Kennt man AUC (S. 27) und AUMC (Fläche unter der ersten Momentkurve = $\int_0^\infty t \cdot C dt$), dann kann

$$V_{SS} = \frac{D_{i.v.} \, AUMC}{(AUC)^2}$$

modellunabhängig berechnet werden.

Wenn Arzneimittel, wie das meistens der Fall ist, **oral** eingenommen werden, stellt die Plasmaspiegelkurve die Resultante der überlagerten **Invasions-(Resorptions-)** und **Evasions-(Eliminations-)**Prozesse dar (Abb. 1-20).

Beide können getrennt durch eine e-Funktion beschrieben werden, und als Resultante ergibt sich die sog. **Bateman-Funktion:**

$$C_t = C_o \left(\frac{k_a}{k_a - k_{el}}\right)\left(e^{-k_{el}t} - e^{-k_a t}\right) \text{ mit } C_o = \frac{D}{V}$$

$k_{el}$ = Geschwindigkeitskonstante der Elimination
$k_a$ = Geschwindigkeitskonstante der Resorption

Zur Charakterisierung der Resorptionsgeschwindigkeit wird neben $k_a$ auch $t_{max}$ (Zeitpunkt der Peakkonzentration $C_{max}$) verwendet. Die resorbierte Menge steht in Beziehung zur AUC (S. 16).

Wichtige, von Kompartiment-Modellen unabhängige weitere Informationen erhält man aus der AUC, welche das Integral der Konzentration über die Zeit darstellt:

$$AUC = \int_0^\infty C\, dt$$

Die AUC wird am besten näherungsweise nach der sog. **Trapezregel** bestimmt (Abb. 1-21), wobei vom letzten Meßzeitpunkt ($C_{last}$, $t_{last}$) nach der Formel

$$AUC\ (t_{last}\ bis\ unendlich) = \frac{C_{last}}{\lambda_Z}$$

die Restfläche extrapoliert wird.

Bei **linearer** Kinetik muß die **AUC proportional** zur Dosis **D** sein, d.h. bei Verdopplung der Dosis muß AUC um den Faktor 2 ansteigen. Nach dem **Gesetz der korrespondierenden Flächen** von Dost muß bei gleicher i.v. und oraler Dosis (vollständige Bioverfügbarkeit vorausgesetzt; F = 100%) die AUC identisch sein. Abweichungen deuten auf eine unvollständige Resorption oder Bioverfügbarkeit hin (Abb. 1-22). Das gleiche gilt auch für andere nicht intravasale Applikationsformen (z.B. i.m. Injektion, rektale oder subkutane Gabe).

Die AUC ist sehr hilfreich zur Berechnung der **totalen** oder **systemischen Clearance** (CL), welche das geeignetste Maß zur Charakterisierung und Quantifizierung aller Eliminationsprozesse darstellt.

> CL beschreibt die Möglichkeit des Körpers und seiner Eliminationsorgane (z.B. Leber, Niere, Lunge) ein bestimmtes Volumen Blut pro Zeiteinheit vom Arzneistoff zu »klären«, d.h. durch **Metabolismus und/oder Exkretion** eine verabreichte Substanz aus dem Körper zu **eliminieren**.

Modellunabhängig wird CL nach der Formel

$$CL = \frac{D_{i.v.}}{AUC}$$

berechnet.

Bei oraler Applikation kann nach der entsprechenden Formel nur die sog. scheinbare orale Clearance ($CL_0$) berechnet werden ($CL_0 = D_{p.o.}/AUC$), welche neben der systemischen Clearance auch mögliche präsystemische Clearanceanteile einschließt und die

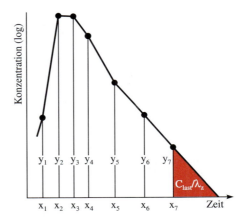

**Abb. 1-21.** Anwendung der Trapezregel. Die Fläche unter der Konzentrations-Zeit-Kurve wird durch die verschiedenen Meßpunkte in Trapeze unterteilt und die Gesamtfläche durch Aufsummation dieser Teilabschnitte erhalten. Vom letzten Meßpunkt wird mit Hilfe der terminalen Eliminationshalbwertszeit auf den Zeitpunkt $t_\infty$ extrapoliert und das so erhaltene Dreieck (rot) dazuaddiert.

von der häufig unbekannten Resorptionsquote abhängt.

Die totale **Clearance** ist **additiv**, d.h. sie setzt sich aus den Clearanceanteilen der jeweils an der Elimination beteiligten Eliminationsorgane zusammen,

$$CL = CL_{hepatisch} + CL_{renal} + CL_{pulmonal} + CL_{andere}$$

wobei in der Realität $CL_{hepatisch}$ und $CL_{renal}$ die größte Bedeutung zukommen ($CL_{pulmonal}$ für Inhalationsnar-

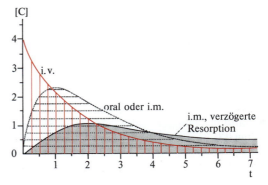

**Abb. 1-22.** Abhängigkeit der Blutspiegelkurven eines Arzneimittels von der Applikationsart. Die Applikation eines Pharmakons führt bei unterschiedlicher Applikationsweise zu verschiedenartigen Blutspiegelkurven. Bei vollständiger Resorption sind die Flächen unter den Konzentrationskurven nach oraler und i.v. Gabe gleich (Prinzip der korrespondierenden Flächen). Der Vergleich der Flächen unter der Konzentrationskurve (AUC: »area under the concentration curve«) ermöglicht eine Abschätzung der Bioverfügbarkeit eines Stoffes bei anderer als i.v. Applikation (i.v. Gabe ≙ 100%ige Bioverfügbarkeit).

kotika). Um zwischen den beiden Clearanceanteilen unterscheiden zu können, muß man die Fraktion einer verabreichten Arzneimitteldosis kennen, die in **unveränderter** Form in den Urin ausgeschieden und mit **Ae** abgekürzt wird. Setzt man diese Menge (»amount excreted«) in Beziehung zur AUC (für **denselben** Meßzeitraum), kann $CL_{renal}$ nach folgender Formel berechnet werden:

$$CL_{renal} = \frac{Ae}{AUC}$$

$CL_{hepatisch}$ ergibt sich aus der Differenz von totaler und renaler Clearance:

$$CL_{hepatisch} = CL - CL_{renal}$$

Aus der Größenordnung (Maßeinheit ml/Min. bzw. l/Std.) von $CL_{renal}$ in Relation zur normalen **glomerulären Filtrationsrate** (GFR; ca. 120 ml/Min.) bzw. von $CL_{hepatisch}$ zur normalen **Leberdurchblutung** ($Q_H$, ca. 1200–2000 ml/Min.) kann man Rückschlüsse auf die jeweilige Eliminationscharakteristik ziehen.
Bei

$$CL_{renal} > f_u \cdot GFR$$

muß neben der Filtration noch eine Sekretion stattfinden, und bei

$$CL_{renal} < f_u \cdot GFR$$

wird die Substanz wieder reabsorbiert ($f_u$ = ungebundene [freie] Arzneimittelfraktion im Blut).
Die hepatische Blutclearance

$$CL_{hepatisch} = Q_H \cdot E$$

E = Extraktionsquotient (maximal 1)

kann theoretisch höchstens der **Leberdurchblutung** $Q_H$ entsprechen. Tritt dieser Fall ein (E = 1), dann würde jedes Arzneimittelmolekül, das mit dem Blut durch die Leber strömt, sofort abgebaut. Ist $CL_{hepatisch} > Q_H$, deutet dies auf einen **extrahepatischen** Metabolismus hin.
Entsprechend der Größenordnung von $CL_{hepatisch}$ in bezug auf $Q_H$ unterscheidet man
- **blutflußabhängige** »high clearance«-Substanzen ($CL_{hepatisch} > 1000$ ml/Min.; z.B. Chlormethiazol, Dihydroergotamin, Lidocain, Metoprolol, Pentazocin, Propranolol, Verapamil), die bei oraler Applikation eine niedrige Bioverfügbarkeit aufweisen (hoher hepatischer »first-pass«-Effekt!), von einem
- **blutflußunabhängigen (kapazitätslimitierten)** Clearancetyp ($CL_{hepatisch} < 300$ ml/Min.; z.B. Antipyrin, Diazepam, Digitoxin, Theophyllin).

Für Zahlenwerte zwischen diesen fließenden Grenzwerten ist $CL_{hepatisch}$ teilweise perfusionsabhängig.
Für stark (> 90%) Plasmaprotein-gebundene Arzneimittel ($f_u < 0,1$) kann diese Bindung die hepatische Clearance beeinflussen; man spricht dann von einem **restriktiven** Eliminationstyp (z.B. Diazepam, Phenytoin, Warfarin).

Bei Funktionsstörungen der Eliminationsorgane (z.B. Niereninsuffizienz, Leberzirrhose) bzw. bei Abnahme ihrer Durchblutung (z.B. im Alter, bei Herzinsuffizienz) wird entsprechend dem renalen und/oder hepatischen Eliminationstyp $CL_{renal}$ und/oder $CL_{hepatisch}$ bzw. CL abnehmen, was durch entsprechende Dosisreduktionen ausgeglichen werden muß (S. 34 f.).

> Ein Merkmal von linearer Kinetik ist, daß die berechneten pharmakokinetischen Kenngrößen $t_{1/2}$, V, CL, Ae, $f_u$, F dosisunabhängig und C bzw. AUC proportional zu D sind.

Dies trifft nicht nur für die bisher besprochene Einmaldosierung zu, sondern gilt genauso für die repetitive Applikation.

## Mehrmalige Dosierung

In der täglichen Praxis stellt eine **längerfristige** Arzneimittelanwendung die Regel dar. Dabei soll möglichst rasch und anhaltend die gewünschte Wirkung bei einem Minimum an Nebenwirkungen erzielt werden. Dies ist nur möglich, wenn über einen genügend langen Zeitraum, in der Regel dem **Dosierungsintervall** τ, wirksame und untoxische Konzentrationen im Blut bzw. Körper aufrechterhalten werden; d.h. durch die Wahl einer geeigneten »Dosierungsgeschwindigkeit« D/τ (im Idealfall als Infusionsgeschwindigkeit $R_0$) müssen die über einen definierten Zeitraum durch Elimination erfolgten Arzneimittelverluste wieder ausgeglichen werden.

**Initial** kommt es während eines bestimmten Zeitraumes zu einem **Anstieg** der Konzentrationen, danach wird ein gewisses Plateau, der sog. **Fließgleichgewichtszustand** (»steady state«; SS) erreicht, und nach Absetzen der Medikation werden die Konzentrationen exponentiell abfallen (Abb. 1-23).

Dabei gelten die **gleichen** mathematischen Gesetzmäßigkeiten wie bei akuter Gabe. Wird beispielsweise eine konstante Dosis (Erhaltungsdosis $D_E$) in dem Dosierungsintervall τ verabreicht, welches der $t_{1/2}$ des Arzneimittels entspricht (τ = $t_{1/2}$ bzw. **relatives Dosierungsintervall** ε = τ/$t_{1/2}$ = 1), determiniert dieser Faktor auch das **Kumulationsverhalten** der Substanz unter dem gewählten Dosierungsschema.

Von der ersten $D_E$ ist nach einem Dosierungsintervall (τ = $t_{1/2}$) definitionsgemäß noch $D_E/2$ im Körper vorhanden; zu dieser Menge addiert sich die zweite $D_E$ und somit sind 1,5 $D_E$ im Körper, die sich am Ende des 2. Dosierungsintervalls um 50%, d.h. auf 0,75 $D_E$ erniedrigt haben; die dritte $D_E$ läßt die Arz-

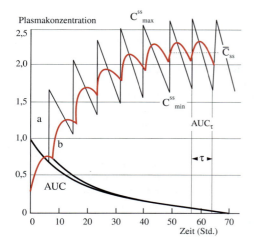

**Abb. 1-23.** Schematischer Konzentrationsverlauf nach mehrmaliger intravenöser Gabe der gleichen Dosis (Kurve a) und nach mehrmaliger oraler Applikation (Kurve b). Nach einer Zeit, die 5–6 $t_{1/2}$ entspricht, wird die mittlere »steady state«-Konzentration ($C_{av}^{SS}$) erreicht, die während eines Dosierungsintervalls $\tau$ Fluktuationen zwischen dem maximalen und minimalen $C_{SS}$ zeigt. Im »steady state« ist die Fläche unter der Konzentrationskurve während eines Dosierungsintervalls ($AUC_\tau$) gleich der Gesamtfläche unter der Kurve nach einmaliger Gabe (AUC).

neimittelmenge auf 1,75 $D_E$ ansteigen und nach $3 \cdot \tau$ wieder auf 0,875 $D_E$ abfallen; nach der vierten $D_E$ sind 1,875 $D_E$ und am Ende des 4. Dosierungsintervalls 0,9375 $D_E$ enthalten.

Man erkennt an diesem Beispiel, daß sich **nach 4 bis 5 Halbwertszeiten** ein **Gleichgewicht** eingestellt hat, bei der die im Körper vorhandene Arzneimittelmenge während eines Dosierungsintervalls konstant fluktuiert (hier zwischen $D_E$ und 2 $D_E$). Das gleiche gilt für die im Blut meßbaren Konzentrationen, d. h. nach 4 bis $5 \cdot t_{1/2}$ stellt sich eine sog. **mittlere »steady state«-Konzentration** ($\bar{C}_{SS}$ bzw. $C_{av}^{SS}$) ein, die während eines Dosierungsintervalls zwischen der Peakkonzentration $C_{max}^{SS}$ und der Talkonzentration $C_{min}^{SS}$ schwankt. Wurde als Dosierungsintervall $t_{1/2}$ gewählt, entspricht $C_{min}^{SS} = 1/2 C_{max}^{SS}$ (unter einer Infusion ist $C_{SS}$ nach 4 bis 5 $t_{1/2}$ konstant). Falls die Schwankungsbreite der wirksamen Konzentrationen um den Faktor 2 klinisch nicht akzeptabel ist, muß $\tau$ kürzer als $t_{1/2}$ gewählt werden.

Bei Arzneimitteln mit kurzer $t_{1/2}$ (< 24 Std.) muß das Dosierungsintervall dann entsprechend auf 12, 8 oder 6 Std. abgesenkt werden. Bei sehr kurzer $t_{1/2}$ (< 4 bis 6 Std.) kann durch galenische Tricks (z. B. Retardpräparate, Präparate mit »controlled release«-Mechanismen, transdermale Pflastersysteme) der rasche Konzentrationsabfall des Wirkstoffes durch einen verzögerten und langsam ablaufenden Freisetzungsprozeß abgeflacht werden. So ergeben sich dann z. B. beim Theophyllin ($t_{1/2}$ normalerweise 6–10 Std.) beim Einsatz von **Retardpräparaten** scheinbare (»apparent«) $t_{1/2}$-Werte von 12 bis 18 Std. Der Retardierungseffekt ist umso besser, je geringer die prozentualen Fluktuationen (F) zwischen den Peak-(P-) und Tal-(T-)Konzentrationen sind:

$$\% \, PTF = 100 \cdot \frac{(C_{max}^{SS} - C_{min}^{SS})}{C_{av}^{SS}} \quad \text{mit} \quad C_{av}^{SS} = \frac{AUC_\tau}{\tau}$$

Umgekehrt sind bei längerer $t_{1/2}$ ($\geq$ 2 Tage) und täglich einmaliger Gabe die Schwankungen deutlich geringer als Faktor 2. Man muß jedoch bei solchen Arzneimitteln (z. B. Digoxin mit $t_{1/2}$ ca. 2 Tage oder Digitoxin mit $t_{1/2}$ ca. 5 Tage) bedenken, daß es bei einer Aufsättigung mit $D_E$ etwa 8 bzw. 20 Tage dauert, bis der »steady state«-Zustand erreicht ist. Dieses Verfahren kann abgekürzt werden, wenn man initial höhere »loading«-Dosen ($D_L$) verabreicht (S. 30).

In diesem Zusammenhang wird häufig von **Kumulation** gesprochen.

> Kumulation ist keine spezifische Stoffeigenschaft, sondern ein normaler pharmakokinetischer Vorgang, der immer dann beobachtet werden kann, wenn eine neue Dosis verabreicht wird und von der vorhergehenden Dosis noch eine Restmenge im Körper vorhanden ist.

Würde 5 $t_{1/2}$ als $\tau$ gewählt werden, käme es zu keiner Kumulation. Für das Ausmaß einer Kumulation kommt es also auf das relative Dosierungsintervall $\varepsilon = \tau/t_{1/2}$ bzw. den Kumulationsfaktor $R_K$ an.

$$R_K = \frac{1}{1 - 2^{-\varepsilon}}$$

Auf welcher Höhe sich $\bar{C}_{SS}$ nach 4 bis 5 $t_{1/2}$ einstellt, hängt zum einen von den Dosierungsraten (Invasion; Infusionsgeschwindigkeit $R_0$ bzw. $F \cdot D_E/\tau$), zum anderen von der Eliminationsgeschwindigkeit (Evasion) ab, die sich im »steady state« die Waage halten:

$$\text{Invasion} = \text{Evasion}$$
$$R_0 \text{ bzw. } F \cdot D/\tau = CL \cdot \bar{C}_{SS}$$
$$\bar{C}_{SS} = \frac{F \cdot D}{\tau} \cdot \frac{1}{CL} \quad (F = 1 \text{ bei i.v. Gabe})$$

Somit stellt **CL** ($CL_{hepatisch} + CL_{renal} + CL_{andere}$) die entscheidende pharmakokinetische Größe dar, welche die **mittlere $C_{SS}$ determiniert**. Ist CL bei einem Patienten herabgesetzt, muß entsprechend D und/oder $\tau$ reduziert bzw. verlängert werden, um $C_{SS}$ nicht in toxische Bereiche ansteigen zu lassen. Bei jeder Dosisänderung muß daran gedacht werden, daß es immer etwa $4 \cdot t_{1/2}$ dauert, bis sich die neue $C_{SS}$ eingestellt hat.

Nach dem Gesetz der korrespondierenden Flächen entspricht unter »steady state«-Bedingungen die AUC in einem Dosierungsintervall ($AUC_\tau$) der AUC nach der gleichen akuten Einmaldosis von t = 0 bis unendlich ($AUC_\tau$ = AUC; Abb. 1-23). Die mittlere $\bar{C}_{SS}$ läßt sich auch nach der Formel

$$\bar{C}_{SS} = \frac{AUC_\tau}{\tau}$$

berechnen.

## Nichtlineare Pharmakokinetik (Kinetik 0. Ordnung)

Bei Dosissteigerungen können für Transport-, Resorptions-, Verteilungs- und Eliminationsprozesse **Sättigungsphänomene** auftreten.

> Wenn die entsprechenden Carrier-, Bindungs- und/oder Enzymkapazitäten abgesättigt sind, laufen die Prozesse nicht mehr proportional zur vorliegenden Konzentration ab, sondern mit einer maximalen Geschwindigkeit, d. h. es wird **pro Zeiteinheit eine konstante Menge umgesetzt** (Kinetik 0. Ordnung).

Normalerweise treten diese Sättigungsphänomene unter therapeutischer Dosierung noch nicht auf, aber Ausnahmen bestätigen die Regel, wobei solche **Sättigungsphänomene** beim **Arzneimittelstoffwechsel** am **häufigsten** zu beobachten sind. Dieser kann allgemein durch die Michaelis-Menten-Reaktionsgleichung beschrieben werden:

$$-\frac{dC}{dt} = \frac{V_{max} \cdot C}{K_m + C}$$

$V_{max}$ = maximale Reaktionsgeschwindigkeit für eine enzymatische Reaktion
$K_m$ = Michaelis-Menten-Konstante (Maß der Affinität des Enzyms zum Substrat)

Obige Gleichung läßt sich vereinfachen, wenn
- **Normalfall:** $C \ll K_m$

$$-\frac{dC}{dt} = \frac{V_{max}}{K_m} \cdot C = k \cdot C^{[1]}$$

 lineare Kinetik (Reaktion 1. Ordnung)
- **Ausnahme:** $C > K_m$

$$-\frac{dC}{dt} = \frac{V_{max} \cdot C}{C} = V_{max}$$

 nichtlineare Kinetik (Reaktion 0. Ordnung)
▷ Bekannte Beispiele, daß der enzymatische Abbau schon unter normalen Dosierungen sättigbar ist, stellen Phenytoin, Salicylsäure und Ethanol dar, deren kinetische Eliminationsparameter (CL, $t_{1/2}$) keine Konstanten mehr sind, sondern von der Dosis abhängen. Ab einer individuell unterschiedlichen Schwellendosis wird bei Dosissteigerung daraus ein **überproportionaler** Anstieg von C bzw. AUC resultieren.
▷ Weitere Beispiele mit anderen Mechanismen sind:
- Bei Griseofulvin nimmt mit steigender Dosis F ab, was an der Sättigung der begrenzten Löslichkeit der Substanz liegt.
- Bei Alprenolol oder Lorcainid nimmt F mit steigender oraler Dosis zu, weil der hepatische »first-pass«-Effekt sättigbar ist.
- Bei Disopyramid führt eine sättigungsfähige Plasmaproteinbindung bei höheren Dosen zu einem Anstieg von $f_u$ und V.
- Bei Penicillin G nimmt $CL_{renal}$ mit steigender Dosis ab, weil der aktive renale Sekretionsvorgang sättigbar ist.

## Wichtige pharmakokinetische Kenngrößen und ihre klinische Bedeutung

Die nachfolgende Auflistung soll die Bedeutung der relevantesten pharmakokinetischen Parameter nochmals kurz darlegen bzw. zusammenfassen.
▷ $f_u$: die im Blut (Plasma) ungebundene Fraktion (z.B. bestimmbar durch Ultrafiltration oder Gleichgewichtsdialyse)
- hat Einfluß auf die Verteilung und Elimination von Arzneimitteln, da nur der freie Anteil sich ungehindert verteilen und eliminiert werden kann.
▷ $f_e$: im Urin in unveränderter Form ausgeschiedene Anteil einer Dosis (= Ae/D)
- charakterisiert renalen und/oder hepatischen Eliminationstyp
▷ $t_{1/2}$: Terminale Eliminationshalbwertszeit, die den Zeitpunkt bis zum Erreichen eines »steady state«-Zustandes und bis zur vollständigen Elimination eines Arzneimittels determiniert.
- In Relation zu einem gewählten Dosierungsintervall τ bestimmt sie auch die Konzentrationsfluktuation ($C_{max}^{SS} - C_{min}^{SS}$) bei wiederholter Gabe.
▷ V: scheinbares Verteilungsvolumen = fiktive Größe/Umrechnungsfaktor zwischen Konzentrationen und Massen (Dosen)
- Ermöglicht die Berechnung von Initialdosen, um rasch eine gewünschte Zielkonzentration im Fließgleichgewicht (»steady state«) zu erreichen, d.h.

$$D_L = V \cdot C_{SS}$$

(z.B. für Digoxin: 600 l · 1,2 µg/l = 0,72 mg).
▷ F: Die Kenntnis der Bioverfügbarkeit ist zum Vergleich von i.v. vs. p.o. Dosen sowie beim Austausch von wirkstoffgleichen Präparaten wichtig.
▷ **CL:** wichtigste pharmakokinetische Größe

**Tab. 1-7.** Pharmakokinetische Kenngrößen einiger Arzneimittel

| Arzneimittel | F (%) | $t_{1/2}$ (Std.) | V (1/kg) | CL (ml/Min.) |
|---|---|---|---|---|
| Acetylsalicylsäure | 68[c] | 0,25[a] | 0,15 | 650 |
| Ethanol | 100 | —[b] | 0,54 | —[b] |
| Chloramphenicol | 75–90 | 2,7 | 0,92 | 260 |
| Diazepam | 100 | 20–90[d] | 1,1 | 20–40 |
| Digitoxin | > 90 | 166 | 0,51 | 3,5 |
| Digoxin | 75 | 42 | 8,4 | 190 |
| Imipramin | 25–60[c] | 10–24 | 15 | 1400 |
| Morphin | 20–33[c] | 3,0 | 3,2 | 1050 |
| Paracetamol | 89 | 2,0 | 0,95 | 350 |
| Penicillin G | 15–30 | 0,5 | 0,3 | 430 |
| Phenobarbital | 100 | 86 | 0,54 | 4,4 |
| Propranolol | 36[c] | 3,9 | 3,9 | 850 |
| Theophyllin | 96 | 9 | 0,5 | 50 |

[a] Sättigungskinetik für den ebenfalls wirksamen Metaboliten Salicylsäure: $t_{1/2}$: 2 Std. bei 0,3 g, bis zu 20 Std. bei toxischen Dosen
[b] Sättigungskinetik
[c] Präsystemischer Metabolismus
[d] Abhängig vom Lebensalter

- determiniert Eliminationstyp, $C_{SS}$ und damit die Erhaltungsdosen $D_E = C_{SS} \cdot CL$ mit denen bestimmte »Wirkspiegel« ($C_{SS}$) aufrechterhalten werden sollen, z. B. beim Theophyllin mit $C_{SS} = 12$ µg/ml und CL = 50 ml/Min. errechnet sich $D_E$ zu 600 µg/Min. = 864 mg/Tag

Beispiele für einige pharmakokinetische Kenngrößen sind in Tab. 1-7 aufgeführt.

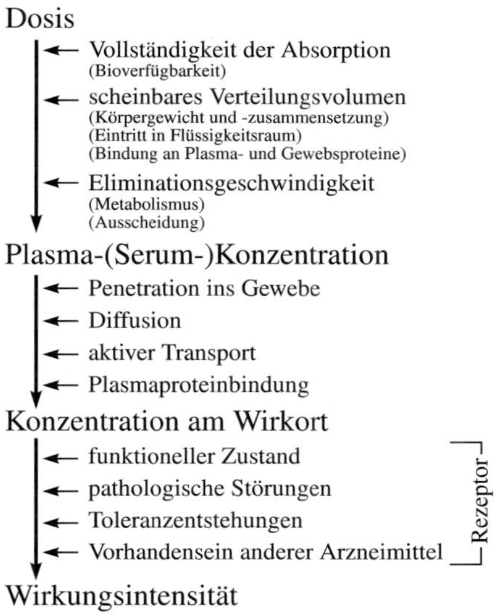

## Therapeutisches Plasmaspiegelmonitoring

Zur **Individualisierung** der Arzneimitteltherapie bzw. -dosierung werden beim therapeutischen Plasmaspiegelmonitoring (TDM) pharmakokinetische Prinzipien für Arzneimittel mit **engem therapeutischen Bereich** praktisch angewendet. Bei Kenntnis der genauen Dosierungsgeschichte und der korrekten Zeitpunkte der Blutentnahme können aus der gemessenen Plasmakonzentration und dem gewünschten Ziel-(»target«-)Wert **Dosisempfehlungen** abgeleitet werden, um die Patienten auf möglichst therapeutische und noch nicht (potentiell) toxische Konzentrationen einstellen zu können bzw. niedrige (unwirksame) Plasmaspiegel zu vermeiden, was häufig auch auf Complianceprobleme zurückzuführen ist. Antikonvulsiva, Digitalispräparate, Aminoglykoside, Theophyllin, Methotrexat, Lithium, An-

Dosis
← Vollständigkeit der Absorption
  (Bioverfügbarkeit)
← scheinbares Verteilungsvolumen
  (Körpergewicht und -zusammensetzung)
  (Eintritt in Flüssigkeitsraum)
  (Bindung an Plasma- und Gewebsproteine)
← Eliminationsgeschwindigkeit
  (Metabolismus)
  (Ausscheidung)

Plasma-(Serum-)Konzentration
← Penetration ins Gewebe
← Diffusion
← aktiver Transport
← Plasmaproteinbindung

Konzentration am Wirkort
← funktioneller Zustand          ⎫
← pathologische Störungen        ⎬ Rezeptor
← Toleranzentstehungen           ⎪
← Vorhandensein anderer Arzneimittel ⎭

Wirkungsintensität

**Abb. 1-24.** Zusammenhänge zwischen Dosis und Wirkungsintensität mit den Faktoren, die diese Beziehung beeinflussen.
Durch die Messung der Plasma- bzw. Serumkonzentration von Arzneimitteln kann die variable individuelle Pharmakokinetik, die einen großen Einfluß auf die Wirkstärke hat, eliminiert werden.

tiarrhythmika und Ciclosporin stellen Substanzen dar, bei denen sich das TDM bewährt hat und zu einer rationaleren Arzneimitteltherapie beigetragen hat. Im Rahmen des TDM oder pharmakokinetischer Studien wurden häufig auch klinisch relevante Arzneimittelinteraktionen erkannt (Abb. 1-24).

> Eine Grundvoraussetzung für das TDM ist, daß zwischen den gemessenen Konzentrationen und den klinischen (therapeutischen) bzw. toxischen **Effekten** Korrelationen bestehen, d.h. es müssen **Beziehungen** zwischen der Pharmakokinetik **(PK)** und der Pharmakodynamik **(PD)** nachweisbar sein.

## Effektkinetik (PK/PD-Modelling)

Wie schon im Abschnitt »Dosis-Wirkungs-Beziehungen« (S. 3ff.) ausgeführt, hängen in der Regel pharmakologische Wirkungen von den eingesetzten Dosen bzw. Konzentrationen ab. Diese Gesetzmäßigkeiten lassen sich in vivo häufig auch beim Patienten feststellen. Im einfachsten Fall besteht in einem bestimmten Meßbereich zwischen einem pharmakodynamischen Effekt ($E_{dyn}$) und C ein **linearer** Zusammenhang:

$$E_{dyn} = a \cdot C$$

a = Steigung der Regressionsgeraden

Ein Beispiel bildet im Konzentrationsbereich von 30 bis 200 ng/ml die Propranolol-induzierte Reduktion der durch körperliche Belastung ausgelösten Tachykardie.

Nach dem sog. $E_{max}$-**Modell** wird ein Maximaleffekt ($E_{max}$) vorhergesagt, und bei C = 0 ist kein Effekt vorhanden.

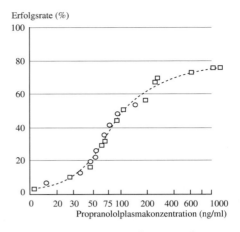

**Abb. 1-25.** Konzentration-Wirkungs-Beziehungen zwischen der Propranololplasmakonzentration und der prozentualen Erfolgsrate der Unterdrückung von Arrhythmien bei ambulanten (○) und stationären (□) Patienten unter einer täglichen Dosierung zwischen 80 und 640 mg/Tag. [Nach: Woosley et al., 1979.]

$$E_{dyn} = \frac{E_{max} \cdot C}{EC_{50} + C}$$

$EC_{50}$ = Konzentration, die 50% des Maximaleffektes ($E_{max}$) hervorruft

Eine solche Beziehung konnte z.B. für Theophyllin (Konzentrationsbereich 0–20 µg/ml) und den Lungenfunktionstestmessungen $FEV_1$ (Atemspitzenstoßvolumen innerhalb 1 Sek.) beobachtet werden. Eine Variante stellt das **sigmoidale $E_{max}$-Modell** dar, das durch die sog. Hill-Gleichung mathematisch beschrieben wird:

a) Hysterese

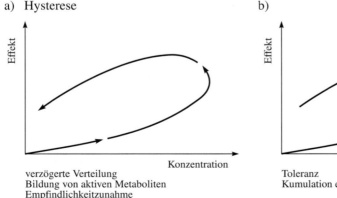

verzögerte Verteilung
Bildung von aktiven Metaboliten
Empfindlichkeitzunahme

b)

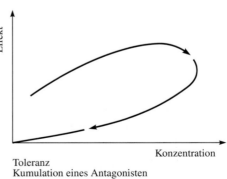

Toleranz
Kumulation eines Antagonisten

**Abb. 1-26.** Konzentration-Wirkungs-Beziehungen in Form von Hystereseschleifen (gegen und im Uhrzeigersinn) und einige zugrunde liegende Ursachen.

$$E_{dyn} = \frac{E_{max} \cdot C^N}{EC_{50}^N + C^N}$$

N = Hillkoeffizient, der Steigung und Form der Kurve beeinflußt

Die erfolgreiche Behandlung von Herzrhythmusstörungen durch β-Blocker (Abb. 1-25) sowie EEG-Veränderungen durch Narkotika und Hypnotika können hier als Beispiele angeführt werden.

Abweichungen von den erwarteten Konzentrations-Wirkungs-Kurven, häufiger nach i.v. Gabe eines Arzneimittels auftretend, können z.B. daran liegen, daß kinetisches Meßkompartiment (Blut) und Effektkompartiment nicht identisch sind und eine Äquilibrierungszeit zwischen beiden berücksichtigt werden muß, daß aktive Metabolite gebildet werden oder akute Toleranzphänomene auftreten. In solchen Fällen ergeben sich **Hysteresekurven** (Abb. 1-26).

## Einfluß des Lebensalters auf die Pharmakokinetik

Das Lebensalter stellt eine **wichtige** Variable in der Pharmakokinetik und bei den Arzneimittelwirkungen dar. Toxikologisch betrachtet sind besonders die Pränatalzeit, die Perinatalzeit sowie das Säuglingsalter kritisch (s. Thalidomidkatastrophe Anfang der 60er Jahre).

In Abhängigkeit von den verschiedenen Entwicklungsphasen zeigen sich unterschiedliche schädigende Wirkungen (Abb. 1-27).

Bei **Neu-** und insbesondere **Frühgeborenen** ist zu berücksichtigen, daß für den hepatischen Arzneimittelmetabolismus und die renale Exkretion eine **verminderte** Kapazität vorliegt und während der ersten 4 bis 6 Lebensmonate sich die Reifung vollzieht. Das führt für zahlreiche Arzneimittel zu einer Verlängerung der $t_{1/2}$.

▷ Dies zeigt sich besonders deutlich bei *Chloramphenicol*, das bei Neugeborenen u. a. wegen eines physiologischen Mangels an UDP-Glucuronosyltransferase nur begrenzt entgiftet werden kann. Bei Überdosierung findet man das sog. »*Grau-Syndrom*« (Grey-Syndrom).

▷ Im Falle des *Paracetamols* kann die ungenügende Glucuronidierung durch Konjugation mit Sulfat kompensiert werden.

▷ Die Unreife der Bilirubinglucuronidierung ist verantwortlich für die physiologische *Hyperbilirubinämie*. Im Neugeborenenalter wirkt Bilirubin neurotoxisch (Kernikterus). Deshalb dürfen keine Medikamente (Sulfonamide) verordnet werden, die Bilirubin aus der Albuminbindung verdrängen.

Bei **(Klein-)Kindern** im Alter von 1 bis 8 Jahren muß dagegen – im Vergleich mit Erwachsenen – mit einer **rascheren** Elimination gerechnet werden (Tab. 1-8).

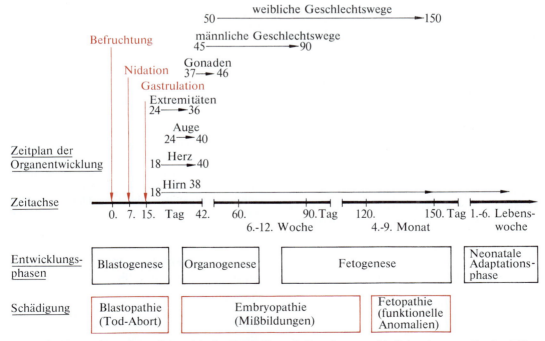

**Abb. 1-27.** Phasen der embryonalen und fetalen Entwicklung als Ursache unterschiedlicher Arten von Fruchtschäden bei Verabreichung von Arzneimitteln in der Schwangerschaft

**Tab. 1-8.** Eliminationshalbwertszeiten einiger Arzneimittel beim Neugeborenen, Kleinkind und Erwachsenen

| Arzneimittel | Halbwertszeit (Std.) | | |
|---|---|---|---|
| | **Neugeborenes** | **Säugling und Kleinkind** | **Erwachsener** |
| Ampicillin | 4–6 | – | 1,3 |
| Chloramphenicol | 24 | – | 2,7 |
| Diazepam | 25–100 | 10–12 | 20–90 |
| Digoxin | 72 | 32 | 42 |
| Indometacin | 14–20 | – | 2–11 |
| Oxazepam | 22 | – | 6,5 |
| Paracetamol | 2–5 | – | 2 |
| Penicillin G | 3 | 1,4 | 0,5 |
| Phenobarbital | 70–500 | 20–80 | 86 |
| Theophyllin | 15–58 | 3–6 | 9 |

Daneben ist zu berücksichtigen, daß die physiologischen **Verteilungsräume altersabhängig** sind:
- Der extrazelluläre Flüssigkeitsraum (ECF) nimmt von ca. 40% (Neugeborene) über 30% (1 Jahr) auf etwa 20% (Erwachsene) ab.
- Für das Gesamtkörperwasser betragen die entsprechenden altersabhängigen Anteile am Körpergewicht 75, 60 und 55%.

Daraus wurde als grobe Faustregel eine kindergerechte Dosiskalkulation abgeleitet:

$$D_{Kind} = \frac{D_{Erwachsener} \cdot Oberfläche_{Kind}}{1{,}73 \text{ m}^2}$$

Im **höheren** Lebensalter (> 65 Jahre) hat der Fettanteil am Gesamtkörpergewicht um ca. 35% zugenommen, und eine Abnahme des Plasmavolumens (um 8%), des Gesamtkörperwassers (um 17%) und der ECF (um 40%) ist feststellbar, was Einfluß auf das Verteilungsvolumen haben kann (Zunahme für lipophile Substanzen, z. B. Diazepam; Abnahme für polare Substanzen, z. B. Digoxin). Daneben muß ab einem Lebensalter von ca. 25 bis 30 Jahren mit einer gewissen Beeinträchtigung von bestimmten Organfunktionen gerechnet werden (Tab. 1-9), was die größte klinische Relevanz für die **Nierenfunktion** (GFR) hat. Als Maß kann die Kreatininclearance (CL$_{Kreatinin}$) dienen und wenn diese unter 75 ml/Min. abgefallen ist (Normalwert ca. 120 ml/Min.), sollte für überwiegend in unveränderter Form ausgeschiedene Arzneimittel (z. B. Digoxin, Aminoglykoside, Lithium) die Dosis entsprechend (um 25 bis 50%) reduziert werden.

Zur Charakterisierung der **Leberfunktion** gibt es leider keinen quantitativen Laborparameter. Durch Abnahme der Lebergröße und -durchblutung kann

**Tab. 1-9.** Altersabhängige Organfunktionen

| Funktion | Abnahme/Jahr |
|---|---|
| Herzzeitvolumen (HZV) | etwa 1% |
| Leberblutfluß (Q$_H$) | analog HZV |
| Lebergröße | etwa 2% |
| Glomeruläre Filtrationsrate (GFR) | $\frac{1 \text{ ml/Min.}}{1{,}73 \text{ m}^2}$ |
| Renale Durchblutung und tubuläre Funktion jeweils | etwa 1% |

in Einzelfällen eine langsamere hepatische Elimination beobachtet werden. Bei vielen Studien beruht die verlängerte t$_{1/2}$ jedoch auf einer Zunahme von V mit dem Alter. Die Aktivitäten der arzneimittelabbauenden Enzyme (Cytochrom-P$_{450}$-Superfamilie und insbesondere die UDP-Glucuronosyltransferasen) weisen in den meisten Untersuchungen keine Altersabnahme auf. Bei alten, **multimorbiden** Patienten muß bei Arzneimitteln, die durch Phase-1-Reaktionen abgebaut werden, jedoch mit einer etwas verlangsamten Elimination gerechnet werden.

## Einfluß von Erkrankungen auf die Pharmakokinetik

### Niereninsuffizienz

Bei einer krankheitsbedingten Einschränkung der Nierenfunktion (erkennbar an Abnahme von CL$_{Kreatinin}$) werden **renal** eliminierte Arzneimittel

(z. B. viele Antibiotika, insbesondere Aminoglykoside, Digoxin, Lithium, Methotrexat) entsprechend dem Schweregrad der Niereninsuffizienz **verzögert** eliminiert. Dem muß bei wiederholter Gabe durch eine Veränderung des Dosierungsschemas (**Reduktion** von D und/oder **Verlängerung** von τ) Rechnung getragen werden, um Intoxikationen zu vermeiden.

Bei Kenntnis von Ae bzw. $f_e$ des Arzneimittels und der $CL_{Kreatinin}$ des Patienten kann ein Korrekturfaktor (KF) berechnet werden, mit dem die normale Erhaltungsdosis multipliziert oder das normale Dosierungsintervall geteilt werden muß:

$$KF = \frac{Ae}{D} \cdot \left(\frac{CL_{Kreatinin}}{120} - 1\right) + 1$$

Bei **dialysepflichtigen** Patienten können Arzneimittel nur hepatisch und durch das gewählte Blutreinigungsverfahren aus dem Körper eliminiert werden. Die **Dialysance** ($CL_D$) eines Arzneimittels hängt von dessen Eigenschaften (Polarität, Größe, Proteinbindung, Verteilungsvolumen) und dem Dialysierverfahren (Flußgeschwindigkeiten, Membranpermeabilitäten, Oberflächengröße) ab. Sie kann nach 2 Formeln berechnet werden:

- $$CL_D = Q_D \left(\frac{C_{arteriell} - C_{venös}}{C_{arteriell}}\right)$$

$Q_D$ = Blutfluß durch die künstliche Niere
$C_{arteriell}$ = Blutfluß **in** die Dialysiermaschine
$C_{venös}$ = Blutfluß **aus** der Dialysiermaschine

oder durch

- $$CL_D = \frac{Ae}{AUC}$$

Ae bedeutet hier die mit dem Dialysat ausgeschiedene Menge (AUC für denselben Zeitraum im Blut/Plasma bestimmt)

Wenn $CL_D > 30\%$ der normalen Clearance ist, sollte jeweils am Ende der Dialyse die eliminierte Arzneimittelmenge durch eine entsprechende Substitutionsdosis ersetzt werden.

## Lebererkrankungen

Bei hepatisch eliminierten Arzneimitteln, welche an Patienten mit **Leberzirrhose** verabreicht werden, muß ebenfalls an **Dosisreduktionen** gedacht werden, die jedoch von den pharmakokinetischen Eigenschaften des Wirkstoffes abhängen. Im Gegensatz zu Arzneimitteln, die durch Glucuronidierung metabolisiert werden (Phase-II-Metabolismus), laufen Phase-I-(Umbau-/Abbau-)Reaktionen langsamer ab ($t_{1/2}$ verlängert, CL erniedrigt). Arzneimittel mit hoher hepatischer CL, die wesentlich von $Q_H$ abhängen, werden durch **shuntbedingte Umgehung** der Leber und/oder eine verminderte funktionelle Leberzellmasse (bei Zirrhose) verlangsamt metabolisiert und erreichen insbesondere bei **oraler** Gabe eine z. T. um das Mehrfache erhöhte systemische Bioverfügbarkeit (hepatischer »first-pass«-Effekt wird vermindert!), was durch entsprechende Reduktion von $D_L$ und $D_M$ ausgeglichen werden muß (z. B. bei Labetalol, Lidocain, Verapamil, Chlormethiazol, Pentazocin).

# Veränderung der Arzneimittelwirkung

Die Therapie könnte oft wirksamer sein, und Nebenwirkungen könnten vielfach verhindert werden, wenn es gelänge, die Dosierung den jeweiligen Bedürfnissen des Patienten exakt anzupassen.

Dabei muß natürlich von den allgemeinen Dosierungsrichtlinien ausgegangen werden, die für das betreffende Arzneimittel erarbeitet wurden. Doch gibt es eine Reihe von Faktoren, die für eine intra- und interindividuelle **Variabilität der Arzneimittelwirkung** verantwortlich sind. Der veränderten Wirkung können jeweils
- Veränderungen der **Pharmakodynamik** oder
- der **Pharmakokinetik** zugrunde liegen.

Es sollen zunächst abnorme Reaktionen auf genetischer Grundlage besprochen werden (**Idiosynkrasien**).

## Pharmakogenetik: Veränderung durch genetische Faktoren (Idiosynkrasie)

Durch vergleichende Untersuchungen an ein- und zweieiigen Zwillingen konnte gezeigt werden, daß ein großer Teil der Variabilität der Arzneimittelwirkung eine genetische Grundlage hat. Auffällig sind genetische Varianten, bei denen eine Gruppe von Patienten deutlich außerhalb der normalen Häufigkeitsverteilung liegt (Abb. 1-28). Bei häufigen genetischen Varianten (> 1% der Bevölkerung) spricht man von **Polymorphismus**.

In Tab. 1-10 sind einige **Beispiele für genetisch determinierte Arzneimittelwirkungen** zusammengefaßt.

## 36  Allgemeine Pharmakologie und Toxikologie

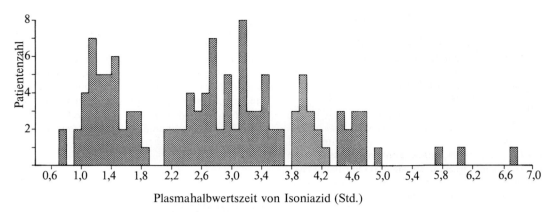

**Abb. 1-28.** Bimodale Verteilung der Plasmahalbwertszeit des Isoniazids. [Nach: Hanngren et al. Scand J Respiratory Disease 1970; 51: 61.]

▷ Bei Untersuchungen zum *Metabolismus des Tuberkulostatikums Isoniazid* fällt eine zweigipfelige Häufigkeitsverteilung auf. Es konnte gezeigt werden, daß die unterschiedliche Halbwertszeit auf einen **Polymorphismus einer N-Acetyltransferase** zurückzuführen ist. Etwa 50% der Europäer können das Arzneimittel schneller acetylieren, als die andere Hälfte der Bevölkerung, was bei ihnen zu einer kürzeren Halbwertszeit führt. Bei Asiaten liegt der Prozentsatz der *Schnellacetylierer* bei ca. 90%, bei den kanadischen Eskimos bei 95%. Die Gruppenzugehörigkeit hat biologische Konsequenzen. Bei *Langsamacetylierern* findet man höhere Plasmaspiegel und damit gehäuft die typischen toxischen Nebenwirkungen der unveränderten Substanz. Bei Isoniazid besteht häufiger die Gefahr des Auftretens einer Polyneuropathie. Bei Behandlung mit dem Antiarrhythmikum Procainamid wird bei Langsamacetylierern häufiger das Lupus-erythematodes-

**Tab. 1-10.** Beispiele für pharmakogenetische Defekte

| Art des Defektes | Häufigkeit | Nebenwirkungen | Verursachende Arzneimittel (Beispiele) |
|---|---|---|---|
| Glucose-6-phosphatdehydrogenase-Mangel (Favismus) | Schwarze, Inder, mediterrane Bevölkerung: 10% | Methämoglobin, Hämolyse | Sulfonamide, Antimalariamittel, Nitrofurantoin, Chloramphenicol, Phenacetin, Chinidin, p-Aminosalicylsäure (PAS) |
| Uroporphyrinogensynthase-Defekt (Akute intermittierende Porphyrie) | selten | Anfälle von abdominalen Schmerzen, Paralyse | Induzierende Arzneimittel, z.B. Barbiturate |
| Cholinesterase-Defekt | 1/2500 | Anhaltende Apnoe | Suxamethonium |
| N-Acetyltransferase-Polymorphismus | Langsamacetylierer, Europäer: 50% Asiaten: 10% Ägypter, Marokkaner: 90% | Relative Überdosierung (Polyneuropathie, Lupus-erythematodes-Syndrom) | Isoniazid, Procainamid, Dapson |
| CYP-2D6-Polymorphismus | Defiziente Metabolisierer: ca. 5–10% | Relative Überdosierung | Metoprolol, Propafenon, Nortriptylin |
| Defekte von Bilirubin-UDP-glucuronosyltransferasen (Crigler-Najjar-Syndrom Typ I und Typ II[a]) | selten | Ikterus, ZNS-Schäden (›Kernikterus‹) | Phenobarbital[a] |

[a] Der Ikterus beim Crigler-Najjar-Syndrom Typ II kann durch Behandlung mit Phenobarbitaltyp-Induktoren gebessert werden.

Syndrom, eine Autoimmunerkrankung, gefunden.
▷ Relativ häufig findet man den **Glucose-6-phosphatdehydrogenase-Mangel**, von dem auf der Erde etwa hundert Millionen Menschen betroffen sind. Er kommt bei Schwarzen, Indern und mediterranen Bevölkerungsgruppen gehäuft vor (10%). Bei ihnen findet man nach Gabe einer Vielzahl von Arzneimitteln schwere Methämoglobinämien und Hämolysen.
▷ Bei Patienten mit **akuter intermittierender Porphyrie** dürfen induzierende Arzneimittel (z. B. Barbiturate) nicht verordnet werden, da sonst akute Anfälle ausgelöst werden.
▷ Bei dem seltenen **Cholinesterase-Defekt** im Serum findet man nach Gabe des Muskelrelaxans Suxamethomium eine lebensbedrohliche, anhaltende Apnoe.
▷ Bei den **Defekten der Cytochrom-$P_{450}$-abhängigen Monooxygenasen** steht der CYP-2D6-Polymorphismus im Vordergrund. Bei 5–10% der Europäer (Kaukasier) können genetische Defekte von CYP 2D6 nachgewiesen werden. Diese führen zu den Phänotypen der *defizienten Metabolisierer* (›poor metabolizer‹, PM) und Metabolisierer. Unkenntnis des PM-Phänotyps kann zu relativer Überdosierung einer Reihe von Medikamenten führen, z.B. durch den β-Blocker Atenolol, das Antiarrhythmikum Propafenon und das Antidepressivum Nortriptylin.
▷ Der seltenen angeborenen schweren Hyperbilirubinämie (Crigler-Najjar-Syndrom, Typ I und II) liegen **Defekte** der Bilirubin-UDP-**G**lucuronosyl-**t**ransferasen (**UGT**) zugrunde. Durch Behandlung mit Phenobarbitaltyp-Induktoren (auch diagnostisch wichtig) kann der Ikterus beim Crigler-Najjar-Syndrom Typ II gebessert werden. Die therapeutische Wirkung kommt durch Induktion von nichtdefekten Bilirubin-UGTs zustande.
▷ Es wird vermutet, daß bei vielen **toxischen Nebenwirkungen** (chemische Karzinogenese, Arzneimittelallergien) eine genetische Prädisposition eine Rolle spielt. Auch das Ausmaß der Induzierbarkeit durch Fremdstoffe ist zum Teil genetisch determiniert. Deshalb ist oft schwer zu entscheiden, ob Genetik oder Umwelt die Variabilität der Arzneimittelwirkung bestimmen.

## Arzneimittelallergie

Von genetisch determinierten Idiosynkrasien sind die Allergien abzugrenzen, häufige Arzneimittelnebenwirkungen, die durch das **Immunsystem** vermittelt werden. Im Gegensatz zu den toxischen Nebenwirkungen treffen bei Allergien die üblichen Dosis-Wirkungs-Beziehungen *nicht* zu, da schon geringste Mengen ausreichen, die multiplen Manifestationen der Allergie auszulösen (Tab. 1-11).

Niedermolekulare Arzneimittel wirken erst als Allergene, wenn sie als **Haptene** an Gewebsmakromoleküle gebunden werden und diese dadurch gegenüber dem Immunsystem »verfremden«.
● Häufig findet man **Kreuzallergien** zwischen Arzneimitteln mit ähnlicher Struktur, z.B. zwischen allen Penicillinen (jedoch nur 10% Kreuzallergien zwischen Penicillinen und den strukturell verwandten Cephalosporinen).

Tab. 1-11. Allergische Reaktionen durch Arzneimittel

| Typ | Allergene Pharmaka | Antikörper | Klinisches Bild |
| --- | --- | --- | --- |
| **Soforttyp** | | (humorale Immunantwort) | |
| ● Anaphylaktische Reaktion | Penicilline, artfremde Proteine, Röntgenkontrastmittel, Salicylate, Pyrazolderivate | IgE | Urtikaria, Quincke-Ödem, Bronchospasmus, Schock |
| ● Zytotoxische und zytolytische Reaktion | Penicilline, Pyrazolderivate, Thiouracilderivate, Chinidin | IgG, Komplement | Granulozytopenie, Thrombozytopenie, Hämolytische Anämie |
| ● Immunkomplexreaktion (Arthus-Reaktion) | Penicilline, artfremde Seren, Procainamid | IgG, Komplement | Serumkrankheit, Vaskulitis, Lupus erythematodes |
| **Spättyp** | | (zelluläre Immunantwort) | |
| | Penicilline, Sulfonamide, Metalle, Desinfektionsmittel | T-Lymphozyten | Arzneimittelexantheme, Exfoliative Dermatitis |

- Große Bedeutung haben auch die **»Paraallergien«**, gegenüber sog. »Parastoffen« wie p-Aminophenylderivaten, z. B. Kreuzallergien zwischen Sulfonamiden, Sulfonylharnstoffen (orale Antidiabetika) und Lokalanästhetika vom Typ der Aminobenzoesäurederivate.
- Auch Allergien können *genetisch* determiniert sein. So kommen bei der genetisch determinierten **»atopischen Konstitution«** anaphylaktische Reaktionen gehäuft vor.

**Allergische Reaktionen** können unter verschiedenartigen klinischen Bildern verlaufen, je nachdem, ob die Immunantwort *zellulär* (über T-Lymphozyten) oder *humoral* (über Immunglobuline, z. B. IgE, IgG, IgM und Komplementfaktoren) vermittelt wird (s. Tab. 1-11; für eine eingehendere Beschreibung des Immunsystems und der Immunreaktionen s. Kap. 3, S. 123 ff.). Bezüglich weiterer Einzelheiten muß auf die Lehrbücher der Immunologie verwiesen werden.

# Arzneimittelinteraktionen

## Allgemeines

Als **Interaktion** (Wechselwirkung) bezeichnet man die quantitative und qualitative Änderung der Wirkung eines Arzneimittels durch eine zweite Substanz.

Dabei kann es sich auch um einen Bestandteil der Nahrung und um Genußmittel handeln. Grapefruitsaft enthält Inhaltsstoffe, welche den durch CYP 3A4 vermittelten intestinalen Abbau vieler oral eingenommener Arzneimittel hemmen und dadurch deren Bioverfügbarkeit beträchtlich erhöhen (z. B. Nifedipin, Nimodipin, Verapamil, Ciclosporin, Midazolam, Triazolam, Terfenadin, Lovastatin).
- Es kann dabei zu einer **Verstärkung** oder **Abschwächung** der Wirkung kommen.
- Ein Arzneimittel kann auch mit sich selbst in Wechselwirkung treten **(Induktion, Toleranz)**.
- Aus ärztlicher Sicht können Interaktionen **erwünscht** oder **unerwünscht** sein.
▷ Ein Beispiel für eine *erwünschte Interaktion* ist die synergistische Wirkung von Sulfonamiden und Trimethoprim (Dihydrofolatreduktase-Hemmer) auf Bakterien und Protozoen.

Hier sei nur auf die unerwünschten Interaktionen eingegangen. In der Praxis muß man häufig mit Arzneimittelinteraktionen rechnen, denn viele Fertigpräparate bestehen aus mehreren Einzelsubstanzen, und ein Patient nimmt bei der Behandlung oft eine große Zahl von Arzneimitteln ein. Bis zu 22 % der internistischen Krankenhauseinweisungen können auf Nebenwirkungen – hervorgerufen durch Arzneimittelinteraktionen – beruhen. **Riskante Interaktionen** machen jedoch glücklicherweise nur einen kleinen Teil der möglichen Interaktionen aus. Sie lassen sich aus den *pharmakokinetischen* und *pharmakodynamischen Eigenschaften* ableiten und betreffen meist Substanzen mit geringer therapeutischer Breite, z. B. orale Antikoagulanzien (Phenprocoumon, Dicoumarol) und orale Antidiabetika (Tolbutamid).
▷ So kann es bei der Therapie mit oralen Antikoagulanzien von Schwierigkeiten bei der Einstellung bis zu seltenen lebensbedrohlichen Hämorrhagien kommen.
▷ Neben diesen in der Arztpraxis unmittelbar sichtbaren Folgen von Interaktionen sind andere für den Arzt weniger augenfällig. Zum Beispiel kann ein schwerer Autounfall durch eine starke Bewußtseinseinschränkung nach synergistischer Verstärkung der Wirkung von Hypnotika, Psychopharmaka und Analgetika, z. B. durch Alkohol verursacht werden.

## Mechanismen der Arzneimittelinteraktionen

### Pharmazeutische Inkompatibilitäten

Inkompatibilitäten treten außerhalb des Organismus auf.

▷ Beispiel: Carbenicillin und Gentamicin würden in der Infusionslösung ausfallen. Deshalb wird bei der Kombination das Antibiotikum Carbenicillin i. v. und Gentamicin i. m. gegeben.

### Pharmakodynamische Interaktionen

Als pharmakodynamische Interaktionen bezeichnet man Antagonismen oder Synergismen von Pharmaka an Zielzellen, -organen oder Organsystemen.

▷ Klare Beispiele sind Interaktionen von Agonisten und Antagonisten am Rezeptor. Einige für die Praxis wichtige Beispiele für unerwünschte Verstärkung der Wirkung sind in Tab. 1-12 zusammengestellt und werden im Speziellen Teil bei den einzelnen Arzneimitteln detaillierter beschrieben.

### Pharmakokinetische Interaktionen

Pharmakokinetische Interaktionen können *alle* Teilprozesse der Pharmakokinetik oder *mehrere gleichzeitig* betreffen.

**Tab. 1-12.** Pharmakodynamische Interaktionen

| Arzneimittel | Konsequenz |
|---|---|
| **Synergistische Wirkung:** | |
| Hypnotika, Psychopharmaka, Analgetika + Ethanol | Herabgesetzte Reaktionsfähigkeit, bei Überdosierung, Atemdepression, Koma |
| Digitalisglykoside + Hypokaliämie (nach Saluretika, Laxanzien) | Verstärkte Glykosidwirkung |
| Spironolacton + KCl | Hyperkaliämie mit kardialen Arrhythmien bei Niereninsuffizienz |
| Halothan + Sympathomimetika | Kardiale Arrhythmien |
| Inhalationsnarkotika, Injektionsnarkotika + Opioide bzw. Benzodiazepine oder Barbiturate oder Propofol | Verstärkte hypnotische/ narkotische Wirkung |
| Selektiver Serotonin-Wiederaufnahmehemmer (SSRI) + MAO-Hemmer | Serotoninsyndrom |
| **Antagonistische Wirkung:** | |
| Penicilline + bakteriostatisch wirksame Antibiotika (Sulfonamide, Tetracycline) | Verminderte Wirkung der Penicilline, die besonders bei proliferierenden Keimen wirksam sind |

## Resorption

Interaktionen von Pharmaka bei der Resorption, z. B. durch direkte Reaktion der Stoffe miteinander oder durch Veränderung der Kontaktzeit der Stoffe mit der resorbierenden Schleimhautfläche, führen meist zu einer Verschlechterung der Resorption eines oder beider beteiligten Stoffe.

Beispiele:
▷ Die Resorption von Tetracyclinen wird durch mehrwertige Kationen (Calcium in Antazida oder $Fe^{2+}$) gehemmt.
▷ Ähnlich verhält sich das Ionenaustauscherharz Colestyramin, welches eine starke Bindungsaffinität für saure Arzneimittel (z. B. Warfarin, Aspirin, Digitoxin) besitzt.
▷ Sucralfat reduziert die Absorption von Phenytoin um 20 %.
▷ Parasympatholytika (Anticholinergika) können die Magenentleerung und damit die Resorption hemmen.

## Verteilung

Wenn zwei Arzneimittel stark *an Albumin gebunden* werden, können sie sich gegenseitig aus der Albuminbindung *verdrängen*. Die Konzentration des freien (wirksamen) Arzneimittels kann innerhalb kurzer Zeit ansteigen. Dies kann zu gefährlichen Überdosierungserscheinungen führen (Tab. 1-13). Die **freie Plasmakonzentration** wird dann besonders stark erhöht, wenn
● die Plasmaproteinbindung > 90 % ist, V klein ist und
● durch das interagierende Pharmakon auch der Metabolismus gehemmt wird (wie aus den Vergleichen von Tab. 1-13 und 1-14 ersichtlich).
▷ Bei einer *Therapie mit oralen Antikoagulanzien* wie Phenprocoumon zur Reinfarktprophylaxe nach einem Herzinfarkt wird die Dosis anhand der Prothrombinzeit individuell nach der therapeutischen Wirkung eingestellt. Die Albuminbindung von Phenprocoumon ist sehr hoch (99 %). Würde *zusätzlich* wegen rheumatischer Schmerzen oder wegen eines Gichtanfalls z. B. *Phenylbutazon* injiziert, das ebenfalls stark an Albumin gebunden wird, so würde Phenprocoumon aus der Albuminbindung verdrängt. Bei einer Verminderung der Phenprocoumonbindung von 99 % auf 98 % würde die freie Plasmakonzentration des Arzneimittels kurzfristig (rasche Verteilung des freien Anteils in die Gewebe!) verdoppelt, was zu lebensbedrohlichen Hämorrhagien führen könnte. Diese Arzneimittelkombination ist deshalb als ärztlicher Kunstfehler zu betrachten.
▷ Bei Neugeborenen ist die Verordnung von Sulfonamiden kontraindiziert, da Sulfonamide Bilirubin aus der Albuminbindung verdrängen, was die Ausbildung eines Kernikterus verursachen kann. In manchen Fällen kann durch Verdrängen aus der Albuminbindung die Elimination eines Pharmakons beschleunigt werden, d. h. die Wirkung wird vermindert (z. B. Phenytoin + Diazoxid).
▷ Weitere Beispiele siehe Tab. 1-13.

**Tab. 1-13.** Pharmakokinetische Interaktionen I: Verdrängung aus der Plasmaproteinbindung und Hemmung des Abbaus

| Arzneimittel | Konsequenz |
|---|---|
| Orale Antikoagulanzien + Phenylbutazon + Tolbutamid + Sulfonamide | Verstärkte Blutungsneigung |
| Orale Antidiabetika + Phenylbutazon | Hypoglykämie |
| Phenytoin + Salicylate + Valproinsäure | Verstärkte zentrale Dämpfung |

**Tab. 1-14.** Pharmakokinetische Interaktionen II: Hemmung des Metabolismus

| Enzym | Arzneimittel | Konsequenz |
|---|---|---|
| Xanthinoxidase | Purinanaloge (Azathioprin, Mercaptopurin) + Allopurinol | Erhöhte Zytotoxizität |
| Aldehyddehydrogenase | Ethanol + Disulfiram, + Metronidazol | Antabus-Syndrom |

In der Vergangenheit wurden diese Interaktionen überschätzt, da die freie Konzentration nur passager ansteigt und zumeist eine Hemmung des Abbaus überwog!

Eine *Verdrängung* z.B. des Phenprocoumon aus der Proteinbindung würde nicht nur zur vermehrten Verfügbarkeit am Wirkort führen (Hemmung der Synthese Vitamin-K-abhängiger Gerinnungsfaktoren in der Leber), sondern auch die Konzentration am Cytochrom $P_{450}$ erhöhen, was theoretisch zu einem beschleunigten Abbau führen würde. Da aber das interagierende Arzneimittel (z.B. Phenylbutazon) gleichzeitig den Abbau von Phenprocoumon hemmt, kommt es tatsächlich zu einer stark vermehrten Verfügbarkeit am Wirkort.

## Metabolismus

### Inhibition

Neben therapeutisch genutzten *spezifischen Inhibitionen* (z.B. Hemmung der Xanthinoxidase oder der Aldehyddehydrogenase [Tab. 1-14]) kennt man die Hemmung des Metabolismus vieler Arzneimittel durch *Konkurrenz an den unspezifischen fremdstoffmetabolisierenden Enzymen* wie den Cytochrom-$P_{450}$-Isoenzymen.

Inhibitorische Wirkungen sind in der Regel an die Anwesenheit des inhibierenden Stoffes am arzneimittelmetabolisierenden Enzymsystem gebunden. Sie können innerhalb von Stunden zu klinischen Effekten führen, aber auch rasch wieder abklingen.

Während Cimetidin über seinen Imidazolring an fast alle CYP-Isoenzyme bindet und dadurch eine Vielzahl von Substanzen in ihrem Abbau behindert, weisen andere Wirkstoffe eine gewisse Spezifität in ihrer Hemmung auf, z.B.
- Omeprazol – CYP-2C19-Substrate
- Ketoconazol, Itraconazol, Fluconazol, Erythromycin – CYP-3A4-Substrate
- Chinidin, Fluoxetin, Paroxetin – CYP-2D6-Substrate
- Fluvoxamin – CYP-1A2-Subtrate

In der Tab. 1-15 sind einige Interaktionen aufgelistet, die z.T. auf diesen Mechanismen beruhen.

### Induktion

Interaktionen durch Induktion sind erst nach Tagen zu erwarten, da sie das *Resultat einer vermehrten Enzymsynthese* sind. Die Umsatzbeschleunigung nach Induktion kann entsprechend der Halbwertszeit des metabolisierenden Enzyms einige Tage anhalten und die Anwesenheit des Induktors im Körper überdauern.

In manchen Fällen kann die induzierende Wirkung des Induktorstoffes durch dessen inhibitorische Wirkung am Cytochrom $P_{450}$ maskiert sein (z.B. beim

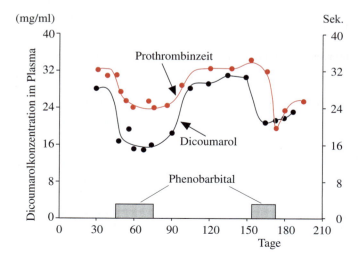

**Abb. 1-29.** Induktion des Arzneimittelmetabolismus. Wirkung von Phenobarbital auf die Plasmaspiegel und die Prothrombinzeit von Dicoumarol. Der Patient erhielt täglich Dicoumarol (71 mg). Phenobarbital (65 mg, täglich) wurde während der angegebenen Zeit zusätzlich eingenommen. [Nach: Cuccinell, Conney, Sansur und Burns. Clin Pharmacol Ther 1965; 6: 420.]

Tab. 1-15. Beispiele von klinisch relevanten Arzneimittelinteraktionen

| Substanz(en) | Interferiert mit | Mechanismus und klinische Konsequenz |
|---|---|---|
| Amiodaron | Digoxin (Digitoxin?) | Konzentrationsanstieg → Intoxikationsgefahr |
| Amphotericin B | Digitalisglykoside | Hypokaliämien → Digitalisintoxikation begünstigt |
| Anabole Steroide | Orale Antikoagulanzien | Erhöhte Blutungsgefahr |
| Antazida (Ca, Mg, Al) | Tetracycline | Verminderte Absorptionsquote, Gabe im zeitlichen Abstand |
| Antidiabetika | Antikoagulanzien | Gegenseitige Wirkungsverstärkungen (Hypoglykämie/verkürzte Prothrombinzeit) |
| Chinidin | Digoxin (Digitoxin?) | Erhöhte Plasmaspiegel/Toxizität → Dosisreduktion |
|  | CYP-2D6-Substrate | Abbauhemmung |
| Cimetidin | Sehr viele durch verschiedene CYPs abgebaute Wirkstoffe | Abbauhemmung |
| Ciprofloxacin | Theophyllin | Abbauhemmung → Intoxikationsgefahr |
| Disulfiram | Alkohol, Phenytoin, Warfarin | Hemmung des Arzneimittelabbaus |
| Diuretika, natriumarme Diät; NSAR | Lithium | Verstärkte Reabsorption von Lithium → erhöhte Lithiumtoxizität |
| Erythromycin | Ciclosporin, Felodipin, Theophyllin, Buspiron | Abbauhemmung |
| Fluoxetin | Moclobemid, Desipramin | Abbauhemmung |
| Fluvoxamin | Theophyllin, Coffein | Abbauhemmung → Intoxikationsgefahr |
| Isoniazid | Phenytoin | Verstärkte Müdigkeit, Intoxikationen |
| Ketoconazol, Erythromycin, Itraconazol | Terfenadin, Midazolam, Triazolam, Buspiron | Abbauhemmung → Arrhythmien bzw. verstärkte Sedation |
| 6-Mercaptopurin | Allopurinol, Methotrexat | Anstieg der Bioverfügbarkeit → Anstieg der Toxizität |
| Omeprazol | Mephenytoin, Diazepam (CYP-2C19-Substrate) | Abbauhemmung |
| Phenylbutazon | Antikoagulanzien, Antidiabetika, Phenytoin | Verstärkung der Arzneimittelwirkungen |
| Phenytoin, Phenobarbital, Carbamazepin, Rifampicin | Induktion des Abbaus von Hydrocortison, Dexamethason, Prednisolon, Methylprednisolon, Warfarin, Theophyllin, Sulfonylharnstoffe, Teniposid; orale Kontrazeptiva | Wirkungsabschwächung<br><br>Schwangerschaften |
| Probenecid | Methotrexat | Verzögerte renale Elimination → erhöhte Toxizität |
| Propranolol | Orale Antidiabetika | Verstärkte Hypoglykämien, Blutdruckanstieg |
| Rauchen, über Holzkohle gegrilltes Fleisch | Theophyllin, Phenacetin | Abbaubeschleunigung → geringere Wirksamkeit |

**Tab. 1-15.** (Fortsetzung)

| Substanz(en) | Interferiert mit | Mechanismus und klinische Konsequenz |
|---|---|---|
| Ritonavir | Saquinavir, Rifabutin | Abbauhemmung |
| Salicylate | Antikoagulanzien | Reduktion der Prothrombinkonzentrationen → Blutungen |
| | Probenecid, Sulfinpyrazon | Hemmung der verstärkten Harnsäureausscheidung |
| | Methotrexat | Erhöhung der MTX-Konzentrationen → Toxizität |
| Tranylcypromin | Tyramin, Ephedrin, Amphetamine | Abbauhemmung → Blutdruckanstieg, Arrhythmien |
| Zytostatika | Digoxin | Beeinträchtigte Absorption |

Phenytoin). Die Induktion durch Barbiturate kann, wie in Tab. 1-6 für Hexobarbital gezeigt, zur Beschleunigung des eigenen Abbaus führen (**metabolische Toleranz**). Die Induktion mit kurzwirkenden Barbituraten wie Hexobarbital ist jedoch klinisch ohne Bedeutung. Für die beim Patienten beobachtete Toleranz gegenüber langwirkenden Barbituraten ist die *pharmakodynamische Toleranz* (Gegenregulation im ZNS) meist entscheidender als die metabolische Toleranz. Wegen der Unspezifität der fremdstoffmetabolisierenden Enzyme wird nicht nur der Abbau des Induktors, sondern auch der Abbau vieler anderer Arzneimittel beschleunigt, z. B. von oralen Antikoagulanzien (Abb. 1-29), was zu einer Erschwerung der Einstellbarkeit der Patienten führt. Im induzierten Zustand muß die Dosis des Antikoagulans erhöht werden. Beim Absetzen des Phenobarbitals kann es zur relativen Überdosierung, d. h. zu Hämorrhagien kommen.

Bei therapeutischer Dosierung von Arzneimitteln kommt es relativ selten zur Induktion (Tab. 1-16).

▷ Zu beachten ist eine Induktion bei der *Therapie der Epilepsie* mit Barbituraten und bei der *Therapie der Tuberkulose* mit Rifampicin. Dabei kann es zum vermehrten **Abbau von Ethinylestradiol** in oralen Kontrazeptiva kommen, was zu unerwünschten Schwangerschaften führen kann. Auf die Probleme bei der Therapie mit oralen Antikoagulanzien ist schon eingegangen worden (Abb. 1-29).

▷ Auch der **Abbau endogener Substanzen** (Steroidhormone, Metabolite des Vitamins $D_3$) ist durch Induktion beschleunigt. Dies wird jedoch meist durch vermehrte Synthese kompensiert, so daß klinische Mangelerscheinungen selten sind. Es sind Fälle von Versagen der immunsuppressiven Glucocorticoidtherapie bei Nierentransplantationen beschrieben worden. Auch die nach Dauertherapie mit Phenobarbital oder Rifampicin vermehrt beobachteten Osteomalazien wurden mit einer beschleunigten Inaktivierung von Vitamin-$D_3$-Metaboliten in Verbindung gebracht. In der Tat wurde eine Verminderung der Plasmakonzentration von 25-Hydroxycholecalciferol beobachtet. Der Spiegel des für den Calciumstoffwechsel entscheidenden 1,25-Dihydroxycholecalciferols, das nur in geringer Menge vorliegt, war jedoch durch kompensatorische Vermehrung der Synthese unverändert.

▷ Die Induktion bestimmter *Cytochrom-$P_{450}$-abhängiger Monooxygenasen* bei starken Zigarettenrauchern führt zu einem beschleunigten **Abbau des Antiasthmatikums Theophyllin**. Die

**Tab. 1-16.** Pharmakokinetische Interaktionen III: Induktion der mikrosomalen Monooxygenasen[a]

**Induzierende Arzneimittel und Umweltstoffe:**
1. Barbiturattyp (Phenobarbital, Pentobarbital), Phenytoin, Glutethimid, Carbamazepin, Rifampicin, DDT (Insektizid)
2. Polyzyklische aromatische Kohlenwasserstoffe (3-Methylcholanthren, Benzo[a]pyren), TCDD (Tetrachlordibenzodioxin), Bestandteile des Zigarettenrauchs, von gegrilltem Fleisch

**Arzneimittel, deren Wirkung vermindert wird:**
1. Orale Kontrazeptiva, orale Antikoagulanzien, Digitoxin, Methadon Glucocorticoide[b], Vitamin $D_3$[b]
2. Theophyllin

[a] 1. Induktion vom Phenobarbitaltyp
2. Induktion vom 3-Methylcholanthrentyp
[b] selten

ebenfalls vermehrte Umwandlung von Phenacetin in Paracetamol ist klinisch ohne Bedeutung. Sie ist jedoch ein gutes Modell, um die Induktion des »first-pass«-Metabolismus durch Umweltstoffe und Nahrungsbestandteile beim Menschen zu prüfen.

Die Bioverfügbarkeit von Pharmaka mit hoher Umsatzrate wird durch Induktorstoffe stark vermindert.

## Exkretion

Bei der **renalen Elimination** (glomeruläre Filtration, passive Rückresorption, aktive Sekretion) sind ebenfalls zahlreiche Interaktionen bekannt. Bei **saurem Urin** (pH-Wert ca. 5) werden beispielsweise vom Amphetamin mehr unverändert ausgeschieden (60–70%) als bei durch Natriumbicarbonat alkalisiertem Urin (10%). Bei Vergiftungen mit Salicylaten oder Barbituraten macht man sich die bei **höherem pH-Wert** schnellere Elimination zunutze, indem man den Urin alkalisiert.

Bei der renalen Elimination des **Lithiums (Li⁺)** laufen neben der glomerulären Filtration auch tubuläre **Rückresorptionsprozesse** ab. Daher ist es nicht verwunderlich, daß **verschiedene Diuretika** über eine Beeinflussung dieser Mechanismen die Plasmakonzentration von Li⁺ verändern können. Acetazolamid behindert die Rückresorption, und folglich wird die Li⁺-Ausscheidung beschleunigt. Zu einer Erniedrigung der Li⁺-Konzentrationen kommt es auch durch den diuretischen Effekt der Methylxanthine. Dagegen führen Furosemid und Thiaziddiuretika über eine Erhöhung der Reabsorption zu einer Abnahme der Li⁺-Clearance (etwa 25%), so daß mit einem Anstieg des Li⁺-Plasmaspiegels zu rechnen ist. Mit Ausnahme der Acetylsalicylsäure führen verschiedene **nichtsteroidale Antiphlogistika**, wie z. B. Phenylbutazon, Indometacin und Diclofenac über eine Abnahme der renalen CL des Lithiums zu einem signifikanten Anstieg der Plasmakonzentrationen mit erhöhtem Intoxikationsrisiko.

Sowohl für saure als auch basische Arzneimittel sind sättigungsfähige, aktive renale **Carriersysteme** nachgewiesen. Aus diesem Grund können die »Säuren« Probenecid, Acetylsalicylsäure, Sulfonamide, Furosemid und Etacrynsäure im proximalen Tubulus **kompetitiv** die **aktive Sekretion** von Penicillin hemmen. In ähnlicher Weise kann die aktiv sezernierte »Base« Cimetidin (in sehr abgeschwächter Form auch Ranitidin) die renale Sekretion von Procainamid, N-Acetylprocainamid, Metformin und Triamteren verlangsamen.

Eine komplexe Interaktion spielt sich zwischen **Chinidin** und **Digoxin** ab. In zahlreichen Studien konnte gezeigt werden, daß Chinidin dosisabhängig und reversibel zu einem starken Anstieg der Serumkonzentrationen von Digoxin führt, was mit einer erhöhten Nebenwirkungsrate einhergeht. Es ist möglich, daß Chinidin die renale und nichtrenale Elimination des Digoxins hemmt. Daneben werden noch Veränderungen bei der Verteilung angenommen. Kürzlich konnte gezeigt werden, daß Chinidin den P-Glykoprotein-vermittelten (S. 23) intestinalen (Rück-)Transport von Digoxin hemmt und dadurch seine Bioverfügbarkeit ansteigt. Uneinheitlich ist im Moment das Bild, ob Chinidin auch einen ähnlichen Effekt auf die Pharmakokinetik des Digitoxins hat; wenn überhaupt, dann ganz sicher in einer deutlich abgeschwächten Form.

# Toleranz, Dependenz

- **Toleranz** *(Gewöhnung)* beschreibt das Phänomen, daß bei regelmäßiger Zufuhr eines Pharmakons die Wirkung innerhalb mehrerer Tage bis Wochen geringer wird. Um die gleiche Wirkung zu erhalten, muß die Dosis dann ständig erhöht werden.
- Von der Toleranz kann die **Tachyphylaxie** *(Schnellgewöhnung)* abgegrenzt werden, ein Wirkungsverlust eines Arzneimittels, der innerhalb von Minuten bis Stunden eintritt. Tachyphylaxie wird bei manchen Sympathomimetika (Antiasthmatika) beobachtet, wenn sie z. B. innerhalb einer Stunde mehrfach hintereinander verwendet werden.

Abgesehen von der im vorangegangenen Abschnitt beschriebenen metabolischen Toleranz, die nur bei manchen Pharmaka ins Gewicht fällt, spielt bei der pharmakodynamischen Gewöhnung eine **Gegenregulation am Wirkort**, besonders im ZNS, die entscheidende Rolle. Die *Toleranzentwicklung* ist besonders *im Falle des Morphins* genauer studiert worden:

▷ Neben der Abnahme der analgetischen und euphorisierenden Wirkung beobachtet man auch eine Abnahme der atemdepressorischen Wirkung, d. h. die $LD_{50}$ wird erhöht. Gegenüber der peripheren Wirkung des Morphins auf die glatte Muskulatur des Darms tritt eine sehr viel geringere Toleranz auf (chronische Obstipation des Morphinisten). Bei einem plötzlichen Entzug des Morphins und insbesondere bei Gabe eines Morphinantagonisten (Naloxon) kommt es durch das *Überwiegen* (vorher durch das Morphin kompensierter) *gegenregulatorischer Mechanismen* (**Rebound**) zum Entzugssyndrom.

> **Dependenz:** Ausgeprägte *Reboundphänomene* und die durch sie ausgelösten *Entzugserscheinungen* sind eine wesentliche Ursache und ein wichtiges Charakteristikum der physischen Abhängigkeit **(physische Dependenz).**

Die **Stärke des Entzugssyndroms** hängt ab von der Dauer der kontinuierlichen Einnahme und der Dosis des Dependenz-erzeugenden Stoffes. Außerdem spielt die Geschwindigkeit der Abnahme der Rezeptorbesetzung durch den Agonisten eine große Rolle. Eine **physische Abhängigkeit** gegenüber Morphin kann relativ rasch eintreten. Wenn Patienten einige Wochen lang täglich therapeutische Dosen von Morphin erhalten, wird bei Unterbrechung der Zufuhr klinisch im allgemeinen noch kein Entzugssyndrom beobachtet. Bei Gabe des Antagonisten Naloxon tritt jedoch unter diesen Bedingungen schon ein Entzugssyndrom auf. Dies zeigt an, daß subklinisch bei den Patienten eine physische Abhängigkeit bestanden hat.

Durch Verdrängung des Morphins vom Rezeptor kann das **Morphinentzugssyndrom** bei Gabe des Antagonisten *Naloxon* innerhalb von Minuten auftreten, während es beim alleinigen Entzug von Morphin innerhalb von Tagen zu beobachten ist (Abb. 1-30). In seiner Stärke kann es fast unerträglich sein. Bei der *Methadonabhängigkeit* (synthetischer Verwandter des Morphins) tritt das Entzugssyndrom langsam und nicht so stark auf. Die Zeitdauer bis zur Überwindung der physischen Abhängigkeit ist jedoch verlängert.

Erscheinungen der **Toleranz** und des **Entzugssyndroms** können auch **bei isolierten Nervenzellen** beobachtet werden. Morphin hemmt die *Adenylatcyclase*.

▷ Werden die Zellen in Gegenwart von Morphin kultiviert, so wird die Adenylatcyclaseaktivität langsam erhöht, wodurch die Hemmung kompensiert wird *(Toleranz)*.
▷ Wird bei toleranten Zellen Morphin aus dem Kulturmedium weggelassen, so ist die Adenylatcyclase hyperaktiv *(Rebound, Entzugssyndrom)*.

Inwieweit diese Erscheinungen den viel komplexeren Vorgängen im Gehirn entsprechen, müssen zukünftige Untersuchungen zeigen.

**Sucht** und **Mißbrauch** von Arzneimitteln spielen heute eine große Rolle.

> Die WHO hat den Begriff Sucht durch den Begriff Dependenz (Abhängigkeit) ersetzt. Man unterscheidet **psychische** und **physische Dependenz**.

Auf die vielseitigen Aspekte der psychischen Dependenz sei hier nicht näher eingegangen (siehe auch Analgetika, Psychopharmaka). Die WHO hat verschiedene **Typen der Drogenabhängigkeit** voneinander abgegrenzt, die sich im Ausmaß der Entwicklung einer psychischen und physischen Abhängigkeit sowie der Toleranzentwicklung unterscheiden (Tab. 1-17).

> Innerhalb der einem Abhängigkeitstyp zugeordneten Stoffe besteht weitgehend **Kreuzdependenz**, d.h., die durch Entzug einer Substanz hervorgerufenen Dysfunktionen können durch Gabe einer anderen Substanz dieses Typs aufgehoben werden (das Morphin- oder Heroinentzugssyndrom durch Methadon, das Alkoholentzugssyndrom durch Hypnotika wie Clomethiazol).

Aufgrund der großen Ähnlichkeit der Dependenz und Kreuzdependenz zwischen Barbituraten, anderen Hypnotika (Benzodiazepinen) und Ethanol wurde die Gruppe als *Barbiturattyp* zusammengefaßt. Ent-

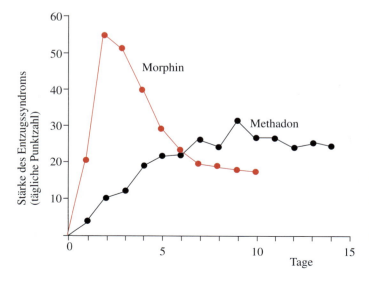

**Abb. 1-30.** Zeitlicher Verlauf der Symptome des Entzugssyndroms nach Morphin und Methadon. Die tägliche Punktzahl wurde aus der Häufigkeit des Auftretens von 14 Entzugssymptomen (Gähnen, Weinen, Schnupfen, Schweißausbruch, Mydriasis, Fieber, Hyperpnoe, Blutdruckanstieg, Gewichtsverlust) berechnet. Nach mehreren Monaten Drogenabhängigkeit wurde Morphin oder Methadon entzogen. Zahl der untersuchten Patienten: Morphin, n = 65; Methadon, n = 5. [Nach: Isbell. Ann N Y, Acad Sci 1948; 51: 108.]

Tab. 1-17. Typisierung der Abhängigkeit und deren Beziehung zur Toleranz

| Typ | Psychische Dependenz | Physische Dependenz | Toleranz | Symptome der chronischen Intoxikation |
|---|---|---|---|---|
| Morphin (Opiate) | +++ | +++ | +++ | Miosis, Schlafstörungen, Affektinkontinenz, Marasmus |
| Barbiturat (Barbiturate, Ethanol, Tranquillanzien) | ++ | ++ | ++ | Benommenheit, Sprach- und Gangstörungen, Nystagmus |
| Cocain | +++ | (+) | (+) | Schlaflosigkeit, Anorexie, Halluzinationen |
| Amphetamin (Weckamine, Appetitzügler, MDMA* [Ecstasy]) | ++ | (+) | +++ | Anorexie, Hypermotorik, Ideenflucht |
| Cannabis (Tetrahydrocannabinol) | + | 0 | (+) | Passivität, Indolenz |
| Halluzinogen (LSD, Mescalin) | + | 0 | +++ | Wesensveränderungen, Reizbarkeit, Affektlabilität |

+++ sehr stark
++ stark
+ mäßig stark
(+) schwach
0 fehlt
* 3,4-Methylendioxymetamphetamin

zugssyndrome sind charakterisiert durch Reboundphänomene an den Systemen, die durch die Droge modifiziert werden. So ist z. B. für das Alkoholentzugssyndrom das Delirium tremens charakteristisch, d. h., die *Entziehungserscheinungen sind den akuten hypnotischen Wirkungen entgegengesetzt.*

**Literatur**

Ammon HPT. Arzneimittelneben- und Wechselwirkungen. 3. Aufl. Stuttgart: Wissenschaftliche Verlagsgesellschaft 1991.
Estler C-J. Arzneimittel im Alter. 2. Aufl. Stuttgart: Wissenschaftliche Verlagsgesellschaft 1997.
Franks NP, Lieb WR. Molecular and cellular mechanisms of general anaesthesia. Nature 1994; 367: 607–14.
Goodman LS, Gilman A. The Pharmacological Basis of Therapeutics. 9. ed. London, New York: Macmillan 1995.
Hansten PD, Horn JR. Drug interactions analysis and management. Vancouver: Applied Therapeutics Inc. 1998.
Holman GD, Kasuga M. From receptor to transporter: insulin signalling to glucose transport. Diabetologia 1997; 40: 991–1003.
Klotz U. Einführung in die Pharmakokinetik. Frankfurt: Govi 1988.
Kroemer HK. Neues über Cytochrom P450 Enzyme: Folgen für die Pharmakotherapie. Pharmazeutische Zeitung 1997; 142; 11–7.
Limbird LE, Taylor P. Endocrine disruptors signal the need for receptor models and mechanisms to inform policy. Cell 1998; 93: 157–63.
Munson PL, Mueller RA, Breese GR. Principles of Pharmacology. New York: Chapman & Hall 1995.
Pöch G, Juan H. Wirkungen von Pharmaka. 2. Aufl. Stuttgart: Thieme 1990.
Pratt WB, Taylor P. Principles of Drug Action. 3. Aufl. New York: Churchill Livingstone 1990.
Scheler W. Grundlagen der Allgemeinen Pharmakologie. 3. Aufl. Jena: Fischer 1989.
Van Rossum JM (Hrsg). Kinetics of Drug Action. Handbuch der experimentellen Pharmakologie. Bd 47. Berlin, Heidelberg, New York: Springer 1977.

# 2 Pharmaka mit Wirkung auf das vegetative Nervensystem

H. Porzig und G. Häusler

| | |
|---|---|
| **Anatomisch-physiologische Grundlagen** .... 47 | **Antihypertensiva mit direktem Angriff** |
| Einleitung ............................. 47 | **an der Gefäßmuskulatur** ................ 97 |
| Das parasympathische Nervensystem ........ 47 | Dihydralazin ........................... 97 |
| Das sympathische Nervensystem .......... 52 | Kaliumkanalöffner ...................... 98 |
| Das enterale Nervensystem ............. 53 | Minoxidil ............................. 99 |
| | Diazoxid .............................. 99 |
| **Parasympathomimetika** ................. 53 | Nicorandil ............................ 100 |
| Einführung ............................ 53 | Nitroprussidnatrium ................... 101 |
| Direkt wirkende Parasympathomimetika .... 55 | Cicletanin ............................ 101 |
| Indirekt wirkende Parasympathomimetika ... 57 | |
| | **Therapie der Hypertonie** ............... 101 |
| **Parasympatholytika** .................... 59 | Grundlagen der antihypertensiven Therapie .. 102 |
| | Wahl des geeigneten Antihypertensivums .... 103 |
| **Ganglionär angreifende Pharmaka** ....... 63 | Stufentherapie der Hypertonie ........... 104 |
| Nicotin ............................... 63 | |
| Ganglienblocker ....................... 64 | **Pharmaka mit direktem Angriff** |
| | **an der glatten Muskulatur: Muskulotrope** |
| **Sympathomimetika** ..................... 64 | **Spasmolytika** .......................... 106 |
| Physiologisch-chemische Grundlagen ....... 64 | Papaverin und Moxaverin ............... 106 |
| Einführung ............................ 64 | Pharmaka mit muskulotroper |
| Biosynthese von Katecholaminen ........ 65 | und cholinolytischer Wirkung ........... 106 |
| Speicherung und Freisetzung | Nitrite und organische Nitrate .......... 107 |
| von Katecholaminen ................. 65 | Methylxanthinderivate ................. 107 |
| Inaktivierung durch Wiederaufnahme, | Vasodilatatoren ....................... 107 |
| enzymatischen Abbau und Abtransport ... 67 | |
| Adrenozeptoren ..................... 69 | **Bronchospasmolytika** .................. 107 |
| Direkt und indirekt wirkende | β-Sympathomimetika .................. 108 |
| Sympathomimetika ..................... 74 | Theophyllin ........................... 108 |
| | Anticholinergika ....................... 109 |
| **Sympatholytika** ........................ 83 | Hemmer der Leukotrienaktivität .......... 109 |
| Einführung ............................ 83 | Stufenplan der Asthmatherapie .......... 109 |
| α-Rezeptorenblocker .................... 83 | |
| β-Rezeptorenblocker .................... 86 | **Anhang 1: Mutterkornalkaloide** ......... 110 |
| β-Rezeptorenblocker mit zusätzlicher | |
| gefäßerweiternder Wirkung .............. 91 | **Anhang 2: Serotonin und Pharmaka** |
| | **mit Wirkung auf Serotoninrezeptoren** ..... 114 |
| **Antisympathotonika** .................... 91 | Serotonin ............................. 114 |
| Clonidin, Guanfacin und Moxonidin ....... 92 | Serotoninantagonisten ................. 116 |
| α-Methyldopa ......................... 94 | Agonisten an Serotoninrezeptoren ....... 118 |
| Reserpin .............................. 95 | |
| Guanethidin .......................... 96 | |

# Anatomisch-physiologische Grundlagen

## Einleitung

Das **vegetative Nervensystem** beeinflußt die Funktion von Drüsenzellen, glatter Muskulatur und Herzmuskulatur und damit praktisch alle Organe oder Organsysteme. Erregung oder Hemmung vegetativer Neurone geschieht *unabhängig vom Bewußtsein,* ist nur in äußerst begrenztem Maße dem Willen unterworfen und folgt u. a. Emotions- und Verhaltensmustern.

Aufgrund der anatomischen Organisation wird das vegetative Nervensystem in einen **sympathischen** und einen **parasympathischen** Anteil untergliedert. Die meisten Organe werden von beiden Teilen des vegetativen Nervensystems innerviert und funktionell entgegengesetzt beeinflußt (Tab. 2-1). Dieses Prinzip erlaubt eine fein abgestimmte Regelung.
- Erhöhung des Sympathikotonus dient der Anpassung an hohe Leistung erfordernde Situationen (z. B. Kampf oder Flucht) und mobilisiert Energie aus Reserven **(Ergotropie)**.
- In Perioden der Ruhe, Entspannung, Verdauung usw. überwiegt der Parasympathikotonus und begünstigt regenerative und assimilatorische Prozesse **(Trophotropie)**.

Sympathikus und Parasympathikus zeigen gewisse **anatomische und funktionelle Gemeinsamkeiten.** Beide sind aus zwei hintereinandergeschalteten Neuronen aufgebaut (Abb. 2-1). Der Zellkörper des ersten oder **präganglionären Neurons** liegt im Gehirn oder Rückenmark und sendet sein Axon bis zum vegetativen Ganglion in der Peripherie, wo es synaptischen Kontakt mit dem Zellkörper des zweiten oder **postganglionären Neurons** aufnimmt.

Die **Erregungsübertragung** vom prä- auf das postganglionäre Neuron oder vom postganglionären Neuron auf die Effektorzellen geschieht mit Hilfe von Überträgerstoffen **(Neurotransmitter)** im Bereich der sog. **Synapsen**. Eine Synapse besteht aus
- der Nervenendigung (präsynaptischer Anteil),
- dem synaptischen Spalt und
- spezialisierten Membranabschnitten am Zellkörper oder Dendriten eines zweiten Neurons oder der Effektorzelle (postsynaptischer Anteil).

Die Neurotransmitter **Acetylcholin** bzw. **Noradrenalin** werden in den Nervenendigungen in Vesikeln gespeichert und durch ein eintreffendes Aktionspotential freigesetzt.

Sympathikus und Parasympathikus sind weitgehend anatomisch geprägte Begriffe. Demgegenüber lassen sich nach der Art des in den Nerven gebildeten und freigesetzten Transmitters, Acetylcholin oder Noradrenalin, die vegetativen Neurone in **cholinerge** und **(nor)adrenerge** unterteilen. Nach dieser Klassifikation sind alle präganglionären vegetativen, die postganglionären parasympathischen und ein kleiner Teil der postganglionären sympathischen Neurone (Schweißdrüsen, Teil der Blutgefäße) cholinerg, während die Mehrzahl der postganglionären Sympathikusneurone (nor)adrenerg ist (Abb. 2-1).

Allerdings enthalten die postganglionären parasympathischen und sympathischen Neurone nicht ausschließlich Acetylcholin beziehungsweise Noradrenalin als Transmitter. Es hat sich herausgestellt, daß in vegetativen Neuronen und in zahlreichen Neuronen des Zentralnervensystems zwei, drei oder mehr Transmitter gemeinsam gespeichert und freigesetzt werden **(Cotransmission)**.
▷ So benutzen beispielsweise viele postganglionäre sympathische Neurone neben Noradrenalin noch ATP und das Neuropeptid Y (26 Aminosäuren) als Cotransmitter.
▷ Postganglionäre parasympathische Neurone zu einigen exokrinen Drüsen verwenden neben Acetylcholin noch das aus 28 Aminosäuren aufgebaute vasoaktive intestinale Polypeptid (VIP).

Parasympathische cholinerge Neurone setzen häufig neben den erwähnten, in Vesikeln gespeicherten »klassischen« Transmittern noch NO (Stickstoffmonoxid) frei, das im Zytosol der Nervenendigung von der NO-Synthetase (NOS) gebildet wird und ebenfalls Transmitterfunktion hat. In ihrer Gesamtheit werden die Cotransmitter auch unter dem Begriff NANC-(»**n**icht **a**drenerg, **n**icht **c**holinerg«-)Transmitter zusammengefaßt.

## Das parasympathische Nervensystem

Das parasympathische Nervensystem besteht aus einem kranialen und einem kaudalen Anteil (Abb. 2-1).

Der **kraniale Anteil** repräsentiert die Gesamtheit parasympathischer Fasern verschiedener Hirnnerven.

Er innerviert die glatte Muskulatur des Auges (N. oculomotorius), die Tränen- und Speicheldrüsen sowie die Schleimhäute des Hals-Nasen-Rachen-Raumes (N. facialis), die Parotiden (N. glossopharyngeus) und schließlich Herz, Bronchien, Ösophagus,

Tab. 2-1. Durch Erregung vegetativer Nerven bzw. durch Acetylcholin oder Noradrenalin (Adrenalin) ausgelöste Effekte an verschiedenen Organen oder Zellen

| Organ | Parasympathikus | | Sympathikus | |
|---|---|---|---|---|
| | Wirkung | Rezeptor | Wirkung | Rezeptor |
| **Auge** | | | | |
| M. sphincter pupillae | Kontraktion (Miosis) | $M_3$ | – | |
| M. dilatator pupillae | – | | Kontraktion (Mydriasis) | $\alpha_1$ |
| M. ciliaris | Kontraktion (Nahsehen) | $M_3$ | Relaxation (Fernsehen) | $\beta$ |
| Kammerwasser | Abfluß erleichtert | | Produktion erhöht | $\beta$ |
| **Herz** | | | | |
| Sinusknoten (Herzfrequenz) | Abnahme | $M_2$ | Zunahme | $\beta_1 > \beta_2$ |
| Atrioventrikularknoten | Abnahme der Leitungsgeschwindigkeit | $M_2$ | Zunahme der Leitungsgeschwindigkeit | $\beta_1$ |
| Vorhof | Abnahme der Kontraktionskraft | $M_2$ | Zunahme von Kontraktionskraft und Leitungsgeschwindigkeit | $\beta_1 > \beta_2$ |
| His-Purkinje-System | Geringer Einfluß | | Zunahme von Leitungsgeschwindigkeit und Automatie | $\beta_1$ |
| Kammer | Leichte Abnahme der Kontraktionskraft | $M_2$ | Zunahme der Kontraktionskraft und Relaxationsgeschwindigkeit | $\beta_1 (\beta_2) (\alpha_1)$ |
| **Arteriolen** | – | | Konstriktion | $\alpha_1 > \alpha_2$ |
| | | | Dilatation | $\beta_2$ |
| **Venen** | – | | Konstriktion | $\alpha$ |
| | | | Dilatation | $\beta_2$ |
| **Gefäßendothel** | NO-Freisetzung | $M_3$ | NO-Freisetzung | $\alpha_{2A}$ |
| **Lunge** | | | | |
| Bronchialmuskulatur | Kontraktion | $M_3$ | Relaxation | $\beta_2 > \beta_1$ |
| Bronchialdrüsen | Sekretion | | ? | |
| **Magen, Darm, Gallenblase** | | | | |
| Motilität (Frequenz und Tonus) | Steigerung | $M_3$ | Hemmung | $\alpha_{2A}$ |
| Sphinkteren | – | | Erschlaffung | $\beta_2 > \beta_1$ |
| Sekretion | Steigerung | $M_3$ | Hemmung | $\alpha_1$ |
| **Pankreas ($\beta$-Zellen)** | | | | |
| Insulinfreisetzung | – | | Hemmung | $\alpha_2$ |
| | | | Steigerung | $\beta_2$ |
| **Niere** | | | | |
| (Juxtaglomerulärer Apparat) Reninsekretion | – | | Hemmung | $\alpha_{1B}$ |
| | | | Steigerung | $\beta_1$ |
| **Harnblase** | | | | |
| Detrusor | Kontraktion | $M_3$ | Relaxation | $\beta$ |
| Sphinkter | Relaxation | $M_3$ | Kontraktion | $\alpha_{1A/D}$ |

Tab. 2-1. (Fortsetzung)

| Organ | Parasympathikus | | Sympathikus | |
|---|---|---|---|---|
| | Wirkung | Rezeptor | Wirkung | Rezeptor |
| Uterus | Variabel | $M_3$ | Kontraktion | $\alpha_1$ |
| | | | Relaxation | $\beta_2$ |
| Geschlechtsorgane | Erektion | $M_3$ | Ejakulation | $\alpha_1$ |
| Speicheldrüsen | Sekretion von serösem Speichel | $M_3$ | Sekretion von mukösem Speichel Hemmung | $\alpha_2$ |
| | | | Steigerung | $\alpha_1$ |
| Leber | Glykogensynthese | ? | Glykogenolyse, Gluconeogenese | $\alpha_{1B}, \beta_2$ |
| Fettgewebe | | | | |
| Lipolyse | – | | Hemmung | $\alpha_2$ |
| | | | Steigerung | $\beta_1, \beta_2, \beta_3$ |
| Medulla oblongata | – | | Sensibilisierung des Barorezeptorreflexes | $\alpha_{2A}$ |
| Thrombozyten | | | | |
| Aggregation | – | | Steigerung | $\alpha_{2A}$ |
| | | | Hemmung | $\beta_2$ |
| Mastzellen | | | | |
| Degranulation | – | | Steigerung | $\alpha_2$ |
| | | | Hemmung | $\beta_2$ |
| Noradrenerge Nervenendigung (präsynaptische Rezeptoren) | | | | |
| Freisetzung von Noradrenalin | Hemmung | $M_2$ | Hemmung | $\alpha_{2A}$ |
| | | | Steigerung | $\beta_2$ |
| Cholinerge Nervenendigung am postganglionären parasympathischen Neuron (präsynaptische Rezeptoren) | | | | |
| Freisetzung von Acetylcholin | Hemmung | $M_2$ | Hemmung | $\alpha_{2A}$ |
| Skelettmuskelzellen | – | | Tremor | $\beta_2$ |

Magen, Dünndarm, obere Abschnitte des Dickdarms, Leber, Pankreas und Nieren (N. vagus).

Parasympathische Fasern aus den Sakralsegmenten 2–4 des Rückenmarks stellen den **kaudalen Anteil** dar.

Sie vereinigen sich zum N. pelvicus, der die unteren Abschnitte des Dickdarms, das Rektum, die Harnblase und die Genitalorgane versorgt.

Die **parasympathischen Ganglien** liegen den zu innervierenden Zellen sehr nahe, z.B. in der Wand von Hohlorganen (intramurale Ganglien), und dementsprechend sind die Axone der postganglionären parasympathischen Neurone kurz. Die **Erregungsübertragung** auf das Erfolgsorgan geschieht durch **Acetylcholin**, das aus den Endigungen der postganglionären parasympathischen Neurone freigesetzt wird.

Das im Axoplasma der cholinergen Neurone vorhandene Enzym *Cholinacetyltransferase* ist für die **Biosynthese von Acetylcholin** aus aktivierter Essigsäure (Acetyl-CoA) und Cholin verantwortlich. Cholin wird aus der Umgebung der Neurone über einen aktiven $Na^+$-abhängigen Transportmechanismus in

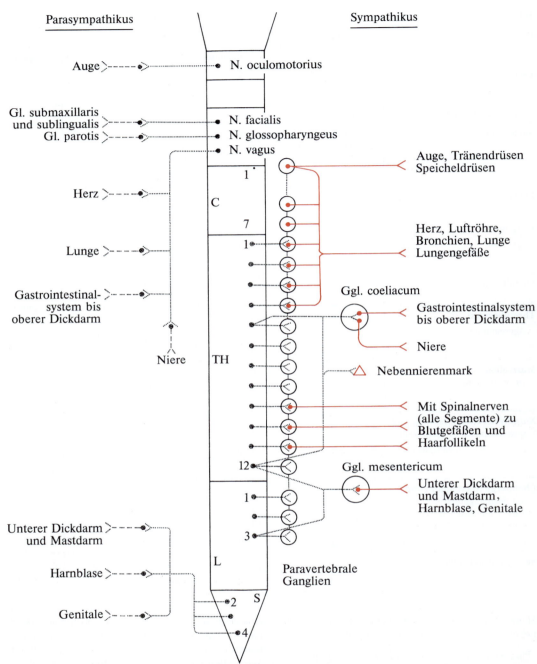

**Abb. 2-1.** Schematische Darstellung des Ursprungs und Verlaufs der vegetativen Nerven. ·········· = präganglionäre parasympathische und sympathische Neurone (Transmitter Acetylcholin); ··· ··· ··· = postganglionäre parasympathische Neurone (Transmitter Acetylcholin); ——— = postganglionäre sympathische Neurone (Transmitter Noradrenalin). Postganglionäre sympathische Fasern ziehen von den paravertebralen Ganglien (Grenzstrangganglien) über die Rr. communicantes grisei zu den Spinalnerven und mit letzteren zur Haut und den Blutgefäßen. Diese Anordnung gilt für *alle* paravertebralen Ganglien und nicht nur für die Thorakalsegmente 9–11 (wie aus Platzmangel in der Abbildung angegeben). Ebenfalls aus Platzgründen wurde auf eine gesonderte Darstellung von Ggl. mesentericum craniale und caudale verzichtet. C = zervikaler, TH = thorakaler, L = lumbaler und S = sakraler Teil des Rückenmarks.

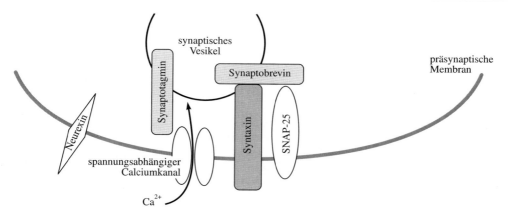

**Abb. 2-2.** Die wichtigsten Proteine, die an der Freisetzungsreaktion von Neurotransmittern aus synaptischen Vesikeln beteiligt sind. Der Komplex zwischen Synaptobrevin, Syntaxin und SNAP-25 wird als »core complex« bezeichnet. Alle drei Komponenten sind auch Substrate für die Clostridientoxine.

das Zytoplasma aufgenommen. Der überwiegende Teil des gebildeten Acetylcholins wird in Vesikeln der cholinergen Nervenendigungen **gespeichert**. Die kurzzeitige Depolarisation der Membran der Nervenendigung bei *Eintreffen eines Aktionspotentials* führt über einen Einstrom von Calciumionen zur Fusion der Vesikelmembran mit der Zellmembran und einer Ausstoßung des gesamten Vesikelinhaltes in den synaptischen Spalt (Exozytose). Nach der Entleerung werden die mit der Oberflächenmembran fusionierten Vesikelmembranen rasch wieder in die Nervenendigung aufgenommen und rezirkuliert (Endozytose). Eine Reihe der an diesen Prozessen beteiligten Proteine, die entweder mit der Membran der Vesikel (z. B. Synaptobrevine und die $Ca^{2+}$-bindenden Synaptotagmine) oder derjenigen der präsynaptischen Nervenendigung (z. B. SNAP-25, Syntaxine, Neurexine) assoziiert sind, wurden in den letzten Jahren kloniert. Einige davon sind in Abb. 2-2 schematisch dargestellt. Eine Kaskade von $Ca^{2+}$-unabhängigen Protein-Protein-Interaktionen ist erforderlich, um die synaptischen Vesikel für die Freisetzungsreaktion zu konditionieren und mit der synaptischen Membran in Kontakt zu bringen. Die **Interaktion zwischen Calcium und Synaptotagmin** scheint nur noch den letzten Schritt zur Membranfusion zu katalysieren. Damit und mit der engen räumlichen Assoziation zwischen Calciumkanälen und fusionsbereiten Vesikeln läßt sich die außerordentlich kurze Latenz ($< 0,3$ ms) zwischen $Ca^{2+}$-Signal und Freisetzungsreaktion erklären. Diese Arbeiten haben auch zur Aufklärung des **Wirkungsmechanismus von Tetanustoxin und Botulinustoxin** geführt (Kap. 24, S. 796 f.). Diese Neurotoxine funktionieren als Endopeptidasen, deren spezifische Substrate Synaptobrevine (Tetanustoxin, Botulinustoxin B–G), Syntaxin (Botulinustoxin $C_1$) und SNAP-25 (Botulinustoxin A, E) sind. Das führt zur Blockade der Neurotransmitterfreisetzung. Neurexin ist ein Rezeptor für α-Latrotoxin (das Gift der Schwarzen Witwenspinne). Der Mechanismus der massiven, $Ca^{2+}$-unabhängigen Exozytose nach der Bindung von α-Latrotoxin ist aber noch ungeklärt. Die **Freisetzung von Acetylcholin** erfolgt als Quantum oder ein Mehrfaches davon. Ein **Quantum** entspricht der kleinsten freisetzbaren Menge an Acetylcholin, wahrscheinlich dem Inhalt eines Vesikels (1000–50000 Moleküle).

Das freigesetzte Acetylcholin erreicht die Acetylcholinrezeptoren des Erfolgsorgans und stimuliert sie. **Abgebaut** wird der **cholinerge Transmitter** durch die spezifische Cholinesterase *(Acetylcholinesterase)*, einem in den prä- und postsynaptischen Membranen gebundenen Enzym hoher Aktivität, das innerhalb von wenigen Millisekunden Acetylcholin in Cholin und Essigsäure spaltet. Da Cholin am Acetylcholinrezeptor ungefähr 10000mal weniger wirksam ist als Acetylcholin, ist mit der Esterspaltung die synaptische Aktivität des Transmitters beendet und der Rezeptor kehrt aus dem stimulierten in den nichtstimulierten Zustand zurück.

Das bei dieser Reaktion gebildete Cholin wird erneut in die Nervenendigung aufgenommen und zur Resynthese von Acetylcholin verwendet.

Der rasche **enzymatische Abbau von Acetylcholin** ist typisch für die Endplattenregion des quergestreiften Muskels, wo der *Abstand zwischen motorischer Nervenendigung und Muskelzelle klein* ist. Größere Abstände zwischen Nervenendigung und Erfolgszelle mit gering ausgeprägter synaptischer Strukturierung gelten für das parasympathische

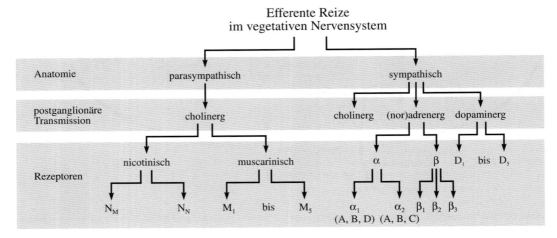

**Abb. 2-3.** Stimulation des autonomen Nervensystems kann zur Aktivierung einer Vielzahl unterschiedlicher Rezeptoren führen, die spezifische Wirkungen an den Zielorganen hervorrufen. $N_M$ = muskulärer nicotinischer Rezeptor; $N_N$ = neuronaler nicotinischer Rezeptor; $M_{1-5}$ = muscarinische Rezeptoren; $D_{1-5}$ = Dopaminrezeptoren; $\alpha$ = alpha-Adrenozeptoren; $\beta$ = beta-Adrenozeptoren; A, B, D und A, B, C = Untergruppen der $\alpha_1$- und $\alpha_2$-Adrenozeptoren.

Neuroeffektorsystem. In diesen »*größeren synaptischen Räumen*« trägt wahrscheinlich auch eine **Abdiffusion von Acetylcholin** zur Beendigung der Rezeptorstimulation bei.

Neben der membranständigen und substratspezifischen Acetylcholinesterase findet sich gelöst im Blut und anderen Körperbestandteilen die *Pseudocholinesterase* (unspezifische Cholinesterase). Sie spaltet neben Acetylcholin auch andere Cholinester wie Benzoylcholin, Succinylcholin und mit besonders hoher Aktivität Butyrylcholin.

## Das sympathische Nervensystem

Die Zellkörper der **präganglionären Sympathikusneurone** liegen in der Seitensäule aller Thorakalsegmente und der Lumbalsegmente 1–3 des Rückenmarks. Ihre Axone erreichen über die vordere Wurzel die Spinalnerven und von dort über die Rr. communicantes albi die Grenzstrangganglien. Die *Erregungsübertragung auf* das **postganglionäre Sympathikusneuron** erfolgt zum Teil in den Grenzstrangganglien, zum Teil in den prävertebralen Ganglien (Ggl. coeliacum, Ggl. mesentericum craniale und caudale). Ein Teil der postganglionären Sympathikusneurone aus den Grenzstrangganglien zieht über die Rr. communicantes grisei zu den Spinalnerven zurück und erreicht zusammen mit ihnen bestimmte Blutgefäße, Schweißdrüsen und Haarfollikel (Abb. 2-1).

Entsprechend der größeren Entfernung zu den Erfolgsorganen sind die markarmen Axone der postganglionären Sympathikusneurone wesentlich länger als die der postganglionären Parasympathikusneurone. Praktisch alle Organe werden von ersteren innerviert. Die *Erregungsübertragung auf das Erfolgsorgan* erfolgt durch **Noradrenalin**, das aus den Endigungen der postganglionären Sympathikusneurone (= **[nor]adrenerge Neurone**) freigesetzt wird. Aus den postganglionären Sympathikusneuronen, die die Schweißdrüsen und bestimmte Blutgefäße der Unterextremität versorgen, wird bei Erregung allerdings **Acetylcholin** als Transmitter abgegeben (= **sympathische cholinerge Neurone**). Bezüglich der Freisetzung weiterer Transmitter und Cotransmission vgl. Seite 47.

In den einfachen Bauplan des sympathischen Nervensystems von zwei hintereinander geschalteten Neuronen läßt sich auch das **Nebennierenmark** einpassen, unter der Vorstellung, daß hier das postganglionäre Sympathikusneuron zur chromaffinen Zelle »zusammengeschrumpft« ist. Die präganglionären Sympathikusneurone zum Nebennierenmark verlaufen in den Nn. splanchnici und erregen (analog zu den Vorgängen in den sympathischen und parasympathischen Ganglien) durch Freisetzung von Acetylcholin die chromaffinen Zellen. Ein Teil der *chromaffinen Zellen* des Nebennierenmarks bildet Noradrenalin, ein anderer Teil Adrenalin. Beide Katecholamine werden in das Blut abgegeben und erreichen so die Erfolgsorgane.

## Das enterale Nervensystem

Das enterale Nervensystem (Nervenzellen im Plexus myentericus [Auerbach] und Plexus submucosus [Meissner] des Darms), das insgesamt mehr Nervenzellen enthält als das Rückenmark, kann als **dritter Teil des vegetativen Nervensystems** neben Sympathikus und Parasympathikus angesehen werden. Es funktioniert prinzipiell autonom, wenn es auch zahlreiche synaptische Verbindungen zu den beiden anderen Teilen des vegetativen Nervensystems besitzt und damit der Modulation durch sympathische und parasympathische Impulse unterliegt. Eine Sonderstellung des enteralen Systems ist auch durch seine komplexe Pharmakologie begründet. An den Synapsen des enteralen Systems werden eine Reihe von Neurotransmittern freigesetzt, die sonst nur im Gehirn vorkommen aber im übrigen peripheren vegetativen Nervensystem kaum eine Bedeutung haben (z. B. Serotonin, Galanin, GABA, Substanz P, Dynorphin, Enkephalin). Als die **wichtigsten erregenden Neurotransmitter** für die glatte Muskulatur des Darms gelten **Acetylcholin und das Neuropeptid Substanz P**, als die **wichtigsten inhibitorischen Transmitter NO und VIP**. Die Sekretion wird vor allem durch Acetylcholin und VIP gesteigert. Das Vorkommen »exotischer« Neurotransmitter läßt auch verstehen, warum beispielsweise Substanzen mit Wirkungen an Opiat- oder Serotoninrezeptoren die Darmtätigkeit beeinflussen.

# Parasympathomimetika

## Einführung

Acetylcholin dient als physiologischer Überträgerstoff an einer Reihe verschiedener Synapsen:
- in den vegetativen Ganglien (s. oben)
- im Nebennierenmark
- an den Endigungen der postganglionären parasympathischen und einem kleinen Teil der postganglionären sympathischen Neurone (s. oben)
- zwischen motorischer Nervenendigung und Skelettmuskulatur
- im Zentralnervensystem

Diese **Synapsen** lassen sich nicht nur aufgrund ihrer anatomischen Lokalisation und anderer Besonderheiten **unterscheiden**, sondern auch **hinsichtlich des Rezeptortyps**, auf den das bei der Erregung freigesetzte Acetylcholin auf der postsynaptischen Seite einwirkt (Tab. 2-1 u. Abb. 2-3):
- In den vegetativen Ganglien und an der Skelettmuskulatur handelt es sich um **Nicotinrezeptoren**.
- An den parasympathisch innervierten Effektorzellen (Herz, glatte Muskulatur, Drüsenzellen) sind es **Muscarinrezeptoren**.

Die cholinergen Synapsen innerhalb des Zentralnervensystems lassen sich in solche mit postsynaptischen Nicotin- und solche mit postsynaptischen Muscarinrezeptoren unterteilen. Die Nicotinrezeptoren der vegetativen Ganglien und der Skelettmuskulatur sind jedoch nicht identisch und zeigen unterschiedliche Empfindlichkeit auf eine Reihe von stimulierenden und blockierenden Stoffen. Die Beeinflussung von Nicotinrezeptoren der vegetativen Ganglien durch Pharmaka wird im Absch. »Ganglionär angreifende Pharmaka« (S. 63 f.) und die der Skelettmuskulatur in Kap. 6 (S. 167 ff.) besprochen.

Die Bezeichnungen »Nicotinrezeptor« und »Muscarinrezeptor« sind historisch begründet. Sie weisen auf die Substanzen hin, deren Wirkung zum ersten Mal anzeigte, daß die an zahlreichen Orten des Organismus vorkommenden »Acetylcholinrezeptoren« keine homogene Population darstellen, sondern sich in verschiedene Typen differenzieren lassen.

> Obwohl allen »**Acetylcholinrezeptoren**« die Eigenschaft gemeinsam ist, von »Acetylcholin« aktiviert zu werden, unterscheiden sie sich in ihrer molekularen Struktur. Einige der bis heute bekannten Agonisten und Antagonisten zeigen eine bemerkenswerte, wenn auch nicht absolute Selektivität gegenüber den verschiedenen Typen des Acetylcholinrezeptors.

Neben den postsynaptischen sind auch **präsynaptische Acetylcholinrezeptoren** nachgewiesen worden. Sie finden sich z. B. *an den Endigungen cholinerger Neurone* der Peripherie und des Zentralnervensystems, sind also Rezeptoren, die vom Transmitter des eigenen Neurons stimuliert werden (**Autorezeptoren**). Die Erregung von präsynaptischen Muscarinrezeptoren führt zu einer Hemmung der weiteren Freisetzung von Acetylcholin (inhibitorische präsynaptische Muscarinrezeptoren). Präsynaptische Acetylcholinrezeptoren kommen aber auch *an nichtcholinergen Neuronen* vor (s. Absch. »Sympathomimetika«, S. 64 ff.) und können dort bei Erregung die Freisetzung des Transmitters hemmen (inhibitorische präsynaptische Muscarinrezeptoren) oder steigern (fazilitorische präsynaptische Nicotinrezeptoren).

Die verschiedenen, **von Acetylcholin erregten Rezeptoren** gehören teils zu den sog. ionotropen Rezeptoren, teils zu den metabotropen Rezeptoren.
- Beim **ionotropen Rezeptor** sind Signal-(Transmitter-)Erkennungseinheit und Signaltransduktionseinheit (Ionenkanal) im gleichen membranständigen Makromolekül vereinigt (Liganden-aktivierter Ionenkanal). Der in der Skelettmuskula-

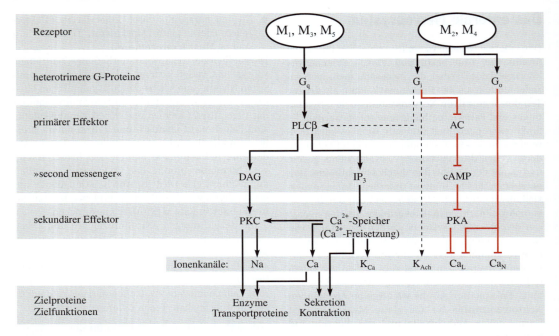

**Abb. 2-4.** Signalwege für muscarinische Rezeptoren. $M_{1,3,5}$ und $M_{2,4}$ benutzen jeweils die gleichen Signalwege. Die Phospholipase Cβ (PLCβ) wird von der α-Untereinheit des $G_q$-Proteins stimuliert. Die PLC-induzierte Bildung von Diacylglycerin (DAG) und von Inositol-1,4,5-trisphosphat ($IP_3$) aus dem Phosphoinositol der Zellmembran führt einerseits zur Aktivierung der Proteinkinase C (PKC) und damit zur Phosphorylierung funktioneller Proteine, andererseits wird Calcium aus intrazellulären Speichern freigesetzt, und es werden zusätzlich spannungsunabhängige Calciumkanäle geöffnet. Der Anstieg des zellulären $Ca^{2+}$ wirkt stimulierend auf Sekretion und Kontraktion. Die α-Untereinheit des an $M_{2,4}$-Rezeptoren gekoppelten $G_i$ hemmt die Adenylatcyclase (AC) und damit die Bildung von cAMP, die Aktivität der Proteinkinase A (PKA) und von Calciumkanälen des L-Typs ($Ca_L$). Die β/γ-Untereinheit von $G_i$ hat ebenfalls Signalfunktion und kann eine Isoform der PLCβ sowie myokardiale K-Kanäle aktivieren ($K_{Ach}$). Auch über die Interaktion mit einem weiteren G-Protein ($G_0$), das vorwiegend in neuronalen Zellen vorkommt, können $M_{2,4}$-Rezeptoren den $Ca^{2+}$-Einstrom durch spannungsabhängige Kanäle vom L- und N-Typ hemmen.

⟶ aktivierender Einfluß
⊣ hemmender Einfluß
----> $G_{βγ}$ – vermittelte Aktivierung

tur vorkommende Nicotinrezeptor ist der Prototyp eines ionotropen Rezeptors.
- **Metabotrope Rezeptoren** nennt man auch *G-Protein-gekoppelte Rezeptoren* (G-Protein = Guaninnucleotid-bindendes Protein). Die G-Proteine stellen die Verbindung zwischen separater Signalerkennungseinheit und separatem Effektor (Adenylatcyclase, Phospholipase C, Ionenkanal etc.) her. Die metabotropen Rezeptoren zeigen große Mannigfaltigkeit. Im Vergleich zu der schnellen Signaltransduktion bei Liganden-aktivierten Ionenkanälen ist die Signaltransduktion über G-Protein-gekoppelte Rezeptoren deutlich langsamer, weil der Aktivierung des Effektors eine Reihe biochemischer Zwischenschritte vorgeschaltet ist. Alle bisher bekannten Muscarinrezeptoren gehören zu den metabotropen Rezeptoren.

Die **Muscarinrezeptoren** lassen sich in **Subtypen** aufteilen. Mit Hilfe molekularbiologischer Methoden konnten 5 verschiedene Rezeptorproteine identifiziert und deren Aminosäuresequenz aufgeklärt werden. Davon lassen sich bisher allerdings nur 4 pharmakologisch eindeutig charakterisieren ($M_1$-, $M_2$-, $M_3$- und $M_4$-Rezeptoren).

Eine genaue *Zuordnung der Subtypen der Muscarinrezeptoren zu den verschiedenen Geweben und Zellen* ist gegenwärtig nur teilweise möglich. Außerdem scheinen manche Gewebe mehrere Subtypen zu exprimieren. Mit diesen Einschränkungen läßt sich folgendes festhalten:
- Die **$M_1$-Rezeptoren** (neuronale Muscarinrezeptoren) sind überwiegend im ZNS und in Ganglien,
- die **$M_2$-Rezeptoren** vor allem im Herzen und
- die **$M_3$-Rezeptoren** an glatten Muskelzellen und Drüsenzellen funktionell bedeutsam.

Im Gehirn lassen sich allerdings alle 5 Subtypen von Muscarinrezeptoren nachweisen. Die 5 Subtypen werden durch Acetylcholin gleichermaßen stimuliert und durch den klassischen Antagonisten Atropin gleichermaßen blockiert. Es sind bisher keine Agonisten bekannt, die einen bestimmten Subtyp eindeutig selektiv aktivieren, dagegen gibt es relativ selektive *Antagonisten*. Therapeutisch werden Pirenzepin mit hoher Affinität zum $M_1$-Rezeptor und Tropicamid mit Präferenz für den $M_4$-Rezeptor verwendet (S. 59 u. Tab. 2-3, S. 62).

Die Signalwege für muscarinische Rezeptoren sind in Abb. 2-4 dargestellt. Die Stimulation von Muscarinrezeptoren führt zu einer *Veränderung der Permeabilität der Zellmembran* gegenüber den Kationen $Na^+$, $K^+$ und $Ca^{2+}$. Die relativen Permeabilitätserhöhungen sind in den einzelnen Organen unterschiedlich.

▷ **Glatte Muskelzellen**, die Aktionspotentiale produzieren, wie der größte Teil der glatten Muskulatur des Intestinaltraktes, antworten auf die Stimulation der Muscarinrezeptoren mit überwiegender Erhöhung der Natriumpermeabilität. Die Folge davon sind Depolarisation der Zellmembran, Einstrom von $Ca^{2+}$, Erhöhung der elektrischen Aktivität und Kontraktion.

▷ An den **Schrittmacherzellen des Herzens** steigert die Stimulation von Muscarinrezeptoren vornehmlich die Kaliumpermeabilität der Zellmembran ($K_{Ach}$-Kanal in Abb. 2-4). So kommt es zur Verlangsamung der diastolischen Depolarisation und zur Abnahme der Schrittmacherfrequenz. An der negativ inotropen Wirkung von Acetylcholin am Vorhofmyokard ist außerdem eine Erniedrigung der Calciumpermeabilität beteiligt.

**Parasympathomimetika** sind Pharmaka, deren Effekte mit denen der Stimulation parasympathischer Nerven vergleichbar sind. Es handelt sich also um Wirkungen, die über eine Stimulation peripherer Acetylcholinrezeptoren zustande kommen.

Es wird unterschieden zwischen:
- **direkt** wirkenden Parasympathomimetika, die unmittelbar die Acetylcholinrezeptoren stimulieren. Sie lassen sich weiter in *Cholinester* und *Alkaloide* unterteilen.
- **indirekt** wirkenden Parasympathomimetika, die die Acetylcholinesterase hemmen und damit indirekt, d. h. über verlangsamt abgebautes Acetylcholin, die Rezeptoren aktivieren.

# Direkt wirkende Parasympathomimetika

▶ **Stoffeigenschaften**

Nach unseren heutigen Vorstellungen erfolgt die Interaktion zwischen Acetylcholin und Muscarinrezeptor über eine Anlagerung des quaternären Stickstoffs und des »Ether-« oder des »Carbonyl«-Sauerstoffs an bestimmte Stellen des Rezeptors. Die strukturellen Ähnlichkeiten zwischen Acetylcholin und anderen direkten Parasympathomimetika (Abb. 2-5) werden durch diese Art von **Agonist-Rezeptor-Wechselwirkung** verständlich.

**Acetylcholin** ist eine *stark polare* Verbindung (positiv geladenes Stickstoffatom und zwei elektronegative Sauerstoffatome) und wird deshalb weder in nennenswertem Ausmaß vom Darm resorbiert, noch ist es in der Lage, die Blut-Hirn-Schranke zu penetrieren. Das gleiche gilt für die Carbaminsäureester des Cholins, **Carbachol** und **Bethanechol** (Abb. 2-5). Die

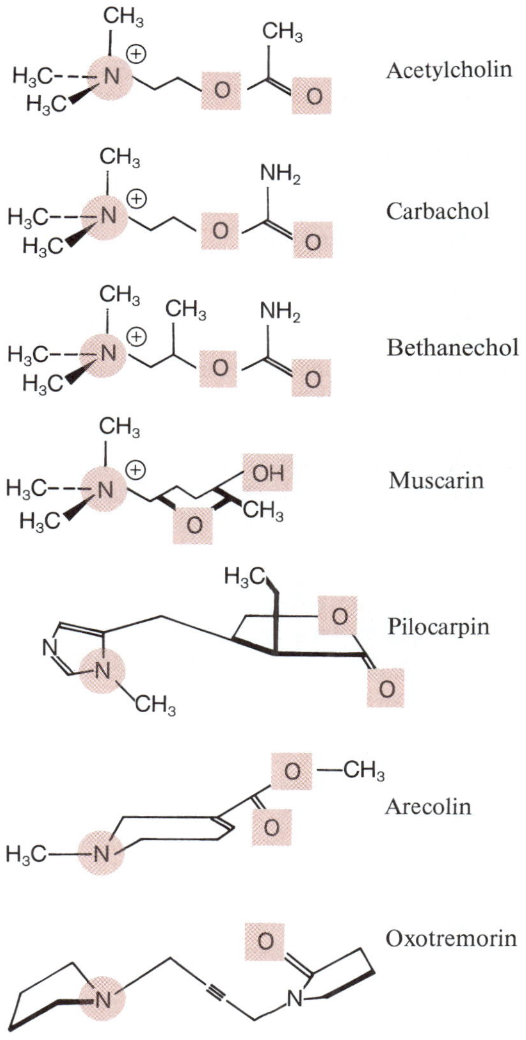

Abb. 2-5. Strukturformeln von direkten Parasympathomimetika

Wirkung dieser Agonisten bleibt daher bei systemischer Verabreichung auf die Peripherie beschränkt. Im Gegensatz zu Acetylcholin werden Carbachol und Bethanechol durch die Cholinesterase nicht abgebaut. Die somit im Vergleich zu Acetylcholin wesentlich längere Wirkungsdauer macht Carbachol und Bethanechol für eine therapeutische Anwendung geeignet. Wie Acetylcholin, so *stimuliert* auch Carbachol nicht nur *Muscarin-*, sondern *auch Nicotinrezeptoren*.

*Selektiv auf Muscarinrezeptoren* wirken dagegen Bethanechol sowie die enteral resorbierbaren Alkaloide **Muscarin** (aus dem Fliegenpilz Amanita muscaria) und **Pilocarpin** (aus den Blättern von Pilocarpus jaborandi) (Abb. 2-5). **Arecolin** (Abb. 2-5), ein Alkaloid aus der Betelnuß, besitzt sowohl muscarin- als auch nicotinartige Wirkungen. **Oxotremorin** (Abb. 2-5) ist eine synthetisch hergestellte Substanz, die selektiv Muscarinrezeptoren erregt. Sie wird nur für Versuchszwecke benutzt. Die Alkaloide Pilocarpin und Arecolin haben auch zentralnervöse Effekte. Besonders gut penetriert Oxotremorin durch die Blut-Hirn-Schranke.

### ▶ Pharmakodynamik

Obwohl direkte Parasympathomimetika theoretisch alle Gewebe oder Organe mit Acetylcholinrezeptoren beeinflussen können, wirken einige von ihnen mit gewisser Bevorzugung auf bestimmte Organe.

> Die Existenz von Acetylcholinrezeptoren setzt nicht in allen Geweben eine Innervation durch parasympathische Nerven voraus. So erhalten beispielsweise die Blutgefäße keine parasympathische Innervation, und nur einige Gefäße der quergestreiften Muskulatur werden durch cholinerge sympathische Nerven versorgt; dennoch verursacht injiziertes Acetylcholin über Stimulation von Muscarinrezeptoren eine Vasodilatation in praktisch allen Gefäßgebieten, einschließlich der Lunge.

Ursache dafür ist eine durch Muscarinrezeptoren ($M_3$) vermittelte Freisetzung von Stickstoffmonoxid (NO) aus den Endothelzellen der Blutgefäße (s.a. Tab. 2-1) mit anschließender Aktivierung der Guanylatcyclase in den Gefäßmuskelzellen und deren Relaxation. *Blutdruckabfall* ist deshalb eine wesentliche erwünschte oder unerwünschte Wirkung von Parasympathomimetika.

Beim **Säugetierherzen** sind die Vorhöfe parasympathisch innerviert, die Kammern erhalten dagegen praktisch keine parasympathische Innervation, besitzen aber in sehr beschränktem Umfang Muscarinrezeptoren. Erregung von Muscarinrezeptoren führt im Sinusknoten zu einer Verlangsamung der Schrittmacherpotentiale, im AV-Knoten zu einer Verlängerung der Überleitungszeit (*negativ chronotrope* und *negativ dromotrope* Wirkung) und am Vorhofmyokard (in geringem Maße auch am Ventrikelmyokard) zu einer Abnahme der Kontraktilität (*negativ inotrope* Wirkung). Das Aktionspotential und die Refraktärperiode des Vorhofmyokards werden durch Stimulation von Muscarinrezeptoren verkürzt. Dadurch besteht die Möglichkeit, daß Impulse von ektopischen Schrittmachern Vorhofflimmern oder -flattern auslösen.

▷ Parasympathomimetika kontrahieren die **glatte Muskulatur** von **Trachea** und **Bronchien** und erhöhen die Gefahr der Auslösung eines Asthmaanfalls. Gleichzeitig wird die Bronchialsekretion gesteigert.
▷ Im **Verdauungstrakt** werden Speichel- und Magensaftsekretion angeregt, die glatte Muskulatur des Darms und der Gallenblase kontrahiert, die glatte Muskulatur der Sphinkteren dagegen erschlafft.
▷ In der **Harnblase** wird der M. detrusor kontrahiert (Absetzen von Urin).
▷ Am **Auge** werden der M. sphincter pupillae kontrahiert (Miosis), ebenfalls der M. ciliaris. Die Kontraktion des M. ciliaris führt zu Nahakkommodation und über eine Erweiterung des Schlemm-Kanals zu einer Verbesserung des Kammerwasserabflusses.
▷ Schließlich bewirken Parasympathomimetika eine Steigerung der **Schweißsekretion.**

> Parasympathomimetika werden im wesentlichen zur Behandlung des Glaukoms, der Darmatonie, der Blasenatonie und bei paroxysmalen Tachykardien benutzt.

Je nach Indikationsstellung wird dabei eine Reihe typischer muscarinähnlicher Wirkungen als unerwünscht empfunden, vor allen Dingen bei hoher Dosierung. Die **unerwünschten muscarinähnlichen Wirkungen** bestehen in:
- Speichelfluß
- Bronchospasmus
- Spasmen im Bereich des Magen-Darm-Traktes
- Diarrhö
- Bradykardie
- Blutdruckabfall
- vermehrter Schweißsekretion

Da die meisten Parasympathomimetika nicht absolut spezifisch auf Muscarinrezeptoren wirken, können bei hoher Dosierung auch **nicotinähnliche Nebenwirkungen** auftreten. Stimulation von Nicotinrezeptoren an der Skelettmuskulatur führt zu Muskelzittern, Spasmen und schließlich Lähmungen. Der gleiche Prozeß in vegetativen Ganglien hat eine Stimulation postganglionärer, parasympathischer und sympathischer Neurone und schließlich deren Lähmung zur Folge. Im Zentralnervensystem bewirkt Stimulation von Acetylcholinrezeptoren zunächst eine Weckreaktion. Ebenso wird das Atemzentrum zunächst aktiviert, bei weiterer Steigerung der Dosis eines direkten oder indirekten Cholinomimetikums schließlich gelähmt.

◆ **Therapeutische Verwendung**

**Pilocarpin**[1] wird zur Behandlung des *Glaukoms* in wäßriger (0,5–2%ig) oder öliger Lösung (2%ig) in den Bindehautsack geträufelt. Die Wirkung setzt innerhalb weniger Minuten ein und hält etwa 6 Stunden an.

Zur Behandlung der *postoperativen Darmatonie* oder der *Blasenatonie* wird **Carbachol**[2] in Dosen von 1–3 mg p.o. mehrmals täglich oder 0,25 mg s.c. oder i.m. verwendet. Bei **Bethanechol**[3] werden 20–50 mg mehrmals täglich p.o. gegeben. Bei Überdosierung lassen sich die Nebenwirkungen, aber auch die therapeutisch erwünschte Wirkung, durch Atropin beseitigen.

● **Kontraindikationen:** Parasympathomimetika sind bei Herzinsuffizienz (negativ inotrope und chronotrope Wirkung) und Asthma bronchiale (Gefahr der Auslösung eines Bronchospasmus) kontraindiziert.

# Indirekt wirkende Parasympathomimetika

▶ **Stoffeigenschaften**

> Indirekt wirkende Parasympathomimetika sind reversible und irreversible Hemmer der Cholinesterase.

Die Bindungsstellen der Cholinesterasehemmstoffe konnten auf Grund kristallographischer Analyse des Enzyms sehr genau bestimmt werden. Die **reversiblen Hemmstoffe Edrophonium und Tacrin** (Abb. 2-6) treten in Kontakt mit der Cholinbindungsstelle des aktiven Zentrums. Da sie keine Esterstruktur aufweisen, sind sie im Gegensatz zu allen anderen Hemmstoffen auch keine Substrate des Enzyms. Während Edrophonium nur sehr kurz wirksam ist hat Tacrin eine längere Wirkungsdauer und kann im Gegensatz zu Edrophonium wegen seiner stärker hydrophoben Eigenschaften durch die Blut-Hirn-Schranke ins ZNS eindringen und dort Wirkungen entfalten.

---

[1] Asthenopin®, Pilocarpol®, Spersacarpin® u.a.
[2] Doryl® u.a.
[3] Myocholine®

Zwei weitere Gruppen von Inhibitoren, *Carbaminsäureester* und organische *Phosphorsäureester* reagieren mit der Acylbindungstelle des aktiven Zentrums und werden durch das Enzym gespalten. Allerdings verläuft die Regeneration des aktiven Enzyms sehr viel langsamer als bei dem physiologischen Substrat Acetylcholin, weil das Enzym in seiner carbamoylierten und erst recht in seiner phosphorylierten Zwischenform sehr viel stabiler ist als in seiner acetylierten Form. In der Therapie werden fast ausschließlich die Carbaminsäureester eingesetzt. Dazu zählen *Physostigmin* (Eserin; ein Alkaloid aus der Kalabarbohne) und die synthetisch hergestellten Verbindungen *Neostigmin, Pyridostigmin* und *Distigmin* (Abb. 2-6). Von diesen Substanzen penetriert nur Physostigmin ins ZNS, die Wirkung der anderen beschränkt sich wegen ihrer hohen Polarität auf die Peripherie.

Anders als bei den Carbaminsäureestern ist unter der Einwirkung von **organischen Phosphorsäureestern** eine Regeneration des Enzyms häufig überhaupt unmöglich. Sie gelten deshalb als **irreversible Hemmstoffe.** Sie wurden hauptsächlich als Schädlingsbekämpfungsmittel (Pestizide, Insektizide) oder als Kampfstoffe (»Nervengase«) entwickelt. Ihre therapeutische Bedeutung ist gering. Sie sind hauptsächlich von toxikologischem Interesse und werden ausführlich im Kap. 24, »Alkylphosphate«, S. 783 ff. behandelt.

▶ **Pharmakodynamik**

In Abhängigkeit vom Ausmaß der Cholinesterasehemmung wird das aufgrund der elektrischen Aktivität aus Acetylcholinneuronen laufend freigesetzte **Acetylcholin** im synaptischen Spalt nicht mehr oder *nicht mehr vollständig inaktiviert.* Das in der Synapse sich anstauende Acetylcholin führt zu einer *verstärkten oder übermäßigen Stimulation von Muscarin- und/oder Nicotinrezeptoren.* Mit steigenden Dosen eines Cholinesterasehemmers machen sich die cholinomimetischen Wirkungen zunächst an Synapsen mit Muscarinrezeptoren bemerkbar; Synapsen mit Nicotinrezeptoren (vegetative Ganglien, Skelettmuskulatur) sind erst bei höherer Dosierung betroffen.

**Wirkungen und Nebenwirkungen** der Cholinesterasehemmer sind im Prinzip die gleichen wie eingehend für die direkten Parasympathomimetika beschrieben. Lebensbedrohende **Vergiftungssymptome** der irreversiblen Cholinesterasehemmer sind extreme Bradykardie und Hypotension, Lähmung der quergestreiften Muskulatur mit Übergriff auf die Atemmuskeln und Erscheinungen von seiten des Zentralnervensystems wie generalisierte Krämpfe, Lähmung des Atemzentrums und der Kreislaufzentren. Zur **Behandlung der Vergiftung** wird *Atropin*

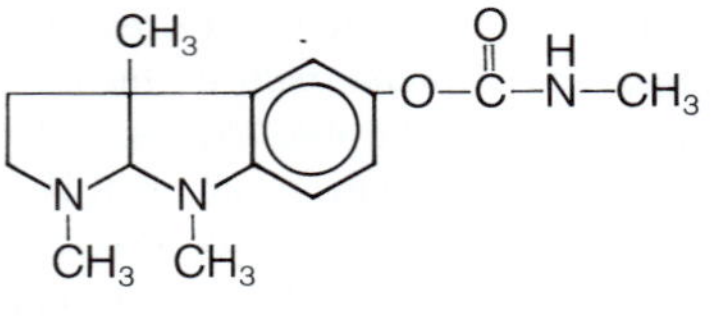

Physostigmin

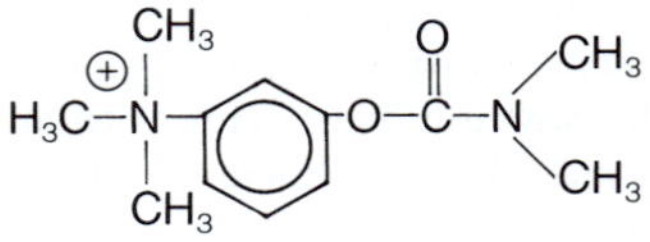

Neostigmin

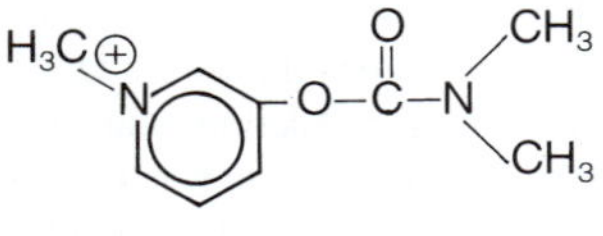

Pyridostigmin

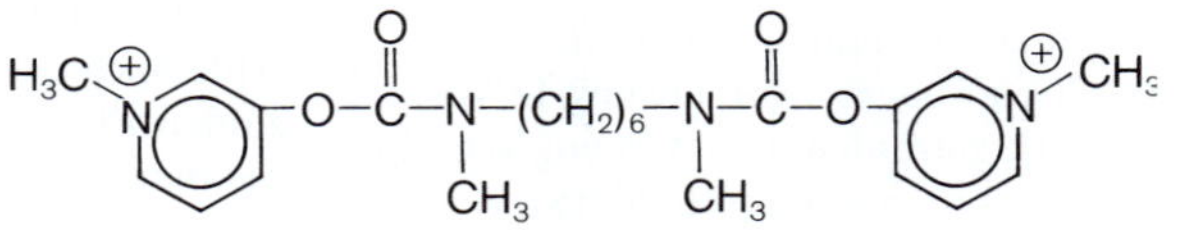

Distigmin

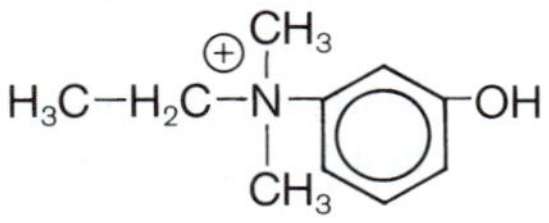

Edrophonium

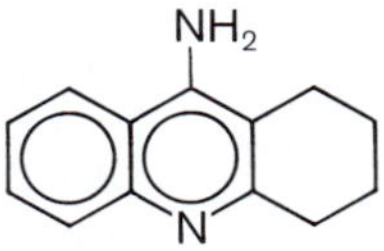

Tacrin

**Abb. 2-6.** Strukturformeln von Hemmern der Cholinesterase (indirekt wirkende Parasympathomimetika)

verwendet (Kap. 24, »Alkylphosphate«, S. 787 f.). Die zentralnervösen Symptome werden jedoch durch Atropin nur teilweise gebessert; auf die Symptome an der Skelettmuskulatur hat Atropin dagegen keinen Einfluß. Die weitere Behandlung der Vergiftung sowie der Einsatz von Reaktivatoren der Cholinesterase werden eingehend im Kap. 24, »Alkylphosphate«, S. 788 beschrieben.

## ◆ Therapeutische Verwendung

● **Indikationen:** Die Indikationen sind, ähnlich wie bei den direkten Parasympathomimetika, *Glaukom, Darmatonie* und *Blasenatonie.* Darüber hinaus werden Cholinesterasehemmer zur *Behandlung von Vergiftungen* mit Parasympatholytika (Atropin u. ä.), Antidepressiva und curareähnlichen Stoffen benutzt. Schließlich verbessern Cholinesterasehemmer indirekt die neuromuskuläre Erregungsübertragung bei der *Myasthenia gravis.* Zentral wirksame reversible Inhibitoren scheinen die kognitiven Leistungen bei Patienten mit Alzheimer-Krankheit bis zu einem gewissen Grad günstig zu beeinflussen.

**Physostigmin**[1] eignet sich zur lokalen Anwendung am Auge bei Glaukom. Es wird in 0,25- bis 0,5 %iger Lösung angewandt. Bei systemischer Verabreichung stehen die Hemmwirkungen auf das Herz und die Erregung des Darmes im Vordergrund. Außerdem penetriert Physostigmin in das Zentralnervensystem. Wegen seiner ausgeprägten kardialen Wirkung wird Physostigmin systemisch lediglich zur Behandlung der Vergiftung durch Parasympatholytika oder durch Antidepressiva in mehrmaliger Dosierung von 0,5–2,0 mg i. v. verwendet. Die Wirkungsdauer von Physostigmin beträgt ungefähr 2 Std.

Bei **Neostigmin**[2] und anderen synthetischen Carbamaten ist das Verhältnis zwischen erwünschten Wirkungen (Erregung des Darms oder der motorischen Endplatte) und unerwünschten kardialen oder glandulären Wirkungen günstiger als nach Physostigmin. Neben seiner Hemmwirkung auf die Cholinesterase stimuliert Neostigmin auch direkt Acetylcholinrezeptoren. Die Dosierung bei Darm- und Blasenatonie beträgt 0,5–1,0 mg i.m. oder 7,5–30 mg per os. Bei der Myasthenia gravis ist je nach Schweregrad der Erkrankung eine individuelle Dosierung erforderlich. Neostigmin ist kurz wirksam, die Halbwertszeit der Elimination beträgt 15–30 Min.

Die Indikationen für **Pyridostigmin**[3] und **Distigmin**[4] entsprechen denen von Neostigmin. Beide Präparate haben eine längere Wirkungsdauer als Neostigmin. **Edrophonium**, ein nur wenige Minuten wirkender Cholinesterasehemmer, wird als Diagnostikum bei Verdacht auf Vorliegen einer Myasthenia

[1] Anticholium®

[2] Neostig-Reu® u. a. [3] Kalymin®, Mestinon® [4] Ubretid®

gravis eingesetzt. **Tacrin**[1], **Donepezil**[2] und **Rivastigmin**[3] führen bei einer begrenzten Zahl von Patienten (~30%) mit leichter oder mittelschwerer Alzheimer-Demenz zu einer symptomatischen Besserung und/oder zu einer Verlangsamung der Abnahme kognitiver Leistungen. Die Wirkung wird auf einen Substitutionseffekt bei dem mit dieser Krankheit assoziierten Verlust zentraler cholinerger Neurone zurückgeführt. Die orale Bioverfügbarkeit von Tacrin ist wegen des ausgeprägten »first-pass«-Effekt eingeschränkt. Die Dosierung liegt zwischen 40 und 160 mg/Tag. Tacrin (aber anscheinend nicht Donepezil und Rivastigmin) besitzt eine bedeutende Lebertoxizität. Bei etwa 30% der Patienten kommt es zu einem (nach Absetzen reversiblen) Anstieg der Transaminasen. Weitere Nebenwirkungen wie Durchfall, Erbrechen, Myalgie, Blutdruckabfall entsprechen denjenigen anderer cholinerger Agonisten.

# Parasympatholytika

Parasympatholytika antagonisieren die Wirkung von Acetylcholin oder anderen (direkten oder indirekten) Parasympathomimetika an peripheren Muscarinrezeptoren.

Dabei werden Effekte von neuronal freigesetztem Acetylcholin im allgemeinen erst durch höhere Dosen von Parasympatholytika aufgehoben als solche von exogen zugeführtem (injiziertem) Acetylcholin.

Pharmaka, die Nicotinrezeptoren in den vegetativen Ganglien oder in der Skelettmuskulatur blockieren, werden als **Ganglienblocker** beziehungsweise als **periphere Muskelrelaxanzien** bezeichnet.

Im Zentralnervensystem ist die cholinerge Transmission sowohl muscarinisch als auch nicotinisch. Parasympatholytika, die in das Zentralnervensystem penetrieren, werden deshalb durch zentrale Muscarinrezeptoren vermittelte Prozesse ebenfalls hemmen. Aus diesem Grunde ist die Bezeichnung **Cholinolytika** zutreffender und umfassender als die Bezeichnung Parasympatholytika.

▶ **Stoffeigenschaften**

Die ersten als Parasympatholytika identifizierten und deshalb für diesen Wirkungstyp klassisch gewordenen Verbindungen sind die Belladonnaalkaloide *Atropin* und *Scopolamin* (Abb. 2-7).

**Atropin** läßt sich aus zahlreichen Solanaceaearten wie beispielsweise der Tollkirsche (Atropa belladonna), dem Bilsenkraut (Hyoscyamus niger) und dem Stechapfel (Datura stramonium) gewinnen. Alle diese Verbindungen enthalten L-Hyoscyamin, das beim Aufarbeiten der Pflanzen oder in wäßriger Lösung racemisiert.

L-**Hyoscyamin** ist das pharmakologisch aktive *Enantiomer* und ist 10- bis 20mal wirksamer als D-Hyoscyamin. **Atropin** ist die Bezeichnung für das *Racemat*.

Neben L-Hyoscyamin enthalten die o.g. Pflanzen in wechselnder Menge noch L-Hyoscin oder **Scopolamin**. Hyoscyamin und Hyoscin sind die Tropasäureester von Tropin beziehungsweise Scopin. Homatropin ist der Mandelsäureester des Tropins. Tropin und Scopin sind strukturell sehr ähnlich und unterscheiden sich nur durch eine Sauerstoffbrücke (Abb. 2-7).

Die **Antimuscarinwirkung** ist an den *intakten Ester* geknüpft, weder Tropasäure noch Tropin oder Scopin allein sind aktiv.

Atropin und Scopolamin penetrieren die Blut-Hirn-Schranke. Die Wirkung der entsprechenden quaternären Analogen wie Ipratropium oder N-Butylscopolamin (Abb. 2-7) bleibt dagegen auf die peripheren Organe beschränkt.

Die Suche nach synthetischen parasympatholytischen Pharmaka mit möglichst selektiver Wirkung auf bestimmte Organe oder Rezeptorsubtypen war mit wenigen Ausnahmen nicht sehr erfolgreich.

Die für den selektiven $M_1$-Antagonisten **Pirenzepin** auf den ersten Blick erstaunliche *Hemmung der Magensaftsekretion* wird mit einer Blockade von ganglionären $M_1$-Rezeptoren erklärt. Da Pirenzepin schlecht die Blut-Hirn-Schranke überwindet, kommt es nicht zu den von einem $M_1$-Antagonisten erwarteten zentralnervösen Effekten.

**Oxybutynin** vereinigt im selben Molekül *parasympatholytische* (bevorzugt $M_3$-Rezeptoren) und direkt auf die glatte Muskulatur gerichtete *spasmolytische* Wirkungskomponenten. Oxybutynin wird zur Behandlung von Pollakisurie, Nykturie und Hyperaktivität des M. detrusor eingesetzt. Für dieselbe Indikation wird auch **Tolterodin**[4] verwendet, ein neuerer muscarinischer Antagonist ohne Subtypspezifität. Tolterodin zeigt eine stärkere Selektivität als Oxybutynin in seiner Hemmwirkung auf die Blasenkontraktion und bewirkt eine weniger starke Hemmung der Speichelsekretion und deshalb auch weniger unangenehme Mundtrockenheit. Der Grund für die bevorzugte Wirkung an der Blase ist nicht genau be-

---

[1] Cognex®  [2] Aricept®  [3] Exelon®         [4] Detrusitol®

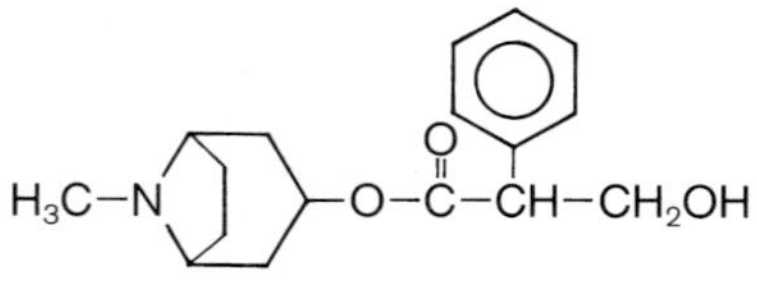

Atropin (D,L-Hyoscyamin)

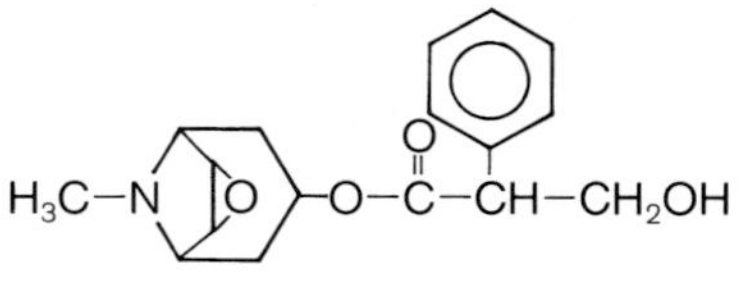

Scopolamin (L-Hyoscin)

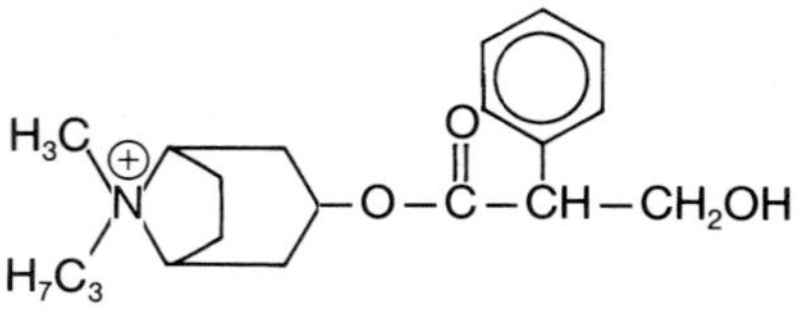

Ipratropium
(Atrovent®)

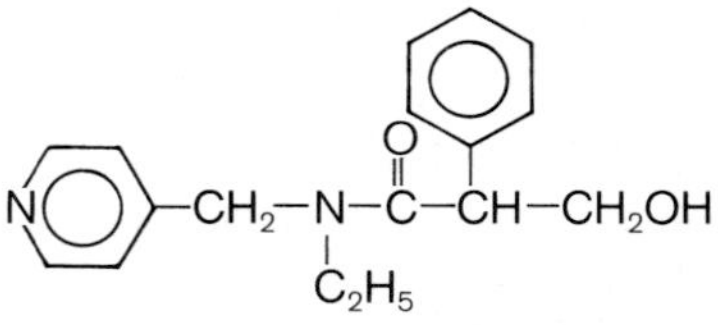

Tropicamid
(Mydriaticum Roche®)

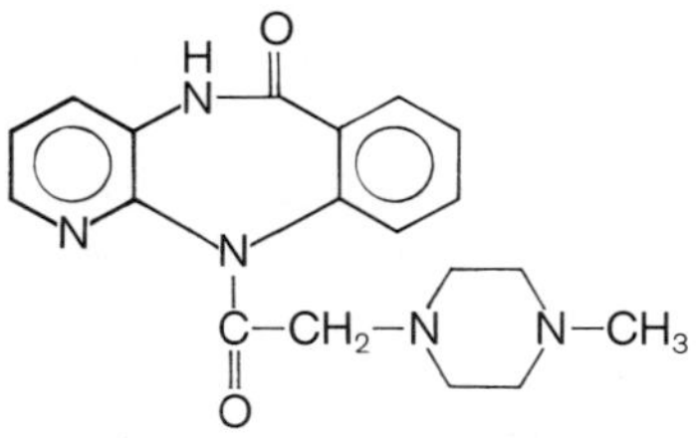

Pirenzepin
(Gastrozepin®)

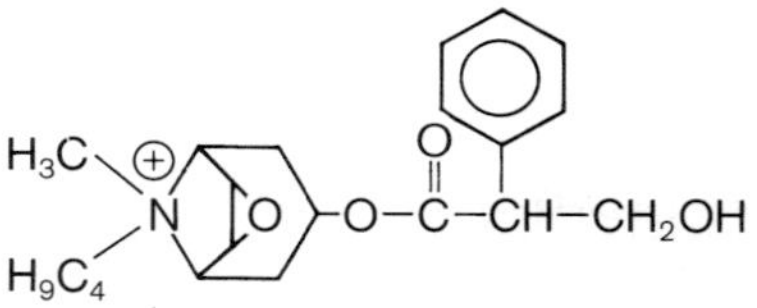

N-Butylscopolamin
(Buscopan®)

**Abb. 2-7.** Strukturformeln von Parasympatholytika

kannt. Tolterodin wird über einen aktiven Metaboliten abgebaut, deshalb reicht eine 2mal tägliche Applikation (2 × 1 mg) trotz der kurzen Halbwertszeit von 2,5 Std.

▶ **Pharmakodynamik**

Atropin und die ihm verwandten **Parasympatholytika** sind kompetitive Antagonisten des Acetylcholins (oder anderer direkter Parasympathomimetika) am Muscarinrezeptor. Das bedeutet, daß ihre **Wirkung** durch hohe Dosen eines *Parasympathomimetikums* **aufgehoben** werden kann.

**Atropin** und **Scopolamin** blockieren mit großer Selektivität Muscarinrezeptoren. Erst bei extrem hohen Dosen sind auch die Nicotinrezeptoren der vegetativen Ganglien oder der Skelettmuskulatur betroffen. Die Wirkung **quaternärer Stickstoffverbindungen** vom Typ des N-Methylatropins richtet sich nicht nur gegen die Muscarinrezeptoren der Erfolgsorgane, sondern bis zu einem gewissen Grad auch gegen die Nicotinrezeptoren der vegetativen Ganglien. Damit wird der parasympathische Einfluß gleichzeitig an zwei hintereinanderliegenden Synapsen gehemmt.

Die **Wirkungen** der Parasympatholytika ergeben sich zwangsläufig aus der Verminderung oder Einschränkung der für die Parasympathomimetika ausführlich beschriebenen Effekte. Sie sind für die einzelnen Organe in Tab. 2-2 zusammengefaßt.

Ob die Wirkung eines Parasympatholytikums therapeutisch nutzbar oder unerwünscht ist, hängt verständlicherweise nicht nur vom Zielorgan, sondern auch von der Höhe der Dosierung ab. Die **Empfindlichkeit der verschiedenen Organe** gegenüber Atropin oder verwandten Verbindungen ist unterschiedlich. Die *Reihenfolge,* mit der die einzelnen Wirkungen auftreten und sich mit steigender Dosierung verstärken, ist
● Hemmung der Speichel- und Schweißsekretion
● Pupillenerweiterung
● Tachykardie
● Akkommodationsstörungen
● Sprachstörungen
● Schluckbeschwerden

**Tab. 2-2.** Wirkungen von Parasympatholytika und ihre Unterteilung in therapeutisch nutzbare und unerwünschte

| Zielorgan | Art der Wirkung | Hieraus ergeben sich | |
|---|---|---|---|
| | | **Therapeutische Indikation** | **Unerwünschte Symptome bei Verwendung in anderer Indikation** |
| Speicheldrüsen | Hemmung der Speichelsekretion | Sialorrhö bei Parkinson-Krankheit | Mundtrockenheit |
| Magen | Hemmung der Magensaftsekretion | Gastritis, Hyperacidität, Ulcus ventriculi und duodeni | Verdauungsbeschwerden |
| Magen, Darm, Gallenwege | Hemmung der Motorik | Spasmen, Pylorusspasmus | Obstipation, Meteorismus, Darmatonie |
| Harnblase | Hemmung des M. detrusor | Enuresis | Harnverhaltung |
| Auge | Erschlaffung des M. ciliaris | | Akkommodationsschwäche, Gefahr der Steigerung des intraokulären Drucks (Glaukom) |
| | Erschlaffung des M. sphincter pupillae | Erweiterung der Pupille für Ophthalmoskopie, Verhinderung von Verklebungen zwischen Iris und Kornea | Lichtscheu |
| Bronchien | Erschlaffung der Bronchialmuskulatur | Lösung von parasympathisch bedingten Bronchospasmen (Bronchitis) | |
| | Hemmung der Bronchialsekretion | Reduzierung der gesteigerten Bronchialsekretion in der Narkose, Verminderung der Gefahr einer Pneumonieentwicklung | Bildung zähen Schleims |
| | Hemmung der Aktivität des Flimmerepithels | | Reduzierung des Abtransportes von Schleim und der Selbstreinigung |
| Herz | Zunahme der Schlagfrequenz | Schutz vor vagalen kardialen Kreislaufreflexen (Anästhesiologie) | Erhöhter $O_2$-Verbrauch des Herzens, Angina pectoris |
| | Zunahme der Erregungsleitungsgeschwindigkeit | Antagonisierung der negativ chronotropen Wirkung bestimmter Antiarrhythmika und von Digitalis | Auslösung von Arrhythmien |
| Schweißdrüsen | Hemmung der Sekretion | Nachtschweiß | Hyperthermie |
| Zentralnervensystem | Hemmung efferenter striataler Neurone | Parkinson-Krankheit (Kap. 4, S. 148) | Gleichzeitige Blockade peripherer Muscarinrezeptoren |
| | Nicht genau bekannt | Reisekrankheit | |
| Praktisch alle Organsysteme | | Vergiftungen mit Parasympathomimetika, insbesondere Phosphorsäureestern | |

**Tab. 2-3.** Therapeutische Verwendung von Parasympatholytika

| Freiname | Handelsname | Wirkungsmuster und Indikation | Dosierung | Wirkungsdauer |
|---|---|---|---|---|
| Atropin | diverse Generika | Prototyp des Parasympatholytikums. Bezüglich Wirkungen, Nebenwirkungen und Empfindlichkeit der verschiedenen Organe auf Atropin s. S. 60ff. | 1%ige Lösung am Auge 0,25–1,0 mg s.c., i.v., p.o. | 7–10 Tage 3–4 Std. |
| Scopolamin | Boro-Scopol® Scopoderm® u.a. | Prinzipiell gleiche Wirkung wie Atropin. Möglicherweise relativ zu Atropin etwas stärkere Wirkung auf Auge und Speicheldrüsen, leicht geringere auf Herz und Bauchorgane. Im Gegensatz zu Atropin dämpfende Wirkung auf ZNS. | 0,3%ige Lösung am Auge 0,25–1,0 mg s.c., p.o. | 5–7 Tage 6 Std. |
| Tropicamid | Mydriaticum Stulln® u.a. | Nur als Augentropfen erhältlich. Deutlich kürzere Wirkung als Atropin oder Scopolamin und deshalb für Diagnostik (Ophthalmoskopie) gut geeignet. | 0,5%ige Lösung | 1–2 Std. |
| N-Butylscopolamin | Buscopan®, Spasmowern® u.a. | Zur Behandlung von Spasmen oder Koliken im Bereich des Magens, des Darms, der Gallenwege und der ableitenden Harnwege (auch bei Cholelithiasis und Urolithiasis). Bei Blasentenesmen und Dysmenorrhö. Als quaternäre Stickstoffverbindungen praktisch ohne zentrale Wirkungen. | 3–4 × 10 mg p.o., s.c., i.v. | ca. 4 Std. |
| Ipratropiumbromid | Atrovent®, Itrop® | Bronchospasmolytikum zur Behandlung von obstruktiven Lungenerkrankungen und Asthma. Wirkt additiv zu β-Agonisten und Methylxanthinen. Bei Inhalation praktisch keine systemischen Wirkungen, da es als quarternäres Atropinderivat kaum aus dem Bronchialsystem resorbiert wird. Hemmt, anders als Atropin, das Flimmerepithel nur wenig. | Einzeldosis bei Inhalation 0,25 mg | ca. 6 Std. |
| Pirenzepin | Gastrozepin® u.a. | Hemmt mit einer gewissen Bevorzugung die Magensaftsekretion über eine Blockade von $M_1$-Rezeptoren. Indikationen: Ulcus ventriculi et duodeni. Bei höherer Dosierung jedoch auch atropinähnliche Nebenwirkungen wie Mundtrockenheit und Akkommodationsstörungen. Wird nur noch selten verwendet. | 2 × 25 mg | 8–10 Std. |
| Oxybutynin | Dridase® | Parasympatholytische und direkt spasmolytische Wirkung. Indikation: Pollakisurie, Nykturie, Harndrang, Harninkontinenz. | 2–3 × 5 mg p.o. | 2 Std. |

Für alle Parasympatholytika gelten als Kontraindikationen Glaukom (wegen einer möglichen Behinderung des Kammerwasserabflusses), Prostatahypertrophie (wegen einer möglichen Harnverhaltung), Koronarinsuffizienz (wegen Steigerung des myokardialen Sauerstoffverbrauchs durch die induzierte Tachykardie), tachykarde Rhythmusstörungen und atonische Obstipation.

- Ruhelosigkeit
- Kopfschmerzen
- heiße, trockene Haut (erweiterte Hautgefäße zwecks Wärmeabfuhr bei gehemmter Schweißsekretion)
- verminderte Peristaltik
- Harnverhaltung
- Ataxie
- Halluzinationen
- Delirium

- Koma
- Atemlähmung

Das wirksamste **Antidot** bei der Vergiftung mit Parasympatholytika ist *Physostigmin,* das in Abhängigkeit vom Schweregrad der Vergiftung in Dosen von 1–4 mg in Abständen von 2–3 Std. verabreicht werden soll. *Pilocarpin* beseitigt zwar rasch die peripheren, beeinflußt aber kaum die zentralen Vergiftungssymptome. Es eignet sich in 0,5–2%iger Lösung zur Spülung der ausgetrockneten Schleimhäute des Auges, des Mundes und des Nasen-Rachen-Raumes. Bei Hyperthermie muß als erste und dringlichste Maßnahme für Wärmeabfuhr über die Haut (kalte Bäder) gesorgt werden. Antipyretika sind nutzlos.

### ▶ Pharmakokinetik

**Atropin** und **Scopolamin** werden vom *Gastrointestinaltrakt* rasch und fast vollständig **resorbiert.** Sie werden auch vom *Bindehautsack* und anderen *Schleimhäuten* des Organismus aufgenommen, dagegen nur in geringem Maß von der intakten *Haut.*

Die **lange Wirkungsdauer** von Atropin und Scopolamin (Tab. 2-3) bei lokaler Anwendung **am Auge** (nicht aber bei systemischer Verabreichung) wird mit einer Bindung an das Melanin der Pigmentzellen der Iris und allmählicher Wiederabgabe aus diesem Speicher erklärt.

Atropin verschwindet rasch aus dem Blut und verteilt sich im ganzen Organismus. In das *Zentralnervensystem* penetriert es schlechter als Scopolamin. Bis zu 50% des Atropins werden unverändert in den *Urin* ausgeschieden; Scopolamin wird dagegen fast vollständig metabolisiert. Atropin und Scopolamin durchdringen die *Plazentaschranke* und treten auch in geringen Mengen in die Muttermilch über.

Im Gegensatz zu Atropin und Scopolamin werden die Verbindungen mit **quaternärem Stickstoff** (Abb. 2-7) nur zu 10–25% vom *Darm* resorbiert. Erwartungsgemäß penetrieren sie nicht in das *ZNS.*

### ◆ Therapeutische Verwendung

Die sich aufgrund der Hemmung von Muscarinrezeptoren in den einzelnen Organen ergebenden Wirkungen von Parasympatholytika und die daraus abgeleiteten Indikationen sowie die Nebenwirkungen sind in Tab. 2-2 zusammengefaßt. Tab. 2-3 informiert über die Eigenschaften der einzelnen Pharmaka, ihre Dosierung und Wirkungsdauer.

# Ganglionär angreifende Pharmaka

Die **Erregungsübertragung** in den **parasympathischen** und **sympathischen Ganglien** erfolgt durch *Acetylcholin,* das aus den Endigungen der präganglionären vegetativen Neurone freigesetzt wird und vorwiegend *Nicotinrezeptoren* (S. 53 ff.), daneben auch *Muscarinrezeptoren ($M_1$),* am Zellkörper oder den Dendriten der entsprechenden postganglionären Neurone stimuliert. *Aktivierung* dieser Rezeptoren führt zu einer Depolarisation der Membran des postganglionären Neurons und beim Unterschreiten eines gewissen Potentialwertes zur Auslösung von Aktionspotentialen. Nicht nur Acetylcholin erregt postganglionäre Nicotinrezeptoren, sondern auch *Tetramethylammonium, Dimethylphenylpiperazinium* und vor allem *Nicotin.* Diese Wirkung des Nicotins ist seit langem bekannt und hat dem ganglionären Untertyp des Acetylcholinrezeptors die Bezeichnung **Nicotinrezeptor** verliehen.

## Nicotin

Die **Wirkung** des aus Tabakblättern gewonnenen farblosen und flüssigen Alkaloids Nicotin (Abb. 2-8) ist komplex.
- In **niedrigen Dosen** *erregt* es wie Acetylcholin durch kurzdauernde Depolarisation die *Ganglien.*

Agonist am Nicotinrezeptor

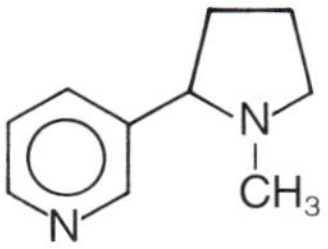

Nicotin

Antagonist am Nicotinrezeptor

$H_3C-\overset{+}{N}(CH_3)_2-(CH_2)_6-\overset{+}{N}(CH_3)_2-CH_3$

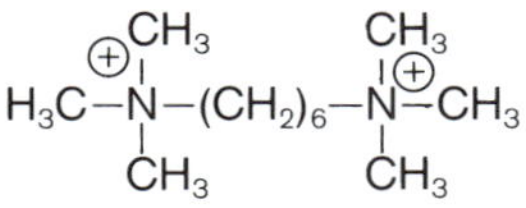

Hexamethonium

**Abb. 2-8.** Strukturformeln ganglionär wirksamer Verbindungen

- **Höhere Dosen** führen zu einer persistierenden Depolarisation des postganglionären Neurons und damit zu einem *Transmissionsblock (ganglionäre Lähmung)*.
- Bei **fortgesetzter Verabreichung** von Nicotin kommt es außerdem zu einer *Empfindlichkeitsabnahme* der *ganglionären Nicotinrezeptoren*.

Die *chromaffinen Zellen* des Nebennierenmarks und die Endigungen der postganglionären sympathischen Neurone *(adrenerge Neurone)* tragen ebenfalls Nicotinrezeptoren. Bei ihrer Erregung wird Adrenalin und Noradrenalin aus den beiden Strukturen freigesetzt.

**Intravenöse Injektionen** von Nicotin bei einem Versuchstier führen nach sehr kurzer Bradykardie und Blutdrucksenkung (Erregung postganglionärer parasympathischer Neurone im Herzen) zu *Blutdrucksteigerung*, hervorgerufen durch Stimulation sympathischer Ganglien und des Nebennierenmarks. In der sich daran *anschließenden Lähmungsphase* der sympathischen Ganglien bleibt der Blutdruck anhaltend gesenkt. Im Bereich des Parasympathikus kommt es ebenfalls zunächst zu einer ganglionären Stimulation mit Tonisierung des Darms und Steigerung seiner Motorik, die von einer Abnahme der Peristaltik gefolgt ist.

> Die Nicotindosen, die Erregung und Lähmung verursachen, liegen so dicht beieinander, daß Nicotin als Pharmakon zur isolierten Auslösung keiner der beiden Effekte genutzt werden kann.

Neben seiner ganglionären Wirkung *setzt* Nicotin Adiuretin *(Vasopressin)* aus dem Hypophysenhinterlappen *frei* und verursacht dadurch Diuresehemmung, Blutdruckanstieg und möglicherweise eine Verengung der Haut- und Koronargefäße.

Aufgrund seiner *hohen Lipidlöslichkeit* dringt Nicotin gut in das **Zentralnervensystem** ein; es wirkt dort stimulierend und anregend. Der *atemstimulierende* Effekt beruht sowohl auf einer Erregung der Chemorezeptoren im Glomus caroticum und im Aortenbogen als auch auf einer direkten Beeinflussung (höhere Dosen) der Medulla oblongata. Bei steigender Dosierung kommt es zu zentral ausgelöstem Tremor.

Die **akute Nicotinvergiftung** ist durch folgende Symptome charakterisiert:
- Kreislaufkollaps
- Durchfälle
- Erbrechen
- Krämpfe
- schließlich Atemlähmung

(s. a. Kap. 24, »Nicotin«, S. 800 f.)

# Ganglienblocker

> Ganglienblocker sind Pharmaka, die über eine Blockade von Nicotinrezeptoren die ganglionäre Transmission hemmen, ohne selbst den Nicotinrezeptor zu erregen oder das Membranpotential der Ganglienzellen zu verändern. Sie besetzen den Nicotinrezeptor und verhindern die Depolarisation durch Acetylcholin.

Ihre **Wirkung** erstreckt sich auf sympathische und parasympathische Ganglien, auf das Nebennierenmark und zum Teil auch auf den Nicotinrezeptor der quergestreiften Muskulatur.

> Nach Gabe von Ganglienblockern kommt es zu einer Weiterstellung der Widerstands- und Kapazitätsgefäße, die auf eine Blockade sympathischer Ganglien zurückgeht.

Das **Herz,** das sowohl sympathisch als auch parasympathisch innerviert ist, verliert unter Ganglienblockade seine Regulation durch das vegetative Nervensystem. Die Folge dieser Beeinflussung des kardiovaskulären Systems ist eine *markante Hypotension* mit ausgesprochen orthostatischem Charakter. Die Ganglienblocker waren die ersten stark wirksamen Antihypertensiva.

> Wegen der erheblichen Nebenwirkungen (orthostatische Hypotonie, Lähmung von Darm und Harnblase) ist die Therapie mit diesen Substanzen heute zugunsten besser verträglicher Antihypertensiva aufgegeben worden.

# Sympathomimetika

## Physiologisch-chemische Grundlagen

### Einführung

**Neurone mit Noradrenalin als Transmitter** existieren nicht nur *in der Peripherie* als postganglionäre sympathische Neurone, sondern auch im *Zentralnervensystem*. Sie zeigen morphologische Gemeinsamkeiten. Bei beiden Lokalisationen handelt es sich um markarme Neurone, deren Endstrecke sehr lang und stark verzweigt ist.

> Die **Endstrecke** ist charakterisiert durch zahlreiche, in periodischen Abständen hintereinandergeschaltete Auftreibungen, die als **Varikositäten** (Nervenendigungen) bezeichnet werden. Ein Noradrenalin-

neuron innerviert also stets mehrere Zellen eines peripheren Organs oder mehrere Neurone im Zentralnervensystem.

In einigen Neuronen des Zentralnervensystems **(Dopaminneurone)** bricht die Biosynthese des adrenergen Transmitters (siehe unten) bereits auf der Stufe des Dopamins ab. Von besonderer Bedeutung sind dabei die nigrostriatalen Dopaminneurone (s. »Antiparkinsonmittel«, Kap. 4, S. 148).

Ungefähr die Hälfte der *chromaffinen Zellen* des Nebennierenmarks besitzt die Fähigkeit, Noradrenalin durch Methylierung des Stickstoffs weiter zu Adrenalin zu transformieren. In der *Medulla oblongata* liegt eine Gruppe von Neuronen, die **Adrenalin als Transmitter** benutzen. Ihre funktionelle Bedeutung ist noch nicht eindeutig definiert.

> Den Transmittern Dopamin, Noradrenalin und Adrenalin ist die *Katechol-* oder *Brenzkatechinstruktur* gemeinsam; sie werden deshalb häufig unter der Sammelbezeichnung **Katecholamine** zusammengefaßt.

## Biosynthese von Katecholaminen

> Die **Biosynthese** der Katecholamine erfolgt **in den Katecholaminneuronen** der Peripherie und des Zentralnervensystems oder **in den chromaffinen Zellen** des Nebennierenmarks. Bei den Neuronen ist sowohl der Zellkörper als auch die Nervenendigung zur Synthese des Transmitters befähigt; quantitativ überwiegt dabei der Beitrag der Nervenendigungen.

Die Biosynthese beginnt mit der Aufnahme der essentiellen Aminosäure *Tyrosin* in die genannten Strukturen über einen Na-abhängigen, spezifischen Transportmechanismus. Tyrosin wird durch ein Enzym, die Tyrosinhydroxylase, die nur in den Katecholaminneuronen oder den chromaffinen Zellen vorkommt, zu *Dihydroxyphenylalanin (DOPA)* hydroxyliert (Abb. 2-9). Dieser Vorgang ist zugleich der **geschwindigkeitsbestimmende Schritt** in der Biosynthese. Daran schließt sich die Decarboxylierung von DOPA durch die DOPA-Decarboxylase zu *Dopamin* an. Nervenendigungen von Katecholaminneuronen enthalten in großer Zahl Speichervesikel, die das im Zytoplasma gebildete Dopamin aufnehmen. In den Dopaminneuronen steht es dort für die Freisetzung zur Verfügung. In den übrigen Katecholaminneuronen und in den chromaffinen Zellen wird Dopamin mit Hilfe des Enzyms Dopamin-β-hydroxylase durch Einführung einer alkoholischen Hydroxylgruppe in β-Stellung der Seitenkette zu *Noradrenalin* umgewandelt. In einigen Zellen des Nebennierenmarks und in zentralen Adrenalinneuronen folgt ein weiterer Syntheseschritt zu *Adrenalin,* der durch das Enzym Phenylethanolamin-N-methyltransferase ermöglicht wird (Abb. 2-9).

## Speicherung und Freisetzung von Katecholaminen

Diese beiden Prozesse sind für alle Katecholaminneurone und die chromaffinen Zellen ähnlich.

> Die **Katecholamine** werden zusammen mit ATP, Magnesium und dem Protein Chromogranin **in kleinen,** nur im Elektronenmikroskop erkennbaren Bläschen **(Vesikeln)** in den Nervenendigungen beziehungsweise in den chromaffinen Zellen **gespeichert.**

Die bei Erregung eines Nerven an der Varikosität eintreffenden **Aktionspotentiale** depolarisieren kurzfristig deren Membran und erlauben einen *Einstrom von Calciumionen* aus dem Extrazellulärraum. Die Calciumionen setzen den Prozeß der Exozytose in Gang, wie er im Zusammenhang mit der cholinergen Nervenendigung bereits beschrieben worden ist (S. 51). Am Ende dieses Prozesses kommt es zur Fusion des Vesikels mit der Oberflächenmembran und zur Entleerung des Vesikelinhalts in den synaptischen Spalt (Nerven) oder ins Blut (chromaffine Zellen des Nebennierenmarks). Das macht verständlich, weshalb nicht nur Katecholamine, sondern auch ATP, Dopamin-β-hydroxylase und Chromogranin nach außen abgegeben werden. Auch das Neuropeptid Y wird freigesetzt. ATP und Neuropeptid Y sind Cotransmitter zum Noradrenalin (S. 47).

> Die **Menge an freigesetztem Transmitter** wird in erster Linie durch die Zahl der *pro Zeiteinheit* an der Nervenendigung *eintreffenden Aktionspotentiale* bestimmt. Im kardiovaskulären System sind das unter Ruhebedingungen 0,5–2 Aktionspotentiale pro Sekunde.

Ein lokaler **Rückkoppelungsmechanismus** an den Endigungen der Katecholaminneurone (aber auch von cholinergen Neuronen) modifiziert zusätzlich die Transmitterfreisetzung. Ein wesentlicher Bestandteil dieses Rückkoppelungsmechanismus sind Rezeptoren in der Membran der Nervenendigung, die, weil auf der präsynaptischen Seite lokalisiert, als *präsynaptische Rezeptoren* bezeichnet werden. Einige der präsynaptischen Rezeptoren werden durch den gleichen Transmitter, der in der Nervenendigung enthalten ist (z.B. Noradrenalin), erregt. Diese Population von präsynaptischen Rezeptoren, es handelt sich bei adrenergen Nerven um präsynaptische $\alpha_{2A}$- und $\beta_2$-Adrenozeptoren, trägt deshalb auch die Bezeichnung **Autorezeptoren** (Abb. 2-10).

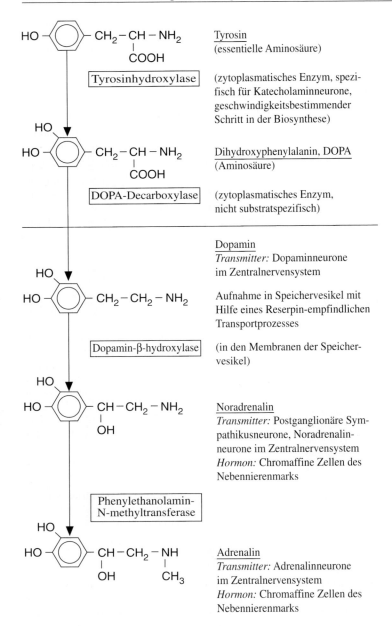

Abb. 2-9. Schematische Darstellung der Biosynthese der Katecholamine

Die Erregung von präsynaptischen $\alpha_{2A}$-Adrenozeptoren durch Noradrenalin im synaptischen Spalt führt zu einer Verminderung der Noradrenalinfreisetzung durch die nachfolgenden Aktionspotentiale *(inhibitorische, präsynaptische $\alpha_2$-Adrenozeptoren)*. In einigen Organen kommen *präsynaptische $\beta_2$-Adrenozeptoren* vor, die die weitere Noradrenalinfreisetzung fördern. Neben diesen beiden Typen von Autorezeptoren sind *weitere präsynaptische Rezeptoren* identifiziert worden, z.B. inhibitorische Adenosin-, Dopamin-, Muscarin-, Opiat- und Prostaglandinrezeptoren und fördernde oder exzitatorische Nicotin- und Angiotensinrezeptoren (Abb. 2-10).

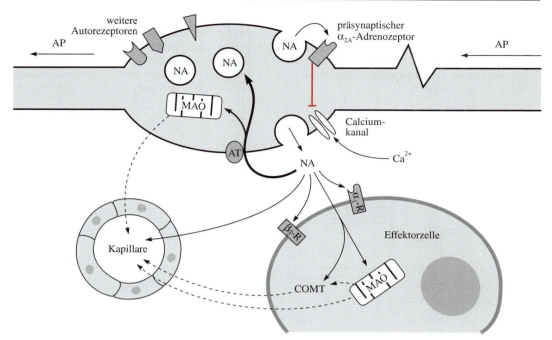

**Abb. 2-10.** Schicksal des freigesetzten Noradrenalins (NA) und Hemmung der Freisetzung über einen lokalen, durch präsynaptische $α_{2A}$-Rezeptoren-vermittelten Rückkoppelungsmechanismus (s. Text). Der obere Teil der Abbildung zeigt in schematischer Darstellung eine adrenerge Nervenendigung (Varikosität) mit den Speichervesikeln für Noradrenalin und der in der äußeren Membran der Mitochondrien lokalisierten Monoaminoxidase (MAO). Ein ankommendes Aktionspotential (AP) läuft in der durch die Pfeile markierten Richtung über die Membran der Nervenendigung hinweg. Freigesetztes Noradrenalin wirkt unter anderem auf präsynaptische $α_{2A}$-Adrenozeptoren und hemmt dadurch seine weitere Freisetzung. Diese Wirkung kommt wahrscheinlich vor allem über eine Hemmung des präsynaptischen $Ca^{2+}$-Einstroms durch spannungsabhängige $Ca^{2+}$-Kanäle zustande. Die unterschiedlich geformten Symbole in der oberen linken Hälfte der Nervenendigung deuten weitere Autorezeptoren an (s. Text). Der größte Teil des freigesetzten Noradrenalins wird über den Amintransporter (AT) in der präsynaptischen Membran wieder in die Nervenendigung aufgenommen (durch den dickeren Pfeil angedeutet) oder diffundiert aus dem synaptischen Spalt in die Blutbahn. Die Effektorzelle (z. B. eine Gefäßmuskelzelle) enthält unter anderem $α_1$-($α_1$-R) und $β_2$-($β_2$-R)Rezeptoren sowie die Noradrenalin-abbauenden Enzyme MAO und COMT (Katechol-O-methyltransferase). Die ausgezogenen Pfeile markieren die Wege von Noradrenalin, die unterbrochenen Pfeile diejenigen seiner Metaboliten.
⊣ hemmender Einfluß

## Inaktivierung durch Wiederaufnahme, enzymatischen Abbau und Abtransport

Eine *rasche Inaktivierung* des Transmitters im synaptischen Spalt ist Voraussetzung für die **Aufrechterhaltung der Erregbarkeit** der postsynaptischen Membran für den durch nachfolgende Aktionspotentiale freigesetzten Überträgerstoff.

Im Gegensatz zum cholinergen Neuroeffektorsystem, wo Acetylcholin durch die Cholinesterase abgebaut wird, tragen am adrenergen Neuroeffektorsystem mehrere **Mechanismen zur Inaktivierung** von Noradrenalin bei.
▷ Ein großer Teil des Noradrenalins (bis zu 90%) wird über ein spezielles Amintransportprotein wieder in die Nervenendigung aufgenommen, und dort entweder in die Speichervesikel *reinkorporiert* oder durch die Monoaminoxidase (MAO) in den Mitochondrien *abgebaut* (Abb. 2-10). Bei den **Amintransportern** in der Membran von Nervenendigungen des vegetativen Nervensystems handelt es sich um eine Proteinfamilie, die durch 12 transmembranäre helikale Domänen charakterisiert ist. Zu dieser Familie gehören die Transportproteine für Noradrenalin, Dopamin und Serotonin. Sie katalysieren den Cotransport der Transmitter zusammen mit $Na^+$ und $Cl^-$ und können dadurch die einwärts gerichteten elektrochemischen Gradienten dieser Ionen als Energiequelle für den Transport der Amine ausnutzen. Auf der postsynaptischen Seite enthalten die Ef-

fektorzellen Katechol-O-methyltransferase *(COMT)* und in einigen Organen zusätzlich Monoaminoxidase (MAO), die Noradrenalin (oder Adrenalin) entsprechend der in Abb. 2-11 dargestellten Reaktionsfolge zu am Adrenozeptor unwirksamen Verbindungen abbauen.

▷ Ein kleiner Teil des freigesetzten Noradrenalins gelangt durch **Diffusion** in unveränderter Form *zu den Kapillaren* und läßt sich im Blut und schließlich auch im Harn mit empfindlichen Meßmethoden bestimmen. Auch die Abbauprodukte des Noradrenalins und des Adrenalins werden

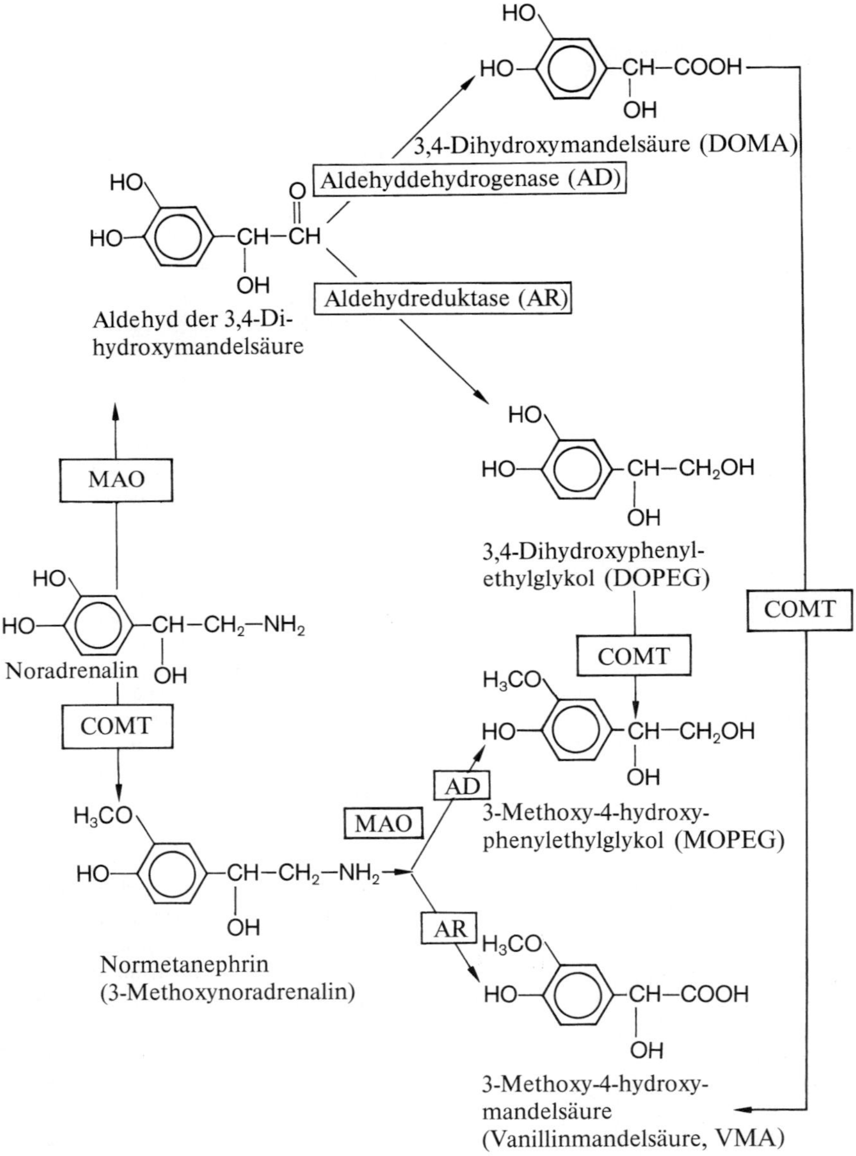

**Abb. 2-11.** Abbauwege von Noradrenalin. Noradrenalin kann entweder durch die Monoaminoxidase (MAO) desaminiert oder durch die Katechol-O-methyltransferase (COMT) methoxyliert werden. Die so primär entstandenen Metabolite (3,4-Dihydroxymandelsäure oder 3,4-Dihydroxyphenylethylglykol bzw. Normetanephrin) können entweder ausgeschieden werden oder dienen als Substrat für den weiteren Abbau durch die COMT beziehungsweise die MAO. Adrenalin wird durch die COMT in Metanephrin (3-Methoxyadrenalin) umgewandelt. Der Abbau von Adrenalin durch die MAO führt zu den gleichen Metaboliten wie beim Noradrenalin.

mit dem Blut abtransportiert und in den Harn ausgeschieden.
▷ Noradrenalin oder Adrenalin aus dem *Nebennierenmark* gelangen auf dem Blutweg zu den Effektororganen und unterliegen den gleichen Inaktivierungsmechanismen wie neuronal freigesetztes Noradrenalin. Zusätzlich spielt hier der **Abbau in der Leber** durch MAO und COMT sowie **Sulfatierung** eine Rolle.

Es existieren **zwei Subtypen von MAO**, *MAO-A und MAO-B*, die sich in ihrer Gewebeverteilung ebenso wie in ihrer Spezifität für Substrate und Hemmstoffe unterscheiden. Die beiden Enzyme sind sich allerdings in ihrer Primärstruktur außerordentlich ähnlich. Die Sequenzhomologie liegt bei 70% (Identität) bzw. 90% (wenn auch die ähnlichen Aminosäuren mitgezählt werden).
▷ Die MAO-A *desaminiert* mit einer gewissen, jedoch keineswegs absoluten Präferenz Serotonin und Noradrenalin, die MAO-B Phenylethylamin und Dopamin.
▷ Clorgilin ist ein selektiver *Hemmer* der MAO-A, Selegilin ist relativ selektiv gegenüber der MAO-B. Beide Substanzen sind irreversible Hemmstoffe.
▷ Im menschlichen ZNS beträgt das Verhältnis von MAO-A zu MAO-B etwa 30:70. Während in der Leber beide Typen der MAO in ungefähr gleichen Proportionen *vorkommen,* enthalten der menschliche Intestinaltrakt und die adrenergen Nervenendigungen überwiegend MAO-A, die menschliche Plazenta ausschließlich MAO-A und die menschlichen Thrombozyten ausschließlich MAO-B.
▷ Die *älteren MAO-Hemmer* (z.B. Iproniazid, Phenelzin, Pheniprazin, Tranylcypromin, Isocarboxazid, Kap. 10, »Monoaminooxidase-Hemmstoffe«, S. 249 ff.) wirken irreversibel auf beide Enzymtypen. Unter dem auf die MAO-B gerichteten Selegilin (Kap. 4, »Selegilin«, S. 154) bleibt die MAO-A-Aktivität im Intestinaltrakt und in den adrenergen Nervenendigungen im wesentlichen unbeeinflußt. Mit der Nahrung (Käse, Yoghurt, Hering, Rotwein) aufgenommenes Tyramin kann deshalb im Magen-Darm-Trakt und in der Leber noch immer inaktiviert werden, und die Gefahr einer durch dieses indirekte Sympathomimetikum ausgelösten hypertonen Krise ist deutlich geringer als unter nichtselektiven MAO-Hemmern.

> Die *Konzentration von Noradrenalin im Plasma* kann als ein ungefähres **Maß für die Aktivität** im sympathischen Nervensystem angesehen werden. Sie beträgt *in Ruhe* 0,2–0,3 ng/ml, diejenige von Adrenalin 0,05 ng/ml. *Unter körperlicher Belastung* steigt die Konzentration von Noradrenalin im Plasma um das 2- bis 3fache; sehr hohe Werte werden beim Phäochromozytom gemessen.

### Adrenozeptoren

Reizung sympathischer Nerven oder Injektion von Noradrenalin oder Adrenalin führt zu einer großen Zahl von teils hemmenden, teils stimulierenden Effekten an nahezu allen peripheren Organen (Tab. 2-1). Auf der Grundlage qualitativ unterschiedlicher Organwirkungen einer Reihe sympathomimetischer Amine hat Ahlquist (1948) die Existenz von zwei Typen von Adrenozeptoren wahrscheinlich gemacht, nämlich α- und β-**Adrenozeptoren**. Mit der Identifizierung selektiver Blocker für beide Rezeptortypen wurde das Konzept von Ahlquist eindrucksvoll bestätigt. Die Effekte einer **Stimulation** von entweder α- oder β-Rezeptoren sind teilweise *synergistisch*, teilweise *antagonistisch*.
▷ So ist am Darm die Stimulation beider Rezeptortypen von Relaxation der glatten Muskulatur gefolgt, in der Leber von Glykogenolyse.
▷ In den arteriellen Blutgefäßen dagegen führt die Aktivierung von α-Rezeptoren zu Konstriktion, die von β-Rezeptoren zu Dilatation.

Das **Verhältnis von α- zu β-Rezeptoren** ist in den einzelnen Gefäßgebieten unterschiedlich. Während beispielsweise *Haut-* und *Schleimhautarterien* fast ausschließlich mit α-Rezeptoren ausgestattet sind, überwiegen in den *arteriellen Gefäßen zur Skelettmusku-*

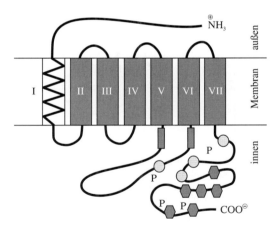

**Abb. 2-12.** Prototypischer G-Protein-gekoppelter Rezeptor. Nur in einer der 7 transmembranären Abschnitte ist die helikale Struktur angedeutet. Das aminoterminale Ende liegt extrazellulär, das carboxyterminale Ende intrazellulär. Der Agonist wird in einer intramembranären Tasche, die aus den Segmenten I, III und V gebildet wird, gebunden (nicht gezeigt). Die intrazelluläre Schleife zwischen den Segmenten V und VI besitzt Sequenzen für die Interaktion mit G-Proteinen (Rechtecke). Die lange carboxyterminale Sequenz enthält mehrere Serinreste die von Proteinkinasen phosphoryliert werden können. Gefüllte Kreise deuten Phosphorylierungsstellen für PKA und PKC an, Sechsecke solche für G-Proteinrezeptorkinasen.

*latur* und in den *Koronararterien* die β-Rezeptoren. Das *Herz* ist überwiegend mit β-Rezeptoren ausgestattet, die positiv inotrope und chronotrope Wirkungen von Sympathomimetika vermitteln. In den letzten Jahren sind daneben α-Adrenozeptoren nachgewiesen worden; ihre Stimulation steigert die myokardiale Kontraktilität, ohne die Herzfrequenz zu beeinflussen. Über das Vorkommen von α- und β-Rezeptoren in den verschiedenen Organen und die von ihnen vermittelten Effekte orientiert Tab. 2-1 (S. 48).

Alle Adrenorezeptoren (auch die Dopaminrezeptoren) sind **metabotrope Rezeptoren**, d.h. sie sind an G-Proteine gekoppelt (s.a. S. 54 und Abb. 2-13). Ihr Bauplan ist relativ einheitlich. Sie sind in die Oberflächenmembran der Zellen eingelagert.

Alle **G-Protein-gekoppelten Rezeptoren** besitzen sieben transmembranäre Helices, die durch kürzere oder längere intra- und extrazelluläre hydrophile Aminosäuresequenzen (Schleifen) miteinander verbunden sind (Abb. 2-12). Phosphorylierung von Serinresten im carboxyterminalen Bereich führt innerhalb von Sekunden bis Minuten zur Desensibilisierung des Rezeptors, weil die Kopplung zwischen

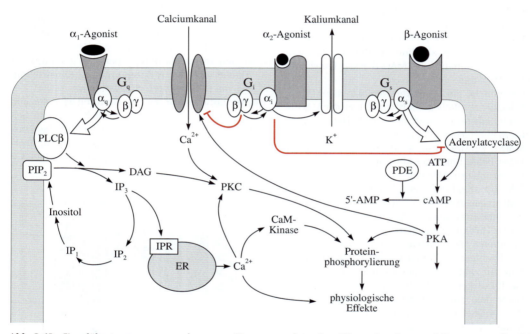

**Abb. 2-13.** Signalübertragung an noradrenergen Neurotransmitterrezeptoren. $α_1$-Rezeptoren aktivieren über ein G-Protein (Guaninnucleotid-bindendes Protein) vom Typ $G_q$ eine Phospholipase Cβ (PLCβ), die Phosphatidylinositolphosphate, z.B. Phosphatidylinositol-4,5-bisphosphat (PIP$_2$), zu Inositol-1,4,5-trisphosphat (IP$_3$) und Diacylglycerin (DAG) hydrolysiert. Das dabei gebildete IP$_3$ bindet an einen Rezeptor (IPR) in Vesikeln des endoplasmatischen Retikulums, was zur Freisetzung von dort gespeichertem $Ca^{2+}$ führt. Der Anstieg der intrazellulären freien $Ca^{2+}$-Konzentration bewirkt die Aktivierung kontraktiler Proteine (z.B. in Gefäßmuskelzellen) oder stimuliert die Sekretion (Drüsenzellen). Es führt außerdem synergistisch mit DAG zur Aktivierung von Proteinkinasen des Typs C (PKC) und weiterer ($Ca^{2+}$/Calmodulin)-abhängiger Proteinkinasen (CaM-Kinasen). Die Stimulation von $α_2$-Rezeptoren kann über G-Proteine der $G_i$-Familie ($G_{i1-3}$, $G_0$) zur Hemmung spannungsabhängiger Calciumkanäle, zur Aktivierung von Kaliumkanälen und zur Hemmung der Adenylatcyclase führen. Agonisten an β-Rezeptoren aller Subklassen ($β_1-β_3$) aktivieren über ein G-Protein vom Typ $G_s$ die Adenylatcyclase und damit die Synthese von zyklischem Adenosin-3',5'-monophosphat (cAMP) aus ATP. Der Abbau von cAMP zu 5'-Adenosinmonophosphat (5'-AMP) wird durch Phosphodiesterasen (PDE) reguliert. cAMP seinerseits aktiviert eine Proteinkinase vom Typ A (PKA). In Myokardzellen führt die Phosphorylierung spannungsabhängiger $Ca^{2+}$-Kanäle durch die PKA zur Erhöhung des $Ca^{2+}$-Einstroms während eines Aktionspotentials. Weitere Effekte sind in Abb. 2-14 dargestellt. Die Aktivierung der anderen Proteinkinasen führt ebenfalls zur Phosphorylierung zahlreicher funktioneller Proteine (Transportproteine, zytoskeletale Proteine, Proteine, die in Zellproliferation und Differenzierung involviert sind). Die physiologische Bedeutung dieser Reaktionen ist aber noch nicht in allen Einzelheiten bekannt.
⊣ hemmender Einfluß

G-Protein und Rezeptorprotein blockiert wird. Der Rezeptor kann durch zwei verschiedene Gruppen von Proteinkinasen phosphoryliert werden. Die Botenstoff-abhängigen Proteinkinasen A (Botenstoff: cAMP) und C (Botenstoff: $Ca^{2+}$, Phospholipid) phosphorylieren Rezeptoren unabhängig von ihrem Aktivierungszustand. Die resultierende Desensibilisierung kann daher außer den auslösenden Rezeptor auch andere G-Protein-gekoppelte Rezeptoren in der gleichen Zelle betreffen (heterologe Desensibilisierung). Dagegen phosphorylieren G-Proteinrezeptorkinasen (GRK) nur den aktivierten Agonist-Rezeptor-Komplex. Der phosphorylierte Komplex reagiert mit einem weiteren Protein, Arrestin, das dann die Entkoppelung vom G-Protein induziert (homologe Desensibilisierung).

Nach Aktivierung durch einen Agonisten übermitteln die Rezeptoren ihre Signale mit Hilfe der **heterotrimeren G-Proteinen** ins Zellinnere. Jedes dieser Proteine ist aus drei Untereinheiten ($\alpha$, $\beta$, $\gamma$) aufgebaut von denen wiederum jede in mehreren Subtypen vorkommt. Die Klassifizierung erfolgt auf der Basis der $\alpha$-Untereinheit in vier Familien ($G_s$, $G_{i/o}$, $G_q$, $G_{12/13}$). Sympathische und parasympathische Signale werden überwiegend durch G-Proteine der Typen $G_s$, $G_i$ und $G_q$ übermittelt (Abb. 2-13). Im Ruhezustand binden G-Proteine GDP. Nach Interaktion mit einem aktivierten Rezeptor wird GDP gegen GTP ausgetauscht und das Protein dissoziiert in seine $\alpha$- und $\beta\gamma$-Untereinheiten ($\beta$ und $\gamma$ trennen sich nicht). Sowohl $\alpha$ wie $\beta\gamma$ können unabhängig voneinander mit Effektorproteinen (z. B. Ionenkanäle, Enzyme) in Wechselwirkung treten und deren Funktion beeinflussen. Die Spaltung von GTP durch die GTPase-Aktivität der $\alpha$-Untereinheit führt zur Inaktivierung und Reassoziation von $\alpha$ mit den $\beta\gamma$-Untereinheiten. Danach kann der Zyklus erneut gestartet werden, sofern noch aktivierte Rezeptoren vorhanden sind.

> Massive und *lang anhaltende Stimulation* von $\beta$-Rezeptoren führt zur Internalisierung des Rezeptorproteins und damit zu einer Verringerung der Zahl der in der Zellmembran vorhandenen $\beta$-Adrenozeptoren (**»receptor down regulation«**).
>
> Das phosphorylierte und internalisierte Rezeptorprotein kann entweder abgebaut werden oder nach Dephosphorylierung wieder in die Zellmembran zurückkehren.

Eine **Abnahme der** Zahl der **$\beta_1$-Rezeptoren** *im Myokard* um mehr als 50% tritt bei der chronischen Myokardinsuffizienz infolge starker adrenerger Stimulation des insuffizienten Herzens auf. Zusätzlich kommt es zu einer Abnahme der funktionellen Koppelung zwischen Rezeptor und Adenylatcyclase. Ein Anstieg der Aktivität der $\beta$-Rezeptorkinase erhöht die homologe Desensibilisierung, während andererseits eine vermehrte Expression des inhibitorischen G-Proteins, $G_{i\alpha_2}$, von anderen Rezeptoren vermittelte Hemmeffekte auf die Adenylatcyclase verstärkt. Eine Abnahme von $\beta_1$-Rezeptoren wird auch *im Zentralnervensystem* durch chronische Gabe von trizyklischen Antidepressiva ausgelöst. Diese Abnahme ist die Folge der Hemmung der Wiederaufnahme von Noradrenalin in die adrenergen Nervenendigungen, der dadurch hervorgerufenen hohen Konzentration von Noradrenalin im synaptischen Spalt und der so gesteigerten Stimulation von $\beta_1$-Rezeptoren.

> Bei *länger dauernder Rezeptorblockade* oder bei *Abnahme des sympathischen Tonus* tritt das umgekehrte Phänomen auf, nämlich eine Überempfindlichkeit auf Agonisten als Folge einer **erhöhten Rezeptorzahl** in der Zellmembran.

So kann es zu überschießenden kardialen Reaktionen (Tachykardie, evtl. Angina pectoris) nach plötzlichem Absetzen einer Therapie mit $\beta$-Blockern kommen oder zu Tachykardie und Blutdruckanstieg nach Beendigung einer Therapie mit Antisympathotonika (z. B. Clonidin).

Aufgrund unterschiedlicher Affinität von Agonisten und Antagonisten lassen sich pharmakologisch mindestens 2 **Subtypen von $\alpha$-Rezeptoren**, nämlich $\alpha_1$- und $\alpha_2$-Rezeptoren, unterscheiden. **$\alpha_1$-Rezeptorstimulation** führt zur Aktivierung der Phospholipase C mit allen daraus sich ergebenden, weiteren Reaktionsschritten (Abb. 2-13). $\alpha_2$-**Rezeptoren** hemmen die Adenylatcyclase oder beeinflussen $Ca^{2+}$- und/oder $K^+$-Kanäle.

Auf molekularer Ebene lassen sich $\alpha_1$-Rezeptoren noch weiter in die Subtypen A, B und D, die $\alpha_2$-Rezeptoren in die Subtypen A, B und C unterteilen (Abb. 2-3). Allerdings existieren für diese Formen vorläufig entweder nur experimentell anwendbare oder noch gar keine spezifischen Liganden.

Bei den $\beta$-Rezeptoren sind bisher 3 Subtypen kloniert, von denen allerdings vorläufig nur $\beta_1$ und $\beta_2$ von pharmakotherapeutischer Bedeutung sind. Der $\beta_3$-Rezeptor vermittelt die lipolytische Aktivität von Katecholaminen im Fettgewebe. Im Gegensatz zu $\alpha_1$- und $\alpha_2$-Rezeptoren, die ganz unterschiedliche Signalwege aktivieren, führt die Stimulation aller $\beta$-Rezeptoren zur Aktivierung des membrangebundenen Enzyms Adenylatcyclase und regt damit die intrazelluläre Bildung von zyklischem Adenosin-3',5'-monophosphat (cAMP) aus ATP an (Abb. 2-13).

> Der $\beta_2$-Subtyp hat eine höhere Empfindlichkeit für Adrenalin als für Noradrenalin und unterscheidet sich dadurch von den beiden anderen Subtypen.

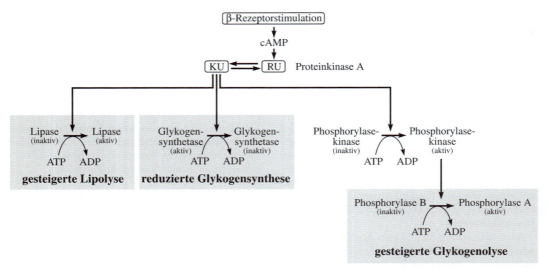

**Abb. 2-14.** Stoffwechselwirkungen von Katecholaminen, die durch β-Rezeptoren vermittelt werden. ATP = Adenosintriphosphat; cAMP = zyklisches Adenosin-3',5'-monophosphat; ADP = Adenosindiphosphat; AMP = Adenosinmonophosphat; RU = regulatorische Untereinheit der Adenylatcyclase; KU = katalytische Untereinheit der Adenylatcyclase.

Das **cAMP** *(»second messenger«)* führt inaktive Proteinkinasen in aktive über, die ihrerseits inaktive Phosphorylasen oder Lipasen in die jeweils aktiven Formen umwandeln.

Dadurch kommt es zu einem Abbau von Muskel- oder Leberglykogen *(Glykogenolyse)* oder zur Abspaltung von freien Fettsäuren aus Triglyceriden des Fettgewebes (Lipolyse). *Am Herzen* werden unter dem Einfluß von cAMP vermehrt Calciumkanäle der Zellmembran während des Aktionspotentials eröffnet, der Einstrom von Calciumionen gesteigert und auf diese Weise die myokardiale Kontraktilität erhöht *(positiv inotrope Wirkung)*. Umgekehrt führt cAMP *in der glatten Muskulatur* zum vermehrten Auswärtstransport von $Ca^{2+}$ und zur vermehrten Aufnahme von $Ca^{2+}$ in das sarkoplasmatische Retikulum. Die auf diese Weise verminderte Konzentration von intrazellulärem freien $Ca^{2+}$ läßt die glatten Muskelzellen *erschlaffen*.

**Zyklisches AMP** wird durch Phosphodiesterasen zu 5'-Adenosinmonophosphat *abgebaut* (Abb. 2-13).

Mit pharmakologischen und vor allem molekularbiologischen Methoden haben sich in den letzten Jahren mehr als 30 Isoformen dieses Enzyms identifizieren lassen, die in mindestens 7 Subtypfamilien ($PDE_1-PDE_7$) gegliedert werden können. Manche Gewebe (z. B. Herz, glatter Muskel) enthalten Vertreter fast aller dieser Familien, während in anderen ein einzelner Subtyp überwiegt.

Die größte Bedeutung für den Abbau von cAMP haben die Subtypen $PDE_3$, $PDE_4$ und $PDE_7$, während $PDE_5$ spezifisch zyklisches Guanosin-3',5'-monophosphat (cGMP) metabolisiert.

Ein weiterer cGMP-spezifischer Subtyp ($PDE_6$) wird nur in der Retina exprimiert.

Hemmung der Phosphodiesterasen kann die durch β-Rezeptorstimulation oder durch die Freisetzung von NO hervorgerufenen Effekte (z. B. die positiv inotrope Wirkung am Herzen oder erschlaffende Wirkungen auf die glatte Muskulatur) verstärken oder verlängern. Große Anstrengungen wurden und werden mit dem Blick auf mögliche Anwendungen in der Therapie von Hypertonie, Asthma, Herzinsuffizienz und Entzündungen zur Auffindung subtypspezifischer Inhibitoren dieses Enzyms unternommen. Als erste (unspezifische) **Hemmstoffe** wurden schon früh **Methylxanthine** (Theophyllin, Coffein) erkannt. Bis heute existieren zwar schon relativ spezifische Hemmstoffe für $PDE_1$, $PDE_3$, $PDE_4$ und $PDE_5$ aber nur wenige sind tatsächlich in die Therapie eingeführt worden. Die positiv inotrop wirkenden $PDE_3$-Inhibitoren werden in Kap. 13 besprochen. Ein $PDE_5$-spezifischer Hemmstoff, **Sildenafil** (VIAGRA®) wird erfolgreich zur Behandlung der erektilen Dysfunktion eingesetzt. $PDE_5$ ist besonders hoch in der Gefäßmuskulatur der Genitalorgane exprimiert, wo der Gefäßtonus wesentlich durch neuronale Freisetzung von NO gesteuert wird. Diese Zusammenhänge werden auch bei den Antianginosa in Kap. 13 besprochen.

Tab. 2-4. Typische Vorkommen und funktionelle Bedeutung von Dopaminrezeptoren

| Rezeptor-subtyp | ZNS | | Peripherie | |
|---|---|---|---|---|
| | Lokalisation | Funktion | Lokalisation | Funktion |
| $D_1$ | Kortex, Corpus striatum, Thalamus, Hypothalamus, mesolimbisches System, Hippocampus | Aktivierung extrapyramidaler Motorik, Stimulation des zentralen »Belohnungssystems«, stimulierende Effekte auf Lern- und Gedächtnisleistungen | Arteriolen im renalen und mesenterialen Gefäßgebiet | Vasodilatation |
| | | | Niere (Tubuli, Sammelrohre) | Diurese, Natriurese |
| | | | Nebennierenmark | Stimulation von Adrenalin- und Noradrenalinfreisetzung |
| $D_2$ | Kortex, Substantia nigra, Hypothalamus, Corpus striatum, mesolimbisches System, Hippocampus | Aktivierung extrapyramidaler Motorik, Stimulation des zentralen »Belohnungssystems«, Wirkung auf Lern- und Gedächtnisleistungen (wie $D_1$) | sympathische Ganglien, sympathische Nervenendigung | Hemmung der Transmission, Hemmung der Noradrenalinfreisetzung |
| | Chemorezeptorentriggerzone | Nausea, Emesis | Nebennierenrinde | Hemmung der Aldosteronfreisetzung |
| | Hypophyse | Hemmung der Prolactinsekretion, Hemmung der α-MSH-Sekretion | Nebennierenmark | Hemmung der Adrenalin- und Noradrenalinfreisetzung |
| $D_3$ | mesolimbisches System, Substantia nigra, Cerebellum | Hemmung der Lokomotorik, Wirkung auf Emotion und Cognition (?) Hemmung des »Belohnungssystems« (?) | | |
| $D_4$ | frontaler Kortex, Hippocampus, Amygdala, Hypothalamus, Mesencephalon, Retina | Wirkung auf Emotion und Kognition (?) | Herz | ? |
| $D_5$ | Kortex, Hippocampus (Coexpression mit $D_1$, unterschiedliche subzelluläre Lokalisation) | stimulierende Effekte auf Lernen und Gedächtnis (?) | | |

Neben den α- und β-Adrenozeptoren existieren spezifische Rezeptoren für Dopamin (**Dopaminrezeptoren**). Anhand unterschiedlicher Affinität von Agonisten und Antagonisten hat man auch hier schon seit langem zwischen zwei Subtypen, $D_1$- und $D_2$-Rezeptoren unterscheiden können. Mit molekularbiologischen Methoden haben sich bis jetzt wenigstens 5 verschiedene Subtypen ($D_1$–$D_5$) dieses Rezeptors nachweisen lassen, die ihrerseits wieder in verschiedenen Varianten auftreten können. Der $D_1$-Rezeptor ist am weitesten verbreitet und wird in höherer Dichte exprimiert als alle anderen Dopaminrezeptoren.

Pharmakologisch und funktionell lassen sich $D_1$ mit $D_5$ sowie $D_2$ mit $D_3$ und $D_4$ zu je einer Gruppe zusammenfassen, die jeweils die gleichen Signalwege teilt und sich in ihrer Ligandenselektivität überlappt.

Innerhalb dieser Gruppen besteht auch eine hohe Homologie der Aminosäuresequenz für die transmembranären Segmente des Moleküls. Stimulation der $D_1$-ähnlichen Rezeptoren führt zu einer $G_s$-vermittelten Aktivierung der Adenylatcyclase, während die Stimulation der $D_2$-ähnlichen über G-Proteine vom $G_i$- oder $G_o$-Typ zur Hemmung der Adenylatcyclase, zur Aktivierung von Kaliumkanälen oder zur Hemmung von Calciumkanälen führen kann. Die einzelnen Subtypen von Dopaminrezeptoren zeigen teilweise deutliche Unterschiede in ihrer zellulären und subzellulären Verteilung und scheinen daher, trotz ähnlicher Pharmakologie funktionell unter-

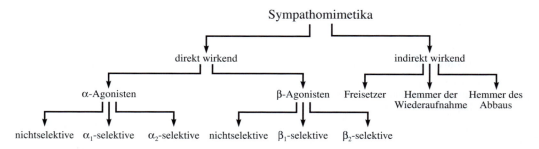

**Abb. 2-15.** Die unterschiedlichen Gruppen der Sympathomimetika. [Modifiziert nach: Katzung BG, Trevor AJ. Pharmacology, Examination and Board Review. East Norwalk: Appleton & Lange 1995.]

schiedliche Aufgaben zu erfüllen. Dopaminrezeptoren werden durch α- oder β-Rezeptorantagonisten nicht *blockiert*, wohl aber durch Neuroleptika. Über das Vorkommen und die funktionelle Bedeutung von Dopaminrezeptoren unterrichtet Tab. 2-4.

Im ZNS spielen Dopaminneurone und -rezeptoren eine erhebliche Rolle. Allerdings ist die funktionelle Rolle von $D_1$- und $D_2$-Rezeptoren sehr viel besser untersucht als diejenige von $D_3$- und $D_4$-Rezeptoren. Am besten bekannt sind die Wirkungen von Dopamin im extrapyramidal-motorischen System (Kap. 4, S. 148 ff.).

▷ Synergistische Interaktion zwischen postsynaptischen $D_1$- und $D_2$-Rezeptoren im *Corpus striatum* stimuliert die motorische Aktivität, während die Erregung präsynaptischer $D_2$- und postsynaptischer $D_3$-Rezeptoren (im Nucl. accumbens) die Motorik hemmt.

▷ Im *mesolimbischen System* spielt die Freisetzung von Dopamin eine Rolle bei der Aktivierung des Belohnungs- und Verstärkungssystems durch Pharmaka mit Suchtpotential. Auch hier scheint ein Synergismus zwischen $D_1$- und $D_2$-Rezeptor-vermittelten Effekten vorzuliegen.

▷ Stimulation von $D_1$- und $D_2$-Rezeptoren im *Hippocampus* verbessert im Tierversuch Erwerb und Erinnerung von Gedächtnisinhalten.

▷ Stimulation oder Blockade von $D_2$-Rezeptoren im *Hypophysenvorderlappen* hemmt beziehungsweise steigert die Prolactinsekretion.

▷ Stimulation von $D_2$-Rezeptoren in der Chemorezeptortriggerzone (Area postrema) führt zu Brechreiz und Erbrechen. Neuroleptika antagonisieren diesen Effekt.

## Direkt und indirekt wirkende Sympathomimetika

Sympathomimetika führen an den verschiedenen Organen zu gleichen oder ähnlichen Effekten wie die Reizung sympathischer Nerven (Abb. 2-15).

- Sympathomimetika wie *Noradrenalin, Adrenalin, Isoprenalin* und andere erregen ohne Zwischenreaktionen, also auf direktem Wege, Adrenozeptoren. Sie werden als **direkte Sympathomimetika** bezeichnet.
- Im Gegensatz dazu gelangen Amine wie *Phenylethylamin, Tyramin* und *Amphetamin* in die adrenergen Nervenendigungen und setzen dort über eine Art Verdrängungsreaktion den physio-

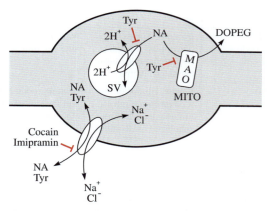

**Abb. 2-16.** Wirkungsmechanismus indirekter Sympathomimetika. Indirekte Sympathomimetika wie Tyramin (Tyr) werden über den ($Na^+/Cl^-$)-abhängigen Amintransporter, der auch für die Wiederaufnahme von freigesetztem Noradrenalin (NA) verantwortlich ist, in die Nervenendigung aufgenommen. In der Nervenendigung hemmen sie kompetitiv die Aufnahme von NA in die Speichervesikel (SV) und seinen Abbau durch die Monoaminoxidase (MAO) in den Mitochondrien (MITO). Der Anstieg der freien NA-Konzentration im Zytoplasma ermöglicht den retrograden Transport über den Amintransporter und damit die Vesikel-unabhängige Freisetzung in den synaptischen Spalt. DOPEG = 3,4-Dihydroxyphenylethylglykol.
⊣ hemmender Einfluß

logischen Transmitter Noradrenalin frei, der schließlich auf die Adrenozeptoren wirkt. Diese Amine erregen den Rezeptor also auf indirektem Wege (**indirekte Sympathomimetika**).

Nach *Entleerung der Noradrenalinspeicher* der adrenergen Nervenendigungen (z.B. mit Reserpin) oder nach *adrenerger Denervierung* sind **indirekte Sympathomimetika wirkungslos**, d.h., sie sind selbst nicht in der Lage, Adrenozeptoren zu stimulieren. Da indirekte Sympathomimetika über den *Aufnahmemechanismus für Noradrenalin* in die adrenergen Nervenendigungen gelangen, verlieren sie verständlicherweise ihre Wirkung nach *Blockade* dieses Aufnahmemechanismus mit Cocain oder trizyklischen Antidepressiva (Abb. 2-16).

Fortgesetzte Anwendung indirekter Sympathomimetika führt zu einer zunehmenden Verarmung der adrenergen Nervenendigungen an Noradrenalin. Dadurch büßen indirekte Sympathomimetika mehr und mehr von ihrer Wirkung ein, ein Phänomen, das man als **Tachyphylaxie** bezeichnet.

Da die chromaffinen Zellen kein Membrantransportprotein für Katecholamine besitzen, sind indirekte Sympathomimetika nicht in der Lage, aus dem Nebennierenmark Katecholamine freizusetzen. Wegen ihrer Affinität zum Transportmechanismus hemmen indirekte Sympathomimetika die Wiederaufnahme von Noradrenalin in die adrenergen Nervenendigungen und erhöhen damit zusätzlich die Konzentration von Noradrenalin am Adrenozeptor.

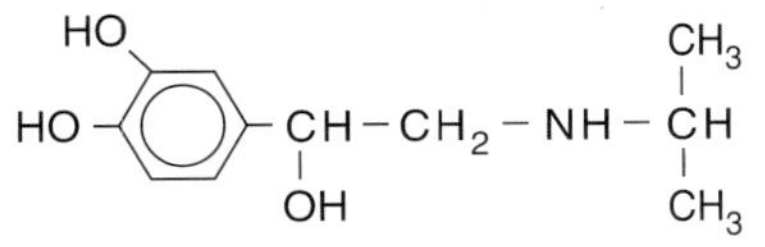

Isoprenalin

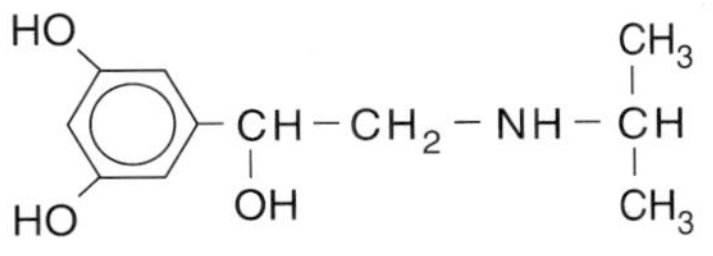

Orciprenalin (Alupent®)

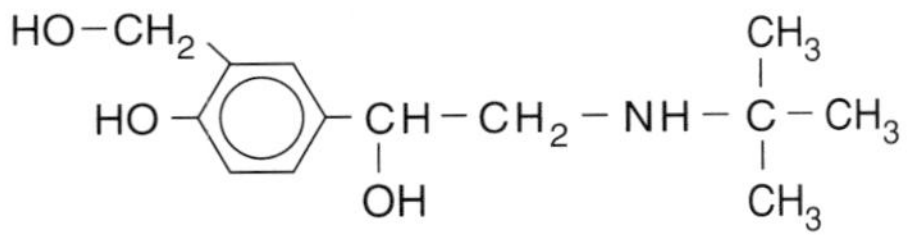

Salbutamol (Sultanol® u.a.)

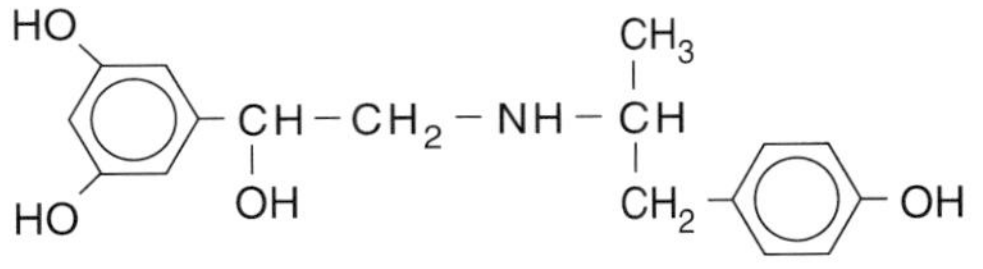

Fenoterol (Berotec®, Partusisten®)

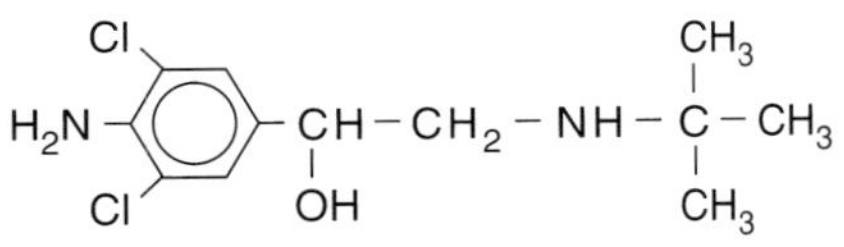

Clenbuterol (Spiropent® u.a.)

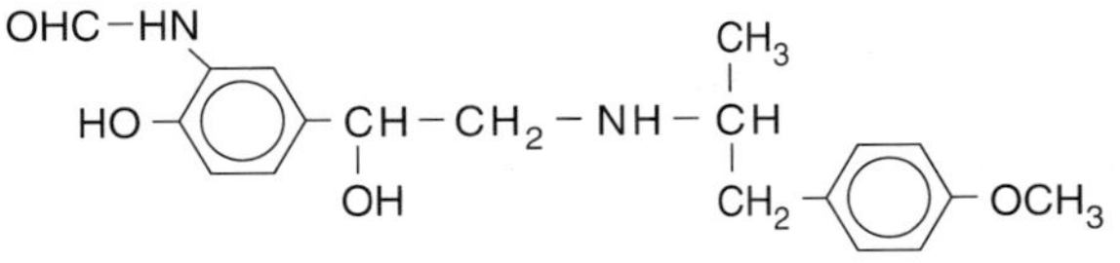

Formoterol (Foradil® u.a.)

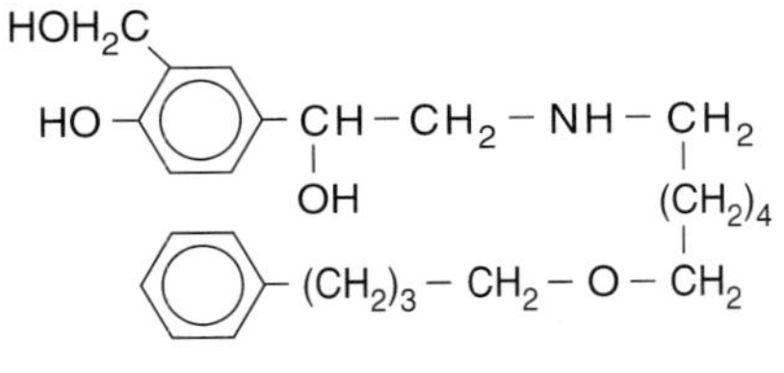

Salmeterol (Serevent® u.a.)

**Abb. 2-17.** Strukturformeln von Sympathomimetika, die β-Rezeptoren stimulieren und überwiegend zur Broncholyse, Tokolyse oder Vasodilatation benutzt werden.

**Tab. 2-5.** Vergleich der chemischen Struktur von Phenylethylamin, der direkt am Adrenozeptor angreifenden Katecholamine Noradrenalin, Adrenalin und Isoprenalin und von einigen wegen ihrer überwiegend vasokonstriktorischen Wirkung therapeutisch genutzten Sympathomimetika.

| | | β | α | | Direkte Wirkung (d) indirekte Wirkung (i) | Adrenozeptor |
|---|---|---|---|---|---|---|
| Phenylethylamin | | H | H | H | i | – |
| Tyramin | 3-H, 4-OH | H | H | H | i | – |
| Noradrenalin (Norepinephrin) (Arterenol®) | 3-OH, 4-OH | OH | H | H | d | $\alpha_1, \alpha_2, \beta_1 > \beta_2$ |
| Adrenalin (Epinephrin) (Suprarenin® u.a.) | 3-OH, 4-OH | OH | H | CH$_3$ | d | $\alpha_1, \alpha_2, \beta_1, \beta_2$ |
| Isoprenalin | 3-OH, 4-OH | OH | H | CH(CH$_3$)$_2$ | d | $\beta_1, \beta_2$ |
| Phenylephrin (Neosynephrin® u.a.) | 3-OH, 4-H | OH | H | CH$_3$ | d + (i) | $\alpha_1, \alpha_2 \gg \beta$ |
| Norfenefrin (Novadral® u.a.) | 3-OH, 4-H | OH | H | H | d + i | $\alpha_1, \alpha_2 > \beta$ |
| Etilefrin (Effortil®) | 3-OH, 4-H | OH | H | CH$_2$–CH$_3$ | d + i | $\beta_1 > \beta_2, \alpha$ |
| Synephrin (Oxedrin) (Sympatol®) | 3-H, 4-OH | OH | H | CH$_3$ | überwiegend i | $(\alpha + \beta)$ |
| Pholedrin | 3-H, 4-OH | H | CH$_3$ | CH$_3$ | überwiegend i | $(\alpha + \beta)$ |
| Amezinium (Regulton® u.a.) | | | | | i | – |

Praktisch alle indirekt wirkenden Sympathomimetika hemmen die MAO der adrenergen Nervenendigungen (Abb. 2-16).

▶ **Stoffeigenschaften**

Ihrer chemischen Struktur nach lassen sich die Sympathomimetika im wesentlichen in *zwei Gruppen* einteilen, und zwar in solche, die sich vom **β-Phenylethylamin** (Tab. 2-5, Abb. 2-17 und 2-18) herleiten, und in **Imidazolinderivate** (Abb. 2-19).

Die *Grundstruktur* des **β-Phenylethylamins** findet sich in den physiologisch vorkommenden Transmittern oder Hormonen Noradrenalin, Adrenalin und Dopamin (Tab. 2-5). *Abkömmlinge* des Phenylethylamins können sowohl α- als auch β-Rezeptoren oder

Zwischen den beiden Extremen rein direkt und rein indirekt wirkender Sympathomimetika liegt ein breites Spektrum vorwiegend *synthetisch hergestellter Amine*, die beide Wirkungsarten in unterschiedlichem Verhältnis vereinen **(gemischt wirkende Sympathomimetika)**, z.B. *Ephedrin*.

bevorzugt nur einen der beiden Rezeptortypen stimulieren; sie können rein direkt, rein indirekt oder gemischt wirkende Sympathomimetika sein. Im Gegensatz dazu ist die direkte Wirkung der **Imidazolinderivate** (Abb. 2-19) auf α-Rezeptoren beschränkt.

Noradrenalin, Adrenalin und Isoprenalin wirken direkt auf Adrenozeptoren, Phenylethylamin ist dort wirkungslos.

Durch stufenweise Einführung von **Hydroxylgruppen** in die Struktur des β-Phenylethylamins gewinnen die so entstehenden Amine sukzessiv an direkter Wirkung auf Adrenorezeptoren.

Die Anwesenheit einer *aliphatischen Hydroxylgruppe* in β-Stellung (Phenylethanolamin) verleiht dem Molekül eine schwache Affinität zum Adrenozeptor, zusätzliche Substitution mit *phenolischen Hydroxylgruppen* steigert die Affinität beträchtlich. Dabei zeigen Amine mit einer Hydroxylgruppe in Position 3 und 4 (z.B. Isoprenalin) eine größere Affinität zum Rezeptor als solche mit Substitution in Position 3 und 5 (z.B. Orciprenalin).

Das β-Kohlenstoffatom im *Phenylethanolamin*

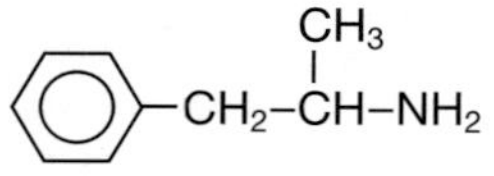

Amphetamin — Ph-CH₂-CH(CH₃)-NH₂

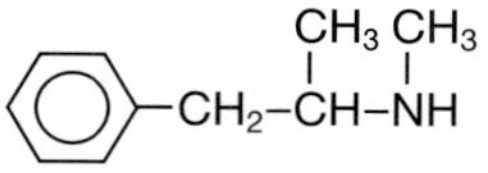

Methamphetamin — Ph-CH₂-CH(CH₃)-NH-CH₃

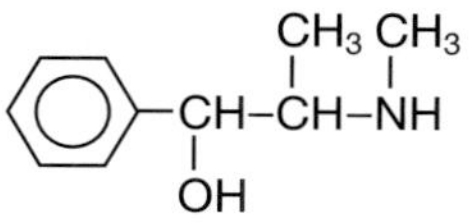

Ephedrin — Ph-CH(OH)-CH(CH₃)-NH-CH₃

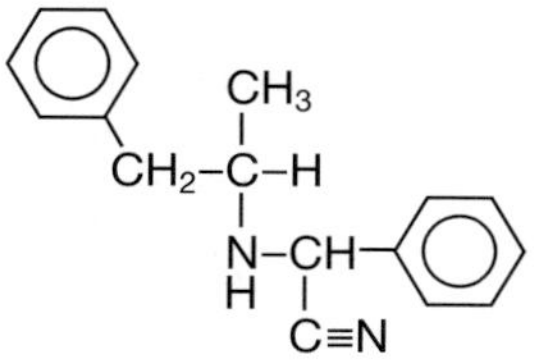

Amfetaminil (AN 1®)

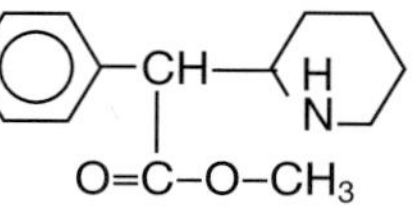

Methylphenidat (Ritalin®)

**Abb. 2-18.** Strukturformeln überwiegend zentral wirksamer Sympathomimetika, die als psychomotorische Stimulanzien verwendet werden.

und seinen Derivaten ist asymmetrisch, und damit existieren 2 **optisch aktive Isomere**. Die bei der Biosynthese entstehenden, natürlich vorkommenden *D- oder (−)-Formen* der Katecholamine Noradrenalin und Adrenalin sind am Adrenozeptor 20- bis 50mal stärker wirksam als die entsprechenden rechts- drehenden unnatürlichen *L- oder (+)-Stereoisomere.*

Die bisher beschriebenen **Struktur-Wirkungs-Beziehungen** gelten unabhängig vom Typ des Adrenozeptors. Daneben gibt es Strukturvariationen, die die relative Wirksamkeit an α- oder β-Rezeptoren verändern. Die Methylierung der Aminogruppe im Noradrenalin führt zu Adrenalin, das an α-Rezeptoren, mehr aber noch an β-Rezeptoren, wirksamer ist als Noradrenalin.

> Mit zunehmender Größe der Substituenten am Stickstoff der Aminogruppe nimmt die relative Affinität zu β-Rezeptoren erheblich zu, die zu α-Rezeptoren stark ab.

Auf diese Weise entstehen Sympathomimetika, die mit hoher Präferenz β-Rezeptoren stimulieren (Isoprenalin, Fenoterol, Bamethan usw., Abb. 2-17). Innerhalb dieser Gruppe von *β-Sympathomimetika* nimmt die Affinität zu β₂-Rezeptoren zu, wenn die phenolischen Hydroxylgruppen in Position 3 und 5 (Orciprenalin, Fenoterol) angeordnet sind (Abb. 2-17).

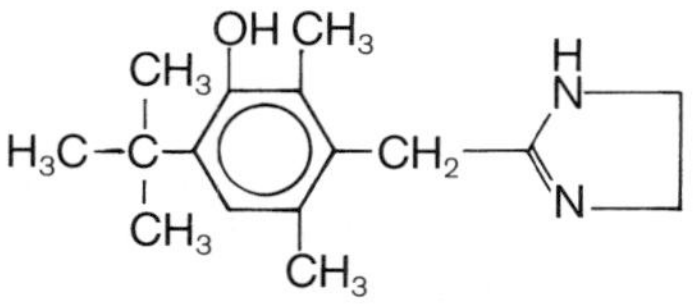

Oxymetazolin (Nasivin® u.a.)

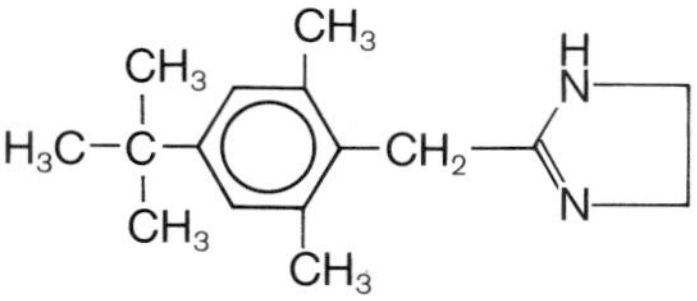

Xylometazolin (Otriven® u.a.)

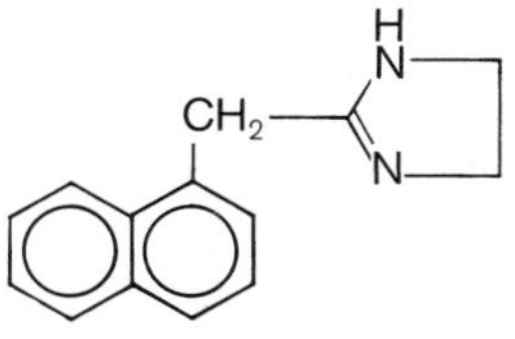

Naphazolin (Privin® u.a.)

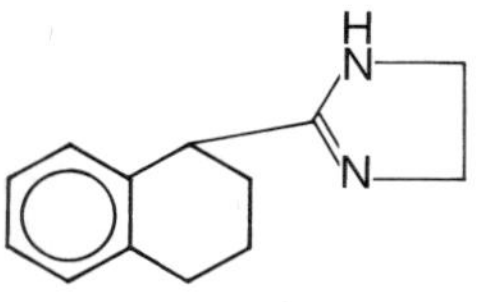

Tetryzolin (Tyzine® u.a.)

**Abb. 2-19.** Strukturformeln von Imidazolinderivaten, die auf direktem Wege α-Rezeptoren stimulieren und zur lokalen Anwendung auf Schleimhäuten benutzt werden.

## ▶ Pharmakodynamik und Indikationen

**Allgemein**

Das **Wirkungsmuster** und damit die **Anwendungsmöglichkeiten** eines Sympathomimetikums hängen davon ab
- welcher Adrenozeptortyp ($\alpha$ oder $\beta$) überwiegend stimuliert wird und
- ob die betreffende Verbindung aufgrund ihrer physikalisch-chemischen Eigenschaften die Blut-Hirn-Schranke zu penetrieren vermag und damit (zusätzlich) zentrale Wirkungen auslösen kann.

Die natürlich vorkommenden Katecholamine *Noradrenalin* und *Adrenalin* erregen sowohl $\alpha$- als auch $\beta$-Rezeptoren. Adrenalin ist an beiden Rezeptortypen etwas wirksamer als Noradrenalin.

> Noradrenalin stimuliert mit gewisser Präferenz $\alpha$-Rezeptoren, Adrenalin $\beta$-Rezeptoren, besonders den $\beta_2$-Subtyp.

*Indirekt wirkende Sympathomimetika* setzen Noradrenalin aus adrenergen Nervenendigungen frei. Wegen der Präferenz, mit der Noradrenalin $\alpha$-Rezeptoren stimuliert, überwiegen unter den peripheren Wirkungen von indirekten Sympathomimetika die durch $\alpha$-Rezeptorstimulation hervorgebrachten Effekte.

▷ **Herz**

Am Herzen wirken *Noradrenalin, Adrenalin* und *Isoprenalin* vor allem über eine Erregung von $\beta_1$-Rezeptoren qualitativ gleichartig.
- Die Frequenz des Sinusknotens nimmt zu **(positiv chronotrope Wirkung)**.
- Die Geschwindigkeit der Erregungsleitung wird erhöht **(positiv dromotrope Wirkung)**.
- Die Erregbarkeit des Herzens steigt an **(positiv bathmotrope Wirkung)**. Damit wächst die Gefahr des Auftretens von Arrhythmien.
- Die Kontraktion der Vorhof- und Kammermuskulatur wird verstärkt **(positiv inotrope Wirkung)**.
- Die Systolendauer wird verkürzt, hauptsächlich wegen der rascheren Relaxationsgeschwindigkeit der Herzmuskelfasern **(positiv lusitrope Wirkung)**.

Der **Sauerstoffverbrauch** des Herzens **steigt** unter dem Einfluß von $\beta$-Sympathomimetika mehr an, als es der Zunahme der geleisteten Arbeit entspricht. Das Herz arbeitet weniger ökonomisch, und es kann ein Mißverhältnis zwischen Sauerstoffversorgung und -verbrauch des Myokards entstehen. Bei Patienten mit eingeschränkter Koronardurchblutung können bereits niedrige Dosen von Katecholaminen *pektanginöse Beschwerden* auslösen.

Zur **kardialen Reanimation** kann Adrenalin i. v. oder, wenn das nicht möglich ist, auch endotracheal oder intrakardial gegeben werden.

> Die **systemische Verabreichung** von Adrenalin oder Noradrenalin ist **unter der Narkose** mit halogenierten Inhalationsnarkotika oder mit Cyclopropan wegen der Gefahr kardialer Arrhythmien *kontraindiziert*.

▷ **Gefäße**

> Die arteriellen Blutgefäße der Haut und Schleimhaut tragen fast ausschließlich $\alpha$-*Rezeptoren*. Es ist deshalb verständlich, daß lokale Injektion von *Noradrenalin, Adrenalin, Norfenefrin* und *Phenylephrin* (Tab. 2-5) eine **intensive Vasokonstriktion** hervorruft.

Diese Wirkung wird ausgenutzt, um durch Zusatz dieser Verbindungen zu Lösungen von Lokalanästhetika den Abtransport der letzteren aus dem Gewebe zu verlangsamen (Kap. 7, S. 189).

Die Imidazolinderivate *Oxymetazolin, Xylometazolin, Naphazolin* und *Tetryzolin* (Abb. 2-19) dienen zur **Schleimhautabschwellung** in Nase, Nebenhöhlen, Pharynx und Auge bei Schnupfen, Nebenhöhlenerkrankungen und Konjunktivitis.
- Bei *chronischer Anwendung* kann es zur Reizung der Schleimhäute kommen.
- Bei *zu hoher Dosierung* oder bei empfindlichen Personen (Hypertoniker, Hyperthyreotiker) besteht die Gefahr adrenerger Fernwirkungen (Blutdruckanstieg und Harnretention durch Stimulation von $\alpha$-Rezeptoren in den Gefäßen bzw. im M. sphincter vesicae, evtl. Blutdruckabfall durch Stimulation zentraler $\alpha$-Rezeptoren [s. Abschn. »Clonidin«, S. 92 f.]).
- Bei *Säuglingen* sind nach Überdosierung (Erwachsenendosis) resorptive Vergiftungserscheinungen (Schock, Koma, Atemlähmung) beschrieben worden, die vermutlich ebenfalls auf einer Stimulation zentraler $\alpha$-Rezeptoren beruhen.

Die $\alpha$-stimulierende Eigenschaft von gemischt wirkenden Sympathomimetika wie *Norfenefrin, Phenylephrin, Etilefrin, Synephrin* und *Pholedrin* (Tab. 2-5) wird zur **Anhebung des Blutdrucks** bei arterieller Hypotonie oder beim Kollaps genutzt.

▷ **Kreislauf**

> Eine Infusion von *Noradrenalin* führt beim Menschen aufgrund der bevorzugten Stimulation von $\alpha$-*Rezeptoren* zu **Vasokonstriktion** und damit zu Erhöhung des peripheren Gefäßwiderstandes. Bei gleichbleibender oder sogar vermehrter Pumpleistung des Herzens **steigen** deshalb **systolischer** und **diastolischer Blutdruck** an (Abb. 2-20).

Der **Abfall der Herzfrequenz** unter der Infusion von Noradrenalin (Abb. 2-20) erscheint auf den ersten

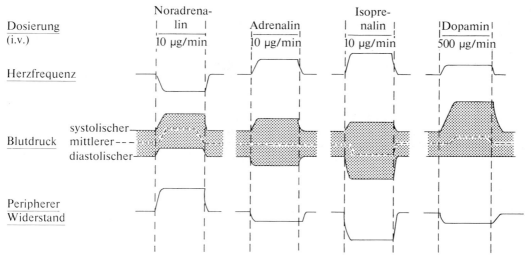

**Abb. 2-20.** Die durch Infusion von Katecholaminen beim Menschen hervorgerufenen hämodynamischen Wirkungen [Nach: Allwood et al. Brit Med Bull 1963; 19: 132.]

Blick paradox, da Noradrenalin neben α- auch β-Rezeptoren erregt und deshalb eine Tachykardie hervorrufen sollte. Die Bradykardie erklärt sich aus der *Aktivierung des Barorezeptorreflexes* infolge des Blutdruckanstiegs. Die reflektorisch ausgelöste Aktivierung parasympathischer Herznerven und die gleichzeitige Hemmung des sympathischen Erregungszustroms zum Herzen überwiegen über die positiv chronotrope Wirkung des infundierten Noradrenalins und lassen die Herzfrequenz abfallen.

Die Präferenz, mit der *Adrenalin* β-Rezeptoren stimuliert, führt in Gefäßgebieten, die überwiegend mit $β_2$-*Rezeptoren* ausgestattet sind (z.B. Skelettmuskulatur), zu **Vasodilatation** und leichter **Abnahme des peripheren Gefäßwiderstandes** (Abb. 2-20).

Die Stimulation *kardialer β-Rezeptoren* durch *Adrenalin* hat eine **Steigerung von Herzfrequenz, myokardialer Kontraktilität** und schließlich auch des **Herzzeitvolumens** zur Folge. Letztere ist die Ursache für den Anstieg des systolischen Blutdrucks (Abb. 2-20). Die Aktivierung des Barorezeptorreflexes ist schwächer und kann die ausgeprägte β-sympathomimetische Wirkung von Adrenalin am Herzen nicht überspielen.

Beim reinen β-Sympathomimetikum *Isoprenalin* sind **Senkung des peripheren Gefäßwiderstandes** und **Abnahme des diastolischen Blutdrucks** noch stärker ausgeprägt als beim Adrenalin. Die leichte Zunahme des systolischen Blutdrucks beruht auf einer Erhöhung des Herzzeitvolumens. Der Barorezeptorreflex wird praktisch nicht aktiviert, und die Herzfrequenz kann entsprechend der β-sympathomimetischen Wirkung von Isoprenalin auf den Sinusknoten ohne gegensätzliche Beeinflussung durch den Barorezeptorreflex erheblich ansteigen.

Die teils direkt, teils indirekt wirkenden Sympathomimetika wie *Norfenefrin* und *Phenylephrin* (Tab. 2-5) stimulieren überwiegend α-*Rezeptoren* und steigern den Blutdruck über eine **Erhöhung des peripheren Gefäßwiderstandes.**

*Etilefrin* (Tab. 2-5) besitzt wegen seines größeren Substituenten am Stickstoff auch eine erhebliche *β-sympathomimetische* Wirkungskomponente. Bei Etilefrin tragen deshalb sowohl die Erhöhung des Gefäßwiderstandes als auch die Zunahme des Herzzeitvolumens zur Blutdruckanhebung bei.

*Amezinium* (Tab. 2-5) ist ein indirekt wirkendes Sympathomimetikum. Die Verbindung ist oral wirksam und wird zur Behandlung der **chronischen Hypotonie** und der **orthostatischen Dysregulation** empfohlen.

▷ **Bronchialsystem**

Die Bronchialmuskulatur ist wie die Gefäßmuskulatur mit $β_2$-*Rezeptoren* ausgestattet; ihre Aktivierung führt zu einer Verminderung des Tonus der glatten Muskulatur. Dieser **relaxierende Effekt** ist besonders ausgeprägt, wenn der Tonus der Bronchialmuskulatur pathologisch erhöht ist (z.B. im Anfall von Asthma bronchiale).

*Adrenalin* und *Isoprenalin* wurden früher zur **Kupierung** des **Asthmaanfalls** lokal in Form eines Aerosols angewendet. Die kardiostimulatorischen Effekte von Adrenalin und Isoprenalin, die auch bei Aerosolbehandlung wegen Resorption aus dem Bronchialbaum auftreten, limitierten ihre Verwendung in der Asthmatherapie erheblich.

Verbindungen wie *Salbutamol, Fenoterol, Clenbuterol, Formoterol* und *Salmeterol* (Abb. 2-17) stimulieren mit hoher Präferenz, aber nicht mit absoluter Selektivität, $\beta_2$-*Rezeptoren*. Durch topische Anwendung als Inhalat lassen sich **unerwünschte Wirkungen** auf kardiale $\beta_1$-Rezeptoren (Tachykardie, Blutdruckanstieg über Zunahme des Herzzeitvolumens) mit höherer Wahrscheinlichkeit vermeiden als bei oraler Einnahme. Ähnliches gilt auch für andere durch $\beta_2$-Rezeptoren vermittelte Effekte wie Tremor, Hypokaliämie als Folge verstärkter Kaliumaufnahme in die Skelettmuskulatur, Hyperglykämie als Folge verstärkter Glykogenolyse oder Schlafstörungen (Ursache nicht bekannt).

*Formoterol* und *Salmeterol* sind neuere Verbindungen und zeichnen sich durch eine lange **broncholytische Wirksamkeit** aus.

▷ **Uterusmuskulatur**

Stimulation *uteriner $\beta_2$-Rezeptoren* unterdrückt wehenartige Kontraktionen der Gebärmutter **(tokolytische Wirkung)**.

**Indikationen** für Tokolytika sind vorzeitiges Einsetzen von Wehen und drohende Frühgeburt sowie die Ruhigstellung des Uterus bei Operationen und Placenta praevia. Als Tokolytika häufig benutzte $\beta_2$-Sympathomimetika sind *Fenoterol* und *Salbutamol* (Abb. 2-17). Im Gegensatz zu den für die Broncholyse verwendeten β-Sympathomimetika ist bei den Tokolytika eine lokale **Applikation** unmöglich. Die intravenöse Infusion ist die häufigste Verabreichungsart. Es kommt deshalb in besonderem Maße auf eine Dissoziation zwischen erwünschter uteriner Wirkung und unerwünschter kardialer Stimulation an.

Das Auftreten einer **Tachykardie** bei Mutter und/oder Fetus limitiert die Dosierung.

▷ **Andere glatte Muskeln**
- Die **Peristaltik** des Darms wird durch α- und β-Sympathomimetika gehemmt.
- Die **Sphinkteren** des Gastrointestinaltraktes und der Harnblase werden durch α-Sympathomimetika kontrahiert.
- Der **M. detrusor** der Harnblase antwortet auf Stimulation von β-Rezeptoren mit einer Relaxation.
- Am Auge kontrahiert sich der **M. dilatator pupillae** unter α-, der **M. ciliaris** relaxiert unter β-Rezeptorstimulation.

▷ **Stoffwechsel**
Noradrenalin hemmt über eine Stimulation von $\alpha_2$-*Rezeptoren* die **Insulinsekretion**. Die Mehrzahl der Stoffwechselwirkungen wird jedoch von *β-Rezeptoren* vermittelt, nämlich **Lipolyse** durch $\beta_3$-Rezeptoren des Fettgewebes und **Glykogenolyse** durch $\beta_2$-Rezeptoren der Leber. Die Folgen sind Anstieg der Fettsäure- bzw. Glucosespiegel im Blut. Unter dem Einfluß von Sympathomimetika nimmt der **Grundumsatz** zu, und der **Sauerstoffbedarf** der Gewebe ist gesteigert.

Einige $\beta_2$-Agonisten, besonders Clenbuterol, besitzen eine deutliche anabole Wirkung. Das Muskelprotein nimmt zu, weil anscheinend sowohl die Proteinsynthese stimuliert wie der Abbau gehemmt wird. Das hat zu ihrem illegalen Einsatz in der Tiermast und als Dopingmittel bei Sportlern geführt.

▷ **Zentralnervensystem**
Wegen ihres stark polaren Charakters sind Noradrenalin und Adrenalin praktisch frei von zentralen Wirkungen. Indirekt wirkende Sympathomimetika wie *Amphetamin, Methamphetamin, Ephedrin, Amfetaminil* und *Methylphenidat* (Abb. 2-18) sind in der Lage, in das Zentralnervensystem zu penetrieren. Sie setzen dort Noradrenalin und Dopamin frei. Gleichzeitig hemmen sie die Wiederaufnahme von Noradrenalin oder Dopamin in die entsprechenden Nervenendigungen und erhöhen so deren Konzentration am postsynaptischen Rezeptor. Zum Teil trägt auch eine Hemmung der Monoaminoxidase zum Effekt bei. Die wesentlichen **Wirkungen** sind:
- psychomotorische Stimulation bis zu Erregungszuständen
- Hemmung des Appetits
- Stimulierung des Atemzentrums

Bei längerem Gebrauch besteht die Gefahr der Abhängigkeit. Eine eingehende Behandlung dieser Wirkungen erfolgt im Kap. 10, »Amphetaminderivate« (S. 263 ff.). Die Eigenschaft von Amphetamin, Dopamin aus Dopaminneuronen des Corpus striatum freizusetzen, wird gelegentlich in der Behandlung der Parkinson-Krankheit genutzt.

**Besonderheiten einzelner Stoffe: Wirkungen von Amphetamin, Ephedrin, Dopamin und Dobutamin**

▷ **Amphetamin, Ephedrin (periphere Wirkungen)**
Die peripheren Effekte leiten sich aus der **Freisetzung von Noradrenalin** aus Sympathikusneuronen ab und bestehen in:
- Blutdrucksteigerung
- Zunahme der myokardialen Kontraktilität ohne wesentliche Änderung der Herzfrequenz
- Relaxation der Bronchialmuskulatur (Ephedrin)
- Mydriasis

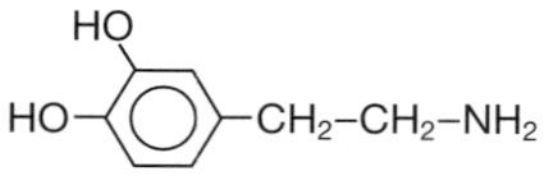

Dopamin 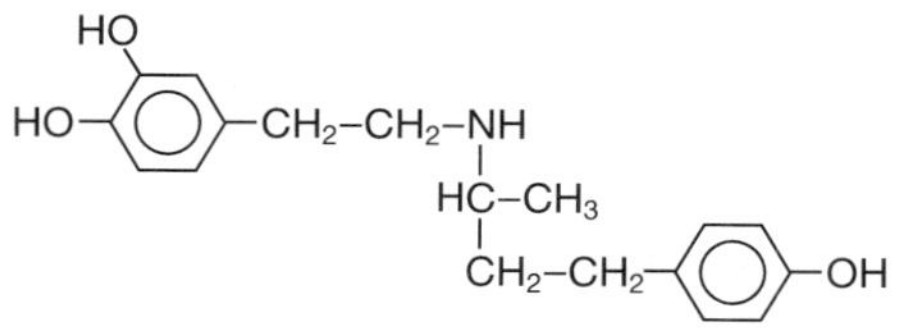                                Dobutamin (Dobutrex®)

**Abb. 2-21.** Strukturformeln von Dopamin und Dobutamin

Der Tonus der Uterusmuskulatur wird durch Amphetamin meist gesteigert, durch Ephedrin gesenkt (zu den zentralen Effekten s. Kap. 10, »Amphetaminderivate«, S. 263 ff.).

▷ **Dopamin**
(Abb. 2-21)

Die gesonderte Besprechung von Dopamin ist berechtigt im Hinblick auf die Existenz von spezifischen Dopaminrezeptoren auch in der Peripherie (Tab. 2-4).
- Stimulation von $D_1$-Rezeptoren in den **Nieren-** und **Mesenterialgefäßen** führt zu Dilatation unter Zunahme der glomerulären Filtrationsrate.
- Die gleichzeitige Aktivierung von **tubulären** $D_1$-Rezeptoren bewirkt Hemmung der Natriumrückresorption und somit Natriurese.

Nur sehr niedrige Dosen intravenös applizierten Dopamins aktivieren selektiv Dopaminrezeptoren.

Bei **Dosissteigerung** werden zunächst $\beta_1$-Rezeptoren zusätzlich stimuliert, danach außerdem noch $\alpha_1$-Rezeptoren. Letzterer Effekt rührt von einer Noradrenalinfreisetzung aus adrenergen Nervenendigungen her, d.h., in diesen hohen Dosen verhält sich Dopamin wie ein **indirekt wirkendes Sympathomimetikum**.

Unter der *Infusion von Dopamin* nimmt die Durchblutung der Nieren und des Splanchnikusgebietes als Folge der dort vorherrschenden **Vasodilatation** erheblich zu. In anderen Gefäßgebieten kann es aufgrund der Stimulation von *α-Rezeptoren* zu einer **Zunahme des Gefäßwiderstandes** kommen. Der Gesamtgefäßwiderstand als Resultante aus den entgegengesetzten Wirkungen auf die verschiedenen Gefäßgebiete geht nur wenig zurück (Abb. 2-20).

Die durch Dopamin hervorgerufene Stimulation von *β-Rezeptoren* führt am Herzen zu einer **positiv inotropen Wirkung**; eigenartigerweise ändert sich die Herzfrequenz dabei nur wenig, und auch Arrhythmien werden kaum beobachtet. Die Zunahme des systolischen Blutdrucks beruht offensichtlich auf einer Steigerung des Herzzeitvolumens.

Dopamin permeiert die Blut-Hirn-Schranke kaum, so daß es zentrale Dopaminrezeptoren nicht erreicht. Dopaminrezeptoren der Area postrema *(Chemorezeptortriggerzone)* liegen jedoch außerhalb der Blut-Hirn-Schranke, und intravenös verabreichtes Dopamin kann vermutlich über diese Rezeptoren als Nebenwirkung **Übelkeit** und **Erbrechen** hervorrufen.

Die beschriebenen Herz-Kreislauf-Wirkungen machen Dopamininfusionen geeignet für die **Therapie des Kreislaufschocks** mit eingeschränkter Nierendurchblutung.

Als weitere Agonisten an peripheren Dopaminrezeptoren ist bisher nur **Dopexamin**[1], eine synthetische von Dopamin abgeleitete Substanz mit Wirkungen sowohl auf Dopamin ($D_1$- und $D_2$-Rezeptoren) wie auf $\beta_2$-Rezeptoren, sowie **Fenoldopam** mit selektiver Wirkung an $D_1$-Rezeptoren in die Therapie eingeführt worden. Beide Substanzen werden nur intravenös bei Notfallindikationen angewendet. Dopexamin kommt bei myokardialen Notfällen zum Einsatz wenn im Rahmen einer Herzinsuffizienz oder einer Herzoperation gleichzeitig eine Nachlastsenkung und eine positiv inotrope Wirkung erreicht werden sollen. Als wichtigste Nebenwirkung gelten Herzarrhythmien, die durch die Hemmwirkung von Dopexamin auf die neuronale Wiederaufnahme von Noradrenalin begünstigt werden. Fenoldopam (in den USA als Corlopam® im Handel) wird bei krisenhaften Blutdrucksteigerungen mit der gleichen Indikation wie Natriumnitroprussid (S. 101) angewandt. Unter den oral wirksamen Dopaminrezeptoragonisten sind bisher keine mit selektiv peripherer Wirkung für die Therapie verfügbar. Substanzen mit bevorzugter Wirkung auf zentrale Dopaminrezeptoren werden im Kap. 4 (S. 152 ff.) besprochen.

▷ **Dobutamin**
(Abb. 2-21)

Dobutamin wirkt nicht auf Dopaminrezeptoren. Durch Einführung eines großen Substituenten am Stickstoff ist die β-sympathomimetische Wirkung verstärkt und die α-sympathomimetische zurückge-

---
[1] Dopocard®

drängt worden. Dementsprechend steht die **positiv inotrope Wirkung** ganz im Vordergrund. Eine nähere Besprechung von Dobutamin erfolgt im Kap. 13, »Katecholamine« (S. 344 ff.).

▶ **Pharmakokinetik**

Noradrenalin, Adrenalin, Isoprenalin, Dopamin und eine Reihe anderer Sympathomimetika sind **bei oraler Verabreichung völlig wirkungslos.** Der Grund dafür liegt zum Teil in der schlechten Resorbierbarkeit dieser *polaren Verbindungen* (phenolische Hydroxylgruppen) und in der Tatsache, daß α-Sympathomimetika wegen der von ihnen induzierten *Gefäßkonstriktion* ihre eigene Resorption im Darm hemmen. Dennoch resorbierte Mengen werden sehr rasch von *Monoaminoxidase* und *Katechol-O-methyltransferase* in Darmwand und Leber durch oxidative Desaminierung bzw. durch O-Methylierung *inaktiviert.* Die hohe Polarität aufgrund der Hydroxylgruppen verhindert auch eine Penetration durch die Blut-Hirn-Schranke, so daß die Wirkungen auf die Peripherie beschränkt bleiben.

▷ Mit stufenweiser *Reduktion* der *Zahl der Hydroxylgruppen* steigt die **Lipophilie** und damit nicht nur die enterale Resorbierbarkeit der Sympathomimetika, sondern auch ihre Penetrationsfähigkeit ins Zentralnervensystem.

▷ Substrate für die Katechol-O-methyltransferase sind nur solche Verbindungen, die Hydroxylgruppen in Position 3 und 4 tragen. Dementsprechend sind die monophenolischen *3-OH-* oder *4-OH-Derivate* sowie die *3,5-Dihydroxyverbindungen* **vor dem Abbau durch** die **Katechol-O-methyltransferase geschützt.**

▷ Von entscheidender Bedeutung für die Bioverfügbarkeit der Sympathomimetika ist aber, ob sie von der Monoaminoxidase in Darm und Leber abgebaut werden. *Große Substituenten* an der Aminogruppe (Isoprenalin) oder Substitution am α-Kohlenstoffatom (Amphetamin) **verhindern** die **Desaminierung durch** die **Monoaminoxidase.**

Die besten Voraussetzungen für gute enterale Resorption und Hirngängigkeit sowie für hohe Bioverfügbarkeit haben *Amphetamin* und *Methamphetamin,* weil sie wegen Fehlens der Hydroxylgruppen eine hohe Lipophilie aufweisen und weder Substrate der Monoaminoxidase noch der Katechol-O-methyltransferase sind. Die Resistenz gegenüber dem enzymatischen Abbau verleiht diesen Sympathomimetika eine lange Wirkungsdauer, die lediglich durch die Geschwindigkeit der renalen Elimination begrenzt wird.

Bei inhalativer Anwendung als **Bronchospasmolytika** haben *Fenoterol, Salbutamol* und *Terbutalin*[1]

---

[1] Bricanyl® u. a.

eine Wirkdauer von 4–6 Std. Die Plasmahalbwertszeiten dieser Pharmaka schwanken zwischen 2 und 4 Std. Formoterol und Salmeterol zeichnen sich durch hohe Lipophilie und eine lange Verweildauer in der Lipidphase der Membran glatter Muskelzellen aus. Für Salmeterol ist darüber hinaus eine zusätzliche hochaffine Bindungsstelle am $\beta_2$-Rezeptorprotein in unmittelbarer Nachbarschaft zu der eigentlichen Agonistenbindungsstelle beschrieben. Ihre Wirkdauer beträgt bei Inhalation etwa 12 Std.

▶ **Interaktionen infolge Hemmung der Inaktivierung von Sympathomimetika**

Der wesentliche Prozeß der **Inaktivierung von Noradrenalin** im synaptischen Spalt besteht in seiner *Aufnahme in die adrenergen Nervenendigungen* über einen natriumabhängigen, in der Membran der Nervenendigungen lokalisierten aktiven Transportmechanismus (S. 67 u. Abb. 2-16).

*Cocain* und eine Reihe von *trizyklischen Antidepressiva* (z. B. Imipramin, Desipramin und Amitriptylin) **hemmen diesen Transport.** Die Folge ist eine Erhöhung der Konzentration von Noradrenalin am Rezeptor und daraus resultierend eine Verstärkung und Verlängerung der Wirkung von Noradrenalin. Auf diese Weise läßt sich der periphere *sympathomimetische* und auch der *euphorisierende* Effekt von Cocain erklären. Die Hemmung der Wiederaufnahme von Noradrenalin in zentrale adrenerge Neurone trägt möglicherweise zur Erklärung der *antidepressiven* Wirksamkeit von Imipramin und ähnlichen Verbindungen bei. Da sehr viele direkt wirkende Sympathomimetika über den gleichen Transportmechanismus wie Noradrenalin in adrenerge Nervenendigungen aufgenommen werden, wird auch deren Wirkung durch Cocain verstärkt; indirekt wirkende Sympathomimetika verlieren dagegen ihre Aktivität in Gegenwart von Cocain.

**Hemmstoffe der Monoaminoxidase** verstärken die Wirkung von neuronal freigesetztem Noradrenalin in der Peripherie nicht. Das weist auf die relativ *geringe Bedeutung* der Monoaminoxidase für die Inaktivierung von Noradrenalin *im synaptischen Spalt* hin.

Die neuronale Wiederaufnahme und die Diffusion aus dem synaptischen Spalt in die Zirkulation bilden die hauptsächlichen Inaktivierungsmechanismen für freigesetztes Noradrenalin (Abb. 2-10). In **Darmwand** und **Leber** erfüllt dagegen die Monoaminoxidase eine wesentliche Schutzfunktion.

Indirekt wirkende Sympathomimetika, wie beispielsweise das in Käse und Wein vorkommende *Tyramin,* werden vor Erreichen der systemischen Zirkulation durch das Enzym abgebaut. Nach Hemmung der Monoaminoxidase verursacht oral verabreichtes Tyramin sympathomimetische Effekte wie beispielsweise Blutdrucksteigerung.

Reversible Hemmstoffe der Katechol-O-methyltransferase werden in der Therapie der Parkinson-Krankheit eingesetzt (Kap. 4, S. 154). Ihre Hauptwirkung besteht in einer deutlichen Verlängerung der Plasmahalbwertszeit von L-DOPA. Unter der Behandlung mit diesen Substanzen wird zwar eine verstärkte dopaminerge Stimulation, aber keine generelle Erhöhung des Sympathikotonus beobachtet. Man muß daher annehmen, daß die Katechol-O-methyltransferase ebenso wie die Monoaminoxidase nur einen geringen Beitrag zur Inaktivierung von neuronal freigesetztem Noradrenalin leistet.

# Sympatholytika

## Einführung

**Sympatholytika** (Adrenolytika) ist die Sammelbezeichnung für Pharmaka, die die Stimulation von Adrenozeptoren durch Sympathomimetika verhindern. Es stehen *spezifisch auf α- oder β-Rezeptoren wirkende* Sympatholytika zur Verfügung, die dementsprechend die Bezeichnung **α- oder β-Sympatholytikum**, **α- oder β-Rezeptorenblocker** bzw. **α- oder β-Blocker** tragen (Abb. 2-22).

Die Sympatholytika hemmen nicht nur die Wirkung der körpereigenen Katecholamine Noradrenalin und Adrenalin, sondern auch die von exogen zugeführten Sympathomimetika. Noradrenalin, Adrenalin und zahlreiche synthetisch hergestellte Sympathomimetika stimulieren sowohl α- als auch β-Rezeptoren. Aus dem daraus entstehenden komplexen Wirkungsbild entfernen α- oder β-Blocker die durch den jeweiligen Rezeptortyp vermittelte Wirkkomponente. Das läßt sich sehr gut am Beispiel der sog. **Adrenalinumkehr** illustrieren. Die intravenöse Injektion von Adrenalin verursacht aufgrund des Überwiegens der durch α-Rezeptoren vermittelten Vasokonstriktion in der Summe aller Gefäßgebiete einen kurzfristigen, deutlichen Blutdruckanstieg. Nach Blockade von α-Rezeptoren mit beispielsweise Phentolamin bleibt innerhalb des arteriellen Systems die Wirkung von Adrenalin auf dilatatorische $β_2$-Rezeptoren beschränkt, und es kommt zur Blutdrucksenkung.

α-Rezeptoren lassen sich in zwei Untergruppen, $α_1$ und $α_2$, mit jeweils 3 Subtypen unterteilen, während für den β-Rezeptor 3 Subtypen bekannt sind (S. 71). Mit den gegenwärtig therapeutisch verwendeten Substanzen läßt sich allerdings vorläufig nur zwischen $α_1$- und $α_2$- sowie zwischen $β_1$- und $β_2$-Rezeptoren differenzieren. **α-Blocker** beeinflussen entweder unselektiv beide Untertypen *(Phentolamin)* oder mit erheblicher Präferenz $α_1$- *(Prazosin)* oder $α_2$-Rezeptoren *(Yohimbin)*. Als Prototyp eines nichtselektiven **β-Blockers** gilt *Propranolol; Bisoprolol* wirkt z.B. bevorzugt auf $β_1$-Rezeptoren. Ein β-Blocker mit Präferenz für $β_2$-Rezeptoren steht für die klinische Anwendung bisher nicht zur Verfügung und dürfte aufgrund unseres heutigen Kenntnisstandes auch ohne therapeutisches Interesse sein.

## α-Rezeptorenblocker

### ▶ Stoffeigenschaften

Der am längsten bekannte α-Rezeptorenblocker ist das Mutterkornalkaloid *Ergotamin* (Anhang 1, S. 110ff.). Durch Dihydrierung der nativen Mutterkornalkaloide entstehen Verbindungen (z.B. *Dihydroergotamin*) mit verstärkter α-sympatholytischer Wirkung.

*Phenoxybenzamin* (Abb. 2-23) ist ein **irreversibler Blocker** mit einer relativen Selektivität für $α_1$-Rezeptoren. Im Tierexperiment erweist sich allerdings,

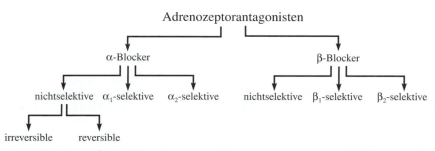

**Abb. 2-22.** Die unterschiedlichen Gruppen von Adrenozeptorantagonisten. [Modifiziert nach: Katzung BG, Trevor AJ. Pharmacology, Examination and Board Review. East Norwalk: Appleton & Lange 1995.]

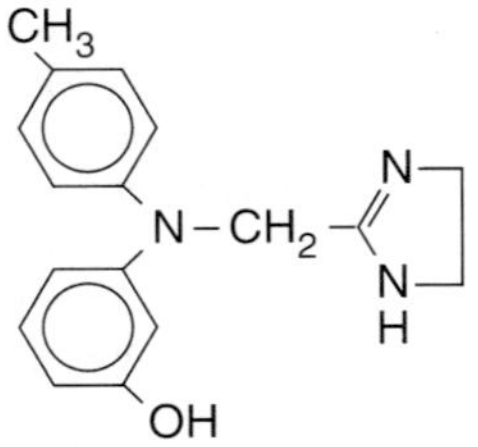

Phentolamin

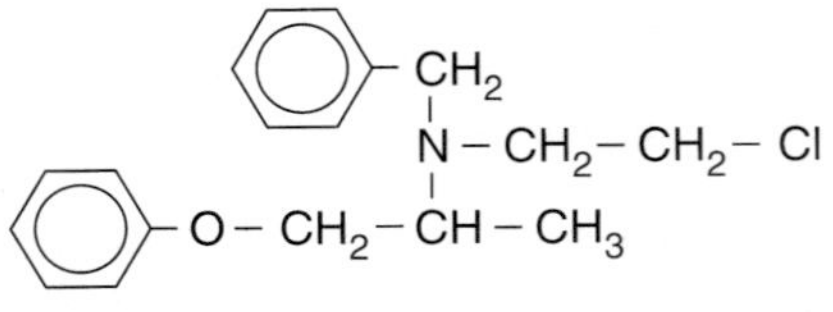

Phenoxybenzamin

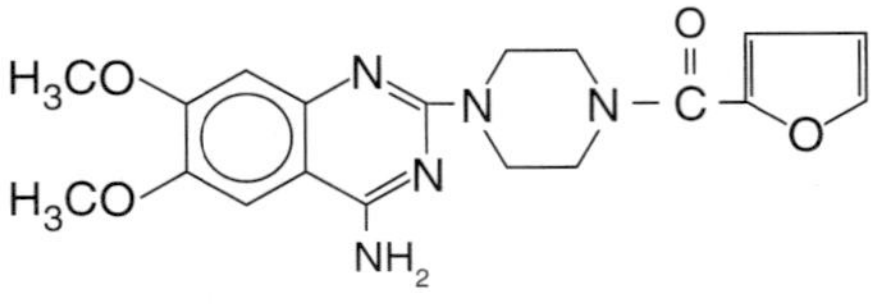

Prazosin

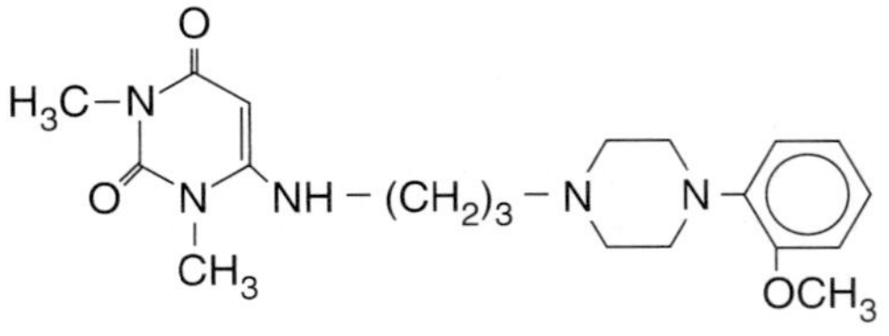

Urapidil

**Abb. 2-23.** Strukturformeln von α-Rezeptorenblockern

daß auch Rezeptoren für Acetylcholin, Histamin und Serotonin betroffen sind. Die irreversible Blockade beruht auf einer *Alkylierung des α-Rezeptors*. Als Halogenalkylamin ist Phenoxybenzamin chemisch verwandt mit Stickstofflost (Kap. 21, »Alkylanzien«, S. 689 ff.) und bildet, wie dieser, durch Zyklisierung am tertiären Stickstoff einen Ethyleniminring, der sich schließlich unter Entstehung eines hochreaktiven Carboniumions öffnet und biologische Makromoleküle alkyliert.

Die Imidazolinderivate *Phentolamin* (Abb. 2-23) und *Tolazolin* sind im Gegensatz zu Phenoxybenzamin **kompetitive α-Rezeptorenblocker**, deren Wirkung sowohl gegen $\alpha_1$- als auch $\alpha_2$-Rezeptoren gerichtet ist. Ein α-Rezeptorenblocker vom kompetitiven Typ ist auch *Prazosin* (Abb. 2-23). Prazosin besitzt eine nahezu 1000fach höhere Affinität zu $\alpha_1$- als zu $\alpha_2$-Rezeptoren.

Weitere **reversible α-Blocker** mit Präferenz bzw. **Selektivität für $\alpha_1$-Rezeptoren** sind die dem Prazosin chemisch verwandten Verbindungen Alfuzosin, *Doxazosin, Terazosin, Tamsulosin* und *Trimazosin*, das Uracilderivat *Urapidil* und schließlich *Indoramin*.

▶ **Pharmakodynamik**

Bedeutsam für das Verständnis der **kardiovaskulären Wirkungen** ist die Tatsache, daß nicht nur die α-Rezeptoren der arteriellen, sondern auch die der venösen Gefäße von der Blockade betroffen sind. Das äußert sich auf der *arteriellen Seite* des Kreislaufs in einer Erweiterung der den peripheren Gefäßwiderstand maßgeblich bestimmenden Arteriolen. Auf der *venösen Seite* nimmt der Tonus der Kapazitätsgefäße ab.

Zu einer charakteristischen *Nebenwirkung* der α-Blocker wird dieser Vorgang, wenn bei aufrechter Körperhaltung Blut in den erweiterten Venen der unteren Körperpartien liegenbleibt und der venöse Rückstrom zum Herzen und damit zwangsläufig das Herzzeitvolumen abnehmen. Der sich in dieser Situation entwickelnde Blutdruckabfall wird als **orthostatische Hypotonie** bezeichnet.

Jeder **Blutdruckabfall** löst über den Barorezeptorreflex eine Erhöhung der Aktivität im sympathischen Nervensystem und eine Hemmung des vagalen Zustroms zum Herzen aus. Zusätzlich schalten nichtselektive α-Blocker den durch präsynaptische $\alpha_2$-Rezeptoren vermittelten, lokalen Rückkoppelungsmechanismus der Noradrenalinfreisetzung (S. 65) aus, wodurch die pro Aktionspotential ausgeschüttete Noradrenalinmenge ansteigt. Diese *ungebremste Noradrenalinfreisetzung* aus adrenergen Nervenendigungen führt am Herzen zu einer übermäßigen Aktivierung von β-Rezeptoren, zu einer subjektiv als unangenehm empfundenen Tachykardie und unter Umständen zu Rhythmusstörungen.

Bei Patienten mit **koronarer Herzkrankheit** besteht die Gefahr, daß die starke Stimulation des Herzens und die damit einhergehende Zunahme des Sauerstoffverbrauchs Anfälle von *Angina pectoris* oder sogar einen *Myokardinfarkt* auslösen.

Das $\alpha_1$-selektive **Prazosin** beeinflußt den lokalen Rückkoppelungsmechanismus der Noradrenalinfrei-

setzung nicht. Das mag eine Erklärung dafür sein, daß eine Tachykardie unter Prazosin seltener auftritt oder weniger ausgeprägt ist als bei Gabe anderer α-Blocker.
▷ Eine besonders unangenehme *Nebenwirkung* von Prazosin ist eine schwere *orthostatische Hypotonie* bis zum Bewußtseinsverlust, die nach der ersten Dosis auftreten kann *(»Phänomen der ersten Dosis«)*.
▷ Wie andere α-Blocker, so kann auch Prazosin eine *Retention von Wasser und Natrium* und eine Gewichtszunahme bewirken. Sie beruht auf einer reflektorischen Erhöhung der Sympathikusaktivität, die über eine verstärkte Stimulation von β-Rezeptoren am juxtaglomerulären Apparat der Niere die Reninsekretion und damit die Bildung von Angiotensin und Aldosteron steigert.
▷ Die Blockade vasokonstriktorischer α-Rezeptoren in den Gefäßen der Nasenschleimhaut führt zur *Schleimhautschwellung* und dem Gefühl der verstopften Nase.
▷ *Ejakulationsstörungen* lassen sich ohne weiteres mit einer Blockade von α-Rezeptoren im Ductus deferens erklären.
▷ Die nach nichtselektiven α-Blockern gelegentlich beobachtete *Diarrhö* dürfte dagegen eine komplexe Genese haben. Zu dem Wegfall der zum Teil durch α-Rezeptoren vermittelten Hemmung der Darmperistaltik tritt die Blockade inhibitorischer präsynaptischer α-Rezeptoren an cholinergen Nerven mit der daraus resultierenden Steigerung der Acetylcholinfreisetzung und Zunahme der Darmmotorik.

Die α-Selektivität von **Urapidil** ist geringer als die von Prazosin. Die Verbindung stimuliert zusätzlich 5-HT$_{1A}$-Rezeptoren im Hirnstamm, was zu einer *Verminderung des Sympathikotonus* führt. Die trotz Blutdrucksenkung fehlende Reflextachykardie mag auf diese zweite Wirkkomponente des Urapidils zurückgehen.

**Tolazolin** hat zusätzlich zu seiner α-blockierenden Wirkung einen schwachen histaminartigen Effekt. Das erklärt die *Stimulierung der Magensaftsekretion* und die Gefahr der Ulkusentstehung bei prädisponierten Individuen.

**Alfuzosin** und **Tamsulosin** wird eine gewisse Selektivität für den α$_{1A}$-Rezeptorsubtyp zugeschrieben, der in Blase und Urethra exprimiert wird. Diese Substanzen sind für die blutdrucksenkende Therapie weniger geeignet und werden bevorzugt bei der benignen Prostatahypertrophie eingesetzt.

Von einigen der **α$_1$-selektiven Blockern** ist gezeigt worden, daß sie bei chronischer Therapie der Hypertonie die Zusammensetzung der Plasmalipide in einer die Entwicklung der *Arteriosklerose hemmenden* Weise beeinflussen. Es kommt zu einer *Senkung der Triglycerid-* und der *Gesamtcholesterinkonzentration*. Dabei sinken die LDL- und VLDL-Fraktionen des Plasmacholesterins ab, während die gefäßprotektive HDL-Fraktion zunimmt.

### ▶ Pharmakokinetik

**Phenoxybenzamin** wird nur zu 20–30% vom Darm resorbiert. Nach hohen Dosen kommt es zu einer Speicherung im Fettgewebe. Die α-Rezeptorblockade nach einer Einzeldosis von Phenoxybenzamin geht mit einer Halbwertszeit von ca. 24 Std. zurück, d. h., nachweisbare Wirkungen bestehen noch nach 3–4 Tagen. Diese lange Wirkungsdauer erklärt sich aus der irreversiblen Hemmung von α-Rezeptoren (Alkylierung) und ihrer langsamen Neubildung.

**Tolazolin** wird enteral gut resorbiert, aber sehr rasch durch die Niere ausgeschieden. **Phentolamin** muß oral in 5mal höherer Dosierung als parenteral verabreicht werden, was auf eine unvollständige enterale Resorption oder eine hohe präsystemische Inaktivierung schließen läßt.

Die Bioverfügbarkeit von **Prazosin** beträgt 50–60%, die Halbwertszeit im Plasma 3–4 Std. Prazosin wird nahezu vollständig vom Organismus metabolisiert. Die **Halbwertszeiten** von *Doxazosin, Terazosin, Alfuzosin, Trimazosin, Urapidil, Indoramin* und *Tamsulosin* betragen 20, 10, 5, 3, 2–3, 4 bzw. 13 Std.

### ◆ Therapeutische Verwendung

Obwohl eine durch α-Rezeptorenblockade hervorgerufene Abnahme des bei der essentiellen Hypertonie pathologisch erhöhten Gefäßwiderstandes auf den ersten Blick eine ideale Therapiemethode zu sein scheint, haben sich, abgesehen von Prazosin und zum Teil auch einigen neueren Derivaten (s. u.), **α-Blocker** in der Behandlung der *arteriellen Hypertonie* **nicht** bewährt. Der Grund dafür liegt in den obengenannten erheblichen Nebenwirkungen der α-Blocker. Auch beim **Prazosin** ist die orthostatische Hypotonie noch immer die gravierendste Nebenwirkung. Weil das »Phänomen der ersten Dosis« von der Dosierungshöhe abhängt, darf die *anfängliche Prazosindosis* 3mal 1 mg pro Tag nicht überschreiten. Im Verlauf der Behandlung kann die Dosierung erforderlichenfalls bis auf 20–30 mg pro Tag gesteigert werden.

Weitere **Indikationen für α-Rezeptorenblocker** sind:
- die Behandlung der hypertonen Krisen beim Phäochromozytom
- periphere Durchblutungsstörungen, insbesondere die Raynaud-Krankheit
- Schockzustände mit ausgeprägter peripherer Vasokonstriktion
- symptomatische Behandlung der Miktionsbe-

schwerden bei der benignen, obstruktiven Prostatahypertrophie. Sie erleichtern die Blasenentleerung durch Blockade der $\alpha_{1A}$-Rezeptoren des Sphincter vesicae (Tab. 2-1, S. 48).
Die gute Wirksamkeit dieser Behandlung ist in den letzten Jahren zunehmend erkannt worden. Im Prinzip sind alle $\alpha_1$-Blocker in dieser Indikation ähnlich effektiv. Bei den neueren Präparaten, wie Alfuzosin und Tamsulosin, scheinen aber die hypotensiven Nebenwirkungen etwas geringer zu sein. Trotzdem dürfen sie wegen der Gefahr eines orthostatischen Kollaps nicht mit anderen $\alpha_1$-Antagonisten kombiniert werden.

- **Handelsnamen und Dosierung:**
- Phenoxybenzamin[1]: 1 mg/kg i. v. (infundiert über eine Std.) oder 20–60 mg/Tag oral
- Phentolamin[2]: 5 mg i. v. oder 50–100 mg oral
- Tolazolin[3]: 50–100 mg i. v. oder 25 mg oral 4- bis 6 × pro Tag
- Terazosin[4]: 2–20 mg/Tag oral
- Trimazosin[2]: 200–900 mg/Tag oral
- Urapidil[5]: 30–60 mg oral 2 ×/Tag oder 25–50 mg i. v.
- Indoramin[6]: 50–200 mg/Tag oral
- Doxazosin[7]: 1–2 × 4 mg/Tag oral
- Prazosin[8]: 1–4 mg/Tag oral
- Alfuzosin[9]: 2 × 2,5–5 mg/Tag oral
- Tamsulosin[10]: 0,4 mg/Tag oral

# β-Rezeptorenblocker

> **β-Rezeptorenblocker** binden mit großer Selektivität an β-Adrenozeptoren und verhindern deren Stimulation durch Sympathomimetika. Synonyme Bezeichnungen sind **β-Adrenolytika**, **β-Sympatholytika** oder **β-Blocker**.

Alle bisher bekannten β-Blocker sind **kompetitive Antagonisten** am β-Rezeptor. Die therapeutische Bedeutung der β-Blocker ist größer als die der α-Blocker.

▶ **Stoffeigenschaften**

Im Gegensatz zu den α-Blockern zeigen alle bisher bekannten β-Blocker **strukturelle Gemeinsamkeiten**.
▷ Praktisch alle besitzen eine Propanolaminseitenkette mit einem Isopropyl- oder einem tertiären Butylsubstituenten am Stickstoff (Abb. 2-24).

---

[1] Dibenzyran®  [2] in Deutschland nicht im Handel  [3] Priscol®  [4] Flotrin®, Heitrin®  [5] Ebrantil® u. a.  [6] Wydora®  [7] Cardular®, Diblocin®  [8] Minipress®  [9] Urion®, UroXatral®  [10] Alna®, OMNIC®

> Die **aliphatische Hydroxylgruppe**, die dem Molekül optische Aktivität verleiht, ist von wesentlicher Bedeutung für die **β-blockierende Wirkung**.

▷ Die **linksdrehenden Formen** (Hydroxylgruppe in D-Konfiguration) sind die **aktiven Verbindungen**, die rechtsdrehenden haben eine 50- bis 100fach geringere und damit praktisch zu vernachlässigende β-blockierende Wirkung.
▷ Der **aromatische Teil** des β-Blockermoleküls und dessen Substituenten bestimmen
  - die Wirkungsstärke
  - eine eventuelle agonistische Aktivität am β-Rezeptor
  - eine relative Selektivität gegenüber $\beta_1$- oder $\beta_2$-Rezeptoren
  - lokalanästhetische Wirkung

Die drei letzteren Eigenschaften, die sich im Tierexperiment ohne Schwierigkeiten bestimmen lassen, erlauben eine gewisse *Unterteilung* der β-Blocker. *Klinisch* kommt dabei der relativen Selektivität gegenüber $\beta_1$-Rezeptoren die größte Bedeutung zu.
Die Wirkung der zuerst in die Therapie eingeführten β-Blocker, wie beispielsweise *Propranolol, Oxprenolol, Pindolol* (Abb. 2-24), *Alprenolol* ist **nicht selektiv**, also sowohl gegen $\beta_1$- als auch gegen $\beta_2$-Rezeptoren gerichtet. Für die Behandlung der Angina pectoris oder von kardialen Arrhythmien schien es wünschenswert, die Blockade auf die $\beta_1$-Rezeptoren einzuzuengen. Verschiedene neuere Verbindungen wie *Acebutolol, Atenolol, Bisoprolol* und *Metoprolol* (Abb. 2-24) zeigen eine **relative Selektivität** gegenüber **$\beta_1$-Rezeptoren** und werden deshalb auch »**kardioselektiv**« genannt. Diese Bezeichnung ist aus zwei Gründen unpräzis. Erstens sind neben dem Herzen auch andere Gewebe, wie beispielsweise die Niere, mit $\beta_1$-Rezeptoren ausgestattet und zweitens ist die Selektivität nicht absolut; sie besteht nur in einem relativ niedrigen Dosisbereich und geht mit steigender Dosierung verloren. Außerdem kommen im Herzen auch $\beta_2$-Rezeptoren vor.

**Reine Antagonisten** am **β-Rezeptor** sind beispielsweise *Propranolol, Sotalol, Atenolol, Bisoprolol* und *Metoprolol* (Abb. 2-24), wie **partielle Agonisten** verhalten sich *Alprenolol, Oxprenolol, Pindolol* und *Acebutolol*. Ihre Fähigkeit, in begrenztem Umfang β-Rezeptoren zu stimulieren, ist auch mit der Bezeichnung »**intrinsisch sympathomimetische Aktivität**« (ISA) belegt worden. Aus theoretischen Erwägungen sollten β-Blocker mit ISA verschiedene Nebenwirkungen (S. 87) in geringerem Umfange haben als solche ohne ISA. Der klinischen Erfahrung nach scheinen aber keine wesentlichen Unterschiede zwischen diesen beiden Typen von β-Blockern zu bestehen.

Die **membranstabilisierende Wirkung** der β-Blocker (synonyme Bezeichnungen: lokalanästheti-

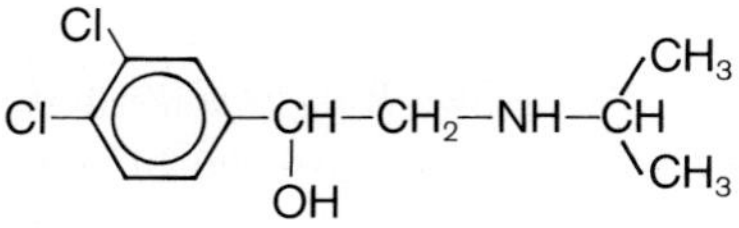

Dichlorisoprenalin

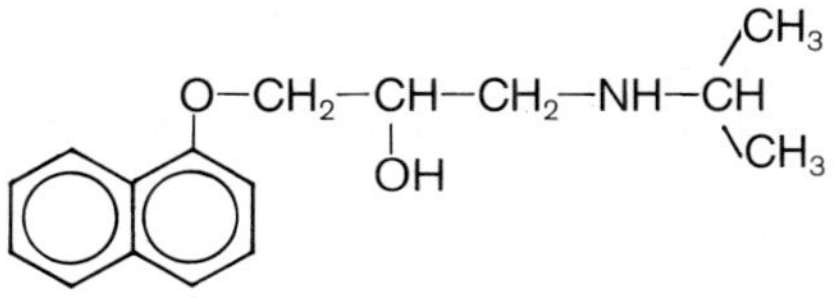

Propranolol

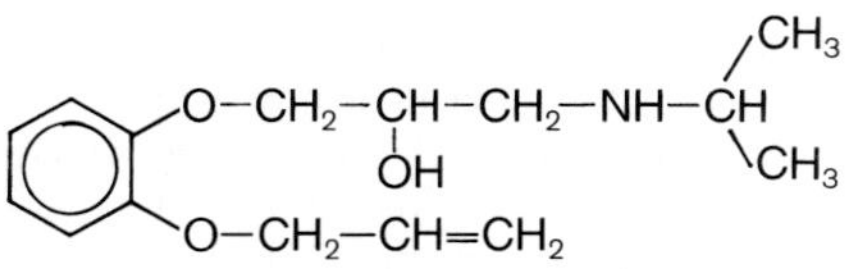

Oxprenolol

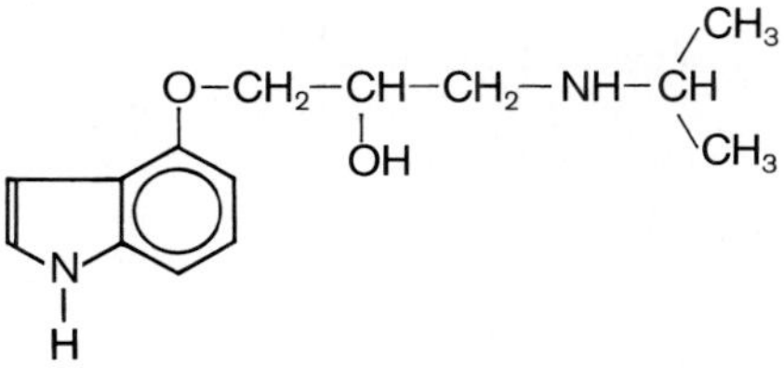

Pindolol

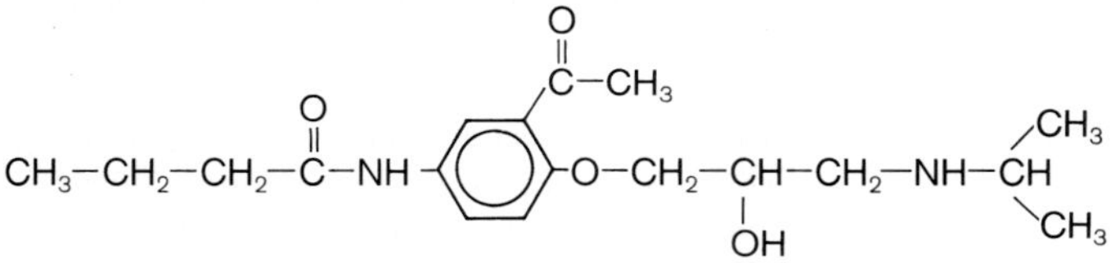

Acebutolol

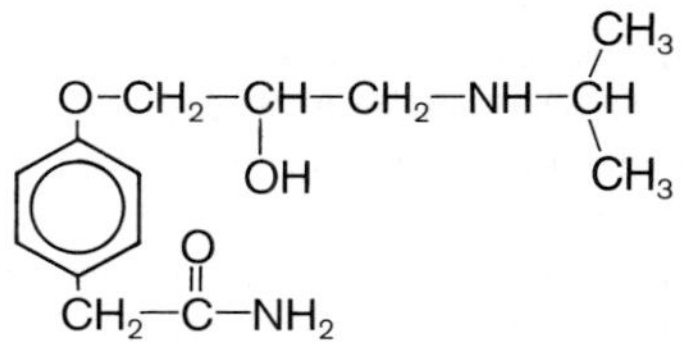

Atenolol

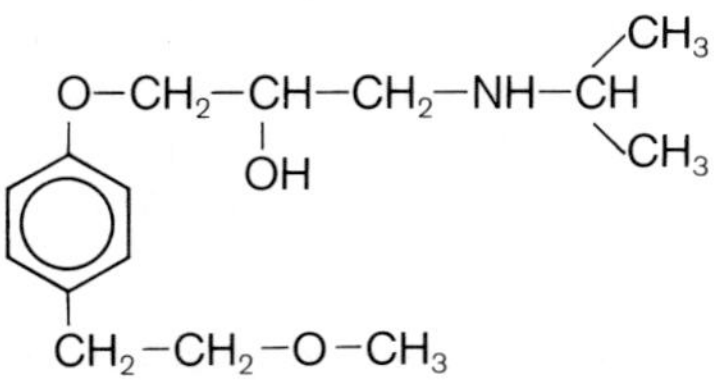

Metoprolol

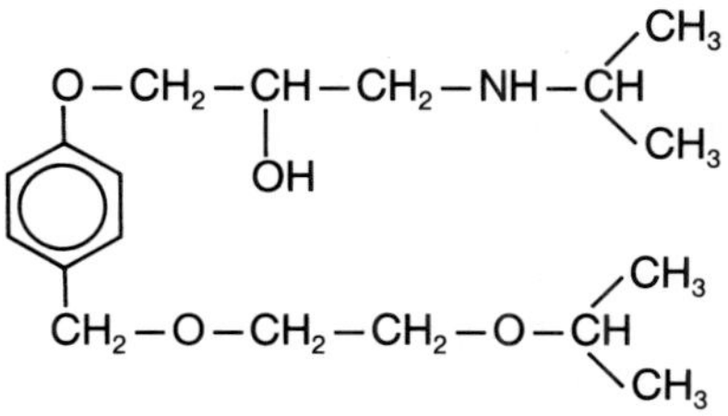

Bisoprolol (Concor®)

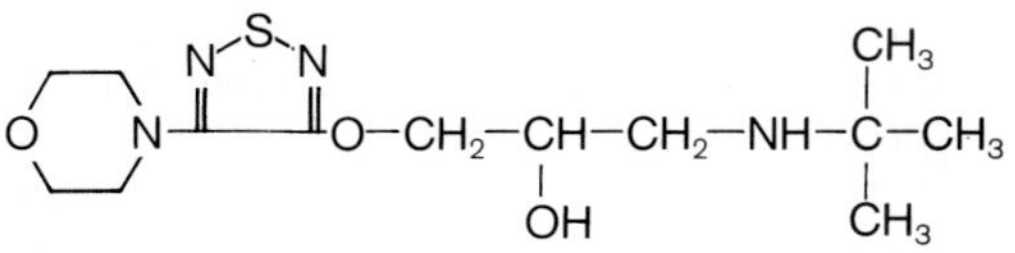

Timolol

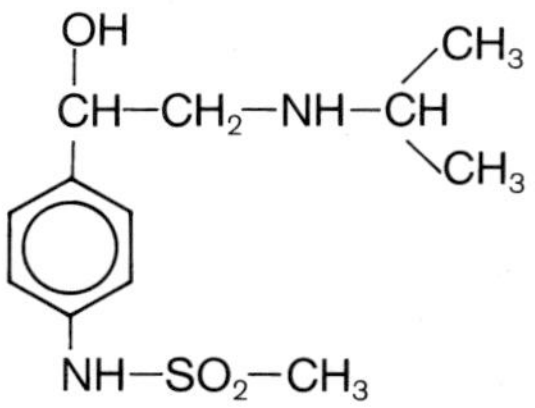

Sotalol

**Abb. 2-24.** Strukturformeln von β-Rezeptorenblockern

sche, chinidinartige oder unspezifisch kardiodepressive Wirkung), die durch eine blockierende Wirkung auf den spannungsabhängigen Na⁺-Kanal zustande kommt, ist unabhängig von der β-blockierenden Komponente, d.h., die beiden optischen Isomere eines β-Blockers wirken gleich stark lokalanästhetisch. Inwieweit dieser Effekt zum antiarrhythmischen Effekt der β-Blocker (S. 88 u. Kap. 13, S. 332) beiträgt ist umstritten. Bei Sotalol überwiegen demgegenüber blockierende und ebenfalls nicht stereospezifische Wirkungen auf myokardiale $K^+$-Kanäle. Dieser Mechanismus ist an der antiarrhythmischen Wirkung von Sotalol beteiligt.

## ▶ Pharmakodynamik

> **Haupt-** und **Nebenwirkungen** der β-Blocker lassen sich zum Teil aus der Hemmung der durch $β_1$- oder $β_2$-Rezeptoren vermittelten Effekte (Tab. 2-1, S. 48 f.) **ableiten**. Dabei gilt, daß die Konsequenzen einer β-Blockade um so ausgeprägter sind, je stärker das betreffende Zielorgan unter adrenergem Tonus steht.

Am **Herzen** (überwiegend $β_1$-Rezeptoren) wird der positiv chronotrope, dromotrope, bathmotrope und inotrope Einfluß des Sympathikus abgeschwächt oder aufgehoben. Gekoppelt damit ist eine Verminderung des myokardialen Sauerstoffverbrauchs. Unter vollständiger β-Blockade fehlt dem Herzen ein wesentlicher Faktor, der zu der Steigerung der Pumpleistung beiträgt, die bei hochgradiger körperlicher oder emotionaler Belastung erforderlich ist. Eine Zunahme des Herzzeitvolumens ist jetzt nur noch über einen erhöhten Füllungsdruck der Ventrikel und eine stärkere Vordehnung der Herzmuskelfasern *(Frank-Starling-Mechanismus)* möglich. Daraus folgt zwangsläufig, daß sich das Herz eines mit β-Blockern behandelten Patienten nicht ausreichend an hohe Leistungen anpassen kann. Vom *therapeutischen* Gesichtspunkt betrachtet bedeutet das aber auf der anderen Seite, daß das Herz durch starke adrenerge Stimulation auch nicht mehr zu einem exzessiven Sauerstoffverbrauch getrieben werden kann. Der Nutzen für Patienten mit *eingeschränkter koronarer Blutversorgung* liegt auf der Hand.

Bei der *Herzinsuffizienz* steht das Myokard bereits in Ruhe unter einem erhöhten sympathischen Antrieb. Dieser Kompensationsversuch des Organismus wird durch eine β-Blockade antagonisiert.

Überraschenderweise führt aber eine Behandlung mit β-Blockern (besonders solchen mit $β_1$-Selektivität oder mit einer zusätzlichen blockierenden Wirkung am $α_1$-Rezeptor, S. 91) in dieser Situation nur zu einer vorübergehenden Verminderung der Herzleistung. Wird die Therapie fortgeführt, kommt es über einen Zeitraum von 3–6 Monaten zu einer deutlichen Zunahme der Auswurfleistung des Herzens und einer Senkung von Morbidität und Mortalität. Diese günstige Wirkung wird auf der Reduktion der pathophysiologischen Sekundäreffekte chronischer noradrenerger Überstimulation zurückgeführt: Die Herzfrequenz sinkt und ermöglicht eine verbesserte Ökonomie des myokardialen Energiehaushalts,

die Zahl und die gestörte funktionelle Koppelung der β-Adrenozeptoren normalisieren sich.

> Eine leichte bis mittelschwere Herzinsuffizienz gilt daher als Indikation für eine Therapie mit β-Blockern.

Im **Sinusknoten** des Herzens wird die Geschwindigkeit der Depolarisation der Schrittmacherzellen durch β-Blocker verlangsamt und die Herzfrequenz gesenkt. Ektopische Schrittmacher werden ähnlich beeinflußt. Die Geschwindigkeit der Erregungsausbreitung in den Vorhöfen und die Leitungsgeschwindigkeit durch den AV-Knoten werden reduziert. Auf diesen Effekten gründet sich die Verwendung von β-Blockern als *Antiarrhythmika*.

> Bei **AV-Überleitungsstörungen** sind β-Blocker *kontraindiziert*.

An den **arteriellen Blutgefäßen** führt die Blockade von vasodilatatorischen $β_2$-Rezeptoren zu einem Überwiegen der durch α-Rezeptoren vermittelten Vasokonstriktion und zu einem *Anstieg des Gefäßwiderstandes*. Nicht selten wird unter β-Blockerbehandlung über kalte Extremitäten geklagt. Bei Patienten mit Raynaud-Krankheit ist mit einer Verschlechterung der Durchblutung zu rechnen.

Ähnlich wie bei den Blutgefäßen ist die Situation nach Blockade der bronchodilatatorischen $β_2$-Rezeptoren in den **Atemwegen**. Bei Patienten mit chronischer Bronchitis, Emphysem oder Asthma wächst nach Einnahme von β-Blockern die Gefahr der Bronchokonstriktion und der Auslösung eines Asthmaanfalles.

> β-Blocker sind deshalb bei **obstruktiven Atemwegserkrankungen** *kontraindiziert*.

Durch $β_2$-Sympathomimetika (Terbutalin, Salbutamol, Fenoterol) läßt sich die Bronchokonstriktion aufheben.

β-Blocker werden lokal am **Auge** zur Behandlung des *Glaukoms* verwendet. Diese Wirkung beruht wahrscheinlich auf einer Hemmung der Kammerwasserproduktion im Ziliarkörper, für die cAMP ein physiologischer Aktivator ist.

Die Blockade der β-Rezeptoren in der **Leber** und im **Fettgewebe** führt zu einer *Hemmung* der durch adrenerge Stimulation hervorgerufenen *Glykogenolyse* bzw. *Lipolyse*. Diese Effekte sind beim Stoffwechselgesunden bedeutungslos.

> Bei **Diabetikern**, die mit Insulin oder Sulfonylharnstoffen behandelt werden, besteht nach β-Blockade die Gefahr eines *hypoglykämischen Schocks*, da diese Patienten einen medikamentös

hervorgerufenen Blutzuckerabfall nicht mehr über eine vermehrte Glykogenolyse auffangen können.

Da die Glykogenolyse in der Leber von $\beta_2$-Rezeptoren vermittelt wird (Tab. 2-1, S. 49), ist diese Gefahr bei Verwendung von $\beta_1$-selektiven Blockern geringer als bei nichtselektiven. Außerdem unterdrückt eine β-Blockade die dem hypoglykämischen Schock vorausgehende Tachykardie und maskiert damit ein Warnsymptom. β-Blocker sind aus den genannten Gründen beim Diabetiker mit Vorsicht zu verwenden.

Nebenwirkungen der β-Blocker von seiten des **Zentralnervensystems** sind Schlaflosigkeit, Alpträume, Erregungszustände und Depression. Andererseits können β-Blocker zur Behandlung von Angstzuständen und zur Prophylaxe von Migräneanfällen eingesetzt werden. Bei Angstzuständen werden besonders die körperlichen Symptome von Angst und Erregung, wie etwa Schweißausbruch, Zittern, Erröten bei »Lampenfieber« wirksam unterdrückt. Bei Musikern ist daher die Einnahme von β-Blockern verbreitet, bei Sportschützen zählen sie zu den verbotenen Dopingmitteln.

Relativ harmlose **Nebenwirkungen**, die häufig nur zu Beginn einer Behandlung mit β-Blockern auftreten, sind Nausea, Erbrechen, Anorexie und Schwindelgefühl.

Von hohem klinischen Interesse ist die **antihypertensive Wirkung** der β-Blocker. Sie ist nicht ohne weiteres mit der Blockade von β-Rezeptoren an einem bestimmten Organ zu erklären und wird deshalb am Ende dieses Abschnittes besprochen. Es besteht allerdings kaum Zweifel daran, daß auch hier eine Blockade von β-Rezeptoren maßgeblich beteiligt ist, denn die rechtsdrehenden, am β-Rezeptor praktisch unwirksamen Isomeren wirken nicht blutdrucksenkend. Für den antihypertensiven **Wirkungsmechanismus** gibt es bisher keine vollauf befriedigende Erklärung. Von den verschiedenen **Hypothesen** seien hier nur drei erwähnt:
- Verminderung des Herzzeitvolumens mit nachfolgender Erhöhung der Empfindlichkeit der Barorezeptoren
- Verminderung der Reninsekretion durch Blockade der β-Rezeptoren am juxtaglomerulären Apparat der Niere
- Verminderung der Sympathikusaktivität aufgrund einer zentralen Wirkung der β-Blocker

*Alle* bisher bekannten β-Blocker sind in der Lage, bei chronischer Verabreichung den **erhöhten Blutdruck** zu **senken**.

Der Effekt tritt nicht sofort, sondern im Verlaufe von mehreren Tagen bis zu 2 Wochen ein und ist häufig erst nach 6–8 Wochen voll ausgeprägt. Die **hämodynamischen Veränderungen** zu Beginn der Behandlung mit einem **β-Blocker ohne ISA** bestehen in
- einer Abnahme der Herzfrequenz und des Herzzeitvolumens
- einer Zunahme des peripheren Gefäßwiderstandes
- einem geringen Blutdruckabfall

Beim Fortführen der Therapie über mehrere Wochen sinkt der erhöhte Blutdruck weiter ab, und nach 4–8 Wochen fällt auch der Gefäßwiderstand unter den Ausgangswert. Das Herzzeitvolumen bleibt gesenkt. **β-Blocker mit ISA** verändern bei akuter Gabe Herzfrequenz und Gefäßwiderstand *nicht* oder *vermindern* letzteren sogar. Das Ausmaß der möglichen Blutdrucksenkung ist für die zahlreichen im Verlauf der letzten 25 Jahre entwickelten β-Blocker etwa gleich. Die dafür erforderlichen Dosen variieren bei den einzelnen Präparaten in Abhängigkeit von ihrer β-blockierenden Wirksamkeit.

Bei *langfristiger Verabreichung* hoher β-Blockerdosen kann es zu einer **Retention von Wasser** und **Natrium** sowie zu einer **Hyperkaliämie** kommen. Thiaziddiuretika gleichen diese Störung leicht aus. Überhaupt eignen sich β-Blocker sehr gut für eine Kombination mit Diuretika und/oder Vasodilatatoren.

Muß eine chronische **β-Blockertherapie beendet** werden, so ist die Dosierung allmählich zu reduzieren. Abruptes Aufhören birgt, vor allem bei Patienten mit koronarer Herzkrankheit, die Gefahr, schwere Anfälle von Angina pectoris auszulösen (Hochregulation der kardialen β-Rezeptoren, Absch. »Adrenorezeptoren«, S. 69 ff.).

▶ **Pharmakokinetik**

Die **Bioverfügbarkeit** vieler β-Blocker ist nicht hoch (20–50%), wenn auch aus unterschiedlichen Gründen:
- So unterliegen stark **lipophile** β-Blocker (z. B. Propranolol) einem hohen präsystemischen Metabolismus durch die Leber.
- Ausgeprägt **hydrophile** β-Blocker (z. B. Atenolol) werden hingegen schlecht vom Darm resorbiert. Einige β-Blocker nehmen diesbezüglich eine Mittelstellung ein und weisen eine gute Bioverfügbarkeit auf, z. B. Bisoprolol und Pindolol mit ca. 90% (Tab. 2-6). Die **Plasmahalbwertszeiten** der meisten β-Blocker liegen im Bereich von 2–6 Std. (Tab. 2-6) und sind deshalb zu kurz für eine einmalige Gabe pro Tag. Günstige Plasmahalbwertszeiten haben Bisoprolol (10–12 Std.), Nadolol (16–20 Std.) und Sotalol (5–12 Std.). Von Propranolol, Bupranolol, Acebutolol und Timolol werden Metabolite mit β-blockierender Wirkung gebildet.

Tab. 2-6. Eigenschaften einiger β-Rezeptorenblocker und ihre Dosierung bei der Behandlung der Hypertonie

| Freiname | Handelsname | Lokal-anästhetische Wirkung | Bioverfüg-barkeit (%) | Plasmahalb-wertszeit (Std.) | Dosierung bei Hypertonie (mg/Tag) |
|---|---|---|---|---|---|
| **Nichtselektive** β-Rezeptorenblocker **ohne** ISA | | | | | |
| Propranolol | Dociton® u. a. | ++ | 20–50 | 2–5 | 2 × 40–4 × 60 |
| Nadolol | Solgol® | ○ | 30–40 | 16–20 | 1 × 120–240 |
| Sotalol | Sotalex® u. a. | ○ | 90 | 5–12 | 2 × 160–320 |
| **Nichtselektive** β-Rezeptorenblocker **mit** ISA | | | | | |
| Alprenolol | Aptin-Duriles® | + | 10 | 2–3 | 3–4 × 50–100 |
| Oxprenolol | Trasicor® | + | 50–60 | 1–3 | 3–4 × 40–80 |
| Pindolol | Visken® u. a. | (+) | 90–100 | 3–4 | 1–2 × 15 |
| β-Rezeptorenblocker mit **relativer Selektivität** gegen $β_1$-Rezeptoren **ohne** ISA | | | | | |
| Atenolol | Tenormin® u. a. | ○ | 45–50 | 6–8 | 1–2 × 50–100 |
| Bisoprolol | Concor® u. a. | (+) | 90 | 10–12 | 1 × 5–10 |
| Metoprolol | Beloc®, Lopresor® u. a. | (+) | 30–50 | 3–4 | 2–3 × 100 |
| β-Rezeptorenblocker mit **relativer Selektivität** gegen $β_1$-Rezeptoren **mit** ISA | | | | | |
| Acebutolol | Prent® u. a. | + | 30–50 | 2–4 | 2–4 × 200 |

++ Starke Wirkung
+ Schwache Wirkung
○ Fehlende Wirkung

◆ **Therapeutische Verwendung**

● **Indikationen:** Eine Behandlung mit β-Blockern ist indiziert bei:
● koronarer Herzkrankheit (Angina pectoris, Reinfarktprophylaxe)
● kardialen Arrhythmien
● überhöhtem kardialen Sympathikotonus
● essentieller und renaler Hypertonie
● leichter oder mittelschwerer Herzinsuffizienz
● Glaukom
● Migräneprophylaxe
● Angstzuständen (»Lampenfieber«)

Die ersten drei Indikationen werden in Kap. 13, S. 325ff. u. 355, besprochen.

Die Wahl eines β-Blockers für die Behandlung einer unkomplizierten **essentiellen** oder **renalen Hypertonie** ist nicht kritisch, da alle β-Blocker bei chronischer Therapie über zufriedenstellende und ähnlich starke antihypertensive Wirksamkeit verfügen. Zur Behandlung des **Glaukoms** stehen die β-Blocker Timolol[1], Befunolol[2], Betaxolol[3], Buprano-lol[4], Carteolol[5], Levobunolol[6], Metipranolol[7] und Pindolol[8] in lokaler Anwendungsform zur Verfügung.

Bei Patienten mit Diabetes, peripheren Durchblutungsstörungen oder leichten Einschränkungen der Bronchialfunktion ist einem β-Blocker mit relativer Selektivität gegenüber $β_1$-Rezeptoren der Vorzug zu geben. Bei der Behandlung von Patienten mit Herzinsuffizienz sollten bevorzugt β-Blokkern ohne ISA eingesetzt werden, um das Risiko von Arrhythmien zu verringern.

● **Kontraindikationen:** Eine Behandlung mit β-Blockern ist kontraindiziert bei
● obstruktiven Atemwegserkrankungen
● AV-Überleitungsstörungen

[1] Chibro-Timoptol®  [2] Glauconex®  [3] Betoptima®, Kerlone®  [4] betadrenol®  [5] Arteoptic®, Endak®  [6] Vistagan®  [7] Betamann®  [8] Pindoptan® u. a.

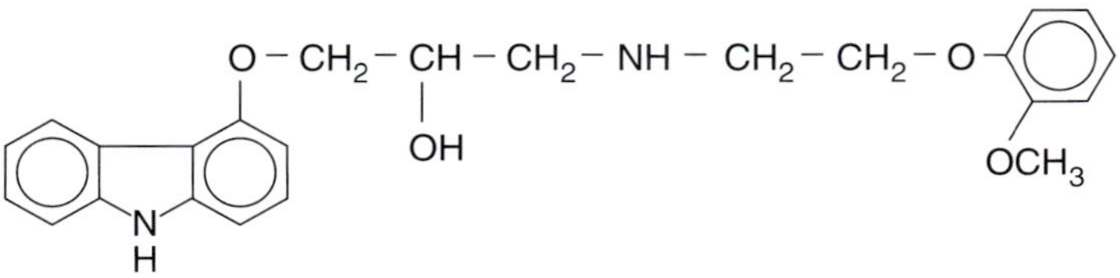

**Abb. 2-25.** Strukturformel von Carvedilol

## β-Rezeptorenblocker mit zusätzlicher gefäßerweiternder Wirkung

**Carvedilol**[1] (Abb. 2-25) und das strukturverwandte Bucindolol sind Antihypertensiva, die im gleichen Molekül die Eigenschaften von $α_1$- und ausgeprägter nichtselektiver β-Blockade vereinigen.

Carvedilol liegt als racemische Mischung zweier Stereoisomeren vor. Dabei ist die β-blockierende Wirkung an die linksdrehende (S-)Form gebunden, während die $α_1$-blockierende Wirkung beiden Isomeren zu eigen ist. Im Gegensatz zu Bucindolol besitzt Carvedilol keine ISA. Als Nebenaktivität hemmt Carvedilol die Proliferation glatter Muskelzellen und wirkt als Antioxidans. Diese zusätzlichen Effekte tragen möglicherweise zu seiner therapeutischen Wirkung bei.

Eine Kombination von $α_1$- und β-Rezeptorblockade erscheint sinnvoll unter der Vorstellung, daß die $α_1$-blockierende Komponente den Gefäßwiderstand herabsetzt und damit die Wirkungen der β-Blockade synergistisch beeinflussen kann. Carvedilol senkt den systolischen und diastolischen Blutdruck sowie den peripheren Gefäßwiderstand. Dabei wird die mit einer $α_1$-Blockade üblicherweise vergesellschaftete Tachykardie durch die β-Blockade verhindert.

Die **Nebenwirkungen** von Carvedilol sind denen anderer β-Blocker ähnlich. Es kommt aber etwas häufiger zu *orthostatischer Hypotonie*. Bei Diabetikern kann Carvedilol die Insulinwirkung verstärken und gleichzeitig die Symptome einer *Hypoglykämie* maskieren. Deshalb ist bei dieser Patientengruppe große Vorsicht geboten. Bei toxischer *Überdosierung* überwiegen die Symptome eines *kardiogenen Schockzustandes*. In der Behandlung der Herzinsuffizienz hat sich Carvedilol insgesamt als gut verträglich und wirksam in der Senkung kardiovaskulärer Morbidität und/oder Mortalität erwiesen.

▷ Carvedilol wird gut resorbiert. Die **Bioverfügbarkeit** beträgt aber wegen des ausgeprägten »first-pass«-Effektes nur ~25%. Dabei ist die Bioverfügbarkeit der $α_1$-blockierenden rechtsdrehenden (R-)Form 2,5mal höher als diejenige der S-Form.
▷ Die **Plasmahalbwertszeit** beträgt 6–7 Std.
▷ Zur Dauertherapie der Hypertonie und leichter bis mittlerer Herzinsuffizienz wird eine **Dosis** von 2×25 mg/Tag empfohlen.

**Nebivolol**[2] vereinigt ebenfalls β-Blockade (mit $β_1$-Prävalenz) mit einem gefäßerweiternden Effekt, der allerdings nicht auf einer $α_1$-Rezeptorblockade, sondern auf einer Stimulation der endothelialen NO-Produktion beruht. Die Erfahrungen mit dieser Substanz sind noch begrenzt. Die Wirksamkeit wird aber als mit derjenigen von Carvedilol vergleichbar beurteilt.

## Antisympathotonika

Als **Antisympathotonika** werden Pharmaka bezeichnet, die entweder
- innerhalb des Zentralnervensystems Steuerungszentren der Sympathikusaktivität beeinflussen *(Clonidin, α-Methyldopa)*,
- die Speicherfähigkeit der adrenergen Nerven für Noradrenalin aufheben *(Reserpin)* oder
- die Noradrenalinfreisetzung aus adrenergen Nervenendigungen hemmen *(Guanethidin)*.

Unabhängig von Angriffsort und Wirkungsmechanismus induzieren diese Pharmaka einen **Zustand geringerer Noradrenalinfreisetzung** auf der präsynaptischen Seite (adrenerge Nervenendigungen) und folglich **geringerer Stimulation** der pharmakologisch unbeeinflußten Adrenozeptoren auf der postsynaptischen Seite (Erfolgsorgan).

Trotz dieser Gemeinsamkeit unterscheiden sich die genannten Pharmaka in ihrer Wirkungscharakteri-

---
[1] Dilatrend®
[2] Nebilet®

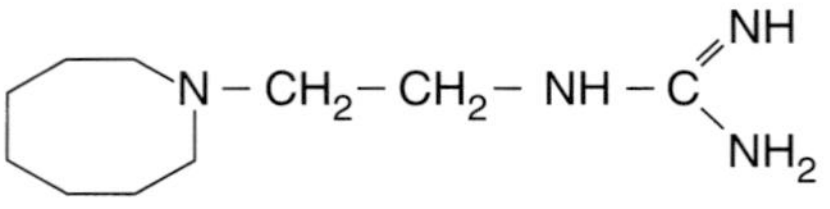

Guanethidin

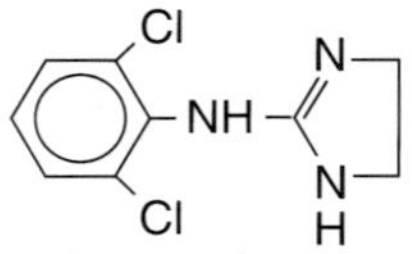

Clonidin 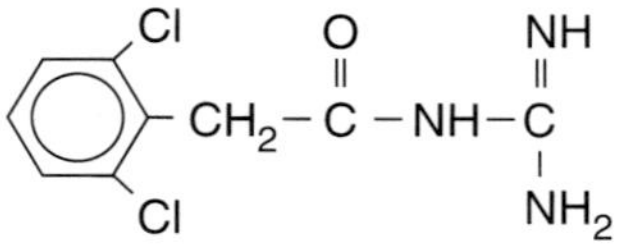          Guanfacin

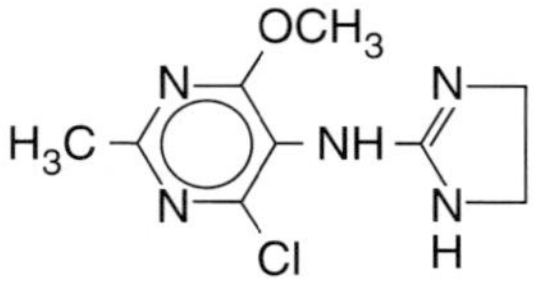

Moxonidin

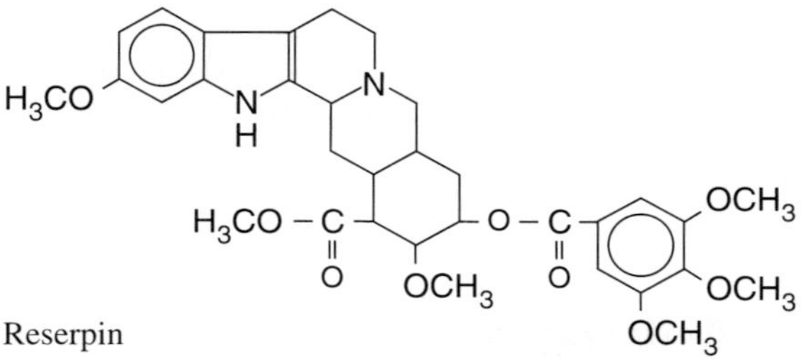

Reserpin

Abb. 2-26. Strukturformeln von Antisympathotonika

stik und ihren Nebenwirkungen erheblich voneinander. Von gewissen Ausnahmen abgesehen, werden sie nur zur *Behandlung der arteriellen Hypertonie* benutzt.

## Clonidin, Guanfacin und Moxonidin

### Clonidin

**Clonidin**[1] (Abb. 2-26) ist ein Imidazolinderivat, das wie die in Abschnitt »Sympathomimetika (S. 76f.) beschriebenen, zur Schleimhautabschwellung benutzten Präparate Oxymetazolin, Xylometazolin usw. $\alpha$-Adrenozeptoren stimuliert. Wie letztere zeigt auch Clonidin eine gewisse *Präferenz für $\alpha_2$-Rezeptoren*. Im Gegensatz zu letzteren penetriert Clonidin jedoch sehr gut in das Zentralnervensystem und erregt dort ebenfalls $\alpha_2$-Adrenozeptoren. Diese Eigenschaft ist ausschlaggebend für seinen therapeutischen Effekt als Antihypertensivum.

Die den **sympathoinhibitorischen Effekt** von Clonidin vermittelnden *$\alpha$-Adrenozeptoren* liegen vornehmlich im unteren Hirnstamm, zum Teil auch im Rückenmark. Eine Aktivierung des lokalen Rückkopplungsmechanismus in der Peripherie ($\alpha_2$-Rezeptoren an adrenergen Nervenendigungen, S. 65) dürfte nur unwesentlich zur hypotensiven und bradykarden Wirkung von Clonidin beitragen.

Das **Wirkungsmuster** von Clonidin besteht in:
- Hemmung der Sympathikusaktivität
- Aktivierung kardialer parasympathischer Nerven
- Bradykardie
- Hypotension

Es erinnert an den Zustand einer Aktivierung des *Barorezeptorreflexes*, und im Tierexperiment ist gezeigt worden, daß Clonidin die Empfindlichkeit dieses Reflexes steigert.

---

[1] Catapresan® u. a.

Nach Injektion führt Clonidin zu einem wenige Minuten dauernden *Blutdruckanstieg* als Ausdruck der Stimulation vaskulärer α-Adrenozeptoren. Danach kommt es für mehrere Stunden zu einer Senkung von Blutdruck und Herzfrequenz. Im Tierexperiment läßt sich nachweisen, daß während dieser Phase die elektrische Aktivität in sympathischen Nerven stark abgeschwächt und in den parasympathischen Nerven zum Herzen erhöht ist.

Der **Blutdruckabfall** nach akuter Gabe von Clonidin ist in erster Linie auf eine *Verminderung des Herzzeitvolumens* zurückzuführen; der Gefäßwiderstand nimmt kurzfristig zu, um sich anschließend wieder zu normalisieren. Bei länger dauernder Behandlung nimmt der Gefäßwiderstand ab und das Herzzeitvolumen kehrt zum Ausgangswert zurück. Die Nierendurchblutung bleibt unverändert, die Reninsekretion wird herabgesetzt.

Verschiedene **α-Blocker** wie Yohimbin, Piperoxan, Tolazolin und trizyklische Antidepressiva mit α-blokkierenden Eigenschaften heben die Hypotension und Bradykardie nach Clonidin auf (Abb. 2-27).

- **Unerwünschte Wirkungen:**
- Sedation
- Hemmung der Speichelsekretion
- Obstipation

Sie kommen über eine Stimulation zentraler α-Rezeptoren (Sedation) oder von inhibitorischen präsynaptischen α-Rezeptoren an cholinergen Nerven mit Hemmung der Acetylcholinfreisetzung (Hemmung der Speichelsekretion, Obstipation) zustande. Weniger häufig sind:
- orthostatische Hypotonie
- Verlust der Libido
- Harnverhaltung

Bei **Abbruch** einer **Clonidinbehandlung** kann es mit einer Verzögerung von 15–20 Std. zu
- Übererregbarkeit,
- Tachykardie und
- krisenhaftem Anstieg des Blutdrucks kommen.

Diesen Erscheinungen, die sich durch kombinierte Gabe von α- und β-Blockern beheben lassen, liegt eine *Erhöhung der Sympathikusaktivität* auf abnorm hohe Werte zugrunde. Sie sind vergesellschaftet mit einer Zunahme der Katecholaminausscheidung in den Urin.

Clonidin besitzt **analgetische Wirkungsqualitäten** und wird zur *Schmerztherapie* vor allem nach bauchchirurgischen und orthopädischen Eingriffen unter Anwendung verschiedener Applikationsarten (epidural, intrathekal, i. v., i. m., p. o.) verwendet. Die bisherigen Erfahrungen zeigen, daß Clonidin *dosisabhängig* analgetisch wirkt und daß die Menge des zusätzlich benötigten *Morphins* reduziert werden kann. Allerdings limitiert der blutdrucksenkende Ef-

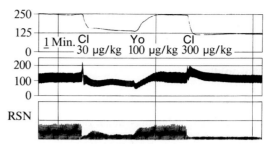

**Abb. 2-27.** Diese Originalregistrierung von einer mit Urethan narkotisierten Katze zeigt von oben nach unten Herzfrequenz (Schläge/Min.), Blutdruck (mm Hg) und die von einem sympathischen Ast zur Niere (RSN) abgeleitete elektrische Aktivität (in arbiträren Einheiten). Die i. v. Injektion von Clonidin (**Cl**, 30 µg/kg) führt zu einer beträchtlichen Abnahme von Sympathikusaktivität, Blutdruck und Herzfrequenz. Der Blutdrucksenkung voraus geht eine kurze initiale Blutdrucksteigerung, die auf einer Stimulation der vaskulären α-Adrenozeptoren durch Clonidin beruht. Yohimbin (**Yo**, 100 µg/kg i. v.), das preferentiell $α_2$-Adrenozeptoren blockiert, hebt die Effekte von Clonidin vollständig auf. Durch Steigerung der Clonidindosis auf 300 µg/kg i. v. wird die antagonistische Wirkung von Yohimbin durchbrochen. Maßgeblich für diese Effekte ist der kompetitive Antagonismus zwischen Clonidin und Yohimbin an $α_2$-Adrenozeptoren des Hirnstamms (s. Text).

fekt von Clonidin die Einsatzmöglichkeiten in dieser Indikation. Außerdem treten auch hier die anderen vom Clonidin bekannten Wirkungen wie Bradykardie, Mundtrockenheit und Sedation auf.

Weiterhin kann es Symptome beim *Opiatentzug* mildern, vermutlich über die zentral ausgelöste Hemmung des Sympathikotonus. Außerdem wird Clonidin zur Intervallbehandlung der *Migräne* und lokal, ähnlich wie bei dem $α_2$-Agonist Brimonidin[1], zur Senkung eines erhöhten Augeninnendrucks benutzt.

▷ Clonidin wird bei oraler Verabreichung rasch **resorbiert**.
▷ Die **Plasmahalbwertszeit** beträgt ca. 12 Std.
▷ Die übliche **Anfangsdosis** für die Hypertonietherapie ist 2mal 0,1–0,15 mg/Tag; gegebenenfalls muß die tägliche **Gesamtdosis** bis auf 1,5–2 mg erhöht werden.
▷ Trizyklische Antidepressiva mit α-blockierender Wirkung (Imipramin, Desipramin, Amitriptylin) **heben** die sympathoinhibitorische und antihypertensive **Wirkung** von Clonidin **auf**.

## Guanfacin

Guanfacin[2] (Abb. 2-26) ist ein weiteres, zentral wirksames Antihypertensivum mit einem dem Clonidin

---
[1] Alphagan®  [2] Estulic®

vergleichbaren Wirkungsmechanismus. Es ist *kein* Imidazolinderivat. Seine *Plasmahalbwertszeit* ist mit ca. 21 Std. länger als die von Clonidin.

## Moxonidin

In den letzten Jahren hat man im Gehirn und vielen peripheren Geweben des Menschen und anderer Spezies **Imidazolbindungsstellen** gefunden, die als »Imidazolrezeptoren« interpretiert wurden. Aufgrund der unterschiedlichen Selektivität verschiedener Liganden konnten 2 Subtypen, $I_1$ und $I_2$, identifiziert werden. Diese Bindungsstellen sind *nicht* identisch mit $\alpha_2$-Rezeptoren, obwohl einige typische $\alpha_2$-Liganden mit Imidazolstruktur, wie zum Beispiel Clonidin, dort binden. $I_1$-Rezeptoraktivierung führt möglicherweise über die Stimulation von Phosphatidylcholinphospholipase C zur Freisetzung von Arachidonsäure und würde sich damit deutlich vom $\alpha_2$-Signalweg unterscheiden. Eine besonders hohe Affinität zu den zentralen $I_1$-Rezeptoren im Hirnstamm zeigen *Moxonidin* (Abb. 2-26) und *Rilmenidin*.

Moxonidin hat eine etwa 200fach höhere Affinität zum $I_1$- als zum $\alpha_2$-Rezeptor, während die Affinität von Clonidin für beide Rezeptortypen etwa gleich ist. Die blutdrucksenkende Aktivität verschiedener Imidazolderivate scheint besser mit der Bindung an $I_1$-Rezeptoren als an $\alpha_2$-Rezeptoren zu korrelieren.

Die für Clonidin typische Sedation und Mundtrockenheit wird allein der Stimulation zentraler bzw. peripherer $\alpha_2$-Rezeptoren zugeschrieben. Diese beiden Nebenwirkungen scheinen nach Moxonidin tatsächlich seltener aufzutreten. Trotzdem bleibt die relative Bedeutung der $I_1$-Rezeptoren für die blutdrucksenkende Aktivität der zentralen Antisympathotonika unsicher. Neuere Untersuchungen an transgenen Mäusen haben gezeigt, daß die hypotensive Wirkung zentraler $\alpha_2$-Agonisten inklusive der Imidazolderivate an das Vorhandensein von $\alpha_{2A}$-Rezeptoren im Hirnstamm gebunden ist. In $\alpha_{2A}$-»knockout«-Mäusen ist die blutdrucksenkende Wirkung dieser Substanzen praktisch aufgehoben. Dagegen werden blutdrucksteigernde Effekte von $\alpha_2$-Agonisten über $\alpha_{2B}$-Rezeptoren vermittelt, die überwiegend nur in der Peripherie exprimiert werden ($\alpha_{2C}$-Rezeptoren sind anscheinend nicht an der Blutdruckregulation beteiligt). Da die therapeutisch verwendeten $\alpha_2$-Agonisten keine Subtypspezifität aufweisen, wäre nach diesen Befunden die beobachtete Wirkung immer eine Mischung aus $\alpha_{2A}$- und $\alpha_{2B}$-Effekten. Unter diesem Aspekt könnten von der Entwicklung $\alpha_{2A}$-spezifischer Liganden therapeutische Vorteile erwartet werden.

Über die Blutdruckwirkung hinaus scheint Moxonidin in ersten Untersuchungen bei Patienten mit Typ-2-Diabetes und/oder Übergewicht die Insulinempfindlichkeit zu erhöhen. Falls sich diese Befunde bestätigen, könnte die Therapie mit Moxonidin für diesen Patientenkreis vorteilhaft sein.

▷ Die **Bioverfügbarkeit** von Moxonidin beträgt knapp 90%.
▷ Die **Plasmahalbwertszeit** beträgt 2 Std.
▷ Die **Dosierung** liegt bei 0,2–0,4 mg/Tag.
▷ **Handelsnamen:** Cynt®, Physiotens®

## α-Methyldopa

Die Ansichten über den **antihypertensiven Wirkungsmechanismus** von α-Methyldopa (Abb. 2-28) sind mehrmals revidiert worden. Zunächst sah man die durch α-Methyldopa verursachte *Hemmung der Decarboxylierung* von DOPA zu Dopamin und die daraus resultierende Beeinträchtigung der Biosynthese von Noradrenalin als wesentlich an. α-Methyldopa wird jedoch selbst zu α-Methyldopamin und schließlich zu α-Methylnoradrenalin umgewandelt und letzteres in den adrenergen Nervenendigungen gespeichert.

Die daraus abgeleitete »**falsche Transmitterhypothese**« erklärte die hypotensive Wirkung von α-Methyldopa damit, daß α-Methylnoradrenalin ein falscher, am α- und β-Adrenozeptor wesentlich schwächerer Agonist als der physiologische Transmitter Noradrenalin ist.

Es stellte sich jedoch heraus, daß man die Wirksamkeit von α-Methylnoradrenalin am Adrenozeptor (in den meisten Organen $1/2$–$1/5$ der Wirksamkeit von Noradrenalin) unterschätzt hatte und der Ersatz von Noradrenalin durch einen nicht wesentlich schwächer wirksamen, falschen Transmitter kaum die befriedigende Erklärung des Wirkungsmechanismus sein konnte.

Entscheidend ist, daß α-Methyldopa in zentralen adrenergen Neuronen über α-Methyldopamin zu α-Methylnoradrenalin umgewandelt wird und im unteren Hirnstamm wahrscheinlich auf die gleichen $\alpha_2$-Rezeptoren wirkt wie Clonidin.

Der Wirkungseintritt von α-Methyldopa ist wegen der erforderlichen Metabolisierung mit 2–3 Std. deut-

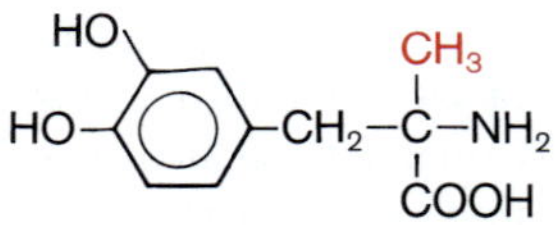

**Abb. 2-28.** Strukturformel von α-Methyldopa

lich langsamer als bei Clonidin. Die Halbwertszeit der eigentlichen Wirksubstanz α-Methylnoradrenalin übertrifft diejenige von Noradrenalin erheblich, weil sie kein Substrat für die Monoaminoxidase darstellt.

> So kann α-Methylnoradrenalin im Zentralnervensystem zwar als »falscher«, aber wahrscheinlich stärker und länger am $\alpha_2$-Rezeptor wirkender Transmitter als Noradrenalin angesehen werden.

◆ **Therapeutische Verwendung**

α-Methyldopa **senkt Blutdruck** und **Herzfrequenz.** Am Anfang der Behandlung ist eine Abnahme des Herzzeitvolumens wesentlich an der Blutdrucksenkung beteiligt, bei *chronischer Therapie* überwiegt die Abnahme des Gefäßwiderstandes.

● **Unerwünschte Wirkungen:** Ähnlich wie bei Clonidin verursacht auch α-Methyldopa
● Sedation
● Mundtrockenheit und
● gastrointestinale Beschwerden.
Weniger häufig sind
● orthostatische Hypotonie
● Verlust der Libido oder Ejakulationsstörungen
● Depression
● Schlafstörungen
● Parkinsonismus (α-Methyldopamin als falscher Transmitter anstelle von Dopamin im Corpus striatum)
● Steigerung der Prolactinsekretion
● Leberfunktionsstörungen, Hepatitis
Eine weitere Gruppe von unerwünschten Wirkungen ist **allergischer Natur.** Mehr als 20% der Patienten unter chronischer Therapie mit α-Methyldopa entwickeln einen positiven Coombs-Test. Dieser ist meist ohne klinische Relevanz, in einigen Fällen kann sich jedoch eine *hämolytische Anämie* entwickeln. Wegen der häufigen und z. T. gravierenden Nebenwirkungen wird α-Methyldopa heute nur noch selten für die Hochdrucktherapie eingesetzt.

● **Dosierung:** Als **Anfangsdosierung** werden 2–3 × 250 mg/Tag α-Methyldopa empfohlen. Erforderlichenfalls kann bis auf eine **Gesamttagesdosis** von 2 g gesteigert werden. Weitere Dosiserhöhung verbessert den antihypertensiven Effekt meist nicht, verstärkt aber die Gefahr allergischer Nebenwirkungen. Die **i. v. Dosierung** beträgt 0,5–1,5 g.

> Ähnlich wie bei Clonidin heben α-Blocker und trizyklische Antidepressiva mit α-blockierender Wirkung den antihypertensiven Effekt von α-Methyldopa auf.

● **Handelsnamen:** Presinol®, Sembrina®, Dopegyt®

# Reserpin

Reserpin (Abb. 2-26) kommt zusammen mit anderen Alkaloiden wie Rescinnamin, Syrosingopin und Deserpidin in den Wurzeln der indischen Pflanze *Rauwolfia serpentina* vor. Das **stark lipophile Alkaloid** dringt leicht ins Zentralnervensystem und durch die Membran der adrenergen Nervenendigungen.

> **Reserpin** bindet sich innerhalb der Nervenendigungen oder der chromaffinen Zellen an den Amintransporter der Speichergranula und **hebt die Fähigkeit** dieser Organellen **zur Speicherung von Katecholaminen auf**.

Der **Amintransporter der Speichergranula,** obwohl ebenfalls ein Protein mit 12 transmembranären Domänen, zeigt praktisch keine Sequenzhomologie zum Amintransporter in der Membran der Nervenendigung. Dementsprechend unterscheidet er sich sowohl hinsichtlich seiner Pharmakologie wie auch seiner Kinetik von den Transportern in der Membran. Insbesondere wird der Transport nicht durch einen $Na^+$-, sondern durch einen pH-Gradienten getrieben, der durch eine vesikuläre $H^+$-ATPase (»Protonenpumpe«) aufrecht erhalten wird. Zur gleichen Proteinfamilie gehören noch die vesikulären Transporter für γ-Aminobuttersäure (GABA), Acetylcholin und Glutamat, die aber nicht von Reserpin beeinflußt werden.

> Da Noradrenalin, Adrenalin, Dopamin und auch Serotonin das gleiche vesikuläre Transportsystem benutzen, sind im ZNS alle Neurone, die diese Transmitter enthalten für die Wirkung von Reserpin empfindlich. Die Folge ist eine Abnahme des Neurotransmittergehalts in diesen Zellen. Entsprechend wird nach einem Aktionspotential oder unter dem Einfluß indirekter Sympathomimetika weniger Transmitter freigesetzt.

Nach *Verabreichung von Reserpin* wird **Noradrenalin** von den nicht mehr zur Speicherung befähigten Granula in das Zytoplasma der adrenergen Nervenendigung abgegeben und dort von der intraneuronalen Monoaminoxidase abgebaut. Eine Freisetzung von Noradrenalin in den synaptischen Spalt findet nicht statt. Die Abnahme des Gehalts an Noradrenalin ist direkt proportional zur Reserpindosis. Die Funktion der adrenergen Neurone ist beeinträchtigt, sobald ihr Noradrenalingehalt auf weniger als 30% der Norm abgefallen ist.

> Die **Speichergranula** werden durch Reserpin **irreversibel geschädigt** und müssen durch Neubildung im Zellkörper ersetzt werden. Das erklärt die **lange Wirkungsdauer** von Reserpin und die Tendenz zu kumulativen Effekten.

Die **kardiovaskulären Wirkungen** von Reserpin sind eine direkte *Folge des Noradrenalinverlustes* der postganglionären Sympathikusneurone. Reserpin führt, im Unterschied zu Clonidin, nicht zu einer zentral ausgelösten Hemmung der Sympathikusaktivität. Im Gegenteil, die *Entladungsfrequenz in sympathischen Neuronen nimmt zu*. Die **Wirkung** von Reserpin tritt mit einer Verzögerung von 2–3 Std. ein und besteht in einer Abnahme von
- Blutdruck
- Herzfrequenz
- Herzzeitvolumen

Bei **chronischer Gabe** von Reserpin nimmt der periphere Gefäßwiderstand ab, und das Herzzeitvolumen normalisiert sich wieder.

● **Unerwünschte Wirkungen:** Die prominentesten unerwünschten Wirkungen von Reserpin betreffen das *Zentralnervensystem* und den *Gastrointestinaltrakt*. Die häufigsten Beschwerden sind
- Müdigkeit
- Sedation
- Alpträume
- verstopfte Nase
- Sogar in niedrigen Dosen (0,25 mg) kann Reserpin **Depression** verursachen, die sehr wahrscheinlich von der Noradrenalin- und/oder Serotoninentspeicherung im Zentralnervensystem herrührt. Wegen *Suizidgefahr* sollte Reserpin bei Patienten mit depressiven Episoden in der Anamnese vermieden werden.
- Extrapyramidale Nebenwirkungen **(Parkinsonismus)** als Folge der Entspeicherung von Dopamin im Corpus striatum kommen meist erst nach höheren Reserpindosen vor.

Aufgrund der Noradrenalinentspeicherung durch Reserpin überwiegt im Gastrointestinaltrakt der parasympathische Tonus mit
- gesteigerter Darmmotilität
- Abdominalkrämpfen
- Diarrhö

Auch die Magensäuresekretion ist gesteigert, Reserpin ist daher **kontraindiziert** bei Patienten mit *Magenulkus*. Der Verdacht einer karzinogenen Wirkung von Reserpin hat sich nicht bestätigt.

Die Häufigkeit der **Verwendung** von Reserpin als allein verordnetes Antihypertensivum ist in den letzten Jahren stark zurückgegangen, vor allem aufgrund seiner zentralnervösen Nebenwirkungen und der Verfügbarkeit besser verträglicher Präparate. In Kombination mit anderen Antihypertonika wird es aber immer noch angewendet, z.B. in Briserin®, Modenol® u.a. Die üblichen **Tagesdosen** betragen 0,05–0,25 mg.

# Guanethidin

Guanethidin (Abb. 2-26) hemmt die Freisetzung von Noradrenalin aus adrenergen Nervenendigungen. Substanzen mit dieser Wirkung werden als **adrenerge Neuronenblocker** bezeichnet. Ihre Wirkung beruht auf zwei wesentlichen Eigenschaften:
- Adrenerge Neuronenblocker besitzen eine hohe Affinität zum Aufnahmemechanismus für Noradrenalin in adrenergen Nervenendigungen.
- Adrenerge Neuronenblocker sind schwache Lokalanästhetika.

Aufgrund der erstgenannten Eigenschaft werden adrenerge Neuronenblocker selektiv in adrenerge Nervenendigungen transportiert und dort angereichert. Dabei werden Konzentrationen erreicht, die die $Na^+$-Kanäle in der Membran der Nervenendigung blockieren. Ein eintreffendes Aktionspotential kann somit die Membran nicht mehr depolarisieren und Transmitter nicht mehr freisetzen. Außerdem vermindern adrenerge Neuronenblocker den Noradrenalingehalt adrenerger Nervenendigungen. Somit beruht die **Hemmung der Noradrenalinfreisetzung** durch Guanethidin auf
- einer Unterdrückung der elektrischen Vorgänge bei der Transmitterfreisetzung und
- einer teilweisen Entleerung der Noradrenalinspeicher.

Da die chromaffinen Zellen des Nebennierenmarks keinen Aufnahmemechanismus für Noradrenalin besitzen, wird ihre Funktion durch Guanethidin oder ähnliche Substanzen nicht beeinträchtigt.

Aus der Affinität der **adrenergen Neuronenblocker** zum Aufnahmemechanismus von Noradrenalin läßt sich herleiten, daß sie **mit Noradrenalin** um die Bindungsstellen dieses Transportsystems **konkurrieren** und die Wiederaufnahme von Noradrenalin und damit einen wesentlichen Mechanismus seiner Inaktivierung hemmen.

● **Unerwünschte Wirkungen:** Die unerwünschten Wirkungen von Guanethidin lassen sich fast alle auf die *Beeinträchtigung der Funktion adrenerger Nerven* zurückführen und hängen deshalb unmittelbar mit der pharmakologischen Grundwirkung von Guanethidin zusammen. Es sind:
- ausgeprägte orthostatische Hypotonie
- Diarrhö
- Schwellung der Nasenschleimhaut
- Ejakulationsstörungen
- Impotenz
- muskuläre Schwäche

Bei *chronischer Behandlung* mit Guanethidin kommt es zu einer Überempfindlichkeit adrenerg innervierter Organe auf Noradrenalin und Adrenalin.

▶ **Pharmakokinetik**

Guanethidin ist eine gut wasserlösliche, stark polare Verbindung, die enteral schlecht und individuell in sehr variablem Ausmaß (3–30%) resorbiert wird. Die **Wirkungsdauer** von Guanethidin ist lang, und wegen der Speicherung in den adrenergen Nervenendigungen sind Wirkungsdauer und Plasmaspiegel nicht korreliert. Aufgrund seiner **Polarität** gelangt Guanethidin *nicht* ins Zentralnervensystem.

◆ **Therapeutische Verwendung**

Wegen der zahlreichen und schweren Nebenwirkungen wird Guanethidin heute nur noch im Ausnahmefall bei schwerer Hypertonie eingesetzt, nämlich dann, wenn die gewünschte Wirkung nicht durch besser verträgliche Substanzen erreicht werden kann. Es liegt nur noch in Kombinationspräparaten vor, z. B. Esimil®, Suprexon®.

# Antihypertensiva mit direktem Angriff an der Gefäßmuskulatur

Die im folgenden beschriebenen Antihypertensiva haben eine **direkte relaxierende Wirkung** auf die glatte Muskulatur. Dabei steht meist der Effekt auf die Gefäßmuskulatur im Vordergrund. Die primären Effekte dieser Substanzen kommen also **ohne Vermittlung des vegetativen Nervensystems** oder **dessen Rezeptoren** zustande. Der Wirkungsmechanismus auf der Ebene der Gefäßmuskelzelle ist nicht in allen Fällen ausreichend geklärt.

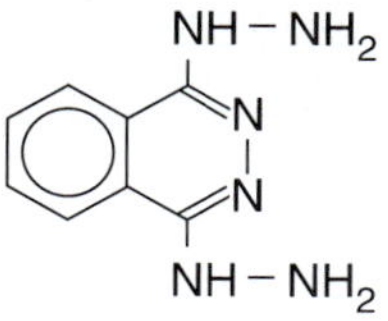

## Dihydralazin

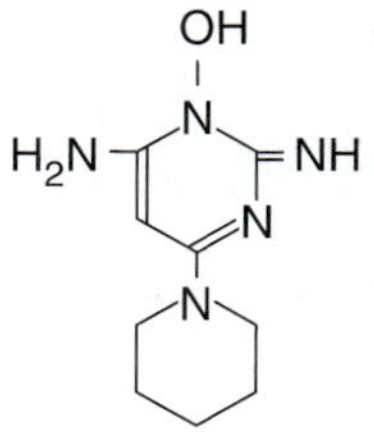

Die wesentliche **hämodynamische Wirkung** von Dihydralazin (Abb. 2-29) ist eine *Abnahme des peripheren Gefäßwiderstandes* aufgrund einer Erweiterung der Arteriolen und kleiner Arterien.
▷ Der Tonus der Kapazitätsgefäße wird nicht verändert.
▷ Das Herzzeitvolumen nimmt zu, eine orthostatische Hypotonie kommt praktisch nicht vor.
▷ Die Durchblutung der Splanchnikus-, Nieren-, Koronar- und Zerebralgefäße nimmt zu.
Drei **gegenregulatorische Prozesse** des Organismus vermindern den hypotensiven Effekt von Dihydralazin um nahezu zwei Drittel:

Dihydralazin

Minoxidil

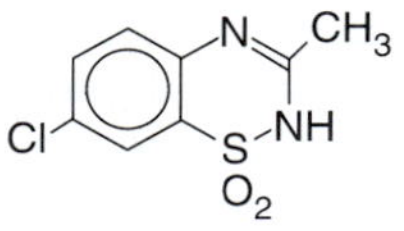

Diazoxid

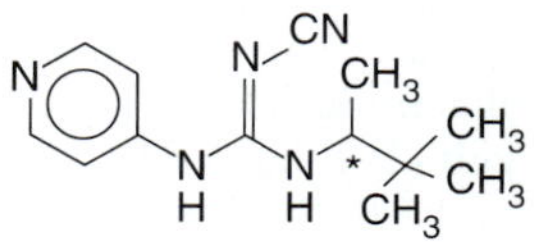

Pinacidil

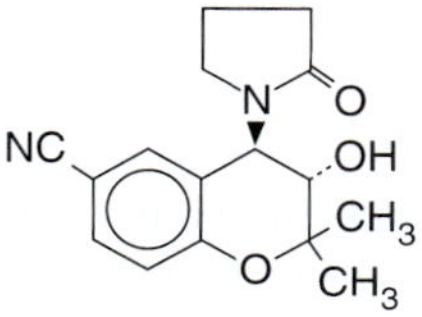

Cromakalim

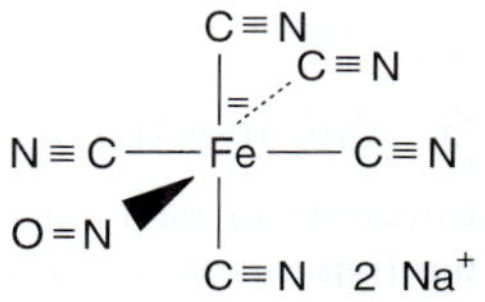

Nitroprussidnatrium

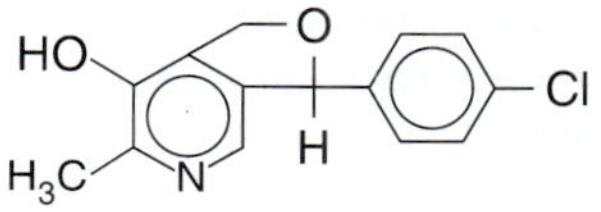

Cicletanin

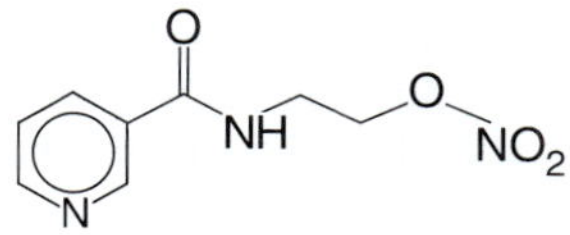

Nicorandil

**Abb. 2-29.** Strukturformeln von Antihypertonika mit direkter Wirkung auf die Gefäßmuskulatur

● eine reflektorische Zunahme der Herzfrequenz und der myokardialen Kontraktilität, die das Herzzeitvolumen steigern
● eine Zunahme der Reninsekretion
● eine Wasser- und Natriumretention mit Vermehrung des Plasmavolumens

β-Blocker antagonisieren die ersten beiden sekundären Effekte, Diuretika die Wasser- und Natriumretention.

> Dihydralazin wird aus diesem Grund vorwiegend in Kombination mit anderen Antihypertensiva, hauptsächlich β-Blockern und Diuretika, angewendet.

### ▶ Pharmakokinetik

Dihydralazin wird rasch und vollständig vom Magen-Darm-Trakt resorbiert, und maximale **Plasmaspiegel** werden nach 0,5–2 Std. erreicht. Dihydralazin oder Metabolite werden in der Arterienwand angereichert und bleiben über längere Zeit an die Gefäßmuskelzellen gebunden. Das mag die anhaltende Blutdrucksenkung trotz kurzer **Plasmahalbwertszeit** (2–4 Std.) erklären. Dihydralazin unterliegt bei oraler Gabe einem ausgeprägten »first-pass«-Metabolismus in der Leber. Da der **Abbau** von Dihydralazin zum Teil über Acetylierung am Stickstoff abläuft, soll bei Patienten mit genetisch bedingter »langsamer« Acetylierung die orale Tagesdosis 200 mg nicht übersteigen.

### ◆ Therapeutische Verwendung

Dihydralazin dient nur zur Behandlung der **arteriellen Hypertonie**. Das Präparat ist kaum für eine Monotherapie geeignet und wird hauptsächlich in Kombination mit Diuretika und β-Blockern angewendet.

● **Unerwünschte Wirkungen:** Häufige unerwünschte Wirkungen von Dihydralazin sind
● Kopfschmerzen
● Tachykardie
● pektanginöse Beschwerden
Bei **chronischer Verabreichung** von Dihydralazin, vor allen Dingen in Dosen, die 300 mg/Tag übersteigen, können Symptome einer *rheumatischen Arthritis* auftreten, die in 10% der Fälle in ein dem Lupus erythematodes ähnliches Bild ausmünden.

● **Dosierung:** Die Behandlung mit Dihydralazin wird üblicherweise mit einer oralen Dosis von 2–3mal 25 mg/Tag begonnen und, wenn nötig, die Dosierung bis auf 150–200 mg/Tag gesteigert.

● **Handelsname:** Nepresol® u.a.

## Kaliumkanalöffner

> Unter der Bezeichnung Kaliumkanalöffner oder Kaliumkanalaktivatoren wird eine Gruppe von Stoffen mit unterschiedlichen chemischen Strukturen zusammengefaßt. Ihnen allen ist die Fähigkeit gemeinsam, die Öffnungswahrscheinlichkeit von ATP-abhängigen Kaliumkanälen ($K_{ATP}$) zu steigern.

Zelluläres ATP in physiologischer Konzentration hält diese Kanäle geschlossen. Ein Absinken des ATP-Gehalts (z.B. bei Ischämie) führt zur Öffnung der Kanäle und damit zur Hyperpolarisation. Die Kaliumkanalöffner vermindern die Empfindlichkeit des Kanals für ATP, so daß sich der Kanal auch in Gegenwart physiologischer zellulärer ATP-Konzentrationen öffnen kann.

$K_{ATP}$-Kanäle kommen in allen Arten von Muskelzellen, in den β-Zellen des Pankreas und im Gehirn vor und gehören zur großen Klasse der Kaliumkanäle mit »Einwärtsgleichrichterfunktion«. Dieser Begriff kennzeichnet Kanäle, die aufgrund ihrer hohen Leitfähigkeit bei stark negativen Membranpotentialen zur Aufrechterhaltung eines stabilen Ruhepotentials beitragen. Vom $K_{ATP}$-Subtyp dieser Kanäle sind bisher zwei Isoformen (Kir6.1 und Kir6.2) molekular charakterisiert worden, wobei Kir6.2 vor allem in den Insulin-produzierenden β-Zellen des Pankreas vorkommt. Der funktionelle Kanal besteht aus einem Tetramer vier homologer Einheiten, die um die zentrale Pore herum angeordnet sind. Mit dem Kanal eng assoziiert ist ein regulatorisches Protein (SUR, »**s**ulfony**lu**rea **r**eceptor«), von dem ebenfalls mehrere Subtypen bekannt sind. Es stellt gleichzeitig den Rezeptor für die Kanalöffner und für die kanalblockierenden Sulfonylharnstoffe (orale Antidiabetika) dar. Letztere werden in Kap. 18 besprochen.

Wegen der gewebespezifischen Expression unterschiedlicher $K_{ATP}$- und SUR-Subtypen unterscheiden sich verschiedene Organe in ihrer Empfindlichkeit für Kaliumkanalöffner und Sulfonylharnstoffe. Am empfindlichsten auf Kanalöffner reagieren Gefäß- und Bronchialmuskulatur. Es folgen mit deutlichem Abstand die Herzmuskulatur, Skelettmuskulatur, Neurone und schließlich die β-Zellen des Pankreas. Die Empfindlichkeit für Sulfonylharnstoffe ist dagegen an den β-Zellen deutlich höher als an der glatten Muskulatur und am Herz.

Unter dem Einfluß von Kaliumkanalöffnern wird das Ruhemembranpotential von glatten Muskelzellen in Richtung auf das Kaliumgleichgewichtspotential verschoben. Die resultierende **Hyperpolarisation**
● macht die Zellen weniger empfindlich auf chemische und elektrische Reize.
● Die Öffnungswahrscheinlichkeit von spannungsabhängigen Calciumkanälen nimmt stark ab.
● Die Zellen bleiben in relaxiertem Zustand.
● Arteriolen und Bronchiolen sind dilatiert.
Unter den verschiedenen Gefäßgebieten reagieren Koronar- und Hirngefäße am empfindlichsten auf die dilatierende Wirkung von Kaliumkanalöffnern.

◆ **Therapeutische Verwendung**

$K_{ATP}$-Kanäle sind in den letzten Jahren zunehmend als interessante Zielproteine für Pharmaka mit potentiellen Indikationen bei **arterieller Hypertonie, Asthma, Angina pectoris** und **Blasenmotilitätsstörungen** erkannt worden. Am Herzen sind $K_{ATP}$-Kanäle offenbar mitverantwortlich für die Entwicklung einer sog. Präkonditionierung. Darunter versteht man eine zunehmende kardiale Resistenz gegen ischämische Schäden nach wiederholten kurzen Ischämieepisoden. Kanalöffner scheinen diesen Effekt zu begünstigen und damit eine **kardioprotektive Wirkung** auszuüben. Im Tierexperiment wird beispielsweise die Ausdehnung experimenteller Myokardinfarkte reduziert. Klinische Untersuchungen haben diese kardioprotektive Wirkung am Menschen teilweise bestätigt. Kaliumkanalöffner steigern sowohl auf direktem als auch auf reflektorischem (s. u.) Wege die **Reninfreisetzung** aus den Zellen des juxtaglomerulären Apparates der Niere.

Dabei hemmen Kaliumkanalöffner, wahrscheinlich über eine Hyperpolarisation, den Calciumeinstrom in die juxtaglomerulären Zellen (direkte Wirkung). Im Gegensatz zu den meisten anderen sekretorischen Prozessen, bei denen Calcium benötigt wird, scheint Calcium die Reninsekretion zu hemmen.

● **Unerwünschte Wirkungen:** Die Kaliumkanalöffner führen über eine Senkung des Gefäßwiderstandes zur **Abnahme des arteriellen Druckes**. Der Organismus antwortet darauf mit
● reflektorischer Katecholaminausschüttung
● Tachykardie
● Natrium- und Wasserretention
● Steigerung der Plasmareninaktivität

Wegen der starken meningealen und zerebralen Gefäßerweiterung sind **Kopfschmerzen** eine weitere und häufige unerwünschte Wirkung. Bei länger dauernder Anwendung kann es zur Ausbildung einer **Hypertrichose** kommen.

Neben dem seit längerer Zeit bekannten Minoxidil und Diazoxid, sind Pinacidil, Nicorandil und Cromakalim (Abb. 2-29) neuere Entwicklungen von Kaliumkanalöffnern, die in einigen Ländern bereits verfügbar sind (Pinacidil, Nicorandil) oder sich im fortgeschrittenen Stadium der klinischen Prüfung als Antihypertensivum befinden (Cromakalim).

## Minoxidil

Minoxidil (Abb. 2-29) ist selbst inaktiv und wird im Organismus durch *Sulfatierung* zum wirksamen Kaliumkanalöffner umgewandelt. Minoxidil dilatiert wie Dihydralazin die Arteriolen ohne die Kapazitätsgefäße zu beeinflussen.

Der maximale blutdrucksenkende Effekt von Minoxidil ist größer als der von Dihydralazin. Die **hämodynamischen Wirkungen** und die **unerwünschten Wirkungen** erinnern an die von Dihydralazin mit der Ausnahme, daß ein dem Lupus erythematodes ähnliches Syndrom nach Minoxidil nicht vorkommt. Die Wasser- und Natriumretention ist nach Minoxidil besonders hochgradig und selbst mit hohen Diuretikadosen schwer zu beherrschen. Potentiell gefährlich ist die Ausbildung eines Perikardergusses. Eine harmlose, aber für weibliche Patienten störende Nebenwirkung bei chronischer Therapie mit Minoxidil ist vermehrter Haarwuchs im Gesicht, am Rücken und an den Armen. Diese Nebenwirkung, deren Entstehungsmechanismus unbekannt ist, wird bei männlichen Anwendern zur Behandlung des Haarausfalls (Alopecia androgenetica) ausgenutzt. Für eine solche kosmetische Indikation stehen in vielen Ländern (aber nicht in Deutschland) Präparate zur topischen Anwendung auf der Kopfhaut zur Verfügung. Die Erfolgsrate liegt bei etwa 30%. Nach Absetzen der Behandlung fallen die nachgewachsenen Haare wieder aus.

▶ **Pharmakokinetik**

Die **Plasmahalbwertszeit** von Minoxidil ist mit 2–4 Std. viel kürzer als seine antihypertensive Wirkung (ca. 24 Std.). Ursache dafür ist die lange Wirkdauer des aktiven Metaboliten Minoxidilsulfat.

◆ **Therapeutische Verwendung**

Minoxidil wird nur bei **schweren Hypertoniefällen**, die auf andere Medikamente nicht ansprechen, eingesetzt. Wegen der starken Tachykardie und Flüssigkeitsretention müssen β-Blocker und Diuretika mitverordnet werden.

● **Dosierung:** Die Anfangsdosis von Minoxidil ist 5 mg/Tag oral und kann erforderlichenfalls bis auf 30–50 mg/Tag gesteigert werden. Zur topischen Applikation werden 2–5%ige Lösungen verwendet. Die empfohlene Dosis liegt bei 2×1 ml der 2%igen Lösung. Unter dieser Dosierung und bei gesunder Kopfhaut bleibt die Resorption so gering, daß nicht mit systemischen Nebenwirkungen gerechnet werden muß.

● **Handelsname:** Lonolox®

## Diazoxid

Diazoxid (Abb. 2-29) ist strukturell den Benzothiadiazindiuretika (Kap. 15, S. 403 ff.) ähnlich, besitzt aber *keine diuretische Wirkung*. Diazoxid wird meistens i. v. injiziert und führt zu einem raschen **Abfall** von **Blutdruck** und **peripherem Gefäßwiderstand**, ohne den Tonus der Kapazitätsgefäße zu beeinflussen. Als Folge der *reflektorischen Gegenregulation* steigen Herzfrequenz und Herzzeitvolumen erheblich an. Nieren-, Hirn- und Koronardurchblutung sind erhöht. Eine weitere Wirkung von Diazoxid ist die **Hemmung der Insulinfreisetzung** aus den β-Zellen des Pankreas und die Erhöhung des Blutzuckerspiegels.

- **Unerwünschte Wirkungen:** Die hauptsächlichen unerwünschten Wirkungen von Diazoxid sind:
- Natrium- und Wasserretention
- Hyperglykämie
- Hyperurikämie als Folge einer Hemmung der Harnsäureausscheidung.
- Die ausgeprägte reflektorische Tachykardie und die Zunahme des Herzzeitvolumens können bei Patienten mit eingeschränkter Koronarreserve Stenokardien und unter Umständen sogar Herzinfarkt auslösen.
- Bei älteren Patienten mit Arteriosklerose kann es zu zerebralen Ischämien kommen.
- Die Wehentätigkeit wird durch Diazoxid unterdrückt.

▶ **Pharmakokinetik**

Diazoxid ist zu etwa 90% an Plasmaproteine gebunden und kann z. B. Cumarinderivate aus der Proteinbindung verdrängen und damit eine Dosisverminderung dieser Antikoagulanzien erforderlich machen. Die **Plasmahalbwertszeit** von Diazoxid beträgt 20–30 Std. und ist wegen der hohen Proteinbindung wesentlich länger als die Wirkungsdauer, die mit 4–12 Std. angegeben wird.

◆ **Therapeutische Verwendung**

Diazoxid wird vornehmlich bei **krisenhaft erhöhtem Blutdruck** i. v. injiziert. Wegen der **hohen Proteinbindung** ist empfohlen worden, Diazoxid (300 mg) als *Bolus* rasch zu injizieren, damit eine möglichst große Menge die Gefäßmuskulatur erreicht. Sicherer scheint es jedoch, die Infusion von Diazoxid über Perioden von 10–30 min oder wiederholte Bolusinjektionen von 75–100 mg alle 5–10 min vorzunehmen. Auf diese Weise wird meistens eine gute Kontrolle des Blutdrucks erreicht, wenngleich insgesamt höhere Dosen gebraucht werden. **Oral** wird Diazoxid zur Hypertonietherapie selten benutzt. Die orale Verabreichung von Diazoxid kommt in Frage zur Behandlung von **Hypoglykämien** bei Inselzelltumoren und von idiopathischen oder leucinempfindlichen Hypoglykämien.

- **Dosierung:** Die Initialdosis beträgt 5 mg/kg, eine Steigerung auf 15–20 mg/kg täglich kann erforderlich sein.

- **Handelsnamen:**
- Zur Blutdrucksenkung: Hypertonalum®
- Gegen Hypoglykämie: Proglicem®

## Nicorandil

Nicorandil (Abb. 2-29) ist ein Abkömmling des Nicotinamids mit einer terminalen Nitrogruppe in der Seitenkette. Es vereinigt in einem Molekül die pharmakologischen Eigenschaften eines Kaliumkanalöffners und eines organischen Nitrats. Als Nitrat führt es zusätzlich über die Aktivierung der Guanylatcyclase und die Bildung von zyklischem Guanosin-3',5'-monophosphat (cGMP) zur Verminderung der zellulären Calciumkonzentration und damit zur Vasodilatation. Bei niedrigen Konzentrationen von Nicorandil dominiert offenbar die Wirkung auf die Kaliumkanäle, während bei hohen Konzentrationen die Nitratwirkung im Vordergrund steht. Unter Nicorandil kommt es zu einer Erweiterung der Koronargefäße und einer deutlichen Zunahme des koronaren Blutflusses. Auch die Hirndurchblutung wird gesteigert. Außerdem sinkt der periphere Gefäßwiderstand ebenso wie der Tonus der Kapazitätsgefäße und entsprechend nehmen systolischer und diastolischer Blutdruck ab. Dieser Effekt ist häufig von einer reflektorischen Zunahme der Herzfrequenz begleitet. Eine Toleranzentwicklung wie bei konventionellen Nitraten wird selbst nach längerer Behandlung mit Nicorandil offenbar nicht beobachtet. Der Blutzuckerspiegel bleibt im wesentlichen unbeeinflußt.

- **Unerwünschte Wirkungen:** Die häufigsten unerwünschten Wirkungen von Nicorandil sind:
- Kopfschmerzen (30–40%, wie bei konventionellen Nitraten)
- orthostatischer Blutdruckabfall
- gastrointestinale Beschwerden (Übelkeit, Erbrechen, Magenschmerzen)

▶ **Pharmakokinetik**

Die Bioverfügbarkeit von Nicorandil nach oraler Gabe liegt bei 75%, die Bindung an Plasmaproteine ist gering. Die Plasmahalbwertszeit liegt bei ~1 Std.

◆ **Therapeutische Verwendung**

Nicorandil wird bisher vor allem als Antianginosum bei stabiler und vasospastischer Angina eingesetzt. Vergleichende Studien haben gezeigt, daß es in einer Dosierung von 2×10–20 mg/Tag den anderen als Antianginosa eingesetzten Medikamenten (Nitrate, β-Blocker, Calciumantagonisten) zumindest gleichwertig ist.

## Nitroprussidnatrium

> Nitroprussidnatrium (Abb. 2-29) ist ein außerordentlich wirksames Hypotensivum mit sofortigem Wirkungseintritt und sehr kurzer Wirkungsdauer. Der **gefäßrelaxierende Effekt** beruht auf einer Aktivierung der Guanylatcyclase durch Nitroprussidnatrium bzw. das aus ihm gebildete NO.

Die Substanz ist *nur bei i. v. Verabreichung* wirksam.

Im Gegensatz zu Dihydralazin, Minoxidil und Diazoxid, die nur die arterielle Gefäßmuskulatur beeinflussen, wirkt Nitroprussidnatrium zusätzlich auf die Kapazitätsgefäße (Kap. 13, S. 350). Damit nehmen Vor- und Nachbelastung des Herzens ab. Die Herzfrequenz steigt leicht an, die Veränderungen des Herzzeitvolumens sind variabel. Während die Widerstandsabnahme im koronaren, muskulären und mesenterialen Gefäßgebiet sehr ausgeprägt ist, ändert sich die Nierendurchblutung nur wenig.

- **Unerwünschte Wirkungen:** Durch Reaktion des Eisens mit Sulfhydrylgruppen von Erythrozyten werden aus Nitroprussidnatrium Cyanidionen freigesetzt, die zum Teil von dem Enzym Rhodanese der Leber in das weniger toxische Rhodanid übergeführt werden. Lebererkrankungen erhöhen das bei Verwendung von Nitroprussidnatrium stets zu beachtende Risiko einer **Cyanidintoxikation**. Als *Antidot* bei drohender Cyanidvergiftung werden Vitamin $B_{12}$ und Natriumthiosulfat eingesetzt.

Bei längerer Anwendung von Nitroprussidnatrium (12 Std. bis mehrere Tage) oder eingeschränkter Nierenfunktion kann Rhodanid im Plasma akkumulieren und ähnlich wie die Perchlorate eine **Hemmung der Schilddrüsenfunktion** (Kap. 18, S. 513) oder ähnlich wie Bromid **zentralnervöse Symptome** hervorrufen.

Da man mit Nitroprussidnatrium den Blutdruck auf nahezu jeden gewünschten Wert senken kann, besteht bei akuter Überdosierung die Gefahr eines **Schocks**.

▶ **Pharmakokinetik**

Die **Plasmahalbwertszeit** von Nitroprussidnatrium beträgt 3–4 Min.; seine hypotensive Wirkung ist damit sehr gut steuerbar, und der Blutdruck steigt nach Beendigung einer Infusion innerhalb weniger Minuten wieder an.

◆ **Therapeutische Verwendung**

Nitroprussidnatrium wird eingesetzt zur
- Behandlung von Hochdruckkrisen
- Entlastung des Herzens bei akutem Herzversagen
- kontrollierten Hypotension in der Chirurgie

- **Dosierung:** Es wird empfohlen, eine **Infusion** mit 0,001–0,003 mg/kg × Min. zu beginnen und die Infusionsgeschwindigkeit je nach Blutdruckeffekt zu steigern. Nitroprussidnatrium ist *instabil* und *lichtempfindlich*. Für eine Infusion muß Nitroprussidnatrium frisch aufgelöst werden und durch Einwickeln der Infusionsflasche mit schwarzem Papier oder Aluminiumfolie vor Licht geschützt werden. Lösungen, die älter als 4 Std. sind, müssen verworfen werden.

- **Handelsname:** nipruss®

## Cicletanin

> **Cicletaninhydrochlorid** ist ein Furopyridinderivat (Abb. 2-29, S. 97) und in Wasser sehr schwer löslich. Der genaue Wirkmechanismus dieses Antihypertensivums ist nicht bekannt.

Es scheint einen **Einfluß** auf den **Arachidonsäurestoffwechsel** auszuüben und die **Freisetzung von Prostacyclin** in den Blutgefäßen zu steigern. Eine vermehrte renale Ausscheidung von 6-oxo-$PGF_{1\alpha}$, dem Metaboliten von Prostacyclin, ist beim Menschen nachgewiesen worden. Außerdem scheint Cicletanin **Muscarinrezeptoren** zu *stimulieren* und spannungsabhängige **Calciumkanäle** der Gefäßmuskelzellen zu *hemmen*. In höheren Dosen (> 75 mg/Tag) kommt es zu einer **saluretischen Wirkung**.

Die durch Cicletanin hervorgerufene **Blutdrucksenkung** setzt langsam ein, erreicht erst nach mehrwöchiger Behandlung ihr Maximum und geht nicht mit einer Erhöhung der Herzfrequenz einher. Cicletanin beeinflußt nicht den Kohlenhydrat-, Lipid- und Harnsäurestoffwechsel.

▷ Als **unerwünschte Wirkung** wird gelegentlich Hypokaliämie beobachtet.
▷ Die **Bioverfügbarkeit** von Cicletanin ist nicht genau bekannt, dürfte aber bei 40 % liegen.
▷ Die **Plasmahalbwertszeit** beträgt 6–8 Std.
▷ Die empfohlene **Dosierung** ist 1–2 × 50 mg/Tag.
▷ **Handelsname:** Justar®

# Therapie der Hypertonie

Für die medikamentöse Therapie des pathologisch erhöhten arteriellen Drucks steht eine große Zahl von Verbindungen unterschiedlicher chemischer Klassen und mit verschiedenen Wirkungsmechanismen zur Verfügung. Sie werden im vorliegenden

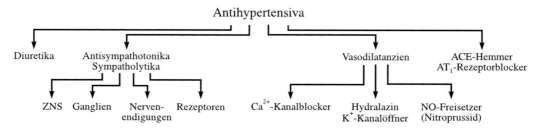

**Abb. 2-30.** Die unterschiedlichen Gruppen von Antihypertensiva. [Modifiziert nach: Katzung BG, Trevor AJ. Pharmacology, Examination and Board Review. East Norwalk: Appleton & Lange 1995.]

Lehrbuch verstreut in mehreren Kapiteln besprochen, so daß eine zusammenfassende Darstellung der klassenübergreifenden Gesichtspunkte wünschenswert erscheint. Das vorliegende Kapitel vermeidet praktisch Wiederholungen der an anderen Stellen dieses Buches gemachten Aussagen. Seine Lektüre ersetzt deshalb nicht das Studium der Detailkapitel über die verschiedenen Antihypertensiva (Abb. 2-30).

Die **Wirkung der Antihypertensiva** ist im wesentlichen auf **3 Systeme** gerichtet, nämlich auf
- die Niere und das Renin-Angiotensin-Aldosteron-System
- das sympathische Neuroeffektorsystem
- die glatte Muskulatur der Blutgefäße

Dementsprechend lassen sich die **Antihypertensiva** in **3 große Gruppen** einteilen:
- Diuretika (S. 398 ff.), Aldosteronantagonisten (S. 415 f.), Hemmer des Angiotensin-I-Conversionsenzyms (S. 425 ff.) und Blocker des Angiotensin-AT$_1$-Rezeptors (S. 428 ff.)
- Substanzen mit Wirkung auf zentrale neuronale Substrate der kardiovaskulären Regulation (α-Methyldopa, Clonidin, Moxonidin, S. 92 ff.), mit Angriffspunkt am postganglionären adrenergen Neuron (Reserpin, Guanethidin, S. 95 ff.) oder an postsynaptischen Adrenozeptoren (α- und β-Adrenozeptorenblocker, S. 83 ff. u. 86 ff.)
- Calciumantagonisten (S. 352 ff.), Dihydralazin, Kaliumkanalöffner (Minoxidil, Diazoxid, Pinacidil u. a., S. 98 ff.), Nitroprussidnatrium (S. 101)

## Grundlagen der antihypertensiven Therapie

Die **essentielle** (= **primäre**) **Hypertonie**, von der ca. 95% aller chronisch Hochdruckkranken betroffen sind, ist die Domäne der medikamentösen Therapie. Die folgenden Ausführungen sind auf diese Hypertonieform beschränkt. Die Ursachen der essentiellen Hypertonie sind unbekannt; die Herabsetzung des erhöhten Blutdrucks mit Medikamenten muß deshalb als eine symptomatische Therapieform angesehen werden. Daß eine Heilung nicht erreicht werden kann, geht auch daraus hervor, daß nach Therapieabbruch der Blutdruck bei nahezu allen Patienten wieder ansteigt. Patient und Arzt haben sich also auf eine *lebenslange Medikamentenverabreichung* einzurichten.

> **Ziel der Therapie** ist eine befriedigende Kontrolle des Blutdrucks bei einem Minimum an Nebenwirkungen, d. h. bei möglichst geringer Minderung der Lebensqualität des Patienten.
>
> In der großen HOT-(»hypertension optimal treatment«-)Studie von 1998 wurde eine Senkung des Blutdrucks auf systolisch 140 mm Hg und diastolisch 85 mm Hg als optimal zur Verminderung des Risikos von Folgeerkrankungen ermittelt.

Bei allen Patienten ohne zusätzliche kardiovaskuläre Risikofaktoren sollte dieses Ziel zunächst mit diätetischen Maßnahmen (viel Obst und Gemüse, wenig Fett, Kochsalzzufuhr < 6 g/Tag) und mit einer entsprechenden Umstellung der Lebensweise (Normalisierung des Gewichts, körperliche Bewegung, wenig Alkohol) angestrebt werden. Bei unzureichendem Erfolg oder bei initialen Blutdruckwerten > 160 mm Hg systolisch und 100 mm Hg diastolisch kann der Arzt in den meisten Fällen durch fachkundige Nutzung des vorhandenen Arsenals an Medikamenten die erforderliche Blutdrucksenkung erreichen. Liegen zusätzliche Risikofaktoren vor (z. B. Rauchen, Hyperlipidämie, Diabetes mellitus) oder Endorganerkrankungen (z. B. Herzerkrankungen, Nephropathie, Retinopathie), darf mit dem Beginn der medikamentösen Therapie nicht zugewartet werden. Dabei sollte angestrebt werden, zunächst mit einer Monotherapie auszukommen. Gelingt das nicht, ist auf sinnvolle Kombinationen von Antihypertensiva überzugehen (Abb. 2-31).

Die **Notwendigkeit** der **antihypertensiven Therapie** ergibt sich aus der in epidemiologischen Studien gewonnenen Erkenntnis, daß Blutdrucksenkung zu

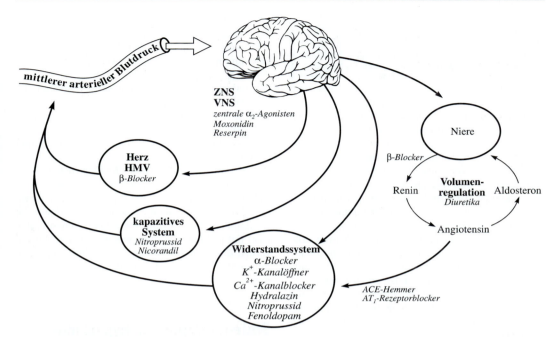

**Abb. 2-31.** Schematische Darstellung der Angriffspunkte verschiedener Gruppen von Antihypertonika. Das primäre Ziel der Kreislaufregulation ist die Aufrechterhaltung eines konstanten Blutdrucks. Dieses Ziel wird durch das Wechselspiel zwischen vegetativem Nervensystem (VNS), Gefäßtonus, Herzaktivität (Herzminutenvolumen [HMV]) und Niere (Volumenregulation und Renin-Angiotensin-Mechanismus) erreicht. Medikamentöse Ausschaltung oder Hemmung eines dieser Elemente führt zur kompensatorischen Gegenregulation durch die übrigen Mechanismen. Viele der Nebenwirkungen von Antihypertonika werden dadurch verständlich. Das Wechselspiel zwischen den verschiedenen Mechanismen bildet auch die Grundlage einer rationalen Kombinationstherapie der Hypertonie.

einer erheblichen Verminderung von kardiovaskulärer Morbidität und Mortalität führt. Länger anhaltende Blutdrucksteigerung verursacht eine adaptive Wandverdickung der arteriellen und arteriolären Gefäße aufgrund von Hypertrophie und Hyperplasie glatter Muskelzellen und erhöhter Kollagensynthese; sie begünstigt weiterhin die Entstehung der Atherosklerose.

**Medikamentöse Blutdrucksenkung** verhindert oder verzögert die Ausbildung dieser Gefäßschäden und das Auftreten von typischen Folgeerkrankungen der Hypertonie wie Apoplexie, Myokardinfarkt, Herzinsuffizienz und Nephrosklerose.

## Wahl des geeigneten Antihypertensivums

Der **essentiellen Hypertonie** liegt ein erhöhter Gefäßwiderstand bei meistens unverändertem Herzzeitvolumen zugrunde.

Es hat nicht an Versuchen gefehlt, innerhalb der homogen erscheinenden Population der essentiellen Hypertoniker nach **pathogenetischen Merkmalen** zu suchen, die die Wahl einer bestimmten Medikamentengruppe maßgeblich beeinflussen könnten. Bei vielen Patienten fehlen solche Merkmale.

▷ Bei derjenigen Gruppe von essentiellen Hypertonikern mit **erhöhter Plasmareninaktivität** ist es jedoch naheliegend, *ACE-Hemmer, AT₁-Rezeptorblocker* oder *β-Blocker* (Blockade der β₁-Adrenozeptoren am juxtaglomerulären Apparat der Niere) anzuwenden.

▷ Patienten, bei denen als Ausdruck einer gesteigerten Sympathikusaktivität **Erhöhungen** der Spiegel von **Plasmanoradrenalin** und/oder **-adrenalin** gefunden werden, könnten mit *Hemmstoffen des sympathischen Neuroeffektorsystems* behandelt werden.

Solche Überlegungen sind plausibel, bestimmen aber nicht zwingend die Wahl des Antihypertensivums.

Insbesondere darf aus solchen Überlegungen nicht abgeleitet werden, daß ACE-Hemmer oder β-Blocker bei Hypertonikern mit normalem oder erniedrigtem Plasmarenin unwirksam wären oder daß Antisympathotonika und Sympatholytika nur bei nachgewiesener Überaktivität des sympathischen Nervensystems eingesetzt werden dürfen.

Auf der anderen Seite gibt es Umstände oder Begleiterkrankungen, bei denen bestimmte Klassen von **Antihypertensiva** nicht verwendet werden sollten oder sogar **kontraindiziert** sind.

▷ Da *Diuretika* vom Typ der Benzothiadiazine neben einer möglichen Hypokaliämie auch die Glucosetoleranz verschlechtern und zu Anstiegen der Harnsäure und des Cholesterins im Serum führen können, ist ihre Verwendung bei **Diabetikern** und bei Patienten mit **Hyperurikämie** und **Hypercholesterinämie** sorgfältig abzuwägen.
▷ Bei Patienten mit **eingeschränkter Nierenfunktion** verhindern *Benzothiadiazine* eine bestehende Natriumretention nicht vollständig, in solchen Fällen sind Schleifendiuretika einzusetzen.
▷ Ein durch *Diuretika* hervorgerufener Kaliummangel kann bei **digitalisierten Patienten** die Glykosidwirkung in unvorhersehbarer Weise verstärken.
▷ *β-Blocker* sind kontraindiziert bei
  • obstruktiven Atemwegserkrankungen
  • Sinusbradykardie
  • AV-Überleitungsstörungen

Bei **Hypertonikern mit eingeschränkter Pumpfunktion des Herzens** läßt sich
• durch die Verminderung der diastolischen Ventrikelfüllung (Abnahme der *Vorlast*) und
• durch Senkung des arteriellen Widerstandes (Abnahme der *Nachlast*)
eine Verbesserung der Ventrikelfunktion erreichen, ohne daß man zu positiv inotropen Pharmaka greifen muß.
▷ Zur Senkung einer abnorm erhöhten Vorlast sind *Diuretika* einzusetzen.
▷ Zusätzlich eignen sich besonders *ACE-Hemmer*, die zu einer Reduktion von Vorlast und Nachlast führen und für die günstige Effekte auf myokardiale Morbidität und Mortalität nachgewiesen sind. Die $AT_1$-*Rezeptorblocker* sind möglicherweise den ACE-Hemmern in dieser Indikation gleichwertig. Langzeiterfahrungen mit dieser Substanzgruppe liegen aber noch nicht vor.
▷ Erst in zweiter Linie kommen $α_1$-selektive Adrenozeptorenblocker wie *Prazosin* und *Vasodilatanzien* wie Dihydralazin und Minoxidil in Frage.

Bei gleichzeitigem Vorliegen von **Hypertonie und Diabetes** ist ACE-Hemmern oder $β_1$-selektiven Blockern der Vorzug zu geben. Neuere Untersuchungen haben gezeigt, daß ACE-Hemmer die Insulinresistenz vermindern können. Mehrere Studien lassen eine gegenüber ACE-Hemmern erhöhte Infarkthäufigkeit erkennen, wenn bei hypertonen Diabetikern Calciumantagonisten eingesetzt werden.

Für die Behandlung der **Hypertonie in der Schwangerschaft** sind *β-Blocker* die Mittel der Wahl, da
▷ Diuretika die Blutversorgung von Uterus und Plazenta beeinträchtigen können,
▷ ACE-Hemmer und $AT_1$-Rezeptorblocker in Tierversuchen teratogen wirken und akutes Nierenversagen des Neugeborenen hervorrufen können und
▷ von Calciumantagonisten ebenfalls bekannt ist, daß sie im Tierversuch teratogen wirken.

Dabei sind $β_1$-*selektive Blocker* (Bisoprolol, Metoprolol) zu bevorzugen, damit eine eventuell notwendig werdende Unterdrückung vorzeitiger Wehen (Tokolyse) mit $β_2$-Mimetika ohne wesentlichen Wirkungsverlust durchgeführt werden kann. Außerdem können α-Methyldopa und Hydralazin eingesetzt werden.

## Stufentherapie der Hypertonie

Aus dem im vorangegangenen Abschnitt Gesagten geht hervor, daß die Wahl eines *bestimmten* Antihypertensivums nur in relativ seltenen Fällen zwingend erforderlich ist. Das trifft vor allem für die unkomplizierte essentielle Hypertonie zu. Der Arzt hat also einen beträchtlichen Freiraum der Entscheidung. In dieser Situation erscheint es gerechtfertigt, gewisse Empfehlungen auszusprechen. *Diuretika* und *β-Blocker* gelten als wirksame und relativ nebenwirkungsarme Antihypertensiva. Aufgrund ihrer langjährigen Verwendung liegen umfangreiche Erfahrungen über die Langzeitverträglichkeit dieser beiden Antihypertensivagruppen vor. Außerdem ist in groß angelegten klinischen Studien gezeigt worden, daß sie die Folgeerkrankungen der arteriellen Hypertonie verhindern oder den Zeitpunkt ihres Auftretens hinausschieben können. Mit Einschränkungen gilt diese Aussage auch für die *ACE-Hemmer*, für die eine Senkung der Mortalität bei Herzinsuffizienz und eine Hemmung der Progression bei Niereninsuffizienz nachgewiesen ist. Der Nachweis einer verminderten Mortalität und Morbidität ist dagegen bisher weder für die Calciumantagonisten noch für die $α_1$-selektiven Adrenozeptorenblocker erbracht. Das gleiche gilt natürlich vorläufig auch für die $AT_1$-Rezeptorblocker vom Typ des Losartan, die noch nicht sehr lange für die Therapie zur Verfügung stehen. Allerdings hat eine Vergleichsstudie (»ELITE«) mit Captopril und Losartan bei älteren Patienten (> 65 Jahre) mit Herzinsuffizienz Vorteile für Losartan erkennen lassen.

**Tab. 2-7.** Empfehlung der »Deutschen Liga zur Bekämpfung des hohen Blutdrucks« zur Stufentherapie der Hypertonie (Stand November 1997, leicht modifiziert)

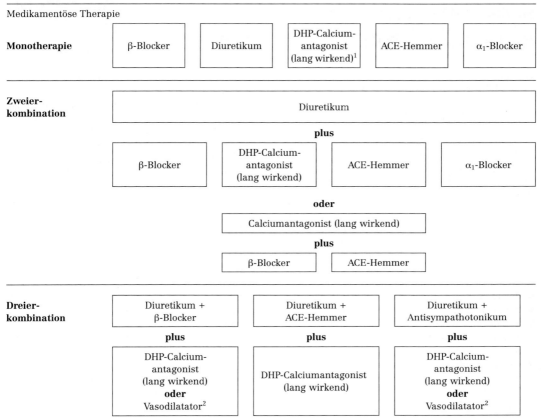

[1] Für die Dauertherapie werden von den meisten Autoren generell lang wirkende Calciumantagonisten aus der Dihydropyridin-(DHP-)Gruppe empfohlen, da diese Substanzen nicht wie die kurzwirksamen Calciumantagonisten mit einem erhöhten Infarktrisiko in Zusammenhang gebracht werden. Die Hochdruckliga sieht nur bei Patienten mit instabiler Angina oder einem weniger als vier Wochen zurückliegenden Herzinfarkt eine Kontraindikation für Calciumantagonisten vom Nifedipintyp.

[2] ACE-Hemmer, $\alpha_1$-Blocker, Dihydralazin

Die in Tab. 2-7 dargestellte Empfehlung der »Deutschen Liga zur Bekämpfung des hohen Blutdrucks« nennt β-Blocker, Diuretika, Calciumantagonisten, $\alpha_1$-Blocker und ACE-Hemmer als gleichermaßen geeignet, um eine Monotherapie der Hypertonie zu beginnen. Dabei gilt allgemein, daß die Behandlung mit niedrigen Dosen eingeleitet wird und daß der Therapieerfolg erst nach 2–4 Wochen abgeschätzt werden kann. Bei unbefriedigenden Resultaten wird die Dosis gesteigert oder die Monotherapie mit einer anderen Antihypertensivagruppe versucht. Wird der Blutdruck noch immer nicht ausreichend gesenkt, werden Zweier- oder eventuell Dreierkombinationen entsprechend der Auflistung in Tab. 2-7 empfohlen.

Bei **krisenhaftem Blutdruckanstieg**, der innerhalb kurzer Zeit zu bedrohlichen Folgeerscheinungen (z.B. Encephalopathie, retinale Blutungen, Angina, Aortenaneurysma) führen kann, muß eine Therapie unter klinischen Bedingungen mit i.v. Zubereitungen von *Nifedipin, Urapidil, Clonidin, Glyceroltrinitrat* oder *Natriumnitroprussid* eingeleitet werden.

# Pharmaka mit direktem Angriff an der glatten Muskulatur: Muskulotrope Spasmolytika

**Muskulotrope Spasmolytika** unterdrücken phasische oder tonische Kontraktionen glattmuskulärer Organe. Ihr Wirkungsmechanismus ist nicht in allen Fällen geklärt. Definitionsgemäß haben diese Pharmaka weder eine stimulierende noch eine hemmende Wirkung auf die Rezeptoren der Transmitter des vegetativen Nervensystems. Es gibt allerdings Verbindungen, die sowohl eine anticholinerge als auch eine muskulotrop spasmolytische Komponente im gleichen Molekül vereinigen.

Die verschiedenen Gruppen von muskulotrop wirkenden Verbindungen beeinflussen nicht unbedingt alle Typen von glatter Muskulatur. So gibt es Pharmaka mit bevorzugtem Angriffspunkt
- an der Gefäßmuskulatur oder
- der intestinalen glatten Muskulatur,
- daneben solche ohne Selektivität (Papaverin).

Innerhalb der Verbindungen mit bevorzugter **Wirkung auf** die **Gefäßmuskulatur** lassen sich **4 Gruppen** unterscheiden:
- Die als Antihypertensiva benutzten und auf den Seiten 97 ff. bereits besprochenen Pharmaka wie *Dihydralazin sowie die Kaliumkanalöffner* erweitern arterielle Blutgefäße und haben praktisch keinen Einfluß auf die Kapazitätsgefäße.
- Das ebenfalls bereits behandelte *Nitroprussidnatrium* (S. 101) differenziert zwischen arterieller und venöser Gefäßmuskulatur nicht.
- Im Vordergrund des Wirkungsspektrums der *organischen Nitrite* und *Nitrate* steht die Erweiterung der Kapazitätsgefäße und der größeren Arterien. Der Einfluß auf die Arteriolen ist nur geringfügig. Organische Nitrite und Nitrate wirken auch auf andere Typen von glatter Muskulatur. Dieser Effekt wird aber therapeutisch nicht genutzt.
- Schließlich gibt es eine vierte Gruppe von vasoaktiven Verbindungen *(Vasodilatatoren),* die für die Behandlung peripherer oder zerebraler Durchblutungsstörungen empfohlen werden.

## Papaverin und Moxaverin

**Papaverin** ist ein Alkaloid, das in einer Konzentration von ungefähr 1% im Opium vorkommt. Es hat im Gegensatz zu den Opiaten keine zentralen Wirkungen. Papaverin gilt als der Prototyp eines **muskulotropen Spasmolytikums**. Im pharmakologischen Experiment unterdrückt es alle glattmuskulären Kontraktionen, unabhängig davon, durch welches Spasmogen sie ausgelöst werden.

Papaverin differenziert nicht zwischen den verschiedenen Typen von glatter Muskulatur und beeinflußt die Gefäßmuskulatur (Koronargefäße, Hirngefäße) in ähnlicher Weise wie die glatte Muskulatur der Bronchien, des Darms, der Gallenblase und Gallenwege, der Sphinkteren und der ableitenden Harnwege.

Die **spasmolytische Wirkung** von Papaverin ist um so ausgeprägter, je höher der Tonus der glatten Muskulatur ist.

Papaverin ist ein Hemmer der zyklischen Nucleotidphosphodiesterase, aber es ist ungewiß, ob seine relaxierende Wirkung mit dieser Eigenschaft allein erklärt werden kann.

Nach **oraler Zufuhr** von Papaverin werden sehr variable Blutspiegel erreicht, da die Substanz zu mehr als 60% präsystemisch durch die Leber metabolisiert wird. Papaverin wird deshalb vorwiegend parenteral oder rektal zugeführt. Die **Halbwertszeit** beträgt etwas mehr als 1 Std.

**Moxaverin**[1] ist etwa doppelt so wirksam wie Papaverin, wird besser vom Darm resorbiert und hat eine etwas längere Wirkungsdauer.

Papaverin und Moxaverin werden heute nur noch selten als **Spasmolytika** im Bereich des Magen-Darm-Traktes, der Harnwege und der Bronchien eingesetzt.

## Pharmaka mit muskulotroper und cholinolytischer Wirkung

**Parasympatholytika mit ganglienblockierender Wirkung** werden für ähnliche Indikationen benutzt wie Papaverin. Präparate dieses Wirkungstyps wie N-Butylscopolamin wurden bereits auf den Seiten 59 ff. besprochen.

**Oxybutynin** (S. 59) ist eine Verbindung, die cholinolytische, muskulotrop spasmolytische und lokalanästhetische Eigenschaften in einem Molekül vereinigt. Die Substanz **wirkt** bevorzugt auf die glatte Muskulatur des Magens, des Darms, der Gallenblase und der ableitenden Harnwege, aber praktisch nicht auf die Bronchial- und Gefäßmuskulatur. In höherer Dosierung ist mit atropinähnlichen Nebenwirkungen zu rechnen.

---

[1] Certonal®, Kollateral®

**Tiropramid**[1] ist ein Spasmolytikum mit bevorzugter Wirkung auf die glatte Muskulatur des Gastrointestinaltraktes und der ableitenden Harnwege. Sein Wirkungsmechanismus ist nicht genau bekannt. Die Substanz wirkt weder parasympatholytisch, noch Ganglien blockierend, noch Phosphodiesterase-hemmend, noch calciumantagonistisch. Seine **spasmolytische Wirkung** ist Calmodulin-unabhängig und scheint auf der vermehrten Bildung von cAMP mit anschließender Verminderung des freien intrazellulären Calciums in den glatten Muskelzellen zu beruhen.

## Nitrite und organische Nitrate

Die Bezeichnung **Nitrite** gilt für Salze der salpetrigen Säure wie Natriumnitrit ($NaNO_2$) oder deren Ester (-C-O-NO) wie Amylnitrit.
**Organische Nitrate** sind Ester der Salpetersäure (-C-O-$NO_2$), hierzu zählen beispielsweise Glyceroltrinitrat (Nitroglycerin), Isosorbitdinitrat usw.

**Organische Nitrate** haben an der Gefäßmuskulatur ein charakteristisches **Wirkungsspektrum**, da überwiegend die Kapazitätsgefäße und größere Arterien erweitert werden, während der Effekt auf die Arteriolen geringfügig ist. Die aus dieser Wirkung entstehende hämodynamische Situation macht organische Nitrate in vorzüglichem Maße zur *Behandlung der Angina pectoris* geeignet. Die eingehende Behandlung der organischen Nitrate erfolgt im Kap. 13, »Nitrite, Nitratester und Molsidomin« (S. 348 ff.).

## Methylxanthinderivate

Methylxanthinderivate, z. B. *Theophyllin,* wirken erweiternd auf die Nieren-, Lungen- und Koronargefäße sowie auf die periphere Strombahn. Die zerebralen Arteriolen werden dagegen verengt, so daß der Hirndruck abnimmt.

Theophyllin und andere Methylxanthinderivate werden deshalb zur Behandlung vasomotorisch bedingter Kopfschmerzen eingesetzt.
▷ Für ihre Wirksamkeit bei der Behandlung **peripherer Durchblutungsstörungen** gilt das für andere Vasodilatatoren (s. u.) gesagte.
▷ Die Verwendung von Theophyllin als **Bronchospasmolytikum** wird auf S. 108 f. besprochen.

▷ Über die Wirkung der Methylxanthinderivate auf das **Herz** s. Kap. 13, »Theophyllin« (S. 346) und »Stoffe, die die Inaktivierung von Adenosin hemmen« (S. 356).
▷ Über die diuretische Wirkung s. Kap. 15, »Methylxanthinderivate« (S. 416)
▷ Bezüglich der zentralstimulierenden Wirkung s. Kap. 10, »Purin-(Methylxanthin-)Derivate« (S. 261 ff.)

## Vasodilatatoren

**Vasodilatatoren** sind eine strukturell sehr heterogene Gruppe von Pharmaka, deren Wirkungsmechanismus nicht in jedem Fall geklärt ist. Ihnen allen ist die Eigenschaft gemeinsam, gesunde Gefäße zu dilatieren und Blutdrucksenkungen, meist leichten Ausmaßes, hervorzurufen.

Für die Therapie der Hypertonie sind sie *nicht* geeignet. Einige dieser Verbindungen wirken mit einer gewissen Bevorzugung auf bestimmte Gefäßgebiete. So erweitert z. B. die als Lipidsenker (Kap. 19, S. 584 f.) benutzte Nicotinsäure oder der entsprechende Alkohol bevorzugt Hautgefäße im Kopf-, Hals- und Brustbereich (**Nicotinsäure-Flush**). Dieser Effekt ist auch bei lokaler Anwendung zu erreichen.

Andere Substanzen werden zur **Behandlung zerebraler** oder **peripherer Durchblutungsstörungen** empfohlen. Dazu zählen Cinnarazin[2], ein schwacher Calciumkanalblocker und Histaminantagonist, Cyclandelat[3], Naftidrofuryl[4] und Vincamin[5] oder seine Derivate. Bei der Verwendung dieser Verbindungen ist immer in Betracht zu ziehen, daß durch Erweiterung gesunder Gefäßbezirke der Perfusionsdruck von arteriosklerotisch verengten Arterien abfallen und damit poststenotisch eine Mangeldurchblutung anstelle der gewünschten Mehrdurchblutung auftreten kann (sog. **Steal-Phänomen**).

## Bronchospasmolytika

**Atemwegserkrankungen** sind im allgemeinen **gekennzeichnet** durch
● entzündliche Exsudation mit Schleimhautschwellung

---

[1] Alfospas®
[2] Cinnacet®
[3] Spasmocyclon®
[4] Dusodril® u. a.
[5] Cetal® u. a.

- verstärkte Schleimsekretion (Hyperkrinie)
- Erhöhung des Tonus der Bronchialmuskulatur (Bronchospasmus)

Während beispielsweise die **Bronchitis** überwiegend von entzündlichen Symptomen (Schleimhautschwellung, Hyperkrinie) geprägt ist, steht beim **Asthma bronchiale** die Erhöhung des Widerstandes in den Atemwegen (Bronchospasmus) im Vordergrund. Der entzündlichen Komponente wird allerdings heute eine wesentlich stärkere Bedeutung zugemessen als noch vor wenigen Jahren. Deshalb wird empfohlen, häufiger und relativ früh inhalative Glucocorticoide anzuwenden (»Stufenplan der Asthmatherapie«, S. 109f.).

Es sind im wesentlichen 3 Pharmakagruppen, die zur **Behandlung des Bronchospasmus** eingesetzt werden, nämlich
- β-Sympathomimetika
- Theophyllin
- bestimmte Anticholinergika

Als zusätzliche Substanzgruppe kommen **Leukotrienrezeptorantagonisten** und **Hemmstoffe der Leukotriensynthese** in Betracht, deren Stellenwert im Rahmen der Asthmatherapie aber noch nicht völlig etabliert ist.

## β-Sympathomimetika

Da es sich bei den β-Adrenozeptoren der Bronchialmuskulatur meist um den $β_2$-Subtyp handelt, werden heute in erster Linie $β_2$-**Sympathomimetika** wie *Clenbuterol, Fenoterol, Formoterol, Salbutamol, Salmeterol* und *Terbutalin* (Abb. 2-17, S. 75, und Bronchialsystem, S. 79f.) zur Bronchospasmolyse eingesetzt. In dieser Substanzgruppe bieten die inhalierbaren Präparationen der neueren lang wirksamen $β_2$-Agonisten wie Salmeterol und auch Formoterol anscheinend einen deutlichen therapeutischen Vorteil.

● **Unerwünschte Wirkungen:** Einige der unerwünschten Wirkungen von β-Sympathomimetika werden durch Mitstimulation kardialer β-Adrenozeptoren ausgelöst und bestehen im Auftreten von **Tachykardien** sowie u. U. von **Arrhythmien** oder **Tachyarrhythmien**. Diese Gefahr ist bei $β_2$-Sympathomimetika deutlich geringer und nur bei Benutzung hoher Dosen gegeben.

> Grundsätzlich wird eine **Stimulation kardialer β-Adrenozeptoren verringert**, wenn die Sympathomimetika nicht systemisch verabreicht werden, sondern als Aerosol in das Bronchialsystem und damit möglichst nahe an ihren Wirkort gebracht werden.

▷ Der systolische Blutdruck kann steigen (Zunahme des Herzzeitvolumens durch Stimulation kardialer β-Adrenozeptoren).

▷ Der diastolische Blutdruck kann abnehmen (Vasodilatation durch Stimulation vaskulärer $β_2$-Adrenozeptoren).

Andere unerwünschte Wirkungen sind **Unruhe** und **Tremor** der **Extremitäten**. Letzterer beruht auf der Stimulation von $β_2$-Adrenozeptoren in der Skelettmuskulatur.

Die längerdauernde Verwendung von kurzwirksamen β-Sympathomimetika kann zur **Tachyphylaxie** führen. Die Einbuße an bronchodilatatorischer Wirkung beruht auf einer Empfindlichkeitsabnahme infolge von Phosphorylierung und nachfolgender *Internalisierung von β-Rezeptoren*. Als weiterer Mechanismus kommt ein beschleunigter Abbau von cAMP durch die Phosphodiesterase in Frage. Wird in dieser Situation die Dosierung erheblich gesteigert, kann es selbst bei Benutzung von $β_2$-Sympathomimetika (Verlust der $β_2$-Selektivität in hohen Dosen) zu *kardialen Nebenwirkungen* kommen. Die Tachyphylaxie gegenüber β-Sympathomimetika kann durch Gabe von *Glucocorticoiden durchbrochen* werden.

> Eine Dauertherapie nur mit $β_2$-Agonisten, ohne Basistherapie mit einem inhalierbaren Glucocorticoid wird heute von den meisten Fachleuten abgelehnt.

In der Kombination mit Corticoiden wurde mit den lang wirksamen β-Agonisten Salmeterol und Formoterol bei einer Therapiedauer von 1–5 Jahren keine Abnahme der bronchodilatatorischen Wirkung beobachtet.

Das teils direkt, teils indirekt wirkende Sympathomimetikum *Ephedrin* wird ebenfalls zur Bronchospasmolyse verwendet.

> Die **Hauptwirkung** der $β_2$-**Mimetika** besteht in einer Senkung des erhöhten Tonus der glatten Muskulatur im Bronchialsystem. Daneben wird die Freisetzung von Mediatorsubstanzen aus den Mastzellen gehemmt und die mukoziliäre Klärfunktion gesteigert.

Bei Inhalation mittels Dosieraerosol setzt die Wirkung zuverlässig und sofort ein. Die Wirkung von *Fenoterol, Salbutamol* und *Terbutalin* hält 4–6 Std. an, die der lipophilen $β_2$-Mimetika *Salmeterol* und *Formoterol* (S. 75 u. 80) ungefähr 12 Std.

## Theophyllin

Theophyllin und seine wasserlöslichen Salze sind gut wirksame Bronchospasmolytika.

> Ausschlaggebend für die **Wirksamkeit von Theophyllin** ist der aus einer *Hemmung der cAMP-Phosphodiesterase* oder einer *Blockierung von*

*Adenosin-($A_1$-)Rezeptoren* resultierende **Anstieg an intrazellulärem cAMP**. Von cAMP in Gang gesetzte Folgereaktionen führen sowohl zu einer Relaxation der Bronchialmuskulatur als auch zu einer Hemmung der Ausschüttung von Mediatorsubstanzen aus Mastzellen und Leukozyten.

Aufgrund der Abbauhemmung von cAMP unter Theophyllin sind β-Sympathomimetika, die die Bildungsgeschwindigkeit von cAMP durch Stimulierung der Adenylatcyclase erhöhen, bereits in niedrigen Dosen stark bronchospasmolytisch wirksam. Auf diese Weise kann eine Desensibilisierung der β-Adrenozeptoren durch Sympathomimetika vermieden werden.

- **Unerwünschte Wirkungen:** Die Nebenwirkungen von Theophyllin betreffen
- den **Magen** (gastrale Irritation, Nausea, Erbrechen),
- das **ZNS** (Unruhe, Schlafstörungen) und
- das **kardiovaskuläre System** (Tachykardie, Tachyarrhythmien, Hypotonie).

Haupt- und Nebenwirkungen sind direkt mit den Plasmakonzentrationen von Theophyllin korreliert.

Die Bronchodilatation beginnt ab 5 µg/ml, optimal wirksame Plasmakonzentrationen sind 10–20 µg/ml. Die **Plasmahalbwertszeit** von Theophyllin beträgt 3–9 Std. Kinder und Raucher verstoffwechseln Theophyllin rascher (kürzere Plasmahalbwertszeiten) als erwachsene Nichtraucher und ältere Patienten. Durch Retardpräparate kann trotz der relativ kurzen Halbwertszeit von Theophyllin eine nur zweimalige Einnahme pro Tag erreicht werden.

Im Gegensatz zum schlecht wasserlöslichen Theophyllin ist *Theophyllinethylendiamin* (Aminophyllin®, Euphyllin®) gut wasserlöslich und eignet sich deshalb auch zur Injektionsbehandlung.

## Anticholinergika

Ein weiterer Weg zur Behandlung des Bronchospasmus besteht in der Inhalation des Anticholinergikums *Ipratropiumbromid* (Atrovent®, Abb. 2-7, S. 60), eines quaternären Atropinderivats, das bronchiale Muscarinrezeptoren blockiert. Die eigentlich von Anticholinergika zu erwartende Hemmung der Bronchialsekretion wird bei diesem Präparat nicht beobachtet.

## Hemmer der Leukotrienaktivität

**Leukotrienrezeptorantagonisten** und **Hemmstoffe der Leukotriensynthese** werden seit einigen Jahren als Broncholytika erprobt. Seit 1996 stehen in einigen Ländern oral wirksame Vertreter, *Montelukast* und *Zafirlukast* (Rezeptorantagonisten) sowie *Zileuton* (Synthesehemmer) für die Asthmatherapie zur Verfügung. Cysteinylleukotriene $C_4$, $D_4$ und $E_4$ ($LTB_4$, $LTD_4$, $LTE_4$) werden in der Lunge aus Mastzellen und anderen Entzündungszellen freigesetzt und haben eine starke direkte bronchokonstriktorische Wirkung. Außerdem stimulieren sie die Schleimsekretion und erhöhen die Gefäßpermeabilität im Bronchialsystem. Zafirlukast und Zileuton wirken besonders gut broncholytisch, wenn eine Bronchokonstriktion durch Acetylsalicylsäure oder durch Allergene ausgelöst wird. Inwieweit diese Pharmaka eine Alternative zu den heute üblichen inhalierbaren Pharmaka darstellen, ist vorläufig noch ungeklärt.

- **Unerwünschte Wirkungen:** Die häufigsten Nebenwirkungen sind:
- Pharyngitis
- Kopfschmerzen
- grippeartige Symptome
- transiente Erhöhungen der Leberenzyme

In sehr seltenen Fällen wurde die Entwicklung einer systemischen eosinophilen Vaskulitis (Churg-Strauss Syndrom) beobachtet.

- **Dosierung:** Die Dosierung von Montelukast liegt bei 10 mg/Tag, die von Zafirlukast bei 2 × 20–40 mg/Tag.

- **Handelsnamen:**
- Montelukast: SINGULAIR®
- Zafirlukast und Zileuton sind in Deutschland noch nicht im Handel

## Stufenplan der Asthmatherapie

Im Februar 1997 haben die maßgebenden mit Asthmatherapie befaßten englischen Fachgesellschaften eine Revision der »*British Guidelines on Asthma Management*« veröffentlicht, die außerordentlich detaillierte und wohlabgewogene Therapieempfehlungen zur Asthmatherapie enthalten. Sie stimmen in den Grundaussagen mit den, allerdings weniger differenzierten, Empfehlungen der Deutschen Atemwegsliga überein.

▷ Für Erwachsene und Schulkinder empfehlen die englischen Richtlinien als **1. Stufe der Asthmatherapie** die Anwendung inhalativer kurzwirken-

der $β_2$-Mimetika, sofern sie nur bei Bedarf und höchstens 1 × täglich angewandt werden.
▷ Bei ungenügender Wirksamkeit werden in einer **2. Stufe** inhalative Glucocorticoide (Beclometasondipropionat[1], Budesonid[2], Flunisolid[3], Kap. 18, S. 537) oder Dinatriumcromoglykat oder Nedocromildinatrium (Kap. 3, S. 132) zusammen mit kurz- oder langwirksamen $β_2$-Mimetika eingesetzt.
▷ Die **3. Stufe** besteht aus einer Kombination von inhalativen Glucocorticoiden und entweder einem langwirkenden inhalativen $β_2$-Agonisten oder einem Theophyllinretardpräparat.
▷ In der **4. Stufe** wird die Dosis des inhalierten Corticoids erhöht und mit einem oder mehreren bronchospasmolytischen Medikament(en) ergänzt (langwirkender $β_2$-Agonist [evtl. als Tablette], Theophyllin® retard, Ipratropiumbromid, Cromoglicinsäure, Nedocromil).
▷ In der **5. Stufe** werden zusätzlich Glucocorticoide oral verabreicht.

In allen Stufen werden kurzwirksame $β_2$-Agonisten nur nach Bedarf zusätzlich gegeben, aber nicht regelmäßig verabreicht.

### Ausblick

Mit dem zunehmenden Verständnis der molekularen Zusammenhänge in der Enstehung allergischer Atemwegserkrankungen sind eine große Zahl potentieller neuer Zielproteine und entsprechende spezifische Liganden für eine rationale Asthmatherapie identifiziert worden. Ein erstes Ergebnis dieser Bemühungen war die Einführung der *Leukotrienrezeptorantagonisten* (Montelukast und Zafirlukast). In der klinischen Erprobung sind vor allem *Hemmstoffe der Phosphodiesterase Typ 4*, die in allen Zellen vorkommt und an der allergischen Entzündung beteiligt ist. Diese Hemmstoffe können den Entzündungsprozeß unterdrücken. Weiter werden Hemmstoffe der Interaktion zwischen T-Lymphozyten und Eosinophilen geprüft (Interleukine, Chemokinrezeptorantagonisten, Antikörper) mit denen sich ebenfalls die allergische Enzündungsreaktion blockieren läßt. Wie rasch diese Anstrengungen allerdings zu neuen, spezifisch wirksamen und gut verträglichen Medikamenten führen, bleibt dahingestellt.

---

[1] Sanasthmyl® u. a.   [2] Pulmicort® u. a.   [3] Inhacort®, Syntaris®

# Anhang 1:
# Mutterkornalkaloide

▶ **Stoffeigenschaften**

Die Mutterkornalkaloide (Synonyme: *Ergotalkaloide, Secalealkaloide*) sind Produkte des in Getreideähren wachsenden Pilzes *Claviceps purpurea*. Bei vollständiger Durchwachsung mit dem Pilz werden die einzelnen Getreidekörner in feste, violette Körper, Sclerotien genannt, umgewandelt. Die Mutterkornalkaloide sind **Derivate der (+)-Lysergsäure**, die einen Indolring enthält; sie werden deshalb auch oft als **Indolalkaloide** bezeichnet. Je nach der Substitution am Kohlenstoffatom 8 (Abb. 2-32) werden die **Mutterkornalkaloide unterteilt in:**
- **Aminalkaloide** (Ergometrin, Methylergometrin, Methysergid)
- **Peptid-** oder **Aminosäurealkaloide** (Ergotamin, Ergotoxin, Bromocriptin)

**Ergotoxin** ist keine einheitliche Substanz, sondern eine Mischung der Alkaloide Ergocornin, Ergocristin und Ergocriptin.

▶ **Pharmakodynamik**

**Zielorgane der Wirkung** von Mutterkornalkaloiden sind in erster Linie
- die glatte Muskulatur der Gebärmutter und der Blutgefäße sowie
- das Zentralnervensystem.

Aufgrund der Interferenz mit verschiedenen Rezeptoren und zellulären Mechanismen ist die Pharmakologie der Mutterkornalkaloide außerordentlich komplex. Nicht alle Mutterkornalkaloide zeigen das gleiche Wirkungsspektrum, und mit halbsynthetisch hergestellten Derivaten *(Ergometrin, Methylergometrin, Bromocriptin, Methysergid)* ist es gelungen, einzelne Wirkungsqualitäten besonders hervorzuheben.

Die Mutterkornalkaloide haben – allerdings mit unterschiedlicher Stärke – die folgenden **Wirkungen** (Tab. 2-8, S. 112):
▷ **An α-Adrenozeptoren** sind Mutterkornalkaloide **partielle Agonisten,** d.h., sie blockieren diesen Rezeptortyp bei gleichzeitigem Vorhandensein einer stimulierenden Komponente. Von dieser Wirkung sind die Blutgefäße, der Uterus und Kreislaufzentren im Zentralnervensystem betroffen.
▷ Sie sind **partielle Agonisten an Serotoninrezeptoren.** Das gilt für die Blutgefäße, den Uterus und das Zentralnervensystem. Methysergid blockiert Serotoninrezeptoren und wird im Absch. »Serotoninantagonisten« (S. 116 ff.) besprochen.

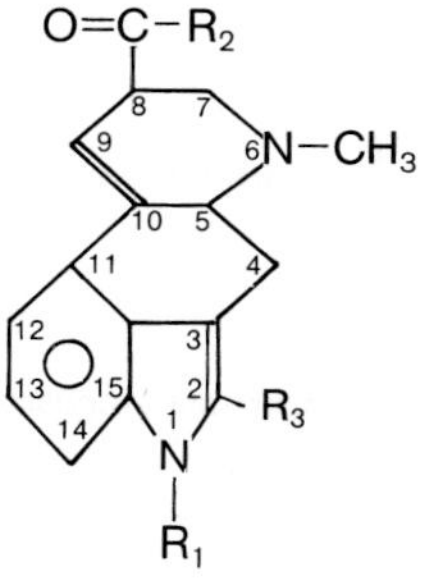

Anhang 1: Mutterkornalkaloide  111

Lysergsäure
($R_1$ = H, $R_2$ = OH)

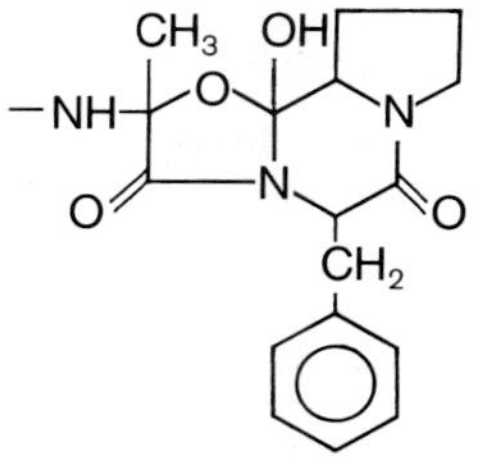

Peptidteil
von
Ergotamin

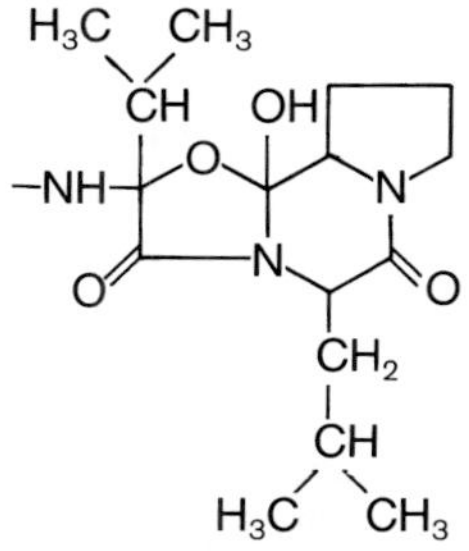

Peptidteil
von
α-Ergocriptin

Aminosäurealkaloide (Peptidalkaloide)

| | $R_1$ | $R_2$ | $R_3$ |
|---|---|---|---|
| Ergotamin | H | siehe Peptidteil von Ergotamin | H |
| Dihydroergotamin (Doppelbindung $C_9$–$C_{10}$ hydriert) | H | siehe Peptidteil von Ergotamin | H |
| α-Ergocriptin ⎫ | H | siehe Peptidteil von α-Ergocriptin | H |
| Ergocristin   ⎬ Ergotoxin | H | zusätzliche Änderungen im Peptidteil | H |
| Ergocornin   ⎭ | H | zusätzliche Änderungen im Peptidteil | H |
| Dihydroergotoxin (Doppelbindung $C_9$–$C_{10}$ hydriert) | H | siehe Ergotoxin | H |
| Bromocriptin | H | siehe Peptidteil von α-Ergocriptin | Br |

Aminalkaloide

| | $R_1$ | $R_2$ | $R_3$ |
|---|---|---|---|
| Ergometrin (Ergobasin, Ergonovin) (Lysergsäurepropanolamid) | H | –NH–CH($CH_3$)–$CH_2$–OH | H |
| Methylergometrin (Lysergsäurebutanolamid) | H | –NH–CH($CH_2$–$CH_3$)–$CH_2$–OH | H |
| Methysergid (1-Methyl-lysergsäurebutanolamid) | $CH_3$ | –NH–CH($CH_2$–$CH_3$)–$CH_2$–OH | H |
| Lysergsäurediethylamid (LSD) | H | –N($C_2H_5$)$_2$ | H |

**Abb. 2-32.** Strukturformeln der Mutterkornalkaloide (Secalealkaloide)

**Tab. 2-8.** Wirkungsspektrum einiger Mutterkornalkaloide (Secalealkaloide)

| | Wirkung auf | | | | |
|---|---|---|---|---|---|
| | Uterus | Gefäß-muskulatur | α-Adrenozeptoren | Serotoninrezeptoren | Dopaminrezeptoren $D_2$ |
| Ergotamin | ++ | ++++ | Partieller Agonist | Partieller Agonist | O (wirkt aber emetisch) |
| Ergotoxin | +(+) | +++ | Partieller Agonist | ? | ? |
| Dihydroergotamin | + | +-(+) | Partieller Agonist (Venen + ZNS) Antagonist (Arterien) | Partieller Agonist | ? |
| Dihydroergotoxin | + | + | Partieller Agonist (ZNS) Antagonist (Arterien) | ? | ? |
| Bromocriptin | O | O | Sehr schwacher Antagonist | O | Agonist bis partieller Agonist |
| Ergometrin | ++++ | + | Schwacher partieller Agonist | Partielle Agonisten bis Antagonisten | ? |
| Methylergometrin | ++++ | + | Schwacher partieller Agonist | | ? |

++++ Dominierende, sehr starke Wirkung
 +++ Ausgeprägte Wirkung
  ++ Schwache Wirkung
   + Sehr schwache Wirkung
   O Fehlende Wirkung

▷ **Stimulation von Dopaminrezeptoren.** Diese Wirkung ist für das halbsynthetisch hergestellte Peptidalkaloid Bromocriptin nachgewiesen. Es stimuliert Dopaminrezeptoren in verschiedenen Teilen des Zentralnervensystems. Von praktischer Bedeutung ist die dadurch hervorgerufene Hemmung der Sekretion von Prolactin und Somatotropin sowie die Besserung der Symptomatik bei Parkinson-Krankheit. Die emetische Wirkung von i.v. injiziertem Ergotamin dürfte ebenfalls auf eine Stimulation von Dopaminrezeptoren in der Chemorezeptorentriggerzone der Medulla oblongata zurückzuführen sein.

▷ **Kontraktion der glatten Muskulatur von Gefäßen und Uterus.** Früher wurde der kontrahierende Effekt der Mutterkornalkaloide auf Blutgefäße und Uterus mit einem direkten Angriff an der glatten Muskulatur erklärt. Neuere Untersuchungen haben gezeigt, daß solche glattmuskulären Kontraktionen zu einem erheblichen Teil über Stimulation von α-Adrenozeptoren und/oder Serotoninrezeptoren ausgelöst werden. Dennoch darf davon ausgegangen werden, daß Mutterkornalkaloide auch auf direktem Wege glatte Muskeln erregen können.

Die **erregende Wirkung** der Mutterkornalkaloide **auf die Gebärmutter** äußert sich in einer Zunahme der rhythmischen Kontraktionen; bei steigender Dosierung kommt es zu einer tonischen Dauerkontraktion (Tetanus uteri). Am empfindlichsten auf Mutterkornalkaloide reagiert der Uterus zur Zeit der Geburt.

Die **vasokonstriktorische Wirkung** und die damit verbundene Blutdrucksteigerung kommt in erster Linie über eine *Stimulation von α-Adrenozeptoren* und eine direkte glattmuskuläre Wirkung zustande. Wahrscheinlich ist auch eine Aktivierung von Serotoninrezeptoren beteiligt. Dihydrierung des Moleküls (z.B. Dihydroergotamin) drängt an den arteriellen Blutgefäßen den α-agonistischen zugunsten eines α-antagonistischen Effektes zurück. An den Kapazitätsgefäßen verhält sich Dihydroergotamin jedoch noch wie ein partieller Agonist und steigert deren Tonus.

Die Wirkung auf die Gefäßmuskulatur kann überlagert werden durch eine **Hemmung der Kreislaufzentren** in der Medulla oblongata mit Abschwächung kardiovaskulärer Reflexe. Der zugrundeliegende Mechanismus ist eine Stimulation zentraler α-Adrenozeptoren. Es ist unentschieden, ob es sich dabei um die gleichen Rezeptoren handelt, auf die Clonidin

(S. 92 f.) wirkt. Die hämodynamische Konsequenz dieser zentralen Wirkung ist eine Bradykardie und die Tendenz zum Blutdruckabfall.

**Ergotaminvergiftung:** Die Symptome einer Vergiftung mit Ergotamin äußern sich an den *arteriellen Blutgefäßen* und am *Zentralnervensystem*. Bei Schwangeren werden Wehen ausgelöst. Eine wesentliche Ursache der Vergiftung in früheren Zeiten war der Verzehr von Brot, das aus Mehl von mit *Claviceps purpurea* kontaminiertem Getreide gebacken war. Heute können Vergiftungen bei chronischer Zufuhr von Mutterkornalkaloiden und/oder bei zu hoher Dosierung vorkommen. Durch die übermäßige Vasokonstriktion werden die Akren geschädigt, im Extremfall stirbt das Gewebe unter brennendem Schmerzgefühl ab und wird gangränös **(Ergotismus gangraenosus, St.-Antons-Feuer)**. Dabei spielt nicht nur die Kontraktion der Gefäßmuskulatur eine Rolle, sondern eine zusätzliche Endothelschädigung mit eventueller Thrombenbildung. Weitere Symptome der akuten Vergiftung mit Ergotamin sind
- Diarrhö und, von seiten des Zentralnervensystems
- Kopfschmerzen,
- Nausea und
- Schwindel.

## ▶ Pharmakokinetik

Die **Aminosäurealkaloide** wie Ergotamin werden bei oraler Zufuhr langsam und unvollständig resorbiert mit **maximalen Plasmaspiegeln** nach etwa 2 Std. Aus ungeklärten Gründen steigert Coffein die **Resorption**. Die nach i. v. Zufuhr wirksame Dosis von Ergotamin beträgt etwa 5 % der oral wirksamen Dosis. Ergotamin wird fast vollständig durch die Leber verstoffwechselt und die Metabolite werden in die Galle ausgeschieden. Dihydroergotamin und Dihydroergotoxin werden schlechter, Bromocriptin etwas besser als Ergotamin enteral resorbiert.

Die **Aminalkaloide** Ergometrin und Methylergometrin werden rasch und nahezu vollständig vom Darm resorbiert mit maximalen Plasmaspiegeln nach 60–90 Min. Die uterotone Wirkung setzt bereits nach 10–15 Min. ein.

## ▶ Besonderheiten einzelner Derivate und therapeutische Verwendung

### Ergometrin und Methylergometrin:

In der Geburtshilfe werden Secalealkaloide verwendet, um in der Nachgeburtsperiode den Uterus zur Dauerkontraktion zu bringen. Da die **uterotone Wirkung** außerordentlich stark ist, sollen Mutterkornalkaloide nur in der Nachgeburtsperiode benutzt werden. Sie sind kontraindiziert zur Einleitung der Geburt und bei primärer oder sekundärer Wehenschwäche.

Die **Indikationen** sind demnach
- Uterusatonie post partum
- Blutungen nach Ausstoßung der Plazenta
- Lochialstauungen
- mangelhafte Involution des Uterus

Wegen der starken, rasch einsetzenden und relativ selektiven Wirkung auf den Uterus und der damit geringen Nebenwirkungsquote sind *Ergometrin*[1] (Ergobasin) und *Methylergometrin*[2] (Methylergobasin) bevorzugte Präparate. Sie werden auch kombiniert mit dem länger wirkenden Ergotamin angewendet. Methylergometrin wird in **Dosen** von 0,05–0,2 mg i. v., i. m. oder s. c. injiziert. Die orale Dosis beträgt 0,125–0,250 mg 2–3mal tägl. Durch Kombination von Ergometrin mit Ergotamin oder Ergocristin soll die rasch einsetzende Wirkung von Ergometrin mit der langanhaltenden des jeweiligen Kombinationspartners vereinigt werden.

### Ergotamin:

Die **vasokonstriktorische Wirkung** von Ergotamin[3] wird zur Therapie der **Migräne** genutzt. Zur Resorptionsverbesserung (s. o.) wird Ergotamin meist in Kombination mit Coffein verabreicht. Ergotamin soll nur zu Beginn eines Migräneanfalls genommen werden; bei einer Dauertherapie ist mit Schädigungen der Gefäße zu rechnen.

**Kontraindikationen** sind periphere Durchblutungsstörungen, Angina pectoris (Gefahr der Auslösung von Koronarspasmen) und Schwangerschaft.

### Bromocriptin:

Bromocriptin[4] stimuliert zentrale Dopaminrezeptoren vom D$_2$-Typ und hemmt die Sekretion der Hypophysenvorderlappenhormone Prolactin und Somatotropin. Es hat praktisch keine Wirkung auf α-Adrenozeptoren, Serotoninrezeptoren und die Gebärmutter. Die *Unterdrückung der Prolactinsekretion* wird benutzt zur **Laktationshemmung** nach der Geburt und zur Behandlung der (durch Medikamente verursachten) **Galaktorrhö** und der durch Prolactin hervorgerufenen **Amenorrhö** und Sterilität. Bei Patienten mit einem Prolactin-sezernierenden **Hypophysentumor** hemmt Bromocriptin nicht nur die Prolactinsekretion, sondern vermindert auch die Größe des Tumors. Dieser Effekt geht nach Absetzen der Therapie wieder verloren. Wegen der *Sekretionshemmung von Somatotropin* dient Bromocrip-

---

[1] Secalysat®-EM  [2] Methergin® u.a.  [3] Ergo-Kranit®, Migrexa® u.a.  [4] Pravidel® u.a.

tin auch als Adjuvans zur Behandlung der **Akromegalie**. Die empfohlenen **Dosen** sind 5–15 mg/Tag.

Über Stimulation von striatalen Dopaminrezeptoren durch Bromocriptin und seine mögliche Verwendung bei Parkinson-Krankheit s. Kap. 4, »Bromocriptin«, S. 152 f., als Prolactinantagonist s. Kap. 18, S. 479 f..

**Dihydroergotamin:**

Dihydroergotamin[1] wird wegen seiner tonisierenden Wirkung auf die Kapazitätsgefäße gelegentlich zur Behandlung von **orthostatischen Dysregulationen** eingesetzt. Daneben wird es ebenso wie Ergotamin zur **Migränetherapie** eingesetzt. Zur Kupierung von Migräneanfällen steht ein Nasenspray mit besonders schnellem Wirkungseintritt zur Verfügung (nicht in Deutschland).

**Dihydroergotoxin:**

Dihydroergotoxin[2], das vornehmlich adrenolytisch wirkt, wird überwiegend zur Behandlung von **Durchblutungsstörungen** verwendet.

# Anhang 2:
# Serotonin und Pharmaka mit Wirkung auf Serotoninrezeptoren

## Serotonin

Serotonin (5-Hydroxytryptamin) ist ein im Pflanzen- und Tierreich weitverbreitetes **biogenes Amin**. Bei verschiedenen Spezies wie Maus, Ratte und Kaninchen spielt es eine Rolle bei allergischen Prozessen, beim Menschen ist es in dieser Hinsicht von untergeordneter Bedeutung.

Die **Biosynthese** und die **Metabolisierung** von Serotonin verlaufen ähnlich wie bei den Katecholaminen (S. 65 ff.). Die essentielle Aminosäure Tryptophan wird zu 5-Hydroxytryptophan hydroxyliert und durch die 5-Hydroxytryptophandecarboxylase (identisch mit DOPA-Decarboxylase) zu Serotonin decarboxyliert. Der **Abbau** erfolgt durch die Monoaminoxidase zu 5-Hydroxyindolacetaldehyd und weiter entweder durch die Aldehyddehydrogenase zu 5-Hydroxyindolessigsäure (Hauptmetabolit) oder durch die Alkoholdehydrogenase zu 5-Hydroxytryptophol.

**Vorkommen:** Der größte Teil des körpereigenen Serotonins (ca. 90%) findet sich beim Menschen und den meisten Säugetieren in den **enterochromaffinen Zellen**, die im gesamten Gastrointestinaltrakt vorkommen. Weiterhin enthalten **Thrombozyten** Serotonin. Von erheblicher Bedeutung ist Serotonin als **Transmitter von zentralen Serotoninneuronen**. Die Zellkörper dieses zentralen Serotoninsystems liegen in den Raphekernen; von dort projizieren die Axone in zahlreiche Hirnregionen und ins Rückenmark. Bei Ratten und Mäusen, nicht dagegen beim Menschen, kommt Serotonin neben Histamin in den Gewebsmastzellen vor.

Während *enterochromaffine Zellen* und *Serotoninneurone* Serotonin über den oben beschriebenen Syntheseweg selbst bilden, nehmen *Thrombozyten* Serotonin während der Passage durch die intestinalen Blutgefäße aus dem Plasma auf.

Ähnlich wie bei den Katecholaminen ist auch das Serotonin der enterochromaffinen Zellen, der Thrombozyten und der Serotoninneurone **in Vesikeln** zusammen mit ATP **gespeichert**. Ebenfalls wie die Katecholamine wird Serotonin von der Membran der Blutplättchen oder von Serotoninneuronen über einen **Amintransporter** aufgenommen, der allerdings einen anderen Subtyp repräsentiert als derjenige der Noradrenalin transportiert (S. 67).

Die **peripheren Wirkungen** von Serotonin, vor allem die auf den Kreislauf, sind komplex. Das liegt daran, daß Serotonin neben seiner Wirkung auf die glatte Muskulatur auch Nervenendigungen (z.B. Chemorezeptoren) erregt und damit zusätzlich reflektorische Vorgänge auslösen kann. Außerdem kommt es nach hohen Serotonindosen zu einer Empfindlichkeitsverminderung der Serotoninrezeptoren, so daß im Tierexperiment eine zweite Injektion von Serotonin nicht notwendigerweise identische Effekte auslöst. Die **glatte Muskulatur der Blutgefäße** reagiert auf Serotonin mit einer *Kontraktion*. Besonders empfindlich sind die Nieren-, Intestinal- und Pulmonalarterien sowie die Venen. Die Arterien der Skelettmuskulatur werden erweitert. Am Herzen verursacht Serotonin positiv inotrope und chronotrope Effekte, die zum Teil direkt, zum Teil über eine Freisetzung von Noradrenalin zustande kommen. Serotonin erregt **Baro-** und **Chemorezeptoren** sowie **vagale Nervenendigungen** in den Koronargefäßen **(Bezold-Jarisch-Reflex)**.

Die **dreiphasische Wirkung** einer Serotonininjektion auf **den Blutdruck** läßt sich folgendermaßen erklären:
▷ Eine erste kurzfristige Senkung beruht auf der Auslösung des **Bezold-Jarisch-Reflexes** (Hemmung der Sympathikusaktivität, Steigerung der Aktivität in kardialen vagalen Nerven).

---

[1] Dihydergot® u. a.    [2] Hydergin® u. a.

▷ Die anschließende Blutdrucksteigerung reflektiert den direkten **vasokonstriktorischen Effekt** von Serotonin.
▷ Die nach etwa 2 Min. beginnende länger anhaltende Blutdrucksenkung rührt von der **Dilatation** der **Arterien** in der Skelettmuskulatur her.

Im **Gastrointestinaltrakt** führt Serotonin zu einer Steigerung der Motilität, besonders im Bereich des Dünndarms, und zu Diarrhöen.

Die **Bronchialmuskulatur** des Menschen ist nicht besonders empfindlich für Serotonin, beim Asthmatiker kommt es jedoch zu einer starken Bronchokonstriktion.

Neurone im **Zentralnervensystem** reagieren auf Serotonin entweder mit einer Hemmung oder Steigerung ihrer Aktivität. Neurone, die von zentralen Serotoninneuronen innerviert sind, zeigen dagegen regelmäßig eine Hemmung der Aktivität, wenn Serotonin beispielsweise elektrophoretisch appliziert wird. Serotoninrezeptoren an den Endigungen von Serotoninneuronen (Autorezeptoren) hemmen bei Stimulation die Freisetzung von Serotonin. *Zentrale Serotoninneurone* beeinflussen eine Reihe von Funktionen wie
- Blutdruck
- Körpertemperatur
- Appetit
- Schlaf-Wach-Rhythmus
- Schmerzperzeption
- emotionales Verhalten
- zentrales Belohnungssystem u. a.

Serotonin hat **pathophysiologische Bedeutung beim Karzinoid**, einer neoplastischen Entartung der enterochromaffinen Zellen. Bei dieser Erkrankung kommt es phasenweise zur Ausschüttung erheblicher Mengen von Serotonin ins Blut und zum Auftreten von schweren Diarrhöen, asthmaähnlichen Anfällen und vasomotorischen Reaktionen (Flush).

Weiterhin scheint Serotonin eine Mediatorfunktion beim **postoperativen Dumpingsyndrom** (Kollapsneigung nach Magenresektion) zu haben.

Verschiedene Substanzen oder Pharmaka können **Bildung, Speicherung** oder **Metabolismus von Serotonin beeinflussen**.
▷ Zufuhr von 5-Hydroxytryptophan *steigert* die Neubildung von Serotonin.
▷ p-Chlorphenylalanin und p-Chloramphetamin *hemmen* die Tryptophanhydroxylase und damit die Biosynthese von Serotonin.
▷ Trizyklische Antidepressiva *hemmen* nicht nur den Aufnahmemechanismus von Noradrenalin, sondern zum Teil auch den von Serotonin (Serotoninneurone, Thrombozyten).
▷ Einige Pharmaka (z. B. das als Antidepressivum wirksame Fluoxetin) blockieren sehr selektiv den Serotonintransporter in der synaptischen Nervenendigung.
▷ Reserpin *zerstört* das Speichervermögen der Serotonin-enthaltenden Vesikel (ähnlich der Situation in Katecholaminneuronen) (S. 95 f.) und führt zu einer Abnahme des Serotoningehalts von enterochromaffinen Zellen, Thrombozyten und zentralen Serotoninneuronen.
▷ *Hemmstoffe* der Monoaminoxidase verzögern den Abbau von Serotonin und vermindern den Spiegel von 5-Hydroxyindolessigsäure im Gehirn.

**Serotoninrezeptoren**

Die bisher bekannten Serotoninrezeptoren gliedern sich in mindestens 14 Subtypen und sind in Tab. 2-9 zusammengestellt. Einige davon liegen aufgrund von Splicevarianten und posttranslationeller Modifikation ihrerseits wieder in verschiedenen Isoformen vor, die sich in Lokalisation und ihrer Bindungsaffinität für Liganden unterscheiden können. Der 5-$HT_3$-Rezeptor gehört als einziger zu den *ionotropen Rezeptoren*. Seine Aktivierung öffnet einen Ionenkanal für $Na^+$ und $K^+$, und die betroffenen Zellen werden depolarisiert. Alle anderen Subtypen sind als *metabotrope Rezeptoren* an G-Proteine gekoppelt. Sie aktivieren als primäres Effektorsystem entweder die Phospholipase C (5-$HT_2$) oder die Adenylatcyclase (5-$HT_{4-7}$). 5-$HT_1$-Rezeptoren hemmen die Adenylatcyclase und, wie viele $G_i$- oder $G_o$-gekoppelte Rezeptoren, bewirken einige Subtypen (zumindest 5-$HT_{1A}$) Aktivierung von $K^+$-Kanälen und Hemmung von $Ca^{2+}$-Kanälen.

Alle **5-$HT_1$-Rezeptoren** werden durch Methiotepin blockiert. 5-$HT_{1A}$-Rezeptoren mit Lokalisation im Kortex, Hippocampus und den Raphekernen werden mit relativer Selektivität durch Ipsapiron, Buspiron und Gepiron aktiviert. Dadurch wird *Anxiolyse* ausgelöst. Flesinoxan führt über eine Stimulation von zentralen 5-$HT_{1A}$-Rezeptoren zur Hemmung der Sympathikusaktivität und *Blutdrucksenkung*. Auch der blutdrucksenkende Effekt von Urapidil wird (neben der auf S. 85 beschriebenen $\alpha_1$-Rezeptor-blockierenden Aktivität) zum Teil auf seine agonistische Aktivität an 5-$HT_{1A}$-Rezeptoren zurückgeführt. 5-$HT_{1D}$-Rezeptoren kommen in der Substantia nigra, dem Nucleus caudatus und dem Globus pallidus, aber auch in den Schädelarterien von Primaten vor. Letztere werden durch den 5-$HT_{1D}$-Agonisten Sumatriptan aktiviert.

**5-$HT_2$-Rezeptoren** finden sich in den glatten Muskeln von Blutgefäßen und Bronchien, in Thrombozyten, aber auch im ZNS (Kortex, olfaktorisches System). Ihre Aktivierung ruft *Vasokonstriktion* bzw. *Thrombozytenaggregation* hervor. Diese Rezeptoren werden durch Ketanserin, das auch ein Antagonist an $\alpha_1$-Rezeptoren ist, und durch Risperidon blokkiert, aber auch durch Methysergid und Lysergsäurediethylamid (LSD).

Aktivierung von **5-HT$_3$-Rezeptoren** in der Area postrema führt zu *Nausea* und *Erbrechen*. Selektive Antagonisten an diesen Rezeptoren sind Ondansetron, Granisetron, Tropisetron und Dolasetron (Kap. 16, S. 457 f.).

Die Aktivierung von **5-HT$_4$-Rezeptoren** im Magen-Darm-Kanal durch Benzamide wie Metoclopramid und Cisaprid (Kap. 16, S. 455 ff. u. 458) setzt Acetylcholin frei und *fördert* die *Peristaltik*.

Über die funktionelle Bedeutung der 5-HT-Rezeptorsubtypen 5–7 ist, auch aus Mangel an subtypspezifischen Liganden, noch zu wenig bekannt, um ihre Bedeutung für die Therapie abschätzen zu können. Das atypische Neuroleptikum *Clozapin* besitzt eine überraschend hohe Affinität für 5-HT$_6$- und 5-HT$_7$-Rezeptoren. Es ist aber nicht klar, welchen Anteil diese Eigenschaft an der antipsychotischen Wirkung der Substanz hat. Die gezielte Ausschaltung von Genen, die für bestimmte 5-HT-Rezeptorsubtypen codieren verspricht neue Einblicke in die Rolle dieser weitverzweigten Rezeptorfamilie. So werden z.B. Mäuse ohne 5-HT$_{1B}$-Rezeptoren leichter abhängig von Cocain und Alkohol als normale Kontrollen, während der Ausfall von 5-HT$_{2B}$-Rezeptoren möglicherweise Störungen der Morphogenese zur Folge hat.

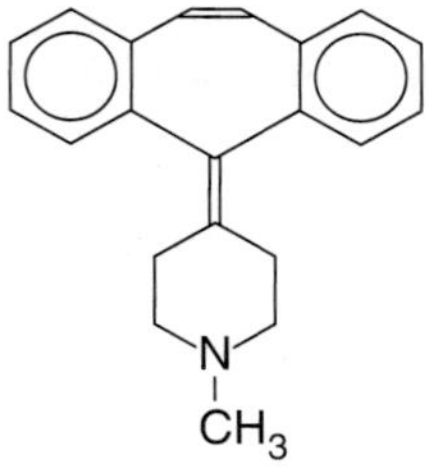

Cyproheptadin 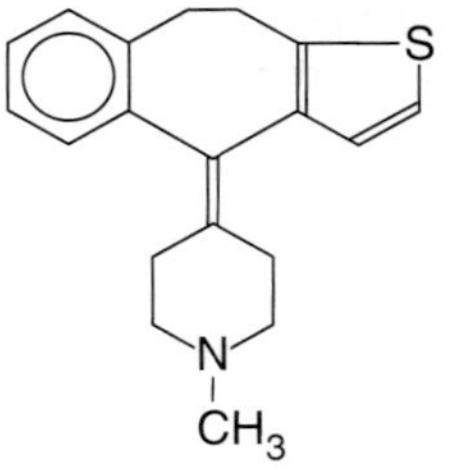     Pizotifen

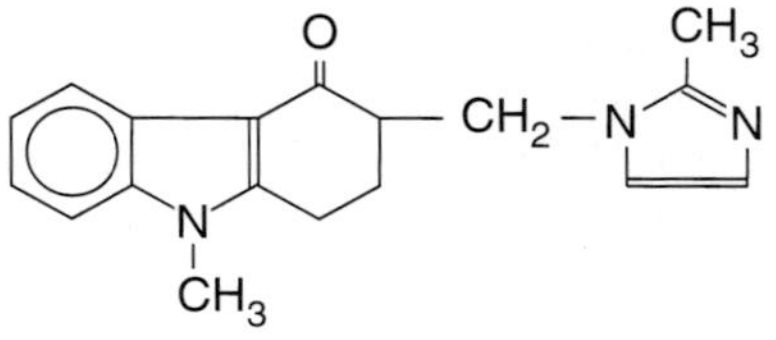

Ondansetron

**Abb. 2-33.** Strukturformeln von Serotoninantagonisten

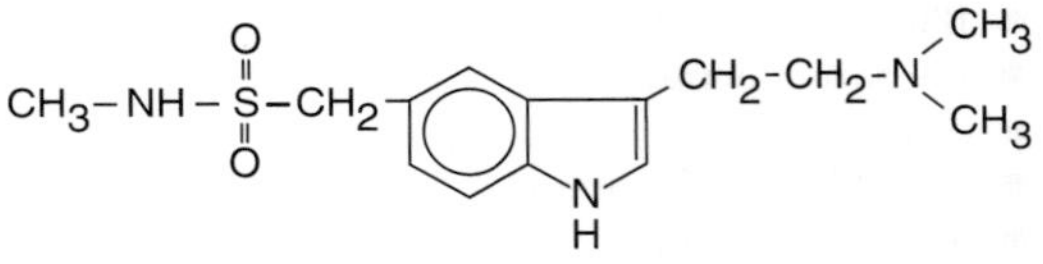

**Abb. 2-34.** Strukturformel von Sumatriptan

# Serotoninantagonisten

▷ **Lysergsäurediethylamid (LSD)** (Abb. 2-32) verhält sich an einigen glattmuskulären Organen wie ein Antagonist gegen Serotonin. Im Zentralnervensystem zeigt es zum Teil antagonistische, zum Teil agonistische Effekte. Wegen der *halluzinogenen* Wirkung von LSD (Kap. 10, S. 269 ff.) kommt eine therapeutische Verwendung nicht in Betracht.

▷ **Methysergid**, ein halbsynthetisch gewonnenes Mutterkornalkaloid (Abb. 2-32), hemmt die *vasokonstriktorische* Wirkung von Serotonin und antagonisiert auch *an der intestinalen glatten Muskulatur* die stimulierenden Effekte von Serotonin. Im Vergleich zu LSD ist seine zentrale Wirkung relativ gering. Die **unerwünschten Wirkungen** von Methysergid betreffen das *Gastrointestinalgebiet* (Diarrhö, Magen-Darm-Krämpfe, Erbrechen) und das *Zentralnervensystem* (Nervosität, Schlaflosigkeit, Erregung). Eine seltene Nebenwirkung sind fibrotische Veränderungen an den Blutgefäßen (Kontraindikation: Gefäßerkrankungen), am Endokard, an der Pleura und im Retroperitonealraum. Da prinzipiell ähnliche Veränderungen auch beim Karzinoid beobachtet werden, könnte man daraus auf einen gewissen stimulierenden Effekt von Methysergid auf Serotoninrezeptoren schließen (partieller Agonist).

**Therapeutische Verwendung:** Methysergid[1] wird zur Intervalltherapie der *Migräne* benutzt. Im Gegensatz zu anderen Mutterkornalkaloiden (Ergotamin) wirkt es nicht im akuten Migräneanfall, sondern braucht für die Entfaltung seiner prophylaktischen Wirkung eine mindestens 2- bis 3tägige Behandlung. Die **Dosierung** beträgt 2–6 mg/Tag. Weitere **Indikationen** für Methysergid sind das *Karzinoidsyndrom* (Hemmung der gesteigerten Peristaltik, aber nicht der Flushattacken und des Bronchospasmus) und das *postoperative Dumpingsyndrom*.

▷ **Cyproheptadin**[2] (Abb. 2-33) ist eine trizyklische Verbindung, die *Antihistamin-* (H$_1$-Rezeptoren) und *Antiserotoninwirkung* an allen 5-HT$_2$-Rezeptoren im selben Molekül vereint. Außerdem besitzt Cyproheptadin eine schwache *anticholiner-*

---

[1] Deseril®    [2] Peritol®

**Tab. 2-9.** Serotoninrezeptoren

| Klasse | Subtyp | Signaltransduktion | Lokalisation | Funktion | Spezifische Liganden |
|---|---|---|---|---|---|
| 5-HT$_1$ | 5-HT$_{1A}$ | G$_{i/o}$ AC-Hemmung Aktivierung K$^+$-Kanal (5-HT$_{1A}$) Hemmung Ca$^{2+}$- Kanal (5-HT$_{1A}$) | ZNS | somatodendritische Autorezeptoren | *Buspiron* |
| | 5-HT$_{1B}$ | | ZNS | präsynaptische Autorezeptoren | *Sumatriptan* |
| | 5-HT$_{1D}$ | | Hirngefäße (präsynaptisch) | Vasokonstriktion | *Sumatriptan* **Methysergid** |
| | 5-ht$_{1E}$* | | ZNS | unbekannt | – |
| | 5-ht$_{1F}$* | | ZNS Peripherie | unbekannt | – |
| 5-HT$_2$ | 5-HT$_{2A}$ | G$_{q/11}$, G$_{i/o}$ (?) PLC-Aktivierung | ZNS | Erregung | Ketanserin **Risperidon** **Methysergid** |
| | | | glatter Muskel, Blutplättchen | Kontraktion Aggregation | |
| | 5-HT$_{2B}$ | | GI-Trakt | Stimulation | **Methysergid** |
| | 5-HT$_{2C}$ | | Plexus chor. | unbekannt | Mesulergin |
| 5-HT$_3$ | | Ligandenaktivierter Ionenkanal | ZNS (Area postrema) periphere Nerven (VNS) | Übelkeit Erbrechen Stimulation | **Granisetron** **Tropisetron** **Ondansetron** **Dolasetron** |
| 5-HT$_4$ | | G$_s$ AC-Aktivierung | ZNS | unbekannt | *Cisaprid* *Metoclopramid* |
| | | | glatter Muskel Endothel | Stimulation NO-Freisetzung | |
| 5-HT$_5$ | 5-ht$_{5A}$* | G$_s$ AC-Aktivierung | ZNS | unbekannt | – |
| | 5-HT$_{5B}$ | unbekannt | ZNS | unbekannt | |
| 5-ht$_6$* | | G$_s$ AC-Aktivierung | ZNS | unbekannt* | Ro04 6790 |
| 5-HT$_7$ | | G$_s$ AC-Aktivierung | ZNS glatter Muskel | unbekannt | – |

\* Rezeptorsubtypen, die mit Kleinbuchstaben gekennzeichnet sind, konnten bisher nur auf Gen- und RNS-Ebene nachgewiesen werden. Das entsprechende Protein ist noch nicht funktionell charakterisiert. AC = Adenylatcyclase; PLC = Phospholipase C; G = G-Protein; GI = gastrointestinal; VNS = vegetatives Nervensystem; chor. = chorioideus. In der Spalte »Liganden« sind *Agonisten* kursiv, Antagonisten in Standardtypographie gedruckt. **Fettdruck** markiert Substanzen, die für die Therapie zur Verfügung stehen (Auswahl).

ge Wirkung. Die **Nebenwirkungen** sind deshalb ähnlich wie bei den Antihistaminika (Sedation) oder Anticholinergika (Mundtrockenheit usw.). Für die appetitsteigernde Wirkung von Cyproheptadin gibt es noch keine befriedigende Erklärung. Neuerdings konnte allerdings gezeigt werden, daß Mäuse, bei denen das Gen für den 5-HT$_{2C}$-Rezeptor ausgeschaltet worden war, eine gestörte Regulation der Futteraufnahme haben. Mit zunehmendem Alter werden die Tiere fettleibig und entwickeln eine prädiabetische Stoffwechsellage.

Die **Indikationen** für Cyproheptadin sind die gleichen wie für Methysergid. Wegen seiner Antihistaminwirkung wird es für die Therapie allergischer Reaktionen und außerdem zur Appetitsteigerung eingesetzt. Die **Dosierung** beträgt 1–4 × 4 mg/Tag.

▷ **Pizotifen**[1] wirkt *antiserotonerg, antihistaminisch* und *sedierend*, ähnlich wie das strukturverwandte Ketotifen (Kap. 3, S. 132 f.). Wie chemisch nahe verwandte trizyklische Psychopharmaka (Kap. 10, S. 237 ff.) hat es *antidepressive* Eigenschaften. Es wird ebenfalls zur *Migräneprophylaxe* eingesetzt (Abb. 2-33). Die **Dosierung** beträgt 1–3 × 0,5 mg/Tag.

▷ **Granisetron**[2], **Dolasetron**[3] und sein Hauptmetabolit sind *selektive 5-HT$_3$-Rezeptorantagonisten*, während **Ondansetron**[4] (Abb. 2-33) ebenso wie **Tropisetron**[5] zusätzlich als schwache Antagonisten am 5-HT$_4$-Rezeptor wirken. Der Angriffsort liegt in der *Chemorezeptortriggerzone* in der Area postrema des Gehirns und möglicherweise vagalen Afferenzen im oberen Teil des Gastrointestinaltraktes. Alle diese Substanzen verhindern wirkungsvoll *Nausea* und *Erbrechen*, die durch Zytostatika (insbesondere Cisplatin) und durch Strahlentherapie bei Krebspatienten hervorgerufen werden. Granisetron, Tropisetron und der aktive Metabolit von Dolasetron besitzen 2–3fach längere Halbwertszeiten als Ondansetron. Es hat sich aber gezeigt, daß die Dauer der Rezeptorblockade nicht sehr gut mit den Halbwertszeiten korreliert und deshalb alle diese Antagonisten nur einmal pro Tag verabreicht werden müssen. Insgesamt scheinen sich diese Substanzen trotz ihrer pharmakologischen Unterschiede unter klinischen Bedingungen weder in bezug auf Wirksamkeit noch in bezug auf Nebenwirkungen wesentlich zu unterscheiden. Weitere Einzelheiten zur Pharmakokinetik und therapeutischen Verwendung dieser Substanzen s. Kap. 16, S. 457 f.

## Agonisten an Serotoninrezeptoren

**Sumatriptan** (Abb. 2-34) *stimuliert 5-HT$_{1D}$-Rezeptoren* in intra- und extrakraniellen arteriellen Blutgefäßen und bringt sie zur Konstriktion. Auf diese Weise wird der Migräneanfall durchbrochen. Allerdings kommt es auch zu einer leichten Konstriktion der Koronargefäße. Eigenartigerweise wird die Magenentleerung leicht verzögert. Weitere Nebenwirkungen sind Übelkeit, Erbrechen, Müdigkeit und Geschmacksstörungen. Sumatriptan hat keine Affinität zu α-, β-, Dopamin-, Muscarin- oder Benzodiazepinrezeptoren.

**Sumatriptan**[6] wird zur **Behandlung** der Migräne und von schweren Kopfschmerzen eingesetzt. **Kontraindikationen** sind wegen der vasokonstriktorischen Wirkung von Sumatriptan eine bestehende Koronarerkrankung und Hypertonie.

Ein sehr ähnliches Wirkungsprofil wie Sumatriptan besitzen **Naratriptan**[7] und **Zolmitriptan**[8]. Die Ansprechrate für alle diese Substanzen bei Migräne liegt zwischen 60 und 80%. Im Vergleich zu den älteren Migränetherapeutika reduzieren die »Triptane« die krankheitsbedingte Arbeitsunfähigkeit stärker und verbessern offenbar auch die Lebensqualität ausgeprägter.

▷ Die **Bioverfügbarkeit** von Sumatriptan nach subkutaner Injektion ist praktisch 100%, und 14% nach oraler Gabe.

▷ Für Naratriptan liegt die orale **Bioverfügbarkeit** bei 60–70%.

▷ Die **Plasmahalbwertszeit** für Sumatriptan beträgt 2 Std., für Naratriptan 6 Std.

▷ Als **Dosierung** werden für Sumatriptan 1–3 × 100 mg/Tag per os, 1–2 × 20 mg intranasal oder 1–2 subkutane Injektionen von je 6 mg pro Tag empfohlen. Für Naratriptan ist eine orale Dosis von 2,5 mg der Wirkung von 100 mg Sumatriptan äquivalent.

### Literatur

Aguilar-Bryan L, Clement JP, Gonzalez G, Kunjilwar K, Babenko A, Bryan J. Toward understanding the assembly and structure of K$_{ATP}$ channels. Physiol Rev 1998; 78: 227–45.

Ahearn DJ, Grim CE. Treatment of malignant hypertension with sodium nitroprusside. Arch Intern Med 1974; 133: 187–91.

Ahlquist RP. A study of the adrenotropic receptors. Am J Physiol 1948; 153: 586–600.

Anonymus. Neue Richtlinien zur Diagnostik und Behandlung der arteriellen Hypertonie. Arzneimittelbrief 1998; 32: 33–40.

Appel LJ, Moore TJ, Obarzanek E, Vollmer WM, Svetkey LP, Sacks FM, Bray GA, Vogt TM, Cutler JA, Windhauser MM, Lin PH, Karanja N. A clinical trial of the effects of dietary patterns on blood pressure. N Eng J Med 1997; 336: 1117–24.

Beavo JA. Cyclic nucleotide phosphodiesterases: Functional implications of multiple isoforms. Physiol Rev 1995; 75: 725–48.

Berde B, Schild HO (Hrsg). Ergot Alkaloids and Related Compounds. Handbuch der experimentellen Pharmakologie. Band 49. Berlin: Springer 1978.

Betz WJ, Angleson JK. The synaptic vesicle cycle. Ann Rev Physiol 1998; 60: 347–63.

Bönner G, Rahn KH. ACE-Hemmer. Handbuch. 2. Aufl. Stuttgart, New York: Schattauer 1994.

Brown NJ, Vaughan DE. Angiotensin-converting enzyme inhibitors. Circulation 1998; 97: 1411–20.

---

[1] Mosegor®, Sandomigran®  [2] Kevatril®  [3] Navoban®
[4] Zofran®  [5] Anemet®  [6] Imigran®  [7] Naramig®  [8] AscoTop®

Doughty RN, Sharpe N. Beta-adrenergic blocking agents in the treatment of congestive heart failure: Mechanisms and clinical results. Ann Rev Med 1997; 48: 103–14.

Eglen RM, Hedge SS, Watson N. Muscarinic receptor subtypes and smooth muscle function. Pharmacol Rev 1996; 48: 531–65.

Eglen RM, Hudson AL, Kendall DA, Nutt DJ, Morgan NG, Wilson VG, Dillon MP. ›Seeing through a glass darkly‹: casting light on imidazoline ›I‹ sites. Trends Pharmacol Sci 1998; 19:381–90.

Ferguson SSG, Barak LS, Zhang J, Caron MG. G-protein-coupled receptor regulation: Role of G-protein-coupled receptor kinases and arrestins. Can J Physiol Pharmacol 1996; 74: 1095–125.

Fillenz M. Noradrenergic neurons. Cambridge: Cambridge University Press 1990.

Ganten D, Mulrow PJ (eds). Pharmacology of antihypertensive therapeutics. Handbook of Experimental Pharmacology. Vol. 93. Berlin: Springer 1990.

Goodfried TL, Elliott ME, Catt KJ. Angiotensin receptors and their antagonists. N Eng J Med 1996; 334: 1649–54.

Gregory RE, Ettinger DS. 5-HT3 receptor antagonists for the prevention of chemotherapy-induced nausea and vomiting: A comparison of their pharmacology and clinical efficacy. Drugs 1998; 55: 173–89.

Griendling KK, Lassègue B, Alexander RW. Angiotensin receptors and their therapeutic implications. Ann Rev Pharmacol Toxicol 1996; 36: 281–306.

Gross NJ. Ipratropium bromide. N Eng J Med 1988; 319: 486–94.

Grover GJ. Pharmacology of ATP-sensitive potassium channel ($K_{ATP}$) openers in models of myocardial ischemia and reperfusion. Can J Physiol Pharmacol 1997; 75: 309–15.

Gudermann T, Kalkbrenner F, Schultz G. Diversity and selectivity of receptor-G protein interaction. Ann Rev Pharmacol Toxicol 1996; 36: 429–59.

Haeusler G. Cardiovascular regulation by central adrenergic mechanisms and its alteration by hypotensive drugs. Circulat Res 1975; 36 & 37 (Suppl 1): 223–32.

Hansson L, Zanchetti A, Carruthers SG, Dahlöf B, Elmfeldt D, Julius S, Ménard J, Rahn KH, Wedel H, Westerling S. Effects of intensive blood-pressure lowering and low-dose aspirin in patients with hypertension: Principal results of the hypertension optimal treatment (HOT) randomised trial. Lancet 1998; 351: 1755–62.

Hansson L. The benefits of lowering elevated blood pressure: A critical review of studies of cardiovascular morbidity and mortality in hypertension. J Hypertension 1996; 14: 537–44.

Hardman JG, Limbird LE, Molinoff PB, Ruddon RW, Gilman AG (eds). The pharmacological basis of therapeutics. 9th ed. New York: McGraw-Hill 1996.

Hartig PR. Molecular biology and transductional characteristics of 5-HT receptors. In: Serotoninergic Neurons and 5-HT Receptors in the CNS. Baumgarten HG, Göthert M (eds). Berlin, Heidelberg: Springer 1997; 175–212.

Hjalmarson A, Kneider M, Waagstein F. The role of β-blokkers in left ventricular dysfunction and heart failure. Drugs 1997; 54: 501–10.

Hohnloser SH, Woosley RL. Sotalol. N Eng J Med 1994; 331: 31–8.

Houston MC, Hodge R. Beta-adrenergic blocker withdrawal syndromes in hypertension and other cardiovascular diseases. Am Heart J 1988; 116: 515–56.

Hoyer D, Martin G. 5-HT receptor classification and nomenclature: Towards a harmonization with the human genome. Neuropharmacology 1997; 36: 419–28.

Iversen LL. The uptake and storage of noradrenaline in sympathetic nerves. London: Cambridge University Press 1967.

Johnsson G, Regårdh CG. Clinical pharmacokinetics of β-adrenoceptor blocking drugs. Clin Pharmacol 1976; 1: 233–63.

Laragh JH, Brenner BM (eds). Hypertension. Pathophysiology, diagnosis and management. New York: Raven Press 1990.

Lohse MJ. Molecular mechanisms of membrane receptor desensitization. Biochim Biophys Acta 1993; 1179: 171–88.

Lundberg JM. Pharmacology of cotransmission in the autonomic nervous system: Integrative aspects on amines, neuropeptides, adenosin triphosphate, amino acids and nitric oxide. Pharmacol Rev 1996; 48: 113–78.

Lüscher TF, Cosentino F. The classification of calcium antagonists and their selection in the treatment of hypertension. A reappraisal. Drugs 1998; 55: 509–17.

Minneman KP, Esbenshade TA. $\alpha_1$-Adrenergic receptor subtypes. Ann Rev Pharmacol Toxicol 1994; 34: 117–33.

Missale C, Nash SR, Robinson SW, Jaber M, Caron MG. Dopamine receptors: From structure to function. Physiol Rev 1998; 78: 189–225.

Paton DM (Hrsg). The release of catecholamines from adrenergic neurons. Oxford: Pergamon Press 1979.

Piascik MT, Soltis EE, Piascik MM, Macmillan LB. Alpha-adrenoceptors and vascular regulation: Molecular, pharmacologic and clinical correlates. Pharmacol Ther 1996; 72: 215–41.

Polson JB, Strada SJ. Cyclic nucleotide phosphodiesterases and vascular smooth muscle. Ann Rev Pharmacol Toxicol 1996; 36: 403–27.

Powers DR, Papadakos PJ, Wallin JD. Parenteral hydralazine revisited. J Emerg Med 1998; 16: 191–6.

Quayle JM, Nelson MT, Standen NB. ATP-sensitive and inwardly rectifying potassium channels in smooth muscle. Physiol Rev 1997; 77: 1165–232.

Regunathan S, Reis DJ. Imidazoline receptors and their endogenous ligands. Ann Rev Pharmacol Toxicol 1996; 36: 511–44.

Rogers DF, Giembycz MA. Asthma therapy for the 21st century. Trends Pharmacol Sci 1998; 19: 160–4.

Rohrer DK, Kobilka BK. G protein-coupled receptors: Functional and mechanistic insights through altered gene expression. Physiol Rev 1998; 78: 35–52.

Schiffter R. Neurologie des vegetativen Systems. Heidelberg: Springer 1985.

Schultze-Werninghaus G, Debelic M (Hrsg). Asthma, Grundlagen, Diagnostik, Therapie. Berlin: Springer 1988.

Spector SL. Leukotriene activity modulation in asthma. Drugs 1997; 54: 369–84.

Starke K, Göthert M, Kilbinger H. Modulation of neurotransmitter release by presynaptic autoreceptors. Physiol Rev 1989; 69: 864–989.

Südhof TC. The synaptic vesicle cycle: A cascade of protein-protein interactions. Nature 1995; 375: 645–53.

The British guidlines on asthma management 1995 review and position statement. Thorax 1997; 52 (Suppl 1).

Trendelenburg U, Weiner N (eds). Catecholamines I and II. Handbook of Experimental Pharmacology. Vol. 90/I and II. Heidelberg: Springer 1991.

Van Zwieten PA. Antihypertensive drugs with a central action. Prog Pharmacol 1975; 1: 1–120.

Whittacker VP (ed). The cholinergic synapses. Handbook of Experimental Pharmacology. Vol. 86. Heidelberg: Springer 1988.

Wu LG, Saggau P. Presynaptic inhibition of elicited neurotransmitter release. Trends Neurosci 1997; 20: 204–12.

# 3 Antiallergika, Immunsuppressiva, Immunmodulatoren

V. Kaever und K. Resch

| | |
|---|---|
| **Physiologie und Pathophysiologie des Immunsystems** ... 121 | |
| Komponenten des Immunsystems ... 121 | |
| Immunantwort ... 123 | |
|     Bedeutung ... 123 | |
|     Allergische Reaktionen ... 123 | |

**Arzneimittel zur Beeinflussung der Histaminsynthese, -freisetzung bzw. -wirkung** ... 131
Hemmstoffe der Histaminsynthese ... 131
Hemmstoffe der Histaminfreisetzung ... 131
    Cromoglicinsäure ... 132
    Nedocromil ... 132
    Degranulationsinhibitoren mit zusätzlicher antagonistischer Wirkung an verschiedenen Rezeptoren ... 132
Hemmstoffe der Histaminwirkungen ... 133
    $H_1$-Rezeptorantagonisten ... 133
    $H_2$-Rezeptorantagonisten ... 136
    $H_3$-Rezeptorantagonisten ... 136

**Arzneimittel zur Therapie allergischer Erkrankungen der Typen II–IV und des Asthma bronchiale** ... 136

**Immunsuppressiva** ... 138
Zytotoxische Immunsuppressiva ... 139
    Cyclophosphamid ... 139
    Azathioprin ... 139
    Methotrexat ... 140
Aktivierungshemmende Immunsuppressiva ... 140
    Glucocorticoide ... 140
    Ciclosporin ... 140
    Neue Immunsuppressiva ... 141
Immunologische Immunsuppression ... 142
Indikationen für eine immunsuppressive Therapie ... 142

**Immunmodulatoren** ... 143
Immunstimulanzien ... 143
    Levamisol ... 143
Zytokine ... 144
Kolonie-stimulierende Faktoren (CSF) ... 144
Interferone ... 144
Interleukine ... 146
Tumor-Nekrose-Faktor (TNF) ... 147

## Physiologie und Pathophysiologie des Immunsystems

### Komponenten des Immunsystems

Das **Immunsystem** hat die Aufgabe, in den Organismus eingedrungene Schadstoffe oder Krankheitserreger abzuwehren. Wie jedes andere Organ, besteht es aus mehreren Zellarten, die jeweils bestimmte Funktionen erfüllen:
▷ **Lymphozyten** erkennen und unterscheiden mit großer Genauigkeit Fremdstoffe (Antigene). Hierfür besitzt jeder einzelne Lymphozyt einen jeweils spezifischen Rezeptor; die Gesamtzahl von Lymphozyten mit unterschiedlichen Antigenrezeptoren wird auf $> 10^8$ geschätzt.
● **T-Lymphozyten** reagieren auf Antigene mit der Ausbildung zytotoxischer Effektorzellen ($T_E$), die z.B. virusbefallene Zellen töten können.
● Eine andere Subpopulation von T-Lymphozyten ($T_H$) induziert Entzündungsreaktionen und hat wichtige Regelfunktionen bei jeder Immunantwort.
● **B-Lymphozyten** sezernieren nach Bindung des Antigens an ihren Rezeptor mehrere Klassen spezifischer Antikörper.
▷ **Granulozyten** und **mononukleäre Phagozyten** sind für einen Großteil der Abwehrleistung verantwortlich; sie phagozytieren, degradieren und entgiften Antigene oder inaktivieren Krankheitserreger. Bei diesen Aufgaben werden sie durch Antikörper und von T-Lymphozyten ge-

bildeten Zytokine unterstützt. Mononukleäre Phagozyten bereiten dabei Antigene so auf, daß sie von T-Lymphozyten erkannt werden können.

Entsprechend seiner Aufgabe bildet das Immunsystem **kein abgegrenztes Organ,** sondern es ist überall im Organismus präsent, insbesondere in der Nähe möglicher Eintrittspforten für Krankheitserreger – wie der Haut oder den Schleimhäuten. Im Blut und in den Lymphbahnen findet man es in Form von Einzelzellen, der größte Teil befindet sich in
- den Lymphknoten
- Tonsillen
- Peyer-Platten
- der Milz
- während der Entwicklungsreifung in Thymus und Knochenmark

Auch wenn die Zellen des Immunsystems hier zur Bildung von Organellen wie der weißen Pulpa der Milz beitragen, geschieht dies ohne feste strukturelle Bindung. Dennoch muß das »Organ« Immunsystem als Ganzes eine etwa konstante Größe einhalten, bei jeder Immunantwort müssen zudem mehrere Zellarten zusammenwirken. Die Kommunikation der Zellen des Immunsystems kann daher nur über Mediatoren erfolgen, die in die Umgebung abgegeben werden.

Diese **Mediatoren des Immunsystems** sind insgesamt verantwortlich für die Differenzierung der Immunzellen, deren Aktivierung und Regulation, sowie für viele Effektorfunktionen. Mit Ausnahme der Immunglobuline werden alle Proteine als **Zytokine** zusammengefaßt (Tab. 3-8, S. 145).

Alle Zellen des Immunsystems stammen von gemeinsamen Vorläuferzellen **(Stammzellen)** ab, die beim gesunden Menschen nach der Geburt nur noch im blutbildenden Knochenmark vorkommen. Das

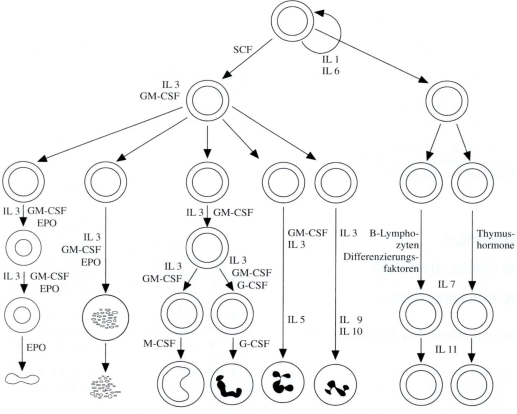

**Abb. 3-1.** Wirkung verschiedener Zytokine auf die Differenzierung immunkompetenter Zellen. **SCF** = »stem cell«-Faktor, **IL (1–11)** = Interleukin (1–11), **GM-CSF** = Granulozyten/Makrophagen-Kolonie-stimulierender Faktor, **G-CSF** = Granulozyten-Kolonie-stimulierender Faktor, **M-CSF** = Makrophagen-Kolonie-stimulierender Faktor, **EPO** = Erythropoetin.

Reservoir der Stammzellen wird durch Selbsterneuerung aufrecht erhalten. Während der **Differenzierung** verzweigen sich die einzelnen Entwicklungslinien irreversibel (Abb. 3-1). Die für die Reifung von Monozyten und Granulozyten verantwortlichen Zytokine werden aufgrund der ursprünglichen Beobachtung, daß Knochenmarkzellen unter ihrer Einwirkung Kolonien bilden, **Kolonie-stimulierende Faktoren** (»colony stimulating factors«), **CSF**, genannt. Granulozyten/Makrophagen (GM)-CSF und Multi-CSF (synonym mit Interleukin 3) steuern die Differenzierung unreifer Vorstufen, M-CSF und G-CSF die Ausreifung in Monozyten und Granulozyten. Sehr wenig ist heute erst über die Faktoren bekannt, die die Differenzierung von T- und B-Lymphozyten regeln. Es sei hierzu auf die Lehrbücher der Immunologie verwiesen.

# Immunantwort

## Bedeutung

Eine **Immunantwort** wird dadurch ausgelöst, daß T- oder B-Lymphozyten Antigene aufspüren und an ihre Rezeptoren binden.

Während B-Lymphozyten im allgemeinen natürliche Antigene, z.B. die Oberfläche von Bakterien, unmittelbar erkennen können, müssen **Antigene** erst **aufbereitet** werden, damit T-Lymphozyten sie an ihren Rezeptor binden können. Dabei prozessieren akzessorische Zellen, wie mononukleäre Phagozyten oder B-Lymphozyten, Proteine in Peptide von etwa 8 Aminosäuren, die dann gebunden an die Moleküle des Haupthistokompatibilitätskomplexes (»major histocompatibility complex«), MHC, beim Menschen die HLA-Moleküle, an der Oberfläche der Zellen präsentiert werden. Für die **Aktivierung** von **T-** wie **B-Lymphozyten** sind neben der Antigenbindung mehrere Mediatoren (Interleukine) unerläßlich, die von den Helfer-T-Lymphozyten gebildet werden (Abb. 3-2). Interleukin 4 (IL 4), IL 5 und IL 6 sind notwendig für die Aktivierung von B-Lymphozyten zur Antikörpersynthese. Ihr Zusammenspiel steuert auch die Klasse der gebildeten Antikörper.

Andere Interleukine sind an der Aktivierung von T-Lymphozyten beteiligt. So führt Interleukin 2 zur Proliferation solcher Lymphozyten, die mit (prozessiertem) Antigen Kontakt hatten.

Da wegen der Diversität initial nur sehr wenige Lymphozyten mit einem bestimmten Antigen reagieren, stellt die Vermehrung spezifischer Antikörper (bis auf das $10^7$fache!) einen wesentlichen Bestandteil jeder Immunantwort dar.

Am Ende der Aktivierung von B-Lymphozyten steht die Bildung von Antikörpern. Bilden diese mit ihrem Antigen Komplexe, wird das Komplementsystem aktiviert; dabei wird ein aktiver Komplex gebildet, der z.B. Bakterien töten kann. Andere Reaktionsprodukte des Komplementsystems wirken chemotaktisch und aktivierend auf Leukozyten. Aktivierte T-Lymphozyten sezernieren neben Interleukin 2 und anderen Mediatoren Interferon gamma. Sowohl durch Antikörper und einige Komplementkomponenten, als auch durch Interferon gamma werden Makrophagen und Granulozyten zu sehr potenten **Effektorzellen der Entzündung** aktiviert. Sie können dann nach Phagozytose sehr wirksam Keime abtöten oder Antigene degradieren und dadurch unschädlich machen. Daneben sezernieren sie neben vielen degradierenden Enzymen, reaktiven Sauerstoff- und Stickstoffspezies oder Lipidmediatoren, die auch extrazellulär wirksam sind, eine Gruppe von »**inflammatorischen**« **Zytokinen**, deren wichtigste Vertreter Interleukin 1 und der Tumor-Nekrose-Faktor (TNF) sind. Sie rekrutieren Gewebszellen zu Entzündungszellen und induzieren Reparaturmechanismen. Bei langfristigen Entzündungsreaktionen kann die durch diese Zytokine veränderte Funktion der Organellen wesentlich zur Gewebsdestruktion beitragen.

Um der vielen möglichen Schadstoffe und Krankheitserreger Herr werden zu können, verfügt das Immunsystem über sehr wirksame Abwehrmechanismen. Sie müssen physiologisch in engen Grenzen reguliert werden; dabei ist es vor allem wichtig, daß sie begrenzt bleiben und sich nicht gegen das Lebewesen selbst richten und dieses schädigen. Diese Kontrolle kann gestört sein. Dann können Immunreaktionen Krankheiten hervorrufen, zu denen Allergien, chronisch entzündliche Erkrankungen und Autoimmunerkrankungen gehören.

## Allergische Reaktionen

### Klinische Erscheinungen und Einteilung

Allergische Reaktionen kommen bei 15–20% der Bevölkerung vor. Unter dem Begriff **Allergie** wird dabei eine unangemessene Reaktion aufgrund einer veränderten Reaktionsbereitschaft des Organismus auf einen spezifischen Reiz (Allergen) angesehen.

Allergische Reaktionen verlaufen in zwei Phasen, die bei längerer Allergenexposition ineinander übergehen können. Grundlage für alle allergische Reaktionen ist die **spezifische immunologische Sensibilisierung** gegen ein Allergen (Phase 1), die auf der Aktivierung und Vermehrung allergenreaktiver B-Lymphozyten oder T-Lymphozyten beruht. Diese versetzt

# 124 Antiallergika, Immunsuppressiva, Immunmodulatoren

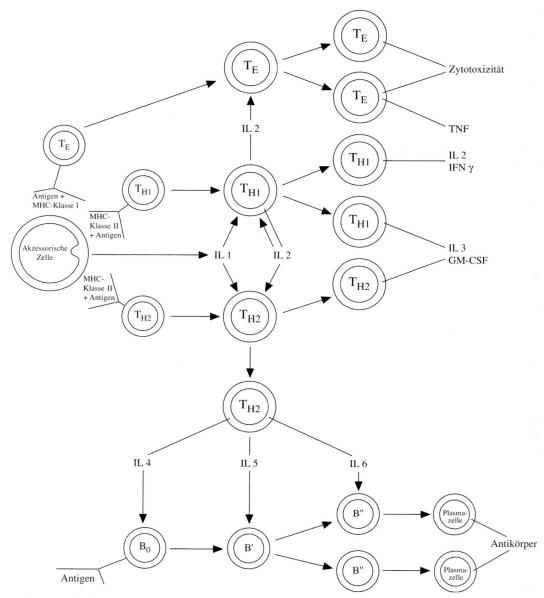

**Abb. 3-2.** Aktivierung von Lymphozyten im Rahmen einer Immunantwort. $T_E$ = Effektor-T-Lymphozyt, $T_{H1/2}$ = Helfer-T-Lymphozyt Typ 1/2, **B** = B-Lymphozyt, **IL (1–6)** = Interleukin (1–6), **IFN** = Interferon, **TNF** = Tumor-Nekrose-Faktor, **GM-CSF** = Granulozyten/Makrophagen-Kolonie-stimulierender Faktor.

den Organismus in eine erhöhte Reaktionsbereitschaft. Bei der häufigsten allergischen Reaktion von Typ I wird vorwiegend die Bildung von Antikörpern der Klasse IgE stimuliert. Für diese Ausrichtung der Antikörpersynthese ist wesentlich das Zytokin Interleukin 4 (IL 4) verantwortlich. Bei erneuter Konfrontation mit dem Allergen (=Antigen) kann es zur **Auslösung von Effektorsystemen** sowohl *humoraler* (Komplement-, Mastzellaktivierung) als auch *zellulärer* (direkte Zytotoxizität) Art kommen (Phase 2). Die Wirkung dieser Effektorsysteme auf verschiedene Organe führt zu *Funktionsstörungen*, die im günstigen Falle lediglich lästig (Rhinitis, Konjunktivitis, Urticaria) aber auch lebensbedrohend (Bronchokonstriktion, Panzytopenie, anaphylaktischer Schock) sein können.

Als **Allergene** sind eine Vielzahl von Substanzen beschrieben. Eine grobe Unterscheidung kann dabei in
- Inhalations-,
- Nahrungsmittel-,
- Kontakt- und
- Infektionsallergene erfolgen.

Auch eine Reihe von Arzneimitteln bzw. deren *in vivo* gebildeten Metabolite können nach Kopplung an körpereigene Träger Allergien auslösen (Kap. 1, S. 37 f.).

**Allergische Reaktionen** werden nach Coombs und Gell in **vier Grundtypen** eingeteilt. Die Reaktionen der Typen I–III beruhen auf Allergen-Antikörper-Interaktionen, die des Typs IV auf direkten zellulären Reaktionen sensibilisierter T-Lymphozyten ohne Beteiligung von Antikörpern. Man sollte sich jedoch klarmachen, daß bei den klinischen Ausprägungen allergischer Reaktionen meist mehrere pathogene Mechanismen beteiligt sind.

## Allergische Reaktionen vom Typ I

(Abb. 3-3)

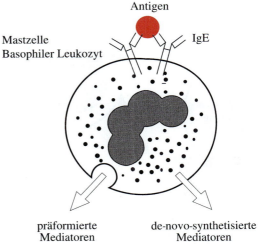

**Abb. 3-3.** Allergische Reaktion vom Typ I (anaphylaktische Reaktion). Erklärung s. Text.

> Diese auch als **anaphylaktische allergische Reaktion** bezeichnete Allergieform ist die bei weitem häufigste allergische Reaktion; der Begriff Allergie wird daher bei Laien oft mit diesem Allergietyp gleichgesetzt. Dabei führt die Sensibilisierung im Organismus zur Bildung spezifischer **IgE-Antikörper**.

Diese binden mit ihrem Fc-Teil mit hoher Affinität an spezifische Rezeptoren (Fc$_e$Rl), die auf zirkulierenden basophilen Granulozyten und Bindegewebs- (z.B. Haut) bzw. mukosalen Mastzellen (z.B. Bronchialgefäßen) vorkommen. Bei erneutem Allergenkontakt führt die Vernetzung der IgE-Antikörper zur **Degranulation** der Zellen (Abschn. »Hemmstoffe der Histaminfreisetzung«, S. 131ff.), wobei sowohl präformierte als auch sehr rasch neusynthetisierte Mediatoren (Tab. 3-1) ausgeschüttet werden. Allergene müssen daher mindestens bivalent sein. Für die nachfolgenden Symptome wie Steigerung der Gefäßpermeabilität oder Bronchokonstriktion sind speziell das *Histamin* (Abschn. »Histamin als Mediator«, S. 129 ff.) und *Leukotriene* (S. 137) verantwortlich. Chemotaktische und regulierende Proteinfaktoren spielen eine entscheidende Rolle z.B. bei chronisch obstruktiven Lungenerkrankungen wie dem Asthma.

Die Mediatorfreisetzung kann auch durch nichtimmunologische Mechanismen erfolgen, wobei die klinischen Symptome oftmals identisch sind und eine klare Unterscheidung somit nicht möglich ist. Man spricht in diesen Fällen von **pseudoallergischen** oder **anaphylaktoiden Reaktionen**. *Auslöser* können nun dabei sein:

**Tab. 3-1.** Mediatoren aus Mastzellen/basophilen Granulozyten

▷ **Präformierte Mediatoren**
- Histamin (Speicherung zusammen mit Proteoglykanen)
- Kinine
- saure Hydrolasen
- neutrale Proteasen
- Phospholipasen
- Phosphatasen
- Glykosidasen
- Peroxidase/Superoxiddismutase
- ECF (Eosinophilen-chemotaktischer Faktor)
- NCF (Neutrophilen-chemotaktischer Faktor = Interleukin 8)

▷ **Neusynthetisierte Mediatoren**
- Leukotriene $C_4/D_4/E_4$
  (SRS-A, »*slow reacting substance of anaphylaxis*«)
- Leukotrien $B_4$
- Prostaglandin $D_2$
- Thromboxan $A_2$
- reaktive Sauerstoffspezies
- PAF (Plättchen-aktivierender Faktor)
- Zytokine (z.B. Interleukin 3)*

\* in geringen Mengen auch gespeichert

- Chemikalien
- Pharmaka
- einige Bestandteile des Bienengifts
- UV-Licht
- Neurotransmitter
- Enzyme

Die Mastzelldegranulation kann darüber hinaus durch psychische Einflüsse verstärkt werden.

# Antiallergika, Immunsuppressiva, Immunmodulatoren

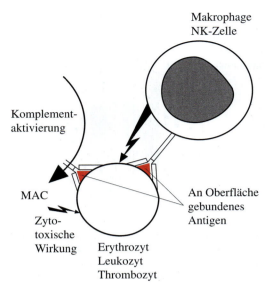

Zu den **klinischen Manifestationen** dieser Mediatorfreisetzung zählen:
- Rhinitis
- Konjunktivitis
- Urtikaria
- Quincke-Ödem
- Larynxödem
- Asthma
- im Extremfall anaphylaktischer Schock

## Allergische Reaktionen vom Typ II
(Abb. 3-4)

Im Gegensatz zu allergischen Reaktionen des Typs I geht zytotoxischen allergischen Typ-II-Reaktionen die Bildung von Antikörpern der **IgG-** oder **IgM-Klasse** voraus. Kommt es gleichzeitig zur Anheftung des spezifischen Allergens an Zelloberflächen, so kann daraus eine Art **Autoimmunreaktion** induziert werden, da die gebildeten Antikörper das Allergen als Teil der körpereigenen Zelle ansehen.

**Abb. 3-4.** Allergische Reaktion vom Typ II (Zytotoxische Reaktion). **MAC** = »*membrane attack complex*« = zytolytischer Komplementkomplex, **NK-Zelle** = »*natural killer*«-Zelle. Erklärung s. Text.

Die **Zerstörung der allergentragenden Zellen**, häufig Erythrozyten, Thrombozyten oder Leukozyten, erfolgt dabei durch

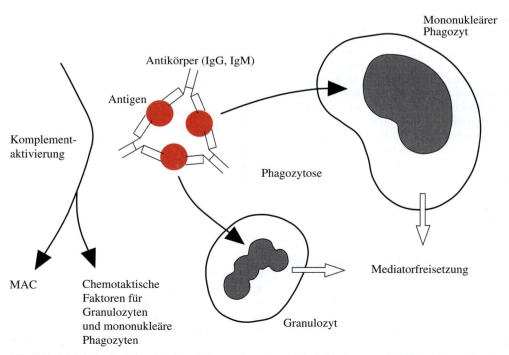

**Abb. 3-5.** Allergische Reaktion vom Typ III (Immunkomplexreaktion). **MAC** = »*membrane attack complex*« = zytolytischer Komplementkomplex. Erklärung s. Text S. 127.

- Bildung eines zytolytischen Komplexes aus aktivierten Komplementfaktoren (»*membrane attack complex*«), MAC, oder
- die Antikörper-abhängige Aktivierung zytotoxischer Effektorzellen.

Zytotoxische allergische Reaktionen sind insgesamt selten; sie werden vor allem durch Arzneimittel ausgelöst. Auch nach Absetzen des Medikaments kann eine fortschreitende Zellzerstörung auftreten, wenn eine langanhaltende Bindung des Allergens an den entsprechenden Zellen besteht oder Antikörper mit Spezifität gegen normal vorkommende Oberflächenstrukturen induziert wurden.

**Klinische Erscheinungsbilder** allergischer Reaktionen des Typs II sind unter anderem:
- Vaskulitis
- thrombozytopenische Purpura
- Anämie
- systemischer Lupus erythematodes

## Allergische Reaktionen vom Typ III
(Abb. 3-5)

Wie bei den allergischen Reaktionen des Typs II werden auch bei allergischen Immunkomplexreaktionen (Typ III) zunächst spezifische Antikörper (**IgG** oder **IgM**) gebildet, die dann mit dem Allergen Komplexe ausbilden.

Diese Komplexe werden phagozytiert, was im physiologischen Regelfall zur Antigenelimination führt. Manchmal können durch **Ablagerung dieser Komplexe** in kleinen Gefäßen und deren ineffektive Aufnahme durch angelockte phagozytierende Zellen über die Freisetzung von Entzündungsmediatoren lokale Entzündungserscheinungen mit nachfolgendem Verlust funktionstüchtigen Gewebes auftreten.

Zu den **klinischen Erscheinungsbildern** allergischer Reaktionen des Typs III zählen:
- Purpura Schoenlein-Henoch
- Glomerulonephritis

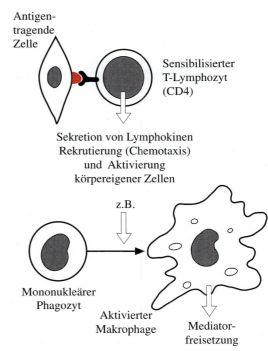

Abb. 3-7. Allergische Reaktion vom Typ IVb (»*delayed type hypersensitivity*« = **DTH**, zellvermittelte Reaktion vom verzögerten Typ). Erklärung s. Text.

- rheumatoide Arthritis
- Kollagenosen
- Reaktionen auf Tierseren und andere Arzneimittel z. B. Penicillin (»Serumkrankheit«)

## Allergische Reaktionen vom Typ IVa und IVb
(Abb. 3-6 und 3-7)

Hierbei handelt es sich um **zellvermittelte Immunreaktionen** unter Ausbildung spezifischer immunreaktiver T-Lymphozyten, die nochmals in zwei Subtypen unterteilt werden können.

Bei der allergischen Reaktion des **Typs IVa** zerstören zytotoxische CD8-positive T-Lymphozyten *direkt* die allergentragenden Zielzellen (Abb. 3-6).

Im Gegensatz dazu steht bei der zellvermittelten allergischen Reaktion des **Typs IVb** vom »verzögerten Typ« (»*delayed type hypersensitivity*«), DTH, die *Sekretion von Entzündungsmediatoren* aus aktivierten mononukleären Phagozyten – ähnlich wie bei der Immunkomplexreaktion – im Vordergrund. Die Anlockung und Aktivierung der Phagozyten erfolgt dabei durch die Sekretion von Lymphokinen aus allergenstimulierten CD4-positiven Helfer-T-Lymphozyten (Abb. 3-7).

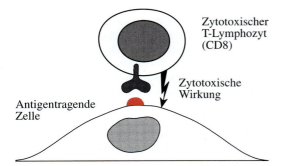

Abb. 3-6. Allergische Reaktion vom Typ IVa (zellvermittelte zytotoxische Reaktion). Erklärung s. Text.

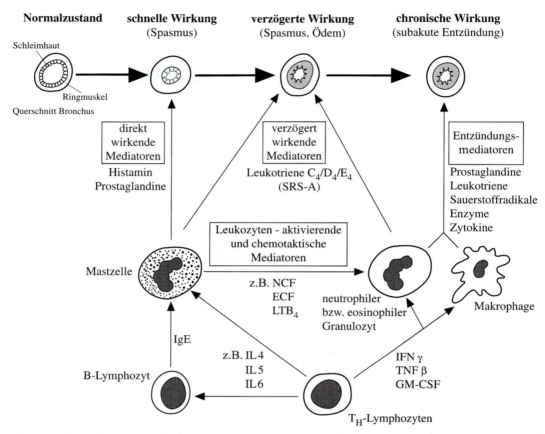

**Abb. 3-8.** Akute und chronische Wirkungen von Mediatoren aus Mastzellen beim allergischen Asthma bronchiale. **SRS-A** = »*slow reacting substance of anaphylaxis*«, **NCF** = Neutrophilen-chemotaktischer Faktor, **ECF** = Eosinophilen-chemotaktischer Faktor, **LTB$_4$** = Leukotrien B$_4$, **IgE** = Immunglobulin E, **IL (4–6)** = Interleukin (4–6), **IFN** = Interferon, **TNF** = Tumor-Nekrose-Faktor, **GM-CSF** = Granulozyten/Makrophagen-Kolonie-stimulierender Faktor, **T$_H$-Lymphozyten** = T-Helfer-Lymphozyten. Erklärung s. Text.

**Klinische Erscheinungsbilder** allergischer Reaktionen der Typen IVa/IVb können sein
- Hautveränderungen wie das Kontaktekzem oder eine atopische Dermatitis
- Abstoßung von Transplantaten oder Autoimmunerkrankungen, die überwiegend durch zelluläre Immunreaktionen verursacht sind.

## Asthma bronchiale

Als klassisches Beispiel für das **Zusammenwirken** verschiedener **immunkompetenter Zellen** und der von ihnen sezernierten **Mediatoren** kann das Krankheitsbild des Asthma bronchiale dienen (Abb. 3-8). Es wird allgemein zwischen dem **exogen-allergischen** und dem **nichtallergischen Asthma** unterschieden, wobei sich die gleichen Pathomechanismen ergeben.

Kennzeichnend ist die durch Entzündungsmediatoren hervorgerufene Obstruktion des hyperreagiblen Bronchialsystems.

Als allergische **Typ-I-Reaktion** können direkt wirkende Mediatoren aus sensibilisierten Mastzellen nach Allergenkontakt innerhalb von Minuten zu einem ausgeprägten Spasmus der Bronchiolen führen. **Verzögert wirkende Mediatoren** wie die Cysteinylleukotriene C$_4$/D$_4$/E$_4$ führen häufig zu einer geringeren, dafür aber länger anhaltenden Verkleinerung des Bronchiallumens und zusätzlich über die Erhöhung der Gefäßpermeabilität zur Ödembildung. Wichtig für die **chronische Ausprägung** der asthmatischen Dyspnoe ist dagegen das Zusammenspiel der beteiligten Leukozyten bei der **allergischen Entzündung**.

Entzündungsmediatoren – Prostaglandine, Leukotriene, Sauerstoffradikale, Enzyme und andere – aus aktivierten Phagozyten (Granulozyten, Makrophagen) unterhalten die lokale subakute oder chronische Entzündung, die zur Einengung der Atemwege führt. Chemotaktische Faktoren für Phagozyten wie auch Mediatoren, die diese Zellen zur Freisetzung von Entzündungsmediatoren aktivieren, können von Mastzellen produziert werden.

Wichtiger sind Zytokine wie Interferon gamma (IFN gamma) oder GM-CSF, die von reichlich in der Umgebung der Atemwege akkumulierten T-Lymphozyten auf eine Allergenexposition hin gebildet werden. Auch die Bildung und der Aktivierungszustand der Mastzellen wie auch die lokale Synthese von IgE durch B-Lymphozyten werden durch Zytokine gesteuert, die von Helfer-T-Lymphozyten gebildet werden. Diesen T-Lymphozyten kommt damit eine zentrale Rolle für den langfristigen Verlauf des Asthma bronchiale zu (Abb. 3-8).

## Histamin als Mediator

Zur **symptomatischen Therapie anaphylaktischer** und **anaphylaktoider Reaktionen**, von denen der überwiegende Teil der Patienten mit allergisch bedingten Erkrankungen betroffen sind, stehen vor allem Pharmaka zur Verfügung, die entweder
- die Mastzelldegranulation verhindern oder
- die Synthese oder Wirkung des Histamins als einem der Hauptmediatoren verringern.

## Synthese und Inaktivierung

Histamin (β-Imidazolethylamin) entsteht als biogenes Amin aus der Aminosäure L-Histidin. Diese Reaktion wird durch die zytosolische *Histidindecarboxylase* fast ausschließlich in basophilen Granulozyten und Mastzellen katalysiert. Die **Speicherung** des Histamins erfolgt in den Granula dieser Zellen zusammen mit verschiedenen Proteoglykanen (Heparin, Chondroitin-4-sulfat) und basischen Proteinen. Der **Hist-**

Tab. 3-2. Histaminrezeptoren

| Subtyp | Signalweg | Spezifischer Agonist/Antagonist | Vorkommen | Biologische Wirkung |
|---|---|---|---|---|
| $H_1$-Rezeptor | Inositoltrisphosphat Diacylglycerin | 2-Thiazolylethylamin/ Mepyramin | Glatte Muskulatur<br>• Atemwege<br>• Darm | Kontraktion |
| | | | Gefäße<br>• Arterien<br>• Venen | Konstriktion |
| | | | Herz | negativ inotrop |
| | | | Endothelzellen | Gefäßdilatation (über NO˙) Steigerung der Gefäßpermeabilität |
| $H_2$-Rezeptor | cAMP | Dimaprit/Ranitidin | Magen | Steigerung der Säuresekretion |
| | | | Glatte Muskulatur<br>• Atemwege | Relaxation |
| | | | Gefäße<br>• Arteriolen<br>• Venolen | Dilatation |
| | | | Herz | positiv inotrop positiv chronotrop |
| | | | Immunkompetente Zellen | Unterdrückung zellulärer Funktionen |
| $H_3$-Rezeptor | ? | R-α-Methylhistamin/ Thioperamid | ZNS (präsynaptisch) | Hemmung der Histaminsynthese und -freisetzung |
| | | | ZNS, Darm, Lunge | Hemmung der Freisetzung verschiedener Transmitter |

amingehalt ist in verschiedenen Organen und Tierspezies sehr variabel. Neben dem Vorkommen in basophilen Granulozyten und Mastzellen kann Histamin auch in sehr geringen Mengen in Thrombozyten und im ZNS nachgewiesen werden, wo es vermutlich eine Funktion als Neurotransmitter innehat. Beim Menschen sind bedingt durch den großen Mastzellenanteil hohe Histaminkonzentrationen in Lunge, Haut und Magen-Darm-Trakt nachweisbar.

Nach Sekretion wird Histamin bei Menschen vor allem durch spezifische N-Methylierung bzw. oxidative Desaminierung und nachfolgende Oxidationsreaktionen inaktiviert. Die **Ausscheidung** der Metabolite erfolgt über die Niere.

## Biologische Wirkungen

Histamin entfaltet seine vielfältigen Wirkungen im Organismus nach spezifischer Bindung an membranständige Rezeptoren. Es sind zur Zeit **drei Histaminrezeptorsubtypen** bekannt, wobei alle Histaminrezeptoren postsynaptisch in der Peripherie und $H_3$-Rezeptoren auch präsynaptisch im ZNS vorgefunden werden. Die von ihnen benutzten Signalwege, spezifische Agonisten bzw. Antagonisten und die wichtigsten biologischen Wirkungen, die über diese Rezeptoren vermittelt werden, sind in Tab. 3-2 aufgelistet.

Allergische Reaktionen sind überwiegend auf die Aktivierung von $H_1$-Rezeptoren zurückzuführen. Die

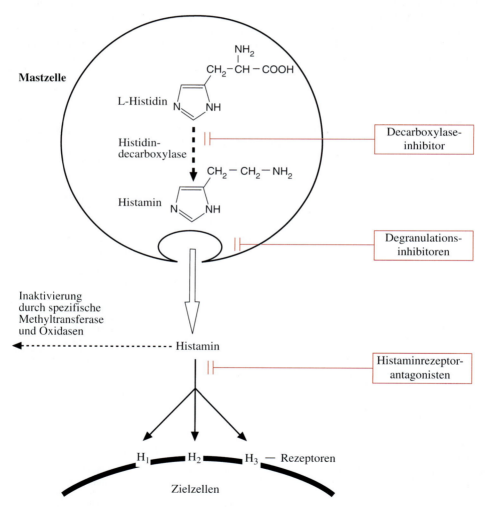

**Abb. 3-9.** Angriffspunkte verschiedener Pharmaka zur Therapie Histamin-bedingter allergischer Reaktionen Typ I. Erklärung s. Text S. 131.
―∥― inhibierender Einfluß
------→ geht über in

intrakutane Injektion von Histamin löst in der Haut den sogenannten **»triple response«** aus. Dabei beobachtet man durch Kapillarerweiterung
- eine Rötung
- ein flüchtiges Erythem sowie
- eine juckende Quaddelbildung

als Folge der Kontraktion der Endothelzellen und damit gesteigerter Gefäßpermeabilität.

> In den meisten Organen führt Histamin über $H_1$-Rezeptoren zur Kontraktion der glatten Muskulatur, speziell der Atemwege und des Darms.

**Herz-Kreislauf-Wirkungen** erfolgen unter Beteiligung von $H_1$- und $H_2$-Rezeptoren. Beim Menschen resultiert daraus eine Blutdrucksenkung, da hier die vasodilatatorische Wirkung auf Kapillaren, Arteriolen und Venolen im Vordergrund steht.

**Im Magen** wird die Säure- und Pepsinsekretion über $H_2$-Rezeptoren vermittelt (Kap. 16, »Pharmaka zur Therapie von Magen- und Duodenalulzera«, S. 432 ff.).

**Im ZNS** scheint Histamin Transmitterfunktion an histaminergen Rezeptoren zu besitzen. Dabei kommen stimulierende Effekte durch Bindung an $H_1$-Rezeptoren, inhibitorische Effekte durch Bindung an $H_2$-Rezeptoren zustande. Präsynaptische $H_3$-Rezeptoren können durch negative Rückkopplung auf die Histaminsynthese und -freisetzung Einfluß nehmen.

Neben den Wirkungen von Histamin bei allergischen Reaktionen werden diesem Mediator zusätzliche **immunmodulatorische Funktionen** zugeschrieben. In Lymphozyten und Makrophagen wird dabei über den $H_1$-Rezeptor ein steigernder und über den $H_2$-Rezeptor ein hemmender Effekt vermittelt. Histamin beeinflußt dabei die Produktion zahlreicher Zytokine bzw. die Expression derer Rezeptoren. Es ist jedoch nicht klar, ob diese *in vitro* beschriebenen Effekte *in vivo* Relevanz besitzen.

## Therapie der Allergien

Die kausale Therapie einer allergischen Erkrankung besteht in der völligen **Allergenkarenz**; dies ist praktisch aber nur in Ausnahmefällen durchführbar.

Durch immunologische Maßnahmen kann man versuchen, auf die zur allergischen Reaktion führende Fehlregulation Einfluß zu nehmen. Hierauf beruht die empirisch entwickelte **Hyposensibilisierung,** bei der durch die Zufuhr zunächst sehr kleiner Allergendosen – weit unterhalb der Schwelle, die eine Reaktion auslösen –, die dann kontinuierlich gesteigert wird, ein Zustand erreicht wird, bei der die Allergene in natürlich vorkommenden Konzentrationen keine oder nur eine sehr abgeschwächte allergische Reaktion hervorrufen. Die Hyposensibilisierung kann bei einer Reihe von wichtigen Allergenen, z.B. Insektengiften oder Blütenpollen, zumindest für einige Jahre erfolgreich sein.

Die zur Verfügung stehenden **Pharmaka** für eine antiallergische Therapie wirken alle **symptomatisch**; sie hemmen die Synthese bzw. Ausschüttung von Mediatoren aus den allergischen Entzündungszellen oder blockieren deren Wirkung an den Zielorganen. Im Falle des Histamins werden Pharmaka eingesetzt, die
- die Histidindecarboxylase hemmen,
- die Mastzelldegranulation verringern oder
- die Wirkungen dieses Mediators am $H_1$-Rezeptor antagonisieren (Abb. 3-9).

Indikationen stellen somit Krankheitsbilder wie Rhinitis, Konjunktivitis und Hautreaktionen dar, die durch allergische Reaktionen des Typs I ausgelöst werden (S. 125 f.).

Große Hoffnungen richten sich auf Versuche, schon die **Entwicklung einer Allergie** z.B. durch *Interleukin-4-Antagonisten* zu **verhindern**. Solche Möglichkeiten werden zur Zeit in klinischen Studien geprüft.

# Arzneimittel zur Beeinflussung der Histaminsynthese, -freisetzung bzw. -wirkung

## Hemmstoffe der Histaminsynthese

Die antiallergische Wirkung von **Tritoqualin** beruht auf mehreren Mechanismen:
▷ Durch Hemmung der Histidindecarboxylase wird die Konzentration von Histamin im Blut und, allerdings nur geringfügig, in Schleimhäuten des Bronchial- und Magenepithels gesenkt.
▷ Daneben zeigt Tritoqualin einen hemmenden Einfluß auf die Mastzelldegranulation (S. 132).

Aufgrund geringer Wirksamkeit kommt dieser Substanz nur wenig klinische Bedeutung zu.

## Hemmstoffe der Histaminfreisetzung

Die Quervernetzung der auf Mastzellen und basophilen Granulozyten gebundenen IgE-Antikörper durch das Allergen führt zur Aktivierung verschiedener zytosolischer Kinasen und Phosphatasen. Über eine spezifische Tyrosinkinase wird eine membranständige Phospholipase C aktiviert. Dies bewirkt letztlich über den *»second messenger«* Inositoltrisphosphat eine Erhöhung des intrazellulären Calciumspiegels und nachfolgend die Histaminfreisetzung durch Degranulation (Abb. 3-9, S. 130). Dabei wird die Mastzelle nicht zerstört, sondern synthetisiert erneut Histamin und speichert es in neu gebildete Granula.

Die **Mastzelldegranulation** kann auf vielfältige Weise beeinflußt werden.
▷ Die Interaktion des Allergens mit dem zellständigen IgE-Antikörper könnte durch neutralisierende Antikörper verhindert werden. Spezifische IgG-Antikörper, die während einer Hyposensibilisierung gebildet werden, scheinen jedoch über einen anderen Mechanismus (Bindung an $Fc_\gamma$-Rezeptoren und Ausbildung eines inhibitorischen Signals nach Quervernetzung der $Fc_\epsilon$- und $Fc_\gamma$-Rezeptoren durch das Antigen) die Mastzelldegranulation zu unterdrücken.
▷ **IgE-Bindefaktoren**, von Lymphozyten stammende lösliche $Fc_\epsilon RII$-Rezeptoren, spielen wahrscheinlich aufgrund ihrer geringen Affinität nur eine untergeordnete Rolle.
▷ Ein erhöhter cAMP-Spiegel, hervorgerufen durch **β-Sympathomimetika** oder **Inhibitoren der Phosphodiesterase**, kann ebenfalls die Mastzellendegranulation verringern (Kap. 2, S. 108 f. u. S. 137 f., Anwendung beim allergischen Asthma).
▷ Auch **Anticholinergika,** das Immunsuppressivum **Ciclosporin A** und **Glucocorticoide** in hoher Konzentration wirken einer Mediatorausschüttung entgegen. Die wichtigere Glucocorticoidwirkung beruht auf der Fähigkeit, die Neusynthese von Mediatoren wie proinflammatorischen Zytokinen zu inhibieren (S. 140 f.).

Die größte klinische Bedeutung in diesem Zusammenhang haben eine Reihe von Wirkstoffen, die als **Degranulationsinhibitoren** bezeichnet werden.

## Cromoglicinsäure

Als der am längsten bekannte **Inhibitor der Mastzelldegranulation** wird die Cromoglicinsäure verwendet.

### ▶ Pharmakodynamik

Cromoglicinsäure hemmt nicht nur eine IgE-vermittelte, sondern auch eine nichtimmunologisch ausgelöste Mastzelldegranulation. Ein potentieller Wirkmechanismus besteht darin, daß Cromoglicinsäure nach Bindung an ein spezifisches Protein des IgE-Rezeptor-kontrollierten Calciumkanals den zur Degranulation notwendigen Calciumeinstrom in die Mastzelle hemmt.

● **Unerwünschte Wirkungen:** Da Cromoglicinsäure praktisch nicht resorbiert wird, ist sie wenig toxisch und zeigt kaum Nebenwirkungen. Nach Inhalation kann es zu Irritationen des Rachens und der Trachea mit Hustenreiz und eventuell einer Reflexbronchokonstriktion kommen.

### ▶ Pharmakokinetik

Cromoglicinsäure ist praktisch unlöslich und wird vorwiegend lokal in Form von Augentropfen, Nasenspray oder als Aerosol genutzt. Bei Nahrungsmittelallergien kann eine Zubereitung als Granulat oral verabreicht werden, um Symptome im Magen-Darm-Trakt zu vermindern.

### ◆ Therapeutische Verwendung

Cromoglicinsäure kann zur Prophylaxe bzw. Dauertherapie von Symptomen allergischer Erkrankungen des Typs I sowie anaphylaktoider Reaktionen eingesetzt werden. Da die volle Wirksamkeit erst nach 1–2 Wochen eintritt, ist dieser Wirkstoff nicht zur Behandlung akuter Reaktionen geeignet.

● **Handelsnamen und Dosierung:** Tab. 3-3

## Nedocromil

Nedocromil **hemmt** wie die Cromoglicinsäure die **Mastzelldegranulation**. Zusätzlich zeigt diese Substanz nach topischer Applikation im Bronchialtrakt **antiinflammatorische Eigenschaften** unter gleichzeitiger Reduktion der bronchialen Hyperreagibilität.

### ◆ Therapeutische Verwendung

Durch seine Eigenschaften eignet sich Nedocromil besonders zur prophylaktischen Anwendung bei obstruktiven Lungenerkrankungen, nicht jedoch bei akuten asthmatischen Anfällen.

● **Unerwünschte Wirkungen:** Da es ähnlich wie Cromoglicinsäure nicht resorbiert wird, sind keine wesentlichen unerwünschten Wirkungen beschrieben. Von einem Teil der Patienten wird der Geschmack der Substanz als unangenehm empfunden.

● **Handelsname und Dosierung:** Tab. 3-3

## Degranulationsinhibitoren mit zusätzlicher antagonistischer Wirkung an verschiedenen Rezeptoren

Mehrere Substanzen zeichnen sich dadurch aus, daß sie neben ihrer Hemmwirkung auf die Mastzelldegranulation eine zusätzliche antagonistische Wirkung speziell an $H_1$-Rezeptoren ausüben. Dazu zählt u.a. der Wirkstoff **Ketotifen** (Tab. 3-3). Ketotifen

Tab. 3-3. Inhibitoren der Mastzelldegranulation

| Freiname | Handelsname (wichtigste Vertreter) | Strukturformel | Übliche Einzeldosis (Erwachsene) |
|---|---|---|---|
| Cromoglicinsäure | Intal® u. a. | | 20 mg (inhalativ) oder 1–2 mg (Aerosol) (4 × täglich) |
| | Colimune® | | 200 mg (oral) (4 × täglich) |
| Nedocromil | Tilade® u. a. | | 2 mg (Aerosol) (2–4 × täglich) |
| **mit zusätzlicher $H_1$-Rezeptor-antagonistischer Wirkung:** | | | |
| Ketotifen | Zaditen® u. a. | | 1 mg (2 × täglich) |

kann oral verabreicht werden, aber sein therapeutischer Einsatz ist durch *ausgeprägte zentrale Nebenwirkungen* stark eingeschränkt.

● **Unerwünschte Wirkungen:** Die typischen unerwünschten Wirkungen sind identisch mit denen anderer $H_1$-Rezeptorantagonisten mit zentralen Wirkungen (S. 136). Bei Ketotifen kann es zusätzlich zur Steigerung des Appetits und Gewichtszunahme kommen.

● **Handelsname und Dosierung:** Tab. 3-3

# Hemmstoffe der Histaminwirkungen

Die überwiegende Zahl der zugelassenen Antiallergika sind Substanzen, die die Wirkung des bereits ausgeschütteten Histamins am $H_1$-Rezeptor antagonisieren können. Diese $H_1$-Rezeptorantagonisten (»**Antihistaminika**«) werden bei akuten allergischen Erkrankungen des anaphylaktischen Reaktionstyps bzw. anaphylaktoiden Reaktionen eingesetzt.

## $H_1$-Rezeptorantagonisten

▶ **Stoffeigenschaften**

Viele der $H_1$-Rezeptorantagonisten sind basische Substanzen, die aufgrund ihrer chemischen Struktur in verschiedene Klassen eingeteilt wurden. Eine Aussage über die antiallergische Wirksamkeit ist daraus jedoch nicht ableitbar.

▶ **Pharmakodynamik**

$H_1$-Rezeptorantagonisten heben **kompetitiv** die Wirkung von Histamin an $H_1$-Rezeptoren vor allem an den peripheren Gefäßen auf, haben aber keinen Einfluß auf $H_2$- oder $H_3$-Rezeptor-vermittelte Histamineffekte.
Vor allem die älteren Substanzen (Tab. 3-4) zeigen folgende Wirkungen:
● ausgeprägt zentraldämpfend
● zum Teil zusätzlich anticholinerg
● antiserotonergisch
● lokalanästhetisch
● zum Teil antiemetisch (Kap. 16, S. 454 f.)

● **Unerwünschte Wirkungen:** Der besonders zu Beginn der Behandlung auftretende sedierende Effekt führt zur **Beeinträchtigung der Vigilanz** und der **Verkehrstüchtigkeit**, speziell in Verbindung mit

## 134 Antiallergika, Immunsuppressiva, Immunmodulatoren

**Tab. 3-4.** $H_1$-Rezeptorantagonisten mit zentralen Wirkungen

| Freiname | Handelsname (wichtigste Vertreter) | Strukturformel | Übliche Einzeldosis (Erwachsense) |
|---|---|---|---|
| Dimetinden | Fenistil® | | 1 mg (3 × täglich) |
| Clemastin | Tavegil® | | 1 mg (2 × täglich) |
| Hydroxyzin | Atarax® | | 25 mg (1–3 × täglich) |
| **Hauptsächlich topische Anwendung (Haut):** | | | |
| Chlorphenoxamin | Systral® | | |
| Bamipin | Soventol® | | |

Alkohol, Sedativa und Psychopharmaka. Neben der Sedierung stehen vor allem **anticholinerge Wirkungen** wie
- Mundtrockenheit,
- Übelkeit,
- Schwindel,
- Miktionsstörungen und
- Akkommodationsstörungen

im Vordergrund.

Bei Engwinkelglaukom und Prostatahypertrophie sind daher die in Tab. 3-4 aufgeführten $H_1$-Rezeptorantagonisten **kontraindiziert**.

Inhibitoren der Monoaminoxidase verlängern und verstärken die anticholinergen Effekte. Die Wirkung oraler Antikoagulanzien kann vermindert werden.

Bei *topischer Anwendung* auf der Haut, speziell auf großen entzündeten Hautflächen, kann es besonders bei Kindern zu **Intoxikationen** kommen. Die auftretenden Symptome (Sedierung, Dyspnoe, Tremor, Ataxie) ähneln denen einer Atropinvergiftung, in höherer toxischer Konzentration werden tonisch-klonische Krämpfe beobachtet.

Arzneimittel zur Beeinflussung der Histaminsynthese, -freisetzung bzw. -wirkung 135

**Tab. 3-5.** $H_1$-Rezeptorantagonisten mit geringen zentralen Wirkungen

| Freiname | Handelsname (wichtigste Vertreter) | Strukturformel | Übliche Einzeldosis (Erwachsene) |
|---|---|---|---|
| Cetirizin | Zyrtec® | | 10 mg (1 × täglich) |
| Loratadin | Lisino® | | 10 mg (1 × täglich) |
| Astemizol | Hismanal® | | 10 mg (1 × täglich) |
| Terfenadin | Hisfedin® Teldane® Terfemundin® | | 60 mg (2 × täglich) |
| Fexofenadin | Telfast® | | 120 mg (1 × täglich) |
| Mizolastin | Mizollen® | | 10 mg (1 × täglich) |

In den letzten Jahren wurden überwiegend Wirkstoffe entwickelt, die **keine** oder **nur eine geringfügige sedierende Wirkung** aufweisen (Tab. 3-5), da die Passage über die Blut-Hirn-Schranke aufgrund chemischer Modifikationen drastisch vermindert wurde. Inzwischen haben diese einen Anteil von über 80% der verordneten $H_1$-Rezeptorantagonisten erreicht.

● **Unerwünschte Wirkungen:** Cetirizin als Hauptmetabolit des auch als Tranquilizer verwendeten $H_1$-Rezeptorantagonisten Hydroxyzin (Tab. 3-4) weist in üblicher Dosierung eine stärkere Sedierung als Terfenadin und Loratadin auf. Hohe Konzentrationen an Terfenadin und Astemizol, bedingt durch Überdosierung oder **verringerte Metabolisierung,** z.B. bei schweren Leberschäden oder Arzneimittelinteraktionen (s.u.), können in seltenen Fällen zu unerwünschten kardiovaskulären Wirkungen führen. Es kommt dabei über eine Blockade myokardialer Kaliumkanäle zu einer Verlängerung der QT-Zeit im EKG und zur Ausbildung teilweise schwerwiegender Arrhythmien mit beschriebenen Todesfällen.

Seit Ende 1997 ist in Deutschland der aktive Terfenadinmetabolit Fexofenadin im Handel, bei dem bisher das Auftreten von Herzrhythmusstörungen nicht beobachtet wurde. Als weiteres neues $H_1$-Antihistaminikum ist seit kurzem Mizolastin zugelassen, das ein sehr ähnliches Wirkprofil wie die anderen in der Tab. 3-5 aufgeführten Substanzen sowie eine vergleichbare klinische Wirksamkeit aufweist. Sein Potential zur Verlängerung der QT-Zeit wird als schwach eingestuft.

▶ **Pharmakokinetik**

$H_1$-Rezeptorantagonisten werden nach oraler Gabe gut resorbiert. Bei den neueren Präparaten ist aufgrund ihrer langanhaltenden Wirkung eine 1 × tägliche Einnahme ausreichend. Eine Störung der Metabolisierung von Terfenadin und Astemizol durch ein bestimmtes Isoenzym des Cytochrom-$P_{450}$-Systems bei z.B. gleichzeitiger Anwendung bestimmter Makrolidantibiotika oder Antimykotika (Ketoconazol) erhöht das Risiko kardiotoxischer Wirkungen. Dieses trifft für Loratadin und Cetirizin nicht zu, da hier ein anderes Cytochrom-$P_{450}$-Isoenzym für den Abbau verantwortlich ist bzw. die Ausscheidung weitgehend ohne Metabolisierung erfolgt.

◆ **Therapeutische Verwendung**

$H_1$-Rezeptorantagonisten werden zur **Linderung der klinischen Symptome nach Histaminfreisetzung** wie Konjunktivitis, Rhinitis und Urticaria eingesetzt. Dabei sollte auf die Wirkstoffe mit geringer Sedierung und fehlendem kardiotoxischen Potential zurückgegriffen werden. Alle Substanzen sollten bei Schwangeren und während der Stillzeit nicht angewandt werden. Bei Kindern unter 6 Jahren ist eine kritische Abwägung vorzunehmen. Die Verringerung des Juckreizes bei Anwendung auf der Haut (Insektenstiche, Sonnenbrand) beruht vorwiegend auf der *lokalanästhetischen* Wirkung der älteren Substanzen.

> Für alle $H_1$-Rezeptorantagonisten gilt, daß die **Verabreichung** vorwiegend **systemisch** und nicht topisch (z.B. als Nasentropfen) erfolgen sollte, um das Risiko allergischer Reaktionen auf diese Pharmaka möglichst gering zu halten.

● **Handelsnamen und Dosierung:** Tab. 3-4 und 3-5

## $H_2$-Rezeptorantagonisten

Eine pharmakologische Intervention der Histaminwirkungen über $H_2$-Rezeptoren ist vor allem zur **Senkung** einer **gesteigerten Säuresekretion im Magen** angezeigt. Die verwendeten Pharmaka werden in Kap. 16, »Pharmaka zur Therapie von Magen- und Duodenalulzera« (S. 435 ff.) behandelt.

## $H_3$-Rezeptorantagonisten

$H_3$-Rezeptoren sind vornehmlich im ZNS nachgewiesen worden, wo sie die Regulation der Freisetzung von Histamin und weiteren Neurotransmittern vermitteln. Zur Zeit sind keine $H_3$-Rezeptorantagonisten zugelassen.

# Arzneimittel zur Therapie allergischer Erkrankungen der Typen II–IV und des Asthma bronchiale

Bei den zytotoxischen **allergischen Reaktionen vom Typ II** und **IVa** werden antigentragende Zellen unmittelbar durch Lymphozyten oder über die Sekretion von Immunglobulinen zerstört. Neben der strikten *Allergenkarenz* kommt als gezielte Therapie daher nur eine *Immunsuppression* (S. 138 ff.), d.h. die Unterdrückung der T- und B-Zellfunktionen in Frage.

Bei **allergischen Reaktionen der Typen III** und **IVb** ist aufgrund der Freisetzung von Entzündungsmediatoren aus aktivierten Leukozyten (Abb. 3-5, 3-7, 3-8, S. 126 ff.) eine *antientzündliche Therapie* sinnvoll. Im Vordergrund steht eine symptomorientierte Therapie, z. B. bei Gelenkschwellung oder Fieber mit nichtsteroidalen Antiphlogistika (Kap. 11, S. 293 ff.). In vielen Fällen ist eine Therapie mit Glucocorticoiden oder Immunsuppressiva (S. 142) sinnvoll.

Spezifische **Hemmstoffe von cAMP-Phosphodiesterasen** können ebenfalls die Synthese einer Reihe von proinflammatorischen Zytokinen (z. B. TNF) reduzieren. Ihr therapeutischer Einsatz zur Verminderung entzündlicher Reaktionen wird klinisch geprüft. Ein Hauptproblem ergibt sich dabei aus ihren vielfältigen *In-vivo*-Wirkungen über den cAMP-Anstieg in verschiedenen Zellen und Organen.

Neben Histamin sind überwiegend die Cysteinylleukotriene $C_4/D_4/E_4$ an den Symptomen allergischer Reaktionen vom Typ I (nach Mastzelldegranulation, Abb. 3-3) bzw. Typ III und IVb (nach Freisetzung aus aktivierten Leukozyten, Abb. 3-5, 3-7, 3-8) beteiligt. Leukotrien $B_4$ als chemotaktischer Faktor für Leukozyten trägt zur Chronifizierung der entstehenden Entzündung bei. Somit erscheint die spezifische **Inhibition der Leukotriensynthese** bzw. -wirkungen zur Vermeidung allergischer Symptome wünschenswert. *In vitro* zeigen eine Reihe von Antioxidanzien bzw. Radikalfängern eine direkte Hemmwirkung auf die Aktivität der **Arachidonat-5-lipoxygenase (5-LO)**, dem *Schlüsselenzym* der Leukotriensynthese. Mehrere dieser 5-LO-Inhibitoren befinden sich zur Zeit in der klinischen Prüfung bzw. sind in den USA zugelassen (Zileuton). In Analogie zu den $H_1$-Rezeptorantagonisten sollten Substanzen, welche die Bindung der Leukotriene an ihre Rezeptoren verhindern, ebenfalls allergische Symptome lindern. Als erste Cysteinylleukotrien-Rezeptorantagonisten sind Montelukast und Zafirlukast verfügbar, die speziell bei der Therapie des Asthma bronchiale eine Rolle spielen.

Ähnliche Überlegungen gelten entsprechend für den Plättchen-aktivierenden Faktor (PAF).

## Asthma bronchiale

Bei der **symptomatischen Therapie des Asthma bronchiale** wird versucht, neben der Hemmung der Mediatorfreisetzung durch die prophylaktische Gabe von Cromoglicinsäure, Nedocromil oder Ketotifen (S. 132 f.) eine funktionelle Antagonisierung des Bronchospasmus und eine Verringerung der entzündlichen Spätreaktion sowie der bronchialen Hyperreagibilität zu erzielen.

$H_1$-*Rezeptorantagonisten* weisen als alleinige Therapeutika beim Asthma bronchiale nur eine unzureichende Wirksamkeit auf. Dieses deutet darauf hin, daß den weiteren Mediatoren aus Mastzellen bzw. den infiltrierenden Leukozyten die entscheidende Bedeutung zukommt.

Zur raschen **Bronchospasmolyse** werden
- $\beta_2$-Sympathomimetika,
- Parasympatholytika,
- als Xanthinderivat das Theophyllin und
- als Zusatzmedikament Cysteinylleukotrien-Rezeptorantagonisten (s. o. u. Kap. 2, S. 109) eingesetzt.

Mittel der ersten Wahl sind dabei nach Bedarf lokal verabreichte (Aerosol) **$\beta_2$-spezifische Sympathomimetika** (Kap. 2, S. 108). Systemische Nebenwirkungen (Tachykardie, Tremor) und die Gefahr einer Tachyphylaxie sind dabei gering.

● **Unerwünschte Wirkungen:** Wegen der Möglichkeit einer wehenhemmenden Wirkung sollte der Einsatz kurz vor der Geburt kritisch abgewogen werden.

● **Handelsnamen und Dosierung:**
- Terbutalin (Bricanyl®) 0,25 mg inhalativ (3–6 × täglich)
- Fenoterol (Berotec®) 0,1 oder 0,2 mg inhalativ (3– 4 × täglich)
- Salbutamol (Sultanol®) 2 × 0,1 mg inhalativ (3–4 × täglich)

Die Anwendung von $\beta_2$-Sympathomimetika ist auch in Form von Tabletten möglich.

Ebenfalls als Dosieraerosol können **Parasympatholytika** (Kap. 2, S. 59 ff.) eingesetzt werden. Die Wirksamkeit ist meist schwächer als bei den $\beta_2$-Sympathomimetika.

● **Unerwünschte Wirkungen:** Selten wird Mundtrockenheit beobachtet.

● **Handelsname und Dosierung:** Ipratropiumbromid (Atrovent®) 0,02 mg inhalativ (3 × täglich)

Das Xanthinderivat **Theophyllin** (Kap. 2, S. 108 f.) zeigt ebenfalls eine gute bronchospasmolytische Wirksamkeit über die *Erhöhung* des *intrazellulären cAMP-Gehalts*. Es hat eine geringe therapeutische Breite und große interindividuelle Unterschiede in der Plasmahalbwertszeit. Die Kontrolle der Plasmaspiegel ist daher angebracht (optimal 5–15 mg/l). Theophyllinpräparate werden in retardierter Form zur *Asthmaprophylaxe* verabreicht, wenn durch Inhibitoren der Mastzelldegranulation, $\beta_2$-Sympathomimetika und inhalativ verabreichte Glucocorticoide kein ausreichender Effekt erzielt werden kann.

● **Handelsname und Dosierung:** Theophyllin in retardierter Form (Euphyllin®) 200–400 mg/Tag

Nachdem erkannt wurde, daß Entzündungsreaktionen für den langfristigen Verlauf des Asthma bronchiale die entscheidende Rolle spielen, gewann die »**Basistherapie**« mit **inhalativen Glucocorticoiden** zunehmend an Stellenwert. Durch die Beeinflussung der lokal ablaufenden Entzündungsreaktionen durch Inhibition der Zytokinsynthese (S. 140) sowie der bronchialen Hyperreagibilität sind inhalativ applizierte Glucocorticoide zur *Langzeitbehandlung* des Asthma bronchiale geeignet. Da sich die Wirkung erst nach mehreren Tagen einstellt und ein bronchospasmolytischer Effekt in therapeutischer Dosierung fehlt, eignen sie sich nur zur prophylaktischen, nicht jedoch zur akuten Therapie eines Asthmaanfalls.

● **Unerwünschte Wirkungen:** Es können eine Candidainfektion im Rachenraum sowie Heiserkeit auftreten.

● **Handelsnamen und Dosierung:**
● Budesonid (Pulmicort®) 0,2 mg inhalativ (2–4 × täglich)
● Beclometason (Sanasthmax®) 0,25 mg inhalativ (2 × täglich)

Bei schweren Asthmaerkrankungen und beim Status asthmaticus ist die systemische Gabe von Glucocorticoiden notwendig.

Die neu eingeführten Cysteinylleukotrien-Rezeptorantagonisten werden zur Zeit als Zusatzmedikament für Patienten empfohlen, bei denen eine Basistherapie mit Glucocorticoiden nicht zu einer ausreichenden Verringerung der Symptome führt. Aus den bisherigen klinischen Studien läßt sich auch ein sinnvoller Einsatz bei Patienten mit anstrengungsinduzierter Bronchokonstriktion ableiten.

● **Unerwünschte Wirkungen:** Bei dem in den USA seit 1996 verwendeten Zafirlukast traten bei wenigen Patienten eine Vermehrung der eosinophilen Granulozyten, Lungeninfiltrate und eine Kardiomyopathie auf.

● **Handelsname und Dosierung:** Montelukast (Singulair®) 10 mg (1 × täglich; 5 mg als Kautablette für Kinder von 6–14 Jahren)

# Immunsuppressiva

Bei einer Immunreaktion reagiert von allen Lymphozyten nur ein sehr geringer Anteil; nämlich derjenige, der spezifische Rezeptoren für die beteiligten Antigene trägt. Ist die Immunreaktion unerwünscht, wie bei der Abstoßung eines Transplantats oder einer Autoimmunreaktion, wäre es daher das beste, diese spezifischen Lymphozytenklone *gezielt* zu hemmen.

**Rezeptorabhängige Reaktionen** werden zwar pharmakologisch häufig durch Rezeptorantagonisten beeinflußt, doch ist dieses Prinzip wegen der großen Vielfalt der Lymphozyten mit unterschiedlichen spezifischen Antigenrezeptoren nicht nutzbar – es sei daran erinnert, daß diese auf größer als $10^8$ geschätzt wird.

Dies läßt für eine **Immunsuppression** nur die Möglichkeit offen, Lymphozyten **unspezifisch** zu treffen. Sie stellt daher immer einen schweren Eingriff dar, weil neben der erwünschten Wirkung, wie der Suppression einer krankmachenden Autoimmunreaktion, unvermeidlich auch die lebensnotwendigen Abwehrleistungen betroffen sind. Die Folge kann eine verminderte Abwehr von Infektionen mit im Extremfall tödlichem Ausgang sein.

Ganz ungezielt erreicht man eine wirksame Immunsuppression dadurch, daß man die **Gesamtzahl der Lymphozyten vermindert**. Dies kann durch physikalische Maßnahmen, wie Entnahme von zirkulierenden Zellen **(Lymphapherese)**, oder Bestrahlung geschehen. Sie spielen wegen der schlechten Steuerbarkeit klinisch keine Rolle.

Als **medikamentöse Immunsuppressiva** werden vor allem die in Tab. 3-6 aufgeführten Substanzen genutzt. Einige gehören zur Gruppe der Zytostatika, die auch zur Chemotherapie maligner Tumoren angewandt werden.

**Zytostatika** schädigen alle proliferierenden Lymphozyten, sie verhindern aufgrund ihres Wirkungsmechanismus auch ihre Nachbildung.

Ist der therapeutisch notwendige Grad der Immunsuppression erreicht, wird der Patient oft auch schutzlos gegen Infektionserreger. Gefürchtet sind vor allem Virusinfektionen, wie solche mit Zytomegalie-Virus, gegen die nur unzureichende Medikamente verfügbar sind.

Die immunsuppressive Therapie mit Zytostatika bewegt sich daher auf dem schmalen Grat einer ungenügenden Beeinflussung der Krankheit und einer zu weit gehenden Schwächung der Schutzfunktion des Immunsystems.

Einen Fortschritt stellen **Pharmaka** dar, die in den **Mechanismus der Aktivierung reifer Lymphozyten eingreifen**. Da bei jeder Immunreaktion Lymphozyten aktiviert werden, werden nur solche Zellen getroffen, die sich zur Zeit der Therapie in einer im-

Tab. 3-6. Immunsuppressiva

| | | Dosis mg/kg KG/Tag | Unterdrückung der | |
|---|---|---|---|---|
| | | | humoralen Immunität (Antikörpersynthese) | zellulären Immunität |
| Zytotoxische Immunsuppressiva | Cyclophosphamid | 2 | ± | + |
| | | 3,5 | + | +++ |
| | | 10–12* | +++ | +++ |
| | Azathioprin | 1,5–2,5 | ± | + |
| | | 3 | + | ++ |
| | Methotrexat | 0,1 | +++ | + |
| Aktivierungshemmende Immunsuppressiva | Predniso(lo)n | 0,3 | – | + |
| | | 1 | + | +++ |
| | Ciclosporin | 4–8 | – | +++ |

\* nur als i.v. Stoßtherapie
+++ sehr stark
++ stark
+ mäßig stark
± fraglich
– unwirksam

munologischen Auseinandersetzung befinden. Damit wird eine deutlich *höhere Selektivität* erreicht als bei den Zytostatika; vor allem wird die Reifung neuer Lymphozyten wenig behindert. Zu diesen Pharmaka gehören:
- Glucocorticoide
- Ciclosporin und Tacrolimus
- einige neuere Substanzen wie Mycophenolatmofetil und Sirolimus (Rapamycin), das sich in klinischer Entwicklung befindet

## Zytotoxische Immunsuppressiva

Die allgemeinen Eigenschaften der Zytostatika werden im Kap. 21 behandelt.

### Cyclophosphamid

(s.a. Kap. 21, »Besonderheiten einzelner Alkylanzien«, S. 689 ff.)

Cyclophosphamid gehört zur Gruppe der **bifunktionellen alkylierenden Zytostatika**. Durch kovalente Quervernetzung wird die Replikation und Transkription aller sich teilenden Zellen gehemmt; dies führt nachfolgend zu Funktionsverlust und Zelltod.

Lymphozyten reagieren sehr empfindlich auf Cyclophosphamid. Die Lymphopenie betrifft fast gleichmäßig T- und B-Lymphozyten. Damit werden durch dieses Zytostatikum sowohl **humorale** (= Antikörperproduktion) als auch **zelluläre Immunreaktionen gehemmt**; bei *niedriger Dosierung* scheinen bevorzugt zelluläre Reaktionen betroffen zu sein. Bei Dosen unterhalb 1 mg/kg KG pro Tag kann eine *paradoxe Reaktion*, nämlich eine Verstärkung von Immunreaktionen, auftreten. Dies liegt daran, daß supprimierende Funktionen von Lymphozyten besonders empfindlich gegenüber Cyclophosphamid sind.

- **Dosierung:** Als Immunsuppressivum wird Cyclophosphamid in der Regel oral verabreicht, die Tagesdosis reicht von 2–10 mg, kurzfristig bis 12 mg/kg KG.

- **Handelsname:** Endoxan®

### Azathioprin

Die Substanz ist ein inaktives **»prodrug«**. Sie wird in vivo rasch in *6-Mercaptopurin* umgewandelt, das als Antimetabolit die Biosynthese der Purinnukleotide hemmt (Kap. 21, »Purinantagonisten«, S. 701 ff.). Nach Einbau in die DNA und RNA stört es zudem als falscher Baustein deren Funktion. Dies führt zu Funktionsverlust und schließlich zum Tod der Zelle.

Azathioprin (bzw. 6-Mercaptopurin) beeinflußt stärker T- als B-Lymphozyten, daher hemmt es bevorzugt zelluläre Immunreaktionen. Auf die Antikörpersynthese hatte Azathioprin in mehreren klinischen Studien keinen nachweisbaren Einfluß.

- **Dosierung:** Die mittlere Tagesdosis zur immunsuppressiven Therapie beträgt 1,5–3 mg/kg KG.

- **Handelsname:** Imurek®

## Methotrexat

> Als **Antimetabolit der Folsäure** hemmt Methotrexat die Dihydrofolatreduktase (Kap. 21 »Folatantagonisten«, S. 697 f.). Als Folge wird vermindert Tetrahydrofolsäure gebildet, die zur Übertragung von Methylgruppen notwendig ist. Dadurch vermindert sich vor allem die Bildung von Thymidin und Purinbasen; die gestörte DNA- und RNA-Synthese führt zu Funktionsverlust und Zelltod.

B-Lymphozyten scheinen gegenüber Methotrexat empfindlicher als T-Lymphozyten zu sein. Entsprechend wurde klinisch eine größere Wirksamkeit bei der Antikörperbildung als bei zellulären Immunreaktionen gefunden.

- **Dosierung:** Zur **Immunsuppression** wird Methotrexat in einer mittleren Tagesdosis von 0,1 mg/kg KG i. v. verabreicht.

In niedriger Dosierung (z. B. 5–15 mg **1 × pro Woche**) wirkt Methotrexat hemmend auf die Aktivität von Entzündungszellen und damit **antiinflammatorisch**, ohne meßbar Immunreaktionen zu beeinflussen. Dies wird bei der sog. »Basistherapie« der rheumatoiden Arthritis (Kap. 11) und bei chronisch obstruktiven Atemwegserkrankungen ausgenutzt.

- **Handelsname:** Methotrexat Lederle®

## Aktivierungshemmende Immunsuppressiva

### Glucocorticoide

Die allgemeinen Eigenschaften der Glucocorticoide werden im Kap. 18, S. 527 ff. behandelt.

> Alle Glucocorticoide **binden** an den spezifischen **zytosolischen Glucocorticoidrezeptor**. Nach Translokation des Rezeptor-Glucocorticoid-Komplexes in den Zellkern wird die Transkriptionsrate von 50–100 Proteinen verändert. Neben der erhöhten Synthese vor allem von Enzymproteinen (= »glucocorticoide Wirkung«), kann die Synthese anderer Proteine abgeschaltet werden. Auf dem zweiten Mechanismus beruhen die immunsuppressive, antiphlogistische und antiallergische Wirkung. Entscheidend für die Immunsuppression ist die **Hemmung der Synthese von Zytokinen**, die an der Aktivierung von Lymphozyten beteiligt sind, wie die IL 1 bis 6 (Abb. 3-2, S. 124).

Glucocorticoide **hemmen** vor allem die **Aktivierung von T-Lymphozyten**. Klinisch wirken sie daher stark immunsuppressiv auf zelluläre Immunreaktionen. Nur bei hohen Dosierungen wird auch die Antikörpersynthese beeinflußt. Nach Gabe von Glucocorticoiden kommt es zu einem kurzfristigen Abfall der zirkulierenden Lymphozyten im Blut. Dies beruht beim Menschen jedoch nicht, wie früher oft fälschlich angenommen, auf einer Zerstörung dieser Zellen, sondern auf einer reversiblen Umverteilung und Sequestrierung im Knochenmark.

- **Dosierung:** Zur Immunsuppression werden initial hohe Dosen (0,75–1,5 mg/kg KG/Tag) Prednisolonäquivalente verabreicht, die möglichst rasch auf Dosen unterhalb der sogenannten **Cushing-Schwelle** (0,1–0,125 mg/kg KG/Tag) vermindert werden sollen.

- **Handelsname:** Decortin® u. a. (s. a. Kap. 18, Tab. 18-57, S. 540 f.)

### Ciclosporin

▶ **Stoffeigenschaften**

Ciclosporin ist ein wasserunlösliches, zyklisches Undekapeptid, das aus dem Pilz *Tolypocladium inflatum* gewonnen wird.

▶ **Pharmakodynamik**

Ciclosporin bindet an einen zytosolischen Rezeptor, *Cyclophilin*, der als das Enzym Prolin-cis/trans-isomerase identifiziert wurde.

> Der **Cyclophilin-Ciclosporin-Komplex** hemmt die Aktivierung einiger Transkriptionsfaktoren, z. B. von NFAT oder $NF_{KB}$, die für die Induktion der Synthese von Zytokinen in T-Lymphozyten notwendig sind.

Beteiligt hieran ist
- die Hemmung der Proteinphosphatphosphatase *Calcineurin* sowie
- eine Blockierung der Signaltransduktion des Antigenrezeptors.

Die **Zellspezifität** des am stärksten betroffenen **Transkriptionsfaktors NFAT**, der praktisch ausschließlich in T-Lymphozyten vorkommt, erklärt die weitgehende Selektivität dieses Immunsuppressivums. Zunehmend werden jedoch auch Wirkungen auf andere Zellen (z.B. Endothelzellen, Nierenzellen u.a.) beobachtet.

> Ciclosporin hemmt die Synthese der Zytokine Interleukin 2 bis 6 und von Interferon gamma in T-Lymphozyten. Klinisch werden nur zelluläre Immunreaktionen unterdrückt, die Antikörpersynthese wird nicht vermindert.

● **Unerwünschte Wirkungen:** Bei Konzentrationen im therapeutischen Bereich tritt als unerwünschte Wirkung eine (reversible) **Nierenfunktionsstörung** mit erhöhtem Kreatininspiegel auf.

> Bei Vorschädigung der Niere oder in Kombination mit anderen nephrotoxischen Arzneistoffen, z.B. Aminoglykosiden, und in hoher Dosierung ist Ciclosporin **akut nephrotoxisch**.

Andere unerwünschte Wirkungen sind:
● Störung der Leberfunktion
● Tremor
● Hypertrophie der Gingiva
● Hypertrichose

Seltener sind:
● Ödeme
● Bluthochdruck

▶ **Pharmakokinetik**

Nach oraler Gabe wird Ciclosporin nur zu 20–50% resorbiert, bei der ersten Leberpassage wird es zu etwa 30% inaktiviert. **Maximale Plasmakonzentrationen** werden nach einer bis sechs Stunden erreicht. Die Substanz wird mit einer etwa 14stündigen Halbwertszeit in Leber (80%) und Niere zu mehr als 30 inaktiven Metaboliten umgewandelt, die vorwiegend über Galle und Fäzes ausgeschieden werden. Wegen der **unsicheren Bioverfügbarkeit** erfolgt die Therapie mit Ciclosporin unter fortlaufender Kontrolle der Vollblut- (oder Plasma-)Konzentrationen. Als therapeutisches Fenster werden Talspiegel von 100–200 µg/l (Vollblut) angestrebt.

● **Dosierung:** Die mittlere Tagesdosis beträgt 4–8 mg/kg KG/Tag.

● **Handelsname:** Sandimmun® Optoral

## Neue Immunsuppressiva

### Tacrolimus

Tacrolimus (früher FK 506) gehört chemisch zu den Makroliden; es ist schwer wasserlöslich.

▶ **Pharmakodynamik**

Tacrolimus bindet wie Ciclosporin an einen zytosolischen Rezeptor, der zu den Immunophilen gehört, das »FK-binding«-Protein. Der Wirkmechanismus ist dem von Ciclosporin ähnlich.

● **Unerwünschte Wirkungen:** Tacrolimus ist ähnlich wie Ciclosporin nephrotoxisch. Weitere unerwünschte Wirkungen sind ähnlich denen von Ciclosporin mit Ausnahme von Hirsutismus und Gingivahyperplasie; dagegen können auftreten:
● neurotoxische Symptome (z.B. Parästhesien, Koordinations- und Sehstörungen)
● depressive Zustände, Schlaflosigkeit, Nervosität

▶ **Pharmakokinetik**

Die orale Bioverfügbarkeit ist sehr variabel (6–56%). Die Substanz wird mit einer Halbwertszeit von 12–16 Std. eliminiert, vorwiegend durch hepatische Metabolisierung und durch primäre biliäre Ausscheidung. Wegen der unsicheren Bioverfügbarkeit wird die Therapie anhand klinischer Parameter und durch Messung des Vollblutspiegels fortlaufend kontrolliert.

● **Handelsname und Dosierung:** Prograf® initial 0,1–0,2 mg/kg KG/Tag; Erhaltungsdosis individuell nach klinischen Parametern (»pharmakologisches Monitoring«).

### Mycophenolatmofetil

Mycophenolatmofetil ist ein Prodrug; der aktive Metabolit, Mycophenolsäure, ist ein Gärungsprodukt verschiedener Pilzarten der Gattung Penicillium.

▶ **Pharmakodynamik**

Mycophenolsäure hemmt die Inosinmonophosphatdehydrogenase, ein Schlüsselenzym bei der De-novo-Synthese von Purinen, auf die vor allem T- und B-Lymphozyten angewiesen sind, während andere Zellen einen großen Teil ihrer Purine wiederverwerten können. Dadurch wird die DNA-Synthese der Lymphozyten bevorzugt (»selektiv«) gehemmt.

● **Unerwünschte Wirkungen:** Diese beruhen vor allem auf
● Diarrhö, Erbrechen, Schmerzen
● Harnwegs- und anderen Infektionen/Sepsis
● Leukopenien, Anämie
● Hypertonie

▶ **Pharmakokinetik**

Mycophenolatmofetil hat eine orale Bioverfügbarkeit von 94% und wird schnell zur freien Mycophenolsäure hydrolysiert. Diese wird als inaktives Glucuronid mit einer Halbwertszeit von etwa 16 Std. vorwiegend renal eliminiert.

◆ **Therapeutische Verwendung**

Mycophenolatmofetil wird zur Prophylaxe der Transplantatabstoßung in Kombination mit Ciclosporin und Glucocorticoiden angewandt. Weitere Indikationen sind in klinischer Prüfung.

● **Handelsname und Dosierung:** CellCept® 1 g (2 × täglich)

## Immunologische Immunsuppression

Die Zahl der zirkulierenden Lymphozyten kann durch Antikörper gegen Antigene vermindert werden, die auf Lymphozyten vorkommen.

So wird die Immunglobulinfraktion eines (meist im Pferd) gewonnenen Antiserums, das vorwiegend gegen T-Lymphozyten gerichtet ist, manchmal noch bei akuten Abstoßungskrisen nach Organtransplantationen eingesetzt.

Durch die Verfügbarkeit **monoklonaler Antikörper** in therapeutisch relevanten Mengen wurde diese Möglichkeit der Immunsuppression sehr viel selektiver. So werden heute bei Abstoßungskrisen und in der Initialphase nach Lebertransplantation (in der Ciclosporin wegen der unsicheren Leberfunktion schwierig zu handhaben ist) monoklonale Antikörper **gegen Anteile des T-Zellrezeptors** und damit selektiv gegen T-Lymphozyten verwandt, z. B. *Muromonab-CD$_3$*.

**Monoklonale Antikörper gegen CD4**, das nur auf T-Helfer-Lymphozyten und Monozyten/Makrophagen vorkommt, werden zur Zeit in klinischen Studien bei verschiedenen Autoimmunerkrankungen und chronisch entzündlichen Erkrankungen geprüft.

● **Handelsname:** Muromonab-CD$_3$: Orthoclone®

## Indikationen für eine immunsuppressive Therapie

Eine **Indikation für eine lebenslange Behandlung** mit Immunsuppressiva stellen alle **Transplantationen** fremder Organe wie Niere, Herz, Leber, Lunge etc. dar. Während hier die Abstoßung des Spenderorgans verhindert wird, schützt die immunsuppressive Therapie bei der allogenen Knochenmarkstransplantation den Empfänger vor der immunologischen Reaktion übertragener reifer Lymphozyten des Spenders (**»graft versus host reaction«**).

**Autoimmunerkrankungen** stellen dann eine Indikation für eine Immunsuppressiontherapie dar, wenn sie entweder *systemisch* sind, oder wenn bei *organspezifischen Störungen* diese schwerwiegend sind und anders nicht behandelt werden können. Zur ersten Gruppe gehören:
● die Kollagenosen mit dem systemischen Lupus erythematodes (SLE)
● Vaskulitiden
● systemische Sklerosen
● Erkrankungen, die u. a. den Bewegungsapparat betreffen, die sog. *»mixed connective tissue diseases«* (MCTD)

Einige wichtige Beispiele für organspezifische Autoimmunerkrankungen sind:
● autoimmunhämolytische Anämien
● Goodpasture-Syndrom
● autoimmunchronische aktive Hepatitis
● Colitis ulcerosa
● Myasthenia gravis
● Basedow-Orbitopathie
● sympathische Ophthalmie
● Uveitis
● einige bullöse Dermatosen, z. B. Pemphigus

In der Pathogenese vieler **chronisch entzündlicher Erkrankungen** spielen Autoimmunprozesse eine wichtige Rolle. Auch wenn zunächst die Therapie mit Antiphlogistika im Vordergrund steht, stellen schwere Verlaufsformen oder die Induktion von dann oft lang anhaltenden Remissionen eine Indikation für Immunsuppressiva dar. Bei einigen Pharmaka ist ohnehin eine antiphlogistische Wirkung nur schwer von einer immunsuppressiven abgrenzbar (*Glucocorticoide, Methotrexat*). Zu diesem Indikationsbereich gehören:
● rheumatoide Arthritis
● chronisch progrediente Glomerulonephritis
● Crohn-Krankheit
● Colitis ulcerosa
● Dermatomyositis
● Polymyositis

In seltenen Fällen können auch **allergische Reaktionen** zu klinischen Erkrankungen führen, die Autoimmun- oder chronisch entzündlichen Erkrankungen ähneln (z. B. Nephritis, Dermatomyositis, bis hin zu systemischem Lupus erythematodes). Neben der sofortigen Elimination des Allergens können hier Immunsuppressiva indiziert sein. Bei den durch T-Lymphozyten ausgelösten Allergien vom Typ IV (Abb. 3-7), z. B. Kontaktekzem, wird die immunsuppressive Eigenschaft von Glucocorticoiden therapeutisch genutzt.

# Immunmodulatoren

Im Angelsächsischen werden Immunmodulatoren häufig auch als »*biological response modifiers*«, BRM, bezeichnet. Beide Benennungen bringen zum Ausdruck, daß solche Substanzen die körpereigene Abwehrleistung des Immunsystems modulieren, wobei natürlich für den Patienten ein günstiger Effekt erwartet wird. Damit würden auch zumindest die modernen nichttoxischen Immunsuppressiva in diese Gruppe gehören.

In einem engeren Sinne werden Stoffe den Immunmodulatoren zugerechnet, die Abwehrleistungen des Organismus verbessern; dabei wird dann auch der Begriff »Immunstimulanzien« gebraucht.

Eine Verbesserung der immunologischen Abwehr wird auch durch die **Impfung** erreicht, die in der Prophylaxe von Infektionskrankheiten eine der wichtigsten medizinischen Maßnahmen darstellt. Dabei werden antigene Bestandteile in Form von attenuierten Lebendkeimen, nichtinfektiösen Antigenzubereitungen oder ungiftigen Toxoiden verabreicht, die dann bei erfolgreicher Immunisierung zu einem langanhaltenden Schutz vor einer Infektion führen.

Der **Impfschutz** richtet sich *ausschließlich* – **Antigen-spezifisch** – gegen solche Infektionserreger, deren Bestandteile im Impfstoff enthalten waren.

Im Gegensatz dazu werden bei der **Immunstimulation** Stoffe verwandt, die *keinerlei Verwandtschaft* mit den Krankheitserregern besitzen, gegen die die Immunabwehr verstärkt werden soll, seien dies Infektionserreger oder maligne Tumoren.

**Immunstimulanzien** können eine Steigerung der erwünschten Abwehrleistung nur dadurch erreichen, daß *allgemein* – **Antigen-unspezifisch** – Reaktionen des Immunsystems verstärkt werden.

Wenn dies erzielt wird, birgt dies die **Gefahr** in sich, daß auch Reaktionen gegen solche Antigene möglich werden, die beim Gesunden streng kontrolliert sind. Dies sind in erster Linie die physiologisch unterdrückten Reaktionen gegen körpereigene Antigene. Als Folge können **Autoimmunkrankheiten** oder **chronisch entzündliche Erkrankungen** entstehen. Ähnlich wie die globale Immunsuppression bewegt sich daher auch die *(globale)* Immunstimulation auf einem sehr schmalen Grat und stellt pharmakologisch eine sehr differente Maßnahme dar.

Die Zahl von **Immunstimulanzien** ist sehr groß, die in *In-vitro*-Versuchen eine stimulierende **Wirkung auf Zellen des Immunsystems** zeigten. Zum Teil handelt es sich um wenig definierte Stoffgemische,

**Tab. 3-7.** Immunmodulatoren

▷ **Mediatoren des Immunsystems (Zytokine)**
- Kolonie-stimulierende Faktoren (CSF)
- Thymushormone
- Interleukine
- Tumor-Nekrose-Faktor
- Interferone

▷ **Immunstimulanzien**
- Bakterien, -extrakte, -bestandteile
  Bacillus Calmette-Guérin (BCG)
  Escherichia coli, Streptokokken, Staphylokokken, Klebsiellen u. a.
  Lipopolysaccharid
  Muramyldipeptid (MDP)
- Extrakte aus Pflanzen
  (Glykoproteine/Polysaccharide),
  z. B. Echinacea, Thuja, Baptisia
- Tierische Organpräparate (meist Rind)
  aus Thymus, Milz
- Levamisol
- Dimepranol-4-acetamidobenzoat, Inosin
- Alkyllipide

wie Extrakte aus Pflanzen, Mikroben oder tierischen Organen. Aus ihnen wurden diverse Einzelstoffe isoliert, von denen einige Peptide auch gentechnologisch hergestellt wurden; andere Stoffe wurden chemisch synthetisiert. Einige Immunstimulanzien sind in Tab. 3-7 aufgeführt. Bis auf vereinzelte Ausnahmen (Levamisol) ist der **therapeutische Nutzen** durch klinische Studien *nicht ausreichend belegt*. Sie werden daher nicht im Einzelnen besprochen.

## Immunstimulanzien

### Levamisol

Levamisol ist ein chemischer Immunmodulator (Derivat eines Phenylimidazothiazols), der ursprünglich als Anthelmintikum entwickelt wurde.

▶ **Pharmakodynamik**

Levamisol steigert auf unbekanntem Wege die zelluläre Immunantwort von Tieren mit geschädigter Immunfunktion durch Stimulation (vorwiegend geschädigter) T-Lymphozyten und Makrophagen.

● **Unerwünschte Wirkungen:**
- Nervosität, Schlafstörungen, Depression
- Übelkeit, Erbrechen
- grippeähnliche Symptome
- Hautausschlag

Selten:
- Thrombozytopenie
- Agranulozytose

### ▶ Pharmakokinetik

Nach oraler Gabe wird Levamisol schnell resorbiert. Es wird v. a. durch Metabolisierung in der Leber mit einer Halbwertszeit von 3–6 Std. eliminiert.

### ◆ Therapeutische Verwendung

In Kombination mit Fluorouracil zur adjuvanten Therapie bei Patienten mit Kolonkarzinom im Stadium Dukes C verminderte Levamisol nach 6,5 Jahren die Mortalität um 33%.

- **Handelsname:** Ergamisol®

## Zytokine

Einer der großen Durchbrüche der Immunologie war die Erkenntnis, daß alle Immunreaktionen durch eine Vielzahl von **Proteinmediatoren** reguliert werden. Seither sind viele dieser Mediatoren biologisch charakterisiert und strukturell aufgeklärt worden (Abb. 3-1, S. 122, und 3-2, S. 124).

> Die Proteinmediatoren, die die Differenzierung und Aktivierung von Zellen des Immunsystems steuern, wie auch einige wichtige Effektorfunktionen vermitteln, werden als **Zytokine** bezeichnet.

Mit Hilfe der Gentechnik konnten Zytokine in so großen Mengen hergestellt werden, daß sie als Pharmaka eingesetzt werden konnten (Tab. 3-8). Die **therapeutischen Wirkungen** einiger **Mediatoren** des Immunsystems sind durch klinische Studien belegt; andere Zytokine befinden sich in klinischer Prüfung. Die wichtigsten werden nachfolgend beschrieben.

## Kolonie-stimulierende Faktoren (CSF)

### ▶ Stoffeigenschaften

Wie Erythrozyten und Thrombozyten, müssen auch Zellen des Immunsystems lebenslang gebildet werden. Dies gilt ganz besonders für Granulozyten und Monozyten, die nur relativ kurzlebig sind. Deren *Differenzierung aus hämatopoetischen Stammzellen* wird durch Glykoproteine gesteuert, die als **Koloniestimulierende Faktoren** (»colony stimulating factors«), **CSF**, bezeichnet werden. Die Strukturen der wichtigsten CSF und ihrer Rezeptoren sind durch molekulare Klonierung aufgeklärt (Tab. 3-8).

### ▶ Pharmakodynamik

Während Multi-CSF (= Interleukin 3) und GM-CSF in frühe Differenzierungsstufen eingreifen und daher zur **vermehrten Bildung** von **Monozyten, Granulo**zyten und **Thrombozyten** führen, induzieren M-CSF oder G-CSF bei späteren Differenzierungsschritten selektiv die Vermehrung von Monozyten oder Granulozyten. Die für die Hämatologie bedeutsamen Kolonie-stimulierenden Faktoren werden in Kap. 14 (S. 364 ff.) behandelt.

## Interferone

### ▶ Stoffeigenschaften

> Als Interferone wird eine Familie von zum größten Teil glykosilierten Proteinen bezeichnet, deren gemeinsame Wirkung darin besteht, Zellen vor einer Infektion mit Viren zu schützen.

Alle Interferone sind molekular kloniert; aufgrund ihrer Struktur unterscheidet man **drei Klassen**, die Interferone alfa mit 15 Proteinen, Interferon beta und gamma mit je einem Molekül (Tab. 3-8).
- Die **Interferone alfa (IFN alfa)** werden vor allem in *Monozyten* gebildet. In der gleichen Spezies haben sie untereinander eine Aminosäuresequenzhomologie von etwa 80%.
- **Interferon beta (IFN beta)** wird vorwiegend in *Fibroblasten* synthetisiert. Die Aminosäuresequenzhomologie zu den Interferonen alfa beträgt etwa 30%.
- **Interferon gamma (IFN gamma)** wird von *T-Lymphozyten* sezerniert, es gehört funktionell zur Gruppe der Interleukine. Zu den anderen Interferonen besteht nur eine sehr geringe Aminosäuresequenzhomologie.

Alle Interferone werden nur nach Stimulation gebildet und sezerniert. **Induktoren** *für Interferone alfa und beta* sind neben Viren vor allem bakterielle Oberflächenbestandteile (z. B. Lipopolysaccharide oder Polyanionen). Die Synthese von *Interferon gamma* wird bei der Aktivierung von T-Lymphozyten induziert, daher auch die alte Bezeichnung »**Immuninterferon**«.

### ▶ Pharmakodynamik

Die **Interferone alfa** und **beta** binden an **denselben Rezeptor** und haben daher ähnliche Wirkungen. Neben der antiviralen Schutzwirkung
- besitzen sie antiproliferative Eigenschaften,
- führen sie zur verstärkten Expression von HLA-A, -B- und -C-Molekülen und
- aktivieren zelluläre Effektorsysteme des Immunsystems (z. B. von natürlichen Killerzellen, zytotoxischen T-Lymphozyten und Makrophagen).

**Interferon gamma** bindet an einen **eigenen Rezeptor**. Neben der antiviralen Schutzwirkung ist es vor allem beteiligt an der

**Tab. 3-8.** Mediatoren des Immunsystems: Zytokine

| Zytokin | Molekulargewicht (kD)[1] | Wichtigste produzierende Zellen | Zielzellen |
|---|---|---|---|
| Multi-CSF[2] (Interleukin 3) | 14–28 | T-Lymphozyten | myeloische Stammzellen |
| GM-CSF | 14–35 | T-Lymphozyten, Endothelzellen, Fibroblasten | myeloische Stammzellen |
| M-CSF | 35–45(× 2) | Monozyten, Endothelzellen, Fibroblasten | Vorläuferzellen von Monozyten |
| G-CSF | 14–35 | Monozyten, Fibroblasten | Vorläuferzellen von Granulozyten |
| Interleukin 1 alfa<br>beta | 17<br>17 | Monozyten,<br>viele andere | T-, B-Lymphozyten,<br>viele Körperzellen |
| Interleukin 2 | 15 | $T_{H1}$-Lymphozyten | T-, B-Lymphozyten, Promonozyten, NK-Zellen[3] |
| Interleukin 4 | 15–20 | $T_{H2}$-Lymphozyten | B-Lymphozyten, Mastzellen |
| Interleukin 5 | 45–60 (Homodimer) | $T_{H2}$-Lymphozyten | B-Lymphozyten, Vorläufer eosinophiler Granulozyten |
| Interleukin 6 | 26 | $T_{H2}$-Lymphozyten, viele andere | B-, T-Lymphozyten, andere Zellen (z. B. Hepatozyten) |
| Interleukin 7 | 25 | Stromazellen des Knochenmarks | unreife T-, B-Lymphozyten |
| Interleukin 8 | 10 | Monozyten | neutrophile Granulozyten, T-Lymphozyten |
| Interleukin 9 | 14 | T-Lymphozyten | T-Lymphozyten, Mastzellen |
| Interleukin 10 | 17 | $T_{H2}$-Lymphozyten | Mastzellen, T-Lymphozyten |
| Interleukin 11 | 23 | Stromazellen des Knochenmarks | Vorläufer von T-, B-Lymphozyten |
| Interleukin 12 | 35/40 (Hetrodimer) | Monozyten, B-Lymphozyten | T-Lymphozyten, NK-Zellen |
| Interleukin 13 | 12 | $T_{H2}$–Lymphozyten | B-Lymphozyten, Monozyten |
| Interleukin 14 | 60 | T-Lymphozyten | B-Lymphozyten |
| Interleukin 15 | 14 | Monozyten, Epithelzellen | T-Lymphozyten |
| Interleukin 16 | 56 | zytotoxische (CD8$^+$) T-Lymphozyten | T-Lymphozyten, Monozyten |
| Interleukin 17 | 20–30 | T-Lymphozyten | T-Lymphozyten, Fibroblasten |
| Interleukin 18 | 24 | Monozyten | T-Lymphozyten, viele Körperzellen |
| Tumor-Nekrose-Faktor alfa<br>beta | 17<br>17 | Monozyten<br>T-Lymphozyten | viele Körperzellen |
| Interferone alfa | 18 (15 Proteine) | Monozyten | sehr viele kernhaltige Zellen |
| Interferon beta | 23 | Fibroblasten | |
| Interferon gamma | 17–25 | $T_{H1}$-Lymphozyten | |

[1] natürlich vorkommender Zytokine
[2] Kolonie-stimulierende Faktoren (»colony stimulating factors«)
  G: Granulozyten, M: Monozyten/Makrophagen
[3] Natürliche Killerzellen

- Differenzierung,
- Aktivierung und
- Regulation von Zellen des Immunsystems.

> Interferon gamma ist der wichtigste von T-Lymphozyten gebildete **Makrophagen-aktivierende Faktor**.

Die **antivirale Schutzwirkung** von Interferonen beruht auf mehreren **Mechanismen** (Kap. 20, S. 677). Beteiligt sind die Hemmung
- der Synthese früher Virusproteine und
- der Ausschleusung von Virionen aus der Zelle (»Virus-*budding*«).

Bei Infektion mit lytischen Viren werden in Interferon-aktivierten Zellen *Endoribonucleasen* aktiviert, die die Virusvermehrung hemmen. An der **antiproliferativen Wirkung** sind
- die Induktion von Endonucleasen und
- die Hemmung der Proteinkinasekaskade beteiligt.

Beide führen zur Hemmung der zellulären Proteinsynthese.

- **Unerwünschte Wirkungen:** Am häufigsten sind dosisabhängige **grippeähnliche Symptome** mit Fieber, Schüttelfrost und Müdigkeit. Andere häufige unerwünschte Wirkungen sind:
  - passagere Leukopenien
  - Anstieg von Lebertransaminase
  - Somnolenz

Seltener sind:
  - Tachykardien
  - Blutdruckabfall
  - langanhaltende Leukopenien

▶ **Pharmakokinetik**

Als Proteine werden Interferone parenteral, i. m. oder s. c. verabreicht. Maximale Serumkonzentrationen (von IFN alfa) werden nach 4 Std. (i. m.) bis 7 Std. (s. c.) erreicht. IFN werden vorwiegend rasch ausgeschieden, die mittlere Eliminationshalbwertszeit liegt nach i. v. Injektion bei 30 Min., nach s. c. Injektion bei mehreren Std.

◆ **Therapeutische Verwendung**

### Interferone alfa

- **Indikation:** Klinisch gesicherte Indikation für die Therapie mit **Interferonen alfa** sind:
  - chronisch aktive Hepatitis B und C
  - Haarzellenleukämie, chronisch myeloische Leukämie, kutanes T-Zell-Lymphom und einige andere Lymphome
  - malignes Melanom
  - Nierenzellkarzinom
  - Kaposi-Sarkom bei Patienten mit AIDS

- **Dosierung:** Mittlere Dosierung $2 \times 10^6$ I. E./m² (3 × pro Woche); in klinischen Studien mit malignen Tumoren bis $> 50 \times 10^6$ I. E./Tag.

- **Handelsnamen:**
  - Interferon alfa (natürliches; CYTOFERON®)
  - Interferon alfa-2a (Roferon-A®)
  - Interferon alfa-2b (Intron-A®)

### Interferon beta

- **Indikation:** Schwere, unbeherrschbare virusbedingte Erkrankungen wie ausgedehnte Varizellen- und Herpes-zoster-Infektionen. Lokal: Herpes-simplex-Keratitis, Nasopharynxkarzinom.

- **Handelsname und Dosierung:** Fiblaferon® $0,5 \times 10^6$ I. E./kg KG/Tag bis max. $25 \times 10^6$ I. E./Tag; lokal: $2 \times 0,75 \times 10^6$ I. E./Tag.

### Interferone beta-1a und beta-1b

- **Indikation:** Schubförmige multiple Sklerose.

- **Handelsnamen und Dosierung:**
  - Interferon beta-1a (AVONEX®) 6 Mill. I. E./Woche i. m.
  - Interferon beta-1b (Betaferon®) 8 Mill. I. E. (2 × täglich s. c.)

### Interferon gamma-1b

- **Indikation:** Chronische Granulomatose; dabei wird die Häufigkeit schwerer Infektionen gesenkt.

- **Handelsname und Dosierung:** Imukin® 5 µg/m² (3 × pro Woche s. c.)

## Interleukine

### Interleukin 2 (IL 2)

Interleukin 2 wird von einer Untergruppe von T-Helfer-Lymphozyten, den sog. $T_{H1}$-Lymphozyten, gebildet. Die Synthese wird durch die Aktivierung der Zellen induziert. IL 2 stellt für alle T-Lymphozyten einen **Wachstumsfaktor** dar. Daneben aktiviert es die sog. »Natürlichen Killer-(NK-)Zellen« und Vorläuferzellen von Monozyten.

- **Indikation:** metastasierendes Nierenkarzinom. Die Wirksamkeit gegenüber anderen malignen Tumoren wird klinisch geprüft.

- **Handelsname:** Proleukin®

## Interleukin 1 (IL 1)

Das vorwiegend von Monozyten gebildete IL 1 verstärkt an zentralen Stellen Immunreaktionen; so wird in T-Lymphozyten die **Synthese gesteigert** von:
- IL 2
- Interferon gamma
- Kolonie-stimulierenden Faktoren

Daneben ist IL 1 ein zentraler **Mediator** von Entzündungsreaktionen. Für einige Tumoren besitzt es antiproliferative Eigenschaften. IL 1 wird in klinischen Studien bei malignen Tumoren geprüft.

## Tumor-Nekrose-Faktor (TNF)

Wie IL 1 wird auch TNF vorwiegend von Monozyten/Makrophagen gebildet. Neben IL 1 ist es ein zentraler **Mediator** von Entzündungsreaktionen. In einigen Tumorzellen induziert es einen programmierten Zelltod (**Apoptose**).

Klinische Studien mit TNF verliefen bei mehreren Tumoren wenig erfolgreich; eine Indikation stellt die palliative lokale Gabe bei Peritonealkarzinose dar.

### Literatur

Dale MM, Foreman JC (eds). Textbook of Immunopharmacology. Oxford: Blackwell 1993.

Gemsa D, Kalden JR, Resch K. Immunologie. Grundlagen-Klinik-Praxis. Stuttgart: Thieme 1997.

Ibelgaufts H. Dictionary of Cytokines. New York: Wiley-VCH 1995.

Nijkamp FP, Parnham MJ (eds). Principles of Immunopharmacology. Basel: Birkhäuser 1999.

Nolte H, Knop J, Resch K. Allergie. Grundlagen, Diagnostik, Therapie und Prophylaxe. München: Dustri 1992.

Page CP, Barnes PJ (eds). Pharmacology of Asthma. Handbook of Experimental Pharmacology. Vol. 98. Berlin, Heidelberg: Springer 1991.

Thomson A (ed). The Cytokine Handbook. London: Academic Press 1998.

Uvnäs B (ed). Histamine and Histamine Antagonists. Handbook of Experimental Pharmacology. Vol. 97. Berlin, Heidelberg: Springer 1991.

# 4 Antiparkinsonmittel

H. Porzig und G. Häusler

| | |
|---|---|
| Einführung (Pathophysiologie der Parkinson-Krankheit) .............. 148 | Dopaminrezeptoragonisten ............ 152 |
| Grundprinzipien der Pharmakotherapie der Parkinson-Krankheit ............... 148 | Selegilin ............................... 154 |
| | Hemmstoffe der Katechol-O-methyltransferase (COMT) ............. 154 |
| Pharmaka zur Wiederherstellung des hemmenden dopaminergen Einflusses im Corpus striatum .................... 149 | Amantadin ............................. 154 |
| | Anticholinergika ....................... 155 |
| Levodopa (L-DOPA) .................... 149 | Ausblick ............................... 155 |

## Einführung (Pathophysiologie der Parkinson-Krankheit)

Die Parkinson-Krankheit ist eine **Erkrankung des extrapyramidal-motorischen Systems**, das u. a. die Stammganglien (Nucleus caudatus, Putamen, Globus pallidus, Substantia nigra etc.) umfaßt und über absteigende Bahnen die motorischen Vorderhornzellen im Rückenmark beeinflußt.

Das **extrapyramidal-motorische System** ist sowohl an Vorbereitung und Ausführung von Bewegungen als auch an Tonus und Agonistenspiel der Skelettmuskulatur beteiligt.

Das **Vollbild der Parkinson-Krankheit** ist durch **drei Hauptsymptome** an der Skelettmuskulatur gekennzeichnet:
- Rigor (Muskelsteifigkeit),
- Hypokinese oder Akinese (Bewegungsarmut)
- Tremor (Zittern)

Dazu kommen in sehr variablem Ausmaß vegetative Symptome wie Sialorrhö und Seborrhö.

**Pathologisch-anatomische Grundlage** der Erkrankung ist eine fortschreitende *Degeneration von Dopaminneuronen*, deren Zellkörper in der Substantia nigra liegen und deren aufsteigende Axone im Corpus striatum (Nucleus caudatus + Putamen) endigen. Der Dopamingehalt des Corpus striatum von an Parkinson-Krankheit leidenden Patienten ist erniedrigt.

> Es besteht eine Beziehung zwischen dem Schweregrad der Erkrankung und der Abnahme des striatalen Dopamins.

## Grundprinzipien der Pharmakotherapie der Parkinson-Krankheit

> Die Parkinson-Krankheit ist eine chronische, meistens progredient verlaufende Krankheit, eine kurative Therapie ist nicht möglich, und die Pharmakotherapie bleibt beschränkt auf das Bestreben, die **funktionellen Konsequenzen** des im Corpus striatum ungenügend verfügbaren Neurotransmitters Dopamin **auszugleichen**.

Die funktionelle Rolle dopaminerger Neurone im extrapyramidal-motorischen System der Basalganglien ist in Abb. 4-1 vereinfacht dargestellt:
▷ Die Aktivität von **efferenten GABAergen Neuronen** des **Corpus striatum** hemmt über Schaltstellen im Globus pallidus und im Thalamus die Motorik. Sie begünstigt also einen Zustand, der einem Symptom der Parkinson-Krankheit (Akinese) ähnlich ist.
▷ Ein Teil der das Corpus striatum verlassenden Neurone wird durch die **nigrostriatalen dopaminergen Neurone** und durch cholinerge Interneurone im Striatum *gegensätzlich* beeinflußt. Sie werden
- durch Dopamin über $D_2$-Rezeptoren direkt oder indirekt gehemmt,
- durch Acetylcholin über muscarinische Rezeptoren erregt.

▷ Ein anderer Teil der efferenten Neurone läuft über andere Schaltwege und wird durch dop-

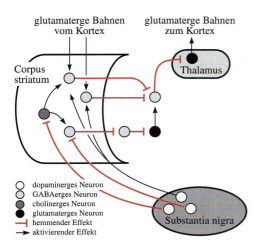

**Abb. 4-1.** Dopamin als Transmitter nigrostriataler Neurone hemmt über Dopamin-$D_2$-Rezeptoren efferente GABAerge Neurone und cholinerge Interneurone des Corpus striatum. Andere efferente GABAerge Neurone werden durch Dopamin über $D_1$-Rezeptoren stimuliert. Die GABAergen Bahnen vermindern direkt oder indirekt (über ein stimulatorisches Zwischenneuron) die Aktivität thalamischer glutamaterger Neurone und hemmen dadurch die Motorik. Diese Hemmung wird durch dopaminerge Stimulation abgeschwächt und bei Verminderung der dopaminergen Transmission verstärkt.

aminerge Neurone über $D_1$-Rezeptoren aktiviert. In beiden Fällen führt die dopaminerge Modulation zu einer Abschwächung des motorischen Hemmeffektes der striatalen Efferenzen im Thalamus.

Die **Abnahme** der **Zahl dopaminerger Neurone** bei der **Parkinson-Krankheit** und damit der Mangel an verfügbarem Dopamin führt folglich zu einer *Verstärkung der motorischen Hemmfunktion efferenter Bahnen* aus dem Corpus striatum. Ein Teil dieses Effektes kommt zustande, weil die Förderung der motorischen Hemmung durch Acetylcholin nicht mehr genügend durch Dopamin antagonisiert werden kann.

> Vereinfacht läßt sich sagen, daß zumindest ein Teil der Symptome der Parkinson-Krankheit auf einem Ungleichgewicht zwischen hemmenden dopaminergen und erregenden cholinergen Einflüssen innerhalb des Corpus striatum beruht.

Es liegt nahe, dieses Ungleichgewicht medikamentös zu korrigieren. In der Tat läßt sich die **Pharmakotherapie** der Parkinson-Krankheit auf **zwei Grundprinzipien** zurückführen:

- auf eine Substitution von Dopamin oder einer direkten Stimulation von Dopaminrezeptoren im Corpus striatum
- auf eine Unterdrückung der dortigen cholinergen Einflüsse

Auf der Basis einer gegensätzlichen Beeinflussung striataler Neurone durch Dopamin und Acetylcholin läßt sich auch der **iatrogene Parkinsonismus** erklären.

▷ Entspeicherung von Dopamin im Corpus striatum durch *Reserpin* oder Blockade von Dopaminrezeptoren durch *Neuroleptika* führt zu einer funktionellen Insuffizienz des striatalen Dopaminsystems und zu ähnlicher Symptomatik wie bei Parkinson-Krankheit (Kap. 10, S. 216f.).

▷ Umgekehrt kann eine Verlangsamung der Inaktivierung von Acetylcholin durch Hemmung der Cholinesterase mit beispielsweise *Physostigmin* die Symptome einer bestehenden Parkinson-Krankheit verstärken.

# Pharmaka zur Wiederherstellung des hemmenden dopaminergen Einflusses im Corpus striatum

## Levodopa (L-DOPA)

▶ **Pharmakodynamik**

Im Gegensatz zu Dopamin, das die Blut-Hirn-Schranke nicht passieren kann, gelangt die unmittelbare **Vorstufe in der Biosynthese von Dopamin**, die Aminosäure *L-DOPA* (L-Dihydroxyphenylalanin), in das Zentralnervensystem und wird dort zu Dopamin decarboxyliert. Die *Decarboxylierung* geschieht im Corpus striatum in erster Linie in den von der Erkrankung noch nicht betroffenen Endigungen der Dopaminneurone; daneben aber in zahlreichen anderen Hirnarealen mit dopaminerger oder katecholaminerger Innervation sowie in den Blutgefäßen.

L-DOPA (Abb. 4-2) wird in der Peripherie zum Teil zu Dopamin decarboxyliert. Dadurch sinkt nach der Einnahme die Konzentration von L-DOPA im Plasma und damit der Konzentrationsgradient über die Blut-Hirn-Schranke rasch ab. Um die für eine erfolgreiche Therapie erforderliche Akkumulation von L-DOPA im Gehirn zu erreichen, sind deshalb hohe orale Dosen (1–6 g) notwendig. Durch Kombination mit einem **Decarboxylasehemmer** läßt sich die Therapie mit L-DOPA erheblich verbessern (Abb. 4-3). Voraussetzung ist, daß solche Decarboxylasehemmer die Decarboxylierung von L-DOPA in der Peripherie möglichst stark hemmen und selbst nicht oder nur wenig die Blut-Hirn-Schranke passieren.

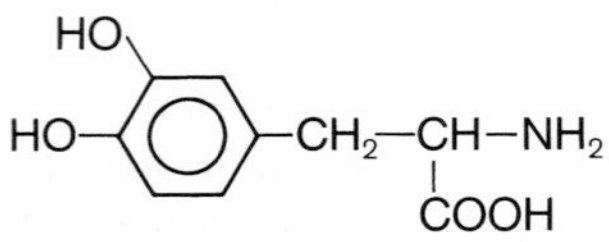

L-DOPA

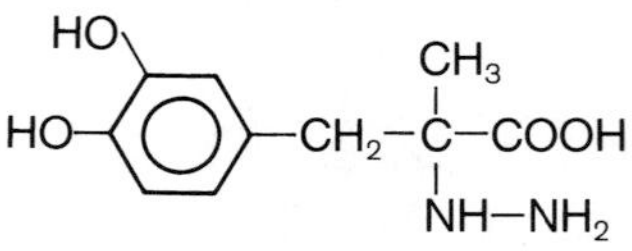

Carbidopa

Amantadin

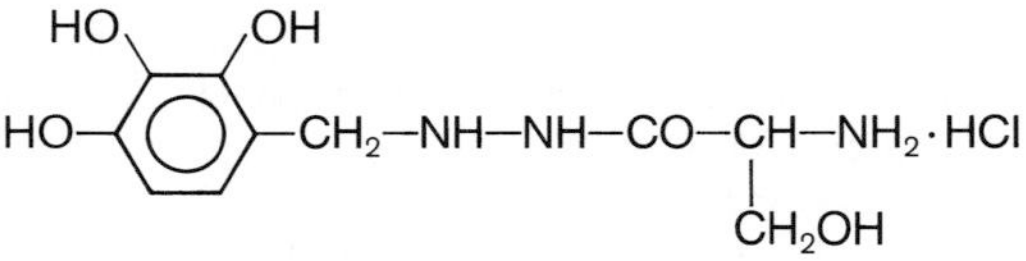

Benserazidhydrochlorid

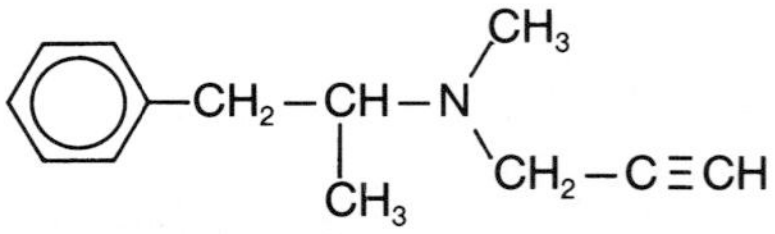

Selegilin

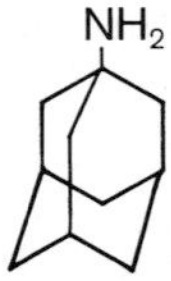

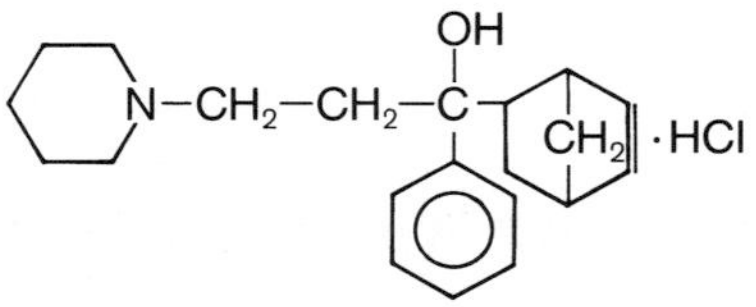

Biperidenhydrochlorid

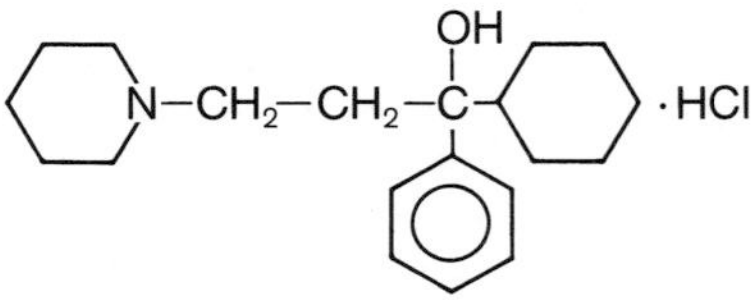

Trihexyphenidylhydrochlorid

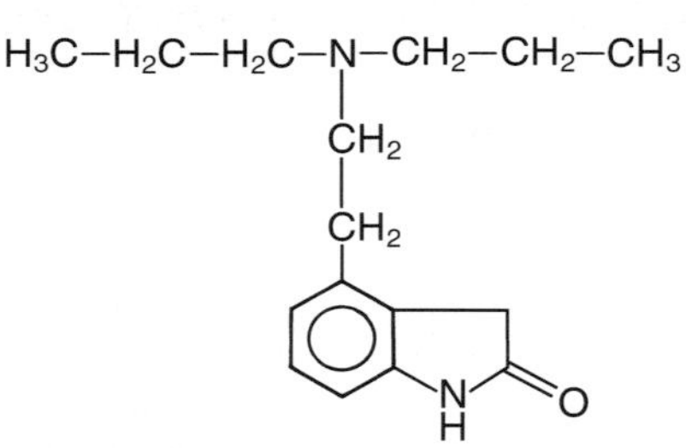

Ropinirol

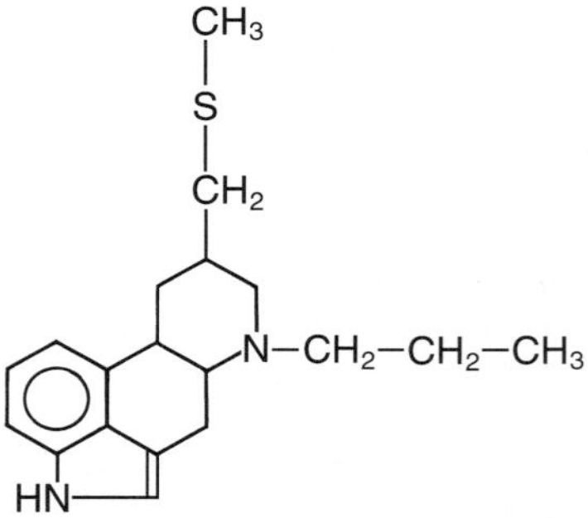

Pergolid

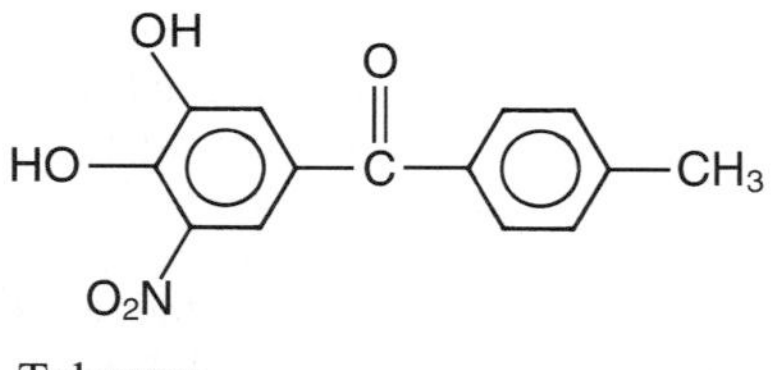

Tolcapon

**Abb. 4-2.** Strukturformeln von Antiparkinsonmitteln

Decarboxylasehemmer, die diese Bedingungen weitgehend erfüllen, sind *Benserazid* und *Carbidopa* (Abb. 4-2).

Die Kombination von L-DOPA mit einem Decarboxylasehemmer erlaubt, die Dosierung von L-DOPA zu senken, und reduziert jene Nebenwirkungen von L-DOPA, die auf dem in der Peripherie gebildeten Dopamin beruhen.

Rigor und Akinese sprechen rasch und meist sehr gut auf L-DOPA an. Der Tremor läßt sich schwieriger und erst nach längerer Therapie beeinflussen. Mit der **Reduktion der motorischen Symptome** und der damit verbundenen Erhöhung der körperlichen Beweglichkeit (Haltung, Gang, Gesichtsausdruck, Schluckvorgang, Sprache und Handschrift) bessern sich auch die **psychischen Veränderungen**. Die für die Parkinson-Krankheit charakteristische Bradyphrenie wird durch ein wiedererwachtes Interesse an Familie und Umwelt abgelöst.

Aus naheliegenden Gründen ist L-DOPA beim medikamentös ausgelösten Parkinsonismus (Reserpin: insuffiziente Speicherfähigkeit: Kap. 2, S. 95f.; Neuroleptika: blockierte Dopaminrezeptoren: Kap. 10, S. 216f.) wenig wirksam.

● **Unerwünschte Wirkungen:** Die unerwünschten Wirkungen von L-DOPA lassen sich unterteilen in solche, die
● auf das in der *Peripherie* gebildete Dopamin und solche, die
● auf das *zentral* gebildete Dopamin zurückgehen.

Erstere lassen sich durch gleichzeitige Gabe eines peripheren Decarboxylasehemmers deutlich reduzieren.

▷ Zur ersten Kategorie zählen Übelkeit und Brechreiz; sie werden durch eine von Dopamin hervorgerufene **Stimulation** des außerhalb der Blut-Hirn-Schranke liegenden **Brechzentrums** in der Medulla oblongata hervorgerufen und kommen bei 40–50% der mit L-DOPA allein behandelten Patienten vor.

▷ Außerdem besteht eine durch Dopamin hervorgerufene **Hemmung der Magenmotorik**.

▷ Die **kardiovaskulären Nebenwirkungen** sind komplexen Ursprungs:
● Durch Decarboxylierung in der Peripherie entstandenes Dopamin aktiviert *vaskuläre α-Adrenozeptoren* und verengt die Widerstandsgefäße, was tendenziell blutdrucksteigernd wirkt.
● Die gleichzeitige Stimulation von vasodilatierenden *β-Adrenozeptoren* und von ebenfalls dilatorischen *Dopaminrezeptoren* im Mesenterialgefäßgebiet und im renalen Gefäßbett hat den entgegengesetzten Effekt.
● Als dritte Komponente führt zentral gebildetes Dopamin wahrscheinlich, nach weiterer Umwandlung in Noradrenalin, zu einer Aktivierung von *α-Adrenozeptoren in der Medulla oblongata* und senkt – ähnlich wie α-Methyldopa oder Clonidin (Kap. 2, »Antisympathotonika«, S. 91 ff.) – über eine Verminderung des Sympathikotonus den Blutdruck.

Die Resultante aus den gegensätzlichen, z. T. peripheren, z. T. zentralen Mechanismen ist eine in 25–30% der Fälle vorkommende **arterielle Hypotonie mit orthostatischem Charakter**. Die Eigenschaft von Dopamin, kardiale β-Adrenozeptoren zu stimulieren, erklärt die Neigung zu Tachykardie und Arrhythmien unter der Behandlung mit L-DOPA.

▷ Tuberoinfundibuläre Dopaminneurone kontrollieren u. a. die Sekretion von Prolactin und Wachstumshormon. Unter alleiniger Therapie mit L-DOPA kommt es zu **Abnahme des Plasmaprolactins**.

Dieser Effekt hat für die Therapie der Parkinson-Krankheit aber keine wesentlichen Konsequenzen. Die zu erwartende Zunahme der Sekretion des Wachstumshormons wird eigentümlicherweise bei Parkinsonpatienten unter L-DOPA nicht beobachtet.

▷ Eine sehr häufige (75%) unerwünschte Wirkung von L-DOPA, die auf die zentrale Bildung von Dopamin zurückgeht, sind **unwillkürliche Bewegungen** (Dyskinesien) im Bereich
● der Kau- und Gesichtsmuskulatur
● der Arme
● der Beine
● des Rumpfes

Sie lassen sich mit einer **übermäßigen Stimulation striataler Dopaminrezeptoren** erklären.

▷ Nach längerer Therapie mit L-DOPA wird häufig der sogenannte »**On-off**«-**Effekt** beobachtet, wobei innerhalb eines Tages Perioden befriedigender Kontrolle der Parkinson-Symptome mit solchen der Akinese abrupt abwechseln. Dieses Phänomen wird mit raschen Fluktuationen der synaptischen Dopaminkonzentration erklärt. Dazu kommt es, weil unter dem fortschreitenden Verlust der striatalen dopaminergen Nervenendigungen deren spezifische »Pufferfunktion« als Synthese- und Speicherort für Dopamin verlorengeht. Dopamin kann dann nur noch in anderen Decarboxylase-enthaltenden Zellen aus L-DOPA gebildet werden (z. B. Glia- oder Endothelzellen).

▷ **Psychische Nebenwirkungen** (25%) wie Überaktivität, Verwirrtheit, Halluzinationen, Psychosen oder auch Depression limitieren die Dosierung von L-DOPA.

Nach jahrelanger Behandlung geht der therapeutische Effekt von L-DOPA häufig zurück. Das ist höchstwahrscheinlich auf die fortschreitende Degeneration der nigrostriatalen Dopaminneurone zurückzuführen.

▶ **Pharmakokinetik**

L-DOPA wird rasch und zu 70–80% über ein aktives Transportsystem für aromatische Aminosäuren aus dem Dünndarm resorbiert. Ein ähnliches Transportsystem sorgt auch für den Transport von L-DOPA durch die Blut-Hirn-Schranke. Die **Plasmahalbwertszeit** beträgt ungefähr 1 Stunde. Ein erheblicher Teil des L-DOPA wird durch die DOPA-Decarboxylase (Darmwand, Leber, Nieren) in der Peripherie zu Dopamin decarboxyliert, ungefähr 30% durch die Katechol-O-methyltransferase zu inaktivem 3-O-Methyl-DOPA methyliert. Die **Ausscheidung** erfolgt überwiegend in den Urin in Form von zahlreichen Metaboliten, darunter Homovanillinsäure und Dopamin.

## 152 Antiparkinsonmittel

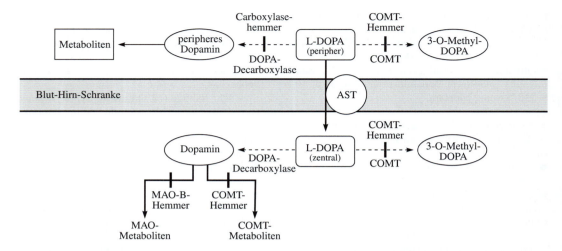

**Abb. 4-3.** Die Angriffspunkte von therapeutisch verwendeten Enzymhemmstoffen im Stoffwechsel von L-DOPA und Dopamin. Die Hemmstoffe der DOPA-Decarboxylase (Carbidopa, Benserazid) vermindern die Bildung von peripherem Dopamin. Unter den Hemmstoffen der Katechol-O-methyltransferase (COMT) finden sich solche, die nur peripher wirksam sind (Entacapon), wie auch solche, die die Blut-Hirn-Schranke durchdringen (Tolcapon). Sie erhöhen die Verfügbarkeit und verlängern die Halbwertszeit von L-DOPA und von Dopamin. Hemmstoffe der Monoaminoxidase B (MAO-B), z.B. Selegilin, wirken im ZNS und hemmen den Abbau von Dopamin. AST = Aminosäure-Transportprotein in der Blut-Hirn-Schranke.

Die **Decarboxylasehemmer** *Benserazid* und *Carbidopa* werden zu 60–70% aus dem Darm resorbiert. Ihre Plasmahalbwertszeit beträgt 2–3 Stunden (Abb. 4-3).

### ◆ Therapeutische Verwendung

Grundprinzip bei der Behandlung mit L-DOPA ist die **Verteilung der Tagesdosis** auf 2–3 (–4) Einzeldosen, um Spitzenwerte der Plasmaspiegel nach hohen Einzeldosen und damit stärkere Nebenwirkungen zu vermeiden.

Es soll mit niedrigen Dosen begonnen und die Dosierung allmählich gesteigert werden (Tab. 4-1). In Kombination mit einem Decarboxylasehemmer läßt sich die Tagesdosis von L-DOPA von 4–6 auf 0,3–0,8 g reduzieren.

● **Kontraindikationen, Interaktionen:**
▷ Die DOPA-Decarboxylase ist ein Pyridoxin-(Vitamin-$B_6$-)abhängiges Enzym. Verabreichung von **Pyridoxin**, z.B. in Form eines Vitaminpräparates, *reduziert* durch Steigerung der peripheren Decarboxylierung den therapeutischen Effekt von L-DOPA.
▷ **Neuroleptika** (Phenothiazine, Butyrophenone), die Dopaminrezeptoren blockieren, *schwächen* verständlicherweise die therapeutische Wirkung von L-DOPA ebenfalls erheblich ab.

▷ **Nichtselektive Monoaminoxidasehemmer** *verstärken* in nicht voraussagbarer Weise die Wirkung des aus L-DOPA sowohl peripher als auch zentral gebildeten Dopamins.

## Dopaminrezeptoragonisten

▶ **Pharmakodynamik**

Dopaminrezeptoragonisten (**Bromocriptin**, Abb. 2-32, **Pergolid** und **Ropinirol**, Abb. 4-2, und **Pramipexol**) stimulieren selektiv ein oder mehrere Subtypen der striatalen Dopaminrezeptoren und stellen daher eine Alternative bzw. Ergänzung zur Therapie mit L-DOPA dar.

Anders als L-DOPA sind diese Substanzen unabhängig von der metabolischen Kapazität der dopaminergen Nervenendigungen. Sie besitzen eine längere Wirkungsdauer als L-DOPA und können daher die »On-off«-Symptomatik mildern. Die meisten therapeutisch eingesetzten Agonisten besitzen eine hohe Affinität zu $D_2$-Rezeptoren. Es ist noch unklar, ob zusätzliche Aktivität an $D_1$- oder $D_3$-Rezeptoren therapeutische Vorteile bietet.

● **Bromocriptin** (Kap. 2, S. 113f.), der erste therapeutisch eingesetzte Vertreter dieser Substanzklasse, ist ein Derivat der Secalealkaloide. Bromocriptin wirkt als Agonist an $D_2$-Rezeptoren

**Tab. 4-1.** Dosierung einiger häufig gebrauchter Antiparkinsonmittel

| Freiname | Handelsname | Dosierung beim Erwachsenen mg/Tag | |
|---|---|---|---|
| | | Empfohlene Anfangsdosis | Richtdosis bei Dauertherapie |
| Levodopa (L-DOPA) | L-DOPA-ratiopharm®, Dopaflex® | 500–1000 | 1000–6000 (8000) |
| L-DOPA + Benserazid (4 + 1) | Madopar® 125 (100 mg + 25 mg) | 300–500* | 600–800* |
| L-DOPA + Carbidopa (10 + 1) | NACOM® (250 mg + 25 mg) | | |
| Ropinirol | Requip® | 0,75 (3 × 0,25) | 3–9 (3 × 1–3) |
| Pergolid | Parkotil® | 0,05 | 0,75–3 (3 × 0,25–1) |
| Pramipexol | Sifrol® | 0,375 | 1,5–4,5 (3 × 0,5–1,5) |
| Selegilin | Deprenyl®, Movergan® | 5–10 | 5–10 |
| Tolcapon | Tasmar® | 300 (3 × 100) | 300–600 (3 × 100–200) |
| Amantadin-HCl | Amantadin-ratiopharm®, Viregyt® | 100–200 (1–2 × 100) Bei Absetzen ausschleichen | 200–400 (500) |
| Amantadinsulfat | PK-Merz® | | 200–300 bis 500–(600) |
| Biperiden | Akineton® u. a. | 2 (2 × 1) | 6 (10) (3 × 2) |
| Trihexyphenidyl (HCl) | Artane® u. a. | 2 (2 × 1) | 6–10 (20) (3 × 2–4) |

\* bezogen auf L-DOPA

und wird vor allem wegen seiner hemmenden Wirkung auf die Prolactinfreisetzung bei verschiedenen Indikationen (z.B. Beendigung der Laktation, Galaktorrhö, Prolactin-sezernierenden Tumoren der Hypophyse) eingesetzt. In höherer Dosierung (20–40 mg/Tag) wird auch die Symptomatik der Parkinson-Krankheit gebessert.

- **Pergolid**, ein Agonist an $D_1$- und $D_2$-Rezeptoren, ist strukturverwandt mit Bromocriptin, erfordert aber eine deutlich geringere Dosierung.
- **Ropinirol und Pramipexol**, Antagonisten an $D_2$-/$D_3$-Rezeptoren, besitzen nicht mehr das intakte Lysergsäuregerüst, das die Secalealkaloide kennzeichnet, die Verwandschaft ist aber trotzdem noch erkennbar.

Weitere Dopaminrezeptoragonisten mit z.T. etwas verändertem Selektivitätsprofil und unterschiedlicher Pharmakokinetik (z.B. **Cabergolin**[1]) sind bereits in einigen Ländern zugelassen. Cabergolin zeichnet sich durch eine besonders lange Halbwertszeit aus (∼65 Std.), was in der Therapie ein wesentlicher Vorteil sein könnte.

- **Unerwünschte Wirkungen:**
- Nausea
- evtl. Erbrechen
- orthostatische Hypotonie
- Dyskinesien
- Verwirrtheit
- Halluzinationen
- Schläfrigkeit

Hypotone Kreislaufregulationsstörungen werden unter Ropinirol anscheinend seltener beobachtet als unter Bromocriptin und Pergolid.

◆ **Therapeutische Verwendung**

Dopaminrezeptoragonisten werden in der Anfangsphase der Parkinson-Krankheit oft als Monotherapie eingesetzt, die Ansprechrate scheint aber etwas geringer zu sein als mit L-DOPA. Nach den bisherigen Erfahrungen erlaubt eine initiale Monotherapie mit Agonisten häufig, den Einsatz des stärker wirksamen L-DOPA auf einen späteren Zeitpunkt zu verschieben und damit die Entwicklung von Dyskinesien unter L-DOPA zu verzögern.

In Kombination mit L-DOPA/Carbidopa eingesetzt, können diese Substanzen oft die »On-off«-Symptomatik abschwächen. Sie erlauben außerdem meist eine Reduktion der Erhaltungsdosis von L-DOPA.

---

[1] CABASERIL®, Dostinex®

## Selegilin

Selegilin (Abb. 4-2) **hemmt** in einem gewissen Dosisbereich (5–10 mg) **selektiv die Monoaminoxidase B** (MAO-B) ohne die unerwünschte Wirkung eines krisenhaften Blutdruckanstiegs nach Verzehr tyraminhaltiger Nahrungs- und Genußmittel (Kap. 2, S. 69).

In Kombination mit L-DOPA und peripher wirksamen Decarboxylasehemmern kann das gut verträgliche Selegilin die Therapie der Parkinson-Krankheit verbessern.
▷ So läßt sich unter Selegilin die Dosis von L-DOPA reduzieren.
▷ Die Progression der Parkinson-Krankheit läßt sich unter Selegilin anscheinend etwas verlangsamen. Dieser Effekt wird einer neuroprotektiven Wirkung dieser Substanz zugeschrieben.

Diese Effekte sind mit einem verzögerten Abbau des aus L-DOPA gebildeten Dopamins im Corpus striatum zu erklären. Dopamin wird nämlich bevorzugt über die MAO-B desaminiert.

Selegilin ist ein *irreversibler* Hemmstoff der MAO-B. Somit hängt das **Abklingen** seiner **Wirkung** von der **Neusynthese des Enzyms** ab.

Für die **Therapie** sollte eine möglichst vollständige Hemmung der MAO-B angestrebt werden. Messung der Enzymaktivität in den Thrombozyten, die ausschließlich MAO-B enthalten, geben dafür einen besseren Aufschluß als Bestimmungen des Plasmaspiegels von Selegilin. Aus solchen Untersuchungen haben sich 10 mg oral 1 × pro Tag als **Richtdosis** für Selegilin ergeben.

## Hemmstoffe der Katechol-O-methyltransferase (COMT)

Als Vertreter dieser neuen Substanzklasse sind bisher in der Therapie vor allem **Tolcapon** und **Entacapon** (Comtess®) erprobt worden. Beide sind oral wirksame, reversible Hemmer der COMT (Kap. 2, S. 67 f.). Die Wirkung von Entacapon beschränkt sich auf die Peripherie, während Tolcapon sowohl peripher wie zentral wirkt und auch den stärkeren Hemmeffekt besitzt (Abb. 4-3). Allein gegeben hat Tolcapon praktisch keine Wirkung auf die Symptome der Parkinson-Krankheit. Man muß deshalb annehmen, daß die COMT-Hemmung im ZNS nicht wesentlich zum therapeutischen Effekt beiträgt.

COMT-Hemmer bewirken eine Verlängerung der Plasmahalbwertszeit und damit auch der Wirkungsdauer und der zentralen Verfügbarkeit von L-DOPA ohne die maximale Plasmakonzentration nach einer Einzeldosis zu erhöhen.

Sie unterscheiden sich damit wesentlich von den schon erwähnten Decarboxylasehemmstoffen, die zwar die Bioverfügbarkeit von L-DOPA erhöhen, die Halbwertszeit aber im wesentlichen unverändert lassen.

● **Unerwünschte Wirkungen:** Die wichtigsten **Nebenwirkungen** erklären sich aus der verstärkten dopaminergen Stimulation. Es werden Dyskinesien, Übelkeit, Durchfall, Schlafstörungen und orthostatische Hypotonie beobachtet.

◆ **Therapeutische Verwendung**

In der **Therapie** wird Tolcapon nur in Kombination mit L-DOPA/Carbidopa eingesetzt. In vielen Fällen läßt sich die »On-off«-Symptomatik deutlich bessern und häufig auch die L-DOPA-Dosierung vermindern. Die Substanz muß in Dosen von 100–200 mg (3 × tägl.) verabreicht werden. Wegen der noch begrenzten Erfahrungen mit diesem interessanten therapeutischen Prinzip, läßt sich der Wert einer Dauertherapie mit COMT-Hemmern im Vergleich zu den etablierten Verfahren noch nicht sicher abschätzen. Ende 1998 wurde die Zulassung von Tolcapon (Tasmar®) in den Ländern der EU wegen der Gefahr schwerer Leberschäden (Todesfälle nach fulminanter Hepatitis) vorläufig suspendiert. Tolcapon ist eines der ersten Medikamente mit Zulassung durch die zentrale europäische Arzneimittelbehörde.

## Amantadin

Das ursprünglich als Virustatikum (Kap. 20, S. 667) entwickelte Amantadin (Abb. 4-2) **unterdrückt** die **drei Kardinalsymptome** der **Parkinson-Krankheit**. Allerdings kann die Substanz nach wenigen Behandlungswochen einen Teil ihrer Wirksamkeit einbüßen. Nach bisheriger Auffassung steigert Amantadin die Verfügbarkeit von Dopamin im synaptischen Spalt. Neuere Untersuchungen machen wahrscheinlich, daß Amantadin den **NMDA-Rezeptor blockiert**. Die Acetylcholinneurone des Corpus striatum (Abb. 4-1) besitzen NMDA-Rezeptoren und würden folglich unter Amantadin durch exzitatorische Einflüsse aus dem Kortex nur noch in reduziertem Ausmaß zur Freisetzung von Acetylcholin angeregt.

Bei Kombination mit Amantadin kann die Dosierung von L-DOPA häufig reduziert werden. Die Nebenwirkungen von Amantadin entsprechen weitgehend denjenigen der Dopaminrezeptoragonisten (S. 152 f.). In der Therapie der Parkinson-Krankheit wird die Substanz heute nur noch selten verwendet.

# Anticholinergika

Bei der Behandlung mit Anticholinergika wird angestrebt, durch die Blockade striataler Muscarinrezeptoren das cholinerge Übergewicht nach Verlust von Dopaminneuronen auszugleichen.

Diese Art der Therapie ist älter als die geschilderte Substitutionstherapie mit L-DOPA und Dopaminagonisten und hat in den letzten Jahren wesentlich an Bedeutung verloren. Im Bemühen, die lästigen, auf einer Blockade peripherer Muscarinrezeptoren beruhenden **Nebenwirkungen** von Atropin (Hemmung der Speichelsekretion und Mundtrockenheit, Akkommodationslähmung, Herzklopfen, Obstipation, Harnverhaltung) zu **beseitigen**, wurde nach Präparaten gesucht, die besonders gut in das Gehirn penetrieren und vorwiegend die zentralnervösen Muscarinrezeptoren blockieren. Obwohl eine vollständige Dissoziation der Wirkung auf zentrale und periphere Muscarinrezeptoren nicht erreicht werden konnte, zeigen Präparate wie *Biperiden* und *Trihexyphenidyl* (Abb. 4-2) Vorteile gegenüber Atropin.

- **Unerwünschte Wirkungen:** Neben den peripheren anticholinergen Nebenwirkungen, die oft eine für die Behandlung der Parkinsonsymptomatik ausreichende Dosierung nicht zulassen, werden als **zentrale Nebenerscheinungen** Verwirrtheit, Delirium, Somnolenz und Halluzinationen beobachtet.

◆ **Therapeutische Verwendung**

Anticholinergika werden manchmal zur Behandlung leichter Parkinsonfälle oder zu Beginn einer Behandlung eingesetzt, ferner bei Patienten, die auf L-DOPA nicht ansprechen oder wegen zu starker Nebenwirkungen damit nicht behandelt werden können. Bei Patienten mit ausgeprägter Sialorrhö wird die Speichelsekretion gehemmt. Anticholinergika sind die *Mittel der Wahl* beim **medikamentös ausgelösten Parkinsonismus** (Reserpin, Neuroleptika). Schließlich eignen sich Anticholinergika zur Kombination mit L-DOPA, um möglichst weitgehende Linderung der Symptomatik bei gleichzeitiger Reduktion der Nebenwirkungen zu erreichen.

- **Dosierung:** Wie bei der Behandlung mit L-DOPA ist eine Verteilung der Tagesdosen auf mehrere Einzeldosen und ein Beginn mit einer niedrigen Anfangsdosis wichtig (Tab. 4-1), um das Ausmaß der unerwünschten Wirkungen gering zu halten.

- **Kontraindikationen, Interaktionen:** Kap. 2, »Parasympatholytika« (S. 59 ff.)

# Ausblick

Die medikamentöse Therapie der Parkinson-Krankheit mit *L-DOPA* stellt nach wie vor die wichtigste Behandlungsmöglichkeit dar. Allerdings wird dadurch das Fortschreiten der Grundkrankheit nicht aufgehalten. Darüber hinaus ist die Wirksamkeit begrenzt und mit den bekannten Spätfolgen (Nachlassen der Wirksamkeit, Dyskinesien) belastet. Die Suche nach **alternativen Therapieverfahren** hat in letzter Zeit erste Erfolge erzielt. Klinisch eingesetzt wird seit einiger Zeit das Verfahren der Stimulation des Nucleus subthalamicus über implantierte Elektroden durch ein Herzschrittmacher-ähnliches Reizgerät. Erste klinische Versuche mit der Implantation verkapselter rekombinanter Zellen, die den Nervenwachstumsfaktor GDNF (»glia-derived neurotrophic factor«) sezernieren, haben begonnen. Noch im Anfangsstadium sind Versuche bei denen die genetische Information für GDNF mit Hilfe eines viralen Vektors lokal injiziert wird. Im Experiment ist GDNF in der Lage, die neuronale Degeneration markant zu hemmen. Die Identifizierung eines Transkriptionsfaktors (Nurr1), der in neuronalen Zellen des ZNS offenbar die Entwicklung und Differenzierung dopaminerger Zellen steuert, verspricht in naher Zukunft wichtige Fortschritte bei Aufklärung der Genese der Parkinson-Krankheit.

**Literatur**

Albanese A. Emerging treatments in Parkinson's disease. Eur Neurol 1997; 38: 175–83.

Fischer P-A. (Hrsg.). Parkinsonkrankheit. Stuttgart, New York: Schattauer 1993.

Hagan JJ, Middlemiss DN, Sharpe PC, Poste GH. Parkinson's disease: Prospects for improved drug therapy. Trends Parmacol Sci 1997; 18: 156–63.

Kuhn W, Müller T. Therapie der Parkinson Krankheit (I und II). Fortschr Neurol Psychiatr 1997; 65: 361–85.

Lang AE, Lozano AM. Parkinson's disease. New Engl J Med 1998; 339: 1044–53 (part I) u. 1130–43 (part II).

Quinn NP. Anti-parkinsonian drugs today. Drugs 1984; 28: 236–62.

Stern GM (ed). Parkinson's Disease. London: Chapman and Hall 1990.

# 5 Antikonvulsiva

H.-H. Frey

| | |
|---|---|
| Allgemeine Stoffeigenschaften und Wirkungsmechanismus .......... 156 | Ethosuximid .......... 162 |
| | Oxazolidindionderivate .......... 162 |
| Besonderheiten der einzelnen Antikonvulsiva .......... 158 | Benzodiazepinderivate .......... 162 |
| | Ältere Antiepileptika .......... 162 |
| Hydantoine .......... 158 | Bromide und Sultiam .......... 162 |
| Phenobarbital .......... 158 | Neuere Antiepileptika .......... 163 |
| Primidon .......... 160 | Vigabatrin .......... 163 |
| Dibenzazepincarboxamidderivate .......... 160 | Lamotrigin .......... 164 |
| Carbamazepin .......... 160 | Gabapentin .......... 164 |
| Oxcarbazepin .......... 161 | Felbamat .......... 165 |
| Valproinsäure .......... 161 | Tiagabin .......... 165 |
| | Topiramat .......... 166 |

## Allgemeine Stoffeigenschaften und Wirkungsmechanismus

Als **Antikonvulsiva** (auch *Antiepileptika*) bezeichnet man Arzneimittel, die zur Behandlung der verschiedenen Erscheinungsformen von Epilepsie geeignet sind.

Als **Epilepsie** werden zerebrale Anfallsleiden definiert, die im EEG mit hypersynchronen Entladungen einhergehen. Etwa 0,5–0,6 % der Gesamtbevölkerung leiden an den verschiedenen Formen der Epilepsie.

Nach dem Erscheinungsbild unterscheidet man zwischen

- **generalisierten Anfällen**, die sich als große Anfälle *(Grand mal)* mit tonisch-klonischen Krämpfen oder als kleine Anfälle *(Petit mal)* – Absencen, Myoklonien oder astatische Anfälle – äußern können, und
- **fokalen (partiellen) Anfällen,** zu denen die *Jackson-Anfälle* und auch die *psychomotorischen Anfälle* gehören. Die verschiedenen Anfallstypen unterscheiden sich in ihrer Ansprechbarkeit auf Arzneimittel (Tab. 5-1).

Die Behandlung der Epilepsien muß über Jahre, unter Umständen lebenslang durchgeführt werden. Damit ergeben sich **Forderungen**, die von guten Antikonvulsiva erfüllt werden sollten:

- eine gute Verträglichkeit auch bei Langzeitbehandlung
- eine relativ lange Wirkungsdauer (Halbwertszeit), um die Aufrechterhaltung gleichmäßiger Blut- und Gewebskonzentrationen zu ermöglichen
- Fehlen von Nebenwirkungen, besonders sedativen Effekten

Eine vierte – bislang kaum erfüllte – Forderung ist die Wirksamkeit gegen alle Formen epileptischer Anfälle.

**Tab. 5-1.** Indikationsstellung der Antikonvulsiva

| Arzneimittel | Grand mal | Absencen, Myoklonien | Fokale Anfälle |
|---|---|---|---|
| Phenytoin | ++ | – | + |
| Phenobarbital | ++ | – | + |
| Primidon | ++ | – | + |
| Carbamazepin | ++ | – | ++ |
| Succinimide | – | ++ | – |
| Valproinsäure | ++ | ++ | ++ |
| Benzodiazepine | (+)[1] | + | (+) |

++ gut wirksam
+ wirksam
(+) seltener angewendet
– unwirksam
[1] Status epilepticus

**Tab. 5-2.** Wirksame Dosen von Antikonvulsiva gegen den maximalen Elektrokrampf und gegen durch Pentetrazol ausgelöste Krämpfe bei der Maus

|  | $ED_{50}$ in mg/kg oral | |
|---|---|---|
|  | Maximaler Elektrokrampf | Pentetrazol-krampf |
| Phenytoin | 7–10 | unwirksam |
| Phenobarbital | 10–15 | 20–25 |
| Primidon | 15–20 | 75 |
| Carbamazepin | 15–20 | unwirksam |
| Ethosuximid | unwirksam | 200–300 |
| Valproinsäure | 500 | 400 |
| Diazepam | 3–12 | 0,5–1,0 |
| Clonazepam | 8 | 0,05–0,2 |

> **Antikonvulsiva heilen nicht,** sie können aber zu einer weitgehenden oder völligen Aufhebung der klinischen Symptomatik führen und dem Patienten damit ein normales Leben innerhalb der Gesellschaft ermöglichen.

Der **Wirkungsmechanismus** ist bislang nicht endgültig geklärt. Antikonvulsiva scheinen weniger einen spezifischen Effekt auf erkrankte Neurone zu haben als vielmehr die *Ausbreitung der Erregung von epileptischen Foki zu hemmen* und damit den Anfall zu verhindern.

▷ Für einige Stoffe der Gruppe hat sich eine **Verstärkung der Wirkung** des inhibitorischen Transmitters γ-Aminobuttersäure (GABA) nachweisen lassen *(Benzodiazepine, Valproinsäure).* Im Experiment begünstigt eine Senkung der Konzentration von GABA, aber auch von Katecholaminen oder 5-Hydroxytryptamin im Gehirn das Auftreten von Krämpfen. Ein Einfluß therapeutischer Dosen von Antikonvulsiva auf monoaminerge Mechanismen, der die therapeutische Wirkung erklären könnte, hat sich aber nicht überzeugend nachweisen lassen.

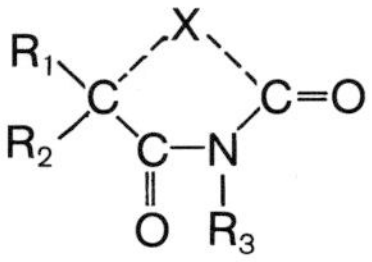

**Abb. 5-1.** Chemische Grundstruktur der älteren Antikonvulsiva

X = –CO–NH– Barbiturate
–NH– Hydantoine
–O– Oxazolidindione
–CH₂– Succinimide
H₂N– Acetylharnstoffe (obsolet)

▷ Stoffe mit **GABAergem Wirkungsmechanismus** (Hemmstoffe der GABA-Transaminase) haben die klinische Erprobung teilweise erfolgreich durchlaufen, und ein Stoff der Reihe *(Vigabatrin)* ist inzwischen zugelassen worden. Einen anderen potentiellen Weg zur Behandlung der Epilepsien stellen **Antagonisten exzitatorischer Aminosäuren** *(Glutamat* und *Aspartat)* dar. Eine Reihe kompetitiver und nichtkompetitiver Antagonisten am N-Methyl-D-aspartat-(NMDA-)Rezeptor befanden sich in der Entwicklung und Erprobung, diese ist aber wegen erheblicher Nebenwirkungen der Stoffe eingestellt worden.

▷ Einige Antikonvulsiva wirken durch **Hemmung von spannungsabhängigen Na$^+$-Kanälen,** die sie in der inaktivierten Form festhalten, und damit bei hochfrequentem Reizeinfall repetitive Entladungen und die posttetanische Potenzierung verhindern *(Phenytoin, Carbamazepin* u. a.). Wegen der Frequenzabhängigkeit bezeichnet man diese Wirkung als »use-dependent«.

▷ Für gegen Absencen wirksame Stoffe ist zum Teil *(Ethosuximid* und *Oxazolidindione)* eine **Reduktion der Leitfähigkeit der Ca$^{2+}$-Kanäle vom T-Typ** als wahrscheinlicher Wirkungsmechanismus festgestellt worden.

▷ Neuere Untersuchungen haben gezeigt, daß viele Antikonvulsiva neben dem für sie als typisch angesehenen Wirkungsmechanismus noch unterschiedlich ausgeprägte »sekundäre« Wirkungsmechanismen, wie z. B. die **Hemmung glutamaterger Erregungen,** haben. Deshalb neigt man heute zu der Annahme, daß diese Pluralität von Mechanismen letztlich für die klinische Wirkung verantwortlich ist.

Die **pharmakologische Auswertung** von Antikonvulsiva erfolgt an Ratten und Mäusen
● mit Hilfe des **maximalen Elektrokrampftestes** als Modell für die *Grand-mal-Epilepsie* und
● mit durch s. c. **Injektion von Pentetrazol** ausgelösten Krämpfen als Modell für die *Petit-mal-Epilepsie.*

Tab. 5-2 zeigt die in diesen Tests bei der Maus wirksamen Dosen ($ED_{50}$). Daneben gibt es *Tiermodelle,* die einen hohen *prädiktiven Wert für bestimmte Formen der Epilepsie* haben, z. B.
● elektrisches Kindling für fokale Epilepsien mit sekundärer Generalisation und
● spontane, nichtkonvulsive EEG-Entladungen bei Ratten für Absencen.

In der weiteren präklinischen Entwicklung von potentiell antiepileptisch wirksamen Substanzen können diese Modelle eingesetzt werden.

Den klassischen Antikonvulsiva vom Typ der
● Hydantoine,
● Barbiturate,

- Oxazolidindione,
- Succinimide und
- Acetylharnstoffe

kommt eine **gemeinsame chemische Grundstruktur** zu (Abb. 5-1).

Neuere antikonvulsiv wirksame Medikamente zeigen eine **abweichende chemische Struktur:**
- Carbamazepin
- Benzodiazepine
- Valproinsäure
- Vigabatrin
- Lamotrigin
- Gabapentin
- Felbamat
- Tiagabin
- Topiramat

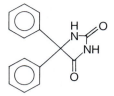

Abb. 5-2. Strukturformel von Phenytoin

# Besonderheiten der einzelnen Antikonvulsiva

## Hydantoine

▶ **Pharmakodynamik**

Wichtigster Vertreter ist **Phenytoin** *(Diphenylhydantoin)* (Formel Abb. 5-2). Phenytoin **wirkt** bei
- Grand mal und
- fokalen Epilepsien,

aber *nicht* bei Absencen und Myoklonien.

Die Wirkung beruht auf einer **Membranstabilisierung** als Folge einer Blockade von $Na^+$-Kanälen und damit einer Unterdrückung repetitiver Entladungen bzw. der posttetanischen Potenzierung. Über einen $Ca^{2+}$-antagonistischen Effekt etwas höherer Konzentrationen wird die Transmitterfreisetzung gehemmt.

● **Unerwünschte Wirkungen:** Bei akuter Überdosierung:
- Nystagmus
- Ataxie
- Doppelbilder
- Sedation

Nach *längerer Behandlungsdauer:*
- Zahnfleischhyperplasie
- Osteomalazie (Induktion des Vitamin-D-Stoffwechsels)
- megaloblastische Anämie (Eingriff in Folsäurestoffwechsel)
- Hypertrichose
- selten Leukopenie, Agranulozytose, aplastische Anämie (Blutbildkontrolle!)

▶ **Pharmakokinetik**

Siehe Tab. 5-3: Phenytoin wird nach oraler Gabe zu 70–90% resorbiert, **maximale Plasmakonzentrationen** werden aber oft erst nach 3–12 Std. erreicht. Der Stoff verteilt sich im Gesamtkörperwasser. Die **Elimination** erfolgt hauptsächlich über die *Nieren*, und zwar in erster Linie in Form des **Metaboliten** *5-p-Hydroxyphenyl-5-phenylhydantoin*, der antikonvulsiv nicht mehr wirksam ist. Die Hydroxylierungskapazität der *Leber* kann bereits im therapeutischen Dosierungsbereich gesättigt werden, daraus resultiert die sog. **»Sättigungskinetik«**, d.h., von einem bestimmten Punkt an bewirken Dosiserhöhungen überproportionale Zunahmen der Plasmakonzentration mit der Gefahr toxischer Nebenwirkungen.

● **Interaktionen:** Zusammen mit anderen Antikonvulsiva kann es zu einer Beschleunigung *(Phenobarbital, Carbamazepin)* oder Verzögerung *(Valproinsäure)* des Metabolismus kommen. Eine **Hemmung des Metabolismus** ist ebenfalls bekannt bei Kombination mit:
- Tuberkulostatika
- Disulfiram
- Chloramphenicol
- Sulfonamiden
- Dicoumarolderivaten
- Phenylbutazon u. a.

Eine Kontrolle der Plasmakonzentration ist dann erforderlich.

## Phenobarbital

▶ **Pharmakodynamik**

Phenobarbital (Phenylethylbarbitursäure) ist das einzige in Deutschland als Antiepileptikum eingesetzte Barbitursäurederivat.

*Mephobarbital* (N-Methylphenobarbital) ist früher ebenfalls verwendet worden, es wird aber im Organismus schnell und quantitativ zu Phenobarbital demethyliert und bietet deshalb diesem gegenüber keinen Vorteil.

Tab. 5-3. Pharmakokinetische Parameter gebräuchlicher Antikonvulsiva

| Freiname | Handelsname | Bio-verfüg-barkeit | Max. Plas-makon-zentration | Protein-bindung | Elimina-tionshalb-wertszeit | Therap. Bereich (µg/ml) | Tages-dosis (mg/kg) |
|---|---|---|---|---|---|---|---|
| Phenytoin | Phenhydan®, Zentropil® u. a. | 70–90% | 3–12 h | 88–93% | 15–24 h[1] | 10–25 | 5–6 Kinder 10–12 |
| Phenobarbital | Luminal® u. a. | > 80% | 6–18 h | 50–60% | 72–96 h | 15–30 | 2–3 |
| Primidon | Liskantin® u. a. | ~ 90% | 2–4 h | 25% | 3–12 h | 15–30[2] | 10–20 |
| 15–30% umgewandelt zu Phenobarbital, kumuliert langsam PEMA (schwach wirksam) | | | | < 10% | 15–25 h | | |
| Carbamazepin | Tegretal® u. a. | 60–85% | 8–12 h | 72–76% | 24–48 h[3] | 4–10 | 10–20 |
| Epoxid (etwa gleich wirksam)[4] | | | | 40–50% | 5–14 h | | |
| Valproinsäure | Ergenyl® u. a. | 70–100% | 1–4 h | 85–95% | 8–15 h | 50–100[5] | 15–30 |
| Ethosuximid | Petnidan® u. a. | 100% | 1–7 h | < 10% | 16–68 h | 40–100 | 20 |
| Diazepam[6] | Valium® u. a. | 75–100% | 1–1,5 h | 95–98% | 24–48 h | 0,5–0,7 (Stat. epi-lepticus) | 0,1–0,35 i.v. |
| Clonazepam | Rivotril® | 80–100% | 1–2 h | 80% | 22–33 h | 0,015–0,07 | 0,1–0,3 |
| Clobazam[6] N-Desmethylclobazam | Frisium® | 85–90% | 1–4 h | 85% | 18 h 36–46 h | 0,1–1,4 | 0,3–1,0 |

[1] Sättigungskinetik!
[2] Phenobarbital trägt im »steady state« den überwiegenden Teil der Gesamtwirkung.
[3] Bei Dauerbehandlung Abnahme um 50% durch Enzyminduktion.
[4] Das Epoxid erreicht beim Patienten etwa 10% der Carbamazepinkonzentration.
[5] Keine eindeutige Beziehung zwischen Konzentration und klinischer Wirkung.
[6] Aktive Metaboliten sind an der Wirkung beteiligt.

Phenobarbital ist **wirksam gegen**
- generalisierte tonisch-klonische Anfälle (Grand mal) und
- gegen fokale kortikale Anfälle.

Der Abstand zwischen krampfhemmend und sedativ-hypnotisch wirksamen Dosen ist bei Phenobarbital größer als bei anderen Barbituraten. Es **hebt die Krampfschwelle** und begrenzt auf diese Weise die Ausbreitung der Krampfaktivität. Ob eine Verstärkung der GABAergen Inhibition durch Phenobarbital bei therapeutischen Konzentrationen die tragende Rolle spielt, ist fraglich, daneben ist auch eine Hemmung spannungsabhängiger $Na^+$-Kanäle nachgewiesen.

- **Unerwünschte Wirkungen:** Sie sind in erster Linie durch die **sedativ-hypnotische** Wirkung des Barbiturates bedingt. Sie treten am stärksten zu Beginn der Therapie auf, dann entwickelt sich schnell eine **Toleranz** gegen diese Wirkung, so daß sich meist trotz hoher Plasmakonzentrationen keine sedative Beeinflussung erkennen läßt. Seltene Nebenwirkungen sind Hypoprothrombinämie, megaloblastische Anämie und Osteomalazie. Eine natürliche oder krankheitsbedingte Verlangsamung kann verstärkt werden.

▶ **Pharmakokinetik**

Siehe Tab. 5-3: Aus dem Magen-Darm-Kanal wird Phenobarbital zu mehr als 80% resorbiert, **maximale Plasmakonzentrationen** werden aber erst nach 6–18 Std. erreicht. Die Verteilung erfolgt im Gesamtkörperwasser. Phenobarbital wird über die *Nieren* **eliminiert**, und zwar zu 10–30% unverändert, der Rest nach Oxidation zu *5-p*-Hydroxyphenyl-5-ethylbarbitursäure, die weder antikonvulsiv noch sedativ wirksam ist. Die sehr *lange Eliminationshalbwertszeit* (3–4 Tage) bedingt eine Kumulation, ermöglicht aber auch, mit relativ geringen täglichen Erhaltungsdosen therapeutisch wirksame Konzentrationen aufrechtzuerhalten.

- **Interaktionen:** Phenobarbital *induziert mischfunktionelle Hydroxylasen* in den Lebermikrosomen und kann deshalb den oxidativen Abbau anderer Pharmaka potentiell beschleunigen bzw. deren Wirkung beeinträchtigen (Kap. 1, S. 41, und Kap. 9, S. 212). *Valproinsäure* hemmt die Metabolisierung von Phenobarbital und führt bei gleichzeitiger Gabe deshalb zu erhöhten Phenobarbitalkonzentrationen im Organismus.

# Primidon

▶ **Pharmakodynamik und Pharmakokinetik**

Siehe auch Tab. 5-3: Primidon ist *2-Desoxyphenobarbital* (Abb. 5-3), sein antiepileptisches **Wirkungsspektrum** deckt sich mit dem von Phenobarbital.

Primidon wird im Organismus zu 15–30% zu *Phenobarbital* oxidiert, ein größerer Anteil wird unter Ringspaltung zu *Phenylethylmalonsäurediamid* (PEMA), welches nur eine sehr schwache antikonvulsive Wirkung hat, umgewandelt. Beide **Metaboliten** kumulieren wegen ihrer längeren Halbwertszeit. Unverändertes Primidon ist antikonvulsiv etwa in der gleichen Größenordnung wirksam wie Phenobarbital, erreicht aber aufgrund seiner raschen Elimination nur geringe Konzentrationen im Organismus.

> Der Hauptteil der Primidonwirkung wird deshalb von Phenobarbital getragen, und die Frage, ob Primidon gegenüber Phenobarbital Vorteile bietet, wird diskutiert.

Aus dem Magen-Darm-Kanal wird Primidon rasch und ziemlich vollständig **resorbiert**.

● **Unerwünschte Wirkungen:** Besonders bei zu rascher Dosiserhöhung zu Beginn der Behandlung treten Übelkeit, Erbrechen und Ataxie auf. Soweit unter der chronischen Behandlung sedative Nebenwirkungen auftreten, sind diese auf den Metaboliten *Phenobarbital* zurückzuführen. Auch die sonstigen Nebenwirkungen entsprechen denen von Phenobarbital.

● **Interaktionen:** Bezüglich der Interaktionen mit anderen Pharmaka ist Primidon ähnlich wie Phenobarbital zu beurteilen.

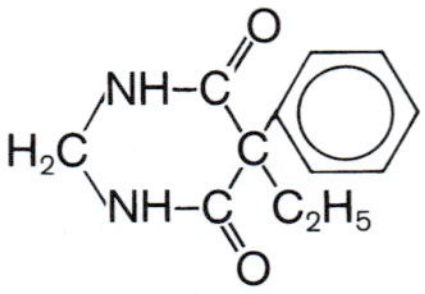

**Abb. 5-3.** Strukturformel von Primidon

# Dibenzazepincarboxamidderivate

## Carbamazepin
▶ **Pharmakodynamik**

Carbamazepin (Abb. 5-4) weist eine chemische Verwandtschaft zu den trizyklischen Antidepressiva auf. Es ist **indiziert** bei:
- Grand-mal-Epilepsie
- psychomotorischen Anfällen
- Außerdem wird es zur Behandlung der idiopathischen Trigeminusneuralgie eingesetzt.

Carbamazepin **unterdrückt** wie Phenytoin **repetitive Entladungen** über eine Blockade von $Na^+$-Kanälen und hemmt die synaptische Überleitung sowie die posttetanische Potenzierung. Nach tierexperimentellen Untersuchungen erhöht Carbamazepin im Gegensatz zu Phenytoin bei therapeutischen Plasmakonzentrationen den Dopamingehalt in Striatum und Hippocampus sowie den 5-HT-Gehalt im Hippocampus, ein Effekt, der möglicherweise zum Wirkungsmechanismus beiträgt.

● **Unerwünschte Wirkungen:**
- Schwindel
- Nystagmus
- Doppelbilder
- Übelkeit
- Erbrechen
- Benommenheit
- allergische Reaktionen
- selten Knochenmarksdepression (Blutbildkontrolle!) und Lupus erythematodes
- Wasserretention (antidiuretischer Effekt)

▶ **Pharmakokinetik**

Siehe auch Tab. 5-3: Nach oraler Gabe wird Carbamazepin zu 60–85% resorbiert, **maximale Plasmakonzentrationen** werden aber oft erst 8–12 Std. nach der Einnahme erreicht. Der **Metabolit** *Carbamazepin-10,11-epoxid* ist im Tierversuch etwa gleich stark wirksam wie Carbamazepin, seine Konzentrationen liegen aber in der Mehrzahl der Fälle nur bei etwa 10–20% derjenigen der Muttersubstanz.

> Carbamazepin **induziert seine metabolische Entgiftung** sehr stark: Die Eliminationsgeschwindigkeit verdoppelt sich unter Dauerbehandlung.

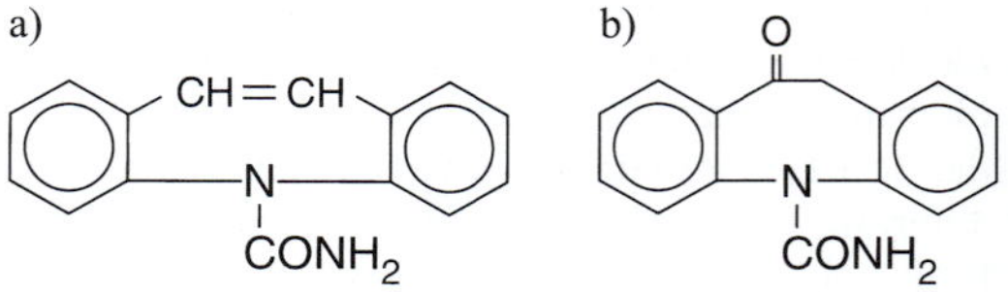

**Abb. 5-4.** Strukturformel von (a) Carbamazepin und (b) Oxcarbazepin

- **Interaktionen:** Durch die starke **Enzyminduktion** kann auch die Elimination gleichzeitig gegebener anderer Antiepileptika oder sonstiger Pharmaka beschleunigt werden.

## Oxcarbazepin

▶ **Pharmakodynamik und Pharmakokinetik**

Eine nahe chemische Verwandtschaft zu Carbamazepin zeigt Oxcarbazepin (Abb. 5-4), das in einigen Ländern zugelassen ist. Oxcarbazepin wird reduktiv zur **Hydroxyverbindung** *metabolisiert*. Dieser Metabolit trägt die **eigentliche Wirkung**. Die Reduktion zur Hydroxyverbindung erfolgt schnell und vollständig, der Metabolit wird mit einer Halbwertszeit von 8–12 Std. eliminiert.

Das **Wirkungsspektrum** von Oxcarbazepin gleicht demjenigen von Carbamazepin, der Stoff muß jedoch etwa 1,5mal höher dosiert werden.

Gegenüber Carbamazepin hat er den Vorteil einer *geringeren Stoffwechselinduktion*, er führt sogar zu Anstiegen der Plasmakonzentrationen von gleichzeitig gegebenem *Valproat* oder *Phenytoin*. Die **Bioverfügbarkeit** ist vollständig.

- **Unerwünschte Wirkungen:** Allergische Reaktionen kommen – wie bei Carbamazepin – vor und haben zum Absetzen der Behandlung geführt. Besonders bei höheren Dosen kommt es zur Hyponatriämie (< 135 mmol/l), die im allgemeinen asymptomatisch verläuft.

## Valproinsäure
2-Propylpentansäure

▶ **Pharmakodynamik**

Valproinsäure (Abb. 5-5) ist ein Antiepileptikum mit ungewöhnlicher Struktur. Es ist in Form des gut wasserlöslichen Natriumsalzes im Handel. Valproinsäure wird heute neben Ethosuximid als **Mittel der ersten Wahl bei Absencen** betrachtet und hat diesem gegenüber den Vorteil, daß auf eine Grand-mal-Prophylaxe mit *Carbamazepin, Phenytoin, Phenobarbital* oder *Primidon* verzichtet werden kann, da Valproinsäure selbst eine Wirkung gegen große generalisierte Anfälle hat. Auch gegen Myoklonien ist Valproinsäure wirksam.

Valproinsäure erhöht den synaptischen (Transmitter-)Pool von GABA und *verstärkt durch GABA ausgelöste Inhibitionen*. Daneben wird eine Phenytoin-ähnliche Membranwirkung *(Unterdrückung repetitiver Entladungen)*, die bereits in niedrigen Konzentrationen nachweisbar ist, diskutiert. Endgültige Klarheit über den **Wirkungsmechanismus** besteht jedoch noch nicht, insbesondere scheint eine *Beteiligung wirksamer Metaboliten* am antiepileptischen Effekt möglich. Hierfür könnte eine schlechte Korrelation zwischen Plasmakonzentration und Wirkung ebenso sprechen wie die Beobachtung, daß die Wirkung oft mit Latenz einsetzt und länger anhält, als nach der Pharmakokinetik zu erwarten wäre.

- **Unerwünschte Wirkungen:**
- Vorübergehende gastrointestinale Beschwerden (daher Verabreichung dünndarmlöslicher Arzneiformen)
- Gewichtszunahme
- Haarausfall (reversibel)
- Selten sind in den ersten Monaten der Behandlung schwere, teilweise letale Schäden von Leber (bei Kindern) und Pankreas beobachtet worden, die eine Kontrolle der Leberfunktion besonders zu Beginn der Behandlung angezeigt erscheinen lassen. Die Leberschäden scheinen mit einer erhöhten Bildung des Metaboliten *4-en-Valproinsäure* verbunden zu sein.
- Encephalopathien sind bei Langzeitbehandlung beschrieben worden.

Teratogene Nebenwirkungen, u. a. Neuralrohrdefekte (Spina bifida), sind aufgetreten.

▶ **Pharmakokinetik**

Valproinsäure wird schnell und vollständig aus dem Magen-Darm-Kanal **resorbiert**, aber auch relativ schnell **eliminiert** (Tab. 5-3). Der Verteilungsraum entspricht etwa dem Extrazellularraum, ins Zentralnervensystem gelangt die recht starke Carbonsäure ($pK_a$ = 4,56) durch aktiven Transport. Die im Körper entstehenden hydroxylierten oder ungesättigten **Metaboliten** (besonders *trans-2-en-Valproinsäure*) haben teilweise eine antikonvulsive Wirkung im Tierversuch.

- **Interaktionen:** Valproinsäure verdrängt *Phenytoin* aus der Plasmaproteinbindung und hemmt die oxidative Entgiftung von *Phenobarbital*.

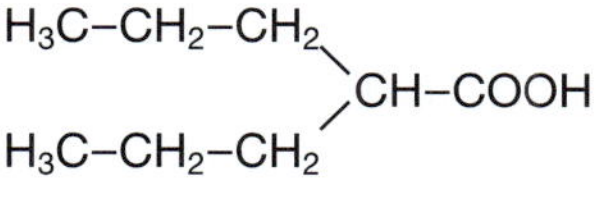

$$H_3C-CH_2-CH_2$$
$$\phantom{H_3C-CH_2-CH_2}\diagdown CH-COOH$$
$$H_3C-CH_2-CH_2\diagup$$

**Abb. 5-5.** Strukturformel von Valproinsäure

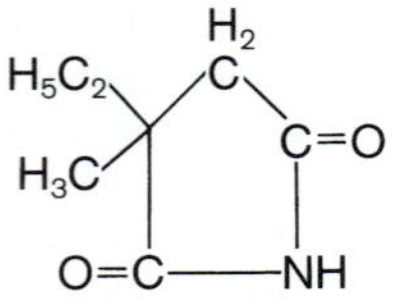

**Abb. 5-6.** Strukturformel von Ethosuximid

## Ethosuximid
3-Ethyl-3-methyl-2,5-pyrrolidindion

▶ **Pharmakodynamik**

Ethosuximid (Abb. 5-6) ist ein **Mittel der ersten Wahl bei Absencen,** aber wirkungslos gegen Grand mal und partielle Epilepsien. Der **Wirkungsmechanismus** scheint nach neueren Erkenntnissen auf einer *Reduktion der Leitfähigkeit der T-(»low threshold«-) $Ca^{2+}$-Kanäle* zu beruhen. Diese Kanäle werden für das Auftreten oszillierender Entladungen vom Thalamus verantwortlich gemacht.

Ethosuximid hemmt die Ausbreitung von Krampfpotentialen und die monosynaptische Überleitung bei repetitiver Reizung.

- **Unerwünschte Wirkungen:**
- Unwohlsein
- Anorexie
- Singultus
- Schlafstörungen
- selten Leukopenien oder Lupus erythematodes

▶ **Pharmakokinetik**

Siehe auch Tab. 5-3: Ethosuximid wird vom Magen-Darm-Kanal vollständig und meist schnell **resorbiert** und verteilt sich im Gesamtkörperwasser. Die Ausscheidung erfolgt in Form *hydroxylierter* und *an Glucuronsäure gekoppelter* **Metaboliten**, die antiepileptisch nicht mehr wirksam sind. Die **Eliminationshalbwertszeit** beträgt bei Erwachsenen 50–68 Std., bei Kindern 16–35 Std.

- **Interaktionen:** Es sind keine wesentlichen Interaktionen mit anderen Arzneimitteln bekannt.

## Oxazolidindionderivate
(Trimethadion)

Diese sind früher bei Absencen eingesetzt worden. Nachdem Ethosuximid sich durch eine bessere therapeutische Wirkung bei selteneren und weniger schweren Nebenwirkungen auszeichnet, sind sie heute als *obsolet* zu betrachten.

## Benzodiazepinderivate

▶ **Pharmakodynamik**

Die Benzodiazepine werden an anderer Stelle (Kap. 9, S. 203 ff., und Kap. 10, S. 253 ff.) näher besprochen. Als Antiepileptika finden *Diazepam, Clonazepam, Clobazam* und in geringerem Umfang auch *Nitrazepam* Anwendung. **Diazepam** wird fast nur intravenös zur Behandlung eines
- Status epilepticus oder
- Petit-mal-Status eingesetzt.

Indikationen für **Clonazepam** und **Nitrazepam** sind vor allem *Blitz-Nick-Salaam-Krämpfe* und *Myoklonien*, daneben besteht aber auch eine Wirkung gegen andere Formen der Epilepsie. Bei längerer Behandlung läßt die Wirkung meist als Folge einer Toleranzentwicklung nach.

Benzodiazepine zeichnen sich im *Tierexperiment* durch eine sehr starke **Wirkung gegen Pentetrazolkrämpfe** aus (Tab. 5-2). Sie hemmen die Ausbreitung von Krampfpotentialen und heben in gewissen Hirngebieten die Schwelle für Nachentladungen. Biochemisch ist eine Verstärkung der GABAergen prä- und postsynaptischen Hemmung nachgewiesen.

- **Unerwünschte Wirkungen:** Sie sind in erster Linie dosisabhängig *sedativ-hypnotisch*. Bei i.v. Gabe können Atem- und Kreislaufdepressionen auftreten. Nach längerer Behandlung muß mit barbituratähnlichen Entzugserscheinungen gerechnet werden.

▶ **Pharmakokinetik**

Die Benzodiazepine werden vollständig und verhältnismäßig schnell **resorbiert** (Tab. 5-3). Im Organismus entstehen aus Diazepam die etwas schwächer wirksamen **Metaboliten** *N-Desmethyldiazepam, 3-Hydroxydiazepam* und *Oxazepam*. Die Metaboliten von Clonazepam und Nitrazepam haben höchstens noch eine schwache antikonvulsive Wirkung.

- **Interaktionen:** Abgesehen von einer Verstärkung der Wirkung anderer zentral depressiver Pharmaka sind wesentliche Interaktionen mit anderen Arzneimitteln nicht bekannt.

## Ältere Antiepileptika

### Bromide und Sultiam

Beide Stoffe spielen heute nur noch eine Rolle in wenigen Spezialindikationen.

**Bromide** haben in der zweiten Hälfte des 19. Jahrhunderts bis zur Einführung von Phenobarbital 1912

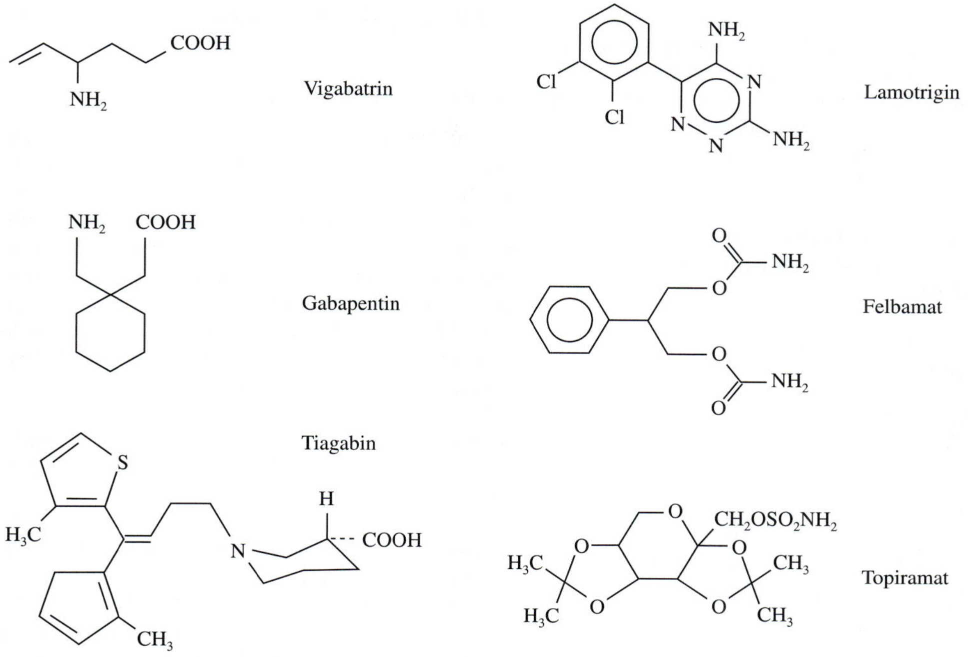

**Abb. 5-7.** Strukturformeln neuer Antiepileptika

die tragende Rolle in der Epilepsiebehandlung gespielt. Ohne die Möglichkeit einer Kontrolle der Behandlung (Plasmakonzentrationsbestimmung) war sie von häufigen und schweren Nebenwirkungen begleitet und geriet seit der Einführung von Phenobarbital zunehmend in Vergessenheit. Seit etwa 10 Jahren werden Bromide wieder als »add-on«-Therapie bei generalisierten tonisch-klonischen Krämpfen, die gegenüber konventionellen Antikonvulsiva »therapieresistent« sind, eingesetzt. Der Organismus kann das Brom- nicht vom Chlorion unterscheiden und es kumuliert aufgrund seiner langen Halbwertszeit von 12 Tagen stark und besetzt zunehmende Anteile des Chloridraumes. Der »steady state« wird entsprechend nach 40–50 Tagen erreicht. Als »therapeutische« Konzentration werden 10–15 mmol/l angesehen.

● **Unerwünschte Wirkungen:** Nebenwirkungen treten auf, wenn das Bromion > 15% des Chloridraumes besetzt. Sie äußern sich in Hautveränderungen (Bromakne), gastrointestinalen und zentralnervösen Erscheinungen (Apathie, Somnolenz, Reizbarkeit, seltener Halluzinationen). Man bezeichnet das Erscheinungsbild als »Bromismus«. Die Behandlung besteht in erhöhter Chloridzufuhr, damit wird auch die Ausscheidung von Bromid beschleunigt.

● **Handelsname:** In Deutschland ist Kaliumbromid unter dem Handelsnamen Dibro-be mono® auf dem Markt.

**Sultiam** ist ein relativ schwacher Hemmstoff der Carboanhydrase, der in den 60er Jahren bei komplex fokalen und bei myoklonischen Anfällen eingesetzt wurde. Es zeigte sich aber bald, daß er anderen Antiepileptika, wie z.B. Phenytoin, unterlegen war, und er wurde als obsolet betrachtet. In den letzten 10 Jahren hat sich jedoch eine gute Wirkung bei der benignen Rolando-Epilepsie des Kindes gezeigt.

● **Handelsname:** Ospolot®

## Neuere Antiepileptika (Abb. 5-7)

### Vigabatrin

▶ **Pharmakodynamik**

Vigabatrin ist ein irreversibler **Hemmstoff der GABA-Transaminase (GABA-T)** und führt dadurch zu einer Zunahme der Konzentration des inhibitorischen Transmitters GABA. Obwohl die GABA-T-Aktivität erst nach 4–6 Tagen durch Neusynthese den Ausgangswert wieder erreicht, hat sich eine tägliche Dosierung der Gabe an jedem 2. oder 3. Tag experimentell wie klinisch überlegen gezeigt. Vigabatrin wird bei schwer behandelbaren (**»therapieresistenten«**) partiellen oder sekundär **generalisierten Epilepsien** zusätzlich zur Basisbehandlung eingesetzt und hat bei der Hälfte bis zu zwei Dritteln der Patienten zu einer Reduktion der Anfälle um mindestens 50% geführt. Bei Absencen und myoklonischen Anfällen ist Vigabatrin unwirksam. Experimentell ist eine **Toleranzentwicklung** bei fortgesetzter Behandlung erwiesen, klinisch ist sie ebenfalls beobachtet worden.

- **Unerwünschte Wirkungen:**
- Müdigkeit
- Benommenheit
- Gewichtszunahme
- Depressionen
- Ataxie
- Gesichtsfeldeinschränkung (selten)
- seltener Psychosen und Exantheme
- bei Kindern Erregung und Agitiertheit

Eine bei Versuchstieren nach hohen Dosen aufgefallene *Mikrovakuolenbildung* in der weißen Substanz des Gehirns ist reversibel und scheint beim Menschen nicht vorzukommen.

▶ **Pharmakokinetik**

Vigabatrin wird in 1–2 Std. vom Magen-Darm-Trakt **resorbiert** und verteilt sich im Gesamtkörperwasser. Die Bindung an Plasmaproteine ist sehr gering. Die **Elimination** erfolgt nach einer Kinetik 1. Ordnung mit einer Halbwertszeit von 5–7 Std. Diese kann bei alten Patienten verlängert sein.

- **Interaktionen:** Die Plasmakonzentration von gleichzeitig gegebenem *Phenytoin* sinkt unter der Behandlung mit Vigabatrin.

- **Dosierung:** Die Dosen liegen bei 1–3 g/Tag für Erwachsene, für Kinder werden 50–150 mg/kg als Tagesdosis gegeben.

- **Handelsname:** Sabril®

## Lamotrigin

▶ **Pharmakodynamik**

Lamotrigin wurde bei der Suche nach Stoffen entdeckt, die als **Folatantagonisten** einen antikonvulsiven Effekt erwarten ließen. Es erwies sich als stark wirksames Antikonvulsivum, obwohl es nur eine geringe Folat-antagonistische Wirkung hat. Es hat das **Wirkungsspektrum** von *Phenytoin*, das es an Wirksamkeit übertrifft (wirksame Plasmakonzentration 1–3 μg/ml). Gegen Absencen, bes. solche atypischer Art, erwies sich Lamotrigin als wirksam.

- **Unerwünschte Wirkungen:** Exantheme, teilweise mit Schleimhautbeteiligung.

▶ **Pharmakokinetik**

Lamotrigin wird nach oraler Gabe schnell und vollständig **resorbiert** und im gesamten Körper gleichmäßig verteilt. Es ist zu 55% an Plasmaproteine gebunden. Die **Elimination** erfolgt mit einer Halbwertszeit von 30 + 8 Std., sie ist bei Comedikation mit enzyminduzierenden Antiepileptika verkürzt, bei Comedikation von *Valproat* erheblich verlängert. Eine Monotherapie mit Lamotrigin ist gleich wirksam wie eine solche mit Carbamazepin oder Phenytoin, hat aber weniger Nebenwirkungen.

- **Interaktionen:** Lamotrigin setzt die Verträglichkeit von gleichzeitig gegebenem *Carbamazepin* herab.

- **Dosierung:** Lamotrigin ist bei schwer behandelbaren **komplex fokalen Anfällen** als Zusatzbehandlung und zur Monotherapie in Tagesdosen von 125–250 mg verabreicht worden und hat bei einem Teil der Patienten zu einer Reduktion der Anfallshäufigkeit geführt. Bei Kindern werden 2–8 mg/kg als Tagesdosis gegeben.

- **Handelsname:** Lamictal®

## Gabapentin

▶ **Pharmakodynamik**

Gabapentin zeichnet sich durch einen bislang nicht vollständig geklärten **Wirkungsmechanismus**, der sich von dem aller anderen Antikonvulsiva unterscheidet, aus. Es gelangt durch den Carrier für neutrale Aminosäuren in das Neuron und erhöht hier in mikromolaren Konzentrationen Biosynthese und Freisetzung von GABA. Dies scheint besonders unter pathophysiologischen Bedingungen zu erfolgen. Tierexperimentell ist Gabapentin in Elektro- und Chemokrampfmodellen, nicht jedoch in Absencemodellen wirksam. Neben der antikonvulsiven Wirkung hat Gabapentin auch eine neuroprotektive Wirkung, die über einen Eingriff in den Glutamatstoffwechsel zustande kommt, und einen analgetischen Effekt, jedoch nur gegen Hypersensitivität infolge entzündlicher Prozesse oder von Nervenschädigungen. Klinisch ist der Stoff als »add-on«-Therapie bei therapieresistenten Patienten geprüft worden. Dabei hat er sich bei **fokalen Anfällen** besonders mit **sekundärer Generalisation** als wirksam erwiesen: Es kam bei etwa einem Viertel dieser Patienten zu einer Anfallsreduktion um mehr als 50% bei Tagesdosen von 0,6–1,8 g, eine Wirkung, die jedoch in mehr als

10% auch mit einem Placebo erreicht wurde. Die wirksamen Plasmakonzentrationen liegen zwischen 2 und 6 µg/ml. Über eine Toleranzentwicklung ist bei Kindern berichtet worden.

- **Unerwünschte Wirkungen:**
- Müdigkeit
- Benommenheit
- Ataxie
- Schwäche
- Tremor
- Diplopie

Im Tierversuch aufgefallene Pankreastumoren sind beim Menschen nicht aufgetreten.

▶ **Pharmakokinetik**

Gabapentin wird durch aktiven Transport aus dem Darm **resorbiert,** infolgedessen nimmt die **Bioverfügbarkeit** mit steigender Dosis ab. Der Stoff ist nicht plasmaproteingebunden und verteilt sich im Gesamtkörperwasser. Er wird nicht metabolisiert und über die Nieren durch glomeruläre Filtration mit einer **Halbwertszeit** von 5–9 Std. ausgeschieden.

- **Interaktionen:** Sind mit anderen Medikamenten nicht bekannt.

- **Dosierung:** Die Tagesdosen für Erwachsene betragen 0,6–1,8 g verteilt auf 2–3 Einzeldosen, bei Kindern ist eine mittlere Tagesdosis von 35 mg/kg gegeben worden.

- **Handelsname:** Neurontin®

## Felbamat

▶ **Pharmakodynamik**

Felbamat ist im Tierversuch gut gegen den maximalen Elektrokrampf und gegen durch NMDA ausgelöste Krämpfe wirksam, dagegen nur schwach gegen Pentetrazolkrämpfe und im elektrischen Kindling. Der **Wirkungsmechanismus** scheint auf einer Bindung an die Glycinbindungsstelle des NMDA-Rezeptors zu beruhen, in etwa gleicher Konzentration wurde aber auch eine Reduktion repetitiver Entladungen als Folge einer Blockade von Na⁺-Kanälen analog der Wirkung von Phenytoin und Carbamazepin festgestellt. **Klinisch** hat sich Felbamat als wirksam gegen fokale und atonische Anfälle, sowie besonders das schwer zu behandelnde **Lennox-Gastaut-Syndrom** erwiesen. Aufgrund der schwerwiegenden Nebenwirkungen ist es in Deutschland z. Z. nur zur Behandlung des Lennox-Gastaut-Syndroms zugelassen.

- **Unerwünsche Wirkungen:**
- aplastische Anämie (1/4000–6000 Patienten)
- Leberschäden
- Nausea und Erbrechen
- Anorexie und Gewichtsverlust
- Sehstörungen
- Kopfschmerzen
- Ataxie
- Schlaflosigkeit

Unter der Behandlung ist eine Kontrolle des Blutbildes und der Leberwerte erforderlich.

▶ **Pharmakokinetik**

Nach oraler Gabe wird Felbamat innerhalb von 2–6 Std. fast vollständig **resorbiert** und verteilt sich ziemlich gleichmäßig im Organismus (Verteilungsvolumen 750 ml/kg). Die Plasmaproteinbindung ist mit 22–25% gering. Felbamat wird in der Leber teilweise durch Hydroxylierung und Esterspaltung zu unwirksamen **Metaboliten** umgebaut. Die **Ausscheidung** erfolgt renal, zu 40–50% in unveränderter Form. Die **Halbwertszeit** liegt zwischen 16 und 22 Std.

- **Interaktionen:** Felbamat erhöht die Plasmakonzentrationen von gleichzeitig gegebenem Phenytoin und Valproat und senkt diejenige von Carbamazepin, das jedoch vermehrt zum Epoxid umgewandelt wird. Umgekehrt senken Phenytoin und Carbamazepin die Konzentration von Felbamat.

- **Dosierung:** Die Tagesdosen liegen für Erwachsene zwischen 1,2 und 3,6 g verteilt auf 2–3 Einzeldosen. Damit werden Plasmakonzentrationen von 25–80 µg/ml erreicht. Die Dosierung für Kinder beträgt 15–45 mg/kg pro Tag.

- **Handelsname:** Taloxa®

## Tiagabin

▶ **Pharmakodynamik**

Tiagabin **hemmt die Aufnahme von GABA** in Neurone und Gliazellen und erhöht auf diese Weise die GABA-Konzentration im synaptischen Spalt. Tierexperimentell wirkt es gegen Pentetrazol-induzierte und audiogene Krämpfe, sowie gegen Amygdala-Kindling. **Klinisch** wird es vor allem als »add-on«-Therapie bei **fokalen Anfällen** eingesetzt. Dabei kommt es zu einer Reduzierung der komplex fokalen und einfach fokalen Anfälle um mehr als 50% bei 15–20% der Patienten im Vergleich zu einer Placebobehandlung. Die Abbruchrate wegen Unwirksamkeit oder Nebenwirkungen (s. u.) ist allerdings hoch.

- **Unerwünschte Wirkungen:**
- Schwindel
- Schwäche
- Somnolenz
- seltener Nervosität, Tremor und »abnormes Denken«

Die Häufigkeit dieser Nebenwirkungen nimmt mit steigender Dosierung zu.

▶ **Pharmakokinetik**

Tiagabin wird schnell und fast vollständig vom Magen-Darm-Kanal **resorbiert**. Spitzenkonzentrationen werden nach 0,5–2 Std. erreicht, die Resorption wird aber durch Nahrungsaufnahme deutlich verzögert. Tiagabin ist zu etwa 96% an Plasmaproteine gebunden. Das Verteilungsvolumen beträgt etwa 1 l/kg. In der Leber wird es fast vollständig **metabolisiert**, nur 2% werden in unveränderter Form ausgeschieden. Die **Ausscheidung** erfolgt über Darm und Nieren. Tiagabin hat eine Halbwertszeit von 7–9 Std., die jedoch in Kombination mit anderen Antiepileptika stark verkürzt ist.

- **Interaktionen:** Stoffe, die das Cytochrom-$P_{450}$-System induzieren, beschleunigen den Abbau von Tiagabin, während dieses System durch Tiagabin nicht beeinflußt zu werden scheint.

- **Dosierung:** Die Tagesdosis liegt bei 15–30 mg auf 3 Einzeldosen verteilt, eine Erhöhung bis auf 60 mg kann erforderlich werden.

- **Handelsname:** Gabitril®

## Topiramat

▶ **Pharmakodynamik**

Topiramat hat tierexperimentell eine gute Wirkung gegen den maximalen Elektrokrampf gezeigt. Sein **Wirkungsmechanismus** ist breit: Eine Hemmung spannungsabhängiger $Na^+$-Kanäle ist ebenso nachgewiesen wie eine Verstärkung der GABAergen Inhibition, daneben besteht noch eine schwächere Hemmwirkung an Non-NMDA-Rezeptoren für Glutamat. **Klinisch** hat Topiramat eine Wirkung als »add-on«-Therapie bei fokalen Anfällen, hier kommt es mit einer Dosierung von 300–400 mg/Tag bei etwa 50% der Patienten zu einer mehr als 50%igen Reduktion der Anfälle, teilweise sogar zu Anfallsfreiheit. Eine vergleichbare Wirkung besteht gegen generalisierte große Anfälle. Bei Kindern hat sich Topiramat u.a. gegen atonische Anfälle beim Lennox-Gastaut-Syndrom als wirksam erwiesen. Ein interessanter Nebeneffekt ist eine Gewichtsreduktion schon mit niedrigen Dosen.

- **Unerwünschte Wirkungen:** Schwindel, Müdigkeit, psychomotorische Verlangsamung, Nervosität, Parästhesien, Gedächtnis- und Konzentrationsstörungen sowie Sprechstörungen treten eindeutig häufiger als bei mit Placebo behandelten Patienten auf. Das Risiko von Nierensteinen ist 2–4fach erhöht.

▶ **Pharmakokinetik**

Topiramat wird schnell und vollständig vom Magen-Darm-Kanal **resorbiert** und verteilt sich im Gesamtkörperwasser. Es ist zu 15% an Plasmaproteine gebunden. Im Organismus wird Topiramat teilweise durch Hydroxylierung und Hydrolyse **metabolisiert**. Die **Ausscheidung** erfolgt über die Niere, im wesentlichen in unveränderter Form. Die **Halbwertszeit** im Plasma beträgt 20–30 Std.

- **Interaktionen:** Durch Antiepileptika und auch andere Stoffe, die das Cytochrom-$P_{450}$-System induzieren, wird die Metabolisierung von Topiramat verstärkt und die Halbwertszeit verkürzt.

- **Dosierung:** Die mittlere Tagesdosis liegt bei 300–400 mg, bei Kindern werden 9–15 mg/kg gegeben.

- **Handelsname:** Topamax®

### Literatur

Eadie MJ, Tyrer JH. Anticonvulsant Therapy. Pharmacological Basis and Practice. 3. Aufl. Edinburgh, London, New York: Churchill Livingstone 1989.
Frey HH, Janz D. (Hrsg). Antiepileptic Drugs. Handbook of Experimental Pharmacology. Vol. 74. Berlin, Heidelberg, New York: Springer 1985.
Levy RH, Mattson RH, Meldrum BS (Hrsg). Antiepileptic Drugs. 4. Aufl. New York: Raven 1995.
McNamara JO, Drugs effective in the therapy of the epilepsies. In: The Pharmacological Basis of Therapeutics. Hardman JG, Limbird LE et al. (Hrsg). 9. Aufl. New York: Macmillan 1996; 461–86.
Rogawski MA. The NMDA receptor, NMDA antagonists and epilepsy therapy. Drugs 1992; 44:279–92.

# 6 Muskelrelaxanzien

I. Wessler

| | | | |
|---|---|---|---|
| Peripher wirkende Muskelrelaxanzien | 167 | Antispastisch wirksame Substanzen | 175 |
| Einleitung: »Neuromuskuläre Transmission« | 167 | Dantrolen | 176 |
| Stoffbeschreibung nichtdepolarisierender und depolarisierender Muskelrelaxanzien | 170 | Zentral wirkende Myotonolytika | 176 |
| | | Clostridium-botulinum-Toxin | 177 |

## Peripher wirkende Muskelrelaxanzien

### Einleitung: »Neuromuskuläre Transmission«

**Peripher wirkende Muskelrelaxanzien** hemmen die Aktivierung der Skelettmuskulatur durch eine spezifische Wirkung an der motorischen Endplatte; sie **unterbrechen** die **neuromuskuläre Transmission**, d.h. die Übertragung von Nervenimpulsen auf die Skelettmuskulatur.

Die **motorische Endplatte** ist eine spezialisierte Synapse (Abb. 6-1), die, vom umgebenden Extrazellularraum isoliert, eine schnelle Vermittlung (Millisekunden) der neuronalen Aktivität auf die quergestreifte Muskulatur ermöglicht.

Im spinalen Motoneuron gebildete Aktionspotentiale werden zum Nervenende fortgeleitet und führen dazu, daß **Acetylcholin** vom Nervenende in den synaptischen Spalt (Abb. 6-1) freigesetzt wird. Acetylcholin übernimmt damit als *neuronaler Botenstoff* (Neurotransmitter) die Aufgabe, die Intensität der neuronalen Aktivität auf die Muskelfasern zu übertragen.

Da die quergestreifte Muskulatur sehr schnell aktiviert werden muß (z.B. Abwehrreaktionen), muß die motorische Endplatte eine **schnelle** wie auch **hochauflösende Neurotransmission** (5–100 Hz) vermitteln können. Folgende **Eigenschaften** der **motorischen Endplatte** ermöglichen dies:

- hohe Syntheserate und Speicherung des verantwortlichen Transmitters Acetylcholin in den Endigungen der motorischen Nerven
- synchronisierte (quantale) Freisetzung von Acetylcholin
- schnelle Bindung (Assoziation) und Lösung (Dissoziation) von Acetylcholin am muskulären Nicotinrezeptor (< 1 ms)
- Benutzung eines rezeptorgesteuerten Ionenkanals (muskulärer Nicotinrezeptor) als postsynaptisches Transduktionssystem
- schnelle Abnahme der synaptischen Acetylcholinkonzentration (ms-Bereich) durch enzymatische Hydrolyse und Rezeptorbindung

Die Synthesekapazität für Acetylcholin liegt bei ca. 100 fmol pro Endplatte und Minute (humane Interkostalmuskulatur), während bei kurzzeitiger neuronaler Aktivität im Durchschnitt weniger als 10 fmol Acetylcholin pro Endplatte und Minute freigesetzt werden. Die **Neusynthese von Acetylcholin** wird durch die *Intensität der neuronalen Aktivität* gesteuert: Neuronale Aktivität stimuliert einen membranständigen Cholintransporter, welcher Cholin als Vorstufe zur Acetylcholinsynthese in das Zytoplasma des Nervenendes transportiert. Dort erfolgt unter Vermittlung des Enzyms *Cholinacetyltransferase* die Synthese zu Acetylcholin, welches durch einen weiteren Transporter (vesikulärer Acetylcholintransporter = VAChT) in die eigentlichen *Speicher*, die **Vesikel**, gelangt. Pro Nervenendigung stehen ca. 200 000 bis 300 000 Vesikel zur Verfügung, ein Vesikel enthält ca. 5000–10 000 Acetylcholinmoleküle. Ein kleiner Teil dieser Vesikel (ca. 1 %) ist direkt an den aktiven *Freisetzungszonen* (Abb. 6-1; 100–300 Freisetzungszonen pro Endplatte) angedockt und kann durch ein einlaufendes Aktionspotential sofort freigesetzt werden. Die übrigen Vesikel stellen eine Speicherform für Acetylcholin dar.

**Aktionspotentiale des spinalen Motoneurons** werden unter der Beteiligung schneller Natriumkanäle zum Nervenende (Präsynapse) fortgeleitet und

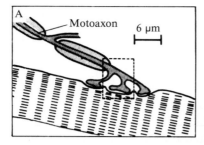
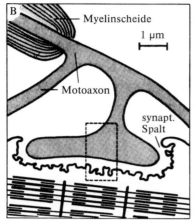
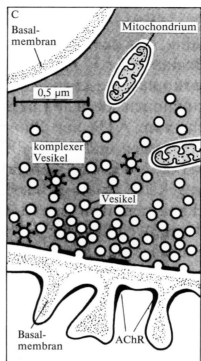

**Abb. 6-1.** Neuromuskuläre Synapse. A, B, C = Ausschnitte aus der Synapsenregion einer Skelettmuskelfaser (Ausschnitte in A und B sind in B bzw. C abgebildet). In diesen schematischen Zeichnungen ist der synaptische Spalt überhöht gezeichnet. **AChR** = subsynaptische Lokalisation der ACh-Rezeptoren.
[Aus: Schmidt RF, Thews G. Physiologie des Menschen. 20. Aufl. Berlin, Heidelberg, New York: Springer 1980. Mit freundlicher Genehmigung der Autoren und des Verlages.]

lösen folgende **Ereignisfolge** aus (Tab. 6-1): Depolarisation der Präsynapse führt zur *Öffnung von spannungsregulierten Calciumkanälen*, wodurch die intrazelluläre Konzentration von Calciumionen transient erhöht wird. Dies ist das entscheidende Signal zur *Freisetzung von Acetylcholin* (Exozytose): Pro Endplatte werden ca. 100 bis 300 Vesikel im Bereich der Freisetzungszonen aktiviert und setzen gespeichertes Acetylcholin synchronisiert in den synaptischen Spalt frei. Dies führt zu einer dramatischen Zunahme der synaptischen Acetylcholinkonzentration in den mM-Bereich. Diese Form der Acetylcholinfreisetzung wird auch **quantale Freisetzung** genannt, da Acetylcholin »paketweise« in einer definierten Menge (partieller oder vollständiger Inhalt eines Vesikels) freigesetzt wird.

Die **Reduktion** der **synaptischen Acetylcholinkonzentration** erfolgt innerhalb weniger Millisekunden auf den Ausgangswert durch:
- Diffusion innerhalb des synaptischen Spaltes
- Rezeptorbindung
- enzymatische Hydrolyse

Während der Diffusion im 50 nm breiten synaptischen Spalt *bindet* Acetylcholin sowohl an das *hydrolysierende Enzym*, die spezifische **Acetylcholinesterase** (ca. $2^7$ Bindungsstellen pro Endplatte) wie auch an den **postsynaptischen Nicotinrezeptor** (ca. $2^7$ Bindungsstellen pro Endplatte). Zusätzlich sind auch präsynaptische Rezeptoren (**Nicotin-** und **Muscarinrezeptoren**) vorhanden, an die Acetylcholin binden kann.

> Experimentell gewonnene Daten deuten darauf hin, daß **präsynaptische Nicotinrezeptoren** bei repetitiver Nervenaktivität eine steigernde Wirkung auf die Acetylcholinfreisetzung vermitteln.

Auf der postsynaptischen Seite bindet Acetylcholin an den muskulären Nicotinrezeptor.

> Der **muskuläre Nicotinrezeptor** ist ein allosterisches Protein, welches in hoher Dichte (10 000 pro µm$^2$) an den Spitzen der Einfaltungen der postsynaptischen Muskelmembran vorgefunden wird (Abb. 6-1). Das vollständige Rezeptorprotein be-

**Tab. 6-1.** Ablauf der neuromuskulären Transmission

**I Neuronal**

Aktionspotential im spinalen Motoneuron
↓
axonale Erregungsleitung
↓
Depolarisation der Präsynapse
↓
Öffnung spannungsabhängiger Calciumkanäle (P-Typ)
↓
synchronisierte, quantale Acetylcholinfreisetzung (100–300 Vesikel pro Endplatte)
↓

**II Muskulär**

Aktivierung von ca. 300 000 Ionenkanälen/Endplatte (jeder Ionenkanal trägt eine Depolarisation von 0,2 µV)
↓
Auslösung des Endplattenstroms
↓
Bildung des Endplattenpotentials (epp) (Depolarisation um 20–30 mV)
↓
Öffnung spannungsabhängiger Natriumkanäle der Muskelmembran
↓
Bildung des muskulären Aktionspotentials und Fortleitung längs des Sarkolemms und T-Tubulussystems
↓
Wechselwirkung zwischen L-Calciumkanälen des T-Tubulussystems und dem Ryanodinrezeptor mit nachfolgender Calciumfreisetzung aus Speichern des endoplasmatischen Retikulums.
↓
Bindung von Calcium an Troponin C
↓
Inaktivierung von Tropomyosin
↓
Brückenbildung zwischen Aktin und Myosin

---

steht aus fünf Untereinheiten ($\alpha_2$, $\beta$, $\gamma$, $\delta$) und verfügt über vier transmembranäre Abschnitte, die den Ionenkanal bilden. Der muskuläre Nicotinrezeptor ist ein sog. **rezeptorgesteuerter Ionenkanal** (siehe auch GABA-, 5-HT$_3$- und Glycinrezeptor). Das Rezeptorprotein besitzt mehrere *Bindungsstellen* (Agonistenbindung, nichtkompetitive Bindung, Antagonistenbindung) und sein eigenes *Transduktionssystem*, den nichtselektiven Kationenkanal.

Acetylcholin löst durch Besetzung der agonistischen Bindungsstellen eine **Konformationsänderung** des Rezeptorproteins aus, was zur *Öffnung* des Ionenkanals führt. Während der Offenzeit des Kanals (ca. 1 ms) strömen etwa $10^4$ Ionen (vorzugsweise Natriumionen) in die Muskelzelle und vermitteln pro Ionenkanal einen *Endplattenstrom*, der die Muskelmembran um ca. 0,2 µV depolarisiert. Jedes »Quantum« Acetylcholin aktiviert ca. 1500 Kanäle. Da pro Aktionspotential 100 bis 300 Acetylcholinquanten freigesetzt werden, werden durch ein vom Motoneuron übergeleitetes Aktionspotential pro Endplatte etwa 300 000 Kationenkanäle geöffnet. Der daraus resultierende Endplattenstrom kann die Muskelmembran um ca. 60–70 mV depolarisieren, was zur Ausbildung des sog. **Endplattenpotentials (epp)** führt. Bereits nach einer Depolarisation von 20–30 mV öffnen sich spannungsregulierte Natriumkanäle der Muskelmembran, die ein überschwelliges, **muskuläres Aktionspotential** bilden. Dieses Aktionspotential breitet sich längs des Sarcolemms und des T-Tubulussystems aus und führt unter Vermittlung des T-Tubulussystems zur *Freisetzung von Calciumionen* aus dem sarkoplasmatischen Retikulum. Calciumionen binden an Troponin C; dies führt zu einer Konformationsänderung, so daß Tropomyosin nicht mehr die Interaktion zwischen Myosin und Aktin blockiert, und die beiden Myofilamente unter Verbrauch von ATP eine Brückenbildung vornehmen können. Innerhalb von wenigen Millisekunden kann ein erneutes Aktionspotential übergeleitet werden, da

- die Kontaktzeit von Acetylcholin am Rezeptor sehr kurz ist (ca. 50–100 µsec),
- Acetylcholin schnell enzymatisch inaktiviert wird (Hydrolysezeit eines Enzymmoleküls < 100 µs),
- der Ionenkanal nur kurz geöffnet ist (1–2 ms) und
- zusätzlich die postsynaptischen Nicotinrezeptoren in einem Übermaß vorhanden sind.

Der Ablauf der **neuromuskulären Transmission** kann durch eine Vielzahl von Substanzen experimentell und therapeutisch **unterbrochen** werden.

▷ Lokalanästhetika und Tetrodotoxin (Gift des Kugelfischs) blockieren die Erregungsausbreitung längs des Axons und der Muskelmembran.
▷ Hemicholinium 3 blockiert die Aufnahme von Cholin in das Nervenende.
▷ Vesamicol (eine experimentelle Hilfssubstanz) blockiert die Aufnahme (VAChT) von Acetylcholin in die Vesikel.
▷ Calciumentzug, Magnesiumüberschuß und Toxine (Botulinus- und Tetanustoxin) hemmen die calciumabhängige Acetylcholinfreisetzung.
▷ Muskelrelaxanzien unterbrechen die neuronale Erregungsübertragung.

# Stoffbeschreibung nichtdepolarisierender und depolarisierender Muskelrelaxanzien

▶ **Pharmakodynamik**

**Nichtdepolarisierende Muskelrelaxanzien (NDMR)**

> NDMR sind **reversible Antagonisten an Nicotinrezeptoren**, d.h. sie verhindern die Bindung von Acetylcholin an die α-Untereinheit des muskulären Nicotinrezeptors. NDMR verhindern damit, daß freigesetztes Acetylcholin eine Kanalaktivierung vornehmen und Endplattenströme auslösen kann. Dies ist die wesentliche Wirkung von NDMR, die zur Muskelerschlaffung führt. NDMR können auch direkt den geöffneten **Ionenkanal verstopfen** und durch Blockade von präsynaptischen Nicotinrezeptoren die Acetylcholinfreisetzung reduzieren.

Es müssen **nur 20%** (Atemmuskulatur) bis **40%** (Muskeln für die Feinmotorik) der muskulären Nicotinrezeptoren stimuliert werden, um einen **maximalen Endplattenstrom** auszubilden. Daraus folgt umgekehrt:

> Ein Großteil der muskulären Nicotinrezeptoren muß blockiert werden (60–80%), bevor es überhaupt zu einer Abnahme der Kontraktion kommt (Abb. 6-2).

Die quergestreifte **Muskulatur** wird **nach Applikation eines NDMR** in folgender Reihenfolge **gelähmt**: Muskulatur von Augen, Fingern, Zehen, Extremitäten, Hals, Stamm, Gesicht, Schlund, Kehlkopf, Atmung.

Die wichtigsten NDMR sind in Abb. 6-3 dargestellt; es sind wasserlösliche, quaternäre Stickstoffverbindungen mit einem voluminösen Molekülaufbau.

**Depolarisierende Muskelrelaxanzien (DMR)**

> DMR *(Suxamethonium, Decamethonium)* sind **Agonisten an Nicotinrezeptoren**, d.h. sie binden an den muskulären Nicotinrezeptor und aktivieren den Ionenkanal. Öffnung des Ionenkanals depolarisiert die Muskelmembran und führt initial zur Erregung der Muskelfasern **(Faszikulationen)**. Infolge der Depolarisation werden Natriumkanäle inaktiviert. Zugleich werden Nicotinrezeptoren desensibilisiert. Beide Vorgänge führen zur **Blockade** der **neuromuskulären Transmission**.

Nach **i.v. Applikation** stimulieren DMR die Muskelmembran wesentlich *langsamer* als nach i.a. Applikation oder als freigesetztes Acetylcholin. Damit

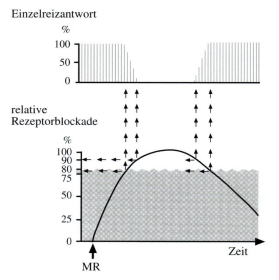

**Abb. 6-2.** Das Eisbergphänomen der neuromuskulären Transmission. Im oberen Teil der Abbildung ist die Einzelkontraktion dargestellt, der untere Teil zeigt synchron den zeitlichen Verlauf der Rezeptorblockade durch das verabreichte Muskelrelaxans **(MR)**. Um eine sichtbare Abnahme der Kontraktion herbeizuführen, müssen ca. 80% der muskulären Nicotinrezeptoren blockiert sein.
[Aus: Buzello W (Hrsg). Muskelrelaxantien. INA-Schriftenreihe, Band 30. Stuttgart, New York: Thieme 1981. Mit freundlicher Genehmigung der Autoren und des Verlages.]

entwickelt sich auch die Depolarisation der Muskelmembran wesentlich langsamer, so daß Kaliumkanäle, die bei einsetzender Depolarisation gleichzeitig aktiviert werden, das Ausmaß der Depolarisation abschwächen. Die Muskelmembran verharrt in einem teilweise depolarisierten Zustand, wodurch die Ausbildung eines muskulären Aktionspotentials verhindert wird. DMR dissoziieren nur langsam vom Nicotinrezeptor, da sie im Vergleich zu Acetylcholin nur sehr langsam abgebaut werden. Die **längere Verweildauer am Nicotinrezeptor** verstärkt die Depolarisation in einem umschriebenen Bereich der Muskelmembran, die über den subsynaptischen Anteil hinausgeht. In dieser Zone verharrt die Muskelmembran in einem depolarisierten Zustand (Membranpotential ist weniger negativ), was zur Inaktivierung von spannungsregulierten Natriumkanälen und zur Aktivierung von Kaliumkanälen führt. Diese *umschriebene, depolarisierte Zone* wirkt wie eine elektrische Isolierung der Endplatte und verhindert die Entstehung und Weiterleitung von muskulären Aktionspotentialen. Zusätzlich überführt die lange Verweildauer von DMR am Nicotinrezeptor einen Teil der *Rezeptoren* in einen *desensibilisierten Zustand*, so daß Acetylcholin diese Rezeptoren nicht mehr stimulieren kann.

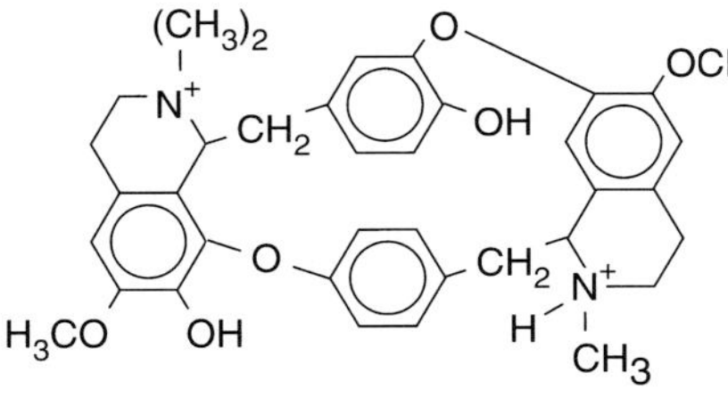

D-Tubocurarin

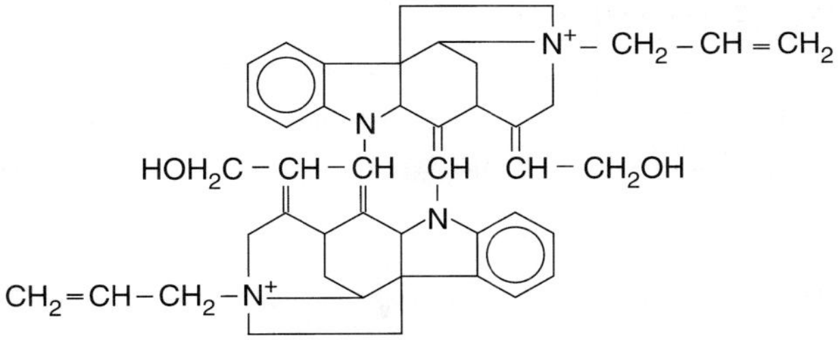

Alcuronium

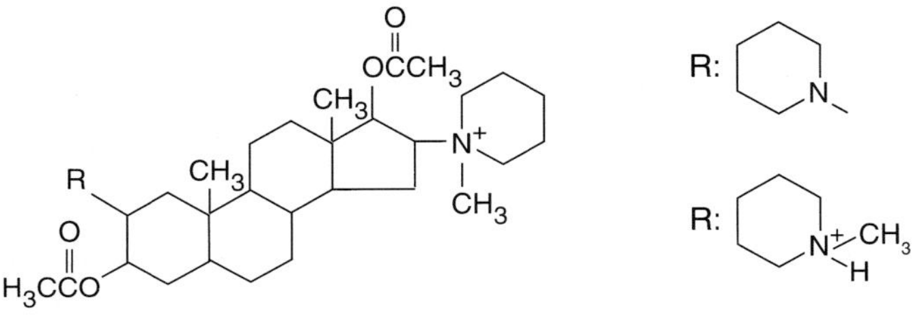

R: (piperidine)  Vecuronium

R: (N-methyl piperidinium)  Pancuronium

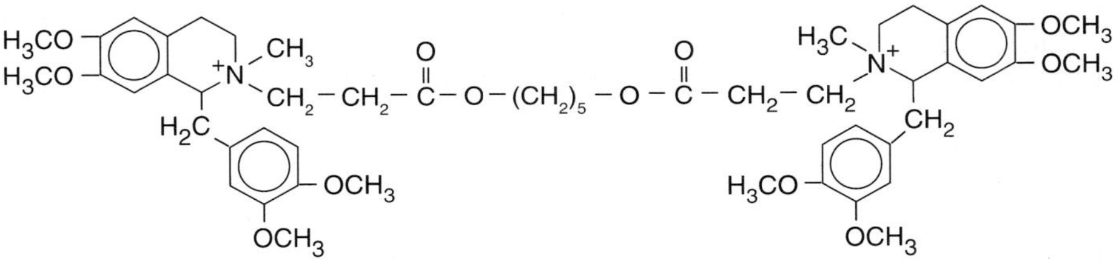

Atracurium

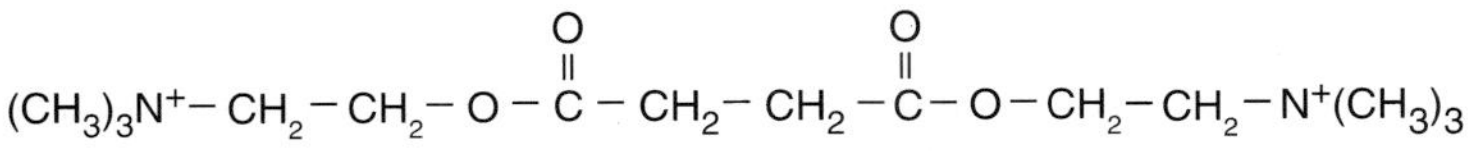

$(CH_3)_3N^+-CH_2-CH_2-O-\overset{O}{\overset{\|}{C}}-CH_2-CH_2-\overset{O}{\overset{\|}{C}}-O-CH_2-CH_2-N^+(CH_3)_3$

Suxamethonium

**Abb. 6-3.** Strukturformeln von Muskelrelaxanzien

## Unterschiede zwischen NDMR und DMR

Der unterschiedliche Wirkungsmechanismus von NDMR und DMR macht verständlich, warum nach der Gabe von NDMR und DMR unterschiedliche Phänomene beobachtet werden. In Tab. 6-2 sind diese Beobachtungen dargestellt. **Nach Gabe eines NDMR**
- kommt es zu **Ermüdungsphänomenen** (progrediente Abnahme der Kontraktionsamplitude bei höherfrequenter Reizung) und
- bleibt die **posttetanische Potenzierung** erhalten

(Kontraktionszunahme der Einzelzuckung unmittelbar nach tetanischer Reizung).
- Ferner kann nach Gabe von NDMR die neuromuskuläre Blockade durch Hemmstoffe der Cholinesterase und durch DMR abgeschwächt werden.

**Nach Gabe von DMR** werden häufig **zwei** verschiedene **Phasen** beobachtet, in denen die neuromuskuläre Transmission in unterschiedlicher Weise beeinflußt ist (Tab. 6-2). Zunächst treten unmittelbar nach Applikation von DMR unkoordinierte Erregungen einzelner Muskelgruppen (Faszikulationen) oder so-

**Tab. 6-2.** Unterschiedliche Phänomene nach Gabe von DMR und NDMR

| | Depolarisierende MR | | Nichtdepolarisierende MR |
|---|---|---|---|
| | Phase-I-Block | Phase-II-Block | Kompetitiver Block |
| Vierfachstimulus (2 Hz über 2 Sek.) | keine Ermüdung | Ermüdung | Ermüdung |
| Tetanische Nervenreizung (30–50 Hz über 3–5 Sek.) | keine Ermüdung, keine posttetanische Erleichterung | Ermüdung, posttetanische Erleichterung nach 1–5 Sek. Pause | Ermüdung, posttetanische Erleichterung nach 1–5 Sek. Pause |
| Cholinesterasehemmer | Synergismus | Antagonismus (nicht immer vollständig) | Antagonismus (nicht immer vollständig) |
| Depolarisierende MR | Synergismus Tachyphylaxie | Antagonismus Tachyphylaxie | Antagonismus |
| Kompetitive MR | Antagonismus | Synergismus | Synergismus (kumulativ) |

gar einzelne Zuckungen auf, insbesondere im Bereich der mehrfach innervierten äußeren Augenmuskulatur (Gefahr des Innendruckanstiegs).
▷ Während der anschließenden **Phase I** treten weder Ermüdungsphänomene noch eine posttetanische Potenzierung auf; Hemmstoffe der Cholinesterase verstärken das Ausmaß der neuromuskulären Blockade, während NDMR die relaxierende Wirkung von DMR abschwächen (Tab. 6-2).
▷ Werden DMR repetitiv oder in hohen Dosen appliziert, tritt häufig ein Wechsel in die **Phase II** ein. Die »Phase II« entspricht weitgehend der Situation nach Gabe von NDMR. Während des »Phase-II-Blocks« kann die durch DMR-induzierte Muskelrelaxation durch Hemmstoffe der Cholinesterase antagonisiert werden.

● **Unerwünschte Wirkungen:** Die wichtigsten unerwünschten Wirkungen sind in Tab. 6-3 dargestellt. Am häufigsten rufen *Suxamethonium* und *Tubocurarin* unerwünschte Wirkungen hervor, während die neuentwickelten NDMR (z.B. *Alcuronium, Atracurium* und *Vecuronium*) besser verträglich sind. Im Vordergrund stehen unerwünschte Wirkungen im Herz-Kreislauf-System.
▷ **Abfall des Blutdrucks** kann durch Histaminliberation (*Tubocurarin, Suxamethonium, Atracurium*; besonders bei schneller i.v. Applikation) und durch eine ganglienblockierende Wirkung (*Tubocurarin, Pancuronium, Alcuronium*) verursacht werden.
▷ **Freisetzung von Histamin** erfolgt nicht nur durch das klassische Muskelrelaxans Tubocurarin; auch die neuentwickelten Muskelrelaxanzien (z.B. Suxamethonium, Atracurium, Mivacurium) sind nicht vollständig frei von einer histaminliberierenden Wirkung.

▷ Histaminliberation führt zugleich zu einer **Zunahme des Störungswiderstandes** in den **Atemwegen**.
▷ Infolge der Ganglienblockade kommt es zu einer **Abnahme der Magen-Darm-Motorik**.
▷ Nach Gabe von *Suxamethonium* (Stimulation sympathischer Ganglien) und *Pancuronium* kann der **Blutdruck ansteigen**.
▷ Da die meisten NDMR in höheren Dosen allosterisch Muscarinrezeptoren blockieren, können sie eine **Tachykardie** auslösen (*Tubocurarin, Pancuronium, Alcuronium*).
▷ Seltener wird auch eine **Bradykardie** beobachtet, die jedoch indirekter Natur zu sein scheint. Operative Manipulationen können vagale Fasern erregen; die dadurch ausgelöste reflektorische Vaguserregung führt zu einer Bradykardie, insbesondere dann, wenn das verabreichte NDMR nicht zugleich auch Muscarinrezeptoren blockiert. Dies trifft z.B. für *Vecuronium* zu, welches kaum noch eine blockierende Wirkung an Muscarinrezeptoren aufweist.

Im Gegensatz zu NDMR kann **Suxamethonium** Muscarinrezeptoren stimulieren und Brady-/Tachyarrhythmien auslösen. Ferner kann Suxamethonium, bevorzugt bei Patienten mit schweren Weichteilverletzungen oder Verbrennungen, eine Hyperkaliämie verursachen. Die initial erregende Wirkung von Suxamethonium (Faszikulationen, Zuckungen) kann zu muskelkaterartigen Beschwerden führen, die durch Vorbehandlung mit kleinen Dosen eines NDMR oder mit Diazepam verhindert werden können. Suxamethonium kann bei entsprechender Disposition eine maligne Hyperthermie auslösen.

Tab. 6-3. Unerwünschte Wirkungen peripherer Muskelrelaxanzien

| Unerwünschte Wirkungen | Tubocurarin | Alcuronium | Atracurium | Pancuronium | Vecuronium | Suxamethonium |
|---|---|---|---|---|---|---|
| Histaminfreisetzung | ++ | (+) | + | (+) | (+) | + |
| Wirkungen auf autonome Ganglien (Blockade, Stimulation) | B | B | – | B | – | S, B |
| Wirkung auf Muscarinrezeptoren | B | (B) | (B) | B | (B) | S |
| Kreislaufeffekte | | | | | | |
|   Blutdrucksenkung | ++ | (+) | ((+)) | (+) | ((+)) | + |
|   Tachykardie | (+) | (+) | ((+)) | (+) | ((+)) | + |
|   Bradykardie | | ((+)) | | ((+)) | (+) | + |

++ stark oder häufig  
+ mäßig  
(+) schwach oder selten  } vorkommend  
((+)) sehr schwach oder gelegentlich  
B Blockade  
S Stimulation

### ▶ Pharmakokinetik

Aufgrund der physikochemischen Eigenschaften (Molekülgröße, Lipophobie) werden Muskelrelaxanzien nur im geringen Ausmaß und nur sehr langsam aus dem Magen-Darm-Trakt resorbiert. Ferner können sie weder die Blut-Hirn-Schranke noch die Plazentarschranke in nennenswertem Ausmaß durchdringen, sie verteilen sich überwiegend im Extrazellularraum (Verteilungsvolumen zwischen 0,1 und 0,3 l/kg). Die wichtigsten Kenndaten sind in der Tab. 6-4 angegeben.

**Tubocurarin** und **Alcuronium** sind mittellang wirksam (20–40 Min.); Alcuronium wird überwiegend renal in unveränderter Weise ausgeschieden, so daß bei Niereninsuffizienz die Dosis von Alcuronium angepaßt werden muß. **Pancuronium, Pipecuronium** und **Doxacurium** (die beiden zuletzt genannten Substanzen sind in Deutschland nicht im Handel) sind lang bis sehr lang wirksame Muskelrelaxanzien (50–150 Min.). Pancuronium und Pipecuronium werden überwiegend renal eliminiert. **Atracurium, Vecuronium** sind kurz wirksam (10–30 Min.); bei beiden Substanzen erfolgt die Inaktivierung durch eine Esterspaltung. Atracurium wird durch die sog. **Hofmann-Elimination** abgebaut, es wird in ein tertiäres Amin (*Laudanosin*) und einen Acrylsäureester gespalten. Die Hofmann-Elimination ist ausschließlich vom pH-Wert und der Temperatur abhängig, d. h. weder Nieren- noch Leberfunktion können die Eliminationsgeschwindigkeit beeinflussen. Die Wirkdauer von Atracurium ist bei respiratorischer Alkalose deutlich verkürzt. Sehr hohe Dosen von Laudanosin können Krämpfe auslösen. **Mivacurium** stellt ein neu entwickeltes NDMR mit noch kürzerer Wirkdauer (10–20 Min.) dar. Die kürzeste Wirkdauer hat **Suxamethonium** (5 Min.). Mivacurium und Suxamethonium werden durch Esterasen (Butyrylcholinesterase, weitere Esterasen) gespalten und dadurch inaktiviert. Es gibt ein homozygotes Erbleiden (Inzidenz ca. 1 auf 2000), bei dem ein modifiziertes Enzymprotein synthetisiert wird. Dieses modifizierte Enzym spaltet Suxamethonium wesentlich langsamer, so daß die Wirkung von Suxamethonium über Stunden anhalten kann. In diesem Fall (wie auch bei ausgeprägter Leberfunktionsstörung) kann die Verabreichung gereinigter Butyrylcholinesterase notwendig werden.

### ◆ Therapeutische Verwendung

● **Indikationen:** Muskelrelaxanzien wirken weder analgetisch noch hypnotisch. Sie werden als wirksame Ergänzung in der Anästhesie eingesetzt, um durch einen **spezifischen Angriff** die quergestreifte Muskulatur vorübergehend zu lähmen. Dadurch kann die Dosis der Narkotika reduziert werden. Muskelrelaxanzien können unter folgenden Indikationen eingesetzt werden:
● Intubation
● Operation
● Bronchoskopie
● Elektrotherapie (Defibrillation, Elektrokrampftherapie in der Psychiatrie)
● zentralnervöse Krämpfe
● Tetanus

- **Kontraindikationen:** Für die Anwendung von DMR bestehen folgende Kontraindikationen:
  - thermische Schädigung
  - Polytrauma
  - Läsionen des zentralen und peripheren motorischen Neurons (z. B. Hemiplegie, Paraplegie, multiple Sklerose, Polyradikuloneuritis, Denervation und Tetanus)
  - Verdacht auf maligne Hyperthermie
  - Myotonien
  - Gefahr eines Glaskörperschadens bei eröffneter Sklera
  - Mangel oder Defekt der Butyrylcholinesterase

Nach Gabe von Suxamethonium ist bei Kindern, Jugendlichen und Patienten mit neuromuskulären Erkrankungen ein nicht behebbarer Herzstillstand beobachtet worden. Dies hat zu einer Anwendungseinschränkung geführt; Suxamethonium sollte unter besonderen Vorsichtsmaßnahmen nur dann gegeben werden, wenn eine sofortige Intubation erforderlich ist.

- **Dosierung:** Die wichtigsten Kenndaten zur Anwendung der Muskelrelaxanzien sind in Tab. 6-4 dargestellt. Ein Muskelrelaxans sollte innerhalb von 1–(2) Minuten nach seiner Applikation die quergestreifte Muskulatur ausreichend relaxieren (Reduktion der Kontraktionsamplitude auf ca. 5%), damit der Patient nach diesem Zeitraum intubiert werden kann. Diese schnelle Wirkung wird bisher nur durch *Suxamethonium* erreicht.

> Bei NDMR ist die **Latenz** bis zum Wirkungseintritt abhängig von der verabreichten Dosis und korreliert invers mit der Wirksamkeit der betreffenden Substanz.

Es werden zur Zeit verschiedene **Applikationsprotokolle** angewandt, um auch nach Gabe von NDMR einen ausreichend schnellen Wirkungseintritt herbeizuführen. So wird initial entweder die *zweifache $ED_{90}$-Dosis* verabreicht, oder es wird mit einer *Priming-Dosis* (10 bis 30% der einfachen $ED_{90}$) vorbehandelt. Durch diese Maßnahmen kann man auch mit NDMR (*Rocuronium, Atracurium, Vecuronium*) die quergestreifte Muskulatur ausreichend schnell relaxieren, so daß ca. 150 s nach der Applikation eine Intubation möglich ist.

Die in Tab. 6-4 angegebenen Dosierungen stellen Richtdosen dar. Der praktizierende Arzt muß jedoch immer eine individualisierte Therapie durchführen,

**Tab. 6-4.** Pharmakokinetische und pharmakodynamische Kenndaten der wichtigsten Muskelrelaxanzien

|  |  | Wirkungsbeginn (Sek.) | Wirkungsdauer (Min.) | $ED_{90}$ (mg/kg) | $t_{1/2}$ (Min.) | Übliche Dosis (mg/kg) |
|---|---|---|---|---|---|---|
| **Lang wirksam** | | | | | | |
| Pipecuronium | –* | 200–300 | 60–90 | 0,05 | ≈ 160 | 0,08–0,20 |
| Pancuronium | Pancuronium® »Organon« u. a. | 200–400 | 40–60 | 0,05 | ≈ 160 | 0,03–0,06 |
| Tubocurarine | –* | 200–300 | 20–40 | 0,40 | ≈ 120 | 0,20–0,60 |
| **Kürzer wirksam** | | | | | | |
| Alcuronium | Alloferin® | ≈ 300 | ≈ 30 | 0,12 | ≈ 150 | 0,15–0,30 |
| Atracurium | Tracrium® | 120–300 | 20–30 | 0,15 | ≈ 20 | 0,10–0,60 |
| Cisatracurium | Nimbex® | 90–300 | 30–40 | 0,05 | ≈ 25 | 0,05–0,10 |
| Vecuronium | Norcuron® | 120–300 | 15–30 | 0,04 | ≈ 70 | 0,05–0,20 |
| Mivacurium | Mivacron® | 140–300 | 10–20 | 0,06 | ≈ 20–30 | 0,05–0,20 |
| Rocuronium | Esmeron® | 60–300 | 30–40 | 0,30 | ≈ 90 | 0,20–0,60 |
| Suxamethonium | Lysthenon®, Pantolax® u. a. | 60–120 | 5–(10) | 0,30 | ≈ 5 | 0,10–1,00 |

Die angegebenen Werte sind Richtgrößen; im Einzelfall können andere Dosierungen notwendig sein. Wirkungsbeginn und Wirkungsdauer hängen von der verabreichten Dosis ab; Erhöhung der Dosis verkürzt die Latenz des Wirkungseintritts und kann die Wirkungsdauer auch bei den kürzer wirksamen Muskelrelaxanzien erheblich verlängern. Der Wirkungsbeginn, die sog. Anschlagszeit, kann durch die initiale Gabe der 2fachen $ED_{95}$-Dosis oder durch Priming (s. o.) verkürzt werden;
* in Deutschland nicht im Handel.

d. h. er muß die Dosis an die spezielle Situation des Patienten anpassen.

> Eine deutliche **Überempfindlichkeit** gegenüber Muskelrelaxanzien ist bei Patienten mit einer *Myasthenia gravis* gegeben.

- **Interaktionen:** Die Empfindlichkeit gegenüber Muskelrelaxanzien kann durch Wechselwirkungen mit anderen, gleichzeitig verabreichten Substanzen erheblich verändert sein.
▷ **Inhalationsnarkotika** (Enfluran, Diethylether, Isofluran, Halothan) verstärken die Wirkung von NDMR deutlich, Injektionsnarkotika und Distickstoffmonoxid weniger stark. Die Wechselwirkung zwischen Narkotika und Muskelrelaxanzien wird im wesentlichen dadurch verursacht, daß Narkotika aufgrund ihrer Membranwirkungen auch muskuläre Nicotinrezeptoren blockieren können.
▷ Viele **Antibiotika** verstärken ebenfalls die Wirkung der Muskelrelaxanzien. *Aminoglykoside* und *Tetracycline* reduzieren durch einen präsynaptischen Angriff die evozierte Acetylcholinfreisetzung. Bei anderen Antibiotika (*Lincomycin, Clindamycin, Polymyxin B, Colistin*) ist die Art der Wechselwirkung im Detail nicht bekannt. Ähnliches gilt auch für **Calciumkanalantagonisten** (z. B. *Verapamil*), die eine klinisch nachweisbare Wirkungsverstärkung herbeiführen können.
▷ Komplexe Wechselwirkungen ergeben sich mit **Sympathomimetika**. Die Endigungen motorischer Nerven wie auch die Muskelmembran sind mit adrenergen Rezeptoren ausgestattet. Präsynaptisch sind α-Rezeptoren, postsynaptisch β-Rezeptoren vorhanden; tierexperimentell sind zusätzlich Hinweise für präsynaptische β-Rezeptoren gefunden worden. Stimulation der präsynaptischen Rezeptoren führt zu einer vermehrten Acetylcholinfreisetzung, während Stimulation der postsynaptischen Rezeptoren die Aktivität der Natrium-Kalium-Pumpe erhöht und dadurch die Muskelmembran hyperpolarisiert wird. Sympathomimetika, die intraoperativ verabreicht werden, können durch ihre präsynaptische Wirkung die muskelrelaxierende Wirkung von NDMR abschwächen (sog. »anticurare Wirkung«).

Die Wirkung von NDMR kann durch **Hemmstoffe der Cholinesterase** *antagonisiert* werden. Partielle Blockierung der Cholinesterase führt dazu, daß sich Acetylcholin im synaptischen Spalt anreichert und NDMR kompetitiv von den muskulären Nicotinrezeptoren verdrängen kann. Dadurch kann die postoperative Erholung von der neuromuskulären Blockade beschleunigt werden. Hemmstoffe der Cholinesterase vermitteln im Bereich der motorischen Endplatte jedoch multiple Wirkungen:
- direkte Stimulation des muskulären Nicotinrezeptors
- Ionenkanalblockade
- Depolarisation der Prä- und Subsynapse
- Rezeptordesensibilisierung

Ein Teil dieser Effekte schwächt die erwünschte, d. h. kontraktionssteigernde Wirkung dieser Substanzklasse ab. Aus diesem Grund sollte man immer berücksichtigen, daß nach Gabe von Hemmstoffen der Cholinesterase nicht automatisch bei jedem Patienten die neuromuskuläre Transmission verbessert wird. Ferner ist auch zu berücksichtigen, daß das Ausmaß der antagonistischen Wirkung von Patient zu Patient erheblich schwanken kann. Eine stark ausgeprägte Blockade der neuromuskulären Übertragung läßt sich durch Hemmstoffe der Cholinesterase nicht wirksam antagonisieren. Zur Antagonisierung einer neuromuskulären Blockade können *Neostigmin* (0,005–0,05 mg/kg), *Pyridostigmin* (0,1–0,2 mg/kg) und *Edrophonium* (0,1–1 mg/kg) eingesetzt werden. Um die gleichzeitig verstärkte Wirkung von Acetylcholin an Muscarinrezeptoren abzufangen, muß zusätzlich ein Antagonist an Muscarinrezeptoren gegeben werden (*Atropin* 0,01 mg/kg).

# Antispastisch wirksame Substanzen

> Die **antispastisch wirksamen Arzneimittel** lassen sich in zwei Gruppen unterteilen:
> - Die eine Gruppe (sog. **Myotonolytika**) reduziert den Muskeltonus durch eine Wirkung innerhalb des zentralen Nervensystems.
> - Die andere Gruppe (**Dantrolen**) wirkt jenseits der neuromuskulären Transmission auf die elektromechanische Kopplung.

Antispastisch wirksame Substanzen werden **eingesetzt**, um entweder
- eine *akut* auftretende Tonuszunahme der Skelettmuskulatur (Krampf, maligne Hyperthermie) zu beseitigen oder
- eine *chronisch* bestehende Tonuserhöhung abzuschwächen, die im Rahmen einer neurologischen Grunderkrankung (spastische Parese, multiple Sklerose) entstanden ist.

## Dantrolen

Dantrolen wird überwiegend in der Notfalltherapie der **malignen Hyperthermie** eingesetzt. Die maligne Hyperthermie ist eine Erbkrankheit, bei der eine Mutation des Ryanodin-Rezeptor-Gens nachgewiesen wurde.

Der **Ryanodinrezeptor** ist ein intrazelluläres Strukturprotein, das in enger Nachbarschaft zu dem T-Tubulussystem in die Membran des endoplasmatischen Retikulums eingebaut ist. Der Ryanodinrezeptor ist im Wechselspiel mit Calciumkanälen vom Dihydropyridintyp (sog. L-Calciumkanäle, die in hoher Dichte im Bereich des T-Tubulussystems vorhanden sind) an der *Regulation* der *Freisetzung von Calciumionen* aus den intrazellulären Calciumspeichern beteiligt. Bei dem Krankheitsbild der malignen Hyperthermie wurde nachgewiesen, daß an Position 615 in der Primärsequenz des Ryanodinrezeptorproteins Cystein gegen Arginin ausgetauscht ist.

Wird ein genetisch disponierter Patient (Häufigkeit 1 : 50 000) gegenüber Triggersubstanzen (z. B. *Suxamethonium, Inhalationsnarkotika*) exponiert, kommt es zu einer dramatischen Freisetzung von Calciumionen aus dem sarkoplasmatischen Retikulum. Daraus resultieren:
- Muskelrigidität
- Kontraktur (z. B. der Kaumuskulatur)
- Hypermetabolismus, Anstieg von $CO_2$
- ausgeprägter Temperaturanstieg
- Hypoxie
- Zellnekrosen
- Myoglobinämie
- Organversagen

▶ **Pharmakodynamik**

Dantrolen hemmt die Freisetzung von Calciumionen aus dem endoplasmatischen Retikulum und reduziert die freie myoplasmatische Konzentration von Calciumionen. Dies führt zur Abnahme der Muskelkontraktion bzw. des Muskeltonus. Wirkungen im ZNS oder an der motorischen Endplatte sind an dieser Hemmung nicht beteiligt.

● **Unerwünschte Wirkungen:** Die wichtigste unerwünschte Wirkung besteht in einer **Hepatotoxizität** (ca. 1 % der Patienten zeigen nach Substanzeinnahme eine gestörte Leberfunktion). Daneben können nach Einnahme von Dantrolen
- generalisierte Muskelschwäche,
- Schwankungen der Stimmungslage,
- Müdigkeit und
- Schwindel auftreten.

▶ **Pharmakokinetik**

Dantrolen wird langsam und unvollständig aus dem Magen-Darm-Trakt resorbiert, die Plasmahalbwertszeit liegt bei ca. 9 Std. Dantrolen wird teilweise unverändert und teilweise nach hepatischer Biotransformation renal eliminiert.

◆ **Therapeutische Verwendung**

Dantrolen ist das wichtigste Arzneimittel zur Therapie der malignen Hyperthermie. Daneben wird es auch bei neurologischen Erkrankungen eingesetzt, die mit einer Spastizität einhergehen.

● **Dosierung:** Bei der oralen Therapie sollte Dantrolen einschleichend verabreicht werden (initial 50 mg, maximal 400 mg Tagesdosis). Zur Therapie der malignen Hyperthermie muß Dantrolen parenteral verabreicht werden (initial 1–2 mg/kg; Wiederholungen bis zu einer maximalen Gesamtdosis von 10–30 mg/kg möglich).

Weitere Maßnahmen zur Therapie der malignen Hyperthermie bestehen in:
- einer Unterbrechung der Zufuhr des auslösenden Agens
- physikalischen Maßnahmen
- der Beseitigung der Hypoxie und Acidose
- einer Überwachung der Nierenfunktion

## Zentral wirkende Myotonolytika

Substanzen aus der chemisch heterogenen Gruppe der **zentral wirkenden Myotonolytika** (Tab. 6-5) **reduzieren** den **gesteigerten Muskeltonus**, der im Rahmen von neurologischen Erkrankungen (spastische Paresen, multiple Sklerose, entzündliche Erkrankungen des zentralen und peripheren Motoneurons) auftreten kann.

Im Gegensatz zu den Muskelrelaxanzien gelangen die Myotonolytika sehr gut in das ZNS. Der **Muskeltonus** wird durch eine Wirkung an zentralen Synapsen auf *spinaler* wie auch *supraspinaler* Ebene **reduziert**. Dabei wird vorwiegend polysynaptische Reflexaktivität gehemmt, was zur Abnahme von bahnenden Einflüssen auf das spinale Motoneuron führt. Der **Wirkungsmechanismus** ist bei einigen der dargestellten Substanzen im Detail noch nicht bekannt.

▷ *Baclofen*, ein Agonist an $GABA_B$-Rezeptoren, hemmt mono- und polysynaptische Reflexe auf spinaler Ebene. An dieser Wirkung sind mehrere Mechanismen beteiligt. Neben der **Stimulation von GABA-Rezeptoren** mit Öffnung von Chloridkanälen und dadurch bedingter Hyperpolarisation (Kap. 9, S. 205) werden durch Blockade von

**Tab. 6-5.** Strukturformel und Dosierung von antispastisch wirksamen Arzneimitteln

| Freiname | Handelsname | Strukturformel | Tagesdosierung (g) (Erwachsene, p.o.) |
|---|---|---|---|
| Baclofen | Lioresal® u.a. | Cl–C₆H₄–CH(CH₂–NH₂)–CH₂–CCOH | 0,005 langsam steigern bis 0,020 |
| Carisoprodol | Sanoma® | H₂N–CO–O–CH₂–C(CH₃)(CH₂–CH₂–CH₃)–CH₂–O–OC–NH–CH–(CH₃)₂ | 0,350(–700) |
| Chlormezanon | * | (Struktur) | 0,100 |
| Chlorzoxazon | * | (Struktur) | 0,250 |
| Memantin | Akatinol Memantine® | (Struktur) | 0,010 langsam steigern bis 0,030–0,060 |
| Tizanidin | Sirdalud® | (Struktur) | 0,002 langsam steigern bis 0,006 |
| Dantrolen | Dantamacrin® | (Struktur) | 0,025 langsam steigern bis 0,100 |

* in Deutschland nicht mehr im Handel

Kalium- und Calciumkanälen und durch eine **Hemmung der Freisetzung** von **exzitatorischen Transmittern** (Glutamat, Aspartat) erregende Einflüsse auf das spinale Motoneuron reduziert (präsynaptische Hemmung).

▷ Bei weiteren Substanzen (*Carisoprodol, Memantine, Tizanidin*) wird ebenfalls eine **Wirkung auf exzitatorische Transmitter** vermutet, wobei entweder deren Freisetzung oder Wirkung gehemmt zu sein scheint.

▷ Der Gruppe der zentral wirkenden Myotonolytika können auch die 1,4-Benzodiazepinderivate (z.B. *Tetrazepam*) zugeordnet werden. Sie **verstärken die GABAerge Transmission** und hemmen vornehmlich polysynaptische Reflexaktivität. Benzodiazepine werden auch in Kap. 9, S. 203ff., u. Kap. 10, S. 253ff., dargestellt. Benzodiazepine eignen sich aufgrund des Abhängigkeitspotentials nicht zur Langzeittherapie.

● **Unerwünschte Wirkungen:** Alle zentral angreifenden Myotonolytika wirken mehr oder weniger stark sedierend, so daß die aktive Teilnahme am Straßenverkehr beeinträchtigt sein kann.

● **Handelsnamen und Dosierung:** Tab. 6-5

## Clostridium-botulinum-Toxin

Clostridium-botulinum-Toxin Typ A läßt sich aufgrund seiner tonusreduzierenden Wirkung (Hemmung der Acetylcholinfreisetzung) auf quergestreifte und parasympathisch innervierte glatte Muskulatur

(Kap. 24, S. 796f.) zur Behandlung von idiopathischem Blepharospasmus und rotierendem Torticollis verwenden. Hierzu wird das Toxin direkt in die spastische Muskulatur injiziert. Die Wirkung entwickelt sich in 1–3 Tagen und hält bis zu 3 Monaten an. Wegen der aus einer relativen Überdosierung sich ergebenden Gefahren (Botulismus, Kap. 24, S. 797) ist die Anwendung erfahrenen Fachärzten in Kliniken vorbehalten. Die Dosierung muß individuell erfolgen. Bei Myasthenia gravis und Lambert-Eaton-Rock-Syndrom ist Clostridium-botulinum-Toxin kontraindiziert. Kontraindiziert ist auch die gleichzeitige Behandlung mit anderen tonusreduzierenden Arzneimitteln, z. B. Aminoglykosidantibiotika.

● **Handelsnamen:** Botox®, Dysport®

**Literatur**

Agoston S, Bergmann H, Schwarz S, Steinbereithner K (Hrsg). Muskelrelaxantien – Therapeutische Grenzen. Wien, München, Bern: Wilhelm Maudrich 1985.

Ahnefeld FW, Bergmann H, Burri C, Dick W, Halmagyi M, Hossli G, Rügheimer E (Hrsg). Muskelrelaxantien: In: Klinische Anaesthesiologie und Intensivtherapie. Band 22. Berlin, Heidelberg, New York: Springer 1980.

Atwood HL, Mackay WA, Walden J, Witte O. Neurophysiologie. Stuttgart, New York: Schattauer 1993.

Bowman WC (Hrsg). Pharmacology of Neuromuscular Junction. London, Boston, Singapore, Sydney: Wright Butterworth Scientific 1990.

Buzello W (Hrsg). Muskelrelaxantien INA-Schriftenreihe. Band 30. Stuttgart, New York: Thieme 1981.

Katz B. Nerv, Muskel und Synapse. 5. Aufl. Stuttgart, New York: Thieme 1987.

Kharkevick DA (Hrsg). New Neuromuscular Blocking Agents. Handbook of Experimental Pharmacology. Vol. 79. Berlin, Heidelberg, New York: Springer 1986.

Wessler I. Acetylcholine at motor nerves: storage, release and presynaptic modulation by autoreceptors and adrenoceptors. In: Bradley RJ (Hrsg). International Review of Neurobiology. Vol. 34. London, New York: Academic Press 1992.

Zaimis E (Hrsg). Neuromuscular Junction. Handbook of Experimental Pharmacology. Vol. 42. Berlin, Heidelberg, New York: Springer 1976.

# 7 Lokalanästhetika

E. Knoll-Köhler und B. Knoll

Lokalanästhetika sind Arzneistoffe, die bei lokaler Applikation die Nervenleitfähigkeit aufheben, indem sie sich an einen Rezeptor im Natriumkanal binden und den nichtionenleitfähigen Konformationszustand des Kanals stabilisieren. Dadurch kommt es bei entsprechender Dosierung lokal und zeitlich begrenzt zum Verlust der Sensibilität, die klinisch zur Schmerzausschaltung in Form der Oberflächen-, Infiltrations- und Leitungsanästhesie unter Anwendung peripherer, rückenmarksnaher und intravenöser Methoden genutzt wird.

Die ersten Lokalanästhesien wurden ab 1884 mit Cocain, einem Alkaloid aus Erythroxylon coca, durchgeführt. Die Wirkung der Blätter dieses Strauches war in Südamerika seit altersher bekannt. Cocablätter wurden zur Dämpfung von Hunger, Müdigkeit und Sorgen und zu kultischen Zwecken benutzt. Im 19. Jahrhundert versuchte man in Europa, die Wirkstoffe zu isolieren, und stieß dabei u.a. auf das Cocain, dessen Struktur als Benzoesäureester um 1900 aufgeklärt wurde. Die »örtlich betäubende« Wirkung von Cocain wurde bereits von Wöhler 1860 beschrieben, aber deren medizinische Bedeutung erst 1884 von dem Augenarzt Karl Koller voll erkannt. Wegen der Suchtgefahr suchte man bald nach ungefährlicheren Benzoesäureestern als Ersatz für Cocain. So kam man über das wegen seiner schlechten Wasserlöslichkeit für Injektionszwecke nicht geeignete Benzocain zu den besser löslichen p-Aminosäureestern vom Typ Procain (1905) und zu den Säureamiden vom Typ Lidocain (1943).

## ▶ Struktur-Wirkungs-Beziehung

Die klinisch überwiegend genutzten Lokalanästhetika sind schwache Basen, denen ein gemeinsames **Strukturprinzip** zugrunde liegt (Tab. 7-1). Sie enthalten
- eine **hydrophobe** (einen Benzol-, Anilid- oder Thiophenring) **Domäne**, die vorwiegend die lipophile Eigenschaft bestimmt,
- eine **hydrophile** (ein substituiertes sekundäres oder tertiäres Amin) **Domäne**, durch die die Protonierbarkeit des Moleküls festgelegt wird, und
- eine 1- bis 3gliedrige **Alkylkette**, die den hydrophoben Teil des Moleküls mit dem hydrophilen verbindet und die Positionierung des Moleküls an und in der Membran gewährleistet. Variationen der Kettenlänge oder deren Substitution beeinflussen Löslichkeit und Membranhaftung.
- Die **Bindung** der **hydrophilen Domäne** an die hydrophobe Domäne erfolgt als Ester oder Säureamid. Die Bindungsart ist Basis der Einteilung der Lokalanästhetika in Lokalanästhetika vom Ester- und Säureamidtyp, und beeinflußt die Eliminationskinetik und die Inzidenz allergischer Reaktionen.

Obwohl dem Benzocain (Ethylaminobenzoat) die terminale Aminogruppe fehlt, ist Benzocain lokalanästhetisch wirksam. Benzocain ist nicht wasserlöslich und daher ausschließlich als Oberflächenanästhetikum im Gebrauch.

Die für Lokalanästhetika typischen Strukturelemente zeigen auch andere Arzneistoffe wie z.B. die β-Adrenozeptorenantagonisten oder nichtselektive Antihistaminika. Ihre lokalanästhetische Wirkung ist aufgrund dominierender anderer Wirkungen therapeutisch nicht nutzbar.

Zwischen Struktur und Wirkung der Lokalanästhetika besteht eine gute Korrelation (Tab. 7-2).
▷ Die **Lipophilie** korreliert mit der **anästhetischen Potenz** und der **Toxizität**, da die Lipophilie die Konzentration der Lokalanästhetika in der Membran bestimmt.
▷ Die **Protonierbarkeit** des substituierten Amins bei physiologischen pH-Werten korreliert mit der **Geschwindigkeit** des Eintritts der Nervenblockade, da Lokalanästhetika nur als Nichtionen den Wirkungsort erreichen können. Der prozentuale Anteil nichtionisierter lokalanästhetischer Substanz ist im Gewebe um so größer, je näher der $pK_a$-Wert des Lokalanästhetikums im Bereich des pH-Wertes des Gewebes liegt. Lidocain mit einem $pK_a$-Wert von 7,7 hat daher einen schnelleren Wirkungseintritt als Bupivacain mit einem $pK_a$-Wert von 8,1.
▷ Die **Molekülgröße** bestimmt u.a. die **Dauer** der Nervenblockade. Die Dissoziationsgeschwindigkeit protonierter Moleküle vom geschlossenen Kanal ist für Lokalanästhetika mit einem Molekulargewicht < 240 Da größer als für solche mit einem Molekulargewicht > 250 Da. Die Lokalanästhetika der ersten Gruppe, zu denen z.B. das Lidocain zählt, werden daher als **»fast in/fast out«-Lokalanästhetika** bezeichnet, während z.B. Bupivacain zu der Gruppe der **»fast in/slow out«-Lokalanästhetika** gehört.
▷ Aufgrund der physikalisch-chemischen Unterschiede ergeben sich innerhalb der Gruppe der Ester- bzw. Säureamidlokalanästhetika Einteilungsmög-

**Tab. 7-1.** Gebräuchliche Lokalanästhetika der p-Aminobenzoesäure-, Anilid- und Thiophenreihe

| Freiname | Handelsname z. B. | Aromatischer Rest | Zwischenkette | Substituierte Aminogruppe |
|---|---|---|---|---|
| Benzocain | Anaesthesin® Subcutin® u. a. | H₂N–C₆H₄– | –C(=O)–O–CH₂–CH₃ | |
| Procain | Novocain® u. a. | H₂N–C₆H₄– | –C(=O)–O–CH₂–CH₂– | –N(C₂H₅)₂ |
| Tetracain | Oto-Flexiole® N | H(H₉C₄)N–C₆H₄– | –C(=O)–O–CH₂–CH₂– | –N(CH₃)₂ |
| Lidocain | Xylocain® u. a. | 2,6-(CH₃)₂–C₆H₃–NH– | –C(=O)–CH₂– | –N(C₂H₅)₂ |
| Mepivacain | Meaverin® Scandicain® u. a. | 2,6-(CH₃)₂–C₆H₃–NH– | –C(=O)– | N-Piperidyl–CH₃ |
| Prilocain | Xylonest® | 2-CH₃–C₆H₄–NH– | –C(=O)–CH(CH₃)– | –NH–C₃H₇ |
| Bupivacain | Carbostesin® u. a. | 2,6-(CH₃)₂–C₆H₃–NH– | –C(=O)– | N-Piperidyl–C₄H₉ |
| Ropivacain | Naropin® | 2,6-(CH₃)₂–C₆H₃–NH– | –C(=O)– | N-Piperidyl–C₃H₇ |
| Etidocain | Dur-Anest® | 2,6-(CH₃)₂–C₆H₃–NH– | –C(=O)–CH(C₂H₅)– | –N(C₂H₅)(C₃H₇) |
| Articain | Ultracain® Ubistesin® | 3-Amino-4-methyl-thiophen-2-carbonsäuremethylester-Rest (CH₃, COO–CH₃ am Thiophen) –NH– | –C(=O)–CH(CH₃)– | –NH–C₃H₇ |

lichkeiten nach der Schnelligkeit des Wirkungseintritts, der Wirkungsdauer und der Wirkpotenz. An ein klinisch brauchbares Lokalanästhetikum sind folgende Anforderungen zu stellen:
- hohe Wirkungsselektivität
- großer Abstand zwischen sensorischer und motorischer Blockade
- gute Steuerbarkeit hinsichtlich Wirkungseintritt und Wirkungsdauer
- keine Metabolisierung zu pharmakodynamisch-,

Tab. 7-2. Physikochemische Korrelate lokalanästhetischer Wirkungen

| Arzneistoff (LA-Typ) | (n-Octanol/ Puffer)-Verteilungskoeffizient (pH 7,4; 25 °C) | Anästhetische Potenz bzw. Toxizität | Molekulargewicht (Base) | Anästhesiedauer | $pK_a$-Wert | Wirkungseintritt |
|---|---|---|---|---|---|---|
| Procain (Ester) | 0,6 | niedrig | 236 | kurz | 8,9 | langsam |
| Prilocain (Säureamid) | 0,8 | mittel | 220 | mittellang | 7,7 | schnell |
| Mepivacain (Säureamid) | 1,0 | mittel | 246 | mittellang | 7,6 | schnell |
| Lidocain (Säureamid) | 2,9 | mittel | 235 | mittellang | 7,7 | schnell |
| Articain (Säureamid) | – | mittel | 284 | mittellang | 7,8 | schnell |
| Bupivacain (Säureamid) | 28,0 | hoch | 288 | lang | 8,1 | langsam |
| Ropivacain (Säureamid) | 9,0 | hoch | 274 | lang | 8,1 | langsam |
| Tetracain (Ester) | 80,0 | hoch | 264 | lang | 8,4 | langsam |
| Etidocain (Säureamid) | 141,0 | hoch | 276 | lang | 7,9 | schnell |

LA = Lokalanästhetika

immunogen- oder toxikologisch-wirksamen Metaboliten
• Wasserlöslichkeit
• Sterilisierbarkeit
• Lösungsstabilität

### ▶ Pharmakodynamik

● **Wirkungsmechanismus:**

Lokalanästhetika hemmen reversibel die Bildung und Weiterleitung von Aktionspotentialen. Dadurch werden in Abhängigkeit von der Dosis sensorische und motorische Funktionen aufgehoben. **Wirkort** lokalanästhetischer Arzneistoffe ist der **potentialabhängige Na$^+$-Kanal**.

Der Ionenfluß durch den Kanal wird durch flexible Peptidketten eines Polypeptids kontrolliert (Abb. 7-1, a). Das Polypeptid besteht aus 4 sich wiederholenden Domänen gleicher Aminosäuresequenz, die den Kanal bilden. Unter den Bedingungen des Ruhepotentials befindet sich der Kanal in der geschlossenen, aktivierbaren Konformation. Mit Depolarisation der Membran geht der Kanal unter wechselnden, aber geschlossenen Konformationszuständen in den offenen, Na$^+$-leitfähigen Zustand über und innerhalb weniger ms in den inaktivierten, geschlossenen Zustand (Abb. 7-1, b). Das Gleichgewicht zwischen den geschlossenen, aber aktivierbaren und den geschlossenen, inaktivierten, nicht aktivierbaren Zuständen der Kanäle wird durch das Membranpotential festgelegt. Erst wenn mit fortschreitender Re- bzw. Hyperpolarisation der Membran der Kanal wieder seine aktivierbare Ruhekonformation erreicht, kann er erneut in den Offenzustand übergehen. **Lokalanästhetika** binden sich an einen auf halber Strecke zwischen intra- und extrazellulärer Kanalöffnung gelegenen Rezeptor und **verlängern** in substanzabhängig unterschiedlichem Ausmaß die **Zeitdauer des inaktivierten Kanalzustands**. Dadurch nimmt bei entsprechender Dosierung und Impulsrate die Fraktion aktivierbarer Natriumkanäle pro Impuls ab, mit ihr die Aktionspotentialamplitude und damit die nervale Erregbarkeit. Die ungeladene Form des Lokalanästhetikums erreicht den Rezeptor über die Lipidphase der Membran (»hydrophober Pfad«), die protonierte Form während der Öffnung des Kanals von innen her (»hydrophiler Pfad«).

Lokalanästhetika hemmen in therapeutischen Dosen auch den einwärtsgerichteten K$^+$-Strom. Die Größe des Effektes ist strukturabhängig variabel. Aufgrund der Oberflächenaktivität der Lokalanästhetika werden bei steigender Dosierung weitere

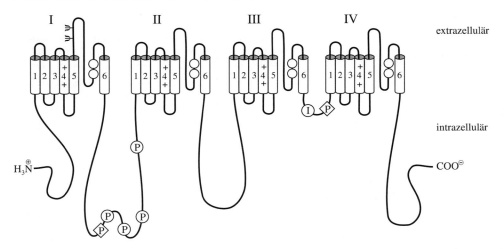

**Abb. 7-1a.** Struktur und Funktion der kanalformenden α-Untereinheit des neuronalen Na⁺-Kanals.

Nach Catterall (1988, 1993) besteht die α-Untereinheit des Na⁺-Kanals aus einer Polypeptidkette mit 4 sich wiederholenden Domänen (I–IV) gleicher Aminosäuresequenz. Jede Domäne faltet sich zu 6 transmembranären α-Helices (Segmente S1–S6). Die vier S5- und S6-Transmembransegmente und die kurzen membranassoziierten extrazellulären Schleifen zwischen ihnen formen die Wand des Kanals. Aminosäuren in den kurzen Verbindungsstükken bestimmen die Leitfähigkeit und Selektivität des Kanals und enthalten Bindungsstellen für Tetrodotoxin und Saxitoxin. Diese Toxine verhindern die extrazelluläre Öffnung des Kanals. Die positiven Ladungen der S4-Segmente fungieren als Spannungssensoren für den Öffnungsmechanismus. Die kurze intrazelluläre Peptidschleife zwischen Domäne III und IV dient als Inaktivierungstor. Die im Inaktivierungstor in Position I vorhandenen hydrophoben Aminosäuren (Isoleucin, Phenylalanin, Methionin) bilden das Inaktivierungspeptid. Es kann die innere Öffnung des Kanals durch Bindung an einen im Inaktivierungstor gelegenen Rezeptor verschließen.

Die vier Domänen der α-Untereinheit ordnen sich in einer tetrameren Pseudosymmetrie an. Im Ruhezustand sind die positiven Ladungen der 4. Segmente durch Ionenpaarbildung neutralisiert. Mit zunehmender Depolarisation der Membran werden ihre Bindungen geschwächt. Durch Ladungsverschiebungen kommt es zu Konformationsänderungen in jeder der 4 Domänen und zur Öffnung des Kanals (Abb. 7-1, b). Innerhalb von ms legt sich die Peptidschleife, die die Domäne 3 und 4 verbindet, über die innere Öffnung des Kanals, wodurch der geöffnete Kanal in den inaktivierten, nicht mehr ionenleitenden Zustand übergeht. Der Kanal kann aber auch von jeder der geschlossenen Konformation unter Umgehung des Offenzustandes in den inaktivierten Zustand übergehen. Mit zunehmender Re- bzw. Hyperpolarisation der Membran wird der Kanal nach Durchlaufen mehrerer geschlossener, nicht aktivierbarer Kanalzustände wieder in eine aktivierbare, geschlossene Konformation überführt.

Lokalanästhetika verlängern in substanzunterschiedlichem Ausmaß die Zeitdauer, in der sich der Kanal im inaktivierten Zustand befindet. Ihre Bindungsstellen befinden sich im Transmembransegment S6 der Domäne IV.

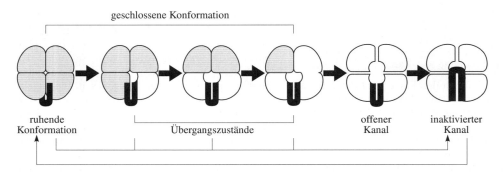

**Abb. 7-1b.** Schematische Darstellung der Sequenz der Konformationsänderungen des Natriumkanals während des Aktivierungsprozesses. [Nach: Isom L, De Jongh K, Catterall W. Auxiliary subunits of voltage-gated ion channels. Neuron 1994; 12:1183–94.]

Die vier homologen Domänen der α-Untereinheit des Natriumkanals sind jeweils als Kreis dargestellt.

membranassoziierte Proteine in ihrer Funktion beeinflußt.

● **Modulierende Faktoren der lokalanästhetischen Wirkung:**

**Wirkungseintritt**

▷ Lokalanästhetika (LA) als schwache Basen sind in Wasser schwerlöslich und daher in Form gut wasserlöslicher Chloridsalze im Handel. Der **pH-Wert** der Lösungen liegt zwischen 3,5–6,0. Dieser pH-Wert begünstigt die Stabilität der Lokalanästhetika, wirkt aber einem schnellen Anästhesieeintritt durch Absenkung des extrazellulären pH-Wertes entgegen, da Lokalanästhetika nur als freie Base diffundieren können.

▷ Ausmaß und Dauer der pH-Wertabsenkung hängen vom injizierten **Volumen** und der **lokalen Pufferkapazität** ab. Daraus geht hervor, daß repetitive Injektionen großer Volumina in kurzen Abständen zum Wirkungsverlust des Lokalanästhetikums führen können.

▷ Neben dem Volumen und der Konzentration der Lösung hat die **Dosis**, die **Applikationstechnik** – die die Länge der Diffusionsstrecke zwischen Applikations- und Wirkungsort festlegt – und die **Stimulationsfrequenz** des Nerven zum Zeitpunkt der Injektion Einfluß auf die Schnelligkeit des Wirkungseintritts der Anästhesie. Da die Stimulationsfrequenz und das Membranpotential die Fraktion der Natriumkanälchen festlegen, die sich im inaktivierten und damit LA-bindungsfähigem Konformationszustand befindet, spricht man von der »gebrauchsabhängigen« (»use dependence«) Wirkung lokalanästhetischer Arzneistoffe. Sie ist Ursache der tagesrhythmischen Wirkungsschwankungen lokalanästhetischer Arzneistoffe.

▷ Die Sensitivität der Nervenfasern gegenüber einem Lokalanästhetikum nimmt mit der **Myelinisierung**, dem **Durchmesser** und der **Leitungsgeschwindigkeit** ab. Generell sind nichtmyelinisierte Fasern empfindlicher als myelinisierte. Bei gleichem Durchmesser werden myelinisierte Nervenfasern jedoch früher als nichtmyelinisierte geblockt.

▷ In einem gemischten Nerven wird die Reihenfolge des Funktionsausfalls darüber hinaus noch zusätzlich durch die **Lage innerhalb des Bündels** bestimmt, da Nervenfasern, die unmittelbar unterhalb des Perineuriums liegen, mit dem Lokalanästhetikum früher in Kontakt kommen. Ausschaltung der Nozizeption ist somit immer mit einem Verlust anderer Sensibilitäten verbunden.

**Wirkungsdauer**

> Die Dauer der Anästhesie hängt von der **Dosis**, den **physikalisch-chemischen Eigenschaften** der Lokalanästhetika, der **Anatomie** (Vaskularisationsdichte, Verhältnis Fettgewebe zu Nichtfettgewebe) und der **Perfusionsgröße** des **Applikationsortes** ab. Die Durchblutung des Applikationsortes kann durch pathophysiologische Prozesse lokaler und/oder systemischer Art und durch Arzneistoffe moduliert werden.

Die Geschwindigkeit der Perfusion nimmt z.B. bei entzündlichen Prozessen oder bei einer Niereninsuffizienz zu. Diese Krankheitszustände wirken sich *verkürzend* auf die Anästhesiedauer aus.

Einen verlängernden Einfluß haben vasokonstriktorische Zusätze: Vasokonstriktorische Zusätze

● reduzieren die Invasionsgeschwindigkeit der Lokalanästhetika in Abhängigkeit von deren Lipophilie. Dadurch erhöhen sie die Konzentration des Lokalanästhetikums am Applikationsort, somit die anästhetische Erfolgsrate und Dauer der Anästhesie *und* verringern die maximale Serumkonzentration.

● beschleunigen die Elimination der Lokalanästhetika, die flußlimitiert ausgeschieden werden. Durch den Einfluß auf die Invasionskinetik bzw. Invasions- und Evasionskinetik nimmt die therapeutische Breite der Lokalanästhetika zu.

● beeinflussen lokale Hämostasereaktionen.

Diese Effekte werden am besten mit Adrenalin erreicht, aber nur dann, wenn die Dosis des Adrenalins den physikalisch-chemischen und pharmakodynamischen Eigenschaften des Lokalanästhetikums und den Besonderheiten des Applikationsortes (Vaskularisationsdichte, Gefäßtyp, Gewebe-pH, Rezeptorendichte etc.) angepaßt ist.

● **Unerwünschte Wirkungen:**

**Dosisabhängige unerwünschte Wirkungen**

> Systemische Wirkungen während einer Lokalanästhesie sind unerwünscht. Sie sind Folge einer Überdosierung und/oder Folge der Bildung toxikologisch oder immunologisch wirksamer Metabolite während der Biotransformation.

Von einer Überdosierung sind alle erregbaren Strukturen betroffen. In Abhängigkeit von der Serumkonzentration wird die Erregungsleitung im ZNS, Herz, autonomen Nervensystem und in der neuromuskulären Endplatte blockiert. Klinisch bedeutsam sind insbesondere die inhibitorischen Wirkungen am Herz-Kreislauf-System und im ZNS.

▷ Im **ZNS** werden die inhibitorischen Neurone vor den exzitatorischen gehemmt. Daraus resultiert

**Tab. 7-3.** Symptome einer Lokalanästhetikaintoxikation

| Phase | Symptomatik |
|---|---|
| Erregungsphase | vermehrter Rededrang, Unruhe, Angst, Schwindel, sensorische Halluzinationen, Übelkeit, Erbrechen, Puls- und Herzfrequenzanstieg, fibrilläre Zuckungen, tonisch-klonische Krämpfe |
| Depressionsphase | Bewußtlosigkeit → Koma Atemdepression → Atemstillstand Puls- und Blutdruckabfall → Schock bradykarde Arrhythmie → Asystolie |

bei langsamem Konzentrationsanstieg ein **biphasisches Intoxikationsbild** (Tab. 7-3). Bei schnellem Konzentrationsanstieg, z. B. durch eine versehentliche intravasale Injektion, kann eine Depression zentraler Funktionen Erstmanifestation der Intoxikation sein.

▷ Am **Herzen** werden **Reizleitung, Erregbarkeit** und **Kontraktionskraft herabgesetzt**. Die negative Inotropie ist offensichtlich eine Folge der Abnahme der zytoplasmatischen $Na^+$-Konzentration und des dadurch bedingten gesteigerten $Ca^{2+}$-Auswärtsstromes (Kap. 13, S. 335ff., u. Abb. 13-9).

▷ Am **Gefäßsystem** wird der **Tonus** durch Blockade vegetativer Nervenfasern **gesenkt**. Hypotension und Asystolie können folgen.

Die kardiotoxische Potenz der Lokalanästhetika ist substanzabhängig variabel. Sie ist um so größer, je langsamer die Dissoziation vom Rezeptor in Relation zur Repolarisation der Membran verläuft. In equianalgetischer Dosierung nimmt die Kardiotoxizität in folgender Reihenfolge ab: Bupivacain = Ropivacain > Etidocain ≥ Lidocain.

Die durch Bupivacain induzierte kardiovaskuläre Depression ist schwer zu behandeln, da sie nicht nur auf die Blockade der kardialen Erregungsleitung zurückzuführen ist, sondern auch auf eine direkte Hemmung medullärer Herz-, Kreislauf- und Atemregulationszentren. Bupivacain ist als Racemat im Handel. Von den beiden Enantiomeren hat das R-Enantiomer eine höhere Toxizität. Bei entsprechender Bupivacaindosierung ist das R-Enantiomer für das plötzliche Auftreten zentral bedingter Herzrhythmusstörungen, Asystolie, Schock und Apnoe verantwortlich.

Die Lokalanästhetikaintoxikation wird durch Acidose, Hypoxämie und Hyperkapnie verstärkt.

▷ Bei einer Hypoxämie nimmt die Polarisation erregbarer Membranen ab, die Zahl inaktivierter Natriumkanäle zu.

▷ Bei Hyperkapnie steigt die Durchblutung im ZNS an und mit ihr die Konzentration des Lokalanästhetikums im ZNS.

▷ Bei einer Acidose werden Lokalanästhetika aus der Proteinbindung freigesetzt und deren Verteilungsvolumen und Clearance reduziert.

▷ Während des Krampfens steigt durch die erhöhte Muskelaktivität der $pCO_2$ schnell an. Die sich entwickelnde metabolische Acidose wird durch die Hemmung des Atemzentrums verstärkt. Daher gilt es, bei einer durch Lokalanästhetika-bedingten Intoxikation das Auftreten einer Acidose durch sofortige Sauerstoffzufuhr zu vermeiden.

Sauerstoff ist das wichtigste »Mittel« zur Behandlung einer Lokalanästhetikaintoxikation neben Diazepam zur Kupierung der Krämpfe, Atropin oder Anlegen eines passageren Schrittmachers zur Anhebung der Herzfrequenz und Epinephrin zur Korrektur des Blutdrucks.

Die Injektion von Suxamethoniumchlorid nach erfolgter Intubation ist zur Ausschaltung der Krämpfe nicht zu empfehlen. Die bei Krämpfen auftretende Hyperkaliämie potenziert die Toxizität der Lokalanästhetika.

▷ Bei **rückenmarksnahen Anästhesien** kommt es durch Blockade sympathischer Nervenfasern infolge venösen Poolings zum **Abfall des Schlagvolumens** und zur **Hypotension**. Daher muß vor Beginn einer Anästhesie eine evtl. bestehende Hypovolämie behoben werden und während der Anästhesie das Auftreten einer Hypovolämie durch Volumensubstitution vermieden werden.

▷ Werden in der **Geburtshilfe** Lokalanästhetika mittlerer Lipophilie zur Epiduralanästhesie eingesetzt, wird bei gesunden **Feten** in bis zu 30% eine **Bradykardie** beobachtet, bei Risikofeten bis zu 60%.

▷ Nach Parazervikalblockaden können Neugeborene Intoxikationssymptome zeigen.

**Prilocain induziert** durch einige seiner Metabolite eine **Methämoglobinämie**, die bei Erreichen kritischer Werte – meist bei Applikation von mehr als 8 mg/kg KG an gesunde Erwachsene – mit Methylenblau (i.v. 1–2 mg/kg KG) behandelt werden kann. Neugeborene weisen eine erhöhte Sensitivität gegenüber den methämoglobinbildenden Metaboliten auf. Daher sollte

▷ Prilocain *nicht* zur Analgesie in der Geburtshilfe verabreicht werden, bei Neugeborenen innerhalb der ersten 3 Lebensmonate und bei Patienten mit einem **Glucose-6-phosphatdehydrogenasemangel**.

▷ eine **Anwendungsbeschränkung** bei Patienten mit einer **Anämie**, unabhängig von deren Ätiogenese, und bei Patienten mit einer **Begleitmedika-**

**Tab. 7-4.** Injektionslösungen der meist verwendeten Lokalanästhetika und ihre gebräuchlichsten Anwendungsbereiche (ohne Berücksichtigung der in der Zahnheilkunde üblichen Lösungskonzentrationen). Alle aufgeführten Lösungen können ohne oder mit dem genannten Adrenalinzusatz angewendet werden. Die angegebenen Grenzdosen stellen lediglich Richtwerte dar, die nicht überschritten werden sollen. Besonderheiten einzelner Applikationsorte (z. B. Halsbereich) sind dabei nicht berücksichtigt. Sie beziehen sich auf ein mittleres Körpergewicht von 70 kg; bei Kindern und Patienten in stark reduziertem Allgemeinzustand muß die Dosis entsprechend der Umrechnung auf mg/kg verringert werden. Bei der Festlegung der Dosierung müssen auch pathophysiologische Prozesse und Begleitmedikationen berücksichtigt werden, die mit der Pharmakokinetik und/oder Pharmakodynamik der Lokalanästhetika interferieren.

| Lokal-anästhetikum | Handels-name | Lösungs-konzentration % = mg/ml | Adrenalin-(Epinephrin-)Zusatz in mg/ml | Grenzdosen* ohne Adrenalin | Grenzdosen* mit Adrenalin | Anwendungsbereich (empfohlener) |
|---|---|---|---|---|---|---|
| Articain | Ultracain® Ubistesin® | 1,0 = 10,0 2,0 = 20,0 5,0 = 50,0 | 0,005 | 300 mg = 5,7 mg/kg | 500 mg = 7,0 mg/kg | Infiltration, Leitung epidurale Anästhesie |
| Benzocain | Anaesthesin® | bukkal: 10 mg oral: 100 mg rektal: 100 mg Salbe: 5–20 = 50–200 Puder: 10 = 100 | entfällt | entfällt | entfällt | Oberflächenanästhesie (Haut, Schleimhaut) |
| Bupivacain | Carbostesin® | 0,25 = 2,5 0,5 = 5,0 0,75 = 7,5 | 0,005 | 150 mg = 2,0 mg/kg | 150 mg = 2,0 mg/kg | Infiltration, Leitung epidurale Anästhesie Sympathikusblockade |
| Etidocain | Dur-Anest® | 1,0 = 10,0 | 0,005 | 300 mg = 4,2 mg/kg | 300 mg = 4,2 mg/kg | Leitung, epidurale Anästhesie |
| Eutektische Mischung von 2,5% Lidocain und 2,5% Prilocain | EMLA® | Lidocain: 25/g Prilocain: 25/g | entfällt | entfällt | entfällt | Oberflächenanästhesie (intakte Haut; Eindringtiefe 5 mm nach 60 Min. unter einem Okklusivverband) |
| Lidocain | Xylocain® u. a. | 0,5 = 5,0 1,0 = 10,0 2,0 = 20,0 5,0 = 50,0 | 0,005 | 300 mg = 4,0 mg/kg | 500 mg = 7,0 mg/kg | Infiltration Infiltration, Leitung Leitung Oberflächenanästhesie |
| Mepivacain | Meaverin® Scandicain® u. a. | 0,5 = 5,0 1,0 = 10,0 2,0 = 20,0 | 0,005 | 300 mg** = 4,0–5,0 mg/kg | 500 mg** = 5,0–7,0 mg/kg | Infiltration, Leitung Sympathikusblockade Leitung |
| Prilocain | Xylonest® | 0,5 = 5,0 1,0 = 10,0 2,0 = 20,0 | 0,004 0,005 | 400 mg = 5,7 mg/kg | 600 mg = 8,5 mg/kg | Infiltration Infiltration, Leitung Leitung |
| Ropivacain | Naropin® | 0,2–0,75 = 2,0–7,5 | entfällt | 200 | entfällt | Infiltration, Leitung, epidurale Anästhesie |
| Tetracain | Oto-Flexiole® N u. a. | 0,5 = 5,0 | entfällt | 20 mg | entfällt | Oberflächenanästhesie (Schleimhaut) |

\* nach Empfehlung der Arneimittelkommission der Deutschen Ärzteschaft von 1985
\*\* HNO-Bereich: 200 mg

**Tab. 7-5.** Pathophysiologische Veränderungen mit Krankheitsbeispielen und Begleitmedikationen, die das Risiko für das Auftreten systemtoxischer Effekte bei versehentlicher schneller intravasaler Injektion erhöhen

| Pathophysiologische Veränderung | Beispiel | Begleitmedikation |
|---|---|---|
| Erniedrigte Konzentration an $\alpha_1$-sauren Glykoproteinen | nephrotisches Syndrom | hormonelle Antikonzeptiva, Antiepileptika |
| Reduktion der pulmonalen Extraktion | Rechts-links-Shunt, intraarterielle Injektion in das Anastomosengebiet der Arteria carotis oder der Arteria vertebralis | Diazepam, Midazolam, Meperidin, Fentanyl, Verapamil, Imipramin, Clomipramin |
| Reduktion des kardialen Auswurfvolumens | Herzinsuffizienz, Panzerherz, Herzklappenerkrankung, Hypovolämie, schwere Hypotension. | β-Adrenozeptorenantagonisten, Ca-Kanalblocker, Klasse-I-Antiarrhythmika, exzessive Diuretikatherapie, NO-Pharmaka |
| Nichtrespiratorische Acidose | Lactatacidose, diabetische Ketoacidose, Hypoxie, Niereninsuffizienz, chronische Nebenniereninsuffizienz | – |
| $pCO_2$-Anstieg Respiratorische Acidose | schwere pulmonale Funktionsstörungen durch Erkrankung der Lunge, des Thoraxskeletts oder des neuromuskulären Systems | Opioide |

tion mit **Methämoglobin-induzierenden Arzneistoffen** (z. B. organische Nitrate, Sulfonamide, Antimalariamittel) beachtet werden.
Bei der Metabolisierung des *Lidocains* entsteht ein Metabolit, der im Tierversuch **kanzerogen** ist. Lidocain sollte daher während der Schwangerschaft in hoher Dosierung nicht zur Anwendung kommen.
Die bei der Metabolisierung der Lokalanästhetika vom Estertyp entstehende **para-Aminobenzoesäure** wird zu einem **haptogen** wirksamen Metaboliten biotransformiert. Dieser ist für das Auftreten immunallergischer Reaktionen verantwortlich.

### Ursachen dosisabhängiger unerwünschter Wirkungen

Systemtoxische Wirkungen sind entweder Folge einer **absoluten** oder **relativen** Überdosierung.

Eine absolute Überdosierung liegt vor, wenn die maximale Einzeldosis überschritten wird (Tab. 7-4). Zu einer relativen Überdosierung kommt es – d. h. trotz Einhaltung der maximalen Einzeldosis – durch Erhöhung der Invasionsgeschwindigkeit und/oder Reduktion der Eliminationsgeschwindigkeit.
▷ Die Invasionsgeschwindigkeit ist z. B. bei einer Injektion in ein entzündlich verändertes Gewebe erhöht, aber auch bei einer versehentlichen i. v. Bolusinjektion. Werden dabei mehr als 25 % der individuellen Einzeldosis injiziert, treten toxische Erscheinungen während oder unmittelbar nach der Injektion auf. Intoxikationserscheinungen können aber auch weit unterhalb dieser Dosis auftreten, wenn pathophysiologische Prozesse oder eine Begleitmedikation mit der initialen Verteilung des Lokalanästhetikums interferieren (Tab. 7-5) oder wenn intraarteriell in das Anastomosengebiet der Arteria carotis injiziert wird. Die Intoxikationssymptomatik dauert solange an, bis durch Verteilung und Gewebebindung die Konzentration an freier Substanz auf einen subtoxischen Wert abfällt.
▷ Die Eliminationsgeschwindigkeit wird durch Hemmung der Biotransformation des Lokalanästhetikums reduziert, z. B. bei einer Leberzirrhose oder einer entsprechenden Begleitmedikation. Bei deren Nichtbeachten treten Intoxikationssymptome nach einer Latenzzeit auf. Sie kann in Abhängigkeit der Dosis und des Applikationsortes zwischen 10 und 120 Min. betragen.

### Nicht streng dosisabhängige unerwünschte Wirkungen

Bezogen auf den weltweiten Gebrauch der Lokalanästhetika vom Säureamidtyp sind Sensibilisierungsreaktionen selten und nur durch wenige Fälle authentisch in der Literatur belegt. Sie treten häufiger nach Applikation von Lokalanästhetika des Estertyps auf. Es besteht keine Kreuzallergie zwischen Lokalanästhetika vom Ester- und Säureamidtyp. Die Allergie manifestiert sich in allergischen Reaktionen vom Typ I oder IV.

## ▶ Pharmakokinetik

> Die therapeutische Sicherheit der Lokalanästhetika hängt von der Balance zwischen Invasions- und Eliminationskinetik ab. Die Schnelligkeit der Invasion hängt von der Dosis, den physikalisch-chemischen und den vasodilatierenden Eigenschaften des Lokalanästhetikums und der Anatomie des Applikationsortes und der Applikationstechnik ab. Die Evasion der Lokalanästhetika wird überwiegend durch die metabolische Clearance bestimmt.

Alle Lokalanästhetika – mit Ausnahme des Cocains – wirken in anästhesiologischer Dosierung vasodilatierend und damit fördernd auf das Ausmaß und die Geschwindigkeit der Absorption. Die vasodilatierende Potenz ist mit der Lipophilie korreliert (Tab. 7-2). Lidocain wird daher schneller als Prilocain, Etidocain schneller als Bupivacain absorbiert. Die Abhängigkeit der maximalen Serumkonzentration vom Applikationsort nach Injektion gleicher Dosen ist aus der Abb. 7-2 zu entnehmen.

Im Blut werden Lokalanästhetika an das $\alpha_1$-saure Glykoprotein gebunden, bei höherer Dosierung in substanzabhängig unterschiedlichem Ausmaß zusätzlich an das Albumin. Die Konzentration des $\alpha_1$-sauren Glykoproteins schwankt interindividuell. Sie ist bei Frauen niedriger als bei Männern und wird durch
- pathophysiologische Zustände (z.B. nephrotisches Syndrom ↓, Myokardinfarkt ↑, post operationem ↑, metastasierendes Karzinom ↑),
- Lebensalter (Fetus ↓, Neugeborenes ↓, Greise ↑) und
- Zusatzmedikation (Antikonzeptiva ↓, Antiepileptika ↓) beeinflußt.

Während der Passage durch die Lunge werden Lokalanästhetika transient extrahiert, wodurch die Konzentration des Lokalanästhetikums im Blut vor der Passage durch Herz und Gehirn reduziert wird. Das Ausmaß der »first-pass«-Extraktion ist von der Lipophilie und der Proteinbindungsaffinität abhängig. Der Extraktionsprozeß ist sättigbar, d.h. mit steigender Dosis nimmt der freie, pharmakodynamisch aktive Anteil des Lokalanästhetikums im Blut zu. Lokalanästhetika passieren die Plazentarschranke. Beim Fetus ist die Plasmaproteinbindung nur halb so hoch wie bei der Mutter.

> Das durchschnittliche Verhältnis fetaler zu maternaler Konzentration (**UV/MV-Index**) ist um so kleiner, je höher die Protein- und Lipidaffinität des Lokalanästhetikums ist. Bupivacain ist daher zur Schmerzausschaltung bei der Geburt für den Neonaten sicherer als Lokalanästhetika mittlerer Lipophilie.

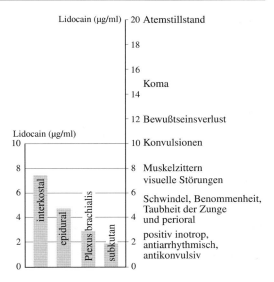

**Abb. 7-2.** Abhängigkeit der maximal erreichbaren Lidocainkonzentration ($C_{max}$) im Blut vom Applikationsort nach Injektion jeweils gleicher Dosen Lidocain (400 mg). Auf der rechten Koordinate ist die Dosis-Wirkungs-Beziehung des Lidocains dargestellt. Sie zeigt an, mit welchen systemischen Effekten während der Lokalanästhesie gerechnet werden muß, wenn entsprechende $C_{max}$-Werte erreicht werden. [Daten entnommen aus: Covino BG, Vassallo HG. Local Anesthetics: mechanisms of action and clinical use. New York: Grune and Stratton 1976.]

Lokalanästhetika vom **Estertyp** werden im Blut und in der Leber durch Esterasen gespalten, das Articain, ein Lokalanästhetikum vom Säureamidtyp, zu 50%. Die Esterasekonzentration in der Spinalflüssigkeit ist klinisch bedeutungslos. Gesunde Erwachsene hydrolysieren pro kg Körpergewicht und Minute 1 mg Procain bzw. 0,25 mg Tetracain. Die Spaltprodukte sind lokalanästhetisch *unwirksam* und in den entstehenden Konzentrationen *nicht* toxisch. Die dabei gebildete para-Aminobenzoesäure und deren substituierte Analoga sind jedoch für das Auftreten von Sensibilisierungsreaktionen verantwortlich.

Lokalanästhetika vom **Säureamidtyp** werden durch Phase-I-Reaktionen (Ringhydroxylierung, Amidhydrolyse, oxidative N-Dealkylierung) in der Leber abgebaut. Die renale Clearance unveränderter lokalanästhetischer Substanz ist bei normalem Urin-pH mit 1–5% zu vernachlässigen. Die totale Clearance entspricht somit der metabolischen Clearance. Die totale Clearance des Prilocains übersteigt die Leberperfusionsrate (Tab. 7-6). Dies ist offensichtlich Folge der schnellen Rückverteilung und Metabolisierung aufgrund seiner sekundären Amidstruktur. Prilocain hat dadurch eine hohe systemische Sicherheit.

**Tab. 7-6.** Pharmakokinetische Daten therapeutisch häufig eingesetzter Lokalanästhetika

| Arzneistoff (LA-Typ) | PB (%) | Vss$_B$ (l) | UV/MV-Index | CL$_B$ (l/Min.) | Terminale HWZ (Min.) |
|---|---|---|---|---|---|
| Articain[3,4] (Säureamid) | 60 | 154 ± 72* | n.d. | 1,2 ± 0,2* | 144 ± 30 |
| Lidocain[1] (Säureamid) | 64 | 91 ± 15 | 0,5–0,7 | 0,95 ± 0,21 | 96 ± 18 |
| Mepivacain[1,2] (Säureamid) | 78 | 84 ± 35 | 0,5–0,7 | 0,78 ± 0,25 | 114 ± 46 |
| Prilocain[2] (Säureamid) | 55 | 261 ± 20 | 1,0–1,2 | 2,84 ± 0,1 | 93 ± 10 |
| Bupivacain[1] (Säureamid) | 96 | 73 ± 26 | 0,2–0,4 | 0,58 ± 0,23 | 162 ± 78 |
| Ropivacain[5,6] (Säureamid) | 94 | 42 ± 5 | 0,19–0,76 | 0,73 ± 0,16 | 111 ± 62 |
| Etidocain (Säureamid) | 94 | 133 ± 75 | n.d. | 1,22 ± 0,31 | 150 ± 60 |

PB = Proteinbindung, Vss$_B$ = Verteilungsvolumen im Gleichgewichtszustand basierend auf der Blut- bzw. *Serumkonzentration, UV/MV-Index = Verhältnis der Konzentration in der Umbilikalvene zu der in einer peripheren mütterlichen Vene, CL = Blutclearancerate, CL* = Serumclearancerate, LA = Lokalanästhetika, n.d. = nicht bestimmt (»not determined«).
[Daten entnommen aus: [1] Tucker et al. 1975, 1986; [2] Arthur et al. 1979; [3] van Oss et al. 1989; [4] Vree et al. 1988; 1996; [5] Lee et al. 1998; [6] Irestedt et al. 1997.]

▷ *Mepivacain, Lidocain, Prilocain* und *Etidocain* werden flußlimitiert eliminiert. Folglich wirkt sich jede Veränderung des hepatischen Blutflusses auf die Clearance dieser Lokalanästhetika aus.
▷ *Bupivacain* wird kapazitätslimitiert eliminiert.
▷ Die Clearancerate des *Ropivacains* ist zu gleichen Teilen vom Leberblutfluß und der enzymatischen Aktivität der Leber abhängig.

Bei der Metabolisierung entstehen beim *Lidocain* (Monoethylglycinxylidid, Glycinxylidid) und *Ropivacain* (3-OH- und 4-OH-Ropivacain) Metabolite, die im Sinne der Ausgangssubstanz pharmakodynamisch aktiv sind, allerdings mit geringerer Potenz. Ein weiterer Metabolit des Lidocains, das *2,6-Xylidin*, erweist sich im Tierversuch als kanzerogen. Die Entgiftung des 2,6-Xylidins durch Ringhydroxylierung verläuft beim Feten und Neonaten verlangsamt. Die o-Toluidinmetabolite des Prilocains sind Methämoglobinbildner.

Bei Neugeborenen ist die Clearance der Lokalanästhetika wegen der Unreife der Leber verlängert. Mepivacain wird in diesem Lebensalter im beträchtlichem Ausmaß renal eliminiert. Bei Kindern unterscheidet sich die Pharmakokinetik der Lokalanästhetika nicht von der bei Erwachsenen, wenn auf Körpergewicht normierte Dosen verglichen werden. Im hohen Alter sind die pharmakokinetischen Parameter nur dann beeinflußt, wenn zusätzliche Störungen der Hämodynamik vorliegen.

### ◆ Therapeutische Verwendung

**Lokalanästhetika** werden zur Oberflächen-, Infiltrations- und Leitungsanästhesie verwendet unter Benutzung peripherer, rückenmarksnaher und intravenöser Methoden. Sie sind in Form von Lösungen als **Mono- und Kombinationspräparate** im Handel. Je nach Anwendungszweck ist die Konzentration der Lösung verschieden.

Die Konzentrationen dieser Lösungen und die Einzeldosen, die während einer Lokalanästhesie nach Empfehlung der Arzneimittelkommission der deutschen Ärzteschaft nicht überschritten werden sollen, sind der Tab. 7-4 zu entnehmen.

● **Kontraindikation:** Allergie gegen den Wirkstoff

● **Anwendungsbeschränkungen:**
▷ **Krankheitszustände:** Myasthenia gravis, zerebrale Krampfzustände, Herz-, Leber- und/oder Niereninsuffizienz, Hypovolämie, AV-Block, Alkoholkrankheit, Meekersson-Rosenthal-Syndrom, Hyperkapnie, Hyperkaliämie, Hypoxämie, Methämoglobinämie, Pseudocholinesterasemangel (gilt nur für Lokalanästhetika vom Estertyp und für das Lokalanästhetikum vom Säureamidtyp Articain).
▷ **Begleitmedikation,** die
● die Chronotropie und/oder Inotropie des Herzens herabsetzt (z. B. β-Adrenozeptorenantagonisten, Calciumantagonisten, Antiarrhythmika),

- den Gefäßtonus senkt (NO-Pharmaka, Diuretika, trizyklische Antidepressiva, trizyklische Neuroleptika u. a.),
- die Erregbarkeit des ZNS beeinflußt (trizyklische Neuroleptika, nichtselektive Antihistaminika, Glucocorticoide, Benzodiazepine, Hypnotika u. a.),
- zum Anstieg des $pCO_2$ führt (Opioide),
- die extrazelluläre $K^+$-Konzentration erhöht (Suxamethonium, Trimethoprim bzw. Co-Trimoxazol in hoher Dosierung, ACE-Hemmer u. a.) oder
- mit dem Metabolismus des Lokalanästhetikums interferiert (z. B. Fluvoxamin oder Verapamil durch Hemmung der Aktivität des CYP IA und damit der Biotransformation des Ropivacains).

▶ **Zusätze zu lokalanästhetischen Lösungen als Ursache unerwünschter Wirkungen**

Lokalanästhetische Lösungen enthalten je nach Abfüllung den Konservierungsstoff Methylparaben, die Kombinationspräparate darüber hinaus vasokonstriktorische Zusätze, vornehmlich Adrenalin in einer Dosierung von 5 µg/ml. In lokalanästhetischen Lösungen für den zahnärztlichen Gebrauch schwankt der Adrenalinzusatz zwischen 5 und 20 µg/ml. Zur Stabilitätserhaltung des Adrenalins wird diesen Lösungen Natriumhydrogensulfit zugesetzt.

> Jede Einzelkomponente der lokalanästhetischen Lösung kann bei entsprechender Disposition Ursache einer unerwünschten Arzneimittelwirkung sein.

### Parabene

Bei der Injektion einer parabenhaltigen Lösung muß eine **Paragruppenallergie** berücksichtigt werden. Eine Paragruppenallergie wird gegenüber Arzneistoffen mit einer paraständigen Amino- oder Hydroxylgruppe am Benzolring beobachtet, die zu reaktionsfähigen haptogen wirksamen Verbindungen mit Chinonstruktur metabolisiert werden. Eine Allergie gegen Parabene, die zur Konservierung zahlreicher Arzneimittelzubereitungen, kosmetischer Produkte und von Lebensmitteln verwendet werden, schließt deshalb gleichzeitig eine Allergie gegenüber Sulfonamiden und Lokalanästhetika vom Estertyp ein. Mit vorsensibilisierten Patienten muß aufgrund dieser Tatsache bei Erstinjektion von Lokalanästhetika vom Estertyp gerechnet werden und bei Injektion eines Lokalanästhetikums vom Säureamidtyp, wenn die Lösung ein Paraben enthält.

### Katecholamine

Das mit dem Lokalanästhetikum applizierte Katecholamin ist systemisch schnell verfügbar.

**Unerwünschte kardiovaskuläre Wirkungen** treten nur auf, wenn die Dosis des Vasokonstriktors nicht der Dosis und dem pharmakologischen Profil des Lokalanästhetikums angepaßt ist. Unerwünschte Arzneimittelwirkungen sind z. B. bei Zusatz von 5 µg Adrenalin zu einer 2%igen Lidocainlösung nicht zu erwarten, können jedoch bei Verdopplung der Adrenalindosis auftreten. Die dabei auftretenden kardiovaskulären Reaktionen werden darüber hinaus bestimmt durch

- die Schnelligkeit des Konzentrationsanstiegs,
- der Dichte der Adrenozeptoren,
- der Sensitivität des Barorezeptors und
- einer eventuellen Begleitmedikation, die die Wirkungen des Adrenalins verstärkt.

Tachykardie, Herzrhythmusstörungen bis zum Kammerflimmern und Blutdruckveränderungen werden beobachtet. Am Applikationsort kann es infolge einer langandauernden Minderdurchblutung zu Wundheilungsstörungen und infolge einer reaktiven Hyperämie zu Nachblutungen kommen.

- **Absolute Kontraindikationen für katecholaminhaltige Lokalanästhetikalösungen:**
  - Sulfitsensitivität
  - Versorgungsbereich von Endarterien (Finger, Zehen, Ohr, Nase, Penis)
  - Cocainabusus

- **Anwendungsbeschränkungen:** Wenn die Dosis des Adrenalins nicht dem pharmakologischen Profil des Lokalanästhetikums angepaßt ist, gelten folgende Anwendungsbeschränkungen:
  - koronare Herzkrankheit, Arteriosklerose, Hypertonie, Hyperthyreose
  - Zusatzmedikation mit einem »Noradrenalin-Uptake«-Inhibitor (Aufnahmehemmer, z. B. trizyklische Antidepressiva), einem nichtselektiven β-Adrenozeptorenantagonisten, Halothan, Chloralhydrat.

Beim Vorliegen einer absoluten Kontraindikation gegen Adrenalin kann auf das Vasopressinanalogon Ornipressin (Por 8) zurückgegriffen werden. Pro 6,0 ml einer lokalanästhetischen Lösung dürfen maximal 1 I. E. Ornipressin zugesetzt werden.

### Natriumdisulfit

Alle katecholaminhaltigen Lösungen enthalten Natriumdisulfit. Bei sulfitsensitiven Patienten können bei entsprechender Sulfitdosis innerhalb weniger Minuten folgende Symptome beobachtet werden:
- Bronchospasmus
- Flush
- Pruritus
- urtikarielles Exanthem

- Bradykardie
- Blutdruckabfall bis zum Schock

Sulfitsensitivität wird bei Patienten mit chronischem Asthma bronchiale beobachtet, insbesondere wenn das Asthma bronchiale steroidbedürftig ist.

### Hyaluronidasezusatz

Eine gleichzeitige Applikation von Hyaluronidase zur Steigerung der Penetration und damit der Wirkung ist aufgrund guter Diffusibilität der Lokalanästhetika des Säureamidtyps **überflüssig** und darüber hinaus **potentiell gefährlich**. Anaphylaktische Reaktionen und Ausbreitung bestehender Infektionen sind literaturkundig.

### ▶ Maßnahmen zur Vermeidung von Zwischenfällen

Die Lokalanästhesie ist für den Patienten eine schonende und sichere Methode der Schmerzausschaltung, wenn folgende Voraussetzungen erfüllt sind:
- Kenntnis der Zusammensetzung lokalanästhetischer Lösungen sowie der Pharmakokinetik und Pharmakodynamik der jeweiligen Einzelkomponenten.
- Auswahl und Dosierung eines Lokalanästhetikums entsprechend den Erfordernissen des Eingriffes (»so wenig wie möglich, soviel wie nötig«) unter Beachtung der individuellen Grenzdosis, d.h. unter Berücksichtigung des Körpergewichtes, pathologischer Prozesse und der Zusatzmedikation. Dazu muß die Krankheits-, Allergie- und Arzneimittelanamnese vorliegen.
- i.v. Zugang bei Risikopatienten und bei Anwendung von mehr als 25% der individuellen Grenzdosis
- ausgeglichene Flüssikeitsbilanz vor rückenmarksnahen Injektionen
- keine Infektion am Applikationsort
- Beherrschung der Applikationstechniken
- Aufrechterhalten eines verbalen oder visuellen Kontaktes mit dem Patienten nach der Anästhesie, um unerwünschte Wirkungen frühzeitig zu erkennen und behandeln zu können.
- Beherrschung der Notfalltherapie
- Vorhandensein der entsprechenden Notfallmedikamente und Notfallausrüstungen
- Aufklärung eines ambulant operierten Patienten nach Beendigung des Eingriffs hinsichtlich der vorübergehenden Beeinflussung der Verkehrstüchtigkeit und des Bedienens von Maschinen.

Zwischenfälle während der Lokalanästhesie können demnach Folge einer Fehleinschätzung der Behandlungsfähigkeit des Patienten, einer fehlerhaften Applikationstechnik oder einer Nichtbeachtung von Kontraindikationen sein.

### Literatur

Arthur GR, Scott DH, Boyes RN, Scott DB. Pharmacokinetics and clinical pharmacological studies with mepivacaine and prilocaine. Brit J Anaesth 1979; 51: 481–5.

Balser JR, Nuss B, Orias DW, Johns DC, Marban E, Tomaselli GF, Lawrence JH. Local anesthetics as effectors of allosteric gating. J Clin Invest 1996; 98: 2874–86.

Butterworth JF, Strichartz GR. Molecular mechanism of local anesthesia: a review. Anaesthesiology 1990; 72: 711–34.

Catteral WA. Structure and function of voltage sensitive ion channels. Science 1988; 242: 50–61.

Catterall WA. Structure and function of voltage-gated channels. Trends Neurosci 1993; 16: 500–10.

Chernoff DM, Strichards GR. Kinetics of local anesthetic inhibition of neuronal sodium currents. Biophys J 1990; 58: 69–81.

Chernoff DM. Kinetic analysis of phase inhibition of neuronal sodium currents by lidocaine and bupivacaine. Biophys J 1990; 58: 53–68.

Courtney KR, Strichartz GR. Structural elements which determine local anesthetic activity. In: Local Anesthetics. Handbook of Experimental Pharmacology. Vol. 81. Strichartz GR (ed). Berlin, Heidelberg, New York: Springer 1987; 53–94.

Covino BG, Vassallo HG. Local Anesthetics: mechanisms of action and clinical use. New York: Grune and Stratton 1976.

Covino BG. Toxicity and systemic effects of local anesthetic agents. In: Local Anesthetics. Handbook of Experimental Pharmacology. Vol. 81. Strichartz GR (ed). Berlin, Heidelberg, New York: Springer 1987; 187–212.

DeJong RH. Local Anesthetics. St. Louis: Mosby Year Book 1993.

Hille B. Local anesthetics: hydrophilic and hydrophobic pathways for the drug-receptor reaction. J Gen Physiol 1977; 69: 497–515.

Honerjäger P. Neue Aspekte der molekularen Wirkungen von Antiarrhythmika. Herz 1990; 15: 70–8.

Irestedt L, Emanuelsson B, Ekblom A, Olofsson C, Reventlid H. Ropivacaine 7.5 mg/ml for elective Caesarean section. A clinical and pharmacokinetic comparison of 150 mg and 187.5 mg. Acta Anaesth Scan 1997; 41: 1149–56.

Jorfeldt L, Lewis DH, Lofstrom JB, Post C. Lung uptake of lidocaine in healthy volunteers. Acta Anaesthesiol Scan 1983; 27: 5–9.

Knoll-Köhler E, Förtsch G. Pulpal anesthesia dependent on epinephrine dose in 2% lidocaine. Oral Surgery Oral Pathology 1992; 73: 537–40.

Knoll-Köhler E, Wegner G. Ist Adrenalin in einer 2%igen Lidocainlösung hämodynamisch aktiv? Schweiz Monatsschr Zahnmed 1995; 105: 318–23.

Lee A, Fagan D, Lamont M, Tucker GT, Halldin M, Scott DB. Disposition kinetics of ropivacaine in humans. Anesth Analg 1990; 70: 262–6.

Strichartz GR, Ritchie JM. The action of local anesthetics on ion channels of excitable tissues. In: Local Anesthetics. Handbook of Experimental Pharmacology. Vol. 81. Strichartz GR (ed). Berlin, Heidelberg, New York: Springer 1987; 21–53.

Stühmer WF, Conti H, Suzuki X, Wang M, Noda N, Yahagi H, Kubo S. Structural parts involved in activation and inactivation of the sodium channel. Nature 1989; 339: 597.

Terlau H, Heinemann SH, Stühmer W, Push M, Conti F, Imoto K, Numa S. Mapping the site of block by tetrodotoxin and saxitoxin of sodium channel. FEBS 1991; 293: 93-6.

Tucker GT. Pharmacokinetics of local anaesthetics. Br J Anaesth 1986; 58: 717-31.

Tucker GT, Lennard MS. Enantiomer specific pharmacokinetics. Pharmacol Ther 1990; 424: 440-4.

Tucker GT, Mather LE. Pharmacokinetics of local anesthetic agents. Brit J Anaesth 1975; 47: 213-24.

Oss van GE, Vree TB, Baars AM, Termond EF, Booij LH. Pharmacokinetics, metabolism, and renal excretion of articaine and its metabolite articainic acid in patients after epidural administration. Eur J Anaesth 1989; 6: 49-56.

Vree TB. High-performance liquid chromatography and preliminary pharmacokinetics of articaine and its 2-carboxy metabolite in human serum and urine. J Chromatogr 1988; 45: 309-29.

Vree TB, Gertjane EC, Van Oss JM, Gielen MJ, Booij LH. Epidural metabolism of articaine to its metabolite articainic acid in five patients after epidural administration of 600 mg articaine. J Pharm Pharmacol 1997; 49: 158-63.

# 8 Narkotika

J. Krieglstein und B. Ahlemeyer

| | | | |
|---|---|---|---|
| Einleitung | 192 | Etomidat | 199 |
| | | Propofol | 199 |
| Inhalationsnarkotika | 193 | Ketamin | 199 |
| Injektionsnarkotika | 197 | Mittel zur Neurolept- und | |
| Barbiturate | 198 | Ataranalgesie | 200 |

## Einleitung

Das **Bild der Narkose** muß *klinisch* definiert und charakterisiert werden: Es handelt sich um die reversible Ausschaltung
- der Schmerzempfindung,
- des Bewußtseins und
- der Abwehrreaktionen,

so daß chirurgische Eingriffe möglich werden.

Daß es möglich ist, mit chemischen Stoffen eine allgemeine Schmerzfreiheit und Bewußtseinseintrübung zu erzielen, z.B. mit Lachgas oder Diethylether, ist seit Anfang des 19. Jahrhunderts bekannt und wurde zur Volksbelustigung auf Jahrmärkten vorgeführt. Aber erst 1846 wurde die erste klinische Narkose mit Diethylether von dem Zahnarzt W. T. G. Morton in Boston durchgeführt. In rascher Folge wurden dann Chloroform und Lachgas als Inhalationsnarkotika eingeführt. Viele der seitdem entwickelten Inhalationsnarkotika, z.B. Cyclopropan, Ethylchlorid, Trichlorethylen, sind inzwischen wegen ungünstiger Eigenschaften, z.B. Brennbarkeit und Explosibilität der Dämpfe, schlechte Steuerbarkeit der Narkose wegen zu langsamer An- und Abflutung, Kardio- oder Hepatotoxizität, wieder verlassen. Injektionsnarkosen wurden erst 1935 nach Entdeckung des Thiopental möglich.

**Narkotika** sind Stoffe, die bei steigender Konzentration im Gehirn eine zunehmende Hemmung der neuronalen Aktivität bewirken.

Der Reihe nach werden **gehemmt**:
- die Großhirnrinde
- die Basalganglien
- das Kleinhirn
- das Rückenmark
- schließlich auch die vegetativen Zentren, nämlich das Atem- und das Vasomotorenzentrum in der Medulla oblongata

Die Vorgänge im einzelnen lassen sich am leichtesten verständlich machen, wenn man die **Entwicklung einer Narkose** betrachtet. Bei einer Inhalationsnarkose mit einem Narkosemittel allein (heute nicht mehr üblich) lassen sich klinisch relativ gut **vier Stadien** unterscheiden, die in Abhängigkeit von dem jeweiligen Narkosemittel und dessen Konzentration im Inhalationsgemisch mit unterschiedlicher Geschwindigkeit durchlaufen werden (Abb. 8-1):

▷ **Stadium I:** *Analgesiestadium*
  Dieses Stadium beginnt mit der Zufuhr des Narkotikums und endet mit dem *Verlust des Bewußtseins*. Die Effekte in diesem Stadium sind im wesentlichen durch eine Hemmung der kortikalen Zentren bedingt. Der Patient zeigt eine zunehmende Eintrübung des Bewußtseins mit gelegentlichen Halluzinationen. Gegen Ende dieses Stadiums ist die Schmerzempfindung aufgehoben, aber die Reflexe sind noch erhalten.

▷ **Stadium II:** *Exzitationsstadium*
  Dieses Stadium beginnt mit dem Verlust des Bewußtseins. Es ist durch *Erregungszustände* gekennzeichnet. Der Patient kann lachen, schreien und um sich schlagen. Der Muskeltonus, Blutdruck und die Herzfrequenz steigen an, und die Atmung wird unregelmäßig. Erbrechen kann vorkommen. Verständlicherweise versucht der Anästhesist dieses Stadium rasch zu überwinden.

▷ **Stadium III:** *Toleranzstadium*
  *(chirurgische Narkose)*
  Dieses Stadium beginnt, wenn die Exzitation verschwindet und die Atmung wieder regelmäßig

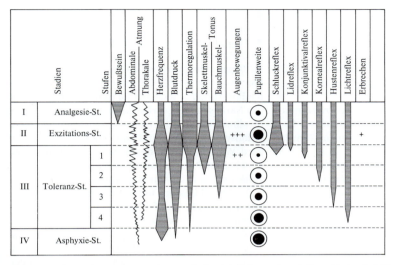

**Abb. 8-1.** Klassische Narkosestadien nach Guedel (Ethernarkose). [Aus: Estler C-J. Pharmakologie für Zahnmediziner. 4. Aufl. Stuttgart, New York: Schattauer 1993.]

wird. Es wird in *vier Stufen* unterteilt. Die fortschreitende Tiefe der Narkose wird beurteilt nach dem Charakter der Atmung, dem Grad der Muskelrelaxie, dem Ausfall bestimmter Reflexe und der Größe der Pupillen.

▷ **Stadium IV:** *Asphyxie- oder Paralysestadium*
Dieses Stadium beginnt mit dem Aussetzen der Atmung und endet mit dem *Kreislaufstillstand*. Eine chirurgische Narkose darf nicht bis in dieses Stadium ausgedehnt werden.

Diese Stadien der Narkose sind so deutlich nur erkennbar bei einer einfachen Narkose, die mit nur einem Narkosemittel unterhalten wird. Die moderne Kombinationsnarkose und die Narkoseprämedikation lassen eine klare Abgrenzung dieser Stadien nicht mehr zu.

Die **Ziele einer guten Narkose sind:**
- Bewußtlosigkeit
- Analgesie
- Unterdrückung der Schmerzreflexe
- Muskelrelaxation

**Unerwünschte Effekte** wie Exzitationen, Kreislaufreaktionen und Erbrechen sollten möglichst zurückgedrängt werden.

Es hat nicht an Anstrengungen gefehlt, den **Wirkungsmechanismus** der Narkotika aufzuklären. Es gibt viele **Narkosetheorien**, aber keine, die völlig schlüssig und überzeugend wäre. Die meisten Theorien basieren auf physikochemischen Eigenschaften der Narkotika, speziell auf ihrer Lipophilie. Meyer (1899) und Overton (1901) haben als erste auf diesen *Zusammenhang von Wirksamkeit und Fettlöslichkeit* der Narkotika hingewiesen. Aufgrund dieser Beziehung wurde angenommen, daß Narkotika ihren Angriffspunkt an der Lipidmatrix der biologischen Membran oder an hydrophoben Arealen von Rezeptorproteinen haben. Aber da sich befriedigende Struktur-Wirkungs-Beziehungen nicht aufstellen lassen, scheidet eine Wechselwirkung mit spezifischen Rezeptorproteinen aus.

Wahrscheinlicher ist eine unspezifische Reaktion mit Matrixproteinen der Zellmembran, wodurch es dann zu einer verbesserten Interaktion von GABA mit dem $GABA_A$-Rezeptor und damit zu einer Steigerung des Chlorideinstroms in die Zelle und daraus resultierender Hyperpolarisation kommen soll.

# Inhalationsnarkotika

▶ **Stoffeigenschaften**

Die derzeit gebräuchlichen Inhalationsnarkotika gehören zu den folgenden, chemisch völlig verschiedenen **Stoffgruppen**:
- **Ether:** Desfluran, Enfluran, Isofluran, Sevofluran
- **Halogenierte Kohlenwasserstoffe:** Halothan
- **Anorganisches Oxid:** Distickstoffmonoxid

An ein **ideales Inhalationsnarkosemittel** sind folgende **Anforderungen** zu stellen:

▷ Es sollte *gut steuerbar* sein. Das Toleranzstadium der Narkose sollte rasch erreicht werden können (kurze Anflutungszeit) und ebenso rasch wieder abklingen (kurze Abflutungszeit).
▷ Es sollte eine *hohe Wirksamkeit* besitzen, so daß dem Inhalationsgemisch genügend Sauerstoff zugesetzt werden kann.
▷ Es sollte eine *große therapeutische Breite* und möglichst keine toxischen Nebenwirkungen besitzen sowie frei sein von unangenehmem Geruch und Geschmack.
▷ Es sollte eine für chirurgische Eingriffe ausreichende *Erschlaffung der Skelettmuskulatur*, eine *Analgesie* und eine Hemmung der Schmerzreflexe bewirken.
▷ Es sollte mit Sauerstoff *ohne Explosionsgefahr* mischbar sein.
▷ Es sollte *billig*, chemisch *rein* und *stabil* sein.

Keines der gebräuchlichen Narkosemittel besitzt alle diese Eigenschaften. Doch kommt man durch eine Kombination verschiedener Narkotika und einer entsprechenden Prämedikation diesen Anforderungen nahe.

## ▶ Gemeinsame Grundzüge der Pharmakokinetik

Die **Aufnahme** eines **Inhalationsnarkotikums in das Gehirn** hängt ab von:
- seiner Konzentration im Inhalationsgemisch
- der Atemfrequenz und -tiefe
- der Permeabilität der Alveolarkapillarmembranen
- der Durchblutung der Lungen
- seiner Löslichkeit im Blut
- der Durchblutung des Gehirns in Relation zu anderen Organen
- vom Verteilungskoeffizienten zwischen Blut und Gehirngewebe

Zu **Beginn der Narkose** ist der Konzentrationsgradient von der Alveolarluft zum Blut groß und damit die Resorption schnell. Bei **fortschreitender Zufuhr** des Narkosemittels verlangsamt sich die Resorption, da allmählich ein Gleichgewicht zwischen dem Inhalationsgemisch, dem Blut und dem Gewebe erreicht wird. Wird die **Zufuhr des Narkosemittels beendet**, laufen diese Prozesse umgekehrt ab; das Mittel wird zunächst schnell, dann langsam wieder eliminiert.

Die **Löslichkeit der Inhalationsnarkotika in Wasser und Lipiden** ist für ihre Pharmakokinetik von besonderer Bedeutung.
▷ Zum Beispiel hat *Distickstoffmonoxid* nur eine **geringe Wasserlöslichkeit**. Dadurch wird rasch die Sättigung des Blutes erreicht, und die Einleitung der Narkose ebenso wie die Aufwachzeit sind kurz.
▷ Mit einem relativ **gut wasserlöslichen** Narkotikum wie *Diethylether* wird der Sättigungszustand des Blutes langsam erreicht. An- und Abfluten des Narkosemittels dauern deshalb wesentlich länger (Abb. 8-2).

Die *Alveolarkapillarmembran* stellt normalerweise kein bedeutendes Hindernis für den Übergang des Narkosemittels in das Blut dar. Nur eine exzessive Sekretion von Schleim oder ein Lungenödem können die Diffusion verschlechtern.

Das *Herzminutenvolumen* und die *Durchblutung der Lungen* spielen nur für die Narkoseeinleitung mit **schlecht wasserlöslichen Narkosemitteln** eine Rolle. Der relativ große Anteil der Hirndurchblutung

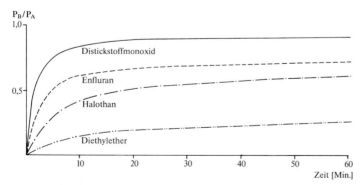

**Abb. 8-2.** Das Anfluten von Inhalationsnarkotika im Blut. Diese Kurven sollen in idealisierter Form die Gleichgewichtseinstellung der Inhalationsnarkotika zwischen Alveolen und Blut veranschaulichen. Der Partialdruck der Narkotika im arteriellen Blut ($P_B$) nähert sich unterschiedlich schnell dem Partialdruck in den Alveolen ($P_A$). Der Gleichgewichtszustand ist hergestellt, wenn der Quotient $P_B/P_A$ (Ordinate) den Wert 1 erreicht hat. Narkotika mit schlechter Löslichkeit im Blut, wie Lachgas, führen schneller zu diesem Sättigungszustand. Narkotika mit guter Löslichkeit im Blut müssen in wesentlich größeren Mengen dem Körper zugeführt werden und erreichen dementsprechend den Gleichgewichtszustand nur langsam.

(ca. 11%) am Herzminutenvolumen erklärt die rasche Anflutung des Narkosemittels in diesem Organ. Die gute Lipidlöslichkeit der Narkotika ist weiterhin Voraussetzung für die *rasche Diffusion in das Zentralnervensystem*. Eine Anreicherung im Fettgewebe findet wesentlich später statt, weil dieses sehr viel schlechter durchblutet ist.

**Nach kurzen Operationen** ist noch wenig Narkosemittel in den schlechter durchbluteten Geweben vorhanden, und es kann nach Beendigung der Narkose eine rasche Rückverteilung vom Gehirn in diese Gewebe einsetzen; die Narkose wird rasch beendet.

**Nach langen Operationen** stehen alle Gewebe mit dem zugeführten Narkosemittel im Gleichgewicht. Die Diffusion aus dem Gehirn heraus erfolgt wesentlich langsamer, weil eine Umverteilung nicht stattfinden kann.

## ▶ Eigenschaften und Wirkungen einzelner Inhalationsnarkotika

### Halothan

Halothan (Tab. 8-1) ist ein wirksames Narkosemittel, das rasch an- und abflutet. Die Narkose ist gut steuerbar. Toxische Nebenwirkungen treten relativ selten auf, doch ist seine therapeutische Breite relativ gering.

Auffällig ist der **dosisabhängige Abfall des Blutdrucks**. Dieser hypotensive Effekt des Halothans wird verursacht durch eine Hemmung der Kontraktionskraft des Myokards und der reflektorischen Tachykardie, die bei einem Blutdruckabfall über die Barorezeptoren vermittelt wird. Halothan kann das Herz gegen die Wirkung von Sympathomimetika sensibilisieren. Es können **Tachyarrhythmien** auftreten, die beim gesunden Herzen keine besondere Gefahr darstellen. Bei einem vorgeschädigten Herzen, einer Hypoxie oder Elektrolytstörungen können sich daraus bedrohliche Funktionsstörungen entwickeln.

Halothan bewirkt eine geringe **zentrale Muskelrelaxation**; es kann die Wirkung der peripheren Muskelrelaxanzien verstärken.

Selten führt Halothan, aber auch andere Inhalationsnarkotika, zu einer unkontrollierten hypermetabolischen Reaktion der Skelettmuskulatur. Die Körpertemperatur und der Sauerstoffverbrauch steigen rasch an; der Tod kann die Folge sein. Dieses Syndrom wird als **maligne Hyperpyrexie** bezeichnet.

Ebenfalls selten (ca. 1 auf 10 000 Fälle) entwickelt sich nach einer Halothannarkose eine sogenannte **Halothan-Hepatitis**. Dieses Ereignis tritt nach Halothan wahrscheinlich nicht häufiger auf als nach den anderen halogenierten Inhalationsnarkosemitteln auch. Die Häufigkeit wurde früher überschätzt, weil in den entsprechenden Untersuchungsreihen Hepatitiden dem Halothan angelastet wurden, die durch Hepatitisviren verursacht waren. Für die hepatotoxische Wirkung des Halothans werden reaktionsfähige Metaboliten verantwortlich gemacht, die *immunogene Stoffe* bilden können. Eine Anhäufung von solchen toxischen Stoffen könnte zum Bild einer Hepatitis führen. Deshalb sollte eine Halothannarkose innerhalb eines Vierteljahres auch nicht wiederholt werden.

**Tab. 8-1.** Inhalationsnarkotika

| Freiname | Handelsname | Strukturformel | Blut/Gas-Verteilungskoeffizient | % im Inhalationsgemisch[1] | Metabolisierung in % |
|---|---|---|---|---|---|
| Halothan | Fluothane® Halothan ASID | F–C(F)(Cl)–C(H)(Br)–H | 2,3 | 0,5–1 | 15–20 |
| Isofluran | Forene® | F–C(F)(H)–C(F)(Cl)–O–C(H)(F)–H | 1,4 | 1,5–2,5 | 0,2 |
| Enfluran | Ethrane® | H–C(F)(Cl)–C(F)(F)–O–C(H)(F)–F | 1,9 | 1,5–3 | 2,4 |
| Sevofluran | Sevorane® | F–C(H)(H)(CF$_3$)–O–C(H)(CF$_3$)–H | 0,6–0,7 | 0,5–3 | 5 |
| Distickstoffmonoxid (Lachgas) | – | $N_2O$ | 0,47 | bis 70%[2] | – |

[1] Prozentualer Anteil des Narkosemittels im Inhalationsgemisch, der zur Erhaltung des Toleranzstadiums erforderlich ist.
[2] Toleranzstadium wird nicht erreicht.

In den ersten 24 Std. nach der Narkose werden 60–80% des aufgenommenen Halothans unverändert über die Lungen wieder ausgeschieden. Immerhin werden etwa 15–20% metabolisiert. Es entstehen beachtliche Mengen an Bromidionen, die sogar zentrale Effekte verursachen können. Dagegen entstehen nur wenig Fluoridionen. Unter hypoxischen und anderen pathologischen Bedingungen kann sich die **Biotransformation** des Halothans ändern, und es können sehr viel toxischere Stoffe entstehen.

### Enfluran

Enfluran (Tab. 8-1) hat eine etwas geringere narkotische Potenz als Halothan, aber auch seine Nebenwirkungen sind weniger ausgeprägt.

Es verursacht eine stärkere **Muskelrelaxation** als Halothan. Sie kann für chirurgische Eingriffe am Abdomen ausreichend sein. Der Effekt wird durch einen zentralen und einen Angriff an der motorischen Endplatte bedingt. Ein dosisabhängiger **Abfall des Blutdrucks** ist nach Enfluran ebenfalls zu verzeichnen, doch nimmt das Herzminutenvolumen nicht so stark ab wie nach Halothan. Die Hypotension ist zumindest teilweise auf einen verminderten peripheren Widerstand zurückzuführen. β-Blocker können diese hypotensive Wirkung noch verstärken. Die Neigung zu **Herzarrhythmien** ist nach Enfluran geringer. Das Herz wird durch Enfluran weniger als nach Halothan gegen die Wirkungen der Katecholamine sensibilisiert. Nach wiederholten Enflurannarkosen wurde über **Lebernekrosen** berichtet.

Ungefähr 2–5% des Enflurans werden in der *Leber* **metabolisiert**. Es können Fluoridionen im Blut bis zu einer Konzentration von 20 µmol/l auftreten. Die Schwelle der *Nierentoxizität* für Fluoridionen (40 µmol/l) wird dabei noch nicht erreicht.

### Isofluran

Isofluran hat eine dem Enfluran isomere Struktur (Tab. 8-1). Es zeigt günstige narkotische Eigenschaften, seine narkotische Potenz ist eher noch größer als die des Enflurans. Die gewünschte Narkosetiefe wird schnell erreicht.

Gegenüber den anderen halogenierten Inhalationsnarkotika weist Isofluran noch einige entscheidende **Vorteile** auf: **Nur 0,2%** des applizierten Isofluran werden **metabolisiert**, so daß kaum mit toxischen Wirkungen von Metaboliten zu rechnen ist. Dementsprechend liegen bisher auch *keine* Berichte über eine *Leber-* oder *Nierenschädigung* durch Isofluran vor. Zwar bewirkt Isofluran auch einen **dosisabhängigen Blutdruckabfall**, doch ist dieser Effekt im wesentlichen auf seine vasodilatatorische Wirkung zurückzuführen. Die Herzleistung bleibt erhalten, es treten **keine Arrhythmien** auf, und das Herz wird deutlich weniger als nach Halothan oder Enfluran gegen Katecholamine sensibilisiert. Ein weiterer Vorteil ist seine **muskelrelaxierende** Wirkung, die es erlaubt, die Dosierung von erforderlichen Muskelrelaxanzien auf die Hälfte zu reduzieren.

### Sevofluran

Sevofluran (Tab. 8-1) zeichnet sich durch sehr schnelles An- und Abfluten aus. Es hat den niedrigsten Verteilungskoeffizienten von allen zur Anästhesie eingesetzten halogenierten Kohlenwasserstoffen und eignet sich zur Aufrechterhaltung einer Inhalationsnarkose im stationären und besonders im ambulanten Bereich.

Es verursacht wie Enfluran bei Einleitung und Verlauf der Narkose gelegentlich Blutdrucksenkung, eine Tachykardie (bei älteren Patienten eine Bradykardie), Lebernekrosen (bei wiederholter Anwendung) und eine Atemdepression. Im Vergleich zu Halothan tritt bei Kindern signifikant häufiger Agitiertheit auf. Sevofluran wird zu weniger als 5% zu Hexafluoroisopropanol metabolisiert, wobei Fluorid und Kohlendioxid entstehen. Daher besteht prinzipiell die Gefahr von Nierenschäden.

### Distickstoffmonoxid (Lachgas, Stickoxydul, $N_2O$)

Distickstoffmonoxid (Tab. 8-1) ist ein farbloses und reaktionsträges Gas von schwach süßlichem Geruch und Geschmack, das nicht brennbar ist, aber eine Verbrennung wie Sauerstoff unterhalten kann. Zusammen mit Diethylether können sich *explosive Gemische* bilden.

Im Organismus geht Distickstoffmonoxid keine Reaktionen ein und wird unverändert wieder durch die Lungen abgeatmet. Es wirkt stark analgetisch, aber nur schwach narkotisch. Eine vollständige Narkose könnte mit Distickstoffmonoxid nur unter hyperbaren Bedingungen erreicht werden.

Bei normalem Druck kann selbst bei 80% Lachgas im Inhalationsgemisch das Toleranzstadium der Narkose nicht erreicht werden. Dabei besteht unter diesen Bedingungen bereits die **Gefahr einer Gewebshypoxie**. Deshalb sollte ein Anteil von 70% Distickstoffmonoxid im Inhalationsgemisch nicht mehr überschritten werden. Lachgas kann eine Knochenmarkdepression und eine periphere Neuropathie durch Reduktion der Aktivität Vitamin-$B_{12}$-abhängiger Enzyme induzieren. Langandauernde und hohe Belastung mit $N_2O$ erhöht die Abortgefahr.

Eine **Monostoffnarkose** mit 50% Distickstoffmonoxid wird in der *Zahnheilkunde* und in der *Geburts-*

Tab. 8-2. Injektionsnarkotika

| Freiname | Handelsname | Strukturformel | Durchschnittliche Dosis in mg/kg |
|---|---|---|---|
| Thiopental | Trapanal® | (Strukturformel) | 2–5 |
| Methohexital | Brevimytal® | (Strukturformel) | 1–2 |
| Ketamin | Ketanest® | (Strukturformel) | 1–3 |
| Etomidat | Hypnomidate® | (Strukturformel) | 0,1–0,3 |
| Propofol | Disoprivan® | (Strukturformel) | 2–2,5 |

*hilfe* durchgeführt, um die ausgeprägte analgetische Wirkung dieses Mittels auszunutzen.

Besonders bewährt hat sich Lachgas für **Kombinationsnarkosen**. Häufig wird dafür *Halothan* oder auch *Thiopental* (Abschn. »Injektionsnarkotika«, Tab. 8-2) zusammen mit Muskelrelaxanzien benutzt. Die ungünstigen Wirkungen von Halothan auf den Kreislauf und die Atmung werden dadurch wesentlich vermindert, und die Aufwachzeit wird verkürzt.

Distickstoffmonoxid ist im Blut zwar relativ schlecht löslich, aber doch wesentlich besser als Stickstoff. Dementsprechend ist für den **Austausch von Stickstoff im Blut** eine sehr viel größere Menge an Distickstoffmonoxid erforderlich. Die weitere Folge davon ist, daß in abgeschlossenen Gasräumen des Körpers, wie z. B. in einem Pneumothorax, in Darmschleifen, in Nierenzysten oder auch im Schädel nach einem Pneumoenzephalogramm, der dort vorhandene Stickstoff gegen ein *größeres Volumen* an Distickstoffmonoxid ersetzt wird. Dadurch werden diese Räume ausgedehnt, was zu erheblichen *Drucksteigerungen*

führen kann. Distickstoffmonoxid sollte unter solchen Umständen besser nicht angewandt werden.

# Injektionsnarkotika

Als Injektionsnarkotika werden verwendet:
- N-alkylierte Barbiturate, z. B. Methohexital
- Thiobarbiturate, z. B. Thiopental
- Etomidat
- Propofol
- Ketamin

Injektionsnarkotika sind lipophile Stoffe, die sehr rasch in das Gehirn diffundieren und dort bei entsprechend hoher Dosierung eine narkotische Wirkung entfalten können. Gemeinsam ist diesen Mitteln der sofortige Wirkungseintritt und die geringe Steuerbarkeit.

# Barbiturate

▶ **Stoffeigenschaften**

Die **Barbitursäure** selbst, ein Kondensationsprodukt aus Malonsäure und Harnstoff, zeigt keine zentralen Wirkungen. Nur bestimmte **Derivate der Barbitursäure** haben zentral dämpfende Eigenschaften, die sich therapeutisch nutzen lassen.

Besonders *Phenobarbital* und *Methylphenobarbital* zeigen eine ausgeprägte **antikonvulsive Wirkung**, die therapeutisch zur Behandlung zentral bedingter Krampfzustände (z.B. Epilepsie, Vergiftungen) genutzt werden kann (Kap. 5, S. 158ff.). Offenbar ist der antikonvulsive Effekt nicht an die sedative Wirkungskomponente geknüpft, denn er ist schon bei subsedativen Dosen nachweisbar.

▶ **Pharmakodynamik**

Die Barbiturate (Tab. 8-2) erzeugen dosisabhängig **jedes Stadium der zentralen Depression**, von einer milden Sedation über eine hypnotische und narkotische Wirkung bis zum Koma und zur völligen Lähmung des zentralen Atemzentrums (zur Vergiftung s. Kap. 9, S. 213).

Man nimmt an, daß auch bei der narkotischen Wirkung der Barbiturate die *Hemmung* des *aufsteigenden retikulären Systems* eine wesentliche Rolle spielt.

Barbiturate binden an den GABA$_A$-Rezeptor von Nervenzellen – jedoch an einer anderen Bindungsstelle als die Benzodiazepine. Sie verstärken den GABA-induzierten Chlorideinstrom in die Zelle, indem sie die Öffnungszeit des Kanals verlängern. Barbiturate können in hohen Dosen auch selbst als GABA-Rezeptoragonisten wirken.

Auch in narkotischer Dosierung wirken sie nicht analgetisch, sondern können die Schmerzempfindung sogar erhöhen. Es kommt zu keiner Irritation des Respirationstrakts, aber gelegentlich treten Husten, ein Laryngo- oder Bronchospasmus bei einer Barbituratnarkose auf. Die Ursache dafür ist unbekannt. Das Atemzentrum wird gehemmt. Vorübergehend kommt es zu einem Abfall des Blutdrucks, der bei fortschreitender Narkose wieder zur Norm zurückkehrt. Am Herzen wirken die Barbiturate negativ inotrop. Die Durchblutung des Gehirns und der Haut ist vermindert, die anderen Organe und Gewebe werden aber normal durchblutet.

Nach einer intravenösen narkotischen Dosis eines der Barbiturate in Tab. 8-2
- tritt nach ca. 20 Sek. **Bewußtlosigkeit** ein.
- Die **Narkosetiefe** kann bis zu 40 Sek. nach Injektion noch zunehmen.
- In 20–30 Min. **kehrt** dann das **Bewußtsein wieder**.

Die im Vergleich zu anderen Organen gute Durchblutung des Gehirns ist die Hauptursache für den *raschen Narkoseeintritt* (Tab. 8-3). Der hohe Blutanteil bringt in kürzester Zeit eine relativ große Menge des Narkotikums in das Gehirn. Auch innerhalb des Gehirns wird das Narkotikum initial in die besser durchblutete graue Substanz transportiert. **Nach Beendigung der Injektion** findet dann eine Rückverteilung des Narkosemittels in die weniger gut durchbluteten Areale des Gehirns und in die anderen Organe und Gewebe des Körpers statt.

Nur 10% der initial erreichten Konzentration des Barbiturates bleiben länger als 30 Min. im Gehirn. Diese rasche Umverteilung ist die Ursache der **kurzen narkotischen Wirkung** der Barbiturate.

In den **ersten 30 Min. nach** der **Injektion** stellt sich der Gleichgewichtszustand mit der Muskulatur und der Haut ein. Dadurch kommt es zur *Beendigung der Narkose*. Das Verteilungsgleichgewicht mit dem schlecht durchbluteten Fettgewebe wird erst nach mehr als einer Stunde erreicht. Das Barbiturat bleibt dort mehrere Stunden gespeichert, und Barbiturat aus diesem Depot ist für die *hypnotischen Nachwirkungen* verantwortlich, die einige Stunden anhalten. Wird eine zweite größere Dosis des Barbiturates nachinjiziert, kann wegen der bereits aufgefüllten Speichergewebe eine Rückverteilung des Narkotikums nur sehr viel langsamer stattfinden, und das Aufwachen aus der Narkose kann so mehrere Stunden dauern.

● **Unerwünschte Wirkungen:**
**Thiopentallösungen** sind schlecht gewebsverträglich und eine paravenöse Injektion kann sehr

**Tab. 8-3.** Relative Blutverteilung im Organismus

| Gewebe | Prozentualer Anteil am Körpergewicht | Durchblutung in % des Herzminutenvolumens |
|---|---|---|
| Blut | 8 | – |
| Gehirn | 2 | 11,4 |
| Gefäßreiche Gewebe | 7 | 63,6 |
| Muskulatur, Haut | 50 | 18,1 |
| Fett | 20 | 5,4 |
| Gefäßarme Gewebe | 13 | 1,5 |

schmerzhaft sein. Bei Thiopentalkonzentrationen über 2,5% können Gewebsnekrosen auftreten.

▶ **Pharmakokinetik**

Die **Biotransformation** der Barbiturate findet vorwiegend in der Leber statt. Folgende Abbauprozesse stehen im Vordergrund:
- Oxidation der Substituenten an C-5
- N-Demethylierung (z.B. bei Methylbarbituraten)
- Austausch von Schwefel gegen Sauerstoff (bei Thiobarbituraten)

Thiopental wird in der Leber langsamer metabolisiert als *Methohexital*.

- **Kontraindikationen:** Die wichtigste Kontraindikation ist die **intermittierende Porphyrie**. Barbiturate erhöhen die Aktivität der δ-Aminolävulinsäuresynthetase. Dadurch werden vermehrt Porphyrine gebildet, die einen akuten Anfall auslösen können.

- **Interaktionen:** Bei der Anwendung der Barbiturate ist insbesondere an zwei *Wechselwirkungsmöglichkeiten* zu denken:
  - Die Wirkung der Barbiturate wird durch andere das Zentralnervensystem hemmende Stoffe wie z.B. Neuroleptika, Tranquilizer oder Alkohol, verstärkt.
  - Durch die enzyminduzierenden Eigenschaften der Barbiturate wird der Abbau auch anderer Arzneistoffe beschleunigt, was für diese eine relative Unterdosierung bedeuten kann (Kap. 1, S. 40ff., u. Kap. 9, S. 212).

## Etomidat

▶ **Pharmakodynamik und -kinetik**

Etomidat (Tab. 8-2) ist ein Injektionsnarkotikum, das sich durch eine beachtliche therapeutische Breite auszeichnet.

> Die **letale Dosis** ist ungefähr **30mal höher** als die narkotische (0,2 mg/kg i.v.). Vergleichsweise liegt die letale Dosis der Barbiturate 5- bis 10mal über der narkotischen.

Die narkotische Wirkung setzt rasch ein und hält nur wenige Minuten an. Die **kurze Wirkungsdauer** ist nicht durch die Biotransformation (wichtigste Abbauwege sind Esterspaltung und N-Dealkylierung) sondern durch eine *Umverteilung* in andere Gewebe bedingt. Etomidat zeigt keine Wirkung auf die Herzfrequenz und bewirkt nur einen geringfügigen Abfall des Blutdrucks. Es hat keinen analgetischen Effekt.

- **Unerwünschte Wirkungen:** Häufig werden Myoklonien und Dyskinesien beobachtet. Nachteilig sind auch die thrombotischen Erscheinungen, besonders an der Injektionsstelle.

◆ **Therapeutische Verwendung**

Etomidat kommt hauptsächlich zur Narkoseeinleitung oder als Kombinationsnarkotikum in Frage. Es hemmt die Cortisolsynthese und wird deshalb nicht zur längeren Aufrechterhaltung des Toleranzstadiums der Narkose verwendet.

## Propofol

▶ **Stoffeigenschaften und Pharmakodynamik**

Propofol ist ein 2,6-disubstituiertes Phenol (Tab. 8-2) mit nur geringer Wasserlöslichkeit, das in einer Wasser/Öl-Emulsion intravenös injiziert werden kann. Eine Dosis von 2–2,5 mg/kg führt innerhalb von 1 Min. zur Narkose, die 5–10 Min. anhält. Propofol wirkt nicht analgetisch. Es senkt durch seine vasodilatatorische und negativ inotrope Wirkung den Blutdruck um etwa 15 mm Hg.

- **Unerwünschte Wirkungen:** Die Herzfrequenz ist kaum beeinflußt, allenfalls ist eine leichte reflektorische Steigerung zu beobachten. Bei zu rascher Injektion kann eine vorübergehende Apnoe auftreten; ein Bronchospasmus kommt nur sehr selten vor. Myoklonien und Venenwandreizungen werden gelegentlich beobachtet.

◆ **Therapeutische Verwendung**

Propofol dient zur Narkoseeinleitung. Zusammen mit Fentanyl kann auch eine vollständige Narkose erreicht und länger aufrecht erhalten werden.

## Ketamin

▶ **Pharmakodynamik**

Ketamin (Tab. 8-2) unterscheidet sich in seinen pharmakodynamischen Eigenschaften sehr deutlich von den anderen Injektionsnarkotika. Es erzeugt einen Zustand der **Immobilität** und **Amnesie**; der Patient scheint mehr abwesend als bewußtlos zu sein (**»dissoziative Anästhesie«**). Besonders hervorzuheben ist die **starke analgetische** Wirkung. Nach einer Einzelinjektion (2 mg/kg i.v.) dauert die Bewußtlosigkeit etwa 15 Min., während die analgetische Wirkung viel länger anhält. Diese Eigenschaften favorisieren Ketamin besonders für kurzzeitige und schmerzhafte Eingriffe.

- **Unerwünschte Wirkungen:** Blutdruck und Herzfrequenz steigen zu Beginn der Narkose durch eine Katecholaminausschüttung an. In der Aufwachphase können Übelkeit, Erbrechen und Kopfschmerzen auftreten. Besonders unangenehm können aber **psychische Erscheinungen** wie unangenehme Träume, Verwirrtheitszustände und Halluzinationen sein, die manchmal sogar nach Tagen oder Wochen wiederkehren. Diese Ereignisse sind bei Kindern und Jugendlichen seltener und weniger ausgeprägt. Sie können auch durch eine Prämedikation mit Diazepam oder Thiopental vermindert werden.

◆ **Therapeutische Verwendung**

- **Indikationen:** Ketamin ist indiziert vor allem bei Kindern für kurze und schmerzhafte Eingriffe. Es wurde erfolgreich bei der Versorgung von Verbrennungen bei Kindern benutzt. Es dient auch zur Narkoseeinleitung und zur Allgemeinnarkose in Kombination mit Lachgas.

- **Kontraindikationen:** Strenge Kontraindikationen sind Hypertonie, Herzinsuffizienz und psychiatrische Erkrankungen.

# Mittel zur Neurolept- und Ataranalgesie

Mit einem Neuroleptikum (Kap. 10, S. 216 ff.) und einem starken zentral wirkenden (narkotischen) Analgetikum (Kap. 11, S. 279 ff.) kann ein Zustand erreicht werden, den man **Neuroleptanalgesie** nennt. Es besteht eine völlige Analgesie mit nachfolgender Amnesie, der Patient ist aber ansprechbar und kann auf Fragen des Arztes reagieren. In der Praxis hat sich die Verwendung von *Droperidol* als Neuroleptikum und *Fentanyl* als Analgetikum für die Neuroleptanalgesie bewährt.

Soll das Bewußtsein noch zusätzlich ausgeschaltet werden, wird *Lachgas* (65% in Sauerstoff) verabreicht; dieser Zustand wird als **Neuroleptanästhesie** bezeichnet.

Anstelle des Neuroleptikums können auch *Benzodiazepine* in geeigneter Dosierung verwendet werden. Man spricht dann von **Ataranalgesie**.

**Droperidol** (Tab. 8-4) ist ein Butyrophenonderivat, dessen Wirkung 3–6 Std. anhält. Als Neuroleptikum bewirkt es eine starke Beruhigung, psychische Indifferenz und verminderte motorische Aktivität. Durch seine die α-Rezeptoren blockierenden Eigenschaften hat es einen geringen hypotensiven Effekt.

Die in injizierbarer Form vorliegenden **Benzodiazepine** (Diazepam, Flunitrazepam, Lormetazepam und Midazolam; Tab. 9-1, S. 204) finden aufgrund ihrer anxiolytischen, sedativ-hypnotischen, muskelrelaxierenden und antikonvulsiven Wirkungen häufige Anwendung in der *Narkoseprämedikation* sowie zur *Narkoseeinleitung* und *-aufrechterhaltung*. Besonders gut geeignet scheint dafür das kurz wirkende Benzodiazepinderivat *Midazolam* zu sein, das wasserlöslich ist. Seine Injektion führt zu keinen Irritationen oder Schmerzen an der Injektionsstelle. Im Vergleich mit den anderen genannten Benzodiazepinen ist Midazolam rascher wirksam und wird rascher eliminiert. Durch den Benzodiazepinantagonisten Flumazenil kann die Wirkung der Benzodiazepine sofort aufgehoben werden (Kap. 9, S. 206).

**Fentanyl** (Tab. 8-4) gehört zu den Opioiden (Kap. 11, S. 279 ff.). Es ist das zur Zeit stärkste Analgetikum (etwa 80mal stärker analgetisch wirksam als Morphin) und weist nur eine kurze Wirkungsdauer von etwa 30 Min. auf. Damit ist dieses Analgetikum für die *Neuroleptanalgesie* sehr gut geeignet. Durch Nachinjektionen von Fentanyl in Abständen von 20 Min. wird diese Anästhesie steuerbar. Allerdings hemmt Fentanyl, wie die anderen Opiate auch, das Atemzentrum.

Alfentanil, Sufentanil und Remifentanil (Tab. 8-4) sind Derivate des Fentanyls mit schnellerem Wirkungseintritt und kürzerer Wirkdauer und erscheinen deshalb bei kurzen chirurgischen Eingriffen angezeigt. Die Nebenwirkungen und Kontraindikationen entsprechen denjenigen von Fentanyl.

Die Neuroleptanalgesie belastet Herz und Kreislauf nicht oder nur geringfügig und ist somit bei vorgeschädigtem Herzen, bei älteren und schwerkranken Patienten ein besonders geeignetes Narkoseverfahren.

> Soll der Patient während der Operation **ansprechbar** bleiben (z.B. bei Innenohr- oder Hirnoperationen), ist die Neuroleptanalgesie die Methode der Wahl.

Die Analgesie hält postoperativ an. Aber auch die Atemlähmung kann noch nach 3–4 Std. vorliegen. Zwar ist sie durch Opiatantagonisten, z.B. *Naloxon*, aufhebbar, aber damit würde auch die Analgesie beseitigt. Zweckmäßig ist es, die kontrollierte Ventilation fortzusetzen, bis die Spontanatmung wieder in ausreichender Weise funktioniert.

- **Kontraindikationen:** Die Neuroleptanalgesie ist kontraindiziert bei der Parkinson-Krankheit (Drope-

Tab. 8-4. Mittel zur Neuroleptanalgesie

| Freiname | Handelsname | Strukturformel | Dosierung | Wirkungsdauer |
|---|---|---|---|---|
| Fentanyl* | Fentanyl-Janssen® | | 1–2 mg i.v. (Nachinjektion von 1 µg/kg in Abständen von 20 Min. möglich) | 20–30 Min. |
| Alfentanil | Rapifen® | | 1–2 mg i.v. | < 20 Min. |
| Sulfentanil | Sufenta® | | 0,25–1,5 mg i.v. | 2–5 Min. |
| Remifentanil | Ultiva® | | 1–5 mg i.v. | < 15 Min. |
| Droperidol* | Dehydrobenzperidol® | | 10–25 mg i.v. | 10–24 Std. |

* Kombination von Fentanyl und Droperidol als Thalamonal® im Handel

ridol besetzt die Dopaminrezeptoren im Striatum), bei geburtshilflichen Operationen vor Abnabelung des Kindes (Atemlähmung beim Kind) und bei fehlender Anästhesieausrüstung.

**Literatur**

Chenoweth MB. Modern Inhalation Anesthetics. Handbuch der Experimentellen Pharmakologie. Bd XXX. Berlin, Heidelberg: Springer 1970.

Clarke RSJ. Adverse effects of intravenously administered drugs used in anaesthetic practice. Drugs 1981; 22:26–41.

Cohen EN. Metabolism of the volatile anesthetics. Anesthesiology 1971; 35:193–203.

Cousins MJ. Halothane hepatitis. What's new. Drugs 1980; 19:1–6.

Dulvaldestin P. Pharmacokinetics in intravenous anesthetic practice. Clin Pharmacokin 1981; 6:61–82.

Frey R, Hügin W, Mayrhofer O. Lehrbuch der Anaesthesiologie, Reanimation und Intensivtherapie. 3. Aufl. Berlin, Heidelberg, New York: Springer 1972.

Grogono AW, Seltzer JL. A guide to drug interactions in anesthetic practice. Drugs 1980; 19:279–91.

Ngai SH, Mark LC, Papper EM. Pharmacologic and physiologic aspects of anesthesiology. Anesthesiology 1970; 282:479–91 u. 541–56.

Wood M. Pharmacokinetic drug interactions in anaesthetic practice. Clin Pharmacokinet 1991; 21:285–307.

Wrigley SR, Jones RM. Inhalational agents – an update. Eur J Anaesthesiol 1992; 9:185–201.

# 9 Sedativa, Hypnotika

J. Krieglstein und B. Ahlemeyer

| | |
|---|---|
| **Einleitung: Physiologie und Pathophysiologie des Schlafes** .......................... 202 | **Paraldehyd** .......................... 210 |
| **Benzodiazepine** .......................... 203 | **Clomethiazol** .......................... 210 |
| **Benzodiazepinartig wirkende Hypnotika** ... 207 | **Antidepressiva** .......................... 210 |
| Zolpidem .......................... 208 | **Pharmaka, deren Anwendung als Hypnotika obsolet ist** ............... 210 |
| Zopiclon .......................... 208 | |
| **Chloralhydrat** .......................... 209 | **Allgemeine Gesichtspunkte zur therapeutischen Verwendung der Hypnotika** .... 211 |
| **Antihistaminika** .......................... 210 | **Vergiftung mit Schlafmitteln** .............. 213 |

---

Ein **Sedativum** dämpft die Aktivität des Zentralnervensystems, vor allem wenn Erregungszustände vorliegen, und wirkt dadurch beruhigend.
Ein **Hypnotikum** erzeugt einen Schlafzustand, der dem natürlichen Schlaf ähnlich ist.

Für die alten klassischen Sedativa und Hypnotika, wie z.B. die *Barbiturate*, ist es nur eine Frage der Dosierung, ob sie sedativ, hypnotisch oder sogar narkotisch wirken. Die modernen Vertreter dieser Gruppe, die *Benzodiazepine*, zeigen ein anderes Wirkungsprofil. Sie führen auch in hoher Dosierung zu keiner vollständigen Narkose. In niedriger Dosierung wirken sie sedativ, anxiolytisch und schlafanstoßend, während die Barbiturate beispielsweise den Schlaf erzwingen können.

## Einleitung: Physiologie und Pathophysiologie des Schlafes

Im **Schlaf** ist der Kontakt zur Außenwelt erheblich eingeschränkt. Allerdings kann der Schlaf, im Gegensatz zum Zustand der Bewußtlosigkeit oder der Narkose, durch ausreichend starke Reize unterbrochen werden. Der Schlafende ist also **erweckbar**.

Der Schlaf ist kein homogener Zustand verminderter zentraler Aktivität. Es lassen sich Schlafstadien und -phasen mit besonderen zentralen und peripheren Aktivitäten unterscheiden (Abb. 9-1): Der **orthodoxe Schlaf (NREM-Schlaf)** wird in *vier Stadien* unterschiedlicher Tiefe eingeteilt. Ein Weckreiz muß um so stärker sein, je tiefer der Schlaf ist. Parallel dazu findet man *EEG-Veränderungen*. Mit zunehmender Schlaftiefe wird die Grundfrequenz niedriger und die Amplitude der EEG-Potentiale höher.

Eine gewisse Sonderstellung nimmt der Schlafzustand ein, in dem ein EEG mit hohen Frequenzen und niedriger Amplitude abgeleitet werden kann, das demjenigen im Wachzustand vergleichbar ist, obwohl der Muskeltonus stark reduziert ist. Blutdruck und Herzfrequenz sind erhöht. Man spricht von **paradoxem Schlaf** oder **REM-Schlaf**, weil in diesen Phasen rasche Augenbewegungen (»**r**apid **e**ye **m**ovements«) zu beobachten sind. Das Auftreten von Träumen ist ein weiterer Hinweis auf die lebhafte Aktivität des Zentralnervensystems in diesen Schlafphasen, die etwa 20–30% des Nachtschlafes ausmachen.

Die Erholsamkeit des Schlafes ist abhängig von einem ausgeglichenen Verhältnis des REM- und des NREM-Schlafes. Deshalb wird Wert darauf gelegt, daß Hypnotika das physiologische Schlafmuster nicht beeinflussen.

Allerdings wissen wir heute noch viel zu wenig von der Physiologie und Pathophysiologie des Schlafes,

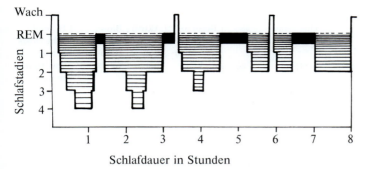

**Abb. 9-1.** Physiologische Schlafphasen: Dargestellt ist der Schlafzyklus eines normalen jungen Erwachsenen. Die schwarz gefärbten Zonen geben den REM-Schlaf an. Die erste REM-Phase beginnt 70 bis 200 Min. nach dem Einschlafen. Die REM-Phasen wiederholen sich im Abstand von etwa 90 Min. [Nach: Kales und Kales, 1970.]

um die Bedeutung der einzelnen Schlafphasen für das körperliche und geistige Wohlbefinden ausreichend beurteilen zu können.

Eine Schlüsselposition in der *Regulation des Schlaf-Wach-Rhythmus* kommt dem **aufsteigenden retikulären System** zu. Eine Hemmung dieses Systems vermindert die aufsteigenden aktivierenden Impulse. Der Wachzustand nimmt ab und kann in den Schlafzustand übergehen. Bei der Regulation der Schlafphasen dürften insbesondere zwei Kerngebiete in der Brücke, die **Raphekerne** und die **Loci coerulei**, eine Rolle spielen. Bei der Katze ließ sich durch Reizung der Raphekerne orthodoxer Schlaf und bei Reizung der Loci coerulei REM-Schlaf auslösen.

**Schlafstörungen**, die mit einem *Schlafdefizit* einhergehen, werden als **Insomnien** oder auch **Hyposomnien** bezeichnet.

Der Schlafmangel kann dadurch zustande kommen, daß das Einschlafen verzögert oder das Durchschlafen verhindert wird. Das zu frühe Aufwachen wird als Spezialfall einer Durchschlafstörung angesehen. Schlafstörungen können durch
- den Lebensstil oder die Lebensumstände (spätes Arbeiten, Schlafen am Tage, labiler, zirkadianer Rhythmus im Alter, Alkohol- und Coffeinmißbrauch, Licht, Lärm, schlechte Betten u. a.) sowie durch Grunderkrankungen (Husten, Schmerzen, Blasenentleerungsstörungen etc.) und
- psychische Belastungen (Disstreß, Angst etc.) ausgelöst bzw. begünstigt werden.

Eine Insomnie vermindert die geistige und körperliche Leistungsfähigkeit und ist, vor allem wenn sie länger anhält, behandlungsbedürftig. Häufig genügt schon die Ausschaltung der schlafstörenden Reize, um den physiologischen Schlaf wieder herzustellen. **Hypersomnien** sind weniger häufig auftretende Schlafstörungen (z. B. bei der Narkolepsie, dem Pick-wick-Syndrom) und sollen hier der Vollständigkeit halber erwähnt sein.

In Abb. 9-2 sind die Eigenschaften eines **idealen Schlafmittels** dargestellt. Natürlich sind diese Idealforderungen für keines der im Handel befindlichen Hypnotika erreicht. Aber die therapeutische Qualität der zur Verfügung stehenden Mittel kann daran gemessen werden.

# Benzodiazepine

## ▶ Stoffeigenschaften

Die 1,4-Benzodiazepine sind schwache Basen. Die pharmakodynamische Aktivität ist an den intakten Diazepinring gebunden. Alle wichtigen Vertreter dieser Stoffgruppe besitzen einen Phenylring in Stellung 5. **Wirkungsverstärkend** sind
- elektronenanziehende Substituenten (z. B. $-Cl$, $-NO_2$) in Stellung 7,
- eine Methylgruppe in Stellung 1 (Stickstoff)
- ein Halogenatom in ortho-Stellung am Phenylring in Stellung 5.

Diese Einflüsse der Substituenten auf die Wirksamkeit des Moleküls verhalten sich additiv. So ist das *Flunitrazepam*, das jeweils die optimalen Substituenten in den angesprochenen Positionen besitzt, eine der aktivsten Verbindungen dieser Stoffgruppe. Die OH-Gruppe in Stellung 3 verkürzt die **Halbwertszeit** (s. Lormetazepam und Temazepam). Durch die Einführung eines weiteren 5-Rings mit insgesamt 3 Stickstoffatomen (s. Triazolam und Midazolam) wird das Molekül noch labiler und rascher inaktiviert (Tab. 9-1).

**Tab. 9-1.** Benzodiazepine

| | Freiname | Handelsname (Beispiele) | $R_1$ | $R_2$ | $R_3$ | $R_4$ | Resorptions-geschwindigkeit | Aktive Metaboliten | Biologische Halbwertszeit[1] | Hypnotische Dosis für Erwachsene in mg |
|---|---|---|---|---|---|---|---|---|---|---|
| **Lang wirkend** | Diazepam | Valium® | –CH₃ | –Cl | –H | –H | schnell | ja | 2–4 Tage | 5–15 |
| | Nitrazepam | Mogadan® | –H | –NO₂ | –H | –H | mittel | ja | 15–40 h | 5–10 |
| | Flunitrazepam | Rohypnol® | –CH₃ | –NO₂ | –H | –F | mittel | ja | 20–30 h | 0,5–4 |
| | Flurazepam | Dalmadorm® Staurodorm® | –CH₂–CH₂–N(C₂H₅)₂ | –Cl | –H | –F | mittel bis schnell | ja | 2–4 Tage | 15–30 |
| | Prazepam | Demetrin® | CH₂-cyclopropyl | –Cl | –H | –H | langsam | ja | 2–4 Tage | 20–60 |
| **Mittellang wirkend** | Oxazepam | Adumbran® Noctazepam® Sigacalm® | –H | –Cl | –OH | –H | langsam | nein | 8–12 h | 10–30 |
| | Lormetazepam | Noctamid® | –CH₃ | –Cl | –OH | –Cl | mittel | nein | 8–14 h | 0,5–2 |
| | Lorazepam | Tavor® Pro Dorm® | –H | –Cl | –OH | –Cl | mittel | nein | 10–20 h | 1–2,5 |
| | Temazepam | Planum® Remestan® | –CH₃ | –Cl | –OH | –H | langsam bis mittel | nein | 10–20 h | 10–40 |
| **Kurz wirkend** | Triazolam | Halcion® | | | | | mittel | ja | 2–5 h | 0,125–0,25 |
| | Midazolam | Dormicum® | | | | | mittel | ja | 2–3 h | 3,5–7 |
| | Brotizolam | Lendormin® | | | | | mittel | ja | 4–9 h | 0,125–0,25 |
| | Loprazolam | Sonin® | | | | | mittel | ja | 6–8 h | 1–2 |

[1] Einschließlich der Zeit der pharmakologisch aktiven Metaboliten

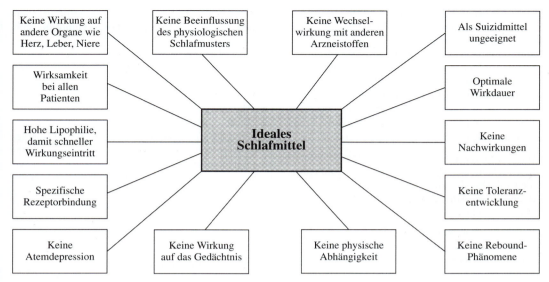

Abb. 9-2. Eigenschaften eines idealen Schlafmittels

### ▶ Pharmakodynamik

Die **Benzodiazepine** wirken auf allen Ebenen des Zentralnervensystems hauptsächlich an **polysynaptischen Bahnen**.
Allerdings zeigen verschiedene Systeme, wie z. B. das retikuläre oder das limbische, eine wesentlich höhere Empfindlichkeit gegen diese Stoffe.

Um vergleichbare Effekte zu erzielen, sind an spinalen Neuronen zehnfach höhere Konzentrationen erforderlich als an retikulären.

Die Benzodiazepine besitzen eine **spezifische Bindungsstelle** (Benzodiazepin- oder ω-Rezeptor) am GABA-Chloridkanal-Rezeptorkomplex (Abb. 9-3). Inzwischen sind bereits 3 Subtypen des **Benzodiazepinrezeptors** bekannt (ω1-, ω2-, ω3-Rezeptor). Die Bindung von GABA an den $GABA_A$-Rezeptor bewirkt eine Öffnung des Chloridkanals, so daß $Cl^-$-Ionen in die Zelle einströmen können, was zu einer Hyperpolarisation der Membran und damit zu einer verminderten Erregbarkeit des Neurons führt. Benzodiazepine erhöhen die Frequenz der Chloridkanalöffnung. Für ihre Wirkung ist die Anwesenheit von GABA notwendig; sie wirken also *indirekt* GABA-mimetisch (Kap. 10, S. 255 f.).

Alle wichtigen, im folgenden aufgezählten **Effekte** der Benzodiazepine sind zentral bedingt:
- sedativ
- hypnotisch
- anxiolytisch
- muskelrelaxierend
- antikonvulsiv

Beim Menschen führen steigende Dosen von Benzodiazepinen von einer Sedation über einen hypnotischen Effekt bis zum Stupor, der in der klinischen Literatur häufig auch als narkotischer Effekt bezeichnet wird. Es handelt sich aber nicht um eine echte Narkose, weil das Bewußtsein gewöhnlich noch vorhanden ist und chirurgische Eingriffe nicht möglich sind. Allerdings kann eine retrograde Amnesie auftreten. *Flunitrazepam* und *Nitrazepam* haben starke antikonvulsive Eigenschaften. Die Toleranz gegenüber diesen antikonvulsiven Effekten entwickelt sich schneller als gegenüber den sedativ-hypnotischen.

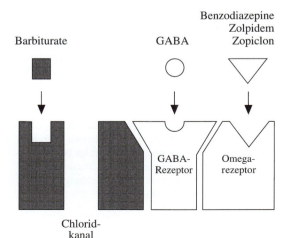

Abb. 9-3. GABA-Chloridkanal-Rezeptorkomplex (Erläuterung s. oben im Text)

Flüchtige **analgetische Effekte** wurden beim Menschen nach intravenöser Gabe von *Diazepam* gesehen. Andere Benzodiazepine zeigten diesen Effekt nicht. Allerdings verursachen die Benzodiazepine auch keine Hyperalgesie, wie das von den Barbituraten bekannt ist. Die **Wirkung** der Benzodiazepine **auf das physiologische Schlafmuster** wurde vielfach untersucht. Es zeigte sich, daß sich die Benzodiazepine alle ziemlich ähnlich verhalten hinsichtlich der Beeinflussung der bedeutenden Schlafparameter.

Die Benzodiazepine beschleunigen das Einschlafen, wirken also schlafanstoßend und verlängern die Gesamtschlafzeit. Dabei werden aber das Stadium 4 des orthodoxen Schlafes und die REM-Phasen verkürzt.

In niedriger Dosierung ist die Verkürzung des REM-Schlafes nicht nachweisbar. Bei schneller Anflutung im Gehirn können Kontroll- und Erinnerungsfähigkeit vor Eintritt der sedierenden oder hypnotischen Wirkung ausgeschaltet werden (**»anterograde Amnesie«**), und es treten aggressive und psychotische Verhaltensweisen auf. Besonders häufig wurden solche Erscheinungen bei *Triazolam, Flunitrazepam*, aber auch bei *Diazepam* gesehen.

- **Unerwünschte Wirkungen:** Benzodiazepine können folgende unerwünschte Effekte hervorrufen:
- Benommenheit
- Müdigkeit
- verlängerte Reaktionszeit
- motorische Inkoordination
- Ataxie
- Verschlechterung der geistigen und psychomotorischen Funktionen

Alle diese Effekte vermindern die Fahrtüchtigkeit. Besonders ausgeprägt ist die Verstärkung der Alkoholwirkung, aber auch die Wirkung anderer Hypnotika wird verstärkt und die Zahl von Schlafapnoen erhöht. Die zentral dämpfenden Nebenwirkungen nehmen allgemein mit dem Alter zu. Die Benzodiazepine können auch zu **paradoxen Effekten** führen. So verursachen *Nitrazepam* häufig und *Flurazepam* gelegentlich Alpträume, speziell in den ersten Wochen des Gebrauchs. Auch Angst, Tachykardie, Schwitzen, Ruhelosigkeit, Schlaflosigkeit, hypomanisches Verhalten und Halluzinationen kommen nach Flurazepam vor und können einige Wochen anhalten. Flunitrazepam erzeugt bei manchen Menschen eine Euphorie, was die Entwicklung einer Abhängigkeit verstärken kann.

Benzodiazepine können bei längerem Gebrauch zur **Abhängigkeit** führen.

Ihr Abhängigkeitspotential ist sicher niedriger als das der Barbiturate, sie sollten aber sofort abgesetzt werden, wenn die ersten Zeichen der erforderlichen Dosiserhöhung auftreten. **Entzugssymptome** sind unter anderem:
- Depressionen
- Angst
- Agitation
- Schlafanomalien
- Alpträume
- Akute Psychosen und Delirien können folgen.

Alles in allem gelten Benzodiazepine als gut verträgliche Arzneimittel. Lange Zeit konnte man annehmen, daß sie als Suizidmittel untauglich sind. Inzwischen sind aber auch mit *Triazolam* und *Temazepam* Vergiftungen mit tödlichem Ausgang beschrieben worden. Der **Benzodiazepinantagonist** *Flumazenil* (Anexate®) hebt alle pharmakologischen Benzodiazepineffekte sofort auf.

## ▶ Pharmakokinetik

Die Benzodiazepine werden als Schlafmittel meist per os eingenommen und aus dem Gastrointestinaltrakt gut, aber doch unterschiedlich schnell resorbiert.

Die **Aufnahme** der Benzodiazepine in das Gehirn erfolgt in zwei Phasen:
- einem raschen Aufnahmeprozeß in die graue Substanz
- einer langsamen Phase der Rückverteilung in die weiße Substanz des Gehirns und in das Fettgewebe

Die Benzodiazepine können die Plazentaschranke durchdringen und werden in die Milch sezerniert. Sie unterliegen auch einem enterohepatischen Kreislauf. Sie werden in beachtlichen Mengen über die Galle ausgeschieden und im Darm wieder rückresorbiert. Nahrungsmittel können diesen Kreislauf beeinflussen.

Die **Biotransformation** der Benzodiazepine findet hauptsächlich in der *Leber* statt. Vorherrschende Reaktionen sind Desalkylierungen und Hydroxylierungen am intakten Diazepinring. Die Nitrogruppe wird reduziert und das entstandene Amin acetyliert. Die Ausscheidung der oft selbst aktiven Metaboliten erfolgt teils in freier, teils in konjugierter Form. Die Benzodiazepine wurden als Schlafmittel erst interessant, als Verbindungen mit kürzeren Halbwertszeiten zur Verfügung standen (Tab. 9-1). Dabei ist die **Verweildauer** der ersten Benzodiazepinhypnotika *(Nitrazepam, Flurazepam)* immer noch relativ lang, was zu Nachwirkungen und zur Kumulation dieser Stoffe führen kann. Diese Nachteile werden subjektiv meist nicht bemerkt. Inzwischen wurden Benzodiazepine mit sehr kurzen Halbwertszeiten *(Triazolam, Midazolam, Brotizolam* und *Loprazolam)* in die Therapie eingeführt. Bei einer gestörten

Leberfunktion ist mit einer Verlängerung der Halbwertszeiten zu rechnen.

Eine Induktion des Abbaus anderer Arzneistoffe findet durch Benzodiazepine praktisch nicht statt. Sie induzieren auch ihren eigenen Abbau nicht, nur für Chlordiazepoxid, Diazepam und Flurazepam ist diese Möglichkeit nicht auszuschließen.

### ◆ Therapeutische Verwendung

Insbesondere die mittellang und kurz wirkenden Benzodiazepine (Tab. 9-1) gelten heute als gut verträgliche Hypnotika. Ihr unterschiedliches Wirkungsprofil wird im wesentlichen durch die unterschiedlichen Resorptions- und Eliminationsgeschwindigkeiten bestimmt.

Die **Benzodiazepine mit kurzer Halbwertszeit** haben nicht uneingeschränkt die in sie gesetzten Erwartungen erfüllt.

Aufgrund der kurzen Wirkdauer können durch Benzodiazepine mit kurzer Halbwertszeit schon während einer Nacht REM-Rebound-Effekte mit Alpträumen, Schlafstörungen und Erwachen als eine Art Entzugserscheinung auftreten.

*Triazolam* sollte nicht über 0,25 mg gegeben werden. Höhere Dosen können zu schweren psychotischen Reaktionen wie Angst- und Erregungszuständen, affektiven Störungen, Amnesien, Somnambulenz und Dämmerzuständen mit persönlichkeitsfremden Handlungen führen. Nach 10–14 Tagen kann sich eine Toleranz entwickeln.

Die **Benzodiazepine mit mittlerer Halbwertszeit** erscheinen als Hypnotika gut geeignet, vor allem, wenn daraus nicht wirksame Metaboliten entstehen (Tab. 9-1).

Dagegen sind die **Benzodiazepine mit langer Halbwertszeit** als Hypnotika weniger gut geeignet. Es ist mit lang anhaltender Sedation, verminderter Reaktions- und geistiger Leistungsfähigkeit zu rechnen. Bei älteren Patienten kann die Wirkdauer durch einen verlangsamten Metabolismus der Benzodiazepine noch weiter verlängert sein.

*Flurazepam* kann durch seinen Metaboliten Desalkylflurazepam bis zu 280 Std. nachwirken. *Prazepam* zeigt eine zu langsam einsetzende Wirkung und erscheint deshalb als Schlafmittel wenig sinnvoll.

**Schlafmittel** sollten immer nur kurz, möglichst nicht länger als 2–3 Wochen gegeben werden. Beim **Absetzen** der Benzodiazepine können – ähnlich wie bei anderen Hypnotika auch – schwere Entzugserscheinungen mit Rebound-Insomnien, Angst und Verhaltensstörungen auftreten. Deshalb sollten diese Mittel **ausschleichend** abgesetzt werden.

Über die Verwendung von Benzodiazepinen als
- zentrale Muskelrelaxanzien s. Kap. 6 (S. 177)
- Antikonvulsiva s. Kap. 5 (S. 162)
- Tranquilizer (Ataraktika) s. Kap. 10 (S. 253 ff.)

# Benzodiazepinartig wirkende Hypnotika

**Zolpidem** (Imidazopyridinderivat) und **Zopiclon** (Cyclopyrrolonderivat; Tab. 9-2) sind zwei neuere Schlafmittel, die von ihrer chemischen Struktur her mit den Benzodiazepinen nicht verwandt sind, aber benzodiazepinartig wirken.

Tab. 9-2. Benzodiazepinartig wirkende Hypnotika

| Freiname | Handelsname | Strukturformel | Eliminationshalbwertszeit in Std. | Dosis für den Erwachsenen in mg |
|---|---|---|---|---|
| Zolpidem | Bikalm® Stilnox® | | 1,5–2,4 | 10–20 |
| Zopiclon | Ximovan | | 3,5–6 | 7,5–15 |

Beide Stoffe zeigen das klassische Wirkungsprofil der Benzodiazepine (sedativ-hypnotisch, anxiolytisch, muskelrelaxierend und antikonvulsiv) und binden, ähnlich wie die Benzodiazepine, an den ω-Rezeptor des GABA-Chloridkanal-Rezeptorkomplexes (Abb. 9-3). Ihre pharmakologischen Wirkungen können durch den Benzodiazepinantagonisten Flumazenil aufgehoben werden.

◆ **Therapeutische Verwendung**

Zolpidem und Zopiclon werden bei **Einschlaf**- und **Durchschlafstörungen** angewandt. Sie beeinflussen das physiologische Schlafmuster nur geringfügig. Bei mäßiger Dosierung sind die REM-Schlafphasen nicht verkürzt, die Tiefschlafphasen 3 und 4 des orthodoxen Schlafes wahrscheinlich etwas verlängert. Nach Absetzen der Mittel treten Rebound-Phänomene auf. Auch diese Hypnotika sollen ausschleichend abgesetzt werden.

Bei Zolpidemeinnahme kommt es nicht zu einer *überadditiven* Wirkungsverstärkung in Kombination mit Alkohol – für Zopiclon liegen diesbezüglich noch keine Informationen vor. Beide Substanzen scheinen ein geringeres Abhängigkeitspotential als die Benzodiazepine zu haben. Allerdings besteht noch keine Klarheit über die Häufigkeit und Ausprägung dieser Eigenschaft. Bei Auswertung aller klinischen Studien zu den neuen benzodiazepinartig wirkenden Hypnotika von April 1992 bis Dezember 1997 konnten keine gesicherten Vorteile dieser Substanzen gegenüber den Benzodiazepinen festgestellt werden.

## Zolpidem

▶ **Pharmakodynamik**

Zolpidem hat eine relativ **hohe Affinität zum ω1-Rezeptor** und wesentlich geringere Affinitäten zu den ω2- und ω3-Rezeptoren. Ob damit auch ein besonderes Wirkungsprofil verbunden sein könnte, läßt sich noch nicht abschätzen, zumal die funktionelle Zuordnung der ω-Rezeptorsubtypen ebenfalls noch unklar ist. Immerhin scheinen die **hypnotisch-sedativen Effekte** des Zolpidems im Vordergrund zu stehen. Die antikonvulsiven und anxiolytischen Wirkungen sind weniger ausgeprägt.

● **Unerwünschte Wirkungen:** Die muskelrelaxierende Wirkung ist beim Menschen wieder relativ stark, so daß Gangunsicherheit und Sturzrisiko sogar größer als bei den Benzodiazepinen zu sein scheinen. Ansonsten sind die Nebenwirkungen des Zolpidems vergleichbar denen der Benzodiazepine. Beschrieben sind:

● Schwindel und Benommenheit (5,2%)
● Schläfrigkeit (5,2%)
● Kopfschmerzen (3%)
● Übelkeit und Erbrechen (2,5%)
● Asthenie und Müdigkeit (2,3%)

Psychotische Symptome und eine anterograde Amnesie können gelegentlich auftreten. Schlafapnoen nehmen nach Zolpidem ebenfalls zu. Die Häufigkeit und Intensität dieser Nebenwirkungen sind bei alten Menschen größer.

▶ **Pharmakokinetik**

Zolpidem weist relativ günstige pharmakokinetische Eigenschaften auf. Es wird rasch resorbiert, die Bioverfügbarkeit ist 70%, und wirkt etwa 6–8 Std. Seine Metaboliten sind unwirksam. Nur etwa 4% der Dosis werden als unveränderte Substanz ausgeschieden. Wie bei den Benzodiazepinen induziert Zolpidem, ebenso wie Zopiclon, nicht den Abbau anderer Arzneistoffe.

## Zopiclon

▶ **Pharmakodynamik**

Zopiclon **bindet** ebenfalls an den **ω-Rezeptor** des GABA-Chloridkanal-Rezeptorkomplexes. Es gibt allerdings auch Hinweise darauf, daß Zopiclon an diesem Rezeptorkomplex eine andere Bindungsstelle besitzt als die Benzodiazepine. Doch soll diese Bindungsstelle mit dem Benzodiazepinrezeptor allosterisch verknüpft sein. Damit wären für Zopiclon pharmakologische Eigenschaften denkbar, die von denen der Benzodiazepine zumindest in ihrer Ausprägung verschieden sind. So scheint Zopiclon den REM-Schlaf weniger zu unterdrücken als Benzodiazepine. Ob Rebound-Effekte, Hangover-Müdigkeit und Abhängigkeitspotential nach Zopiclon geringer sind als nach Benzodiazepinen, läßt sich noch nicht sicher beurteilen.

● **Unerwünschte Wirkungen:** Bei der therapeutischen Anwendung von Zopiclon werden beobachtet:
● Mundtrockenheit
● Benommenheit
● Muskelschwäche mit Sturzgefahr
● Verhaltensstörungen
● Aggressionen

Bei alten Patienten können gelegentlich Palpitationen, Gedächtnisstörungen und Halluzinationen vorkommen. Relativ häufig (8–10% der Fälle) tritt nach Zopiclon ein bitterer, metallischer Geschmack auf, der durch eine Ausscheidung der Substanz über den Speichel in den Mund bedingt ist.

Tab. 9-3. Hypnotika aus verschiedenen chemischen Stoffgruppen

| Freiname | Handelsname | Strukturformel | Biologische Halbwertszeit in Std. | Dosen für den Erwachsenen[1] in mg | |
|---|---|---|---|---|---|
| | | | | sedativ | hypnotisch |
| Chloralhydrat | Chloraldurat® | $Cl_3C-CH(OH)_2$ | 4–9,5 | – | 500–2000 |
| Diphenhydramin | Sediat® u. a. | (Diphenylmethoxy-ethyl-dimethylamin) | 4 | – | 50–100 |
| Doxylamin | Gittalun® Sedaplus® u. a. | (Pyridyl-phenyl-methyl-Struktur) | – | – | 25–50 |
| Clomethiazol | Distraneurin® | (Thiazol mit $CH_3$ und $CH_2-CH_2Cl$) | 3–5 | – | 400–800 |
| Barbital | – | (Barbitursäure mit 2 $CH_2-CH_3$) | 120–150 | 250–500 | – |
| Phenobarbital | Luminal® u. a. | (Barbitursäure mit $CH_2-CH_3$ und Phenyl) | 24–140 | 15–30 | 100–200 |
| Paraldehyd | – | (Trimer mit 3 $CH_3$) | – | 5–10 ml[1] | 10–30 ml[1] |

[1] Paraldehyd ist flüssig; die Dosen werden deshalb in ml angegeben.

## ▶ Pharmakokinetik

Zopiclon wird im Darm rasch resorbiert (95 % in der ersten Std.), hat eine Bioverfügbarkeit von etwa 80 % und wird in der Leber metabolisiert. Nur sein N-Oxid ist noch wirksam, die anderen Metaboliten nicht. Etwa 4–5 % der Dosis werden unverändert über die Niere ausgeschieden. Die Wirkdauer beträgt 6–8 Std.

## Chloralhydrat

Das bereits 1869 eingeführte Chloralhydrat (Tab. 9-4) ist das älteste der zur Zeit benutzten Schlafmittel. Es stellt ein gut wirksames **Hypnotikum** dar, das die Schlafphasen, insbesondere den REM-Schlaf, weniger nachhaltig beeinflußt als die Barbiturate. Seine *therapeutische Breite* ist jedoch gering; schon 4 g können letal wirken. Bei wiederholter Einnahme zeigt es allerdings schon nach etwa einer Woche eine stark abnehmende Wirksamkeit. Trotzdem sind auch für Chloralhydrat Fälle von *psychischer Abhängigkeit* bekannt geworden. Chloralhydrat wirkt stark **schleimhautreizend**. Durch entsprechende galenische Zubereitungen ist dieses Problem aber leicht lösbar. Der Aldehyd wird nach oraler Einnahme aus dem Magen-Darm-Trakt rasch **resorbiert** und hauptsächlich in der *Leber* durch die Alkoholdehydrogenase reduziert. Bei Leberschäden sollte es nicht gegeben werden. Im Blut wird praktisch nur

*Trichlorethanol* nachgewiesen, das damit hauptsächlich die **hypnotische Wirkung** verursacht. In Kombination mit Alkohol ist eine *überadditive Wirkung* der hypnotischen Effekte festzustellen.

## Antihistaminika

Zentral depressorisch wirksame Antihistaminika kommen verstärkt als Hypnotika zur Anwendung, weil sie nicht der Rezeptpflicht unterliegen. Diphenhydramin und Doxylamin spielen dabei eine besondere Rolle. Sie besitzen eine deutliche hypnotische Wirkung ähnlich wie die Barbiturate und beeinflussen das physiologische Schlafmuster. Das Abhängigkeitspotential scheint bei beiden Substanzen gering, auch eine muskelrelaxierende Wirkung tritt nicht auf. Anticholinerge Eigenschaften machen sich gerade bei älteren Patienten ungünstig bemerkbar (Obstipation, Harnverhalten, Mundtrockenheit, kardiovaskuläre Effekte) und komplizieren das Vergiftungsbild. Sie scheinen beim Diphenhydramin stärker ausgeprägt als beim Doxylamin. Prostataadenom, Asthma bronchiale und Engwinkelglaukom sind relative *Kontraindikationen*.

Es ist zu bedenken, daß gerade Kinder und alte Leute mit paradoxen Erregungszuständen auf diese Antihistaminika reagieren können. Eine unkritische Selbstmedikation mit diesen Stoffen sollte auf alle Fälle vermieden werden.

## Paraldehyd

Paraldehyd (Tab. 9-3) ist ein Polymer aus 3 Molekülen Acetaldehyd. 3 bis 10 ml der Reinsubstanz, in entsprechender Verdünnung appliziert, wirken rasch **hypnotisch**. Paraldehyd zeigt auch eine gute **sedative** Wirkung bei Krämpfen und deliranten Zuständen. Es wird deshalb in der Psychiatrie bei agitierten Kranken immer noch zur Sedation angewandt. Paraldehyd wird zu 70–80% abgebaut, der Rest wird weitgehend abgeatmet, was einen unangenehm aromatischen Odor verursacht.

## Clomethiazol

**Clomethiazol** ist ein wirksames Hypnotikum mit antikonvulsiven und muskelrelaxierenden Eigenschaften, aber auch ausgeprägten *unerwünschten Nebenwirkungen*. Es wirkt atemdepressiv, hypersekretorisch an Speichel- und Bronchialdrüsen, vermindert die zerebrale Durchblutung und führt rasch zu einer Abhängigkeit. Es gilt als *Reservehypnotikum* bei älteren agitierten Patienten. Seine wichtigste Indikation ist das *Alkoholentzugsdelir* (Kap. 24, S. 773).

## Antidepressiva

**Antidepressiva** mit antriebsdämpfender Wirkung wie *Doxepin, Amitriptylin, Trazodon, Trimipramin* oder *Opipramol* können bei Schlafstörungen gegeben werden, besonders wenn diese mit depressiven Verstimmungen einhergehen. Möglicherweise verstärken diese Verbindungen nicht wie die anderen Hypnotika Schlafapnoen.

## Pharmaka, deren Anwendung als Hypnotika obsolet ist

**Barbiturate** waren seit 1903 (Einführung von Barbital unter dem Namen Veronal®) bis zur Einführung der Benzodiazepine die Mittel der Wahl bei Schlafstörungen. Heute sind sie als Hypnotika/Sedativa überholt, werden aber immer noch als Narkotika (Kap. 8, S. 198 f.) und Antikonvulsiva (Kap. 5, S. 158 ff.) angewendet. Auch bei therapieresistenten Insomnien, Krämpfen, Tetanie, bei zerebralen Blutungen (Notfallmedizin), zur Diagnostik in der Psychiatrie (Aktivatoren von latenten Abnormitäten im EEG), Hyperbilirubinämie und Kernikterus bei Neugeborenen (Induktion des enzymatischen Bilirubinmetabolismus und verbesserter Transport von Bilirubin aus der Leber) können Barbiturate noch induziert sein.

In geeigneter Dosierung wirken Barbiturate **schlaferzwingend.** Bei regelmäßigem Gebrauch wird der REM-Schlaf zunächst vermindert, um bei fortgesetzter Therapie das normale Ausmaß wieder zu erreichen. Wenn das Schlafmittel dann abgesetzt wird, kommt es zu einem Rebound-Effekt, d.h., der REM-Schlaf nimmt über mehrere Tage wieder stark zu. Der Patient klagt über Alpträume und gibt an, schlecht geschlafen zu haben. Doch wird das normale Schlafprofil wiederhergestellt, wenn das Barbiturat abgesetzt bleibt. Allerdings sind diese Nachwirkungen häufig die Ursache dafür, daß der Patient rasch wieder zum Schlafmittel greift, es kann sich so eine *Abhängigkeit* entwickeln.

Bei wiederholter Einnahme der Barbiturate kann es zu einer Gewöhnung kommen (**Toleranzerhöhung**). Es erhöht sich aber nur die Toleranz gegen die therapeutischen Effekte, die letale Dosis ändert sich nicht. Wird also die Dosis infolge von Toleranzentwicklung gesteigert (Dosissteigerungen bis zum 10fachen kommen vor), nimmt die therapeutische Breite der Barbiturate ab. Das Risiko lebensbedrohlicher Vergiftungen nimmt zu.

Später entwickelte Hypnotika/Sedativa aus anderen Stoffklassen, wie **Piperidindione** (Glutethimid, Methyprylon), **Carbamate** (Ethinamat), **Methaqualon** u. a., brachten keine Vorteile, z. T. aber gravierende Nachteile, wie z. B. **Thalidomid** (Contergan®), und wurden inzwischen wieder verlassen.

Das gleiche gilt für **Bromide** (wie Kaliumbromid) und **bromierte Ureide** (Carbromal u. a.), aus denen im Körper Bromidionen abgespalten werden, die eine Halbwertszeit von ca. 12 Tagen haben und bei wiederholter Einnahme kumulieren können. Das im Organismus angehäufte Bromid kann zum *Bromismus* führen mit Erscheinungen an der Haut und an den Schleimhäuten (»Bromakne«, Rhinitis, Konjunktivitis) sowie zentralnervösen Störungen (Apathie, Tremor, Ataxie, Depressionen, Halluzinationen, Sensibilitätsstörungen, später auch Schlaf- und Ruhelosigkeit).

# Allgemeine Gesichtspunkte zur therapeutischen Verwendung der Hypnotika

● **Indikationen:**

**Chronische Schlafstörungen** führen zu einem Schlafdefizit, das die geistige und körperliche Leistungsfähigkeit einschränkt. Deshalb sind diese Störungen **behandlungsbedürftig**.

Doch muß diese Behandlung nicht von vornherein in der Anwendung eines Hypnotikums bestehen. Vielfach genügt eine **Placebotherapie**, die in mehr als 40% der Fälle bereits zum Erfolg führt. Natürlich ist auch nach den Ursachen der Schlafstörung zu fahnden und nach Möglichkeit sind diese zu behandeln oder zu beseitigen.

**Vor der Behandlung** mit Schlafmitteln ist zu klären,
● ob eine psychiatrische Grundkrankheit besteht
● wie groß der Alkoholkonsum des Patienten ist
● ob eine respiratorische Insuffizienz mit Schlafapnoe besteht
● ob der Beruf des Patienten eine Behandlung mit Schlafmitteln zuläßt

Ist eine **Pharmakotherapie** der Insomnie unumgänglich, sollte das angewandte Hypnotikum sorgfältig ausgewählt und möglichst nur *kurzfristig* (höchstens 3–4 Wochen) angewandt werden. Bei der Auswahl soll der Therapeut nicht nur an die hypnotische Wirksamkeit denken, sondern auch die *Nebenwirkungen* des Arzneimittels mit in Betracht ziehen.

Zu warnen ist vor dem »**Hausmittel**« **Alkohol**. Dieser ist kein brauchbares Schlafmittel, sondern wirkt in hohen Dosen wie ein *schlecht steuerbares Narkotikum*, gegen dessen zentral depressorische Eigenschaften sich sehr schnell Toleranz entwickelt. Initial werden die REM-Phasen des Schlafes unterdrückt. Noch in derselben Nacht kommt es wegen der relativ kurzen Verweildauer des Alkohols im Körper zum REM-Rebound mit Alpträumen und vorzeitigem Erwachen, also zu einer tiefgreifenden Störung der Schlafrhythmik und nicht zu einem erholsamen Schlaf.

In den Tab. 9-1 bis 9-3 sind **häufig gebrauchte Hypnotika** zusammengestellt, und Tab. 9-4 gibt eine Übersicht über die Vor- und Nachteile der gebräuchlichen Hypnotika. Ohne Zweifel nehmen heute die kurz und mittellang wirkenden *Benzodiazepine* (Tab. 9-1) aufgrund ihres Wirkungsprofils und ihrer guten Verträglichkeit eine vorrangige Stellung in der Gruppe der Hypnotika ein. *Barbiturate, Carbromal* und *Methaqualon* gelten als obsolet. Besonders bei ängstlich agitierten älteren Patienten können *Chloralhydrat* und *Clomethiazol* als **Reserveschlafmittel** nützlich sein. Antidepressiva scheinen Schlafapnoen nicht zu verstärken. Die genannten *Antihistaminika* sind keine besonders guten Hypnotika, aber sie sind ohne Rezept erhältlich und werden deshalb relativ häufig verwendet.

Im Handel befinden sich ca. 200 Schlafmittel. Etwa die Hälfte davon sind **Kombinationspräparate**, deren Zusammensetzung oft nicht sinnvoll erscheint. Die Anwendung von *Barbital* als Schlafmittel ist auch in Kombinationspräparaten abzulehnen. Die Kombination von Barbital mit Baldrian- und Hopfenzubereitungen ist sachlich nicht begründet und zielt auf eine Fehleinschätzung durch den Arzt, Apotheker und Patienten ab. Deshalb sollten sich Arzt und Apotheker immer über die Zusammensetzung der verordneten Mittel Klarheit verschaffen.

Weitere Indikationen der Hypnotika sind:
● Angst- und Erregungszustände (Kap. 10, »Tranquilizer«, S. 253 ff.)
● Krämpfe verschiedener Art (Kap. 5, »Antikonvulsiva«, S. 158 ff.)
● Basisnarkose und Narkoseprämedikation (Kap. 8 »Narkotika«, S. 192 ff.)

Tab. 9-4. Die wesentlichen Vor- und Nachteile der gebräuchlichen Hypnotika

| Substanzgruppe | Vorteile | Nachteile |
| --- | --- | --- |
| Benzodiazepine | Große therapeutische Breite | Verkürzung der REM-Phasen und des Stadiums 4; überadditive Wirkung der zentral depressorischen Effekte mit Alkohol; meist lange Halbwertszeiten (Kumulationsgefahr); Erregungszustände bei zerebralsklerotischen Patienten; Toleranz und physische Abhängigkeit möglich; Amnesien; andere Nebenwirkungen: Schwindel, Hauterscheinungen, Menstruationsstörungen, Appetitsteigerung mit Gewichtszunahme, Muskelrelaxation (Gangunsicherheit etc.) |
| Zolpidem Zopiclon | Schneller Wirkungseintritt, geringere Toleranz- und Abhängigkeitsentwicklung als bei den Benzodiazepinen | Muskelrelaxation eher stärker ausgeprägt als bei den Benzodiazepinen; andere Nebenwirkungen: Schwindel, Amnesien, Apnoen, Kopfschmerzen, Übelkeit, Erbrechen, Gedächtnisstörungen |
| Chloralhydrat | Gut untersucht: kleine Dosen (500 mg) beeinflussen Schlafphasen nicht | Rasches Nachlassen der Wirksamkeit; schleimhautreizend; geringe therapeutische Breite |
| Diphenhydramin Doxylamin | Geringes Abhängigkeitspotential | Beeinflussung des normalen Schlafmusters; zusätzliche anticholinerge Eigenschaften; Intoxikation schwieriger zu behandeln als die mit Barbituraten |
| Barbiturate | Keine | Deutliche Störung des physiologischen Schlafmusters (REM-Phasen stärker beeinflußt als durch Benzodiazepine); geringe therapeutische Breite; Hemmung des Atemzentrums; als Suizidmittel verwendbar; hohes Risiko der Toleranz- und Abhängigkeitsentwicklung; Enzyminduktion, dadurch Gewöhnung und metabolische Wechselwirkung mit anderen Stoffen; Katersymptome bei überempfindlichen Patienten schon in kleinen Dosen; paradoxe Barbituratwirkung (Erregung); Hauterscheinungen, exfoliative Dermatitis nach Phenobarbital |

● **Kontraindikationen:**
▷ **Intermittierende Porphyrie:** Barbiturate, Glutethimid und Methyprylon erhöhen die Aktivität der δ-Aminolävulinsäuresynthetase und steigern dadurch die Bildung der Porphyrinkörper.
▷ **Myasthenia gravis:** Benzodiazepine können durch ihre muskelrelaxierende Wirkung das Krankheitsbild verschlimmern.
▷ **Leberfunktionsstörungen:** Halogenierte Kohlenwasserstoffe wie Chloralhydrat können zusätzlich leberschädigend wirken.
▷ **Herzinsuffizienz:** Der Herzmuskel kann durch Chloralhydrat gegen die Katecholamine sensibilisiert werden. Eine durch Hypnotika bedingte Atemdepression kann das durch eine Herzinsuffizienz erzeugte Sauerstoffdefizit weiter verstärken. Zudem können hohe Hypnotikadosen selbst negativ inotrop wirken.

● **Interaktionen:**
▷ **Pharmakodynamische Wechselwirkungen am Zentralnervensystem:** Alle *zentral dämpfenden Stoffe* verstärken die Wirkung der Sedativa und Hypnotika. Hierbei spielt der *Alkohol* aufgrund seiner breiten Verwendung als Genußmittel eine besondere Rolle. Die zentralen Wirkungen der Benzodiazepine und von Chloralhydrat werden durch Alkohol überadditiv verstärkt.
▷ **Pharmakokinetische Wechselwirkung:** *Enzyminduktion*. Barbiturate und einige andere Hypnotika, nicht jedoch die Benzodiazepine, verstärken durch die Induktion des mikrosomalen Enzymsystems in der Leber ihren eigenen Abbau, aber auch den Abbau anderer gleichzeitig applizierter Pharmaka. Eine deutliche *Beschleunigung des Abbaus* wurde gesehen bei Corticosteroiden, oralen Antikoagulanzien, Digitoxin, Doxycyclin, oralen Kon-

trazeptiva, Phenytoin, Sulfadimethoxin, Testosteron und trizyklischen Antidepressiva.

# Vergiftung mit Schlafmitteln

Die Einnahme einer Überdosis eines Schlafmittels in suizidaler Absicht oder akzidentell kommt häufig vor. Die typischen **Symptome einer Schlafmittelvergiftung** sind:
- Bewußtlosigkeit
- eine langsame und flache Atmung infolge der zentralen Atemlähmung; es kann sich auch ein Lungenödem oder eine Bronchopneumonie entwickeln
- Blutdruckabfall
- eingeschränkte Nierenfunktion bis hin zum Nierenversagen
- nach einer überstandenen Barbituratvergiftung bullöse Hautveränderungen

Der **Tod** kann nach Stunden durch eine *zentrale Atemlähmung* eintreten oder auch erst nach Tagen, wobei dann häufiger *sekundäre Störungen* wie Kreislaufinsuffizienz, Nierenversagen oder eine Bronchopneumonie die unmittelbare Todesursache sind.

> Wird ein Patient rechtzeitig zur symptomatischen Behandlung in eine Klinik eingeliefert, hat er gute Chanchen zu überleben. Die Letalität beträgt unter diesen Umständen heute weniger als 1 Prozent.

Von entscheidender Bedeutung für die Prognose der Vergiftung ist eine frühzeitige **künstliche Beatmung**. Eine **Magenspülung** wird durchgeführt, wenn das Arzneimittel noch im Magen ist. Oft werden Stunden und Tage nach der Einnahme des Schlafmittels noch Reste davon im Magen gefunden. Die Gabe von Aktivkohle (30 g) gefolgt von einem salinischen Abführmittel (15 g Natriumsulfat in Wasser gelöst), können die weitere Resorption und den enterohepatischen Kreislauf des Arzneistoffs unterbinden. Die Nierenfunktion muß überprüft und unter Umständen eine Hämodialyse durchgeführt werden. Um die **Ausscheidung** eines Barbiturates zu **beschleunigen**, kann der Harn durch eine Natriumbicarbonatinfusion alkalisch gemacht werden. Falls keine durch Blutdruckabfall bedingte Anurie vorliegt, kann eine beschleunigte Ausscheidung von harngängigen Arzneistoffen durch eine forcierte Diurese (z. B. durch Furosemid) erreicht werden. Dabei sind die Wasser- und Elektrolytbilanz des Patienten zu kontrollieren. Dem Abfall des Blutdrucks und der Schockgefahr wird durch die Infusion eines Plasmaexpanders entgegengewirkt.

Die **Hämoperfusion** über Aktivkohle oder Kunstharz erlaubt eine rasche Entfernung insbesondere der lipophilen Pharmaka aus dem Blut.

Zur **Therapie** einer **Benzodiazepinintoxikation** steht ein spezifisches Antidot, der Benzodiazepinantagonist *Flumazenil* (Anexate®) zur Verfügung. Bei intravenöser Applikation von Flumazenil kann die Wirkung von Benzodiazepinen innerhalb von Sekunden bis Minuten aufgehoben werden. Die Applikation dieses Antagonisten soll deshalb sehr vorsichtig erfolgen, da sonst die Aufwachphase mit Angstzuständen für den Patienten sehr unangenehm sein kann.

*Analeptika* (Kap. 10, S. 273f.) sollen nur gegeben werden, wenn eine symptomatische Behandlung der Vergiftung nicht möglich ist. Werden im Notfall solche Stoffe verabreicht, dann sollte eine weitgehend wiederhergestellte Atemfunktion und nicht das wiedererlangte Bewußtsein das therapeutische Ziel sein.

**Literatur**

Allgulander C. Dependence of sedative and hypnotic drugs. Acta Psychiat Scand 1978; Suppl 270:1–102.

Borbély AA. Die Beeinflussung des Schlafes durch Schlafmittel. Schweiz Med Wschr 1973; 103:1585–891.

Breimer DD. Clinical pharmacokinetics of hypnotics. Clin Pharmacokin 1977; 2:93–109.

Franks NP, Lieb WR. Molecular and cellular mechanisms of general anesthesia. Nature 1994; 367: 607–14.

Gillin JC, Byerley WF. The diagnosis and management of insomnia. New Engl J Med 1990; 322:239–48.

Greenblad DJ, Shader RI. Benzodiazepines. New Engl J Med 1974; 291:1011–5, 1239–43.

Hahn E, Battista D, Arnold J. Recent developments in hypnotic benzodiazepines. Clinical implications. Drugs of Today 1990; 26:41–8.

Kales A, Kales J. Evaluation, diagnosis, and treatment of clinical conditions related to sleep. JAMA 1970; 213:2231–5.

Langtry HD, Benfield P. Zolpidem – A review of its pharmacodynamic and pharmacokinetic properties and therapeutic potential. Drugs 1990; 40:1–21.

Wagner J, Wagner ML, Hening WA. Beyond benzodiazepines: alternative pharmacologic agents for the treatment of insomnia. Ann Pharmacother 1998; 32: 680–91.

Wieck HH. Schlafstörungen – Diagnostik und Therapie in der Praxis. Erlangen: Perimed 1980.

Wilkinson CJ. The abuse potential of zolpidem administered alone and with alcohol. Pharmacol Biochem Behav 1998; 60: 193–202.

Williams RL, Karacan J. Pharmacology of Sleep. New York, London, Sydney, Toronto: John Wiley/Sons 1976.

# 10 Psychopharmaka

R. Kretzschmar und G. Stille

| | |
|---|---|
| **Einleitung** .................. 214 | **Tranquilizer (Ataraktika)** ........... 253 |
| | Einführung ...................... 253 |
| **Neuroleptika** ................ 216 | Benzodiazepine ................... 253 |
| Einführung ...................... 216 | Andere Tranquilizer ................ 259 |
| Phenothiazinderivate und andere trizyklische Neuroleptika ............. 218 | Meprobamat ..................... 259 |
| | Hydroxyzin ...................... 259 |
| Butyrophenonderivate und Diphenylbutyl-piperidine ...................... 230 | Kavain und andere Kavapyrone ....... 260 |
| Benzisoxazole ................... 232 | Buspiron ........................ 261 |
| Phenylindole .................... 233 | **Zentral stimulierende Psychopharmaka (Psychostimulanzien)** ............. 261 |
| Benzamide ...................... 234 | Einführung ...................... 261 |
| Reserpin ........................ 235 | Purin-(Methylxanthin-)Derivate ....... 261 |
| **Antidepressiva** ............... 235 | Amphetaminderivate (Weckamine) .... 263 |
| Einführung ...................... 235 | Cocain .......................... 266 |
| Tri- und tetrazyklische Antidepressiva (TCA) .............. 237 | **Nootropika (Antidementiva)** ....... 266 |
| Selektive Serotonin-Wiederaufnahmehemmer (SSRI) ........................ 244 | **Anhang 1: Halluzinogene und/oder Psychotomimetika** ............... 269 |
| Antidepressiva mit anderem Wirkungsmechanismus (atypische Antidepressiva) .... 247 | Einführung ...................... 269 |
| Monoaminoxidase-Hemmstoffe (Thymeretika) ................... 249 | LSD ............................ 269 |
| | Cannabis ........................ 272 |
| Lithium ......................... 251 | Zentrale anticholinerge Rauschstoffe ... 273 |
| | **Anhang 2: Analeptika (Konvulsiva)** .. 273 |

# Einleitung

**Psychopharmaka** sind Stoffe, durch deren Wirkung auf bestimmte Hirnstrukturen seelische Abläufe modifiziert werden, wodurch sich **beim psychisch Kranken** eine Normalisierung der psychopathologischen Symptomatik erzielen läßt.
**Beim Gesunden** verändern die Psychopharmaka Erlebnisfähigkeit, Emotionalität, Verhalten, andere psychische Funktionen und die motorische Aktivität. Hierdurch beeinflussen sie die Persönlichkeit und können, vor allem bei Mißbrauch, zu einer *Wesensveränderung* führen.

Die Zusammenhänge der in Tierversuchen für Psychopharmaka eindeutig erfaßbaren pharmakologischen Wirkungen sowie den molekularbiologisch ermittelten Angriffsorten und biochemischen Reaktionen einerseits und der Wirkung auf das psychische Verhalten des Menschen andererseits sind auch heute noch weitgehend unklar. Zu wenig wissen wir noch über die Grundlagen psychischer Vorgänge selbst.

Alle Psychopharmaka **interferieren mit** definierten **neuronalen Überträgermechanismen**. Da diese nicht auf das Zentralnervensystem begrenzt, sondern an allen erregbaren Strukturen ähnlich sind, finden wir *Nebenwirkungen* der Psychopharmaka auch an peripheren vegetativen Funktionen.

Mit der **Interaktion** der Psychopharmaka **an neuronalen Rezeptoren** sind *Hemmungen* oder *Förderungen* der durch die biogenen Neurotransmitter ver-

Tab. 10-1. In die Wirkung von Psychopharmaka involvierte Neurotransmittersysteme

| Neuro-transmitter | Rezeptorsubtyp | Wichtige Lokalisation im ZNS | Agonistische Wirkung | | Antagonistische Wirkung | |
|---|---|---|---|---|---|---|
| | | | zum Beispiel | Wirkung auf Psychomotorik | zum Beispiel | Wirkung auf Psychomotorik |
| Acetylcholin | $M_1$ | Kortex, Hippocampus, Striatum | Physostigmin[1] Pilocarpin Oxotremorin | Erregung hemmender Neurone d. extrapyramidalen Motorik (Akinese)/ Steigerung kognitiver Leistung | Atropin Biperiden ($M_1 > M_2$) | antiparkinsonisch |
| | $M_2$ | | | | | |
| | $M_3$ | | | | | |
| Noradrenalin | $\alpha_1$ | Kortex/Hippocampus/ Thalamus | Desipramin[2] Tranylcypromin[1] | antidepressiv (thymeretisch) | Chlorpromazin[4] | sedativ |
| | $\alpha_2$ | Gehirn[5] | | | Mianserin (präsynaptisch) | antidepressiv |
| | $\beta_{1/2}$ | Gehirn[5] | | | Propranolol | sedativ |
| Dopamin | $D_1$ | Mittelhirn, Striatum | Apomorphin Bromocriptin ($D_2 > D_1$) | antiparkinsonisch | Haloperidol[4] ($D_2 > D_1$) Sulpirid ($D_2$) | neuroleptisch? kataleptisch |
| | $D_2$ | Mittelhirn, Striatum, Hypothalamus, (Hypophyse), Area postrema | | | | |
| | $D_3$ | limbisches System | | | Haloperidol[4] | neuroleptisch? |
| | $D_4$ | Amygdala, Cortex frontalis | | | Clozapin[4] ($D_4 > D_2 = D_1$) | neuroleptisch? |
| Serotonin | $5\text{-}HT_{1A}$ | Kortex, Hippocampus, Amygdala, Nucleus raphe dorsalis, Striatum, Septum | Buspiron (präsynaptisch) Fluoxetin[2] u. a. SSRI | anxiolytisch | Pindolol[4] | Serotoninfreisetzung verstärkt |
| | $5\text{-}HT_{2A}$ | Kortex, Claustrum, Tuberc. olfact., Anterior cingular cortex (limbisches System), Nucl. accumbens, Nucl. caudatus | Fluoxetin[2] u. a. SSRI | antidepressiv (thymoleptisch) | Pipamperon[4] Ketanserin[4] Ritanserin[4] | sedativ, anxiolytisch |
| Histamin | $H_1$ | Gehirn[5] | | | Diphenhydramin Promethazin[4] | sedativ |
| | $H_3$ | Gehirn[5] | | | Thioperamid | antikonvulsiv |
| GABA | $GABA_A$ | Gehirn[5], (Interneurone) | Muscimol Diazepam[3] | anxiolytisch-sedativ muskelrelaxierend (Tranquilisation) antikonvulsiv | Bicucullin Picrotoxin | konvulsiv |
| Adenosin | $A_1$ | Kortex | | | Coffein | aktivierend |

[1] steigert die Wirkung des endogenen Transmitters durch Hemmung des Abbaus
[2] steigert die Wirkung des endogenen Transmitters durch Hemmung der Wiederaufnahme
[3] steigert die Wirkung des endogenen Transmitters durch Erhöhung der Rezeptorempfindlichkeit
[4] nicht selektiv
[5] alle Strukturen

mittelten Funktionen verknüpft, die über definierte biochemische Reaktionen zustande kommen. Die Rezeptorangriffe können *präsynaptisch* oder *postsynaptisch* geschehen:
▷ Präsynaptisch führen sie an terminalen Nervenendigungen sowie z.T. auch an Nervenzellkörpern und Dendriten zu einer Beeinflussung der Transmitterbereitstellung (*Feedbackregulierung* von Synthese und Freisetzung, Metabolismus).
▷ Postsynaptisch führen sie zu einer Beeinflussung der über Membranrezeptoren und ihre nachgeschalteten Transduktionsmechanismen bzw. Änderung von Ionenkanalfunktionen ablaufenden neuronalen Proteinphosphorylierung und zur Reizweiterleitung via Membrandepolarisation.

Nach heutigen Erkenntnissen führen die derzeit bekannten Psychopharmaka zu einer **Beeinflussung der Funktion** im wesentlichen nachfolgender **Neurotransmittersysteme**:
● Noradrenalin
● Dopamin
● Serotonin
● Histamin
● γ-Aminobuttersäure (GABA)
● Acetylcholin
● Adenosin

Die wahrscheinlich dabei beteiligten Rezeptoren bzw. Subtypen, ihre derzeit bekannte hauptsächliche regionale Lokalisation im Gehirn und die durch bekannte Psychopharmaka direkt oder indirekt agonistisch oder antagonistisch an diesen Rezeptoren auslösbaren Veränderungen im psychomotorischen Verhalten zeigt Tab. 10-1.

Die funktionellen Angaben in dieser Tabelle stellen eine bewußte Vereinfachung der sehr komplexen und in allen Einzelheiten auch noch nicht vollständig erfaßten Zusammenhänge dar. So wurden z.B. *sekundäre* Beteiligungen des jeweiligen neuronalen Systems in einer Reaktionskette nicht berücksichtigt.

> Alle zustande kommenden Reaktionen sind das Ergebnis eines **Zusammenspiels** verschiedener neuronaler Systeme und ungemein abhängig vom jeweiligen *endogenen Tonus* dieser Systeme (physiologisch, pathologisch). So ist vor allem auch das *glutamaterge exzitatorische System* bei zahlreichen Reaktionen involviert, ohne Angriffsort bisheriger Psychopharmaka zu sein.

Die rezeptororientierten Aussagen der Tab. 10-1 sind nur ein Momentanbild unseres Wissens. Weitere Präzisierung oder auch Korrekturen sind zu erwarten. Einzelheiten zu den Transduktionsmechanismen und den intrazellulären biochemischen »*second-messenger*«-Reaktionen, die an die einzelnen Rezeptoren gekoppelt sind, sind in Kap. 1, »Arzneimittelrezeptoren«, S. 6ff. abgehandelt.

Mit Ausnahme der $GABA_A$-Rezeptoren interagieren alle für Psychopharmaka relevanten membranären Rezeptoren mit G-Proteinen und vermitteln ihre biochemische Reaktion über cAMP oder Phospholipase C, den Inositolphosphat-Diacylglycerin-Weg. Der $GABA_A$-Rezeptor ist ein Ionophorrezeptor.

Die Psychopharmaka lassen sich nach dem **therapeutisch angestrebten Effekt** einteilen in
● Neuroleptika
● Antidepressiva
● Tranquilizer
● Psychostimulanzien und
● Nootropika (Antidementiva)

*Keine* therapeutische Verwendung finden Psychotomimetika.

# Neuroleptika

## Einführung

> Als **Neuroleptika** bezeichnet man *zentral dämpfende, antipsychotisch* wirkende Pharmaka, die bei Mensch und Tier ein charakteristisches *Wirkungsprofil* aufweisen. Dies ist von
> ● einer Verminderung psychomotorischer Aktivität und
> ● einer Indifferenz gegenüber der Umwelt gekennzeichnet.

Die **antipsychotische Wirkung** am Menschen richtet sich vor allem gegen schizophrene Zustandsbilder. Sie führt in der Regel nicht zu einer dauerhaften Ausheilung der Psychose.

Die Neuroleptika lassen sich von den ebenfalls zentral dämpfenden **Tranquilizern** (auch als **Anxiolytika** bezeichnet) vor allem dadurch abgrenzen, daß letzteren die *antipsychotische Wirkung* fehlt (Tab. 10-2). Demgegenüber wirken klassische Tranquilizer *antikonvulsiv*, Neuroleptika aber nicht.

Neuroleptika können das Einschlafen begünstigen, doch sind sie *nicht im eigentlichen Sinne hypnotisch* (schlaferzwingend) wirksam und führen auch bei übermäßiger Dosierung nicht zu Bewußtseinsverlust oder Narkose. Das unterscheidet sie von den ebenfalls zentral dämpfenden **Hypnotika-Narkotika**.

Neuroleptika **interagieren** mit verschiedenen *aminergen Übertragersubstanzen* wie
● Noradrenalin
● Dopamin
● Serotonin
● Histamin

Sie vermögen **als Rezeptorantagonisten** ein Übergewicht der Funktion dieser Amine im Zentralner-

**Tab. 10-2.** Differenzierung von Neuroleptika und Tranquilizern

| Wirkung | Neuroleptika | Tranquilizer* |
|---|---|---|
| Hemmung der motorischen Aktivität | +++ | ++ |
| Verminderung des Skelettmuskeltonus | ++ | +++ |
| Hemmung bedingter Reflexe | ++ | O |
| Beeinflussung peripherer vegetativer Funktionen | ++ | (+) |
| Antikonvulsive Wirkung | O** | ++ |
| Antipsychotische Wirkung | ++ | O |

Wirkung:   +++ sehr stark,   ++ stark,   (+) schwach,   O fehlend.   * nicht Buspiron   ** krampfschwellensenkend

vensystem, wie es bei der schizophrenen Psychose vermutet wird, zu vermindern. Je nach Stoffgruppe und Substanz ist das Rezeptorwirkungsprofil verschieden.

Allen Neuroleptika gemeinsam ist ein ausgeprägter **Antagonismus an dopaminergen Rezeptoren** – vorzugsweise dem Rezeptorsubtyp $D_2$ – dem die für eine antischizophrene Wirkung relevante Rolle beigemessen wird.

Angriffe an anderen Dopaminrezeptorsubtypen, wie $D_1$ sowie nach neueren Erkenntnissen $D_3$ und $D_4$, die regional mesolimbisch präferieren, sowie zusätzlich vorhandene Angriffe der Neuroleptika an anderen aminergen Rezeptoren beeinflussen das klinische Wirkprofil:

▷ Adrenerger ($\alpha_1$, $\alpha_2$) und serotonerger (5-$HT_1$, 5-$HT_2$) Antagonismus vermögen die psychomotorische Aktivität zu dämpfen.

▷ Histaminantagonismus am $H_1$- oder $H_3$-Rezeptor führt zu Sedation.

Neuroleptika sind **neuropharmakologisch** vor allem durch folgende, unterschiedlich ausgeprägte Wirkungen charakterisiert:

- *Dämpfung* psychoaktivierender mesolimbischer Systeme durch Blockierung vorzugsweise dopaminerger Rezeptoren
- *Steigerung* der Funktion des Neostriatum (Nucl. caudatus) durch Blockierung der nigrostriatären dopaminergen Hemmung
- *Dämpfung* des aufsteigenden retikulären (Weck-) Systems
- *Senkung* der Krampfschwelle

Eine Dämpfung von Antrieb bzw. motorischer Aktivität ist bei Mensch und Tier die auffälligste Wirkung von Neuroleptika.

Die **Hemmung dopaminerger Neurone im mesolimbischen System** gilt als wesentlichste Komponente der antipsychotischen Wirkung der Neuroleptika.

Im Unterschied zu generellen ZNS-Depressiva werden durch Neuroleptika **nur konditionierte Reaktionen**, nicht aber unkonditionierte, z.B. nozizeptive, Reaktionen sowie spinale Reflexe **gehemmt**. Die Herabsetzung des zentralnervösen Grundtonus, die Minderung der psychischen Spannung und die auftretende psychische Indifferenz werden oft als lästig und quälend – vor allem zu Beginn der Therapie – empfunden. Psychisch Gesunde erleben die Hemmung von Antrieb und Motorik als Zwang.

Der **Ausfall dopaminerger Hemmung im Neostriatum** führt zu einer Freisetzung striärer Hemmungen auf die Motorik, ein Bild, wie wir es z.B. von Rigor und Hypokinese bei der Parkinson-Krankheit kennen (extrapyramidal-motorische Störung = EPS). Im Tierversuch entspricht dies der sog. **Katalepsie** (Abb. 10-3, S. 222).

Die **Wirkungen an mesolimbischen Systemen, Neostriatum und Retikularis** sind bei den einzelnen Stoffen sehr unterschiedlich ausgeprägt, und das Verhältnis zueinander bestimmt vor allem die Art ihrer Verwendung in der Klinik.

Klinisch lassen sich die Neuroleptika in typische und neuere atypische Neuroleptika einteilen, wobei bei den atypischen Stoffen die extrapyramidalen Störungen deutlich geringer auftreten und sog. »Minussymptome« der Schizophrenie (Affektverflachung, Apathie, sozialer Rückzug, Antriebsarmut) ebenfalls wie die produktiven halluzinatorischen »Plussymptome« gehemmt werden.

Neuroleptika findet man in folgenden **Stoffgruppen**:
- Phenothiazinderivate und andere trizyklische Verbindungen
- Butyrophenonderivate
- Diphenylbutylpiperidinderivate
- Benzisoxazolderivate
- Phenylindolderivate
- Benzamidderivate
- Rauwolfiaalkaloide wie Reserpin (historisch)

# Phenothiazinderivate und andere trizyklische Neuroleptika

▶ **Stoffeigenschaften**

Phenothiazin (Abb. 10-1), das **chemische Grundgerüst** der ersten bei der schizophrenen Psychose wirksamen Neuroleptika, wurde schon vor der Psychopharmakaära als Anthelmintikum therapeutisch verwendet. Die **Einführung einer basischen Seitenkette** am Ringstickstoff verändert nicht nur entscheidend die physikalisch-chemischen Eigenschaften des Phenothiazins, sondern auch das biologische Verhalten. Wir gelangen so über das nur antihistaminisch und sedativ wirkende *Promethazin* zum *Promazin* und zum *Chlorpromazin*, dessen antipsychotische Eigenschaften bei der Schizophrenie zu Beginn der 50er Jahre von französischen Psychiatern (Delay und Deniker) entdeckt wurden. Bei **Chlorpromazin** und seinen antipsychotisch wirksamen Derivaten ist die tertiäre Aminogruppe um drei Kohlenstoffatome vom trizyklischen System entfernt. Die Einführung einer *Halogensubstitution* an das Grundgerüst beeinflußt vor allem die *neuroleptische Wirkungsstärke* (vom Promazin zum Chlorpromazin Wirkungszunahme von mehr als 1:10).

Eine weitere Verstärkung der typischen neuroleptisch-*antipsychotischen Wirkung* ließ sich durch Einführung eines *Piperidin-* oder *Piperazinringes* in die Seitenkette erzielen.

Erweiterung des mittleren Ringes der trizyklischen Struktur um einen Abstand zum Diazepin oder Thiepin verändert das Wirkprofil zum »atypischen« Neuroleptikum.

▶ **Pharmakodynamik**

Neuroleptika wirken am Menschen **dämpfend** auf die Vigilanz und die emotionale Erregbarkeit sowie **fördernd** auf die Schlafbereitschaft (»*major tranquilizer*«). Psychomotorische Erregungen, affektive Spannungen und aggressives Verhalten werden vermindert.

Als eigentlich **antipsychotische Wirkung** ist in Abhängigkeit von der Dosis und von Substanz zu Substanz mit unterschiedlicher Ausprägung die Beseitigung oder Verminderung des psychotischen Wahndenkens, psychotischer Trugwahrnehmungen und der Ich-Störung bei der Schizophrenie zu nennen (sog. Plussymptomatik).

Als charakteristische **Nebenwirkung stark antidopaminerg wirkender Neuroleptika** treten häufig Stö-

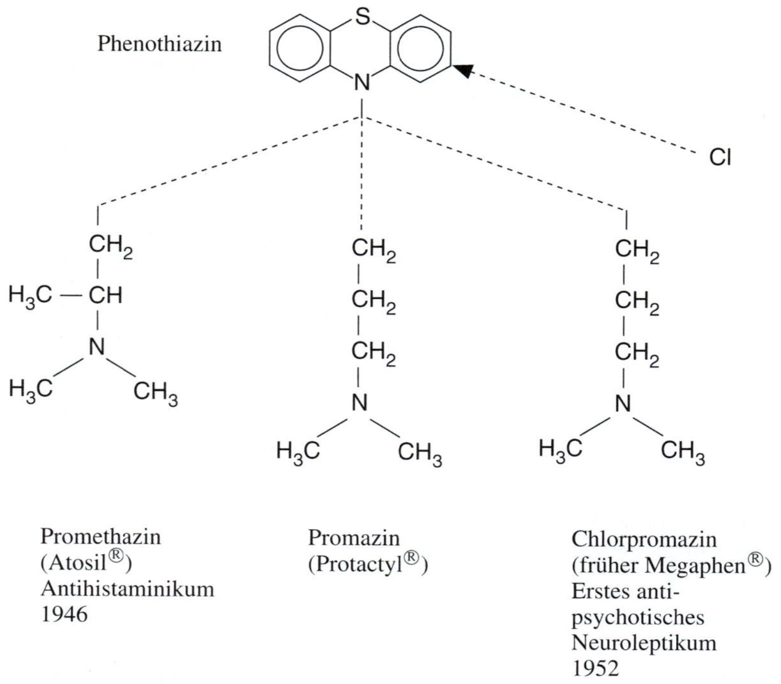

Promethazin
(Atosil®)
Antihistaminikum
1946

Promazin
(Protactyl®)

Chlorpromazin
(früher Megaphen®)
Erstes antipsychotisches
Neuroleptikum
1952

**Abb. 10-1.** Struktur-Wirkungs-Beziehungen bei Phenothiazinen

Tab. 10-3. Wirkung trizyklischer Neuroleptika

| Transmittersystem | Wirkungsort | Pharmakologische Wirkung durch Rezeptorantagonismus | Wirkung in der Klinik | Therapeutischer Einsatz |
|---|---|---|---|---|
| Dopamin | Neostriatum (Nucl. caudatus) | Katalepsie; Hemmung von Stereotypien nach dopaminerger Stimulation (z. B. durch Apomorphin) | Parkinsonoide Wirkung (EPS) | Striatale Überfunktion, z. B Chorea Huntington |
| | Mesolimbisches System (Nucl. accumbens, Hippocampus) | Hemmung dopaminerg stimulierter Motorik, Hemmung konditionierter Reaktionen | Antipsychotische Wirkung | Schizophrene Psychosen |
| | Hypothalamus (Nucl. arcuatus) Hypophyse | Enthemmung von »releasing factors«; Erhöhte Prolactinsekretion | Hyperprolactinämie mit Gynäkomastie u. Galaktorrhö | Vet.: Versuche zur Steigerung des Milchflusses bei Rindern |
| | Medulla oblongata (»emetic trigger zone«) | Antiemetische Wirkung | Antiemetische Wirkung | Starkes zentrales Erbrechen |
| | Thalamus | Verstärkung der Analgesie (z. B. durch Opiate) | Verstärkung der Analgesie | Narkosevorbereitung, schwere Schmerzzustände (Tumoren) |
| Noradrenalin | Mesencephalon (Formatio reticularis) | Hemmung der Weckreaktion | Dämpfung der Vigilanz | Narkosevorbereitung, Unruhezustände Vet.: Tiertransporte |
| | Hypothalamus | Verstellung des Temperaturreglers | Umgebungstemperaturabhängige Senkung oder Steigerung der Körpertemperatur | Narkosevorbereitung (»Hibernisation«) |
| | Locus coeruleus | Wirkung auf die Kreislaufzentren Hemmung von Pressorreflexen | Blutdrucksenkung | Narkosevorbereitung (»Hibernisation«) |
| | | Dämpfung des vestibulären Systems | Hemmung des Drehnystagmus | Übererregbarkeit des vestibulären Systems, z. B. Menière-Krankheit |
| | Peripherer Sympathikus | Antiadrenerge/ sympatholytische Wirkung | Blutdrucksenkung, Hemmung von Kreislaufreaktionen | Narkosevorbereitung |
| Histamin | Formatio reticularis | Antihistaminerge Wirkung | Sedation | Narkosevorbereitung Schlafinduktion |
| Acetylcholin | Peripherer Parasympathikus | Anticholinerge/ parasympatholytische Wirkung | U. a. Trockenheit der Schleimhäute, Akkommodationsstörungen, Miktionsstörungen | Narkosevorbereitung (Sekretionshemmung) |
| Serotonin | Mesolimbisches System | Hemmung 5-HT-induzierter Erregung | Anxiolyse Tranquilisation | Angstzustände Minussymptome der Schizophrenie |

rungen der extrapyramidalen Motorik im Sinne eines dyskinetischen oder hypokinetischen Syndroms (sog. *medikamentöses Parkinsonoid*, EPS) auf. Diese extrapyramidal ausgelösten Störungen sind eine direkte Folge der antidopaminergen ($D_2$) Wirkung im Striatum.

Nach **längerer Behandlung** mit stark antipsychotisch (antidopaminerg) wirkenden typischen Neuroleptika kann es darüber hinaus zu davon abweichenden dyskinetischen Störungen, vor allem im Mund- und Schlundbereich (z. B. Zungenrollen) kommen, deren Ursache in einer Überempfindlichkeit von Dopaminrezeptoren (Supersensitivität, »*up regulation*«) gesehen wird. Diese sog. **Spätdyskinesien** (tardive Dyskinesien) bleiben oft auch nach Absetzen der Therapie über lange Zeit bestehen.

Diesen am Menschen charakteristischen Wirkungen entsprechen **am Tier** ebenfalls charakteristische Änderungen des Verhaltens, die wiederum bestimmten **antagonistischen Wirkungen** an **Rezeptoren der Neurotransmitter** zugeordnet werden können:

- insbesondere antidopaminerge und antiadrenerge
- ergänzend antihistaminische, antiserotonerge und anticholinerge Wirkungen (Tab. 10-3)

Alle **Rezeptorantagonismen** sind am gewünschten therapeutischen Wirkprofil beteiligt, sind aber auch Ursache der meisten unerwünschten Nebenwirkungen (Tab. 10-8, S. 229).

**Antidopaminerge Wirkung von Neuroleptika**

Neurone mit dopaminergen, inhibitorischen Rezeptoren findet man in verschiedenen Arealen des ZNS (Tab. 10-1 u. 10-4).

Trizyklische Neuroleptika blockieren diese Rezeptoren. Dies zeigen Versuche am Tier mit **Dopaminagonisten** wie Apomorphin[1] und Amphetamin[2].

**Apomorphin** erregt direkt die prä- und postsynaptischen $D_2$-dopaminergen Rezeptoren. **Amphetamin** wirkt vorwiegend indirekt dopaminerg und adrenerg durch Freisetzung von Dopamin und Noradrenalin aus den präsynaptischen Endigungen dopaminerger und noradrenerger Nerven. Amphetamin und Apomorphin führen bei Nagetieren zu *motorischer Erregung* mit *stereotypen* bizarren Bewegungsbildern, mit Lecken und Nagen. Solche Stereotypien nach dopaminergen Substanzen können durch Vorbehandlung mit Neuroleptika verhindert werden, wie auch das durch Apomorphin an Hunden und Menschen auslösbare Erbrechen.

**Dopaminrezeptoren** werden aufgrund unterschiedlichen Bindungsverhaltens von Agonisten und Antagonisten sowie unterschiedlicher Wirkung auf die Aktivität der *Adenylatcyclase* in 2 **Grundsubtypen** ($D_1$ und $D_2$) unterteilt:

**Tab. 10-4.** Lokalisation und Funktion dopaminerger Neurone (Projektionsgebiete)

| | |
|---|---|
| Nigrostriatales System (Nucl. caudatus) $A_9$-Projektion | Hemmung von Hemmungen der Motorik und Muskelspannung |
| Mesolimbisches System (Nucl. accumbens, Hippocampus) $A_{10}$-Projektion | wahrscheinlich psychische Funktionen (Hemmung der Filterfunktion für afferente Impulse) |
| Hypothalamus (Nucl. arcuatus) | z.B. Hemmung der Freisetzung von »*releasing factors*« z.B. für Prolactin |
| Medulla oblongata (»*emetic trigger zone*«) | Erbrechen |

- Der **$D_1$-Rezeptor** ist positiv mit der Adenylatcyclase verbunden, d. h., er *aktiviert* sie über ein $G_s$-Protein.
- Der **$D_2$-Rezeptor** dagegen wirkt über ein $G_i$-Protein *hemmend* auf dieses »*second messenger*«-Enzym. $D_3$- und $D_4$-Rezeptoren gehören zur $D_2$-Rezeptorfamilie.

Über einen Angriff am $D_1$-Rezeptor wird die Adenylatcyclase durch Apomorphin stimuliert und durch Neuroleptika gehemmt. Im umgekehrten Sinn erfolgt die Wirkung an $D_2$-Rezeptoren. Durch verschiedene Lokalisation an Neuronen wirkt eine Stimulation an $D_1$- und $D_2$-Rezeptoren jedoch funktionell *synergistisch*, Hemmungen an $D_1$- und $D_2$-Rezeptoren verstärken sich ebenfalls.

Beide Rezeptortypen sind vorwiegend im Striatum und im mesolimbischen System lokalisiert, weniger im Kortex.

Vom Nucleus niger zum Striatum führende dopaminerge Neurone (Abb. 10-2) inhibieren dort cholinerge und GABAerge Neurone (direkt oder indirekt). Inhibitorisch wirkende GABAerge Neurone ziehen zum Thalamus, der Formatio reticularis, dem limbischen System und als Feedbackschleife zurück zum Nucleus niger (negative Rückkopplung). Eine **dopaminerge Stimulation** bewirkt demnach eine verminderte Inhibition, d. h. *erhöhte Erregung*

- im Thalamus,
- der Formatio reticularis,
- im mesolimbischen System und
- im Nucl. niger.

Entsprechende dopaminerge Projektionsbahnen ziehen vom Tegmentum zum mesolimbischen System.

Eine erhöhte Erregung in mesolimbisch-thalamischen Strukturen könnte Ursache einer **verminderten Filterfunktion** für afferente sensorische Impulse zum Kortex bei der **Schizophrenie** sein.

---

[1] Als Brechmittel (Emetikum) seit langem bekanntes Morphinderivat

[2] Siehe unter Abschnitt »Zentral stimulierende Psychopharmaka« (S. 261 ff.)

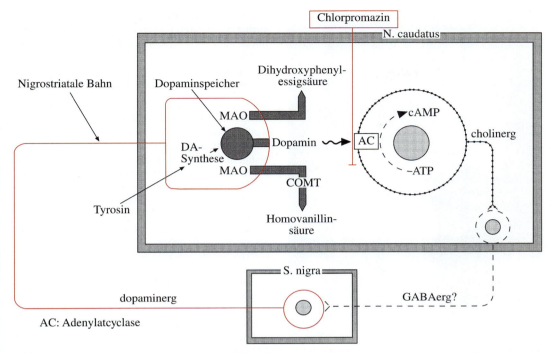

**Abb. 10-2.** Die dopaminerge Synapse im Nucl. caudatus und der strionigrostriatale Rückkopplungskreis. Erklärung s. Text.

Die **antischizophrene Wirkung** der **Neuroleptika** läßt sich über den Dopaminantagonismus und die *Wiederherstellung der mesencephalen Filterfunktion* erklären, wobei wahrscheinlich vorwiegend ein Angriff am $D_2$-Rezeptor, wahrscheinlich auch an den Subtypen $D_3$ und $D_4$ entscheidend ist. Nach neueren klinischen Untersuchungen scheint sich eine Bedeutung von $D_4$-Rezeptoren jedoch nicht zu bewahrheiten. Ein *Angriff am $D_2$-Rezeptor* gilt dagegen mit hoher Wahrscheinlichkeit als ursächlich für die **unerwünschten Wirkungen** am extrapyramidal-motorischen und am tuberoinfundibulären System. Ein zusätzlicher *Angriff am $D_1$-Rezeptor* scheint dagegen einen eher ausgleichenden Effekt auf die Extrapyramidalmotorik zu haben, da über $D_1$-Rezeptoren eine Sensibilisierung von $D_2$-Rezeptoren zustande kommt.

Als unerwünschte Wirkung der Neuroleptika durch Dopaminantagonismus kommt es
- beim Menschen zu **Störungen der extrapyramidalen Motorik** (EPS: Parkinsonoid, Dyskinesien), beim Versuchstier entsprechend zur **Katalepsie** (Abb. 10-3).
- zu vermehrter **Freisetzung hypothalamischer Releasingfaktoren** und von **hypophysärem Prolactin**.

Das tuberoinfundibuläre Dopaminsystem reguliert inhibitorisch die Prolactinsekretion. Neuroleptika führen zu einer Erhöhung des Prolactinspiegels im Blut. So tritt bei chronischer Verabreichung bei Versuchstieren, selten auch beim Menschen, *Schwellung der Brustdrüsen und Milchfluß* (Galaktorrhö) auf. Auch andere Störungen in der Sexualsphäre sind bekannt:
- Beeinträchtigung der Ovulation
- Veränderungen im Menstruationszyklus
- bei Tieren auch geringere Implantationsraten

Dopaminerge Neurone in der Area postrema (Brechzentrum) werden durch Neuroleptika ebenfalls inhibiert. Als **Antiemetika** finden einige Neuroleptika zusätzlich Verwendung.

### Antiadrenerge Wirkung von Neuroleptika

Neuroleptika greifen als Antagonisten an adrenergen $\alpha_1$- und $\alpha_2$-Rezeptoren an. Dies läßt sich im Tierexperiment am Antagonismus gegen Amphetamin zeigen, dessen motorische Erregungskomponente zum größten Teil auf Freisetzung von Noradrenalin im ZNS zurückgeführt werden kann. Am peripheren Kreislauf läßt sich die Noradrenalinreaktion am Blutdruck aufheben bzw. die Adrenalinreaktion umkehren.

Über die für die Therapie von Psychosen offenbar essentielle Wirkung an dopaminergen Schaltstellen

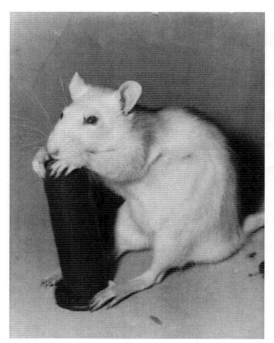

**Abb. 10-3.** Kataleptische Ratte nach Chlorpromazingabe **(Haltungsstarre).** Den Tieren fehlt jede Spontanbewegung **(Akinesie).** Sie sitzen mit gekrümmtem Rücken (Beugetonus), seitlich gestreckten, steifen Hinterextremitäten und weit gespreizten Zehen. Der Muskeltonus ist erheblich gesteigert, und es läßt sich ein wächserner Widerstand nachweisen (Rigor). Unnatürliche, passiv erteilte Haltungen von Extremitäten und Rumpf werden beibehalten **(Katatonie).** Die Tiere bleiben in diesem Zustand durch Reize erregbar und schlafen nicht. Die Stereotypien einerseits und die kataleptische Hemmung andererseits sind die beiden Verhaltensbilder, die die extremen Funktionszustände des Neostriatum (Nucl. caudatus) anzeigen.

hinaus, dämpfen Neuroleptika über einen α-Rezeptorantagonismus das **aufsteigende retikuläre Aktivierungssystem**, das vom Rückenmark über die Formatio reticularis des Hirnstammes und den medialen Thalamus zur Hirnrinde aufwärtszieht. Dieses System ist für die **Vigilanz**, die im Wachzustand optimale Reaktion von Mensch und Tier auf Reize, verantwortlich. Das aufsteigende retikuläre Aktivierungssystem wird vorzugsweise durch *α-adrenerge Neurone* aktiviert. Daneben sind serotonerge und histaminerge Neurone bzw. Rezeptoren beteiligt, an denen trizyklische Neuroleptika und z.T. auch andere antagonistisch wirken. Die **Hemmung der retikulären Weckreaktion** läßt sich im Elektroenzephalogramm in einer Verschiebung der elektrischen Aktivität in den niederfrequenteren Wellenbereich (Delta, Theta) erfassen.

Infolge der **antiadrenergen Wirkung** zentral und auch am peripheren sympathischen Nervensystem, werden der orthostatische Reflex gehemmt und der Blutdruck vermindert.

### Antiserotonerge Wirkung von Neuroleptika

Eine antagonistische Wirkung an $5\text{-HT}_{2A}$-Rezeptoren findet sich bei der Mehrzahl der verfügbaren Neuroleptika. Nachweisen läßt sich dies im Tierexperiment durch einen Antagonismus gegen durch $5\text{-HT}_2$-Agonisten induzierte Verhaltensänderungen, wie z.B. durch Mescalin an Ratten induziertes Kopfschütteln, sowie durch Rezeptorbindungsuntersuchungen. Eine Beteiligung des **$5\text{-HT}_{2A}$-Antagonismus** an der antischizophrenen Wirkung der Neuroleptika wird heute mit großer Wahrscheinlichkeit angenommen. Es gilt als weitgehend sicher, daß Substanzen mit einer starken **Serotonin-antagonistischen Wirkung,** ggf. sogar stärker als der Antagonismus an Dopaminrezeptoren, besonders günstig auf die Minussymptomatik der Schizophrenie einwirken sowie eine verminderte EPS-Symptomatik bewirken. Alle bis heute bekannten sog. atypischen Neuroleptika weisen diese Charakteristik auf. Es werden modulatorische Effekte der serotonergen Projektion auf die mesolimbische Dopaminbahn angenommen.

### Antihistaminische Wirkung von Neuroleptika

Insbesondere bei trizyklischen Neuroleptika besteht ein ausgeprägter Antagonismus an $H_1$-Rezeptoren, der für eine sedative Wirkung mitverantwortlich zu machen ist.

### Anticholinerge Wirkung von Neuroleptika

Trizyklische Neuroleptika verhalten sich wie klassische Anticholinergika an Muscarinrezeptoren. Neben der Bedeutung dieser Wirkung für unerwünschte Nebenwirkungen (u.a. Mundtrockenheit, Akkommodationsstörungen, Miktionsstörungen) kommt dieser Wirkung im ZNS ein **funktioneller Antagonismus gegen die EPS-Symptomatik** der Neuroleptika zu. Wie durch zentral anticholinerg wirkende Antiparkinsonmittel (Kap. 4, S. 155) sollte dadurch die im nigrostriatalen Rückkopplungskreis (Abb. 10-2) durch den Dopaminantagonismus desinhibierte cholinerge Transmission postsynaptisch gehemmt werden. So ist bei typischen Neuroleptika ohne anticholinerge Wirkung (u.a. Butyrophenone) die EPS-Problematik am größten.

### Wirkung auf biogene Amine im Gehirn

Der Gehalt des Gehirns oder einzelner Kerngebiete an Noradrenalin, Dopamin und Serotonin, den wesentlichen Neurotransmittern, bleibt unter Neuro-

Tab. 10-5. Struktur, pharmakologische Wirkung und Dosierung gebräuchlicher Phenothiazinderivate

| Freiname | Handelsname | R | X | Apomorphinantagonismus* Chlorpromazin = 1 | Hemmung der Weckreaktion** Chlorpromazin = 1 | Rezeptoraffinität*** | | | | | Mittlere therapeutische Tagesdosis in mg bei Psychosen (zur Sedation) |
|---|---|---|---|---|---|---|---|---|---|---|---|
| | | | | | | $D_2$ | $\alpha_1$ | $5\text{-}HT_2$ | $H_1$ | $M_1$ | |
| Chlorpromazin | Propaphenin® | $-CH_2-N(CH_3)_2$ | Cl | 1 | 1 | + + | +++ | + + | +++ | ++ | 100–300 |
| Promazin | Protactyl® Sinophenin® | $-CH_2-N(CH_3)_2$ | H | 0,75 | 1 | + | +++ | + | +++ | + | 75–600 (25–100) |
| Levomepromazin | Neurocil® Tisercin® | $-CH_2-N(CH_3)_2$ (β-methyl) | $OCH_3$ | 2 | 2 | + + | +++ | +++ | +++ | + | 50–150 (15–30) |
| Triflupromazin | Psyquil® | $-CH_2-N(CH_3)_2$ | $CF_3$ | 4 | 0,75 | + + | ++ | + + | + + | + | 50–200 |
| Thioridazin | Melleril® | Piperidin-N-$CH_3$ | $SCH_3$ | 0,5 | 5 | + + | +++ | + + | + + | ++ | 200–400 (15–75) |
| Perazin | Taxilan® | $-CH_2-N\underset{}{\diagup}N-CH_3$ | H | 2 | 0,5 | ++ | ++ | + | + | + | 75–300 (25–100) |
| Trifluoperazin | Jatroneural® | $-CH_2-N\underset{}{\diagup}N-CH_3$ | $CF_3$ | 20 | <0,75 | +++ | + + | + + | + | + | (2–4) |
| Perphenazin | Decentan® | $-CH_2-N\underset{}{\diagup}N-CH_2-CH_2-OH$ | Cl | 40 | <0,75 | +++ | + + | ++ | + + | O | 12–24 (4–12) |
| Fluphenazin | Dapotum® Lyogen® Omca® Lyorodin® | $-CH_2-N\underset{}{\diagup}N-CH_2-CH_2-OH$ | $CF_3$ | 5 | <0,75 | +++ | + + | ++ | + | O | 2,5–4,0 (0,5–1,0) |

\* Wirksamkeit gegenüber Apomorphinnagen (oder -Stereotypie) an der Ratte
\*\* Hemmung der Weckreaktion bei elektrischer Reizung der Formatio reticularis am Kaninchen
\*\*\* Verdrängung von radioaktiv markierten Rezeptorliganden in vitro ($K_i$, nM: +++ < 20; ++ 20–100; + 100–500; 0 > 500)

leptika unverändert. Eine Wirkung läßt sich jedoch am Umsatz von Dopamin im Nucl. caudatus und von Noradrenalin im Mesencephalon zeigen. Die Hemmung an präsynaptischen dopaminergen bzw. α-adrenergen Autorezeptoren führt zu einer **erhöhten Bereitstellung** von **Dopamin** bzw. **Noradrenalin** aus Phenylalanin und Tyrosin. Diese bei akuter Einwirkung von Neuroleptika meßbare **Aminumsatzsteigerung**, die der postsynaptischen Rezeptorblockade sogar entgegenwirkt, adaptiert jedoch bei chronischer Einwirkung, im Striatum stärker als im mesolimbischen System. Der kompensatorisch erhöhte Umsatz von Dopamin zeigt sich infolge der unbeeinflußten Aktivität der die Amine metabolisierenden Enzyme Monoaminoxidase (MAO) und Katecholamin-O-methyltransferase (COMT) in **vermehrtem Auftreten** seiner **Metabolite** Homovanillinsäure (HVA) und Dihydroxyphenylessigsäure (DOPAC). Der entsprechend erhöhte Umsatz von Noradrenalin ist am vermehrten Auftreten der Metabolite Vanillinmandelsäure (VMA) und Methoxyhydroxyphenylglykol (MOPEG) meßbar.

▶ **Besonderheiten einzelner Stoffe**

Ausgehend von der Struktur des Chlorpromazins wurde eine große Anzahl **basisch substituierter**

**Tab. 10-6.** Struktur, pharmakologische Wirkung und Dosierung anderer trizyklischer Neuroleptika

| Freiname | Handelsname | Strukturformel | Apomorphinantagonismus* Chlorpromazin = 1 | Hemmung der Weckreaktion** Chlorpromazin = 1 | Rezeptoraffinität*** | | | | | Mittlere therapeutische Tagesdosis in mg bei Psychosen (zur Sedation) |
|---|---|---|---|---|---|---|---|---|---|---|
| | | | | | $D_2$ | $\alpha_1$ | 5-HT$_2$ | $H_1$ | $M_1$ | |
| Chlorprothixen | Truxal® | Thioxanthene | 0,5 | 5,0 | ++ | +++ | +++ | ++ | +++ | 200–400 (30–60) |
| Clopenthixol (cis/trans) | Ciatyl® | | 4,0 | 0,75 | ++ | ++ | ++ | ++ | O | 75–150 (15) |
| Zuclopenthixol (cis) | Ciatyl-Z® | | 8,0 | 0,75 | +++ | +++ | ++ | ++ | O | 25–75 (2–6) |
| Flupentixol | Fluanxol® | | 20,0 | 0,75 | +++ | ++ | ++ | + | O | 10–15 (2–4) |
| Prothipendyl | Dominal® | Azaphenothiazin | | | + | ++ | + | ++ | ++ | 160–640 (40–160) |
| Clozapin | Leponex® | Dibenzodiazepin | 0,2 | 1,5 | + | +++ | +++ | +++ | ++ | 200 |
| Olanzapin | ZYPREXA® | Thienobenzodiazepin | 3 | | +++ | ++ | +++ | +++ | ++ | 5–20 |
| Zotepin | Nipolept® | Dibenzothiepin | 1,2 | | +++ | +++ | +++ | +++ | + | 75–300 |

Angaben entsprechen Tab. 10-5

Phenothiazinderivate synthetisiert. Die zur Behandlung der Schizophrenie gebräuchlichsten Verbindungen sind in Tab. 10-5 zusammengestellt. In Tab. 10-6 findet man weitere trizyklische Verbindungen, die in ihrer räumlichen Struktur gewisse Ähnlichkeit zum Chlorpromazin aufweisen und gleichfalls zur Behandlung der Schizophrenie verwendet werden.

Einen Fortschritt in der Behandlung der Schizophrenie brachte Anfang der 70er Jahre die Entwicklung von **Clozapin**, das im pharmakologischen Labor keine Katalepsie, aber eine motorische Dämpfung mit Muskelerschlaffung und starke anticholinerge, also atropinähnliche Wirkungen aufwies.

In der Klinik wirkt Clozapin *neuroleptisch*, ohne extrapyramidal-motorische Störungen zu verursachen. Es gilt als Prototyp atypischer Neuroleptika, bei dem man erstmals eine stärkere Beteiligung der Hemmung serotonerger 5-HT$_2$-Rezeptoren als dopaminerger Rezeptoren im Wirkungsprofil fand.

Wegen einer erhöhten Inzidenz *aplastischer Syndrome* (toxischer Agranulozytosen) wurde dieser therapeutisch erfolgreiche Stoff einer strengen Indikationsstellung (therapierefraktäre Schizophrenie, EPS-Problematik) unterstellt sowie mit der ärztlichen Verpflichtung zur routinemäßigen Blutbildkontrolle (Leukozyten > 3000) belegt.

**Unterschiede** zwischen den verschiedenen trizyklischen Neuroleptika ergeben sich vor allem dadurch, daß die beiden **Hauptwirkungen**, nämlich
- antidopaminerge und antiserotonerge Wirkung und
- Dämpfung des retikulären Wecksystems

sowie die Wirkungen auf das vegetative System bei den einzelnen Stoffen unterschiedlich ausgeprägt sind.

▷ Es gibt Neuroleptika mit **starker antidopaminerger** *(antipsychotischer)* und **starker extrapyramidaler Wirkung** und fast fehlender Wirkung auf das retikuläre Wecksystem. Zu diesen Stoffen zählen die mit einem Piperazinylring substituierten *Phenothiazine* und anderen *Trizyklen,* nämlich
- Fluphenazin,
- Perphenazin,
- Trifluoperazin,
- Flupentixol,
- Clopenthixol und
- Zuclopenthixol.

▷ Auf der anderen Seite stehen Verbindungen mit Wirkung bevorzugt auf das vigilanzregulierende Wecksystem mit **schwacher antidopaminerger** (antipsychotischer) und **schwacher extrapyramidaler Wirkung** wie:
- Chlorprothixen

- Levomepromazin
- Perazin
- Promazin
- Prothipendyl
- Thioridazin
- auch Clozapin, das allerdings in mancher Hinsicht eine Sonderstellung einnimmt (s. oben und folgende Absätze)

Chlorpromazin steht zwischen beiden Gruppen.

**Stoffe mit starken Wirkungen am vegetativen Nervensystem** sind neben *Chlorpromazin* und *Zotepin* besonders in der 2. Gruppe zu finden, wo vor allem *Chlorprothixen, Clozapin, Thioridazin* und *Prothipendyl* durch eine starke anticholinerge, atropinartige Wirkung auffallen.

### Atypische trizyklische Neuroleptika

In die **ohne auffällige extrapyramidal-motorische Störungen** zustandekommende **antipsychotische Wirkung von Clozapin** sind neben der hohen anticholinergen Wirksamkeit wahrscheinlich insbesondere zusätzliche *Angriffe an D$_1$- und D$_4$- sowie 5-HT$_2$-Rezeptoren* involviert. Im Unterschied zu anderen Neuroleptika werden bei Clozapin D$_1$-Rezeptoren in gleichem Ausmaß gehemmt wie D$_2$-Rezeptoren, D$_4$-Rezeptoren sind als stärker empfindlich für Clozapin beschrieben. Daraus könnte eine regionale, mesolimbische Selektivität des Angriffes resultieren.

Einige Autoren halten darüber hinaus die relativ starke *antagonistische Wirkung* von Clozapin *am Serotonin-5-HT$_2$-Rezeptor* als wesentlich für die sog. **atypische neuroleptische Wirkung** dieses Neuroleptikums. Der Quotient aus den negativen Logarithmen der Inhibitionskonstanten am 5-HT$_{2A}$- und D$_2$-Rezeptor soll nach H. Meltzer für atypische Neuroleptika sicher über 1 sein, für typische Neuroleptika dagegen unter 1. Auch bei den stark antidopaminerg wirkenden Neuroleptika Olanzapin und Zotepin scheinen nach bisherigen Erfahrungen extrapyramidal-motorische Störungen seltener und milder ausgeprägt vorzukommen, jedoch nicht wie bei Clozapin völlig zu fehlen.

### ▶ Pharmakokinetik

Trizyklische Neuroleptika werden aus dem Magen-Darm-Trakt rasch und weitgehend vollständig **resorbiert**. Ihre **Bioverfügbarkeit** beträgt infolge unterschiedlich ausgeprägtem »*first-pass*«-Metabolismus 20–80%, wobei es auch zu einer Induktion metabolisierender Enzyme in der Leber kommt. Das Maximum der **Plasmaspiegel** ($t_{max}$) nach oraler Gabe liegt überwiegend zwischen 1–4 (8) Stunden, bei *Phenothiazinen* früher als bei *Thioxanthenen* und *Dibenzazepinen*. Die **Verteilung ins Gehirn** erfolgt

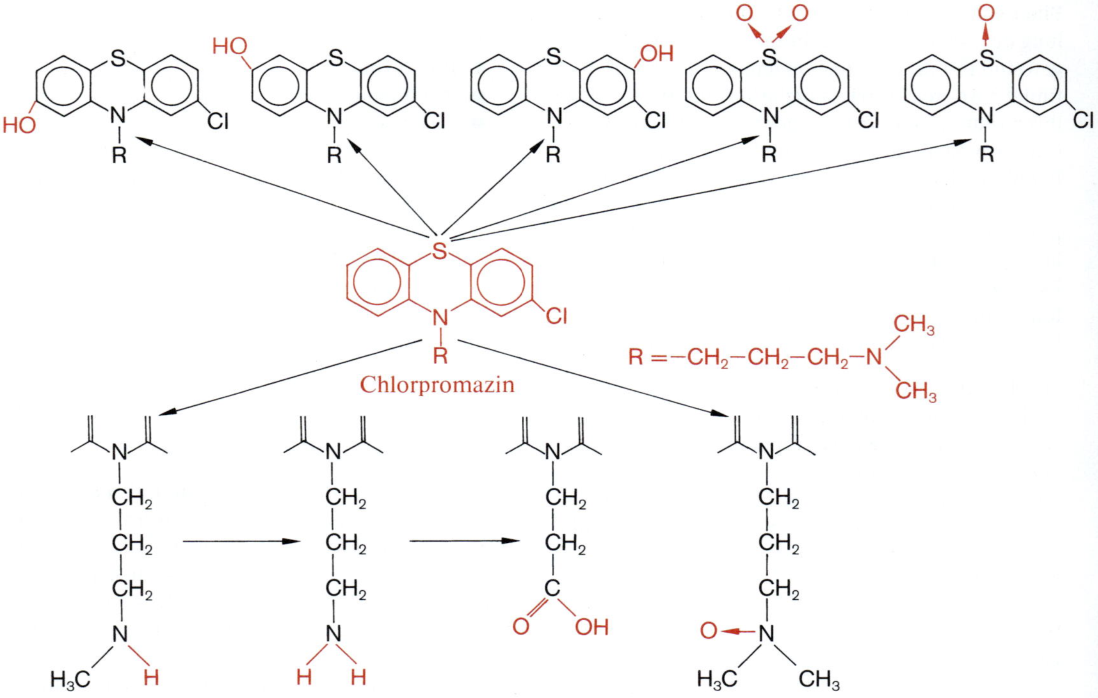

**Abb. 10-4.** Abbauwege von Chlorpromazin

langsam, die Konzentrationen im Gehirn sind erheblich geringer als im Plasma. Höhere Konzentrationen finden sich in Leber, Nieren und Lungen. Die Bindung an Plasmaproteine ist – soweit bekannt – überwiegend hoch (90–98%).

Alle trizyklischen Neuroleptika werden intensiv hepatisch verstoffwechselt. Als **Metabolisierungswege** sind N-Demethylierung bzw. Seitenketten-N-Dealkylierung, Sulfoxidation, N-Oxidation und Ringhydroxylierung entscheidend. Ferner erfolgt Glucuronidierung. Die wesentlichsten Abbauwege zeigt am Beispiel von *Chlorpromazin* – von dem insgesamt bis zu 40 Metabolite bekannt sind – die Abb. 10-4.

*N-demethylierte* und *ringhydroxylierte* **Metabolite** sind noch pharmakologisch aktiv mit 20–70% der Rezeptoraffinität ($D_2$, $\alpha_1$) der unverstoffwechselten Substanz. *Sulfoxide* sind dagegen unwirksam.

Die **Elimination** erfolgt überwiegend in Form der Metabolite, fäkal und renal. Die Eliminationshalbwertszeiten der trizyklischen Neuroleptika betragen in der terminalen Phase der unverstoffwechselten Form zwischen 10 und 80 Std. Sie sind alters- und geschlechtsabhängig. Bei Langzeitanwendung ist daher mit *Kumulation* zu rechnen. In Tab. 10-7 sind Werte zur Elimination der wichtigsten Neuroleptika, einschließlich *Butyrophenonverbindungen Risperidon* und *Sulpirid*, zusammengestellt.

Einige der stark halluzinolytisch wirksamen Neuroleptika sind als **Depotpräparate zur intramuskulären Injektion** entwickelt worden. Es handelt sich dabei um Veresterungen mit langkettigen Fettsäuren (meistens Decanoate) und Lösung in pflanzlichen Ölen. Ihre *antipsychotische Wirkung hält bis zu 3 Wochen* an, da die wirksame Substanz nach Hydrolyse langsam aus dem Depot in die Blutbahn freigesetzt wird. Die danach resultierenden halbmaximalen Plasmakonzentrationszeiten sind in Tab. 10-7 aufgeführt.

◆ **Therapeutische Verwendung**

● **Indikationen:**

Neuroleptika sollten mit wenigen Ausnahmen (z. B. Schlafstörungen, schwere Unruhezustände, Erbrechen, Narkosevorbereitung) der **Behandlung von Psychosen des schizophrenen Formenkreises** *vorbehalten* sein, da sie die Vigilanz, die Psyche, das extrapyramidal-motorische System und das Vegetativum beeinflussen.

Folgende Indikationen bestehen ohne Einschränkung:
● paranoid halluzinatorisches Syndrom
● psychomotorische Erregungszustände
● Unruhe und Agitiertheit

Tab. 10-7. Eliminationshalbwertszeiten der wichtigsten Neuroleptika am Menschen

| Freiname | Handelsname | Eliminationshalbwertszeit nicht retardierte Form $t_{1/2}$ in Std. | | Halbmaximale Plasmakonzentrationszeit Depotpräparat $t_{1/2}$ in Tagen |
|---|---|---|---|---|
| | | Bereich | im Mittel | |
| Chlorpromazin | Propaphenin® | 10–60 | 30 | |
| Levomepromazin | Neurocil®/Tisercin® u. a. | 15–30 | 20 | |
| Thioridazin | Melleril® | | 10 | |
| Clozapin | Leponex® | 4–66 | 12 | |
| Perphenazin | Decentan® | 8–12 | | 5–8 |
| Fluphenazin | Dapotum/Dapotum® D Lyogen®/Lyogen® Depot | 12–21 | 16,5 | 7–10 |
| Perazin | Taxilan® | 7,5–16 | | |
| Trifluperazin | Jatroneural® | 5–31 | 12,9 | |
| Chlorprotixen | Truxal® | 8–12 | | |
| Clopenthixol | Ciatyl | 12–29 | 24 | |
| Zuclopenthixol | Ciatyl-Z®/Ciatyl-Z® Depot | 12–29 | 20 | 19 |
| Flupenthixol | Fluanxol®/Fluanxol® Depot | 19–39 | 36 | 3–8 |
| Olanzapin | Zyprexa® | | 33 | |
| Zotepin | Nipolept® | 14–16 | | |
| Haloperidol | Haldol® u. a. | 12–26 | | 28 |
| Benperidol | Glianimon® | | 4,1 | |
| Bromperidol | Impromen®, Tesporel® | 15–34 | 26 | |
| Pipamperon | Dipiperon® | | 18 | |
| Melperon | Eunerpan® | 4–6 | | |
| Pimozid | Antalon®, Orap® | 24–48 | | |
| Fluspirilen | Fluspi®, Imap® u. a. | | | 7 |
| Sulpirid | Dogmatil®, Arminol®, Meresa®, Neogama® | 7–9 | | |
| Risperidon | Risperdal® | 3–20 | inkl. akt. Metabolit 20 | |
| Sertindol | Serdolect® | 48–96 | | |

- Angst, Spannung und Aggressivität (Alternative zu Tranquilizern)

**Therapieverlauf:**

▷ Zu Beginn einer Therapie dominiert die psychomotorische Dämpfung und Sedation.
▷ Im weiteren kommt es zu zunehmender Antriebsminderung.
▷ Zuletzt kommt es zu einer Distanzierung von den psychotischen Erlebnissen bzw. zu deren Verminderung.

▷ Bei geeigneten Neuroleptika (atypische) vermindert sich auch die depressive Minussymptomatik der Schizophrenie.

Die **Auswahl des geeigneten Neuroleptikums** erfolgt danach, ob sedative Effekte erwünscht sind, ob Halluzinationen und andere psychotische Wahrnehmungsstörungen im Vordergrund des klinischen Bildes stehen, oder ob eine Minussymptomatik dominiert. Auch das Nebenwirkungsprofil entscheidet mit im Zusammenhang mit der individuellen Empfindlichkeit des Patienten (Blutdrucklage, Alter).

Die **stark antidopaminerg wirksamen trizyklischen Verbindungen** sind neben den *Butyrophenonen* (s. u.) die gebräuchlichsten Antipsychotika bei der Behandlung der *produktiven (Plus-)Symptome* der *Schizophrenie* (Indikation 1. und 2.).

Vertreter der Gruppe der *schwach* **antidopaminerg**, dagegen *stärker* **antiadrenerg und antihistaminisch wirksamen Verbindungen** werden wegen ihrer dämpfenden Wirkung vorzugsweise bei *Erregungs-* und *Unruhezuständen* verwendet (Indikation 3. und 4.). Ihr Vorteil liegt in der Dämpfung von innerer Spannung und Angst sowie in erleichtertem Schlafeintritt. Man bezeichnet diese Therapie bei der Schizophrenie als »**Basistherapie**«. Die antipsychotische Wirkung entwickelt sich bei diesen Stoffen langsamer als bei der ersten Gruppe.

> Die Verordnung der Neuroleptika erfordert ein hohes Maß an psychiatrischer Erfahrung. Die **therapeutische Dosis** schwankt von Patient zu Patient, wie sonst in keinem Bereich der Pharmakotherapie.

In der Regel beginnt man mit kleinen Dosen und steigert bis zur Grenze der Verträglichkeit (z. B. »neuroleptische Schwelle« nach Haase). Psychotische Patienten vertragen das Mehrfache der Dosis, die bei Gesunden zu Nebenwirkungen führt.

**Eingeschränkte Indikationen** der trizyklischen Neuroleptika sind Narkosevorbereitung und in der Allgemeinpraxis Emesis und Schlafstörungen.

Die vigilanzdämpfende Wirkung, die Senkung von Blutdruck und Körpertemperatur, die antiemetische Wirkung sowie auch die periphere antiadrenerge, anticholinerge und antihistaminerge Wirkung legen eine Verwendung der Neuroleptika zur *Operationsvorbereitung* und zur Anästhesie nahe. Hinzu kommt, daß die Wirkung von Analgetika und Narkotika verstärkt wird.

Ungünstig wirkt sich für diese Verwendung aus, daß bei den meisten Neuroleptika die Verweildauer im Körper lang ist, die Muskelspannung rigorartig gesteigert sein kann (bei Curarisierung ohne Bedeutung) und andere extrapyramidale Störungen (s. Unerwünschte Wirkungen) auch schon bei einmaliger Gabe auftreten können.

Neuroleptika sollten **in der Allgemeinpraxis** nur mit strenger Indikationsstellung verwendet werden:
- bei unstillbarem Erbrechen (Wirkung auf die dopaminerg stimulierte »emetic trigger zone«),
- bei erhöhter Erregbarkeit des N. vestibularis, z. B. bei der Menière-Krankheit (Wirkung auf die vestibulären Schaltstellen im Bereich der Formatio reticularis).

Umstritten ist die **Verwendung** von trizyklischen Neuroleptika in kleinen Dosen **bei Schlafstörungen**. Ein Vorteil ist zwar das Fehlen einer Abhängigkeitsentwicklung bei Neuroleptika, also geringe Gefahr miß-

bräuchlicher Fortführung der Therapie durch den Patienten; gefährdet sind die Patienten aber durch mögliche *extrapyramidale Erscheinungen* und das meist deutliche *anticholinerge Nebenwirkungsprofil*. Einschränkungen resultieren auch aus der relativ langen Wirkungsdauer der trizyklischen Neuroleptika.

● **Unerwünschte Wirkungen:** Die meisten Nebenwirkungen ergeben sich aus den besprochenen pharmakologischen Eigenschaften; sie sind in Tab. 10-8 zusammengestellt.

> ▷ Bei stark **antidopaminergen** Stoffen stehen die unerwünschten Wirkungen am extrapyramidal-motorischen System im Vordergrund (EPS-Problematik).

▷ Bei den stärker **vigilanzdämpfenden** Stoffen dominieren die Wirkungen am zentralen und peripheren Anteil des vegetativen Nervensystems.

Die Frühdyskinesien und das Parkinson-Syndrom lassen sich durch anticholinerge Antiparkinsonmittel günstig beeinflussen, nicht jedoch die Akathisie. Bei Spätdyskinesien, die auch als Toleranzerscheinungen gedeutet werden, erreicht man häufig Besserung durch zusätzliche Neuroleptikagabe bzw. Umstellen auf *Clozapin*. Bei vegetativen Nebenwirkungen ist Besserung nur durch eine Reduktion der Dosis oder Substanzwechsel möglich. Die wesentlichsten vegetativen Wirkungen beruhen auf der **adrenolytischen** ($\alpha_1$) Wirkung (Kreislaufregulationsstörungen, Hypotonie) sowie der teilweise ausgeprägten **anticholinergen Wirkung** der trizyklischen Neuroleptika. **Störungen im Endokrinium** gehören ebenfalls zu den häufigeren Nebenwirkungen der Neuroleptika. Neben durch eine Hyperprolactinämie ausgelösten sexuellen Störungen, Regelanomalien und Gynäkomastie kommt es durch Appetitsteigerung oft zu erheblicher Gewichtszunahme, insbesondere nach Phenothiazinneuroleptika. Darüber hinaus **senken Neuroleptika die Krampfschwelle** im Gehirn und können epileptiforme Krampfanfälle provozieren.

Eine sehr seltene Nebenwirkung ist das »**maligne neuroleptische Syndrom**« mit Fieber, Muskelsteife, Schwitzen, Speichelfluß und Bewußtseinstrübung, das sofortiges Therapieabsetzen erfordert. Davon zu unterscheiden ist ein bei Therapiebeginn mit *Clozapin* oft zu beobachtender Körpertemperaturanstieg, der vorübergeht und keiner Antipyretika bedarf.

● **Vorsichtsmaßnahmen und Kontraindikationen:** Wegen der **Gefahr von aplastischen Syndromen** (toxische Agranulozytosen) sollte unter Behandlung mit trizyklischen Neuroleptika das Blutbild kontrolliert werden. Dies gilt insbesondere für *Clozapin*.

Die zentral dämpfende Komponente führt zu einer **Verlängerung der Reaktionszeiten**, wodurch eine

**Tab. 10-8.** Unerwünschte Wirkungen der typischen Neuroleptika

| System | Syndrom | Symptome | Häufigkeit |
|---|---|---|---|
| Extrapyramidalmotorisches System (Nucl. caudatus) | Frühdyskinesien | Zungen-Schlund-Syndrom, Trismus, Blickkrämpfe, Opisthotonus | ++ (bis 30%) |
| | Paroxysmale hyperkynetisch-dystone Syndrome | Hyperkinesien der mimischen Muskulatur, Torsionsdystonische Bewegungsabläufe | |
| | Parkinson-Syndrom (Parkinsonoid) | Hypo- oder Akinesie, Hypo- oder Amimie, Kurzschrittiger Gang, Rigor, Tremor, Salbengesicht, Hypersalivation | +++ |
| | Akathisie | Unruhe, häufig mit Tasikinesie (Bewegungsdrang) | ++ |
| | Spätdyskinesien »tardive dyskinesia« | Hyperkinetische Dauersyndrome: Choreatische Bewegungen der Mund- und Gesichtsmuskulatur oder der distalen Muskelgruppen der Extremitäten | + |
| Hyothalamus (tuberoinfundibuläres System) Hypophyse | Hyperprolactinämie | Galaktorrhö, Gynäkomastie, Amenorrhö, Oligomenorrhö, Störungen von Libido und Potenz, Hirsutismus, Seborrhö, Appetitsteigerung, Gewichtszunahme | ++ |
| Mesencephalon (Form. reticularis) | Abnahme der Vigilanz | Müdigkeit, Einschränkung der Konzentrations- und Reaktionsfähigkeit (Verkehrsgefährdung) | +++ |
| | Pharmakogene Depression | Suizidgefahr! | (+) |
| Gehirn | | Epileptische Anfälle, besonders bei Patienten mit vorgeschädigtem Gehirn, Malignes neuroleptisches Syndrom | (+) |
| Vegetatives System | | Hypotonie, orthostatische Dysregulation Tachykardie Temperatursenkungen, Temperatursteigerungen Mundtrockenheit oder Hypersalivation Obstipation Schwitzen oder Anhydrosis Mydriasis, Akkommodationsstörung Miktionsstörungen | ++ |
| Auge | Pigmentablagerung in Hornhaut und Linse | Irreversible Sehstörungen | + |
| | Ablagerung in der Retina | Reversible Retinopathie | + |
| Herz | Kardiomyopathie | EKG-Veränderungen, Arrhythmien | + |
| Leber | Intrahepatische Cholestase | Ikterus | (+) |
| Knochenmark | Allergie, aplastisches Syndrom | Granulozytopenie, Agranulozytose | (+) |
| Haut | Allergie, Photosensibilisierung | Exantheme, Photodermatose | + |

+++ sehr häufig  
++ häufig  } vorkommend  
+ gelegentlich  
(+) selten

Gefährdung für den Kraftfahrer im Straßenverkehr oder bei der Tätigkeit an Maschinen gegeben ist.

Neuroleptika dürfen nicht verabreicht werden bei akuten **Intoxikationen** mit:
- Alkohol
- Schlafmittel
- Analgetika
- Psychopharmaka

Bei **Epileptikern** sind Neuroleptika mit größter Vorsicht anzuwenden, da durch sie die Krampfschwelle herabgesetzt wird. Dies gilt insbesondere für trizyklische Neuroleptika.

Bei Patienten mit **Engwinkelglaukom** sind Neuroleptika mit deutlicher anticholinerger Wirkung nicht indiziert.

● **Interaktionen:** Neuroleptika verstärken die Wirkung von anderen zentral dämpfenden Pharmaka, insbesondere auch die von *Alkohol*. Die Blutdrucksenkung durch *Antihypertonika* kann durch die adrenolytische und sympatholytische Wirkung von Neuroleptika verstärkt werden.

Durch die Wirkung auf die dopaminergen Rezeptoren im Neostriatum vermindern Neuroleptika die Wirkung von *Levodopa* (L-DOPA) in der Parkinson-Therapie.

## Butyrophenonderivate und Diphenylbutylpiperidine

▶ **Stoffeigenschaften**

Ausgehend von der chemischen Struktur der γ-Aminobuttersäure wurde durch Fluorphenylsubstitution und Zyklisierung des Amins zum Piperidin eine Reihe neuroleptisch hochwirksamer Verbindungen synthetisiert (Tab. 10-9).

**Butyrophenone** zählen mit Ausnahme von *Pipamperon* und *Melperon* zu den Neuroleptika mit
- starker antidopaminerger und
- starker extrapyramidaler Wirkung und
- geringer Wirkung auf das vegetative Nervensystem.

Sie sind von den **piperazinylsubstituierten Phenothiazinen** pharmakologisch durch das *Fehlen anticholinerger Effekte* zu unterscheiden.

Die Wirkungscharakteristika der Diphenylbutylpiperidinderivate (Tab. 10-9) entsprechen in etwa denen der strukturchemisch verwandten Butyrophenone.

▶ **Pharmakodynamik**

Die meisten Butyrophenone und die Diphenylbutylpiperidine sind stark wirksame **Dopaminrezeptorantagonisten** mit relativ selektivem **Angriff am $D_2$-Rezeptor**.

Daneben wirken sie in unterschiedlichem Ausmaß wie trizyklische Neuroleptika antagonistisch an adrenergen ($\alpha_1$) und serotonergen (5-$HT_{2A}$) Rezeptoren (Tab. 10-9). Nur bei den Butyrophenonen *Melperon* und *Pipamperon* ist der Dopaminantagonismus vergleichsweise schwach. Antiadrenerge und antiserotonerge Wirkung dominieren.

*Melperon* ähnelt mit Ausnahme einer fehlenden anticholinergen und antihistaminischen Wirkung Clozapin. *Pipamperon* dominiert mit einer starken serotoninantagonistischen Wirkung.

Alle Butyrophenone und Diphenylbutylpiperidine lassen sich **im Tierexperiment** durch antagonistische Wirkung gegen Verhaltensstörungen, die durch *Apomorphin* oder *Amphetamin* ausgelöst werden, sowie durch Hemmung konditionierter Reaktionen charakterisieren.

Sie führen mit Ausnahme von *Melperon* und *Pipamperon* in höheren Dosen zur Katalepsie und erhöhen den Prolactinspiegel im Blut. Mit Ausnahme von *Melperon* wird dagegen die Weckreaktion nur in geringerem Maße gehemmt. Die für trizyklische Neuroleptika typischen peripheren vegetativen Wirkungen fehlen. Wegen überwiegend fehlender antihistaminischer Wirkung sind sedative Effekte ebenfalls geringer ausgeprägt. Das hingegen deutlich stärker sedativ wirkende *Melperon* zeichnet sich darüber hinaus durch eine antikonvulsive Wirkung gegenüber allen anderen Neuroleptika aus, die die experimentelle Krampfschwelle senken.

Am Menschen gehören die meisten Butyrophenone und Diphenylpiperidine zu den **potentesten Antipsychotika** mit besonderer Wirkung gegen Halluzinationen (Plussymptomatik).

Vor allem werden *Haloperidol* und *Fluspirilen* in der Psychiatrie viel verwendet. Von eindeutigem **Vorteil** gegenüber trizyklischen Neuroleptika ist das Fehlen unerwünschter anticholinerger Wirkungen, von **Nachteil** jedoch die zumeist ausgeprägte extrapyramidalmotorische Symptomatik.

Das stärker sedativ und psychomotorisch dämpfend wirkende *Melperon* wird vorzugsweise zur Schlafinduktion und Beruhigung psychomotorischer Erregungszustände vor allem in der Geriatrie eingesetzt. Wie Clozapin wird es zu den atypischen Neuroleptika gezählt.

▶ **Pharmakokinetik**

Butyrophenone und Pimozid werden nach p. o. Gabe rasch und vollständig **resorbiert**, ihre **Bioverfügbarkeit** beträgt ca. 60%. Fluspirilen findet nur zur

**Tab. 10-9.** Struktur, pharmakologische Wirkung und Dosierung von Butyrophenonen und Diphenylbutylpiperidinen

$$F-C_6H_4-C(R_2)(R_3)-CH_2-CH_2-CH_2-R_1$$

| Freiname | Handels-name | $R_1$ | $R_2$ | $R_3$ | Apo-morphin-antago-nismus, Chlor-promazin =1 | Rezeptoraffinität $D_2$ | $\alpha_1$ | 5-HT$_2$ | $H_1$ | $M_1$ | Thera-peutische Tages-dosis in mg (Psychose) |
|---|---|---|---|---|---|---|---|---|---|---|---|
| Benperidol | Glianimon® | Piperidinyl-benzimidazolon | =O | | 50 | +++ | +++ | +++ | + | ○ | 1,0–6,0 |
| Trifluperidol | Triperidol® | Piperidinyl-OH, C$_6$H$_4$-CF$_3$ | =O | | 25 | +++ | +++ | +++ | ○ | ○ | 0,75–3,0 |
| Haloperidol | Haldol® Buteridol® Sigaperidol® | Piperidinyl-OH, C$_6$H$_4$-Cl | =O | | 15 | +++ | ++ | ++ | ○ | ○ | 5,0–10,0 |
| Bromperidol | Impromen® Tesoprel® | Piperidinyl-OH, C$_6$H$_4$-Br | =O | | 10 | +++ | + | ++ | ○ | ○ | 10,0–20,0 |
| Pipamperon | Dipiperon® | Piperidinyl-C(O)NH$_2$, Piperidin | =O | | 0,2 | + | ++ | +++ | + | ○ | 120–360* |
| Melperon | Eunerpan® | Piperidinyl-CH$_3$ | =O | | 0,4 | + | ++ | ++ | ○ | ○ | 300–375 (25–75)* |
| Pimozid | Antalon® Orap® | Piperidinyl-benzimidazolon | –H | C$_6$H$_4$-F | 5 | +++ | ++ | ++ | ○ | ○ | 1,0–4,0 |
| Fluspirilen | Imap® | Spiro-imidazolidinon-N-C$_6$H$_5$ | –H | C$_6$H$_4$-F | 2 | +++ | ○ | ++ | ○ | ○ | 1,5–2,0 pro Woche |

Angaben entsprechen Tab. 10-5, S. 223
\* Dosis zur psychomotorischen Dämpfung

i. m. Injektion Anwendung. Mehr als 90%, mit Ausnahme von Melperon (50%), werden an Plasmaproteine gebunden. Die **Plasmaeliminationshalbwertszeiten** sind überwiegend lang. Mit Ausnahme von Benperidol und Melperon betragen sie im Mittel 10–50 Stunden (Tab. 10-7). *Benperidol* und *Melperon* besitzen dagegen ausgeprägt kurze Eliminationshalbwertszeiten von 4 bzw. 4–6 Std. Die Eliminationshalbwertszeit von Fluspirilen ist mit ca. 300 Std. extrem lang. *Fluspirilen* kann deshalb als i. m.

Depotneuroleptikum eingesetzt werden. Von *Haloperidol* existiert eine Decanoatverbindung zum gleichen Zwecke (Tab. 10-7).

Die **Metabolisierung** der Butyrophenone und Diphenylpiperidine erfolgt oxidativ am Stickstoff zu *p-Fluorbenzoylpropionsäure* bzw. *Bis-p-Fluorbenzoylpropionsäure*. Melperon wird zu *p-Fluoressigsäure* metabolisiert. Die Carbonsäuren werden als Konjugate mit Glycin ausgeschieden. Die Metabolisierung erfolgt bei Diphenylpiperidinen langsamer als bei Butyrophenonen.

### ◆ Therapeutische Verwendung

● **Indikationen:** Die stark antidopaminerg wirksamen Butyrophenone und Diphenylbutylpiperidine sind bei **schizophrenen Psychosen** mit dominierender Wahn- und halluzinatorischer Symptomatik indiziert, weniger bei psychomotorischen Erregungszuständen und Minussymptomatik. Dagegen können bei psychomotorischen Erregungszuständen, Verwirrtheitszuständen, Unruhe, Agitiertheit und Schlafstörungen, vor allem im Alter, *Melperon* und auch *Pipamperon* eingesetzt werden, da sie im Vergleich zu trizyklischen Neuroleptika kaum vegetative Nebenwirkungen besitzen.

● **Unerwünschte Wirkungen:** Im Vordergrund stehen unerwünschte Wirkungen am **extrapyramidalmotorischen System** bei den stark potenten Verbindungen, entsprechend den piperazinylsubstituierten trizyklischen Neuroleptika (Hyperkinesien, Parkinsonoid, Spätdyskinesien; Tab. 10-8).

Selten sind Störungen der Kreislaufregulation, auch hämatologische Störungen sind sehr selten. Vereinzelt werden Anstiege der Lebertransaminasen im Blut beobachtet.

● **Vorsichtsmaßnahmen und Kontraindikationen:** wie bei trizyklischen Neuroleptika (S. 228)

● **Interaktionen:** wie bei trizyklischen Neuroleptika (S. 230)

## Benzisoxazole

### ▶ Stoffeigenschaften

Unter den neueren Neuroleptikaentwicklungen mit von trizyklischen Verbindungen abweichender Struktur ist *Risperidon* seit 1993 das erste Benzisoxazolderivat. Strukturchemisch ist Risperidon ein piperidinoethylsubstituiertes Benzisoxazol (Tab. 10-10). Es zeigt auch keine Strukturverwandtschaft mit Butyrophenonneuroleptika, dagegen enge Beziehung zur Struktur der Serotoninantagonisten *Ketanserin* und *Ritanserin*.

### ▶ Pharmakodynamik

Risperidon verhält sich in pharmakologischen Untersuchungen ähnlich dem atypischen Neuroleptikum Clozapin. Es ist ein relativ selektiver **Serotoninantagonist** am $5-HT_{2A}$-Rezeptor. Die Rezeptoraffinität ist außerordentlich hoch und liegt im subnanomolaren Bereich (Tab. 10-10).

Deutlich niedriger ist die Affinität zum Dopamin-($D_2$-), Noradrenalin- und Histamin-($H_1$-)Rezeptor. Von Clozapin unterscheidet sich Risperidon einmal durch eine – mit Ausnahme von Histaminrezeptoren – etwa 10mal **höhere Rezeptoraffinität** und zum anderen durch einen **fehlenden Angriff an cholinergen Rezeptoren**. Die Affinität zum $H_1$-Rezeptor ist mit der von Clozapin vergleichbar. Damit gehört Risperidon wie *Clozapin, Olanzapin* und *Melperon* zu den Neuroleptika, deren Quotient aus den Inhibitionskonstanten am $D_2$- und $5-HT_{2A}$-Rezeptor **größer als 1** ist.

Den Rezeptoraffinitäten entsprechen Änderungen im Verhalten von Nagetieren, die durch Risperidon erzielbar sind. So wird das durch Mescalin induzierte Kopfschütteln der Maus bereits mit 50 µg/kg gehemmt, die durch Apomorphin induzierte Erregung erst mit 500 µg/kg. In diesen Tests ist Clozapin ebenfalls 10mal weniger wirksam. In elektrophysiologischen Untersuchungen an Ratten ließ sich für Risperidon wie für Clozapin, Olanzapin und Melperon eine Präferenz der inhibitorischen Wirkung an mesolimbischen dopaminergen Neuronen im Vergleich zu nigrostriatalen Bahnen zeigen. Entsprechend ist die **kataleptogene Potenz** gering im Vergleich zur Wirkung auf konditionierte Verhaltensabläufe. Der bei Mensch und Tier auftretende Hauptmetabolit *9-OH-Risperidon* hat ein **identisches Wirkprofil** und eine **70-%-Wirkstärke** im Vergleich zur Muttersubstanz.

An schizophrenen Patienten hat sich eine ausgewogene Hemmung sowohl produktiver, halluzinatorischer **(Plus-)Symptome** als auch depressiver **(Minus-)Symptome** gezeigt. Dabei wirkt Risperidon kaum sedativ.

Die Inzidenz von extrapyramidal-motorischen Störungen ist unter Risperidon niedriger als bei typischen Neuroleptika.

### ▶ Pharmakokinetik

Risperidon wird oral rasch und vollständig **resorbiert**. Die **Bioverfügbarkeit** der unveränderten Substanz beträgt 65–80%, unter Einschluß des ebenfalls aktiven Hauptmetaboliten 100%. Risperidon wird in der Leber durch Cytochrom-$P_{450}$-oxidasen in Ringposition 9, aber auch Position 7 hydroxyliert sowie durch oxidative N-Dealkylierung **metabolisiert**. Die entstehenden Säureprodukte werden zu 70% renal ausgeschieden. In Abhängigkeit vom Metabolisiererstatus schwankt die **Eliminationshalbwertszeit** zwischen 3 und 20 Std., das alternativ auftretende aktive 9-Hydroxyprodukt hat eine Halbwertszeit von 24 Std. Bei gemeinsamer Betrachtung beider Stoffe im Organismus ergibt sich eine Eliminationshalbwertszeit von 20 Std. (Tab. 10-7).

◆ **Therapeutische Verwendung**

● **Indikationen:** Risperidon stellt als neuartiges atypisches Neuroleptikum eine **therapeutische Alternative** bei schizophrenen Patienten mit EPS-Problematik, bei Patienten mit chronifiziertem Langzeitverlauf mit vorwiegender »Negativsymptomatik« sowie bei fehlendem Ansprechen auf andere Neuroleptika dar. Im Vergleich zu Clozapin fehlen **EPS-Symptome** nicht vollständig, dagegen ist die **Blutbildverträglichkeit** von Risperidon signifikant besser.

● **Dosierung:** Die effektivste Dosis liegt zwischen 4 und 8 mg/Tag. Höhere Dosen führen zu vermehrten EPS. Bei Therapiebeginn sollte mit anfänglich 1–2 mg/Tag einschleichend dosiert werden.

● **Unerwünschte Wirkungen:** Es kann unter Risperidon mit Ausnahme von **anticholinergen Effekten** zu mit anderen Neuroleptika vergleichbaren unerwünschten Wirkungen kommen (Tab. 10-8), insbesondere zu
- hypotonen orthostatischen Dysregulationen,
- Störungen der Sexualsphäre durch Hyperprolactinämie,
- Senkung der Krampfschwelle und
- extrapyramidal-motorischen Störungen.
- Ferner zu Kopfschmerzen, Ängstlichkeit und Schlafstörungen.

● **Vorsichtsmaßnahmen und Kontraindikationen:** Im allgemeinen wie bei trizyklischen Neuroleptika (S. 228).
Bei erregter Psychose muß zusätzlich sediert werden. Bei Nieren- und Leberinsuffizienz sowie bei Herz-Kreislauf-Erkrankungen ist Vorsicht angezeigt.

● **Interaktionen:** wie bei trizyklischen Neuroleptika (S. 230)

# Phenylindole

▶ **Stoffeigenschaften**

Als weiteres neuartiges atypisches Neuroleptikum wurde *Sertindol* 1997 in die Therapie eingeführt. Es ist ein Imidazolidinon-ethylpiperidinyl-phenylindol. Strukturverwandtschaft zu anderen Neuroleptika besteht nicht. Lediglich mit Risperidon hat es einen gemeinsamen N-Ethylpiperidinstrukturanteil (Tab. 10-10).

▶ **Pharmakodynamik**

Sertindol bindet mit relativ **hoher Affinität** an Serotonin-5-HT$_{2A}$- und Noradrenalin-$\alpha_1$-Rezeptoren. An Dopamin-D$_2$- und -D$_3$-Rezeptoren bindet Sertindol etwa 10mal schwächer als am 5-HT$_{2A}$-Rezeptor (Tab. 10-10). Die Bindungsstärke an Dopaminrezeptoren ist aber mit der anderer atypischer Neuroleptika wie Risperidon und Olanzapin vergleichbar. Zum Histamin-H$_1$-Rezeptor besteht nur eine relativ schwache Affinität. Eine relevante Bindung an cholinerge Muscarinrezeptoren fehlt wie bei Risperidon. Wie für alle atypischen Neuroleptika wurde auch mit Sertindol in elektrophysiologischen Untersuchungen eine **Präferenz der Hemmung mesolimbischer** im Vergleich zu nigrostriatalen **Dopaminbahnen** gefunden. Entsprechend ist die kataleptogene Potenz geringer als die Hemmung des konditionierten Verhaltens.

> Am psychisch Kranken führt Sertindol zu einer mit Haloperidol vergleichbaren Remission schizophrener Plussymptome (Wahn, Halluzinationen), während **schizophrene Minussymptome** sich unter Sertindol **signifikant besser verminderten** als mit dem typischen Neuroleptikum. Nur selten traten extrapyramidal-motorische Störungen auf.

▶ **Pharmakokinetik**

Sertindol wird nach oraler Einnahme nur **langsam resorbiert**. Maximale Plasmakonzentrationen werden erst nach 10 Std. erreicht. Die absolute **Bioverfügbarkeit** wurde an Hunden mit 60–90% bestimmt. Die Substanz wird stark an Plasmaproteine gebunden und nur langsam überwiegend über die Fäzes eliminiert. Die **Eliminationshalbwertszeit** beträgt etwa 3 Tage (Tab. 10-7). Die Ausscheidung erfolgt überwiegend in metabolisierter Form als Norsertindol und Dehydrosertindol. An der hepatischen Metabolisierung sind Cytochrom-P$_{450}$-Enzyme beteiligt. Entsprechend ist der Metabolisiererstatus von Einfluß. Über eine Enzyminhibition senken z. B. die Antidepressiva Fluoxetin und Paroxetin die Clearance von Sertindol, während die Antiepileptika Carbamazepin und Phenytoin durch Enzyminduktion die Sertindolclearance steigern.

◆ **Therapeutische Verwendung**

● **Indikationen:** Sie entsprechen denen von Risperidon (s. o.).

Tab. 10-10. Struktur, pharmakologische Wirkung und Dosierung weiterer Neuroleptika

| Freiname | Handelsname | Strukturformel | Rezeptoraffinität | | | | | Therapeutische Tagesdosis in mg |
|---|---|---|---|---|---|---|---|---|
| | | | $D_2$ | $\alpha_1$ | $5\text{-}HT_2$ | $H_1$ | $M_1$ | |
| Risperidon | Risperdal® | | +++ | +++ | ++++ | ++ | O | 4–8 |
| Sertindol | Serdolect® | | +++ | +++ | ++++ | + | O | 12–20 |
| Sulpirid | Arminol® Dogmatil® Meresa® neogama® | | + | O | O | O | O | 1000 (150–300 antidepressiv) |

\* Angaben entsprechen Tab. 10-5, S. 223 zuzüglich ++++ $K_i < 1\,\text{nM}$

- **Dosierung:** Mit Dosen von 12–20 mg Sertindol/Tag tritt der gewünschte klinische Effekt auf, nicht aber extrapyramidal-motorische Nebenwirkungen.

- **Unerwünschte Wirkungen:** Sie entsprechen denen von Risperidon. Zusätzlich kann es zu einer auch bei Phenothiazinneuroleptika bekannten geringgradigen Verlängerung der QT-Zeit im EKG und damit zu Störungen der Erregungsausbreitung kommen.

- **Vorsichtsmaßnahmen und Kontraindikationen:** Aufgrund der Cytochrom-$P_{450}$-abhängigen Metabolisierung ist Vorsicht bei gleichzeitiger Einnahme von bekannten Enzyminhibitoren geboten. Bei Lebererkrankungen muß die Dosis angepaßt werden. Bei Patienten mit vorgeschädigtem Reizleitungssystem des Herzens und anderen schweren Herzerkrankungen sowie bei gleichzeitiger Therapie mit QT-Zeit-verlängernden Medikamenten (Antiarrhythmika) sowie bei Hypokaliämie ist Sertindol kontraindiziert.

# Benzamide

▸ **Stoffeigenschaften**

Der gebräuchlichste Vertreter dieser Stoffklasse ist *Sulpirid* (Tab. 10-10), eine racemische Verbindung, bei der das L-Enantiomer Träger der pharmakologischen Wirkung ist. Es geht in seiner Entwicklung zurück auf das als Antiemetikum verwendete *Metoclopramid*.

▸ **Pharmakodynamik**

> Sulpirid ist ein hochselektiver **Dopaminantagonist** mit **Angriff am $D_2$-Rezeptorsubtyp**.

Die Rezeptoraffinität ist aber relativ gering ($K_i > 100$ nM). Im Gegensatz zu den Butyrophenonen und Diphenylpiperidinen führt **Sulpirid** im Tierexperiment nicht zur Katalepsie und beim Menschen kaum zu extrapyramidal-motorischen Störungen. Ausgeprägt ist dagegen die *antidopaminerge Wirkung auf das tuberoinfundibuläre System*. So steigt der Prolactinspiegel im Blut maximal an. Die neuroleptische Potenz von Sulpirid ist nur gering (Tagesdosis oral ~ 1000 mg). Dies kann auch an der sehr geringen Hirngängigkeit der Substanz liegen. Demgegenüber ist die Konzentration von Sulpirid im Gewebe der Hypophyse hoch, da diese außerhalb der Blut-Hirn-Schranke liegt. Ausgeprägt ist die antiemetische und magenentleerungsfördernde Wirkung, die mit Metoclopramid vergleichbar ist (Kap. 16, S. 455 ff.).

In niedrigen Dosen (150–300 mg), die offenbar nur zu einer Beeinflussung an den höher empfindlichen präsynaptischen Dopaminrezeptoren führen, stimuliert Sulpirid Motilität und affektive Reaktionen. Durch Blockade präsynaptischer dopaminerger Auto- und Heterorezeptoren kommt es zu einer erhöhten Freisetzung von Dopamin und wahrscheinlich auch anderer biogener Amine im mesolimbischen System.

Als **Ursache** der **besseren extrapyramidal-motorischen Verträglichkeit** von Sulpirid wird auch eine regionale Selektivität der Wirkung im mesolimbischen System diskutiert. Allerdings existiert hierfür keine molekular-pharmakologische Grundlage (z. B. eine Affinität zu $D_3/D_4$-Rezeptoren fehlt, ein $5-HT_2$-Antagonismus fehlt ebenfalls).

### ▶ Pharmakokinetik

Die **Resorption** von *Sulpirid* verläuft langsam und unvollständig. 3–4,5 Std. nach oraler Einnahme wird das Maximum der Plasmakonzentration erreicht. Die **Bioverfügbarkeit** beträgt nur 27 ± 9%. Die hohe Konzentration von Sulpirid in der Hypophyse ist Ursache der ausgeprägten *Prolactinsekretionssteigerung*.

Sulpirid wird zu 70% unverändert im Urin ausgeschieden. Nur 5–10% werden **metabolisiert**. Im Urin wurde *5-Oxypyrrolidinylsulpirid* zu 2–5% identifiziert. Die **Eliminationshalbwertszeit** aus dem Plasma beträgt 7–9 Std. (Tab. 10-7).

### ◆ Therapeutische Verwendung

In niedriger Dosierung wirkt *Sulpirid* hemmungs- und depressionslösend. Es kann daher zur Behandlung von **endogenen** und **exogenen Depressionen**, vor allem bei bidirektionalen Psychosen und bei Alterspatienten, wegen seiner guten vegetativen und kardialen Verträglichkeit eingesetzt werden. Aufgrund der nur geringen neuroleptischen Potenz ist die Wirksamkeit von Sulpirid bei schizophrener Psychose unsicher und verlangt hohe Dosen.

● **Unerwünschte Wirkungen:** Als wesentlichste unerwünschte Wirkung hoher Sulpiriddosen wird allgemein die **Erhöhung** des **Prolactinspiegels** angesehen, durch die es zu Gynäkomastie, Milchsekretion, Störungen des Menstruationszyklus und der Libido kommen kann.

● **Kontraindikationen** und **Interaktionen** entsprechen denen aller Neuroleptika.

## Reserpin

Reserpin (Abb. 2-26, S. 92) ist ein Inhaltsstoff der indischen Pflanze *Rauwolfia serpentina*. Es entspeichert die Transmitteramine und entleert das Nervengewebe von Noradrenalin, Dopamin und Serotonin.

Im Gefolge davon kommt es zu einem Bild, wie nach trizyklischen Neuroleptika und Butyrophenonen:

- Akinesie
- Katalepsie
- Ptosis
- Miosis
- Hypothermie usw.

Initial kann es durch Freisetzung der Transmitteramine zu einer Erregung zentraler und peripherer sympathischer Funktionen kommen. Reserpin war früher neben *Chlorpromazin* ein sehr häufig verwendetes Neuroleptikum, ist diesem jedoch in der Therapie unterlegen. Reserpin wird heute nur noch selten verwendet, wenn allergische und toxische Erscheinungen die weitere Verwendung anderer Neuroleptika verbieten. Oftmals resultiert aus dem Einsatz von Reserpin eine depressive Folgesymptomatik. Als Antihypertensivum findet Reserpin dagegen noch Anwendung (Kap. 2, S. 95 f.).

# Antidepressiva

## Einführung

Unter der Bezeichnung **Depression** werden unterschiedliche psychische Krankheiten zusammengefaßt (Tab. 10-11), die ca. 6–10% der Bevölkerung betreffen. Dementsprechend variiert auch die Symptomatik der Erkrankungen. Die Patienten können ein
- ängstlich-agitiertes,
- ängstlich-gehemmtes,
- apathisches oder
- neurasthenisch-hypochondrisches

Verhalten zeigen.

Neuere Klassifizierungen internationaler Gremien (DSM-IV, ICD-10) erleichtern die Diagnose und Therapiefindung durch differenziertere Symptomanalyse.

Die **Therapie der Depression** richtet sich in erster Linie nach dem Symptombild, eine nosologische Bewertung ist weniger entscheidend:

Tab. 10-11. Formen der Depressionen (nosologische Einteilung) nach Kielholz

**Organische Depressionen**
(z. B. senile Depressionen)

**Symptomatische Depressionen**
(z. B. toxische Depressionen)

**Depressionen bei schizophrenen Psychosen**

**Endogene Depressionen**

**Psychogene Depressionen**
Neurotische Depressionen
Erschöpfungsdepressionen
Reaktive Depressionen

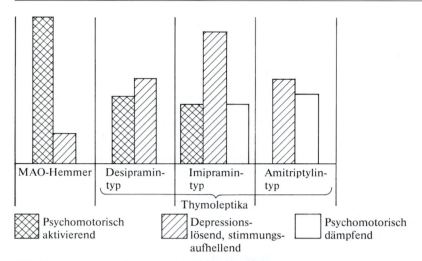

**Abb. 10-5.** Wirkungsprofil der tri- und tetrazyklischen Antidepressiva und MAO-Hemmer (nach Kielholz). [Benkert O, Hippius H. Psychiatrische Pharmakotherapie. Berlin, Heidelberg, New York: Springer 1992.]

▷ **Psychogene Depressionen** klingen unter Umständen spontan ab. Sie sprechen auf Psychotherapie sowie zentral dämpfende Pharmaka, z.B. Neuroleptika oder Tranquilizer, an.
▷ **Symptomatische Depressionen** verschwinden in der Regel nach der Ausheilung der Grundkrankheit.
▷ **Endogene** oder **organische Depressionen** erfordern neben Psychotherapie eine spezifische Behandlung mit Antidepressiva.

Als **Antidepressiva** werden Psychopharmaka zusammengefaßt, die bei Depressionen die Symptomatik günstig beeinflussen oder zum Verschwinden bringen können. Sie wirken in der Regel **nur symptomatisch**, d.h., die Symptome können nach Absetzen der Therapie entsprechend dem phasischen Charakter der Erkrankung wiederkehren.

Die heutigen Antidepressiva entsprechen mit ihrer pharmakologischen Wirkung der bis heute gültigen **Amintheorie der Depression**. Nach dieser Theorie besteht bei der endogenen Depression ein *Defizit an monoaminerger postsynaptischer Erregung* (Noradrenalin und Serotonin, weniger Dopamin).

Das **Ziel der Pharmakotherapie** muß demzufolge die *Förderung der Aminfunktion* im Gehirn sein. Dies läßt sich theoretisch erreichen durch
• eine Hemmung der neuronalen Wiederaufnahme der Transmitteramine aus dem synaptischen Spalt
• Steigerung der Freisetzung aus den terminalen Nervenfasern
• Hemmung des Transmitterabbaus

Die Antidepressiva wirken durch einen oder mehrere dieser molekularen Mechanismen. Die klinische Wirksamkeit der Antidepressiva beruht auf dem **Zusammenwirken** von
• stimmungsaufhellenden *(thymoleptischen)*,
• hemmungslösenden und antriebssteigernden *(thymeretischen)* und
• angstlösenden *(anxiolytischen)* Wirkungskomponenten,
die bei den verschiedenen Antidepressiva unterschiedlich stark ausgeprägt sind (Abb. 10-5). Nach chemischer Struktur der Verbindungen und Wirkungsmechanismus unterscheidet man folgende **Gruppen von Antidepressiva:**
• tri- und tetrazyklische Antidepressiva (TCA)
• selektive Serotonin-Wiederaufnahmehemmer (SSRI)
• Serotonin-Noradrenalin-Wiederaufnahmehemmer (SNRI)
• atypische Antidepressiva
• Johanneskrautextrakte
• Monoaminoxidase-Hemmstoffe (MAO-Inhibitoren)
• bei bipolaren Psychosen: Lithiumsalze

In den letzten Jahren, insbesondere nach Einführung der SSRI hat sich jedoch gezeigt, daß insgesamt keine nennenswerten Unterschiede in der antidepressiven Wirksamkeit der einzelnen Antidepressiva bestehen. Das gilt insbesondere für die klinisch kaum faßbare thymeretische Eigenschaft. Die Bezeichnungen Thymeretika wie auch Thymoleptika werden daher heute kaum noch verwendet.

Erste Behandlungsversuche der endogenen Depression mit zentralen Stimulanzien vom Typ des *Amphetamins* (S. 263ff.) waren fehlgeschlagen. Man beobachtete nur eine vor allem motorische Antriebssteigerung mit erhöhter Suizidgefahr, jedoch keine Stimmungsaufhellung. Der Anstoß zur weiteren Entwicklung kam aus der Klinik. Man beobachtete, daß das Tuberkulostatikum *Isoniazid* (INH) stimmungsaufhellend wirkte. Als Ursache wurde gefunden, daß INH die Monoaminoxidase hemmt. Als erstes antidepressiv wirkendes Derivat wurde *Iproniazid* 1957 (N. Kline) in die Therapie eingeführt. Im Tierversuch hebt Iproniazid u. a. die Reserpinakinese auf.

*Imipramin,* die erste Verbindung aus der Gruppe der trizyklischen Antidepressiva, wurde als Iminodibenzylverbindung in Analogie zum Chlorpromazin synthetisiert. Pharmakologisch wurde es zunächst als Antihistaminikum und Spasmolytikum beschrieben. Bei der klinischen Prüfung fand der Schweizer Psychiater Kuhn (1957) die antidepressiven Eigenschaften.

Später fanden Axelrod, Whitby und Hertting (1961) eine Hemmung der neuronalen Aminwiederaufnahme durch Imipramin. Neuere Entwicklungen führten zu zunehmend selektiver angreifenden Antidepressiva, wie SSRI, SNRI und atypische Antidepressiva.

## Tri- und tetrazyklische Antidepressiva (TCA)

### ▶ Stoffeigenschaften

Wie die Neuroleptika vom Typ des Chlorpromazins haben die meisten älteren Antidepressiva eine **tri- oder tetrazyklische** Struktur mit einer **aliphatischen aminsubstituierten Seitenkette**, wobei tertiäre und sekundäre Amine vorkommen. Es handelt sich dabei unter anderem um Derivate von:
- Iminodibenzyl
- Iminostilben
- Dibenzocycloheptadien
- Dibenzoxepin
- Dibenzodiazepin
- Dibenzobicyclooctadien
- Weitere Verbindungen, die eine strukturelle Ähnlichkeit mit Phenothiazinen und Thioxanthenen erkennen lassen.

Alle trizyklischen Antidepressiva besitzen einen **siebengliedrigen zentralen Ring**. Gegenüber den Neuroleptika ist das Ringgerüst stark gewinkelt. Tetrazyklische Antidepressiva leiten sich entweder direkt von diesen Strukturen ab (z. B. Mianserin) oder haben eine zentrale Bicyclooctadienkonfiguration (z. B. Maprotilin). Viloxazin ist noch weitgehend mit einem Trizyklus verwandt.

### ▶ Pharmakodynamik

Die Wirkung der TCA soll am Beispiel von Imipramin, dem Prototyp dieser Gruppe, beschrieben werden. In unterschiedlicher Ausprägung finden sich die Einzelwirkungen bei den meisten TCA. Im pharmakologischen Versuch ist Imipramin durch folgende Wirkungen charakterisiert:

- Auslösung eines typischen Verhaltens der Versuchstiere
- Antagonismus gegen Verhaltensänderungen durch Neuroleptika, besonders gegen Reserpin
- Potenzierung von zentralen und auch peripheren adrenergen und serotonergen Wirkungen
- anticholinerge Wirkung
- Antihistaminwirkung
- Hemmung der Weckreaktion
- lokalanästhetische Wirkung

▷ **Auslösung eines typischen Allgemeinverhaltens der Versuchstiere:** Wie Neuroleptika und Tranquilizer *hemmt* auch Imipramin die *spontane Aktivität* von Versuchstieren. Die Tiere sitzen entspannt, aber reagieren auffällig heftig auf jede Berührung mit Vokalisation (z. B. Piepsen) und Beißen. Das Bild ist also ein anderes als bei Neuroleptika mit Katalepsie und Negativismus.

▷ **Antagonismus gegen Neuroleptika:** Imipramin vermag die *neuroleptische Katalepsie aufzuheben*. Nach Vorbehandlung mit Imipramin kommt es z. B. unter Reserpin oder Tetrabenazin nicht zum typischen Bild mit Katalepsie, Rigor, Ptosis, Hypothermie usw., sondern die Tiere fallen im Gegenteil durch eine *gesteigerte motorische Erregung* auf; die Lidspalten sind weit, die Temperatur ist normal (sog. **Reserpinumkehr**).

▷ **Potenzierung von zentralen und peripheren adrenergen und serotonergen Wirkungen:** Ähnlich wie bei den Neuroleptika (S. 220 ff.) nimmt man auch bei den Thymoleptika einen gemeinsamen zentralnervösen Mechanismus an, der aber in einer Potenzierung von aminergen Neurotransmittereffekten besteht.

Die bei neuronaler Erregung freigesetzten Transmitter müssen in Millisekunden-Dauer aus dem synaptischen Spalt entfernt werden. Dies geschieht entweder durch Spaltung des Transmitters in unwirksame Bruchstücke, wie z. B. beim Acetylcholin (Cholin + Essigsäure), oder durch Wiederaufnahme des Transmitters in die präsynaptische Nervenendigung, wie bei Noradrenalin, Dopamin und Serotonin.

*Imipramin* hemmt die neuronale **Aufnahme** bzw. **Wiederaufnahme der Transmitteramine** *Noradrenalin* und *Serotonin* durch Blockade des $Na^+$- und $Cl^-$-ionenabhängigen Neurotransmittertransporters. Es kommt so zu einem gesteigerten Kontakt der Transmitter mit den post- und präsynaptischen Rezeptoren durch Kumulation im synaptischen Spalt, was die gesteigerte Erregbarkeit erklärt. Die Potenzierung von Katecholamin- und Sympathikuseffekten läßt sich auch

# 238 Psychopharmaka

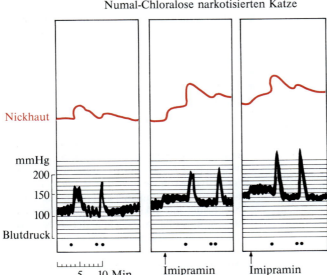

**Abb. 10-6.** Wirkung von Imipramin auf Nickhaut (oben) und Blutdruck (unten) der narkotisierten Katze. Zu den mit · bzw. ·· bezeichneten Zeiten wurden alternierend Adrenalin und Noradrenalin intravenös verabreicht. Nach 0,1 resp. 0,2 mg/kg Imipramin i.v. erfolgt eine Zunahme der pressorischen Reaktion auf Adrenalin und Noradrenalin sowie eine Tonussteigerung der Nickhaut.

peripher, z.B. am Blutdruck und an der sympathisch innervierten Nickhaut des Auges bei narkotisierten Tieren darstellen (Abb. 10-6). Man beobachtet **nach Verabreichung von Imipramin**
- eine Zunahme der pressorischen Reaktion auf Adrenalin und Noradrenalin
- eine Steigerung des sympathisch gesteuerten Grundtonus der Nickhaut
- eine Zunahme der Nickhautkontraktion auf Adrenalin

Bemerkenswert ist dabei, daß Imipramin selbst am postsynaptischen adrenergen $\alpha_1$-Rezeptor wie die trizyklischen Neuroleptika eine antagonistische Wirkung besitzt, wodurch die Wirkung am adrenergen System moduliert wird. Heute weiß man, daß als Auswirkung einer längerfristigen Einwirkung von Imipramin **Sensitivitätsänderungen der post- und präsynaptischen Rezeptoren** erzielt werden, in denen man die eigentliche Ursache der *antidepressiven Wirkung* vermutet. Es kommt zu einer für viele Antidepressiva charakteristischen Niederregulierung von zentralen β-sympathischen und Serotonin-(5-HT$_2$-)Rezeptoren; $\alpha_1$-Rezeptoren und präsynaptische GABA$_B$-Rezeptoren werden dagegen hochreguliert.

▷ **Anticholinerge Wirkung:** Imipramin hat eine ausgeprägte anticholinerge Wirkung, die sich an peripheren cholinergischen Funktionen manifestiert. Durch Imipramin lassen sich Mydriasis, Hemmung des Speichelflusses, der Vagusbradykardie und der Darmaktivität sowie Reizleitungsstörungen am Herzen auslösen.

▷ **Antihistaminwirkung:** Imipramin besitzt wie die Phenothiazinneuroleptika eine antihistaminische Wirkung am H$_1$-Rezeptor. Sie kann als Ursache der initialen Sedation angesehen werden.

▷ **Hemmung der Weckreaktion:** Imipramin dämpft initial wie Chlorpromazin (S. 222) das aufsteigende retikuläre Aktivierungssystem über eine antiadrenerge und antihistaminische Wirkung.

Das **neuropharmakologische Bild** von Imipramin resultiert also aus einer Kombination adrenerger und serotonerger *Stimulations*effekte und anticholinergen, antiadrenergen und antihistaminischen *Dämpfungs*effekten.

▷ **Lokalanästhetische Wirkung:** Imipramin vermag bei lokaler Injektion wie Lokalanästhetika

(z. B. Procain) die *Reizleitung peripherer sensorischer Nerven* zu *blockieren*. Systemisch verabreicht führen hohe Dosen daher zu chinidinartiger Wirkung auf die kardiale Reizleitung und zu negativ inotroper Wirkung *(Kardiotoxizität)*.

Die **therapeutische Wirksamkeit** von Imipramin und anderen TCA ist durch **vier klinische Hauptwirkungen** bestimmt:
- depressionslösende, stimmungsaufhellende *(thymoleptische)* Wirkung
- psychomotorisch stimulierende *(thymeretische)* Wirkung
- angstlösende *(anxiolytische)* Wirkung
- *sedierende* Wirkung

Charakteristisch ist eine für den eigentlichen antidepressiven Effekt relativ lange Latenzperiode von 2–3 Wochen, während die sedierende und auch die anxiolytische Wirkung früher eintreten. In dieser Beziehung entsprechen die klinischen Befunde eher einer Veränderung der Rezeptorenempfindlichkeit im pharmakologischen Langzeitexperiment als der Transmitter-Wiederaufnahmehemmung, die sofort bewirkt wird. Für den verzögerten antidepressiven Wirkungseintritt sind aber auch kinetische Eigenschaften verantwortlich (langsame Aufsättigung zum »steady-state«-Plasmaspiegel).

Da sich die klinische Wirkung als Resultat mehrerer pharmakologischer Einzelwirkungen ergibt, ist es verständlich, daß die unterschiedliche Ausprägung der Einzeleffekte bei den verschiedenen, heute bekannten TCA das Wirkprofil beeinflußt. Vor allem die Potenz der Substanzen, die neuronale Wiederaufnahme von Noradrenalin und/oder Serotonin zu hemmen, entscheidet neben der antihistaminisch-sedativen Wirkkomponente über die klinische Wirkung, mehr aktivierend, stimmungsaufhellend oder sedativ und anxiolytisch zu wirken.

> Generell gilt, daß **sekundäre Aminverbindungen** bevorzugt die Noradrenalinwiederaufnahme hemmen und eher antriebssteigernd wirken, **tertiäre Aminverbindungen** auch relevant die Serotoninwiederaufnahme beeinflussen und stimmungsaufhellend und anxiolytisch wirken.

Die heute gebräuchlichen TCA sind in der Tab. 10-12 zusammengestellt. Man findet dort zur Charakterisierung der pharmakologischen Aktivität die relative Wirksamkeit am Tetrabenazinantagonismus[1] (in vivo) und die Hemmung der neuronalen Noradrenalin- und Serotoninaufnahme (in vitro), alle Werte jeweils bezogen auf Imipramin = 1. Bei den TCA zeigt sich hierbei, daß die demethylierten Derivate, die auch als physiologische Stoffwechselprodukte der tertiären Basen vorkommen, in den ersten beiden Versuchsanordnungen den Dimethylverbindungen überlegen sind (s. *Desipramin, Nortriptylin, Lofepramin*). Alle anderen Verbindungen sind gleich oder schwächer wirksam als Imipramin.

Relativ selektiv wirkende **Noradrenalin-Wiederaufnahmehemmer** sind
- Desipramin
- Nortriptylin
- Maprotilin
- Lofepramin
- sowie eingeschränkt auch Dibenzepin, Doxepin und als schwächer wirkende Verbindungen auch Viloxazin und Mianserin

*Imipramin, Amitriptylin* und als schwächer wirkende Verbindung *Trimipramin* sind gemischte **Amin-Wiederaufnahmehemmer**. Demgegenüber zeigt *Clomipramin* eine gewisse Dominanz der Serotonin-Wiederaufnahmehemmung.

*Opipramol* **inhibiert** die **neuronale Wiederaufnahme** von Noradrenalin und Serotonin praktisch **nicht**. Seine antidepressive Wirkung ist auch nur gering und unsicher. Durch Rezeptorantagonismus (antiadrenerg, -dopaminerg und -histaminisch) wirkt es eher als Sedativum. Die Seitenkettensubstitution von Opipramol entspricht der von Fluphenazin. Wie Haloperidol besitzt es eine starke Bindung an den Sigmarezeptor, dessen Rolle aber noch unklar ist.

Über die als wesentlich für die antidepressive Wirkung angesehene Amin-Wiederaufnahmehemmung hinaus können die **antagonistischen Wirkungen** an diversen postsynaptischen Rezeptoren das Wirkprofil der TCA beeinflussen:
- **antiadrenerg** ($\alpha_1$: vor allem Amitriptylin, Trimipramin, Doxepin, Clomipramin, Mianserin und Trazodon)
- **antiserotonerg** (5-HT$_2$: vor allem Amitriptylin, Trimipramin, Doxepin, Nortriptylin, Opipramol, Mianserin und Trazodon)
- **antihistaminisch** (H$_1$: vor allem Doxepin, Trimipramin, Amitriptylin, Opipramol, Nortriptylin, Imipramin, Mianserin, Maprotilin)
- **anticholinerg** (vor allem Trimipramin, Amitriptylin, Doxepin, Clomipramin, Nortriptylin und Imipramin)

*Lofepramin* besitzt durch einen Angriff an Dopamin-D$_2$-Rezeptoren im nmol-Bereich einen neben der Transmitter-Wiederaufnahmehemmung zweiten Wirkungsmechanismus, durch den es zu einer erhöhten neuronalen Freisetzung von Noradrenalin über präsynaptische Heterorezeptoren kommt (vgl. Sulpirid, S. 234f.).

Für *Mianserin* ist eine antagonistische Wirkung an präsynaptischen $\alpha_2$-adrenergen Rezeptoren nachgewiesen, durch die es ebenfalls zu einer erhöhten

---
[1] Tetrabenazin ist ein therapeutisch nicht gebräuchlicher, reserpinähnlicher, d. h. aminentspeichernd wirkender Stoff.

**Tab. 10-12.** Struktur, pharmakologische Eigenschaften und Dosierung wichtiger TCA

| Freiname | Handelsname | Strukturformel | In vivo: Tetrabenazinantagonismus; Imipramin = 1 | In vitro: NA-Aufnahmehemmung; Imipramin = 1* | In vitro: 5-HT-Aufnahmehemmung; Imipramin = 1* | Selektivitätsquotient $K_i$ 5-HT: $K_i$ NA | Therapeutische Tagesdosis in mg |
|---|---|---|---|---|---|---|---|
| Imipramin | Pryleugan® Tofranil® | –CH₂–CH₂–CH₂–N(CH₃)₂ | 1 | 1 | 1 | 2,5 | 150–200 |
| Desipramin | Pertofran® Petylyl® | –CH₂–CH₂–CH₂–NH(CH₃) | 5 | 14 | 0,2 | 200 | 100–150 |
| Clomipramin | Anafranil® Hydiphen® | –CH₂–CH₂–CH₂–N(CH₃)₂, R₂ = Cl | 0,75 | 1,5 | 9 | 0,07 | 75–150 |
| Lofepramin | Gamonil® | –CH₂–CH₂–CH₂–N(CH₃)–CH₂–CO–C₆H₄Cl | 2,3 | 5 | 0,05 | 325 | 140–210 |
| Trimipramin | Herphonal® Stangyl® | –CH₂–CH(CH₃)–CH₂–N(CH₃)₂ | <0,15 | 0,025 | 0,02 | 4 | 100–200 |
| Amitriptylin | Saroten® Amineurin® Novoprotect® Equilibrin®** | =CH–CH₂–CH₂–N(CH₃)₂ | 0,43 | 0,9 | 0,6 | 1,5 | 50–300 |
| Nortriptylin | Nortrilen® | =CH–CH₂–CH₂–NH(CH₃) | 1,2 | 4 | 0,1 | 1,7 | 75–150 |
| Dibenzepin | Noveril® | –CH₂–CH₂–N(CH₃)₂ | 0,7 | 0,5 | 0,1 | 12 | 120–360 |
| Opipramol | Insidon® | –CH₂–CH₂–CH₂–N(piperazin)N–C₂H₅OH | | | | | 150–300 |
| Doxepin | Aponal® Sinquan® u. a. | =CH–CH₂–CH₂–N(CH₃)₂ | 0,06 | 0,7 | 0,15 | 11 | 75–150 |
| Maprotilin | Ludiomil® u. a. | –CH₂–CH₂–CH₂–NH(CH₃) | 0,5 | 1,8 | 0,01 | 450 | 75–150 |
| Mianserin | Tolvin® Prisma® u. a. | Ringsubstitution N–CH₃ | <0,3 | 0,2 | 0,02 | 25 | 30–90 |
| Viloxazin | Vivalan® | O–CH₂, O–C₂H₅, NH | kein Substituent | 1,4 | 0,08 | 0,003 | 65 | 200–300 |

* Aufnahmehemmung von radioaktiv markiertem Noradrenalin und Serotonin in Rattenhirnsynaptosomen [Nach: Richelson E, Pfennig M. Europ J Pharmacol 1984; 104: 227–86 bzw. Thomas et al. Psychopharmacology 1987; 93:193–200.]
** Wirkstoff ist Amitriptylin-N-oxid (Prodrug)
$K_i$-Wert für Imipramin: für Noradrenalin-Uptake 14 nM, für Serotonin-Uptake 35 nM

**Tab. 10-13.** Pharmakokinetik der Antidepressiva

| Freiname | Bioverfüg-barkeit % | Plasmaprotein-bindung % | Plasmaeliminations-halbwertszeit $t_{1/2}$ in Std. | Aktive Metabolite |
|---|---|---|---|---|
| Imipramin | 29–77 | 76–92 | 9–24 | Desipramin |
| Desipramin | | 85–90 | 12,5–25 | |
| Clomipramin | 50 | 97 | 17–28 | Desmethylclomipramin |
| Lofepramin | | 99 | 5 | Desipramin |
| Trimipramin | 18–63 | 94–96 | 23–24 | Desmethyltrimipramin |
| Amitriptylin | 31–61 | 82–96 | 20–22 | Nortriptylin |
| Nortriptylin | 32–79 | 93–95 | 14–34 | |
| Dibenzepin | 25 | 80 | 3,5 | Desmethyldibenzepin |
| Doxepin | 25 | 75 | 10–20 (Desmethyldoxepin 40) | Desmethyldoxepin |
| Maprotilin | 36–67 | 88 | 27–58 | Desmethylmaprotilin |
| Mianserin | 30 | 90 | 17 | |
| Viloxazin | 77 | 80–90 | 2–5 | |
| Citalopram | 80 | 80 | 33–36 | Desmethylcitalopram |
| Fluvoxamin | max. bis 94 | 77 | 12–24 | |
| Fluoxetin | 72–90 | 95 | 48–96 (Desmethylfluoxetin 7–9 Tage) | Desmethylfluoxetin |
| Paroxetin | max. bis 96 | 95 | 21–24 | |
| Sertralin | 80–95 | 98 | 26 | (Desmethylsertralin) |
| Venlafaxin | inkl. aktiv. Metabolit 96 | 27 | 5 (O-Desmethylvenlafaxin: 11) | O-Desmethylvenlafaxin, O/N-Didesmethylvenlafaxin |
| Trazodon | 60–80 | 89–95 | 5–8 (mCPP: 6–10) | m-Chlorophenyl-piperazin (mCPP) |
| Nefazodon | 15–23 | 99 | 2–4 (α-Hydroxynefazodon: 2–4) | α-Hydroxynefazodon, m-Chlorophenylpiperazin |
| Mirtazapin | 50 | 85 | 20–40 | |

Noradrenalinfreisetzung kommt, die offenbar mitentscheidend für die antidepressive Wirkung ist.

▶ **Pharmakokinetik**

Alle TCA werden nach oraler Gabe rasch und vollständig **resorbiert**. Die maximalen **Plasmaspiegel** werden nach ca. 2–8 Std. erreicht. Es besteht keine vollständige **Bioverfügbarkeit**, wobei die interindividuellen Schwankungen im »*first-pass*«-Metabolismus beträchtlich sind. Die Bioverfügbarkeit von *Amitriptylin* wird durch Verwendung von Amitriptylin-N-oxid erhöht, wodurch sich auch die Verteilung im Organismus verbessert. Therapeutische Plasmaspiegel bei tri- und tetrazyklischen Verbindungen bewegen sich zwischen 20 und 500 ng/ml, wobei stabile Werte durchschnittlich erst nach 1–3 Wochen Verabreichung erreicht werden. Die Plasmaproteinbindung ist mit überwiegend 75 bis > 90% sehr hoch, entsprechend gering ist daher die Konzentration im Liquor cerebri (2–11%).

Die **Elimination** geschieht überwiegend durch hepatische Metabolisierung, wobei tertiäre Aminverbindungen durch N-Demethylierung in hochaktive sekundäre Aminverbindungen verstoffwechselt wer-

**Tab. 10-14.** Wichtigste Zielsymptome der Antidepressiva. [Modifiziert nach: Hippius H, Benkert O. Psychiatrische Pharmakotherapie. 8. Aufl. Berlin: Springer 1980.]

| Wirkung | Vorwiegend psychomotorisch anregend | Vorwiegend stimmungsaufhellend anxiolytisch | Vorwiegend psychomotorisch dämpfend |
|---|---|---|---|
| Indikation | Psychomotorische Gehemmtheit | Vital depressive Verstimmung | Ängstlich psychomotorische Erregtheit |
| Substanzen | Desipramin Nortriptylin (»Desipramintyp«) | Citalopram Clomipramin Dibenzepin Fluvoxamin Fluotexin Imipramin Lofepramin Maprotilin Mianserin Nefazodon Mirtazapin Paroxetin Sertralin Venlafaxin Viloxazin (»Imipramintyp«) | Amitriptylin Doxepin Trimipramin Opipramol Trazodon (»Amitriptylintyp«) |

den, deren Plasmakonzentration zum Teil über denen der Ausgangsverbindung liegt. *Lofepramin* wird teilweise zu Desipramin abgebaut. Weitere metabolische Schritte sind aromatische und aliphatische Hydroxylierung sowie N-Oxidbildung. An der hepatischen Verstoffwechselung der TCA sind spezifische Cytochrom-$P_{450}$-Isoenzyme beteiligt, sowohl bei den Demethylierungsschritten (CYP 1A2, 2C9, 3A4) als auch bei der Hydroxylierung (CYP 2D6). Reaktionen an diesen Enzymen sind Ursache von zahlreichen Arzneimittel- und Fremdstoffinteraktionen mit TCA. Die Metabolite werden überwiegend als Glucuronide renal oder fäkal ausgeschieden. Von den nichttrizyklischen Antidepressiva ist für *Viloxazin* die Elimination als am aromatischen Ring und am Heterozyklus hydroxylierte Metabolite in konjugierter Form und für *Trazodon* als Propionsäureverbindung, Hydroxy- und Dihydrodiolverbindung sowie als m-Chlorophenylpiperazin bekannt. Dieser pharmakologisch wirksame (Serotoninagonist) Trazodonmetabolit kommt im Plasma zu 1 % im Vergleich zu Trazodon vor, erreicht aber eine etwa 30fache Konzentration im Gehirn. *Fluoxetin* und *Sertralin* werden durch N-Demethylierung zu noch aktiven Metaboliten verstoffwechselt.

Die Eliminationshalbwertszeiten aus dem Plasma sind mit weiteren kinetischen Einzeldaten für die Antidepressiva in Tab. 10-13 zusammengestellt.

◆ **Therapeutische Verwendung**

● **Indikationen:**

Alle Formen der Depression (Tab. 10-11) sind grundsätzlich der **Pharmakotherapie** mit Antidepressiva zugänglich, wobei deren **Domäne** die **endogenen Depressionen** sind.

Bei der Verordnung der Antidepressiva folgt man den Zielsymptomen des Patienten. Die **Auswahl des Präparates** für den einzelnen Kranken geht davon aus, ob es sich vorherrschend um ein *agitiertes* Bild oder um eine *gehemmte* Form handelt. Dementsprechend wird man entweder

- eine stärker sedierende Verbindung (**»Amitriptylintyp«**) oder
- eine mehr psychomotorisch stimulierende Verbindung (**»Desipramintyp«**) wählen (Tab. 10-14).
- Eine Mittelstellung nehmen Verbindungen des **»Imipramintyps«** ein, die auch gute anxiolytische Eigenschaften aufweisen.

*Maprotilin* und *Mianserin* besitzen, wie die neuen Serotonin-Wiederaufnahmehemmer (s. u.) durch fehlende anticholinerge Wirkung Vorteile vor anderen TCA, was sie vor allem für den Alterspatienten geeigneter macht.

Initial kann wegen der **suizidalen Komponente** der schweren Depression eine zusätzliche Verordnung von Tranquilizern indiziert sein, da die klinische stimmungsaufhellende Wirkung vor allem der TCA verzögert eintritt.

**Tab. 10-15.** Nebenwirkungen der tri- und tetrazyklischen Antidepressiva

**I. Nebenwirkungen in Abhängigkeit vom Angriff an vegetativen Rezeptoren bzw. dem Noradrenalin-Uptake-Carrier:**

| | | |
|---|---|---|
| Antimuscarinisch | Akkommodationsstörung u. Mydriasis | + |
| | Glaukomprovokation | (+) |
| | Hyperthermie | (+) |
| | Miktionserschwerung | + |
| | Mundtrockenheit | ++ |
| | Obstipation | ++ |
| | Sinustachykardie | + |
| Antihistaminisch | Benommenheit | (+) |
| | Gewichtszunahme | + |
| | Sedierung | + |
| Antiadrenerg | Blutdruckabfall | + |
| | Schweißausbruch | ++ |
| | Tachykardie | + |
| Noradrenalinverstärkung | Blutdrucksteigerung | (+) |

**II. Gefahren, die nicht ausreichend aus dem pharmakologischen Bild zu erklären sind:**

| | | |
|---|---|---|
| Kardiologische Effekte | EKG-Veränderungen (Repolarisations- oder Rhythmusstörungen). Überleitungsstörungen werden zumeist bei akuten Vergiftungen gesehen. | + |
| | Herzstillstand (plötzlicher Herztod nach Kammerflimmern) | (+) |
| Delirante Zustände, wie bei allen zentral anticholinerg wirkenden Präparaten: zu Beginn der Therapie besonders bei alten Patienten. | | + |
| »Symptomprovokation«, schizophrenieähnliche Bilder im Verlauf einer Antidepressivabehandlung | | + |
| Leberfunktionsstörungen Exantheme Störungen der Hämatopoese | als Folge einer allergischen Reaktion | + |

++ häufig
+ gelegentlich } vorkommend
(+) selten

Ein **Mißbrauch** von Antidepressiva durch Patienten ist infolge des Nebenwirkungsprofils selten, dafür gibt es eine mißbräuchliche ärztliche Verordnung bei allgemeinen Verstimmungszuständen und bei der unzulänglich definierten sog. »larvierten« Depression.

● **Dosierung:** Die Behandlung wird mit niedriger Dosis (bei Imipramin und Amitriptylin z.B. mit 3 × 25 mg) begonnen. Man erhöht dann im Verlaufe einer Woche auf die doppelte Tagesdosis. Die *Höchstdosis* nach etwa 3 Wochen beträgt im allgemeinen das 2- bis 3fache der Anfangsdosis. Besonders bei agitierten und ängstlichen Patienten sowie bei Suizidgefährdung kann man mit parenteraler Behandlung beginnen (auch Infusionsbehandlung). Ist nach 3 Wochen keine Besserung aufgetreten, sollte auf eine andere Therapie (anderes Antidepressivum) umgestellt werden.

● **Unerwünschte Wirkungen:** Unter den unerwünschten Wirkungen stehen bei trizyklischen Antidepressiva **Wirkungen am vegetativen System** im Vordergrund. Das Nebenwirkungsbild ist sehr vielfältig, da lytische und potenzierende Eigenschaften zusammentreffen. Das erklärt auch, warum die vegetativen Störphänomene von Patient zu Patient unterschiedliche und sogar entgegengesetzte Richtung haben können.

Daneben gibt es weitere Nebenwirkungen, die sich nicht ausreichend aus den **pharmakologischen Grundwirkungen** erklären lassen, z. B. kardiotoxische Effekte bei trizyklischen Verbindungen und die Symptomprovokation schizophrenieähnlicher Bilder (Tab. 10-15).

Die diversen Nebenwirkungen entwickeln sich zum Teil erst nach längerer Latenz und treten nicht gleichzeitig auf. Frühzeitig (schon zu Beginn der Behandlung) machen sich die Wirkungen auf das vegetative Nervensystem und die Sedierung als oft unerwünschte Effekte bemerkbar (Vorsicht im Straßenverkehr).

> Zu Beginn der Therapie ist zu beachten, daß initial die stimulierende Wirkung bei noch unveränderter depressiver Grundstimmung so stark sein kann, daß die **Suizidgefahr** zunimmt. Selektive Serotonin-Wiederaufnahmehemmer sind in dieser Beziehung günstiger einzuschätzen als Hemmer der Noradrenalinwiederaufnahme.

Die unerwünschten Wirkungen sind von Substanz zu Substanz sehr unterschiedlich ausgebildet. So stellt z. B. *Viloxazin* eine relativ nebenwirkungsarme Verbindung vom Imipramintyp dar.

● **Vorsichtsmaßnahmen und Kontraindikationen:** Antidepressiva sollten **nicht verordnet** werden **bei** akuten Intoxikationen mit:
● Alkohol
● Schlafmittel
● Analgetika
● Psychopharmaka

Wechselwirkungen können hier kaum übersehbare Folgen haben.

Die zentralen anticholinergen Eigenschaften der meisten TCA begünstigen bei disponierten Patienten (hohes Alter) die Auslösung und auch die **Verschlimmerung akuter Delirien** und erhöhen die Inzidenz kognitiver Defekte. Die periphere anticholinerge Wirkung stellt ein Risiko bei **Engwinkelglaukom** dar, bei dem unter der anticholinergen Wirkung der Kammerwinkel durch die retrahierte Iris verlegt und so der Abfluß des Kammerwassers zusätzlich behindert wird.

Wie andere Anticholinergika sollen auch TCA nicht bei **Prostataadenom** mit Restharnbildung verordnet werden.

Die **gleichzeitige Verabreichung** von **TCA mit Monoaminoxidasehemmern** hat in jedem Fall zu unterbleiben. Es kann zu unübersehbaren Interaktionen von Abbauhemmung und Wiederaufnahmehemmung an adrenergen, dopaminergen und serotoninergen Schaltstellen kommen. Insbesondere bei Stoffen mit starker Hemmung der Serotoninwiederaufnahme ist durch MAO-Hemmer mit hyperpyretischen Krisen zu rechnen (Serotoninsyndrom). Bei Umstellung auf eine andere Medikation sollte mindestens 10–14 Tage gewartet werden. Die Verordnung von trizyklischen Antidepressiva vor Monoaminoxidase-Hemmern bringt ein geringeres Risiko als das umgekehrte Vorgehen.

● **Interaktionen:** Gleichzeitig verabreichte *Katecholamine* werden in ihrer Wirksamkeit verstärkt. Es ist hierbei auch an katecholaminhaltige Lokalanästhetikazubereitungen zu denken. Die anticholinerge Wirkung von Spasmolytika, Mydriatika, auch von Neuroleptika kann sich mit der von Antidepressiva addieren. Bei Patienten unter Hochdrucktherapie (bes. mit *Guanethidin*) muß mit einer Abschwächung der antihypertensiven Wirkung durch Antidepressiva gerechnet werden. Hemmstoffe des hepatischen Cytochrom-$P_{450}$-abhängigen Fremdstoffmetabolismus (z. B. *Cimetidin*) verlängern die Wirkungsdauer vieler Antidepressiva.

## Selektive Serotonin-Wiederaufnahmehemmer (SSRI)

▶ **Stoffeigenschaften**

In den letzten Jahren sind mehrere neue Antidepressiva entwickelt worden, die weitgehend selektiv die neuronale Serotoninwiederaufnahme hemmen. Sie besitzen eine mit TCA vergleichbare **antidepressive Wirkung** bei deutlich verbessertem Nebenwirkungs- und Sicherheitsprofil. SSRI unterscheiden sich von TCA durch das Fehlen eines entsprechenden zentralen Ringkomplexes. Sie haben aber ebenfalls eine **Aminstruktur**. Gemeinsam ist den SSRI ein Phenylring mit Halogen-, Trifluormethyl- oder Methoxysubstitution sowie in Parastellung dazu eine aliphatische oder zyklische Substitution, die ein oder zwei Stickstoffatome enthält (Tab. 10-16). *Citalopram* und *Venlafaxin* sind tertiäre Amine, *Fluoxetin* und *Sertralin* sekundäre Amine, *Fluvoxamin* ist ein primäres Amin. Bei *Paroxetin* ist die Aminfunktion im Piperidinring enthalten. Sertralin und Paroxetin liegen als aktive Stereoisomere vor, Citalopram und Fluoxetin als Racemate.

▶ **Pharmakodynamik**

> Die SSRI unterscheiden sich von TCA durch eine selektive Hemmung der präsynaptischen Wiederaufnahme von Serotonin (Tab. 10-16).

Die **Inhibitionskonstanten** liegen im unteren nanomolaren Bereich. Der Abstand zwischen der Hemmung der Serotonin- und der Noradrenalinwiederaufnahme als Maß der Serotoninselektivität ist bei *Citalopram* am größten, gefolgt von *Sertralin, Par-*

Tab. 10-16. Struktur, pharmakologische Eigenschaften und Dosierung selektiver Serotonin-Wiederaufnahmehemmer (SSRI, SNRI)

| Freiname | Handelsname | Strukturformel | In-vitro-Wiederaufnahmehemmung* $K_i$ nM | | Selektivitätsquotient $K_i$ NA: $K_i$ 5-HT | Therapeutische Tagesdosis (mg) |
|---|---|---|---|---|---|---|
| | | | NA | 5-HT | | |
| Citalopram | Cipramil® | | 6100 | 1,8 | 3400 | 20–60 |
| Fluvoxamin | Fevarin® | | 620 | 3,8 | 160 | 100–300 |
| Fluoxetin | Fluctin® | | 370 | 6,8 | 54 | 20–60 |
| Paroxetin | Seroxat® Tagonis® | | 81 | 0,3 | 270 | 20–60 |
| Sertralin | Gladem® Zoloft® | | 160 | 0,2 | 800 | 50–200 |
| Venlafaxin | Trevilor® | | 210 | 39,0 | 5,4 | 75–300 |
| Zum Vergleich TCA Imipramin Desipramin Clomipramin | | | 14 1 21 | 35 200 1,5 | 0,4 0,005 14 | |

\* nach Hyttel et al., 1994

oxetin und *Fluvoxamin* und ist bei *Fluoxetin* am geringsten. Noch geringer ist die Selektivität bei *Venlafaxin*, das deutliche **noradrenerge Stimulationseffekte** zeigt und daher auch als Serotonin-Noradrenalin-Reuptake-Inhibitor (SNRI) bezeichnet wird. Noch geringer bis fehlend ist ein Einfluß auf die neuronale Wiederaufnahme von Dopamin bei SSRI und SNRI. SSRI und Venlafaxin führen zu einer Niederregulation insbesondere von $5\text{-HT}_2$-Rezeptoren im Gehirn bei subchronischer Anwendung.

Im Gegensatz zu TCA sowie auch Venlafaxin läßt sich im Tierversuch mit SSRI kein Tetrabenazinantagonismus auslösen. Demgegenüber wird ein durch 5-HTP (Serotoninvorstufe) induziertes Erregungsbild bei Nagern (Schütteln) durch SSRI und Venlafaxin verstärkt. Auf dem gleichen Prinzip einer Serotoninverstärkung beruht auch die toxikologisch relevante **Interaktion mit Monoaminoxidase-Hemmstoffen**. Das resultierende sog. Serotoninsyndrom mit Verwirrtheit, Agitation, Hyperreflexie, Hyperthermie, Tremor, Erbrechen und Diarrhö ist mit SSRI, aber auch mit relativ stark Serotonin-wiederaufnahmehemmenden TCA, wie z.B. Clomipramin, auslösbar.

Die **Selektivität der Wirkung** von SSRI und Venlafaxin kommt vor allem dadurch zum Ausdruck, daß keine antagonistischen Angriffe an prä- und

postsynaptischen Rezeptoren vorhanden sind. Ihre pharmakologische und klinische Wirkung unterscheidet sich daher deutlich von den TCA durch das Fehlen
- einer dominierenden Verstärkung der noradrenergen Transmission
- anticholinerger, antiadrenerger, antihistaminischer und antiserotonerger Funktionen
- einer lokalanästhetischen Wirkung der SSRI, was insbesondere für die kardiale Funktion bedeutsam ist. Für Venlafaxin ist jedoch eine lokalanästhetische Wirkung beschrieben.

SSRI und Venlafaxin wirken an depressiven Patienten stimmungsaufhellend, anxiolytisch und aktivierend. Sie lassen sich dem Imipramintyp zuordnen.

▶ **Pharmakokinetik**

Alle SSRI und Venlafaxin werden bei oraler Verabreichung **gut resorbiert**. Jedoch unterliegen die Verbindungen einem z. T. ausgeprägten »first-pass«-Metabolismus. Die **Bioverfügbarkeit** ist jedoch nach Einbeziehung ihrer aktiven Metabolite durchweg hoch (Tab. 10-13). Die **maximalen Plasmaspiegel** werden mit 25 (Sertralin) bis 200 (Fluoxetin) ng/ml nach ca. 3–6 Std. erreicht.

Bei der empfohlenen Dosierung werden »steady state«-Plasmaspiegel mit Citalopram, Paroxetin und Sertralin nach 1–2 Wochen, mit Fluoxetin erst nach 2–4 Wochen, mit Venlafaxin aber bereits nach 3–4 Tagen erreicht. Die Kinetik ist nur bei Citalopram, Sertralin und Venlafaxin linear.

Die **hepatische Metabolisierung** erfolgt unter Einschluß mehrerer spezifischer Cytochrom-$P_{450}$-Isoenzyme, vorzugsweise CYP 2C, 2D6, 1A2 und 3A4. Insbesondere Fluvoxamin, Fluoxetin und Paroxetin zeichnen sich durch hohe Enzymaffinität an z. T. unterschiedlichen Isoenzymen aus. Entsprechend ausgeprägt sind bei diesen SSRI eine dosisabhängige Kinetik und metabolische Arzneimittelinteraktionen zu finden. Insbesondere erhöhen alle SSRI, jedoch in entsprechend unterschiedlicher Ausprägung, die Plasmakonzentration von TCA, am geringsten bei Citalopram, Sertralin und Venlafaxin. Die entstehenden Metabolite der SSRI (N- bzw. O-Demethylprodukte) sind bei Citalopram, Fluoxetin, Sertralin und Venlafaxin aktiv, in der Regel mit vergleichbarer Selektivität und Wirkstärke. Fluvoxamin und Paroxetin werden primär zu inaktiven Metaboliten verstoffwechselt. Fluoxetin ist das einzige SSRI, bei dem ein Metabolit maßgeblich am Wirkungsprofil, der Wirkungsdauer und auch an Arzneimittelinteraktionen beteiligt ist. Dies gilt auch für das SNRI Venlafaxin.

Zu einer Anpassung der Dosis wird bei Leberinsuffizienz und z. T. im Alter geraten. Die **Ausscheidung** erfolgt vorwiegend renal (Fluoxetin, Paroxetin, Venlafaxin) oder fäkal (Citalopram, Fluvoxamin, Sertralin).

◆ **Therapeutische Verwendung**

● **Indikationen:** SSRI und Venlafaxin sind wie TCA (Tab. 10-11) bei **allen Depressionen** unterschiedlicher Genese und Schweregrad indiziert. Insbesondere eignen sie sich zur Behandlung der Major-Depression nach DSM (mit und ohne das Merkmal Melancholie). Aufgrund des Fehlens sedativer Effekte sind sie bei Depressionen mit Angststörungen besser geeignet als TCA. Sie sind auch bei Resistenz gegenüber TCA und wiederkehrenden Depressionen indiziert und können aufgrund ihrer **guten Verträglichkeit** zur langfristigen Prophylaxe gegen weitere Erkrankungsschübe eingesetzt werden. Bei bipolaren Störungen können sie die Standardtherapie mit Lithium unterstützen und die Rückfallrate vermindern.

Gute Erfahrungen gibt es zudem mit SSRI bei Zwangsstörungen (Obsessionen), Panikstörungen und sozialen Phobien.

SSRI können ferner hilfreich bei Bulimia nervosa im Rahmen eines psychotherapeutischen Gesamtkonzeptes eingesetzt werden sowie auch bei prämenstrueller Dysphorie.

Die **Wirkung** der SSRI und von Venlafaxin tritt rascher ein als bei TCA, da aufgrund der relativ guten Verträglichkeit höhere Einzeldosen zu Beginn der Therapie eingesetzt werden können, was zum rascheren Erreichen von »steady state«-Plasmaspiegeln führt.

● **Dosierung:** Im Unterschied zu TCA wird bei SSRI und Venlafaxin in der Regel von Anfang an die Erhaltungsdosis verabreicht. Selten ist eine Dosiserhöhung erforderlich. Die Tagesdosis (Tab. 10-16) kann einmal gegeben werden, nur bei Venlafaxin ist wegen der kürzeren Eliminationshalbwertszeit eine zweimal tägl. Gabe erforderlich.

● **Unerwünschte Wirkungen:** SSRI und Venlafaxin sind wegen fehlender rezeptorantagonistischer Wirkungen generell besser vegetativ verträglich als TCA, insbesondere fehlen die oft störenden anticholinergen Effekte sowie kardiotoxische Wirkungen am Reizleitungssystem. An unerwünschten Wirkungen finden sich
- Magen-Darm-Beschwerden
- Kopf- und Gliederschmerzen
- Übelkeit und Schwindel
- Schlaflosigkeit, aber auch Somnolenz
- Parästhesien
- Denkstörungen

- Gewichtsabnahme, aber auch -zunahme
- Störungen der Sexualfunktion (Libidoverminderung, Impotenz)
- anaphylaktoide Hautreaktionen
- Hyperhidrosis
- Bei bipolaren Psychosen besteht eine erhöhte Gefahr der Auslösung von Hypomanie oder Manie.

Das SNRI Venlafaxin kann in höheren Dosen (> 150 mg/Tag) kardiovaskuläre Störungen hervorrufen. Durch den deutlichen Noradrenalin-verstärkenden Effekt (ohne $\alpha_1$-Rezeptorantagonismus wie bei TCA) kommt es zu Herzfrequenz- und Blutdruckanstieg (im Durchschnitt 5–10 mm Hg systolisch und diastolisch).

- **Vorsichtsmaßnahmen und Kontraindikationen:** Wegen fehlender sedativer Effekte ist bei erregten Patienten (z.B. bipolare Depression) ggf. eine **zusätzliche Sedierung** erforderlich, wobei auf eine mögliche Verstärkung der Benzodiazepinwirkung durch metabolische Interaktion geachtet werden muß.

Wie bei TCA sind MAO-Inhibitoren und **tryptophanhaltige Arzneimittel** kontraindiziert.

Generell ist bei Leberfunktionsstörungen eine Dosisanpassung nötig, ggf. auch bei Nierenfunktionsstörungen und älteren Patienten.

Bei Schwangerschaft ist das Risiko-Nutzen-Verhältnis kritisch abzuwägen, in der Stillzeit sind SSRI und Venlafaxin wegen des guten Übertritts in die Muttermilch kontraindiziert.

- **Interaktionen:** Die hepatische Metabolisierung der SSRI durch verschiedene Cytochrom-$P_{450}$-Mischoxygenasen bedingt eine von Substanz zu Substanz **unterschiedlich stark ausgeprägte Arzneistoffinteraktion** (Fluoxetin ~ Paroxetin > Fluvoxamin > Sertralin ~ Citalopram ~ Venlafaxin), von der insbesondere TCA, Antiarrhythmika, Benzodiazepine, einige Neuroleptika, Betablocker, Phenytoin, Carbamazepin, Antihistaminika, Verapamil, Tolbutamid und Warfarin im Sinne einer Wirkungsverstärkung betroffen sein können. Die größte Vorsicht ist dabei mit Fluoxetin angebracht wegen seiner langen Eliminationshalbwertszeit. Durch Fluvoxamin wird auch der Theophyllin- und Coffeinplasmaspiegel erhöht.

# Antidepressiva mit anderem Wirkungsmechanismus (atypische Antidepressiva)

▶ **Stoffeigenschaften**

Das schon in den 70er Jahren eingeführte *Trazodon*, das strukturverwandte neue Antidepressivum *Nefazodon* und das neue tetrazyklische Antidepressivum *Mirtazapin* lassen sich den TCA (Tab. 10-12) und SSRI/SNRI (Tab. 10-16) durch einen **abweichenden Wirkungsmechanismus** nicht zuordnen. Gemeinsam mit den genannten Antidepressiva führen diese Stoffe jedoch ebenfalls zu einer Aktivierung vorzugsweise der **serotonergen**, im Falle von *Nefazodon* auch zu einer Aktivierung der **noradrenergen Transmission.** Trazodon und Nefazodon sind m-Chlorophenylpiperazinyl-substituierte Triazolopyridine. Mirtazapin ist ein Stickstoffanalogon zum tetrazyklischen Antidepressivum Mianserin. Es enthält eine Pyridobenzazepin- anstelle einer Dibenzazepinstruktur. Es liegt als Racemat vor.

▶ **Pharmakodynamik**

Allen drei Stoffen ist ein ausgeprägter **Antagonismus** am Serotonin-5-$HT_2$-Rezeptor im nanomolaren Bereich gemeinsam, der allerdings eine antidepressive Wirkung nicht erklären kann. Für diese ist nach bisheriger Erfahrung eine **Stimulierung der serotonergen oder/und noradrenergen Transmission** erforderlich. Dazu führen die Triazolopyridine durch Hemmung der Wiederaufnahme von Serotonin in die präsynaptische Nervenendigung wie bei TCA und SSRI, Nefazodon zusätzlich auch zu einer Hemmung der Wiederaufnahme von Noradrenalin wie bei TCA und SNRI. Die entsprechende inhibitorische Aktivität an beiden Amintransportern ist vergleichsweise gering, z.B. mit Trazodon 35- bzw. 70mal schwächer als mit Fluoxetin bzw. Paroxetin (Tab. 10-15 und Tab. 10-16). Bei Mirtazapin kommt eine Aktivierung noradrenerger und serotonerger Reizübertragung durch einen starken Antagonismus an präsynaptischen $\alpha_2$-Rezeptoren – eine zusätzliche Wirkung auch beim strukturverwandten Mianserin – zustande, ohne daß die neuronale Wiederaufnahme von Noradrenalin und Serotonin beeinflußt wird. Damit unterscheidet es sich eindeutig von Mianserin.

Die **Aktivierung der noradrenergen und serotonergen Transmission** durch $\alpha_2$-Rezeptorblockade ist die Folge einer Aktivierung der Transmitterbereitstellung und -freisetzung durch diese als Auto- und Heterorezeptoren an noradrenergen und serotonergen Neuronen vorkommenden inhibitorisch wirkenden Rezeptoren. $\alpha_1$-Rezeptoren werden durch Mirtazapin im therapeutischen Bereich dagegen praktisch nicht gehemmt. Die Affinität zu diesen Rezeptoren ist 10–50fach geringer.

Bei allen drei Stoffen führt der **starke Antagonismus** an 5-$HT_2$-Rezeptoren zu einer weiteren funktionellen Selektivierung der Wirkung, indem über 5-$HT_2$-Rezeptoren vermittelte Wirkungen unterdrückt werden. Diese sind wahrscheinlich nur Ursache unerwünschter Effekte bei SSRI, SNRI und auch TCA, wie Störungen der Sexualfunktion und das Serotoninsyndrom. Die Blockade von 5-HT$_2$-Rezeptoren führt dagegen zu erwünschten Zusatzeffekten, wie Anxiolyse und Schlafverbesserung.

> Die gewünschte antidepressive Wirkung via serotonerger Verstärkung kommt demnach bei Triazolopyridinen und Mirtazapin, wahrscheinlich aber auch bei allen anderen Antidepressiva, über 5-HT$_1$-Rezeptoren, wahrscheinlich 5-HT$_{1A}$, zustande.

5-HT$_3$-Rezeptoren sind ebenfalls auszuschließen, da Mirtazapin diese wirksam inhibiert. Dagegen kann die Hemmung von durch 5-HT$_3$-Rezeptoren vermittelten Funktionen durch Mirtazapin für das Fehlen einer unerwünschten Nausea verantwortlich gemacht werden. Trazodon und Nefazodon wirken über ihren gemeinsamen Metaboliten **m-Chlorphenylpiperazin (mCPP)** zusätzlich schwach agonistisch an 5-HT$_{1A}$-Rezeptoren.

Ein bei Mirtazapin zusätzlicher **starker Antagonismus** an Histamin-H$_1$-Rezeptoren kann als Ursache deutlicher sedativer Effekte sowie einer Gewichtszunahme angesehen werden. Trazodon und schwächer Nefazodon hemmen auch α$_1$-Rezeptoren, was zu orthostatischer Hypotension und ebenfalls sedativer Wirkung, insbesondere bei Trazodon führt. Eine bei Nefazodon vorhandene analgetische Wirkung läßt sich nach den vorliegenden Wirkungsmechanismen noch nicht erklären.

▶ **Pharmakokinetik**

*Trazodon* und *Nefazodon* werden **rasch und gut resorbiert.** Beide Verbindungen unterscheiden sich aber deutlich in ihrer weiteren Pharmakokinetik. Nefazodon unterliegt einem ausgeprägten »first-pass«-Metabolismus, so daß seine Bioverfügbarkeit nur 20% beträgt, demgegenüber bei Trazodon 60–80%. Die Kinetik ist bei Trazodon linear, bei Nefazodon nicht linear. Die Eliminationshalbwertszeit ist bei Nefazodon mit 2–4 Std. relativ kurz, so daß eine 2mal tägl. Dosierung angezeigt ist. »Steady state«-Plasmaspiegel stellen sich nach 4–5 Tagen ein. Die Eliminationshalbwertszeit von Trazodon ist deutlich länger (Tab. 10-13).

**Nefazodon** wird intensiv verstoffwechselt zu dem aktiven Metaboliten α-Hydroxynefazodon mit identischem Wirkprofil, Wirkstärke und vergleichbarer Eliminationshalbwertszeit, einem nur gering wirksamen Triazoldion sowie m-Chlorphenylpiperazin mit 5-HT$_1$-agonistischer Wirkung. Auch bei **Trazodon** erscheint mCPP als wirksamer Metabolit. In die Verstoffwechselung von Nefazodon ist das Cytochrom-P$_{450}$-Isoenzym 3A4 involviert, die weitere Verstoffwechselung von mCPP geschieht durch CYP 2D6. Nefazodon hemmt dabei signifikant CYP 3A4 und kann dadurch Arzneimittelinteraktionen bewirken. Ein Einfluß des Metabolisiererstatus besteht nur auf die Metabolisierung von mCPP. Im Alter, bei Leber- und Niereninsuffizienz muß die Dosis von Nefazodon angepaßt werden. Die Ausscheidung der Metaboliten erfolgt zu 52% renal und 31% fäkal.

**Mirtazapin** unterliegt einem mäßigen »first-pass«-Metabolismus, was eine mittlere Bioverfügbarkeit zur Folge hat. Die Kinetik von Mirtazapin ist linear. In die hepatische Metabolisierung sind die Cytochrom-P$_{450}$-Isoenzyme 3A3/4, 2D6 und 1A2 involviert, sie werden aber nur sehr gering durch Mirtazapin inhibiert und auch nicht induziert. Die entstehenden Metabolite durch Hydroxylierung, Demethylierung und Glucuronidierung sind wenig bis nicht wirksam. Die Eliminationshalbwertszeit von Mirtazapin ist mit 20–40 Std. recht lang, wobei die des R-Enantiomeren doppelt so lang ist wie die des S-Enantiomeren. »steady state«-Plasmaspiegel werden bei einmal tägl. Gabe nach 3–4 Tagen erreicht. Bei renaler und hepatischer Insuffizienz ist eine Dosisanpassung erforderlich.

◆ **Therapeutische Verwendung**

● **Indikationen:** Trazodon, Nefazodon und Mirtazapin sind wirksame Antidepressiva. Die therapeutische Verwendung entspricht weitgehend der der SSRI, wobei das Nebenwirkungsprofil eindeutig verbessert ist. Auch tritt eine anxiolytische Wirkung rascher ein. Im Gegensatz zu SSRI sind die atypischen Antidepressiva **sedativ wirksam.** Wegen seiner ausgeprägten sedativen und in höheren Dosen hypotensiven Wirkung wird Trazodon in der Regel nur als Sedativum und zur Schlafinduktion, u. a. bei gleichzeitiger Verordnung von SSRI verwendet.

Wegen des 5-HT$_2$-Antagonismus können sie auch beim Serotoninsyndrom eingesetzt werden.

Nefazodon besitzt darüber hinaus eine klinisch nutzbare analgetische Wirkung.

● **Dosierung:** Trazodon, Nefazodon und Mirtazapin werden einschleichend dosiert, d. h. in den ersten 3–5 Tagen nur $^1/_3$ der Erhaltungsdosis, dann für weitere 7–10 Tage $^2/_3$. Eine weitere Erhöhung hängt vom klinischen Erfolg ab. Übliche Tagesdosen sind der Tab. 10-17 zu entnehmen. Bei Nefazodon ist eine 2mal tägl. Gabe erforderlich.

● **Unerwünschte Wirkungen:** Sie entsprechen weitgehend denen der SSRI, sind aber deutlich milder. Insbesondere treten weniger Nausea und – bis auf Trazodon – Störungen der Sexualfunktion auf. Bei Trazodon ist **dosisunabhängig** ein Priapismus eine häufige unerwünschte Wirkung. Alle atypischen Antidepressiva sind **sedativ wirksam**, am ausgeprägtesten Trazodon, und sie können zu Appetit-

Tab. 10-17. Struktur, pharmakologische Wirkung und Dosierung atypischer Antidepressiva

| Freiname | Handelsname | Strukturformel | Inhibitionskonstanten $K_i$ (nM) | | | | | | | Therapeutische Tagesdosis (mg) |
|---|---|---|---|---|---|---|---|---|---|---|
| | | | Wiederaufnahmehemmung | | Rezeptorantagonismus | | | | | |
| | | | NA | 5-HT | $\alpha_1$ | $\alpha_2$ | 5-HT$_2$ | 5-HT$_3$ | H$_1$ | |
| Trazodon | Thombran® | | 4200 | 150 | 23 | 1070 | 11 | – | 640 | 200–400 (25–100 als Sedativum) |
| Nefazodon | Nefadar® | | 200 | 180 | 144 | 40000 | 3 | – | 800 | 300–600 |
| Mirtazapin | Remergil® | | 1500 | 30000 | 500 | 10–50 | 6 | 8 | 0,5 | 15–45 |

und Gewichtssteigerung führen. Trazodon und in geringerem Maße Nefazodon können zu orthostatischer Hypotension führen. Nur bei Mirtazapin können anticholinerge Nebenwirkungen auftreten und in geringen Fällen (0,08%) eine Agranulozytose.

- **Vorsichtsmaßnahmen und Kontraindikationen:** Trazodon und Nefazodon sollten bei Erkrankungen mit Hypotonie nur vorsichtig angewendet werden. Schwangerschaft und Stillzeit sind vor der Behandlung auszuschließen. Grundsätzlich gilt wie für alle Antidepressiva eine Kontraindikation für die **gleichzeitige Anwendung** von MAO-Hemmern.

- **Interaktionen:** Nefazodon darf nicht gleichzeitig mit Substanzen verabreicht werden, die einem CYP-3A4-Metabolismus unterliegen und eine geringe therapeutische Breite besitzen (z. B. Astemizol, Cisaprid, Terfenadin).

**Johanneskraut**
Schon im Altertum und Mittelalter wurden die oberirdischen Pflanzenteile von Johanneskraut (Hypericum perforatum) als Heilmittel gegen Melancholie, nervöse Unruhe und Schlafstörungen eingesetzt. In neuerer Zeit werden zunehmend zur Behandlung leichter bis mittelschwerer Depressionen alkoholische Extrakte aus Johanneskraut eingesetzt (z. Z. sind mehr als 25 Präparate und diverse Kombinationspräparate im Handel; sie enthalten 100–300 µg Gesamtextrakt, wobei die Standardisierung derzeit auf Basis von Hypericin erfolgt). Das wirksame Prinzip von Hypericum perforatum ist bis heute nicht sicher analysiert. Schrieb man zunächst die Wirkung den Naphthodianthronen Hypericin und Pseudohypericin zu, gibt es seit neuestem Hinweise, daß stickstofffreie Acylphloroglucinole (Hyperforin und Adhyperforin) das wirksame Prinzip darstellen. Diese Stoffe zeigen in vitro eine signifikante Hemmung der neuronalen Wiederaufnahme von Noradrenalin, Serotonin, aber auch Dopamin. Im Bereich von 100–200 nmol/l Hyperforin liegen IC$_{50}$-Werte für alle drei Neurotransmitter. Bezogen auf den alkoholischen Hypericumextrakt entspricht dies 1–5 µg/ml. Subchronische In-vivo-Applikationen der Extrakte an Ratten ergaben charakteristische Niederregulationen von β-Adrenozeptoren und 5-HT$_2$-Rezeptoren im Gehirn. Somit käme den Hypericumextrakten eine dem SNRI Venlafaxin vergleichbare pharmakologische Wirkung zu, wenn man die Wiederaufnahmehemmung von Dopamin nicht berücksichtigt. Dieser kann aber nach bisherigen Erfahrungen mit einigen experimentellen Substanzen sowie mit Cocain eine psychostimulierende und euphorisierende Eigenwirkung zugeschrieben werden, die eng verknüpft ist mit einem Abhängigkeitspotential. Vor einer kritiklosen Verwendung von Hypericumextrakten zur Stimmungsverbesserung muß daher **gewarnt** werden.

# Monoaminoxidase-Hemmstoffe (Thymeretika)

▶ **Stoffeigenschaften**

Unterschiedliche chemische Strukturen besitzen eine inhibitorische Affinität zur Monoaminoxidase

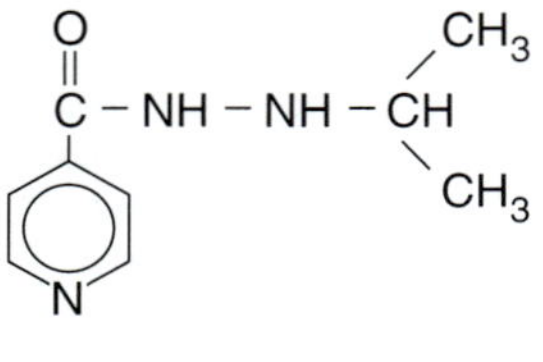

**Iproniazid**

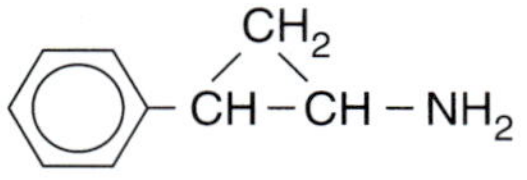

**Tranylcypromin (Jatrosom N®)**

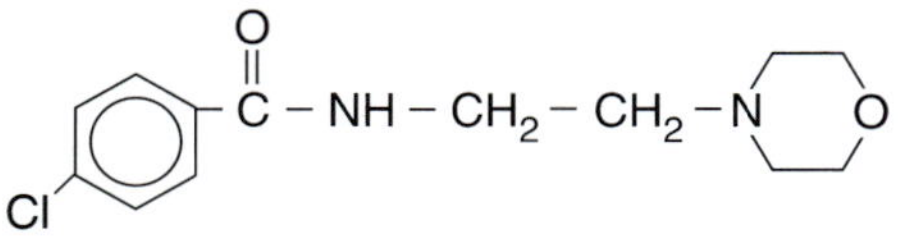

**Moclobemid (Aurorix®)**

**Abb. 10-7.** Hemmstoffe des Katecholamin- und Serotoninabbaues: Monoaminoxidase-Hemmstoffe

(MAO), dem wichtigsten Transmitteramine abbauenden endogenen Enzym (Abb. 10-7).

Das dem Isoniazid verwandte *Iproniazid* ist der Prototyp der früher als MAO-Inhibitoren gebräuchlichen Hydrazinderivate. Wegen ihrer hohen Hepatotoxizität sind sie heute nicht mehr verfügbar. Das heute noch in der Behandlung endogener Depressionen verwendete *Tranylcypromin* ist ein Phenylethylaminderivat (vgl. Amphetamin, S. 263 ff., und Tab. 10-21, S. 264). Neuester Entwicklung entstammt das Morpholinbenzoylamin *Moclobemid*. Zu Selegelin s. Kap. 4, S. 154.

▶ **Pharmakodynamik**

Die **Monoaminoxidase** (MAO) bewirkt physiologisch die **oxidative Desaminierung** biogener Amine (s. a. Kap. 2, Abb. 2-11, S. 67 ff.:

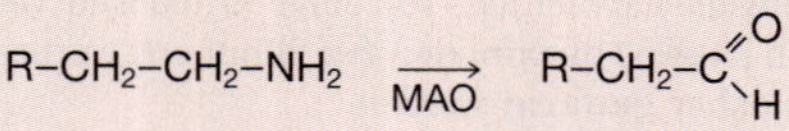

$$R-CH_2-CH_2-NH_2 \xrightarrow{MAO} R-CH_2-C\overset{O}{\underset{H}{\diagdown}}$$

Die **Blockierung der MAO** durch Hemmstoffe führt zu einem Anstieg der Konzentration von Noradrenalin, Dopamin und Serotonin im Gehirn.

Es werden heute **zwei Isoenzyme der Monoaminoxidase** (**A** und **B**) unterschieden, die sich durch eine gewisse *Substratspezifität* (Phenylethylamin weitgehend durch MAO-B, Noradrenalin, Serotonin, Dopamin und Tyramin durch beide Isoenzyme), besonders aber durch hohe *Inhibitorspezifität* und *unterschiedliche Lokalisation* auszeichnen. So findet sich in katecholaminergen Neuronen ausschließlich MAO-A, während in nichtneuronalen Zellen wie Astrozyten die MAO-B überwiegt. MAO-A kommt ferner in der Dünndarmwand und der Plazenta, MAO-B in der Leber und den Blutplättchen reichlich vor.

Die früher gebräuchlichen **Hydrazinderivate** wirkten *unspezifisch* und verursachten durch *irreversible* Hemmung der MAO-A und -B im Gehirn und im Intestinaltrakt infolge erhöhter Bioverfügbarkeit von Tyramin aus aminreicher Nahrung und dessen vermindertem intraneuronalen Abbau eine extrem gesteigerte indirekt sympathomimetische Wirkung dieses und ähnlicher nutritiver Amine. Die gefürchteten hypertonen Krisen (*»cheese effect«*) unter diesen MAO-Inhibitoren haben mit dazu beigetragen, diese Verbindungen aus der Therapie zu entfernen.

Demgegenüber wirkt **Tranylcypromin** zwar auch *irreversibel*, aber relativ *selektiv inhibitorisch* auf die MAO-A, wodurch die hepatische *»first-pass«*-Metabolisierung von Tyramin weniger beeinflußt ist. Allerdings stellen auch hier hypertone Reaktionen nach aminreicher Nahrung ein therapeutisches Problem dar, da die Katecholaminentspeicherung aufgrund der irreversiblen MAO-Inhibition in den Neuronen durch Tranylcypromin anhaltend entzügelt ablaufen kann. Hier hat das neuentwickelte **Moclobemid** mit *reversibler*, rein *kompetitiver* und zugleich *hochselektiver* Hemmung des Isoenzyms MAO-A einen erheblichen therapeutischen Vorteil durch ein vermindertes diätetisches Problem gebracht.

In Tab. 10-18 sind die mittleren inhibitorischen Konzentrationen an MAO-A und MAO-B für Tranylcypromin und Moclobemid wiedergegeben.

Die antidepressive Wirkung von *Tranylcypromin* kommt allerdings nicht allein durch die MAO-Inhibition zustande. Die Substanz wirkt gleichzeitig
- inhibitorisch auf die Monoaminwiederaufnahme für Noradrenalin, Serotonin und Dopamin sowie
- amphetaminartig auf die Transmitterfreisetzung

▶ **Pharmakokinetik**

*Tranylcypromin* wird oral gut **resorbiert**. Der maximale **Plasmaspiegel** wird nach 1–3 Std. erreicht, er ist nach chronischer Verabreichung doppelt so hoch wie nach einer Einzelgabe. Die **Elimination** erfolgt überwiegend metabolisch in Form der an Glycin ge-

**Tab. 10-18.** Mittlere Hemmkonzentrationen (µmol/l)

|  | MAO-A | MAO-B |
|---|---|---|
| Tranylcypromin | 0,2 | 0,7 |
| Moclobemid | 6 | >1000 |

koppelten Benzoesäure *(Hippursäure)* sowie von *N-Acetyltranylcypromin* im Urin. In sehr geringen Mengen wird *Amphetamin* gebildet. Die **Plasma-Eliminationshalbwertszeit** beträgt 1,5 Std. nach Einzelgabe und ca. 3 Std. bei chronischer Verabreichung.

Die **Wirkungsdauer** von Tranylcypromin beträgt dagegen aufgrund der irreversiblen Enzymhemmung bis zu 3–5 Tage nach Absetzen der Substanz. Eine vollständige Wiederherstellung der Enzymfunktion ist erst nach 2–3 Wochen erreicht.

*Moclobemid* wird oral ebenfalls gut **resorbiert** und hat eine **Bioverfügbarkeit** von 60–80%. Nach ca. 1 Std. ist der maximale **Plasmaspiegel** erreicht. Die therapeutischen Plasmaspiegel liegen bei etwa 1000 ng/ml. Die Proteinbindung ist mit 50% nur gering. Moclobemid wird vollständig **metabolisiert** (N-Oxidation am Morpholin, Desaminierung und aromatische Hydroxylierung) und renal ausgeschieden. Die **Eliminationshalbwertszeit** beträgt 1–2 Std.

◆ **Therapeutische Verwendung**

● **Indikationen:** Bei der Behandlung **depressiver Psychosen** mit **ausgeprägter Hemmung** des **motorischen Antriebs** werden MAO-Hemmer verwendet. Die Indikation sind gehemmte Depressionen, bei denen Antriebsstörungen oder allgemeine Aktivitäts- und Initiativverluste im Vordergrund stehen, also eine deutliche Anreicherung von adrenergen Transmittern im Gehirn angestrebt wird *(thymeretische Wirkung)*. MAO-Hemmer sind dann **indiziert**, wenn die Therapie mit Thymoleptika erfolglos blieb oder wegen unerwünschten Wirkungen abgebrochen werden mußte. **Nicht indiziert** sind MAO-Hemmer bei erregten, agitierten Patienten.

● **Dosierung:**
Tranylcypromin:  20 mg/Tag
Moclobemid:    200–400 mg/Tag

● **Unerwünschte Wirkungen:** Es können aufgrund des gestörten Abbaues körpereigener Monoamine sowie der indirekt sympathomimetisch wirkenden nutritiven Amine wie Tyramin und Phenylethylamin Erregungsbilder und Unruhezustände mit Schlafstörungen (**hypomanische Zustände**) auftreten. Gefürchtet werden **hypertone** Krisen, häufig mit intensiven **Okzipitalkopfschmerzen**, die bei *gleichzeitigem Genuß aminreicher Nahrungsmittel* (Käse, Bier, Salzheringe, Rotwein u.a.) auftreten und zur Hirnblutung führen können. Auch Blutdrucksenkungen sind beschrieben. Mit *Moclobemid* werden tyraminreiche Nahrungsmittel erheblich besser toleriert als mit *Tranylcypromin*.

● **Vorsichtsmaßnahmen und Kontraindikationen:** Bei der Therapie mit *Tranylcypromin*, weniger mit *Moclobemid*, ist auf **strenge diätetische Restriktion** zu achten (keine Nahrungsmittel mit hohem Tyramingehalt).

Nach Gabe von irreversiblen MAO-Hemmern muß eine Pause von 7–14 Tagen bis zur Verordnung von **Thymoleptika** eingehalten werden, da sonst als Folge einer *lebensbedrohlichen Potenzierung von Abbau- und Wiederaufnahmehemmung* der Neurotransmitter eine starke Erhöhung des Blutdrucks sowie hypertherme Reaktionen, Krämpfe und Bewußtseinsstörungen auftreten können. Aus ähnlichem Grund hat auch die **Kombination** mit **Sympathomimetika, Serotoninagonisten**, wie z.B. **Buspiron, Opiatanalgetika** und **Levodopa** zu unterbleiben. Andererseits kann es empfehlenswert sein, zur Vermeidung überschießender sympathomimetischer zentraler Effekte Tranylcypromin mit einem potenten Neuroleptikum, wie z.B. Trifluperazin, zu kombinieren. Zur Vermeidung möglicher **Entzugsprobleme** beim Absetzen der Therapie mit *Tranylcypromin* (Antriebsverarmung, Erschöpfung, Verwirrtheit) sollte die Dosierung schrittweise reduziert werden. Bei besonders disponierten Patienten besteht die Gefahr einer Drogenabhängigkeits- und Toleranzentwicklung.

Wegen der Gefahr des Auftretens *hypertoner Reaktionen* sind Patienten mit **schweren Erkrankungen** des **Herz-** und **Kreislaufsystems**, besonders mit kardialen und zerebralen Gefäßschäden, schwerer Hypertonie, Phäochromozytom und Hyperthyreose von der Therapie mit MAO-Hemmern auszuschließen.

Wie bei den Thymoleptika ist auch hier die **Intoxikation** mit Alkohol, Schlafmitteln, Analgetika und Psychopharmaka eine Gegenindikation.

● **Interaktionen:** Es wird eine gegenseitige Wirkungsverstärkung mit zentral dämpfenden Pharmaka und Alkohol beschrieben.

Die Wirkung von Antiparkinsonmitteln wird verstärkt, möglicherweise durch Aktivierung extrapyramidaler dopaminerger Funktionen.

# Lithium

▶ **Stoffeigenschaften**

Die Lithiumtherapie geht auf erste Behandlungsversuche bei der Manie durch den Australier Cade 1949 zurück.

> Heute sind Lithiumsalze (Acetat, Carbonat) vor allem zur Prophylaxe bei zyklischem (biphasischem) Verlauf depressiver Psychosen (Zyklothymie) die Mittel der Wahl.

Zur Therapie manischer Phasen werden ebenfalls Lithiumsalze in höherer Dosierung eingesetzt.

### ▶ Pharmakodynamik

Lithium bewirkt eine allgemeine Dämpfung der Erregbarkeit.

Der **Wirkungsmechanismus** des Lithiums bei der Behandlung von Psychosen ist noch nicht vollständig geklärt.
▷ Lithium führt zu einer Veränderung des Serotonin- und Noradrenalinumsatzes in regulativer Weise, wodurch besonders biphasische psychotische Prozesse günstig beeinflußt werden.
▷ Lithium greift in die Funktion des »*second messengers*« Inositoltrisphosphat ein, dessen Abbau zu Inositol es hemmt. Weiterhin wird das Enzym Phospholipase C aktiviert, das membranständiges Phosphatidylinositol-4,5-bisphosphat in Diacylglycerin und Inositoltrisphosphat hydrolysiert. Dadurch kommt es zu einer erhöhten Proteinphosphorylierung und zur erhöhten neuronalen Aktivität, insbesondere serotonerger Neurone.

### ▶ Pharmakokinetik

Lithiumsalze werden nach oraler Gabe rasch und mit hoher Bioverfügbarkeit (85–90%) **resorbiert**. Die **Verteilung** im Körper erfolgt langsam. Das Verteilungsvolumen beträgt 70% des Körpergewichtes. Erst nach 5- bis 7tägiger Therapie wird ein Ausgleich zwischen Resorption und Ausscheidung erreicht, und es besteht ein Gleichgewicht zwischen intra- und extrazellulärer Konzentration. Lithium ist in den Nieren, den Muskeln, im Gehirn, Skelett und in der Schilddrüse höher konzentriert als im Serum. Im Liquor cerebrospinalis beträgt die Konzentration 50% derjenigen im Serum. Für die **Erhaltung** des **therapeutischen Gewebsspiegels** ist die Funktion der *Niere* entscheidend. Lithium passiert frei die Glomerulummembran. 80% des filtrierten Lithiums werden mit Natrium und Kalium im proximalen Tubulus rückresorbiert.

Die **Serum-Eliminationshalbwertszeit** beträgt 15–30 Std. bei Nierengesunden.

Nierenerkrankungen, Natriummangel und Entwässerung führen bei gleichbleibendem Lithiumangebot zum Anstieg des Blut- und Gewebsspiegels mit der Gefahr einer Vergiftung.

**Natriummangel** führt zu *vermehrter Rückresorption* von *Natrium* und des chemisch verwandten *Lithiums* im proximalen Tubulus. Mit steigendem Lithiumspiegel im Plasma wird vermehrt Lithium im Glomerulumfiltrat ausgeschieden. Bei kritischen Konzentrationen im Primärharn kommt es zu einem bedrohlichen Rückgang der Lithiumclearance mit der Gefahr schwerer, auch *tödlicher Intoxikation*.

Die **Dehydratation** beeinträchtigt dagegen die Lithiumclearance durch Rückgang des Glomerulumfiltrates.

### ◆ Therapeutische Verwendung

● **Indikationen:** Vor allem werden Lithiumsalze zur *Prophylaxe* **rezidivierender manisch-depressiver Phasen** im Rahmen einer endogenen Depression und bei **schizoaffektiven Psychosen** verordnet. Darüber hinaus können Lithiumsalze auch hypomanische und manische Zustände therapeutisch beeinflussen (hier häufig in Kombination mit Neuroleptika).

● **Dosierung:** Eine Lithiumtherapie sollte nur unter Kontrolle der Blutspiegel durchgeführt werden. Die notwendigen *Serumkonzentrationen* betragen 0,7–1,0 (max.) mmol/l.

Die Behandlung beginnt mit 10–25 mmol Lithium pro Tag. Ein »steady state« wird etwa nach einer Woche erreicht; dann sollte eine erste Serumkontrolle (morgens vor der ersten Gabe) erfolgen.

● **Unerwünschte Wirkungen:** Zu *Beginn der Behandlung* kommt es häufig zu feinschlägigem Tremor, der auf Antiparkinsonmittel nicht anspricht. Ferner werden beobachtet:
● gastrointestinale Beschwerden (Übelkeit, Völlegefühl, vermehrter Stuhlgang, Appetitlosigkeit)
● Polyurie
● Durstgefühl
● Muskelschwäche

Alle diese Störungen lassen sich aus **Verschiebungen im Elektrolythaushalt** erklären.

Hinzu kommt ein Gefühl der Müdigkeit, Abgeschlagenheit und einer Beeinträchtigung des Gedächtnisses. Diese Erscheinungen, auch flüchtige EKG-Veränderungen, sollten nicht zum Abbruch der Behandlung führen.

Im *weiteren Verlaufe* der Therapie beobachtet man nicht selten Gewichtszunahme, auch mit Gesichts- und Knöchelödem, Polyurie und Durstgefühl. Bei 10% der Patienten entwickelt sich eine euthyreote Struma, seltener ein Myxödem. Wegen der geringen therapeutischen Breite von Lithiumsalzen ist es für den Therapeuten wichtig, die Plasmaspiegel regelmäßig zu kontrollieren.

● **Vorsichtsmaßnahmen und Kontraindikationen:** Neben Nierenerkrankungen besteht das **Risiko einer Lithiumvergiftung** bei:
● natriumarmer Kost
● Abmagerungsdiäten ohne Salzzusatz

- Diuretikabehandlung
- extrarenalen Natriumverlusten
- interkurrenten Erkrankungen

Dementsprechend müssen als **Kontraindikationen** gelten:
- schwere Nieren-, Herz- und Kreislauferkrankungen
- Störungen des Natriumhaushaltes
- kochsalzarme Diät
- Nebenniereninsuffizienz
- Krampfleiden
- Addison-Krankheit
- Hypothyreose
- die ersten Monate der Schwangerschaft

Bei hohem Lebensalter und reduziertem Allgemeinzustand ist besondere Vorsicht geboten.

Bei **Lithiumvergiftung** (Erbrechen, Durchfälle, Tremor, Abgeschlagenheit bis zum Koma, Reflexsteigerungen bis zu Krampfanfällen) ist sofortiges Absetzen (allenfalls Dosisreduktion) und Ausgleich des Wasser- und Elektrolythaushaltes sowie Kontrolle der Nierenfunktion (ggf. Dialyse) indiziert!

- **Handelsnamen:**

Lithiumacetat: Quilonum®
Lithiumhydrogenaspartat: Lithium-Aspartat
Lithiumcarbonat: Hypnorex® ret., Quilonum® ret.
Lithiumsulfat: Lithium-Duriles®

# Tranquilizer (Ataraktika)

## Einführung

Unter der Bezeichnung **Tranquilizer** wird eine Gruppe von Psychopharmaka zusammengefaßt, bei denen die **Dämpfung von Angst** und **Spannung** (daher auch Anxiolytika bzw. Ataraktika, griechisch αταραξία = Unerschütterlichkeit) im Vordergrund der therapeutischen Wirkung steht und **Sedation** und **Muskelrelaxation** als Begleitwirkung hinzukommen können.

Diese Stoffe unterscheiden sich durch Wirkungsprofil und therapeutische Eigenschaften deutlich von den Neuroleptika (Tab. 10-2, S. 217). Insbesondere besitzen sie *keine antipsychotischen Eigenschaften*. Im Gegensatz zu Barbituraten treten bei den Tranquilizern narkotische Wirkungen mit Bewußtseinsverlust und Ausfall motorischer Reflexe erst im Bereich tödlicher Dosen auf.

Zu den Tranquilizern gehören:

- die große Zahl der 1,4-Benzodiazepine (Tab. 10-19)
- bisher ein 1,5-Benzodiazepin, das *Clobazam*
- das Propandiolderivat *Meprobamat*
- das Diphenylmethanderivat *Hydroxyzin*
- die α-Pyronverbindung *Kavain* und seine Derivate
- das im Wirkprofil grundsätzlich abweichende Azaspironderivat *Buspiron*

## Benzodiazepine

Die verschiedenen Benzodiazepine unterscheiden sich weniger in ihren Grundwirkungen als in den pharmakokinetischen Eigenschaften. Rezeptorstudien aus jüngster Zeit lassen jedoch für die Zukunft eine Differenzierung neuer Stoffe auch nach unterschiedlicher Affinität zu neuronalen Systemen erwarten. Benzodiazepine werden neben ihrer Indikation als Tranquilizer als Schlafmittel, Antiepileptika und zur Narkoseprämedikation eingesetzt. Einzelheiten zu den erstgenannten Indikationen finden sich in den Kapiteln 5, S. 162, und 9, S. 203 ff. Hier sollen nur die Substanzen besprochen werden, die als Tranquilizer Anwendung finden.

▶ **Stoffeigenschaften**

Die Stoffklasse der Benzodiazepine wurde erstmals 1961 mit *Chlordiazepoxid* chemisch und pharmakologisch erschlossen (Sternbach und Reeder, Randall). In den folgenden 60er Jahren wurde die Mehrzahl der heute verfügbaren Benzodiazepinverbindungen aufgefunden, in den 70er Jahren einige weitere neuere Benzodiazepine mit zusätzlichem 5gliedrigen Ringschluß am Siebenring des Diazepins (zwischen Position 1 und 2 oder 4 und 5) sowie das Stellungsisomere 1,5-Benzodiazepin *Clobazam*.

Als **essentielle Strukturmerkmale** (Tab. 10-19) gelten:
- ein 1,4- oder 1,5-Benzodiazepingerüst
- eine Substitution in Position 7 (Cl, Br, auch $NO_2$)
- eine Phenyl- oder Pyridylsubstitution in Position 5, teilweise mit weiterer Halogensubstitution in ortho-Position

▶ **Pharmakodynamik**

Alle derzeit verfügbaren Benzodiazepine besitzen die gleichen **Wirkungsqualitäten**:
- Anxiolyse
- zentrale Muskelrelaxation
- Sedation
- Antikonvulsion

Einige Benzodiazepine sind infolge relativ dominierender Einzelwirkung oder aus pharmakokinetischen Gründen nur als Hypnotika und Antiepileptika in Gebrauch, die Mehrzahl als Anxiolytika und Sedativa.

**Tab. 10-19.** Tranquilizer I (Benzodiazepine). A = Angstzustände, Sch = Schlafstörung, Kr = Krämpfe, An = Anästhesie, N-D = Nordiazepam = N-Desmethyldiazepam

| Freiname | Handels-name | 1 | 2 | 3 | 5 | R$^7$ | BZD-Rezeptor-affinität* | 1/2 β (Std.) | Wirksame Metabolite | Tagesdosis in mg | Indi-katio-nen |
|---|---|---|---|---|---|---|---|---|---|---|---|
| Chlor-diazepoxid | Multum® Radepur® | N$^1$=C$^2$ | –NH–CH$_3$ | –H$_2$ | N$^4$-Oxid | –Cl | + | 10–29 | ++ (N-D) | 5–50 | A. |
| Diazepam | Valium® u. a. | –CH$_3$ | =O | –H$_2$ | | –Cl | ++ | 20–50 | ++ (N-D) | 1–30 | A., Kr. |
| Nordazepam | Tranxi-lium® N | –H | =O | –H$_2$ | | –Cl | ++ | 50–80 | ++ | 2,5–15 | A. |
| Prazepam | Demetrin® | CH$_2$△ | =O | –H$_2$ | | –Cl | + | 50–80 | ++ N-D | 10–30 | A. |
| Metaclaze-pam | | –CH$_3$ | –CH$_2$–O–CH$_3$ | –H$_2$ | Cl | –Br | +++ | 7–30 | + | 10–15 | A. |
| Bromaze-pam | Lexotanil® u. a. | –H | =O | –H$_2$ | (N) | –Br | ++ | 15–30 | + | 3–6 | A., Sch. |
| Oxazepam | Adumbran® Praxiten® u. a. | –H | =O | –OH –H | | –Cl | ++ | 6–15 | – | 12–15 | A., Sch. |
| Lorazepam | Tavor® u. a. | –H | =O | –OH –H | Cl | –Cl | +++ | 12–15 | – | 1–7,5 | A., Sch., An. |
| Medazepam | Rudotel® | –CH$_3$ | –H$_2$ | –H$_2$ | | –Cl | + | 2–5 | + | 5–30 | A. |
| Alprazolam | Cassadan® Tafil® u. a. | CH$_3$–N=N–N$^1$–C$^2$ | | –H$_2$ | | –Cl | +++ | 12–15 | + | 1,5–4,0 | A. |
| Clotiazepam | Trecalmo® | Andere Strukturen | | | | | +++ | 3–6 | + | 5–15 | A. |
| Clobazam | Frisium® | | | | | | + | 18 | ++ | 20–30 | A., Sch., Kr. |

* Benzodiazepinrezeptoraffinität ($^3$H-Flunitrazepamverdrängung)
  K$_i$-Wert: 1–5 nmolar = +++, 5–50 nmolar = ++, 100–1000 nmolar = +

Die **pharmakodynamischen Eigenschaften** der Benzodiazepine sollen am Beispiel des **Diazepams** dargestellt werden.

*Am Menschen* führt Diazepam zu einem allgemein beruhigenden und emotional dämpfenden Effekt (Anxiolyse). Dazu treten in Abhängigkeit von der Dosierung Müdigkeit, Muskelerschlaffung und eine Schlafförderung ein.

*Am Versuchstier* zeigt sich die Wirkung von Diazepam:
- durch Hemmung der Aktivität und Veränderung des Verhaltens
- durch vermehrten Schlaf und Veränderung der Schlafqualität
- durch eine antikonvulsive Wirkung
- durch eine Dämpfung der Erregbarkeit im limbischen System (Hippocampus, Mandelkern, Area septalis)
- durch eine Skelettmuskelrelaxation

▷ **Hemmung der Aktivität und Veränderung des Verhaltens:** Nach einer initialen Phase erhöhter exploratorischer Aktivität nehmen die Tiere die spezieseigene Schlafstellung ein. Der Muskeltonus ist erniedrigt. Man kann diese Dämpfung sowohl von der kataleptischen und starren Bewegungslosigkeit nach Neuroleptika als auch vom Ruhebild mit gesteigerter sensorischer Erregbarkeit nach Antidepressiva unschwer unterscheiden.

Erregte und aggressive Tiere werden unter Diazepam ruhig und zahm. Im Gegensatz zu den Barbituraten kommt es bei Diazepam erst nach mehr als 100fach höheren Dosen zum Ausfall der Stell- und Haltungsreflexe. Dagegen werden, wie durch Neuroleptika, hypnotisch-narkotisch wirkende Stoffe in ihrer Wirkung bereits durch niedrige Dosen von Diazepam verstärkt.

▷ **Vermehrter Schlaf und Veränderung der Schlafqualität:** Der vermehrte Schlaf läßt sich anhand elektroencephalographischer Untersuchungen (EEG) mit Bestimmung der Schlafphasen erfassen. Nach Diazepam ist die Schlaflatenz kürzer, der Schlaf tritt schneller ein. Häufigkeit der Schlafphasen und Gesamtschlafmenge nehmen zu. Wie bei den Barbituraten ist dagegen die tägliche Menge an paradoxem oder REM-Schlaf[1] nach Diazepam deutlich reduziert.

---

[1] Paradoxer Schlaf ist die Schlafphase, bei der im EEG eine dem Wachzustand ähnliche höherfrequente elektrische Aktivität auftritt, der Muskeltonus jedoch völlig erlischt. Man beobachtet schnelle Augenbewegungen (REM = »**r**apid **e**ye **m**ovement«), Zucken der Vibrissen und der Körpermuskulatur und Zähneknirschen. Beim Menschen wird diese Phase mit dem Traum in Zusammenhang gebracht.

▷ **Antikonvulsive Wirkung:** Diazepam hat eine ausgeprägte hemmende Wirkung auf elektrisch und chemisch *(Bicuculin, Pikrotoxin, Pentetrazol)* ausgelöste Krämpfe. Durch diese Eigenschaft hebt sich Diazepam eindeutig von den Neuroleptika und Antidepressiva ab, die eher die Krampfschwelle senken, also das Auftreten von Krämpfen begünstigen.

▷ **Dämpfung der Erregbarkeit im limbischen System:** Diazepam vermag insbesondere die elektrische Erregbarkeit des limbischen Systems herabzusetzen, was sich z. B. an der Nachentladungsreaktion bei Reizung des Mandelkerns zeigt. Die Wirkung am limbischen System dürfte mit der Dämpfung von Angst, Spannung und Emotionen in Zusammenhang stehen.

▷ **Skelettmuskelrelaxation:** Diazepam senkt den Tonus der Skelettmuskulatur bereits in nichthypnotischen Dosen. Bei elektrophysiologischen Untersuchungen wurde eine reduzierte Entladungsaktivität der spinalen $\gamma$-Motoneurone gefunden, deren Ursache in einer Dämpfung der für die tonische Aktivierung dieser Neurone wichtigen absteigenden Erregungsbahnen aus der Formatio reticularis zu sehen ist und die zu einer Erschlaffung der Muskelspindeln führt. Die tonische Erregung der $\alpha$-Motoneurone über die $\gamma$-Muskelspindelschleife vermindert sich unter Diazepam.

In den letzten Jahren wurden im Hirn von Säugetieren wie auch am Menschen spezifische **Bindungsstellen für die Benzodiazepine** entdeckt. Die Affinität der einzelnen Vertreter dieser chemischen Gruppe zu diesen Bindungsstellen (Tab. 10-19) korreliert eng mit ihrer Wirksamkeit, so daß es berechtigt ist, von **Benzodiazepinrezeptoren** zu sprechen. Sie finden sich in hoher Dichte in der Großhirn- und Kleinhirnrinde, in mittlerer Dichte im limbischen System und nur wenig in Medulla oblongata und im Rückenmark. Diese Rezeptoren sind an GABAergen Synapsen in unmittelbarer Nähe der $GABA_A$-Rezeptoren (Abb. 10-8) lokalisiert. *GABA* ($\gamma$-Aminobuttersäure) ist supraspinal der wichtigste inhibitorische Neurotransmitter.

Die **inhibitorische Wirkung** von **GABA** kommt durch *Erhöhung* der *Chloridionenleitfähigkeit* durch einen Ionenkanal zustande, wodurch die postsynaptische Nervenzelle hyperpolarisiert und die Wahrscheinlichkeit der Generierung eines Aktionspotentials reduziert wird.

Der *Ionenkanal* wird durch eine pentamere Anordnung von heterooligomeren Proteinkomplexen gebildet, die ihrerseits wieder aus mehreren Varianten

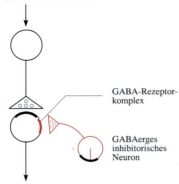

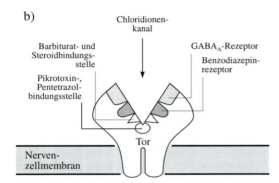

**Abb. 10-8.** Angriffspunkt der Benzodiazepine an GABAergen Synapsen.
a) GABAerges inhibitorisches Interneuron.
b) Schematische Modellvorstellung des GABA$_A$-Benzodiazepin-Rezeptorkomplexes in der postsynaptischen Membran des Effektorneurons. [Nach: Möhler H. Arzneimittelforsch 1992; 42:212–4.]

von Untereinheiten ($\alpha_{1-6}$, $\beta_{1-4}$, $\gamma_{1-3}$, $\delta$) bestehen und mehrere regulatorische Bindungsstellen enthalten. Die Kanalpore ist in der Regel von 2$\alpha$-, 2$\beta$- und 1$\gamma$- bzw. 1$\beta$- und 2$\gamma$-Untereinheiten umgeben.

Der sog. **GABAerge Rezeptorenkomplex** besteht demnach im wesentlichen aus:
- dem GABA$_A$-Rezeptor
- dem Benzodiazepinrezeptor
- einer Bindungsstelle für Barbiturate und auch Alkohol
- einer Bindungsstelle für Steroide mit Pregnanstruktur
- einer Bindungsstelle für die Krampfgifte Pikrotoxin und Pentetrazol
- einem für Chloridionen selektiven Kanal

Die Benzodiazepinbindungsstelle befindet sich überlappend zwischen einer $\alpha$- und einer $\gamma$-Untereinheit, wobei die $\gamma$-Untereinheit essentiell zu sein scheint. GABA bindet an einen Rezeptor, der sich zwischen einer $\alpha$- und einer $\beta$-Untereinheit befindet.

Die Heterogenität der Kanalproteinkomplexe läßt unterschiedliche regionale Affinitäten der chemischen Liganden an den Bindungsstellen vermuten. Welche körpereigenen Substanzen (endogene Liganden) an Benzodiazepinrezeptoren binden, ist allerdings noch unklar. Über den Benzodiazepinrezeptor verläuft eine Verstärkung der über den GABA$_A$-Rezeptor ablaufenden wichtigsten neuronalen Inhibition (ungefähr 30% aller zentralen Synapsen sind GABAerg).

Nach Interaktion mit dem Benzodiazepinrezeptor bewirken Benzodiazepine eine **allosterische Veränderung des GABA$_A$-Rezeptors**, was wiederum nach Bindung von GABA an diesen Rezeptor zu einer häufigeren Öffnung des Chloridkanals führt. Die Wirkung der Benzodiazepine ist daher an die **Anwesenheit von GABA gebunden**, GABA-Antagonisten verhindern auch die Benzodiazepinwirkung.

Die pharmakologisch begrenzte und relativ gering toxische Wirkung der Benzodiazepine erklärt sich ebenfalls durch ihre indirekte Wirkung. Demgegenüber aktivieren *Barbiturate* den Chloridkanal direkt, *Pikrotoxin* inaktiviert ihn.

Es sind heute auch Benzodiazepinstrukturen sowie Nichtbenzodiazepine bekannt, die am Benzodiazepinrezeptor angreifen, aber antagonistisch, d. h. nur die Benzodiazepinwirkung aufhebend, wirken, z. B. *Flumazenil* (Anexate®), ein 1,4-Imidazobenzodiazepin ohne 5'-Phenylsubstitution, das bei Benzodiazepinvergiftung indiziert ist.

▶ **Pharmakokinetik**

Alle Benzodiazepine werden bei **oraler** Verabreichung schnell **resorbiert** (Spitzenwerte nach 30–90 min je nach Dosis). Die **Bioverfügbarkeit** beträgt 80–100%.

Die **rektale Resorption** aus *Suppositorien* ist unsicher. Befriedigende Ergebnisse und konstante Blutspiegelwerte ergab dagegen die rektale Verabreichung einer *Lösung von Diazepam*. Der Vorteil dieser Darreichung ist der schnelle Wirkungseintritt (wichtig bei Krampfkrankheiten).

Die **Plasmaproteinbindung** (Albumin) ist überwiegend hoch und beträgt 70–99%.

Unterschiede zwischen den Benzodiazepinen, die große Relevanz für die Therapie haben, ergeben sich aus die die Eliminationsgeschwindigkeit bestimmenden **Metabolisierungswegen**.

Die Ausscheidung erfolgt überwiegend als metabolisierte Produkte im Urin. Die Metabolisierung erfolgt

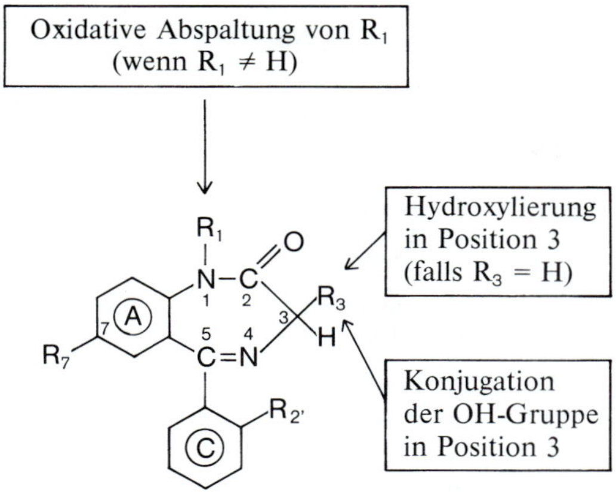

**Abb. 10-9.** Metabolisierungsmöglichkeiten bei Benzodiazepinen. [Aus: Blaha L. Psychovegetative Allgemeinstörungen. Neu Isenburg: J. M. P. Verlagsgesellschaft 1981.]

in der *Leber* oxidativ durch Dealkylierung am N-1 sowie Hydroxylierung am C-3 des Diazepinringes, was zur Konjugatbildung mit Glucuronsäure führt (Abb. 10-9). An der Metabolisierung sind hepatische Cytochrom-$P_{450}$-Enzyme beteiligt, wie CYP 3A4 und 2C9. Daher ergeben sich Arzneimittelinteraktionen u. a. mit SSRI-Antidepressiva, vor allem mit Fluoxetin und Fluvoxamin.

Die **Eliminationshalbwertszeit** *schwankt* bei den verschiedenen Substanzen von wenigen bis zu 100 Std., was unbedingt bei der Verordnung berücksichtigt werden muß.

▷ Von den hier behandelten Benzodiazepinen werden *Oxazepam, Lorazepam* und *Clotiazepam* relativ **schnell eliminiert** durch Angriff an der polaren OH-Gruppe (Oxazepam, Lorazepam) oder an der Ethylgruppe (Clotiazepam).

Der Verteilungsraum (Gewebegängigkeit) ist bei diesen Verbindungen vergleichsweise gering und die renale Ausscheidung hoch. Es sind Substanzen, die wegen ihrer geringen Nachwirkung *(keine langlebigen, wirksamen Metabolite)* und ihrer geringen Kumulationsneigung auch zur Behandlung von Schlafstörungen und für die Anästhesiologie geeignet sind, wie *Temazepam* und *Lormetazepam* (Kap. 9, S. 204).

▷ Das andere Extrem stellen *Diazepam, Chlordiazepoxid* und *Prazepam* dar, die entweder eine **lange Eliminationshalbwertszeit** besitzen und/oder **langlebige wirksame Metabolite** bilden. Vor allem handelt es sich hierbei um das intermediär gebildete *Nordiazepam* (Desmethyldiazepam, Nordazepam), das eine Halbwertszeit von 50–80 Std. aufweist und bei vielen Benzodiazepinen als Metabolit, allerdings nicht immer in relevanten Mengen auftritt (Abb. 10-10). Langwirkende Desmethylverbindungen entstehen im Organismus auch aus *Clobazam* und *Medazepam*. Diese Verbindungen sind stärker lipophil, haben eine höhere Gewebegängigkeit und neigen bei wiederholter Gabe zur Kumulation. Sie eignen sich weniger bei Schlafstörungen (Gefahr der Tagesmüdigkeit), besser zur Behandlung von Angst- und Spannungszuständen und von Krampfleiden.

▷ Die übrigen Verbindungen nehmen eine *Mittelstellung* ein. Sie bilden auch **wirksame** und **langlebige Metabolite**, allerdings meist **über mehrere Zwischenstufen** und daher in weniger relevanter Menge. Die Eliminationshalbwertszeiten aller nicht C-3-hydroxylierten Benzodiazepine sind folglich *nicht* vergleichbar mit der biologischen Wirkungsdauer, die durch die Eliminationshalbwertszeiten aller aktiven Metabolite mitbestimmt wird.

Generell gilt, daß die **Ausscheidungsgeschwindigkeit** der mittellang bis langwirkenden Benzodiazepine altersabhängig ist und von der Leberfunktion abhängt.

◆ **Therapeutische Verwendung**

● **Indikationen:** Für die Benzodiazepine gibt es vier Anwendungsgebiete:
● nichtpsychotische Angst-, Spannungs- und Unruhezustände (bei Psychosen Neuroleptika!)
● Einschlafstörungen auf emotionaler Grundlage
● in der Anästhesie zur Prämedikation und zur Narkosepotenzierung
● Krampfkrankheiten

Die Kinetik und der Metabolismus der Verbindungen bestimmen und begrenzen ihre Verwendung. **Kürzerwirkende** Benzodiazepine werden vorzugsweise als Hypnotika oder zur Verstärkung von Narkotika eingesetzt.

**Mittellang-** und **langwirkende** Benzodiazepine eignen sich besser als Tranquilizer und Antiepileptika, wenn auch generell bei Nordazepam-bildenden Benzodiazepinen Vorsicht vor Kumulation geboten ist.

Die Indikation für Benzodiazepine sollte mit großer Sorgfalt gestellt werden, da mißbräuchliche Verschreibung häufigste Ursache einer **Benzodiazepinabhängigkeit** ist.

● **Unerwünschte Wirkungen:** Die wichtigste und fast regelmäßig auftretende unerwünschte Wirkung der Benzodiazepine ist **Tagesmüdigkeit** und **Schläfrigkeit** mit Beeinträchtigung der Aufmerksamkeit und des Reaktionsvermögens (Vorsicht beim Autofahren und bei Tätigkeit an Maschinen!), verbunden

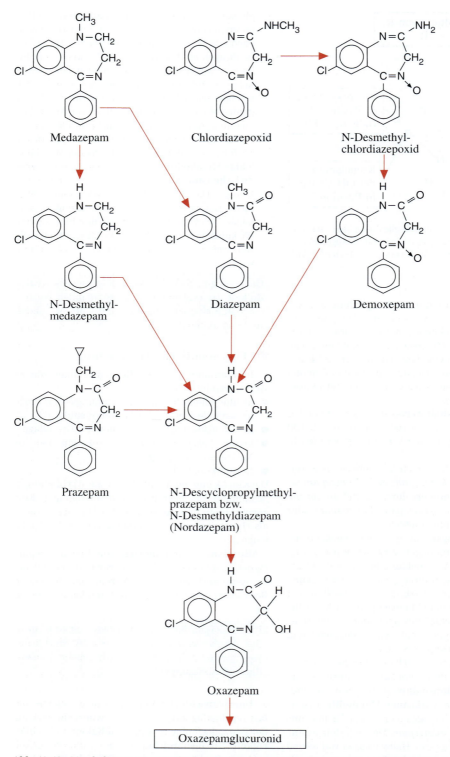

**Abb. 10-10.** Metabolisierungswege, die bei verschiedenen Benzodiazepinen zum gleichen Hauptmetaboliten im Urin führen. [Aus: Blaha L. Psychovegetative Allgemeinstörungen. Neu Isenburg: J. M. P. Verlagsgesellschaft 1981.]

mit störender **Muskelrelaxation**. Wie bei Barbituraten können sich bei längerem Gebrauch von Benzodiazepinen in höheren Dosen **neurologische Symptome** einstellen:
- Ataxie (Wirkung auf GABAerge Kleinhirnfunktionen)
- verwaschene Sprache
- allgemeine muskuläre Schwäche
- Schwindel und Kopfschmerzen

Gewichtszunahme und Abnahme der Libido sind beschrieben.

Seltener als bei den Triazolobenzodiazepinen (Kap. 9, S. 207) kann es initial zu Bewußtseinsdissoziationen kommen, an die keine Erinnerung besteht (**anterograde Amnesie**). Diese äußern sich in motorisch koordinierten Handlungen ohne Kontrolle des Bewußtseins (selten Straftaten).

*Lang anhaltender Gebrauch* von Benzodiazepinen kann zu einer **Verminderung kognitiver Leistungen** führen. Weiterhin kann es nach langdauerndem Gebrauch – nicht nur von erhöhten Dosen – zu **körperlicher Abhängigkeit** und zu massiven Entzugserscheinungen (Delir, Krämpfe wie bei Alkoholentzug) kommen. Solche schweren Entzugserscheinungen sind allerdings selten; dagegen können diskrete Entzugssymptome wie Unruhe, Spannung und Schlafstörungen (REM-Rebound[1]) schon nach kurzer Behandlung mit therapeutischen Dosen beobachtet werden. Der Patient empfindet sie nicht selten als allgemeine Mißbefindlichkeit und greift erneut zum Tranquilizer.

> Der **Mißbrauch** der Benzodiazepine ist weit verbreitet und geht nicht selten auf eine unkritische Verschreibung durch den Arzt zurück. Vorsicht bei Behandlung von sog. psychosomatischen Störungen und allgemein bei psychisch labilen Patienten.

- **Kontraindikationen:** Myasthenia gravis, Asthenie, Glaukom und Vergiftungen mit Alkohol und Psychopharmaka.

- **Interaktionen:** Funktionelle Wirkungsverstärkung mit zentral dämpfenden Pharmaka und Alkohol. Kein gleichzeitiger Alkoholgenuß (gilt für alle Tranquilizer).

Metabolische Interaktionen können mit Arzneistoffen auftreten, die mit CYP 3A4 und CYP 2C9 interagieren, wie z. B. Fluoxetin und Fluvoxamin.

---

[1] Es wurde bereits vermerkt, daß unter der Therapie mit Benzodiazepinen der paradoxe oder REM-Schlaf vermindert ist. Nach Absetzen der Medikation kann man einen sog. »REM-Rebound« beobachten, eine überschießende REM-Aktivität in den ersten Nächten nach Entzug. Diese kann zu Schlafstörungen mit Alpdruck und quälenden emotionsgeladenen Träumen führen.

# Andere Tranquilizer
(Tab. 10-20)

## Meprobamat

Dieser Vertreter der Gruppe der Propandiole (**Me**thyl-**pro**pyl-propandiol-dicar**bamat**) wurde 1955 als erster Tranquilizer (Berger) in die Therapie eingeführt. Die **therapeutische Wirkung** ist weitgehend ähnlich der von Benzodiazepinen, allerdings in wesentlich höherer, eher den Barbituraten vergleichbarer Dosierung (0,5–1,0 g). Es bestehen auch andere Ähnlichkeiten zu den Barbituraten. So bewirkt Meprobamat eine ausgeprägte *hepatische Enzyminduktion*, auch ist das Risiko einer *Abhängigkeit* größer als bei Benzodiazepinen, und es kommt bei Überdosierung zu schweren *komatösen Vergiftungserscheinungen*. Es ist allerdings nicht bekannt, ob Meprobamat an der Barbituratbindungsstelle des GABA-Rezeptorkomplexes angreift. Meprobamat besitzt wie sein Isopropylderivat Carisoprodol eine ausgeprägte *muskelrelaxierende* Wirkung.

Meprobamat wird rasch **resorbiert** und in alle Organe gleich gut verteilt, die Plasmaproteinbindung ist mit nur ca. 20% gering. Die **Eliminationshalbwertszeit** beträgt im Mittel 11,3 Std., allerdings mit großer individueller Schwankung sowie in Abhängigkeit von der Leberfunktion. Die Ausscheidung erfolgt überwiegend über die Fäzes, zu einem großen Teil unverändert. Hydroxylierte Abbauprodukte liegen meist als Glucuronide vor.

> Da die **Intoxikationsgefahr** bei Meprobamat größer ist als bei anderen Tranquilizern, sollte zunächst ein Therapieversuch mit Benzodiazepinen gemacht werden. *Keine Dauertherapie!*

## Hydroxyzin

Hydroxyzin, ein Diphenylmethan-Piperazinderivat, zeigt folgende **Eigenschaften:**
- $H_1$-antihistaminisch
- adrenolytisch
- anticholinerg
- antiemetisch
- spasmolytisch
- analgetisch
- blutdrucksenkend

Es wirkt sedativ und anxiolytisch, wobei die sedativen Eigenschaften ausgeprägter als die tranquilisierenden sind. So ist es als Tranquilizer schon wegen der ausgeprägten vegetativen Nebenwirkungen nicht zu empfehlen.

Hydroxyzin wird oral rasch **resorbiert**. Die **Eliminationshalbwertszeit** beträgt 20 Std. bei Erwachsenen, aber 7 Std. bei Kindern.

**Tab. 10-20.** Tranquilizer II

| Freiname | Handelsname | Strukturformeln | Übliche Tagesdosis p. o. |
|---|---|---|---|
| Meprobamat | Visano® N | (Strukturformel) | 0,6–1,0–(3,0) g |
| Hydroxyzin | Atarax® u. a. | (Strukturformel) | 30–75 mg *stationär:* 100–200 mg |
| Kavain (d, l) | Kavaform® Neuronika® | (Strukturformel) | 200–600 |
| Buspiron | Bespar® | (Strukturformel) | 15–30 mg |

- **Unerwünschte Wirkungen:** Bei hohen Dosierungen Hypotonie, Erregungszustände, Schlaflosigkeit und Mundtrockenheit. Allerdings fehlen negative Einflüsse auf das Gedächtnis.

- **Kontraindikationen:** Wie bei Benzodiazepinen und Anticholinergika.

### Kavain und andere Kavapyrone

Steryl- und phenylethylsubstituierte stickstofffreie α-Pyronverbindungen besitzen eine sedative, anxiolytische, muskelrelaxierende und antikonvulsive Wirkung. Diese Verbindungen sind als wirksame Inhaltsstoffe des polynesischen Getränkes Kava-Kava identifiziert worden, das in der Südsee aus den Wurzeln des Kavastrauches *(Piper methysticum)* seit alten Zeiten hergestellt wird. Die Rohdroge enthält etwa 3–4% an diesen Verbindungen. Die einzelnen, untereinander strukturchemisch eng verwandten **Inhaltsstoffe** (Tab. 10-20) sind
- Kavain,
- Dihydrokavain,
- Methysticin,
- Dihydromethysticin,
- Yangonin und
- Desmethoxyyangonin,

die in ihrer Gesamtheit, d. h. im Getränk eingenommen, zu einer **euphorisierenden** und **entspannenden** Wirkung führen, die am ehesten mit der Wirkung von Meprobamat aber auch der von Benzodiazepinen verglichen werden kann. Wie für Meprobamat ist auch für die Kavapyrone der eigentliche molekularpharmakologische Wirkungsmechanismus nicht hinreichend geklärt. Beeinflussungen des GABA$_A$-Rezeptorenkomplexes sind ebenso beschrieben worden wie eine Hemmung des spannungsabhängigen Natriumkanals (lokalanästhetische Komponente) und ein Angriff an präsynaptischen inhibitorischen Histamin-H$_3$-Rezeptoren.

**Standardisierte Extrakte** aus Kavawurzeln[1], zwischen 20 und 120 mg Reinpyrongehalt pro 100 mg Extrakt enthaltend, sind in der Therapie als Tranquilizer ebenso eingeführt worden wie **synthetisch hergestelltes Kavain**[2] (Dosierung 200–600 mg), das allerdings im Unterschied zum natürlichen Pyron ein racemisches Gemisch ist. Das natürliche rechtsdrehende Enantiomer ist wirksamer als sein Antipode.

DL-Kavain wird nach oraler Gabe innerhalb von 1,5–2 Std. **resorbiert**. Es unterliegt einem ausge-

---

[1] Antares®, Ardeydystin®, Kavasedon®, Kavasporal®, Laitan®, Limbao®
[2] Neuronika® u. a.

prägten »*first-pass*«-Effekt innerhalb von 3–5 Std. Die **Elimination** erfolgt mit $t_{1/2\beta}$ von 5,7–9 Std. relativ langsam. Die Ausscheidung erfolgt überwiegend *renal* als sulfatkonjugiertes para-Hydroxykavain.

- **Unerwünschte Wirkungen:** Das Nebenwirkungspotential von Kavain ist sehr gering. Gelegentlich kann es zu Mundtrockenheit, Schwindelgefühl, Übelkeit, Diarrhö und Herzklopfen kommen.

- **Interaktion:** Wie bei Benzodiazepinen und Meprobamat. Die Wirkung von Alkohol, Schlafmitteln und Psychopharmaka kann unerwünscht verstärkt oder modifiziert werden.

## Buspiron

Diese Substanz ist ein neuartiges Anxiolytikum mit Butyl-pyrimidyl-piperidyl-azaspirodecandion-Struktur (Tab. 10-20), das selektiv nur angst- und spannungslösend, nicht aber sedativ und muskelrelaxierend sowie nicht antikonvulsiv und narkosepotenzierend wirkt. Die Wirkung kommt nicht über den GABA-Rezeptorkomplex zustande.

> Als **Wirkungsmechanismus** wird vor allem eine partiell *agonistische serotonerge* Wirkung am 5-$HT_{1A}$-Rezeptor diskutiert. Die Wirkung scheint vorwiegend über präsynaptische Autorezeptoren zustande zu kommen.

Es kommt so zu einer Hemmung serotonerger und einer Förderung dopaminerger und noradrenerger Funktionen. Wie die Benzodiazepine führt Buspiron zu einer Hemmung der spontanen elektrischen Entladungsaktivität des dorsalen Raphekernes, möglicherweise ein Korrelat der anxiolytischen Wirkung. Die Aktivität der Formatio reticularis (Weckreaktion, Muskeltonus) wird dagegen nicht vermindert.

Nach oraler Gabe (5–10 mg) wird Buspiron rasch **resorbiert**, es unterliegt aber einem hohen »*first-pass*«-Metabolismus. Die **Bioverfügbarkeit** beträgt daher nur ca. 4%. Die **Elimination** erfolgt rasch mit einer Plasmahalbwertszeit von 2–3 Std., die Plasmaproteinbindung ist mit mehr als 95% hoch. Die Ausscheidung von Buspiron und hydroxylierten Metaboliten erfolgt über den Urin und die Fäzes.

Die **therapeutische Wirkung** von Buspiron tritt langsam innerhalb von 1–3 Wochen ein, vermutlich als Folge von Rezeptormodulationen. Bisher sind bei guter anxiolytischer Wirkung keine Anzeichen von Abhängigkeit, keine Entzugssymptomatik und kein Abusus bekannt geworden.

- **Unerwünschte Wirkungen:** Es kommen Kopfschmerzen, Übelkeit und Schwindel vor.

- **Interaktionen:** Die Wirksamkeit scheint unbefriedigend zu sein, wenn vorher mit Benzodiazepinen behandelt wurde.

# Zentral stimulierende Psychopharmaka (Psychostimulanzien)

## Einführung

Unter der Bezeichnung **zentral stimulierende Psychopharmaka** fassen wir Stoffe unterschiedlicher pharmakodynamischer Wirkung zusammen, denen eine psychomotorisch **erregende Wirkung** auf das **Zentralnervensystem** gemeinsam ist. Sie steigern die Vigilanz und die psychomotorische Leistung.
Hierzu gehören
- die Purinderivate vom Typ des *Coffeins*
- die Phenylethylaminderivate vom Typ des *Amphetamins*
- Cocain

Ihre **medikamentöse Verwendung** ist begrenzt. Coffein findet als Wirkstoff in Tonika sowie in breiterem Maße seit Jahrtausenden in Volksgetränken Anwendung. *Phenylethylaminderivate* und Cocain unterliegen dem Betäubungsmittelgesetz und finden sich in der Drogenszene.

## Purin-(Methylxanthin-)Derivate

▶ **Stoffeigenschaften**

Zu den Purinderivaten gehören (Abb. 10-11):
- Coffein
- Theophyllin
- Theobromin
- deren Abkömmlinge

**Coffein** ist der wirksame Inhaltsstoff von
- Kaffeebohnen (*Coffea arabica*: 0,96–2,10% Coffein)
- Blättern vom schwarzen Tee (*Thea sinensis*: 3–5% Coffein)
- Maté (*Ilex paraguariensis*: 1,63% Coffein)
- Kolanuß (*Cola nitida* u. a.: 1–2% Coffein)
- Kakaobohnen (*Theobroma cacao*: 0,05–0,36% Coffein)
- Guarana (aus Paulliniaarten: etwa 10%)

**Theophyllin** kommt u. a. in geringen Mengen in Teeblättern vor (0,1%), **Theobromin** ist das Hauptalkaloid der Kakaobohne (1,5–3%).

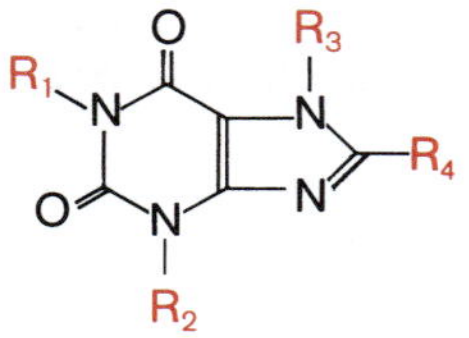

| $R_1$ | $R_2$ | $R_3$ | $R_4$ | |
|---|---|---|---|---|
| –CH$_3$ | –CH$_3$ | –CH$_3$ | –H | Coffein |
| –CH$_3$ | –CH$_3$ | –H | –H | Theophyllin |
| –H | –CH$_3$ | –CH$_3$ | –H | Theobromin |
| –H | –H | –H | =O | Harnsäure |

**Abb. 10-11.** Strukturformeln von Coffein, Theophyllin und Theobromin, zum Vergleich Harnsäure

▶ **Pharmakodynamik**

Prototyp der Methylxanthinderivate ist *Coffein*, das vielfältige pharmakologische Wirkungen, z. B. auf Herz, Atemwege, Magen-Darm-Kanal, Niere, ZNS u. a. besitzt. In diesem Kapitel werden nur die zentralnervösen Wirkungen beschrieben. Coffein wirkt als *Psychostimulans* stärker als Theophyllin und Theobromin.

*Am Versuchstier* beobachtet man nach Coffeingabe eine Zunahme der **lokomotorischen Aktivität**, wobei das exploratorische Verhalten beeinträchtigt sein kann. In niedrigen Dosen vermag Coffein die **Lernfähigkeit** der Tiere und die Ausführungen erlernter Handlungen zu verbessern. Hohe Dosen beeinträchtigen das geordnete Verhalten und vermindern die **Laufaktivität**. Im Gegensatz zu Amphetamin treten nie unnatürliche Bewegungsmuster auf. Coffein vermindert bei Versuchstieren die **Aufnahme von Futter** und **Wasser**.

Die **Wirkung beruht auf** einer *Dämpfung des intralaminären mediothalamischen Systems* mit Freisetzung kortikaler Leistungen. Erst in hohen Dosen kommt es zu einer Erregung der Formatio reticularis. Die zentralnervöse Wirkung wurde früher mit einer *Hemmung* der *intrazellulären Phosphodiesterase* erklärt, die den Abbau von cAMP bewirkt. So kommt es zu einer Anreicherung von cAMP, das als »second messenger« des Rezeptorsystems adrenerger und dopaminerger Neurone fungiert. Die dafür nötigen Konzentrationen von Coffein oder Theophyllin liegen jedoch deutlich höher als diejenigen im Gehirn nach üblichen Dosen. Wahrscheinlich ist die Hemmwirkung auf die Phosphodiesterase für die peripheren Wirkungen der Purine verantwortlich.

Heute nimmt man an, daß ein *Angriff an zentralen Adenosinrezeptoren* (sog. Purinozeptoren$_1$) für die Wirkung wesentlich ist. Als kompetitive Antagonisten an Adenosin-(A$_1$-)Rezeptoren führen Coffein und auch Theophyllin zur Aufhebung der adenosinergen Hemmung motorischer und psychischer Funktionen.

Die Existenz inhibitorischer Adenosinrezeptoren mit prä- und postsynaptischer Lokalisation kann als gesichert gelten. Sie sind an das Adenylatcyclasesystem gekoppelt. In hohen Dosen vermag Coffein die Wirkung von *Benzodiazepinen* zu *antagonisieren*, wobei ein direkter Angriff an Benzodiazepinrezeptoren angenommen wird. Durch einen derartigen Angriff lassen sich auch **toxische Effekte** von *Coffein* (generalisierte Krämpfe) erklären, bei denen *Flumazenil* als Antidot wirksam ist.

Coffeinhaltige Getränke sind heute die beliebtesten stimulierenden »Psychopharmaka«, die von der Gesellschaft akzeptiert werden.

Coffein führt bei angemessener Dosis (50–200 mg, ~ 1–3 Tassen Kaffee oder Tee) zu einem schnelleren Gedankenfluß und unterdrückt Schläfrigkeit und Müdigkeit. Nach Genuß von Kaffee oder Tee ist man zu wirkungsvolleren Ideenassoziationen fähig. Coffein verbessert die Wahrnehmung sensorischer Reize und verkürzt die Reaktionszeit. Höhere Dosen führen zu Fahrigkeit und Konzentrationsverlust mit Redesucht. Coffein behindert den Schlaf, vermag andererseits bei alten und kreislaufschwachen Menschen auch das Einschlafen zu begünstigen (Verbesserung der Sauerstoffversorgung des Gehirns durch Kreislaufaktivierung).

● **Unerwünschte Wirkungen:** Dies sind – besonders bei längerem Gebrauch in größeren Mengen – Unruhe, Reizbarkeit, Tremor, Schmerzen in der Herzgegend, Pulsunregelmäßigkeiten und Extrasystolien. Dazu kommen Übelkeit, Magen-Darm-Störungen, Appetitverlust, Dyspepsien und Erbrechen.

● **Kontraindikationen:** Dies sind Hypertonie, Hyperthyreose, Epilepsie, Manie, Schizophrenie sowie, wegen Stimulation der Magensäuresekretion durch Coffein, Ulcus ventriculi und Ulcus duodeni.

▶ **Pharmakokinetik**

Coffein und Theophyllin werden aus Magen und Darm (auch rektal) schnell und nahezu vollständig **resorbiert**. Die **Bioverfügbarkeit** ist nahezu 100%. Die Plasmaproteinbindung ist mit 10–30% nur gering. Die Verteilung erfolgt rasch in alle Gewebe. Der größte Teil wird demethyliert, oxidiert und als Methylharnsäure und Methylxanthine durch die *Niere* ausgeschieden. An der Metabolisierung der Purine sind hepatische Cytochrom-$P_{450}$-Isoenzyme, vor allem CYP 1A2, beteiligt. Insbesondere das Antidepressivum Fluvoxamin vermag den Purinmetabolismus zu inhibieren. Nur eine geringe Menge verläßt unverändert den Körper. Die **Eliminationshalbwertszeit** beträgt 3–5 Std. für *Coffein* und 5–9 Std. für *Theophyllin*.

# Amphetaminderivate (Weckamine)

▶ **Stoffeigenschaften**

Amphetamin sowie die meisten Stimulanzien mit amphetaminähnlicher Wirkung sind **Phenylethylaminderivate** (Abb. 10-12). Phenylethylamin unterscheidet sich von Dopamin durch das *Fehlen phenolischer (OH-)Gruppen*. Die physikalisch-chemischen Ladungseigenschaften werden hierdurch so verändert, daß die Verbindungen *weniger polar* sind und infolgedessen die Blut-Hirn-Schranke überwinden können, so daß die Phenylethylamine im Gegensatz zu peripher verabreichtem Noradrenalin und Dopamin *zentralnervöse Wirkungen* entfalten können.

*Amphetamin* wurde in den dreißiger Jahren als Mittel zur Abschwellung der Nasenschleimhäute entwickelt und trat von hier seinen zweifelhaften Siegeszug als Psychostimulans an. Weitere **Amphetaminderivate** findet man in Tab. 10-21. Sie lassen sich einteilen in Verbindungen mit:

- starker dopaminerger Wirkung: *Amphetamin* und *Methamphetamin*
- mittelstarker dopaminerger Wirkung: *Phenmetrazin, Methylphenidat, Fenetyllin*
- schwacher dopaminerger Wirkung: *Ephedrin, Norpseudoephedrin*
- fehlender dopaminerger, aber serotonerger Wirkung: *Mefenorex, Fenfluramin* und *Pemolin*

Diese Verbindungen wurden entweder als Psychostimulanzien (Psychoanaleptika) oder Appetitzügler entwickelt.

Neben dem *Ma Huang* der chinesischen Medizin (Ephedrin aus Ephedra vulgaris) ist wohl das **Kath** das älteste Stimulans, älter sicher als der Kaffee. Es handelt sich beim Kath um eine Staude, ähnlich dem Teebaum. Die Pflanze wird kultiviert in Äthiopien, Jemen, Kenia, auch in Ceylon und Indien. Die Blätter werden gekaut, geraucht oder seltener als Tee genossen und enthalten u. a. das *Kathin*, das identisch ist mit dem bei uns in vielen Appetitzüglern vorhandenen *Norpseudoephedrin,* dem demethylierten Ephedrin (Tab. 10-21). Kath gehört zu den von der WHO kontrollierten Drogen.

Weitere – *illegal* hergestellte, pharmakologisch nicht näher definierte – amphetaminartige Stoffe finden sich als **Designer-Drogen** in der Drogenszene (u. a. Ecstasy, Tab. 10-23, S. 270).

▶ **Pharmakodynamik**

Die Wirkung der Phenylethylaminderivate soll am Beispiel des *Amphetamins* dargestellt werden.

Amphetamin hat **dopaminerge** und **adrenerge Eigenschaften**. Es bewirkt eine Freisetzung von Dopamin und Noradrenalin aus den präsynaptischen Nervenendigungen in den synaptischen Spalt (indirekte adrenerge respektive dopaminerge Wirkung). In höheren Dosen hemmt es auch die Rückspeicherung in die Nervenendigungen, und in vitro läßt sich auch eine Hemmung der Monoaminoxidase nachweisen.

*Im Tierversuch* ist Amphetamin vor allem durch **Wirkungen** charakterisiert, die auf den genannten Wirkungsmechanismen beruhen:
- Steigerung der motorischen Aktivität
- Auslösung von Bewegungsstereotypien
- Appetithemmung
- Erregung des sympathischen Systems

Die **Wirkungsorte** sind die dopaminergen nigrostriatalen Neurone *(Stereotypien)*, das hypothalamische Sättigungszentrum *(Appetithemmung)*, die mesencephale Formatio reticularis *(Aktivitätssteigerung)* und die peripheren sympathischen Nervenendigungen *(vegetative Symptome)*.

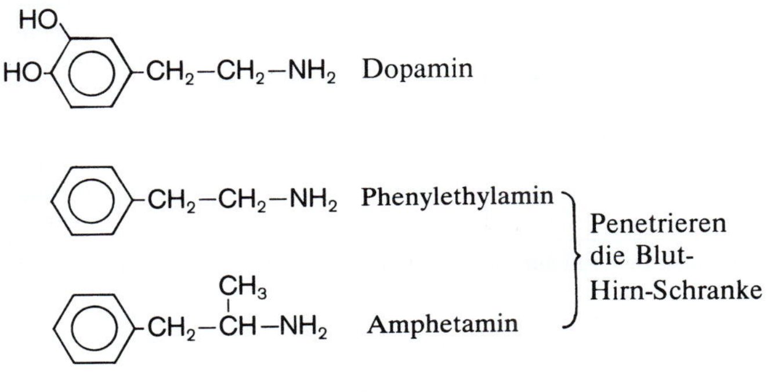

**Abb. 10-12.** Strukturformel von Amphetamin im Vergleich zu Phenylethylamin und Dopamin

▷ **Steigerung der motorischen Aktivität:** Nach kleinen Dosen kommt es zu einer Zunahme der Laufaktivität ähnlich wie bei Coffein.

▷ **Auslösung von Bewegungsstereotypien:** Steigert man die Dosis, so treten unnatürliche repetitive und bizarre Bewegungsbilder auf. Die Tiere bewegen den Kopf hin und her, respektive auf und ab, zeigen Beiß- und Leckbewegungen, schlagen mit den Vorderpfoten und laufen rückwärts. Man bezeichnet diese zwanghaften Bewegungen als *Stereotypien*.

▷ **Appetithemmung:** Im ventromedialen Hypothalamus befindet sich eine adrenerg organisierte Kernstruktur, deren Erregung ein Gefühl der Sättigung bewirkt *(Sättigungszentrum)*[1]. Amphetamin stimuliert die Neurone dieses Gebietes und unterdrückt so den Appetit.

---

[1] Es handelt sich um ein duales System: Reizung eines Zentrums im lateralen Hypothalamus führt zu Freßverhalten.

**Tab. 10-21.** Phenylethylamine und Cocain

| Freiname | Handelsname [Vulgärbezeichnung] | Strukturformel | Stereotypien (Ratte) | Abhängigkeit (WHO) | Kontrolle* | Indikation** |
|---|---|---|---|---|---|---|
| Cocain | – | (Strukturformel) | +++ | +++ | Btm., III A | nur lokal am Auge |
| Amphetamin | [Purple heart, Benny, Speed, Sweets Christmas] | (Strukturformel) | +++ | +++ | Btm., III A | – |
| Methamphetamin | [Meth, Speed] | (Strukturformel) | +++ | ++ | Btm., III A | – |
| Phenmetrazin | – | (Strukturformel) | ++ | ++ | Btm., III A | – |
| Methylphenidat | Ritalin® | (Strukturformel) | ++ | ++ | Btm., III A | PA |
| D-Nor[pseudo]ephedrin | [Kathin] [Kath] Mirapront® N u.a. | (Strukturformel) | + | + | WHO (nur für Kath) | AZ + lokal (Nasenschleimhaut) |
| Ephedrin | [Ma Huang] | (Strukturformel) | (+) | + | Rp. | AZ + lokal (Nasenschleimhaut) |

\* Btm. = Betäubungsmittelgesetz der Bundesrepublik Deutschland, Anhang, Teil:
   WHO = Weltgesundheitsorganisation
   Rp. = rezeptpflichtig
\*\* PA = Psychoanaleptikum, AZ = Appetitzügler

Tab. 10-21. (Fortsetzung)

| Freiname | Handelsname [Vulgärbezeichnung] | Strukturformel | Stereotypien (Ratte) | Abhängigkeit (WHO) | Kontrolle* | Indikation** |
|---|---|---|---|---|---|---|
| Fenetyllin | Captagon® | (Struktur) | ++ | ++ | Btm., III A | PA |
| Levopropylhexedrin | | (Struktur) | ? | + | Rp. | AZ |
| Amfepramon | Regenon® Tenuate® | (Struktur) | ? | + | Btm., III C | AZ |
| Mefenorex | Rondimen® | (Struktur) | ∅ | ? | Rp. | AZ |
| Fenfluramin | | (Struktur) | ∅ | ? | Rp. | nicht mehr im Handel |
| Pemolin | Senior® Tradon® | (Struktur) | ∅ | ∅ | Rp. | PA |
| Fenproporex | | (Struktur) | ? | ? | Rp. | AZ |

▷ **Erregung des sympathischen Systems:** Die Tiere bieten unter Amphetamin ein Bild der Erregung peripherer, adrenerger und sympathischer Funktionen: weite Lidspalten, Mydriasis, Pilarrektion, Tachykardie, Blutdruckanstieg usw.

*Beim Menschen* führt die Verabreichung von Amphetamin und -derivaten zu
- Euphorie,
- gesteigertem Selbstvertrauen und erhöhter Aktivität.
- Müdigkeit und Schläfrigkeit verschwinden (Mißbrauch als Dopingmittel).
- Die Behandelten sind motorisch unruhig und zeigen eine gesteigerte Erregbarkeit mit Rededrang *(Logorrhö).*
- Häufig ist die Stimmung gehoben, es kommen aber auch dysphorische Angst- und Spannungszustände vor.

Am **vegetativen System** zeigen sich Pupillenerweiterung, Mundtrockenheit, Tachykardie und Anstieg des Blutdrucks, Reflexsteigerung und feiner Tremor von Fingern und Extremitäten.

Die größte Gefahr ist die **psychische Abhängigkeit** infolge der häufig vorkommenden mißbräuchlichen Verwendung. Ursache hierfür ist ein besonders nach hohen Dosen oder intravenöser Applikation auftretendes *exzessives Wohlbefinden*, weshalb man – wie beim Heroin auch – vom »Kick« spricht. Dieses Erlebnis bedeutet einen Zwang zur Wiederholung, die immer wieder in einem Stimmungstief bis zur vollständigen Erschöpfung endet und zu einem sozialen Verfall führt.

Das nach **Mißbrauch von Amphetamin** und seinen Verwandten auftretende psychotische Bild ist häufig nicht von der endogenen Schizophrenie zu unterscheiden. Die Bedrohung durch Amphetamin ist der durch Heroin vergleichbar:
- Auszehrung mit Infektionsgefährdung
- Dehydratation bis zur völligen Exsikkose
- bei parenteraler Verabreichung Thrombophlebitiden

- Phlegmone
- Pneumonien
- septische Endokarditiden
- Übertragung von Virushepatitis und AIDS

Da die dopaminerge und adrenerge Wirkung vor allem auf die Freisetzung der Transmitter zurückgeht, kommt es bei Wiederholung der Einnahme in kürzeren Abständen zum *Nachlassen der Wirkung* durch *Erschöpfung der Aminspeicher*. Man nennt diesen Wirkungsrückgang – in Abgrenzung zur Toleranzbildung bei Verabreichung in größeren Abständen – »**Tachyphylaxie**«.

▶ **Pharmakokinetik**

Die enterale **Resorption** von Amphetamin verläuft schnell und vollständig. Nach ca. 1 Std. ist der maximale Blutspiegel erreicht. Im Vergleich zum strukturverwandten Ephedrin ist Amphetamin lipophiler, so daß die tubuläre Rückresorption stärker und damit die renale Clearance geringer ist. Vor der renalen Ausscheidung kommt es bei Amphetamin zur **Biotransformation** in besser wasserlösliche Verbindungen, und zwar durch Desaminierung (30%), weniger durch Parahydroxylierung und β-Hydroxylierung mit nachfolgender Glucuronidierung. Die *renale* **Elimination** ist pH-abhängig und die Halbwertszeit beträgt 4–6 Std.

◆ **Therapeutische Verwendung**

Psychostimulanzien sind für die Therapie **weitgehend obsolet.** Als *Indikationen* für Amphetamin und -derivate sind allenfalls vertretbar gewisse seltene Bilder der **Narkolepsie** (Psychoanalepsis) und bestimmte Formen der **Hyperkinesie** bei Kindern (Fenetyllin, Methylphenidat), beides Krankheitsbilder, deren Behandlung wegen ihrer Gefahren nur durch den Spezialisten erfolgen soll.

Die in Tab. 10-21 aufgeführten Psychostimulanzien, die nicht dem Betäubungsmittelgesetz unterliegen, werden als **Appetitzügler** eingesetzt. Diese Indikation ist ärztlich problematisch. Appetitzügler können allenfalls vorübergehend zur Unterstützung einer ärztlich geleiteten Verhaltenstherapie Fettsüchtiger von Nutzen sein. Eine Reduktionsdiät kann nicht durch Einnahme von Appetitzüglern ersetzt werden. Wegen kardialer Effekte (Herzklappenveränderungen) wurden Fenfluramin und Dexfenfluramin vom Markt genommen.

## Cocain

Wir beziehen an dieser Stelle das Cocain (Tab. 10-21) in die Betrachtung ein, dessen zentralnervösen pharmakologischen Eigenschaften (starke dopaminerge Wirkung) denen von Amphetamin ähnlich sind.

> Cocain ist ein potenter **Hemmstoff** der **Dopamin-** und **Noradrenalinwiederaufnahme** in präsynaptische Nervenendigungen. Durch diese Mechanismen kommt es zu einem *psychomotorisch stimulierenden* und *euphorisierenden* Effekt.

Cocain ist ein Alkaloid aus den Blättern des in den Anden beheimateten Kokastrauches *(Erythroxylon coca)*. Die Blätter dieses Strauches werden von den peruanischen Inkas gekaut, die offenbar unter der Wirkung des Cocains zu beachtlichen körperlichen Leistungen fähig sind, aber auch früh sterben.

Cocain findet keine therapeutische Anwendung außer seiner **oberflächenanästhetischen Eigenschaft** am Auge. Demgegenüber ist es ein bekanntes **Rauschgift** mit starker abhängigkeitsbildender Wirkung.

## Nootropika (Antidementiva)

▶ **Begriffsbestimmung und Stoffeigenschaften**

Im Präsenium und Senium, aber auch nach Schädeltraumen und Hirnläsionen kann es zum Auftreten eines sehr typischen Syndroms, der **Hirnleistungsschwäche** kommen. Die Symptome sind
- Hemmung des Antriebs
- Verwirrtheit
- depressive Stimmungslage
- Nachlassen von Konzentration und Gedächtnis
- Schlafstörungen
- somatische Erscheinungen (Kopfschmerzen und Schwindel)

Noch vor wenigen Jahren nahm man an, daß das **organische Psychosyndrom** ausschließlich gefäßbedingt wäre, und man sprach von »zerebrovaskulären Störungen«. Die Zahl der Patienten, bei denen eine Herabsetzung der Hirndurchblutung nachweisbar ist (z.B. mit Xenonclearance), ist jedoch so gering, daß eine vaskuläre Störung heute nicht mehr im Mittelpunkt der Forschung für neue Therapeutika steht. Heute rechnet man die Mehrzahl der betroffenen Patienten der Alzheimer-Krankheit (senile Demenz) zu, die durch Neurodegenerationen in subkortikalen Strukturen (z.B. Nucl. basalis Meynert) und Ablagerungen von β-Amyloidproteinplaques und neurofibrillären »Tangles« im Gehirn pathoanatomisch gekennzeichnet ist.

> Unter dem Begriff der **Nootropika** (auch Antidementiva, Psychoenergetika) faßt man eine chemisch sehr heterogene Gruppe von Substanzen

zusammen, die **höhere integrative Hirnfunktionen**, wie Gedächtnis, Lern-, Auffassungs-, Denk- und Konzentrationsfähigkeit, **verbessern sollen**. Für sie ist ein einheitlicher Wirkmechanismus nicht bekannt und auch unwahrscheinlich. Sie sind **indiziert bei beginnenden Hirnleistungsschwächen**, wie sie vor allem im Alter, nach Schädeltraumen und Hirnläsionen vorkommen.

Ein fließender Übergang besteht zu den Arzneimitteln, deren wesentlichster Effekt in einer **Steigerung der Durchblutung des Gehirns** aufgrund verschiedenartiger Mechanismen besteht, wie Cyclandelat, Dihydroergotoxin, Dihydroergotamin, Ginkgo-biloba-Extrakt, Naftidrofuryl, Nicergolin, Papaverin, Pyribedil, Vincamin und Xantinolnicotinat oder dem über die verbesserte Fließeigenschaft des Blutes wirkenden Pentoxifyllin (Kap. 14, S. 394f.).

▶ **Pharmakodynamik**

Die in Struktur und Eigenschaften sehr heterogene Gruppe der Nootropika ist in Tab. 10-22 zusammengestellt. Verschiedene pharmakologisch erfaßbare Wirkungen sind zahlreich beschrieben worden. Es ist jedoch zweifelhaft, ob die zur Charakterisierung verwendeten Eigenschaften überhaupt für die Behandlung der Hirnleistungsstörung relevant sind. Bisher fehlt ein eindeutiges Standardmodell für die pharmakologische Erfassung neurotroper Effekte. Folgende **Wirkungen** könnten **mit** einer möglichen **neurotropen Wirkung in Zusammenhang** stehen, obwohl keine kausale Beziehung zwischen den biochemisch oder elektrophysiologisch erfaßbaren Effekten und der schwer erfaßbaren therapeutischen Wirkung erkennbar ist:
- Betonung des elektroencephalographischen alpha-Rhythmus und weitere Hinweise auf eine Steigerung der Vigilanz (bei allen Stoffen dieser Gruppe)
- Rückgang des Abnutzungspigmentes Lipofuscin in den Nervenzellen *(Meclofenoxat)*
- Vermehrte Synthese und Freisetzung von Acetylcholin im Gehirn *(Dimethylaminoethanol = Deanol, Meclofenoxat, Pyritinol)*
- Vermehrte Aufnahme von Glucose im Gehirn und vermehrte Glucoseutilisation *(Meclofenoxat, Piracetam, Pyritinol, Vinpocetin)*
- Stabilisierung oder Zunahme des zellulären cAMP *(Piracetam)*
- Erhöhung des ATP-Gehaltes und des ATP/ADP-Quotienten im Gehirn oder Steigerung der Aktivität der Adenylatkinase *(Piracetam, Vinpocetin)*
- Gesteigerter Einbau von Phosphat in Nucleotide und Nucleinsäuren, Phosphatidylcholin und -inositol *(Pyritinol, Meclofenoxat, Piracetam)*
- Erhöhung der Cholinorezeptorendichte *(Piracetam)*
- Abfangen freier Radikale und dadurch Verhinderung der durch sie induzierten Peroxidation von Lipidmembranen *(Meclofenoxat, Pyritinol)*
- Verbesserung hämorheologischer Eigenschaften (Thrombozytenaggregationshemmung, Erythrozytenverformbarkeitserhöhung *(Piracetam)*
- Steigerung der Hirndurchblutung *(Piracetam, Vinpocetin)*
- In den letzten Jahren wurde in die Behandlung der demenziellen Erkrankung vom Alzheimer-Typ, insbesondere bei milder Form, d.h. zu Beginn der fortschreitenden Erkrankung, reversible und hirngängige Acetylcholinesterase-Hemmstoffe eingeführt. Durch Hemmung der Acetylcholinesterase kommt es durch vermehrtes Acetylcholin in zentralen cholinergen Synapsen zu einer Aktivierung der cholinergen Transmission. Die starken degenerativen Veränderungen vor allem an cholinergen Bahnen im Gehirn bei der Alzheimer-Krankheit gaben Anlaß für diese Entwicklung. Als erster Hemmstoff wurde das Aminoacridin Tacrin 1994 zugelassen. Ihm folgte vor kurzem das Piperidinderivat Donepezil (Tab. 10-22).

▶ **Pharmakokinetik**

Für **Piracetam** wurde eine vollständige Resorption nach oraler Aufnahme, eine Eliminationshalbwertszeit von 4,4 bis 7,1 Std. und eine im wesentlichen renale Elimination in unmetabolisierter Form beschrieben. Bei Niereninsuffizienz ist zur Vermeidung von Kumulationseffekten die Dosis entsprechend den Kreatininwerten zu reduzieren.

**Pyritinol** wird ebenfalls vollständig resorbiert. Im Organismus wird es rasch an der Disulfidbrücke gespalten. Die Bruchstücke sind pharmakologisch aktiv. Die Eliminationshalbwertszeit liegt bei ca. 6 Std.

**Vinpocetin** wird zu 73% nach oraler Aufnahme resorbiert, unterliegt aber einem ausgeprägten »first-pass«-Effekt in der Leber. Die Bioverfügbarkeit beträgt nur etwa 7%. Aufgrund seiner hohen Lipophilie ist die Konzentration von Vinpocetin im Gehirn 2–3mal höher als im Plasma. Vinpocetin wird in der Leber hydrolysiert, die Ausscheidung erfolgt überwiegend renal. Die terminale Eliminationshalbwertszeit beträgt etwa 9 Std.

**Tacrin** wird nach p.o. Gabe mit einer nur geringen Bioverfügbarkeit resorbiert. Diese steigt im Alter von 17 auf 30% an. Im Plasma liegt Tacrin zu 55% an Plasmaproteine gebunden vor. Die hepatische Metabolisierung erfolgt unter Einwirken von CYP 1A2. Im Alter sinkt die Eliminationsgeschwindigkeit (ursprünglich 2,7 Std.).

**Tab. 10-22.** Nootropika

| Freiname | Handelsname | Chemische Struktur | Tagesdosis in mg |
|---|---|---|---|
| Deanol | Risatarun® | $HO-CH_2-CH_2-N(CH_3)_2$ | 1000–2500 |
| Meclofenoxat | CERUTIL®, Helfergin® | $Cl-\text{C}_6H_4-OCH_2-COO-CH_2-CH_2-N(CH_3)_2$ | 750–1500 |
| Pyritinol | Encephabol® | (Struktur) | 600 |
| Piracetam | Nootrop®, Normabraïn® u.a. | (Struktur) | 2400–4800 |
| Vinpocetin | Cavinton® | (Struktur) | 15–30 |
| Tacrin | Cognex® | (Struktur) | 40–120 |
| Donepezil | Aricept® | (Struktur) | 40–120 |

**Donepezil** hat eine Eliminationshalbwertszeit von 70 Std., die Plasmaproteinbindung ist mit 96% ebenfalls deutlich höher als bei Tacrin. Cytochrom-$P_{450}$-Enzyme sind auch an der Metabolisierung von Donepezil beteiligt. Donepezil wird zu 50% unverändert und 50% metabolisiert renal ausgeschieden. Bei Leberinsuffizienz erhöhen sich die Plasmaspiegel.

◆ **Therapeutische Wirkung**

Obwohl für diese Wirkstoffgruppe in einigen kontrollierten klinischen Studien anhand von psychometrischen Tests und psychophysiologischen Kriterien eine Wirksamkeit nachgewiesen werden konnte, ist ihr Wert für die Langzeittherapie einer Hirnleistungsschwäche umstritten. Die teils *widersprüchlichen Beobachtungen* mögen vor allem darin begründet sein, daß die Indikation und die Auswahl der Patienten mit dem Krankheitsbild organisches Psychosyndrom früher nicht ausreichend präzisiert worden sind. So sind z.B. Patienten mit einer computertomographisch nachgewiesenen Hirnatrophie oder schwerer seniler Demenz (Alzheimer-Typ) für eine Nootropikatherapie ungeeignet. Die bisherigen Erfahrungen mit Nootropika und Cholinesterasehemmstoffen sprechen mehr für eine therapeutische Wirkung bei leichter bzw. **beginnender Hirnleistungsschwäche** und **seniler Demenz**. Hier wurden Steigerungen des Kurzzeitgedächtnisses, der motorischen Leistung und eine Besserung der Allgemeinbefindlichkeit beschrieben. Bisher liegen für Cholinesterasehemmer ausreichende klinische Erfahrungen nur mit Tacrin vor. Danach vermag Tacrin in den Anfangsstadien der Erkrankung bei etwa 15–30% der betroffenen Patienten sowohl die Gedächtnisfunktion als auch die normale Lebensführung zu verbessern. Kaum Einfluß hat Tacrin auf die räumliche Desorientierung.

● **Unerwünschte Wirkungen:** Unerwünschte Wirkungen der meisten Nootropika sind gering. Es können vorübergehend Zeichen einer leichten Erregung, Unruhe und gelegentlich auch Schlafstörungen eintreten.

**Tacrin** zeichnet sich leider durch keine gute *Verträglichkeit* aus. Bei mehr als 20% der Patienten bewirken bereits niedrige Dosen Leberfunktionsstörungen mit erhöhten Serumtransaminasewerten, die sich nach Absetzen aber normalisieren. Ferner treten typische cholinerge Nebenwirkungen auf (abdominelle Krämpfe, Diarrhö, Übelkeit, Erbrechen, Bradykardie). Hier bringen möglicherweise neue Wirkstoffe Verbesserungen. Nach bisherigen Erfahrungen besteht bei **Donepezil** kein Hinweis auf Hepatotoxizität, dagegen bestehen unverändert cholinerge unerwünschte Wirkungen.

- **Dosierung:** Die Dosierung von Tacrin beginnt mit 40 mg/Tag in 2–3 tägl. Dosen und wird alle 4–6 Wochen um weitere 40 mg/Tag erhöht, solange die Leberfunktion normal bleibt. Die Dosierung von Donepezil beginnt mit 5 mg/Tag.

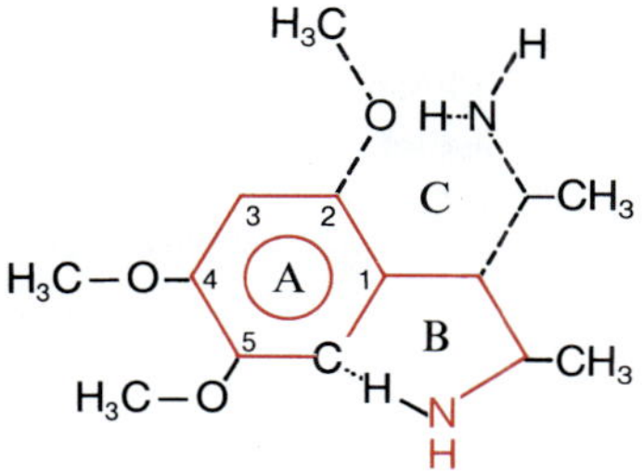

**Abb. 10-13.** Hypothetischer Ringschluß von 2,4,5-Trimethoxyamphetamin zu Kondensationsprodukten z.B. in der Art der halluzinogenen Indolderivate (Psilocybin, Psilocin, LSD usw.)

# Anhang 1:
# Halluzinogene und/oder Psychotomimetika

## Einführung

Bei den **Halluzinogenen** handelt es sich um eine chemisch und pharmakodynamisch heterogene Gruppe von Stoffen, die zum Auftreten von optischen oder akustischen Sinnestäuschungen führen.
Als **Psychotomimetika** bezeichnet man chemische Stoffe, wenn durch sie psychotische, meist schizophrenieähnliche Zustandsbilder ausgelöst werden. Zu den Psychotomimetika gehören in hohen Dosen auch die bereits besprochenen *Weckamine* (Amphetamine) und *Cocain* (S. 263 ff. u. 266).

Den Halluzinogenen und/oder Psychotomimetika liegt chemisch in der Mehrzahl entweder die chemische **Struktur von Dopamin** oder von **Serotonin** zugrunde. Entsprechend variieren auch die pharmakologischen Wirkungen. Einige repräsentative Vertreter dieser Stoffe sind in Tab. 10-23 zusammengestellt. Auffällig ist bei ihnen die Häufung **O-** und **N-methylierter Derivate** der Neurotransmitter. Methoxygruppen bringen eine Ballung negativer Ladung in den aromatischen Ring, wodurch ein **Ringschluß** der aliphatischen Seitenkette im Körper begünstigt wird. So können z. B. Phenylethylverbindungen den **Charakter von Indolderivaten** gewinnen, entsprechend den halluzinogenen Verbindungen *Psilocybin, Psilocin, DMT, Bufotenin* usw.
Dieser noch hypothetische Ringschluß wird in Abbildung 10-13 für *2,4,5-Trimethoxyamphetamin* dargestellt.

Bis auf **DOM** und **MDMA** handelt es sich bei den Verbindungen der Tab. 10-23 um Naturstoffe oder wie **LSD** um halbsynthetische Produkte. Entdeckt wurden die meisten natürlichen Verbindungen als Rauschmittel von Naturvölkern. **Tetrahydrocannabinol (THC),** der psychotomimetisch wirksamste Bestandteil der *Hanfzubereitungen* Haschisch bzw. Marihuana, und **Muscimol** und **Ibotensäure**, die zentralnervösen Wirkstoffe des *Fliegenpilzes* (nicht zu verwechseln mit Muscarin), sind strukturell nicht in die Dopamin- oder Serotoninstruktur einzuordnen. Muscimol ist ein selektiver Agonist am $GABA_A$-Rezeptor und wirkt inhibitorisch auf die Psychomotorik. Demgegenüber wirkt Ibotensäure exzitatorisch über einen Angriff an Glutamatrezeptoren.

## LSD

▶ **Stoffeigenschaften**

Lysergsäurediethylamid (LSD) ist ein halbsynthetisches Derivat der Mutterkornalkaloide.
Wie die kultischen Pilzgifte *Psilocybin* und *Psilocin* enthält auch LSD im Ringsystem einen **Indolteil** (Tab. 10-23). Es gehört damit zu den Halluzinogenen, die dem Serotonin chemisch nahestehen. LSD wird hier beispielhaft für die anderen Halluzinogene näher behandelt.

▶ **Pharmakodynamik**

**Wirkungen beim Versuchstier:**
Für die halluzinogene Wirkung gibt es kein sicheres pharmakodynamisches Äquivalent am Tier. Nach höheren Dosen von LSD werden Versuchstiere lediglich bewegungsarm und zeigen Phasen fast kataleptischer Starre bei weit geöffneten Augen.

Entsprechend seiner Indolstruktur besitzt LSD eine hohe Affinität zu Serotoninrezeptoren. In na-

## Psychopharmaka

> nomolaren Konzentrationen bindet es sowohl an $5\text{-}HT_{1A}$- als auch $5\text{-}HT_2$-Rezeptoren. Funktionelle Studien lassen eine agonistische bzw. partiell *agonistische Wirkung an $5\text{-}HT_{1A}$-*, sowie *antagonistische Wirkung an $5\text{-}HT_2$-Rezeptoren* als **Wirkungsmechanismus** annehmen.

LSD wirkt auf den verschiedenen Ebenen des **ZNS** vom Rückenmark bis zur Hirnrinde; es beeinflußt nicht nur serotonerge, sondern auch noradrenerge und dopaminerge Funktionen über präsynaptische Angriffe. Es ist heute noch nicht möglich, die psychotomimetische Wirkung einem definierten Rezeptorsubtyp zuzuordnen.

Auf **sensorische Reize** kommt es unter LSD zu **verstärkten Reaktionen**, wie sich an evozierten elektrischen Potentialen im Gehirn darstellen läßt. Auch Verhaltensversuche am Tier zeigen, daß die Reizverarbeitung, vor allem die Unterscheidung zwischen relevanten und irrelevanten Reizen, gestört ist.

Am Vegetativum zeigt sich eine sympathische Erregung (Mydriasis, Tachykardie, Hyperthermie, Hyperglykämie und Blutdrucksteigerung).

**Wirkungen beim Menschen:**

▷ **Psychische Wirkung:** Im Vordergrund der Wirkung stehen *optische Sinnestäuschungen*. Diese Halluzinationen sind vielgestaltig, oft bewegt, meistens farbig. Sie treten bei offenen, besonders aber bei geschlossenen Augen auf. Es kommt zu illusionärer Verkennung der Umgebung, wobei die Unwirklichkeit des Drogenerlebnisses bewußt bleibt. Das *Zeitgefühl ist verändert*; die eigene Person wird entfremdet erlebt. Die Stimmung kann bei entspannter Umgebung *euphorisch* sein, ist aber nicht selten auch dysphorisch bis hin zum »*Horrortrip*« (Rausch mit Schrecken und Entsetzen). Nach Abklingen des Rauscherlebnisses bleiben Müdigkeit, Abgeschlagenheit und auch vorübergehende Störungen mnestischer Funktionen. Die Vielfalt des Erlebnisses ergibt sich aus der Verschiedenheit der Persönlichkeitsstrukturen.

▷ **Somatische und vegetative Wirkungen:** 15–30 min nach 30–100 µg LSD p. o. kommt es zunächst zu motorischen Störungen (Ataxie). Hinzu tritt Brechreiz, Schwindel, Hitze- oder Kältegefühl. Man beobachtet Mydriasis, Temperatursteige-

**Tab. 10-23.** Halluzinogene und Psychotomimetika

a) **Von Dopamin abzuleitende Stoffe:** Dopamin

| Pflanze | Inhaltsstoffe | Chemische Struktur | Vulgärbezeichnung |
|---|---|---|---|
| – | 2,5-Dimethoxy-4-methylamphetamin (DOM) | | STP (»scientific treated petroleum«) |
| – | 3,4-Methylendioxymethamphetamin (MDMA) | | Ecstasy |
| *Anhalonium lewinii* bzw. *Lophophora williamsii* (Kaktusart) | Mescalin | | Peyotl |
| *Myristica fragrans* (Muskatnußbaum) | Myristicin | | |

**Tab. 10-23.** (Fortsetzung)

**b) Von Serotonin abzuleitende Stoffe:**

Serotonin
(auch in Papaiafrucht, Passionsblume und Banane)

| Pflanze | Inhaltsstoffe | Chemische Struktur | Vulgärbezeichnung |
|---|---|---|---|
| *Psilocybe mexicana* (Pilz) | Psilocybin[1] Psilocin[2] | 1) R = PO$_3$H$_2$  2) R = H | Teonanácatl |
| *Anadenanthera peregrina* u. a. (Baum) | Dimethyl- tryptamin (DMT)[3] Bufotenin[4] | 3) R = H  4) R = OH | Yopo, Cohoba, vilca, cebil, yakee, parica epena, amgico |
| *Peganum harmala* (Steppenraute) *Banisteriopsis caapi* (Liane) | Harmin[5] Harmalin[6] | 5), 6) | Ayahuasca, Yaje |
| *Rivea corymbosa* (Winden) | Lysergamid | | Ololiuqui |
| Halbsynthetisch aus Mutterkorn- alkaloiden | Lysergsäure- diethylamid (LSD) | | Acid Trip |

**c) Andere Strukturen:**

| Pflanze | Inhaltsstoffe | Chemische Struktur | Vulgärbezeichnung |
|---|---|---|---|
| *Amanita muscaria* (Fliegenpilz) | Muscimol[1] Ibotensäure[2] | 1) R = H  2) R = COOH | |
| *Cannabis sativa var. indica* (Hanf) | THC | $C_5H_{11}$(n) | Haschisch-Marihuana Hash, Canapa, Charas, Charge, Congo Mataby, Dagga, Gage, Ganga, Gear, Grass, Hemp, Kif, Mary-Jane, Muggles, Pot, Rope, Stuff, Tampi, Tea, Weed |

rung, Tachykardie, Zunahme der Atemfrequenz und Blutdrucksteigerung. Die Symptome entsprechen einer *sympathomimetischen Wirkung*.

▶ **Nebenwirkungen und Gefahren**

In der akuten Phase der LSD-Wirkung können **Panikzustände** (»freak outs«) auftreten, die auch bei Erfahrenen auf ungünstige Gemütsverfassungen oder unerfreuliche Zustände zurückzuführen sind. Ursache sind dysphorische Reaktionen mit widerwärtigen Verzerrungen der Umgebung, mit furchterregenden Gesichtern und grauenhaften Visionen.

> Die Erlebnisse bahnen offensichtlich zerebrale Abläufe, so daß noch *nach Wochen* ähnliche Zustände auch *ohne LSD* auftreten können (**»flash backs«, »echoes«**).

Nach LSD tritt bei kurzfristig wiederholter Anwendung eine *Toleranz* auf. Das Suchtpotential von LSD ist nicht hoch.

# Cannabis

▶ **Stoffeigenschaften**

> **Marihuana** ist die Bezeichnung der getrockneten Droge aus Blättern und Blütenständen der weiblichen Hanfpflanze *(Cannabis sativa)*.
> **Haschisch** nennt man das Harz, den wesentlichen Träger der pharmakologisch wirksamen *Cannabinoide*, vor allem des Hauptwirkstoffes $\triangle^9$-Tetrahydrocannabinol ($\triangle^9$-THC, Tab. 10-23).

Die Aufnahme der Cannabiswirkstoffe erfolgt in der Regel durch Inhalation des Rauches aus Pfeife oder Zigaretten und nur in Ausnahmen oral, z. B. in Backwaren oder Getränken.

▶ **Pharmakodynamik**

Die pharmakologischen Eigenschaften der Cannabinoide sind wenig charakteristisch und geben keinen direkten Anhalt für eine zum Mißbrauch führende zentrale Wirkung.

> In neuerer Zeit sind Hinweise auf körpereigene Stoffe (sog. Anandamide), die mit Cannabinoiden um spezifische Rezeptorbindungsstellen konkurrieren, aufgekommen. Bis heute wurden zwei definierte Cannabinoidrezeptoren, $CB_1$ und $CB_2$, als an G-Proteine gekoppelte Rezeptoren gefunden.

**Wirkungen beim Versuchstier:**
▷ **Allgemeinverhalten:** Beim Versuchstier steht, ähnlich den Benzodiazepinen, eine *zentrale Dämpfung* im Vordergrund der Wirkung. Es kommt dosisabhängig zu einer Hemmung der artspezifischen Aggressivität und schließlich zu einer Verminderung der lokomotorischen Aktivität. In hohen Dosen kann das Bild in eine Erregung umschlagen.
Gestörte Muskelkoordination mit ataktischem Gang und eine katalepsieähnliche Starre in hohen Dosen vervollständigen das Wirkungsbild.
▷ **Weitere zentrale Wirkungen:** Cannabinoide wirken antikonvulsiv, schmerzhemmend und antiemetisch. Sie senken die Körpertemperatur und steigern den Appetit.
▷ **Periphere Wirkungen:** Aus der erschlaffenden Wirkung auf glatte Muskelzellen resultiert eine *Erweiterung der Blutgefäße*, die zu einer Senkung des Blutdrucks und einer reflektorischen Pulsbeschleunigung führen kann. Sie wird in einer vermehrten Rötung und Gefäßzeichnung der Augenbindehaut auch äußerlich erkennbar. Wie die Blutgefäße, so werden auch die Bronchien erweitert, und die Motorik des Magen-Darm-Kanals wird vermindert. Die Speichelsekretion nimmt ab, die Pupillen werden verengt und der Augeninnendruck sinkt.

**Wirkung beim Menschen:**
▷ **Allgemeinbefinden:** Kleine Dosen Tetrahydrocannabinol, etwa der Gehalt einer Cannabiszigarette, führen zu behaglicher Entspannung, leichter Schläfrigkeit und Euphorie. Bei Unerfahrenen kann ein ängstlich gefärbtes Beklommenheitsgefühl auftreten.
▷ **Sensorium:** Mit mehrfach höheren Dosen werden vor allem akustische Eindrücke, aber auch andere Sinneswahrnehmungen intensiver erlebt. Jedoch werden Schmerzempfindungen gemildert. Zeit- und Raumempfinden werden verändert: Die Zeit vergeht langsamer, der Raum weitet und verformt sich (Realitätsverlust).
▷ **Kognitive Leistungen:** Das Kurzzeitgedächtnis wird beeinträchtigt, so daß komplizierte Denkabläufe erschwert werden.
▷ **Motorik:** leichte Ataxie und Muskelschwäche
▷ **Psychotische Veränderungen:** Weitere Dosissteigerung führt zu Verwirrtheit, Sinnestäuschungen (Illusionen und Halluzinationen) mit paranoiden Bildern.
▷ **Vegetative Wirkungen:** Die körperlichen Empfindungen bestehen in quälendem Durstgefühl, Husten und nach höheren Dosen Schwindel, Übelkeit und Erbrechen. Der Puls ist beschleunigt, die Blutgefäße (Schleimhäute!) sind erweitert.

▶ **Nebenwirkungen und Gefahren**

Zu den sozialen Folgen eines Cannabismißbrauchs Jugendlicher gibt es eine umfangreiche und widersprüchliche Literatur. Erwiesen ist heute, daß in der akuten Phase der Cannabiswirkung **Fehleinschätzungen der eigenen Leistung** auftreten können, die zu Unfällen, besonders auch im Straßenverkehr, Anlaß geben können. Beim Rauchen von Cannabiszigaretten werden wie bei Tabakzigaretten Stoffe inhaliert, die die Atemwege reizen und zu einer **chronischen Bronchitis** führen können.

Gegenüber den meisten zentralen und peripheren Wirkungen von Tetrahydrocannabinol kann sich eine **Toleranz** entwickeln, die teils auf einen beschleunigten Abbau von Tetrahydrocannabinol in der Leber, teils auf adaptative Vorgänge im Zentralnervensystem zurückzuführen ist.

Beim **Entzug** kommt es nach wenigen Stunden zu einem nur geringen *Rebound*, der sich in Unruhe, Reizbarkeit, Nervosität, Angst, depressiver Verstimmung, Schlafstörungen in Form von Schlaflosigkeit oder vermehrtem REM-Schlaf (Traumschlaf), Zittern und Fieber äußert und 4–5 Tage anhalten kann.

Die Milde der Entzugserscheinungen zeigt, daß es offenbar keine oder nur selten eine ausgeprägte physische Abhängigkeit mit zwanghafter Cannabiszufuhr gibt.

Über die Auswirkungen des **chronischen Gebrauchs hoher Dosen** sind die Meinungen kontrovers. Es gibt Berichte, denen zufolge langjährige Cannabisraucher ein sog. »*Amotivationssyndrom*« aufweisen, das gekennzeichnet ist durch Apathie, verminderte Bereitschaft oder Fähigkeit, langfristige Pläne zu verfolgen, Frustrationen zu ertragen, sich zu konzentrieren, Routinetätigkeiten zu erledigen oder neue Aufgaben zu meistern, sowie durch eine starke Einengung der verbalen Ausdrucksfähigkeit und des Denkvermögens. Offen ist, ob dieses Syndrom erst durch Cannabis ausgelöst wird oder ob es umgekehrt so ist, daß Personen, bei denen dieses Syndrom latent besteht, besonders dazu prädisponiert sind, Cannabis zu nehmen. Umstritten ist auch die Frage, ob chronischer Gebrauch von Cannabinoiden chronische Hirnschäden verursachen kann oder Schäden bei der Nachkommenschaft erzeugt (chromosomale Veränderungen).

## Zentrale anticholinerge Rauschstoffe

Zentral verfügbare Anticholinergika erzeugen in hohen Dosen
- akute delirante Zustände mit rauschhafter Erregung
- Störung der optischen Größenwahrnehmung
- illusionäre Verkennung

Wir finden dieses Bild bei der Tollkirschen-*(Atropin-Scopolamin-)*Vergiftung und bei der Überdosierung z. B. anticholinerger Antidepressiva und Antiparkinsonmittel besonders bei hirngeschädigten Patienten (Altershirn).

Zum **kultischen Rausch** ist seit frühen Zeiten der Menschheit vor allem der Gebrauch von Nachtschattengewächsen bekannt. Die Alraune *(Mandragora officinalis)* ist das mittelalterliche »Hexengift«. Während der Gebrauch anderer kultischer Gifte auf bestimmte Völkerschaften begrenzt ist, findet man

*Mandragora officinalis* – Alraune
*Atropa belladonna* – Tollkirsche
*Hyoscyamus niger* – Bilsenkraut
*Datura stramonium* – Stechapfel

und deren Unterarten bei vielen Völkern und zu allen Zeiten.

# Anhang 2:
# Analeptika (Konvulsiva)

**Analeptika** stimulieren das Zentralnervensystem vorwiegend in subkortikalen Strukturen. Betroffen sind vor allem die subthalamischen und hypothalamischen Zentren der Steuerung der Vasomotorik, vegetativer Reaktionen, der Temperatur sowie der Atmung (Medulla oblongata).

In höheren Dosen erzeugen Analeptika epileptiforme Krämpfe, vermutlich durch Einbeziehung mesolimbischer und kortikaler Strukturen. Im Gegensatz zu den gelegentlich auch als Psychoanaleptika bezeichneten Psychostimulanzien haben Analeptika keine psychotrope Wirkung.

Der **Wirkungsmechanismus** der Analeptika ist nicht geklärt, dürfte aber für die verschiedenen Wirkstoffe auch unterschiedlich sein und entweder in *Stimulation exzitatorischer Neurone* (z. B. glutamaterge Neurone) oder *Hemmung inhibitorischer Neurone* (z. B. GABAerge Neurone) bestehen. Für Pentetrazol ist eine Bindungsstelle am GABA-Benzodiazepin-Chloridkanal beschrieben.

Analeptika fanden früher breite **Anwendung** zur Kreislauf- und Atemstimulation sowie als Antidot bei Schlafmittelvergiftung (Barbituratvergiftung). Heute haben sie diese Bedeutung weitgehend verloren, finden sich aber noch immer in zweifelhaften Präparaten, zum Teil in Kombination, als Antihypotonika, Atemstimulanzien und auch Abmagerungsmittel.

Bekannte **analeptisch wirkende, aber kaum mehr gebräuchliche Stoffe** sind:
- Amiphenazol
- Bemegrid
- Pentetrazol
- Nicethamid[1]
- Doxapram

Problematisch ist vor allem die **Gefahr der Krampferzeugung** durch zu geringe therapeutische Breite. Lediglich bei *Doxapram* scheint diese etwas größer zu sein als bei den anderen Analeptika.

*Pentetrazol* ist als Krampfmittel neben *Pikrotoxin* und *Bicucullin* noch heute ein wichtiges Hilfsmittel in der **experimentellen Epilepsieforschung**.

## Literatur

*Rezeptoren:*

Doods HN, van Meel JCA. Receptor data for biological experiments. New York, London, Toronto, Sidney, Tokyo, Singapore: Ellis Horwood Ltd 1992.

Möhler H. GABAergic synaptic transmission-regulation by drugs. Arzneimittelforsch 1992; 42:212–4.

Zifa E, Fillion D. 5-Hydroxytryptamine receptors. Pharmacological Reviews 1992; 44:401–58.

*Neuroleptika:*

Benkert O, Hippius H. Psychiatrische Pharmakotherapie. Ein Grundriß für Ärzte und Studenten. Berlin, Heidelberg, New York: Springer 1992.

Hoffmeister F, Stille G (Hrsg). Psychotropic Agents, Part I: Antipsychotics and Antidepressants. Handbook of Experimental Pharmacology. Vol. 55/1. Berlin, Heidelberg, New York: Springer 1980.

Haase HJ. Therapie mit Psychopharmaka und anderen psychotropen Medikamenten. Stuttgart, New York: Schattauer 1982.

Leysen JE et al. Interaction of new antipsychotics with neurotransmitter receptors in vitro and in vivo: Pharmacological to therapeutic significance. In: Schizophrenia, Alfred Benson Symp. Fog R, Gerlach G, Hemmingsen R (eds). Copenhagen: Munksgaard 1995; 38: 344–56.

Meltzer HJ, Matsubara S, Lee JC. Classification of typical and atypical antipsychotic drugs on the basis of dopamine D1, D2 and serotonin-2 pki values. J Pharmacol Exp Ther 1989; 251: 238–46.

Richelson E. Neuroleptic affinities for human brain receptors and their use in predicting adverse effects. J Clin Psychiatry 1984; 45:331–6.

Stille G, Hippius H. Kritische Stellungnahme zum Begriff der Neuroleptika. Pharmakopsychiatrie 1971; 4:182–91.

*Antidepressiva:*

Artigas F. Selective serotonin/noradrenaline reuptake inhibitors (SNRI's). CNS Drugs 1995; 4 (Suppl. 2): 79–89.

Benkert O, Hippius H. Psychiatrische Pharmakotherapie. Ein Grundriß für Ärzte und Studenten. Berlin, Heidelberg, New York: Springer 1992.

Bolden-Watson C, Richelson E. Blockade by newly developed antidepressants of biogenic amine uptake into rat brain synaptosomes. Life Sciences 1993; 52: 1023–9.

Classification of Mental and Behavioural Disorders (ICD-10), WHO, Genf, 1992.

De Vane CL. Pharmacokinetics of the newer antidepressants: clinical relevance. Am J Med 1994; 97 (Suppl. 6A): 13–23.

Diagnostic and Statistical Manual of Mental Disorders (DSM-IV). American Psychiatric Association. Washington DC 1994.

Haase HJ. Depressive Verstimmungen. Stuttgart, New York: Schattauer 1980.

Hoffmeister F, Stille G (Hrsg). Psychotropic Agents, Part I: Antipsychotics and Antidepressants. Handbook of Experimental Pharmacology. Vol. 55/I. Berlin, Heidelberg, New York: Springer 1980.

Hyttel J. Pharmacological characterization of selective serotonin reuptake inhibitors (SSRI's). Int Clin Psychopharmacol 1994; 9 (Suppl. 1): 19–26.

Lane R, Baldwin D, Preskorn S. The SSRI's: advantages, disadvantages and differences. J Psychopharmacol 1995; 9 (Suppl. 2): 163–78.

Nutt DJ, Pinder RM. $\alpha_2$-Adrenoceptors and depression. J Psychopharmacol 1996; 10 (Suppl. 3): 35–42.

Richelson E, Nelson A. Antagonism by Antidepressants of Neurotransmitter Receptors of Normal Human Brain in vitro. J Pharmacol Exp Therap 1984; 230:94–102.

Richelson E, Pfennig M. Blockade by Antidepressants and related compounds of biogenic amine uptake into rat brain synaptosomes. Europ J Pharmacol 1984; 104:277–86.

Sussman N, Stahl S. Update in the Pharmacotherapy of Depression. Am J Med 1996; 101 (Suppl. 6A): 26–36.

Thomas DR, Nelson DR, Johnson AM. Biochemical effects of the antidepressant paroxetine, a specific 5-Hydroxytryptamine uptake inhibitor. Psychopharmacology 1987; 93:193–200.

*Tranquilizer:*

Blaha L (Hrsg). Psycho-vegetative Allgemeinstörungen. Diagnose, Therapie, Grundlagen. Neu Isenburg: J. M. P. Verlagsgesellschaft 1981.

Coper H, Rommelspacher H (Hrsg). Benzodiazepine: Standortbestimmung und Perspektiven. München, Wien, Baltimore: Urban und Schwarzenberg 1987.

Erdelmeier CAJ. Hyperphorin, possibly the major non-nitrogenous secundary metabolite of Hypericum perforatum. L Pharmacopsychiat 1998; 31 (Suppl. 2–6).

Klotz U et al. Clinical Pharmacokinetics of Benzodiazepines. Stuttgart, New York: Fischer 1980.

Kretzschmar R. Pharmakologische Untersuchungen zur zentralnervösen Wirkung und zum Wirkungsmechanismus der Kava-Droge (Piper methysticum Forst) und ihrer kristallinen Inhaltsstoffe. In: Phytopharmaka in Forschung und klinischer Anwendung. Loew D, Rietbrock N (Hrsg). Darmstadt: Steinkopf 1995; 29–38.

Priest RG et al. (Hrsg): Benzodiazepines Today and Tomorrow. Lancaster, England: MTP Press Ltd. 1980.

---

[1] in Felsol® Neo

Randall LO, Schaller W. Pharmacological activity of certain benzodiazepines. Aus: Efron DH (Hrsg). Psychopharmacology: a Review of Progress 1957–1967, S. 153–84. Public Health Service Publication No. 1836 (1968).

Vollmar KO. Zur Pharmakokinetischen Differenzierung von Benzodiazepinen. Fortschr Med 1981; 99:829–34.

*Psychostimulanzien, Halluzinogene und Psychotomimetika:*

Coper H, Kanowski S. Nootropika, Grundlagen und Therapie. Psychopharmaka, Hrsg. Langer G, Heinemann H. Wien, New York: Springer 1983.

Efron DH (Hrsg). Ethnopharmacological Search for Psychoactive Drugs. Nat Inst of Health, US Department of Health, Education, and Welfare 1967.

Fishman J (Hrsg). The Bases of Addiction. Dahlem Konferenzen, Berlin 1977.

Garattini S, Samanin R. Anorectic Agents: Mechanisms of Action and Tolerance. New York: Raven Press 1981.

Goode E. The Marijuana Smokers. New York, London: Basic Books Inc 1970.

Hesse E. Rausch-, Schlaf- und Genußgifte. Stuttgart: Enke 1966.

Hoffmeister F, Stille G (Hrsg). Psychotropic Agents, Part II/III. Handbook of Experimental Pharmacology. Vol. 55/II u. III. Berlin, Heidelberg, New York: Springer 1980.

McGlothlin WH, Arnold DO. A ten-year follow-up of medical LSD use. Arch Gen Psychiat 1971; 24:35–49.

Wilson CWM (Hrsg). Adolescent Drug Dependence. London: Pergamon Press 1968.

# 11 Analgetika – Antiphlogistika – Antirheumatika

K. Brune und H. Gühring

Der Schmerz aus Sicht des Pharmakologen . . 276

Narkotische Analgetika
(Opiate und Opioide) . . . . . . . . . . . . . . . . . . . 279

Antipyretische Analgetika . . . . . . . . . . . . . . . 289
Antiphlogistische, antipyretische Analgetika
(saure Analgetika, analgetische Säuren) . . . . . 293
Nichtsaure antipyretische Analgetika . . . . . . . 300
Anmerkung: Analgetische Mischpräparate . . . 304

Nichtopioidanalgetika ohne antipyretische
und antiphlogistische Wirkung
(Flupirtin und Nefopam) . . . . . . . . . . . . . . . . . 306

Antirheumatika . . . . . . . . . . . . . . . . . . . . . . . 307

Methotrexat . . . . . . . . . . . . . . . . . . . . . . . . . . 308
Azathioprin . . . . . . . . . . . . . . . . . . . . . . . . . . 309
»Chondroprotektiva« . . . . . . . . . . . . . . . . . . . 311

## Der Schmerz aus Sicht des Pharmakologen

### Begriffsbestimmung

> Das Symptom **Schmerz** kann prinzipiell durch einen gesteigerten nozizeptiven »Input« oder verringerte antinozizeptive Kontrolle bedingt sein. Es ist eines der Urphänomene höheren Lebens (ohne Schmerz kein höheres Leben). Der akute Schmerz übt eine wichtige Schutzfunktion aus (Verstümmelungen und früher Tod bei kongenitaler Analgesie).

Aufgrund der unterschiedlichen Schmerzursachen (z. B. Entzündungen, Operationen, Traumata, Tumoren, degenerative Erkrankungen, psychische Fehlverarbeitung etc.) und Formen (akut, chronisch) stützt sich die moderne Schmerztherapie heute auf drei Säulen.
- **A** Pharmakotherapie (z. B. Analgetika, Lokalanästhetika, Psychopharmaka)
- **B** Methoden der physikalischen Medizin (z. B. Wärme, Kälte, aktive Physiotherapie)
- **C** psychologische und psychiatrische Therapie (z. B. Gespräch, mentales Training)

Ideal wäre es, den Schmerz durch die Beseitigung der Ursache zu eliminieren. In den meisten Fällen ist das nicht oder nicht schnell genug möglich. Dann kann mit Analgetika eine symptomatische Therapie betrieben werden.

Dabei ist zu bedenken, daß das Symptom Schmerz immer **psychische Komponenten** enthält. Im Extremfall existiert keine auffindbare organische Schmerzursache. Dieser Schmerz wird pharmakologisch mit *Psychopharmaka* behandelt. Beim Vorliegen einer **organischen Schmerzursache** können die eigentlichen *Analgetika* eingesetzt werden. Dabei unterscheidet man grundsätzlich *zwei verschiedene Gruppen*:
▷ Einerseits gibt es Analgetika, die im Rückenmark und Gehirn die Verarbeitung bestimmter Afferenzen aus der Peripherie zum Symptom Schmerz beeinflussen und dadurch analgetisch wirken. Sie können als **narkotische Analgetika** bezeichnet werden. Wenn sie wie Morphin aus dem Opium stammen, werden sie *Opiate* genannt. Die Opiate und ihre synthetischen Verwandten werden als *Opioide* zusammengefaßt.
▷ Andererseits kennen wir Analgetika, die in der Peripherie oder im Rückenmark die Erregung sog. Nozizeptoren bzw. die Weiterleitung dieser Erregungen unterdrücken und dadurch schmerzhemmend wirken. Diese Analgetika wirken zusätzlich auch fiebersenkend. Sie werden daher als **antipyretische Analgetika** bezeichnet.

Die **Wirkungsweise** der *hypnotischen/narkotischen Analgetika* (Opioide) ist weitgehend geklärt, die verantwortlichen Rezeptoren sind isoliert und charakterisiert. Im Gegensatz dazu ist der Wirkungsmechanismus der *antipyretischen Analgetika* nicht vollkommen aufgeklärt. Lange Zeit war man der Meinung, daß eine systematische Klassifikation der analgetischen Wirkstoffe aufgrund ihres jeweiligen Wirkortes möglich wäre. Die **Einteilung** in *zentral wirkende Analgetika* und *peripher wirkende Anal-*

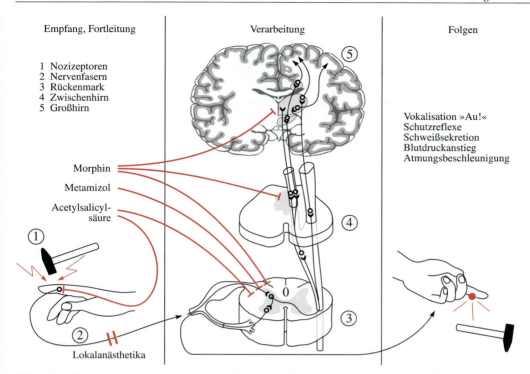

**Abb. 11-1a.** Pharmakologische Möglichkeiten, Schmerz zu beeinflussen. Das Symptom »Schmerz« kommt als Resultat der Aufnahme, Fortleitung und zentralnervösen Verarbeitung von nozizeptiven Afferenzen zustande. Fortsetzung Abb. 11-1b.

getika beruhte auf dem Befund von *LIM*, der im Tierversuch zeigte,
- daß Morphin und seine Verwandten in erster Linie dann schmerzkorrelierte (nozizeptive) Reaktionen ausschalten können, wenn sie dem Zentralnervensystem verfügbar gemacht werden, und
- daß antipyretische Analgetika nur dann antinozizeptiv wirken, wenn sie genügend hohe Konzentrationen in dem Organ erreichen, in dem der Schmerz entsteht.

Diese Unterscheidung der Analgetika nach einem zentralen oder peripheren Wirkort kann nach neueren Erkenntnissen nicht mehr als eindeutiges Kriterium akzeptiert werden (Abb. 11-1, a). Denn einerseits wurde gezeigt, daß auch hohe Konzentrationen von Morphin im traumatisierten (entzündlich veränderten) Gewebe die Entstehung von Schmerz unterdrücken können. So weisen dem Morphin verwandte Substanzen, die die Blut-Hirn-Schranke praktisch nicht passieren, im entzündeten Gewebe antinozizeptive Effekte auf. Andererseits lieferte die Forschung der vergangenen Jahre Hinweise, daß *antipyretische Analgetika* wie Phenazon und seine Derivate (Pyrazolinone), Acetylsalicylsäure und ihre Verwandten, Metamizol und das Anilinderivat Paracetamol im Zentralnervensystem – vermutlich vor allem im Rückenmark – ihre schmerzdämpfende Wirkung entfalten. Diese Wirkstoffe zeichnen sich durch die zusätzliche Eigenschaft der Entzündungshemmung aus und werden daher auch als *antiphlogistische (antipyretische) Analgetika* bezeichnet. Es kann heute als gesichert gelten, daß ihre antiphlogistische Wirkung am Ort des geschädigten Gewebes greift. Die entzündungshemmende Aktivität der Acetylsalicylsäure und ihrer Verwandten geht einher mit einer antinozizeptiven (analgetischen) Wirkung, die ebenfalls im geschädigten Gewebe lokalisiert ist. Darüber hinaus ergaben aber neuere Untersuchungen Hinweise, daß diese antiphlogistischen Analgetika auch auf spinaler Ebene analgetisch wirken.

> Aufgrund der dargelegten Befunde hat die Einteilung in **narkotische Analgetika** und **antipyretische Analgetika** die herkömmliche Unterscheidung anhand des vermuteten zentralen oder peripheren Wirkortes abgelöst (Abb. 11-1, b).

Die **antipyretischen Analgetika** können nochmals in **zwei Gruppen** unterteilt werden, und zwar hinsichtlich ihres pharmakologischen Wirkprofils und ihrer chemischen Eigenschaften:

# 278 Analgetika – Antiphlogistika – Antirheumatika

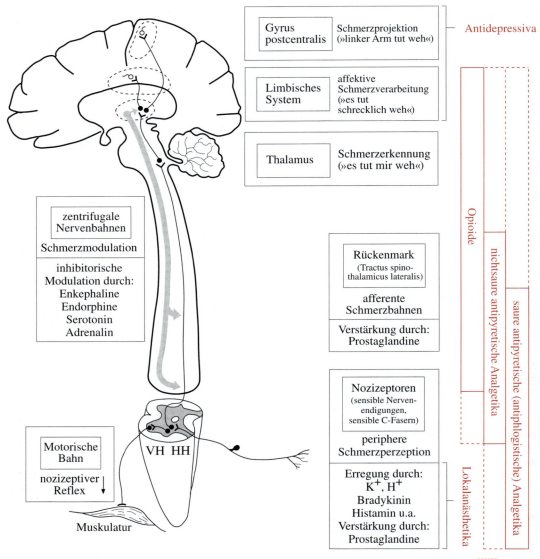

**Abb. 11-1b.** Eine Beeinflussung des Symptoms ist heute pharmakologisch nur an den gezeigten Wirkorten möglich. Für den mit ▭ gekennzeichneten Bereich sind analgetische Wirkorte gesichert, für den mit ⋯ gekennzeichneten Bereich sind sie nicht belegt. VH: Vorderhorn; HH: Hinterhorn.

▷ So gibt es Substanzen, die bei therapeutischer Dosierung auch eine entzündungshemmende Wirkung zeigen und durchweg Säurefunktion ($pK_a \sim 3-6$) besitzen: Man nennt sie **antiphlogistische** (antipyretische) oder **saure antipyretische Analgetika**.

▷ Die übrigen Substanzen verfügen in therapeutischen Dosen über keinen meßbaren antiphlogistischen Effekt und zeigen keine Säureeigenschaft:

Es handelt sich um **nichtsaure antipyretische Analgetika**.

Die sauren Analgetika werden auch als **nichtsteroidale Antiphlogistika** (international »*nonsteroidal anti-inflammatory drugs*« = NSAID) bezeichnet und damit von den ebenfalls entzündungshemmend wirkenden Glucocorticoiden und ihren Derivaten (steroidale Antiphlogistika) abgegrenzt. Da Erkrankungen des rheumatischen Formenkreises ein wesentliches Indikationsgebiet der NSAID darstellen, ist auch der Name *nichtsteroidale Antirheumatika* gebräuchlich. Die Wirkstoffe beeinflussen u. a. die Bildung der Entzündungsmediatoren, z. B. der Prostaglandine. Die Entdeckung von zwei unterschiedlichen für die Bildung der Prostaglandine verantwortlichen Enzymsysteme (Cyclooxygenasen 1 und 2) hat zur Entwicklung neuer, die Cyclooxygenase 2 spezifisch hemmender Pharmaka geführt, so daß eine weitere Unterteilung dieser Arzneistoffgruppe zu erwarten ist.

Neben den beiden großen Gruppen der Analgetika gibt es noch weitere Wirkstoffe (z. B. **Flupirtin** und **Nefopam**), deren Wirkungsmechanismus weitgehend unbekannt ist. Da ihre Verwendung begrenzt ist, werden sie in diesem Kapitel nur kurz besprochen.

# Narkotische Analgetika (Opiate und Opioide)

### ▶ Stoffeigenschaften

Alle Pharmaka dieser Gruppe zeigen trotz wesentlicher Unterschiede in der Struktur einige gemeinsame physikochemische Charakteristika und ein ähnliches Wirkungs- und Nebenwirkungsspektrum. Es handelt sich um Basen (Tab. 11-1), deren $pK_a$-Werte zwischen 8 und 10 liegen. Die Proteinbindung beträgt zwischen 30% und 90% im Einklang mit dem Grad der Lipophilie. Unterschiede in der *Lipophilie* bewirken bei der Anwendung ein unterschiedliches pharmakokinetisches Verhalten, denn diese Eigenschaft ist wesentlich für die Bioverfügbarkeit, aber auch für die Verteilung (Abb. 11-2) und Elimination verantwortlich. An den pharmakokinetischen Daten (Tab. 11-7, S. 286) hat sich deshalb die therapeutische Auswahl der Opioide und die Applikationsform zu orientieren.

Die Strukturanforderungen (**Struktur-Wirkungs-Beziehung**) an zentral wirkende Analgetika sind noch nicht exakt definiert. Die angeführten Strukturbilder sollen die Heterogenität der wirksamen Strukturen, aber auch einige konfigurative Ähnlichkeiten verdeutlichen (Tab. 11-2, S. 281 f.). Über das Aussehen des **Opioidrezeptors** (spezifische Bindungsstellen) gibt es bisher nur Spekulationen.

### ▶ Pharmakodynamik

Die heutigen Vorstellungen besagen, daß die narkotischen Analgetika ausnahmslos als **Agonisten an enkephalinergen, als Opioidrezeptoren bezeichneten Rezeptoren** wirken.

**Enkephaline** sind Peptide, die vermutlich die Neurotransmission einer Reihe zentralnervöser Synapsen modulieren (z. B. GABAerge und dopaminerge Synapsen).

Die Aminosäuresequenz der Enkephaline findet sich auch in erheblich größeren Peptiden, den Endorphinen und im Hypophysenhormon β-Lipotropin, das als Vorstufe der Endorphine aufgefaßt werden kann. Enkephaline sind aber keine Abbauprodukte der Endorphine. Ob Endorphine eine Rolle bei der Schmerzperzeption spielen, ist umstritten.

**Opiatrezeptoren** finden sich im ZNS im limbischen System, in der Medulla oblongata und im Rückenmarkhinterhorn. Entsprechende Rezeptoren finden sich aber auch in der Peripherie, z. B. an vegetativen Nerven, die glattmuskuläre Strukturen versorgen. Die Messung der **Bindungsaffinität** bekannter **Opioide** zu Rezeptorpräparationen aus verschiedenen Organen hat *unterschiedliche Affinitäten* ergeben, weshalb verschiedene Rezeptoren postuliert werden (Tab. 11-3). Opiatrezeptoren unterteilen sich in µ-, κ- und δ-Rezeptorfamilien. Sie können prä- und postsynaptisch lokalisiert sein. Alle drei Familien sind G-Protein-gekoppelt. Die präsynaptischen µ-, κ- und δ-Rezeptoren senken die Öffnungswahrscheinlichkeit eines spannungsabhängigen, präsynaptischen Calciumkanals durch Phosphorylierung. Damit wird der depolarisationsbedingte Calciumeinstrom vermindert, und es kommt zu einer geringeren Freisetzung von Überträgerstoffen. Viele zentrale und periphere Opioideffekte lassen sich so erklären. Zusätzlich kann durch Aktivierung des µ-Rezeptors auf der postsynaptischen Membran von Nervenzellen die Kaliumleitfähigkeit erhöht

**Tab. 11-1.** Einige physikochemische und pharmakokinetische Eigenschaften von Opioiden im Vergleich. Opioide sind Basen ($pK_a$-Werte). Der Verteilungskoeffizient (**VK**) wurde für ein Heptan/Wasser-System bestimmt. Die publizierten Werte für die Plasmaproteinbindung (**PPB**) beim Menschen können zum Teil erheblich voneinander abweichen.

| Opioid | $pK_a$ | VK | PPB (%) |
|---|---|---|---|
| Morphin | 7,9 | 0,0001 | 35 |
| Pethidin | 8,7 | 3,4 | 60 |
| Fentanyl | 8,4 | 20,0 | 85 |
| Levomethadon | 8,3 | 45,0 | 85 |
| Buprenorphin | 8,5 | 65,0 | 96 |

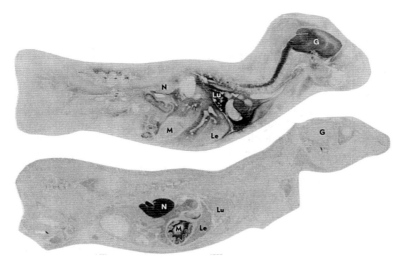

Unmittelbar nach der Injektion von ³H-Fentanyl

30 Min. nach der Injektion von ³H-Fentanyl

**Abb. 11-2.** Umverteilung eines Opioids (Fentanyl): Autoradiographien mit ³H-markiertem Fentanyl behandelter Ratten. Zwei Tiere (200 g Körpergewicht) erhielten 300 µCi/100 g (6 µg/100 g) ³H-Fentanyl i.v. injiziert. Ein Tier wurde sofort nach Injektionsende, das andere 30 Min. danach durch Entbluten in Narkose getötet, tiefgefroren und auf einem Mikrotom in 40 µm dicke Scheiben geschnitten. Die gefriergetrockneten Scheiben wurden 30 Tage auf Röntgenfilm exponiert. Nach Entwicklung und Kopieren ergaben sich die hier gezeigten Bilder.
Hohe Konzentrationen von Radioaktivität zeigen sich in einer Schwärzung des Röntgenfilms. Das obere Bild zeigt eine deutliche Anreicherung des markierten Fentanyls im Gehirn und in der Lunge sofort nach Injektionsende. Dies korreliert gut mit dem raschen Eintritt der analgetischen, hypnotischen und atemdepressiven Wirkung dieses Opioids.

Nach 30 Min. hat, wie auf dem unteren Bild deutlich zu sehen ist, eine Umverteilung stattgefunden. Durch den Mechanismus der nichtionischen Diffusion reichert sich Fentanyl im Magen an (im Bereich der Magenwand des Drüsenmagens deutlich zu sehen). Auch die Leber, als Hauptort der sehr schnell einsetzenden Metabolisierung, und die Niere sind intensiv markiert. Analytische Untersuchungen ergaben, daß die Radioaktivität im Magen zu ca. 70% durch unverändertes Fentanyl bedingt ist, während in der Niere über 50% der Radioaktivität von sauren Metaboliten des Fentanyls stammt.
G = Gehirn; Le = Leber; Lu = Lunge; M = Magen; N = Niere. [Nach: Schneider und Brune. Distribution of fentanyl in rats: an autoradiographic study. Arch Pharmacol 1985; 331:359–63.]

werden, was zur Hyperpolarisation und damit ebenfalls zu einer verminderten Erregbarkeit führt.

- Die Hemmung der Weiterleitung noziceptiver Afferenzen stellt die Basis der analgetischen Wirkung dar.
- Die Hemmung der Ausschüttung z.B. von ACTH und Gonadotropinen ist für eine Reihe hormoneller Effekte der Opioide verantwortlich.
- Andererseits kann durch die Hemmung der GABA-Freisetzung die Konzentration anderer Überträgerstoffe und Hormone, wie ADH und Acetylcholin, erhöht werden, was zu den bekannten Muskelspasmen und Tonuserhöhungen führt (Tab. 11-4).

Außerdem können diese Analgetika, wie viele andere Basen auch, Histamin aus Mastzellen freisetzen und entsprechende Nebenwirkungen provozieren (Kap. 3, S. 129 ff.).

Auf die unterschiedlichen Affinitäten von Opioiden zu µ-, κ- und δ-Rezeptoren begründet sich die Hoffnung, reine κ-(δ-)Agonisten zu finden und damit **nichteuphorisierende** (keine Abhängigkeit!) **Analgetika**. Derartige Opioide existieren zur Zeit noch nicht. Hingegen wird das geringe Suchtpotential von Pentazocin mit dem antagonistischen Effekt an µ-Rezeptoren begründet. Wäre aber Pentazocin derartig selektiv, dürfte es nicht zur Atemdepression und Abhängigkeit führen. Beides kommt aber vor.

Aufgrund der unterschiedlichen Affinität zu den verschiedenen Opioidrezeptoren und des unterschiedlichen (Agonismus/Antagonismus)-Potentials zeigen die verschiedenen Opioide im Vergleich zu Morphin ein geringfügig *unterschiedliches Wirkungs-* und *Nebenwirkungsspektrum*. Darüber hinaus existieren noch einige schwach wirksame Opioide, die weder eine ausgeprägte zentrale Analgesie, noch in erheblichem Umfang Opioidnebenwirkungen auslösen. Ihre Indikation als Analgetika ist umstritten, zumal

Narkotische Analgetika (Opiate und Opioide) 281

**Tab. 11-2.** Opioide, Namen und Strukturen

| Freiname | Handelsname | Strukturformel | | |
|---|---|---|---|---|
| Morphin | MST Mundipharma® | | $R_1$: H– | $R_2$: –OH |
| Hydromorphon | Dilaudid® | | –H | =O, Doppelbindung an $C_7$–$C_8$ hydriert |
| Codein | in Dolviran® | | –$CH_3$ | –OH |
| Dihydrocodein | DHC 60 Mundipharma® | | –$CH_3$ | –OH, Doppelbindung an $C_7$–$C_8$ hydriert |
| Diamorphin | (Heroin) | | $H_3C-\underset{\underset{O}{\|}}{C}-$ | $-O-\underset{\underset{O}{\|}}{C}-CH_3$ |
| Buprenorphin | Temgesic® | | | |
| Pentazocin | Fortral® | | | |

| Freiname | Handelsname | Strukturformel | $R_1$ | $R_2$ | $R_3$ |
|---|---|---|---|---|---|
| Pethidin | Dolantin® | | –$CH_3$ | phenyl | |
| Diphenoxylat | in Reasec® | | –$CH_2$–$CH_2$–C(phenyl)–C≡N | –O–CH($CH_3$)–$CH_2$ | –H |

| Freiname | Handelsname | Strukturformel | $R_1$ | $R_2$ |
|---|---|---|---|---|
| Fentanyl | Fentanyl®-Janssen | | –H | –$CH_2$–$CH_2$–phenyl |
| Alfentanil | Rapifen® | | –$CH_2$–O–$CH_3$ | –$CH_2$–$CH_2$–N(N=N triazolone)N–$CH_2$–$CH_3$ |
| Sufentanil | Sufenta® | | | –$CH_2$–$CH_2$–(thiophen-S) |

**Tab. 11-2.** (Fortsetzung)

| Freiname | Handelsname | Strukturformel |
|---|---|---|
| Tramadol | Tramal® u.a. | |
| Tilidin → Nortilidin (aktiver Metabolit) | in Valoron® N (+ Naloxon) | |
| Levomethadon | L-Polamidon® | |

auch diese Pharmaka nicht harmlos sind (Tab. 11-5, S. 285). Zu dieser Gruppe gehört auch das **Codein**. Es wird nach der Resorption zu ca. 10% in Morphin umgewandelt, das dann vermutlich an der analgetischen und antitussiven Wirkung beteiligt ist.

Die unterschiedlichen **Wirkungen** eines Agonisten, eines heute häufig gebrauchten partiellen Agonisten und des reinen Antagonisten Naloxon sind in Tab. 11-6 (S. 285) zusammengestellt.

**Naloxon** ist ein **reiner Antagonist** in allen bisher untersuchten Rezeptorpräparationen. Das entspricht dem klinischen Befund, daß Naloxon allein praktisch keine pharmakologischen Wirkungen beim Menschen nach einmaliger Gabe auslöst, aber in der Lage ist, alle Wirkungen von Morphin und anderen agonistisch wirkenden Opioiden zu antagonisieren.

Im Tierexperiment ist eine *erhöhte nozizeptive (Schmerz-)Empfindlichkeit* nach Naloxon beschrieben worden. Entsprechende Untersuchungen beim Menschen sind nicht eindeutig. Hingegen kann Naloxon, am Ende der Neuroleptanalgesie (z. B. durch Droperidol und Fentanyl) gegeben, zu schweren Schmerzen und zum Blutdruckanstieg führen *(Antagonisierung der Fentanylwirkung).*

Wegen der rein antagonistischen Wirkung von Naloxon wird heute **zur Opioidantagonisierung** (z. B. Aufhebung einer Atemdepression) fast ausschließlich Naloxon – und nicht wie früher ein partieller Antagonist wie Nalorphin (Tab. 11-3) – verwendet.

▶ **Pharmakokinetik**

Wie bereits ausgeführt, geht man davon aus, daß alle Opiate und Opioide über enkephalinerge Rezeptoren im ZNS ihre analgetische Wirkung, aber auch ihre anderen – erwünschten bzw. unerwünschten – Effekte entfalten (Tab. 11-3). Die **Aktivierung der enkephalinergen Rezeptoren** erfolgt normalerweise durch körpereigene Peptide *(Enkephaline, Endorphine)* und soll durch Erhöhung des Kaliumausstroms bei gleichzeitiger Hemmung des Calciumeinstroms zu einer verminderten Erregbarkeit bestimmter am Schmerzgeschehen beteiligter Neurone führen. Nicht nur Morphin oder andere Opioide können diese enkephalinergen Rezeptoren besetzen, sondern auch einige Metabolite. Als solche aktive Metabolite gelten zum Beispiel (Tab. 11-7, S. 286):
- Morphin-6-glucuronid (M-6-G)
- Nortilidin
- Norpethidin

Diese Befunde zu Morphin und seinen Verwandten geben Anlaß, die Bedeutung der pharmakokinetischen Parameter für die Wirksamkeit zu überdenken (Tab. 11-7). So können wir zwar heute auch noch da-

**Tab. 11-3.** Unterschiedliche Wechselwirkungen von β-Endorphin, Enkephalinen und Opioiden mit verschiedenen Morphinrezeptoren

| Rezeptor | μ | δ | κ |
|---|---|---|---|
| Lokalisation | A: $μ_1$ präsynaptisch<br>B: $μ_2$ postsynaptisch | präsynaptisch | präsynaptisch |
| Transduktor | $G_i$-Protein | $G_i$-Protein | $G_i$-Protein |
| »second messenger« | cAMP ↓ | cAMP ↓ | cAMP ↓ |
| Kanal | A: $Ca^{2+}$ ↓<br>B: $K^+$ ↑ | A: $Ca^{2+}$ ↓ | A: $Ca^{2+}$ ↓ |
| Zellfunktion | A: Transmitterausschüttung ↓<br>B: Hyperpolarisation<br>Erregbarkeit ↓ | Transmitterausschüttung ↓ | Transmitterausschüttung ↓ |
| Wirkungen | A: supraspinale und spinale Analgesie, Sedation, Hypothermie, Euphorie, Miosis, physische Abhängigkeit<br>B: Atemdepression, Hemmung der gastrointestinalen Propulsivmotorik | spinale Analgesie | spinale Analgesie, Atemdepression, Sedation, Dysphorie, Miosis, physische Abhängigkeit |
| **Peptid/Opioid** | | | |
| β-Endorphin | AG | AG | AG |
| Met-Enkephalin | AG | AG | – |
| Leu-Enkephalin | AG | AG | – |
| Morphin | AG | AG | AG |
| Buprenorphin | pAG | – | – |
| Pentazocin | ANT | AG | AG |
| Nalorphin | ANT | pAG | pAG |
| Naloxon | ANT | ANT | ANT |

Bei den μ-Rezeptoren unterscheidet man heute $μ_1$- und $μ_2$-Subtypen. Agonisten am δ-Rezeptor sollen eine Potenzierung der Morphinanalgesie bewirken. Jedoch ist zur Zeit eine klare Unterscheidung zwischen μ- und δ-Rezeptoren-vermittelten Effekten noch nicht möglich. AG = Agonist; pAG = partieller Agonist; ANT = Antagonist.
cAMP ↓: Hemmung der Adenylatcyclase, intrazelluläre Konzentration von cAMP nimmt ab
$Ca^{2+}$-Kanal ↓ (spannungsabhängiger Kanal): Öffnungswahrscheinlichkeit und intrazelluläre Calciumkonzentration sinken
$K^+$-Kanal ↑: Öffnungswahrscheinlichkeit ist erhöht, Kaliumausstrom, Hyperpolarisation

von ausgehen, daß bei oraler Gabe von Morphin nur 10–40% der verabreichten Dosis **bioverfügbar** und damit systemisch wirksam werden. Ein erheblicher Anteil aber wird in der Leber und möglicherweise auch im ZNS in M-6-G verwandelt. Damit kann Morphin potentiell auch über diesen Metaboliten wirksam werden. Neue Untersuchungen zeigen, daß M-6-G bei verminderter Nierenfunktion akkumuliert und zur verlängerten Wirkung, aber auch zur Atemdepression führen kann. Somit kann die Wirkdauer des applizierten Morphins nicht verbindlich angegeben werden, denn sie resultiert aus der **Eliminationshalbwertszeit** der Muttersubstanz Morphin (2–3 Std.) und ihrer aktiven Metabolite (Plasma-Eliminationshalbwertszeit von M-6-G ~ 4 Std.). Da fast alle Opioide überwiegend **metabolisch eliminiert** werden (~ 90%), ist bei Nierenfunktionsstörungen nicht mit einer wesentlich verlängerten Wirkungsdauer zu rechnen. Ausnahmen stellen *Morphin, Pethidin* und *Tilidin* dar. Die renal eliminierten Meta-

**Tab. 11-4.** Morphinwirkungen

| Zentral dämpfende Wirkungen | Mechanismen (Auswahl) |
|---|---|
| Analgesie (spinal, supraspinal, zentral) und Hemmung spinaler Fluchtreflexe | 1. Hyperpolarisation nozizeptiver Bahnen (2. Neuron)<br>2. Freisetzung von Neurotransmittern ↓ (1. Neuron, z.B. Substanz P)<br>3. Hemmung der NO-Synthase<br>4. Aktivierung des serotoninergen Systems (zentral) |
| Atemdepression (Rhythmus, Minutenvolumen ↓, Frequenz ↓) | Empfindlichkeit der Chemorezeptoren gegenüber $pCO_2$ ↓ (häufigste Todesursache bei Überdosierung, alleinige $O_2$-Gabe kann zum Atemstillstand führen!) |
| Sedation | Formatio reticularis: Hemmung projektiver Bahnen |
| Anxiolyse | Locus coeruleus: Hemmung noradrenerger Neurone |
| Antitussiv, antiemetisch (Husten- und Brechreflex ↓, Späteffekt) | Hyperpolarisation entsprechender Neurone in Medulla oblongata |
| Körpertemperatur ↓ | Hypothalamus: Aktivität der auf Kälte reagierenden Neurone ↓ (die der auf Wärme reagierenden ↑) |
| Hormonfreisetzung verändert | GnRH ↓, CRF ↓, LH ↓, FSH ↓, ACTH ↓, ADH ↑ |
| Krampfschwelle ↓ (Überdosierung) | Hemmung der GABA-Freisetzung in hippocampalen Pyramidenzellen |
| Dysphorie | Hemmung der mesolimbischen Dopaminfreisetzung |
| Orthostatische Reaktion | Hemmung des Barorezeptorreflexes |
| **Zentral aktivierende Wirkungen** | |
| Euphorie | Aktivierung dopaminerger Projektionsbahnen zum Nucleus accumbens |
| Miosis | Aktivierung des Nucleus Endinger-Westphal |
| Nausea und Emesis (individueller Früheffekt) | Aktivierung der Chemorezeptoren in Triggerzone der Area postrema |
| Bradykardie | Aktivierung des Nucleus dorsalis, des Nucleus vagus |
| Rigidität der Skelettmuskulatur | Stimulation der Basalganglien (andere Hypothesen: Dopamin im Striatum ↓, Stimulation GABAerger Interneurone im limbischen System) |
| Hyperalgesie (subtherapeutische Dosen) | scheinbar paradoxe Umkehr der morphininduzierten $K^+$- und $Ca^{2+}$-Kanalströme (klinische Relevanz?) |
| **Periphere Wirkungen** | |
| Bronchosekretion ↑ | Aktivierung vegetativer parasympathischer Ganglien |
| Bronchokonstriktion, Hemmung der Zilienbewegung | Histaminfreisetzung (Baseneffekt des Morphins) |
| Magenentleerung verzögert | Dehnungsreflex ↓, Propulsivperistaltik ↓ |
| Harn- und Galleverhalt, spastische Obstipation | Aktivierung vegetativer parasympathischer Ganglien mit Tonuserhöhung glattmuskulärer Strukturen |
| Wehenhemmung | Oxytocinempfindlichkeit ↓ |
| Blutdruckabfall | Histaminfreisetzung |

**Beachte:**
1. Die zentralen Wirkungen unterliegen im Gegensatz zu den peripheren der Toleranz.
2. Analgetisch equipotente Dosen der Opioide führen zur equipotenten Atemdepression mit Versagen der automatischen Funktion.
3. Der Schmerz ist ein starker Atemantrieb. Fällt er durch Medikation weg, kann eine Atemdepression resultieren.
4. Kontraindikation bei globaler Ateminsuffizienz (»blue bloater«).

**Tab. 11-5.** Schwach bis mittelstark wirksame Opioide

| Opioid | Handelsname(n) | Erwünschte Wirkungen | Unerwünschte Wirkungen | Indikationen |
|---|---|---|---|---|
| Codein | in Dolviran® in Combaren® | wie Morphin (Metabolit!), erreichbare Wirkstärke erheblich geringer: analgetisch ⎫ je nach antitussiv ⎬ Indika- antidiarrhoisch ⎭ tion | wie Morphin, weniger stark ausgeprägt: initial Übelkeit u. Erbrechen; häufig Obstipation und Histaminfreisetzung, leichte Kopfschmerzen u. leichte Somnolenz; Konvulsionen (bei Kindern) | mäßig starke Schmerzen; Reiz-, Krampfhusten (unproduktiver Husten); Durchfall (vgl. Kap. 12, S. 312 ff.) |
| Dihydrocodein | DHC 60 Mundipharma® | analgetisch, ~ 1/10 der Wirkstärke von Morphin; antitussiv | häufig Obstipation und Histaminfreisetzung; Sedation, Übelkeit, Emesis, Nausea; vereinzelt Verwirrtheit, Benommenheit; erhöhter Tonus von Schließmuskeln (Harnblase, Gallengang) | mittelstarke bis starke Schmerzen, insbesondere bei malignen Tumorerkrankungen, z.B. Bronchialkarzinom in Verbindung mit Hustenreiz |

**Tab. 11-6.** Wirkungsvergleich zwischen Morphin, Pentazocin und Naloxon

| Wirkung | Morphin (Agonist) | Pentazocin (part. Agonist) | Naloxon (Antagonist) |
|---|---|---|---|
| Dosis | 10 mg parenteral | 50 mg p.o. oder parenteral | 0,5 mg parenteral |
| Analgetische Wirkung | stark | schwach | keine |
| Gewöhnung | schnell | kaum | keine |
| Abhängigkeit | häufig | selten | keine |
| Euphorie/Dysphorie | Euphorie | Dysphorie häufig | weder noch |
| Atmung | Depression | Depression (gering) | Stimulation |
| Obstipation | häufig | selten | keine |
| Übelkeit/Erbrechen | häufig | gelegentlich | keine |
| Kreislauf | Hypotension/Bradykardie | Hypotension/Tachykardie, gel. pulmonale Hypertension | Hypertension* (selten) |
| Bei Opioidabhängigkeit | Substitution | evtl. Auftreten von Entzugssymptomen | immer Auftreten von Entzugssymptomen |

* nach Neuroleptanalgesie, verbunden mit massiv erhöhtem kardialen Sauerstoffverbrauch

bolite *M-6-G, Norpethidin* und *Nortilidin* sind analgetisch und konvulsiv (Norpethidin) wirksam. Alle Opioide passieren die Plazenta und können auch in die Muttermilch übergehen.

◆ **Therapeutische Verwendung**

Im Gegensatz zu den antipyretischen Analgetika beeinflussen die narkotischen Analgetika in erster Linie nicht die Perzeption eines algetischen Reizes und schon gar nicht seine entzündliche Ursache, sondern:

Narkotische Analgetika modulieren die Verarbeitung der peripheren Afferenz zum Symptom Schmerz.

Außerdem wirken sie sedierend und euphorisierend.

Tab. 11-7. Pharmakokinetische Daten von Opioiden

| Parameter / Opioid | Orale Bioverfügbarkeit (% der Dosis) | Verteilungsvolumen (l/kg) | Plasmahalbwertszeiten | | Wirkungshalbwertszeiten | |
|---|---|---|---|---|---|---|
| | | | α-Phase (Min.) | β-Phase (h) (γ-Phase) (h) | Einmaldosis | Mehrfachdosis |
| Morphin M-6-G[1] | ~ 25 (siehe [1]) | 3,5 | ~ 2 | 2–3(–9) 4 | 4 h | > 4 h |
| Buprenorphin | ~ 15[2] | 2,5 | 2–5 | 3–5(–45) | 4–6 h | 6–10 h |
| Pentazocin | 20–50 | 6 | 10 | 4 | 2 h | ? |
| Pethidin Norpethidin[3] | ~ 50 | 4 | 5–15 | 3(–8) 8–12 | 4 h | > 4 h |
| Fentanyl | < 10 | 3 | ~ 5 | 3,5 | 10 Min. | 2–4 h |
| Tramadol Metabolit M1[3] | ~ 65 | 3 | 50 | 6 9,5 | 4 h | > 4 h |
| Tilidin[4] Nortilidin | ~ 5 ~ 100 | 3,5 | ? | 5 5 | 4 h | > 4 h |
| Levomethadon | 50–90 | 4 | 2–3 | ~ 20; 10–120 | 6 h | 24–48 h |

[1] Morphin-6-glucuronid (M-6-G), aktiver Metabolit. Ein großer Anteil einer oralen Dosis Morphin wird zwar bereits bei der ersten Leberpassage metabolisiert, aber keineswegs vollkommen inaktiviert. Denn es wird beim »first pass« auch der aktive Metabolit M-6-G gebildet. Daher muß die orale Bioverfügbarkeit des wirksamen Prinzips Morphin + M-6-G mit etwa 50–70% der Dosis veranschlagt werden.
[2] Bei sublingualer Anwendung liegt die Bioverfügbarkeit bei etwa 55%.
[3] aktiver Metabolit
[4] Tilidin ist ein sog. Prodrug, wirksam ist erst sein Hauptmetabolit Nortilidin.

Die pharmakokinetischen Angaben können *nicht* als gesichert gelten. Zusammengestellt sind Daten aus der Literatur, die »vernünftig« wirken. Es bestehen jedoch erhebliche Unterschiede zwischen verschiedenen Publikationen. Alle Angaben über den **Verteilungsraum** vermögen nicht zu befriedigen. Es ist nicht einzusehen, warum der Verteilungsraum des lipophilen Fentanyls praktisch genauso groß sein soll wie der des hydrophilen Morphins. Die **Eliminationshalbwertszeiten** aus dem Plasma (β- bzw. γ-Phase) sind grundsätzlich schwierig zu bestimmen, da die Opioidkonzentrationen in der Eliminationsphase im Bereich der Nachweisgrenzen liegen und da zur Erfassung der eigentlichen terminalen Ausscheidungsphase ein langer Beobachtungszeitraum erforderlich ist. Anstelle einer tatsächlich vorhandenen γ-Phase wird dann fälschlicherweise die β-Phase als terminal angesehen. Die **orale Bioverfügbarkeit** gibt den Anteil einer p. o. applizierten Dosis an, der aus dem Gastrointestinaltrakt absorbiert wird und die Leber unverändert passiert, um systemisch und damit potentiell am Wirkort »verfügbar« zu werden.

Dementsprechend liegt die **Indikation** für diese Pharmaka bei Schmerzzuständen, die mit existentieller Angst einhergehen (Tab. 11-8). Applikationsform und Dosierung **des geeignetsten Opioids** bei einem bestimmten Schmerzzustand sollten sich vor allem daran orientieren, ob eine schnelle, aber vermutlich nicht oft zu wiederholende analgetische Wirkung erzielt werden soll, oder ob eine langdauernde Therapie erforderlich ist (Tab. 11-9):
▷ Bei **kurzzeitiger Anwendung** liegt eine parenterale Therapie mit einem kurz wirksamen Opioid nahe, z.B. Gallenkolik: *Morphin* (zusammen mit Atropin i. m.).
▷ Eine **längerfristige Therapie** sollte p. o. mit einem lang wirksamen Opioid erfolgen, z. B. Tumorschmerzen: *Morphin* (retardiert) oder *Levomethadon* p. o. (hohe Bioverfügbarkeit und lange Wirkdauer).

Da alle Opioide die **Plazenta passieren** und mit der Muttermilch weitergegeben werden, ist während der Schwangerschaft, während der Geburt und Laktation der Gebrauch von Opioiden nur bei besonderer

Tab. 11-8. Häufige Indikationen für Opioide

| Schmerzzustände | Andere Indikationen |
|---|---|
| Kolikschmerz (evtl. zusätzlich Atropin) | Lungenödem (Frühphase) |
| Infarktschmerz (nicht Pentazocin) | Schock |
| Frakturschmerz | |
| Operationsschmerz (zus. mit Neuroleptika zur Neuroleptanalgesie | |
| Tumorschmerz | |

**Tab. 11-9.** Häufig gebrauchte Opioide

| Substanzen* (Freiname) | Handelsname | Dosierung Einzeldosis (mg) | |
|---|---|---|---|
| | | parenteral | p. o. |
| Buprenorphin | Temgesic® | 0,3 | 0,4 sublingual |
| Levomethadon | L-Polamidon® | 2,5 | 2,5 |
| Pentazocin | Fortral® | 30 | 50 |
| Pethidin | Dolantin® | 50–100 | 50–100 |
| Piritramid | Dipidolor® | 7,5–30 i.v. u. i.m. | – |
| Tilidin (+ Naloxon) | Valoron N® | – | 50 |
| Tramadol | Tramal® | 50–100 | 50–100 |
| Morphin Tageshöchstdosis | | 8–15 2000 | ca. 60 2000 |

* Wegen der großen Anzahl der verfügbaren Opioide und der Ähnlichkeit ihres Wirkungs- und Nebenwirkungsspektrums kann in dieser Tabelle nur eine Auswahl angeführt werden.

Indikation (Präeklampsie, Lungenödem) zulässig (Tab. 11-10).

Untrennbar von der analgetischen Wirkung der Opioide ist bisher ihre **antitussive** (Kap. 12, S. 312 ff.) und ihre **obstipierende** Wirkung. In Tab. 11-11 sind heute als Antidiarrhoika gebrauchte Opioidpräparationen zusammengestellt. Auch hier gilt, daß Opioide mit ausschließlicher Wirkung im Bereich des Magen-Darm-Traktes nicht erhältlich sind.

Um die **systemischen Nebenwirkungen** der Opioide bei chronischer Zufuhr zu **vermeiden**, ist man dazu übergegangen, bei ausgewählten Patienten Morphin epidural (peridural) über einen Dauerkatheter zu applizieren. Man nimmt an, daß genügend Morphin in den Liquorraum diffundiert, Rezeptoren des Rückenmarks erreicht und dort die Verarbeitung von analgetischen Afferenzen blockiert. Die für Tage anhaltende »lokale Analgesie« unterstützt diese Annahme. Die systemischen Nebenwirkungen des Morphins sind bei dieser Applikation gering. Es kann aber zum Aufsteigen von Morphin mit dem Liquor in den Bereich des Atemzentrums und zum Atemstillstand kommen (Tab. 11-3 u. 11-4, S. 283 f.).

In Tab. 11-8 werden Schmerzzustände genannt, bei denen Opiate und Opioide sehr effektiv zur Schmerzlinderung führen. Es gibt andere Schmerzzustände, bei denen die Wirkung dieser narkotischen Analgetika nur begrenzt ist (Schmerzen im muskuloskelettalen System, Knochenschmerzen bei Metastasen), und Schmerzen, bei denen diese Schmerzmittel klinisch kaum wirksam sind (neuropathische Schmerzen). Die Wirksamkeit bei Schmerzzuständen im muskuloskelettalen System kann (wenn nötig) deutlich erhöht werden durch die in diesem Falle sinnvolle Kombination mit antipyretischen Analgetika, insbesondere mit nichtsteroidalen, antiphlogistischen Analgetika. Bei **neuropathischen Beschwerden** kann der Versuch unternommen werden, Morphin mit Glucocorticoiden, z. B. Dexamethason 4–8 mg/Tag, zu kombinieren. Gelegentlich führt auch die epidurale Coapplikation von Morphin mit einem Lokalanästhetikum (z. B. Bupivacain) zu erheblicher Besserung. In Erprobung befindet sich die Kombination von Morphin mit Ketamin (blockiert den NMDA-Rezeptor-abhängigen Ionenkanal).

Die Ursache für die Opioidresistenz ist nicht klar. Immerhin hat die neuere Kombinationstherapie zum Verlassen der neurochirurgischen Therapie

**Tab. 11-10.** Opioide dürfen bei folgenden Schmerzzuständen nur bei besonderer Indikation eingesetzt werden.

| Schmerzen bei | Grund für besondere Vorsicht |
|---|---|
| Schwangerschaft | Unklares teratogenes Potential, Abhängigkeit beim Neugeborenen |
| Geburt | Atmungsdepression beim Neugeborenen, Verlängerung der Geburt |
| Akutes Abdomen | Ileus, Verschleierung der Symptome |
| Kopfverletzungen | Atmungsdepression, Verschleierung der Symptome |
| Atmungsdepression | Verstärkung |

**Tab. 11-11.** Opioidpräparationen zur antidiarrhoischen Therapie

| Opioidpräparationen (Handelsname) | Wirkung | Nebenwirkungen |
|---|---|---|
| Opiumtinktur (Tinctura Opii) enthält ca.:<br>Morphin 1%<br>Codein ~ 0,5%<br>Thebain ~ 0,2%<br>Papaverin ~ 0,2%<br>Narcotin ~ 0,6%<br>Narcein ~ 0,01% | Obstipierend durch die kombinierte Wirkung von Morphin (spastische Obstipation) und Papaverin (atonische Obstipation) | Alle: Kontraindiziert bei Ileus<br>Alle Nebenwirkungen des Morphins (p. o.!) sind möglich |
| Codein | wie Morphin | wie Morphin (p. o.!) |
| Diphenoxylat + Atropin (Reasec®) | wie Morphin | wie Morphin (p. o.!) (Atmungshemmung beim Kleinkind) |
| Loperamid (Imodium®) | wie Morphin | Fehlen von ZNS-Wirkungen wird behauptet |

(Durchtrennung aufsteigender Bahnen) bei bis dahin therapieresistenten Schmerzen geführt.

**Abhängigkeit, Sucht:** Der Gebrauch von Opium für medizinische und nichtmedizinische Zwecke ist 6000 Jahre alt. Während dieser Zeit hat es immer wieder Gruppen gegeben, die in großem Umfang den oralen Gebrauch von Opium als Genußmittel praktizierten, ohne daß daraus wesentliche Gesundheitsschäden oder soziale Probleme resultierten (Tab. 11-12). Erst im 18. Jahrhundert entwickelte sich in China das Rauchen von Opium zum sozialen Problem (schnelle Resorption durch die Lunge im Gegensatz zur langsameren und unvollständigen Resorption bei oraler Zufuhr). In Europa schufen die Entwicklung der Injektionsspritze und die Reindarstellung des Morphins die Grundlagen für den gezielten Einsatz des Morphins als Analgetikum. Aber damit traten auch die ersten Fälle psychischer und physischer Abhängigkeit auf (zur Definition s. Kap. 1), vor allem im Gefolge der Kriege des 19. Jahrhunderts. Aus dieser Zeit stammen auch die ersten Versuche, **Morphinsüchtige** mit Hilfe anderer Pharmaka zu **entziehen**. Die Erfolge, die auf diesem Gebiet z. B. durch Sigmund Freud mit *Cocain* und von anderen mit Diamorphin *(Heroin)* erzielt wurden, erwiesen sich bald als wertlos. Diese Versuche werden heute mit weniger Enthusiasmus, aber mit etwas geeigneteren Pharmaka *(Levomethadon)* fort-

gesetzt. Sie führen selten zur echten Entwöhnung, aber häufig zur Abhängigkeit von einem legal erhältlichen, preislich erschwinglichen und medizinisch einwandfreien Pharmakon. Viele Abhängige sind auf eine oral zugeführte Erhaltungsdosis (Levomethadon 30–120 mg p. o. tägl.) einstellbar, so daß sie ihren Beruf ausüben und ein verhältnismäßig normales, sozial integriertes Leben führen können. Aber auch bei diesen Abhängigen führt eine Unterbrechung der Zufuhr oder die Injektion von Opioidantagonisten *(Naloxon)* zum Auftreten von Entzugssymptomen, die durch Opioidzufuhr sofort beendet werden können.

Die **Entzugssymptome** (Tab. 11-13) dauern nach ihrem Höhepunkt (Abb. 11-3) noch für Wochen in gemilderter Form an. Besonders die anhaltenden Bauchkrämpfe machen den abrupten Selbstentzug fast unmöglich. Bei langsamer Dosisverminderung sind die Entzugssymptome deutlich schwächer. Medikamentöse Hilfe beim Entzug besteht in symptomatischer (Elektrolytsubstitution) und sedativer Therapie (Neuroleptika, Sedativa).

**Tab. 11-12.** »Opium«, Geschichtliches

| | |
|---|---|
| 4000 v. Chr.: | Beschreibung der Opiumgewinnung auf assyrischen Tontafeln. |
| 100 v. Chr.: | Galen beklagt sich über den Mißbrauch von ihm formulierter Opiumpräparationen. |
| 1000 n. Chr.: | Avicenna benutzt Opium gegen Durchfälle und stirbt vermutlich an einer Überdosis. |
| 1500 n. Chr.: | Paracelsus behandelt großzügig mit Opium und hält es für den »Stein der Unsterblichkeit«. |
| 1700 n. Chr.: | In China beginnt man, Opium zu rauchen. Der nichtmedizinische Gebrauch wird verboten. Das Verbot wird durch die Ostindische Kompanie umgangen, die ihre Überschußmengen Opium in China absetzt. |
| 1800 n. Chr.: | Der erste und zweite Opiumkrieg öffnet Chinas Häfen für den freien Import von Opium. |
| | In Europa kommt die Injektionsspritze und reines Morphin (Darstellung durch Sertürner) in Gebrauch. Der intensive parenterale Gebrauch reinen Morphins führt zur Entwicklung des Suchtproblems, vor allem bei Verwundeten der Kriege des 19. Jahrhunderts. |
| 1900 n. Chr.: | Versuche zur Entziehung mit Diamorphin (Heroin) und Cocain |
| 2000 n. Chr.: | Die Suche nach abhängigkeitsfreien Opioiden hält an. |

**Tab. 11-13.** Entzugssymptomatik (nach Morphin)

**Frühphase** (8–12 Std. nach der letzten Injektion):
*Subjektive Beschwerden:* Angst, Beklommenheit, Schwächegefühl, Verlangen nach Morphin

*Objektivierbare Symptome:* Husten, Tränenfluß, Schnupfen, Niesen, Gähnen, Frösteln, kalter Schweiß

**Zwischenphase:** Unruhiger Schlaf

**Kritische Phase** (20–30 Std. nach der letzten Injektion):
*Subjektive Beschwerden:* Schlaflosigkeit, Kopfschmerzen, Übelkeit, Bauchschmerzen, Muskelschmerzen

*Objektivierbare Symptome:* Ansteigen der Körpertemperatur, Blässe, kalte Haut, Mydriasis, Strabismus, Blutdruckanstieg, Hyperglykämie, Erektion, Ejakulation, Menstruationsblutungen, Speichelfluß, Diarrhö, Tremor, Krämpfe, Paresen

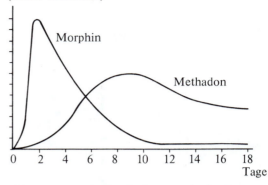

**Abb. 11-3.** Zeitverlauf und relative Stärke der Entzugssymptome nach Morphin (vgl. Tab. 11-13) und Methadon. Beim kurz wirksamen Morphin treten die Entzugssymptome schneller ein und sind stärker ausgeprägt.

**Tab. 11-14.** Opioidgewöhnung am Beispiel von Diamorphin (Heroin)

|  | Analgetische Dosis | Letale Dosis |
|---|---|---|
| Normalperson | 5 mg | 80 mg |
| Nach Gewöhnung | 100 mg | 800 mg |

Alle Opioide führen beim chronischen Gebrauch nicht nur zur **Abhängigkeit**, sondern auch zu dem Phänomen der **Gewöhnung**, d.h., zum Erreichen des gleichen analgetischen und euphorisierenden Effekts werden mit der Zeit immer höhere Dosen notwendig.

**Gewöhnung** tritt vor allem bei kurz wirksamen Opioiden und parenteraler Verabreichung ein (Diamorphin im Vergleich zu Levomethadon). Sie führt zu einer *Dosissteigerung bis zum 20fachen* (Tab. 11-14). Diese Gewöhnung läßt sich nicht durch einen beschleunigten Metabolismus bzw. beschleunigte renale Elimination erklären, sondern sie mag dadurch zustande kommen, daß die körpereigene Enkephalin-(Endorphin-?)Produktion in einzelnen Nervenregionen zum Erliegen kommt und die Wirkung der körpereigenen (endogenen) »Opioide« durch externe ersetzt wird (vgl. die Nebennierenrindenatrophie nach externer Glucocorticoidzufuhr). Gewöhnung und Entzugssymptome wären dann die Folgen des relativen *Mangels an Enkephalinen* und *Endorphinen*. Andererseits könnte es auch sein, daß die regelmäßige Zufuhr zu einer *vermehrten Anzahl* und/oder einer *verminderten Empfindlichkeit* der *Opioidrezeptoren* führt. In diesem Fall würde beim Wegfall der Zufuhr ein relativer Mangel an Opioiden an den rezeptortragenden Zellen eintreten. Die heute empfohlene Praxis der Opiat-(Opioid-)Gabe im festen zeitlichen Abstand (»to the clock«) hat das Auftreten von Gewöhnung vermindert.

# Antipyretische Analgetika

## Begriffsbestimmung

Antipyretische oder nichtnarkotische Analgetika gehören zu den weltweit **am meisten gebrauchten Pharmaka**. Gemessen an der verkauften Packungsmenge tragen sie mit ca. 10% zum Apothekenumsatz bei. Etwa 95% aller verkauften Analgetikapackungen enthalten antipyretische Analgetika. Nur 5% entfallen auf narkotische Analgetika. Sie werden in unterschiedlichen Kombinationen, versetzt mit den verschiedensten Zusätzen, nicht nur als Analgetika, sondern auch als Antirheumatika, Grippemittel, Mittel gegen Dysmenorrhö und Wetterfühligkeit, »Kater« und vieles andere mehr angepriesen. Insgesamt befinden sich immer noch zahlreiche derartige Mischpräparate auf dem deutschen Markt.

Die Gruppe der **antipyretischen Analgetika** kann in zwei pharmakologisch und physikochemisch unterscheidbare **Gruppen** unterteilt werden.

# 290 Analgetika – Antiphlogistika – Antirheumatika

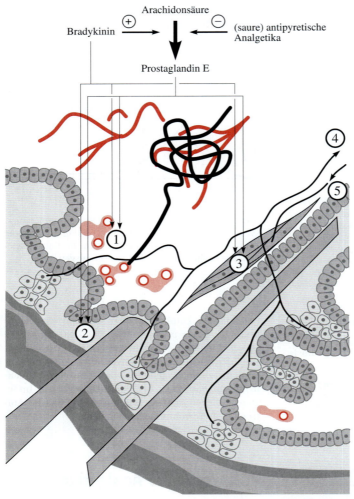

① Gefäße (Vasodilatation, Ödembildung, Rötung, Überwärmung)
② Sensibilisierung von Nozizeptoren (Hyperalgesie)
③ primär Steigerung des Muskeltonus glatter Muskulatur, dann v. a. über NO Senkung des Muskeltonus (Gefäßdilatation)
④ nozizeptiver »Input«
⑤ sympathoadrenerge Versorgung

**Abb. 11-4.** Freigesetztes Bradykinin stimuliert die Prostaglandinsynthese und entfaltet synergistische Effekte zusammen mit den Prostaglandinen (PG). So erhöhen die PG die Empfindlichkeit der Nozizeptoren für Schmerzmediatoren (u. a. Bradykinin).

▷ Einerseits die **antiphlogistischen**, antipyretischen Analgetika, die alle **Säurecharakter** zeigen und vor allem bei entzündlichen Schmerzen wirksam sind. Sie beeinflussen Teilaspekte des entzündlichen Geschehens, vor allem Schmerz und Schwellung (Abb. 11-4). Ihr Wirkmechanismus liegt im wesentlichen in der Hemmung der Cyclooxygenasen und dadurch der Produktion proinflammatorischer Prostaglandine begründet (Abb. 11-5).

▷ Andererseits einige **nichtsaure Substanzen**. Sie wirken vermutlich überwiegend durch Hemmung der Prostaglandinproduktion im Rückenmark. Sie haben in therapeutischen Dosen praktisch **keine entzündungshemmende**, d.h. antiphlogistische Wirkung.

Die Unterteilung in diese beiden Gruppen ist daher auch therapeutisch von Bedeutung.

Man stellt sich vor, daß bei **entzündlichen Veränderungen** sensible C-Fasern (Nozizeptoren, Nozi-

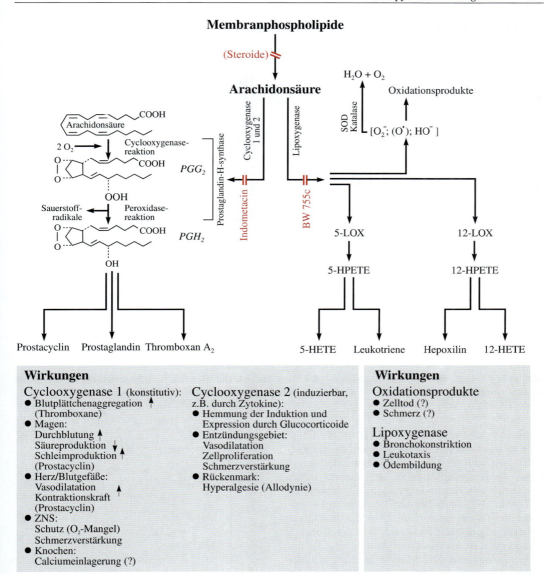

**Abb. 11-5.** Vorstellungen über die Wirkungen der Arachidonsäuremetaboliten.

Man weiß heute, daß neben den Prostaglandinen (PG, Hemmung durch z.B. Indometacin) auch die Leukotriene (LT; früher »slow reacting substance of anaphylaxis«) und Thromboxane aus Arachidonsäure gebildet werden. Die Arachidonsäure selbst wird aus Membranphospholipiden durch Aktivierung der Phospholipase A2 gebildet. Neben den PG und LT wird reaktiver Sauerstoff in Form von $O_2^-$, (O˙) und $HO^-$ gebildet, der Makromoleküle oxidieren kann, die eine Funktion bei der Entstehung von Entzündungen haben sollen. Dieser reaktive Sauerstoff kann vermutlich durch das Enzym Superoxiddismutase (SOD) »entgiftet« werden. Ob diese Vorstellungen richtig sind, bleibt abzuwarten. Durch Steroidhormone (Glucocorticoide) in sehr hohen Dosen werden die Freisetzung und Metabolisierung der Arachidonsäure geringgradig gehemmt. Die antiphlogistische Wirkung der Steroide wird heute auf die Hemmung der Zytokinproduktion (Interleukine) und die Hemmung der Bildung der Cyclooxygenase 2 zurückgeführt. Bei Hemmung der PG-Synthese wird der Stoffwechselweg in Richtung der Lipoxygenaseprodukte verschoben (eine mögliche Erklärung für das »Aspirinasthma«).

Die Cyclooxygenase 2 wird in manchen Organen im geringen Umfang konstitutiv exprimiert (z.B. Urogenitaltrakt [Regulation der Nierendurchblutung] und ZNS). Ob die chronische Anwendung selektiver Hemmer der Cyclooxygenase 2 zu unerwünschten Arzneimittelwirkungen führt (Abheilung von Magenulzera, Verschlechterung einer eingeschränkten Nierenfunktion, Elektrolythaushalt, Fertilität etc.), ist derzeit noch nicht abzuschätzen.

# 292 Analgetika – Antiphlogistika – Antirheumatika

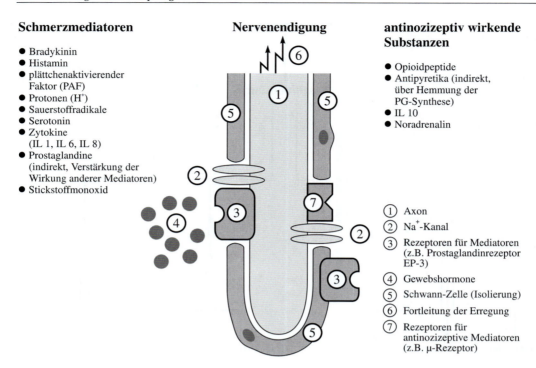

**Abb. 11-6.** Vorstellungen über das »Aufwecken« oder Sensibilisieren »schlafender« Nozizeptoren im Gewebe. Das entzündete Gewebe (z.B. Dermatitis solaris) wird empfindlicher auf externe Reize (z.B. Berührung, Druck).

sensoren) aktiviert werden (Abb. 11-6), die ihrerseits zu einer Aktivierung bestimmter Neuronenpopulationen im Hinterhorn des Rückenmarks führen. Diese Neuronenpopulationen exprimieren durch den peripheren Entzündungsreiz die Cyclooxygenase 2 (Abb. 11-7). Diese Nervenzellen bzw. die sie umgebenden Gliazellen werden durch die gesteigerte Prostaglandinproduktion tonisch aktiviert. Dadurch kommt es zu einer verstärkten Weiterleitung des nozizeptiven Einstroms über das Rückenmark in höher gelegene Zentren des ZNS. Eine *Verminderung der Prostaglandinproduktion* im Rückenmark könnte daher zu analgetischen Effekten führen.

Die **molekularbiologische Forschung** der vergangenen 10 Jahre hat zur Entdeckung von zwei Genen geführt, die beide unterschiedliche *Cyclooxygenasen* codieren. Die Gene befinden sich auf unterschiedlichen Chromosomen, und die Enzyme unterscheiden sich geringgradig in ihrer Aminosäuresequenz und im Molekulargewicht. Beide Enzyme sind in der Lage, sich in Zellmembranen so einzulagern, daß das katalytische Zentrum für die Arachidonsäure als lipophile Tasche in das Zytoplasma schaut. Die Arachidonsäure kann sich in diese Tasche unter Faltung einlagern und wird dann enzymatisch zyklisiert und oxidiert. Allerdings ist die katalytische Tasche der

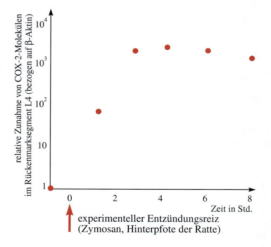

**Abb. 11-7.** Anstieg der COX-2-mRNA-Moleküle (COX-2-mRNA) im Rückenmark nach peripherem Entzündungsreiz (Werte durch rT-PCR ermittelt). Dieser rapide logarithmische Anstieg fernab vom Entzündungsgeschehen verdeutlicht die Bedeutung der induzierbaren COX-2 (verstärkte Schmerzempfindung).

Cyclooxygenase 1 etwas kleiner und weniger geräumig als diejenige der Cyclooxygenase 2. Daraus ergibt sich die Möglichkeit, mit unterschiedlich konfigurierten Substratanaloga (Hemmer der Cyclooxygenasen) selektiv die Cyclooxygenase 2 zu blockieren. Sehr schlanke Moleküle, wie z. B. die *Acetylsalicylsäure*, gelangen besonders gut in das katalytische Zentrum der Cyclooxygenase 1, wo sie unter Acetatabspaltung die Funktion wichtiger Aminosäuren (Serin) blockieren können. Dadurch wird z. B. in den Blutplättchen, die Cyclooxygenase 1 permanent inaktiviert.

Natürlich erlauben die gewonnenen Strukturkenntnisse, nicht nur reversible, sondern auch irreversible Blocker der Cyclooxygenase 2 zu synthetisieren. Sie werden z. Z. klinisch erprobt.

Die besondere Bedeutung dieser neuen Erkenntnisse resultiert aus der Tatsache, daß beide Cyclooxygenasen **unterschiedlich reguliert** werden und z. T. **unterschiedliche Aufgaben** im Organismus erfüllen.
▷ So gilt die **Cyclooxygenase 1** als weitgehend konstitutives Enzym, das praktisch in allen Zellen des Organismus vorhanden ist und zur Produktion von Arachidonsäuremetaboliten wie Prostaglandinen führen kann. Dieses Enzym unterliegt nur einer geringen Regulierung, deren Bedeutung wahrscheinlich ausschließlich im Bereich der weiblichen Fertilität liegt.
▷ Die **Cyclooxygenase 2** ist nur in wenigen Organsystemen konstitutiv vorhanden (ZNS, Urogenitaltrakt). Sie wird typischerweise bei Gewebeschäden in Zellen des entzündeten, traumatisierten Gewebes exprimiert und liefert die für die Verstärkung von Entzündungssymptomen notwendigen Prostaglandine. Es wird vermutet, daß eine selektive Hemmung der Cyclooxygenase 2 für die therapeutisch gewünschte antiphlogistische/analgetische Wirkung ausreicht, aber weniger unerwünschte Arzneimittelwirkungen, z. B. im Magen-Darm-Trakt und im Rahmen der Blutgerinnung (s. u.), aufweist.

Erste spezifische Hemmer der Cyclooxygenase 2 (*Rofecoxib, Celecoxib*) befinden sich im medizinischen Gebrauch.

## Antiphlogistische, antipyretische Analgetika (saure Analgetika, analgetische Säuren)

▶ Stoffeigenschaften

Die scheinbar erheblichen chemischen Unterschiede innerhalb dieser Gruppe verschleiern häufig die pharmakologische und physikochemische Verwandtschaft. Auf eine sehr einfache Formel gebracht, be-

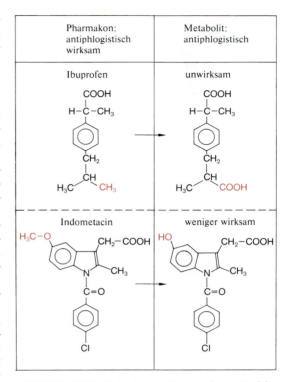

**Abb. 11-8.** Metabolische Umwandlungen, die zur Einführung einer zweiten polaren Gruppe und zur weitgehenden Inaktivierung von analgetischen Säuren führen.

stehen diese Substanzen aus einem *hydrophilen* und einem *lipophilen Anteil*. Die chemischen Unterschiede und physikochemischen Ähnlichkeiten einiger analgetisch-antiphlogistischer Säuren gehen aus Tab. 11-15 hervor. Alle Pharmaka dieser Gruppe zeigen eine ausgeprägte **hydrophile, lipophile Polarität** bei vergleichbarer *Acidität* (vgl. die $pK_a$-Werte). Bei therapeutischer Dosierung werden sie im menschlichen Blut hochgradig **an Albumine gebunden**. Diese drei Eigenschaften scheinen essentiell für die antiphlogistische Wirksamkeit zu sein, denn:
▷ Im Gegensatz zu fast allen anderen Pharmaka besteht bei den analgetischen Säuren eine positive Korrelation zwischen dem Grad der Proteinbindung und der antiphlogistischen Wirksamkeit.
▷ Molekulare Modifikationen, die zu einer deutlichen Erhöhung oder Erniedrigung des $pK_a$-Wertes führen, und die Einführung einer hydrophilen Gruppe in den lipophilen Molekülteil bedingen einen weitgehenden oder totalen Wirkungsverlust (Abb. 11-8).

Die hier aufgeführten Stoffeigenschaften sind naturgemäß auch für die pharmakokinetischen Eigenschaften (S. 294, 297 ff.) von wesentlicher Bedeutung.

294 Analgetika – Antiphlogistika – Antirheumatika

Tab. 11-15. Antiphlogistische (antipyretische) Analgetika (saure Analgetika[1]): Namen, Strukturen, Stoffeigenschaften

| Freiname | Handels-name(n) (Auswahl) | Struktur lipophiler Teil | Struktur hydrophiler Teil | $pK_a$ | Plasma-protein-bindung | Orale Bioverfüg-barkeit |
|---|---|---|---|---|---|---|
| **Salicylate** | | | | | | |
| Acetylsalicyl-säure | Aspirin® ASS-ratiopharm® | | COO⁻ | 3,5 | 50–70% | 100% als Salicyl-säure |
| Diflunisal | – | | COO⁻ | ~3,5 | ~99% | 80–100% |
| **Arylpropionsäuren (Profene)** | | | | | | |
| Ibuprofen | Anco® Brufen® Imbun® Tabalon® | | CH–COO⁻ | ~4,5 | >99% | 80–100% |
| Ketoprofen | Alrheumun® Orudis® | | CH–COO⁻ | ~5,5 | >99% | ~100% |
| Naproxen | Apranax® Proxen® | | CH–COO⁻ | ~4 | >99% | 90–100% |
| Flurbiprofen | Froben® | | CH–COO⁻ | ~4 | >99% | ? |
| **Aryl- und Heteroarylessigsäuren** | | | | | | |
| Indometacin | Amuno® Indomisal® | | $CH_2$–COO⁻ | ~4,5 | 90–99% | ~100% |
| Diclofenac | Benfofen® Diclo dispers® Voltaren® | | $CH_2$–COO⁻ | ~4 | >99% | 30–80% |
| Tolmetin | – | | $CH_2$–COO⁻ | 3,5 | >99% | ? |

[1] Zu den sauren Analgetika gehören auch die Fenamate, z.B. Mefenaminsäure. Ihre Anwendung verliert zur Zeit an Bedeutung. Die Absorptionsquote sowie die Absorptionsgeschwindigkeit des Wirkstoffes hängen im allgemeinen von der galenischen Zubereitung, also dem jeweiligen Arzneimittelpräparat ab. Insbesondere bei Diclofenac muß mit erheblichen Schwankungen gerechnet werden. So erreicht Diclofenac in Brauseform verabreicht innerhalb von 15 Min. maximale Plasmaspiegel; bei magensaftresistent verkapseltem Diclofenac kann die Absorption extrem verzögert (bis zu 20 Std.!) einsetzen. Aber auch bei anderen NSAID (z.B. Acetylsalicylsäure und Ibuprofen) muß in Abhängigkeit von der Galenik mit einer gewissen Variabilität der Absorptionsgeschwindigkeit gerechnet werden.

Tab. 11-15. (Fortsetzung)

| Freiname | Handels-name(n) (Auswahl) | Struktur | | $pK_a$ | Plasma-protein-bindung | Orale Bioverfüg-barkeit |
|---|---|---|---|---|---|---|
| | | lipophiler Teil | hydrophiler Teil | | | |
| **Keto-Enol-Säuren** | | | | | | |
| Piroxicam | Felden® Pirorheum® | | | ~ 6 | > 99% | ~ 100% |
| Meloxicam | Mobec® | | | ~ 5,5 | > 99% | ~ 100% |
| Tenoxicam | Liman® Tilcotil® | | | ~ 5,5 | > 99% | ~ 100% |
| Phenyl-butazon | Ambene® Butazolidin® | | | ~ 5 | 95–99% | 80–100% |

▶ **Pharmakodynamik**

Im Gegensatz zu den Opioiden ist der **Wirkungsmechanismus** der antiphlogistischen Analgetika noch nicht in jedem Detail aufgeklärt.

Als wesentlichster **molekularer Wirkungsmechanismus** der analgetischen Säuren gilt die Hemmung der Bildung von Prostaglandinen und anderer Metabolite ungesättigter Fettsäuren, vor allem der Arachidonsäure aus zellulären Membranen (Abb. 11-5, S. 291).

**Prostaglandine** und andere Metabolite der Arachidonsäure gelten als Gewebshormone. Sie entstehen im Rahmen von Zellaktivitäten als Modulatoren spezifischer Leistungen einzelner Zellen, Zellverbände und Organe. Sie sind für die Homöostase des Organismus wichtig; Tiere ohne Prostaglandinsynthese sind **nicht lebensfähig**. Bei einer andauernden umfassenden Hemmung der Prostaglandinsynthese in bestimmten Organen kann es zu Organschäden kommen. Die lokalisierte Überproduktion von Prostaglandinen oder Leukotrienen tritt im Zusammenhang mit Gewebeschäden auf und hat Krankheitswert, da krankheitsspezifische Symptome durch diese Mediatoren ausgelöst werden. Die in diesem Kapitel diskutierten antipyretischen Analgetika greifen alle in mehr oder weniger großem Umfang in die *Prostaglandinsynthese* ein. Sie hemmen sie in bestimmten Organen, und sie können darüber hinaus, wie aus Abb. 11-5 ersichtlich, zu einer Überproduktion von Leukotrienen oder anderen Produkten der Lipoxygenase führen. Die Prostaglandine lösen zusammen mit anderen Mediatoren – wie Histamin, Bradykinin und Zytokinen – Entzündungssymptome aus. Sie erhöhen dabei die Empfindlichkeit der im Gewebe verteilten Nozizeptoren und führen zum Symptom der Hyperalgesie.

▷ Im **ZNS** scheinen sie die Wahrnehmung von Schmerzen zu verstärken, die auf einer erhöhten Prostaglandinproduktion in der Peripherie beruhen. Zytokine wie TNF α und Interleukine (IL 1 und IL 6) können im Hypothalamus Prostaglandine freisetzen und führen dann zu Fieber.

▷ Bei **chronischen Entzündungen** der **oberen Luftwege** tragen die Prostaglandine zur Weitstellung der Bronchien bei. Hemmung der Prostaglandinbildung kann daher zu asthmaähnlichen Reaktionen führen.

Alle in Kap. 11 genannten Pharmaka sollen lokal und/oder generalisiert in den *Arachidonsäuremetabolismus* (Hemmung der Prostaglandinsynthese) eingreifen. Das gilt auch für einige der nichtsauren

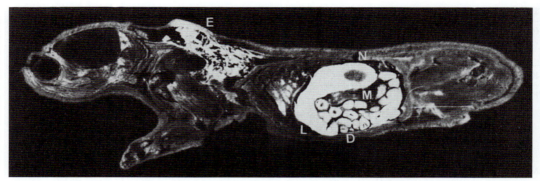

**Abb. 11-9.** Autoradiographie einer mit $^{14}$C-Phenylbutazon behandelten Ratte. Eine junge Ratte (30 g KG) erhielt 100 µCi/kg (10 mg/kg) Phenylbutazon mit der Schlundsonde. Zur gleichen Zeit wurde eine entzündliche Reaktion im Nackenbereich durch die subkutane Injektion einer irritierenden Substanz ausgelöst. 5 Std. später wurde das Tier durch Entbluten getötet, tiefgefroren und auf einem Mikrotom in dünne Scheiben geschnitten. Diese Scheiben wurden auf Röntgenfilm aufgebracht und 8 Tage darauf belassen. Nach Entwickeln und Kopieren ergaben sich Bilder wie das hier gezeigte. Der Grad der Helligkeit entspricht der im entsprechenden Gewebe vorhandenen Radioaktivität. Besonders hohe Konzentrationen finden sich im entzündeten Gewebe (**E**), in Nieren (**N**), Leber (**L**), Blut und Knochenmark. Bemerkenswert ist außerdem, daß das Magenlumen (**M**) frei von Aktivität ist, während die Magenwand deutlich aufgehellt ist. Im Darm (**D**) sind die Verhältnisse umgekehrt. [Aus: Brune K, Lanz R. Handbook of Inflammation. Vol. 5: The Pharmacology of Inflammation. Bonta IL, Bray MA and Parnham MJ (eds). Amsterdam, New York, Oxford: Elsevier Science Publishers 1985; 413–50.]

und kaum antiphlogistischen Analgetika (Phenazon). Bei anderen nichtsauren und nicht antiphlogistischen Analgetika (Paracetamol) fehlt bisher der überzeugende Beweis, daß die Prostaglandinsynthesehemmung in therapeutischer Dosierung für den analgetischen Effekt verantwortlich ist. Es liegen bisher nur tierexp. Hinweise vor, daß die nach Entzündungsreiz in der Pfote auftretende vermehrte Prostaglandinproduktion im Rückenmark durch Paracetamol (in hohen Dosen) gehemmt werden kann.

Alle sauren antiphlogistischen Analgetika weisen eine Anreicherung in Geweben mit niedrigem pH-Wert auf (Abb. 11-9). Daher kann man postulieren, daß sowohl Anreicherung als auch Cyclooxygenasehemmung zum Gesamtbild der Wirkung beitragen. Dabei ist die Hemmung der Cyclooxygenase durch diese Pharmaka nicht sehr spezifisch.

> Man kann die genannte Hypothese weiter fassen und postulieren, daß die analgetischen Säuren durch Einlagerung in zelluläre Membranen – ähnlich wie Inhalationsnarkotika (Kap. 8, S. 193 ff.) – bei genügend hoher Konzentration auch andere Zellfunktionen beeinflussen. Darüber hinaus sind weitere intrazelluläre Effekte (z.B. Beeinflussung der NF-κ-Transduktionskaskade) beschrieben. So können auch anscheinend nicht durch Prostaglandine (Leukotriene) vermittelte Effekte erklärt werden.

Durch diese multiplen Effekte kämen dann die bekannten, vielfältigen Wirkungen und Nebenwirkungen der analgetischen Säuren zustande (Tab. 11-16).

Ganz gleich, ob die analgetischen Säuren nur durch Hemmung der ubiquitären Prostaglandinsynthese oder auch anderer in allen Zellen ablaufender Prozesse wirken, sie müßten bei gleichmäßiger Verteilung im Organismus überall Wirkungen zeigen. Sofern die Verbindungen eine gewisse **Organselektivität** in ihrer Wirkung aufweisen, muß diese auf einer **ungleichen Verteilung** der Pharmaka oder ihrer Zielstrukturen (z.B. Cyclooxygenasen) beruhen. Mit anderen Worten, diese Pharmaka wirken selektiv, wenn sie ungleichmäßig im Organismus verteilt werden. Daher kommt der Verteilung, d.h. der Kinetik dieser Pharmaka, eine wesentliche Rolle für das Verständnis der Wirkungen und Nebenwirkungen zu. Sie unterscheiden sich darin von den Opioiden, deren Rezeptoren nur an bestimmten Zellen zu finden sind und die daher auch nur an diesen Zellen wirken.

- **Unerwünschte Wirkungen:** Alle analgetischen Säuren bewirken **Magen- und Darmulzera**, und diese unerwünschte Wirkung steht quantitativ im Vordergrund. Es hat daher nicht an Versuchen gefehlt, die Inzidenz der **gastralen Nebenwirkungen** bei therapeutischer Dosierung zu **vermindern**:
▷ Dabei sind einerseits neue chemische Stoffklassen erschlossen worden, die bei analgetisch gleicher Dosierung weniger ulzerogen sind als die Acetylsalicylsäure. Meist handelt es sich dabei um **lipophilere Säuren**, die im sauren Milieu des Magens praktisch unlöslich sind und daher erst distal des Magens resorbiert werden.

**Tab. 11-16.** Saure Analgetika (analgetische Säuren): Erwünschte und unerwünschte Wirkungen

| Erwünschte Wirkungen | Unerwünschte Wirkungen (Inzidenz in %) | |
|---|---|---|
| Schmerzhemmung<br>Entzündungshemmung<br>(symptomatisch) Fiebersenkung | *Magen-Darm-Trakt:*<br>Übelkeit, Schmerzen, Durchfälle, Verstopfung,<br>Blutungen, Ulzerationen (bes. bei Acetylsalicylsäure) | (10%)<br><br>(1–10%) |
| **Wirkungsmechanismus**<br>Hemmung der Prostaglandinsynthese<br>und andere Effekte | *Niere:* $H_2O$- und Salzretention (bes. bei Phenylbutazon)<br>Selten: Papillenschäden und interstitielle Nephritiden | (5%) |
| **Indikationen**<br>Enzündliche Schmerzen | *Blut:* Hemmung der Plättchenaggregation, bes. bei<br>Acetylsalicylsäure;<br>Blutungen während der Schwangerschaft | (100%) |
| *kurzwirksame Säuren,*<br>*passager:*<br>Zahnschmerzen<br>Sonnenbrand<br>Muskelkater<br>traumatische Schmerzen<br>Menstruationsschmerzen<br>best. Kopfschmerzen | *Knochenmark und Leber:*<br>Zellschäden: insgesamt sehr selten (bes. bei Phenylbutazon)<br><br>*ZNS:*<br>● bei Dauertherapie: (bes. bei Indometacin)<br>   Schwindel, Benommenheit, Kopfschmerzen bis zu Psychosen<br>● bei Überdosierung: (bes. bei Salicylaten),<br>   Hör- und Sehstörungen, Fieber,<br>   Alkalose, Acidose, Koma (Salicylismus) | <br><br><br>(30%) |
| *Säuren mit langer Wirkungsdauer*<br>*oder kurzwirksame Säuren*<br>*entsprechend dosiert,*<br>*chronisch:*<br>Arthritidien<br>Arthrosen | *Außerdem:*<br>(Pseudo-)allergische Reaktionen (bes. bei Acetylsalicylsäure),<br>Geburtsverzögerung | (5%) |
| | *Interaktionen mit:*<br>ACE-Hemmer, Antazida, 6-Mercaptopurin, Methotrexat, Vitamin-K-<br>Antagonisten, Sulfonylharnstoffen, Herzglykosiden, Diuretika, Lithium;<br>*Sicher bei:* Acetylsalicylsäure und Phenylbutazon | |
| | *Alle diese Nebenwirkungen sind auch für die neueren Säuren in Einzel-*<br>*fällen beschrieben worden.* | |

▷ Ein anderer Weg zur Verminderung der gastralen Toxizität von analgetischen Säuren besteht darin, Vorformen zur intestinalen Resorption zu verabreichen, aus denen die wirksamen Säuren erst nach der Resorption, unter Umständen erst am Wirkort, freigesetzt werden. Beispiele sind in Abb. 11-10 dargestellt. Die Überlegenheit der analgetisch-antiphlogistischen Therapie mit solchen **»Prodrugs«** ist bisher nicht gesichert.

▷ Eine dritte Methode besteht darin, die Wirksubstanzen mit **magensaftresistenten Überzügen** zu versehen. Allerdings führt der schnelle Zerfall dieser Präparate im Dünndarm dort gelegentlich zu sehr hohen Konzentrationen und damit dort zu Ulzerationen. Diese pharmazeutische Spielart stellt also keinen sicheren Vorteil dar.

▷ Untersuchungen mit **hochselektiven Hemmern** der *Cyclooxygenase 2* weisen darauf hin, daß diese Substanzen akut nicht zu gastrointestinalen Irritationen, Ulzerationen und Perforationen führen. Es handelt sich allerdings auch nicht um saure antiphlogistische Analgetika. Es ist ungeklärt, ob die komplette Hemmung der Cyclooxygenase 2 die Heilung von Ulzera im Magen-Darm-Trakt verzögert oder gar verhindert (Abb. 11-11). Ohne Zweifel können die neuen selektiven Cyclooxygenase-2-Hemmer unerwünschte Arzneimittelwirkungen an der Niere auslösen; Wasser- und Elektrolytretentionen treten weiterhin auf.
Neuerdings wird den **Dünndarmperforationen** beim Gebrauch bestimmter antiphlogistischer Analgetika mehr Aufmerksamkeit geschenkt. Es wird vermutet, daß eine intensive enterohepatische Zirkulation dieser Pharmaka die Ursache ist.

▶ **Pharmakokinetik**

Saure Analgetika werden unterschiedlich schnell im oberen Magen-Darm-Trakt **resorbiert** (vgl. Resorption von Säuren im Magen, Kap. 1). Eine hochgradi-

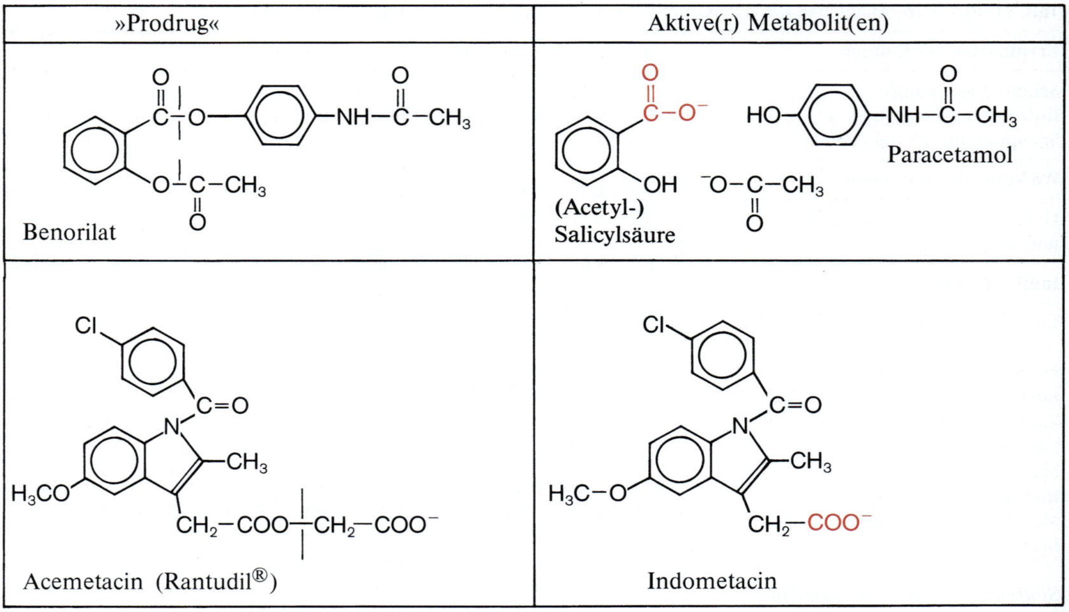

298　Analgetika – Antiphlogistika – Antirheumatika

| »Prodrug« | Aktive(r) Metabolit(en) |
|---|---|
| Benorilat | (Acetyl-)Salicylsäure / Paracetamol |
| Acemetacin (Rantudil®) | Indometacin |

**Abb. 11-10.** »Prodrugs« von analgetischen Säuren

ge **Metabolisierung** während der primären Leberpassage (»first-pass«-Effekt) ist z.B. für *Diclofenac* beschrieben worden. Sie führt zur reduzierten absoluten **Bioverfügbarkeit** (20–80%). Auch die *Acetyl-*

*salicylsäure* wird bereits im Magen, in den Zellen des Intestinaltrakts und im Plasma während und kurz nach der Resorption esterolytisch gespalten. Im Gegensatz zu Diclofenac entstehen dabei aber wie-

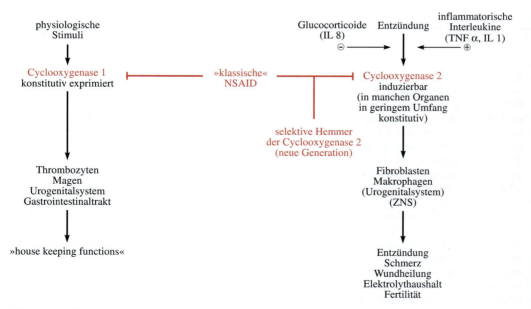

**Abb. 11-11.** Vergleich zwischen den beiden bekannten Cyclooxygenasen. Zwar scheint es so zu sein, daß die selektiven Hemmer der Cyclooxygenase 2 keine Magenulzera induzieren, trotzdem aber bei einem vorhandenen Ulkus die Abheilung wesentlich verzögern.

der Säuren, die die eingangs definierten Strukturmerkmale aufweisen. Im Organismus zeigen alle analgetischen Säuren eine **ungleiche Verteilung**. Besonders hohe Konzentrationen treten in der Magenwand (bei oraler Zufuhr der Acetylsalicylsäure), den Nieren, in Leber und Knochenmark und im entzündeten Gewebe auf (Abb. 11-9). Relativ niedrige Konzentrationen werden im nichtentzündeten Muskel-, Fett- und Bindegewebe und, bei einmaliger Applikation therapeutischer Dosen, im ZNS beobachtet. In allen Organsystemen, in denen die analgetischen Säuren *hohe Konzentrationen* erreichen, entfalten sie ihre typischen Wirkungen und Nebenwirkungen (Tab. 11-16). Dazu gehört auch das relativ häufige Auftreten von (pseudo-)allergischen Reaktionen (**»Aspirinasthma«**). Dem sog. »Aspirinasthma« liegt aber meist keine echte allergische Reaktion zugrunde. Anscheinend kann es durch eine Blockade der Prostaglandinsynthese zu einer vermehrten Bildung von Leukotrienen (Abb. 11-5) und zu einer leukotrienbedingten Bronchokonstriktion kommen, d. h. zu einem durch jede gebräuchliche analgetische Säure auslösbaren »Aspirinasthma«. Auch die häufigste Arzneimittelinteraktion, nämlich die *Freisetzung anderer Pharmaka aus Proteinbindungen*, resultiert im wesentlichen aus den hohen Plasmakonzentrationen, die viele dieser Pharmaka erreichen. Sie können zur Überladung der Bindungskapazität von Plasmaproteinen führen.

Die Gründe für die beobachtete ungleiche Verteilung der analgetischen Säuren liegen einerseits in den schon erwähnten physikochemischen Eigenschaften (Tab. 11-15). Andererseits sind sie bedingt durch die anatomisch-physiologischen Eigenschaften der Gewebe. Im einzelnen sind folgende **Ursachen** für die beschriebene **Anreicherung von analgetischen Säuren** nachgewiesen worden bzw. zu vermuten:

▷ Hohe Konzentrationen werden bei oraler Zufuhr gut wasserlöslicher Säuren in der **Magenschleimhaut** erreicht (Salicylate).
▷ Weiterhin führen Entzündungen zu Kapillarschäden und Extravasation von Plasmaproteinen mit daran gebundenen Pharmaka. Da die Proteinbindung reversibel ist, kommt es zur Umverteilung von analgetischen Säuren in den **Intrazellularraum** (s. u.).
▷ Hohe Konzentrationen treten in den **Nieren** wegen der aktiven Sekretion organischer Kationen in den proximalen Tubuli und bei saurem Urin wegen passiver Rückdiffusion in den distalen Tubuli auf.
▷ Aufgrund des Fehlens einer geschlossenen Endothelschicht und daraus resultierendem direkten Zellkontakt kommt es auch in **Leber, Milz** und **Knochenmark** zu einer Anreicherung. Im ZNS verhindert bzw. verzögert die geschlossene Endothel- plus Gliaschicht (»Blut-Hirn-Schranke«) einen entsprechenden Zellkontakt. Eine Ausnahme bilden hypothalamische Areale, in denen eine Auflockerung der Blut-Liquor-Schranke vorliegt. Sie dient der Erleichterung von »feed back loops«, z. B. auch der Temperaturregulation durch Zytokine und Prostaglandine.

Diese Befunde und Überlegungen reichen allerdings zur Erklärung der Wirkungen und Nebenwirkungen nicht aus; denn auch andere Pharmaka werden oral zugeführt, hochgradig an Plasmaproteine gebunden und renal eliminiert. Es muß daher angenommen werden, daß noch weitere Gründe für die ungleiche Verteilung von analgetischen Säuren vorliegen. Einer mag darin bestehen, daß im Entzündungsgewebe, im Magensaft und im distalen Tubulus bekanntlich saure pH-Werte herrschen. Saure pH-Werte im Extrazellularraum und (relativ) alkalische pH-Werte im Intrazellularraum bewirken aber eine beachtliche Verschiebung der durch die oben beschriebenen Vorgänge bereits extrazellulär angereicherten analgetischen Säuren in den Intrazellularraum, das heißt an den Ort möglicher pharmakodynamischer Wirkungen (**nichtionische Diffusion**).

Das charakteristische Verteilungsmuster der analgetischen Säuren hat nicht nur für das Verständnis der typischen Nebenwirkungen dieser Pharmaka seine Bedeutung. Es vermag auch zu erklären, warum die **Wirkungsdauer** der schnell eliminierbaren Säuren im allgemeinen (systematische Untersuchungen fehlen) **länger** ist, als aufgrund der Plasmahalbwertszeit zu vermuten wäre (Tab. 11-17). Der Wirkort dieser Pharmaka ist ja das *entzündete Gewebe*. Dieses Gewebe verhält sich vermutlich wie ein »tiefes« Kompartiment, dessen Auffüllung und Entleerung unter Umständen mit erheblicher Verzögerung dem Konzentrationsgang im Plasma nachfolgt. Es erklärt auch, warum bei Dauertherapie und Überdosierung ZNS-Nebenwirkungen häufiger werden. Besonders eindrücklich werden diese bei Salicylatintoxikation (**Salicylismus**) in der Acidose. Die Umverteilung in den Intrazellularraum im ZNS führt zum Koma, das durch die Infusion von Bicarbonat unter Umständen sofort behoben werden kann.

### ▶ Therapeutische Verwendung

Analgetische Säuren sind besonders bei **entzündlichen Schmerzen** indiziert, wobei es keine Rolle zu spielen scheint, welches Agens die Entzündung auslöst (z. B. Harnsäurekristalle bei Gicht, UV-Strahlen bei Sonnenbrand, Bakterien bei Zahnschmerzen). Auch **Karzinommetastasen** sind häufig von einer entzündlichen Reaktion umgeben. **Wunden aller Art** (Brüche, Operationen) stellen, pathophysiolo-

**Tab. 11-17.** Saure Analgetika (analgetische Säuren): Dosen, Wirkungsdauer

| Freiname | Handelsname | Mittlere Tagesdosis beim Erwachsenen (a) analgetisch (b) antirheumatisch | Wirkungsdauer (Plasmahalbwertszeit) |
|---|---|---|---|
| Acetylsalicylsäure[1] | Aspirin® u. a. | (a) 3 g | Stunden (2–8 Std. je nach Dosis; Salicylsäure) |
| Diclofenac | Voltaren® u. a. | (b) 0,15 g | Stunden (2 Std.) |
| Ibuprofen[1] | Brufen® u. a. | (a) 1 g   (b) 2,4 g | Stunden (2 Std.) |
| Indometacin | Amuno® u. a. | (b) 0,1 g | Stunden (2 Std.) |
| Ketoprofen | Alrheumun® u. a. | (b) 0,2 g | Stunden (3 Std.) |
| Naproxen | Proxen® u. a. | (a) 0,5 g   (b) 1,25 g | 1 Tag (13 Std.) |
| Piroxicam | Felden® | (b) 0,02 g | 1 Tag (30 Std.) |
| Phenylbutazon[2] | Butazolidin® u. a. | (b) 0,4 g für 5–7 Tage | 1 Tag (70 Std.) |
| Tenoxicam | Tilcotil® u. a. | (b) 0,02 g/Tag | 1 Tag (60 Std.) |

[1] Acetylsalicylsäure (0,5–1,0 g) und Ibuprofen (0,2–0,4 g) stehen als rezeptfreie Analgetika zur Verfügung.
[2] Der Gebrauch von Phenylbutazon (auch in Mischpräparaten) ist inzwischen eingeschränkt worden; es gilt: Phenylbutazon sollte nur noch als Monosubstanz kurzfristig bei sonst therapieresistenten Beschwerden, bei Spondylitis ankylopoetica (Bechterew-Krankheit), chronischer Polyarthritis und Gicht angewendet werden.

gisch gesehen, entzündete Gebiete dar. Schließlich scheinen auch einige Formen von **Kopfschmerzen** eine entzündliche Komponente (Exsudation von Plasma in das perivaskuläre Gewebe) zu haben, so daß auch hier analgetische Säuren therapeutisch erfolgreich sein können.

> Bei all diesen Schmerzformen sind die analgetische und antiinflammatorische Wirkung (Hemmung der Exsudation von Plasmaproteinen, der lokal erhöhten Blutzirkulation und der vermehrten Erregung sensibler C-Fasern) kausal miteinander verknüpft.

Die in der Tab. 11-16 aufgeführten charakteristischen Nebenwirkungen einzelner analgetischer Säuren, besonders derjenigen, die schon lange therapeutisch eingesetzt werden, **begrenzen** häufig die **Indikationen** dieser Pharmaka.
▷ Zum Beispiel ist *Indometacin* mit seiner hohen Inzidenz von ZNS-Nebenwirkungen, wie Schwindel, Kopfschmerz und Benommenheit, nicht zur Therapie von Kopfschmerzen geeignet.
▷ Die lang anhaltende Hemmung der Aggregationsfähigkeit der Blutplättchen durch *Acetylsalicylsäure* schließt dieses Pharmakon von der Schmerztherapie bei vorbestehenden erheblichen Blutgerinnungsstörungen aus.
Die in den letzten Jahren neu in die Therapie eingeführten analgetischen Säuren scheinen diese Nebenwirkungen nicht im gleichen Umfang zu haben. Die

kommenden Jahre werden zeigen, inwieweit diese Vermutung der Realität entspricht.

In der Entwicklung befinden sich auch (saure) hochgradig an Plasmaproteine gebundene Cyclooxygenase-2-Hemmer. Auch sie werden ihre Qualitäten beweisen müssen (Abb. 11-11, S. 298).

Ein anderes, wesentliches Kriterium für die **Auswahl einer analgetischen Säure** zur Therapie eines bestimmten Schmerzzustandes liegt in der **Wirkungsdauer** begründet. Obwohl die analgetische Wirkungsdauer bei den kurz wirksamen analgetischen Säuren unabhängig von der Plasmahalbwertszeit ca. 6–8 Std. zu betragen scheint, ist die Wirkungs- und Verweildauer bei *Piroxicam* oder gar *Phenylbutazon* sicher um vieles länger. Diese Pharmaka sollten daher nur bei chronischen, entzündlichen Schmerzen gebraucht werden, da sie kumulieren können. Entsprechende Kontrollen sind durchzuführen, und eine angemessene Dosierung ist zu wählen (vgl. S. 297 ff.: Pharmakokinetik; zur Anwendung vgl. auch Tab. 11-17).

# Nichtsaure antipyretische Analgetika

▶ **Stoffeigenschaften**

Im Vergleich mit den sauren Analgetika sind die pharmakologischen und physikochemischen Eigen-

Tab. 11-18. Nichtsaure, antipyretische Analgetika: Anilinderivate

| Struktur | Phenacetin | Paracetamol (ben-u-ron u. a.) |
|---|---|---|
| Toxische Metaboliten | NHCOCH$_3$ — OCH$_2$CH$_3$ → NH$_2$ — OCH$_2$CH$_3$ p-Phenetidin (Methämoglobin) | NHCOCH$_3$ — OH ↓ NCOCH$_3$ =O N-Acetyl-p-Benzochinonimin (Leberzellnekrose) |
| Wirkungen | \multicolumn{2}{l}{Schmerzhemmung / Fiebersenkung / (Stimmungshebung?)} ||
| Indikation | \multicolumn{2}{l}{Gelegentliche Schmerzen unklarer, aber vermutlich harmloser Genese, z. B. »Kopfschmerzen«, Schmerzen u. Fieber bei Virusinfektionen} ||
| Wirkungsmechanismus | \multicolumn{2}{l}{unklar} ||
| Nebenwirkungen | Methämoglobinbildung: nur beim Kleinkind bedrohlich; Abusus: Nierenschäden, Nierenkarzinome (?) | Tod durch Überdosierung (10–40 g): Leberzellnekrose, Koma, Nierenzellnekrose; Abusus: Nierenschäden sind nicht ausgeschlossen |
| Resorption | vollständig | vollständig |
| Wirkungsdauer ($t_{1/2}$ Paracetamol) | 2–4 Std. | 2–4 Std. (~ 2 Std.) |
| Einzeldosis | 0,5–1 g | 0,5–1 g |

*Phenacetin* wird heute nicht mehr verwendet. Es wird zum Teil zu p-Phenetidin metabolisiert, das zu Methämoglobinämie führen kann (vgl. Abb. 11-11). Beim Erwachsenen spielt die Methämoglobinbildung durch therapeutische Dosen von Phenacetin keine Rolle, da das gebildete Methämoglobin durch die NAD$^+$-Methämoglobinreduktase wieder reaktiviert wird. Beim Säugling und Kleinkind dagegen ist dieses Enzymsystem noch unreif. Phenacetin ist daher bei Säuglingen und Kleinkindern gefährlich und sollte durch seinen analgetisch wirksamen Hauptmetaboliten Paracetamol ersetzt werden. *Paracetamol* führt nicht zu Methämoglobin, es kann in hohen Dosen (Suizidversuche) Leberzellnekrosen bewirken, vermutlich durch das bei Überdosierung entstehende, reaktive N-Acetyl-p-Benzochinonimin (S. 265, Überladung der Konjugationsmechanismen). Acetylcystein ist bei der Überdosierung mit Erfolg eingesetzt worden.

schaften der nichtsauren antipyretisch wirksamen Analgetika weit weniger homogen. Es handelt sich im wesentlichen um **zwei Substanzgruppen**:
- *Anilinderivate* (Tab. 11-18) und
- *nichtsaure Pyrazolinone*, auch Pyrazolone oder Pyrazolderivate genannt (Tab. 11-19).

Gemeinsame Strukturcharakteristika oder physikochemische Eigenschaften dieser Gruppen sind nicht evident.

▶ **Pharmakodynamik**

**Anilinderivate**

Die Anilinderivate sind *analgetisch* und *antipyretisch* wirksam. Der **Wirkungsmechanismus** für beide Effekte ist unklar (Tab. 11-18 und 11-20).

Häufig wird behauptet, der antipyretische Effekt sei auf eine *Hemmung der Prostaglandinsynthese* im ZNS zurückzuführen. Die experimentellen Daten dafür sind noch nicht überzeugend. Eine relevante Prostaglandinsynthesehemmung in zugängigen Organen tritt erst bei Konzentrationen auf, die bei therapeutischer Dosierung nicht erreicht werden.

**Nichtsaure Pyrazolinone**

Der erreichbare *analgetische* und *antipyretische* Effekt liegt bei den Pyrazolderivaten höher als bei den Anilinderivaten. Zur Erklärung wird auch hier die *Prostaglandinsynthesehemmung* angeführt, obwohl auch diese Pyrazolderivate kaum in Dosen appliziert werden, die eine massive Prostaglandinsynthesehemmung im menschlichen Organismus bedingen.

## 302 Analgetika – Antiphlogistika – Antirheumatika

**Tab. 11-19.** Nichtsaure, antipyretische Analgetika: Nichtsaure Pyrazolderivate (Pyrazolinone)

| Struktur (Markenname) | Dimethylamino-phenazon | Metamizol (Novalgin®) | Propyphenazon (Eufibron®) | Phenazon (Eu-Med®) |
|---|---|---|---|---|
| Hauptmetabolit | 4-Aminophenazon | 4-Methylaminophenazon | kein Hauptmetabolit | |
| Wirkungen | Schmerzhemmung, Fiebersenkung (in hohen Dosen antiphlogistische Wirkung) | | | |
| Indikationen | Kolikschmerzen, hohes Fieber, Migräneschmerz | | | |
| Wirkungs-mechanismus | unklar | | | |
| Nebenwirkungen | Aminophenazon: Nitrosaminbildung (Karzinome ?) | alle Pyrazolinone: Allergische Reaktionen: Pruritus, Urtikaria, Schock (bes. bei i.v. Gabe) Knochenmarkschäden (insgesamt selten), Blutbildkontrollen sind geboten | | |
| Resorption | vollständig | | | |
| Wirkungsdauer (Plasmahalbwertszeit) | 4-Aminophenazon: 4–5,5 Std. 4-Methylaminophenazon: 2–4 Std. Propyphenazon: 1–2,5 Std. Phenazon: 5–25 Std. | | | |

Allerdings kann der **Wirkungsmechanismus** dieser Pharmaka auch über eine Reduktion der Prostaglandinsynthese im Rückenmark (Hinterhorn) erklärt werden. Die deutliche antipyretische Wirkung dieser Substanzen kann durch eine Reduktion der Prostaglandinsynthese im Hypothalamus bedingt sein (Tab. 11-19 und 11-20).

▶ **Pharmakokinetik**

Die gebräuchlichen Vertreter beider Analgetikagruppen werden im Organismus schnell und fast vollständig metabolisiert. Die Verteilung der Ausgangssubstanzen und ihrer Metabolite im Organismus und der Beitrag dieser Verteilung zur analgetischen Wirksamkeit und zu den wesentlichen Nebenwirkungen ist ungeklärt. Eine auffällige Anreicherung von *Paracetamol* oder *Aminophenazon* (bzw. ihrer Metaboli-

te) in bestimmten Körperregionen ist nicht beobachtet worden. Der Metabolismus von *Phenacetin* bzw. *Paracetamol* zeigt eindrücklich, wie relative (genetisch bedingte) und absolute (Überdosierung) Überlastungen einzelner Stoffwechselprozesse zur **Bildung toxischer Metabolite** führen können (Abb. 11-12):

▷ Wenn aus **Phenacetin** vermehrt p-Phenetidin gebildet wird (relativ verminderte oxidative Desalkylierung zu Paracetamol, Ursache unklar), entsteht durch Amidspaltung und Oxidation am Stickstoff ein Hydroxylamin *(Ethoxyphenylhydroxylamin)*, das mit dem entsprechenden Nitrosobenzol *(Ethoxynitrosobenzol)* ein Redoxsystem bildet. Dieses Substratpaar kann das Hämoglobin zu Methämoglobin und reduziertes Glutathion (GSH) zu oxidiertem Glutathion (GSSG) oxidieren. Nach Phenacetin tritt daher eine **Methämoglo-**

Tab. 11-20. Wirkprofile, Wirkorte und Wirkungsmechanismen von Analgetika (bei therapeutischer Dosierung)

|  | Narkotische Analgetika | Antipyretische Analgetika | |
|---|---|---|---|
|  | Opiode einschließlich **Opiate** | Nichtsaure antipyretische Analgetika | Saure antipyretische Analgetika = antiphlogistische Analgetika = NSAID[1] |
| **Monosubstanzen** (Beispiele) | Methadon<br>Morphin<br>Pentazocin | Metamizol<br>Paracetamol<br>Phenazon<br>Propyphenazon | Acetylsalicylsäure<br>Diclofenac<br>Ibuprofen<br>Indometacin |
| **Wirkung**[2]:<br>analgetisch<br>antipyretisch<br>antiphlogistisch | stark<br>nein<br>nein | gut: Metamizol > Paracetamol<br>gut: Metamizol > Paracetamol<br>nein | gut<br>gut<br>stark |
| auf glatte Muskulatur | spastisch | relaxierend: Metamizol | relaxierend, z.B. Uterus, Harnwege |
| auf Vigilanz | sedierend, hypnotisch (bis narkotisch) | kaum | kaum |
| auf Psyche | euphorisierend | (?) psychotrop: Paracetamol | kaum |
| **Wirkort:**<br>Zentralnervensystem | limbisches System, Thalamus<br>Formatio reticularis<br>Hinterhorn des Rückenmarks | Hinterhorn des Rückenmarks<br>? supraspinal | Hinterhorn des Rückenmarks |
| sensible Nervenendigung | ? Nozizeptor, C-Fasern<br>? traumatisiertes Gewebe | ? Nozizeptor<br>? traumatisiertes Gewebe | Nozizeptor<br>traumatisiertes/entzündetes Gewebe |
| **Wirkungsmechanismus** | Agonismus an μ-, κ- und δ-Rezeptoren<br>→ Hyperpolarisation von Neuronen<br><br>→ inhibitorische Modulation der zentralnervösen Neurotransmission | ? Hemmung der Cyclooxygenase im ZNS<br>→ PG-Synthese ↓<br>? NO-Freisetzung ↓/↑<br><br>→ Unterdrückung der zentralen Sensibilisierung | Hemmung der Cyclooxygenase<br>→ PG-Synthese ↓<br>→ Hemmung der Entzündung<br><br>? NO-Freisetzung ↓/↑<br>Normalisierung der erhöhten Empfindlichkeit der Nozizeptoren im entzündlichen Gewebe |

[1] NSAID = »nonsteroidal anti-inflammatory drugs«, nichtsteroidale Antiphlogistika
[2] Wirkungen, die bei einer Schmerztherapie erwünscht sein können. Aufgrund des Wirkprofils kann die Auswahl des geeigneten Analgetikums für einen bestimmten Schmerzzustand erfolgen.
PG = Prostaglandine, NO = Stickstoffmonoxid

binämie auf, die vor allem beim Säugling aufgrund des Mangels an Methämoglobinreduktase zu Vergiftungserscheinungen führen kann.
▷ Bei Überdosierung von **Paracetamol** wird nicht nur konjugiert, sondern auch oxidiert. Das vermutete, instabile *N-Acetylbenzochinonimin* kann beim Vorhandensein reaktiver SH-Gruppen (Glutathion) mit diesen reagieren und zu atoxischem *Mercapturat* konjugiert werden. Bei Überlastung dieses Konjugationssystems (z.B. durch andere Pharmaka wie Salicylamid) kommt es aber zur kovalenten Bindung des instabilen Zwischenprodukts mit zellulären Makromolekülen (z.B. DNA) und damit zum **Zelltod von Leberzellen**.
▷ Mangel an reduziertem Glutathion in Erythrozyten, wie bei Glucose-6-phosphatdehydrogenasemangel, kann durch Paracetamol verstärkt werden und zur **akuten Hämolyse** führen.

# 304 Analgetika – Antiphlogistika – Antirheumatika

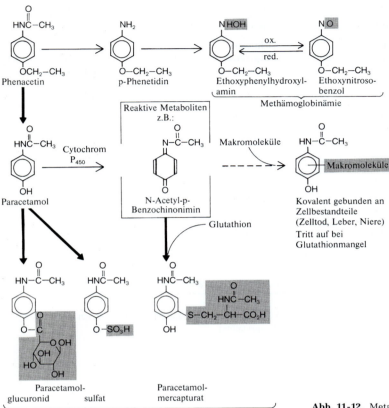

**Abb. 11-12.** Metabolisierung von Phenacetin und Paracetamol

Ob und gegebenenfalls welche Metaboliten der Pyrazolone für die seltenen aber gravierenden Knochenmarkschäden verantwortlich sind, ist bisher nicht geklärt.

◆ **Therapeutische Verwendung**

Die Anilinderivate und nichtsauren Pyrazolderivate galten jahrzehntelang als besonders harmlose und nützliche Medikamente. Sie sind aber in den vergangenen Jahren besonders heftiger Kritik ausgesetzt gewesen, weil ein verändertes Verhalten von Ärzten und Patienten die Aufmerksamkeit der Öffentlichkeit darauf gelenkt hat, daß auch diese Medikamente nicht ohne Gefahren sind.

Die meisten der beschriebenen unerwünschten **Nebenwirkungen** sind Folgen unsachgemäßer Anwendung.

Wenn z. B. Pyrazolderivate in Dosen von über 2 g (!) in Form von ≥ 20%igen Lösungen i. v. injiziert werden *(Metamizol)*, ist es nicht verwunderlich, daß bedrohliche toxische Reaktionen auftreten können **(Schock)**. Andererseits kann es nicht überraschen, daß erhebliche Dosen von *Phenacetin*, über Jahrzehnte eingenommen, zu Nierenschäden **(Phenacetinniere**, d. h. interstitielle Nephritis) oder Dosen von 10–40 g *Paracetamol* zu **Leber-** und **Nierenzellnekrosen** führen. Es gilt eben auch für diese Substanzen, daß es Pharmaka sind und keine Nahrungsmittel.

Anilinderivate und nichtsaure Pyrazolderivate sollten außer bei Risikogruppen bei den dafür geeigneten Schmerzzuständen (Tab. 11-18 und 11-19) angewendet werden.

## Anmerkung: Analgetische Mischpräparate

Die analgetischen Mischpräparate sind in Deutschland ungewöhnlich weit verbreitet. Es bleibt unklar, warum das so ist. Pharmakologisch bieten diese

Tab. 11-21. Beispiele für analgetische Mischpräparate, die zu psychischer Abhängigkeit führen können

| Wirkstoff | A | B | C | D | E |
|---|---|---|---|---|---|
| Acetylsalicylsäure | 250 mg | – | – | – | – |
| Paracetamol | 200 mg | 350 mg | – | 200 mg | – |
| Propyphenazon | – | – | 125 mg | 150 mg | 220 mg |
| Codeinphosphat $\frac{1}{2}H_2O$ | – | 30 mg | – | – | 20 mg |
| Coffein | 50 mg | 50 mg | – | – | – |
| Dihydroergotaminmesilat[1] | – | – | 0,5 mg | – | – |
| Ergotamintartrat[2] | – | – | – | 0,75 mg | – |
| Drofenin-HCl[3] | – | – | – | – | 25 mg |

[1] Vasodilatator
[2] Vasokonstriktor
[3] Spasmolytikum

Die Wirkstoffkombinationen sind z. B. enthalten in:  Thomapyrin® Schmerztabletten (A)
Azur® compositum, Tabletten (B)
Optalidon® special NOC, Dragées (C)
Ergo-Kranit®, Tabletten (D)
Spasmo-Cibalgin® compositum S, Dragées (E)

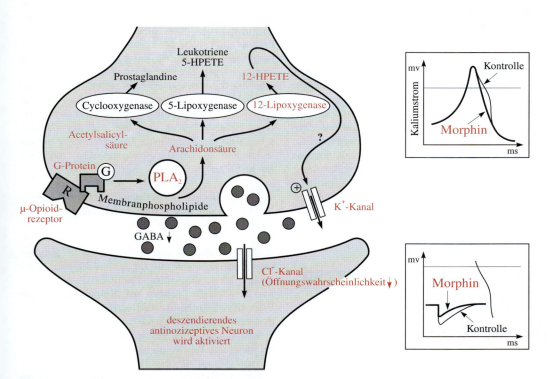

**Abb. 11-13.** Fraglicher Synergismus von Opioiden und Antipyretika am Beispiel Morphin und Acetylsalicylsäure. Die Hypothese: Morphin aktiviert die Phospholipase A₂. Acetylsalicylsäure verschiebt die Kaskade der Cyclooxygenaseprodukte in Richtung Lipoxygenaseprodukte. Die entstehende 12-Hydroperoxyeicosatetraensäure aktiviert einen spannungsabhängigen K⁺-Kanal, der die Potentialdauer inhibitorischer GABAerger Neurone verkürzt. Damit wird die inhibitorische GABA-Wirkung am postsynaptischen Neuron vermindert und antinoziceptive, deszendierende Schmerzbahnen aktiviert. [Nach: Williams JT, Nature 1997.]

Kombinationen *keinen nachweisbaren Vorteil*, denn sie sind weder in ihrer Wirksamkeit den besprochenen Monosubstanzen überlegen, noch verursachen sie weniger Nebenwirkungen oder sind preiswerter als die inzwischen patentfreien Monosubstanzen.

> Es scheint vielmehr so, als ob Fälle **psychischer Abhängigkeit** außer bei den Opioiden vor allem bei Kombinationspräparaten auftreten.

In Tab. 11-21 sind fünf häufig gebrauchte Mischpräparate beschrieben, die von Abhängigen eingenommen werden. Der **Zusatz** von *Coffein* hat nachweislich keinen die analgetische Gesamtwirkung direkt verstärkenden Effekt. Diese Zusätze werden von einigen Autoren aber mit einer gewissen Stimmungshebung in Verbindung gebracht. Auch eine Beschleunigung der Resorption durch Coffein ist beschrieben worden. Für den Pharmakologen ist auch der Sinn weiterer **Zusätze**, wie *Vitamine* (z. B. in Dolo-Neurobion® forte) und *Arzneipflanzenextrakte*, nicht evident.

> Die früher geäußerte Hoffnung, daß zentral und peripher wirksame Analgetika in Kombinationen überadditiv wirksam wären, hat sich bisher klinisch nicht beweisen lassen.

Dennoch gibt es experimentelle Hinweise auf eine Wirkungsverstärkung bei gleichzeitiger Gabe von Acetylsalicylsäure und Morphin (Abb. 11-13). Nach dieser Hypothese ist Morphin in der Lage, die Phospholipase A zu aktivieren. Die entstehende Arachidonsäure wird durch die Gegenwart von Acetylsalicylsäure in Richtung der Lipoxygenaseprodukte verschoben. Die entstehende 12-Hydroperoxyeicosatetraensäure aktiviert einen spannungsabhängigen $K^+$-Kanal, der die Potentialdauer inhibitorischer GABA-Neurone am postsynaptischen Neuron vermindert und damit antinozizeptive Schmerzbahnen aktivieren soll.

# Nichtopioidanalgetika ohne antipyretische und antiphlogistische Wirkung (Flupirtin und Nefopam)

▶ **Stoffeigenschaften**

Neben den zwei großen Gruppen der antipyretischen (z. T. auch antiphlogistischen) Analgetika und der narkotischen Analgetika (Opiate, Opioide) gibt es noch einzelne, gelegentlich in der Schmerztherapie verwendeten Pharmaka, die nicht einer dieser Gruppen zugeordnet werden können. Es handelt sich dabei um das Pyridylcarbamat **Flupirtin** und das Benzoxazocin **Nefopam** (chemische Strukturen: Tab. 11-22).

▶ **Pharmakodynamik**

Flupirtin und Nefopam zeigen beide *analgetische*, aber keine antipyretische oder antiphlogistische Wirkung. Flupirtin soll zusätzlich einen *relaxierenden* Effekt auf die Skelettmuskulatur haben. Der **Wirkungsmechanismus** beider Substanzen ist noch nicht abschließend aufgeklärt. Bekannt ist, daß sie ihren Angriffsort nicht an den sensiblen Nervenendigungen (Nozizeptoren) im geschädigten Gewebe haben. Vielmehr wird vermutet, daß sie die *Aktivität der deszendierenden antinozizeptiven Bahnen im Rückenmark verstärken*. Adrenerge, serotoninerge und GABAerge Mechanismen werden mit der analgetischen Aktivität dieser Pharmaka in Verbindung gebracht. Jedenfalls bindet Flupirtin nicht an Opioid- oder aminerge Rezeptoren, reichert sich aber nach oraler und parenteraler Applikation schnell in der Substantia gelatinosa und in der gesamten grauen Substanz des Rückenmarks und den paravertebralen Ganglien an. Die Entleerung monoaminerger Speichergranula durch Reserpin, die Zerstörung noradrenerger Neurone durch 6-Hydroxydopamin oder die Hemmung der Synthese von Noradrenalin durch α-Methyl-p-tyrosin vermindert jeweils die analgetischen Effekte von Flupirtin im Tierversuch. Diese Befunde liefern Hinweise, daß der analgetische Effekt von Flupirtin im Zusammenhang mit absteigenden Rückenmarksbahnen steht, die über aminerge Neurotransmitter verfügen.

● **Unerwünschte Wirkungen:** Trotz der begrenzten Anwendung von Flupirtin und Nefopam gibt es einige Erkenntnisse zu ihren unerwünschten Wirkungen. Beim *Flupirtin* muß in erster Linie mit sedierenden Effekten gerechnet werden. Bereits bei Dosen oberhalb von 200 mg nimmt die Konzentrationsfähigkeit ab, treten Unruhe, Benommenheit und Bewegungsstörungen auf. *Nefopam* führt auch beim Gesunden häufig zu Herzfrequenz- und Blutdruckanstieg, aber ebenso kann es zu einem Blutdruckabfall kommen. Schweißausbrüche treten regelmäßig auf. Hautveränderungen sind beschrieben worden. Ferner wurden Harnverhalt sowie Konfusionen und Halluzinationen bei älteren Patienten beobachtet.

● **Interaktionen:** Inzidenz und klinische Relevanz von Arzneimittelinteraktionen mit Flupirtin und Nefopam sind bisher noch nicht abgeklärt.

Tab. 11-22. Pharmakokinetische Daten und Dosierungen von Flupirtin und Nefopam

| | $pk_a$ | Proteinbindung | Orale Bioverfügbarkeit | $V_D$ | $t_{1/2}$ (Std.) | Dosierung |
|---|---|---|---|---|---|---|
| Flupirtin (Katadolon®) | 5,05 | 85% | 90% | 1 l/kg | 10 | 100 mg (3 × tgl.) |
| Nefopam (Ajan®) | – | 70–75% | ? | ? | 4 | 30–90 mg (3 × tgl.) |

▷ **Flupirtin** kann über eine Verdrängung aus der Plasmaproteinbindung die sedierende Wirkung von *Diazepam* bzw. den hypothrombinämischen Effekt von *Warfarin* (Coumadin®) verstärken.

▷ Für **Nefopam** scheint festzustehen, daß bei gleichzeitiger Anwendung mit einem *anticholinergen* Wirkstoff das Risiko einer Harnretention bei älteren Menschen erhöht wird.

Es handelt sich damit um einen additiven Effekt beider Pharmaka. Bedingt durch eine verminderte zelluläre Aufnahme von Monoaminen, kann die zentrale Wirkung von *trizyklischen Antidepressiva* und *MAO-Hemmstoffen* durch Nefopam gesteigert werden. Ferner scheint Nefopam die Lebertoxizität von Paracetamol zu erhöhen.

▶ **Pharmakokinetik**

Pharmakokinetische Daten von Flupirtin und Nefopam sind in Tab. 11-22 zusammengestellt.

**Flupirtin** wird nach oraler Applikation schnell und nahezu vollständig *resorbiert*. Maximale *Plasmakonzentrationen* werden nach 1,5–2,5 Std. erreicht. Seine terminale *Plasma-Eliminationshalbwertszeit* ist mit etwa 10 Std. als mittellang zu beurteilen. Die *Elimination* der Substanz und ihrer Metabolite erfolgt größtenteils renal (etwa 70% der Dosis). Ob Flupirtin selbst oder einer seiner Metabolite Träger der Hauptwirkung ist, bedarf noch der Aufklärung.

Für die *orale Bioverfügbarkeit* von **Nefopam** liegen keine Daten vor; maximale Plasmaspiegel werden nach rund 2 Std. erreicht. Die *Elimination* erfolgt fast ausschließlich über die Niere (95% der Dosis).

◆ **Therapeutische Verwendung**

Die Voraussetzungen zur Festlegung geeigneter Indikationen für diese Analgetika erscheinen zur Zeit noch nicht gegeben. Jedenfalls ist Flupirtin in den vergangenen Jahren in der **Therapie von postoperativen** und **chronischen Schmerzen** eingesetzt worden. Da aber bei beiden Pharmaka die Wirkungsweise unklar und die klinischen Erfahrungen gering sind, bleibt noch offen, bei welchen Schmerzzuständen sie mit Erfolg eingesetzt werden können. Allerdings wurde in jüngster Zeit behauptet, daß Flupirtin insbesondere bei neuropathischen Schmerzen mit Muskelverspannungen wirksam sei.

● **Dosierung:** Die oralen Einzeldosen von Flupirtin werden mit 100–200 mg (Tagesdosis bis zu 600 mg), die von Nefopam mit 30–90 mg (Tagesdosis bis zu 270 mg) angegeben. Ob diese Dosierungen auch bei der Langzeittherapie chronischer Schmerzen sinnvoll sind, ist nicht bekannt.

# Antirheumatika

Die Antirheumatika wirken im Gegensatz zu den analgetisch-antiphlogistischen Säuren *nicht analgetisch*. Sie sind aber in der Lage, bei vielen Patienten (ca. 50–80%, Tab. 11-23) zu einer **Verlangsamung chronisch entzündlicher Prozesse** zu führen (z. B. Arthritis rheumatica, Lupus erythematodes).

Zusammen mit Glucocorticoiden (Kap. 18, S. 527 ff.) und Zytostatika, wie Azathioprin, Chlorambucil, Cyclophosphamid und Methotrexat (Kap. 21, S. 698), stellen sie zur Zeit die einzige pharmakologische Möglichkeit dar, verkrüppelnde chronische Entzündungen zu verlangsamen. Allerdings wird diese Wirkung mit *vielen Nebenwirkungen* erkauft (Tab. 11-25).

**Tab. 11-23.** Antirheumatika mit langsamem Wirkungseintritt: Therapieerfolg nach ca. 3 Monaten

| Substanz | Remissionen (%) | Therapieabbruch durch Nebenwirkungen (%) |
|---|---|---|
| Placebo | 20 | 2! |
| Chloroquin | 50 | 5 |
| D-Penicillamin | 60 | 10 |
| Goldverbindungen | 60 | 10 |
| Azathioprin | 70 | 40 |
| Cyclophosphamid | 75 | 50 |

Die angegebene Remissionsquote kann nur als Größenordnung verstanden werden, denn je nach Patientengut, Dosierung und Erfassungsmethode des Therapieerfolgs, schwanken die Angaben in der Literatur erheblich. Das gleiche gilt auch für die Inzidenz von unerwünschten Wirkungen, die zum Therapieabbruch führen. Bemerkenswert ist, daß auch in der Placebogruppe eindeutige Remissionen und als »toxisch« klassifizierte, scheinbar schwere »Nebenwirkungen« eintreten.

▶ **Stoffeigenschaften**

Angaben finden sich im jeweiligen Kapitel (D-Penicillamin in Kap. 24, S. 733f.; Chloroquin in Kap. 20, S. 656). Die Strukturformeln der gebräuchlichsten Goldverbindungen sind in Tab. 11-24 dargestellt. Die Zytostatika werden umfassend in Kap. 21 beschrieben.

▶ **Pharmakodynamik**

Der **Wirkungsmechanismus** aller genannten Antirheumatika ist *unklar*. Sie zeigen alle ein ähnliches pharmakokinetisches Verhalten. Die Bedeutung dieser Ähnlichkeit für den Wirkungsmechanismus jedes einzelnen Antirheumatikums wird zur Zeit untersucht.

Alle Antirheumatika bedingen eine *Verminderung der destruktiven Bindegewebsproliferation* im Entzündungsgebiet. Diese Wirkung setzt erst 2 bis 3 Monate nach Therapiebeginn ein. Die erfolgreiche Therapie ist fast immer von unerwünschten Wirkungen begleitet (Tab. 11-25, S. 310).

▶ **Pharmakokinetik**

Alle Antirheumatika werden (meist in Form von Metaboliten) im Gefäßbindegewebe abgelagert. Die **Elimination** aus diesen Speichern erfolgt nach Therapieende mit **Halbwertszeiten**, die in der Größenordnung von Wochen und Monaten liegen. Diese *Anreicherung* im Bindegewebe könnte von Bedeutung für die Wirkungen und Nebenwirkungen der Antirheumatika sein. Dafür sprechen die langsam einsetzende Wirkung und das Auftreten typischer **Nebenwirkungen** zum Teil erst nach Jahren. Die seltenen, aber irreversiblen *Retinaschäden* nach Chloroquintherapie sind die Folge der kontinuierlichen Anreicherung von Chloroquin in der Retina. Das gleiche gilt für die *Bindegewebsschwäche* des Neugeborenen, dessen Mutter während der Schwangerschaft unter Penicillamindauertherapie stand.

◆ **Therapeutische Verwendung**

Die üblichen **Dosen** der Antirheumatika sind in Tab. 11-24 zusammengestellt. Die Langzeittherapie chronischer Entzündungsprozesse gehört in die Hand des Spezialisten. Beim **Auftreten gefährlicher Nebenwirkungen** muß die Medikation abgesetzt werden. Die Elimination der in tiefen Kompartimenten gespeicherten Antirheumatika und ihrer Metabolite kann nur beim Gold durch *CaNa$_2$-DTPA* (unwesentlich!) beschleunigt werden (Kap. 24, S. 744). Die klinischen Erfolge der Dimercaprolanwendung sind nicht überzeugend. Ansonsten ist nur die *symptomatische* Therapie mit Glucocorticoiden möglich.

# Methotrexat

Methotrexat ist ein Folatantagonist, der in erster Linie als Zytostatikum und Immunsuppressivum verwendet wird (Kap. 3, S. 140, u. Kap. 21, S. 698).

Die in der **Therapie der Arthritis rheumatica** verwendeten niedrigen Dosen von Methotrexat (5–15 mg pro Woche) sind nach oraler Gabe zu etwa 80% *bioverfügbar*. **Methotrexat** ist eine *Säure* und liegt im Plasma zu 50 bis 80% an Proteine gebunden vor. Durch aktiven Transport wird Methotrexat in zahlreiche Zellen eingeschleust und bleibt an Polyglutamate gebunden bis zu einigen Monaten intrazellulär nachweisbar. Die **Elimination** erfolgt renal entweder unverändert oder nach Bildung des 7-Hydroxymetaboliten durch glomeruläre Filtration und aktive Sekretion in den Tubulus (bei neutralem pH-Wert liegt Methotrexat fast vollständig in der ionisierten, also anionischen Form vor).

Zur Zeit wird Methotrexat als einziges Zytostatikum mit großem Erfolg in der Rheumatherapie eingesetzt.

Tab. 11-24. Antirheumatika mit langsamem Wirkungseintritt: Dosierung, Kontrolluntersuchungen

| Wirkstoff | Handelsname | Dosierung | Kontrollen |
|---|---|---|---|
| Auranofin, 29% Au | Ridaura® | 6 mg/Tag p.o. | Haut<br>Blutbild<br>Urin<br>GPT<br>alk. Phosphatase<br>2 × wöchentlich |
| Aurothioglucose, 50% Au | Aureotan® | 50 mg Gold (Au)<br>pro Woche<br>bis 1 g Gesamtdosis i.m. | |
| D-Penicillamin | Metalcaptase®<br>Trolovol® | 250 mg/Tag<br>zwischen den Mahlzeiten;<br>nach 3 Monaten<br>evtl. Dosiserhöhung;<br>bei Therapieerfolg<br>evtl. Dosisreduktion. | Haut<br>Blutbild<br>Urinstatus<br><br>alle 2 Wochen<br>später seltener |
| Chloroquinphosphat | Resochin® | 4 mg/kg/Tag | Inspektion u. Befragung: monatlich |
| Chloroquinsulfat | Nivaquin® | 5 mg/kg/Tag | Blutbild: alle 2 Monate |
| Hydroxychloroquin | Quensyl® | 6,5 mg/kg/Tag | ophthalmolog. Kontrolle: alle 3 Monate |
| Methotrexat | Lantarel® | 10 mg/Woche | Leber-, Nieren- und Lungenfunktion (monatlich) |
| Azathioprin | Imurek®<br>u.a. | 2 mg/kg/Tag | Ausschluß von Schwangerschaft und Infektionen. Blutbild wöchentl. |

Man kann darüber spekulieren, ob Methotrexat – ähnlich wie die NSAID – aufgrund der Säurefunktion und der hohen Plasmaproteinbindung besonders hohe Konzentrationen im entzündeten Gewebe erreicht. Belege für eine solche Vermutung gibt es bisher nicht. Im Gegensatz zur Anwendung von Methotrexat in der Tumortherapie (5–10fach höhere Dosen) kommt es in der Rheumatherapie nur gelegentlich zu meist *harmlosen unerwünschten Arzneimittelwirkungen*. Insbesondere sollten Leber, Niere und Lunge überwacht werden. Leukämien und Lymphome wie nach Cyclophosphamidtherapie sind bisher nicht beobachtet worden.

## Azathioprin

Azothioprin ist eine **Prodrugverbindung**, aus der in vivo Mercaptopurin, ein Purinantagonist, freigesetzt wird, der als Zytostatikum (Kap. 21, S. 701) verwendet wird. Auch Azathioprin wurde früher als Zytostatikum verwendet; heute wird es vor allem als Immunsuppressivum (Kap. 3, S. 139f.) eingesetzt, findet aber auch begrenzt Verwendung zur Behandlung z.B. der chronischen Polyarthritis. Die *Risiken* entsprechen denen von Mercaptopurin. Hinzu kommen u.a. Hypotonie sowie Nieren- und Leberfunktionsstörungen (u.U. auch Lebervenenverschluß).

## Analgetika – Antiphlogistika – Antirheumatika

**Tab. 11-25.** Antirheumatika mit langsamem Wirkungseintritt: Häufigkeiten unerwünschter Wirkungen

| Unerwünschte Wirkung | Goldverbindung (parenteral) | | D-Penicillamin | | (Hydroxy-)Chloroquin | |
|---|---|---|---|---|---|---|
| Haut- und Schleimhautveränderungen | z. B. Dermatitis, Stomatitis, Pruritus | 20% | z. B. Erytheme, Mundulzerationen | 20% | z. B. graue Haare, Haarausfall, Exantheme | 5% |
| Proteinurie | 20% | | 15% | | sehr selten | |
| Nephrotisches Syndrom | 1% | | 2% | | sehr selten | |
| Veränderungen des Blutbildes | 20% z. B. Thrombopenie | 1% | z. B. Thrombozytopenie, Leukopenie | 15% | | |
| Gefäßveränderungen | z. B. periphere Vasodilatation | 20% | | | | |
| Neurologische Veränderungen | | | z. B. Geschmacksverlust | 15% | z. B. Psychosen, Hörstörungen, periphere Neuropathien, Schlaflosigkeit, Konvulsionen (insgesamt selten) | 5% |
| Augenveränderungen | z. B. Chrysiasis corneae (harmlos) | 100% | selten | | z. B. vermindertes Farbsehen, Skotome, Retinopathien, Nachtblindheit, Hornhauttrübungen etc. | 10% |
| Andere | Metallgeschmack, Neuritiden, Übelkeit, Kopfschmerzen, Myalgien, Gelenkschmerzen, cholestatischer Ikterus, Enterokolitis etc. | 5% | Nausea, Anorexie, Fieber, Gelenkknirschen, Lupus erythematodes, Myasthenia gravis etc. | 5% | Hämatologische Veränderungen, Chromosomenschäden, gastrointestinale Schäden | 5% |

Die **Prozentangaben** (Größenordnung) sollen die Wahrscheinlichkeit der Inzidenz verdeutlichen. Manche unerwünschten Wirkungen sind selten, aber schwerwiegend, weil irreversibel (Retinopathien nach *Chloroquin*); andere sind unvermeidbar, aber klinisch irrelevant (Chrysiasis corneae). Einige unerwünschte Wirkungen sind typisch am Beginn der Behandlung (Geschmacksverlust bei D-*Penicillamin*), andere können immer auftreten (Hautveränderungen) und manche treten typischerweise erst Monate und Jahre nach Therapiebeginn auf (Myasthenia gravis nach D-*Penicillamin*). Zusätzlich zu den parenteral applizierbaren Goldpräparaten wird heute ein **oral wirksames Präparat** verwendet. Es handelt sich um das *Auranofin*. Beim Auranofin stehen unerwünschte gastrointestinale Wirkungen im Vordergrund; die unerwünschten renalen Wirkungen sind weniger häufig und weniger ausgeprägt. Ob die orale Goldtherapie Vorteile aufweist, bleibt vorläufig offen.

- **Kontraindikationen:** Wegen des hohen Risikos darf die Behandlung nur nach Ausschluß einer Schwangerschaft unter Konzeptionsschutz durchgeführt werden. Stillzeit sowie schwere Leber- und Nierenfunktionsstörungen gelten als Kontraindikation.

- **Interaktionen:** Xanthinoxidasehemmer wie Allopurinol verstärken die Toxizität von Azothioprin. Azothioprin verstärkt die Wirkung von nicht depolarisierend wirkenden Muskelrelaxanzien.

- **Handelsnamen und Dosierung:** Tab. 11-24

# »Chondroprotektiva«

Bereits in der mittelalterlichen Materia Medica finden sich »Medikamente«, die den im Laufe des Lebens fortschreitenden Verlust des hyalinen Gelenkknorpels aufhalten sollen. Versuche, für die Indikation degenerative Gelenkerkrankungen Heilung oder zumindest Linderung zu bieten, halten bis heute an. Allerdings hat sich in den vergangenen Jahren gezeigt, daß die Arzneimittel, die als sog. »Knorpelschutzsubstanzen« (»Chondroprotektiva«, z.B. Dona® und Condrosulf®) auf dem Markt waren, bei parenteraler Applikation (z.B. intraartikulär) **keine nachweisbare chondroprotektive Wirkung** haben. Dagegen wiesen sie gelegentlich, vor allem bei parenteraler Anwendung, **schwerwiegende unerwünschte Arzneimittelwirkungen** wie Schock, Kreislaufversagen, Nierenschäden etc. auf. Der Gesetzgeber hat daher den parenteralen Formen dieser sog. »Heilmittel« die Zulassung entzogen. In die dadurch entstehende therapeutische Lücke drängen nun andere Substanzen, wie z.B. die **Hyaluronsäure**[1]. Auch hier ist der *Wirkungsnachweis* bisher *nicht zweifelsfrei gelungen*, denn selbst hochmolekulare Hyaluronsäure intraartikulär appliziert, verläßt den Gelenkspalt schnell wieder, und eindeutig positive metabolische Prozesse sind nicht nachweisbar. Alle publizierten Doppelblindstudien zeigen bestenfalls marginale Effekte, weisen aber deutliche methodische Schwächen auf. Auch bei diesen Substanzen können – insbesondere bei parenteraler Applikation – *Schäden* auftreten. Im Falle einer intraartikulären Applikation beträgt allein das Risiko eines Pyarthros 1:1000 bis 1:10000. Aus der rationalen Sicht des Pharmakologen sind daher diese alternativen Substanzen ebenfalls abzulehnen.

## Literatur

*Narkotische Analgetika (Opiate, Opioide):*

Foley KM. The treatment of cancer pain. N Engl J Med 1985; 313: 84–95.
Glare PA, Walsh TD. Clinical pharmacokinetics of morphine. Ther Drug Monit 1991; 13:1–23.
Herz A (ed).Opioids I–II. Handbook of Experimental Pharmacology. Vol. 104/1–2. Berlin, Heidelberg, New York: Springer 1993.
Martin WR. Pharmacology of opioids. Pharmacol Rev 1983; 35: 283–323.

*Saure antiphlogistische antipyretische Analgetika:*

Brune K, Lanz R. Pharmacokinetics of non-steroidal anti-inflammatory drugs. In: Handbook of Inflammation. Vol 5: The Pharmacology of Inflammation. Bonta IL, Bray MA, Parnham MJ (eds). Amsterdam, New York, Oxford: Elsevier Science Publishers 1985; 413–50.
Furst DE. Meloxicam: selective COX-2 inhibition in clinical practice. Semin Arthritis Rheum 1997; 26 (6 Suppl. 1):21–7.
Housholder GT, Chan JT. Coming: a review of second-generation nonsteroidal anti-inflammatory drugs. J Gt Houst Dent Soc 1997; 68 (8): 13–6.
Masferrer JL, Zweifel BS. Selective inhibition of inducible cyclooxygenase-2 in vivo is anti-inflammatory and non-ulcerogenic. Proc Natl Acad Sci USA 1994; 91:3228–32.
McCormack K, Brune K. Classical absorption theory and the development of gastric mucosal damage associated with the non-steroidal anti-inflammatory drugs. Arch Toxicol 1987; 60 (4):261–9.
Riendeau D, Charleson S. Comparison of the cyclooxygenase-1 inhibitory properties of nonsteroidal anti-inflammatory drugs (NSAIDs) and selective COX-2 inhibitors, using sensitive microsomal and platelet assays. Can J Physiol Pharmacol 1997; 75 (9):1088–95.
Vane JR, Botting RM. Mechanism of action of nonsteroidal anti-inflammatory drugs. Am J Med 1998; 104 (3A): 2S–8S; discussion 21S–22S.
Williams JT. The painless synergism of aspirin and opium. Nature 1997; 390 (6660):557 u. 559.

*Nichtsaure antipyretische Analgetika:*

Brogden RN. Pyrazolone derivatives. Drugs 1986; 4:60–70.

*Nichtopioidanalgetika ohne antipyretische und antiphlogistische Wirkung (Flupirtin und Nefopam):*

Szelenyi I, Nickel B. Pharmacological profile of flupirtine, a novel centrally acting, non-opioid analgesic drug. Agents Actions Suppl 1991; 32: 119–23.

*Antirheumatika:*

Conaghan PG, Lehmann T. Disease-modifying antirheumatic drugs. Curr Opin Rheumatol 1997; 9 (3):183–90.
Fort J. Celecoxib, a COX-2-specific inhibitor: the clinical data. Am J Orthop 1999; 28 (3 Suppl):13–8.
Lipsky PE, Isakson PC. Outcome of specific COX-2 inhibition in rheumatoid arthritis. J Rheumatol 1997; 49:9–14.
Safer arthritis drugs on the horizon. Harv Health Lett 1998; 23 (6):7.
Weinblatt ME. Methotrexate in rheumatoid arthritis: toxicity issues. Br J Rheumatol 1996; 35 (5):403–5.

---

[1] HYALART®

# 12 Antitussiva und Expektoranzien

I. Szelenyí und B. Hinz

| Begriffsbestimmung | 312 | Expektoranzien | 316 |
| --- | --- | --- | --- |
| Antitussiva/Hustenblocker | 312 | | |

## Begriffsbestimmung

Der **Hustenreflex** ist ein Schutzmechanismus, der durch Irritation der Atemwege vom Larynx abwärts ausgelöst wird. Husten ist daher im allgemeinen eine nützliche Reaktion, die der Entfernung von Schleim, Fremdkörpern, Eiter etc. dient.

Die **Unterdrückung des Hustenreflexes** ist nur dann sinnvoll, wenn der Husten nicht zum Auswurf des irritierenden Materials führt. Ist das irritierende Material prinzipiell auswerfbar, kann der Husten durch Anregung der Schleimproduktion im Bronchialbaum mit Hilfe von Expektoranzien produktiv und sinnvoll gemacht werden.

## Antitussiva/Hustenblocker

▶ **Stoffeigenschaften und Pharmakodynamik**

Die üblichen Antitussiva sind in Tab. 12-1 zusammengestellt.

Tab. 12-1. Antitussiva: Strukturformeln, pharmakologische Eigenschaften

| Freiname | Strukturformel | Wirkungen[1] | | | Sucht-potenz | Reaktions-vermögen beeinflußt | Atem-depression |
| --- | --- | --- | --- | --- | --- | --- | --- |
| | | antitussive | analgetische | sonstige | | | |
| **Opioide** | | | | | | | |
| Codein | | | 1/6–1/10 des Morphins | – | gering | ja | ja (1/4 des Morphins) |
| Dextro-methorphan[2] | | = Codein | – | – | gering | ja | bei hohen Dosen ja |
| Dihydro-codein | | ≈ Codein | ≈ Codein | – | gering | ja | bei hohen Dosen ja |
| Hydrocodon | | > Codein | > Codein | – | ja (BTM) | ja | ja |

Tab. 12-1. (Fortsetzung)

| Freiname | Strukturformel | Wirkungen[1] | | | Sucht-potenz | Reaktions-vermögen beeinflußt | Atem-depression |
|---|---|---|---|---|---|---|---|
| | | antitussive | analgetische | sonstige | | | |
| **Nichtopioide** | | | | | | | |
| Benproperin | | k. A. | k. A. | – | nein | ja | nein |
| Butamirat | | ≈ Codein | keine | broncho-spasmo-lytisch, se-kretolytisch | nein | ? | nein |
| Butetamat | | ≈ Codein | sehr schwach | bronchodila-tatorisch | nein | nein | nein |
| Clobutinol | | = Codein | keine | – | nein | (ja) | nein |
| Dropropizin[3] | | ≈ Codein | keine | – | nein | ja | nein |
| Isoaminil | | = Codein | keine | spasmo-lytisch | gering | (ja) | nein |
| Noscapin | | < Codein | keine | bronchodila-tatorisch, ateman-regend | nein | ? | nein |
| Oxeladin | | = Codein | keine | lokal-anästhetisch | nein | (ja) | nein |
| Pentoxyverin | | = Codein | keine | bronchodila-tatorisch | nein | ja | (ja) |
| Pipazetat | | 2/3 Codein | keine | lokal-anästhetisch, broncho-dilatatorisch | nein | (ja) | nein |

[1] Antitussive Wirkstärken (im Vergleich zu Codein) und andere Wirkqualitäten wurden im Tierexperiment ermittelt.
[2] Levomethorphan ist analgetisch wirksam.
[3] Dropropizin liegt als Racemat vor, Levodropropizin ist die pharmakologisch aktive Form.
k. A.: keine Angaben

Die von den *Opioiden* (Kap. 11, S. 279 ff.) abgeleiteten **Antitussiva hemmen** den **Hustenreflexbogen** in der *Medulla oblongata*. Das gleiche gilt vermutlich auch für alle anderen im klinischen Gebrauch befindlichen Antitussiva.

Obwohl alle gebräuchlichen Antitussiva im ZNS wirken, besteht keine obligate Verknüpfung zwischen Atmungs- und Hustendepression. Die **atemdepressive Wirkung** ist in erster Linie für *Codein* (Methylmorphin) und die mit diesem Wirkstoff verwandten Verbindungen typisch (Tab. 12-1). So können bei Pa-

**Tab. 12-2.** Antitussiva: Handelsnamen, Dosierungen, Pharmakokinetik, unerwünschte Wirkungen

| Freiname | Handelsname[1] | Applikation | Empfohlene Dosierung (mg) | Pharmakokinetische Daten | | | | | | | Unerwünschte Wirkungen |
|---|---|---|---|---|---|---|---|---|---|---|---|
| | | | | Absorption | Protein-bindung | Passieren der biologischen Membranen | Metabolisierung | HWZ | Elimination | | |
| Benproperin | Tussafug® | p.o. | 2–4 × 25–50 | beschränkt »first-passe«-Effekt | – | – | intensiv hepatisch | – | vermutlich renal | | Schläfrigkeit, Übelkeit, Mundtrockenheit (selten) |
| Butamirat | – | p.o. | 2 × 20 (retardiert) | rasch | 94% | – | hepatisch | ca. 22 Std. | renal | | gastrointestinale Störungen (selten), Exantheme |
| Butetamat | – | p.o. | 3 × 20 | ausreichend | – | – | hepatisch | – | renal | | bisher keine bekannt |
| Clobutinol | Silomat® u.a. | p.o. (i.m., i.v.) | 3 × 40–80 | ausreichend | – | – | – | – | renal | | Müdigkeit, Schwindel, Schlaflosigkeit, Brechreiz |
| Codein | Codicaps® u.a. | p.o. | 2–3 × 30–50 | rasch, $c_{max}$ 1–2,5 Std. p.a. | < 20% | ja | hepatisch | 3 Std.; bei Niereninsuffizienz 9 bis 18 Std. | renal | | Obstipation, allergische Reaktionen, Atemdepression bei Überdosierung oder obstruktiven Atemwegserkrankungen |
| Dextromethorphan | Neotussan® tuss® u.a. | p.o. | 3–6 × 10–20 | rasch, $c_{max}$ 2 Std. p.a., »first-passe«-Effekt | – | ja | hepatisch | ca. 3 Std. | renal | | Müdigkeit, Schwindel, Kopfschmerzen, Nausea, Erbrechen |
| Dihydrocodein | Paracodin® u.a. | p.o. | 3 × 10–30 | rasch, $c_{max}$ 1,6–1,8 Std. p.a., »first-passe«-Effekt | – | ja | hepatisch | – | renal | | Sedierung, Obstipation |
| Dropropizin | Larylin® | p.o. | 3 × 45–90 | gut | – | (ja) | vermutlich hepatisch | ca. 5 Std. | 20–30% renal | | Sedierung, Müdigkeit, Hypotonie |
| Hydrocodon | Dicodid® | p.o. | 2–3 × 5 | relativ rasch, $c_{max}$ 80 Min. p.a. | – | ja | hepatisch | ca. 4 Std. | renal | | Sedierung, Obstipation, Erhöhung des Sphinkter-Tonus, Atemdepression (s. Codein) |
| Isoaminil | – | p.o. | 3 × 40 | ausreichend gut, $c_{max}$ 1 Std. p.a. | – | ja | teils hepatisch, teils unverändert | Kumulation nach Einnahme hoher Dosen | renal, z.T. unverändert | | Schwindel, Übelkeit, Erbrechen, Obstipation, Durchfall (selten) |

**Tab. 12-2.** (Fortsetzung)

| | | | | | | | | | | |
|---|---|---|---|---|---|---|---|---|---|---|
| Noscapin | Capval® | p.o. | 3–6 × 25–50 | schnell, »first-pass«-Effekt, $c_{max}$ 1 Std. p.o. | 93% | ja | hepatisch | 1–2,6 Std. | renal | nicht bekannt |
| Oxeladin | – | p.o. | 2 × 40 (retardiert) | relativ gut | – | – | – | – | – | Angaben fehlen |
| Pentoxyverin | Pertix-Hommel®, Sedotussin® | p.o. | 3–4 × 50 | schnell | – | ja | – | – | – | Sedierung, höhere Dosen: Hemmung der Schleimsekretion |
| Pipazetat | Selvigon® | p.o. | 3 × 20–40 | schnell | – | – | – | – | – | Müdigkeit, Benommenheit, Nausea, Erbrechen, Unruhe, Tachykardie, sehr selten allergische Reaktionen |

–: keine Angaben liegen vor;
[1] keine Vollständigkeit, nur beispielhaft;
p.a.: post applicationem

tienten mit obstruktiven Atemwegserkrankungen die genannten Antitussiva zu Atemdepression führen. Noscapin, ein Alkaloid der Papaveringruppe, hemmt im Gegensatz zu den Opioiden nicht das Atemzentrum. Überempfindlichkeit gegen Codein und andere Opioide kann vorkommen. Bei *Pipazetat* sind Überempfindlichkeitsreaktionen gegen Alkyl-4-hydroxybenzoate möglich.

### ▶ Pharmakokinetik

Die wichtigsten pharmakokinetischen Daten sind in Tab. 12-2 zusammengestellt. Die meisten Antitussiva werden oral relativ gut **resorbiert** und nach hepatischer Metabolisierung renal ausgeschieden. Das am meisten verwendete Antitussivum, *Codein*, wird rasch und vollständig aus dem Intestinaltrakt resorbiert. Maximale **Plasmaspiegel** treten 1–2,5 Std. p.a. auf. Es wird in der Leber vielfältig **metabolisiert**. In Analogie zum Dextromethorphan stellt die *O-Demethylierung* den überwiegenden metabolischen Weg des Codeins beim größten Teil der europäischen Bevölkerung (90–95%) dar. Über diesen Weg entstehen etwa 5–13% Morphin, das für die nach chronischer Gabe von Codein gelegentlich beobachtete Abhängigkeit *(»Codeinismus«)* verantwortlich ist. Über die N-Demethylierung entsteht Norcodein (10–21%). In welchem Umfang – wie beim Morphin – 6-Glucuronidmetaboliten entstehen und zur antitussiven Wirkung beitragen, ist noch nicht geklärt. Ein geringer Anteil (3–10%) wird als freies Codein renal **eliminiert**. Die **Eliminationshalbwertszeit** beträgt etwa 3 Std., kann sich aber bei Niereninsuffizienz erheblich (9–18 Std.) verlängern. Eine Retardierung des Codeins verändert sein Eliminationsverhalten nicht. Die **Proteinbindung** von *Butamirat* (94%) und *Noscapin* (93%) liegen im Gegensatz zu *Codein* (ca. 20%) relativ hoch.

> Es muß darauf hingewiesen werden, daß alle Antitussiva biologische Membranen (Blut-Hirn- und Plazenta-Schranke) passieren und auch in die Muttermilch übertreten können.

### ◆ Therapeutische Verwendung

In der Praxis haben vor allem zentral wirksame Antitussiva mit sedativer und analgetischer Wirkung *(Opioide)* breite Aufnahme gefunden, obwohl einige kontrollierte Studien die antitussive Überlegenheit dieser Pharmaka nicht zweifelsfrei sichern konnten und ihre Nebenwirkungen gravierender sind. Offensichtlich beeinflussen diese Pharmaka beides, den *Hustenreflex* und die *subjektive Wertung* durch den Patienten.

> Daher sollten diese Antitussiva nur bei **Husten ohne Auswurf** (abends) zum Schutze der Nacht-

ruhe des Patienten und seiner Angehörigen und nur so lange wie unbedingt notwendig gegeben werden.

Die Suche nach neuartigen Antitussiva, die nur die pulmonalen μ-Rezeptoren besetzen, die Blut-Hirn-Schranke jedoch nicht passieren (Fehlen der atemdepressiven, sedativen Wirkung) verlief bis jetzt erfolglos.

- **Interaktionen:** Im allgemeinen gilt, daß Antitussiva mit anderen zentraldämpfenden Wirkstoffen nicht gleichzeitig verabreicht werden sollen. Durch *Alkoholgenuß* können die zentralen, unerwünschten Wirkungen (z. B. Fahruntüchtigkeit) der Antitussiva verstärkt werden. Im Falle von Codein und Dextromethorphan können bei gleichzeitiger Einnahme von *MAO-A*-Hemmstoffen Erregungszustände, Halluzinationen und Muskelrigor auftreten. Die hohe Proteinbindung von Butamirat und Noscapin sollte bei gleichzeitiger Anwendung von Wirkstoffen mit hoher Proteinbindung (z. B. *nichtsteroidale Antiphlogistika, Warfarin*) in Betracht gezogen werden (Dosisreduktion der Antitussiva).

- **Kontraindikationen:** Antitussiva wie Codein, Dextromethorphan, Dihydrocodein, Hydrocodon, Isoaminil, Noscapin und Pentoxyverin dürfen in den letzten *Schwangerschaftsmonaten* und in der *Stillzeit* nicht gegeben werden.

- **Handelsnamen und Dosierung:** Tab. 12-2

# Expektoranzien

Die **Expektoranzien** bewirken eine qualitative Veränderung des Schleims und lassen sich in zwei Gruppen gliedern:
- **Mukolytika** zur lokalen Applikation
- **Bronchosekretolytika** zur systemischen Verabreichung (Tab. 12-3).

Der **Schleim**, der den Respirationstrakt auskleidet, wird von den oberflächigen Epithelzellen (überwiegend von den Becherzellen) und den submukosalen Drüsen sezerniert. Außerdem befinden sich in der Schleimhaut Zellen, die mit Zilien versehen sind (Filmmerepithel). Der auf der Schleimhaut liegende Schleim bildet zwei Phasen:
- die untere Solphase
- die obere Gelphase

In der unteren flüssigeren Solphase bewegen sich die Zilien und fördern die obere viskose Gelschicht oralwärts. Eine Reihe von angeborenen und erworbenen Krankheiten (Kartagener-Syndrom, Mukoviszidose, chronisch-obstruktive Bronchitis, Asthma bronchiale etc.) geht mit Störung der mukoziliären Klärfunktion einher.

▶ **Stoffeigenschaften und Pharmakodynamik**

Bei der **Beurteilung** von **bronchosekretolytisch** bzw. **mukolytisch wirksamen Arzneistoffen** müssen zwei Gesichtspunkte in Betracht gezogen werden:
- die Beschaffenheit des Schleims und
- die Tätigkeit des Flimmerepithels, die eng miteinander verknüpft sind.

Sollte ein pathologischer Prozeß z. B. zu einer Vergrößerung der Gelschicht bei einer gleichzeitigen Verschmälerung der Solschicht führen, so wird die ziliäre Tätigkeit infolge der mechanischen Belastung herabgesetzt. Aber auch die Beeinträchtigung der Bewegung der Zilien durch Schadstoffe (Rauchen, $SO_2$ etc.) oder Krankheiten (z. B. Bronchitis) kann bei unveränderter Schleimqualität zu Störungen der Klärfunktion (Clearance) der Lunge, ja sogar zu einem Stillstand des Transports des Schleims führen.

Die **lokale, inhalative Anwendung** von Mukolytika bzw. Bronchosekretolytika ist beliebt, jedoch selten erfolgreich. Bei der Inhalation (Dampf) entstehen große Partikel, die die tieferen Atemwege nicht erreichen können. Inhalation mit *ätherischen Ölen* (Anethol, Menthol, Thymol etc.) erleichtert nur das Abhusten von Schleim, der in den oberen Atemwege (bis zur Bifurkation) liegt. Auch Wirkstoffe wie *N-Acetylcystein* und *Mesna* (2-**M**ercapto**e**than**s**ulfo**na**t-**Na**triumsalz), die durch Spaltung der Disulfidbrücken die Mukusviskosität herabsetzen, können ihre therapeutisch günstige Wirkung nur dann entfalten, wenn sie mit einem speziellen Gerät (Ultraschallvernebler) oder durch ein Bronchoskop direkt auf die bronchiale Schleimhaut aufgetragen werden (z. B. bei der sog. Bronchialtoilette). Darüber hinaus kann jede Inhalationstherapie, unabhängig, ob sie mit Wasserdampf oder darin enthaltenen Medikamenten durchgeführt wird, bei Asthmatikern und bei empfindlichen Patienten (bronchiale Hyperreaktivität) asthmatische Anfälle auslösen.

**Bronchosekretolytika**, die **systemisch** verabreicht werden, müssen die Lungengewebe, d. h. das tracheobronchiale Lumen erreichen, um ihre sekretlösende Wirkung entfalten zu können. **Bromhexin** ist das Derivat eines Vasicinalkaloids, das aus einer in Indien beheimateten Pflanze isoliert wurde. **Ambroxol** ist ein wirksamer Bromhexinmetabolit. Beide Arzneistoffe sollen durch Aktivierung der Sekretpro-

Tab. 12-3. Expektoranzien: Strukturformeln, Wirkungsmechanismus

| Freiname | Strukturformel | Applikation | Wirkungsmechanismus | | |
|---|---|---|---|---|---|
| | | | Schleimqualität | Flimmerepithel | Mukoziliäre Clearance |
| N-Acetylcystein | | inhalativ p. o., i. m., i. v. | VF | ? | ↑ |
| Ambroxol | | inhalativ p. o., i. m., i. v. | VF | ↑ | ↑ |
| Ammoniumchlorid | $NH_4Cl$ | p. o. | VF | ? | ? |
| Anethol | | p. o. | ? | ? | ? |
| Bromhexin | | inhalativ, p. o., i. m., i. v. | VF | ↑ | ↑ |
| Carbocistein | | p. o. | VF-VD | ↑ | ↑ |
| Eprazinon | | p. o. | ? | ? | ? |
| Guaifenesin | | p. o. | VF | ↑ | ↑ |
| Guajacol | | p. o., i. m. | VF | ↑ | ↑ |
| Kaliumjodid | KI | p. o. | VF | ? | ↑ |
| Menthol | | inhalativ, dermal | ? | ? | ? |
| Mesna (2-Mercaptoethansulfonat-Natriumsalz) | | inhalativ, i. v. | VF | ↓ | ? |
| Ozothin | | inhalativ, p. o., i. v., i. m. | VF | ↑ | ↑ |
| Sulfogaiacol | | p. o. | VF | ? | ? |
| Thymol | | inhalativ, p. o., dermal | ? | ? | ? |

VF = Verflüssigung, VD = Verdickung, ↓ Hemmung bzw. ↑ = Steigerung des Flimmerepithels bzw. der mukoziliären Clearance

**Tab. 12-4.** Expektoranzien: Handelsnamen, Dosierungen, Pharmakokinetik, unerwünschte Wirkungen, Gegenanzeigen

| Freiname | Handelsname[1] | Empfohlene orale Dosierung (mg) | Pharmakokinetische Daten | | | | | Unerwünschte Wirkungen | Wechselwirkungen | Gegenanzeigen, Anwendungs-einschränkungen |
|---|---|---|---|---|---|---|---|---|---|---|
| | | | Absorption | $C_{max}$[2] | Meta-bolisierung | HWZ (Std.) | Elimination | | | |
| N-Acetylcystein (NAC) | Fluimucil® u. a. | 2–3 × 200 | schnell | 0,5 Std. | hepatisch | 1,35–2,3 | renal | selten gastrointestinale NW bei Patienten mit Ulkusanamnese | Penicilline, Tetracycline, Cephalosporine werden durch NAC inaktiviert | unbekannt |
| Ambroxol | Mucosolvan® u. a. | 3–4 × 30 | schnell, »first-pass«-Effekt | 1–2 Std. | hepatisch | 7–12 | renal | keine wesentlichen | bisher nicht bekannt | Vorsicht bei Sekretstau (vor allem bei parenteraler Gabe) |
| Ammonium-chlorid | | 1000–2000 | rasch | ? | hepatisch | ? | renal | gastrointestinale NW bevorzugt bei Patienten mit Ulkusanamnese (magenschleimhautreizend), Acidose, vorübergehende Diurese | Ausscheidung basischer Wirkstoffe (trizyklische Antidepressiva) schneller, saurer Substanzen (Barbiturate, NSAID) langsamer | respiratorische Insuffizienz; Acidose; eingeschränkte Leber- und Nierenfunktion |
| Anethol | Pimienthol®, Oral N®[3] | 3 × 75–150 | gut | ? | hepatisch | ? | renal, pulmonal | Allergien | unbekannt | [4] |
| Bromhexin | Bisolvon® u. a. | 3–6 × 8 | rasch, »first-pass«-Effekt | 1 Std. | hepatisch | 6,5–10 | renal | selten Magenbeschwerden | bisher nicht bekannt | siehe Ambroxol |
| Carbocistein | Mucopront®, Transbronchin® u. a. | 3 × 750 | rasch | 2 Std. | hepatisch | 1,5 | renal | keine wesentlichen | unbekannt | unbekannt |
| Eprazinon | Eftapan® | 3 × 50–100 | rasch | ? | hepatisch | ? | renal | selten gastrointestinale Beschwerden, allergische Reaktionen | unbekannt | unbekannt |
| Guaifenesin | Anastil® | 3–4 × 60 | gut | ? | hepatisch | ca. 1 Std. | renal | Sedierung, Magenunverträglichkeit, selten Erbrechen, Muskelrelaxation bei Überdosierung (Beeinträchtigung der Fahrtüchtigkeit) | Wirkungsverstärkung zentraldämpfender Wirkstoffe, Alkohol | unbekannt |
| Guajacol | Anastil® Injektionslösung | 4 × 75[5] | gut | unbekannt | unbekannt | unbekannt | unbekannt | stark magenreizend | unbekannt | unbekannt |

# Expektoranzien

**Tab. 12-4.** (Fortsetzung)

| Freiname | Handelsname[1] | Pharmakokinetische Daten | | | | | Unerwünschte Wirkungen | Wechselwirkungen | Gegenanzeigen, Anwendungseinschränkungen |
| --- | --- | --- | --- | --- | --- | --- | --- | --- | --- |
| | | Empfohlene orale Dosierung (mg) | Absorption | $C_{max}$[2] | Metabolisierung | HWZ (Std.) | Elimination | | | |
| Kaliumjodid | | 3–5 × 100–500 | vollständig | 1 Std. | – | – | renal (80%) s. Text | Überempfindlichkeitsreaktionen (Konjunktivitis, Exantheme, Jodakne, Jodfieber); Hyperthyreose; selten Hyperkaliämie (bei Niereninsuffizienz), Magenreizungen | Nitrite, kaliumsparende, Diuretika: Hyperkaliämie | Thyreotoxikose, Schwangerschaft, Jodüberempfindlichkeit, Tuberkulose, dekompensierte Herzinsuffizienz |
| Sulfogaiacol | in Pulmocordio forte®[6] | mehrmals 75 | gut | unbekannt | unbekannt | unbekannt | unbekannt | Sedierung, Schwächegefühl | Barbiturate, Antihistaminika, Alkohol: verstärkte zentrale Dämpfung | unbekannt |

HWZ: Eliminationshalbwertszeit; NW: Nebenwirkungen; [1] keine Vollständigkeit, nur beispielhaft   [2] Maximale Plasmaspiegel ($C_{max}$) treten X Stunden ($t_{max}$) nach oraler Gabe auf   [3] in Kombination mit anderen pflanzlichen Expektoranzien   [4] Das natürliche trans-Anethol ist nicht toxisch, unter Lichteinwirkung kann cis-Anethol entstehen, das wesentlich toxischer, möglicherweise kanzerogen ist   [5] als Suppositorien   [6] in Kombination mit anderen Expektoranzien wie Guaifenesin, Guajacol.

duktion seröser Drüsen den Schleim verflüssigen. Auch eine vermehrte lokale Freisetzung von lysosomalen Enzymen soll zur Verflüssigung des Schleims beitragen. Außerdem steigern beide Substanzen die Tätigkeit des Flimmerepithels und erhöhen somit die Selbstreinigung der Lunge. Vorteilhaft ist, daß beide Wirkstoffe die Anreicherung von Antibiotika (z. B. Cephalosporinen) in der Lunge fördern. Außerdem steigert Ambroxol die pulmonale Surfactantbildung und somit die natürliche Ausdehnung der Lunge. Infolge der durch das oberflächenaktive Surfactant erniedrigten Oberflächenspannung wird die Adhäsion des Schleims am Bronchialepithel vermindert.

Das mit freien SH-Gruppen ausgestattete **N-Acetylcystein** (NAC) erreicht auch nach oraler Gabe die Lunge. N-Acetylcystein verringert die Mukusviskosität durch reduktive Spaltung der Disulfidbrücken von Glykoproteinen. Infolge einer dadurch verminderten Adhäsivität des Mukus an der Schleimhaut wird eine Verbesserung der mukoziliären Klärfunktion erzielt. Die bronchosekretolytische Wirkung von N-Acetylcystein ist durch kontrollierte klinische Studien belegt. Darüber hinaus wird N-Acetylcystein (Glutathionvorstufe) eine antioxidative Wirkung zugeschrieben.

Bei Patienten mit chronischer Bronchitis, die einen dünnflüssigen Schleim aufweisen, kann die Vergrößerung der Solphase zur Verlangsamung des Transportes der oberflächigen Gelschicht führen und somit die Klärfunktion der Lunge behindern. In solchen Fällen kann durch **Carbocistein** [S-Carboxymethylcystein (SCMC)] eine erhöhte Sekretion von Sialidase-negativen Sialomucinen zu einer leichten Verdickung des Schleims führen und somit zur Verbesserung der Lungenclearance.

Die zeitlich begrenzte (3 bis 5 Tage) Anwendung von **Kaliumjodid** gilt heute als obsolet, obwohl es durch eine vermehrte Wassersekretion zur Erleichterung des Abhustens des dickflüssigen Schleims führt.

**Mesna** wird in erster Linie als Instillat zur Verhütung von Schleimansammlungen und zur Erleichterung des Absaugens während der Intensivpflege verwendet. Große Bedeutung kommt jedoch Mesna zur Vorbeugung der Urotoxizität von Oxazaphosphorinen (Kap. 21, S. 692) zu.

▶ **Pharmakokinetik**

Die wichtigsten, bekannten pharmakokinetischen Daten der Bronchosekretolytika sind in der Tab. 12-4 dargestellt. **N-Acetylcystein** ist oral gut bioverfügbar; maximale Plasmaspiegel treten 0,5 Std. p. a. auf. Es erreicht hohe Konzentrationen in der Lunge, wo mindestens die Hälfte der Substanz noch intakte

SH-Gruppen aufweist. **Ambroxol** wird gut und rasch aus dem Darmtrakt resorbiert. Maximale Plasmaspiegel werden 1–2 Std. p. a. beobachtet. Es unterliegt einem »first-pass«-Effekt. Seine Eliminationshalbwertszeit liegt zwischen 7 und 12 Std. (große interindividuelle Streuung). Ähnliches ist bei **Bromhexin** zu beobachten. In diesem Fall ist der »first-pass«-Effekt noch ausgeprägter (bis zu 80%). Beide werden renal eliminiert. **Carbocistein** wird enteral rasch resorbiert. $C_{max}$-Werte treten 2 Std. nach oraler Einnahme auf. Nach hepatischer Metabolisierung wird es renal ausgeschieden. **Kaliumjodid** wird enteral beinahe vollständig resorbiert. Der überwiegende Anteil (ca. 80%) wird innerhalb von 48 Std. renal, aber zum Teil auch über Speichel-, Schweiß-, Talg- und Milchdrüsen ausgeschieden. Der Rest kann über 10 bis 20 Tage im Organismus verweilen.

### ◆ Therapeutische Verwendung

> Expektoranzien sind bei Erkrankungen mit Bildung von zähflüssigem Schleim (chronisch-obstruktive Bronchitis, Asthma bronchiale etc.) indiziert.

Von der Vielzahl der angeblich expektorativ wirksamen Präparate können – infolge der fehlenden kontrollierten klinischen Studien – nur wenige empfohlen werden: Die lokal wirksamen Mukolytika entfalten ihre Wirkung am besten, wenn sie direkt auf die tracheobronchiale Schleimhaut aufgetragen werden (durch Bronchoskop, z. B. Bronchialtoilette). *N-Acetylcystein, Bromhexin* und *Ambroxol* eignen sich zur Therapie der mit zäher Schleimproduktion einhergehenden bronchialen Erkrankungen (Bronchitis, Asthma bronchiale etc.). Sie können bei akuten asthmatischen Anfällen auch hochdosiert intravenös appliziert werden.

Expektoranzien werden in unzähligen **Kombinationspräparaten** angeboten. Von den Kombinationspartnern erscheinen nur die *Antibiotika* als sinnvoll, wenn sie mit Ambroxol oder Bromhexin zusammen gegeben werden. Die durch Expektoranzien hervorgerufene Sekretverflüssigung und Volumenvermehrung macht nur Sinn, wenn das Abhusten nicht vermindert ist. Von daher erscheint eine Kombination von *Antitussiva* mit Expektoranzien nicht nur sinnlos, sondern **gefährlich** (Sekretstau). Wenn trotzdem klinisch befriedigende Resultate mit solchen Kombinationen erzielt werden, liegt das vermutlich daran, daß entweder das Expektorans oder das Antitussivum oder beide Komponenten in unwirksamer Dosierung eingesetzt worden sind.

*Pflanzliche Drogen*, die ätherische Öle (Thymian: Thymol; Anis: Anethol; Fenchel: Fenchon; Eukalyptus: Cineol; Minzöl: Menthol etc.) enthalten, werden vielfach als Expektoranzien eingesetzt. Dabei werden meistens Drogen mit ätherischen Ölen und schleimhaltige Drogen mit chemisch definierten Wirkstoffen kombiniert. Viele dieser Kombinationen entbehren jeder pharmakologischen Logik. Sie sollten wegen der oft unübersichtlichen Zusammensetzung und ihrer fragwürdigen, klinisch nicht bewiesenen Wirksamkeit nur noch auf ausgesprochenen Wunsch des Patienten eingesetzt werden. Mentholhaltige Präparate dürfen wegen der Gefahr des Auftretens von zentralen Erregungszuständen und Dyspnoe bei Säuglingen und Kleinkindern nicht angewendet werden.

**N-Acetylcystein als Thiolverbindung** wird hochdosiert (über 800–1000 mg/Tag) auch *bei Vergiftungen* mit Paracetamol, Acrylnitril, Methacrylnitril oder Methylbromid eingesetzt (Kopplungspartner für entgiftende Konjugationsreaktionen).

● **Handelsnamen und Dosierung:** Tab. 12-4

### Literatur

Berglund E, Nilsson BS, Mossberg B, Bake B (Hrsg). Cough and expectoration. Eur J Resp Dis 61 (Suppl. 110) 1980.

Eddy NB, Friebel H, Hohn K, Halbach H. Codeine and its alternates for pain and cough relief. Bull WHO 1969; 40:639–719.

Kurz H. Antitussiva und Expektoranzien. Stuttgart: Wissenschaftlich Verlagsgesellschaft 1989.

Salem H, Aviado DM (Hrsg). Antitussive Agents. Vol. 1, 2 and 3. International Encyclopedia of Pharmacology and Therapeutics. Sect 27. Oxford: Pergamon Press 1970.

Szelenyí I. Antitussiva und Expektorantien. In: Hagers Handbuch der pharmazeutischen Praxis. Bruchhausen F von, Hackenthal E (Hrsg). Heidelberg: Springer 1993.

Widdicombe J (Hrsg). Respiratory pharmacology. International Encyclopedia of Pharmacology and Therapeutics, Sect 104, Oxford: Pergamon Press 1981.

# 13 Pharmaka mit Wirkung auf das Herz

U. Ravens

| | |
|---|---|
| **Antiarrhythmika** . . . . . . . . . . . . . . . . . . . . 321 | Hemmstoffe der Phosphodiesterase . . . . . . . . 346 |
| Allgemeine Einführung, Klassifizierung . . . . . 321 | »Calcium-Sensitizer« . . . . . . . . . . . . . . . . . . . 347 |
| Pharmakologische Eigenschaften . . . . . . . . . . 327 | |
| Klasse I: Natriumkanal-Hemmstoffe . . . . . . 327 | **Koronartherapeutika (Antianginosa)** . . . . . 347 |
| Klasse II: β-Rezeptorenblocker . . . . . . . . . . 332 | Allgemeine Einführung . . . . . . . . . . . . . . . . . . 347 |
| Klasse III: Substanzen zur Verlängerung | Nitrate, Molsidomin . . . . . . . . . . . . . . . . . . 348 |
| der Aktionspotentialdauer . . . . . . . . . . . . . . 332 | Calciumkanalblocker (»Calcium- |
| Klasse IV: Calciumkanalblocker | antagonisten«) . . . . . . . . . . . . . . . . . . . . . . . . 352 |
| (»Calciumantagonisten«) . . . . . . . . . . . . . . . 333 | Dihydropyridinderivate: Nifedipin u. a. . . . . 353 |
| Nicht klassifizierte Antiarrhythmika . . . . . . 334 | Phenylalkylamine . . . . . . . . . . . . . . . . . . . . 354 |
| | Benzothiazepin: Diltiazem . . . . . . . . . . . . . 355 |
| **Positiv inotrop wirkende Substanzen** . . . . . 335 | Weitere Koronardilatatoren . . . . . . . . . . . . 355 |
| Allgemeine Einführung . . . . . . . . . . . . . . . . . . 335 | β-Rezeptorenblocker . . . . . . . . . . . . . . . . . . 355 |
| Herzwirksame Glykoside . . . . . . . . . . . . . . . . 337 | Hemmstoffe der Inaktivierung von Adenosin . 356 |
| Katecholamine . . . . . . . . . . . . . . . . . . . . . . . . 344 | Methylxanthine . . . . . . . . . . . . . . . . . . . . . . . 356 |
| Theophyllin . . . . . . . . . . . . . . . . . . . . . . . . . . 346 | |

## Antiarrhythmika

### Allgemeine Einführung, Klassifizierung

Als **Rhythmusstörungen** werden nicht nur unregelmäßige Herzschlagfolgen (Arrhythmien), sondern auch zu langsame Grundrhythmen (Bradykardie) oder zu schnelle (Tachykardie), die u. U. sogar regelmäßig sein können, bezeichnet. Meist werden die Begriffe Rhythmusstörung und Arrhythmie jedoch synonym gebraucht.

Klinisch werden die Rhythmusstörungen unterteilt in:
▷ bradykarde Rhythmusstörungen (< 50 Schläge/Minute) z. B.:
- Sinusbradykardie
- sinuatriale oder atrioventrikuläre Blockierungen
- Sinusknotensyndrom (»sick sinus syndrome«)
- Karotissinussyndrom

▷ tachykarde Rhythmusstörungen (> 100 Schläge/Minute) z. B.:
- Vorhofflattern, -flimmern, -extrasystolen (Übererregbarkeitszustände)
- supraventrikuläre, paroxysmale Tachykardien
- Kammertachykardien
- ventrikuläre Extrasystolen

**Bradykarde Rhythmusstörungen** sind pharmakologisch mit Sympathomimetika (Kap. 2, S. 74 ff.) oder Atropin (Kap. 2, S. 59 ff.) zu beeinflussen. Bei fehlendem Therapieerfolg ist die Implantation eines Schrittmachers erforderlich. Bei **tachykarden Rhythmusstörungen** werden die zu besprechenden Antiarrhythmika eingesetzt.

**Ziel** der Behandlung mit Antiarrhythmika ist nicht nur die Wiederherstellung einer normalen Herzschlagfolge, sondern auch das Auftreten von letalen Rhythmusstörungen wie Kammerflimmern zu verhindern.

Das letztgenannte Ziel scheint nach neueren Erkenntnissen mit den meisten derzeit verfügbaren Antiarrhythmika (Ausnahme: β-Rezeptorenblocker) jedoch nicht erreichbar. Umfangreiche klinische Studien haben gezeigt, daß die Implantation von elektrischen Defibrillatoren zur Vermeidung des plötzlichen Herztods durch Kammerflimmern der langfristigen Therapie mit Antiarrhythmika überlegen ist.

Um therapeutische Strategien zur Unterbrechung von Rhythmusstörungen und zur Verhinderung des

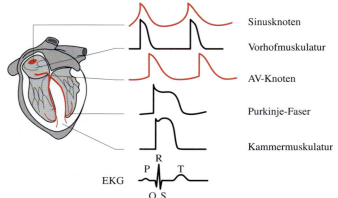

Abb. 13-1. Form der Aktionspotentiale in den einzelnen Herzabschnitten und ihre Beeinflussung durch Antiarrhythmika. *Links:* schematischer Längsschnitt durch das Herz, rot: Erregungsleitungssystem. *Rechts:* typische Aktionspotentiale und ihre zeitliche Zuordnung zum Elektrokardiogramm. $Ca^{2+}$-abhängige Aktionspotentiale (rot) werden durch Calciumkanalblocker und β-Rezeptorenblocker unterdrückt, $Na^+$-abhängige Aktionspotentiale (schwarz) sind Angriffsorte für Natriumkanalblocker.

plötzlichen Herztods zu entwickeln, sind genaue Kenntnisse über die der Erregbarkeit und Arrhythmogenese zugrunde liegenden Prozesse unerläßlich.

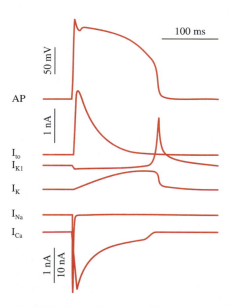

Abb. 13-2. Schematische Darstellung eines typischen Aktionspotentials (AP) aus einem menschlichen Papillarmuskel mit den wichtigsten Ionenströmen (versetzt dargestellt).
Die dargestellten Auswärtsströme (nach *oben* gerichtete Ausschläge) sind $K^+$-Ströme: $I_{to}$ = transienter Auswärtsstrom; $I_{K1}$ = Einwärtsgleichrichter, $I_K$ = verzögerter Gleichrichter.
Einwärtsströme (nach *unten* gerichtete Ausschläge): $I_{Na}$ = $Na^+$-Strom; $I_{Ca}$ = $Ca^{2+}$-Strom (L-Typ).
**Beachte:** $I_{Na}$ ist etwa 10mal größer als $I_{Ca}$ (unterschiedliche Skalierung). Weitere Einzelheiten s. Text.

Voraussetzung für die regelmäßige Pumpfunktion des gesunden Herzens sind bioelektrische Vorgänge, die sich an jeder einzelnen Herzmuskelzelle abspielen. Die Schrittmacherzellen des Sinusknoten sind die Impulsgeber, die hier gebildeten **Aktionspotentiale** breiten sich als Erregungswelle in geordneter Weise über das ganze Herz aus. Da die elektrische Erregung einer Zelle ihre mechanische Kontraktion auslöst, koordiniert die Erregungsausbreitung die Kontraktion der einzelnen Herzabschnitte. Im EKG entspricht die ventrikuläre Aktionspotentialdauer der QT-Zeit (Abb. 13-1).

▷ **Aktionspotentiale:**

Die charakteristische Form des kardialen Aktionspotentials ist in Abb. 13-2 dargestellt. Die **Depolarisation** in der Aufstrichphase des Aktionspotentials entsteht durch den Einstrom von Natriumionen ($Na^+$), das Plateau wird durch den Einstrom von Calciumionen ($Ca^{2+}$) gebildet, und während der späten Phase **(Repolarisation)** des Aktionspotentials fließt ein von Kaliumionen ($K^+$) getragener Auswärtsstrom. Das Aktionspotential wird beendet, wenn die repolarisierenden Auswärtsströme in der Summe größer werden als die depolarisierenden Einwärtsströme. Für die Dauer des Aktionspotentials ist der Herzmuskel nicht durch eine neue Erregung aktivierbar, er ist **refraktär**.

Neben den reinen Ionenströmen tragen Pump- und Carrierströme zur Form des Aktionspotentials bei. Die im Sarkolemm lokalisierte ($Na^+$/$K^+$)-ATPase hält den transmembranären Konzentrationsgradienten für $Na^+$ aufrecht. Aufgrund ihres Transportverhältnisses von 3 $Na^+$ zu 2 $K^+$ leistet sie einen Beitrag zum Membranpotential (»elektrogene $Na^+$-Pumpe«).

Der Beitrag der einzelnen Ströme in den Zellen der verschiedenen Herzabschnitte bestimmt die charakteristische Form der entsprechenden Aktionspo-

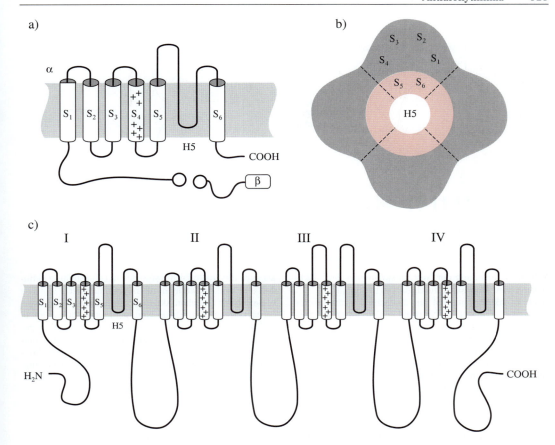

**Abb. 13-3.** Schematischer Aufbau von potentialabhängigen Ionenkanälen.
In a) und b) ist ein typischer Kaliumkanal (z. B. für den $I_{to}$ oder $I_K$) dargestellt, in c) ein Natrium- oder Calciumkanal.
a) Der hier skizzierte Kaliumkanal besteht aus α- und β-Untereinheiten. Für die Leitfähigkeit des Kanals sind 4 α-Untereinheiten ausreichend. Jede von ihnen durchspannt die Membran sechsmal ($S_1$–$S_6$). Das $S_4$-Segment enthält sieben positive Ladungen, ihm wird der Spannungssensor des Kanals zugeschrieben. Zwischen $S_5$ und $S_6$ taucht die Aminosäurekette noch einmal tief in die Membran ein (H5). Die H5-Bereiche aller vier Untereinheiten kleiden die Pore für den Ionendurchtritt aus. Das N-terminale Ende ist durch einen Kreis dargestellt. Dieser symbolisiert den Anteil des Moleküls, der bei der Inaktivierung die Pore verschließt. In b) ist diese Anordnung dargestellt. Einige Kaliumkanäle bestehen nur aus 2 membrandurchspannenden Segmenten und dem H5-Anteil.
c) Die α-Untereinheit der Natrium- und Calciumkanäle besteht aus einer durchgehenden Aminosäurekette, in der 4 homologe Domänen erkennbar sind (I–IV). Der allgemeine Kanalaufbau (Pore, Spannungssensor) ist jedoch sehr ähnlich wie bei den Kaliumkanälen.

tentiale. Eine Sonderstellung nehmen der Schrittmacher des Sinusknotens und der AV-Knoten ein. In diesen Zellen ist der Aufstrich der Aktionspotentiale durch den Einstrom von *Calciumionen* verursacht und ist deutlich *langsamer* als am Arbeitsmyokard.

▷ **Kardiale Ionenkanäle:**
Ionen können die lipophile Zellmembran nur mittels hydrophiler Poren überwinden, die als Ionenkanäle bezeichnet werden und aus großen, die gesamte Lipidmembran überspannenden Glykoproteinmolekülen bestehen (Abb. 13-3). Die einzelnen Kanaltypen sind für bestimmte Ionenspezies selektiv und werden nach dem Ion, das sie bevorzugt durchtreten lassen, benannt. Die hier skizzierten Kanäle für die Kationen $Na^+$, $Ca^{2+}$ und $K^+$ öffnen und schließen sich in Abhängigkeit vom Membranpotential, sie gehören damit zu der Gruppe der *potentialabhängigen Kanäle*. Andere Kanäle hingegen werden durch Bindung von selektiven Liganden gesteuert, am Herzen ist der Acetylcholin-aktivierbare $K^+$-Strom ein Beispiel für einen solchen *ligandengesteuerten* Kanal.

Im Vorhofmyokard, His-Purkinje-System und Ventrikelmyokard löst die *rasche Öffnung von Natrium-*

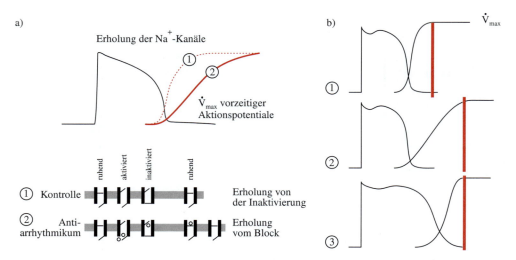

**Abb. 13-4.** Erholung der Natriumkanäle von der Inaktivierung bzw. vom Block durch Antiarrhythmika.
a) *Oben:* Aktionspotential und zeitliche Zuordnung der Wiederverfügbarkeit von Natriumkanälen, unter Kontrollbedingungen ① bzw. in Anwesenheit eines Antiarrhythmikums ②. *Unten:* Schematische Darstellung der einzelnen Kanalzustände ohne bzw. mit einem Antiarrhythmikum, das bevorzugt an offene Kanäle bindet. Die horizontalen bzw. schräggestellten Querbalken symbolisieren die Geschlossen- bzw. Offenstellung der jeweiligen Tore. Die Kanäle sind nur leitend, wenn sowohl das Aktivierungstor als auch das Inaktivierungstor sich in Offenstellung befinden und kein Antiarrhythmikum gebunden ist.
b) Beziehung zwischen Aktionspotentialdauer, Wiederverfügbarkeit von Natriumkanälen, gemessen als maximale Aufstrichgeschwindigkeit vorzeitig ausgelöster Aktionspotentiale ($\dot{V}_{max}$) und Refraktärzeit, deren Ende durch den senkrechten roten Balken markiert ist ①. Antiarrhythmika mit Klasse-I-Wirkung *verlangsamen* die Wiederverfügbarkeit ②, Antiarrhythmika mit Klasse-III-Wirkung *zögern* die Wiederverfügbarkeit *hinaus* ③.

*kanälen* das Aktionspotential aus und sichert seine Fortleitung (Abb. 13-4, a).

> Je höher die Zahl der aktivierten Kanäle, desto größer ist die maximale Depolarisationsgeschwindigkeit, $\dot{V}_{max}$.

Die Natriumkanäle bleiben nur kurze Zeit geöffnet, für den überwiegenden Teil der Aktionspotentialdauer sind sie **inaktiviert**. Erst nach Beendigung der Repolarisation können sie in ihren ursprünglichen Ruhezustand zurückkehren, aus dem heraus sie wieder aktivierbar sind. Dieser Vorgang wird *Erholung von der Inaktivierung* genannt und benötigt eine gewisse Zeit. Während der Inaktivierungsphase und der anschließenden Erholungsphase ist das Myokard gegenüber neuen Erregungen **refraktär**. Da die Erholung erst *nach erfolgter Repolarisation* einsetzt, geht eine Verlängerung der **Aktionspotentialdauer** immer auch mit einer verlängerten Refraktärzeit einher.

Arrhythmien entstehen auf der Basis von **elektrophysiologischen Störungen,** die durch verschiedene Erkrankungen verursacht sein können, z.B. ischämische Herzerkrankung, Elektrolytverschiebungen, Hyper- bzw. Hypothyreose, Myokarditis, Herzklappenerkrankungen oder Intoxikation mit herzwirksamen Glykosiden, Antiarrhythmika (!), Alkohol. Beeinträchtigt sein können:
- Impulsbildung
- Erregungsausbreitung
- Erregungsrückbildung

Pathologische Impulse entstehen durch lokale Depolarisationen infolge von Zellschädigungen unterschiedlicher Genese. Bei Erreichen der Schwelle für ein fortgeleitetes Aktionspotential breitet sich die ektopische Erregung als Extrasystole über das gesamte Myokard aus. Bei verlangsamter Erregungsausbreitung gelangt die Erregungswelle u.U. an ihren Ursprungsort zurück, wenn dieser bereits wieder erregbar ist, so daß sie als *kreisende Erregung (»Reentry«)* persistieren kann. Die Erregungsrückbildung kann durch übermäßige Verlängerung der Aktionspotentialdauer gestört sein, entsprechend ist die QT-Zeit im EKG verlängert. Dabei besteht ein Risiko für die Entstehung von frühen oszillierenden Nachdepolarisationen (Abb. 13-5, a), aus denen sich sog. *»Torsade de pointes«-Arrhythmien* (ventrikuläre Tachykardien) bis hin zum Kammerflimmern entwickeln können. Patienten mit einer erblich oder durch Arzneimittel bedingten langen QT-Dauer sind besonders gefährdet.

Als wichtigste antiarrhythmische Wirkprinzipien gelten:

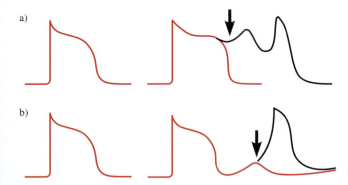

**Abb. 13-5.** Frühe (a) und späte (b) oszillierende Nachdepolarisationen als Auslöser für Tachyarrhythmien (schematisch).
*Links*: Kontrollaktionspotentiale; *Rechts*:
a) Bei zu starker Verlängerung der Aktionspotentialdauer kann das Membranpotential im Plateaubereich instabil werden und zu oszillieren beginnen (Pfeil). Nicht nur Antiarrhythmika mit Klasse-III-Wirkung, sondern auch Pharmaka, die bei nichtkardialen Erkrankungen eingesetzt werden wie z.B. das Antihistaminikum *Terfenadin*, können frühe oszillierende Nachdepolarisationen auslösen.

b) Späte Nachdepolarisationen entstehen als Folge einer zellulären $Ca^{2+}$-Überladung. Eine hohe freie $[Ca^{2+}]_i$-Konzentration aktiviert den $(Na^+/Ca^{2+})$-Austauscher. Beim Auswärtstransport von $Ca^{2+}$ entsteht ein depolarisierender Einwärtsstrom, weil für jedes $Ca^{2+}$, das die Zelle verläßt, 3 $Na^+$ in die Zelle gelangen (Elektrogenität des $(Na^+/Ca^{2+})$-Austauschers). Die Nachdepolarisationen können die Schwelle für ein fortgeleitetes Aktionspotential erreichen (Pfeil) und somit eine Extrasystole auslösen.

- Hemmung gesteigerter Automatie (ektopische Schrittmacher)
- Verlängerung der Refraktärzeit (dadurch Unterdrückung vorzeitig einfallender Extrasystolen)
- lokale Verzögerung der Erregungsleitung zur Unterbrechung kreisender Erregungen (Reentry)
- Unterdrückung von frühen oder späten oszillierenden Nachpotentialen

Die Arzneimittelgruppe der Antiarrhythmika umfaßt sehr unterschiedliche Substanzklassen, die zur Behandlung von Rhythmusstörungen eingesetzt werden. Die **Einteilung der Antiarrhythmika** erfolgt nach Vaughan Williams in vier Wirkklassen (Tab. 13-1).

Dabei ist die Numerierung der einzelnen Klassen rein historisch bedingt und beruht auf der Reihenfolge der klinischen Einführung der jeweiligen Antiarrhythmika.

▷ Antiarrhythmika der **Klasse I** sind als *Natriumkanalblocker* definiert. Sie verlängern die Refraktärzeit, indem sie die Wiederverfügbarkeit der Natriumkanäle verzögern (Erholung vom Block; Abb. 13-4, a② u. b②).
▷ Antiarrhythmika der **Klasse II** sind die *β-Rezeptorenblocker*, sie werden in Kap. 2, S. 86ff. ausführlich besprochen.
▷ Antiarrhythmika der **Klasse III** *verlängern die Dauer des Aktionspotentials*, dadurch nimmt die Refraktärzeit zu (Abb. 13-4, b③).
▷ Antiarrhythmika der **Klasse IV** sind die *Calciumkanalblocker*. Sie verlängern die Refraktärzeit der calciumabhängigen Aktionspotentiale im Sinusknoten und AV-Knoten. Die Calciumkanäle des Sinusknoten spielen auch eine Rolle bei der langsamen diastolischen Depolarisation, daher führt die Blockierung dieser Kanäle zur Senkung der Frequenz.

Einige Antiarrhythmika besitzen vielfältige Wirkungen, so daß sie mehreren Klassen zugeordnet werden müssen. Typische Beispiele sind: Chinidin (Klasse I und III); Propafenon (Klasse I und II); Sotalol (Klasse II und III). Die Einteilung ist *unvollständig*, da die antiarrhythmischen Wirkungen von Adenosin, Digitalisglykosiden und Elektrolyten, wie Kalium und Magnesium (S. 334f.), nicht berücksichtigt wurden.

- Alle Antiarrhythmika haben eine mehr oder weniger stark ausgeprägte negativ inotrope Wirkung auf das Herz.
- Alle Antiarrhythmika (mit Ausnahme der β-Rezeptorenblocker) besitzen ein erhebliches proarrhythmogenes Potential, d. h. sie können selber die Symptome auslösen, gegen die sie eingesetzt werden.

Der **therapeutische Einsatz** von Antiarrhythmika im allgemeinen und solchen mit Klasse-I-Wirkung im besonderen ist in den letzten Jahren immer zurückhaltender gehandhabt worden. Dies beruht auf

Tab. 13-1. Einteilung der Antiarrhythmika [Nach: Vaughan Williams, 1975.]

| Klasse | Substanz | Subzellulärer Angriffspunkt | Wirkung | Herzabschnitt |
|---|---|---|---|---|
| I A | **Chinidin** | Natriumkanäle, zusätzlich Kalium- und Calciumkanäle | Abnahme der Depolarisations- und Leitungsgeschwindigkeit, starke Verlängerung der APD | Vorhof- und Kammermyokard, His-Purkinje-System[1] |
|  | Disopyramid |  |  |  |
|  | Procainamid |  |  |  |
| I B | **Lidocain** | vorwiegend Natriumkanäle, schnelle Kinetik | Abnahme der Depolarisations- und Leitungsgeschwindigkeit, wenig Einfluß auf die APD |  |
|  | Mexiletin |  |  |  |
|  | Phenytoin |  |  |  |
|  | Tocainid |  |  |  |
| I C | Ajmalin | vorwiegend Natriumkanäle, langsame Kinetik | Abnahme der Depolarisations- und Leitungsgeschwindigkeit, mäßige Verlängerung der APD |  |
|  | Aprindin |  |  |  |
|  | **Flecainid** |  |  |  |
|  | Lorcainid |  |  |  |
|  | Prajmalium |  |  |  |
|  | **Propafenon** |  |  |  |
| II | Propranolol | β-Rezeptoren | Hemmung der arrhythmogenen Wirkung einer gesteigerten Sympathikusaktivität | gesamtes Herz |
|  | d,l-Sotalol |  |  |  |
| III | **Amiodaron** | Kaliumkanäle | Verlängerung der APD durch Verminderung repolarisierender Kaliumströme | Amiodaron: gesamtes Herz; Sotalol: Vorhof, Ventrikel |
|  | d-Sotalol |  |  |  |
| IV | Diltiazem | Calciumkanäle | Verringerung des zellulären Calciumeinstroms | Sinusknoten, AV-Knoten |
|  | **Verapamil** |  |  |  |

[1] Klasse I B ist nicht wirksam bei Vorhofflimmern (s. Text)
APD = Aktionspotentialdauer
Die fett hervorgehobenen Verbindungen werden im Text ausführlich besprochen.

der zunehmenden Erkenntnis, daß die Antiarrhythmika selbst schwerste Rhythmusstörungen auslösen können und ihr langfristiger Einsatz mit einer erhöhten Mortalität assoziiert ist. Es sei an dieser Stelle auf die CAST-(»**C**ardiac **A**rrhythmia **S**uppression **T**rial«-)Studie hingewiesen. In dieser Untersuchung wurde die mutmaßliche Überlegenheit von Antiarrhythmika zur Verhinderung des plötzlichen Herztods nach einem Myokardinfarkt gegenüber einer Behandlung mit Placebo (zusätzlich zu den üblichen therapeutischen Maßnahmen nach Herzinfarkt) geprüft. *Die Studie mußte vorzeitig abgebrochen werden*, weil in einer Patientengruppe signifikant mehr Todesfälle auftraten. Zur Bestürzung der Untersucher war dies die Gruppe von Patienten, die ein Antiarrhythmikum (u. a. Flecainid) zur Unterdrückung von Extrasystolen erhalten hatte. Seither werden Antiarrhythmika mit Klasse-I-Wirkung nur noch mit großer Vorsicht angewendet.

Im folgenden werden nur die Prototypen der Klassen I, II, III und IV besprochen.

▶ **Stoffeigenschaften**

Die chemische Struktur der Antiarrhythmika mit Klasse-I-Wirkung entspricht denen der Lokalanästhetika (Abb. 13-6, a). Natriumkanalblocker besitzen amphiphilen Charakter, d. h. sie enthalten sowohl hydrophile als auch lipophile Strukturelemente. Ein typisches Molekül besteht aus einem apolaren Ringsystem, an das eine Aminogruppe gebunden ist, die bei physiologischem pH-Wert teils als freie Base, teils als Ammoniumion vorliegt. In Analogie zu den Lokalanästhetika (Kap. 7, S. 179 ff.) ist für die antiarrhythmische Wirksamkeit der Natriumkanalblocker die protonierte Form notwendig.

**Chinidin** ist ein Alkaloid aus der Rinde des Chinabaumes, **Propafenon** ist ein N-alkyliertes Phenoxypropanolamin, was der Grundstruktur der β-Rezep-

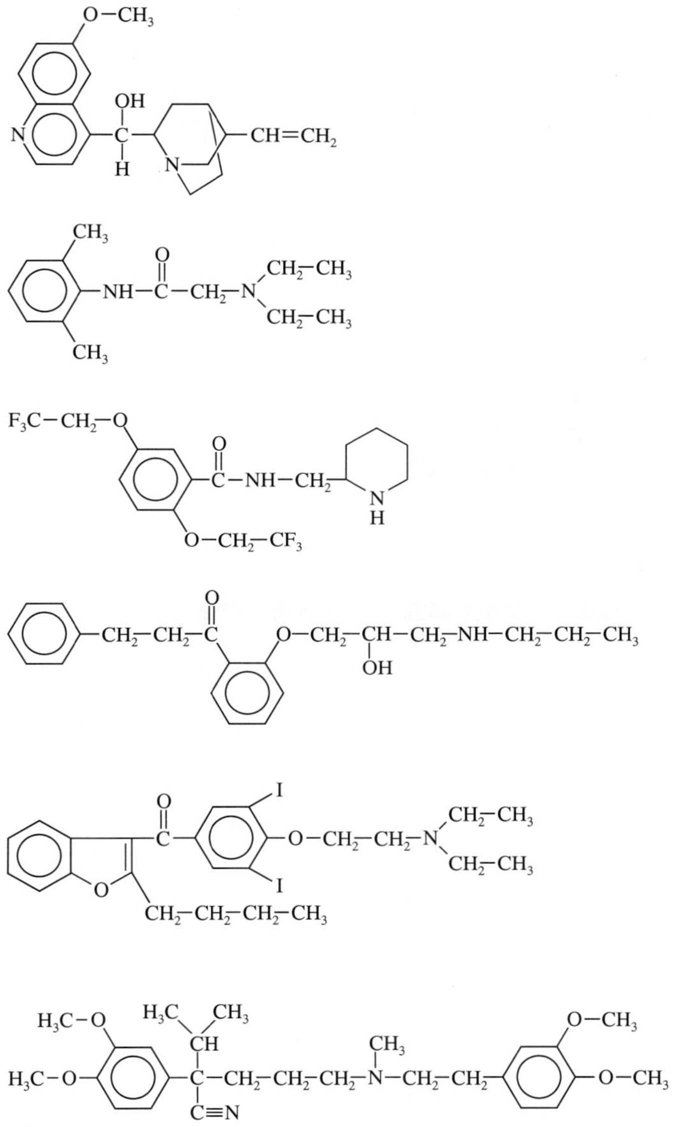

a) Chinidin, Lidocain, Flecainid, Propafenon

b) Amiodaron

c) Verapamil

**Abb. 13-6.** Strukturformeln einiger Antiarrhythmika.
Antiarrhythmika mit Klasse-I-Wirkung (a), Klasse-III-Wirkung (b) und Klasse-IV-Wirkung (c).

torenblocker (Kap. 2, S. 86f.) entspricht. **Amiodaron,** das wichtigste Antiarrhythmikum mit Klasse-III-Wirkung, besitzt eine gewisse strukturelle Ähnlichkeit mit dem Schilddrüsenhormon Thyroxin (Abb. 13-6, b); es ist außerordentlich lipophil. Von den Calciumkanalblockern (Klasse-IV-Wirkung) besitzen nur die Phenylalkylamine (z.B. Verapamil, Abb. 13-6, c) und die Benzothiazepine (z.B. Diltiazem) antiarrhythmische Wirkung.

# Pharmakologische Eigenschaften

## Klasse I: Natriumkanal-Hemmstoffe

### Allgemeine Wirkungsweise

Die Antiarrhythmika dieser Gruppe hemmen die Natriumkanäle im Vorhofmyokard, im His-Bündel, in den Purkinje-Fasern und im Ventrikelmyokard.

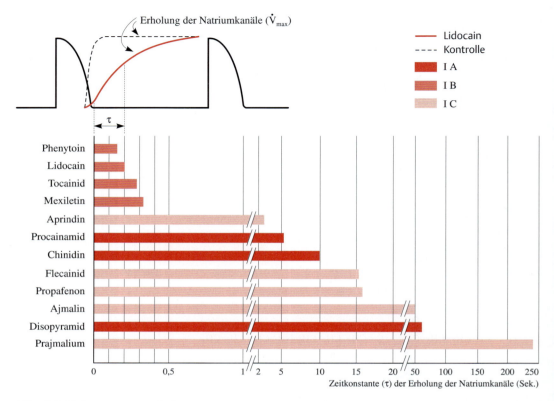

**Abb. 13-7.** Wirkung von Antiarrhythmika auf Natriumkanäle: Kinetik der Erholung vom Block.
Natriumkanäle erholen sich sehr rasch von der Inaktivierung während und nach der Repolarisation. Die maximale Depolarisationsgeschwindigkeit $\dot{V}_{max}$ des Aktionspotentials ist ein Maß für die Wiederverfügbarkeit der Natriumkanäle, die Zeitkonstante der *Erholung von der Inaktivierung* beträgt < 20 ms. Das Myokard kann also durch Extrasystolen oder Tachyarrhythmien vorzeitig wieder erregt werden. Antiarrhythmika verlangsamen den Prozeß der Erholung durch langsames Abdissoziieren vom Natriumkanal während der Diastole. Die Zeitkonstante für diese *Erholung vom Block* ist substanzspezifisch, die einzelnen Antiarrhythmika unterscheiden sich erheblich. [Nach: Honerjäger, 1990.]

Das Ausmaß der Natriumkanalblockierung ist zum einen von der **Dosierung** des Antiarrhythmikums abhängig, zum anderen wird die Größe des Effektes von der **Frequenz** bestimmt, mit der die Kanäle geöffnet werden (*»use dependence«*). Dieses Phänomen wird auf die unterschiedlich feste Bindung der Natriumkanalblocker an die charakteristischen **Zustände** der **Natriumkanäle** innerhalb eines Herzzyklus zurückgeführt.

Beim Ruhemembranpotential während der Diastole liegen die Natriumkanäle im **ruhenden** Zustand vor, während der Aufstrichphase des Aktionspotentials sind sie im **geöffneten, aktivierten** Zustand, und bei fortdauernder Depolarisation gehen sie in den **inaktivierten** Zustand über, aus dem sie sich nach erfolgter Repolarisation aber rasch erholen, d. h. sie kehren in den ruhenden Zustand zurück und sind wieder für die Aktivierung verfügbar (*Erholung von der Inaktivierung*). Man stellt sich vor, daß die Natriumkanalblocker *bevorzugt* an *aktivierte* oder *inaktivierte* Kanäle binden und daß sie zum ruhenden Kanal eine geringere Affinität besitzen. Daher werden sie beim Öffnen (oder bei der Inaktivierung) des Kanals gebunden und dissoziieren vom ruhenden Kanal wieder ab. Solange noch Substanz gebunden ist, bleibt der Kanal blockiert und ist nicht aktivierbar. Für diese Zeitspanne ist das Myokard gegenüber einem neuen Impuls **refraktär**. Die **Zeitkonstante** für die Dissoziation während der Diastole ist für jedes Klasse-I-Antiarrhythmikum charakteristisch und reicht von wenigen hundert Millisekunden bis zu mehreren Minuten (Abb. 13-7).

▷ Substanzen, die der Klasse I B angehören (Prototyp: *Lidocain*), haben eine *kurze* Zeitkonstante. Sie dissoziieren während der Diastole derart rasch von den Natriumkanälen ab, daß ein regu-

läres Aktionspotential in seiner Ausbreitungsgeschwindigkeit nicht beeinträchtigt wird. Lediglich hochfrequente Erregungen oder frühzeitig einfallende Extrasystolen werden unterdrückt.
▷ Die Zeitkonstanten der Antiarrhythmika der Klasse I A und Klasse I C (Prototypen: *Chinidin* bzw. *Flecainid* und *Propafenon*) sind lang. Mit diesen Antiarrhythmika wird auch die Aufstrichphase regulärer Aktionspotentiale verlangsamt und damit die reguläre Erregungsausbreitung beeinträchtigt. Wahrscheinlich ist dies der Grund für das erhebliche **proarrhythmische Potential** dieser Substanzen.

Die **therapeutische** Breite der Antiarrhythmika mit Klasse-I-Wirkung ist gering. Im Vordergrund stehen die negativ inotrope Wirkung am Herzen, die Hemmung der Automatie und der atrioventrikuläre Block. Hinzu kommen lebensbedrohliche ventrikuläre Tachykardien wie Kammerflattern und -flimmern.

## Klasse I A: Chinidin

▶ **Pharmakodynamik**

Die blockierende Wirkung von Chinidin an Ionenkanälen ist nicht sehr selektiv, denn Chinidin hemmt neben Natriumkanälen auch Calcium- und Kaliumkanäle. Darüber hinaus hat Chinidin eine atropinähnliche Wirkung auf den Vorhof.

Daraus resultieren folgende Wirkungen am Herzen:
▷ Die Erregbarkeit und die Leitungsgeschwindigkeit sind herabgesetzt. Wegen der langsamen Dissoziationszeitkonstante sind neben ektopischen Erregungen auch reguläre Aktionspotentiale betroffen.
▷ Die Aktionspotentialdauer im Vorhof- und Ventrikelmyokard ist aufgrund der Hemmung von Kaliumkanälen verlängert.
▷ Chinidin vermindert die Kontraktionsamplitude.
Die atropinartige Wirkung hängt mit einer Herabsetzung des zentralen Vagustonus zusammen und wird zur Erklärung des **paradoxen Chinidineffekts** herangezogen. Durch die anticholinerge Wirkung überwiegt der Einfluß des Sympathikus am AV-Knoten und führt zu einer verbesserten Überleitung. Dadurch wird bei Vorhofflattern gerade zu Beginn der Therapie mit Chinidin eine paradoxe Erhöhung der Kammerfrequenz als Ausdruck einer verbesserten Synchronisation von Vorhof und Kammern beobachtet. Bei Fortführung der Therapie überwiegt die hemmende Wirkung von Chinidin auf die Erregbarkeit der Vorhöfe.

● **Unerwünschte Wirkungen:** Chinidin kann allergische Reaktionen auslösen. Nach **oraler Gabe** führt es zu Magen-Darm-Beschwerden, so daß die Verträglichkeit mit einer Testdosis von 0,2 g/Tag geprüft werden sollte. Nach hohen Dosen treten zentralnervöse Störungen auf. Die als *Cinchonismus* bezeichnete Symptomatik geht mit Hörverlust und Tinnitus, sowie Kopfschmerzen, Schwindel und Sehstörungen einher. Nach **i. v. Gabe** von Chinidin kann der Blutdruck abfallen. Für diesen Effekt wird eine α-Adrenozeptorenblockade diskutiert.

▶ **Pharmakokinetik**

(Tab. 13-2)

▷ **Resorption:** gute enterale Resorption (maximale Wirkung nach 1–3 Std.)
▷ **Verteilung:** therapeutisch wirksame Plasmakonzentrationen 3–6 µg/ml; Bindung an Albumin und Gewebsprotein
▷ **Elimination:** renale Ausscheidung in 24 Std. ~ 10–50% als Metabolite; die Plasmahalbwertszeit beträgt 5 Std.

◆ **Therapeutische Verwendung**

● **Indikationen:**
● absolute Arrhythmie bei Vorhofflimmern (Tagesdosis 2 g)
● ventrikuläre Tachykardie
● paroxysmale, supraventrikuläre Tachykardie
● prophylaktisch zur Unterdrückung paroxysmaler Tachykardie

● **Kontraindikationen:**
● Allergie gegen Chinidin
● Myokardinsuffizienz
● totaler oder partieller AV-Block
● Schrittmacher im AV-Knoten oder Ventrikel (Gefahr des Herzstillstandes!)

● **Interaktionen:** Chinidin interferiert mit der renalen Digoxinausscheidung!

● **Handelsnamen und Dosierung:** Tab. 13-3

## Klasse I B: Lidocain

▶ **Pharmakodynamik**

Der Prototyp der Klasse-IB-Antiarrhythmika ist Lidocain, das ebenfalls die Natriumkanäle blockiert. Es bindet bevorzugt an Kanäle im *aktivierten* und *inaktivierten* Kanalzustand. Die Wirksamkeit von Lidocain ist stark von der Frequenz abhängig (»use-dependence«), da Kanäle um so häufiger geöffnet (»benutzt«) werden, je höher die Frequenz ist. Lidocain dissoziiert relativ rasch vom ruhenden Kanal, und die Dauer einer Diastole reicht in der Regel für

**Tab. 13-2.** Pharmakokinetische Parameter einiger Antiarrhythmika

| Klasse | Substanz | Orale Bioverfügbarkeit[1] (%) | Plasmaproteinbindung (%) | Eliminationshalbwertszeit (Std.) | Renale Elimination (% unverändert) |
|---|---|---|---|---|---|
| I A | Chinidin | 80 | 75 | 6 | 20 |
|  | Disopyramid | 85 | 30 | 7 | 55 |
|  | Procainamid | 75 | 16 | 3 | 60 |
| I B | Lidocain | 30 | 50 | 1,8 | 2 |
|  | Mexiletin | 85 | 55 | 13 | 10 |
|  | Phenytoin | 98 | 90 | 24 | 2 |
|  | Tocainid | 95 | 50 | 13 | 40 |
| I C | Ajmalin |  |  | < 1 |  |
|  | Aprindin | 75 | 90 | 50 | 2 |
|  | Flecainid | 95 | 40 | 13 | 25 |
|  | Lorcainid |  | 80 | 8 | 2 |
|  | Prajmalium | 60 |  | 4 | 26 |
|  | Propafenon | 50 | 90 | 4[2] | 1 |
| III | Amiodaron | ≈ 50 |  | 1–2 Monate! | 0 |
| IV | Verapamil | 10–22 | 90 | 3–7 | 2 |

[1] Anteil der oral applizierten Dosis, der im großen Kreislauf erscheint.
[2] Elimination bei »Langsammetabolisierern« eventuell stark verlangsamt: sehr hohe Plasmakonzentration!

**Tab. 13-3.** Dosierung von Antiarrhythmika

| Klasse | Freiname | Handelsname (Auswahl) | Einleitung der Therapie | | p.o. (mg) | Dauerbehandlung p.o. | |
|---|---|---|---|---|---|---|---|
|  |  |  | i.v. | | | | |
|  |  |  | Initialdosis (mg) | nachfolgende Infusion |  | Dosis (mg) | Einnahmeintervall (Std.) |
| I A | Chinidin | Chinidinum sulfuricum | – | – | 200–400 | 200–300 | 4–6 |
|  | Retardform | Chinidin-Duriles®, Chinidin-retard-Isis® | – | – | – | 250–750 | 12 |
| I B | Lidocain | Xylocain® | 1–2/kg KG | 2–4 mg/Min. | – | – | – |
|  | Mexiletin | Mexitil® | 100–200 | 1–3 mg/Min. | 400 | 200 | 8 |
| I C | Flecainid | Tambocor® | 1/kg KG | ≤ 400 mg in 24 Std. | 200 | 200 | 12 |
|  | Propafenon | Rytmonorm® | 1–2/kg KG | 0,5–1 mg/Min. | 300 | 150–300 | 8 |
| III | Amiodaron | Cordarex® | – | – | – | 200 | 24 |
| IV | Verapamil | Isoptin®, durasoptin®, Falicard® | 5(–10) | 1 mg/Min. (bis zu 100 mg) | 240–480 | 80–240 | 6–8 |

KG = Körpergewicht

die vollständige *Erholung der Natriumkanäle vom Block* aus. Daher sind reguläre Aktionspotentiale nicht beeinträchtigt, sondern vorzeitig einfallende Extrasystolen oder hochfrequente Tachyarrhythmien werden bevorzugt unterdrückt. Die Wirkung von Lidocain ist bei Hypokaliämie schwächer und bei Hyperkaliämie stärker ausgeprägt. Der letztere Effekt kann auf die bei Depolarisation *langsamere* Dissoziation von den Natriumkanälen zurückgeführt werden.

Im Vorhof- und Ventrikelmyokard führt die Blockade der Natriumkanäle zu einer mäßigen *Verlängerung der Refraktärzeit*. An Purkinje-Fasern wird eine *Verkürzung der Aktionspotentialdauer*, die in der Regel von einer Verkürzung der Refraktärzeit begleitet ist, beobachtet. Die Purkinje-Fasern haben eine besonders lange Aktionspotentialdauer (Abb. 13-1, S. 322), weil ein kleiner depolarisierender $Na^+$-Einstrom durch offen bleibende (nicht inaktivierende) Natriumkanäle die endgültige Repolarisation hinauszögert. Werden diese Natriumkanäle mit Lidocain blockiert, ist die Plateauphase verkürzt und das Aktionspotential wird vorzeitig beendet. Die damit einhergehende *Verkürzung der Refraktärzeit* wird jedoch durch die verzögerte Erholung von Natriumkanälen in Anwesenheit von Lidocain z. T. wieder aufgehoben.

> **Beachte:** Antiarrhythmika mit Klasse-IB-Wirkung sind unwirksam bei Vorhofflimmern. Wahrscheinlich wird nicht genügend Substanz an die Natriumkanäle gebunden, weil das Vorhofaktionspotential zu kurz ist, als daß die Natriumkanäle eine ausreichend lange Zeitspanne im offenen und inaktivierten Zustand verbringen. Außerdem dissoziieren diese Substanzen sehr schnell während der Diastole.

● **Unerwünschte Wirkungen:** Lidocain hemmt auch die neuronale Erregbarkeit, unerwünschte Wirkungen umfassen zentralnervöse Symptome, wie Erregungszustände, Verwirrung, Tremor und Krampfanfälle (vergl. Kap. 7, S. 183 f.). Bei zu rascher i.v. Injektion von Lidocain kann ein zentraler Atemstillstand ausgelöst werden. Als Ausdruck der Hemmung von Natriumkanälen in peripheren Nerven treten Schwindel, Tinnitus und Parästhesien auf. Allergische Reaktionen sind selten. In hohen Konzentrationen und besonders bei vorgeschädigtem Herzen kann die kardiale Hemmung bis zur Asystolie führen.

▶ **Pharmakokinetik**

(Tab. 13-2)

Trotz guter enteraler **Resorption** ist die orale Bioverfügbarkeit von Lidocain wegen der ausgeprägten präsystemischen Elimination (Effekt der ersten Leberpassage!) starken Schwankungen unterworfen. Für die antiarrhythmische Therapie muß die Substanz parenteral, wegen der kurzen Halbwertszeit am besten als Infusion zugeführt werden. Lidocain verteilt sich gut im Gewebe. Die Eliminationshalbwertszeit beträgt wenige Minuten.

◆ **Therapeutische Verwendung**

● **Indikationen:**
● ventrikuläre Extrasystolie (z. B. bei Intoxikation mit herzwirksamen Glykosiden)
● Kammertachykardie
● evtl. bei Kammerflimmern, wenn kein Defibrillator zur Verfügung steht

**Beachte:** Lidocain ist nicht oder kaum wirksam bei Vorhofflattern oder -flimmern.

● **Kontraindikationen:** Bei Bradykardie und komplettem AV-Block besteht die Gefahr der Asystolie.

● **Interaktionen:** Wegen der Gleichartigkeit des Wirkmechanismus können sich die hemmenden kardialen und zentralnervösen Effekte bei gleichzeitiger Gabe von Lidocain und anderen Lokalanästhetika verstärken.

● **Handelsnamen und Dosierung:** Tab. 13-3

## Klasse I C: Flecainid, Propafenon

▶ **Pharmakodynamik**

*Flecainid* und *Propafenon* reagieren ebenfalls mit Natriumkanälen. Durch die besonders langsame Abdissoziation von den ruhenden Kanälen nimmt die Refraktärzeit sowohl am Vorhof- als auch am Ventrikelmyokard stark zu. Dementsprechend sind auch reguläre Aktionspotentiale beeinträchtigt. Diese Gruppe unterscheidet sich von der Klasse I A durch die fehlende anticholinerge Wirkung. Propafenon besitzt darüber hinaus β-Adrenozeptoren-blockierende Eigenschaften. Propafenon und Flecainid verlängern kaum die QT-Zeit im EKG.

● **Unerwünschte Wirkungen:** Nicht kardial bedingte unerwünschte Wirkungen von *Flecainid* sind Akkommodationsstörungen und gelegentlich Schwindel. Schwerwiegende unerwünschte Wirkungen betreffen das Herz: Manifestation einer Herzinsuffizienz, Bradykardie und AV-Block sind Ausdruck einer übermäßigen Hemmwirkung. Flecainid wird ein hohes proarrhythmisches Potential (s. CAST-Studie, S. 326) zugeschrieben.

*Propafenon* kann ebenfalls Schwindel auslösen. Selten tritt eine intrahepatische Cholestase auf.

▶ **Pharmakokinetik**

▷ **Resorption:** Flecainid und Propafenon werden nach p.o. Gabe gut resorbiert. Die orale Bioverfügbarkeit für Propafenon beträgt wegen der präsystemischen Elimination allerdings nur etwa 50%.
▷ **Verteilung:** Flecainid wird zu 40%, Propafenon zu 90% an Plasmaproteine gebunden.
▷ **Elimination:** Die Eliminationshalbwertszeit für *Flecainid* beträgt 12 Std., etwa 25% der Substanz werden unverändert über die Niere ausgeschieden. *Propafenon* wird zu einem großen Teil in der Leber durch die Cytochrom-$P_{450}$-abhängige Monooxygenase CYP 2D6 metabolisiert, die Plasmahalbwertszeit beträgt 3–6 Std. Bei den »Langsammetabolisierern« können sehr hohe Plasmaspiegel für Propafenon entstehen.

◆ **Therapeutische Verwendung**

● **Indikationen:**
Flecainid:   ● paroxysmale supraventrikuläre Tachykardie
● Vorhofflimmern
Propafenon: ● paroxysmale supraventrikuläre Tachykardie
● Vorhofflimmern
● ventrikuläre Rhythmusstörungen

● **Kontraindikationen:**
● Herzinsuffizienz
● Bradykardie
Bei obstruierenden Atemwegserkrankungen sollte Propafenon wegen seiner β-Adrenozeptoren-blokkierenden Wirkung nicht eingesetzt werden.

● **Interaktionen:** Chinidin, Fluoxetin und andere Hemmer der hepatischen Metabolisierung können zu exzessiven Plasmaspiegeln von Propafenon führen.

● **Dosierung:** Tab. 13-3
Flecainid:  2 × 100 mg p.o.
Propafenon: 0,45–0,6 g/Tag p.o. (150 mg im Abstand von 6 Std.)
0,5–1,0 mg/kg langsam i.v. unter EKG-Kontrolle
0,5–1,0 mg/Min. als Kurzinfusion

● **Handelsnamen:** Tab. 13-3

## Klasse II: β-Rezeptorenblocker

Die Pharmakologie der β-Rezeptorenblocker wird in Kap. 2, S. 86ff. ausführlich besprochen.

*Tachykarde Rhythmusstörungen,* die durch eine gesteigerte Aktivierbarkeit des Sympathikus oder eine vermehrte Freisetzung von Katecholaminen ausgelöst werden, sprechen gut auf β-Rezeptorenblocker an. Hierzu zählen Sinustachykardie, paroxysmale atriale und ventrikuläre Tachykardien, ventrikuläre Extrasystolen und Tachyarrhythmien nach Myokardinfarkt. Es sei an dieser Stelle darauf hingewiesen, daß β-Rezeptorenblocker die erste Medikamentengruppe darstellen, für die eine Verlängerung der Überlebenszeit nach Myokardinfarkt in klinischen Studien nachgewiesen wurde. Außerdem können β-Rezeptorenblocker zur Behandlung von Arrhythmien bei koronarer Herzerkrankung (Myokardischämie) oder bei gleichzeitigem Hypertonus eingesetzt werden.

Das als Antiarrhythmikum verwendete **Sotalol**[1] ist ein Racemat (Gemisch aus l-Sotalol und d-Sotalol), das neben einer β-Adrenozeptoren-blockierenden Wirkung (l-Sotalol) auch die Aktionspotentialdauer verlängert (d-Sotalol).

## Klasse III: Substanzen zur Verlängerung der Aktionspotentialdauer

Antiarrhythmika, die aufgrund ihrer pharmakologischen Eigenschaften die Aktionspotentialdauer verlängern, werden der Klasse III zugeordnet.

> Das Hinauszögern der endgültigen Repolarisation geht immer mit einer Verlängerung der Refraktärzeit einher (Abb. 13-4, b③, S. 324).

Dieser Effekt muß aber nicht wie bei den langsam dissoziierenden Natriumkanalblockern mit einer Beeinträchtigung der Erregungsausbreitung verknüpft sein. Im Anschluß an die CAST-Studie sind große Anstrengungen unternommen worden, möglichst *selektive Kaliumkanalblocker,* die ausschließlich die Aktionspotentialdauer verlängern, zu entwickeln. Bislang befinden sich diese Substanzen aber noch in der klinischen Prüfung.

## Amiodaron

Amiodaron wurde ursprünglich als Koronardilatator eingeführt (1968), erst später wurde seine antiarrhythmische Wirkung bekannt. Vaughan Williams fiel die Verlängerung der Aktionspotentialdauer durch Amiodaron auf. Er vermutete einen kausalen Zusammenhang zwischen antiarrhythmischer Wirkung und Aktionspotentialverlängerung, weil einerseits bei *hypothyreoten* Tieren das kardiale Aktionspotential wie mit Amiodaron verlängert ist, und andererseits bei Patienten mit Hypothyreose praktisch keine Arrhythmien beobachtet werden.

---
[1] Sotalex® u.a.

▶ **Pharmakodynamik**

**Amiodaron** verlängert die Aktionspotentialdauer und dadurch auch die Refraktärzeit in allen Herzabschnitten (Vorhof, AV-Knoten, His-Bündel, Purkinje-Fasern, Kammermyokard).

Amiodaron wirkt *direkt negativ chronotrop*. Bei chronischer Anwendung sind PR-Intervall und QT-Dauer im EKG verlängert, der QRS-Komplex ist verbreitert. Amiodaron übt viele pharmakologische Effekte aus, der eigentliche antiarrhythmische Wirkmechanismus ist jedoch nicht bekannt. Die Verlängerung der Aktionspotentialdauer wird auf die Hemmung von Kaliumkanälen zurückgeführt. Amiodaron blockiert neben Kaliumkanälen auch Natriumkanäle, Calciumkanäle und β-Rezeptoren. Aufgrund seiner strukturellen Verwandschaft mit Thyroxin wird vermutet, daß ein Teil seiner antiarrhythmischen (und toxischen) Wirkungen mit einer Beeinflussung von Schilddrüsenhormonrezeptoren im Zellkern zusammenhängt.

**Beachte:** Trotz ausgeprägter Bradykardie und Verlängerung der QT-Zeit scheint Amiodaron **keine** *»Torsade de pointes«-Arrhythmien* auszulösen!

● **Unerwünschte Wirkungen:**
● Potentiell letal ist die interstitielle *Lungenfibrose*. Sie beginnt mit einer Alveolarwandverdickung (Gasaustauschstörung) und besitzt aufgrund der stark ausgeprägten Einlagerung von Amiodaron in das Lungenparenchym eine gewisse Ähnlichkeit mit Phospholipidosen.
● *Gelbbraune Korneaablagerungen* (punkt- oder linienförmig) sind nach Absetzen von Amiodaron reversibel. Sie sind in der Spaltlampe erkennbar und werden als Zeichen ausreichender Dosierung gewertet.
● *Hautveränderungen*: Lipofuszineinlagerungen führen zu *blaugrauen* Hautverfärbungen. Außerdem besteht eine erhöhte Sensibilität gegenüber Sonnenlicht *(Photosensibilität)*.
● *Schilddrüsenfunktionsstörungen* umfassen sowohl hypothyreote Zustände als auch thyreotoxische Krisen und werden auf den Jodgehalt von Amiodaron zurückgeführt.
● *Zentralnervöse Störungen* sind Parästhesien, Tremor und Kopfschmerzen.

▶ **Pharmakokinetik**

▷ **Resorption:** Amiodaron wird nur mäßig aus dem Magen-Darm-Trakt resorbiert. Die Bioverfügbarkeit nach oraler Gabe ist gering und sehr variabel (~ 30%).

▷ **Verteilung:** Amiodaron ist außerordentlich lipophil und reichert sich im Gewebe an. Das Verhältnis zwischen Gewebe- und Plasmakonzentration reicht von 20:1 (Myokard) bis zu 300:1 (Fettgewebe).

▷ **Elimination:** Amiodaron wird hauptsächlich in der Leber metabolisiert. Der wichtigste Metabolit *Desethylamiodaron* besitzt ähnliche pharmakologische Eigenschaften wie die Muttersubstanz. Etwa 85–90% werden mit der Galle, der Rest über die Niere eliminiert.

Die Eliminationshalbwertszeit ist mit 1–2 Monaten ungewöhnlich lang.

◆ **Therapeutische Verwendung**

● **Indikationen:**
*Orale* Therapie: ● ventrikuläre Tachykardie
● supraventrikuläre Tachykardie
● therapierefraktäre Tachyarrhythmien einschließlich therapierefraktärem Vorhofflimmern
*Intravenöse* Therapie: akute medikamentöse Konversion von ventrikulären und supraventrikulären Tachykardien

● **Kontraindikationen:** Schilddrüsenfunktionsstörungen

● **Interaktionen:** Vorsicht bei Kombination mit Verapamil oder Digoxin wegen verstärkter Bradykardie!

● **Dosierung:** Aufsättigung zu Beginn der Therapie: 0,6 g/Tag, dann 1–2 × 0,2 g/Tag; Erhaltungsdosis 0,2 g/Tag an 5 Tagen der Woche. Bei schweren therapieresistenten Arrhythmien können bis zu 0,4 g/Tag notwendig werden.

● **Handelsname:** Cordarex®

## Klasse IV: Calciumkanalblocker (»Calciumantagonisten«)

Diese Substanzen blockieren Calciumkanäle vom L-Typ und unterdrücken $Ca^{2+}$-abhängige Aktionspotentiale. Die Refraktärzeit des Sinusknotens und des AV-Knotens wird dadurch verlängert (Abb. 13-1, S. 322). Hierfür sind jedoch nur Verapamil, Gallopamil und Diltiazem geeignet. Die Dihydropyridinderivate wirken in therapeutischen Konzentrationen nicht auf den Sinus- und AV-Knoten (S. 353). Alle Calciumkanalblocker haben zusätzlich eine vasorelaxierende Wirkung durch Hemmung der Calciumkanäle vom L-Typ in der glatten Muskulatur (S. 353).

Aufgrund dieser Eigenschaft können sie auch als Antihypertensiva (S. 102 f.) und Koronartherapeutika (S. 347 ff.) verwendet werden. Eine ausführliche Beschreibung dieser Stoffklasse findet sich auf S. 352 ff.

## Verapamil

▶ **Pharmakodynamik**

Am **Herzen** führt die Blockade der Calciumkanäle vom L-Typ zu einer
- negativen chronotropen Wirkung (Sinusbradykardie)
- Hemmung der AV-Überleitung
- negativ inotropen Wirkung

Da *Verapamil* zusätzlich den arteriellen Widerstand senkt, nimmt der Blutdruck ab. Die reflektorische Aktivierung des Sympathikus wirkt der direkten negativ chronotropen und negativ inotropen Wirkung von Verapamil entgegen.

*Diltiazem* ist ähnlich wie Verapamil, aber schwächer wirksam.

- **Unerwünschte Wirkungen:**
(s. a. S. 354 f.)
- Herzinsuffizienz
- Bradykardie
- Blutdruckabfall, Kopfschmerzen, Schwindel
- Obstipation
- Hautreaktionen
- Leberschädigung (reversibel)

▶ **Pharmakokinetik**

Verapamil: S. 355
Diltiazem: Nach oraler Gabe beträgt die Bioverfügbarkeit 40–50%.

◆ **Therapeutische Verwendung als Antiarrhythmikum**

- **Indikationen:**
- Senkung der Kammerfrequenz bei supraventrikulären Tachykardien
- paroxysmale supraventrikuläre Tachykardien

- **Kontraindikationen:**
- schwere Herzinsuffizienz
- AV-Block
- Sinusbradykardie

- **Interaktionen:**

**Vorsicht:** Bei gleichzeitiger i.v. Applikation von β-*Rezeptorenblockern* und Verapamil, Gallopamil oder Diltiazem kann eine hochgradige Sinusbradykardie, u. U. sogar ein Herzstillstand ausgelöst werden!

- **Dosierung:**
Verapamil: Tab. 13-3, S. 330
Gallopamil: p. o.: 25–50 mg; 2–4 × tägl.
Diltiazem: 240–360 mg/Tag

- **Handelsnamen:**
Verapamil: Tab. 13-3
Gallopamil: Procorum®
Diltiazem: Dilzem®

## Nicht klassifizierte Antiarrhythmika

### Adenosin

Adenosin ist ein im Organismus vorkommendes, natürliches Nucleosid. Die Substanz wird zur akuten Durchbrechung von supraventrikulären Tachykardien, an denen »Reentry« beteiligt ist, verwendet. Durch *Aktivierung* von Acetylcholin-abhängigen Kaliumkanälen im Sinusknoten und im Vorhof wird die Aktionspotentialdauer verkürzt, das Membranpotential negativer und die Sinusfrequenz herabgesetzt. Darüber hinaus antagonisiert Adenosin Arrhythmien, die durch eine cAMP-vermittelte $Ca^{2+}$-Überladung der Zellen entstehen (späte oszillierende Nachpotentiale, Abb. 13-5, S. 325). Adenosin wird in Form eines i.v. Bolus (6–12 mg) appliziert. Die Plasmahalbwertszeit beträgt wenige Sek. Schwere unerwünschte Wirkungen wie Asystolie klingen daher rasch wieder ab (< 5 Sek.). Sehr selten kann ein Bronchospasmus ausgelöst werden.

- **Handelsnamen:** Adenoscan®, Adrekar® u. a.

### Digitoxin, Digoxin

Diese beiden herzwirksamen Glykoside werden zur Senkung der Kammerfrequenz bei paroxysmaler supraventrikulärer Tachykardie, Vorhofflimmern und -flattern eingesetzt. Die günstige Wirkung kommt durch Hemmung der AV-Überleitung über eine Aktivierung des Vagus zustande (S. 340).

### Kalium, Magnesium

Besonders bei bestehender Hypokaliämie hat die Zufuhr von *Kaliumsalzen* einen membranstabilisierenden Effekt und vermag, *Extrasystolen* sowie *supraventrikuläre und ventrikuläre Tachyarrhythmien* zu unterdrücken. Eine parenterale Applikation von Kalium (40 mMol; verdünnt und über 2 Std. infundiert) sollte nur in dringenden Fällen erfolgen, weil ein zu rasches Anfluten von Kalium am Herzen einen kompletten AV-Block und Asystolie auslösen kann.

Auch bei normalem Magnesiumspiegel soll die i.v. Gabe von 1–2 g Magnesiumsulfat der Entstehung von »*Torsade de pointes*«-*Arrhythmien* vorbeugen. Der Wirkmechanismus ist unklar. Magnesium verkürzt nicht die QT-Zeit, scheint aber die Entstehung von frühen oszillierenden Nachdepolarisationen (Abb. 13-5, S. 325) zu unterdrücken. Darüber hinaus wirkt Magnesium günstig bei Digitalis-induzierten Arrhythmien.

# Positiv inotrop wirkende Substanzen

## Allgemeine Einführung

> **Positiv inotrop wirkende Substanzen** steigern die Kontraktionskraft und die Kontraktionsgeschwindigkeit des Herzmuskels.

Dieser Effekt kann bei der Myokardinsuffizienz therapeutisch zur Steigerung des **Schlagvolumens** (Auswurfvolumen) ausgenutzt werden.

> Für die Pumpleistung des Herzens ist allerdings das **Herzzeitvolumen** entscheidend, dieses entspricht dem Produkt aus Schlagvolumen und Herzfrequenz.

Ein positiv inotroper Effekt geht in vivo nur dann mit einer Steigerung des Herzzeitvolumens einher, wenn die Herzfrequenz nicht oder nur unwesentlich absinkt. Mit dem Katecholamin *Noradrenalin* nimmt die Kontraktionskraft zwar konzentrationsabhängig zu, das Herzzeitvolumen wird jedoch eher vermindert (S. 344).

Beim Gesunden paßt sich die Herzleistung über endogene positiv inotrope Mechanismen und über neurohumorale Aktivierung den Erfordernissen des Organismus an.
▷ Bei körperlicher Belastung ist das Schlagvolumen aufgrund einer stärkeren Vordehnung der Muskelfasern erhöht, denn die aktive Kraftentwicklung des Herzmuskels ist eine Funktion der enddiastolischen Faserlänge und nimmt mit stärkerer diastolischer Ventrikelfüllung zu (**Frank-Starling-Mechanismus**).
▷ Auch mit zunehmender Frequenz kann der Herzmuskel mehr Kraft entwickeln (**Bowditch-Mechanismus**).

Der wichtigste *neuronale* Anpassungsmechanismus ist die *Aktivierung des Sympathikus* mit sowohl direkt positiv inotropen als auch direkt positiv chronotropen Effekten auf das Herz. Die Zunahme des Herzzeitvolumens über den Frank-Starling-Mechanismus bzw. durch positiv inotrop wirksame Arzneimittel verbraucht weniger zusätzliche Energie, als wenn das Herzzeitvolumen durch Frequenzsteigerung zunimmt. Dementsprechend steigt der myokardiale Sauerstoffverbrauch bei Erhöhung der Herzfrequenz stärker an als bei Zunahme des Schlagvolumens.

Läßt die Kontraktilität des Herzmuskels nach (*Herzinsuffizienz*, Abb. 13-8), wird das Herzzeitvolumen zunächst durch ähnliche Adaptationsmechanismen aufrechterhalten. Das reduzierte Schlagvolumen wird durch stärkere diastolische Füllung über den Frank-Starling-Mechanismus kompensiert. Die Zunahme des diastolischen Füllungsdrucks erhöht die Wandspannung und erschwert damit die Durchblutung der endokardialen Kapillaren während der Diastole. Außerdem sind bei erhöhter Frequenz (Sympathikusaktivierung!) das diastolische Intervall und folglich auch die für die Durchblutung zur Verfügung stehende Zeit verkürzt. Dadurch werden die $O_2$-Versorgung des Herzens und seine Kontraktilität weiter beeinträchtigt.

Bei der **chronischen Herzinsuffizienz** können diese Anpassungsmechanismen vollständig ausgeschöpft (maximale Dilatation der Kammern) oder nachhaltig gestört sein (Aufhebung bzw. Umkehr der Kraft-Frequenz-Beziehung). Langsam entsteht ein Circulus vitiosus: Das Herz kann das venös angebotene Blut nicht ins arterielle System pumpen, das Blut staut sich vor dem Herzen (*Rückwärtsversagen*).
▷ Ist vorwiegend der linke Ventrikel insuffizient (Linksherzinsuffizienz), betrifft der venöse Rückstau den Lungenkreislauf, die Lungenstauung verursacht **Dyspnoe**.
▷ Ist auch die rechte Kammer betroffen (Rechtsherzinsuffizienz), staut sich das Blut in den großen Kreislauf zurück und verursacht **kardial bedingte Ödeme**.

Aber auch die arterielle Seite ist von der Herzinsuffizienz nachhaltig betroffen (*Vorwärtsversagen*). Wegen der unzureichenden Pumpleistung fällt der Blutdruck, kompensatorisch wird der Sympathikus noch mehr aktiviert, und in der Peripherie werden die Gefäße eng gestellt. Folglich ist die Nierendurchblutung vermindert, die glomeruläre Filtrationsrate nimmt ab, Wasser und NaCl werden zurückgehalten. Aktivierung des Renin-Angiotensin-Aldosteron-Systems verstärkt die periphere Vasokonstriktion bzw. die Wasser- und Salzretention. Wahrscheinlich löst die langfristige neurohumorale Aktivierung von Sympathikus und Renin-Angiotensin-Aldosteron-System Umbauvorgänge im Herzmuskel (»remodeling«) aus.

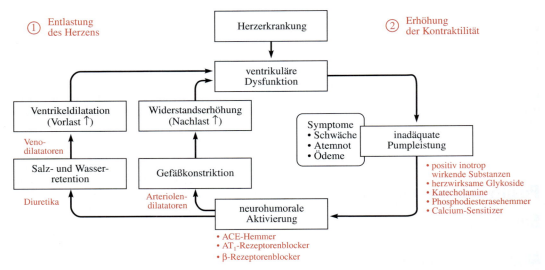

**Abb. 13-8.** Kompensationsmechanismen bei Herzinsuffizienz und Beeinflussung durch Pharmaka (schematische Darstellung).

Herzerkrankungen verschiedener Genese lösen eine ventrikuläre Dysfunktion aus, die eine inadäquate Pumpleistung mit den Kardinalsymptomen der Herzinsuffizienz (körperliche Leistungsschwäche, Atemnot, Ödeme) nach sich zieht. Die kompensatorische neurohumorale Aktivierung (Sympathikus, Renin-Angiotensin-Aldosteron-System) führt zur Gefäßkonstriktion (Erhöhung des peripheren Widerstandes) und zu Salz- und Wasserretention (vermehrte Füllung der Blutgefäße und Vordehnung des Herzens). Dadurch wird das Herz noch zusätzlich belastet, ein *Circulus vitiosus* setzt ein. Rot aufgeführt sind die pharmakologischen Substanzklassen, die ① das Herz entlasten und ② die Kontraktilität steigern.

---

In der modernen Pharmakotherapie der Herzinsuffizienz hat wegen der maximalen Aktivierung von neurohumoralen Kompensationsmechanismen (Renin-Angiotensin-Aldosteron-System und Sympathikus) die *Entlastung des Herzens* mit ACE-Hemmern (Kap. 15, S. 425 ff.), AT$_1$-Rezeptorantagonisten (Kap. 15, S. 428 ff.), β-Rezeptorenblockern (Kap. 2, S. 86 ff.) oder Diuretika (Kap. 15, S. 398 ff.) gegenüber der *Kontraktionskraftsteigerung* durch positiv inotrope Substanzen eine zunehmende Bedeutung gewonnen.

Die hier zu besprechenden positiv inotrop wirksamen Substanzen greifen in die **elektromechanische Kopplung** ein (Abb. 13-9).

Positiv inotrop wirksame Substanzen
- erhöhen die Verfügbarkeit von Ca$^{2+}$ pro Kontraktionszyklus *(herzwirksame Glykoside, Katecholamine, Phosphodiesterasehemmer)* oder
- verbessern die Empfindlichkeit der kontraktilen Proteine gegenüber Ca$^{2+}$ (sog. *»Calcium-Sensitizer«*).

Calciumionen (Ca$^{2+}$) fließen während der Plateauphase des Aktionspotentials in die Zelle und lösen eine weitere Freisetzung von Ca$^{2+}$ aus intrazellulären Speichern aus, so daß die intrazelluläre Ca$^{2+}$-Konzentration, [Ca$^{2+}$]$_i$, von Ruhewerten unter 100 nM (Diastole) auf Werte bis zu 1 μM (Systole) ansteigt. Die Ca$^{2+}$ aktivieren die kontraktilen Proteine, die Höhe der zytosolischen Ca$^{2+}$-Konzentration bestimmt das Ausmaß der Kraftentwicklung. Erschlaffung tritt ein, wenn die Ca$^{2+}$-Konzentration im Zytosol durch Wiederaufnahme von Ca$^{2+}$ in das sarkoplasmatische Retikulum mittels einer ATP-abhängigen Ca$^{2+}$-Pumpe absinkt. Die ionale Homöostase kann aber nur aufrechterhalten werden, wenn in die Zelle eingeströmtes Ca$^{2+}$ wieder entfernt werden, bevor das nächste Aktionspotential abläuft. Beim negativen Ruhemembranpotential zwischen zwei Aktionspotentialen nutzt der (Na$^+$/Ca$^{2+}$)-Austauscher den elektrochemischen Gradienten für Na$^+$, um Ca$^{2+}$ aus der Zelle heraus zu transportieren. Aufgrund des stöchiometrischen Verhältnisses von 3 Na$^+$ zu 1 Ca$^{2+}$ wird netto eine positive Ladung verschoben. Damit ist der (Na$^+$/Ca$^{2+}$)-Austauscher *elektrogen* und besitzt ein Potential, bei dem er seine *Transportrichtung* ändert *(Umkehrpotential)*. Im positiven Potentialbereich der Plateauphase kann der (Na$^+$/Ca$^{2+}$)-Austauscher auch »rückwärts« laufen und zur Erhö-

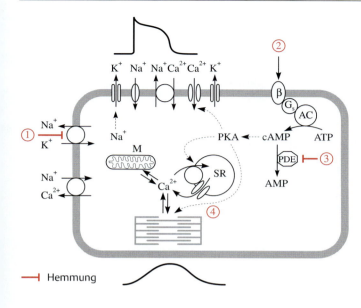

**Abb. 13-9.** Elektromechanische Kopplung an einer Herzmuskelzelle: Angriffspunkte für positiv inotrop wirksame Pharmaka.
Schematisch dargestellt sind die Ionenkanäle und Transporterproteine in der Zellmembran und den Membranen des sarkoplasmatischen Retikulums (SR), die direkt oder indirekt an der intrazellulären $Ca^{2+}$-Homöostase beteiligt sind, die Signaltransduktionskaskade für die Stimulation von β-Adrenozeptoren und die kontraktilen Proteine. M = Mitochondrien. Die Ziffern kennzeichnen folgende Substanzklassen:
① herzwirksame Glykoside
② Katecholamine
③ Phosphodiesterasehemmer
④ »Calcium-Sensitizer«

hung der intrazellulären $Ca^{2+}$-Konzentration während der Systole beitragen.

## Herzwirksame Glykoside

▶ **Stoffeigenschaften**

Herzwirksame Glykoside (Abb. 13-10) kommen in vielen Pflanzenarten, aber auch im Krötengift vor. Die Quelle für die wichtigsten herzwirksamen Glykoside Digitoxin und Digoxin sind die beiden Fingerhutarten Digitalis purpurea bzw. D. lanata (daher der Name »Digitalisglykoside«). Fingerhutblätter wurden 1785 von dem schottischen Arzt William Withering als das wirksame Prinzip in einer volkstümlichen Kräutermischung gegen Wassersucht erkannt. Withering vermutete auch bereits, daß Fingerhut, der, wie er bemerkte, nur bei bestimmten Ödemen wirksam war, eine Wirkung auf das Herz haben könnte. Ferriar führte dann 1799 die antiödematöse, diuretische Wirkung auf einen kardiogenen Effekt zurück. Maiglöckchen (Convallaria majalis), Meerzwiebel (Scilla maritima), Strophanthusarten u. a. enthalten ebenfalls herzwirksame Glykoside.

Die Grundstruktur dieser Substanzen besteht aus einem Steroidkörper, dem Cyclopentanoperhydrophenanthren-Gerüst, bei dem die Ringe AB *cis,* BC *trans* und CD *cis* verknüpft sind. Herzwirksame Glykoside besitzen in 17β-Stellung einen ungesättigten, meist 5gliedrigen Lactonring *(Cardenolide),* bei Glykosiden aus der Meerzwiebel oder aus Krötengift ist der Lactonring 6gliedrig *(Bufadienolide).* An die 3β-Hydroxylgruppe des Steroidgrundgerüsts sind 1–3 Zuckerreste glykosidisch gebunden, daher die Bezeichnung »herzwirksame Glykoside«. Auch nach Abspaltung aller Zuckerreste sind die verbleibenden Moleküle **(Aglykone)** noch wirksam. **Digitoxin** besteht aus dem Aglykon Digitoxigenin und 3 Molekülen des Zuckers Digitoxose. **Digoxin** unterscheidet sich von Digitoxin nur durch eine zusätzlich OH-Gruppe in 12β-Stellung.

Die Hydroxylgruppen der endständigen Digitoxose im Digoxinmolekül können halbsynthetisch modifiziert sein:
- Acetylierung an der C-3-ständigen OH-Gruppe
  → *α-Acetyldigoxin*
- Acetylierung an der C-4-ständigen OH-Gruppe
  → *β-Acetyldigoxin*
- Methylierung an der C-4-ständigen OH-Gruppe
  → *β-Methyldigoxin* (Metildigoxin)

Bei *Meproscillarin* ist der Zucker des Proscillaridin in C-4-Position methyliert. Damit ändern sich die lipophilen Eigenschaften, die außerdem von der Art und Anzahl der polaren Gruppen abhängen. *g-Strophanthin* ist aufgrund seiner vielen Hydroxylgruppen sehr gut wasserlöslich. Die Unterschiede in der Lipophilie bedingen die pharmakokinetischen Besonderheiten.

▶ **Pharmakodynamik**

> Alle herzwirksame Glykoside haben die gleichen pharmakodynamischen Eigenschaften, während sie sich hinsichtlich ihrer Pharmakokinetik erheblich unterscheiden.

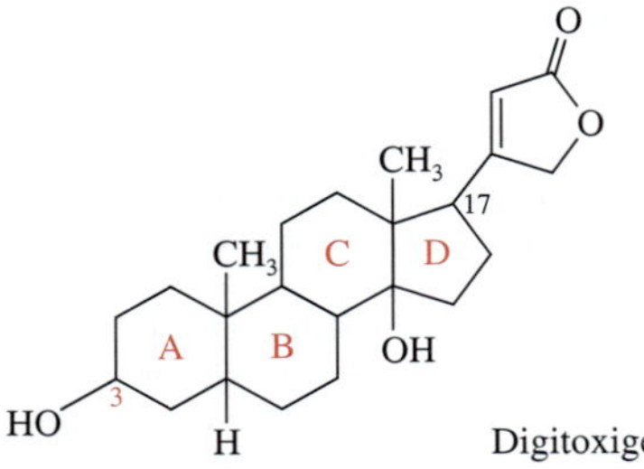


Digitoxigenin

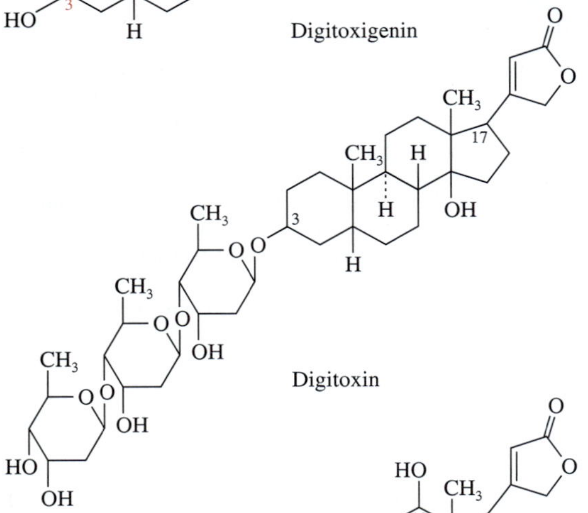


Digitoxin

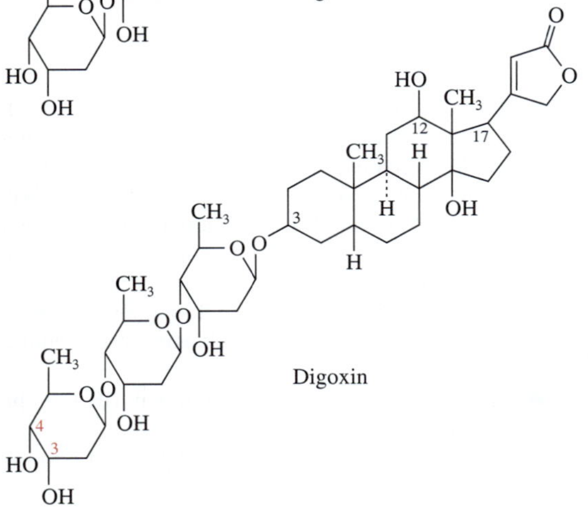


Digoxin

**Abb. 13-10.** Strukturformeln von herzwirksamen Glykosiden.
Im Steroidkern dieser Verbindungen sind die Ringe sterisch wie folgt verknüpft: AB *cis*, BC *trans*, CD *cis*.
**Beachte:** Bei den Steroidhormonen sind alle Ringe *trans* verknüpft.

## Kardiale Wirkungen

Herzwirksame Glykoside wirken positiv inotrop, negativ chronotrop und negativ dromotrop sowie positiv bathmotrop.

▷ **Positiv inotrope Wirkung:**
Alle herzwirksamen Glykoside steigern die Kontraktionskraft und -geschwindigkeit des Herzmuskels *(positiv inotrope Wirkung),* so daß die Geschwindigkeit der Druckentwicklung in den Herzkammern zunimmt und die maximale Druckentwicklung erhöht ist. Das Schlagvolumen nimmt zu, und durch die verbesserte systolische Entleerung der Kammern nimmt das enddiastolische Füllungsvolumen ab. Der positiv inotrope Effekt ist *unabhängig* von der enddiastolischen Vordehnung, d. h. bei gleichbleibender Faserlänge ist die Kontraktionskraft größer. Da der Frank-Starling-Mechanismus bei Herzinsuffizienz abgeschwächt ist (abgeflachte Kurve für die Beziehung zwischen Kontraktionskraft und Muskelfaserlänge), fällt der positiv inotrope Effekt beim insuffizienten Herzen größer als am gesunden Herzen aus. Die Wirkung bleibt über Wochen und Monate erhalten, sie unterliegt weder einer Desensibilisierung (S. 14) noch einer Tachyphylaxie (S. 43).

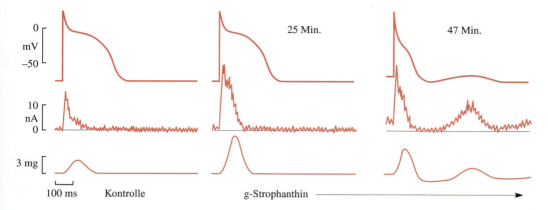

**Abb. 13-11.** Wirkung von g-Strophanthin (0,1 μM) an der Purkinje-Faser des Hundeherzens: Veränderungen an Aktionspotentialen (oben), $Ca^{2+}$-Signalen (Mitte) und Kontraktionskraft (unten). Die intrazelluläre $Ca^{2+}$-Konzentration wurde mit Hilfe eines fluoreszierenden Farbstoffs (Aequorin) gemessen. **Beachte:** Nachschwankungen in allen drei Meßparametern. [Zusammengestellt aus: Hess und Wier. J Gen Physiol 1984, 83: 395–415.]

**Wirkmechanismus:**

Der Mechanismus für die positiv inotrope Wirkung von herzwirksamen Glykosiden besteht in einer verbesserten Verfügbarkeit von $Ca^{2+}$ für die kontraktile Aktivierung (Abb. 13-9, S. 337).

Pro Aktionspotential werden mehr $Ca^{2+}$ freigesetzt, so daß die freie intrazelluläre $Ca^{2+}$-Konzentration ansteigt (Abb. 13-11). Der zelluläre Reaktionspartner der Glykoside ist ein membranständiges Protein, die **($Na^+/K^+$)-ATPase.** Dieses Enzym erhält die transmembranären Konzentrationsgradienten für $Na^+$ und $K^+$ aufrecht, indem es unter Aufwendung von Stoffwechselenergie (ATP) $Na^+$ aus der Zelle (*$Na^+$-Pumpe*) und $K^+$ in die Zelle transportiert. Herzwirksame Glykoside binden mit hoher Selektivität an eine extrazellulär lokalisierte Bindungsstelle und **hemmen die ($Na^+/K^+$)-ATPase.** Aufgrund der hohen Spezifität der herzwirksamen Glykoside für die ($Na^+/K^+$)-ATPase ist immer wieder vermutet worden, daß ein sog. »*endogener Digitalisfaktor*« das Enzym ebenfalls über diesen Rezeptor modulieren könne. Allerdings ist es bisher nicht gelungen, einen solchen endogenen Liganden zweifelsfrei zu identifizieren. Nach neueren Untersuchungen sollen die Niere und der Hypothalamus geringe Mengen an g-Strophanthin oder ein Isomer davon synthetisieren.

▷ In **therapeutischen** Konzentrationen führt die Hemmung der $Na^+$-Pumpe zu einem Anstieg der intrazellulären $Na^+$-Konzentration. Damit verringert sich die treibende Kraft für den diastolischen Auswärtstransport von $Ca^{2+}$ über den ($Na^+/Ca^{2+}$)-Austauscher. Das in der Zelle verbleibende $Ca^{2+}$ wird in das sarkoplasmatische Retikulum aufgenommen und steht beim nächsten Aktionspotential für eine vermehrte Freisetzung zur Verfügung. Möglicherweise trägt die Aktivierung des ($Na^+/Ca^{2+}$)-Austauschers in umgekehrter Richtung zusätzlich über einen vermehrten $Ca^{2+}$-Einstrom während des Aktionspotentials zur positiv inotropen Wirkung bei.

▷ In **toxischen** Konzentrationen von herzwirksamen Glykosiden dekompensieren die Mechanismen zur Aufrechterhaltung der zellulären $Ca^{2+}$-Homöostase (Abb. 13-11):

- Die diastolische $Ca^{2+}$-Konzentration steigt über die kontraktile Aktivierungsschwelle hinaus an, es entwickelt sich ein *Kontraktionsrückstand*.
- Das sarkoplasmatische Retikulum setzt $Ca^{2+}$ spontan frei als Ausdruck seiner Überladung, es entwickeln sich *Nachkontraktionen*.
- Spontan freigesetzte $Ca^{2+}$ aktivieren den ($Na^+/Ca^{2+}$)-Austauscher, der aufgrund seiner Elektrogenität eine *späte Nachdepolarisation* auslöst.
- Darüber hinaus wird die ATP-Bereitstellung aus den Mitochondrien durch die hohe intrazelluläre $Ca^{2+}$-Konzentration beeinträchtigt.

Herzwirksame Glykoside erhöhen die systolische Verfügbarkeit von $Ca^{2+}$ und steigern dadurch die Kontraktionskraft der einzelnen Herzmuskelzellen. In toxischen Konzentrationen werden die Zellen mit $Ca^{2+}$ überladen. Spontane $Ca^{2+}$-Freisetzung aus intrazellulären Speichern führt zur Instabilität des Membranpotentials.

## 340 Pharmaka mit Wirkung auf das Herz

▷ **Negativ chronotrope und negativ dromotrope Wirkung:**

Herzwirksame Glykoside lösen eine **Sinusbradykardie** aus durch
- direkten Einfluß auf den Sinusknoten,
- Zunahme des Vagustonus und
- Abnahme des Sympathikustonus.

Die Abnahme der Herzfrequenz *(negativ chronotrope Wirkung)* kommt zum einen durch direkte und indirekte Beeinflussung des Sinusknotens, zum anderen durch die verbesserte hämodynamische Situation zustande. Auch beim Gesunden sensibilisieren herzwirksame Glykoside den Sinusknoten gegenüber den Einflüssen des *N. vagus* und aktivieren zentral die Vaguskerne. Darüber hinaus beeinträchtigen sie den Sinusknoten direkt. Hämodynamisch wird die Herzleistung bereits durch das erhöhte Schlagvolumen verbessert, so daß eine Sympathikus-vermittelte Tachykardie abklingen kann. Mit der verbesserten Herzleistung ist ein Blutdruckanstieg verbunden, der die *Pressorezeptoren des Gefäßsystems* erregt und reflektorisch den Vagus aktiviert. Letzteres wird durch zusätzliche Sensibilisierung der Pressorezeptoren noch verstärkt.

Die Wirkung der Glykoside auf die Erregungsausbreitung ist komplexer Art. Besonders am AV-Knoten macht sich eine Verlangsamung der Impulsüberleitung bemerkbar *(negativ dromotrope Wirkung).* Herzwirksame Glykoside verstärken die physiologische Verlangsamung der Erregungsausbreitung in diesem Herzabschnitt durch Sensibilisierung gegenüber Vagusreizen. Dies ist jedoch nur in hohen Dosierungen klinisch relevant, wenn sich ein partieller oder totaler AV-Block entwickelt. Die Erregungsausbreitung in den übrigen Herzabschnitten wird nicht beeinträchtigt.

Therapeutisch kann die negativ dromotrope Wirkung der Herzglykoside ausgenutzt werden, um bei Vorhoftachyarrhythmien die Frequenz der Kammeraktionen herabzusetzen (S. 334).

▷ **Wirkung auf die Refraktärzeit und die Erregbarkeit (Automatie):**
In **therapeutischen Konzentrationen** werden die Aktionspotentialdauer und die Refraktärzeit des Arbeitsmyokards verkürzt (Abb. 13-11). Daraus ergeben sich im EKG eine Verkürzung der QT-Zeit, eine Senkung der ST-Strecke und eine Abflachung bzw. Umkehr der T-Welle. Im AV-Knoten wird die Refraktärzeit verlängert, dieser Effekt trägt zur negativ dromotropen Wirkung bei.

In **toxischen Konzentrationen** nimmt die Automatie zu *(positiv bathmotrope Wirkung):* Nicht nur im Sinusknoten besteht eine abnorme Erregbarkeit, sondern auch im Kammermyokard können ektopische Erregungen (Extrasystolen) entstehen. In hohen Konzentrationen werden die Zellen mit $Ca^{2+}$ überladen, dies führt zu Nachdepolarisationen, aus denen sich gekoppelte Extrasystolen *(Bigeminus)* und ventrikuläre tachykarde Arrhythmien entwickeln können.

### Extrakardiale Wirkungen

Obwohl die $(Na^+/K^+)$-ATPase in nahezu allen Zellen des Organismus vorkommt, löst lediglich die Hemmung des kardialen Enzyms therapeutisch nutzbare Effekte aus. Denkbar ist, daß die enge therapeutische Breite der herzwirksamen Glykoside mit dem schmalen Bereich der selektiven Wirkung am Herzen zusammenhängt. Über die Glykosidempfindlichkeit der nichtkardialen $(Na^+/K^+)$-ATPasen ist wenig bekannt. Dennoch werden auch einige extrakardiale Wirkungen mit der Hemmung der dortigen $(Na^+/K^+)$-ATPase in Zusammenhang gebracht.

▷ **Niere:** Die Ödem-ausschwemmende Wirkung (Diurese) der Glykoside ist vorwiegend hämodynamisch bedingt, z. T. beruht sie aber auch auf der Hemmung der *renalen* $(Na^+/K^+)$-ATPase. In der Niere spielt dieser Ionentransporter eine entscheidende Rolle bei der Aufrechterhaltung der treibenden Kraft für die $Na^+$-Rückresorption (Kap. 15, S. 404).

▷ **Gefäße:** Der direkte vasokonstriktorische Effekt von herzwirksamen Glykosiden wird an den Arteriolen durch reflektorische Vasodilatation bei erhöhtem Schlagvolumen stark abgeschwächt, im venösen Schenkel trägt er zur Venentonisierung bei.

▷ **Skelettmuskulatur:** In höheren Konzentrationen kann es zu einer allgemeinen Muskelschwäche kommen. Hierfür werden zelluläre $K^+$-Verluste infolge der $(Na^+/K^+)$-ATPase-Hemmung an der Skelettmuskulatur verantwortlich gemacht.

Weitere extrakardiale Wirkungen betreffen das ZNS und sind vorwiegend den unerwünschten Wirkungen zuzuordnen.

### Klinische Wirkung bei Herzinsuffizienz

Das klinische Bild der Digitaliswirkung ist durch eine Besserung der Symptome der Herzinsuffizienz (Tab. 13-4) charakterisiert. Durch die positiv inotrope Wirkung werden die Ventrikel bei zunächst unveränderter diastolischer Füllung besser entleert. Das erhöhte Schlagvolumen verbessert die periphere Durchblutung, insbesondere auch die Nierendurchblutung. Die glomeruläre Filtrationsrate nimmt zu, und Wasser und Kochsalz werden vermehrt ausgeschieden, die peripheren Ödeme werden mobilisiert. Die Stauungszeichen können sich zurückbilden, weil

**Tab. 13-4.** Besserung der klinischen Symptome durch herzwirksame Glykoside (Therapieziel)

Besserung der Dyspnoe
Abnahme von:
 Cyanose
 Lungenstauung
 Herzgröße
 Herzfrequenz
 Halsvenenstauung
 Lebervergrößerung
 peripheren Ödemen
 (Körpergewicht ↓)

---

das erforderliche Schlagvolumen bereits bei geringerer Vordehnung wieder erreicht wird, Cyanose, Dyspnoe und Stauungshusten bessern sich. Aktivierung des Sympathikus und des Renin-Angiotensin-Aldosteron-Systems lassen nach, die Tachykardie geht zurück. Dies verbessert weiter die hämodynamische Situation, so daß auch die körperliche Belastbarkeit wieder zunehmen kann.

**Unerwünschte Wirkungen und Vergiftungserscheinungen**

Insgesamt haben die herzwirksamen Glykoside nur eine **sehr geringe therapeutische Breite.** Die unerwünschten Wirkungen betreffen das Herz, den Magen-Darm-Trakt und das ZNS.

▷ **Kardial:** Häufigste unerwünschte Wirkungen sind Arrhythmien, sie kommen bei bis zu 70 % der behandelten Patienten vor und können unter Umständen *lebensbedrohlich* sein. Typische Arrhythmieformen sind:
- Sinusbradykardie mit ventrikulären Extrasystolen
- paroxysmale supraventrikuläre Tachykardie mit partiellem AV-Block
- AV-Block II. und III. Grades
- gekoppelte ventrikuläre Extrasystolen (Bigeminus)
- ventrikuläre Tachykardie

▷ **Gastrointestinal:** Störungen von Seiten des Magen-Darm-Traktes treten häufig auf (25 %). Herzwirksame Glykoside stimulieren die Chemorezeptoren in der Area postrema der Medulla oblongata und lösen Übelkeit und Erbrechen aus. Weitere Symptome sind:
- Appetitlosigkeit
- Leibschmerzen und Durchfälle

▷ **ZNS:** Weniger häufig lösen herzwirksame Glykoside zentralnervöse Wirkungen aus (5 %). Hierzu zählen:

- Kopfschmerzen, starke Müdigkeit und Schlafstörungen
- Verwirrtheit, Desorientiertheit, Halluzinationen
- Sehstörungen (Skotome, Farbsehstörungen)

Wegen der engen therapeutischen Breite der herzwirksamen Glykoside können die unerwünschten Wirkungen bereits im Bereich »therapeutischer« Plasmakonzentrationen auftreten, und zwar besonders dann, wenn weitere klinische Faktoren die Wirksamkeit der Präparate verstärken.

Die Empfindlichkeit gegenüber Digitalisglykosiden ist erhöht bei:
- **Hypokaliämie,** z. B. durch gleichzeitige Therapie mit Diuretika oder Laxanzien
- **Hyperkalzämie** nach i.v. Calciumzufuhr oder bei Erkrankungen der Nebenschilddrüsen
- **Hyperthyreose**

**Vergiftung**

Alle herzwirksamen Glykoside haben eine **geringe therapeutische Breite,** bereits geringe Überschreitungen der wirksamen Dosis oder Änderungen in der Digitalisempfindlichkeit können Intoxikationszeichen auslösen, wobei Störungen der Erregungsbildung und der Erregungsleitung als lebensbedrohliche Symptome zu werten sind!

Die gefährlichste toxische Wirkung der herzwirksamen Glykoside betrifft – ebenso wie die therapeutisch erwünschte – das Herz. Dabei stehen potentiell lebensbedrohliche Rhythmusstörungen (ventrikuläre Extrasystolen, Sinusbradykardie, Überleitungsblock) im Vordergrund.

▷ **Diagnose:**
*Frühe Vergiftungszeichen* sind Übelkeit und Erbrechen, vereinzelte Extrasystolen, AV-Block I. Grades und Vorhofflimmern. Typische EKG-Veränderungen, die häufig unter der Therapie mit herzwirksamen Glykosiden beobachtet werden (Verkürzung des QT-Intervalls, ST-Streckensenkungen, T-Wellenumkehr) sind *nicht* für die Diagnosestellung verwertbar. *Schwere Vergiftungssymptome* umfassen ausgeprägte Sinusbradykardie, AV-Block II. und III. Grades, ektope Kammerarrhythmien und Kammertachykardie. Sehstörungen können ebenfalls auftreten. Die Diagnose wird in erster Linie nach *klinischen Kriterien* gestellt. Die Bestimmung der Plasmakonzentration herzwirksamer Glykoside kann die klinische Diagnose erhärten. Da die Plasmakonzentrationen von Patienten mit und ohne Digitalisvergiftung jedoch in einem weiten Bereich *überlappen,* ist ein Einzelwert *nicht* aussagekräftig. Als »toxisch« werden Plasmakonzentrationen von > 30 ng/ml für Digitoxin und > 2,0 ng/ml für Digoxin angesehen.

▷ **Therapie:**
Die therapeutischen Maßnahmen richten sich nach der *Schwere* der Vergiftungszeichen, bei leichten Vergiftungen genügt das Aussetzen der Dosis für einige Tage, bei schweren, lebensbedrohlichen Intoxikationen ist eine intensiv-medizinische symptomatische Behandlung erforderlich. Immer ist die frühzeitige Diagnosestellung entscheidend!

Das Vorgehen bei schwerer Digitalisintoxikation umfaßt:
- Absetzen der Medikation!
- Bei Vergiftung mit Digitoxin, Unterbrechung des enterohepatischen Kreislaufs (s. unter »Pharmakokinetik«) durch Gabe von Aktivkohle oder des Ionenaustauscherharzes Colestyramin.
- Bei bestehender Hypokaliämie, Substitutionstherapie mit Kalium – möglichst p. o. Eine i. v. Zufuhr von Kaliumsalzen birgt die Gefahr eines AV-Blocks, Herzstillstands oder Nierenversagens!
- Zur Behandlung schwerer Kammerarrhythmien: i. v. Applikation von Lidocain oder Phenytoin. Diese Antiarrhythmika können jedoch bei Hyperkaliämie (unselektive Hemmung der ($Na^+/K^+$)-ATPase im gesamten Organismus) einen Herzstillstand auslösen.
- Schwere Sinusbradykardie und AV-Block: Therapieversuch mit Atropin (0,1–0,5 mg). Bei Therapieversagen wird ein temporärer Schrittmacher erforderlich.
- Bei schweren Vergiftungen: Senken der freien Glykosidkonzentration im Plasma durch Gabe von Digitalisantikörpern (Digoxin-spezifische, antigenbindende Fragmente aus der IgG-Fraktion von immunisierten Schafen).

▶ **Pharmakokinetik**

**Digitoxin und Digoxin**

▷ **Resorption:** *Digitoxin* wird nahezu vollständig aus dem Magen-Darm-Trakt resorbiert. *Digoxin* ist weniger lipophil (zusätzliche OH-Gruppe) und wird daher aus Tabletten nur zu 50–70% resorbiert. Etwas vollständiger als Digoxin, nämlich zu 80–90%, werden β-Acetyldigoxin, Metildigoxin und Meproscillarin resorbiert. Die Abspaltung des Acetylsubstituenten aus α- oder β-Acetyldigoxin erfolgt größtenteils in der Darmwand, so daß die eigentliche Wirksubstanz Digoxin ist. *g-Strophanthin* wird nach oraler Gabe praktisch nicht resorbiert (2–4%).

> **Vorsicht:** Bei der Umstellung von einem Digoxinpräparat auf ein anderes mit höherer Resorptionsquote sind Vergiftungen aufgetreten!

▷ **Verteilung:** Digitoxin und Digoxin verteilen sich im gesamten Organismus einschließlich Herzmuskel und passieren die Blut-Hirn-Schranke ebenso wie die Plazenta. Das Verteilungsgleichgewicht nach wiederholter Gabe der Erhaltungsdosis stellt sich bei Digitoxin innerhalb von 3–4 Wochen, bei Digoxin bereits nach 7–8 Tagen ein. Die therapeutisch erwünschte positiv inotrope Wirkung entwickelt sich parallel zur Einstellung des Verteilungsgleichgewichts. Digitoxin wird zu 95–97% an Plasmaalbumin gebunden, Digoxin dagegen nur zu 20–40%. Wegen der hohen Plasmaproteinbindung von Digitoxin liegen die »therapeutischen« Plasmakonzentrationen etwa um den Faktor 20 höher als für Digoxin (Tab. 13-5), obwohl die **freie** *therapeutische Plasmakonzentration* für beide Substanzen ähnlich ist (0,4 bis 1,4 ng/ml).

> Die Gesamtmenge an Glykosid, die sich nach Einstellung des Verteilungsgleichgewichts zur Aufrechterhaltung der therapeutischen Wirkung im Organismus befindet, wird als **Sättigungsdosis** bezeichnet, sie ist mit ca. 1 mg für Digitoxin und Digoxin gleich.

Da Digitoxin stärker an Plasmaproteine gebunden wird, findet sich ein größerer Anteil der Sättigungsdosis im Blut (etwa 6%) als bei Digoxin (< 1%). Etwa 65% der zugeführten Dosis von Digoxin befindet sich im Skelettmuskel.

> **Beachte:** *Hypothyreose* erhöht die freie Plasmakonzentration für Digoxin (Verminderung des Verteilungsvolumens), während *Hyperthyreose* die Plasmakonzentration *erniedrigt* (Verteilungsvolumen und renale Clearance für Digoxin sind erhöht).

▷ **Elimination:** Digitoxin wird sehr langsam eliminiert, seine *Eliminationshalbwertszeit* beträgt 7–8 Tage. 30% der zugeführten Dosis werden unverändert, etwa 70% in Form von Metaboliten ausgeschieden. Umbauschritte in der Leber umfassen: teilweise Umwandlung in Digoxin durch Einführung einer OH-Gruppe am C-12, Abspaltung der Digitoxosemoleküle und Kopplung an Glucuronsäure. Die Metabolite werden teils mit der Galle, teils über die Niere ausgeschieden. Während die Kopplungsprodukte rasch eliminiert werden, können die übrigen Metabolite aus dem Darm wieder aufgenommen werden (**enterohepatischer Kreislauf**). Bei eingeschränkter Nierenfunktion muß die Digitoxindosis nicht angepaßt werden, weil es zu einer gesteigerten Ausscheidung mit den Fäzes kommt.

**Digoxin** wird vorwiegend in unveränderter Form *renal* ausgeschieden, ein kleiner Teil gelangt in den Stuhl. Die Eliminationshalbwertszeit beträgt etwa 40 Std. Bei eingeschränkter Nieren-

**Tab. 13-5.** Pharmakokinetische Parameter und therapeutische Daten herzwirksamer Glykoside

| Parameter | | Digitoxin | Digoxin |
|---|---|---|---|
| Enterale Resorptionsquote (%) | | 95–99 | 60–85 |
| Sättigungsdosis (mg) | | 1,2–2,0 | 1,5–2,0 |
| Erhaltungsdosis (mg) | p.o. | 0,1 | 0,375 |
| | i.v. | 0,07 | 0,25 |
| Therapeutische Plasmakonzentration (ng/ml) | | 10–30 | 0,5–2,0 |
| Plasmaproteinbindung (%) | | 95–97 | 20–30 |
| Wirkungseintritt (Min.) | p.o. | 180–300 | 120–180 |
| | i.v. | 30–120 | 10–30 |
| Wirkungsmaximum (Std.) | p.o. | 4–12 | 3–6 |
| | i.v. | 4–12 | 1–6 |
| Wirkungsdauer (Tage) | | 4–8 | 14–21 |
| Täglicher Wirkungsverlust (Abklingquote) (%) | | 7 | 20 |
| Eliminationshalbwertszeit | | 7–8 Tage | ~ 40 Std. |
| Haupteliminationsorgan | | Leber, Niere | Niere |

funktion ist die Elimination erheblich verlangsamt, so daß die Dosis reduziert werden muß, um eine Vergiftung zu vermeiden. **Metildigoxin** wird langsam in der Leber demethyliert, am Herzen werden sowohl Digoxin als auch die Ausgangssubstanz wirksam.

> Die unterschiedlichen Eliminationswege der Substanzen sind ein wichtiges Kriterium bei der therapeutischen Entscheidung für Digitoxin oder Digoxin.
> ▷ Der Vorteil von **Digitoxin** besteht in der sicheren Resorption und der Unabhängigkeit der Elimination von der Nierenfunktion, sein Nachteil ist die langsame Elimination und folglich das langsame Abklingen von Vergiftungssymptomen bei Überdosierung.
> ▷ **Digoxin** dagegen wird in geringerem Maße resorbiert, und es besteht die Notwendigkeit zur Dosisanpassung bei Verschlechterung der Nierenfunktion. Sein Vorteil ist darin zu sehen, daß Vergiftungszeichen nach Absetzen rascher wieder abklingen.

◆ **Therapeutische Verwendung**

Die chronische Herzinsuffizienz hat eine schlechte Prognose, die in der gleichen Größenordnung wie die mancher maligner Tumoren liegt. Obwohl die herzwirksamen Glykoside seit mehr als 200 Jahren therapeutisch eingesetzt werden, konnte auch in großen klinischen Studien bislang *keine lebensverlängernde Wirkung* nachgewiesen werden. Dagegen scheinen sie die *Lebensqualität* bei schwerer Herzinsuffizienz zu verbessern. g-Strophanthin hat heute kaum noch klinische Bedeutung. Auf den Stellenwert von Diuretika, ACE-Hemmern, $AT_1$-Rezeptorantagonisten und β-Adrenozeptorenblockern für die Therapie der Herzinsuffizienz wurde bereits eingangs (S. 336) hingewiesen.

● **Indikationen:**
● Myokardinsuffizienz infolge von Koronarsklerose, chronischer Druck- und Volumenbelastung.
   **Beachte:** Eine mechanisch bedingte Herzinsuffizienz (ungenügende diastolische Ventrikelfüllung) infolge von Pericarditis constrictiva, Mitralstenose oder Herzbeuteltamponade spricht *nicht* gut auf herzwirksame Glykoside an.
● paroxysmale supraventrikuläre Tachykardien, Vorhofflimmern und -flattern zur Senkung der Kammerfrequenz

● **Kontraindikationen:**
● bestehende Intoxikation mit herzwirksamen Glykosiden
● AV-Block II. und III. Grades
● ventrikuläre Tachykardie

● **Interaktionen:** Am besten untersucht ist die Interaktion von **Chinidin** mit Digoxin. Die zusätzliche Gabe von Chinidin erhöht die Plasmakonzentration von Digoxin um bis zu 50 % durch Verdrängung aus der Plasmaproteinbindung und durch Verminderung der renalen Clearance.
Weitere Interaktionen mit dem Resultat einer Erhöhung der Digoxinspiegel sind zwischen Digoxin

und Clarithromycin, Chinin, Verapamil, Propafenon, Diltiazem, Nifedipin oder Amiodaron bekannt geworden.

- **Dosierung:** Wegen der geringen therapeutischen Breite der herzwirksamen Glykoside muß jeder Patient individuell unter sorgfältiger Beobachtung eingestellt werden.

> Wichtigstes Kriterium für die Einstellung der Therapie mit herzwirksamen Glykosiden ist die Besserung der klinischen Symptome!

Während der *Aufsättigungsphase* wird die sog. **Sättigungsdosis** verabreicht, sie beträgt bei einem durchschnittlichen Erwachsenen für Digoxin und Digitoxin 1–2 mg. Pro Tag werden etwa 10% der Gesamtmenge an Digitoxin im Körper und 20–30% von Digoxin ausgeschieden. Dieser auch als »**Abklingquote**« bezeichnete Anteil muß täglich durch die **Erhaltungsdosis** ersetzt werden. Für Digitoxin beträgt die Erhaltungsdosis 0,07–0,1 mg, für Digoxin 0,1–0,4 mg.

> Unter einer »**langsamen Aufsättigung**« versteht man die Verabreichung der Erhaltungsdosis von Anfang an.

Bei diesem Vorgehen dauert es etwa *4–5 Plasmahalbwertszeiten*, bis ein Gleichgewichtszustand erreicht ist. Bei einer mittelschnellen Aufsättigung wird an den ersten drei Tagen der Therapie das Doppelte der mutmaßlichen Erhaltungsdosis verabreicht.

- **Handelsnamen:**

| | |
|---|---|
| Digitoxin: | Coramedan®, Digimed®, Digimerck®, Tardigal® |
| Digoxin: | Digacin®, Digoregen®, Dilanacen®, Lanicor®, Lenoxin®, Novodigal® Injektionslösung |
| Metildigoxin: | Lanitop® |
| β-Acetyldigoxin: | β-Acetyldigoxin-ratiopharm®, Digostada®, Digotab®, Gladixol®, Kardiamed®, Stillacor® |
| Digitalisantikörper: | Digitalis-Antidot® BM |

# Katecholamine

▶ **Einführung**

Die **Stimulation von** β-Adrenozeptoren führt über mehrere Signalwege zu einem positiv inotropen Effekt (Abb. 13-9, S. 337). Stimulierende G-Proteine aktivieren die Adenylatcyclase, cAMP wird aus ATP gebildet. Die cAMP-abhängige Proteinkinase A phosphoryliert die Calciumkanäle vom L-Typ und erhöht dadurch ihre Offenwahrscheinlichkeit, so daß mehr $Ca^{2+}$ pro Aktionspotential in die Zelle fließen. Außerdem wird Phospholamban phosphoryliert, wodurch seine inhibitorische Wirkung auf die $Ca^{2+}$-ATPase des sarkoplasmatischen Retikulums aufgehoben wird und die $Ca^{2+}$-Pumpe $Ca^{2+}$ rascher ins sarkoplasmatische Retikulum zurücktransportiert, so daß die Erschlaffungsgeschwindigkeit zunimmt. Ferner wird die $Ca^{2+}$-Empfindlichkeit der kontraktilen Proteine *herabgesetzt*, wodurch die Erschlaffung zusätzlich beschleunigt wird (Abb. 13-12).

Die **positiv inotrope Wirkung** der Katecholamine ist nur bei akuter Herzinsuffizienz therapeutisch nutzbar, da die Rezeptoren rasch desensibilisieren. Bei chronischer Herzinsuffizienz verlieren die Katecholamine zusätzlich an Wirksamkeit, weil die Dichte der $β_1$-Adrenozeptoren abnimmt (»*Down regulation*«). Immerhin sind die Plasmakonzentrationen von Noradrenalin bei der chronischen Herzinsuffizienz erhöht. Die Besserung der chronischen Herzinsuffizienz bei Behandlung mit β-Rezeptorenblockern, die sich in den letzten Jahren zunehmend durchgesetzt hat, hängt möglicherweise mit einer Normalisierung der Ansprechbarkeit des Myokards auf Katecholamine zusammen.

▶ **Stoffeigenschaften**

Die Katecholamine Adrenalin und Noradrenalin werden ausführlich in Kap. 2 (S. 64 ff.) besprochen. **Dopamin** ist ein Neurotransmitter im extrapyramidalen System und wird außerdem als Zwischenprodukt bei der Synthese von Noradrenalin und Adrenalin aus Tyrosin gebildet (Kap. 2, S. 64 f.). **Dobutamin** wird synthetisch hergestellt.

▶ **Pharmakodynamik**

> Katecholamine wirken am Herzen direkt positiv inotrop und chronotrop (Kap. 2, S. 78) durch Stimulation der kardialen β-Adrenozeptoren. Für die Auswirkungen auf das Herzzeitvolumen in vivo ist die Stimulation der übrigen kardiovaskulären Adrenozeptorensubtypen ausschlaggebend (Tab. 13-6).

▷ **Noradrenalin** stimuliert auch vaskuläre α-Adrenozeptoren, so daß der arterielle Widerstand und der Blutdruck gesteigert werden. Der erhöhte Widerstand schwächt die positiv inotrope Wirkung auf das Schlagvolumen ab, der erhöhte Blutdruck löst eine reflektorische Frequenzsenkung aus und überspielt somit die direkte positiv chronotrope Wirkung von Katecholaminen, so daß das Herzzeitvolumen nach Noradrenalingabe in vivo abnimmt.

▷ Durch **Adrenalin** wird der mittlere arterielle Blutdruck kaum erhöht, weil die Stimulation von vas-

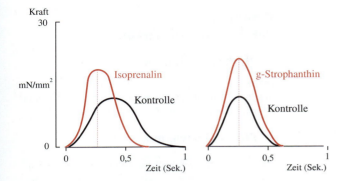

**Abb. 13-12.** Positiv inotrope Wirkung von Isoprenalin (1 µM) und g-Strophanthin (0,4 µM) am isolierten Papillarmuskel des insuffizienten menschlichen Herzens.
**Beachte:** Die Verkürzung der Zeit bis zum Erreichen der maximalen Kraftentwicklung (senkrechte gestrichelte Linie in rot) und die beschleunigte Relaxation durch den unselektiven β-Adrenozeptorenagonisten Isoprenalin. [Nach: Hasenfuß et al. Circulation 1996; 94: 3155–60.]

kulären $β_2$-Adrenozeptoren die α-Adrenozeptoren-vermittelte Vasokonstriktion kompensiert. Daher wird die direkte positiv chronotrope Wirkung nicht reflektorisch abgeschwächt, und das Herzzeitvolumen nimmt zu.

▷ **Dopamin** hat mehrere Wirkkomponenten. Bereits *niedrige Dosen* erweitern über Aktivierung von $D_1$-Rezeptoren Mesenterial- und Nierengefäße und bewirken eine Diurese und Natriurese. Darüber hinaus nimmt die Plasmakonzentration von Noradrenalin zu, weil Dopamin eine indirekt sympathomimetische Wirkung besitzt. In höheren Dosen stimuliert Dopamin vaskuläre $α_1$-Adrenozeptoren (Verengung der Blutgefäße, reflektorische Frequenzsenkung) und in hohen Dosen aktiviert es zusätzlich $β_1$-Adrenozeptoren am Herzen (direkte positiv inotrope und chronotrope Wirkung).

▷ **Dobutamin** wirkt ebenfalls positiv inotrop über Stimulation von $β_1$-Adrenozeptoren am Herzen. Die vaskulären Effekte der beiden Stereoisomeren sind einander entgegengesetzt und heben sich auf: Das linksdrehende Enantiomer aktiviert $α_1$-, das rechtsdrehende $β_2$-Adrenozeptoren. Eine *Desensibilisierung* gegenüber den Wirkungen von Dopamin und Dobutamin kann bereits nach 2 Tagen Therapiedauer auftreten!

● **Unerwünschte Wirkungen:** Die Katecholamine können die Frequenz und damit den Sauerstoffverbrauch des Herzens erhöhen. Rhythmusstörungen stellen die gefährlichste unerwünschte Wirkung dar. *Dobutamin* kann Tachykardie, Arrhythmien und Blutdrucksteigerung verursachen. Übelkeit, Kopfschmerzen, Atemnot, Herzklopfen und Angina pectoris sind ebenfalls berichtet worden.

▶ **Pharmakokinetik**

Wegen ihrer kurzen Plasmahalbwertszeit (1–5 Min.) müssen Dopamin und Dobutamin als i.v. Infusion appliziert werden. Nach oraler Gabe sind sie unwirksam. Dopamin wird hepatisch und extrahepatisch über die Monoaminoxidase sowie die Katechol-O-methyltransferase inaktiviert. Dobutamin wird in der Leber als 3-O-Methyldobutamin oder durch Konjugation inaktiviert.

◆ **Therapeutische Verwendung**

● **Indikationen:** Adrenalin ist bei allen schweren Schockformen indiziert. Dopamin wird bei schwerer Herzinsuffizienz und kardiogenem Schock sowie bei Schockformen, die mit eingeschränkter Nierenfunktion einhergehen, eingesetzt. Auch Dobutamin ist bei schwerer Herzinsuffizienz anwendbar.

**Tab. 13-6.** Wirkprofil verschiedener Katecholamine an kardiovaskulären Adrenozeptoren und Dopaminrezeptoren

| Katecholamin | Rezeptortyp | | | |
|---|---|---|---|---|
| | $β_1$ | $β_2$ | α | Dopamin |
| Dobutamin | ++ | + | + | 0 |
| Dopamin* | ++ | + | ++ | ++ |
| Isoprenalin | ++ | ++ | 0 | 0 |
| Noradrenalin | ++ | 0 | ++ | 0 |

\* z.T. indirekt sympathomimetische Wirkung
0 = keine Wirkung;  + = relativ schwache Wirkung;  ++ = starke Wirkung

- **Kontraindikationen:**
- hypertroph-obstruktive Kardiomyopathie
- Hyperthyreose
- Tachyarrhythmien

- **Interaktionen:** MAO-Hemmer und trizyklische Antidepressiva verstärken die Wirkung von Dopamin.

- **Dosierung:** Individuell über einen Perfusor und nach Ansprechen dosieren!
Dopamin: *niedrige* Dosis (»Nierendosis«): < 3 µg/kg/Min.; *mittlere* Dosis: 3–5 µg/kg/Min.; *hohe* Dosis: > 5 µg/kg/Min.
Dobutamin: *niedrige* Dosis: < 3 µg/kg/Min.; *mittlere* Dosis: 3–6 µg/kg/Min.; *hohe* Dosis: 6–12 µg/kg/Min.

- **Handelsnamen:**
Dopamin: Dopamin-ratiopharm®
Dobutamin: Dobutrex®

## Theophyllin

Theophyllin gehört zu den Methylxanthinen. Im kardiovaskulären System wirkt es positiv inotrop und positiv chronotrop auf das Herz und senkt den peripheren Gefäßwiderstand, die zerebrale Durchblutung wird jedoch vermindert. Der Wirkmechanismus besteht in einer Hemmung der Phosphodiesterasen und einem Antagonismus an Adenosin-($A_1$-)Rezeptoren. Die kardiovaskulären Effekte werden therapeutisch nicht ausgenutzt, sondern können bei der Anwendung von Theophyllin zur *Bronchodilatation* (Kap. 2, S. 108 f.) unerwünschte Wirkungen (Tachykardie, Arrhythmien, Blutdruckabfall) auslösen. Die diuretische Wirkung von Theophyllin wird in Kap. 15 (S. 416) besprochen.

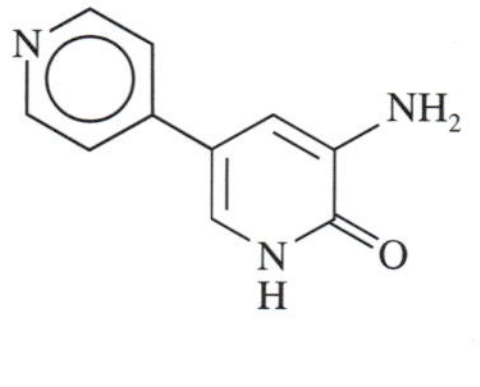

**Abb. 13-13.** Strukturformeln von Phosphodiesterasehemmern

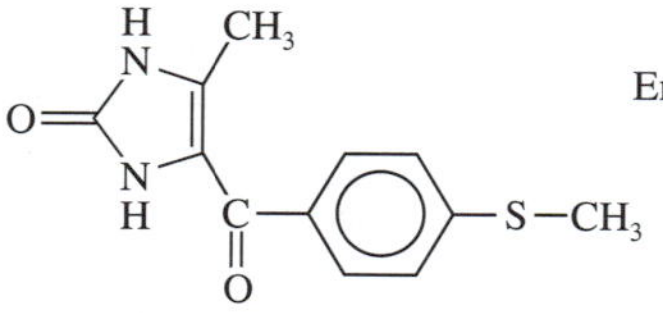

# Hemmstoffe der Phosphodiesterase

▶ **Stoffeigenschaften**

Die klinisch eingesetzten Phosphodiesterasehemmer sind Dipyridinderivate *(Amrinon* und *Milrinon)* oder Imidazolderivate *(Enoximon)* (Abb. 13-13).

▶ **Pharmakodynamik**

*Amrinon, Milrinon* und *Enoximon* wirken auf das Herz positiv inotrop, positiv chronotrop und positiv dromotrop, gleichzeitig werden Arterien und Venen dilatiert.

Milrinon ist etwa 30mal potenter als Amrinon.
Die Effekte kommen durch die Erhöhung der intrazellulären cAMP-Konzentration über eine Hemmung der cAMP-abbauenden Phosphodiesterase (Isoenzym III) zustande (Abb. 13-9, S. 337) und entsprechen somit der Stimulation myokardialer $\beta_1$- und vaskulärer $\beta_2$-Adrenozeptoren. Die durch den cAMP-Anstieg im Herzmuskel hervorgerufene Erhöhung der intrazellulären $Ca^{2+}$-Konzentration kann Arrhythmien auslösen. Die atrioventrikuläre Überleitung wird beschleunigt (positiv dromotrope Wirkung am AV-Knoten).

Bei Herzinsuffizienz steigern die Phosphodiesterasehemmer das Herzzeitvolumen. Durch die gleichzeitige Senkung des arteriellen und venösen Gefäßtonus (Verminderung von Vor- und Nachlast) nimmt das enddiastolische Ventrikelvolumen und damit die Wandspannung ab. Dadurch nimmt auch der Sauerstoffverbrauch des Myokards ab. Die Vasodilatation führt zum Blutdruckabfall, so daß die direkte positiv chronotrope Wirkung reflektorisch noch verstärkt wird.

- **Unerwünschte Wirkungen:** Unter der Therapie mit *Amrinon* sind unerwünschte Wirkungen häufig (bei mehr als 20% der behandelten Patienten). Sie betreffen gastrointestinale Störungen (Übelkeit, Diarrhöen, Leibschmerzen), kardiovaskuläre Störungen (Tachykardie, Rhythmusstörungen, Hypotonie), Leberfunktionsstörungen, Myalgien, Geschmacks- und Geruchsstörungen sowie *fieberhafte Thrombozytopenie*. Für *Enoximon* sind zusätzlich Oligurie und Thrombophlebitis an der Injektionsstelle beschrieben worden. Die gastrointestinale Verträglichkeit von *Milrinon* scheint etwas besser zu sein.

▶ **Pharmakokinetik**

Amrinon und Enoximon werden nur i.v. gegeben, Milrinon kann auch p.o. appliziert werden. Die Elimination erfolgt durch metabolische Inaktivierung. Die Plasmahalbwertszeit beträgt für Amrinon 2–4 Std., für Enoximon etwa 4 Std. und für Milrinon 4–6 Std.

◆ **Therapeutische Verwendung**

Phosphodiesterasehemmer sind geeignet, das insuffiziente Herz kurzzeitig (über einige Tage) – z.B. in der postoperativen Phase nach einem kardialen Eingriff – zu unterstützen, für die langfristige Behandlung der chronischen Herzinsuffizienz haben sie sich nicht bewährt. Die Behandlung mit *Amrinon* muß sorgfältig kontrolliert werden, damit unerwünschte Wirkungen wie Hypotonie, Tachykardie oder Arrhythmien möglichst vermieden werden.

● **Indikationen:**
● schwerste Formen der Herzinsuffizienz
● akute Herzinsuffizienz
● kardiogener Schock

● **Kontraindikationen:**
● hypertroph-obstruktive Kardiomyopathie
● Thrombozytopenie

Bei supraventrikulärer Tachykardie, Vorhofflimmern oder -flattern ist zur Verhinderung einer unerwünschten Beschleunigung der Kammerfrequenz vorherige Digitalisierung erforderlich.

● **Handelsnamen:**
Amrinon:   Wincoram®
Milrinon:   Corotrop®
Enoximon: Perfan®

## »Calcium-Sensitizer«

Als »Calcium-Sensitizer« bezeichnet man Pharmaka, die die $Ca^{2+}$-Empfindlichkeit der Interaktion der kontraktilen Proteine Aktin und Myosin im Myokard erhöhen.

Die Steigerung der $Ca^{2+}$-Empfindlichkeit der Interaktion der kontraktilen Proteine ist der einzige bisher bekannte positiv inotrop wirksame Mechanismus, der nicht mit einem Anstieg der systolischen freien $Ca^{2+}$-Konzentration einhergeht. Diese Verbindungen lösen deshalb keine zelluläre Calciumüberladung und deren arrhythmogene Folgen aus. Allerdings führt die gesteigerte $Ca^{2+}$-Empfindlichkeit der Interaktion der kontraktilen Proteine zur Verlangsamung der Relaxation, was sich besonders bei Patienten mit diastolischen Funktionsstörungen ungünstig auswirken würde. Zu den Substanzen, die zur Zeit klinisch geprüft werden, gehören die Pyridazinonderivate *Pimobendan* und *Levosimendan*.

Die bislang geprüften Substanzen hemmen alle zusätzlich die Phosphodiesterase III. An der Entwicklung *selektiver* »Calcium-Sensitizer« wird intensiv gearbeitet.

# Koronartherapeutika (Antianginosa)

## Allgemeine Einführung

Beim Gesunden wird die Durchblutung des Herzens dem Sauerstoffbedarf des Myokards angepaßt.
▷ Bei **körperlicher Belastung** kann die Herzdurchblutung um das 5fache des Ruhewertes gesteigert werden *(Koronarreserve)*.
▷ Bei der **koronaren Herzkrankheit** ist dagegen das Lumen der Koronararterien durch arteriosklerotische Veränderungen oder Koronarspasmen derart eingeengt, daß die Koronarreserve teilweise schon in Ruhe aufgebraucht wird und die Durchblutung bei Belastung nicht mehr ausreichend gesteigert werden kann.

Eine Koronarinsuffizienz besteht immer dann, wenn sich ein Mißverhältnis zwischen Sauerstoffverbrauch und Sauerstoffangebot entwickelt. Charakteristisches Symptom für einen myokardialen Sauerstoffmangel ist der **Angina-pectoris-Anfall.**

Häufige Ursachen für die Auslösung eines Angina-pectoris-Anfalls sind Koronarsklerose, Koronarthrombose oder Koronarspasmen, seltener werden Anfälle durch verminderte Koronarperfusion bei Absinken des Aortendrucks, eingeschränkter Sauerstofftransportleistung des Blutes bei Anämie oder erhöhtem Sauerstoffbedarf des Myokards bei Hyperthyreose ausgelöst. Eine *stabile* Angina pectoris ist bei bestimmter körperlicher Belastung regelmäßig auslösbar, die *instabile* Form tritt nicht vorhersehbar und unregelmäßig auf.

Im Prinzip kann das Ungleichgewicht zwischen Sauerstoffangebot und Sauerstoffverbrauch auf zwei Arten wiederhergestellt werden:
▷ *Verbesserung der Durchblutung* in den Versorgungsbereichen der Koronargefäße mit eingeengtem Lumen. Dies gelingt allerdings nur bei Koronarspasmen, denn bei der *Koronarsklerose* sind die erkrankten Gefäße bereits so weit wie noch möglich erweitert.
▷ *Senkung des myokardialen Sauerstoffverbrauchs*. Dies ist der weitaus wichtigere Wirkmechanismus der meisten Koronartherapeutika. Eine Übersicht

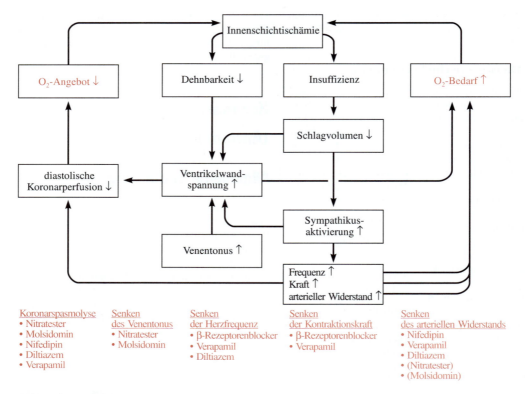

**Abb. 13-14.** Pathophysiologischer Regelkreis bei der Koronarinsuffizienz und Beeinflussung durch Pharmaka (schematische Darstellung).
Die Innenschicht der Herzwand ist als erstes von einem relativen Sauerstoffmangel betroffen, weil sie am Ende der Perfusionsstrecke der Koronararterien liegt. Eine Innenschichtischämie führt zu verminderter Ventrikeldehnbarkeit und damit steigt die Wandspannung, was den Sauerstoffbedarf zusätzlich erhöht. Eine zunehmende Kontraktionsschwäche wird durch Aktivierung des Sympathikus kompensiert, dadurch steigt der Sauerstoffbedarf weiter an. Zusätzlich wird das Sauerstoffangebot reduziert, weil bei erhöhter Schlagfrequenz das diastolische Intervall, während dessen das Myokard hauptsächlich versorgt wird, verkürzt ist. Rot gekennzeichnet sind die pharmakologischen Wirkmechanismen mit den entsprechenden Pharmaka zur Wiederherstellung des Gleichgewichts zwischen Sauerstoffangebot und Sauerstoffbedarf.

der Angriffspunkte für Mittel zur Behandlung der Koronarinsuffizienz gibt Abb. 13-14.

Koronarspasmen können mit *Nitraten* und *Calciumkanalblockern* gelöst werden. Der myokardiale Sauerstoffverbrauch wird gesenkt, wenn
- die **Vorlast** des Herzens durch Dilatation der Lungenstrombahn und der venösen Kapazitätsgefäße mit *Nitraten* vermindert wird.
- die **Nachlast** durch Senken des arteriellen Widerstandes mit *Calciumkanalblockern* herabgesetzt wird.
- die **Herzfrequenz** durch *β-Rezeptorenblocker, Verapamil* oder *Diltiazem* gesenkt wird.

## Nitrate, Molsidomin

Bereits Mitte des 19. Jahrhunderts wurde die gefäßerweiternde Wirkung von **Glyceroltrinitrat** entdeckt und dieses als Koronartherapeutikum eingesetzt. Etwa zur gleichen Zeit wurde die Vasodilatation nach Inhalation von **Amylnitrit** bekannt und ebenfalls bei der Angina pectoris therapeutisch genutzt. Diese Substanz spielt aber heute keine Rolle mehr.

### ▶ Stoffeigenschaften

Die wichtigsten Substanzen dieser Gruppe sind Ester der Salpetersäure mit verschiedenen Alkoholen **(organische Nitratester)**. **Glyceroltrinitrat** ist eine ölige Flüssigkeit, die nur in reiner Form bei Erschütterung hoch explosiv ist, nicht jedoch in alkoholischer Lösung oder unter Zugabe inerter Lactosemoleküle. In letzteren Formen wird Glyceroltrinitrat für die Herstellung von Arzneimitteln verwendet. Die übrigen therapeutisch eingesetzten Nitratester (**Isosorbid-5-mononitrat, Isosorbiddinitrat, Pentaerythrityltetranitrat**) sind ebenso wie **Molsidomin** (Abb. 13-15) feste Substanzen. Natriumnitrit und Amylnitrit, die sich von der salpetrigen Säure ableiten, werden nicht mehr eingesetzt.

▶ **Pharmakodynamik**

Nitratester senken den Tonus der Gefäßmuskulatur. Von diesem Effekt sind besonders die *venösen Kapazitätsgefäße* betroffen, deren Weitstellung *(»venöses Pooling«)* die Vorlast des Herzens vermindert. Das diastolische Füllungsvolumen kann abnehmen, die Wandspannung wird reduziert, und der Sauerstoffverbrauch sinkt. Darüber hinaus erweitern Nitrate größere Arterien. Hiervon sind auch die extramuralen Koronararterien betroffen. Dies hat jedoch wenig Einfluß auf die gesamte Koronarperfusion, kann aber die Randdurchblutung ischämischer Gebiete durch Steigerung des Perfusionsdrucks in Kollateralen verbessern. Besonders empfindlich reagieren die Arteriolen im Gesichts- und Halsbereich, ihre Weitstellung ruft an diesen Stellen eine charakteristische Hautrötung (»Flushsymptomatik«) hervor. Die *Vasodilatation der Meningealarterien* löst die zum Teil schweren Kopfschmerzen aus. Die Arteriolen werden erst in hohen Dosen erweitert, dies geht mit einem Blutdruckabfall und einer Abnahme der Nachlast einher. Bei oral zu applizierenden Präparaten ist wahrscheinlich das venöse Pooling im Splanchnikusgebiet für den entlastenden Einfluß auf das Herz entscheidend.

Seit den 80er Jahren ist bekannt, daß der Gefäßtonus in *endothelabhängiger Weise* lokal reguliert werden kann. Verschiedene physiologische Reize wie z.B. Freisetzung von Acetylcholin, Histamin, Serotonin, Noradrenalin, Bradykinin, ATP, ADP, Thrombin oder intravasale Hypoxie führen zu einer *Vasodilatation*, an der ein von dem Endothel gebildeter, labiler Mediatorstoff beteiligt ist. Dieser wurde als EDRF (»**e**ndothelium-**d**erived **r**elaxing **f**actor«) bezeichnet und chemisch als Stickstoffmonoxid (NO) identifiziert. NO wird aus L-Arginin in den Endothelzellen gebildet und diffundiert in die glatte Muskelzelle, um diese zu relaxieren. Da NO nicht stabil ist und innerhalb weniger Sekunden durch Reaktion mit Sauerstoff zu inaktivem Stickstoffdioxid umgesetzt wird, hält die Wirkung nur kurz an. Die erschlaffende Wirkung von NO ist nicht auf die glatte *Gefäßmuskulatur* beschränkt, sondern umfaßt auch die glatte Muskulatur des Gastrointestinaltrakts sowie der Bronchien, Gallenblase und ableitenden Gallengänge. Ferner spielt NO eine Rolle bei so unterschiedlichen physiologischen Vorgängen wie *Neurotransmission, Reagibilität von Blutplättchen* oder *Zytotoxizität von Immunzellen*.

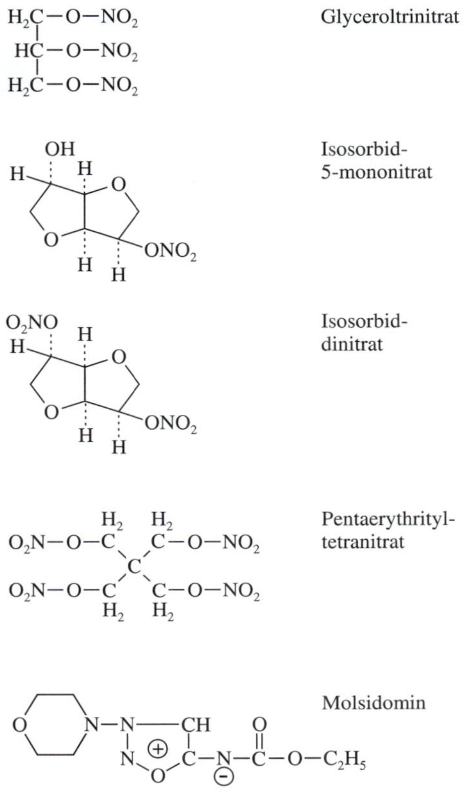

Abb. 13-15. Strukturformeln von Koronartherapeutika

> **Wirkmechanismus (Abb. 13-16):** Aus Glyceroltrinitrat wird in den glatten Muskelzellen NO mit Hilfe einer organischen Nitratreduktase gebildet. Für diese enzymatische Freisetzung von NO werden Thiolgruppen (Cystein) benötigt.

NO aktiviert eine lösliche Guanylatcyclase und stimuliert damit die Bildung von cGMP. Mit dem intrazellulären Anstieg von cGMP kommt es zur Aktivierung einer membrangebundenen Phosphokinase, die eine ebenfalls membranständige $Ca^{2+}$-ATPase stimulieren kann. Durch Hinauspumpen von Calciumionen aus der glatten Muskelzelle sinkt die intrazelluläre $Ca^{2+}$-Konzentration. Als Folge davon kann das Gefäß erschlaffen.

Die Freisetzung von NO aus *Nitratestern* erfolgt enzymatisch durch die Thiolgruppen-abhängige Nitratreduktase. Nichtenzymatisch entsteht NO nur aus

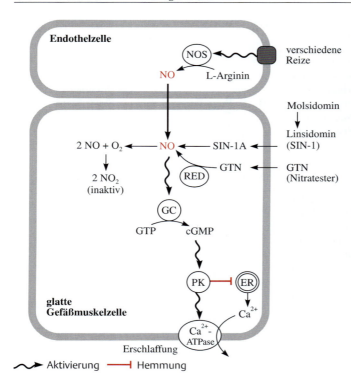

Abb. 13-16. Schematische Darstellung der Wirkung von Nitratestern und Molsidomin.
In den Endothelzellen wird durch ganz unterschiedliche Reize eine NO-Synthase (NOS) aktiviert, die Stickstoffmonoxid aus L-Arginin bildet. NO diffundiert in die glatte Muskelzelle und aktiviert eine lösliche Guanylatcyclase (GC), die cGMP bildet. cGMP-abhängige Proteinkinasen (PK) senken die intrazelluläre $Ca^{2+}$-Konzentration, indem sie den Auswärtstransport von $Ca^{2+}$ über eine $Ca^{2+}$-ATPase stimulieren. Zusätzlich reduzieren sie die Inositoltrisphosphat-abhängige $Ca^{2+}$-Freisetzung aus dem endoplasmatischen Retikulum (ER). Molsidomin wird in Linsidomin (SIN-1) umgewandelt, das intrazellulär zu SIN-1A (N-Morpholino-N-nitrosoaminoacetonitril) wird, aus dem *nichtenzymatisch* NO freigesetzt wird. Auch aus Nitroprussidnatrium wird NO nichtenzymatisch frei (nicht dargestellt). Dagegen ist für die Freisetzung von NO aus Glyceroltrinitrat eine SH-Gruppen-abhängige, organische Nitratreduktase (RED) notwendig. NO ist mit dem EDRF (»endothelium-derived relaxing factor«) identisch.

dem Molsidominmetaboliten *Linsidomin,* und zwar durch intramolekulare Umlagerungsreaktionen.

Bei der Langzeittherapie mit retardierten oral applizierten Zubereitungsformen oder mit Nitratpflastern entwickelt sich rasch ein Wirkverlust, der als **Toleranz** bezeichnet wird.

Die Toleranz wird auf eine Erschöpfung des zellulären Gehalts an reduzierten SH-Gruppen zurückgeführt, da meist 1–2 Tage nach Unterbrechung der Therapie die normale Ansprechbarkeit wiederhergestellt ist. Exogen zugeführtes N-Acetylcystein hebt die Toleranz umgehend auf. Die Entwicklung einer *Nitrattoleranz* kann durch Einführung eines **nitratfreien Therapieintervalls** vermieden werden. Dazu wird z. B. ein Nitratpflaster während der Nachtstunden entfernt.

*Toleranz* wird nur bei Nitratestern, aus denen NO in Abhängigkeit von Thiolgruppen enzymatisch freigesetzt wird, nicht dagegen mit Molsidomin beobachtet.

Personen, die bei der Herstellung von organischen Nitraten hohen Arbeitsplatzkonzentrationen ungeschützt ausgesetzt sind, können eine **Nitratabhängigkeit** entwickeln. Werden bei diesem Personenkreis die Nitratester plötzlich »abgesetzt«, kann es zu schweren *Entzugsreaktionen* kommen. Es treten Angina-pectoris-Anfälle als Ausdruck von Gefäßspasmen auf, sogar Herzinfarkte sind beschrieben worden. Jede langanhaltende Exposition mit hohen Dosen an Nitratestern sollte vorsichtig ausschleichend beendet werden, um die drohende Anfallsauslösung (Rebound-Effekt) zu vermeiden.

● **Unerwünschte Wirkungen:** Zu Beginn der Therapie führt die lokale Vasodilatation im Kopf- und Halsbereich häufig zu **Kopfschmerzen** und **Hautrötung** (»Flush«). Diese Symptome gehen meist im weiteren Verlauf der Therapie wieder zurück. Schwindel und Schwächegefühl sind Ausdruck einer orthostatischen Dysregulation. Bei hochdosierter Therapie mit Nitratestern kann eine übermäßige Weitstellung der *Venen* zu schwerer *orthostatischer Hypotonie* bis hin zum Bewußtseinsverlust **(Nitratsynkope)** führen. Eine übermäßige Dilatation der *Arterien* kann einen **myokardialen Sauerstoffmangel** (paradoxe Reaktion) verschlimmern. Durch die starke Senkung des arteriellen Blutdrucks wird der koronare Perfusionsdruck vermindert und somit das

Tab. 13-7. Anwendung und Dosierung von Nitratestern

| Freiname | Handelsname (Auswahl) | | Applikationsart | Dosierung |
|---|---|---|---|---|
| **Behandlung des Angina-pectoris-Anfalls** | | | | |
| Glyceroltrinitrat | Intraoralsprays: | Corangin® Nitrospray, Coro-Nitro® Pumpspray, Nitrolingual® N-Spray | sublingual, perlingual | 0,4–1,2 mg |
| | Zerbeißkapseln: | Corangin® Nitrokapseln, Nitrokapseln-ratiopharm® 0,8 | sublingual | 0,8 mg |
| | Infusionslösung: | perlinganit® Lösung, Nitrolingual® infus. | i.v. | |
| Isosorbiddinitrat | Intraoralsprays: | isoket®, Iso Mack® | sublingual | 1,25–3,75 mg |
| **Anfallsprophylaxe** | | | | |
| Glyceroltrinitrat | Retardtabletten: | Nitrolingual® retard, Nitro Mack® Retard | p.o. | 2,5–5 mg, 2–3 × tägl. |
| | transdermale Arzneiformen: | deponit® Pflaster, Nitroderm® TTS, Nitronal®-Gel | perkutan | 10–20 mg/24 Std. |
| Isosorbiddinitrat | Tabletten: | isoket®, Iso Mack® | p.o. | 5–40 mg, mehrmals tägl. |
| | Retardtabletten: | isoket® retard, Iso Mack® Retard, Maycor® retard | p.o. | 20–80 mg, 1–2 × tägl. |
| | transdermale Arzneiformen: | isoket® Salbe | perkutan | 100 mg |
| Isosorbid-5-mononitrat | Tabletten, Retardtabletten: | Corangin®, elantan®, Ismo®, Mono Mack® | p.o. | 20 mg, 2–3 × tägl. |
| Pentaerythrityltetranitrat | Tabletten: | Dilcoran®, Pentalong® | p.o. | 80 mg, 2–3 × tägl. |
| Molsidomin | Tabletten, Retardtabletten: | Corvaton®, duracoron®, Molsihexal® | p.o. | 2–4 mg, 2–4 × tägl. |

Sauerstoffangebot eingeschränkt. Darüber hinaus löst eine reflektorische Tachykardie durch Aktivierung des Sympathikus einen Anstieg des myokardialen Sauerstoffverbrauchs aus.

Eine reflektorisch oder medikamentös ausgelöste Tachykardie wirkt sich bei Patienten mit Angina pectoris doppelt ungünstig aus: Zum einen steigt der myokardiale Sauerstoffverbrauch frequenzbedingt an, zum anderen vermindert sich das Sauerstoffangebot, weil die Diastole (Koronardurchblutung!) relativ zur Dauer des gesamten Kontraktionszyklus kürzer wird.

**Hautausschläge** als Ausdruck einer Überempfindlichkeitsreaktion sind selten und meist im Zusammenhang mit Pentaerythrityltetranitrat beschrieben. Ferner können Übelkeit und Störungen im Gastrointestinaltrakt, nach hohen Dosen auch Durchfall vorkommen. **Methämoglobin** wird vorwiegend durch *Nitrite* gebildet und spielt bei der niedrigdosierten Therapie mit Nitratestern keine Rolle.

Molsidomin hemmt die Thrombozytenaggregation, wahrscheinlich ebenfalls NO-vermittelt.

▶ **Pharmakokinetik**

▷ **Resorption und Verteilung:** Aufgrund ihrer guten Lipidlöslichkeit werden die Nitratester über Schleimhäute und Haut gut resorbiert. Nach oraler Applikation unterliegen sie einem hohen »first-pass«-Effekt in der Leber, daher ist ihre Bioverfügbarkeit (mit Ausnahme von Isosorbid-5-mononitrat, s.u.) gering. Für einen raschen Wirkungseintritt müssen deshalb Glyceroltrinitrat und Isosorbiddinitrat unter Umgehung des Leberkreislaufs *sublingual* oder *bukkal* appliziert werden. Die Resorption über die Mundschleimhaut erfolgt rasch, die maximalen Plasmakonzentrationen nach sublingualer Applikation von Glyceroltrinitrat sind nach 4 Min., von Isosorbiddinitrat nach 6 Min. erreicht. Die Nitratester verteilen sich gut in allen Geweben, nur etwa 1 % des Gesamtkörpergehalts befindet sich im Plasma.

▷ **Elimination:** Die Plasmahalbwertszeit von *Glyceroltrinitrat* beträgt 1–3 Min. In der Leber wird durch die glutathionabhängige organische Nitratreduktase aus Glyceroltrinitrat NO freigesetzt, es entstehen 1,3- oder 1,2-Glyceroldinitrat, die etwa zehnmal schwächer wirksam sind und eine Plasmahalbwertszeit von 4 Std. besitzen. Aus *Isosorbiddinitrat* entsteht Isosorbid-2-mononitrat und Isosorbid-5-mononitrat, die zusätzlich durch Glucuronidierung inaktiviert werden. Ihre Plasmahalbwertszeit beträgt 2–5 Std. *Isosorbid-5-mononitrat* wird wegen seiner guten Bioverfügbarkeit auch direkt eingesetzt. Aus *Molsidomin* entsteht in der Leber Linsidomin, das in einen labilen Metaboliten zerfällt, aus dem *ohne Vermittlung von reduzierten Thiolgruppen NO freigesetzt wird*.

◆ **Therapeutische Verwendung**

> **Behandlungsziele** bei der koronaren Herzerkrankung sind
> - Durchbrechen eines Angina-pectoris-Anfalls und
> - die Verminderung der Anzahl der Anfälle *(Anfallsprophylaxe)*.

● **Indikationen:** Je nach Applikationsart zur Durchbrechung eines Angina-pectoris-Anfalls (Glyceroltrinitrat sublingual; Isosorbiddinitrat sublingual) und zur Anfallsprophylaxe (retardierte Zubereitungen von Glyceroltrinitrat p.o. oder als Pflaster, Molsidomin). Die Wirksamkeit ist unabhängig von der Pathogenese der Angina pectoris (Arteriosklerose, Koronarspasmen).

● **Kontraindikation:** hypotones Kreislaufversagen

● **Interaktionen:** Bei gleichzeitigem *Alkoholkonsum* wird die vasodilatierende Wirkung von organischen Nitraten verstärkt. Dies betrifft besonders die Flushsymptomatik im Gesicht- und Halsbereich und die orthostatische Dysregulation.

● **Handelsnamen und Dosierung:** Tab. 13-7
Zur Kupierung eines Angina-pectoris-Anfalls sind sublinguale Zubereitungen (Zerbeißkapseln, Sprays) geeignet. Für die Langzeittherapie werden retardierte Zubereitungen zur oralen Applikation oder in Form von transdermalen therapeutischen Systemen (Nitratpflaster) eingesetzt.

# Calciumkanalblocker (»Calciumantagonisten«)

> Calciumkanalblocker
> - erweitern Arteriolen und Arterien, und zwar bevorzugt Koronargefäße.
> - haben keinen Einfluß auf die venösen Gefäße.
> - wirken in sehr unterschiedlichem Ausmaß auf das Herz.

▶ **Einführung**

Die koronardilatierende Wirkung dieser chemisch heterogenen Substanzgruppe wurde in den 60er Jahren entdeckt, sie kommt durch eine Hemmung des transmembranären $Ca^{2+}$-Einstroms in die glatte Gefäßmuskelzelle zustande. Da die Wirkung dieser Substanzen durch Erhöhung der extrazellulären $Ca^{2+}$-Konzentration wieder aufgehoben werden kann, sind sie von dem Physiologen A. Fleckenstein zunächst als *Calciumantagonisten* bezeichnet worden. Der Begriff *Calciumkanalblocker* weist auf den eigentlichen Wirkmechanismus hin. Im glatten Muskel dringen für die kontraktile Aktivierung notwendige Calciumionen aus dem Extrazellularraum über *spannungsgesteuerte Calciumkanäle* vom L-Typ in die Zellen ein. Die Blockade dieser $Ca^{2+}$-selektiven Kanäle ist für die heute bevorzugte Bezeichnung dieser Pharmaka als Calciumkanalblocker ausschlaggebend.

Calciumkanalblocker sind selektiv für Calciumkanäle vom L-Typ und beeinträchtigen nicht die Funktion anderer $Ca^{2+}$-Kanalsubtypen, wie sie z.B. im ZNS weit verbreitet sind (N-, P/Q-, R-, T-Typ-Kanäle). Im Sarkolemm des Herzens sind wiederum die Calciumkanäle vom L-Typ die wichtigsten Subtypen. Ihre Blockade ruft die direkten negativ inotropen, negativ chronotropen und negativ dromotropen Herzwirkungen hervor, die allerdings – bei gleicher koronardilatierender Wirkung – für die einzelnen Stoffklassen sehr unterschiedlich ausgeprägt sind (s.u.).

▶ **Stoffeigenschaften**

> Die wichtigsten in der Therapie der koronaren Herzerkrankung eingesetzten Calciumkanalblocker werden nach ihrer chemischen Struktur eingeteilt.
> - Dihydropyridinderivate: Nifedipin, Nicardipin, Nisoldipin, Nimodipin, Amlodipin, Felodipin, Isradipin u.a.
> - Phenylalkylaminderivate: Verapamil und sein Methoxyderivat Gallopamil
> - Benzothiazepinderivate: z.B. Diltiazem

Fendilin, Cinnarizin und Flunarizin gehören anderen Stoffklassen an. Sie sind wenig spezifisch und wenig wirksam und werden daher nur selten verwendet.

## ▶ Pharmakologische Eigenschaften

Im Gegensatz zu den Nitratestern erweitern die Calciumkanalblocker bevorzugt die arteriellen Gefäße einschließlich der Arteriolen. Die Ursache für die besonders *ausgeprägte Wirkung an den Koronararterien* ist nicht bekannt.

## Dihydropyridinderivate: Nifedipin u.a.
### ▶ Pharmakodynamik

> Nifedipin senkt den arteriellen Widerstand und erweitert die Koronararterien. Am venösen Schenkel des Gefäßsystems ist es nur wenig wirksam. In therapeutischer Dosierung hat Nifedipin keine negativ inotrope, negativ chronotrope oder negativ dromotrope Wirkung.

**Nifedipin** stellt die arteriellen Widerstandsgefäße weit, ohne den Venentonus zu beeinflussen. Es ist bei koronarsklerotisch *und* vasospastisch bedingter Angina pectoris wirksam. Durch die Abnahme des arteriellen Blutdrucks sinkt die linksventrikuläre Wandspannung, der myokardiale Sauerstoffverbrauch nimmt ab. Diesem günstigen Effekt wirkt die Tachykardie infolge der reflektorisch bedingten Aktivierung des Sympathikus entgegen. Die reflektorische Tachykardie ist für die ungünstigen Langzeiteffekte von nichtretardierten *Nifedipinpräparaten* verantwortlich gemacht worden. *Amlodipin* mit seiner langsam eintretenden und lang anhaltenden Wirkung mag hier günstiger sein. *Isradipin* soll trotz ähnlich stark ausgeprägter Vasodilatation keine Tachykardie hervorrufen, weil es den Sinusknoten, nicht jedoch die AV-Überleitung hemmt.

**Wirkmechanismus:**
Der *Wirkmechanismus* von Nifedipin und verwandten Verbindungen beruht auf der *Blockade von Calciumkanälen vom L-Typ*. Die stärkere Hemmung von glattmuskulären gegenüber kardialen Calciumkanälen hängt teils mit ihrer höheren Affinität für Dihydropyridine, teils mit dem unterschiedlichen *Membranpotential* dieser Zellen und der *Potentialabhängigkeit* der Dihydropyridinwirkung zusammen. Die Dihydropyridinderivate haben bei dem Membranpotential von −50 bis −60 mV, wie es an glatten Muskelzellen vorherrscht, eine *höhere Affinität* zu den Calciumkanälen als beim Membranpotential der Myokardzellen von −80 mV. Daher wirken sie am glatten Muskel stärker als am Herzen. Die ohnehin schwache negativ inotrope Wirkung wird darüber hinaus noch durch die kontraktilitätsfördernde Wirkung der reflektorischen Sympathikusaktivierung kompensiert. An der Vasodilatation durch Dihydropyridine scheint außerdem eine Freisetzung von NO aus Endothelzellen und Thrombozyten beteiligt zu sein.

Der geringe Einfluß von Dihydropyridinderivaten auf die **Sinusknotenfrequenz** oder die **AV-Überleitung** hat jedoch eine *andere Ursache*. Obwohl Nifedipin in Abhängigkeit von der Konzentration auch an Calciumkanäle der Zellen des Sinus- bzw. AV-Knotens bindet (und die Kanäle blockiert), kommt es im physiologischen Frequenzbereich zu **keiner nennenswerten funktionellen Beeinträchtigung,** weil Nifedipin in der Diastole sehr rasch vom Calciumkanal abdissoziiert (rasche Erholung vom Block). Somit dauert das Intervall zwischen zwei Aktionspotentialen lang genug, um alle Calciumkanäle wieder verfügbar zu machen. Während des folgenden Aktionspotentials öffnen sich die Kanäle und werden rasch in den inaktivierten Zustand überführt, in dem sie erneut Substanz binden. Die Bindung hat jedoch keine funktionelle Konsequenz, weil der offene Kanal nicht blockiert ist und ein inaktivierter Kanal ebenso wenig Strom leiten kann wie ein blockierter. Mit einem wirksamen Block ist daher nur bei sehr hohen Frequenzen zu rechnen, wenn nämlich das Intervall zwischen 2 Aktionspotentialen so kurz ist, daß es für eine vollständige Erholung der Calciumkanäle vom Block nicht mehr ausreicht und diese beim folgenden Aktionspotential immer noch blockiert sind. Erst bei hohen Frequenzen, nicht dagegen im physiologischen Frequenzbereich, nimmt der $Ca^{2+}$-Strom erkennbar ab.

● **Unerwünschte Wirkungen:** Die meisten unerwünschten Wirkungen hängen direkt mit den hämodynamischen Effekten zusammen. Gelegentliches Herzklopfen und Angina-pectoris-Symptome werden wie bei anderen arteriellen Vasodilatatoren durch die Reflextachykardie ausgelöst. Es kann ferner zu Schwindel, Müdigkeit, Hypotonie, Kopfschmerzen und Gesichtsröte kommen. Außerdem können *Beinödeme* auftreten. Sehr selten wird eine *Gingivahyperplasie* durch Nifedipin ausgelöst. Nach akuter **Überdosierung** fällt der Blutdruck stark ab, Tachykardie, Kopfschmerzen und Flushsymptomatik können die Folge sein. Im Tierversuch lösen sehr hohe Nifedipindosen bei Mäusen und Ratten fetale Mißbildungen aus.

### ▶ Pharmakokinetik

Infolge der hohen Lipophilie wird *Nifedipin* nach oraler oder sublingualer Applikation gut aufgenommen. Die Bioverfügbarkeit nach oraler Gabe beträgt 65–70%. Die Substanz wird zu 90% an Plasmaproteine gebunden und verteilt sich gut in alle Gewebe. Die maximale Plasmakonzentration wird nach 1–2 Std. erreicht. Nifedipin wird mit einer mittleren Plasmahalbwertszeit von 5 Std. in Form von inaktiven Metaboliten größtenteils renal eliminiert. Nach

**Tab. 13-8.** Dosierung von Calciumkanalblockern zur Prophylaxe der Angina pectoris bei Koronarinsuffizienz

| Freiname | Handelsname (Auswahl) | Dosierung (p.o.) |
|---|---|---|
| Diltiazem | Dilzem® | 60–120 mg, 3 × tägl. |
| Fendilin | Sensit® | 50–100 mg, 3 × tägl. |
| Gallopamil | Procorum® | 25–50 mg, 3–4 × tägl. |
| Nicardipin | Antagonil® | 20–30 mg, 3 × tägl. |
| Nifedipin | Adalat® | 5–20 mg, 3–4 × tägl. |
| | Adalat retard® | 20–40 mg, 2 × tägl. |
| Nisoldipin | Baymycard® | 5–10 mg, 2 × tägl. |
| Verapamil | Isoptin®, durasoptin®, Falicard® | 80–120 mg, 3 × tägl. |
| | Isoptin® KHK retard | 120–240 mg, 2 × tägl. |

einer sublingualen Applikation von Nifedipin tritt die Wirkung innerhalb von 5 Min., nach oraler Applikation innerhalb von 20 Min. ein und hält bis zu 8 Std. an. Dagegen wird *Amlodipin* nur sehr langsam resorbiert, hat eine Plasmahalbwertszeit von 35–50 Std. und erreicht erst nach einer Therapiedauer von mehren Tagen eine Gleichgewichtseinstellung der Plasmakonzentration.

◆ **Therapeutische Verwendung**

● **Indikationen:**
● Prophylaxe der Angina pectoris
● Koronarspasmen (Prinzmetal-Angina)
● Hypertonie

Zur Anfallsdurchbrechung ist nur die sublinguale Applikation von Nifedipin geeignet.

● **Kontraindikation:** Schwangerschaft

● **Interaktionen:** Im Gegensatz zu den Phenylalkylamin- und Benzothiazepinderivaten dürfen Dihydropyridinderivate zur Verhinderung der reflektorischen Tachykardie mit β-Rezeptorenblockern kombiniert werden.

● **Handelsnamen und Dosierung:** Tab. 13-8

## Phenylalkylamine

▶ **Pharmakodynamik**

Die Phenylalkylamine **Verapamil** und **Gallopamil** senken den arteriellen Widerstand auch in den Koronararterien und besitzen *in therapeutischer Dosierung* zusätzlich eine direkte *negativ inotrope, chronotrope* und *dromotrope Wirkung* am Herzen. Die vaskulären Effekte sind schwächer, die kardialen stärker ausgeprägt als bei Nifedipin.

**Verapamil**

Verapamil blockiert kardiovaskuläre Calciumkanäle vom L-Typ, im Gegensatz zu den Dihydropyridinderivaten ist die *vaskuläre Selektivität* aber *gering* ausgeprägt. Ebenso gering fällt die Gegenregulation durch Aktivierung des Sympathikus aus. Verapamil vermindert den $Ca^{2+}$-Strom an allen Herzzellen, einschließlich der Schrittmacherzellen im Sinusknoten und am AV-Knoten. Es blockiert bevorzugt *offene Kanäle,* und die Erholung der Calciumkanäle vom Block erfolgt derart langsam, daß das Ausmaß der Calciumkanalblockade im Gleichgewicht zu einer *erheblichen Beeinträchtigung der Schrittmacherfunktion* im Sinusknoten und der *AV-Überleitung* führt. Die Blockade des $Ca^{2+}$-Einstroms an den Herzmuskelzellen löst eine elektromechanische Entkopplung aus; die Minderung der Kraftentwicklung ist um so stärker ausgeprägt, je höher die Herzfrequenz ist.

Verapamil senkt die linksventrikuläre Wandspannung und damit den myokardialen Sauerstoffverbrauch durch die Abnahme des arteriellen Mitteldrucks in Verbindung mit der negativ inotropen Wirkung. Die Herzfrequenz steigt kaum oder gar nicht an, da die reflektorische Sympathikusaktivierung durch den direkten negativ chronotropen Effekt abgeschwächt wird. Die Wirksamkeit bei durch Vasospasmen bedingter Angina pectoris beruht auf der direkten koronardilatierenden Wirkung.

● **Unerwünschte Wirkungen:** Bei *oraler Applikation* von Verapamil werden Schwindel, Kopfschmerzen und Obstipation beobachtet. Selten treten leichte Leberfunktionsstörungen auf, die nach Absetzen reversibel sind. Ebenfalls selten sind Hautreaktionen. Besonders nach *i.v. Gabe* von Verapamil kann sich eine zuvor latente Herzinsuffizienz manifestieren, Bradykardie und schwere AV-Überleitungsstörungen kommen vor. Diese Symptome werden noch aggraviert, wenn gleichzeitig β-Rezeptorenblocker i.v. verabreicht werden.

▶ **Pharmakokinetik**

Verapamil wird nach *oraler Gabe* zu 90 % *resorbiert*. Im Gegensatz zu den Dihydropyridinderivaten ist die Bioverfügbarkeit jedoch nur 10–20 %, da die Substanz bereits bei der ersten Leberpassage erheblich metabolisiert wird. Maximale Plasmakonzentrationen werden nach 30–45 Min. erreicht. Verapamil wird mit einer mittleren Plasmahalbwertszeit von 3–7 Std. zu 70 % in Form von inaktiven Metaboliten renal eliminiert. Nach *i.v. Zufuhr* klingen die hämodynamischen Wirkungen innerhalb einer halben Stunde wieder ab. Wird bei oraler Gabe die starke Metabolisierung in der Leber durch Erhöhung der Dosis von Verapamil kompensiert, ist der Wirkeintritt verzögert, die Wirkung hält jedoch auch länger an.

◆ **Therapeutische Verwendung**

- **Indikationen:**
- Prophylaxe der Angina pectoris
- hypertroph-obstruktive Kardiomyopathie
- Hypertonie (Kap. 2, S. 102 ff.)
- Tachyarrhythmie (S. 334)

- **Kontraindikationen:**
- kardiogener Schock
- komplizierter frischer Herzinfarkt
- Bradykardie
- Sinusknotensyndrom
- AV-Block
- Herzinsuffizienz
- Hypotonie

> Die i.v. Gabe von Verapamil bei bestehender β-Rezeptorenblockade ist *absolut kontraindiziert*, Todesfälle sind beschrieben worden!

- **Interaktionen:** Die Kombination von Verapamil und β-Rezeptorenblockern kann insbesondere nach i.v. Applikation zum Herzstillstand führen!

Gallopamil hat ähnliche Wirkungen, Indikationen, Kontraindikationen und Interaktionen wie Verapamil.

- **Handelsnamen und Dosierung:** Tab. 13-8

## Benzothiazepin: Diltiazem

Diltiazem ist ähnlich wie Verapamil zu beurteilen: es senkt den arteriellen Blutdruck, erweitert die Koronargefäße und beeinträchtigt schon in therapeutischer Dosierung die Herzfunktion. Lediglich die direkte negativ inotrope Wirkung von Diltiazem scheint etwas schwächer als die von Verapamil zu sein.

- **Handelsname und Dosierung:** Tab. 13-8

### Weitere Koronardilatatoren

In diese Gruppe gehören die Koronardilatatoren **Carbocromen**[1], **Fendilin**[2], **Oxyfedrin**[3], sowie **Cinnarizin**[4] und **Flunarizin**[5]. In ihrem therapeutischen Wert bei der Indikation Angina pectoris sind die genannten Substanzen den selektiven Calciumkanalblockern deutlich unterlegen. Prenylamin und Perhexilin spielen keine Rolle mehr.

## β-Rezeptorenblocker

Die Pharmakologie der β-Rezeptorenblocker wird in Kap. 2, S. 86 ff. eingehend behandelt.

Die günstige Wirkung der β-Rezeptorenblocker bei Angina pectoris besteht in der direkten Antagonisierung der *gesteigerten Sympathikusaktivierung* bei körperlicher oder psychischer Belastung (»Aufregung«). Es handelt sich hierbei um einen kompetitiven Antagonismus direkt an den kardialen β-Adrenozeptoren. Der frequenzbedingte Anstieg des myokardialen Sauerstoffverbrauchs wird vermieden, die Auslösung von Angina-pectoris-Anfällen wird verhindert. Allerdings sind β-Rezeptorenblocker nicht gut zur Anfallskupierung geeignet. Ferner sollten sie nicht bei koronarspastischen Formen der Angina pectoris verabreicht werden, da bei Blockade der β-Rezeptoren eine gefäßkontrahierende Wirkung über Stimulation von α-Rezeptoren überwiegt. Es sei daran erinnert, daß dieser Mechanismus bei Langzeittherapie mit β-Rezeptorenblockern für die bekannten peripheren Durchblutungsstörungen, die subjektiv als »kalte Hände und Füße« beschrieben werden, verantwortlich zu sein scheint. Ferner sei auf die Zunahme und Häufung von Angina-pectoris-Anfällen bei plötzlichem Abbruch einer Therapie mit β-Rezeptorenblockern als Ausdruck eines **Rebound-Phänomens** hingewiesen.

- **Kontraindikationen:**
- Asthma bronchiale
- schwere akute Herzinsuffizienz
- Bradykardie

---

[1] Intensain®
[2] Sensit®
[3] ildamen®
[4] Cinnacet® u.a.
[5] Sibelium® u.a.

## Hemmstoffe der Inaktivierung von Adenosin

An der Autoregulation der Koronararterien sind Stoffwechselprodukte wie Protonen und **Adenosin** maßgeblich beteiligt. So werden die Arteriolen der präkapillären Gefäßstrecke durch Adenosin maximal erweitert. **Dipyridamol**[1] und **Hexobendin** hemmen die Adenosinaufnahme in die Erythrozyten (wichtiger Inaktivierungsschritt!) und verstärken dadurch indirekt die vasodilatierende Wirkung von Adenosin an gesunden Gefäßen. An poststenotischen Gefäßabschnitten, an denen die Autoregulation bereits eine Dilatation bis zur Erschöpfung der Koronarreserve bewirkt, haben diese Verbindungen keine zusätzliche Wirkung. Da sie aber die Durchblutung nur in ohnehin gut versorgten Gebieten zusätzlich steigern, verschlechtern sie die Situation des mangelversorgten Gewebes noch weiter (»Steal-Phänomen«).

## Methylxanthine

Die direkte *koronardilatierende* Wirkung der Methylxanthine, z. B. Theophyllin, kann für die Therapie der Angina pectoris nicht genutzt werden, denn der myokardiale Sauerstoffverbrauch steigt wegen der positiv inotropen und positiv chronotropen Wirkung an. Darüber hinaus ist Theophyllin ein *Adenosinantagonist*. Ein Steal-Phänomen durch Dipyridamol (Adenosinaufnahmehemmer) kann beim Patienten mit koronarer Herzkrankheit einen Angina-pectoris-Anfall auslösen, der mit Theophyllin aufhebbar ist.

### Literatur

*Antiarrhythmika:*

Hondeghem LM, Katzung BG. Antiarrhythmic agents: the modulated receptor mechanism of action of sodium and calcium-blocking drugs. Annu Rev Pharmacol Toxicol 1984; 24: 387–423.

Honerjäger P. Neue Aspekte der molekularen Wirkung von Antiarrhythmika. Herz 1990; 15: 70–8.

Members of the Sicilian Gambit: The search for novel antiarrhythmic strategies. Eur Heart J 1998; 19: 1178–96.

Ravens U. Antiarrhythmika: neuere Erkenntnisse zu Klassifikation und Wirkmechanismen. In: Interventionen am Herzen. Unger F, Mörl H, Dieterich HA (Hrsg). Berlin, Heidelberg, New York: Springer 1995; 291–302.

Task Force of the Working Group on Arrhythmias of the European Society of Cardiology: The Sicilian Gambit. A new approach to the classification of antiarrhythmic drugs based on their actions on arrhythmogenic mechanisms. In: Circulation 1991; 84: 1831–51.

The Cardiac Arrhythmia Suppression Trial (CAST) Investigators. Preliminary report: effect of flecainide and encainide on mortality in a randomized trial of arrhythmia suppression after myocardial infarction. N Eng J Med 1989; 321: 406–12.

Vaughan Williams EM. Classification of antidysrhythmic drugs. Pharmacol Ther B 1975; 1: 115–38.

Waldo AL, Camm AJ, deRuyter H, Friedman PL, MacNeil DJ, Pauls JF, Pitt B, Pratt CM, Schwartz PJ, Veltri EP. Effect of d-sotalol on mortality in patients with left ventricular dysfunction after recent and remote myocardial infarction. The SWORD Investigators. Survival with oral s-sotalol. Lancet 1996; 348: 7–12.

Woosley RL. Antiarrhythmic drugs. Annu Rev Pharmacol Toxicol 1991; 31: 427–55.

*Positiv inotrop wirksame Substanzen:*

Feldmann AM. Classification of positive inotropic agents. J Am Coll Cardiol 1993; 22: 1223–7.

Greeff K (Hrsg). Cardiac glycosides. Handbook of Experimental Pharmacology. Vol 56. Teil I und II. Berlin, Heidelberg, New York: Springer 1981.

Smith TW. Digitalis: Mechanism of action and medical use. N Engl J Med 1988; 318: 358–65.

*Koronartherapeutika (Antianginosa):*

Charlier R. Antianginal Drugs. Handbook of Experimental Pharmacology. Vol 31. Berlin, Heidelberg, New York: Springer 1971.

Fleckenstein A. Specific pharmacology of calcium in myocardium, cardiac pacemakers and vascular smooth muscle. Annu Rev Pharmacol Toxicol 1977; 17: 149–66.

Moncada S, Radomski MW, Palmer RMJ. Endothelium-derived relaxing factor. Identification as nitric oxide and role in the control of vascular tone and platelet function. Biochem Pharmacol 1988; 37: 2495–501.

---

[1] Curantyl N®, Persantin®

# 14 Mittel zur Behandlung von Blutbildungsstörungen, zum Blutersatz, zur Thromboseprophylaxe, zur Behandlung von Hämostase- und Fibrinolysestörungen und zur Verbesserung der Fließeigenschaften des Blutes

K.-O. Haustein

Pharmaka zur Behandlung von Blutbildungs-
störungen .................................. 358
Pharmaka zur Behandlung von Anämien .... 358
   Eisen ..................................... 358
   Vitamin $B_{12}$ (Cobalamine) ............... 361
   Folsäure .................................. 363
   Erythropoietin ........................... 364
Pharmaka zur Behandlung von Leukopenien . 364
   Myeloide Wachstumsfaktoren
   (Filgrastim, Sargramostin, M-CSF) ....... 365

Blut- und Plasmaersatzmittel
(Plasmaexpander) ........................ 366
Blutprodukte ................................ 366
Elektrolytlösungen (kristalloide Lösungen) ... 367
Plasmaexpander (kolloidale Lösungen) ...... 367
   Hydroxyethylstärke .................... 368
   Dextran ................................. 369
   Gelatinederivate ....................... 370

Mittel zur Thromboseprophylaxe ......... 370
Physiologie der Hämostase ................ 370
Hemmstoffe der Thrombozytenaggregation .. 373
   Cyclooxygenasehemmer ................ 375
   Phosphodiesterasehemmer ............. 377
   Hemmstoffe der ADP-abhängigen
   Aktivierungsmechanismen .............. 377
   Glykoproteinrezeptorantagonisten ....... 378
Antikoagulanzien ........................... 378
   Heparine ................................ 378
   Hirudin (Lepirudin) ..................... 382
   Cumarinantikoagulanzien ............... 383
Calciumionenbindende blutgerinnungs-
hemmend wirkende Agenzien ............. 385
   Citrat ................................... 385
   EDTA und EGTA ..................... 385
   Oxalat .................................. 386

Mittel zur Behandlung von Thrombosen
(Embolien) ................................ 386
Fibrinolyse .................................. 386
   Fibrinolytika ............................ 386
   Streptokinase und anisoylierter Plasminogen-
   Streptokinase-Aktivatorkomplex (APSAC) .... 387
   Urokinase .............................. 388
   Gewebeplasminogenaktivator
   (Alteplase, Reteplase) ................. 388

Hämostyptika .............................. 389
Mittel zur Substitution körpereigener
Blutgerinnungsfaktoren .................... 389
Systemisch wirkende Hämostyptika ........ 389
   Desmopressin ......................... 389
   Danazol ................................ 389
Lokal wirkende Hämostyptika ............. 390
Mittel zur Behandlung von fibrinolytischen
Blutungen: Antifibrinolytika ............... 390
   Natürliche Hemmstoffe von Fibrinolyse-
   vorgängen ............................. 390
   Aprotinin .............................. 391
   Synthetische Antifibrinolytika .......... 392
Antidota mit blutungsstillenden Eigen-
schaften ................................... 393
   Phytomenadion ....................... 393
   Protamin .............................. 393

Arzneimittel zur Verbesserung
der Fließeigenschaften des Blutes ....... 393
Fließeigenschaften des Blutes verbessernde
Stoffe (Rheologika) ...................... 394
   Pentoxifyllin ........................... 394
   Naftidrofuryl .......................... 395
   Buflomedil ............................ 395
Weitere Stoffe ............................ 396

# Pharmaka zur Behandlung von Blutbildungsstörungen

Das Verständnis der Hämatopoese ist in den letzten Jahren durch die Fortschritte in der Zellkulturtechnik und mit rekombinanten DNA-Technologien erweitert worden. Zahlreiche Wachstumsfaktoren und Zytokine (Erythropoietin, GM-CSF, Interleukin 3 etc.) sind kloniert und charakterisiert worden, so daß sie nach großtechnischer Herstellung auch in die Therapie eingeführt wurden. Damit ist es möglich, nicht nur Wachstumsprozesse der Erythrozyten, sondern auch der Granulozyten zu beeinflussen.

## Pharmaka zur Behandlung von Anämien

Anämien sind Erkrankungen, bei denen entweder die im Blut zirkulierenden Erythrozyten und/oder das in ihnen enthaltende **Hämoglobin** in einer für die Funktionstüchtigkeit des Organismus unzureichenden Menge vorhanden sind. Krankheitswert erhalten derartige Störungen, wenn die zirkulierenden Erythrozyten oder das in ihnen enthaltene Hämoglobin nicht mehr ausreichen, den erforderlichen Sauerstofftransport in die Gewebe bzw. Organe zu leisten. Anämien können als Folge eines Blutverlustes, der verminderten Bildung von Erythrozyten oder Hämoglobin bzw. eines verstärkten Abbaus der Erythrozyten auftreten.

Die wichtigsten Ursachen von Anämien und eine klinische Einteilung sind in Tab. 14-1 zusammengefaßt.

Die normale Lebensdauer eines Erythrozyten liegt bei etwa 120 Tagen. Damit müssen tägl. $1/120$ aller im Blut kreisenden Erythrozyten erneuert werden. Für die Neubildung der Blutkörperchen und des Hämoglobins sind u.a. Erythropoietin, Vitamin $B_{12}$, Folsäure und Eisen (Fe) erforderlich.

In den nachfolgenden Abschnitten sollen einige wenige Prinzipien der medikamentösen Beeinflussung von Anämien besprochen werden: die Eisensubstitution, das Vitamin $B_{12}$, die Folsäure und das Erythropoietin.

## Eisen

### Stoffwechsel und Funktion

Der menschliche Organismus enthält 4–5 g Eisen, von dem etwa 70% an das Hämoglobin gebunden sind. Normalerweise werden nur sehr geringe Mengen Eisen (z.B. durch abgeschilferte Epithelzellen) eliminiert. Die Darmmukosa verfügt über ein Transportsystem für Eisen, das die Aufnahme an den Bedarf anpaßt und so eine Überladung des Organismus mit Eisen verhindert. Kommt es durch genetisch bedingte Fehlregulation oder durch eine unkritische parenterale Eisenzufuhr zu einer Eisenüberladung, entstehen die lebensbedrohlichen Hämochromatosen. Normalerweise wird tägl. etwa 1 mg Eisen aufgenommen. Die Homöostase des Eisenhaushalts wird ausschließlich über die Aufnahme, nicht aber über die Ausscheidung reguliert (Abb. 14-1).

▷ **Eisenbedarf:** Der Eisenbedarf (Tab. 14-2) wird normalerweise durch eine ausgewogene Ernährung gedeckt. Einseitige Ernährung kann zu *Mangelerscheinungen* führen, die sich in einer hypochromen Anämie (Hämoglobinmangel), Entzündung oder Atrophie der Zungen- und Rachenschleimhaut sowie Störungen des Nagel- und Haarwachstums äußern. Gerade in hochindustrialisierten Ländern kommt es zu schweren Mangelerscheinungen, wenn sich Jugendliche u.a. wochenlang ausschließlich mit Eis, Süßigkeiten und Coca Cola ernähren. In tropischen Ländern führt der niedrige Protein- und hohe Phosphatgehalt der Nahrung ebenfalls zu Mangelerscheinungen.

Tab. 14-1. Klassifikation von Anämien

| Ursachen | Vorkommen |
|---|---|
| Übermäßiger Blutverlust | akute, chronische Blutungsanämie |
| Verminderte Erythropoese | hypochrome mikrozytäre Anämien, u.a. Eisenmangelanämie;<br>normochrome normozytäre Anämien: Anämien bei Nierenkrankheiten, hypoplastische (aplastische) Anämien;<br>myelopathische Anämien, megaloblastische Anämien: durch Vitamin-$B_{12}$-, Folsäure-, Kupfer-, Vitamin-C-Mangel |
| Übermäßiger Erythrozytenabbau | hämolytische Anämien durch extraerythrozytäre Schädigungen: (auto-)immunhämolytische Anämien;<br>Anämien infolge mechanischer Schädigungen: traumatisch, Infektionserreger;<br>hämolytische Anämien durch intraerythrozytäre Defekte, u.a. Thalassämien |

**Tab. 14-2.** Eisenbedarf des Menschen [Committee on Iron Deficiency. J Am Med Ass 1968; 203: 407.]

| Lebensalter | Täglicher Bedarf (mg) |
|---|---|
| Kleinkind | 0,5–1,5 |
| Kind | 0,4–1,0 |
| Heranwachsende (Junge, Mädchen) | 1,0–2,0 |
| Mann, nichtmenstruierende Frau | 0,5–1,0 |
| Menstruierende Frau | 0,7–2,0 |
| Frau während der Schwangerschaft | 2,0–5,0 |

Der Eisenbestand läßt sich aus dem Hämoglobinanteil mit Hilfe der Formel

$(Hb_{normal} - Hb_{aktuell}) \cdot 0{,}255 =$ Eisenfehlbestand (in g)

abschätzen.

▷ **Resorption:** Eisen wird vor allem aus dem Duodenum und den oberen Jejunumabschnitten resorbiert. Eisen liegt in der Nahrung komplex gebunden vor, es wird durch das HCl im Magensaft in die lösliche Form überführt ($Fe^{3+}$). Bei Achylie kommt es zur Störung der Eisenresorption. Im Duodenum werden durch die Nahrung sehr schnell pH-Werte von 5–7 erreicht, indem $HCO_3^-$-Ionen bereitgestellt werden, die das Nahrungseisen hydroxylieren. Bei pflanzlicher Ernährung wird Eisen schlechter bereitgestellt, weil es z.B. in stabilen Phosphat- oder Oxalatkomplexen vorliegt. Durch die gleichzeitige Einnahme von Fleisch und pflanzlicher Kost bzw. durch Ascorbinsäure wird die Verfügbarkeit von Eisen erhöht (Abb. 14-1).

▷ **Verteilung:** Einmal aufgenommenes Eisen wird im Portalblut an Plasmatransferrin gebunden und an die Bedarfsstellen weitergeleitet. Eisen wird in Form von $Fe^{3+}$ an Transferrin gebunden. Zumeist sind 30% des Transferrins belegt, maximal können 12 mg $Fe^{3+}$ gebunden werden. Diese Bindungskapazität ist gering.

**Freies** Eisen ist *toxisch*, weshalb die i.v. Injektion gefahrvoll sein kann.

Bei **Eisenmangel** ist sein Umsatz beschleunigt, es wird auch schneller als unter Normalbedingungen in die Erythrozyten eingebaut. Die Versorgung des Organismus mit Eisen erfolgt in der Reihenfolge:
- eisenhaltige Enzyme (Funktionseisen),
- Knochenmark (Hämoglobinsynthese),
- Muskulatur (Myoglobinbildung).

Eisendepots, in denen überschüssiges Eisen als Ferritin oder Hämosiderin abgelagert wird, sind die Leber, die Milz und das Knochenmark.

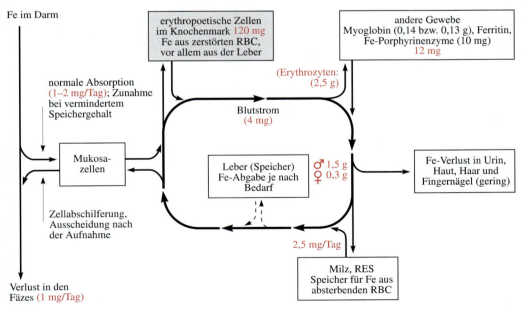

**Abb. 14-1.** Eisenhomöostase. Der von den Mukosazellen resorbierte Betrag wird vom Ausmaß der Erythropoese und dem Status der Eisenspeicher bestimmt. RBC = »red blood cells«, Erythrozyten; RES = retikuloendotheliales System.

▷ **Transferrin:**

Transferrin ist ein Transportprotein, das mit hoher Affinität Eisen bindet. Es ist auch bedeutsam für die **Infektionsabwehr** und *verhindert* die Bereitstellung von Eisen für das Wachstum von Mikroorganismen.

Polymorphkernige Granulozyten, Monozyten und Makrophagen, aber auch Tumorzellen verfügen über Transferrinrezeptoren. Eisen wird mittels einer Transzytose von Transferrin in das Zentralnervensystem und in den Feten transportiert (Abb. 14-1).

▷ **Ausscheidung:** Eisen wird tägl. in Mengen von etwa 100 µg *renal* ausgeschieden. Über die *Desquamation* von Epithelzellen bzw. die *Abschilferung* von *Hautepithelzellen* werden weitere 500 bzw. 200–300 µg verloren. Mit dem *Menstruationsblut* verlieren Frauen monatlich 15–30 mg Eisen. Bei Hypermenorrhö oder bei Uterus myomatosus kann es durch Blutverluste von bis zu 1200 ml zum Eisenmangel kommen. Während einer *Gravidität* werden sogar bis zu 700 mg Eisen verloren, so daß bereits im 2. oder 3. Trimenon ein behandlungswürdiger Eisenmangel auftreten kann.

## Eisenverbindungen als Therapeutika

### ▶ Pharmakokinetik

Eisen wird bei **p. o. Gabe** als $Fe^{2+}$-Salz, z. B. Eisen(II)-sulfat, verordnet. Eisen(III)-salze bilden bereits bei einem pH-Wert von 3 schwerlösliche und schlecht resorbierbare Aquokomplexe und Hydroxylverbindungen. Daher werden heute Aminosäure- oder Polyoxycarbonsäureverbindungen – wie Gluconate, Fumarate, Asparaginate usw. – mit einer mittleren Stabilität (log K ~ 12) genutzt.

Die *Resorptionsquote* liegt zwischen 10 und 50 % und wird durch die Zusammensetzung der Nahrung beeinflußt. *Phytine* (in Zerealien), *Oxalate* (in Gemüsen), *Tannin* (im Tee) oder *Alginate* (in Puddingpulvern etc.) hemmen die Aufnahme, während umgekehrt Säuren – einschließlich der *Ascorbinsäure* – diese fördern.

**Parenteral (i. v.)** zugeführte Eisenpräparate werden sehr schnell über die Nieren ausgeschieden. Diese Applikationsart ist dann gefahrvoll, wenn aus den Verbindungen rasch Eisen freigesetzt und/oder an Transferrin abgegeben wird (Überschreitung der Bindungskapazität). Aus an Polymaltose komplex gebundenem $Fe(OH)_3$ wird Eisen sehr langsam freigesetzt und an Transferrin abgegeben bzw. von Ferritin gebunden. Damit steht Eisen für die Bildung von Hämoglobin im Knochenmark zur Verfügung.

Die **i. m. Injektion** von Eisen(III)-komplexen führt nach Abgabe eines Teils der injizierten Menge wie nach der i. v. Injektion, für den anderen Teil zu einer über Monate anhaltenden verzögerten Freisetzung von Eisen. Diese Applikationsart sollte künftig gemieden werden.

● **Verträglichkeit, Nebenwirkungen, Toxizität:** Etwa ein Fünftel aller Patienten, die Eisenpräparate einnehmen, klagen über gastrointestinale Beschwerden. Werden die Patienten angehalten, das Präparat mit der Nahrung einzunehmen, sinkt die *Bioverfügbarkeit* geringfügig, aber die *Verträglichkeit* wird gesteigert. Magensaftresistente Tabletten sind oft sinnvoll. $Fe^{3+}$-Salze wirken adstringierend oder können Verätzungen auslösen.

▷ **Akute Vergiftungen** treten vor allem bei Kleinkindern akzidentell auf und gehen mit einer hämorrhagischen Gastroenteritis, Kollaps infolge Vasodilatation, Cyanose, Acidose, Hyperventilation, einer toxischen Hepatitis und Lähmungserscheinungen einher. Paroxysmale nächtliche Hämoglobinurien sind selten. Bei der parenteralen Gabe von Eisen treten sehr viel häufiger unerwünschte Wirkungen auf. Die **tödliche Dosis** für Kinder liegt bei 3–10 g und für Erwachsene zwischen 10 und 50 g.

▷ **Chronische Vergiftungen** kommen bei unkontrollierter Verschreibung oder Selbstmedikation von Eisensalzen ebenso wie nach zahlreichen Bluttransfusionen vor. Eisen wird dann in der Leber oder in den Endothelzellen gespeichert.

Bei *fehlender* Gewebeschädigung wird die Intoxikation als Hämosiderose, bei *gleichzeitiger* Gewebeschädigung (Leberzirrhose, Diabetes mellitus, Melanose der Haut, Arthropathien) als Hämochromatose bezeichnet.

**Sekundäre Hämochromatosen** werden mit *Deferoxamin*[1] behandelt, welches bis zu 10 % seines Gewichtes komplex Eisen aus der Transferrinbindung und aus intrazellulären Eisenpools bindet. Der Komplex wird *renal* ausgeschieden. Deferoxamin kann p. o. (bis zu 10 g) und i. v. (15 mg/kg/Std.) eingesetzt werden. Nach Erfahrungen in Großbritannien führt die *subkutane Infusion* von 1–4 g tägl. zu einer Eisenausscheidung von 4 bis 10 g innerhalb eines Jahres. Hämochromatosen können auch mit mehrfachen Aderlässen behandelt werden, die sogar wirksamer (bis zum zweifachen Eisenentzug) als die Deferoxaminbehandlung sein können.

● **Indikationen:** Eisenpräparate sind bei Eisenmangelanämien indiziert. Üblich ist die *orale* Behandlung mit $Fe^{2+}$-Salzen. Die *parenterale* Behandlung mit $Fe^{3+}$-Verbindungen sollte jedoch wegen der

---
[1] Desferal®

Intoxikationsgefahr auf Ausnahmen (z.B. Malabsorptionssyndrom) begrenzt werden.

- **Interaktionen:** Antazida *vermindern* die Eisenaufnahme. Mit Tetracyclinen, Penicillamin und Colestyramin bilden auch Eisensalze schwerlösliche Komplexe. In allen diesen Fällen muß eine um 2–3 Std. zeitlich versetzte Einnahme erfolgen.

- **Handelsnamen:**
Orale Anwendung: [1]Ferrokapsul®, Rulofer® N; [2]Ferrum Hausmann® Retardkapseln; [3]Ferrum Verla®; [4]Ceferro®, Dreisafer®; [5]Ferrlecit®
Intravenöse Injektion: [6]Ferrlecit® i.v. Injektionslösung
Intramuskuläre Injektion: [7]Ferrum Hausmann® Lösung

- **Dosierung:** Die Dosierung richtet sich nach dem Ausmaß des Eisenmangels, der nach der Formel (S. 359) berechnet werden kann. Aus Gründen der Verträglichkeit sollten Einzeldosen 50 mg Eisen (entspricht 250 mg $FeSO_4$) *nicht überschreiten* und auf 2 bis 4 Tagesportionen aufgeteilt werden. Nach einer 3wöchigen Behandlung sollte die Dosierung erneut beraten werden.

Die *Normalisierung* des Eisenplasmaspiegels ist *nicht ausreichend*: Die Behandlung muß zur Auffüllung aller Eisendepots führen. Orientierend kann der Hämoglobingehalt bestimmt werden.

## Vitamin $B_{12}$ (Cobalamine)
### Stoffwechsel und Funktion

Vitamin $B_{12}$ ist eine Sammelbezeichnung für verschiedene Derivate (Cyano-, Hydroxycobalamin) mit nahezu gleicher chemischer Struktur.

Die **Cobalamine** gehören zu den *Corrinen*, die sich vom Porphyrin durch eine Methingruppe zwischen den Ringen A und D unterscheiden. **Cyanocobalamin** enthält ein von den Purin- und Pyrimidinbasen abweichend strukturiertes Nucleotid. Natürlich vorkommende Derivate sind das *Methyl-* und *5'-Desoxyadenosylcobalamin*.

▷ **Vorkommen:** Vitamin $B_{12}$ ist vor allem in tierischen Nahrungsmitteln enthalten und wird bei normaler Ernährung in ausreichender Menge (5–20 μg tägl.) aufgenommen. Die täglich erforderliche Mindestmenge wird auf 6–9 μg Vitamin $B_{12}$ geschätzt. Der *Gesamtkörperbestand* liegt bei 2–5 mg, wovon etwa die Hälfte in der **Leber** gespeichert ist. Nach diesen Daten dauert es Jahre, bis ein Vitamin-$B_{12}$-Mangel durch diätetische Maßnahmen auftritt.

▷ **Resorption:** Vitamin $B_{12}$ wird **im Magen** in Gegenwart von HCl und Pepsin aus der Proteinbindung gelöst und sofort an cobalaminbindende Proteine gebunden. Im alkalischen Milieu des **Duodenums** wird Vitamin $B_{12}$ an ein Glykoprotein (45 kDa), den »intrinsic factor« (IF), gebunden. Der IF-Vitamin-$B_{12}$-Komplex geht **im Ileum** an Rezeptoren, von denen es resorbiert wird.

Damit ist eine ausreichende *Vitamin-$B_{12}$-Resorption* von der diätetischen Zufuhr, von HCl und Pepsin im Magen, von Pankreasproteasen, von der Sekretion des IF im Magen und von den Vitamin-$B_{12}$-IF-Rezeptoren im Ileum abhängig.

▷ **Transport und Ausscheidung:** Nach der Aufnahme von Vitamin $B_{12}$ in die Enterozyten des Ileums erfolgt die Bindung an drei *Transcobalamine* (TC I, II und III). Bis zu 80% werden an TC I und III gebunden. TC II ist ein 38-kDa-Protein und der TC-II-Vitamin-$B_{12}$-Komplex ist physiologisch wichtig. Seine *Halbwertszeit* liegt bei 6–9 Min. Der Komplex wird an spezielle Zelloberflächen gebunden, von wo aus der durch eine rezeptorvermittelte Endozytose in die Zelle gelangt und dort durch zwei Coenzyme in Adenosyl- und Methylcobalamin umgebaut wird. Die Ausscheidung erfolgt über die **Galle** (3–8 μg/Tag), wobei der größte Teil **im Darm** wiederum an IF gebunden und resorbiert wird. Etwa 2–3 μg Vitamin $B_{12}$ müssen pro Tag ersetzt werden.

▷ **Funktion:** Vitamin $B_{12}$ hat zwei bekannte Cofaktorfunktionen:

- Umwandlung von Propionyl-CoA in Methylmalonyl-CoA und letztlich in Succinyl-CoA (Abb. 14-2, a). Die Bedeutung dieses Schrittes ist unbekannt. Möglicherweise ist er bedeutsam für die Myelinbildung.

- Transfer einer Methylgruppe vom Methyltetrahydrofolat über Cobalamin auf Homocystein zur Bildung von Methionin (Abb. 14-2, b). Diese Reaktion hat zwei wichtige Effekte: Einmal wird der Homocysteinplasmaspiegel gesenkt, zumal **Homocystein** *schädlich* für Endothelzellen ist, und zum anderen demethyliert es Tetrahydrofolsäure (THF). Die Demethylierung ist ein kritischer Schritt in der DNA-Synthese, zumal THF (und nicht Methyl-THF) das Substrat für das Enzym ist, welches (THF)$_1$ in die Polyglutamatform (THF)$_n$

---

[1] Eisen(II)-fumarat
[2] Eisen(II)-fumarat-Polymaltose-Komplex
[3] Eisen(II)-gluconat
[4] Eisen(II)-sulfat
[5] Eisen(II)-succinat
[6] Eisen(III)-gluconat
[7] Eisen(III)-hydroxid-Polymaltose-Komplex

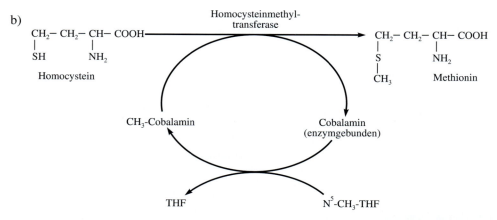

**Abb. 14-2.** Wirkungen von Cobalamin.
a) Adenosylcobalamin als Cofaktor bei der Synthese von Succinyl-CoA aus Methylmalonyl-CoA.
b) Methylcobalamin als Cofaktor bei der Synthese von Methionin aus Homocystein.
THF ist am Homocystein-, aber nicht am Methylmalonyl-CoA-Metabolismus beteiligt. Cobalaminmangel ist charakterisiert durch erhöhte Homocystein- und Methylmalonyl-CoA-Spiegel, während bei Folatmangel nur die Homocysteinspiegel erhöht sind.
$CH_3$-THF = Methyltetrahydrofolat
THF = Tetrahydrofolat

umwandelt. Nur die Polyglutamat-$(THF)_n$ ist an der Purinsynthese und an der Umwandlung von Desoxyuridylat in Thymidylat über $C_1$-Einheiten beteiligt (Abb. 14-2, c).

▷ **Vitamin-$B_{12}$-Mangel:** Die **Konsequenzen** eines Vitamin-$B_{12}$-Mangels sind erhöhte Homocystein- und verminderte Methioninspiegel sowie die verminderte Bildung von Tetrahydrofolsäure (Abb. 14-2). Durch diese Veränderungen wird die DNA-Synthese gestört. Der *Methioninmangel* ist für die Vitamin-$B_{12}$-abhängige *Neuropathie* bedeutsam. Eine Neuropathie kann durch toxische Einwirkung von $N_2O$ ausgelöst werden, weil das Gas die Homocysteinmethyltransferase hemmt. Unklar ist, warum nicht auch ein Folatmangel zur Neuropathie führt. Des weiteren führt der Vitamin-$B_{12}$-Mangel zur *megaloblastischen Erythropoese* und häufig auch zur ungeordneten Reifung von *Granulozyten* und *Megakaryozyten*. Entscheidend für die geordnete Reifung der Blutzellen ist die Umwandlung von Desoxyuridy-

lat in Thymidylat, was zur *verzögerten* DNA-Synthese und *gestörten* Kernreifung führt. Die RNA- und Proteinsynthese laufen normal ab, was in der charakteristischen »zytonuklearen« Dissoziation der Megaloblasten mündet.

◆ **Therapeutische Verwendung**

● **Indikationen:** Einzig gesicherte Indikation ist der Vitamin-$B_{12}$-Mangel. Er beruht in den allermeisten Fällen auf einer *Resorptionsstörung*, insbesondere dem Fehlen von »intrinsic factor« bei Achylie, einem *resezierten Magen* oder *Erkrankungen des Ileums*. Daher ist auch nur eine **parenterale** Vitamin-$B_{12}$-Zufuhr sinnvoll. Wegen der hohen Speicherkapazität und der langen Eliminationshalbwertszeit von Vitamin $B_{12}$ reichen Injektionen im Abstand von 1 bis 3 Monaten aus.

● **Dosierung:** Vitamin $B_{12}$ ist nahezu untoxisch und kann daher sehr *hoch dosiert* werden, jedoch nimmt

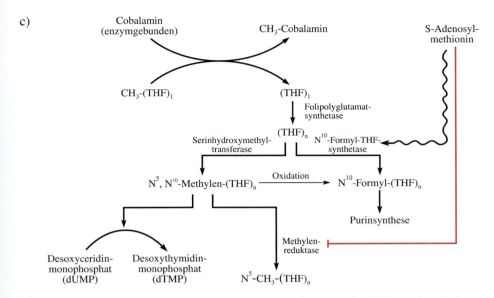

**Abb. 14-2.** Wirkungen von Cobalamin.
c) Die Demethylierung von $CH_3$-THF zu THF ist ein kritischer Schritt in der DNA-Synthese, weil THF das Enzymsubstrat ist, das $(THF)_1$ in die Polyglutamatform $(THF)_n$ umwandelt; nur letzteres ist an der Purinsynthese beteiligt. ⌇▶ Aktivierung; ┤ Hemmung

der Anteil der renalen Ausscheidung dosisabhängig zu. Die parenterale Gabe von 100 µg monatlich bzw. von 1000 µg im vierteljährlichen Abstand ist ausreichend.

- **Handelsnamen:**

Hydroxycobalamin: Aquo-Cytobion® 500, $B_{12}$-Depot-Hevert Injektionslösung, Depogamma®, Lophakomp®-B 12 Depot, Novidroxin® u. a.

Cyanocobalamin: Ambe 12, $B_{12}$ »Ankermann«® Injektionslösung, Cytobion®, Lophakomp®-B 12, $B_{12}$-Horfervit® Injektionslösung, Vicapan® N, Vita-Brachont® u. a.

## Folsäure

### Stoffwechsel und Funktion

▷ **Vorkommen, Bedarf:** Folsäure wird den Vitaminen zugerechnet und kommt in der Natur in Pteroylpolyglutamaten vor. Vor der Resorption werden die Glutaminsäurereste mittels einer Konjugase bis auf einen abgespalten. Das Enzym findet sich im *Bürstensaum* der *Mukosazellen* des Darmtraktes. In diesen Zellen wird das Dihydro- zu Tetrahydrofolat reduziert und anschließend methyliert. Mengen bis zu 15 mg werden *vollständig* resorbiert. Höhere Dosen werden anteilig durch *Diffusion* aufgenommen. Der Körpervorrat, der für einen Bedarf von 3–4 Monaten ausreicht, liegt bei 12–15 mg.

▷ **Funktion:** Folsäure ist ein *Pteridinderivat*, das in zwei Stufen enzymatisch zum aktiven Coenzym (THF) reduziert wird und für die Übertragung von $C_1$-Einheiten (Einkohlenstoff-Bruchstücke) verantwortlich ist. Diese $C_1$-Reste werden für die Basensynthese im Nucleinsäurestoffwechsel (z. B. bei der Synthese von Thymidylat bei der DNA-Biosynthese) benötigt. Des weiteren liefert THF die *Formylgruppe* der N-Formylmethionin-tRNA, dem Starter der Proteinbiosynthese von Prokaryonten. Rasch wachsende Gewebe profitieren von diesem Stoffwechselschritt besonders, so z. B. die polymorphkernigen Leukozyten (Megaloblasten) (Abb. 14-2, c).

▶ **Pharmakokinetik**

Folsäure wird an die *Plasmaproteine* gebunden und im Organismus verteilt. Etwa 200 µg Pteroylglutamat werden im Rahmen eines enterohepatischen Kreislaufs tägl. *biliär* ausgeschieden. Die **Leber** ist das wichtigste Depot für Tetrahydrofolsäure-Coenzyme.

● **Mangelerscheinungen** treten bei einheimischer Sprue, Malabsorptionssyndrom und während der Schwangerschaft auf. Sie kommen auch unter einer Behandlung mit Ovulationshemmern (Hemmung der Aufnahme und Verteilungsstörungen), Pyrimethamin bzw. Antikonvulsiva (Primidon, Phenytoin) und selbstverständlich mit Folsäureantagonisten (Hemmstoffe der Dihydrofolatreduktase) vor. Antiepileptika und Sulfasalazin hemmen die Aufnahme von Folsäure im Darm. Der Folatmangel führt zur Störung der Nucleotid-, Nucleinsäure- und Proteinsynthese.

● **Unerwünschte Wirkungen:** Überdosierungen sind weitgehend unbekannt. Tagesdosen von etwa 100 mg führten bei den Patienten zu Schlaflosigkeit, Reizbarkeit und Stimmungsschwankungen. Die *hochdosierte* Behandlung mit Folsäure senkt insbesondere bei Kindern die *Wirkung* von Antiepileptika.
Cave: Anwendung bei Leukämien (ausgenommen, wenn Folsäureantagonisten eingesetzt werden).

◆ **Therapeutische Verwendung**

● **Indikationen, Dosierung:** *Makrozytäre Anämien* werden immer mit einer Kombination von Vitamin B$_{12}$ plus Folsäure behandelt. Die Tagesdosis liegt bei 5–20 mg Folsäure p. o. Durch die Folsäuregaben läßt sich zwar das Blutbild normalisieren, die *funikuläre Myelose* bleibt aber unbeeinflußt. Beim *Malabsorptionssyndrom* und bei der *Behandlung* mit Folsäureantagonisten bzw. Ovulationshemmern ist die Gabe von Folsäure ebenfalls indiziert, jedoch sind Tagesdosen von 50–100 mg p. o. oder parenteral erforderlich.

● **Interaktionen:** s. Mangelerscheinungen

● **Handelsnamen:** Folsäure-biosyn, Folsäure-Hevert®, Folsäure-Injektopas, Folsan®

## Erythropoietin

▷ **Vorkommen, Struktur:** *Erythropoietin* (Epoetin, EPO) ist der erste isolierte Wachstumsfaktor. Es wird in der Nierenrinde gebildet und bei Hypoxie (z. B. schwere Anämieformen, Höhenanpassung) freigesetzt. Erythropoietin wurde im Urin von Patienten mit *schwerer Anämie* nachgewiesen. Das inzwischen rekombinant in Säugetierzellen hergestellte und anschließend gereinigte Präparat (rhuEpo, Epoetin α) ist ein glykosyliertes Polypeptid mit 165 Aminosäuren und einem Molekulargewicht von 30,4 kDa. Das Molekül ist vierfach glykosyliert und enthält 16–18 Sialinsäurereste. Die Glykosylierung ist für die *Wirkung* unbedeutend, demgegenüber aber für die Stabilität im Organismus.
▷ **Funktion:** Erythropoietin *stimuliert* die Erythropoese im Knochenmark, indem es Reifungs- und Differenzierungsprozesse aktiviert (sog. CFU-E: »colony forming unit in erythrocytes«).

▷ **Pharmakokinetik**

Die Serumspiegel von Gesunden schwanken zwischen 6–32 I. E./l und steigen während der Schwangerschaft auf 35–80 I. E./l an. Unter *hypoxämischen Zuständen* können sich die Spiegel um das 1000fache erhöhen. Nach **i. v. Injektion** wird Erythropoietin mit einer Halbwertszeit von etwa 10 Std. eliminiert. Nach subkutaner Injektion erscheinen Spitzenspiegel nach 5 bis 24 Std.

◆ **Therapeutische Verwendung**

● **Indikationen:** Erythropoietin ist *indiziert* bei Patienten mit Nierenschäden bzw. dialysepflichtigen Patienten bei gleichzeitig bestehender Anämie, aber auch bei tumorbedingten Anämien und mit Zidovudin behandelten HIV-Patienten. Erythropoietin *steigert* den Hämatokrit und Hämoglobingehalt deutlich, so daß Bluttransfusionen überflüssig werden. Zumeist läßt sich unter der Behandlung mit 50–150 I. E./kg s. c. dreimal wöchentlich ein Hämatokrit von 35% halten. Die Gabe von Eisenpräparaten und Folsäure kann erforderlich sein. Des weiteren wird Erythropoietin bei anderen schweren Anämieformen mit und ohne Knochenmarksschädigungen eingesetzt.

● **Unerwünschte Wirkungen:** Die meisten unerwünschten Wirkungen werden durch eine zu häufige Erythropoietingabe ausgelöst, wie u. a. mehrere Dopingunfälle bei Sportlern belegen. Gründe sind ein zu *rascher Anstieg* des Hämatokrits (Thromboseneigung, Ausbildung eines Hochdrucks) sowie die *Verarmung* der körpereigenen Eisendepots. Auch *epileptiforme Krämpfe* können auf den erhöhten Hämatokrit bezogen werden.

● **Handelsnamen und Dosierung:** Erypro® 1000 / 2000 / 4000 / 10000 oder Erypro® FS 1000 / 2000 / 4000 / 10000 zur i. v. oder s. c. Injektion (entspricht 4,2, 8,4, 16,8, 25,2, 33,6 bzw. 84 µg Epoetin α). Die *Dosierung* von 150 I. E./kg 3mal wöchentlich darf keinesfalls überschritten werden.

# Pharmaka zur Behandlung von Leukopenien

Sämtliche im Blut zirkulierenden Zellen sind Abkömmlinge von **pluripotenten Stammzellen**, die weniger als 0,01% aller kernhaltigen Zellen des Knochenmarks ausmachen. Die Zellen sind in der Lage, selbst bei schwerstgeschädigter Erythro- und Leukopoese das Zellwachstum *wieder einzuleiten* und somit das Wachstum und die Differenzierung von granuloiden, monoiden, erythroiden, megakaryoiden und lymphoiden Zellinien zu bewirken. Inzwischen ist es gelungen, die dafür verantwortlichen wachstumsbestimmenden Faktoren zu identifizieren und zu charakterisieren.

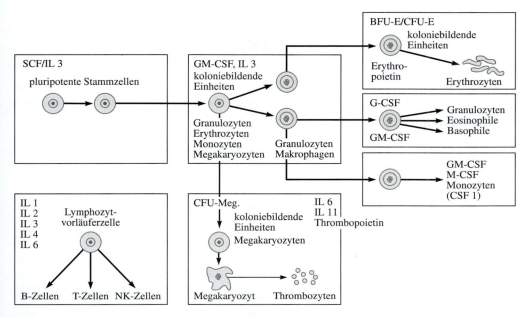

**Abb. 14-3.** Hämatopoese. Wirkung verschiedener Wachstumsfaktoren bei der Differenzierung und Reifung von Blutkörperchen. BFU = »burst forming unit«; CFU = koloniebildende Einheit; E = Erythrozyten; G-CSF = Granulozyten-Kolonie-stimulierender Faktor; GM-CSF = Granulozyten/Makrophagen-Kolonie-stimulierender Faktor; IL = Interleukin; M-CSF = Makrophagen-Kolonie-stimulierender Faktor; Meg. = Megakaryozyten; NK-Zellen = natürliche Killerzellen; SCF = Stammzellenfaktor; CSF = Kolonie-stimulierender Faktor.

Die Aktivitäten zahlreicher **hämatopoetischer Zytokine** bei der Differenzierung der Proleukozyten sind durch *In-vitro-Experimente* aufgeklärt. Verschiedene Wachstumsfaktoren verfügen über mehrere Funktionen (Abb. 14-3) – wie
- *Stammzellenfaktor* (SCF: »steel factor« oder »c-kit ligand«)
- *Interleukin 3* (IL 3)
- *Granulozyten/Makrophagen-Kolonie-stimulierender Faktor* (GM-CSF) –

während andere Faktoren (Erythropoietin, Granulozyten- (G-CSF) und Makrophagen-Kolonie-stimulierender Faktor (M-CSF) nur auf determinierte Stammzellen einwirken.

## Myeloide Wachstumsfaktoren (Filgrastim, Sargramostin, M-CSF)

Die Wachstumsfaktoren **G-CSF, M-CSF, GM-CSF** und **IL 3** wirken bei der In-vitro-Stimulierung der Proliferation, Differenzierung und Funktion von Granulozyten und Monozyten/Makrophagen zusammen. GM-CSF und IL 3 stimulieren *in vitro* auch die Megakaryopoese und Erythropoese. Im Gegensatz zu den anderen Wachstumsfaktoren wird IL 3 nur unter *Entzündungsvorgängen* in T-Lymphozyten und Makrophagen produziert. Diese Produktion wird durch Zytokine wie **IL 1, TNF α, IL 6** und **Interferon γ** (IFN γ) sowie durch Fremdantigene beeinflußt. Die angeführten Wachstumsfaktoren spielen eine entscheidende Rolle bei Entzündungsvorgängen, bei denen die Granulozyten- und Monozytenproduktion im Knochenmark erheblich gesteigert werden kann. Im Gegensatz zu ihrer Funktion bei Entzündungsprozessen ist die Rolle bei der *basalen Myelopoese* weniger durchsichtig.

### ▶ Stoffeigenschaften

*Filgrastim* (G-CSF), ein Glykoprotein aus Monozyten, Fibroblasten und Endothelzellen, wird in rekombinanter DNA-Technik in Colibakterien hergestellt. *Sargramostim* (GM-CSF), ein aus 127 Aminosäuren bestehendes Glykoprotein, wird inzwischen rekombinant (rhuGM-CSF) in S. cerevisiae hergestellt und unterscheidet sich nur geringfügig vom natürlich vorkommenden GM-CSF.

### ▶ Pharmakodynamik

G-CSF bewirkt nach Bindung an spezifische Zellrezeptoren auf der Zelloberfläche die *Proliferation* und *Differenzierung* von Neutrophilen. Darüber hinaus kommt es zur Aktivierung phagozytotischer Prozesse und antikörperabhängiger Abwehrmechanismen in ausgebildeten Zellen. GM-CSF *aktiviert* reife Granulozyten und Makrophagen, kann aber auch die Proliferation von Megakaryozyten in Gang setzen und Vorläuferzellen für Erythrozyten befördern. Die Abwehrmechanismen von Granulozyten und Makrophagen gegen Infektionen mit Bakterien, Pilzen und anderen Parasiten werden durch GM-CSF erhöht.

### ▶ Pharmakokinetik

G-CSF wird nach intravenöser oder subkutaner Injektion mit einer *Halbwertszeit* von 3,5 Std. eliminiert. Auch bei mehrmaliger Gabe kommt es nicht zur Kumulation.

GM-CSF wird nach der intravenösen Infusion dosisabhängig mit einer *Halbwertszeit* von 1,6 bis 2,6 Std. eliminiert.

### ◆ Therapeutische Verwendung

● **Indikationen:** *G-CSF* bei Tumorpatienten, die einer Strahlen- oder Chemotherapie unterzogen werden (verminderte Inzidenz für Fieber und Infektionen bei Neutropenie); zur Steigerung der Neutrophilenzahlen bei myelodysplastischen Syndromen, AIDS, Knochenmarkinfiltrationen, aplastischer Anämie.

*GM-CSF* ist für die gleichen Indikationen erprobt worden, hat sich bisher aber noch nicht eingliedern lassen. Bei der Steigerung der Myelopoese bei Patienten mit Non-Hodgkin-Lymphomen, akuten lymphoblastischen Leukämien und bei Knochenmarktransplantationen wird es mit Erfolg eingesetzt.

● **Unerwünschte Wirkungen:**
G-CSF: Knochenschmerzen (lassen sich mit Analgetika leicht beheben).
GM-CSF: Knochenschmerzen, Ausschlag, Fieber, Myalgien, Müdigkeit, Thrombosen etc.

● **Handelsnamen und Dosierung:**
G-CSF (300 oder 480 µg):
  Neupogen® 30/–48; 5 µg/kg tägl. s. c. oder als i. v. Kurzinfusion, jedoch nicht während einer laufenden Chemotherapie.
rhuGM-CSF (150, 300 oder 400 µg):
  Leukomax® 150/–300/–400; 250 µg/m² tägl. über 2–3 Wochen als 2stündige Infusion je nach Indikation.

## Blut- und Plasmaersatzmittel (Plasmaexpander)

Blut- und Plasmaersatzstoffe werden bevorzugt bei Schockzuständen, aber auch als Vehikel zur Infusion von Arzneimitteln eingesetzt.

**Schock** wird heute definiert als »Zustand, der zu einer tiefgreifenden und ausgedehnten Reduktion der effektiven Durchblutung und/oder zu einer schweren Beeinträchtigung essentieller Zellfunktionen lebenswichtiger Organe führt, welche zunächst reversibel sind (Multiorgandysfunktionssyndrom) und schließlich – falls prolongiert – eine irreversible Zellschädigung verursachen.«

**Hypovolämische Zustände** können sich unterschiedlich darstellen. In jedem Falle liegt ein Flüssigkeitsverlust im Kreislauf vor, so daß die Pumpleistung des Herzens ineffektiv wird und damit die Versorgung der Gewebe und Organe mit $O_2$ und Nährstoffen nicht mehr gewährleistet wird.

Im Einzelnen kann es sich handeln um eine
● gleichsinnige Verminderung von Wasser, Elektrolyten und Blutzellen, die beispielsweise durch **Blutungen** oder eine extreme **Herabsetzung des Gefäßtonus** verursacht wird (z.B. bei neurogenen Schädigungen),
● starke Verminderung von Wasser und Elektrolyten ohne Verlust von Blutzellen **(isotone Dehydratation)**, wie sie nach schwerem Erbrechen, Durchfällen, Schwitzen oder forcierter Diurese auftritt, und
● überproportionale Verminderung von Wasser **(hypertone Dehydratation)** durch Abstrom des Wassers in die umliegenden Gewebe.

## Blutprodukte

**Blutverluste** könnten am besten mit *Vollblut* (Frischblut oder Blutkonserven) behandelt werden, jedoch geht man aus Gründen einer Infektiosität (Hepatitis B, AIDS) und Möglichkeiten einer verdeckten Blutgruppenunverträglichkeit diesen Techniken immer mehr aus dem Wege. Bei geplanten operativen Eingriffen wird nach Möglichkeit die Eigenblutspende propagiert.

Ähnliche Bedenken gelten auch für *Erythrozytenkonzentrate*. **Gefrorenes Frischplasma** ist nicht zum Volumenersatz gedacht, sondern dient ausschließlich der Substitution von Gerinnungsfaktoren. Ein Risiko für Infektionen bleibt bestehen.

**Humanalbuminlösungen** werden durch alkoholische Fällung (nach Cohn) aus menschlichem Poolplasma gewonnen. Viren werden durch eine 10stündige Pasteurisierung bei 60 °C inaktiviert. Die Lösungen können unabhängig von der Blutgruppe injiziert werden. Humanalbumin ist nicht für die Behandlung des Volumenverlustes bestimmt, es sei denn, die Plasmaalbumine sind unter 30 g pro Liter abgefallen (Volumenverlust > 50%). Für die Behandlung stehen 4–5%ige isoonkotische und 20–25%ige hyperonkotische Infusionslösungen zur Verfügung.

## Elektrolytlösungen (kristalloide Lösungen)

Elektrolyt- und Zuckerlösungen sind für eine Volumensubstitution kaum geeignet, weil die in ihnen enthaltenen niedermolekularen Bestandteile die Blutbahn sehr rasch über die Nieren und das Interstitium verlassen und Wasser (Isoosmose) mit sich nehmen. Elektrolyt- und Glucoselösungen können **keinen** *osmotischen Druck* entwickeln. Die Plasmahalbwertszeit liegt bei wenigen Minuten.

Dennoch werden sie in Verbindung mit sog. Kolloidlösungen (S. 367 ff.) eingesetzt. Sie werden auch benötigt
- bei der Infusion von Arzneimitteln (Verdünnungseffekt),
- zur parenteralen Ernährung (in Verbindung mit Zuckern, Aminosäuren etc.) sowie
- zur Korrektur von Störungen des Elektrolytgleichgewichts (Kap. 15, S. 419 ff.).

Kristalloide Lösungen sind kostengünstig, leicht zu lagern, können die Diurese steigern und mindern extravasale Flüssigkeitsverluste bei Dehydratationszuständen. Die Ödembildung und die kurze hämodynamische Wirksamkeit gelten als Nachteile. Genutzt werden die **0,9%ige NaCl-Lösung** (»physiologische Kochsalzlösung«) oder **Vollelektrolytlösungen**, die aber innerhalb von einer Stunde zu > 75% aus dem Plasma verschwinden. Für eine ausreichende Volumensubstitution müßten 4–5fache größere Mengen infundiert werden (Kreislaufbelastung). Glucoselösungen (z.B. 5%ig) verhalten sich ähnlich, sie erhöhen neben dem Volumen des Extrazellular- auch den des Intrazellularraums (Wassereinstrom in die Zellen). Glucoselösungen sind für die Volumensubstitution noch *weniger geeignet* als Elektrolytlösungen.

## Plasmaexpander (kolloidale Lösungen)

Zu den **kolloiden Lösungen** werden Hydroxyethylstärke (HES), Dextran und verschiedene Gelatinepräparationen gezählt.

Um eine befriedigende Wirkung zu entfalten, müßten Plasmaexpander die gleichen Eigenschaften wie das Blut besitzen. Diese Forderungen sind mit den derzeitig verfügbaren Stoffen nicht zu realisieren. Nachfolgende Anforderungen sollten Plasmaexpander erfüllen:
- gleich hoher kolloid-osmotischer Druck wie das Plasma (Blutisotonie)
- langsame Elimination und damit ausreichend lange Verweildauer im Blut
- ausreichend hohe renale oder hepatische Ausscheidung (kein Speichereffekt)
- keine pharmakologischen Eigenwirkungen, wie z.B. Antigenität, Pyrogenität, Beeinflussung der Blutgerinnungsvorgänge
- keine viskositätserhöhenden Eigenschaften
- keine Temperaturempfindlichkeit, Möglichkeit der Sterilisation, Lagerungsmöglichkeiten in extremen Klimazonen
- preiswerte Herstellung wegen des Einsatzes z.B. auch bei Katastrophen
- Wünschenswert wäre der $O_2$-Transport durch Plasmaexpander. Diese Funktion können derzeitig nur Perfluorverbindungen erfüllen, sie sind aber bisher nicht für den Einsatz als Plasmaexpander geeignet (Abschn. »Perfluorverbindungen [Fluosol]«, S. 370).

Die derzeitig genutzten Plasmaexpander (Tab. 14-3) erfüllen diese Forderungen bis auf die letzte. Plasmaersatz wird bei den verschiedensten Schockformen (ausgenommen beim neurogenen Schock) vorgenommen, jedoch darf der Blutverlust nicht mehr als 1,5 l betragen.

### Einfluß auf die Mikrozirkulation

▷ Plasmaexpander bewirken eine **Hämodilution**, wodurch sich die physikochemischen Eigenschaften des Blutes verändern. Die Gerinnungsfaktoren werden verdünnt und die Blutgerinnungsvorgänge verzögert. Dieser Effekt kann *klinisch erwünscht* (z.B. gleichzeitiger thromboseprophylaktischer Effekt) oder *unerwünscht* (z.B. nach Verletzungen, in der postoperativen Phase) sein. Mit der Hämodilution werden auch die Fibrinogenplasmaspiegel und der Hämatokrit herabgesetzt, was sich auf die Plasmaviskosität günstig auswirkt, weil dadurch die Fließeigenschaften des Blutes verbessert werden. Die durch Senkung

Tab. 14-3. Stoffeigenschaften von Plasmaexpandern

| | Hydroxyethylstärke | Dextrane | Gelatine |
|---|---|---|---|
| Mittlere Molekülmasse (kDa) (Substitutionsgrad bei HES) | 40 (0,55) 200 (0,5–0,62) 450 (0,7) | 40 60 70 | 30–35 |
| Konzentration (g/dl) oder (%) | 3 (HES 200) 6 (HES 40; 200; 450) 10 (HES 200) | 6 (Dextran 60) 10 (Dextran 40) | 3,5–5,5 |
| Kolloidosmotischer Druck (hPa) | 33 (6%) 85 (10%) | 80 (Dextran 60) 230 (Dextran 40) | 35–39 |
| Wasserbindung (ml/g) | 20 | 26–29 | 42–51 |
| Volumenwirkdauer (Std.) | 2–3 (HES 40) 4–6 (HES 200) 6–8 (HES 450) | 2–4 (Dextran 40) 4–6 (Dextran 60) | 2–3 |
| Verteilungsraum | intravasal | intravasal | intra-/extravasal |
| Volumenfülleffekt | 0,8 (HES 40) 1,2–1,3 (HES 200, 450) | 1,2 (Dextran 60) 2,0 (Dextran 40) | 0,7–0,8 (–1,0) |
| Häufigkeit von unerwünschten Arzneimittelwirkungen | 2,6 | 4,6 | 19 |

des Hämatokrits zu erwartende Abnahme der $O_2$-Transportkapazität wird mit der Viskositätsabnahme zumindest teilweise kompensiert.
▷ Wie andere kolloidale Lösungen auch, beeinflussen Plasmaexpander die **Aggregation** von **Erythrozyten** und **Leukozyten**. Je höher das Molekulargewicht des Plasmaexpanders, desto stärker wird die Aggregation befördert (»sludge«-Bildung), was wiederum die Plasmaviskosität steigert. Diese Zunahme kann sich für die *Mikrozirkulationsvorgänge* nachteilig auswirken. Die Thrombozytenaggregation wird durch Dextran und HES gefördert, was verschiedentlich im therapeutischen Interesse liegt, sich aber nachteilig auswirken kann, wenn die Blutstillung intakt bleiben soll.
▷ Unter der Anwendung von Plasmaexpandern können **Labortests** zur Bestimmung der Blutgruppe gestört sein.
▷ Plasmaexpander in hyperonkotischen Lösungen hemmen die **Bildung** und **Abgabe** von **Plasmaproteinen** aus der *Leber*, wodurch es zu einer Verkürzung der Wirkungsdauer kommen kann.

## Hydroxyethylstärke

▶ **Stoffeigenschaften und Pharmakodynamik**

Hydroxyethylstärke (HES) besteht aus **Amylopektin**, an dessen Glucosegruppen Hydroxyethylreste substituiert wurden. Seine mittlere **Molekülmasse** liegt bei 200 kDa (Tab. 14-3).

HES besitzt trotz der hohen Molekülmasse ähnlich günstige rheologische Eigenschaften wie niedermolekulares Dextran, was offensichtlich auf die kugelförmige HES-Gestalt zurückzuführen ist.

Nach Tierversuchen entspricht der Volumeneffekt von HES dem von Dextran. Die relativ **lange Verweildauer** im Blut ist auf den *verzögerten Abbau der Hydroxyethylgruppen* vom Amylopektin zurückzuführen. Während i. v. infundiertes Dextran bereits nach 60 Min. aus dem Blut *eliminiert* war, wurden 240 Min. nach der HES-Infusion noch 50–70% nachgewiesen. Durch die α(1→4)-glykosidisch verknüpften Moleküle treffen die abbauenden Glykosidasen auf ein relativ stabiles Molekül.

▶ **Pharmakodynamik**

HES (6- und 10%ig) erzeugt bei *intra- und postoperativer* Gabe über eine Steigerung des Schlagvolumens und der $O_2$-Verfügbarkeit eine schnellere Stabilisierung des Kreislaufs. Die *peripheren Gewebe* und die *Nieren* werden durch HES **vermehrt durchblutet**! HES unterdrückt durch seine intravasale Verteilung das »capillary leakage«-Syndrom. Bei Gabe **höherer Dosen** kommt es zur *Dehydratation*. Die Kreislaufwirkungen werden durch das Molekulargewicht, den Substitutionsgrad und -muster modifiziert.

● **Unerwünschte Wirkungen:** HES erzeugt etwa nur halb so häufig allergische Reaktionen wie Dextran. Mehrere Tage nach der HES-Applikation kann

Tab. 14-4. Plasmaexpander und Blutersatzmittel

| Plasmaexpander | Wasserbindungs-kapazität (ml/g) | Halbwertszeit | Höchstdosis pro Tag (g/kg) |
|---|---|---|---|
| Dextran 70 | | 6–8 Std. | 1,2 |
| Dextran 60 | 20–25 | 6–8 Std. | 1,5 |
| Dextran 40 | | 3–4 Std. | 1,5 |
| Hydroxyethylstärke | | | |
| MG 450 000 | | 8–12 Std. | |
| MG 200 000 | 10–14 | 2–4 Std. | 1,2 |
| MG 40 000 | | 2–3 Std. | |
| Gelatinederivate | | | |
| Oxypolygelatine | | | |
| Harnstoff-Gelatine-Polymerisat | 14 | 3–4 Std. | bilanziert nach Bedarf |
| Plasmaproteine | 16–18 | 17–27 Tage | bilanziert |
| Elektrolytlösungen | – | wenige Min. | bilanziert |

ein hartnäckiges, monatelang anhaltendes Hautjukken auftreten. HES wird offensichtlich in die Haut eingelagert.

▶ **Pharmakokinetik**

HES verbleibt wegen seiner *Elektroneutralität* in den Gefäßen, wird primär über die **Niere**, aber auch über den **Darm** ausgeschieden. Die **Eliminationshalbwertszeit** ist abhängig von seiner Molekülgröße und dem Hydroxyethylierungsgrad und schwankt zwischen 8 und 12 Std. Höhermolekulares HES wird im retikuloendothelialen System (RES) gespeichert und anschließend enzymatisch gespalten. Erst 9 Tage bis 6 Wochen nach der Verabreichung ist HES im Serum nicht mehr nachzuweisen (Tab. 14-4).

◆ **Therapeutische Verwendung**

● **Indikationen:** Anwendung bei *hypovolämischen Schockzuständen* als Plasmaersatz sowie zur Behandlung von *Mikrozirkulationsstörungen* (umstrittener Effekt). Die Gabe von HES bei *eingeschränkter Nierenfunktion* (Serumkreatinin > 20 mg/l) wird **nicht empfohlen**, obwohl eine Kumulation nicht bekannt ist.

● **Handelsnamen und Dosierung:**
HES (MG 450 000): Plasmasteril®, Plasmafusin® HES 450
HES (MG 200 000): HAES – steril®, Haemofusin®
HES (MG 70 000): Expafusin®, Rheohes®
Die **Tagesmaximaldosis** für HES liegt bei 1,2 g pro kg Körpergewicht (Tab. 14-4).

## Dextran

▶ **Stoffeigenschaften**

Dextrane sind Polysaccharide aus α(1→6)-glykosidisch verknüpften Glucosemolekülen.

Rohdextran wird aus saccharosehaltigen Lösungen, aber auch aus Meeresalgen hergestellt. Anschließend wird es partiell hydrolysiert und fraktioniert, wodurch Präparate mit einem unterschiedlichen mittleren Molekulargewicht entstehen. Zu den Eigenschaften von Dextran s. Tab. 14-3 und 14-4.

▶ **Pharmakodynamik**

Dextran 40 *senkt* die Plasmaviskosität und *erniedrigt* die Blutsenkungsgeschwindigkeit, Dextran 60 *erhöht* sie. Dextran 40 setzt die Aggregation von Erythro- und Thrombozyten herab, weshalb es bei peripherem Kreislaufversagen nützlich ist.

▶ **Pharmakokinetik**

Dextran 40 bzw. Dextran 60 weisen **Halbwertszeiten** von 4 bzw. 8 Std. auf (Tab. 14-4). Dextrane < 50 kDa werden überwiegend über die **Nieren** eliminiert. Ein Teil des Dextrans wird in parenchymatösen Organen bzw. im RES gespeichert und enzymatisch zu $H_2O$ und $CO_2$ abgebaut (tägl. etwa 70 mg Dextran/kg).

◆ **Therapeutische Verwendung**

● **Indikationen:** Die drei Dextrane 40, 60 und 70 werden in Elektrolytlösungen bzw. in 5 %igem Sorbit bei Traumata, anaphylaktischem Schock, Verbrennungen und auch bei peripherem Kreislaufversagen eingesetzt. Dextran 40 wird auch zur vermeintlichen

Verbesserung von Mikrozirkulationsvorgängen (z. B. beim Hörsturz) ohne sicheren Erfolg eingesetzt.

● **Unerwünschte Wirkungen:** Mehr als niedermolekulare erzeugen höhermolekulare Dextrane anaphylaktische Reaktionen (~ 1,4 auf 10 000 Infusionen). Durch Voreinjektion von 20 ml niedermolekularem Dextran 1 (1000 Da) können die dextranreaktiven Antikörper gebunden werden, womit die Schwere der IgG-vermittelten Reaktion *deutlich reduziert* wird. Infolge Interferenz von Dextran mit Blutgerinnungsvorgängen (z. B. Verlängerung der Thrombinzeit, Verminderung der Fibrinogenkonzentration durch Verdünnung) können nach **chirurgischen Eingriffen** *Nachblutungen* auftreten (kritische Menge: 1 g Dextran 60 bzw. 1,5 g Dextran 40/kg Körpergewicht).

● **Handelsnamen und Dosierung:**
Dextran 70: Longasteril® 70 mit Elektrolyten
Dextran 60: Macrodex®, Onkovertin® 6%
Dextran 40: Onkovertin® N, Longasteril 40® kochsalzfrei G und kochsalzhaltig, Infukoll® M 40, Rheomacrodex®
Dextrane sind nur in Glasflaschen haltbar. Dosierung s. Tab. 14-4.

## Gelatinederivate

▷ **Vorkommen, Struktur:** Gelatine wird aus tierischen Kollagenen gewonnen. Da für die **Gewinnung** häufig Rinderknochen (auch Wirbelsäule und Schädel) genutzt werden, ist mit der *Übertragung von Prionen* (BSE) zu rechnen, wenn nicht bestehende strengste Vorschriften bei der Herstellung eingehalten werden.

Die Polypeptidfragmente werden wiederum polymerisiert, wodurch drei verschiedene Formen entstehen:
● **Oxypolygelatine** (5,6%ig in 0,9%iger NaCl-Lösung) mit einem mittleren Gewicht von 30 kDa (Bereich: 5,6–100 kDa)
● **succinylierte Gelatine** (3%ig in Elektrolytlösung) mit einem mittleren Gewicht von 35 kDa (Bereich: 10–100 kDa)
● **Harnstoff-Gelatine-Polymerisat** (3,5%ig in Elektrolytlösung) mit einem mittleren Gewicht von 35 kDa (Bereich: 4,3–280 kDa).

▶ **Pharmakodynamik**

Gelatine *steigert* die Blutsenkungsgeschwindigkeit und begünstigt die Aggregation von Erythrozyten. *Anaphylaktische Reaktionen* treten häufig auf (11 auf 10 000 Infusionen). Gelatinepräparate gelieren bei niedrigen Temperaturen und müssen vor dem Gebrauch erwärmt werden. Durch die **Beeinflussung** von Hämatokrit, Serumproteinen und Gerinnungsparametern ist die Verwendbarkeit limitiert; *mehrfache Kontrollen* sind erforderlich!

▶ **Pharmakokinetik**

Die **Verweildauer** der Gelatinepräparate ist wegen des größeren Anteils niedermolekularer Anteile kürzer als die der Dextrane. Zur Eliminationshalbwertszeit vgl. Tab. 14-4. Ein Teil der Präparate wird noch während der Infusion *renal* ausgeschieden, ein anderer Teil wahrscheinlich von körpereigenen Enzymen *abgebaut*.

● **Indikationen:** Gelatinepräparate wurden bisher auch als Plasmaersatz genutzt, jedoch werden sie wegen der häufig auftretenden *unerwünschten Wirkungen* (insbesondere anaphylaktische Reaktionen) mehr und mehr verlassen, zumal HES und Dextrane Vorteile bieten.

● **Handelsnamen:**
Oxypolygelatine: Gelifundol®
Harnstoff-Gelatine-Polymerisat: Haemaccel® 35

**Perfluorverbindungen (Fluosol)**

Fluorkohlenstoffverbindungen (Perfluorcarbone) wie *Perfluorodecan* oder *Perfluortripropylamin* sind als sauerstofftragende Verbindungen erkannt worden, die wie im Falle von *Perfluorodecalin* bis zu 14 g pro 100 ml aufnehmen. $O_2$ wird von den Emulsionen aufgenommen, aber chemisch nicht gebunden. Diese Perfluorcarbone sind hydrophobe, polare Verbindungen, chemisch inert und steril, die unverändert über die *Lungen ausgeschieden* werden.

**Fluosol**, ein Gemisch aus Perfluorotributylin und 2-Perfluorodecalin (Verhältnis 3:7), wurde gesunden Probanden und Anämiepatienten *ohne* unerwünschte Wirkungen verabreicht. Fluosol *verminderte* die koronaren Ischämiezeichen bei Patienten mit einem Koronarverschluß oder unter einer Ballondilatation. Dieses Präparat wurde bereits von der FDA in den USA zugelassen. Auf diesem Gebiet laufen inzwischen umfangreiche Forschungsarbeiten und klinische Studien auch mit anderen Fluorkohlenstoffverbindungen. Möglicherweise werden sie auch als Kontrastmittel in der Röntgendiagnostik eingesetzt.

# Mittel zur Thromboseprophylaxe

## Physiologie der Hämostase

Ein Phänomen der Natur ist die **Ungerinnbarkeit** des Blutes in unseren Gefäßen.

▷ Würde einerseits das Blut in diesen gerinnen, würden die daraus resultierenden Folgeschäden innerhalb von wenigen Minuten zum Tode führen.
▷ Bleiben andererseits Gerinnungsvorgänge nach einer Verletzung aus, kann es ebenfalls zum Tod durch Verbluten kommen.
▷ Würden körpereigene Prozesse (und therapeutische Manipulationen) nicht intravasal gebildete Gerinnsel auflösen, könnten bleibende Schäden nach einem apoplektischen Insult, einem Herzinfarkt oder nach einer Embolie in einer Extremität etc. das Weiterleben zahlreicher Patienten nachhaltig beeinträchtigen oder beenden.

Für die Auslösung des Gerinnungsvorgangs im strömenden Blut sind drei Prozesse, die seit über 100 Jahren bekannt sind **(Virchow-Trias)**, bedeutsam:
- die Blutströmungsgeschwindigkeit (Stase),
- eine intakte Gefäßoberfläche (Endothelschäden) sowie
- die korpuskulären und plasmatischen Gerinnungsfaktoren (abnormale Gerinnungsfaktoren, Antithrombin-III-Mangel).

So wirken die Kontraktion kleinerer Blutgefäße, Thrombozyten und plasmatische Gerinnungsfaktoren an der Gerinnselbildung mit, die zum Verschluß eines eröffneten Gefäßes führen kann. In einer weiteren Phase wird der Thrombus bindegewebig organisiert. Als *Komplikation* wäre die Wiederauflösung eines frisch gebildeten Thrombus durch das fibrinolytische System dann anzusehen, wenn es einen Verschluß einer Gefäßverletzung und nicht einen intravasal gelegenen Thrombus betrifft.

▷ **Aktivierung von Thrombozyten:** Bei einer *Verletzung eines Gefäßes* werden subendothelial gelegene Kollagenfasern freigelegt, an die sich sofort Thrombozyten anheften (Adhäsion) (Abb. 14-4). Die Adhäsion erfolgt mit Hilfe des von-Willebrand-Faktors, der zwischen der Kollagenfaser und dem auf der Thrombozytenoberfläche gelegenen Glykoprotein Ib (GP Ib) eine Brücke bildet. Dieser Adhäsionsprozeß wirkt wie Alarm und löst drei weitere, in kurzen Abständen zumeist nacheinander ablaufende Schritte im Sinne einer **Aktivierung** aus:
- Aggregation
- Formänderung
- Sekretion

Beim Aggregationsvorgang werden in Teilen einer Sekunde mehr als 10 000 Thrombozyten in ihrer Form verändert, sie werden kugelförmig und mit Pseudopodien ausgestattet. Es kommt zur Aggregatbildung. Die Pseudopodienbildung wird durch aktiviertes $Ca^{2+}$ ausgelöst. Gleichzeitig werden aus den elektronendichten Granula und α-Granula Inhaltsstoffe sezerniert, die entweder
- vasokonstriktorisch (Serotonin, PDGF),
- aggregationsfördernd (ADP, Thrombospondin, Fibrinogen),
- adhäsionsfördernd (Fibronectin, von-Willebrand-Faktor) oder
- wachstumsfördernd (PDGF, β-TGF, FGF)

wirken.

Im Gegensatz zu arteriosklerotisch veränderten Gefäßen wirkt *Serotonin (5-HT)* in gesunden Gefäßen vasodilatierend. Des weiteren werden das Blutgerinnungssystem aktivierende Faktoren freigesetzt

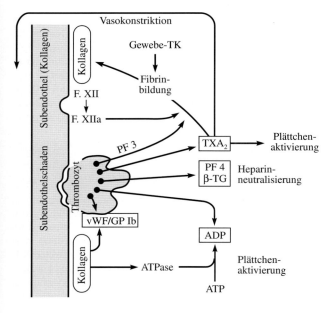

**Abb. 14-4.** Funktion der Thrombozyten in der primären Blutstillungsphase.
F. = Faktor; GP Ib = Glykoprotein Ib; PF = Plättchenfaktor; β-TG = β-Thromboglobulin; TK = Thrombokinase; $TXA_2$ = Thromboxan $A_2$; vWF = von-Willebrand-Faktor.

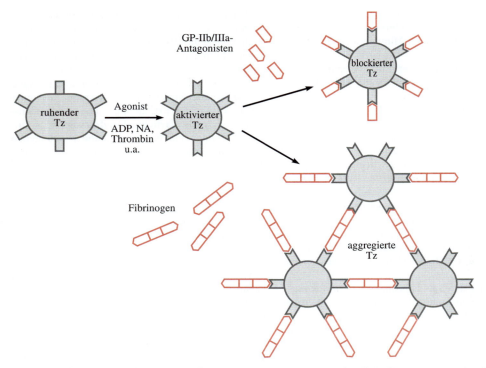

**Abb. 14-5.** Thrombozytenaktivierung und -aggregation sowie Hemmung der Thrombozytenaggregation durch GP-IIb/IIIa-Rezeptorantagonisten. GP = Glykoprotein; NA = Noradrenalin; Tz = Thrombozyt.

(Faktor I, V, VIII). Das bei der Gerinnung entstehende Thrombin aktiviert die Aggregation der Thrombozyten in besonderem Maße. Über die Aktivierung weiterer Stoffwechselwege werden *Thromboxan $A_2$ (TXA$_2$)* sowie der **p**lättchen**a**ktivierende **F**aktor (PAF) gebildet. Ersteres wirkt stark vasokonstriktorisch und synergistisch mit PDGF und befördert zusammen mit ADP und PDGF die durch *Kollagen* und *Thrombin induzierte Thrombozytenaktivierung*. PAF wirkt chemotaktisch und phagozytoseaktivierend auf neutrophile Granulozyten und Makrophagen.

Bei der Aggregation (weißer Thrombus) werden Thrombozytenmembranen umorganisiert und die Actin-Myosin-Komponenten kontrahiert. Damit wird der GP-IIb/IIIa-Rezeptor freigelegt, der eine hohe Affinität für Fibrinogen, Fibronectin und $Ca^{2+}$ besitzt (Abb. 14-5). Die aktivierten Thrombozyten können unter Einbeziehung von Fibrinogen etc. miteinander verkleben. Mit diesem etwa 4 Min. dauernden Vorgang ist die **primäre Hämostase** abgeschlossen. Der noch relativ instabile Thrombus wird durch Einlagerung von Erythrozyten und Fibrinfäden (roter Thrombus, **sekundäre Hämostase**) stabilisiert.

▷ **Aktivierung der plasmatischen Blutgerinnung:** Wie aus den in Abb. 14-6 dargestellten Reaktionsabläufen zu entnehmen ist, läuft der Gerinnungsvorgang über eine Kaskade von Enzymaktivierungen ab, in deren Zentrum der **Faktor X** steht. Zusammen mit Faktor V, Phospholipiden und $Ca^{2+}$ bildet der aktivierte Faktor Xa einen Enzymkomplex, der Prothrombin in Thrombin (F. II in IIa) umwandelt. Die Aktivierung von Faktor X kann durch ein **exogenes** (Gewebethromboplastin aus verletztem Gewebe aktiviert F. VII, VIIa bildet mit $Ca^{2+}$ und Phospholipid einen Komplex, der F. X aktiviert) oder **endogenes System** (F. XII wird durch Oberflächenkontakt und Kallikrein aktiviert, der seinerseits F. XI und F. IX aktiviert, F. IXa bildet mit dem Plättchenfaktor 3 und F. VIIIa einen Komplex, der F. X aktiviert) angestoßen werden.

> Die Faktoren VIII und IX sind für den Gerinnungsvorgang sehr wichtig, bei ihrem Fehlen tritt die Hämophilie A (VIII) oder B (IX) auf.

● In der **Koagulationsphase** spaltet Thrombin aus Fibrinogen die Fibrinpeptide unter Bildung von Fibrinmonomeren ab, die durch Wasserstoffbrücken zu einem Fibrinpolymer vernetzt werden. Der durch Thrombin aktivierte Faktor XIII (Transglutaminase) bewirkt die Bildung kovalenter Bindungen zwischen den γ-Carboxylgruppen von Glutaminresten des Fibrinmonomers und

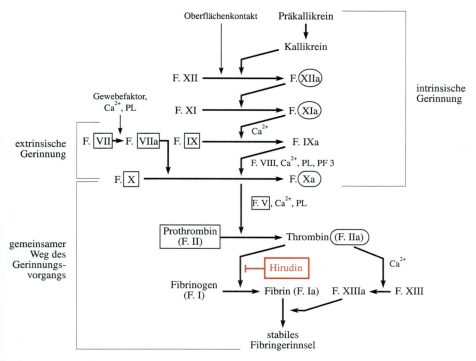

**Abb. 14-6.** Kaskade der Blutgerinnung (schematisiert). F. = Faktor; PL = Phospholipid. □ durch Heparin gehemmt; ○ durch Phenprocoumon beeinflußt; ⊢ hemmende Wirkung

den ε-Aminogruppen von Lysinresten eines anderen Fibrinmonomers.
- In der **Retraktionsphase** kommt es zum Kontakt der Fibrinfäden mit dem Thrombozytenthrombus und unter Mitwirkung von Fibronectin zur Anheftung der Fibrinfäden an den GP-IIb/IIIa-Rezeptor (Abb. 14-6). Unter Beteiligung von Thrombin zieht sich der Fibrinthrombozytenthrombus auf ein kleines Volumen zusammen, was gleichzeitig als Verfestigung des Thrombus zu betrachten ist.

Zu den Eigenschaften der Blutgerinnungsfaktoren vgl. Tab. 14-5.

Physiologischerweise verfügt der Mensch über **Hemmstoffe** der Blutgerinnung, die teilweise auch als Proteaseninhibitoren bezeichnet werden. Ein $\alpha_1$-*Proteaseninhibitor* hemmt den Faktor XIa und das Antithrombin III, Thrombin sowie die Faktoren IXa und Xa. Die Wirkungen des Antithrombin III werden durch Heparin, das aus Endothelzellen liberiert wird, um das 500-700fache verstärkt. Damit hemmt *Heparin* nicht nur die Thrombinwirkungen, sondern über die Hemmung der Faktoren IXa und Xa auch die Prothrombinaktivierung. Aktiviertes Protein C (PC$_a$), das durch Protein S (PS) stabilisiert wird, zerstört die Faktoren Va und VIIIa. Die Synthesen der Faktoren XI (Rosenthal), IX (Christmas), VII (Prokonvertin) und II (Prothrombin) sowie von PC und PS sind Vitamin-K-abhängig.

## Hemmstoffe der Thrombozytenaggregation

Die Thrombozytenadhäsion wird über Plättchenrezeptoren an eine Reihe von Rezeptoren der Gefäße vermittelt, und zwar durch
- das subendothelial auftretende Kollagen (GP Ia),
- den von-Willebrand-Faktor (GP Ia und GP IIb/IIIa),
- das Fibrinogen (GP IIb/IIIa).

Stimuliert werden diese Bindungsvorgänge durch Thrombin, ADP und TXA$_2$, die Ca$^{2+}$-Ionen aus intrazellulären Speichern freisetzen sowie verschiedene intrazellulär gelegene Kinasen aktivieren und Arachidonsäure aus Phospholipiden der Membran für die Bildung von TXA$_2$ freisetzen. Thrombozytenaggregationshemmer *interferieren* mit Prozessen der Aggregation, der Freisetzung von Substanzen aus den Granula und mit der thrombozytenvermittelten Vasokonstriktion (Abb. 14-5 u. 14-7). Sie werden inzwischen in vier Klassen eingeteilt:

Tab. 14-5. Eigenschaften von Blutgerinnungsfaktoren

| Faktor | Synonym | Plasmaspiegel (µg/ml) | Halbwertszeit (Std.) | Funktion | Sollwert* |
|---|---|---|---|---|---|
| **Endogen** | | | | | |
| XII | Hagemann | 20–50 | 60–150 | aktiviert F. XI und PK | |
| XI | Rosenthal | 4–7 | 60 | aktiviert F. IX | 15–25 |
| HMWK | Kinin-Präkallikrein-System | 70–90 | 156 | beschleunigt F.-XII-Kontaktaktivierung | |
| PK | Präkallikrein (Fletcher) | 15–45 | 48–52 | aktiviert F. XII, Plasminogen, spaltet HMWK | |
| IX | Christmas | 3–4 | 18–24 | aktiviert F. X | 25–60 |
| VIII | Antihämophiliefaktor A | 0,05–0,2 | 5–8 | Cofaktor, beschleunigt F.-X-Aktivierung, gebunden an vWF | 25–80 |
| **Exogen** | | | | | |
| III | Gewebsthrombokinase | 0 | | GT bildet mit F. VIIa einen Komplex und aktiviert F. X | |
| VII | Prokonvertin | 1–2 | 4–6 | aktiviert F. X | 5–30 |
| IV | Calciumionen | | | für Interaktion mit Gerinnungsfaktoren und Phospholipiden | |
| **Thrombinbildung** | | | | | |
| X | Stuart-Power | 6–8 | 48–76 | aktiviert F. II | 10–40 |
| V | Proakzelerin | 5–10 | 12–36 | beschleunigt F.-II-Aktivierung | 20–40 |
| II | Prothrombin | 100–200 | 72–100 | bildet aus Fibrinogen Fibrin | 20–40 |
| IV | Calciumionen | | | s. o. | |
| **Fibrinbildungs- und Stabilisationsphase** | | | | | |
| I | Fibrinogen | 1 500–4 000 | 92–136 | Gerinnselbildung | |
| XIII | Fibrinstabilisator | 12–25 | 100–260 | stabilisiert Fibringerinnsel | 5–25 |
| IV | Calciumionen | | | erforderlich für Aktivierung von F. XIII und für enzymatische Fibrinstabilisation | |
| **Fibrinolysesystem** | | | | | |
| Pg | Plasminogen | 200 | 52 | Proenzym für Plasmin | |
| t-PA | Zellaktivator | 0,005 | 0,06 | Plasminogenaktivator | |
| u-PA | Gewebsaktivator | 0,002 | 0,08 | Plasminogenaktivator | |

* Sollwert: S. 389

- **Klasse I:** Acetylsalicylsäure und zahlreiche nichtsteroidale Antiphlogistika/Antirheumatika (NSAR), Sulfinpyrazon, die über die Blockade der Cyclooxygenase den ersten Schritt der Biosynthese von Prostaglandinen (PGG$_2$, PGH$_2$) und Thromboxan (TXA$_2$) aus Arachidonsäure hemmen.
- **Klasse II:** Dipyridamol, ein Phosphodiesterasehemmer, der den Abbau von cAMP über mehrere Mechanismen hemmt.
- **Klasse III:** Ticlopidin und Clopidogrel, die über die ADP-induzierte Thrombozytenaggregation wirksam werden und gleichzeitig die Fibrino-

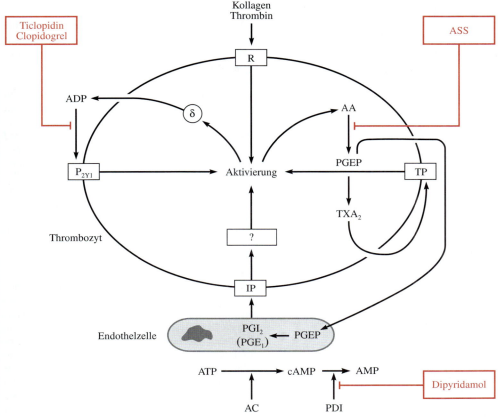

**Abb. 14-7.** Wirkungsmechanismus von Thrombozytenaggregationshemmern. Durch die Stimulation der Thrombozyten am Rezeptor (R) kommt es zur Freisetzung bzw. Aktivierung von Verstärkermechanismen (ADP, AA). AA = Arachidonsäure; AC = Adenylatcyclase; IP = Prostacyclinrezeptor; $P_{2Y1}$ = purinerger Rezeptor; PDI = Phosphodiesterase; $PGE_1$ = Prostaglandin $E_1$; PGEP = Prostaglandinperoxide; $PGI_2$ = Prostacyclin; TP = Thromboxanrezeptor; $TXA_2$ = Thromboxan; δ = elektronendichte Granula. ⊣ hemmende Wirkung

genanheftung am GP-IIb/IIIa-Rezeptor hemmen (?).
- **Klasse IV:** c7E3 Fab [abciximab], Lamifiban, Integrelin, Tirofiban: Anti-GP-IIb/IIIa-Antikörper und GP-IIb/IIIa-Rezeptorantagonisten, die die Thrombozytenaggregation und die Anheftung der Thrombozyten an die Gefäßwand hemmen (Abb. 14-5).

## Cyclooxygenasehemmer

Neben **Acetylsalicylsäure** (ASS) gehören als Cyclooxygenasehemmer **Sulfinpyrazon** und mehrere **nichtsteroidale Antirheumatika** (NSAR) in diese Gruppe.

Sulfinpyrazon wird nicht mehr als Thrombozytenaggregationshemmer eingesetzt und die NSAR kommen für diese Indikation nicht in Frage. ASS nimmt die dominierende Stellung unter den Aggregationshemmern ein. Nachfolgend werden nur die Eigenschaften von ASS besprochen.

▶ **Stoffeigenschaften**

Kap. 11, S. 293 ff.

▶ **Pharmakodynamik**

Acetylsalicylsäure (ASS; englisch: ASA) hemmt die Cyclooxygenase, die für die Biosynthese der Prostaglandine $G_2$ und $H_2$ ($PGG_2$ und $PGH_2$; sind Zwischenstufen der Endoperoxidsynthese) verantwortlich ist. Dadurch wird die Bildung von Thromboxan ($TXA_2$) in Thrombozyten herabgesetzt, womit ihre Fähigkeit zur Aggregation erheblich eingeschränkt wird.

ASS *hemmt* die Cyclooxygenase durch Übertragung seiner Acetylgruppe auf den Serinrest am terminalen Ende der Polypeptidkette des enzymatischen Zentrums irreversibel (Abb. 14-8).

Damit sind die jeweils betroffenen Thrombozyten, da sie als kernlose Zellen keine neue Cyclooxygenase bilden können, *irreversibel geschädigt* und nicht mehr zur Aggregation fähig. Sie werden innerhalb von 10–12 Tagen durch neue Zellen ersetzt. In Endothelzellen wird durch die Cyclooxygenase Prostacyclin ($PGI_2$), ein Hemmstoff der Thrombozytenaggregation, gebildet. In ihnen wird die Cyclooxygenase zwar auch, aber schwächer gehemmt; zudem können die kernhaltigen Endothelzellen Cyclooxygenase *neu synthetisieren*, so daß dieser Effekt reversibel ist. Andere NSAR *hemmen* die Cyclooxygenase *nicht selektiv*, so daß von den NSAR u. a. auch die Endothelzellen betroffen sind.

● **Unerwünschte Wirkungen:** ASS verursacht in analgetisch wirkenden Dosen (3 × 500–1000 mg tägl.) bei 5% aller Patienten **Irritationen** im *Magen-Darm-Trakt*. Okkultes Blut tritt bei 5–10% aller über längere Zeit > 1 g ASS einnehmenden Patienten im Stuhl auf. Es werden Blutmengen von 2–6 ml tägl. bei 40–70% angegeben, die bei der Einnahme von 300 mg ASS tägl. deutlich reduziert sind (0,4 ml Blut). Da ASS die *Schleimhaut des Magens* **schädigt**, sind Ulkuspatienten nur unter strengster Indikationsstellung einer ASS-Prophylaxe zuzuführen. Über weitere unerwünschte Wirkungen s. Kap. 11, S. 296f.

▶ **Pharmakokinetik**

ASS wird innerhalb von wenigen Minuten zu Salicylsäure *deacetyliert*, die auch noch analgetisch, aber nicht mehr aggregationshemmend wirkt. Über die Elimination von ASS s. Kap. 11, S. 297ff.

◆ **Therapeutische Verwendung**

● **Indikationen, Kontraindikationen:** ASS wird bei **thromboembolischen Erkrankungen** im arteriellen Bereich *prophylaktisch* und *kurativ* eingesetzt, insbesondere bei instabiler Angina pectoris, des weiteren zur *Sekundärprophylaxe* nach einem Myokardinfarkt bzw. nach einem apoplektischen Insult. In diesem Gefäßbereich reagieren die Thrombozyten auf Veränderungen im Gefäßinneren (Endothelschäden, atheromatöse Plaques etc.), aber auch auf künstlichen Oberflächen wie Gefäßprothesen, künstlichen Herzklappen etc. Demgegenüber sprechen thromboembolische Vorgänge im *venösen Gefäßbereich* weniger gut auf ASS an, weil diese Veränderungen mehr durch Strömungsverlangsamung und Hyperkoagulabilität ausgelöst werden.

Blutungen und Blutungsgefahr stellen Kontraindikationen für eine ASS-Anwendung dar.

● **Dosierung:** Nur ausnahmsweise – und wenn, dann für 1–2 Tage – werden für die Hemmung der Thrombozytenaggregation *analgetisch* wirkende Dosen von 1–1,5 g tägl. verordnet. Die in Deutschland übliche Tagesdosis liegt bei 300–325 mg ASS p.o. Mit dieser Dosierung sind Studien über 5 Jahre durchgeführt worden, nach denen es zu einer Abnahme der *Myokardinfarkthäufigkeit* um bis zu 87% kam. Nach einer Metaanalyse bewirkt die Langzeiteinnahme von ASS eine Abnahme der Sekundärinfarkte um 32%, der nicht tödlich endenden apoplektischen Insulte um 27% und der Gefäßmortalität um 15%.

Die Behandlung mit ASS über 10000 Patientenjahre verhinderte 118 Gefäßereignisse auf Kosten von 10 tödlich endenden Blutungen. Auch die Behandlung mit Tagesdosen von 75 mg ASS p.o. über 4 Jahre (3 × 25 mg tägl.) reduzierte die Myokardinfarkthäufigkeit um 34%. Jedoch bleibt derzeitig eine Standarddosis von 200–300 mg ASS je nach

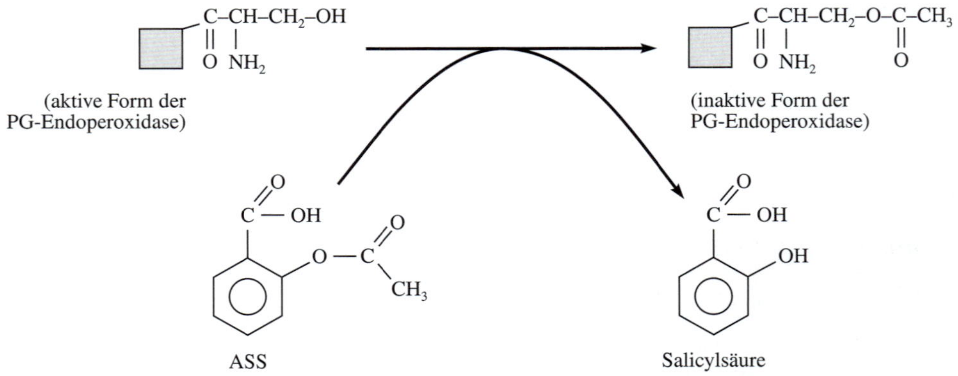

**Abb. 14-8.** Hemmung der Prostaglandinsynthese durch Acetylsalicylsäure (ASS). PG = Prostaglandin.

Präparat bestehen. Die Dauerbehandlung innerhalb einer mehrjährigen Therapie wird heute auch mit 75 mg ASS p. o. durchgeführt, insbesondere weil dann die unerwünschten Wirkungen deutlich in den Hintergrund treten.

- **Interaktionen:** Die Kombination von ASS mit **Heparin** oder **Cumarinantikoagulanzien** *verstärkt* die Blutungsgefahr, weshalb derartige Kombinationen nur bei Einhalten engmaschiger Kontrollen erlaubt sind. Auch die Kombination von ASS mit NSAR kann zu Blutungen führen!

- **Handelsnamen:** Aspirin® protect, Micristin® u. a.

## Phosphodiesterasehemmer
▶ **Stoffeigenschaften**

**Dipyridamol** ist seit mehr als 40 Jahren bekannt und wurde in den 60iger Jahren zur Behandlung der koronaren Herzkrankheit empfohlen. Es stellt eine symmetrisch substituierte Pyramidopyrimidinverbindung dar. Insbesondere das »steal phenomenon« war der Grund, es für das Behandlungskonzept der Angina-pectoris-Symptomatik nicht mehr einzusetzen.

▶ **Pharmakodynamik**

*Dipyridamol* **hemmt** die Adenosinaufnahme in die Thrombozyten und deren Phosphodiesterase mit einem konsekutiven Anstieg von cAMP. Des weiteren **blockiert** es die $TXA_2$-Bildung, das selbst die Thrombozytenaggregation aktiviert. Obwohl *in vitro* der thrombozytenaggregationshemmende Effekt nachzuweisen ist, konnte in zahlreichen klinischen Studien nicht einmal ein additiver Effekt bei der Kombination mit Acetylsalicylsäure nachgewiesen werden. Die mehrfach erprobte ASS-Dipyridamol-Kombination war wirksam, der entscheidende Anteil an der Wirkung kam zumeist von der ASS.

▶ **Pharmakokinetik**

*Dipyridamol* unterliegt einem »first-pass«-Effekt, es wird in der Leber teilweise *glucuronidiert*, aber nach einem enterohepatischen Kreislauf teilweise **erneut resorbiert**. Die Eliminationshalbwertszeit liegt zwischen 80 und 150 Min. Seine Metabolite werden größtenteils mit dem Kot ausgeschieden.

◆ **Therapeutische Verwendung**

Nachdem *Dipyridamol* bei der koronaren Herzkrankheit in Kombination mit ASS keine signifikanten Effekte zeigte, wurden zahlreiche Studien mit der gleichen Kombination bei der peripheren arteriellen Verschlußkrankheit, bei thromboembolischen Erkrankungen, bei der transitorischen ischämischen Attacke (TIA) sowie nach Koronarbypassoperationen durchgeführt. Sie alle verliefen negativ oder ergaben marginale Ergebnisse, die diese Kombination nur zur Apoplexieprophylaxe rechtfertigen.

- **Indikationen:** Einsatz bei Patienten mit mechanischen Herzklappen zur *Thromboseprophylaxe* in Kombination mit ASS und/oder Ticlopidin. Die monotherapeutische Anwendung von Dipyridamol zur *Apoplexieprophylaxe* ist abzulehnen.

- **Handelsname und Dosierung:** Persantin®; Tagesdosis 225 mg (3malige Gabe).

## Hemmstoffe der ADP-abhängigen Aktivierungsmechanismen
▶ **Stoffeigenschaften**

Die beiden Thienopyridine **Ticlopidin** und **Clopidogrel** (Abb. 14-9) hemmen selektiv die ADP-abhängigen Aktivierungsmechanismen der Thrombozyten.

▶ **Pharmakodynamik**

*Ticlopidin* und *Clopidogrel* bewirken eine irreversible Veränderung eines $P_{2T}$-Rezeptors, der mit dem purinergen $P_{2Y1}$-Rezeptor identisch ist (Abb. 14-7). Der **maximale Effekt** setzt nach mehreren Tagen ein und hält nach Absetzen der Therapie noch etwa eine Woche an. Die **Wirkung** ist an der Verlängerung der Blutungszeit zu erkennen. Ticlopidin wird im Gegensatz zu Clopidogrel erst zu seiner wirksamen Substanz aktiviert. Beide **hemmen** auch die Wirkung von Adrenalin, Kollagen, Thrombin und Arachidonsäure, für die eine ADP-Freisetzung aus den Plättchen für die Thrombozytenaktivierung erforderlich ist. Der ADP-induzierte $Ca^{2+}$-Einstrom in die Thrombozyten und ihr Formwandel (»shape change«) werden nicht beeinflußt. Dosiserhöhungen führen nicht zur Steigerung des Effektes.

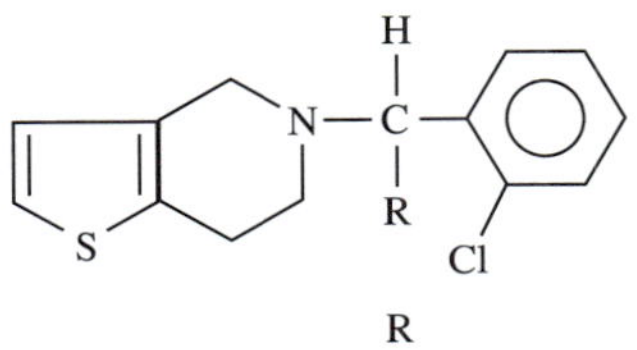

| | R |
|---|---|
| Ticlopidin | – H |
| Clopidogrel | – C(=O) – $OCH_3$ |

**Abb. 14-9.** Strukturformeln von Ticlopidin und Clopidogrel

- **Unerwünschte Wirkungen:** Unter Ticlopidin treten schwere **Neutropenien** und **Agranulozytosen** (bei 2,4 % aller Behandlungen) auf. Die Leberclearance für Antipyrin wird **gehemmt**, ebenso der Abbau von Theophyllin und Phenytoin. Im Gegensatz zu Ticlopidin scheint Clopidogrel keine die Neutrophilen schädigenden Wirkungen zu besitzen, wohingegen Durchfall, Hautausschläge und Juckreiz etwas häufiger beobachtet wurden.

▶ **Pharmakokinetik**

Ticlopidin fungiert als Prodrug, nicht aber Clopidogrel. Ersteres wird mit einer **Halbwertszeit** von 7–8 Std. eliminiert, letzteres wird zu einer *unwirksamen* Verbindung SR 26334 abgebaut, die mit einer Halbwertszeit von 8 Std. ausgeschieden wird. Bei längerer Anwendung kommt es zur Kumulation.

◆ **Therapeutische Verwendung**

- **Indikationen:** Thromboseprophylaxe bei TIA-Patienten (Apoplexieprophylaxe, wenn Behandlung mit ASS nicht möglich ist) und bei Hämodialysen mit Shuntkomplikationen. Clopidogrel wurde in einer großen internationalen Studie (CAPRIE-Studie) mit Acetylsalicylsäure bezüglich der mortalitätssenkenden Eigenschaften bei Patienten mit arteriosklerotischen Komplikationen (Myokardinfarkt, Apoplex, vaskulärer Tod, pAVK) verglichen, wobei sich ein geringer Vorteil von Clopidogrel gegenüber ASS ergab.

- **Handelsname und Dosierung:**
Ticlopidin: Tiklyd®; 2 × 250 mg tägl.
Clopidogrel: Plavix®; 75 mg p.o. tägl.

### Glykoproteinrezeptorantagonisten

Die Thrombozytenaggregation wird durch die Bindung von Fibrinogen und den von-Willebrand-Faktor an den Glykoprotein-(GP-)IIb/IIIa-Rezeptor vermittelt, wodurch die Plättchenaggregation erleichtert wird (Abb. 14-5). Hemmstoffe an diesem Rezeptor *verhindern* die Bindung dieser Proteine, so daß die Thrombozytenaggregation unabhängig vom auslösenden Agens gehemmt wird.

Die Glykoproteinrezeptorantagonisten sind in fünf Gruppen einzuteilen:

▷ **Monoklonale Antikörperfragmente:** *abciximab*, ein monoklonaler Antikörper (chimärer Antikörper 7E3) gegen den GP-IIb/IIIa-Rezeptor.
▷ **Disintegrine:** Peptide aus Schlangen und Blutegeln wie *Trigramin* aus der Viper Trimeresurus gramineus. Wegen ihrer hohen Antigenität werden sie als Basis für Neuentwicklungen genutzt.
▷ **Zyklische Peptide:** *Integrelin* befindet sich derzeitig in klinischer Erprobung.
▷ **Nichtpeptidische Hemmstoffe:** *Lamifiban* und *Tirofiban*, letzteres ist seit kurzem im Handel. Das Tyrosinderivat Tirofiban **hemmt** spezifisch die Bindung von Fibrinogen an den Glykoproteinrezeptor der Thrombozyten. Es wird i.v. zur Hemmung der Plättchenaggregation mit nachfolgender Thrombusbildung injiziert. In Kombination mit Heparin und ASS **verstärkt** Tirofiban den mortalitätssenkenden Effekt von Heparin plus ASS bei Patienten mit instabiler Angina pectoris oder intramuralen Myokardinfarkten nach angioplastischen Eingriffen. Tirofiban wird initial in Dosen von 0,6 µg/kg über 30 Min., anschließend werden 0,1–0,15 µg/kg/Min. über 12–24 Std. infundiert.
▷ **Oral wirkende Stoffe:** *Xemlofiban* (Prodrug) wird in vivo erst zu dem eigentlich wirkenden Stoff (SC-54701A) umgebaut.

▶ **Pharmakodynamik**

Über die Hemmung des GP-IIb/IIIa-Rezeptors kommt es zur verzögerten Blutgerinnung. Daher sind als *schwerwiegende unerwünschte Wirkung* auch **Blutungen** bekannt. Dieses Risiko kann nur durch möglichst niedrige Dosierung und die frühzeitige Entfernung des Katheters verringert werden. Die Entwicklung von resorbierbaren Verbindungen dürfte Langzeitstudien ermöglichen.

◆ **Therapeutische Verwendung**

- **Indikationen:** Primärprävention kardiovaskulärer Erkrankungen, Verhütung koronarer Ereignisse bei Hochrisikopatienten, instabile Angina pectoris, perkutane transluminale koronare Angioplastie (PTCA).

- **Handelsnamen:**
abciximab: RheoPro®
Tirofiban: Aggrastat®

## Antikoagulanzien

### Heparine

> Das Mucopolysaccharid *Heparin*, ein geradkettiges saures Glykosaminoglykan (Abb. 14-10), verfügt über eine Molekülmasse von 6–30 kDa und ist in zahlreichen Geweben, besonders in der Leber, Lunge und im Peritoneum, nachzuweisen.

Heparin wurde 1916 von dem Medizinstudenten McLean entdeckt und 1918 als Antikoagulans von Howell und Holt beschrieben und nach zahlreichen Bemühungen 1939 in die Therapie eingeführt. In-

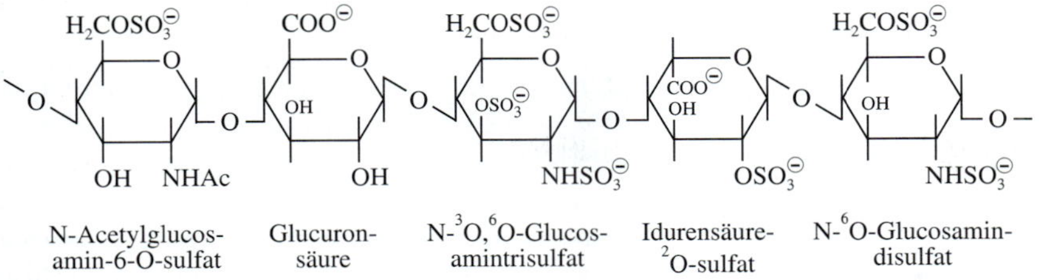

Mittel zur Thromboseprophylaxe   379

| N-Acetylglucos-amin-6-O-sulfat | Glucuronsäure | N-³O,⁶O-Glucosamintrisulfat | Idurensäure-²O-sulfat | N-⁶O-Glucosamindisulfat |

**Abb. 14-10.** Pentasaccharidsequenz von Heparin. Funktionelle Gruppen im Heparin sind Sulfatreste, die als Sulfamidgruppen oder als Schwefelsäureester vorliegen. Sulfatierungsgrad: 2–2,5, wodurch die Moleküle stark negativ geladen sind. Der Pentasaccharidgehalt ist entscheidend für die Bindung an Proteine oder Zellen und er steigt mit dem Gehalt an Pentasaccharideinheiten.

zwischen werden Heparine nach ihrer Molekülgröße in unfraktionierte (UFH) und niedermolekulare Heparine (»**l**ow **m**olecular **w**eight **h**eparin«, LMWH) eingeteilt. Wegen der bestehenden Unterschiede (Tab. 14-6) sollen sie auch getrennt besprochen werden.

> UFH wird in Einheiten dosiert, wobei 1 mg Heparin 130–160 I.E. entspricht. Die Standardisierung erfolgt nach der USP 20 (United States Pharmacopeia 20).

## Unfraktioniertes Heparin (UFH)

### ▶ Stoffeigenschaften

Die negativ geladenen sulfatierten Glucosaminoglykane verfügen über Disaccharideinheiten mit unterschiedlicher Kettenlänge, bestehend aus je einem Aminozucker D-Glucosamin und einer Uronsäure D-Glucuronsäure bzw. L-Iduronsäure (Abb. 14-10). Durch die kovalent gebundenen Sulfat- und Carboxylgruppen ist Heparin *stark sauer*. Unfraktioniertes Heparin besteht aus höhermolekularen Anteilen, die Molekülmassen zwischen 6 und 30 kDa haben. Fraktionierte Heparine (LMWH) sind gegenüber natürlich vorkommendem Heparin sehr viel kleiner (Tab. 14-6) und in ihrer antikoagulatorischen Wirkung um das 5–9fache gesteigert.

### ▶ Pharmakodynamik

Die gerinnungshemmende Wirkung von Heparin ist an das Pentasaccharid gebunden, das sich mit hoher Affinität an Lysinresten des Antithrombins III (AT III) bindet. UFH bildet mit AT III und Thrombin ternäre Komplexe, wobei die **Wirkung** von AT III um einen Faktor gleich 1000 *verstärkt* wird und damit auch stark gerinnungshemmend wirkt.

> Während für die **Antithrombinwirkung** (Antifaktor II) Heparinmoleküle mit > 18 Monosaccharidketten, für die **Antifaktor-Xa-Wirkung** aber Heparinmoleküle < 18 Monosaccharidketten bzw. Heparinbruchstücke erforderlich sind, verfügt UFH über eine etwa 4mal stärkere Antithrombin- als Antifaktor-Xa-Wirkung (Abb. 14-11).

**Tab. 14-6.** Vergleich von unfraktioniertem (UFH) und fraktioniertem Heparin (LMWH)

| | UFH | LMWH |
|---|---|---|
| Molekulargewichtsbereich (Dalton) | 6000–30000 | 1000–10000 |
| Mittleres Molekulargewicht (Dalton) | 12000–15000 | 3900–6000 |
| Verhältnis Anti-Xa- : Anti-IIa-Aktivität | 1 : 1 | 2 : 1 bis 4 : 1 |
| Fähigkeit zur Inaktivierung von thrombozytengebundenem Faktor Xa | nein | ja |
| Hemmung der Thrombozytenfunktion | ++++ | ++ |
| Steigerung der Gefäßpermeabilität | ja | nein |
| Proteinbindung | ++++ | + |
| Bindung an Endothelzellen | +++ | – |
| Eliminationshalbwertszeit (Std.) | 1–2 | 2–10 |

+ bis ++++ = schwach bis sehr stark wirksam
– = ohne Effekt

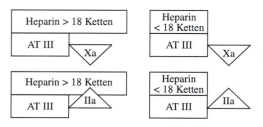

**Abb. 14-11.** Heparinbindung (LMWH und UFH) von Thrombin und Faktor Xa. AT III = Antithrombin III; LMWH = niedermolekulares Heparin; UFH = unfraktioniertes Heparin.

Nach Ablauf der Reaktion wird Heparin wiederum freigesetzt, während der inaktive AT-III-Komplex über das RES *eliminiert* wird.

UFH bindet aufgrund seiner polykationischen, sauren Eigenschaften an zahlreichen Membranen, wodurch unerwünschte Wirkungen zustande kommen.

▷ UFH **aktiviert** die Synthese von Heparansulfat (antikoagulatorisch unwirksam) und von »tissue factor pathway inhibitor« (TFPI), der die Aktivität des exogenen Prothrombinaktivierungsweges durch Bindung an die Faktoren Xa und VII der Gewebethrombokinase *hemmt*. Nach Heparingaben ist auch die Freisetzung von t-PA aus dem Endothel erhöht.

▷ Des weiteren **hemmt** UFH die Proliferation von glatten Muskelzellen, befördert die Aggregation von Thrombozyten und liberiert aus der Gefäßwand die Lipoproteinlipase mit der Folge eines erhöhten Anstiegs von unveresterten Fettsäuren (sog. Klärwirkung, indem getrübtes, fettreiches Plasma »klar« wird; klinisch ohne Bedeutung, in vitro nicht nachweisbar).

▶ **Pharmakokinetik**

Wegen seiner sehr geringen Aufnahme nach oraler Gabe, wird Heparin *intravenös* oder *subkutan* injiziert. Die *intramuskuläre* Injektion ist wegen der **Blutungsgefahr** aus großen Stichkanälen kontraindiziert.

Nach der s. c. Injektion werden 30% resorbiert. Heparin wird nach der Injektion in einer ersten Phase schnell (Halbwertszeit von 5–10 Min.) und anschließend verzögert (Halbwertszeit 60–90 Min.) *eliminiert*. Dabei wird Heparin tubulär sezerniert und glomerulär filtriert.

Heparinabbauende Enzyme (Heparinasen, Heparinsulfamidase) kommen in der Leber und im Plasma vor, jedoch ist ihr Mechanismus weitgehend ungeklärt, obwohl Heparin teilweise desulfatiert ausgeschieden wird.

Eingeschränkte Leber- und Nierenfunktion führt zur verzögerten Elimination von Heparin (Dosisanpassung!).

Bei *kutaner* Applikation von Heparin (»Heparinsalben«) werden so verschwindend geringe Mengen aufgenommen, daß Heparin im Blut nicht nachzuweisen ist und damit ein therapeutischer Effekt trotz zahlreicher wohllautender Berichte auch fraglich ist. Wegen seiner **fehlenden** Plazentagängigkeit kann UFH auch während der Schwangerschaft angewendet werden.

● **Unerwünschte Wirkungen:** Blutungen kommen durch *Überdosierung* bei durchschnittlich 4–6% der behandelten Patienten vor und sind in schwerwiegenden Fällen mit Protamin (S. 393) zu behandeln. In den vergangenen Jahren sind zwei Typen einer **Thrombozytopenie** beobachtet worden: **Typ I und II**.

▷ Typ I tritt bei etwa 5% der Behandelten auf und ist reversibel. Allerdings kann die Thrombozytenzahl bis auf 150000/m³ abstürzen. Die flüchtigen Plättchenaggregate sind klinisch zumeist ohne Konsequenzen.

▷ Beim zweiten Typ handelt es sich bei 0,5% der Patienten um **lebensbedrohliche** Zustände, weil Thrombozytenzahlen < 5000/mm³ auftreten können (»*white clot syndrome*«). Dabei kann es zur letal endenden Lumenverlegung durch Thrombozytenagglomerate kommen. Diese als HIT II (heparininduzierte Thrombozytopenie Typ II) bezeichnete unerwünschte Arzneimittelwirkung wird durch eine Immunreaktion (IgG-Antikörper und Plättchenfaktor 4 bilden mit Heparin Komplexe) ausgelöst. Beim Auftreten von HIT-II-Reaktionen muß die Heparintherapie durch Hirudin oder Cumarinantikoagulanzien ersetzt werden.

Bei **längerer Behandlung** mit UFH können *Osteoporose* und *Spontanfrakturen* auftreten, ebenso *Haarausfall* (< 1 ‰), *allergische Erscheinungen* (Urtikaria, Rhinitis, Tränenfluß, erhöhte Körpertemperatur, Bronchospasmus und Blutdruckabfall).

◆ **Therapeutische Verwendung**

● **Indikationen:** Behandlung der tiefen Beinvenenthrombose und Lungenembolie, arterieller Embolien und des akuten Myokardinfarktes (zusammen mit Fibrinolytika, S. 386f.), Prophylaxe postoperativer venöser Thrombosen, Behandlung der »Verbrauchskoagulopathie«, Anwendung bei extrakorporaler Zirkulation.

● **Handelsnamen und Dosierung:**

Heparin-Natrium: Heparin-Natrium Braun, Liquemin® N, Thrombophob®-5000, -100 000, Vetren® 200, Depot-Thrombophob®-N

Heparin-Calcium: Calciparin® / -0,3, Calcium-Heparin-Nattermann® 0,2/0,3/0,5/0,8.

I.v. werden unterschiedlich hohe Tagesdosen infundiert, sie reichen von 150–200 I.E./kg (Verbrauchskoagulopathie), 250–300 I.E./kg (Thromboseprophylaxe) bis zu 1000 I.E./kg (schwere Lungenembolie).

Zur Thromboseprophylaxe werden bei **internistischen** Indikationen 3 × tägl. 5000–7500 I.E. s.c. und bei **chirurgischen** Indikationen je 5000 I.E. s.c. 10 und 2 Std. vor der Operation und dann ab 6–8 Std. nach der Operation in 6–8stündigem Abstand je 5000 I.E. s.c. über 8–10 Tage bis zur vollständigen Mobilisierung oder bis zur ausreichenden Wirkung von Cumarinantikoagulanzien verabreicht.

## Niedermolekulare Heparine (LMWH)

Niedermolekulare Heparine (LMWH) werden durch Depolymerisation von unfraktioniertem Heparin *chemisch* oder *enzymatisch* hergestellt. Da die LMWH von verschiedenen pharmazeutischen Firmen mit unterschiedlichen Verfahren produziert werden, sind die LMWH in nur begrenztem Maße als eine einheitliche Stoffklasse anzusehen. LMWH können untereinander nach den Tagesdosen und ihrer Pharmakokinetik *nicht beliebig ausgetauscht* werden. Die Vorteile der LMWH gegenüber den UFH bestehen in einer besseren antikoagulatorischen Wirkung, verminderten Blutungskomplikationen, höherer Bioverfügbarkeit bei subkutaner Injektion, voraussagbaren Dosis-Wirkungs-Beziehungen und in einer längeren Wirkungsdauer (Tab. 14-6).

▶ **Stoffeigenschaften**

Niedermolekulare Heparine verfügen ebenso wie unfraktioniertes Heparin über Monosaccharidketten. Ihre mittlere Molekülmasse liegt aber bei 3,9–6,0 kDa. Wie aus den in Tab. 14-7 zusammengefaßten Daten hervorgeht, sind derzeitig in Deutschland 6 LMWH auf dem Markt: Certoparin, Dalteparin, Enoxaparin, Nadroparin, Reviparin, Tinzaparin.

▶ **Pharmakodynamik**

Die LMWH unterscheiden sich vom UFH neben ihren Molekülgrößen vor allem in den *gerinnungshemmenden* und *pharmakokinetischen* Eigenschaften, im *UAW-Profil* und in den Möglichkeiten der *Therapiekontrolle* (Abb. 14-11, Tab. 14-6). Ein entscheidender Unterschied zum UFH besteht in der bevorzugten Antifaktor-Xa-Aktivität der LMWH, die auch durch die unterschiedliche Molekülgröße bestimmt wird (Abb. 14-11).

LMWH *aktivieren* bevorzugt die Bindung von AT III an den Faktor Xa. Sowohl die UFH als auch die LMWH können Faktor Xa *inaktivieren*. Für die Inaktivierung von Thrombin (Faktor IIa) werden lange Heparinketten (> 18 Saccharideinheiten) für die Bindung an Faktor IIa und Xa benötigt, die wiederum in den LMWH selten vorkommen, weshalb die Bindungsunterschiede sich auch signifikant darstellen. Das Verhältnis Anti-Xa/-IIa reicht von 2,0 bis 5,0, so daß unterschiedliche erwünschte und unerwünschte Wirkungen zu erwarten sind. LMWH verlängern die aktivierte partielle Thromboplastinzeit (aPTT) nicht, wodurch eine Laborkontrolle (Monitoring) des Effektes unmöglich ist. Mit dem veränderten Verhältnis Anti-Xa/-IIa wird die Sicherheit der Anwendung erhöht, wenn die Heparinprophylaxe (≥ 5 Tage) bei abdominalchirurgischen Eingriffen als Beurteilungskriterium herangezogen wird: Größere Blutungen traten innerhalb von 4 Wochen bei 141 (UFH) bzw. 93 (LMWH) von 3 908 Patienten auf, die Anzahl von Hämatomen wurde von 2,7 (UFH) auf 1,4 % (LMWH) reduziert.

▷ LMWH beeinflussen die Thrombozytenfunktion weniger als die UFH, woraus sich ein günstigeres Nutzen-Risiko-Verhältnis als bei den UFH ergibt.

▷ Blutungen treten unter LMWH seltener als unter UFH auf. Bei ernsthaften Blutungen kann 1 mg Protamin 100 Anti-Xa-Einheiten LMWH neutralisieren.

▷ Die heparininduzierte Thrombozytopenie Typ II tritt unter LMWH seltener als unter UFH auf.

▶ **Pharmakokinetik**

Die LMWH verfügen mit Ausnahme von Certoparin über nur wenig längere Eliminationshalbwertszeiten als UFH (Tab. 14-7). Dennoch reicht die 1- bis 2malige Gabe pro Tag.

◆ **Therapeutische Verwendung**

Aufgrund der Einführung der LMW-Heparine in die Therapie vor wenigen Jahren sind zahlreiche Indikationen vergleichend mit anderen Antikoagulanzien noch in Bearbeitung. Bereits jetzt scheint festzustehen, daß die LMWH eine gleich gute oder bessere Nutzen-Risiko-Relation als die UFH haben. LMWH sind einfacher anzuwenden als UFH, ein therapeutisches Monitoring ist nicht erforderlich, weil die Faktor-X-Aktivität mit dem Körpergewicht korreliert.

● **Indikationen:** Prophylaxe für venöse thromboembolische Erkrankungen, venöse Thrombosen, Lungenembolien, während der extrakorporalen Zir-

Tab. 14-7. Eigenschaften von LMW-Heparinen

| LMW-Heparin | Mittlere Molekülmasse (kDa) | Anti-Xa- : Anti-IIa- Aktivität | Eliminationshalbwertszeit (Std.) | Antithrombotische Wirkungsdauer (Std.) |
|---|---|---|---|---|
| Certoparin | 6,0 | 2,0 | 3,5 | 24 |
| Dalteparin | 5,0 | 2,0 | 2,1 | 24 |
| Enoxaparin | 4,5 | 2,7 | 2,3–3,0 | 24 |
| Nadroparin | 4,5 | 3,2 | 2,2–2,8 | 12 |
| Reviparin | 3,9 | 5,0 | 3,0 | 24 |
| Tinzaparin | 4,5 | 1,9 | 1,9 | 24 |

kulation und der Hämodialysebehandlung. Weitere Indikationen werden in Studien bearbeitet.

- **Handelsnamen und Dosierung:**
Certoparin: Mono-Embolex® NM, Mono-Embolex® multi, Mono-Embolex® PEN
Dalteparin: Fragmin®/ -D, Fragmin P®/ -Forte
Enoxaparin: Clexane®
Nadroparin: Fraxiparin®
Reviparin: Clivarin®
Tinzaparin: innohep® 20000 Anti-Xa I.E./ml, innohep® / -multi

Es können körpergewichtsbezogene Dosen verabreicht werden.

## Hirudin (Lepirudin)

▶ **Vorkommen und Stoffeigenschaften**

Hirudin ist im Speichelsekret des medizinischen Blutegels (Hirudo medicinalis) enthalten. Obwohl schon über 100 Jahre bekannt, wurde seine chemische Struktur erst in den vergangenen Jahren aufgedeckt. Hirudin besteht als einkettiges Polypeptid aus 65 Aminosäuren, die über drei Disulfidbrücken stabilisiert werden. Seine Molekülmasse liegt bei 7,0 kDa. An der Aminosäure 63 (Tyrosin) sitzt eine Sulfatgruppe. Inzwischen wird Hirudin gentechnisch hergestellt (rekombinantes oder r-Hirudin: *Lepirudin*).

▶ **Pharmakodynamik**

*Hirudin* ist der bisher stärkste selektive Hemmstoff des Thrombins, mit dem es im Verhältnis 1:1 bindet (vergleichbar mit Säure und Base wird die Wirkung von Thrombin neutralisiert; Abb. 14-6). Der $K_i$-Wert des Enzym-Hemmstoff-Komplexes liegt bei < 1 pmol/l!

Die **Wirkung** von Hirudin ist spezifisch, zumal andere Proteasen – wie Faktor Xa, Plasmin, Kallikrein, Trypsin, Chymotrypsin oder Enzyme des Komplementsystems – selbst in 1000–10000fach höheren Konzentrationen nicht gehemmt werden. Hochgereinigtes Hirudin enthält 10000–15000 Antithrombineinheiten pro mg Protein. Die Wirkung ist unabhängig vom Gehalt an Antithrombin III (vgl. Heparin). Hirudin **hemmt** ebenfalls an Fibrin gebundenes Thrombin sowie die thrombininduzierte, nicht aber die durch ADP- oder Kollagen-induzierte Aktivierung der Thrombozyten. Bei **Überdosierung** werden Blutungskomplikationen beobachtet.

▶ **Pharmakokinetik**

*Lepirudin* wird als Polypeptid nach **oraler** Gabe nicht, aber nach der **subkutanen** Injektion resorbiert. Maximale Plasmaspiegel treten 1–2 Std. nach der Injektion auf; 5–6 Std. nach der Verabreichung ist Lepirudin im Blut nicht mehr nachzuweisen. Es wird unverändert über die Nieren ausgeschieden; 2 Tage nach der Gabe finden sich 50% der Dosis unverändert im Urin. **Intravenös injiziertes** Lepirudin wird rasch verteilt und mit einer Halbwertszeit von 0,8–1,3 Std. eliminiert. Bei Funktionseinschränkungen der Nieren ist seine Elimination deutlich verzögert.

◆ **Therapeutische Verwendung**

Blutegel wurden bereits im vergangenen Jahrhundert genutzt. Sie werden bei Beinvenenthrombosen an der Haut angesetzt, damit sie Blut saugen und zur vorübergehenden Ungerinnbarkeit in thrombotischen Bereichen beitragen. Eine wiederholte Verwendung von Blutegeln wird auch aus hygienischen Gründen abgelehnt.

- **Indikationen:** Zur Senkung der Reokklusionsrate von Koronargefäßen nach einer Thrombolyse mit t-PA (Abschn. »Gewebeplasminogenaktivator«, S. 388f.) liegen kontrollierte Studien vor, die eine dem Heparin überlegene Wirkung zeigen. Auch bei instabiler Angina pectoris kommt es zu angiographisch nachweisbaren Besserungen unter einer

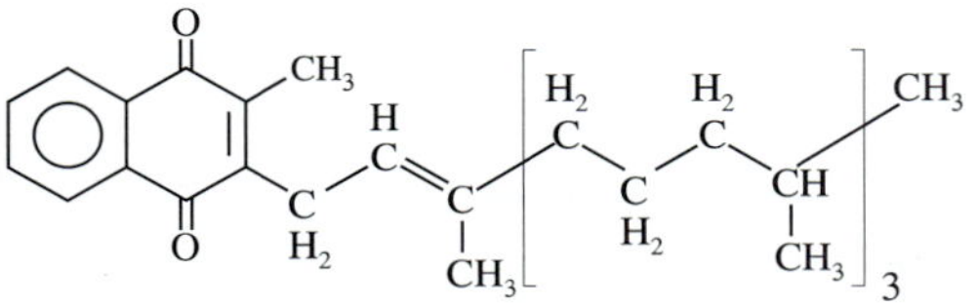

Mittel zur Thromboseprophylaxe 383

**Abb. 14-12.** Strukturverwandtschaft von Phytomenadion (Vitamin $K_1$) und Phenprocoumon

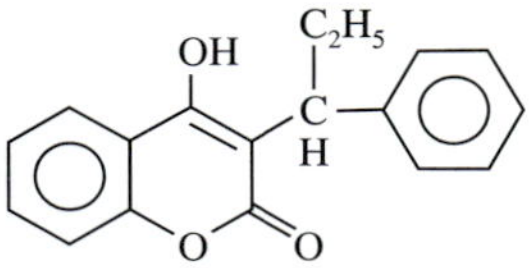

mehrtägigen Hirudininfusion. Weitere Indikationen sind tiefe Beinvenenthrombosen, die postoperative Thromboseprophylaxe, Antikoagulation bei Hämodialyse oder extrakorporaler Zirkulation sowie die heparininduzierte Thrombozytopenie Typ II.

- **Handelsnamen und Dosierung:** Refludan® (Lyophilisat mit 50 mg Lepirudin). Lepirudin wird als Infusion (0,1–0,15 mg/kg/Std.) *intravenös* verabreicht oder in Dosen von 10–20 mg 2 × tägl. *subkutan* injiziert. Die aPPT (aktivierte partielle Thromboplastinzeit) sollte von 32–35 Sek. auf 55 bis maximal 85 Sek. verlängert werden.

## Cumarinantikoagulanzien

Die Entdeckung der **antikoagulatorischen Wirkung** von *Cumarinen* geht auf Beobachtungen an Rindern zurück, denen faulender Süßklee (Melilotus alba) verfüttert wurde und die anschließend an **schweren Blutungen** (zunächst als »black leg« später als »sweet clover disease« bezeichnet) verstarben, wobei sich die auf den Süßklee bezogenen Gerinnungsstörungen innerhalb von 15 Tagen ausbildeten. Es kam zu Blutungen in die Muskulatur, entlang der Faszien an den Extremitäten und unterhalb des Fells. Die Blutungen waren an durch körperliche Belastungen beanspruchten Stellen zu beobachten. Verletzungsbedingte Blutungen führten zum Verenden der Tiere. Erhielten die Tiere Blut von gesunden Rindern transfundiert, wurden sie vor dem Tode gerettet. Im Jahre 1939 eingeleitete Forschungsarbeiten führten 1940 zur Isolierung und Strukturaufklärung von Dicoumarol aus den Melilotusarten. Die Substanz war aber bereits 1903 als α-Methylenbisbenzoetetronsäure chemisch hergestellt worden. Die Prothrombinspiegel senkende Eigenschaft von Dicoumarol wurde 1942 entdeckt. Sie konnte nur quantifiziert werden, weil 1937 der Quick-Test eingeführt worden war. Systematische Strukturabwandlungen am Molekül führten zu den **4-Hydroxycumarinen**, die heute noch angewandt werden: **Phenprocoumon** (in Deutschland), Warfa-

rin (in den USA und England) und Acenocoumarol (in Frankreich und Italien). Die in der gleichen Zeit entwickelten 1,3-Indandionderivate werden kaum noch angewandt. Die strukturelle Verwandtschaft der 4-Hydroxycumarine zum Vitamin $K_1$ (**Phytomenadion**) wird bei Betrachtung der Strukturformeln offensichtlich. Auf dieser Strukturverwandtschaft beruht der Antagonismus (Vitamin-K-Antagonisten; Abb. 14-12).

▶ **Vorkommen und Stoffeigenschaften**

Cumarinantikoagulanzien werden synthetisch hergestellt und bestehen aus dem *4-Hydroxycumaringerüst* mit einer Seitenkette, wobei das C-Atom in 3-Stellung des Alkylrestes optische Isomerie erlaubt. Die inzwischen für alle drei Cumarinderivate isolierten S(−)- und S(+)-Enantiomeren haben leicht voneinander abweichende gerinnungshemmende Eigenschaften: Sie sind therapeutisch von untergeordneter Bedeutung.

▷ **Wirkungsmechanismus:** Die Cumarinantikoagulanzien **hemmen** die Bildung der Phytomenadionabhängigen Gerinnungsfaktoren X, IX, VII und II sowie die antikoagulatorisch wirkenden Proteine C und S (Abb. 14-6). Phytomenadion katalysiert die Umwandlung von Glutaminsäureresten in den genannten Gerinnungsfaktoren zu γ-Carboxyglutaminsäureresten (Abb. 14-13, Reaktion ②), einer Struktur, wie sie durch chemische Manipulationen nicht möglich wäre. Die γ-Carboxylgruppen sind aber für die Bindung von $Ca^{2+}$-Ionen an die Gerinnungsfaktoren erforderlich, weil nur durch diese Bindung eine Anheftung der Faktoren an Phospholipidoberflächen möglich wird. Die für die Carboxylierung erforderliche Carboxylase benötigt reduziertes Vitamin K, $1/2\ O_2$ und $CO_2$ (Abb. 14-13, Reaktion ①). Mit Hilfe der **Vitamin-K-Epoxidreduktase** und einer **Vitamin-K-Reduktase** entsteht ein Redoxpotential (Vitamin-K-Epoxid ↔ Vitamin K; Abb. 14-13, Reaktion ③ und ④), das die Energie für die Einführung der Carboxylgruppe in den Glutaminsäurerest liefert (Abb. 14-13, Reaktion ①). Vitamin K kann diesen Redoxvorgang (Hydrochinon ↔ Epoxid) mehrere 100mal durchlaufen, bevor es eliminiert wird.

Cumarinantikoagulanzien wirken als **kompetitive Antagonisten**, indem sie beide Vitamin-K-Enzyme mit der Folge einer unvollständigen Synthese der Vitamin-K-abhängigen Gerinnungsfaktoren hemmen. Umgekehrt können hohe Dosen Phytomenadion die Wirkungen der Cumarinantagonisten aufheben. Aus dem Wirkungsmechanismus wird verständlich, daß der Eintritt der therapeutisch brauchbaren antikoagulatorischen Wirkung erst nach 1–3 Tagen je nach angewendetem Antikoagulans erreicht und umgekehrt der gerinnungshemmende Effekt nach Absetzen des Antagonisten erst nach 3 bis 10 Tagen vollständig aufgehoben wird.

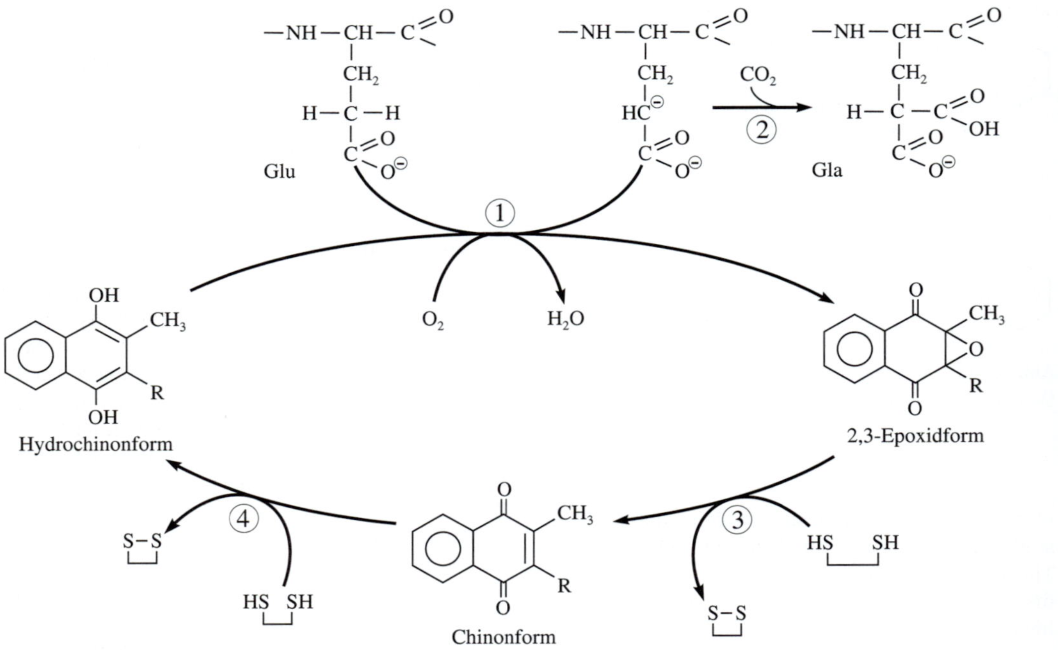

**Abb. 14-13.** Wirkung von Phytomenadion auf die Bildung effizienter Blutgerinnungsfaktoren (Faktor X, IX, VII und II sowie Pr. C und Pr. S). Gla = γ-Carboxyglutaminsäure; Glu = Glutaminsäure; Pr. C = Protein C; Pr. S = Protein S; R = Seitenkette von Phytomenadion.

▶ **Pharmakodynamik**

Neben den Wirkungen auf die Synthese der Phytomenadion-abhängigen Blutgerinnungsfaktoren erzeugen die Cumarinantikoagulanzien nur unerwünschte Wirkungen, die aber auch mit den bereits beschriebenen Effekten auf das Gerinnungssystem zusammenhängen können.

● **Unerwünschte Wirkungen:** *Blutungen* (Hämaturie, Blutungen im Magen-Darm-Trakt) sind zumeist einer **Überdosierung** oder **Wechselwirkungen** mit anderen, gleichzeitig verabreichten **Arzneimitteln** zuzuschreiben. *Tödliche (intrakranielle) Blutungen* treten selten (1%) auf. Ebenso selten sind Haarausfall, Störungen des Knochenaufbaus nach Frakturen und ein Anstieg der Transaminasen zu beobachten.

*Nekrosen* an der Haut und am Unterhautfettgewebe als Folge von Thromben in den Kapillaren und Venolen ein bis zwei Wochen nach Therapiebeginn treten selten auf. Als Ursachen werden ein Mangel der Proteine C und S sowie an Antithrombin III diskutiert: Bekanntlich wird die Synthese von Faktor II (Prothrombin) mit größerer Verzögerung als die der Faktoren VII, IX und X blockiert, so daß dann trotz der Synthesehemmung vorübergehend noch ausreichend Thrombin gebildet werden kann.

Cumarine sind plazentagängig; sie können beim Feten *intrakranielle Blutungen* erzeugen (keine Gabe während der Schwangerschaft) und gehen in die Muttermilch über (beim Stillen Gefahr für den Säugling).

▶ **Pharmakokinetik**

*Phenprocoumon* wird nach **oraler** Gabe **vollständig resorbiert**, so daß die intravenöse Injektion nicht erforderlich ist, zumal sie auch nicht zu einem beschleunigten Wirkungseintritt führt. Die hohe Plasmaproteinbindung (98–99%) ist Anlaß für Interaktionen mit anderen, gleichzeitig verabreichten Arzneimitteln. *Phenprocoumon* wird bei erheblichen interindividuellen Schwankungen mit einer **mittleren Halbwertszeit** von 145 Std. (72 bis 195 Std.) eliminiert. In der Leber wird es zum überwiegenden Anteil (70%) glucuronidiert, nachdem etwa die Hälfte (35%) in der Leber hydroxyliert wurde. Ein Teil des Antikoagulans wird biliär ausgeschieden.

*Warfarin* und *Acenocoumarol* unterscheiden sich von Phenprocoumon durch kürzere Halbwertszeiten (Acenocoumarol: 8 Std., Warfarin: 45 Std.) und eine geringere Plasmaproteinbindung.

## ◆ Therapeutische Verwendung

● **Indikationen:** Prophylaxe und Therapie von Venenthrombosen und der Lungenembolie, Rezidivprophylaxe nach einem akuten Myokardinfarkt, Prävention thromboembolischer Komplikationen bei Vorhofflimmern, Herzklappenersatz, Kardiomyopathie, bei Antithrombin-III-Mangel und bei rezidivierenden systemischen Embolien.

● **Interaktionen:** Cumarinantikoagulanzien interferieren mit zahlreichen anderen, gleichzeitig verabreichten Arzneimitteln wie kaum eine andere Arzneistoffgruppe, indem sie deren **Wirkung** entweder **steigern** über
- gleichgerichtete pharmakodynamische Effekte (z. B. Acetylsalicylsäure, NSARs),
- eine Verdrängung aus der Plasmaproteinbindung (z. B. Azapropazon, Phenylbutazon),
- eine Hemmung mikrosomaler Enzyme und einen dadurch verzögerten Abbau der Cumarine (z. B. Schilddrüsenhormone),

oder deren **Wirkung vermindern** über
- antagonistische oder noch nicht bekannte Effekte (z. B. Azathioprin, Co-trimoxazol, Thiouracile),
- eine Induktion mikrosomaler Enzyme und dadurch beschleunigten Abbau der Cumarine (z. B. Barbiturate, Carbamazepin, Rifampicin),
- eine Blockade des enterohepatischen Kreislaufs der Cumarine (z. B. Colestyramin).

Wegen der klinisch-therapeutischen Relevanz sind hier nur einige Beispiele angeführt, für zahlreiche Arzneimittel gibt es nach ihrem Mechanismus noch nicht geklärte Wechselwirkungen.

● **Handelsnamen und Dosierung:** *Phenprocoumon:* Marcumar®. Die Dosierung muß initial mit 9–18 mg (1. Tag), 6–9 mg (2. Tag) und ab dem 3. Tag mit 1,5–6 mg individuell geführt werden, wobei in den ersten Tagen ein ständiges Monitoring (früher Prothrombinzeit oder Quick-Wert, jetzt Bestimmung der »international normalized ratio« [INR] erforderlich ist.

*Warfarin* und *Acenocoumarol* werden in Deutschland nur selten angewendet. Sie besitzen keine Vorteile, jedoch wegen der kürzeren Halbwertszeiten eine schlechtere Steuerbarkeit der Therapie (insbesondere unter Acenocoumarol).

## Calciumionenbindende blutgerinnungshemmend wirkende Agenzien

Eine Hemmung der zur Gerinnung führenden Reaktionen kann ebenfalls zu diagnostischen Zwecken in vitro erforderlich sein.

> Blutgerinnungsvorgänge laufen nur in Gegenwart von $Ca^{2+}$-Ionen ab, die im strömenden Blut Konzentrationen von etwa 1,5 mmol/l erreichen müssen.

Ex vivo sind verschiedene chemische Verbindungen in der Lage, $Ca^{2+}$-Ionen so zu binden, daß die Gerinnungsvorgänge unterbrochen werden. Derartige Stoffe sind **Citrat**, **EDTA** und **EGTA**, die neben $Ca^{2+}$-Ionen eine Vielzahl zweiwertiger Ionen (z. B. Schwermetalle) komplex binden und so auch zur Elimination von Schwermetallgiften genutzt werden (Kap. 24, S. 734). Oxalat bildet mit $Ca^{2+}$-Ionen nahezu unlösliche Salze, wodurch es ebenfalls zur Hemmung der Gerinnungsvorgänge kommt. Auch Heparin kann für diagnostische Zwecke als Antikoagulans eingesetzt werden (z. B. Sarstedt-Vacutainer), die ebenfalls $Ca^{2+}$-Ionen binden.

### Citrat

Citrat wird am häufigsten in Form des *Trinatriumsalzes* (zumeist 3,13%ige Lösung) als Komplexbildner für $Ca^{2+}$-Ionen genutzt, das je nach durchzuführender Laboruntersuchung 1:5 oder 1:10 verdünnt wird. Die in 0,313%iger Citratblutlösung vorhandene Konzentration an freien $Ca^{2+}$-Ionen liegt bei 0,5 mmol/l, sie reicht für die Aktivierung der Blutgerinnungsvorgänge nicht mehr aus, während Plättchenfunktionstests noch auszuführen sind. Die Bindungsfähigkeit von Citrat für $Ca^{2+}$-Ionen ist relativ gering, so daß Citratblut für Transfusionszwecke – wenn auch bedingt – geeignet ist. Es sollten nicht mehr als 1 mg Citrat pro Minute · kg Körpergewicht infundiert werden. Ein 70 kg schwerer Mensch sollte nicht mehr als 20 ml (0,313%iges) Citratblut pro Minute erhalten.

### EDTA und EGTA

> **EDTA** (Ethylendiamintetraacetat) und **EGTA** (Ethylenglykol-bis-(β-aminoethylether)-N,N'-tetraacetat) bilden mit $Ca^{2+}$-Ionen sog. Chelatkomplexe, die das Erdalkaliion »scherenartig« in das Molekülinnere aufnehmen.

EDTA wird als Dinatriumsalz in 0,1%iger Lösung dem Blut zugesetzt. Es bindet die $Ca^{2+}$-Ionen so stark, daß nur geringe $Ca^{2+}$-Konzentrationen (0,5 μmol/l) in freier Form verbleiben. Damit *hemmt* EDTA alle plasmatischen und thrombozytären, zur Gerinnung führenden Reaktionen. EDTA und EGTA binden $Ca^{2+}$-Ionen sehr viel stärker als $Mg^{2+}$-Ionen.

*Chelatbildner* können trotz der $Ca^{2+}$-ionenbindenden Eigenschaften die Aggregation von Thrombozyten induzieren und im EDTA-Blut eine *»Pseudo-*

*thrombozytopenie«* vortäuschen. An diesem relativ selten auftretenden Phänomen sind Immunglobuline (Antikörper von IgA mit den F(ab')$_2$- und F(ab')-Regionen der antigenbindenden Zentren und die Glykoproteine IIb und IIIa der Plättchenmembran) beteiligt, so daß eher von einer Agglutination zu sprechen ist.

## Oxalat

Oxalat fällt Ca$^{2+}$-Ionen als unlösliches Ca$^{2+}$-Oxalat, zumal durch Zugabe einer 1%igen Ammoniumoxalatlösung 1:10 zum Blut das niedrige Löslichkeitsprodukt von Calciumoxalat (1,8 nmol$^2$/l$^2$) unterschritten wird.

# Mittel zur Behandlung von Thrombosen (Embolien)

## Fibrinolyse

**Thrombosen** entstehen durch die Aktivierung des Gerinnungssystems und Bildung von intravasal gelegenen Gerinnseln, die die Durchblutung wichtiger Organbereiche innerhalb von wenigen Minuten vollständig unterbrechen können. Eine **Embolie** tritt auf, wenn sich ein bereits gebildetes Gerinnsel von der Gefäßwand (z.B. aus einem Herzohr) löst und ein Gefäß verlegt.

Das **Fibrinolysesystem** wird kurzfristig aktiviert, wenn Gerinnungsvorgänge ablaufen, die zu einer Ablagerung von Fibrin im oder am Gefäßsystem führen. Fibrinolysevorgänge können sehr schnell gebildetes Fibrin an der Gefäßwand auflösen und so intravasale Fibrinablagerungen und die Thrombusbildung verhüten. Darüber hinaus wird während der Blutstillung gebildetes Fibrin aufgelöst, sobald die hämostyptische Wirkung abgelaufen ist.

Der Fibrinolysevorgang (Abb. 14-14) wird durch die Aktivierung von **Plasminogen** eingeleitet, aus dem dabei **Plasmin** gebildet wird. Serinproteinasen mit hoher Spezifität für Plasminogen (Gewebeplasminogenaktivator [t-PA], Prourokinase und Urokinase) spalten ein Peptid des Plasminogens ab, wodurch Lysinplasminogen entsteht. Dieses wird zu einem zweikettigen Plasmin hydrolysiert, dessen beide Sequenzen über Disulfidbrücken miteinander verknüpft sind. Eine der beiden Ketten enthält Lysinbindungsstellen für Fibrin. Da Plasminogen eine hohe Affinität zum Fibrin aufweist, lagert es sich im Thrombus an dieses an und kann nach der Aktivierung zu Plasmin dort sofort wirksam werden. Nach einer Fibrinspaltung wird Plasmin freigesetzt und von α$_2$-**Antiplasmin** (Abschn. »Mittel zur Behandlung von fibrinolytischen Blutungen: Antifibrinolytika«, S. 390ff.) gebunden und damit inaktiviert. Trotz seiner hohen Affinität für Fibrin spaltet Plasmin auch Fibrinogen und die Faktoren V und VII, was bedeutsam werden kann für hyperfibrinolytische Blutungen bzw. die »disseminierte intravasale Gerinnung« (DIC).

Bei der Fibrinspaltung werden **Fibrinfragmente** gebildet, die ihrerseits die Fibrinpolymerisation bzw. die Thrombinwirkung hemmen. Niedermolekulare Spaltprodukte der Fibrinogenolyse steigern die Gefäßpermeabilität und die chemotaktische Wirksamkeit von Leukozyten.

## Fibrinolytika

Es lassen sich zwei Typen von Fibrinolytika unterscheiden:
▷ Fibrinolytika bzw. Thrombolytika der sog. »**ersten Generation**« – wie Streptokinase, Anistre-

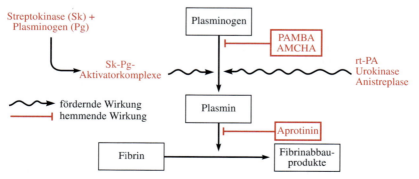

**Abb. 14-14.** Fibrinolysesystem und Möglichkeiten seiner Beeinflussung. AMCHA = trans-4-Aminomethylcyclohexancarbonsäure; PAMBA = para-Aminomethylbenzoesäure; rt-PA = rekombinanter Gewebeplasminogenaktivator.

plase und Urokinase – aktivieren freies und an Thromben gebundenes Plasminogen (→ *indirekte Fibrinolytika*).

▷ Thrombolytika der »**zweiten Generation**« – wie Alteplase, Saruplase und Reteplase – aktivieren dagegen bevorzugt an Fibrin gebundenes Plasminogen (→ *direkte Fibrinolytika*). Im Gegensatz zu den Thrombolytika der »ersten Generation« kommt es bei sachgerechter Dosierung unter den Thrombolytika der »zweiten Generation« nicht zu einer generalisierten Fibrinogenolyse.

## Streptokinase und anisoylierter Plasminogen-Streptokinase-Aktivatorkomplex (APSAC)

▶ **Stoffeigenschaften**

**Streptokinase** (Sk) ist ein einkettiges Polypeptid (Molekülmasse 47 kDa), das aus β-hämolysierenden Streptokokken gewonnen wird. Es besitzt keine Enzymeigenschaften und kann daher von selbst nicht Plasminogen (Pg) aktivieren.

▶ **Pharmakodynamik**

Streptokinase bindet an Plasminogen im Verhältnis 1:1, was zur konformationellen Änderung von Plasminogen führt. Der Streptokinase-Plasminogen-Komplex aktiviert ein neues Plasminogenmolekül zu Plasmin, was in Gegenwart von Fibrinogen und anderen Gerinnungsfaktoren noch beschleunigt wird (Abb. 14-15). Die als Folge der Fibrinolyse in beachtlichen Mengen auftretenden löslichen Fibrinogen- und Fibrinspaltprodukte hemmen die Polymerisation von Fibrin und die Thrombozytenaggregation und -adhäsion. Im Gegensatz zu Plasmin wird der Streptokinase-Plasminogen-Komplex nicht durch $\alpha_2$-Antiplasmin neutralisiert. Insgesamt besteht bei der Streptokinaseanwendung die Möglichkeit einer Bindung an Streptokinaseantikörper, die schon aus vorangegangenen Streptokokkeninfekten existieren können. Für diese Fälle muß die Streptokinasedosis erhöht werden.

▶ **Pharmakokinetik**

Streptokinase kann ausschließlich *intravenös* injiziert oder *infundiert* werden. Es wird mit einer Halbwertszeit von 23 Min. eliminiert.

● **Unerwünschte Wirkungen:** Die häufigsten Komplikationen kommen durch **Blutungen** zustande. Gefahrvoll sind während oder nach einer Lyse *intramuskuläre Injektionen*, weil es aus den Stichkanälen stark bluten kann. Durch zusätzliche Gabe von Cumarinantikoagulanzien und Acetylsalicylsäure wird die Gefahr von Blutungskomplikationen noch erhöht. Zerebrale Blutungen treten bei 0,1–0,2 % der mit Streptokinase behandelten Patienten auf. Temperaturerhöhungen und Schüttelfrost sowie Flushreaktionen treten ebenso relativ häufig auf. Kommt es zum Anstieg des Antistreptokinasetiters, ist eine erneute Streptokinasebehandlung für die kommenden 6 Monate nicht wirksam.

◆ **Therapeutische Verwendung**

● **Indikationen:** Akuter Myokardinfarkt, Lungenembolien, Thrombose der peripheren Gefäße und der Venen etc.

● **Handelsnamen und Dosierung:** Streptase®, Kabikinase®. Initial 250 000 I.E. in 30 Min. i.v., dann stündlich 100 000 I.E. Beim akuten Myokardinfarkt initial 1,5 Mill. I.E. in einer Std. (Kurzzeitlyse).

*Anisoylierter Plasminogen-Streptokinase-Aktivatorkomplex (APSAC)* besteht aus Streptokinase, an welche in vitro über eine Anisoylgruppe Plasminogen

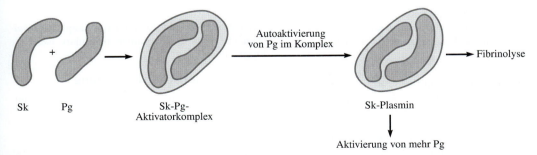

**Abb. 14-15.** Streptokinase-Plasminogen-Aktivatorkomplex und die Plasminbildung. Pg = Plasminogen; Sk = Streptokinase.

gebunden ist. Durch diese Bindung wird der Streptokinase-Plasminogen-Komplex sehr viel stabiler und vor natürlich vorkommenden Plasmininhibitoren geschützt. Die Elimination des Komplexes aus dem strömenden Blut ist verzögert (Plasmaclearance 50–90 Min.), so daß die einmalige Injektion als Bolus genügt.

- **Unerwünschte Wirkungen:** Allergische Sofortreaktionen mit Flush, Blutdruckabfall und Bradykardie, Übelkeit, Erbrechen. Herzrhythmusstörungen in der Folge der Reperfusion.

- **Handelsnamen und Dosierung:** Eminase®; Dosierung: 30 E in 5 Min. i.v. injizieren.

## Urokinase

▶ **Stoffeigenschaften**

*Urokinase* ist ein körpereigenes, aus Urin zu gewinnendes Polypeptid mit einer Molekülmasse von 47 kDa. Inzwischen ist es als doppel- und einkettiges Produkt (Prourokinase, scu-PA, Saruplase) erhältlich. *Prourokinase* wird durch Abspaltung von Aminosäuren zu einer niedermolekularen Urokinase (33 kDa) im Organismus umgebildet.

▶ **Pharmakodynamik**

Urokinase wirkt **fibrinspezifisch**, was bedeutet, daß es nur in Gegenwart von Fibrin aktiviert wird. Als körpereigenes Produkt wirkt es nicht antigen und wird nicht durch Antikörper gehemmt. Antikörper gegen Urokinase sind nicht bekannt.

▶ **Pharmakokinetik**

Nach der **intravenösen Injektion** wird Urokinase sehr schnell in der Leber metabolisiert und mit einer Halbwertszeit von 15 Min. eliminiert.

◆ **Therapeutische Verwendung**

- **Indikationen:** Urokinase wird zur Thrombolyse bei Lungenembolien, arteriellen und venösen Thrombosen sowie zur Rekanalisierung von AV-Shunts eingesetzt.

- **Handelsnamen und Dosierung:** Actosolv®, Urokinase HS medac u.a. Initial werden 400000–600000 E in 20 Min. infundiert, dann stündlich 100000 E. Bei tiefen Venenthrombosen werden initial 1–1,5 Mill. E als Bolus injiziert und anschließend stündlich 0,5–1 Mill. E infundiert.

## Gewebeplasminogenaktivator (Alteplase, Reteplase)

▶ **Stoffeigenschaften**

Der Gewebeplasminogenaktivator (t-PA; **Alteplase**) kommt im Organismus vor, wird aber neuerlich durch eine rekombinante DNA-Technik hergestellt (rt-PA) und besteht aus 527 Aminosäuren, ist glykosyliert und verfügt über eine Molekülmasse von 65 kDa. Er besteht aus zwei Kringeln, zwei »Fingern« und einem aktiven Zentrum. **Reteplase**, ein Teil von t-PA, besteht nur noch aus einem Kringel mit 355 Aminosäuren und der Serinproteasendomäne. Sie ist nicht glykosyliert (39 kDa). Auch Reteplase wird rekombinant in Colibakterien hergestellt (r-PA).

▶ **Pharmakodynamik**

t-PA bindet an Fibrin und wird nach Spaltung einer Peptidbindung durch Plasmin oder Kallikrein in eine zweikettige Struktur überführt, die ebenfalls **fibrinolytisch** wirkt und bevorzugt an niederaffine Bindungsstellen des Fibrins bindet. t-PA ist nur in Gegenwart von Fibrin wirksam, durch dessen Anwesenheit seine Aktivität um einen Faktor 100–1000 erhöht wird. Die hohe Affinität von t-PA zum fibringebundenen Plasmin steigert die lokale Aktivierung der Fibrinolyse bei geringer Plasminogenaktivierung im Plasma. Den Plasminogenaktivatorinhibitor 1 (PAI 1) inaktiviert Alteplase schnell. Reteplase besitzt in vitro nur 20% der Affinität zu Fibrin wie Alteplase, aber Reteplase kann in vivo nach Ablösung vom Fibrin auch in das Gerinnsel penetrieren (vor allem nach einer Bolusinjektion), so daß die fibrinolytische Aktivität über diesen Mechanismus gesteigert wird.

▶ **Pharmakokinetik**

*Alteplase* wird nach der **intravenösen Infusion** sehr schnell verteilt und nach Beendigung derselben mit einer Halbwertszeit von 3–5 Min. (schnelle Phase) bzw. 46 Min. (langsame Phase) eliminiert, wobei das Enzym in der Leber sehr schnell intralysosomal abgebaut wird.

*Reteplase* wird aufgrund der von Alteplase abweichenden Struktur langsamer eliminiert (schnelle Phase: 18 Min.).

◆ **Therapeutische Verwendung**

- **Indikationen:** Akuter Herzinfarkt, akute Lungenembolie.

- **Handelsnamen und Dosierung:**
Alteplase: Actilyse®; bei akutem Myokardinfarkt 100 mg in 90 Min. i.v. infundieren, bei akuter Lungenembolie 100 mg in 3 Std.

Reteplase: Rapilysin® 10 U; 2 Bolusinjektionen von je 10 E im Abstand von 30 Min. i.v. innerhalb von 2 Min. injizieren.

# Hämostyptika

## Mittel zur Substitution körpereigener Blutgerinnungsfaktoren

Bei plasmatisch bedingten Hämostasestörungen werden virusinaktivierte *gerinnungsaktive Konzentrate* von Blutgerinnungsfaktoren zur blutstillenden Therapie angewendet. Wenig gereinigte Humanplasmafraktionen und Frischplasma werden nur selten angewendet. Hochkonzentrierte Faktorenkonzentrate des Prothrombinkomplexes (**PPSB: P**rothrombin, **P**rokonvertin, **S**tuart-Power-Faktor, antihämophiles Globulin **B**: Faktoren II, VII, IX, V, Proteine C und S) werden bei Mangel der Phytomenadion-abhängigen Plasmafaktoren (z.B. lebensbedrohliche Blutungen unter Cumarinen) benötigt. Bei Gabe von PPSB-Komplex werden (überwiegend venöse) *thromboembolische Komplikationen* beobachtet. Es ist daher besondere Vorsicht bei Patienten mit einem *erhöhten Thromboserisiko* geboten. Bei *lebensbedrohlichen Blutungen* (»ungezielte« Substitutionsbehandlung) kommt auch **gefrorenes Frischplasma** (GFP) in Frage, falls virusinaktivierte Faktorenkonzentrate nicht zur Verfügung stehen. GFP enthält alle Plasmabestandteile und ist bei komplexen plasmatischen Störungen des Hämostasesystems wirksam. Bei den hochgereinigten Plasmakomponenten sind das Infektionsrisiko bzw. allergische Reaktionen sowie die Volumenbelastung erheblich geringer geworden.

- **Wirkstoffe (Faktorenkonzentrate [FK]):** PPSB (Faktoren II, VII, IX, X, C, S), Faktor-VII-FK; Faktor-VIII-von-Willebrand-FK; Faktor-IX-FK; Fibrinogen (Fibrinkleber für lokale Anwendung): 60–80 mg/100 ml; Faktor-XIII-FK; Antithrombin-III-FK; gefrorenes Frischplasma (GFP); Thrombozytenkonzentrate (Tab. 14-5, S. 374).

- **Dosierung:** Aus der Differenz zwischen einer gemessenen Faktorenkonzentration, die einen therapeutischen Eingriff erforderlich macht (»Istwert«) und dem therapeutisch anzustrebenden Wert (»Sollwert«, Tab. 14-5) wird die Initialdosis eines Blutkonzentrates oder eines Faktorenkonzentrats errechnet:

> Initialdosis = Faktorendifferenz zwischen Ist- und Sollwert · kg Körpergewicht

**Schweregrad** und **Lokalisation** der Blutung entscheiden, welcher »notwendige Sollwert« mit der Substitutionstherapie zu erzielen bzw. wie lange die Therapie durchzuführen ist.

Um insbesondere bei *gefährlichen* (intrazerebralen) *Blutungen* über ausreichend lange Zeiträume die notwendigen »Sollwerte« zu erzielen, müssen die substituierten Faktoren nach den biologischen Halbwertszeiten in regelmäßigen Intervallen verabreicht werden (z.B. Faktor VII alle 4–6 Std., Faktor VIII alle 8–12 Std., Faktor XIII alle 6–12 Tage).

- **Handelsnamen:**
Faktor VII/VIIa: NovoSeven®
Faktor VIII: Autoplex® T, Haemate® HS, Hemofil M, Recombinate®
Faktor IX: Berinin® HS, Mononine®, Octanyne® Faktor-IX-Konzentrat human
Faktor XIII: Fibrogammin® HS
FEIBA (Faktor-VIII-Inhibitor): FEIBA® S-TIM
Kombinationen verschiedener Faktoren: Beriplast® Combi Set HS, Beriplex® P/N, Octaplas®, Prothromplex® S-TIM

## Systemisch wirkende Hämostyptika

### Desmopressin

*Desmopressin*, ein Vasopressinderivat, bewirkt eine verstärkte **endotheliale Freisetzung** des Faktor-VIII-von-Willebrand-Komplexes. Es kann somit in geringem Ausmaß den Mangel an Faktor VIII und an von-Willebrand-Faktor ausgleichen. Zur Behandlung einer schweren Hämophilie oder von-Willebrand-Erkrankung ist der Effekt nicht ausreichend. Desmopressin hat sich auch zur Behandlung von arzneimittelinduzierten Thrombozytopathien (z.B. durch ASS) und bei Blutungen als Folge leichterer Thrombozytopenien bewährt.

- **Handelsnamen:** DDAVP, Minirin®

### Danazol

*Danazol*, ein Gonadotropinhemmer (Kap. 18, S. 558 f.), führt u.a. zu einer vermehrten Synthese von Gerinnungsfaktoren und von AT III, C1-Esteraseinhibitor und $\alpha_2$-Antitrypsin. Es wird trotz erheblicher Nebenwirkungen erfolgreich z.B. beim hereditären C1-Esteraseinhibitormangel angewandt.

- **Handelsname:** Winobanin®

## Lokal wirkende Hämostyptika

Früher wurde mehrfach versucht, mittels Vasokonstriktoren wie Adrenalin, Noradrenalin usw. eine Blutstillung an oberflächlichen Schnittwunden zu erreichen. Diese Versuche mußten fehlschlagen, weil die Wirkung von Sympathomimetika nur kurz ist und im Falle von Adrenalin nachfolgend eine reaktive Hyperämie einsetzt, die den hämostyptischen Effekt wiederum beseitigt. Auch Proteine koagulierende Hämostyptika aus der Reihe der Schwermetalle ($FeCl_3$-Watte bei Nasenbluten etc.) sind obsolet und verboten. Als lokal wirkende Hämostyptika werden heute genutzt:

▷ **Fibrinkleber:** In Kombination mit Thrombin, Faktor XIII und Fibronectin wird Fibrinogen auch als »Fibrinkleber« eingesetzt. Verschiedentlich wird den Präparaten auch Aprotinin bzw. Plasminogen zugesetzt, um eine *höhere Stabilität* des »Klebers« zu erreichen. Eingesetzt werden solche Präparate zur Gewebeverklebung, Nahtsicherung, zur lokalen Blutstillung und zur Wundversorgung auch in Körperhöhlen, zur lokalen Gewebeverkleidung, Blutstillung (insbesondere bei parenchymatösen Blutungen) und zur Unterstützung der Wundheilung, Abdichtung von Prothesen und Klappen, Zytostatikanekrosen, bei Durablutungen etc.

▷ **Kollagenschaum:** Zur lokalen Blutstillung wird es in der operativen Medizin sowie als Wundauflage eingesetzt. Oberflächlich aufgetragener Kollagenschaum und Gelatine wirken oberflächenaktivierend (z. B. auf den Hagemann-Faktor bzw. Faktor XIII).

▷ **Thrombin:** Findet als Trockensubstanz bei Flächen- und Sickerblutungen während Operationen, bei äußeren Blutungen infolge Antikoagulanzienanwendung sowie bei Hämophilen Anwendung; aber nur noch sehr selten in Pulverform bei Blutungen im Verdauungstrakt (*cave:* Rinderthrombin: Gefahr einer BSE-Infektion). *Cave:* Intravenöse Injektion, da sofortige thromboembolische Komplikationen!

● **Handelsnamen:**
Kollagenschaum: Tachotop® N
Oxidierte, regenerierte Cellulose:
    Tabotamp Nu Knit® resorb. Haemostyptikum
Rinderthrombin: Thrombocoll® 1000/−5000
Rinderkollagen: Beriplast® Combi Set HS 0,5/1/3 ml Fibrinkleber-Set Behring, TissuVlies
Fibrinkleber: TISSUCOL Duo S 0,5 ml/1 ml/2 ml/5 ml. Beriplast® Combi Set HS, Tissucol Duo S, Tissucol® Fibrinkleber tiefgefroren.

## Mittel zur Behandlung von fibrinolytischen Blutungen: Antifibrinolytika

Hyperfibrinolytische Blutungen kommen zustande durch das Auftreten größerer Mengen Plasmin oder anderer Proteasen im Blut. Sie beruhen nicht auf der Auflösung von Thromben, sondern auf einer Verminderung der Thrombozytenaggregation, auf der Spaltung der Gerinnungsfaktoren VIII, V und I und auf den gerinnungshemmenden (Antithrombin-)Eigenschaften der entstehenden Fibrinogen- und Fibrinspaltprodukte (Tab. 14-8).

### Natürliche Hemmstoffe von Fibrinolysevorgängen

Im Plasma, in der Gefäßwand und in verschiedenen Organen lassen sich mehrere Hemmstoffe von Fibrinolysevorgängen nachweisen.

▷ $\alpha_2$-**Antiplasmin**, ein in der Leber synthetisierter Serinproteinasenhemmer, erreicht im Plasma Spiegel von 70 mg/l und wird mit einer *Halbwertszeit* von 3 Tagen *eliminiert*. Je nach verfügbaren Lysinbindungsstellen am Plasmin und eines frei verfügbaren Zentrums wird Plasmin inaktiviert. Fibringebundenes Plasmin wird durch $\alpha_2$-Antiplasmin nur langsam inaktiviert, da sowohl die Lysinbindungsstellen als auch das aktive Zentrum besetzt sind. Bei der Inaktivierung kommt es zunächst zur Abspaltung eines Peptidrestes vom $\alpha_2$-Antiplasmin, anschließend wird ein Plasmin-$\alpha_2$-Antiplasmin-Komplex gebildet und mit einer *Halbwertszeit* von etwa 12 Std. *eliminiert*.

▷ $\alpha_2$-**Makroglobulin** bindet an Plasmin und Kallikrein, ohne deren aktive Zentren zu blockieren. Die $\alpha_2$-Makroglobulin-Kallikrein- oder -Plasmin-Komplexe werden innerhalb von *wenigen Minuten eliminiert*. $\alpha_2$-Makroglobulin gelangt dann zu physiologischer Bedeutung, wenn sich im strömenden Blut große Mengen von Proteasen ansammeln, wie dies bei der Verbrauchskoagulopathie (DIC) oder einer akuten Pankreatitis geschieht, und darüber hinaus $\alpha_2$-Antiplasmin nicht verfügbar ist.

▷ **Plasminogenaktivatorinhibitoren (PAI)** sind an der *Regulation* von Fibrinolysevorgängen beteiligt. Ein wichtiger Inhibitor für Plasminogenaktivatoren (t-PA und Urokinase) ist PAI 1, ein Serinproteinaseninhibitor (auch Serpin genannt), der mit den Aktivatoren inaktive Komplexe bildet. PAI 1 wird vor allem an den Endothelzellen und in Thrombozyten gebildet und durch Thrombin, Zytokine und Endotoxin liberiert. Seine Freiset-

Tab. 14-8. Natürlich vorkommende Hemmstoffe des Blutgerinnungs- und Fibrinolysesystems

| Faktor | Synonym | Plasmaspiegel (µg/ml) | Halbwertszeit (Std.) | Funktion |
|---|---|---|---|---|
| AT III | Antithrombin III* | 200–3500 | 24–36 | inaktiviert Faktoren IIa, IXa, XIa, XIIa und Kallikrein durch Komplexbildung, Beschleunigung durch Heparin |
| PC | Protein C | 3–5 | 6 | inaktiviert F. VIIIa, C und F. V, fördert Aktivierung der Fibrinolyse |
| PC-Inh. | Protein-C-Inhibitor | 22 | 2 | inaktiviert PCa |
| PS | Protein S | | | beschleunigt Wirkung von PCa |
| TBM | Thrombomodulin | ? | ? | bindet F. II, TBM-IIa-Komplex aktiviert PC zu PCa |
| $\alpha_2$-Apl. | $\alpha_2$-Antiplasmin | 70 | 64–72 | inaktiviert Plasmin |
| PAI | Plasminogenaktivatorinhibitor | 0,05 | 3 | inaktiviert t-PA und u-PA |
| $\alpha_2$-M | $\alpha_2$-Makroglobulin | 1300–3500 | 48–72 | bindet und hemmt aktivierte Serinproteinasen |
| $\alpha_1$-Atr. | $\alpha_1$-Antitrypsin | 130–600 | 48–72 | inaktiviert aktivierte Serinproteinasen |
| C1-Inh. | C1-Inhibitor | 14–30 | 64 | inaktiviert C1-Esterase, F. XIIa, Plasmin |

* Sollwert: 40–70% (S. 389)

zung ist bei Venenthrombose, koronarer Herzkrankheit, bei Entzündungen sowie nach operativen Eingriffen nachweisbar. PAI wird deshalb auch als »Akutphasenprotein« bezeichnet.
Neben diesen Hemmstoffen des Fibrinolysesystems kommen weitere Serinproteinasenhemmer vor:
- **C1-Inhibitor** (inaktiviert die C1-Esterase, Plasmin und aktivierten Faktor XII)
- **histidinreiches Glykoprotein** (bindet an Fibrinogen und Fibrin, spezifischer Plasmininhibitor)
- **$\alpha_1$-Antitrypsin** (Hemmstoff von Trypsin und Elastase)
- **Thrombospondin** (aus Thrombozyten freigesetztes und Fibrinogen, t-PA, Plasminogen, Plasmin u. a. proteasenbindendes Adhäsivprotein). Damit wird ersichtlich, wie kompliziert sich die Regulation von Fibrinolysevorgängen gestaltet.

## Aprotinin

▶ **Stoffeigenschaften**

Aprotinin ist ein Serinproteinasenhemmer, der aus der Lunge und den Speicheldrüsen vom Rind isoliert wird. Es ist ein basisches Polypeptid mit 58 Aminosäuren und einer Molekülmasse von 6 kDa.

> Kallikrein wird in Kallikreininhibitoreinheiten (KIE) standardisiert, wobei 1 KIE 0,14 µg entspricht.

▶ **Pharmakodynamik**

Aprotinin **hemmt** die Wirkung von Plasmin – hierfür müssen Aprotininspiegel von 50 000 I. E./ml erreicht sein – und auch die Wirkung von Trypsin, Chymotrypsin und Kallikrein sowie die aktivierten Gerinnungsfaktoren VII, IX und X. Es **hemmt aber nicht** die Plasminaktivierung, sondern fördert die Umwandlung von Plasminogen in Plasmin (Abb. 14-14). Aprotinin **steigert** die Adhäsivität von Thrombozyten durch den Erhalt von GP-Ib-Rezeptoren an der Oberfläche der Blutplättchen, an denen der von-Willebrand-Faktor anbindet, und fördert dadurch die Adhäsion der Thrombozyten an geschädigten Endothelzellen. Aprotinin **beeinflußt** verschiedene Blutgerinnungstests (aktivierte Gerinnungszeiten). Es wirkt **synergistisch** mit Heparin (UFH), beeinflußt jedoch nicht die extrinsische Blutgerinnungskaskade. Die Heparindosen können dennoch nicht vermindert werden, weil Aprotinin die kompensatorische fibrinolytische Wirkung blockiert. Anaphylaktische Reaktionen treten unter Aprotinin bei etwa 0,5% der behandelten Patienten auf.

▶ **Pharmakokinetik**

Aprotinin wird aus dem Magen-Darm-Trakt *nicht resorbiert*, weshalb es ausschließlich *intravenös infundiert* wird. Es wird mit einer Halbwertszeit von 30–60 Min. aus dem Plasma eliminiert. Aprotinin wird renal filtriert und vorübergehend im Bürstensaum der Tubuli gespeichert, wo es für 12–14 Std. nachzuweisen ist, bevor es *langsam* **metabolisiert** wird. Während der renalen Speicherung von Aprotinin ist die Nierenfunktion vorübergehend herabgesetzt (verminderte $K^+$-Ausscheidung und $Na^+$-Reabsorption), der Kreatininspiegel steigt um 50–200 μg/ml an.

◆ **Therapeutische Verwendung**

● **Indikationen:** Aprotinin wird bei *hyperfibrinolytischen* **Blutungen** eingesetzt. Aprotiningaben können den Blutverlust bei Lungentransplantationen und während größerer kardiochirurgischer Eingriffe um 40–50 % reduzieren. Demgegenüber wird das Thromboserisiko nach Bypassoperationen durch Aprotiningaben erhöht. Die Anwendung bei der akuten Pankreatitis (Antitrypsinwirkung) ist *umstritten* und muß heute *abgelehnt* werden, weil die Wirksamkeit nicht eindeutig nachgewiesen wurde.

● **Handelsname und Dosierung:** Trasylol®; initial werden 0,5 Mill. KIE injiziert, dann stündlich 2 Mill. KIE bis zum Stillstand der Blutung.

## Synthetische Antifibrinolytika

Die synthetischen Antifibrinolytika **hemmen** die Umwandlung von Plasminogen zu Plasmin. Damit unterscheiden sie sich in ihren Wirkungen von Aprotinin (Abb. 14-14).

▶ **Stoffeigenschaften**

p-Aminomethylbenzoesäure (PAMBA) und Tranexamsäure (AMCHA, trans-4-Aminomethylcyclohexancarbonsäure) zeigen eine strukturelle Verwandtschaft zu Lysin (Abb. 14-16). Beide Stoffe enthalten je eine *freie Carboxyl- und Aminogruppe*, die für die **Wirkung** erforderlich sind und sich in einem Abstand von 0,7 nm voneinander befinden. Lysinbindungsstellen für Fibrin sind für die Einleitung von Fibrinolysevorgängen erforderlich. Die zuerst synthetisierte ε-Aminocapronsäure war zu schwach wirksam und ist aus diesen Gründen verlassen worden.

▶ **Pharmakodynamik**

Durch die **kompetitive Hemmung** der Spaltung von Peptidbindungen, an denen Lysin (Lysinbindungsstellen an Fibrinogen, Fibrin und Thrombozyten) beteiligt ist, wird die Umwandlung von Plasminogen in Plasmin **blockiert**. Die Wirkung von PAMBA und AMCHA kann erst nach mehreren Std. zum Tragen kommen, wenn das im Blut noch kreisende Plasmin verbraucht ist. Sie hält 4–6 Std. an.

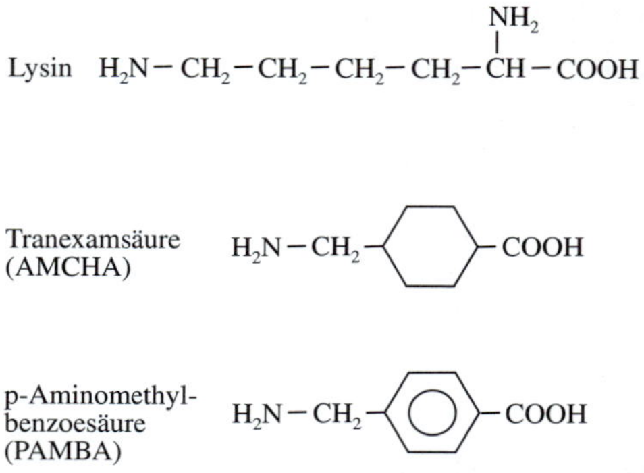

Lysin $H_2N-CH_2-CH_2-CH_2-CH_2-\underset{\underset{NH_2}{|}}{CH}-COOH$

Tranexamsäure (AMCHA) $H_2N-CH_2-\underset{}{\bigcirc}-COOH$

p-Aminomethylbenzoesäure (PAMBA) $H_2N-CH_2-\underset{}{\bigcirc}-COOH$

**Abb. 14-16.** Strukturformel von Lysin als Bestandteil des aktiven Zentrums von Plasmin und Strukturformeln von synthetischen Antifibrinolytika

● **Unerwünschte Wirkungen:** Nebenwirkungen resultieren vor allem aus den **Störungen** des *fibrinolytischen Systems*, da spontan gebildete Gerinnsel unter Antifibrinolytika *nicht* aufgelöst werden können (z.B. Nekrosen verschiedener Organe). Des weiteren treten Übelkeit, Erbrechen und Durchfälle sowie Schwindel und eine Blutdrucksenkung durch eine Vasodilatation auf.

▶ **Pharmakokinetik**

**PAMBA** wird zu etwa *50 % resorbiert* und mit einer Halbwertszeit von 2–3 Std. zu 50–70 % unverändert über die Nieren ausgeschieden. Der Rest wird in der Leber N-acetyliert. **AMCHA** wird mit einer Halbwertszeit von 7 Std. zu 95 % unverändert über die Nieren ausgeschieden. Bei eingeschränkter Nierenfunktion muß die Dosis beider Stoffe reduziert werden.

◆ **Therapeutische Verwendung**

● **Indikationen:** Beide Stoffe werden zur **Unterbrechung** *lokaler Hyperfibrinolysevorgänge* eingesetzt, z.B. nach Prostatektomie, bei Blutungen im Harntrakt, Subarachnoidal- und bei Uterusblutungen sowie bei starken Blutungen nach Zahnextraktionen. Sie werden auch eingesetzt zur Stabilisierung des zur Gewebeklebung erzeugten Fibrinfilms (Fibrinkleber). Mit AMCHA liegen auch Vergleichsuntersuchungen zu Aprotinin beim Einsatz zur Senkung des Blutverlustes bei großen operativen Eingriffen vor.

● **Kontraindikationen:** Vor der Anwendung von Antifibrinolytika ist differentialdiagnostisch unbedingt eine **Verbrauchskoagulopathie** (DIC) auszuschließen (Thrombinzeit, Thrombozytenzahl!), da sonst die Fibrinablagerung im Kapillarbereich *lebensbedrohlich* vermehrt werden kann.

- **Handelsnamen und Dosierung:**
  PAMBA: Gumbix®; 3 × 50–200 mg p.o. bzw. 50–200 mg i.v.
  AMCHA: Ugurol®; 3–4 × 250–500 mg p.o. bzw. 2–4 × 10 mg i.v.
  PAMBA und AMCHA werden zumeist p.o. verabreicht, können aber auch i.v. injiziert bzw. infundiert werden.

## Antidota mit blutungsstillenden Eigenschaften

### Phytomenadion

> Phytomenadion oder Vitamin $K_1$, (Abb. 14-12) ist das **entscheidende Vitamin** für die Synthese der Blutgerinnungsfaktoren (Abschn. »Mittel zur Thromboseprophylaxe«, S. 383f.).

Da es normalerweise in ausreichender Menge mit der Nahrung aufgenommen und darüber hinaus auch durch die Bakterienflora des Darms synthetisiert wird, gibt es keinen Grund für eine exogene Substitution – außer bei nachzuweisendem Vitaminmangel. Da seine **Wirkung** *sehr langsam* einsetzt, ist eine Sofortwirkung auch nach einer i.v. Injektion nicht zu erwarten.

> Phytomenadion ist nicht als Hämostyptikum zu verwenden!

Eingesetzt wird es bei nachgewiesenen Vitamin-K-Mangelzuständen, Blutungen nach Überdosierung von Cumarinantikoagulanzien, sofern sie sich nicht durch Absetzen des Antikoagulans beheben lassen oder nur durch die Infusion von Faktorenkonzentrat (PPSB) zu beherrschen sind. Die i.v. Injektion von Phytomenadion bei der Neugeborenenprophylaxe ist umstritten, weil in den darauffolgenden Jahren bei so behandelten Kindern Tumoren beobachtet wurden. Nach den derzeitigen Regelungen erhält der Säugling in den ersten Lebenstagen 1 mg Phytomenadion i.m. injiziert. Auch die Mutter kann gegen Ende der Schwangerschaft zur Vermeidung einer Hypoprothrombinämie des Neugeborenen 10–20 mg Phytomenadion einnehmen.

- **Handelnamen und Dosierung:** Konakion® MM, Konakion® N; 10–20 mg p.o., bis zu 10 mg langsam i.v.

*Cave:* Für die Herstellung von Injektionslösungen des fettlöslichen Vitamin K werden Emulgatoren verwendet, die **schockähnliche Reaktionen** bei der parenteralen Gabe auslösen können.

### Protamin

> Protamin ist ein aus Salmtestikeln gewonnenes argininreiches basisches Protein, das mit Heparin schwerlösliche Salze bildet.

Die antikoagulatorische Wirkung von 100 I.E. Heparin wird durch 1,3 mg Protamin *neutralisiert*. Mit der i.v. Injektion einer 1%igen Lösung kann die Heparinwirkung schlagartig aufgehoben werden. Die Wirkung hält aber nur wenige Stunden an, weil der Heparin-Protamin-Komplex wieder gespalten wird. In hohen Konzentrationen **hemmt** Protamin selbst die *Blutgerinnung*.

- **Handelsname:** Protamin 1000/–5000 Roche® zur i.v. oder i.m. Injektion.

# Arzneimittel zur Verbesserung der Fließeigenschaften des Blutes

Die Folgen atheromatöser Gefäßveränderungen, bevorzugt in den Koronar- und Hirnarterien sowie an den unteren Extremitäten, sind u.a. Myokardinfarkte, apoplektische Insulte sowie die periphere arterielle Verschlußkrankheit (pAVK), die nach Fontaine in folgende **4 Schweregrade** eingeteilt werden:
- *Stadium I:* trotz Stenosen symptomfrei
- *Stadium II:* ischämische Belastungsinsuffizienz
- *Stadium III:* ischämischer Ruheschmerz
- *Stadium IV:* Gewebsischämie mit Ulzera und Nekrosen

Rheologische Faktoren, wie eine zunehmende Viskosität des Blutes, eine Erhöhung des Fibrinogengehaltes und eine Aktivierung der Leukozyten sind mit der Arterioskleroseprogression verbunden.

Ein wichtiger Faktor bei der Kapillarperfusion ist die **Verformbarkeit der Erythrozyten**. Bei hohem »shear-stress« können die Erythrozyten die Kapillaren gut passieren; die sog. Strukturviskosität ist gering. Dagegen ist bei *Strömungsverlangsamung* die Strukturviskosität infolge Aggregat-(sog. »Geldrollen«-)Bildung der Erythrozyten erhöht und die Verformbarkeit der Erythrozyten ist wegen zunehmender Rigidität herabgesetzt, wodurch die Kapillarperfusion zusätzlich verringert wird. Eine wichtige Rolle für die Kapillarperfusion können auch die *polymorphkernigen Leukozyten* spielen, von denen eine Zelle die gleiche lumenverengende Wirkung an Milliporefiltern besitzt wie 700 Erythrozyten.

Wie auch an den Koronargefäßen werden Stenosen an anderen Gefäßen zumeist erst bemerkt, wenn etwa 9/10 des Lumens durch atheromatöse Herde verlegt sind, obwohl der Blutfluß bereits bei einer 75%igen Verlegung deutlich abnimmt. Das eingeengte Lumen führt zu *Perfusionsstörungen* in der Gewebsperipherie mit gleichzeitiger Anreicherung von $CO_2$, $K^+$ und Adenosin. Eine präkapilläre Dilatation tritt auf. Ein jahrzehntelanger fundamentaler Irrtum war die Annahme, mit Hilfe von Vasodilatanzien die Durchblutung in derartigen Gefäßen zu verbessern. Bei schweren obstruktiven Gefäßveränderungen führt die Erhöhung des Minutenvolumens mit einer Vasodilatation zu keiner Mehrdurchblutung der betroffenen Gewebsbereiche, vielmehr treten in den minderperfundierten Gefäßen sogar **Steal-Phänomene** auf.

Wichtige *vasodilatatorisch wirkende Faktoren* sind der »endothelium-derived relaxing factor« (EDRF) oder Stickstoffmonoxid (NO) und Prostacyclin ($PGI_2$), denen Vasokonstriktoren wie Thromboxan $A_2$, 5-Hydroxytryptamin, Endothelin, Thrombin etc. gegenüberstehen; freigesetzt durch den erhöhten »shear«-Stress und das geschädigte Endothel. Atheromatöse Herde und die erhöhte LDL-Cholesterinkonzentration vermindern die Produktion von Stickstoffmonoxid und dessen Diffusion durch die geschädigte Gefäßwand, während HDL-Cholesterin die Synthese von Stickstoffmonoxid und von $PGI_2$ fördert. Die Höhe des HDL-Cholesterinspiegels korreliert mit der Reaktivität der Gefäße auf Acetylcholin ebenso wie die Acetylcholin-induzierte Gefäßreaktion bei Plasmacholesterinwerten < 2,0 g/l positiv mit HDL-Cholesterin.

## Fließeigenschaften des Blutes verbessernde Stoffe (Rheologika)

Die Verbesserung der Fließeigenschaften des Blutes ist immer dann zu fordern, wenn **chronische Gefäßveränderungen** mit *Lumeneinengungen* auch kleinerer Arterien einhergehen und damit die $O_2$- und Nährstoffversorgung in der Endstrombahn nicht mehr gewährleistet ist. Die medikamentöse Therapie der pAVK hat sich innerhalb der letzten 20 Jahre kaum verändert.

Heute werden in Deutschland und in einigen anderen europäischen Staaten neben Alprostadil (Stadium III nach Fontaine) vor allem Pentoxifyllin, Naftidrofuryl und Buflomedil zur medikamentösen Behandlung der pAVK im Stadium IIb genutzt. Daneben werden Acetylsalicylsäure, Phenprocoumon und fibrinolytische Maßnahmen (intermittierende Streptokinaseinfusionen) eingesetzt.

Vor 20 Jahren bestand die Meinung, es handelt sich bei Pentoxifyllin, Naftidrofuryl und Buflomedil lediglich um Vasodilatanzien. Ein Vasodilatator würde jedoch im Sinne eines Steal-Phänomens die verbliebenen gesunden Gefäßbereiche eröffnen, dort die Durchblutung auf Kosten der vorgeschädigten Bereiche steigern, die von der vasodilatierenden Wirkung nicht profitieren können. Die o.g. durchblutungsfördernden Stoffe verfügen über pharmakodynamische Effekte, die sich anhand der Verbesserung der Gehstrecke nachweisen lassen, die aber nicht auf vasodilatierende, sondern auf die Fließeigenschaften des Blutes verbessernde (= rheologische) Effekte zurückzuführen sind.

Seit den 80iger Jahren ist bekannt, daß Pentoxifyllin, Naftidrofuryl und Buflomedil u. a. die *Verformbarkeit der Erythrozyten* und den *Gewebs-$O_2$-Partialdruck* (tp$O_2$) **erhöhen** sowie die *Viskosität* und den *Fibrinogengehalt* des Blutes **senken**. Durch diese Effekte werden die Fließeigenschaften des Blutes verbessert.

## Pentoxifyllin

▶ **Stoffeigenschaften**

Pentoxifyllin leitet sich vom Theophyllin ab und wurde 1972 in die Therapie eingeführt (Abb. 14-17).

▶ **Pharmakodynamik**

Das Xanthinderivat hemmt die Phosphodiesterase verschiedener Gewebe, zeigt aber keine Adenosinantagonistischen Wirkungen. Es **verbessert** die ver-

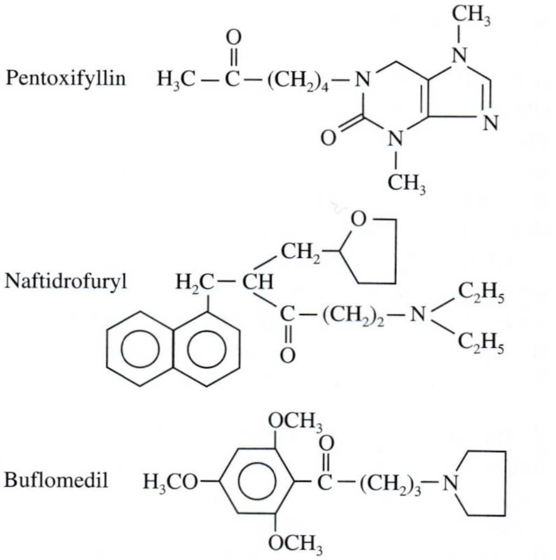

**Abb. 14-17.** Strukturformeln von Pentoxifyllin, Naftidrofuryl und Buflomedil

minderte *Erythrozytenverformbarkeit* und die *Fließeigenschaften des Blutes*. Die **Wirkung** an den Erythrozyten kommt über einen Anstieg der intrazellulären Phosphoproteine mit Abnahme des intrazellulären Calciums zustande. Der ATP-Spiegel und die Flexibilität der Erythrozyten steigen an. Dies führt zu einem vermehrten Durchstrom von Erythrozyten und damit einer verbesserten $O_2$-Versorgung des Gewebes.

Bei Patienten mit Claudicatio intermittens kann Pentoxifyllin die *Aggregation* der *Thrombozyten* und den *Fibrinogenspiegel* **herabsetzen** und die *fibrinolytische Aktivität* **erhöhen**, was letztlich in einer Viskositätsabnahme des Blutes endet. Die Hyperreaktivität der Leukozyten im Sinne einer vermehrten Anheftung an Endothelzellen wird durch Pentoxifyllin ebenso herabgesetzt. Pentoxifyllin bewirkt eine kurzfristige Stimulation der Prostacyclinsynthese.

▶ **Pharmakokinetik**

Pentoxifyllin wird ausreichend und *schnell resorbiert*, jedoch nach fast vollständiger Metabolisierung in der Leber mit einer Halbwertszeit von 1,8 Std. *eliminiert*. Bei schweren Nierenschäden kommt es zur Kumulation.

◆ **Therapeutische Verwendung**

● **Indikationen:** Periphere arterielle Verschlußkrankheit im Stadium IIb (und III) nach Fontaine. **Kein** Nachweis einer Wirkung bei Hörsturz u. a. Folgen einer Minderperfusion.

● **Kontraindikationen:** Kontraindiziert ist Pentoxifyllin nach einem akuten Myokardinfarkt, bei Massenblutungen und schwerer Koronarsklerose.

● **Handelsnamen und Dosierung:** Ralofekt®, Trental® u. a.; 800–1 200 mg tägl. p. o., 100–600 mg 2 × tägl. als Kurzinfusion über 60 Min.

## Naftidrofuryl

▶ **Stoffeigenschaften**

Naftidrofuryl ist ein Tetrahydrofurfurylpropionsäureester, der mit Diethylaminoethanol gekoppelt ist, dem geringe durchblutungssteigernde Eigenschaften nachgesagt werden (Abb. 14-17).

▶ **Pharmakodynamik**

Naftidrofuryl wird als **5-HT$_2$-Rezeptorantagonist** eingeordnet, der die durch 5-Hydroxytryptamin ausgelösten Gefäßkontraktionen unterdrücken soll. Der ATP-Verbrauch in der Zelle wird verzögert und der oxidative Glucosestoffwechsel erhöht. Neben der Anti-5-HT$_2$-Wirkung kommt es zur Hemmung der durch ADP-erzeugten Thrombozytenaggregation. Die Verformbarkeit der Erythrozyten wird erhöht, Plasmaviskosität und Fibrinogenspiegel sinken. Die Verbesserung der rheologischen Eigenschaften des Blutes war nur für eine Stunde nach der Injektion nachzuweisen.

● **Unerwünschte Wirkungen:** Die mehrwöchige Behandlung mit Naftidrofuryl führte zu einer Zunahme der Kapillardichte im Unterschenkelbereich von pAVK-Patienten. Nach **intravenöser Injektion** traten bei mehreren Patienten *Herzrhythmusstörungen* mit vereinzelt letalem Ausgang auf (Abb. 14-18), weswegen diese **Art der Applikation** als *nicht* mehr vertretbar gilt.

▶ **Pharmakokinetik**

Naftidrofuryl wird ausreichend *gut resorbiert*. Aus dem Plasma wird es mit einer Halbwertszeit von etwa 1,2 Std. *eliminiert*. Die sauren Abbauprodukte (ca. 60%) werden glucuronidiert oder sulfatiert.

◆ **Therapeutische Verwendung**

● **Indikationen:** Periphere arterielle Verschlußkrankheit im Stadium IIb (und III) nach Fontaine. Eine Wirksamkeit bei zerebralen Durchblutungsstörungen und beim Hörsturz ist nicht nachgewiesen worden.

● **Kontraindikationen:** Für Naftidrofuryl gelten die gleichen Kontraindikationen wie für Pentoxifyllin.

● **Handelsname und Dosierung:** Dusodril®; 300–600 mg tägl. retardiert oder nicht retardiert p. o.

## Buflomedil

▶ **Stoffeigenschaften**

Buflomedil ist ein Butyrophenonderivat (Abb. 14-17), das unspezifisch $\alpha_1$- und $\alpha_2$-Adrenorezeptoren blockiert.

▶ **Pharmakodynamik**

Buflomedil wirkt $\alpha$-antiadrenerg an der Gefäßmuskulatur, was sich in einer verbesserten Durchblutung der unteren Extremität äußert. Buflomedil hemmt auch die Thrombozytenaggregation ($\alpha_2$-antagonistische Wirkung) und steigert bei *Diabetikern* unter Ruhebedingungen den $O_2$-Partialdruck. Die Verformbarkeit der Erythrozyten wird erhöht. Bei Patienten mit pAVK wird die schmerzfreie Gehstrecke gesteigert.

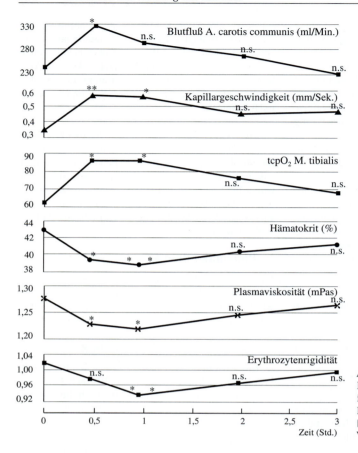

**Abb. 14-18.** Zeitliche Veränderungen hämorrheologischer Parameter nach der i.v. Injektion von 200 mg Naftidrofuryl. Mittelwerte von 10 gesunden Probanden. [Modifiziert nach: Kieswetter H, Jung F. Vasa 1990; 30 (Suppl.): 79–83.]

### ▶ Pharmakokinetik

Buflomedil wird zu 50–80% *resorbiert* und mit einer Halbwertszeit von 1,5–4,3 Std. *eliminiert*. Etwa 80% werden renal eliminiert, wobei nur 19% der ausgeschiedenen Menge unverändert bleiben. Das in der Leber gebildete 4-Desmethylbuflomedil ist pharmakologisch wie die Muttersubstanz wirksam.

### ◆ Therapeutische Verwendung

● **Indikationen:** Periphere arterielle Verschlußkrankheit Stadium IIb (und III) nach Fontaine, keine Wirkungen nach Hörsturz oder bei zerebralen Durchblutungsstörungen.

● **Handelsname und Dosierung:** Bufedil®; 300–600 mg tägl. p.o., 150–200 mg tägl. i.v.

## Weitere Stoffe

▷ **Alprostadil:** Zum Wirkungsmechanismus der Prostaglandine s. Kap. 11, S. 295 ff. Alprostadil ($PGE_1$) wird in den fortgeschrittenen Stadien der pAVK (Stadium III und IV) eingesetzt, indem es entweder lokal intraarteriell injiziert oder langsam intravenös infundiert wird. Weniger angewandt werden heute Prostaglandin $I_2$ (Prostacyclin) und Iloprost, ein stabiles synthetisches Analogon von $PGI_2$. Angestrebt wird eine Verminderung der Ruheschmerzen und eine Abheilung von Ulzerationen an den unteren Extremitäten. Die Behandlung muß über mehrere Wochen mit Dosen von 10 ng/kg/Min. geführt werden. Dabei können Flushreaktionen, Blutdruckabfall und Tachykardien auftreten. Zahlreiche Patienten tolerieren die gleichzeitig auftretenden Schmerzen in den betroffenen Extremitäten nicht. Weitere Indikationen für Alprostadil sind die Offenhaltung des Ductus Botalli beim Neugeborenen mit angeborenen Herzfehlern und die erektile Dysfunktion des Mannes. Bei diesen Patienten kommt es nach mehrfacher Anwendung zu Penisfibrosen und selten zu Priapismus.

● **Handelsnamen:** prostavasin®, Minprog® 500

▷ **Flunarizin, Cinnarizin:** Beide Stoffe wurden vor längerer Zeit den Calciumantagonisten zugeordnet, später standen antihistaminerge und antiadrenerge Wirkungen im Vordergrund. Die **Wirkung von Flunarizin** trat besonders bei bereits kontrahierten Gefäßen hervor, während normotone Gefäße nicht beeinflußt wurden. Die Anwendung beider Wirkstoffe bei peripheren Durchblutungsstörungen, beim Hörsturz und anderen Irritationen des Innenohrs sind nicht verläßlich belegt, so daß nur Flunarizin bei der Migräne und Menière-Krankheit verschiedentlich eingesetzt wird.

● **Handelsnamen:**
Flunarizin: Sibelium® u.a.
Cinnarizin: Cinnacet® u.a.

▷ **Dextran:** Dextraninfusionen werden zur Verbesserung der Fließeigenschaften des Blutes eingesetzt (S. 369 f.). Angewandt werden vor allem Dextrane mit einer mittleren Molekülmasse (40 kDa).

▷ **Ancrod, Batroxobin:** Beide Stoffe werden aus Schlangengiften (Ancrod aus Agkistrodon rhodostoma; Batroxobin aus Botrops atrox) gewonnen und stellen Serinproteinasen dar, die aus Fibrinogen fibrinähnliche Proteine abspalten. Diese Spaltprodukte können jedoch keine stabilen Gerinnsel bilden. Sie werden auch als »Fibrinogenolytika« bezeichnet und wurden in den vergangenen Jahren zur sog. *therapeutischen Defibrinierung* eingesetzt, um den Fibrinogengehalt des Blutes zu senken und damit die Fließeigenschaften des Blutes zu verbessern. Beide Wirkstoffe wurden parenteral injiziert, sie werden jedoch wegen zahlreicher unerwünschter Wirkungen nicht mehr eingesetzt.

### Literatur

Brecher ME, Owen HG, Bandarenko N. Alternatives to albumin: starch replacement for plasma exchange. J Clin Apheresis 1997; 12: 146–53.

Brittenham GM. Disorders of iron metabolism: Iron deficiency and Overload. In: Hematology Basic Principles and Practice. 2nd ed. Hoffmann R, Benz jr EJ, Shattil SJ et al. (eds). New York: Churchill Livingstone 1995.

Clarke RJ, Mayo G, Price P et al. Supression of thromboxane A2 but not of systemic prostacyclin by controlled-released aspirin. New Engl J Med 1991; 325: 1137–41.

Coller BS, Peerschke EI, Scudder LE et al. A murine monoclonal antibody that completely blocks the binding of fibrinogen to platelets produces a thrombasthenia-like state in normal platelets and binds to glycoprotein IIb and/or IIIa. J Clin Invest 1983; 72: 325–38.

Crosby WH. The rationale for treating iron deficiency anemia. Arch Intern Med 1984; 144: 471–2.

Dukes NMG (ed). Meyler's Side Effects of Drugs. An Encyclopedia of Adverse Reactions and Interactions. 13th ed. Amsterdam, Lausanne, New York: Elsevier 1996.

Egli GA, Zollinger A et al. Effect of progressive haemodilution with hydroxyethyl starch, gelatin and albumin on blood coagulation. Br J Anaesth 1997; 78: 684–9.

Eschbach JW, Adamson JW. Erythropoietin: issues in its use as a therapeutic for the anemia of chronic renal failure. Blood Purif 1990; 8: 239–54.

Esmon CT, Schwarz HP. An update on clinical and basic aspects of the protein C anticoagulant pathway. Trends Cardiovasc Med 1995; 5: 141–8.

Haustein K-O. State of the Art – Treatment of peripheral occlusive disease (POAD) with drugs vs. vascular reconstruction or amputation. Int J Clin Pharmacol Therap 1997; 35: 266–74.

Haustein K-O. Pharmacokinetic and pharmacodynamic properties of oral anticoagulants, especially phenprocoumon. Sem Thromb Hemost 1999; 25: 5–11.

Haustein K-O, Markwardt F. 4-Hydroxycumarine, Bishydroxycumarine und 1,3-Indandione. In: Handbuch der Experimentellen Pharmakologie. Markwardt F (ed). Berlin, Heidelberg: Springer 1971; 192–301.

Hirsh J. Heparin. New Engl J Med 1991; 324: 1565–74.

Hynes RO. Integrins: versatility, modulation, and signaling in cell adhesion. Cell 1992; 69: 11–25.

Joseph JE, Machin SJ. New antiplatelet drugs. Blood Rev 1997; 11: 178–90.

Kohnert U, Rudolph R, Verheijen JH et al. Biochemical properties of the kringle 2 and protease domains are maintained in the refolded t-PA deletion variant BM 06.022. Protein Eng 1992; 5: 93–100.

Lash A, Saleem A. Iron metabolism and its regulation. A review. Ann Clin Lab Sci 1995; 25: 20–30.

Leitfaden zur Therapie mit Blutkomponenten und Plasmaderivaten. Bundesärztekammer (Hrsg). Köln: Deutscher Ärzteverlag 1995.

Markwardt F. Development of hirudin as an antithrombotic agent. Sem Thromb Hemost 1989; 15: 269–82.

Sasama MM, Desnoyers PC. Low molecular weight heparins. Curr Med Lit (Thrombosis) 1995; 5: 95–106.

Sasahara AA, Loscalzo J (Eds). New Therapeutic Agents in Thrombosis and Thrombolysis. New York, Basel, Hong Kong: Marcel Dekker 1997; 680.

Stabler SP, Allen RH et al. Clinical spectrum and diagnosis of cobalamin deficiency. Blood 1990; 76: 871–81.

Van de Werf F, Ludbrocok P, Bergmann S et al. Coronary thrombolysis with tissue-typ plasminogen activator in patients with evolving myocardial infarction. New Engl J Med 1984; 310: 609–13.

Verstraete M. Use of thrombolytic drugs in non-coronary disorders. Drugs 1994; 38: 801–21.

Weaver WD, Hartmann JR, Anderson JL et al. New recombinant glycosylated prourokinase for treatment of patients with acute myocardial infarction. J Am Coll Cardiol 1994; 24: 1242–8.

# 15 Pharmaka mit Einfluß auf die Nieren, den Wasser-, Elektrolyt- und Säure-Basen-Haushalt

J. Greven

| | |
|---|---|
| **Diuretika** .................. 398 | **Stoffe zur Behandlung von Störungen** |
| Einleitung .................. 398 | **des Elektrolyt- und Wasserhaushalts** ...... 419 |
| Begriffsbestimmung .................. 398 | Störungen des Kaliumhaushalts |
| Einteilung der Diuretika .................. 398 | und ihre Behandlung .................. 419 |
| Physiologische Grundlagen | Hyperkaliämie .................. 419 |
| der Diuretikawirkung .................. 399 | Hypokaliämie .................. 420 |
| Carboanhydrasehemmstoffe .................. 400 | Störungen des Magnesiumhaushalts |
| Osmotische Diuretika .................. 402 | und ihre Behandlung .................. 421 |
| Benzothiadiazine und analog wirkende | Hypomagnesiämie .................. 421 |
| Verbindungen .................. 403 | Hypermagnesiämie .................. 421 |
| Schleifendiuretika .................. 407 | Störungen des Natrium- und Wasserhaushalts |
| Kaliumsparende Diuretika .................. 413 | und ihre Behandlung .................. 421 |
| Aldosteronantagonisten .................. 415 | Dehydratation .................. 422 |
| Methylxanthinderivate (Theophyllin u. a.) .... 416 | Hyperhydratation .................. 423 |
| | |
| **Stoffe zur Korrektur des Säure-Basen-** | **Stoffe zur Beeinflussung der Funktion** |
| **Haushalts** .................. 416 | **des Renin-Angiotensin-Systems** .................. 423 |
| Physiologische Grundlagen .................. 416 | Einführung .................. 423 |
| Störungen des Säure-Basen-Gleichgewichts .. 416 | Funktion des Renin-Angiotensin-Systems .. 423 |
| Respiratorische Alkalose | Hemmstoffe des Angiotensin-Conversions- |
| und ihre Behandlung .................. 417 | enzyms (ACE-Hemmstoffe) .................. 425 |
| Respiratorische Acidose | $AT_1$-Rezeptorantagonisten .................. 428 |
| und ihre Behandlung .................. 417 | |
| Metabolische Acidose und ihre Behandlung .. 418 | |
| Metabolische Alkalose und ihre Behandlung . 419 | |

# Diuretika

## Einleitung

### Begriffsbestimmung

**Diuretika** sind Substanzen, die die Resorption von Elektrolyten in den Nierentubuli hemmen. Sie bewirken somit primär eine *Mehrausscheidung von Elektrolyten*.
Da die Elektrolyte osmotisch Wasser binden, resultiert immer zusätzlich eine *Mehrausscheidung von Flüssigkeit*, eine **Diurese**.

Die diuretische Antwort ist allerdings nicht nur eine einfache Folge der erzielten tubulären Resorptionshemmung. Häufig treten zusätzliche kompensatorische *Änderungen der Nierenfunktion* auf, die auf physiologischen Mechanismen beruhen. Der eigentliche Substanzeffekt kann dadurch maskiert werden.

**Diuretika** werden immer dann **eingesetzt**, wenn eine vermehrte Elimination von extrazellulärer Flüssigkeit erwünscht ist. Sie sollten deshalb *im Idealfall* zur Ausscheidung eines Harns führen, in dem die Elektrolytkonzentration der des Extrazellularraumes entspricht.

Leider ist ein solches Diuretikum bis heute nicht bekannt, so daß nach allen therapeutisch verwendeten Diuretika Störungen im Elektrolythaushalt auftreten können.

### Einteilung der Diuretika

Es hat sich bewährt, die Diuretika aufgrund des unterschiedlichen Wirkungsortes innerhalb des Nephrons und nach ihrem zellulären Wirkungsmecha-

**Tab. 15-1.** Klassifizierung der Diuretika

- osmotische Diuretika
- Carboanhydrasehemmstoffe
- Benzothiadiazine und verwandte Substanzen
- Schleifendiuretika
- kaliumsparende Diuretika
- Aldosteronantagonisten

nismus einzuteilen. Danach können **sechs** verschiedene **Diuretikaklassen** unterschieden werden (Tab. 15-1).

Da die Ionenpumpen im Verlauf des Nephrons nicht homogen angeordnet sind, resultieren je nach Wirkungsort innerhalb des Nephrons unterschiedliche diuretische Effekte. Dabei können von einem Diuretikum auch mehrere Nephronabschnitte gleichzeitig beeinflußt werden.

## Physiologische Grundlagen der Diuretikawirkung

Für das Verständnis der Diuretikawirkungen hat es sich als zweckmäßig erwiesen, das **Nephron**, die kleinste funktionelle Einheit der Niere, in **vier verschiedene Abschnitte** einzuteilen (Abb. 15-1).

Das Nephron beginnt mit dem **Glomerulum**. Beim Erwachsenen werden pro Tag etwa 180 l Plasma in den Glomerula filtriert und gelangen als Ultrafiltrat in das tubuläre System. Da täglich nur etwa 1–1,5 l Harn ausgeschieden werden, wird der überwiegende Teil der filtrierten Elektrolyte und Flüssigkeit (über 99%) durch die Tubuli wieder resorbiert. *Diuretika* greifen in diesen Resorptionsprozeß ein und hemmen die *tubuläre Elektrolyt-* und damit *Flüssigkeitsresorption*. Zwar treten bei vielen Diuretika Änderungen der Nierenhämodynamik auf, sie stellen aber nie die alleinige Ursache der diuretischen Wirkung dar.

Das in den Glomerula gebildete Ultrafiltrat gelangt zunächst als Primärharn in den **proximalen Tubulus**, wo 50–60% des Filtrates wieder resorbiert werden. Außer NaCl werden im proximalen Tubulus vor allem $HCO_3^-$- und $K^+$-Ionen neben vielen anderen Substanzen resorbiert. Die *Elektrolytresorption* wird in diesem Nephronabschnitt vornehmlich von den *Carboanhydrasehemmern* gehemmt (Abb. 15-1).

Der proximale Tubulus geht in den absteigenden Schenkel der **Henle-Schleife** über, die sich haarnadelartig zurückwendet und sich in den aufsteigenden Schenkel fortsetzt. Von besonderer Bedeutung für die Wirkung der *Schleifendiuretika* ist der dicke aufsteigende Ast der Henle-Schleife, in dem die Elektrolyte durch eine wasserimpermeable Membran transportiert werden.

Im **distalen Tubulus** wird nur ein verhältnismäßig geringer Anteil (5–10%) des Glomerulumfiltrates resorbiert. Die transepitheliale elektrische Potentialdifferenz (30–60 mV, lumennegativ) ist wesentlich höher als im proximalen Tubulus. $Na^+$- und $Cl^-$-Ionen werden hier durch einen ($Na^+$/$Cl^-$)-Cotransporter, der in der luminalen Membran lokalisiert ist, in die Zellen transportiert. Dieser Carrier wird durch *Benzothiadiazine* im Anfangsteil des distalen Tubulus gehemmt. Im Endteil des distalen Tubulus und in den Sammelrohren, wo die Zusammensetzung des endgültigen Harns erfolgt, findet neben einer NaCl-Resorption eine $K^+$-Sekretion statt. An dieser Stelle greifen die *kaliumsparenden Diuretika* und die *Aldosteronantagonisten* an (Abb. 15-1).

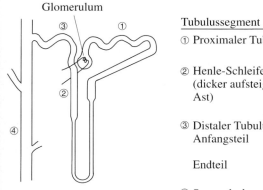

**Abb. 15-1.** Schematische Darstellung eines Nephrons mit den wichtigsten Angriffsorten der verschiedenen Diuretika. Die osmotischen Diuretika sind nicht aufgeführt, sie wirken im gesamten Nephron. Auch nach einigen Benzothiadiazinen und Schleifendiuretika läßt sich eine Wirkung im proximalen Tubulus nachweisen. Dieser proximale Effekt steht aber nicht im Vordergrund der diuretischen Wirkung.

Durch eine Zunahme der Flußrate des Tubulusharnes bzw. des Natriumangebotes in den **spätdistalen Tubuli** und den **Sammelrohren** wird die Kaliumsekretion stimuliert. Deshalb lösen alle Diuretika, die proximal von diesen Tubulusabschnitten angreifen, eine Kaliurese aus.

Der nach Diuretika auftretende Natriumverlust führt zu *Kompensationsphänomenen*, so daß nach Abklingen der akuten Diuretikawirkung die Ausscheidungsraten unter den Ausgangswert absinken **(Rebound-Effekt)**. Der eigentliche diuretische Effekt wird dadurch abgeschwächt. Die Gegenregulation ist hauptsächlich Folge einer *Aktivierung* des natriumkonservierenden *Renin-Angiotensin-Aldosteron-Systems*. Dieser Kompensationsmechanismus vermag auch zu erklären, warum bei längerdauernder Diuretikaanwendung die diuretische Wirkung nachlassen bzw. gänzlich verlorengehen kann **(Escape-Phänomen)**.

## Carboanhydrasehemmstoffe

### ▶ Stoffeigenschaften

Ausgehend von der Entdeckung, daß das Sulfonamid Sulfanilamid in der Niere das Enzym Carboanhydrase hemmt, und man hierin ein diuretisches Prinzip erkannte, wurden eine Vielzahl von *Sulfonamidderivaten* mit Carboanhydrase-hemmenden Eigenschaften synthetisiert. Die größte Bedeutung von diesen Substanzen hat das **Acetazolamid** erlangt (Abb. 15-2).

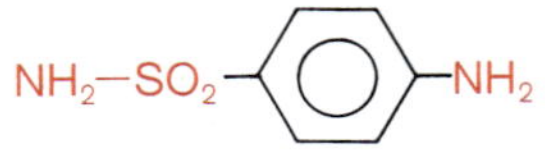

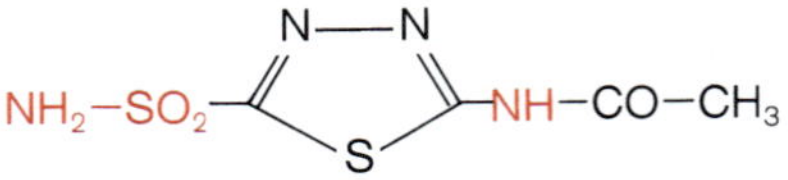

**Abb. 15-2.** Strukturformeln von Sulfanilamid und Acetazolamid

### ▶ Pharmakodynamik

Das Enzym **Carboanhydrase** kommt in der Niere vor allem im *proximalen Tubulus* vor. Es ist sowohl im Zellinneren als auch in der luminalen Zellmembran lokalisiert und spielt eine wichtige Rolle bei der *Resorption von $HCO_3^-$* (Abb. 15-3). Das im Blut gelöste $HCO_3^-$ wird in den Glomerula frei filtriert. Die tägliche filtrierte Menge von $HCO_3^-$ beträgt bei einem Erwachsenen ungefähr 4500 mmol. Über 99% der filtrierten Menge wird tubulär resorbiert. Mehr als 90% entfallen hierbei auf den proximalen Tubulus, der Rest auf weiter distal gelegene Tubulusabschnitte. Die $HCO_3^-$-Resorption kommt zum größten Teil durch eine *aktive Wasserstoffionensekretion* zustande (Abb. 15-3). Durch den katalytischen Einfluß der Carboanhydrase werden in der Zelle Wasserstoffionen bereitgestellt, die dann im Austausch

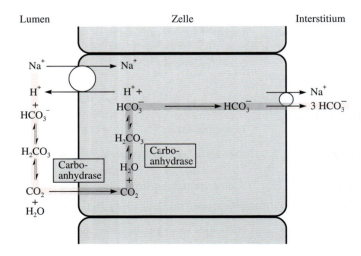

**Abb. 15-3.** Darstellung der Bicarbonatresorption im proximalen Tubulus. Die Bicarbonatresorption wird durch das Enzym Carboanhydrase katalysiert, das in der luminalen Zellmembran sowie im Zellinneren lokalisiert ist. Durch Hemmung der Carboanhydrase wird die Bicarbonatresorption vermindert und ein alkalischer Harn ausgeschieden.

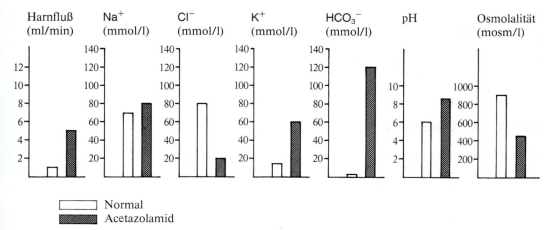

**Abb. 15-4.** Änderungen des Harnflusses und der Ionenkonzentration im Harn nach Acetazolamid. Die Abbildung soll die typischen Veränderungen zeigen, die nach Acetazolamid bei einem Nierengesunden auftreten können. Es muß betont werden, daß die Daten variabel sind und vom Zustand des Wasser- und Elektrolythaushaltes sowie von der Nierenfunktion abhängen. Die pro Zeiteinheit ausgeschiedene Ionenmenge ergibt sich durch Multiplikation des Harnflusses mit der Ionenkonzentration.

gegen $Na^+$-Ionen in das Tubuluslumen sezerniert werden. Im Tubuluslumen verbinden sich die sezernierten Wasserstoffionen mit dem filtrierten $HCO_3^-$ unter Bildung von Kohlensäure. Unter dem Einfluß der membranständigen Carboanhydrase zerfällt die gebildete Kohlensäure schnell in Wasser und $CO_2$.

> Wird das Enzym **Carboanhydrase gehemmt**, so *nimmt* die *$NaHCO_3$-Resorption ab*. Aus osmotischen Gründen wird dann auch die Wasserresorption vermindert, so daß ein diuretischer Effekt entsteht. Nach **Gabe von Carboanhydrasehemmern** wird ein *$NaHCO_3$-reicher, alkalischer Harn* gebildet (Abb. 15-4). Maximal können 2–5% der glomerulär filtrierten Flüssigkeitsmenge ausgeschieden werden. Die $K^+$-Ausscheidung nimmt ebenfalls zu.

Da die $Cl^-$-Konzentration im Harn abnimmt, steigt trotz Zunahme des Harnflusses die renale $Cl^-$-Ausscheidung nicht oder nur sehr geringfügig an. Die Zunahme des Harn-pH ist begleitet von einer *Abnahme der Ausscheidung von Ammoniak* und der sog. *titrierbaren Säure* des Harns. Charakteristisch für die Wirkung der Carboanhydrasehemmstoffe ist die regelmäßig auftretende *Phosphaturie*. Die glomeruläre Filtrationsrate nimmt um 10–30% ab, während die Nierendurchblutung nicht charakteristisch verändert wird.

● **Unerwünschte Wirkungen:** Durch den renalen $HCO_3^-$-Verlust entsteht im Extrazellularraum eine *metabolische Acidose*. Dadurch geht die diuretische Wirksamkeit der Carboanhydrasehemmstoffe, nicht aber die Wirkung am Auge, bei länger dauernder Anwendung verloren. Durch den *renalen Kaliumverlust* sinkt der Kaliumspiegel im Blut ab. Durch Hemmung der Carboanhydrase in den Erythrozyten kann es zu *Störungen im $CO_2$-Transport* kommen. Infolge kompensatorischer Mechanismen scheint diese Störung aber nur vorübergehend zu sein.

▶ **Pharmakokinetik**

Acetazolamid wird rasch aus dem Intestinaltrakt *resorbiert*, die *Halbwertszeit* im Plasma beträgt ungefähr 100 Min. Die Substanz wird unverändert durch die Nieren eliminiert, offenbar durch das im proximalen Tubulus gelegene Anionentransportsystem.

◆ **Therapeutische Verwendung**

Acetazolamid[1] wird heute nur noch selten als Diuretikum eingesetzt. Hauptanwendungsgebiet ist die **Senkung** des **intraokularen Druckes** bei Patienten mit *Glaukom*. Das Enzym Carboanhydrase kommt in intraokularen Strukturen vor und ist für die Bildung des bicarbonatreichen Kammerwassers von Bedeutung. Durch Carboanhydrasehemmstoffe kann die *Kammerwasserproduktion vermindert* werden. Auch die Bildung des *alkalischen Pankreassaftes* wird durch Carboanhydrasehemmer *reduziert*. Ihre Anwendung bei **akuter Pankreatitis** ist möglich. Carboanhydrasehemmstoffe sind auch in der Lage, die *Liquorproduktion zu vermindern* und epilepti-

---

[1] Handelsname: Diamox®

sche Krämpfe zu verhindern. Der genaue Mechanismus dieses **zentralen Effektes** ist unbekannt. Acetazolamid kann auch zur Behandlung der Höhenkrankheit, bei der als Folge der Hyperventilation eine respiratorische Alkalose besteht, eingesetzt werden.

## Osmotische Diuretika

▶ **Stoffeigenschaften**

> Bei den osmotischen Diuretika handelt es sich um *Nichtelektrolyte*, die zwar glomerulär filtriert werden, aber in den Nierentubuli nicht resorbiert werden. Als osmotisches Diuretikum wird heute überwiegend **Mannitol**[1], seltener **Sorbitol** verwendet. Beides sind *sechswertige Alkohole*.

▶ **Pharmakodynamik**

Osmotische Diuretika wirken **im gesamten Nephron**. Sie erhöhen den Harnfluß, da sie aus osmotischen Gründen *Wasser im Tubulus festhalten* und damit die tubuläre Flüssigkeitsresorption vermindern. Die *Osmolalität des Harns* gleicht sich der des Plasmas an. Dabei wird die Osmolalität des Harns hauptsächlich durch das osmotische Diuretikum getragen, so daß die Ionenkonzentrationen des Harns niedrig sind (Abb. 15-5).

Durch die Hemmung der Wasserresorption *sinkt die $Na^+$-Konzentration* in der Tubulusflüssigkeit. Dadurch nimmt auch die tubuläre Nettoresorption von Natrium ab, da sich die Eintrittsrate von Natrium in

[1] Osmofundin®

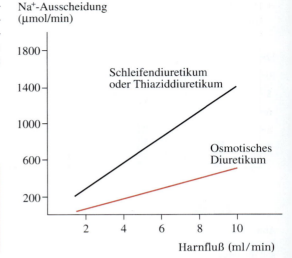

**Abb. 15-6.** Beziehung zwischen Harnfluß und Natriumausscheidung nach verschiedenen Diuretika. Obwohl osmotische Diuretika den Harnfluß beträchtlich erhöhen, ist ihre natriumeliminierende Wirkung im Vergleich zu anderen Diuretika gering.

die Tubuluszellen vermindert und ein vermehrter lumenwärts gerichteter $Na^+$-Flux auftritt. Durch osmotische Diuretika wird dem Organismus aber vorwiegend Wasser und nur wenig Kochsalz entzogen (Abb. 15-6).

Außer der Tubulusfunktion beeinflussen die osmotischen Diuretika die **Nierenhämodynamik**. Die glomeruläre Filtrationsrate und die Nierendurchblutung steigen an. Die Osmolalität des Nierenmarks nimmt ab, bedingt durch die Zunahme der Markdurchblutung *(Auswascheffekt)*.

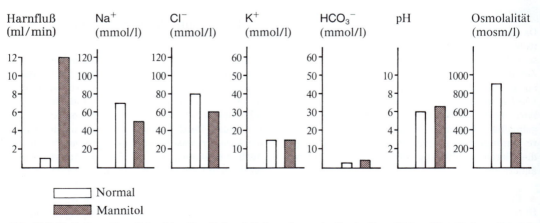

**Abb. 15-5.** Einfluß von Mannitol auf den Harnfluß und die Ionenkonzentration im Harn. Weitere Einzelheiten s. Legende zu Abb. 15-4, S. 401.

● **Unerwünschte Wirkungen:** Es muß beachtet werden, daß es bei einer osmotischen Diurese zu **Flüssigkeitsverschiebungen** zwischen Intra- und Extrazellularraum kommen kann. Initial kann die $Na^+$-Konzentration im Plasma absinken, da durch die Erhöhung der Osmolalität des Plasmas Flüssigkeit aus dem Intra- in den Extrazellularraum strömt und das extrazelluläre Flüssigkeitsvolumen zunimmt. Das kann in Abhängigkeit von der Dosierung zu einer erheblichen Kreislaufbelastung führen. Hält die osmotische Diurese länger an, kann eine **Hypernatriämie** (hypertone Dehydratation) auftreten, da dann die Flüssigkeitsausscheidung die $Na^+$-Ausscheidung überwiegt.

▶ **Pharmakokinetik**

Mannitol wird nicht aus dem Magen-Darm-Trakt *resorbiert* und muß *parenteral* als 10- bis 20%ige Lösung appliziert werden. Es wird praktisch *nicht metabolisiert* und verteilt sich nur im Extrazellularraum. Die *Ausscheidung* erfolgt in den Nieren durch glomeruläre Filtration. Die *Halbwertszeit* im Organismus beträgt 6 Std.

◆ **Therapeutische Verwendung**

Osmotische Diuretika sind *nicht* zur Therapie von generalisierten Ödemen geeignet, da der ausgeschiedene Harn nur wenig Kochsalz enthält. Sie können aber bei *Organödemen*, insbesondere bei Hirnödem, und zur *forcierten Diurese* angewendet werden. Mannitol wird manchmal auch zur *Prophylaxe eines akuten Nierenversagens* eingesetzt (z. B. nach großen chirurgischen Eingriffen oder schweren Traumata). Es besteht aber die Gefahr, daß durch die Expansion des Extrazellularraumes ein Lungenödem ausgelöst wird. Bei bereits eingetretener *Anurie* ist Mannitol **kontraindiziert**.

## Benzothiadiazine und analog wirkende Verbindungen

▶ **Stoffeigenschaften**

Die Benzothiadiazine **(Thiaziddiuretika)** wurden aus den Carboanhydrasehemmstoffen entwickelt. Chemisch stellen sie *heterozyklische Sulfonamidderivate* dar (Tab. 15-2). Sie unterscheiden sich von den Carboanhydrasehemmstoffen durch ihre **stärkere natriuretische** Potenz und vor allem durch die **chloruretische** Wirkung, die den Carboanhydrasehemmstoffen fehlt.

Als **Prototyp** dieser Gruppe von Diuretika kann das *Chlorothiazid* gelten. Die eigentliche pharmakodynamische Wirkung in der Niere ist bei allen Thiazidderivaten gleich; sie unterscheiden sich lediglich in den wirksamen Dosen und der Wirkungsdauer.

**Tab. 15-2.** Strukturformeln von Benzothiadiazinen und analog wirkenden Diuretika. Alle Substanzen enthalten in Position 7 des Benzolringes eine Sulfonamidgruppe und in Position 6 ein Halogenatom. Chlortalidon und Mefrusid enthalten keinen Thiadiazinring. Bezüglich der diuretischen Wirkung sind sie aber den Benzothiadiazinen vergleichbar.

| Freiname | Handelsname | Strukturformel |
| --- | --- | --- |
| Chlorothiazid | – | |
| Hydrochlorothiazid | Esidrix® u. a. | |
| Chlortalidon | Hydro-long®, Hygroton® u. a. | |
| Mefrusid | Baycaron® | |

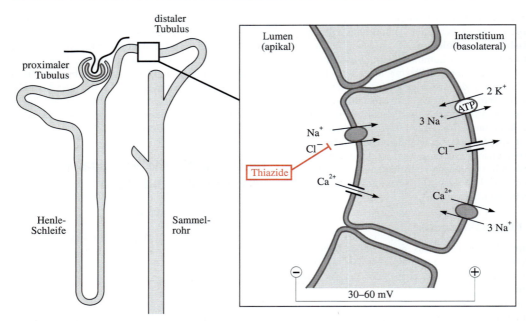

**Abb. 15-7.** Mechanismus der Wirkung von Thiaziddiuretika im distalen Tubulus. [Modifiziert nach: Köckerling et al., 1998.]

Die zelluläre Kochsalzaufnahme aus dem Tubuluslumen erfolgt in diesem Segment durch einen (Na$^+$/Cl$^-$)-Cotransport. Dieser Transporter wird durch Thiaziddiuretika gehemmt. Wahrscheinlich interagieren Thiaziddiuretika mit der Cl$^-$-Bindungsstelle des Cotransportmoleküls. Die Antriebskraft für diesen Transporter ist der elektrochemische Na$^+$-Gradient von extra- nach intrazellulär, der durch die basolaterale (Na$^+$/K$^+$)-ATPase erzeugt wird. An der basolateralen Zellseite wird Cl$^-$ durch einen Cl$^-$-selektiven Kanal in das Interstitium transportiert. Ca$^{2+}$ wird im distalen Tubulus transzellulär resorbiert. Die Aufnahme aus dem Lumen erfolgt via Ca$^{2+}$-Kanäle vom L-Typ, der basolaterale Transport via eines (Na$^+$/Ca$^{2+}$)-Antiporters, der durch den Na$^+$-Gradienten extra- zu intrazellulär angetrieben wird. Thiaziddiuretika erhöhen durch eine Abnahme der zellulären Na$^+$-Konzentration die Antriebskraft für den (Na$^+$/Ca$^{2+}$)-Antiporter und damit die transzelluläre Ca$^{2+}$-Resorption. Durch molekularbiologische Untersuchungen konnte die Primärstruktur des (Na$^+$/Cl$^-$)-Cotransportmoleküls aufgeklärt werden. Das Molekül weist 12 transmembranäre Domänen auf.

Durch Mutationen im Gen, das den Thiazid-sensitiven (Na$^+$/Cl$^-$)-Cotransporter kodiert, wird das Gitelman-Syndrom ausgelöst. Die Symptomatik dieses Krankheitsbildes gleicht dem Bild einer Langzeitbehandlung mit Thiaziddiuretika. Im Gegensatz zum Bartter-Syndrom (S. 409) wird die Erkrankung erst im späten Kindes- oder frühen Erwachsenenalter diagnostiziert und zeigt in der Regel einen milderen Verlauf als das Bartter-Syndrom. Die Ca$^{2+}$-Ausscheidung im Harn ist im Gegensatz zum Bartter-Syndrom vermindert, während bei beiden Syndromen infolge einer vermehrten Mg$^{2+}$-Ausscheidung im Harn eine Hypomagnesiämie besteht. Die pathophysiologische Basis der vermehrten Mg$^{2+}$-Ausscheidung bei Patienten mit Gitelman-Syndrom ist noch weitgehend ungeklärt.

Einige Substanzen dieser Gruppe enthalten *keinen Benzothiadiazinring*; trotzdem ist ihre diuretische Wirkung von der der Thiazide nicht unterschieden.

### ▶ Pharmakodynamik

Die Substanzen dieser Gruppe **hemmen** einen elektroneutralen *(Na$^+$/Cl$^-$)-Cotransport* im *Anfangsteil des distalen Tubulus* (Abb. 15-7). Dadurch unterscheiden sie sich von den eigentlichen Carboanhydrasehemmstoffen, die nur im proximalen Tubulus wirken. Allerdings läßt sich bei einigen Benzothiadiazinderivaten noch eine Wirkung auf die Carboanhydrase und damit ein *proximaler Angriffsort* nachweisen. Dieser Effekt steht aber nicht im Vordergrund der diuretischen Wirkung.

> Nach Gabe von Thiaziden nimmt die Na$^+$-, Cl$^-$-, K$^+$- und HCO$_3^-$-Ausscheidung im Harn zu (Abb. 15-8). Die Fähigkeit der Nieren, den Harn zu konzentrieren, wird aber im Gegensatz zu den Schleifendiuretika nicht beeinträchtigt. Maximal können etwa 5 % der glomerulären filtrierten Flüssigkeitsmenge renal ausgeschieden werden.

Im Gegensatz zu den Carboanhydrasehemmern wird die diuretische Wirkung nicht durch Änderung des Säure-Basen-Haushaltes beeinflußt.

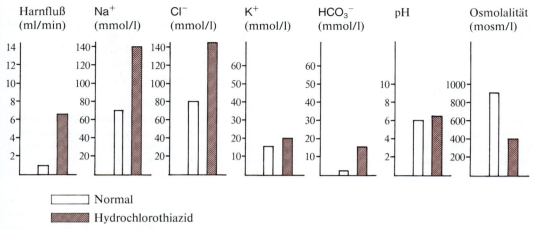

**Abb. 15-8.** Änderungen des Harnflusses und der Ionenkonzentration im Harn nach Hydrochlorothiazid (Einzelheiten s. Legende zu Abb. 15-4, S. 401)

Die **glomeruläre Filtrationsrate** wird durch Thiaziddiuretika deutlich **vermindert**, während die Nierendurchblutung nur geringfügig abfällt. Als *Ursache* der Abnahme der glomerulären Filtrationsrate ist der Anstieg des intratubulären, hydrostatischen Druckes anzusehen, der zu einer Abnahme des effektiven Filtrationsdruckes führt (Abb. 15-9).

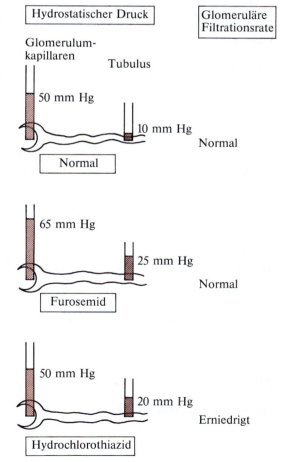

**Abb. 15-9.** Hydrostatischer Druck in den glomerulären Kapillaren und im proximalen Tubulus unter Normalbedingungen nach Furosemid und nach Hydrochlorothiazid. Normalerweise herrscht in den glomerulären Kapillaren ein hydrostatischer Druck von etwa 50 mm Hg und im proximalen Tubulus von etwa 10 mm Hg. Die hydrostatische Druckdifferenz beträgt somit 40 mm Hg. Für die Ultrafiltration ist zusätzlich der onkotische Druck im Plasma der glomerulären Kapillaren und die Kapillarpermeabilität von Bedeutung. Unter dem Einfluß von Diuretika nimmt der tubuläre hydrostatische Druck zu. Da sich der onkotische Druck im Plasma der Glomerulumkapillaren und die Kapillarpermeabilität nicht ändern, sollte die glomeruläre Filtrationsrate abfallen. Nach *Furosemid* nimmt aber der hydrostatische Druck in den Glomerulumkapillaren im selben Maße wie der tubuläre hydrostatische Druck zu, so daß die glomeruläre Filtrationsrate unverändert ist: die hydrostatische Druckdifferenz zwischen glomerulären Kapillaren und Tubulus beträgt wie unter Normalbedingungen 40 mm Hg. Nach *Hydrochlorothiazid* ist der Anstieg des tubulären hydrostatischen Druckes nicht von einem Anstieg des hydrostatischen Druckes in den glomerulären Kapillaren begleitet, so daß die hydrostatische Druckdifferenz abnimmt. Dadurch wird die glomeruläre Filtrationsrate erniedrigt.

Im Unterschied zu anderen Diuretika **vermindern** die Thiaziddiuretika die **renale Ausscheidung** von **Calcium**. Dieser Effekt kommt durch eine Stimulation des Calciumtransportes in den distalen Tubuli zustande (Abb. 15-7).

• **Unerwünschte Wirkungen:** Die wichtigste Nebenwirkung der Thiaziddiuretika ist die **Hypokaliämie**, die eine Substitution mit Kaliumsalzen erforderlich machen kann. Die Hypokaliämie ist Folge einer vermehrten $K^+$-Ausscheidung, die sich folgendermaßen erklären läßt: Nach Gabe eines Thiaziddiuretikums fließen vermehrt NaCl und Flüssigkeit in die spätdistalen Tubuli und in die Sammelrohre. Die erhöhte Strömungsgeschwindigkeit und das vermehrte $Na^+$-Angebot in diesen Nephronabschnitten führen zu einer Steigerung der tubulären $K^+$-Sekretion. Bei längerer Verabreichung von Thiaziddiuretika wird zusätzlich die Aldosteronsekretion stimuliert, so daß auch über diesen Mechanismus vermehrt $K^+$ eliminiert wird. Im Blut kann außerdem eine hypochlorämische, metabolische **Alkalose** entstehen. Die Angaben über die Beeinflussung des **Magnesiumhaushaltes** sind widersprüchlich. Im Unterschied zu den Schleifendiuretika scheinen Thiaziddiuretika lediglich eine transitorische Hypomagnesiämie zu induzieren.

Häufig sind die **Harnsäurewerte** im Blut **erhöht**. Dieser Effekt tritt allerdings erst bei länger dauernder Thiazidtherapie auf. Als *Ursache* wird eine kompetitive Hemmung der tubulären Harnsäuresekretion angenommen. Außerdem ist die Harnsäureresorption im proximalen Tubulus gesteigert, da infolge der Abnahme der glomerulären Filtrationsrate die Flußrate des Primärharnes im proximalen Tubulus verringert ist. Dadurch wird die Harnsäureresorption begünstigt.

Als extrarenale Nebenwirkung der Thiaziddiuretika kann eine **Störung der Glucosetoleranz** auftreten. Diese Nebenwirkung wurde früher als diabetogener Effekt beschrieben und in ihrer Bedeutung überschätzt. Bei einem Stoffwechselgesunden wird durch Thiaziddiuretika ein Diabetes mellitus im allgemeinen nicht ausgelöst; allerdings kann ein bestehender Diabetes mellitus verstärkt werden. Als *Ursachen* der verminderten Glucosetoleranz wurden eine verminderte Insulinfreisetzung aus den β-Zellen des Pankreas sowie eine gesteigerte Glykogenolyse in der Leber nachgewiesen. Diese Effekte sind wahrscheinlich Folge der Hypokaliämie und können vermieden werden, wenn der Kaliumhaushalt ausgeglichen gehalten wird.

Auch der **Fettstoffwechsel** kann durch Thiaziddiuretika bei länger dauernder Anwendung ungünstig beeinflußt werden (Anstieg der Triglyceride und der »low-density lipoproteins« [LDL] im Serum).

▶ **Pharmakokinetik**

Die meisten Thiaziddiuretika werden rasch und fast vollständig (bis zu 80%) aus dem Magen-Darm-Trakt

**Tab. 15-3.** Pharmakologische Daten der gebräuchlichen Diuretika

| Freiname | Handelsname | Tagesdosis (mg) oral | Hauptwirksubstanz | Resorptionsquote | Proteinbindung | Halbwertszeit (β-Phase) | Wirkungsdauer |
|---|---|---|---|---|---|---|---|
| Furosemid | Lasix® u.a. | 20–80 | Furosemid | 50–65% | 98% | 1,5 Std. | 4–6 Std. |
| Hydrochlorothiazid | Esidrix® u.a. | 25–50 | Hydrochlorothiazid | 71% | 65% | 4–5 Std. | 6–12 Std. |
| Xipamid | Aquaphor® | 20–40 | Xipamid | > 60% | 99% | 5–8 Std. | 12 Std. |
| Chlortalidon | Hygroton® u.a. | 50–200 | Chlortalidon | 64% | 76% | 35–54 Std. | > 48 Std. |
| Triamteren | Jatropur® | 50–100 | Triamteren-Phase-I- und -Phase-II-Metabolit | 83% | 70% | 2 Std. | 7–9 Std. |
| Amilorid | in Moduretik® u.a. | 5–10 | Amilorid | 15–26% | 79% | 6–9 Std. | 24 Std. |
| Spironolacton | Aldactone® | 100–300 | Canrenon und schwefelhaltige Metabolite | 70% | 98% (Canrenon) | 20 Std. (Canrenon) | 48–72 Std. |

resorbiert. Die Wirkung beginnt nach 1 Std.; das Maximum der Wirkung ist im allgemeinen nach 4 Std. erreicht.

Die **Ausscheidung** der Thiaziddiuretika erfolgt durch die *Nieren*. Sie werden durch das im proximalen Tubulus lokalisierte Aniontransportsystem in das Tubuluslumen sezerniert. Die Unterschiede in der **Halbwertszeit** und damit der Wirkungsdauer (Tab. 15-3) beruhen auf der unterschiedlichen Lipidlöslichkeit der einzelnen Substanzen. Diese ist bei den lang wirkenden Substanzen wie z. B. *Chlortalidon* (Halbwertszeit im Plasma 35–54 Std.) besonders groß, so daß diese Substanzen aus dem Primärharn durch das Tubulusepithel in das Blut zurückdiffundieren können und daher nur langsam renal eliminiert werden.

Bei gestörter Nierenfunktion können die Thiaziddiuretika auch in die *Galle* ausgeschieden werden.

◆ **Therapeutische Verwendung**

Die Anwendung der Thiaziddiuretika bei Patienten mit **Ödemen** oder **calciumhaltigen Nierensteinen** ergibt sich ohne weiteres aus ihrer renalen Wirkung. Unklar ist allerdings, warum Thiaziddiuretika bei Patienten mit **Diabetes insipidus** den Harnfluß vermindern. Ein antidiuretischer Effekt tritt sowohl bei Diabetes insipidus centralis als auch bei dem vasopressinresistenten Diabetes insipidus renalis auf.

Die **arterielle Hypertonie** stellt ein weiteres wichtiges Anwendungsgebiet dar. Die *antihypertensive Wirkung* erklärt sich in erster Linie durch den renalen Flüssigkeits- und Kochsalzverlust. Zusätzlich wird eine direkte relaxierende Wirkung an den Widerstandsgefäßen bzw. eine Abschwächung der Reaktion der Gefäßmuskulatur auf endogene vasokonstriktorische Reize angenommen.

# Schleifendiuretika

▶ **Stoffeigenschaften**

Zu dieser Gruppe gehören Diuretika, die die **stärkste diuretische Wirksamkeit** von allen bekannten Diuretika besitzen. Maximal werden 20–30% des glomerulär filtrierten Kochsalzes und Wassers renal eliminiert. Die Wirkung ist unabhängig vom Säure-Basen-Haushalt.

In die Therapie eingeführt sind **Furosemid, Piretanid, Azosemid, Torasemid** und **Etacrynsäure**. Furosemid und die Analogsubstanzen Piretanid und Azosemid enthalten wie die Thiaziddiuretika eine *Sulfonamidgruppe*. Im Unterschied zu den Thiaziden besitzen sie zusätzlich eine *Carboxylgruppe* bzw. einen *Tetrazolylrest*, der eine ähnliche Acidität aufweist wie die Carboxylgruppe. Torasemid leitet sich vom Sulfonylharnstoff, die Etacrynsäure von der Phenoxyessigsäure ab (Tab. 15-4).

▶ **Pharmakodynamik**

Der gemeinsame **Wirkungsort** der Schleifendiuretika ist der *dicke aufsteigende Ast der Henle-Schleife*. In diesem Tubulussegment ist in den luminalen Zellmembranen ein ($Na^+/K^+/2\ Cl^-$)-Cotransportsystem lokalisiert, das durch die Schleifendiuretika vom Sulfonamidtyp und durch Torasemid gehemmt wird (Abb. 15-10, 15-11 und 15-12).

Der Wirkungsmechanismus der *Etacrynsäure* ist nicht geklärt und möglicherweise von dem der Schleifendiuretika vom Sulfonamidtyp verschieden. Alle Schleifendiuretika führen jedoch zu gleichen Änderungen der Ionenausscheidung im Harn.

Nach einigen Schleifendiuretika läßt sich auch eine Verminderung der Resorptionsleistung des proximalen Tubulusepithels nachweisen. Dieser *proximale Effekt* trägt aber nur unwesentlich zur diuretischen Wirkung bei.

Die therapeutisch unerwünschte Mehrausscheidung von $K^+$ beruht vor allem auf der Hemmung des ($Na^+/K^+/2\ Cl^-$)-Cotransporters im dicken aufsteigenden Ast der Henle-Schleife. Mit steigender $Na^+$-Ausscheidung nimmt daher auch die $K^+$-Ausscheidung zu (Abb. 15-15). Zusätzlich wird die $K^+$-Ausscheidung wie bei den Thiaziddiuretika durch das erhöhte distale $Na^+$- und Flüssigkeitsangebot und durch einen sekundären Hyperaldosteronismus gesteigert.

Durch Schleifendiuretika wird im allgemeinen die **Nierendurchblutung erhöht**. Dieser Effekt ist durch *Indometacin* hemmbar (Abb. 15-16) und wird wahrscheinlich durch *Prostaglandine* vermittelt. Da nach allen Diuretika der intratubuläre **hydrostatische Druck ansteigt**, sollte man einen Abfall des Glomerulumfiltrates erwarten, da der intratubuläre hydrostatische Druck dem glomerulären Kapillardruck entgegenwirkt. Nach Schleifendiuretika wird aber gleichzeitig der hydrostatische Druck in den glomerulären Kapillaren erhöht, so daß der effektive Filtrationsdruck und damit das Glomerulumfiltrat nur wenig beeinflußt werden (Abb. 15-9, S. 405).

Die **Reninsekretion** wird durch Schleifendiuretika ebenfalls **gesteigert**. Wahrscheinlich wird auch dieser Effekt durch *Prostaglandine* vermittelt, da man ihn, wie die Steigerung der Nierendurchblutung, durch *Indometacin* aufheben kann.

Von therapeutischer Bedeutung sind die **extrarenalen Wirkungen** auf die **Kapazitätsgefäße**. So wird vor Einsetzen der Diurese infolge einer Kapazitätszunahme des venösen Gefäßbettes das venöse Angebot an das Herz vermindert. Dadurch fallen der Pulmonalarteriendruck und der linksventrikuläre enddiastolische Druck ab.

**Tab. 15-4.** Schleifendiuretika

| Freiname | Handelsname | Strukturformel |
|---|---|---|
| Furosemid | Fusid®, Lasix®, Sigasalur® u. a | |
| Piretanid | Arelix® | |
| Azosemid | Luret® | |
| Torasemid | Torem®, Unat® | |
| Etacrynsäure | Hydromedin® | |

- **Unerwünschte Wirkungen und Interaktionen:** Die wichtigsten Nebenwirkungen ergeben sich aus den **renalen Effekten**. Infolge des starken renalen Flüssigkeits- und Elektrolytverlustes und der dadurch bedingten Hämokonzentration kann die *Thromboseneigung* verstärkt sein. Neben einer *Hypokaliämie* können eine *Hypomagnesiämie*, eine *Hyponatriämie* sowie eine metabolische, hypochlorämische *Alkalose* auftreten. Anstieg der *Harnsäurekonzentration* im Blut sowie Störungen der *Glucosetoleranz* und des *Fettstoffwechsels* werden wie nach den Thiaziddiuretika beobachtet und beruhen auf ähnlichen Mechanismen. Besonders beachtet werden müssen *ototoxische Störungen*, die vor allem nach hohen Dosen auftreten. Gleichzeitige Behandlung mit anderen ototoxischen Substanzen, z. B. Aminoglykosidantibiotika, ist zu vermeiden. Die *Nephrotoxizität der Cephalosporine* wird ebenfalls durch Schleifendiuretika verstärkt.

*Gastrointestinale Störungen* treten vor allem nach Etacrynsäure auf.

▶ **Pharmakokinetik**

Die meisten Schleifendiuretika werden stark an Plasmaproteine gebunden, so daß sie nur *geringfügig glomerulär filtriert* werden können. **Als organische Säuren** werden sie aber durch das im proximalen Tubulus lokalisierte Anionentransportsystem *in das Tubuluslumen sezerniert* und gelangen mit dem Primärharn in den aufsteigenden Ast der Henle-Schleife, wo sie vom Lumen her den *Ionentransport hemmen*. Substanzen, die mit der proximalen Sekretion interferieren, können damit die diuretische Wirkung abschwächen (Abb. 15-17).

Durch die Sekretion in das proximale Tubuluslumen werden in der Tubulusflüssigkeit sehr hohe Diuretikakonzentrationen erreicht. Dies mag erklären, warum diese Substanzen **selektiv an der Niere** und nicht an anderen ionentransportierenden Epithelien angreifen.

Die Schleifendiuretika werden im allgemeinen gut aus dem Magen-Darm-Trakt resorbiert. Die **Resorptionsraten** liegen zwischen ca. 60 % *(Furosemid)* und 80 % *(Piretanid* und *Torasemid)*. Lediglich Azosemid weist mit nur 18 % eine geringe orale Bioverfügbarkeit auf. Der **Wirkungsbeginn** ist sehr rasch, bei intravenöser Injektion tritt ein diuretischer Effekt schon während der Injektion auf. Die Wirkung ist nach wenigen Stunden vorüber, da die Substanzen rasch ausgeschieden werden. *Azosemid* und *Torasemid* wirken etwas länger als Furosemid.

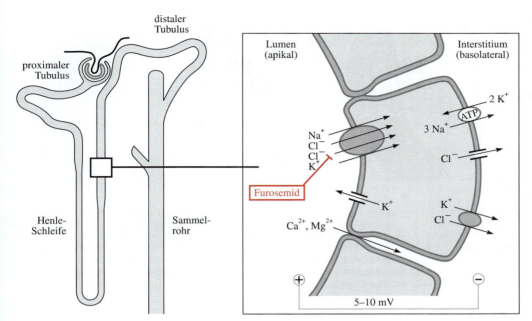

**Abb. 15-10.** Mechanismus der Furosemidwirkung im dikken aufsteigenden Ast der Henle-Schleife. [Modifiziert nach: Köckerling et al., 1998.]

Durch die basolaterale (Na$^+$/K$^+$)-ATPase wird ein elektrochemischer Gradient für den Einstrom von Na$^+$ aus dem Lumen in die Zelle erzeugt. Angetrieben durch diesen Gradienten erfolgt die zelluläre Na$^+$-Aufnahme aus dem Lumen zusammen mit K$^+$ und 2 Cl$^-$ ((Na$^+$/K$^+$/2 Cl$^-$)-Cotransporter). Dieser Cotransporter wird durch Furosemid gehemmt. Die Funktion des (Na$^+$/K$^+$/2 Cl$^-$)-Cotransporters ist an ein K$^+$-Recycling durch apikale K$^+$-Kanäle vom ROMK-Typ gekoppelt. Cl$^-$ verläßt die Zelle basolateral durch cAMP-abhängige Cl$^-$-Kanäle und durch einen (K$^+$/Cl$^-$)-Cotransporter. Durch die Cl$^-$-Resorption wird eine lumenpositive transepitheliale Potentialdifferenz von 5–10 mV erzeugt, durch die die passive parazelluläre Resorption von Ca$^{2+}$ und Mg$^{2+}$ angetrieben wird. Als Folge der Hemmung des (Na$^+$/K$^+$/2 Cl$^-$)-Cotransporters wird das transzelluläre Potential vermindert, so daß neben der tubulären Resorption von Na$^+$, K$^+$ und Cl$^-$ auch die Resorption von Ca$^{2+}$ und Mg$^{2+}$ abnimmt. Diese Ionen werden deshalb nach Furosemid vermehrt im Harn ausgeschieden. Nach Schleifendiuretika verlieren die Nieren die Fähigkeit den Harn zu konzentrieren, die Harnosmolarität gleicht sich deshalb der des Plasmas an (Abb. 15-13). Das (Na$^+$/K$^+$/2 Cl$^-$)-Cotransportmolekül weist wie der (Na$^+$/Cl$^-$)-Cotransporter 12 transmembranäre Domänen auf. Inzwischen konnten zwei Isoformen identifiziert werden (NKCC1 und NKCC2), die durch verschiedene Gene codiert werden. Die NKCC2-Isoform wird ausschließlich in den Nieren, die NKCC1-Isoform dagegen in zahlreichen extrarenalen Geweben, z.B. in der Darmmukosa und in Drüsenzellen exprimiert, wo der Cotransporter eine Sekretion von Ionen bewirkt.

Eine kongenitale Störung der Elektrolytresorption im dikken aufsteigenden Ast der Henle-Schleife liegt beim Bartter-Syndrom vor. Die Symptomatik dieses Krankheitsbildes, das sich bereits pränatal manifestiert, gleicht dem Bild einer Langzeitbehandlung mit Schleifendiuretika. Die Symptome bestehen in einer Hypokaliämie mit metabolischer Alkalose, einer hyponatriämischen Dehydratation, einer Hyperkalzurie mit Nephrokalzinose und einer vermehrten renalen Ausscheidung von Prostaglandin E$_2$. Auch eine Hyperurikämie kann wie nach Schleifendiuretika auftreten. Molekulargenetisch wurden bei Patienten mit Bartter-Syndrom Mutationen im Gen, das den (Na$^+$/K$^+$/2 Cl$^-$)-Cotransporter (NKCC2-Isoform) codiert, nachgewiesen. Bei einigen Patienten wird das Bartter-Syndrom aber auch durch Mutationen im Gen, das die luminalen K$^+$-Kanäle codiert, ausgelöst. Da die K$^+$-Kanäle defekt sind, wird das ständige K$^+$-Recycling in das tubuläre Lumen unterbrochen und damit sekundär auch der (Na$^+$/K$^+$/2 Cl$^-$)-Cotransport gehemmt. Vom echten Bartter-Syndrom ist der sog. »Pseudo-Bartter« abzugrenzen. Dieses Krankheitsbild wird vor allem bei Frauen beobachtet, die mißbräuchlich Schleifendiuretika einnehmen, um ihr Gewicht zu reduzieren. Im Vordergrund der klinischen Symptomatik steht eine zum Teil sehr ausgeprägte Hypokaliämie.

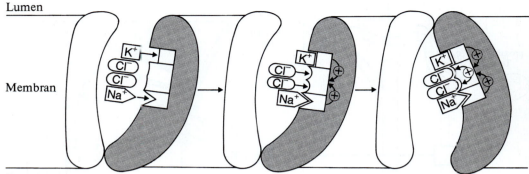

**Abb. 15-11.** Vermutete Anordnung des $(Na^+/2Cl^-/K^+)$-Cotransportsystems in der luminalen Membran der Zellen des dicken aufsteigenden Astes der Henle-Schleife. Es wird angenommen, daß das Cotransportsystem Bindungsstellen für die zu transportierenden Ionen besitzt. Zu Beginn des Zyklus ist die Chloridaffinität des Carriers gering und erhöht sich, wenn $Na^+$ und $K^+$ gebunden sind. Wenn alle Ionen gebunden sind, kommt es wahrscheinlich zu einer Konformationsänderung des Carriers, so daß die Ionen nun Zugang zum Zellinneren haben. Zwischen $Na^+$- bzw. $K^+$- und den $Cl^-$-Bindungsstellen, aber auch innerhalb der beiden $Cl^-$-Bindungsstellen, besteht eine positiv kooperative Wechselwirkung. [Nach: Greven, 1987.]

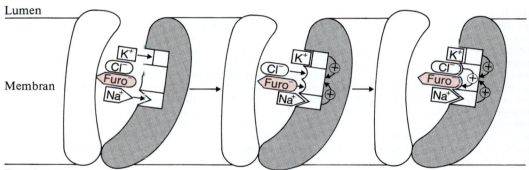

**Abb. 15-12.** Hemmung des $(Na^+/2Cl^-/K^+)$-Cotransportsystems durch Furosemid. Es wird angenommen, daß Furosemid mit einer der beiden $Cl^-$-Bindungsstellen interferiert. Dadurch wird vermutlich die Konformationsänderung des Carriers, die für den intrazellulären Zugang der Ionen notwendig ist, verhindert. Die Ionen können deshalb in Anwesenheit von Furosemid nicht aus dem Lumen in das Zellinnere gelangen. [Nach: Greven, 1987.]

*Furosemid, Piretanid* und *Etacrynsäure* werden zu etwa zwei Drittel, *Azosemid* zu einem Drittel durch die Nieren **ausgeschieden**. Die renale Ausscheidung von *Torasemid* erfolgt zu etwa 60% in Form von Metaboliten, die teilweise noch diuretisch wirksam sind (Tab. 15-3, S. 406).

### ♦ Therapeutische Verwendung

Die Schleifendiuretika können zur Behandlung von *kardialen, hepatischen* und *renalen* **Ödemen** eingesetzt werden. In der Hypertoniebehandlung werden sie vor allem dann eingesetzt, wenn die Nierenfunktion eingeschränkt ist. Wegen ihres raschen Wirkungseintritts bei i.v. Gabe und ihrer extrarenalen Wirkung auf die venösen Kapazitätsgefäße sind sie außerdem zur Behandlung eines *Lungenödems* geeignet. In der Frühphase des **akuten Nierenversagens** gelingt es manchmal, den *Harnfluß* durch hohe Furosemiddosen zu *steigern*. Dadurch kann ein milderer Verlauf des akuten Nierenversagens erreicht werden. Mit Schleifendiuretika kann auch eine **forcierte Diurese** ausgelöst werden, wie sie bei manchen Vergiftungen erwünscht ist. Wegen ihrer Calcium-eliminierenden Eigenschaft eignen sie sich auch zur Behandlung einer **Hyperkalzämie**.

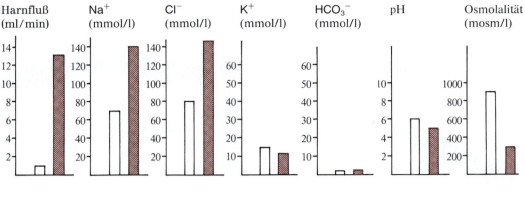

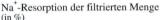

**Abb. 15-13.** Änderungen des Harnflusses und der Ionenkonzentration im Harn nach Furosemid (Einzelheiten s. Legende zu Abb. 15-4, S. 401)

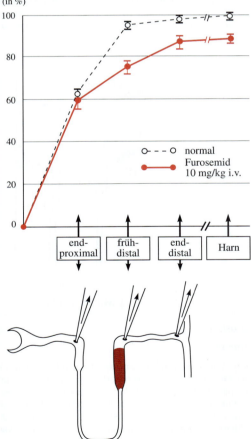

**Abb. 15-14.** Darstellung der $Na^+$-Resorption in Prozent der filtrierten Menge im Verlauf eines Nephrons unter Normalbedingungen und nach Furosemid. Das Nephron wurde bei Ratten an verschiedenen Stellen mit dünnen Glaskapillaren punktiert. Durch Analyse der Tubulusflüssigkeit konnte die bis zu den Punktionsstellen resorbierte $Na^+$-Menge bestimmt werden. Normalerweise werden im proximalen Tubulus etwa 60% der filtrierten $Na^+$-Menge tubulär wieder resorbiert. Furosemid hat im *proximalen Tubulus* nur einen geringen Effekt. Bis zum Beginn des distalen Tubulus werden unter Normalbedingungen mehr als 90% der filtrierten $Na^+$-Menge resorbiert. Nach Schleifendiuretika wird die Elektrolytresorption im *dicken aufsteigenden Ast der Henle-Schleife* gehemmt, so daß zu Beginn des *distalen Tubulus* eine deutlich verminderte $Na^+$-Resorption gefunden wird. Durch die Resorptionshemmung in der Henle-Schleife kommt es zu einem vermehrten $Na^+$-Einstrom in die distalen Tubuli. Die $Na^+$-Resorption wird dadurch in den distalen Tubulusabschnitten kompensatorisch gesteigert, so daß die Wirkung von Furosemid am Ende des distalen Tubulus geringer ist als zu Beginn des distalen Tubulus. Tierexperimentell ließ sich nach länger dauernder Furosemidanwendung eine Hypertrophie der distalen Tubuluszellen nachweisen. Die erhöhte resorptive Aktivität der distalen Tubuluszellen kann die diuretische Wirkung der Schleifendiuretika stark vermindern und der Grund sein für eine Diuretikaresistenz. Die gleichzeitige Gabe eines Diuretikums aus der Benzothiadiazingruppe ist dann sinnvoll, da durch die Hemmung der distalen Flüssigkeitsresorption der Kompensationsmechanismus durchbrochen wird. [Daten von: Greven et al., 1978.]

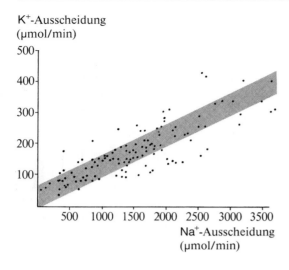
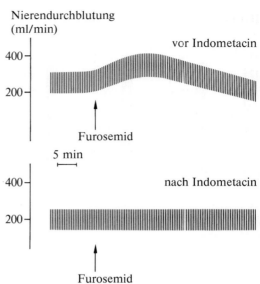

**Abb. 15-15.** Beziehung zwischen Natrium- und Kaliumausscheidung nach einem Schleifendiuretikum. Mit zunehmender Natriumausscheidung nimmt auch die Kaliumausscheidung zu. [Daten von: Greven et al., 1978.]

**Abb. 15-16.** Einfluß des Prostaglandinsynthesehemmstoffes Indometacin auf die durch Furosemid bedingte Steigerung der Nierendurchblutung. Indometacin verhindert die normalerweise nach Furosemid auftretende Zunahme der Nierendurchblutung. Es wird daher angenommen, daß die Steigerung der Nierendurchblutung nach Furosemid durch Prostaglandine vermittelt wird.

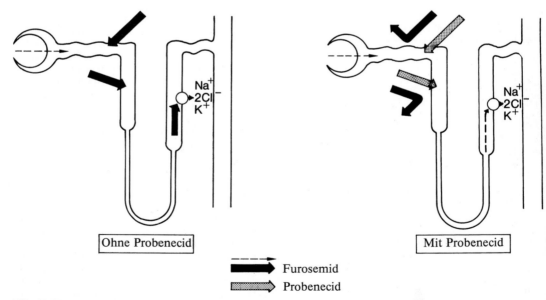

**Abb. 15-17.** Hemmung der tubulären Sekretion und damit auch der diuretischen Wirkung von *Furosemid* durch *Probenecid*. Das stark proteingebundene Furosemid gelangt vorwiegend durch tubuläre Sekretion unter Benutzung des Anionentransportsystems im proximalen Tubulus in die Tubulusflüssigkeit und erreicht mit dem Primärharn den dicken aufsteigenden Ast der Henle-Schleife, wo es vom Lumen her den Ionentransport hemmt. Probenecid, das dasselbe proximale Transportsystem benützt, hemmt kompetitiv die Furosemidsekretion. Dadurch gelangt Furosemid nicht mehr in ausreichender Konzentration an seinen Wirkort im dicken aufsteigenden Ast der Henle-Schleife, woraus eine Hemmung der diuretischen Wirkung resultiert.

# Kaliumsparende Diuretika

▶ **Stoffeigenschaften**

Zu dieser Gruppe gehören Diuretika, die nur **schwach natriuretisch** wirksam sind, im Gegensatz zu den bisher besprochenen Diuretika aber die Eigenschaft haben, die **renale $K^+$-Ausscheidung zu vermindern**.

Verwendung finden **Triamteren** und **Amilorid** (Formeln Tab. 15-5). Beide Substanzen sind organische Basen. *Triamteren* ist ein *Pteridinderivat*, das chemisch eine Ähnlichkeit mit der Folsäure aufweist. Triamteren weist in vitro eine schwache Hemmwirkung auf die Dihydrofolatreduktase auf.

▶ **Pharmakodynamik**

Diese Diuretika **hemmen die Kochsalzresorption** in *distalen Tubulusabschnitten*. Während *Amilorid* im distalen Konvolut und in den Sammelrohren wirkt, scheint die Wirkung von *Triamteren* auf die Sammelrohre beschränkt zu sein.

Beide Substanzen vermindern in ihrer protonierten Form den Eintritt von Natriumionen aus dem Lumen in die Tubuluszellen durch **Blockade der Natriumkanäle** in der luminalen Zellmembran. Dadurch wird das lumennegative, transzelluläre Potential geringer und der Einstrom von Kaliumionen in das Tubuluslumen erschwert (Abb. 15-18).

Die **natriuretische Wirkung** der kaliumsparenden Diuretika ist schwächer als die der Thiaziddiuretika; maximal werden 2% der glomerulär filtrierten Natriummenge eliminiert. Die Kaliumausscheidung wird vermindert (Abb. 15-19).

Die Wirkung ist nicht an die Anwesenheit von Aldosteron gebunden. *Amilorid* hat eine etwas größere natriuretische und antikaliuretische Wirksamkeit als *Triamteren*.

● **Unerwünschte Wirkungen:** Die gefährlichste Nebenwirkung ist die **Hyperkaliämie**, die besonders bei Patienten mit eingeschränkter Nierenfunktion auftritt. Daneben werden Übelkeit, Erbrechen, Beinkrämpfe und Schwindelerscheinungen beobachtet. Im Gegensatz zu anderen Diuretika führt *Triamteren* offenbar nicht zur Harnsäureretention.

Der Amilorid-sensitive $Na^+$-Kanal in den Sammelrohrzellen wird auch durch den antibiotisch wirksamen Folsäureantagonisten Trimethoprim, der eine strukturelle Ähnlichkeit mit Triamteren aufweist, gehemmt. In hoher Dosierung oder in Kombination mit anderen $K^+$-sparenden Substanzen, wie z.B. ACE-Hemmstoffen, können daher nach Trimethoprim zum Teil bedrohliche Hyperkaliämien auftreten.

▶ **Pharmakokinetik**

Triamteren wird besser aus dem Magen-Darm-Trakt *resorbiert* als Amilorid (Tab. 15-3, S. 406). Beide Substanzen werden durch die Nieren *eliminiert*, Amilorid vorwiegend als unveränderte Substanz, Triamteren in Form des Schwefelsäureesters. Die Ausscheidung erfolgt außer durch glomeruläre Filtration auch durch tubuläre Sekretion.

◆ **Therapeutische Verwendung**

Die Bedeutung der kaliumsparenden Diuretika liegt in ihrer **kaliumretinierenden Wirkung**. Sie sind besonders gut zur Kombination mit den weiter proximal angreifenden Thiazid- und Schleifendiuretika geeignet, da sie die kaliumeliminierenden Wirkungen dieser Diuretika aufheben können. Die natriuretischen Wirkungen können sich hierbei addieren.

**Tab. 15-5.** Kaliumsparende Diuretika

| Freiname | Handelsname | Strukturformel |
|---|---|---|
| Triamteren | Jatropur® | |
| Amilorid | nur in Kombinationspräparaten, z.B. Esmalorid® | |

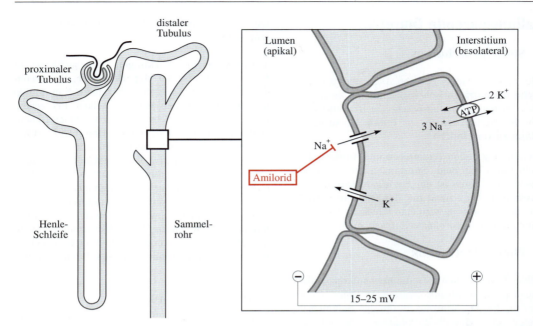

**Abb. 15-18.** Mechanismus der Amiloridwirkung in den Hauptzellen des Sammelrohrs. [Modifiziert nach: Köckerling et al., 1998.]

Auch im Sammelrohr generiert die basolaterale (Na$^+$/K$^+$)-ATPase einen in das Zellinnere gerichteten elektrochemischen Na$^+$-Gradienten. Entlang dieses Gradienten wird Na$^+$ durch Na$^+$-Kanäle aus dem Lumen resorbiert. Da es sich hierbei um einen elektrogenen Ionentransport handelt, entsteht eine lumennegative transzelluläre Potentialdifferenz. Amilorid blockiert die Na$^+$-Kanäle in der apikalen Zellmembran. Dadurch wird das lumennegative transzelluläre Potential geringer und der Einstrom von K$^+$ in das Tubuluslumen erschwert. Nach Amilorid nimmt deshalb die Na$^+$-Ausscheidung im Harn zu und die K$^+$-Ausscheidung ab. Auch die Cl$^-$-Ausscheidung nimmt zu. Über den Mechanismus dieses Effektes ist bisher nur wenig bekannt. Cl$^-$ scheint in den Sammelrohrzellen sowohl trans- als auch parazellulär resorbiert zu werden. Das Amilorid-sensitive Na$^+$-Kanalmolekül (ENaC) besteht aus drei Untereinheiten ($\alpha$, $\beta$, $\gamma$). Die Sequenzhomologie der drei Untereinheiten beträgt nur 35%. Für eine maximale Na$^+$-Permeabilität müssen alle drei Untereinheiten in derselben Zelle exprimiert sein. An welche Stelle des Moleküls sich Amilorid bindet, ist bisher nicht bekannt. Genetisch bedingte Defekte des Na$^+$-Kanalmoleküls wurden beschrieben und beruhen auf Mutationen der verschiedenen Untereinheiten der ENaC-Gene. Das Krankheitsbild entspricht dem Pseudohypoaldosteronismus vom Typ I. Im Gegensatz zum Bartter- und Gitelman-Syndrom besteht eine ausgeprägte Hyperkaliämie und eine metabolische Acidose.

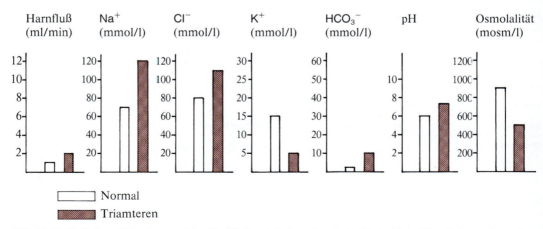

**Abb. 15-19.** Einfluß von Triamteren auf den Harnfluß und die Ionenkonzentration im Harn (Einzelheiten s. Legende zu Abb. 15-4, S. 401)

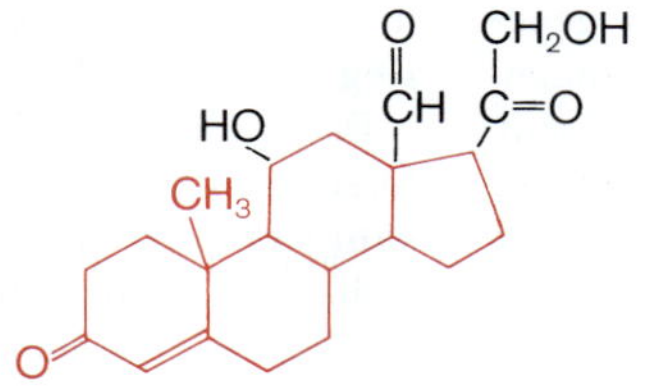

**Abb. 15-20.** Strukturformeln von Aldosteron und der Aldosteronantagonisten Spironolacton und Canrenoat sowie ihres gemeinsamen Metaboliten Canrenon

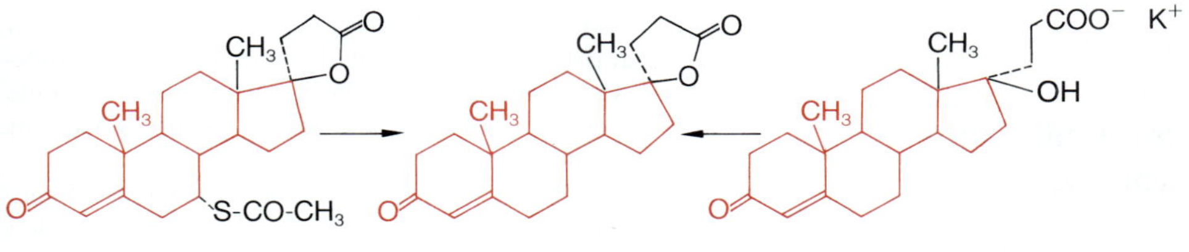

## Aldosteronantagonisten

### ▶ Stoffeigenschaften

Als Aldosteronantagonisten werden **Spironolacton**[1] und **Canrenoat**[2] verwendet (Abb. 15-20). Beide Substanzen sind chemisch dem Aldosteron sehr ähnlich und **verdrängen Aldosteron kompetitiv** von seinen intrazellulären Rezeptoren in den *distalen Tubuluszellen*. Sie müssen dazu in tausendfach höherer Konzentration als Aldosteron vorliegen.

### ▶ Pharmakodynamik

Aldosteron steigert an den Zellen des distalen Konvolutes und der Sammelrohre die Resorption von $Na^+$-Ionen und Wasser und fördert die Sekretion von $K^+$-Ionen. Demzufolge haben die Aldosteronantagonisten den umgekehrten Effekt: Sie wirken **natriuretisch** und **vermindern die $K^+$-Ausscheidung**.

Die **natriuretische Wirkung** dieser Substanzen ist verhältnismäßig *gering*, maximal werden 2% der filtrierten Flüssigkeits- und Kochsalzmenge eliminiert. Sie wirken nur in Anwesenheit von Aldosteron und sind deshalb bei Patienten mit Nebenniereninsuffizienz oder, wenn die Aldosteronproduktion durch eine kochsalzreiche Diät supprimiert ist, wirkungslos. Die Wirkung tritt *langsam* ein und erreicht erst nach einigen Tagen ihr Maximum. Der ($Na^+/K^+$)-Quotient im Harn wird erhöht. Die Calciumausscheidung wird ebenfalls gesteigert.

● **Unerwünschte Wirkungen:** Wie bei den kaliumsparenden Diuretika kann es auch nach den Aldosteronantagonisten zu einer *Hyperkaliämie* kommen, besonders dann, wenn eine Niereninsuffizienz vorliegt. Weitere typische unerwünschte Wirkungen sind bei Männern *Gynäkomastie*, bei Frauen *Menstruationsstörungen* und *Hirsutismus* sowie bei Frauen und Männern *Stimmveränderungen*, die zum Teil irreversibel sind. *Gastrointestinale Störungen* sind selten. Unter oraler hochdosierter Langzeitgabe von Kaliumcanrenoat, nicht aber nach Spironolacton, traten bei Ratten vermehrt *Tumoren* und *Leukämien* auf. Kaliumcanrenoathaltige Kombinationspräparate wurden deshalb 1986 aus dem Handel gezogen. Allerdings ist Kaliumcanrenoat als Monosubstanz weiterhin therapeutisch verfügbar.

### ▶ Pharmakokinetik

*Spironolacton* und *Canrenoat* unterliegen einem ausgeprägten Metabolismus. Nach der parenteralen Gabe von Kaliumcanrenoat tritt als aktiver **Hauptmetabolit** *Canrenon* (Abb. 15-20) auf, der die aldosteronantagonistische Wirkung von Canrenoat vermittelt. Canrenon hat eine biologische **Halbwertszeit** von ca. 20 Std. Auch Spironolacton wird, allerdings in geringerem Umfange als Canrenoat, in Canrenon umgewandelt. Nach Spironolacton wer-

---

[1] Aldactone®   [2] Osyrol®

den hauptsächlich *schwefelhaltige Metabolite* gebildet, die wie Spironolacton selbst aldosteronantagonistische Wirkungen besitzen. Spironolacton ist sehr schlecht **wasserlöslich** und liegt deshalb nur in Form von Tabletten vor. Canrenoat ist als Kaliumsalz wasserlöslich und kann injiziert werden.

◆ **Therapeutische Verwendung**

Aldosteronantagonisten sind immer dann indiziert, wenn die *Ödembildung mit einem Hyperaldosteronismus* einhergeht (z. B. Aszites bei Leberzirrhose). Sie können auch dann noch wirksam sein, wenn die Ödeme nicht auf andere Diuretika ansprechen.

## Methylxanthinderivate (Theophyllin u. a.)

Diese Substanzen werden heute nur noch selten als Diuretika eingesetzt. Die nur kurzfristig anhaltende Diurese resultiert hauptsächlich aus einer **Mehrdurchblutung der Niere**, wobei besonders der Blutfluß durch das Nierenmark zunimmt. Dadurch wird der osmotische Gradient zwischen Nierenrinde und Nierenmark vermindert, so daß die Wasserrückresorption in den Sammelrohren abnimmt. Die glomeruläre Filtrationsrate steigt an. Zusätzlich wird die **Resorption** von **Kochsalz und Wasser** im proximalen Tubulus **vermindert**, so daß mehr Primärharn als unter Normalbedingungen in die Henle-Schleife einströmt. Die diuretische Wirkung wird durch Änderungen im Säure-Basen-Haushalt nur wenig beeinflußt. *Theophyllin* hat von allen Methylxanthinderivaten die stärkste diuretische Wirkung. Die diuretische Wirkung hält allerdings auch hier nur kurze Zeit an.

Die Wirkung der Methylxanthinderivate auf das Herz wird in Kap. 13 (S. 346), die zentral stimulierende Wirkung in Kap. 10 (S. 261 ff.) besprochen.

# Stoffe zur Korrektur des Säure-Basen-Haushalts

## Physiologische Grundlagen

> Der **Normalwert des pH-Wertes**, des negativen Logarithmus der Wasserstoffionenkonzentration, schwankt im Blut zwischen 7,37 und 7,43.

Da im Stoffwechsel alkalische und vor allem eine Vielzahl von sauren Substanzen anfallen, sind für die Konstanthaltung des pH-Wertes verschiedene **Regulationsmechanismen** notwendig.

Das wichtigste Puffersystem des Blutes und der interstitiellen Flüssigkeit ist der **Bicarbonat-Kohlensäure-Puffer**. Das Verhältnis von Bicarbonat zu Kohlensäure bestimmt den pH-Wert nach der Henderson-Hasselbalch-Gleichung (Abb. 15-21). Bei einem normalen pH-Wert von 7,40 und einem pK-Wert von 6,1 beträgt das Verhältnis Bicarbonat zu $H_2CO_3$ 20:1. Die Zufuhr von Wasserstoffionen wird zu einer Abnahme von Bicarbonat und zu einer Zunahme von $H_2CO_3$ führen und damit dieses Verhältnis und den pH-Wert erniedrigen. Da $H_2CO_3$ rasch in $H_2O$ und $CO_2$ zerfällt, das durch die Lunge abgeatmet wird, kann sich das ursprüngliche Verhältnis wieder einstellen. Damit wird der pH-Wert nicht verändert.

Außer dem extrazellulären Bicarbonat-Kohlensäure-Puffersystem haben das *Hämoglobin* in den Erythrozyten, bestimmte *Zellproteine* sowie *anorganische* und *organische Phosphate* in den Zellen **Puffereigenschaften**. Daneben tragen *renale Regulationsvorgänge* zur Konstanthaltung der $H^+$-Ionenkonzentration bei.

> Für die **Beurteilung der Säure-Basen-Situation** ist die Bestimmung des Bicarbonat-Kohlensäure-Systems ausreichend, da dieses System mit anderen Puffersystemen im Gleichgewicht steht.

Dazu eignet sich die *Äquilibrierungsmethode nach Astrup*. Mit dieser Methode können pH, $pCO_2$, Plasmabicarbonat, Pufferbasen und Basenüberschuß bzw. Basendefizit bestimmt werden.

## Störungen des Säure-Basen-Gleichgewichts

> *Erhöht* sich die Wasserstoffionenkonzentration über den Normbereich, so liegt eine **Acidose** vor, *erniedrigt* sie sich unter den Normbereich, so besteht eine **Alkalose**.

Als **Ursache** dieser Veränderungen kommen *respiratorische* und *metabolische* Störungen in Frage. Die **Störungen** des Säure-Basen-Gleichgewichtes werden demzufolge in **vier Gruppen** eingeteilt:
- metabolische Acidose
- metabolische Alkalose
- respiratorische Acidose
- respiratorische Alkalose

Kann durch Kompensationsmechanismen der pH-Wert im Normbereich gehalten werden, so liegt eine **kompensierte Störung** vor. Meistens gelingt das nicht vollständig, so daß häufig **teilkompensierte Störungen** auftreten (Abb. 15-21).

## Stoffe zur Korrektur des Säure-Basen-Haushalts

| Henderson-Hasselbalch-Gleichung | Regulationsorgane | Störung des Säure-Basen-Gleichgewichts | | | |
|---|---|---|---|---|---|
| | | | pH | pCO$_2$ | Stand.-Bic. |
| | | Metabolische Acidose | | | |
| | HCO$_3^-$ (Niere) | kompensiert | N | N ↓ | ↓ |
| $pH = pK + \log \dfrac{HCO_3^-}{H_2CO_3}$ | | dekompensiert | ↓ | ↓ | ↓ |
| | | Metabolische Alkalose | | | |
| | | kompensiert | N | N ↑ | ↑ |
| | | dekompensiert | ↑ | ↑ | ↑ |
| | | Respiratorische Acidose | | | |
| | CO$_2$ CO$_2$ (Lunge) | kompensiert | N | ↑ | N ↑ |
| | | dekompensiert | ↓ | ↑ | ↑ |
| | | Respiratorische Alkalose | | | |
| | | kompensiert | N | ↓ | N ↓ |
| | | dekompensiert | ↑ | ↓ | ↓ |
| $pH = 7{,}4 \quad \dfrac{HCO_3^-}{H_2CO_3} = \dfrac{24}{1{,}2} = \dfrac{20}{1{,}0}$ | | pH < 7,35 (Acidose) | $\dfrac{HCO_3^-}{H_2CO_3}$ | | $< \dfrac{20}{1}$ |
| | | pH > 7,45 (Alkalose) | $\dfrac{HCO_3^-}{H_2CO_3}$ | | $> \dfrac{20}{1}$ |

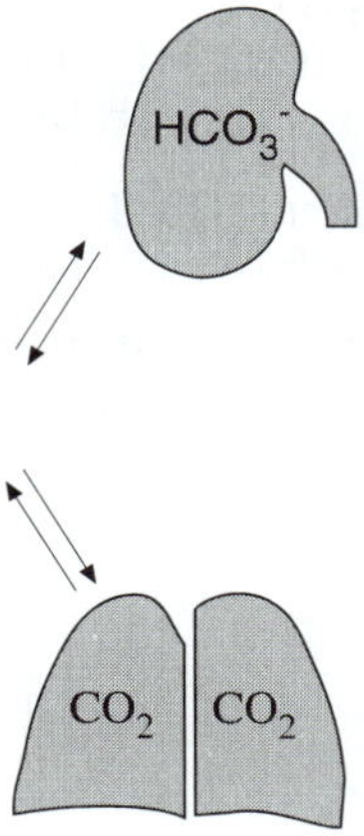

**Abb. 15-21.** Zusammenfassende Darstellung der Störungen des Säure-Basen-Gleichgewichts [Nach: Bock et al., 1985.]

## Respiratorische Alkalose und ihre Behandlung

Ursache dieser Störung im Säure-Basen-Haushalt ist eine **gesteigerte CO$_2$-Abgabe durch die Lungen** infolge einer alveolären Hyperventilation.

Meistens liegt eine *psychogene Hyperventilation* vor. Andere Ursachen sind:
- Salicylatintoxikation
- Krankheiten mit gesteigertem Energieverbrauch (z.B. Fieber, Thyreotoxikose)
- zerebrale Schädigungen

Bei längerdauernder respiratorischer Alkalose kann durch vermehrte Bicarbonatausscheidung eine **renale Kompensation** eintreten.

- **Therapie:** Die **Therapie** richtet sich nach der Ursache der Ventilationsstörung. Bei psychogener Hyperventilation empfiehlt es sich, die Patienten in eine Plastiktüte atmen zu lassen, so daß die CO$_2$-haltige Ausatmungsluft wieder eingeatmet werden kann. Zusätzliche Sedation, z.B. mit *Diazepam*, ist häufig hilfreich.

## Respiratorische Acidose und ihre Behandlung

Bei der respiratorischen Acidose kommt es infolge einer alveolären Hypoventilation zu einem **Anstieg des pCO$_2$** und einem **Abfall des pO$_2$**.

Ursachen dieser Störung im Säure-Basen-Haushalt sind entweder eine *zentrale Hemmung des Atemzentrums*, z.B. durch zentral wirkende Pharmaka wie Opioide oder Barbiturate, oder *Ateminsuffizienz* infolge von bronchopulmonalen Erkrankungen.

Bei längerdauernder respiratorischer Acidose kann infolge einer **renalen Kompensation** mit Bicarbonatretention der pH-Wert im Normbereich sein (kompensierte chronische respiratorische Acidose).

- **Therapie:** Die therapeutischen Maßnahmen richten sich nach der Störung, die der Hypoventilation zugrunde liegt. Die *Zufuhr von Sauerstoff* muß vorsichtig (2 bis 3 l/Min.) erfolgen, da bei längerdauernder Hyperkapnie die Hypoxie der entscheidende Stimulus für die Atmung ist. Zu hochdosierte O$_2$-Zufuhr kann daher die Atmung weiter vermindern und die Acidose verstärken.

## Metabolische Acidose und ihre Behandlung

Eine metabolische Acidose kann entstehen, wenn die Produktion (z. B. im Coma diabeticum) oder die Zufuhr (z. B. von Ammoniumchlorid) von **Säuren erhöht** bzw. deren renale Elimination vermindert ist (z. B. bei Niereninsuffizienz). Starke **Bicarbonatverluste** (z. B. bei langdauernder Diarrhö) können ebenfalls zur metabolischen Acidose führen.

Ein Sonderfall der metabolischen Acidose ist die **Lactatacidose**, die unter anderem bei der Biguanidbehandlung des Diabetes mellitus auftreten kann.

Die metabolische Acidose ist **kompensiert**, wenn durch Hyperventilation (respiratorische Kompensation) oder durch vermehrte Wasserstoffionenausscheidung der Niere (renale Kompensation) ein Abfall des pH-Werts vermieden wird.

● **Therapie:** Die Behandlung der metabolischen Acidose kann durch **intravenöse Zufuhr von Puffer** erfolgen. Am besten eignet sich dazu eine isotone *NaHCO₃-Lösung*. Zufuhr von *Na-Lactat* oder *Na-Acetat* setzt einen intakten oxidativen Stoffwechsel voraus, da die Pufferwirkung dieser Substanzen erst nach Metabolisierung des anionischen Lactats bzw. Acetats wirksam wird. Die Wirkung setzt daher langsam ein. Häufig liegen aber Störungen des zellulären Stoffwechsels vor, so daß die Therapie mit NaHCO₃ vorzuziehen ist, da hier die Pufferionen direkt zugeführt werden und eine rasche Wirkung erzielt wird. Für eine orale Therapie in leichteren Fällen eignet sich Natriumcitrat, das im Körper zu Bicarbonat metabolisiert wird und besser verträglich ist als orales NaHCO₃ (keine CO₂-Entstehung im sauren Magensaft).

Eine weitere Möglichkeit besteht in der **intravenösen Zufuhr von Trometamol**[1] (Abb. 15-22).

**Trometamol** ist eine organische Base, die sich mit Wasserstoffionen der Kohlensäure verbindet und zur Entstehung von Bicarbonat und eines kationischen Puffers führt (Abb. 15-23).

Na⁺-Ionen werden nicht zugeführt, so daß eine Natriumbelastung des Organismus, wie sie bei der Zufuhr der Natriumsalze auftreten kann, nicht zu befürchten ist. Da Trometamol eine *osmotische Diurese*

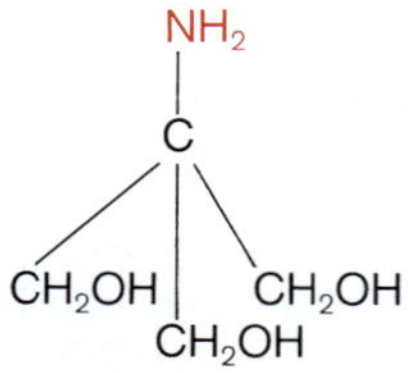

Trispuffer, THAM
(Tris-hydroxymethyl-aminomethan)
**Abb. 15-22.** Strukturformel von Trometamol

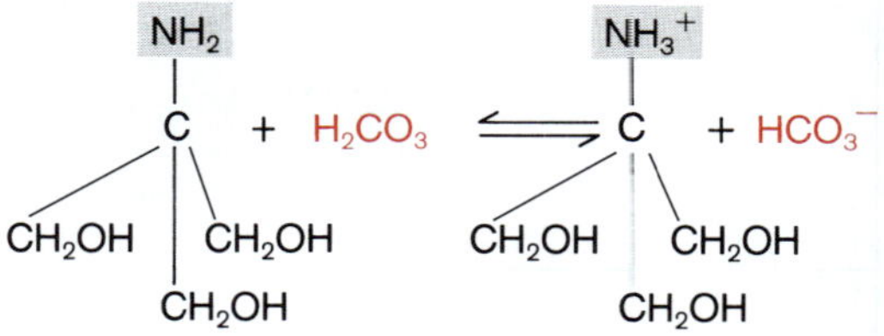

**Abb. 15-23.** Darstellung der Pufferwirkung von Trometamol

auslöst, wird das kationische Trometamol rasch unverändert renal *eliminiert*.

● **Unerwünschte Wirkungen:** Es kann wegen der hohen Alkalität der Lösung (pH 10,2) eine *Phlebitis* entstehen. Paravenöse Infusionen sind zu vermeiden, da lokale *Gewebeschäden* auftreten können.

Trometamol wird heute zur Behandlung von metabolischen Acidosen mit Ausnahme von Zuständen mit positiver Natriumbilanz nicht mehr empfohlen. Es kann aber bei akuter schwerer respiratorischer Acidose infolge von obstruktiven bronchopulmonalen Erkrankungen neben NaHCO₃ angewendet werden, da durch die Normalisierung des pH-Wertes die Ansprechbarkeit der Bronchialmuskulatur auf bronchodilatatorische Substanzen erhöht wird. Da der pCO₂ nach Trometamolzufuhr absinkt, besteht die Gefahr einer *Atemdepression*, so daß eine künstliche Beatmung notwendig werden kann.

● **Dosierung:** Trometamol wird als 0,3molare Lösung normalerweise in einer Dosis von 300 mg/kg Körpergewicht intravenös zugeführt. Die Infusionsdauer sollte nicht länger als 1 Std. betragen. In Ausnahmefällen kann die Dosis erhöht werden, doch sollten nicht mehr als 500 mg/kg Körpergewicht appliziert werden.

---

[1] z. B. TRIS 36,34 % Braun®

# Metabolische Alkalose und ihre Behandlung

Die metabolische Alkalose ist gekennzeichnet durch einen **Anstieg** der **Bicarbonatkonzentration** in der extrazellulären Flüssigkeit.

Als **Ursachen** kommen ein *Wasserstoffionenverlust*, z.B. durch Erbrechen von saurem Magensaft, oder *Zufuhr von alkalisierenden Salzen*, z.B. von NaHCO₃, in Frage. Eine weitere sehr häufige Ursache stellt der *Kaliummangel* (S. 420f.) dar.

Eine **Kompensation** der metabolischen Alkalose durch *Hypoventilation* ist nur begrenzt möglich. Durch Hypoventilation erhöht sich zwar der pCO₂ und damit auch die H⁺-Ionenkonzentration. Allerdings wird durch die entstehende Hypoxie und Hyperkapnie die Atemtätigkeit wieder stimuliert.

Die kompensatorische *renale Mehrausscheidung* von Bicarbonat ist ebenfalls sehr begrenzt, da Bicarbonat zusammen mit Natrium ausgeschieden wird. Dadurch kann sich ein Na⁺-Defizit entwickeln, wodurch die weitere NaHCO₃-Ausscheidung gehemmt wird. So kann trotz bestehender Alkalose die NaHCO₃-Ausscheidung abnehmen und eine **paradoxe Acidurie** entstehen.

● **Therapie:** Da Kaliummangel die häufigste Ursache der metabolischen Alkalose ist, genügt meistens die Zufuhr von **Kaliumchlorid**. Aufgrund des geschilderten Mechanismus ist eine Behandlung der metabolischen Alkalose auch durch Zufuhr von **Kochsalz** sinnvoll.

Bei schweren, lebensbedrohlichen metabolischen Alkalosen ist es manchmal notwendig, den **pH-Wert** rasch zu **korrigieren**. Das kann durch orale Zufuhr von *Ammoniumchlorid*, das allerdings hepato- und nephrotoxisch ist, oder durch intravenöse Infusion von *Argininhydrochlorid* oder *Lysinhydrochlorid* erreicht werden. Ammoniumchlorid wird in der Leber zu Harnstoff metabolisiert. Dabei werden Wasserstoffionen freigesetzt, die sich mit Bicarbonat zu H₂CO₃ verbinden. Die Kohlensäure zerfällt rasch in H₂O und CO₂, das dann durch die Lungen abgeatmet wird. Im Falle von Argininhydrochlorid und Lysinhydrochlorid wird nach Utilisierung der Aminosäuren HCl frei und dadurch die Bicarbonatkonzentration und der pH gesenkt.

# Stoffe zur Behandlung von Störungen des Elektrolyt- und Wasserhaushalts

## Störungen des Kaliumhaushalts und ihre Behandlung

**Kaliumionen** sind für die normale elektrische Erregbarkeit von Nerven und Muskeln und für die Aktivität vieler Enzyme notwendig. 98% des Gesamtkörperkaliums befinden sich intrazellulär.

Von therapeutischer Bedeutung ist die **Beteiligung** von Kaliumionen **an Störungen des Säure-Basen-Haushalts**:
▷ Bei *metabolischer Acidose* verlassen Kaliumionen das Zellinnere, so daß im Extrazellularraum eine **Hyperkaliämie** entsteht.
▷ Umgekehrt gelangen Kaliumionen bei *extrazellulärer Alkalose* in das Zellinnere mit dem Resultat einer **Hypokaliämie**.

### Hyperkaliämie

Eine Hyperkaliämie kann **Folge einer** *verminderten Kaliumausscheidung* durch die Nieren, einer *Hämolyse* oder *Myolyse* sowie einer *Acidose* (Ausstrom von Kaliumionen aus dem Zellinneren in den Extrazellularraum) sein. Sie kann aber auch *iatrogen* durch eine Behandlung mit kaliumsparenden Diuretika bzw. Aldosteronantagonisten oder durch Zufuhr von Kaliumsalzen bedingt sein. Die Hyperkaliämie ist **klinisch gekennzeichnet durch** *Adynamie, Muskellähmung* und *Apathie*. Im EKG treten charakteristische Veränderungen auf (Abb. 15-24). Bei exzessiv hohen Kaliumkonzentrationen kann es zum Tod durch Kammerflimmern oder Herzstillstand kommen.

● **Therapie:** Die Symptome einer Hyperkaliämie können durch intravenöse **Zufuhr von Calciumsalzen** behandelt werden, da Calcium und Kalium die Zellfunktion entgegengesetzt beeinflussen. Als Calciumsalz eignet sich *Calciumgluconat*, das als 10%ige Lösung intravenös injiziert wird. Zur Förderung der renalen Kaliumausscheidung können Schleifendiuretika gegeben werden. Durch gleichzeitige Infusion von *Glucose* und *Insulin* wird der Eintritt von Kaliumionen in das Zellinnere beschleunigt, so daß sich auch durch diese Maßnahme die extrazelluläre Hyperkaliämie vermindert. Durch Gabe von *Natrium-*[1] oder *Calcium-beladenen*[2] **Ionenaustauschern**, die

---
[1] Resonium A®   [2] Calcium Resonium®

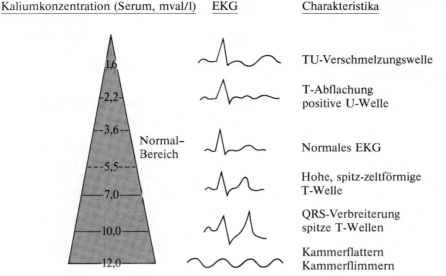

**Abb. 15-24.** Typische Änderungen des EKG bei verschiedenen Kaliumkonzentrationen im Serum [Nach: Bock et al., 1985.]

im Darm Natrium bzw. Calcium gegen Kalium austauschen, kann ebenfalls versucht werden, den Kaliumspiegel zu senken. Die Ionenaustauscher können entweder oral oder rektal appliziert werden. In der Regel liegt bei einer Hyperkaliämie eine metabolische Acidose vor, so daß die intravenöse Infusion von NaHCO$_3$ sinnvoll ist. Durch Alkalisierung des Blutes wird zudem die Kaliumaufnahme in die Zellen gefördert. Als weitere Möglichkeit bei sonst nicht beherrschbaren Hyperkaliämien bietet sich die **extrakorporale Hämodialyse** an.

## Hypokaliämie

**Hypokaliämische Zustände** werden **bei Erkrankungen**, die mit Erbrechen und Durchfällen einhergehen, bei Nierenerkrankungen, z.B. bei sog. Kaliumverlustniere, bei Erkrankungen mit gesteigerter Aldosteronaktivität und beim Bartter-Syndrom beobachtet. Sie können aber auch **im Rahmen einer Arzneimitteltherapie**, z.B. nach Gabe von *Diuretika, Mineralocorticoiden* oder *para-Aminosalicylsäure*, während der Behandlung des Coma diabeticum mit *Insulin* (Eintritt von Glucose zusammen mit Kaliumionen in das Zellinnere) oder nach Abführmitteln auftreten. Die im Lakritzensaft enthaltene *Glycyrrhetinsäure* stimuliert wie Aldosteron im distalen Tubulus die Na$^+$-Resorption und die K$^+$-Sekretion. Längerdauernde Einnahme von Lakritze oder ähnlich wirkenden Pharmaka, z.B. *Carbenoxolon*, kann deshalb ebenfalls eine Hypokaliämie auslösen.

Die gleichzeitig bestehende Natriumretention kann zudem zur Hypertonie führen.

Die **Symptome** des Kaliummangels bestehen in Adynamie, Magen-Darm-Lähmung, Lähmungen der Extremitäten und der Atemmuskulatur und vor allem in kardialen Störungen, wobei typische EKG-Veränderungen auftreten (Abb. 15-24).

Es ist zu beachten, daß die Digitaliswirkung am Herzen durch Hypokaliämie verstärkt wird.

● **Therapie:** Die Prophylaxe und Therapie von Kaliummangelzuständen erfolgt durch **Zufuhr von Kaliumionen**. *Kaliumchlorid* ist hierbei besonders geeignet und den organischen Kaliumsalzen (*Kaliumcitrat, Kaliumaspartat*) vorzuziehen, da sehr häufig neben dem Kalium- auch ein Chloriddefizit besteht.

● **Unerwünschte Wirkungen:** Bei der oralen Zufuhr ist zu bedenken, daß Kaliumchlorid zu **Irritationen der Magen-Darm-Schleimhaut** führt. Zufuhr von Kaliumchlorid in dünndarmlöslichen Kapseln hat wiederholt intestinale Ulzerationen mit Blutungen und Perforation zur Folge gehabt. Ulkusbildung wurde auch nach Retardtabletten beobachtet. Für eine orale Therapie empfiehlt sich daher die Einnahme von Kaliumchlorid in gelöster Form oder von Präparaten, die Kaliumchlorid in einer organischen Matrix enthalten (z.B. Kaliumchlorid retard Zyma®).

● **Dosierung:** Die **normale tägliche Kaliumzufuhr beträgt** *50 bis 100 mmol*. Tägliche Zufuhr dieser

Kaliummenge wird in der Regel ein bestehendes Kaliumdefizit ausgleichen. Lediglich bei extremer Kaliumverarmung sind höhere Dosen notwendig. Kaliumsalze haben einen unangenehmen Geschmack und sollten mit reichlich Wasser eingenommen werden.

Bei **lebensbedrohlichen Hypokaliämien** oder wenn eine orale Zufuhr nicht möglich ist, können Kaliumsalze *intravenös* infundiert werden. Die empfohlene Höchstdosis für Kaliumchlorid beträgt *10 mmol/ Std.* Da keine Korrelation zwischen Plasmakalium und Gesamtkörperkalium besteht, ist ein bestehendes Kaliumdefizit oft nicht genau zu quantifizieren. Wegen der *Kardiotoxizität* einer bei **Überdosierung** auftretenden Hyperkaliämie empfiehlt es sich daher, neben der Plasmakaliumkonzentration, auch das EKG regelmäßig zu kontrollieren. Besondere Vorsicht ist bei Patienten mit *Störungen der renalen Kaliumausscheidung* geboten. Selbst kleine Mengen von Kalium können hier eine *Kaliumintoxikation* bewirken.

## Störungen des Magnesiumhaushalts und ihre Behandlung

Neben Kalium ist **Magnesium** das wichtigste Kation der intrazellulären Flüssigkeit. Zahlreiche Enzyme werden durch Magnesium aktiviert. Darüber hinaus ist Magnesium für die Erregungsbildung und Erregungsleitung an Nerven und Muskelzellen von Bedeutung.

Der **Magnesiumgehalt** eines 70 kg schweren Menschen beträgt ungefähr *1000 mmol*, wovon 50 % im Knochen, 45 % im Intrazellularraum und nur 5 % in der extrazellulären Flüssigkeit vorhanden sind. Die normale Konzentration von Magnesium im Plasma schwankt zwischen 0,6–1,25 mmol/l. Etwa ein Drittel des Plasmamagnesiums ist an Plasmaproteine gebunden. Mit der Nahrung werden täglich zwischen 10 und 20 mmol **Magnesium aufgenommen**. Die **Resorption** erfolgt im oberen Abschnitt des Dünndarms. Für Magnesium und Calcium wird dabei ein gemeinsamer Transportmechanismus angenommen.

### Hypomagnesiämie

Ein isoliertes Magnesiummangelsyndrom ist sehr selten. Häufig liegen gleichzeitig eine Hypokalzämie und eine Hypokaliämie vor. Eine Hypomagnesiämie kann **Folge einer** *verminderten Magnesiumresorption* aus dem Magen-Darm-Trakt sein (z.B. bei Dystrophie, chronischem Alkoholismus oder häufigem Erbrechen und Durchfällen) oder durch eine *vermehrte renale Magnesiumausscheidung* entstehen (z.B. während einer Therapie mit Diuretika). Hypomagnesiämie wurde auch bei Diabetes mellitus beobachtet. Die **Symptome** bestehen in tetanischen Zeichen (normokalzämische Tetanie), Tremor, Tachykardie, Hypertension, in schweren Fällen in Krampfanfällen und psychotischen Zuständen.

● **Therapie:** Die Therapie der Hypomagnesiämie besteht in der intravenösen **Zufuhr von Magnesiumsalzen** (z.B. *Magnesiumsulfat, Magnesiumchlorid* oder *Magnesiumhydrogenaspartat*).

Aus dem Gastrointestinaltrakt werden Magnesiumsalze *schlecht resorbiert*. Sie können deshalb als salinische Abführmittel (Kap. 16, S. 447 ff.) verwendet werden. Manchmal reicht aber die Magnesiumresorption aus dem Magen-Darm-Trakt aus, um einen wenig ausgeprägten Magnesiummangel auszugleichen.

### Hypermagnesiämie

Eine Hypermagnesiämie **entsteht** meistens *iatrogen* durch chronische Einnahme von magnesiumhaltigen Antazida, vor allem bei renaler Ausscheidungsstörung, oder durch intravenöse Zufuhr größerer Mengen von Magnesiumionen. Die **Symptome** bestehen in Hyporeflexie, Hypotension, Koma (Magnesiumnarkose) und Atemdepression.

● **Therapie:** Die Symptome der Hypermagnesiämie können durch intravenöse **Zufuhr von Calciumionen** (10–20 ml einer 10 %igen *Calciumgluconatlösung*) behandelt werden.

## Störungen des Natrium- und Wasserhaushalts und ihre Behandlung

**Natrium** ist das wichtigste Kation der extrazellulären Flüssigkeit, einschließlich des Plasmas. Der osmotische Druck des Extrazellularraumes wird hauptsächlich durch die Natrium- und Chloridionen bestimmt.

Die **normale Natriumkonzentration** im Extrazellularraum beträgt 136–144 mmol/l, im intrazellulären Raum dagegen nur 10 mmol/l.

Natrium wird überwiegend als Kochsalz mit der Nahrung **aufgenommen**. Die tägliche Kochsalzaufnahme beträgt 5–12 g; eine entsprechende Menge wird täglich mit dem Harn **ausgeschieden**.

**Störungen des Natriumhaushalts** führen im allgemeinen auch zu Störungen des Wasserhaushalts, wobei sowohl eine Herabsetzung *(Dehydratation)*

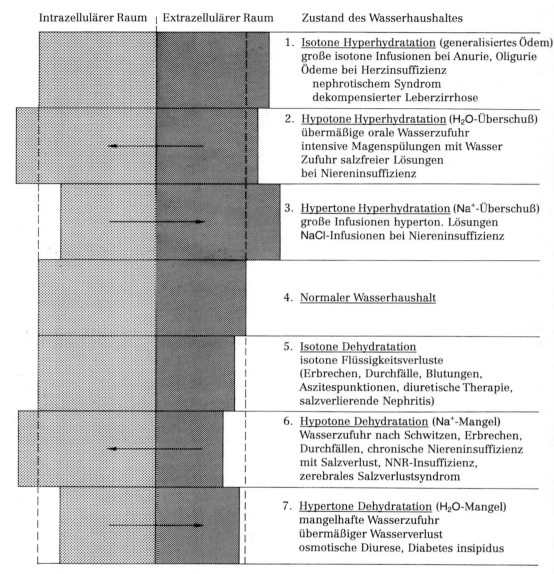

Abb. 15-25. Störungen des Wasser- und Natriumhaushalts und deren Ursachen [Nach: Bock et al., 1985.]

als auch eine Erhöhung *(Hyperhydratation)* des Wassergehaltes im extrazellulären Raum auftreten können. Eine Einteilung der Störungen des Wasser- und Natriumhaushalts sowie deren Ursachen sind in Abb. 15-25 dargestellt.

## Dehydratation

Bei einer **isotonen Dehydratation** (Verlust von Wasser und Natrium im gleichen Verhältnis, $Na^+$-Konzentration im Serum normal) empfiehlt es sich, eine *isotone Natriumchloridlösung* (0,9 %) parenteral zuzuführen.

Übersteigt das Natriumdefizit das Flüssigkeitsdefizit (**hypotone Dehydratation**, $Na^+$-Konzentration im Serum erniedrigt), so kann ebenfalls eine *isotone Kochsalzlösung*, in schweren Fällen eine *hypertone* Lösung (3- oder 5 %ige Kochsalzlösung) infundiert werden.

Liegt eine **hypertone Dehydratation** vor, so kann eine Korrektur wiederum mit *isotoner Kochsalzlösung* erreicht werden. Bei exzessiven Hypernatriämien mit lebensbedrohlichen Symptomen kann auch die Infusion einer *hypotonen* (0,6- oder 0,4%ige) Kochsalzlösung notwendig werden. Eine zu rasche Senkung der Natriumkonzentration im Plasma ist aber zu vermeiden, da sonst die Gefahr besteht, daß Krämpfe infolge eines Hirnödems auftreten.

Das **zu ersetzende Flüssigkeitsvolumen** muß *individuell angepaßt* werden. Zahlreiche Faktoren, wie Flüssigkeitsverlust durch Perspiratio insensibilis, Schweiß, Harn, Erbrechen, Durchfall, Fisteln und endogene Wasserbildung müssen berücksichtigt werden. Einen Anhalt über das Flüssigkeitsdefizit bei hypertoner Dehydratation kann man annähernd mit der in Abb. 15-26 dargestellten Formel anhand der $Na^+$-Konzentration im Serum gewinnen.

$$\text{Flüssigkeitsbedarf} = KG \times 0{,}6 - \frac{140 \times KG \times 0{,}6}{Na}$$

KG = Körpergewicht in kg
Na = Natriumgehalt in Serum in mmol/l

**Abb. 15-26.** Formel zur Berechnung des Flüssigkeitsdefizites bei hypertoner Dehydratation [Nach: Schley, 1981.]

## Hyperhydratation

Reicht bei einer **isotonen Hyperhydratation** ($Na^+$-Konzentration im Serum normal) eine Flüssigkeitskarenz nicht aus, so können *Diuretika* unter Kontrolle der Serumelektrolyte angewendet werden.

Bei einer **hypertonen Hyperhydratation** ($Na^+$-Konzentration im Serum erhöht) kann eine Korrektur der Natriumkonzentration und damit der Osmolalität, durch Zufuhr von *hypotonen Lösungen* (0,45%ige *Natriumchloridlösung*, 2,5%ige *Glucose*) erreicht werden.

Bei einer **hypotonen Hyperhydratation** ($Na^+$-Konzentration im Serum erniedrigt) empfiehlt es sich, die Diurese mit *Diuretika* oder mit *hypertonen Lösungen* (10–20%iges *Mannitol*, höherprozentige *Kochsalzlösung* durch Zusatz von 10%iger Natriumchloridlösung zu isotoner Kochsalzlösung) zu steigern. Bei schwersten Störungen kommt auch eine *Dialysebehandlung* in Frage.

# Stoffe zur Beeinflussung der Funktion des Renin-Angiotensin-Systems

## Einführung

**Renin** ist ein Glykoprotein mit einem Molekulargewicht von 40000. Es wird in den granulierten, juxtaglomerulären Zellen, die in den Wänden der afferenten Arteriolen am Gefäßpol der Glomerula liegen, gebildet (Abb. 15-27). Renin spaltet von **Angiotensinogen** *(Reninsubstrat)*, einem Glykoprotein, das in der Globinfraktion des Plasmas enthalten ist und in der Leber synthetisiert wird, das Decapeptid Angiotensin I ab (Abb. 15-28).

Aus **Angiotensin I** wird unter dem Einfluß des Angiotensin-Conversionsenzyms (ACE) das hochaktive Octapeptid Angiotensin II gebildet. Darüber hinaus kann Angiotensin II auch ohne Beteiligung des ACE gebildet werden. Ein Weg führt über die Chymase, die vor allem im Herzgewebe in größeren Mengen nachgewiesen wurde. Das **Angiotensin-Conversionsenzym** findet sich vor allem in der luminalen Zellwand der Gefäßendothelzellen der Lunge. 20–40 % von Angiotensin I werden bei einer einmaligen Lungenpassage zu Angiotensin II umgewandelt. Das Angiotensin-Conversionsenzym ist eine Zink enthaltende Peptidase (Peptidyldipeptidase), die auch andere Peptide spaltet, vor allem Bradykinin und Enkephaline.

**Angiotensin II** hat eine Halbwertszeit von ungefähr 4 Min. und wird durch eine Aminopeptidase zu dem Heptapeptid **Angiotensin III** durch Abspaltung des endständigen Asparagin umgewandelt. Angiotensin III kann auch direkt aus Angiotensin I ohne vorherige Bildung von Angiotensin II entstehen. Der weitere Abbau zu inaktiven Peptiden erfolgt durch Angiotensinasen.

## Funktion des Renin-Angiotensin-Systems

Das **Renin-Angiotensin-System** ist Teil eines homöostatischen Regelkreises, der den Blutdruck und das Volumen der extrazellulären Flüssigkeit konstant hält.

Die **Reninsekretion** wird durch alle Faktoren stimuliert, die den *hydrostatischen Druck* in den Nierengefäßen und damit die Wandspannung der afferenten Arteriolen *vermindern* (z.B. Abfall des Blutdruckes, Abnahme des Blutvolumens).

Die Reninsekretion unterliegt außerdem dem *Einfluß des sympathischen Nervensystems*. Die juxtaglomerulären Zellen werden direkt von sympathischen Nervenfasern innerviert. Es wird angenommen, daß die nervalen Einflüsse durch $\beta_1$-adrenerge Rezeptoren vermittelt werden.

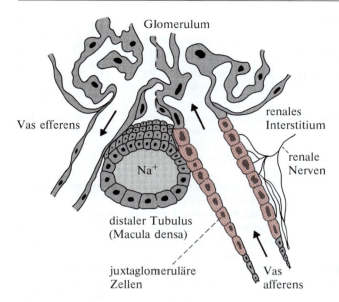

Abb. 15-27. Juxtaglomerulärer Apparat der Niere. Renin wird in den juxtaglomerulären Zellen des Vas afferens synthetisiert.

**Angiotensin II** ist ein starker *Vasokonstriktor*. Es ist ungefähr 40mal wirksamer als Noradrenalin. Angiotensin II vermag darüber hinaus die *Synthese* und *Sekretion von Aldosteron* aus der Nebennierenrinde zu *stimulieren*. Aldosteron hat durch Steigerung der Natriumresorption in den distalen Tubuli und den Sammelrohren eine *Natrium-* und damit auch *Wasser-retinierende Wirkung*. Angiotensin II *fördert* auch die *Adrenalinfreisetzung* aus dem Nebennierenmark und die *Noradrenalinfreisetzung* aus vaskulären adrenergen Nervenendigungen. Zusätzlich wird die Wiederaufnahme von Noradrenalin in präsynaptische Nervenendigungen unterstützt.

Die Wirkung von **Angiotensin I** auf die glatte Muskulatur und die Aldosteronsekretion beträgt weniger als 1% der des Angiotensin II.

Die vasokonstriktorische Wirkung von **Angiotensin III** ist ungefähr halb so groß wie die von Angiotensin II; bezüglich der Stimulation der Aldosteron-

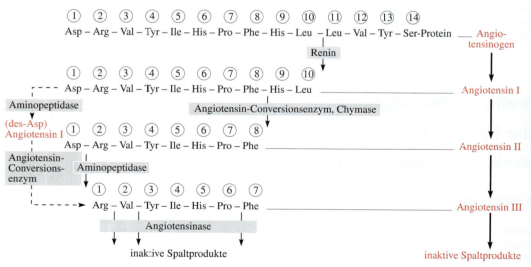

Abb. 15-28. Syntheseweg der Angiotensine. Der klassische Syntheseweg ist durch durchgezogene Pfeile gekennzeichnet. Angiotensin III kann auch ohne vorherige Bildung von Angiotensin II entstehen. Dieser Syntheseweg ist durch gestrichelte Pfeile gekennzeichnet und an der linken Seite der Abbildung dargestellt. [Nach: Tewksbury et al., 1981.]

sekretion ist es aber zumindest genauso stark, wenn nicht stärker wirksam als Angiotensin II.

Neuere Ergebnisse deuten darauf hin, daß die Komponenten des Renin-Angiotensin-Systems auch lokal in verschiedenen Organen (z. B. Herz, Gehirn, Niere, Blutgefäßen) gebildet werden (**lokales Renin-Angiotensin-System**). Angiotensin II kann deshalb nicht nur als zirkulierendes Hormon, sondern auch durch lokale Bildung die Organfunktion beeinflussen.

## Hemmstoffe des Angiotensin-Conversionsenzyms (ACE-Hemmstoffe)

▶ **Stoffeigenschaften**

Als erster oral wirksamer ACE-Hemmstoff wurde im Jahre 1977 das Prolinderivat **Captopril** eingeführt. Wenig später folgte **Enalapril**, das in der Leber, im Blut und in anderen Geweben durch hydrolytische Abspaltung der Ethylgruppe in die eigentliche Wirksubstanz, das *Enalaprilat*, umgewandelt wird. Enalapril unterscheidet sich deshalb von Captopril durch einen verzögerten Wirkungsbeginn und eine längere Wirkungsdauer. Inzwischen sind zahlreiche andere ACE-Hemmstoffe in die Therapie eingeführt worden, von denen einige in Abb. 15-29 und Tab. 15-6 dargestellt sind. Bis auf **Lisinopril** handelt es sich bei diesen Stoffen wie bei Enalapril um *Prodrugs*.

Captopril enthält im Gegensatz zu den anderen ACE-Hemmstoffen als Zinkligand eine *Sulfhydrylgruppe*. Ein Teil der anfänglich beobachteten *unerwünschten Wirkungen* von Captopril wurde auf die SH-Gruppe zurückgeführt. Bei den heute verwendeten niedrigen Dosen ist aber kein wesentlicher Unterschied in der Häufigkeit der Nebenwirkungen zwischen Captopril und den anderen ACE-Hemmstoffen festzustellen.

▶ **Pharmakodynamik**

*Captopril* ist ein *Dipeptidanalog*, die übrigen ACE-Hemmstoffe sind *Tripeptidanaloge* der C-terminalen Peptidkette des *Angiotensin I*. Sie werden vom aktiven Zentrum des Angiotensin-Konversions-Enzyms gebunden. Dadurch wird die Aktivität des Enzyms und damit die **Umwandlung** von **Angiotensin I in Angiotensin II gehemmt**. Da das Angiotensin-Conversionsenzym auch den Abbau von Bradykinin katalysiert, wird durch ACE-Hemmstoffe zusätzlich die **Konzentration** des vasodilatatorisch wirksamen **Bradykinins erhöht** (Abb. 15-30).

● **Unerwünschte Wirkungen:** Vor allem bei Patienten mit *Salz-* und *Flüssigkeitsmangel* (z. B. Diuretikavorbehandlung, Erbrechen, Durchfall), Herzinsuffizienz oder schwerer, insbesondere renaler Hypertonie, kann der **Blutdruck** selbst nach niedrigen Dosen **stark abfallen**.

Liegt bei Patienten eine bilaterale *Nierenarterienstenose* oder eine Nierenarterienstenose bei Einzelniere vor, so kann es durch die ACE-Hemmung zu einem reversiblen **Abfall des Glomerulumfiltrats** mit Anstieg der harnpflichtigen Substanzen im Serum kommen.

Bei *trächtigen Kaninchen* wurde nach Captoprilapplikation eine Abnahme der uteroplazentaren Durchblutung und eine **erhöhte fetale Mortalität** beobachtet. Aufgrund dieser Befunde sind die ACE-Hemmer in der Schwangerschaft kontraindiziert.

Neben diesen unerwünschten Wirkungen als Folge der pharmakologischen Wirkung der ACE-Hemmung wurde eine Reihe von unerwünschten Wirkungen beschrieben, die offenbar **unabhängig von der ACE-Hemmung** sind. Diese Nebenwirkungen traten vor allem **bei hohen Dosen** auf, wie sie ursprünglich verwendet wurden. Bei den heute gebräuchlichen niedrigen Dosen ist die Inzidenz dieser Nebenwirkungen gering. Beobachtet werden reversible *Störungen der Geschmacksempfindung* sowie *Hautausschläge* in Form von Exanthemen mit und ohne Fieber. Nach größeren kontrollierten Studien ergibt sich für diese unerwünschten Wirkungen eine Inzidenz von ca. 1%. Bei vielen (bis zu 70%) der behandelten Patienten kommt es zum Auftreten eines *trokkenen Hustens*. Die Lungenfunktion ist nicht beeinträchtigt. Wahrscheinlich wird der Husten durch eine Kininakkumulation in der Schleimhaut des Bronchialtraktes ausgelöst. Eine *Proteinurie* soll in 0,04 bis maximal 1,4% der Fälle auftreten, wobei vor allem Patienten mit bereits vorgeschädigter Niere betroffen sind. Andererseits wurde bei fortgeschrittener diabetischer Nephropathie über eine Abnahme der Proteinurie nach ACE-Hemmern berichtet. *Neutropenien*, die während der klinischen Prüfungsphase von Captopril häufig auftraten, werden bei den heute verwendeten niedrigen Dosen nur noch mit einer Inzidenz von 0,04–0,06% beobachtet. Vereinzelt ist nach ACE-Hemmstoffen ein *angioneurotisches Ödem* beschrieben worden.

▶ **Pharmakokinetik**

Die wichtigsten pharmakokinetischen Eigenschaften der ACE-Hemmstoffe sind in Tab. 15-6 zusammengefaßt. Die einzelnen Stoffe unterscheiden sich vor allem bezüglich ihrer Bioverfügbarkeit und der effektiven Halbwertszeiten. Besonders *Quinapril* weist eine sehr hohe Plasmaproteinbindung auf. Die aktiven ACE-Hemmstoffe werden überwiegend renal durch glomeruläre Filtration und/oder tubuläre Sekretion *eliminiert*. Bei Patienten mit Niereninsuffizienz muß

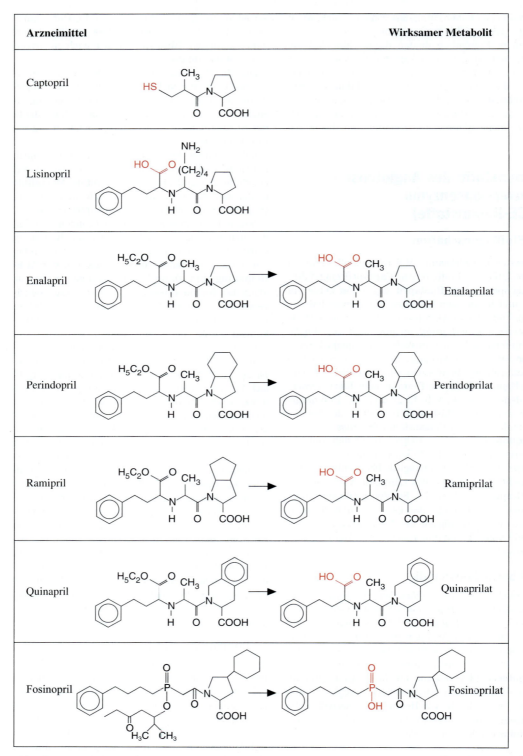

**Abb. 15-29.** Strukturformeln von ACE-Hemmstoffen. Die Substanzen binden mit dem rot gezeichneten Molekülteil an das Zink im aktiven Zentrum des ACE.

Tab. 15-6 Übersicht über gebräuchliche ACE-Hemmstoffe (Auswahl)

| Freiname | Handels-name (Aus-wahl) | Prodrug | Biover-fügbar-keit (%) | Effektive Halb-werts-zeit* (Std.) | Wir-kungs-dauer (Std.) | Plasma-protein-bindung (%) | Haupt-sächliche Elimina-tion | Anfangs-dosis/Tag** (mg) | Erhaltungs-dosis/Tag** (mg) |
|---|---|---|---|---|---|---|---|---|---|
| Captopril | Lopirin® | nein | 65 | 1,7 | 8–12 | 30 | Niere | 2 × 12,5 | 2 × 25 |
| Lisinopril | Acerbon® | nein | 25 | 12,6 | 24 | – | Niere | 1 × 5 | 1 × 10 |
| Enalapril | Xanef® | ja | 40 | 11 | 12–24 | < 50 | Niere | 1 × 5 | 1 × 10 |
| Perin-dopril | Cover-sum® | ja | 19 | 6 | 24 | 20 | Niere | 1 × 2–4 | 1 × 4 |
| Ramipril | Delix® | ja | 28 | 13–17 | 48 | 56 | Niere | 1 x 2,5 | 1 x 2,5–5 |
| Quinapril | Accupro® | ja | < 38 | 3 | 12 (–24) | 97 | Niere | 1 x 10 (2 × 5) | 1 × 10–20 (2 × 5–10) |
| Fosinopril | Dynacil® | ja | 25 | 12 | 24 | 95 | Niere Leber | 1 x 10 | 1 × 10–20 |

Sämtliche pharmakokinetischen Daten gelten für die aktiven Substanzen.
 * Die für die Akkumulation relevante »effektive Halbwertszeit« gilt für die freie, nicht gebundene Fraktion. Die an das Konversionsenzym gebundene Fraktion dissoziiert wesentlich langsamer (im Verlauf von Tagen).
 ** Diese Dosierungen gelten für die Behandlung der Hypertonie. In der Regel werden zur Behandlung der Herzinsuffizienz niedrigere Dosen gewählt.

daher eine Dosisanpassung erfolgen. Lediglich bei einigen neueren Substanzen (z. B. bei Fosinopril) erscheint dies wegen einer zusätzlichen hepatischen Elimination, die bei Niereninsuffizienz kompensatorisch gesteigert wird, nicht erforderlich.

◆ **Therapeutische Verwendung**

Die wichtigsten Indikationen der ACE-Hemmstoffe sind die **Hochdruckkrankheit** und die **Herzinsuffizienz**.

Eine **blutdrucksenkende Wirkung** der ACE-Hemmstoffe läßt sich mit Ausnahme des primären Aldosteronismus (Conn-Syndroms) *bei allen Hochdruckformen* nachweisen. Der Blutdruck sinkt auch dann, wenn die Plasmareninspiegel nicht erhöht sind. Bei Patienten mit essentieller Hypertonie normalisiert sich der Blutdruck durch alleinige Gabe von ACE-Hemmstoffen in 40–60% der Fälle. Durch zusätzliche Gabe eines Diuretikums erhöht sich die Erfolgsrate auf 90%. Eine *Kombination mit Diuretika* ist daher sinnvoll. Allerdings sollten ACE-Hemmstoffe nicht mit kaliumsparenden Diuretika kombiniert werden, da es dann wegen der aldosteronantagonistischen Wirkung der ACE-Hemmstoffe zu gefährlichen Hyperkaliämien kommen kann.

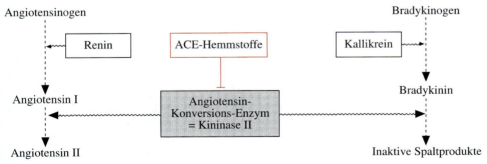

**Abb. 15-30.** ACE-Hemmstoffe hemmen die Aktivität des Angiotensin-Conversionsenzyms, das mit der Kininase II identisch ist. Dadurch wird sowohl die Bildung des vaso- konstriktiven Angiotensin II als auch der Abbau des vasodilatatorisch wirksamen Bradykinins vermindert.

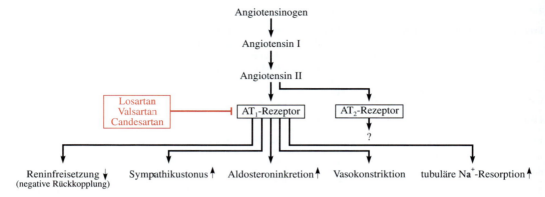

**Abb. 15-31.** Angriffspunkt von $AT_1$-Rezeptorantagonisten im Renin-Angiotensin-System

Auch unter der Kombination von Trimethoprim und ACE-Hemmstoffen können Hyperkaliämien auftreten (S. 415). Es wird daher empfohlen, Patienten die ACE-Hemmer einnehmen, nicht länger als 3 Tage mit Trimethoprim-haltigen Antibiotika zu behandeln.

Bei Patienten mit **Herzinsuffizienz** wird infolge der Abnahme des peripheren Gefäßwiderstandes die *Nachlast* und durch Erweiterung der Kapazitätsgefäße auch die *Vorlast gesenkt*. Auch bei chronischer Therapie läßt im Gegensatz zu anderen Vasodilatatoren die Wirkung nicht nach. Ein weiterer Vorteil der ACE-Hemmstoffe liegt darin, daß Natriumchloridretention und Reflextachykardie *nicht* auftreten. Dies beruht vermutlich auf der aldosteronantagonistischen und sympathikolytischen Wirkung, die durch Blockade des Angiotensin II zustande kommt (S. 424). ACE-Hemmer wurden auch bei einer Reihe von anderen Indikationen eingesetzt. So wurde z.B. über eine *antianginöse* Wirksamkeit bei Patienten mit koronarer Herzkrankheit, eine *verbesserte Insulinwirkung* beim Typ-2-Diabetiker und über eine *Verzögerung* der *Progression der Niereninsuffizienz* bei chronischen Nierenerkrankungen berichtet. Diese sog. **»organprotektiven Wirkungen«** sind bisher nur für einzelne ACE-Hemmstoffe nachgewiesen. Vermutlich rufen aber alle ACE-Hemmstoffe die gleichen spezifischen Organeffekte hervor.

## $AT_1$-Rezeptorantagonisten

### Einführung

Beim Menschen sind bisher zwei Angiotensin-II-Rezeptoren identifiziert worden. Es handelt sich um membranständige Rezeptoren, die als **$AT_1$-** bzw. **$AT_2$-Rezeptoren** bezeichnet werden. Die beiden Isoformen sind 7 transmembranäre, G-Protein-gekoppelte Rezeptoren, die untereinander nur zu 32–34 % *Homologie* aufweisen.

Die meisten **Wirkungen** des *Angiotensin II*, wie Vasokonstriktion, Aldosteron-, Katecholamin-, Vasopressinfreisetzung und die renalen Effekte, werden

**Tab. 15-7.** Pharmakokinetische Daten und Dosierung der $AT_1$-Rezeptorantagonisten

| Freiname | Handelsname | Prodrug | Bioverfügbarkeit (%) | Terminale Halbwertszeit (Std.) | Plasmaproteinbindung (%) | Elimination Urin (Fäzes) | Anfangsdosis/ Tag (mg) | Erhaltungsdosis/ Tag (mg) |
|---|---|---|---|---|---|---|---|---|
| Losartan | Lorzaar® | nein* | 33 | 2[a] 6–9[b] | > 99 | 35 % (58 %) | 1 × 50 | 1 × 50–100 |
| Valsartan | Diovan® | nein | 23 | 9 | 94–97 | 13 % (83 %) | 1 × 80 | 1 × 80–160 |
| Candesartan-Cilexetil | Blopress® | ja | 14 | 9 | > 99 | 33 % (66 %) | 1 × 4 | 1 × 8–16 |

* Die $AT_1$-Rezeptorblockade erfolgt gemeinsam durch Losartan und seinen aktiven Metaboliten.
[a] Losartan
[b] Aktiver Metabolit

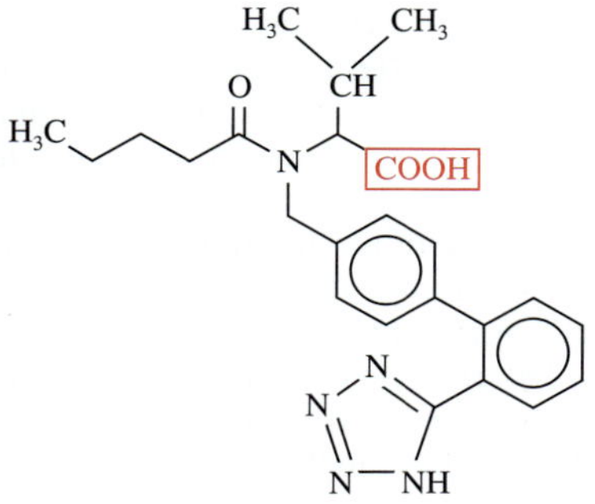


Valsartan
(aktiv)

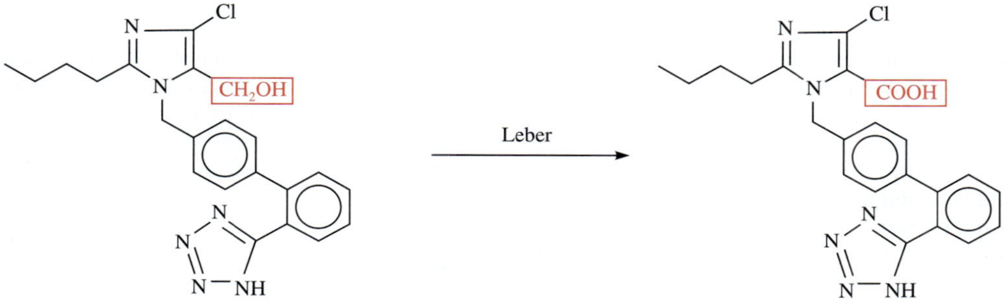


Losartan
(aktiv)

Metabolit
(aktiv)

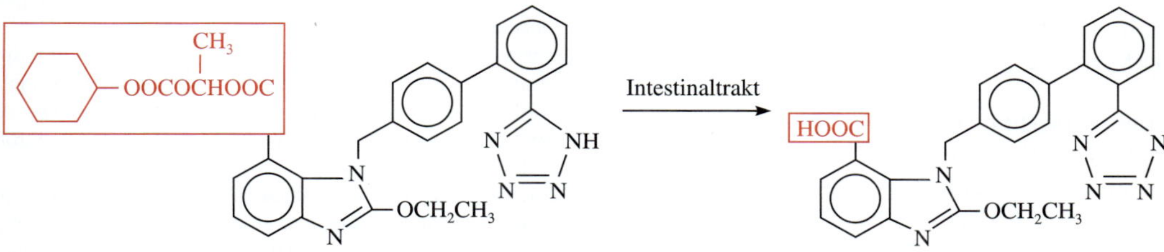


Candesartan-Cilexetil
(inaktiv)

Candesartan
(aktiv)

**Abb. 15-32.** Chemische Strukturformeln von $AT_1$-Rezeptorantagonisten und ihrer Metabolite

durch den $AT_1$-Rezeptor vermittelt (Abb. 15-31). Die Effekte, die durch Bindung von Angiotensin II an den $AT_2$-Rezeptor ausgelöst werden, sind bisher nur unzureichend bekannt. Der $AT_2$-Rezeptor findet sich vorwiegend in fetalem Gewebe und hat möglicherweise einen Einfluß auf das Zellwachstum und die Zelldifferenzierung.

## ▶ Stoffeigenschaften

Als erster kompetitiver Angiotensin-II-Rezeptorantagonist wurde in den 70er Jahren das Octapeptid **Saralasin** entwickelt. Saralasin ist ein Analogon des Angiotensin II, das sich in drei Aminosäuren von Angiotensin II unterscheidet (Sarkosin [N-Methylglycin] statt Asp an Position 1, Val statt Ile an Position 5, Ala statt Phe an Position 8). Als Peptid muß Saralasin **parenteral appliziert** werden. Es interagiert sowohl mit $AT_1$- als auch mit $AT_2$-Rezeptoren. Saralasin hat jedoch neben der gewünschten antagonistischen Wirkung auch agonistische Effekte. Wegen dieser Eigenschaft ist es für die antihypertensive Therapie *nicht geeignet*. Ausgehend von Saralasin wurden in der Folgezeit Substanzen entwickelt, die selektiv am $AT_1$-Rezeptor die Wirkung von Angiotensin II antagonisieren, keine agonistische Wirkungen aufweisen und oral verfügbar sind. Im Oktober 1995 wurde als erste Substanz mit diesen Eigenschaften das Imidazolderivat **Losartan** in die Therapie eingeführt.

Losartan ist ein Analog der C-terminalen Pentapeptidkette des Saralasins. Inzwischen wurden weitere nichtpeptidische $AT_1$-Rezeptorantagonisten in die Therapie eingeführt, die ähnliche Strukturen wie Losartan aufweisen (Abb. 15-32).

▶ **Pharmakodynamik**

Die $AT_1$-Rezeptorantagonisten *unterdrücken* alle relevanten Angiotensin-II-Wirkungen (Abb. 15-31). Dagegen entfällt die zusätzliche vasodilatorische Wirkung, die ACE-Hemmer über eine Hemmung des Bradykininabbaus ausüben. Andererseits können aber so auch ACE-Hemmer typische Nebenwirkungen, wie Husten und angioneurotisches Ödem, die wahrscheinlich auf einem Eingriff in das Kallikrein-Kinin-System beruhen, weitgehend umgangen werden.

Durch Bindung von Angiotensin II an die $AT_1$-Rezeptoren wird eine negative Rückkopplung auf die Renin- und damit auch auf die Angiotensin-II-Freisetzung vermittelt. Durch die $AT_1$-Rezeptorblockade entfällt dieser Mechanismus, so daß die Renin- und Angiotensin-II-Spiegel erhöht werden. Dadurch wird der $AT_2$-Rezeptor verstärkt stimuliert. Welche pathophysiologischen Auswirkungen dieser Effekt hat, ist derzeit noch nicht bekannt.

*Losartan* erhöht die Harnsäureausscheidung und senkt den Harnsäurespiegel im Plasma. Dieser urikosurische Effekt scheint für Losartan substanzspezifisch zu sein.

● **Unerwünschte Wirkungen:** Die Nebenwirkungen der $AT_1$-Rezeptorantagonisten sind gering. Husten und angioneurotisches Ödem treten seltener auf als nach ACE-Hemmstoffen. Die Kontraindikationen entsprechen denen der ACE-Hemmstoffe. Es ist zu beachten, daß $AT_1$-Rezeptorantagonisten wie ACE-Hemmer wegen der Gefahr einer Hyperkaliämie nicht gleichzeitig mit kaliumsparenden Diuretika angewendet werden dürfen.

▶ **Pharmakokinetik**

Die pharmakokinetischen Eigenschaften der $AT_1$-Rezeptorantagonisten sind in Tab. 15-7 zusammengefaßt.

**Valsartan** besetzt nach der Resorption in unveränderter Form den $AT_1$-Rezeptor. Etwa 14% von *intravenös* oder *oral* verabreichtem Losartan werden in der Leber zu einem Carboxylsäuremetaboliten umgewandelt (Abb. 15-32), der mit einer 10–40fach höheren Affinität als Losartan an den $AT_1$-Rezeptor bindet und eine *längere* **Halbwertszeit** als Losartan aufweist. Im Unterschied zu Losartan ist der Metabolit ein nichtkompetitiver Antagonist am $AT_1$-Rezeptor.

**Candesartan-Cilexetil** ist ein Prodrug. Die aktive Substanz Candesartan wurde mit Cilexetil verestert, um die Resorption zu verbessern. Trotzdem beträgt die *orale Bioverfügbarkeit* nur 14%. Die Umwandlung in das aktive Candesartan geschieht während der Resorption im Intestinaltrakt durch hydrolytische Abspaltung des Esters.

◆ **Therapeutische Verwendung**

Die im Handel befindlichen $AT_1$-Rezeptorantagonisten sind derzeit zur Behandlung der essentiellen Hypertonie zugelassen. Es ist aber damit zu rechnen, daß in naher Zukunft die Zulassung auch auf die Indikation Herzinsuffizienz erweitert wird.

**Literatur**

Bönner G, Rahn KH. ACE-Hemmer Handbuch. 2. Aufl. Stuttgart, New York: Schattauer 1994.

Dirks JH, Sutton RS. Diuretics. Philadelphia: WB Saunders 1986.

Düsing R. Diuretika. Stuttgart: Wissenschaftliche Verlagsgesellschaft 1986.

Greven J. The pharmacological basis of the action of loop diuretics. In: Diuretics II: Chemistry, pharmacology, and clinical applications. Puschett JB, Greenberg A (Hrsg). Amsterdam, New York: Elsevier Science Publ 1987; 173–81.

Greven J, Klein H, Heidenreich O. Effects of ozolinone, a diuretic active metabolite of etozoline, on renal function. Naunyn Schmiedeberg's Arch Pharm 1978; 304:289–96.

Kaufmann W, Löhr G-W. Pathophysiologie. 4. Aufl. Stuttgart, New York: Thieme 1992.

Köckerling A, Konrad M, Seyberth H-W. Hereditäre Tubulopathien mit Diuretika-ähnlichem Salzverlust. Deutsches Ärzteblatt 1998; 95: 1489–94.

Kunau RT jr, Weller DR, Webb HL. Clarification of the site of action of chlorothiazide in the rat nephron. J Clin Invest 1975; 56:401–7.

Mann J. Angiotensin-Rezeptor-Antagonisten. Dtsch Med Wschr 1996; 121: 568–72.

Schley G. Störungen des Wasser-, Elektrolyt- und Säure-Basenhaushaltes. Diagnose und Therapie. Berlin, Heidelberg, New York: Springer 1981.

Tewksbury DA, Dart RA, Travis J. The amino terminal amino acid sequence of human angiotensinogen. Biochem Biophys Res Commun 1981; 99:1311–5.

# 16 Pharmaka mit Wirkung auf den Gastrointestinaltrakt

K. Heintze

| | |
|---|---|
| **Pharmaka zur Substitution von Magensäure und Pankreasenzymen** .................. 432 | Besonderheiten einzelner Laxanzien ...... 447 |
| Mittel zur Anregung der Magensaftsekretion und zur Magensäuresubstitution .......... 432 | Anhang: Carminativa ................... 450 |
| Mittel zur Substitution der Pankreasenzyme . 432 | **Medikamente zur Therapie entzündlicher Darmerkrankungen** .................... 450 |
| | Einführung ........................... 450 |
| **Pharmaka zur Therapie von Magen- und Duodenalulzera** ....................... 432 | 5-Aminosalicylsäure (5-ASA) ............. 450 |
| Einführung ........................... 432 | **Pharmaka zur Behandlung von Störungen der Gallensäurenbildung und -sekretion** ... 452 |
| Physiologie und Pathophysiologie der Magensekretion .................. 432 | Einführung: Physiologische Bedeutung der Gallensäuren ..................... 452 |
| Begriffsbestimmung und Einteilung der Ulkustherapeutika ................ 435 | Mittel zur Steigerung der Galleproduktion und des Galleflusses .................. 452 |
| $H_2$-(Histamin-)Rezeptorantagonisten ........ 435 | Choleretika .......................... 452 |
| Protonenpumpenhemmer (Benzimidazole) ... 438 | Cholekinetika (Cholagoga) ............. 452 |
| Anticholinergika (Pirenzepin) ............. 440 | Mittel zur Bindung von Gallensäuren im Darm ............................ 452 |
| Prostaglandine ........................ 440 | Colestyramin ........................ 452 |
| Misoprostol ......................... 440 | Mittel zur Auflösung von Gallensteinen ..... 453 |
| Antazida ............................. 441 | Chenodeoxycholsäure und Ursodeoxychol- |
| Besonderheiten einzelner Substanzen ..... 442 | säure ............................. 453 |
| Sucralfat ............................. 443 | |
| Bismutsalze .......................... 443 | **Pharmaka mit Wirkung auf den Brechreflex** . 453 |
| | Einführung ........................... 453 |
| **Pharmaka mit Wirkung auf den intestinalen Wasser- und Elektrolyttransport** ................... 444 | Emetika .............................. 453 |
| | Antiemetika ........................... 454 |
| Einführung: Regulation des intestinalen Wasser- und Elektrolyttransports .......... 444 | Domperidon und Metoclopramid ........ 455 |
| Antidiarrhoika ......................... 444 | 5-$HT_3$-Rezeptorantagonisten ............ 457 |
| Kohle (Carbo medicinalis) .............. 446 | **Pharmaka mit Wirkung auf die gastrointestinale Motilität (Prokinetika)** ... 458 |
| Opioide: Diphenoxylat; Loperamid ....... 446 | Einführung ........................... 458 |
| Andere zur Behandlung von Diarrhöen verwendete Pharmaka ................ 447 | Cisaprid ............................. 458 |
| Laxanzien (Abführmittel) ................ 447 | |

# Pharmaka zur Substitution von Magensäure und Pankreasenzymen

## Mittel zur Anregung der Magensaftsekretion und zur Magensäuresubstitution

Zur **Anregung der Magensaftsekretion** werden bitterstoffhaltige Drogen wie Enzianwurzel *(Radix gentianae)*, Chinarinde *(Cortex chinae)* u. a. seit langem verwendet. Ihre Wirksamkeit bei Hypacidität dürfte kaum über einen Placeboeffekt hinausgehen.

Die **Säuresekretion** stärker **stimulierende** Stoffe werden in klinischen Prüfungen zur Funktionsdiagnostik des Magens eingesetzt, z. B. *Pentagastrin*[1], früher auch noch *Coffein* oder *Alkohol*.

Zur **Säuresubstitution** bei Hypacidität oder Anacidität werden 0,1 molare *Salzsäure* oder *Citronensäure, Glutaminsäurehydrochlorid* oder *Betainhydrochlorid* verwendet. Die üblicherweise empfohlenen Mengen reichen angesichts der Pufferkapazität des Mageninhalts nicht aus, den pH-Wert des Mageninhalts auf 2 (Aktivitätsoptimum für Pepsin) zu senken. Hierzu wären ca. 1 l 0,1 molare Salzsäure oder mehr notwendig.

## Mittel zur Substitution der Pankreasenzyme

**Enzympräparationen aus tierischem Pankreas**, die Lipase, Amylase, Proteasen enthalten, und pilzliche Lipasen können bei Pankreasinsuffizienz die fehlenden Enzyme ersetzen. **Schwierigkeiten** ergeben sich oft dadurch, daß die Enzyme bei intakter Magenfunktion im Magen durch Säure inaktiviert werden oder sich im oberen Dünndarm nicht ausreichend mit der Nahrung vermischen. Magensaftresistente Kapseln oder Pellets sind Darreichungsformen, die dieses Problem umgehen. Die Rhizolipase ist säurestabil.

Eine gesicherte **Indikation** für Pankreasenzympräparate ist die *pankreatogene Steatorrhö*. Die erforderliche **Lipasedosis** beträgt ca. 5 g Pankreatin[2] = ca. 100000 I. E. **Interaktionen** mit anderen Pharmaka sind *nicht* bekannt. Bei Mukoviszidosepatienten sind bei einigen Präparaten in seltenen Fällen Darmverschlüsse aufgetreten.

---

[1] Gastrodiagnost®
[2] Pankreon®, Pankreatan®

# Pharmaka zur Therapie von Magen- und Duodenalulzera

## Einführung

### Physiologie und Pathophysiologie der Magensekretion

**Regulation der HCl-Produktion:** Die *HCl-produzierenden Zellen* des Magens – die Beleg- oder Parietalzellen – sind in der Lage, den luminalen pH-Wert bis auf etwa 1 abzusenken. Sie kommen im Bereich des Korpus und Fundus des Magens vor (Abb. 16-1).

Die **Salzsäureproduktion** wird in **drei Phasen** unterteilt:

- Die **zephale** oder **nervale Phase;** das Denken an oder der Geruch von Speisen sowie Scheinfütterung führen über den N. vagus zur Stimulation der Parietalzellen.
- Die **gastrale Phase,** die durch Dehnung des Magens und Bestandteile der Nahrung wie Peptone, Aminosäuren oder Alkohol ausgelöst wird. Kaffee, mit oder ohne Coffein, stellt ebenfalls einen starken Reiz für die Säurebildung dar.
- Die **intestinale Phase,** die beginnt, wenn Nahrung in das Duodenum gelangt. Hat der Speisebrei pH-Werte < 4, wird Sekretin und Pankreozymin (Cholezystokinin) ins Blut abgegeben, das die Gallensekretion steigert und im Pankreas die $HCO_3^-$- und Enzymproduktion anregt.

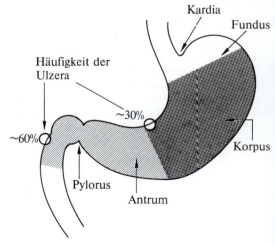

**Abb. 16-1.** Schematische Darstellung des Magens und Duodenums
■ Gebiet der HCl- und Pepsinproduktion
□ Gebiet der Gastrin-bildenden Zellen

**Stimuli der HCl-Produktion:** Drei körpereigene Substanzen sind als *endogene Mediatoren* für die Salzsäureproduktion nachgewiesen: (Abb. 16-2)
- Acetylcholin
- Gastrin
- Histamin

**Acetylcholin** wird aus den postganglionären Neuronen des Vagus freigesetzt, dessen terminale Fasern sowohl zum Fundus als auch zum Antrum ziehen. Acetylcholin stimuliert die Säureproduktion durch eine direkte Wirkung auf die Parietalzellen und indirekt über eine Histaminfreisetzung. Außerdem wird **Gastrin**, das in den G-Zellen der Mukosa im Antrum und im ersten Anteil des Duodenums gebildet wird, während der gastralen Phase durch Bestandteile aus der Nahrung freigesetzt und gelangt auf dem Blutweg an die Parietalzellen. Seine Konzentration in der Blutbahn steigt signifikant an. **Histamin** wird in den enterochromaffinähnlichen Zellen, den ECL-Zellen, gebildet, die im Bereich der säureproduzierenden Zellen vorkommen. Freigesetztes Histamin wird in den Extrazellularraum abgegeben und diffundiert so direkt zu den benachbarten Parietalzellen. Der **Stimulation** der **Parietalzellen** liegen also **drei** verschiedene **Prinzipien** zugrunde:
- neurokrine *(Acetylcholin)*
- hormonelle *(Gastrin)*
- parakrine *(Histamin)*

Alle drei Überträgerstoffe werden offensichtlich kontinuierlich freigesetzt und tragen so zur basalen Säureproduktion bei, da nach Gabe von spezifischen **Antagonisten** (im Falle des Acetylcholin das *Atropin* und beim Histamin die $H_2$-Rezeptorantagonisten wie z. B. *Cimetidin*) die basale Säureproduktion herabgesetzt ist. Da in Anwesenheit von Cimetidin die Stimulation der HCl-Sekretion durch Acetylcholin und in Anwesenheit von Atropin die Stimulation durch Histamin geringer ausfällt, muß man schließen, daß die Überträgerstoffe sich gegenseitig in ihrer Wirkung verstärken.

**Calciumionen** im Magenlumen sind ein *starker Stimulus* für die *Gastrinfreisetzung* und die *Säuresekretion*. Patienten mit sehr niedrigen Calciumspiegeln leiden oft unter einer Achlorhydrie. Wird der Calciumspiegel durch Substitution auf Normalwerte angehoben, sezernieren diese Patienten wieder Säure. Auch bei Gesunden führt die Infusion oder orale Gabe von Calciumsalzen zur reaktiven Säureproduktion. Es bleibt offen, ob Calcium eine physiologische Rolle bei der Regulation der Magensekretion spielt.

**Inhibitoren der HCl-Produktion:** Ein niedriger intragastraler pH hemmt die weitere Produktion von Salzsäure.

Eine ganze Reihe **endogener Substanzen** sind in der Lage, die HCl-Sekretion zu hemmen, wenn sie

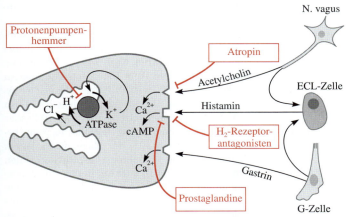

**Abb. 16-2.** Schematische Darstellung einer Parietalzelle. Die HCl-Produktion wird durch Acetylcholin, Histamin oder Gastrin stimuliert, deren Rezeptoren auf der basalen Zellwand der Parietalzelle lokalisiert sind. Acetylcholin wird durch Erregung des N. vagus freigesetzt und stimuliert die HCl-Sekretion direkt über den Rezeptor an der Parietalzelle und indirekt über die Freisetzung von Histamin aus der ECL-(»enterochromaffin like«-)Zelle in der Magenmukosa. Auch Gastrin hat einen direkten Einfluß auf die Parietalzelle und einen indirekten über die Histaminfreisetzung aus der ECL-Zelle. Histamin ist somit der wichtigste Stimulus für die HCl-Produktion der Parietalzelle. Für jeden Überträgerstoff sind mehr oder weniger spezifische Antagonisten bekannt, durch die die HCl-Produktion gehemmt werden kann. An der HCl-Sekretion ist eine ($H^+/K^+$)-ATPase beteiligt. Sie liefert die Energie für den aktiven ($H^+/K^+$)-Austausch. $K^+$ ebenso wie $Cl^-$ verlassen passiv die Zelle über die apikale Zellmembran. Protonenpumpenhemmer blockieren die ($H^+/K^+$)-ATPase durch kovalente Bindung an das Enzym.

# 434 Pharmaka mit Wirkung auf den Gastrointestinaltrakt

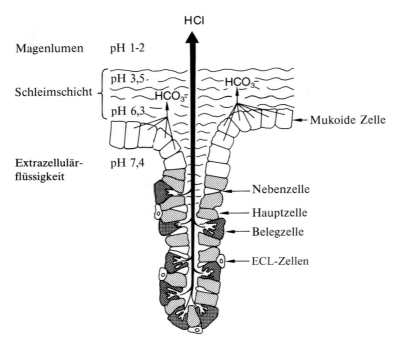

**Abb. 16-3.** Schematische Darstellung der Magenschleimhaut im Bereich des Korpus. In der Schleimschicht läßt sich ein pH-Gradient nachweisen, der die mukoiden Zellen vor dem Salzsäure-Pepsin-Gemisch schützt. Mukoide Zellen und Nebenzellen bilden Schleim, die Hauptzellen sind der Ort der Pepsinogenbildung und die Beleg-(Parietal-)-Zellen sezernieren die Salzsäure. Die ECL-Zellen (»enterocromaffine-like cells«) sind Ort der Histaminsynthese.

i. v. infundiert werden. Zu ihnen gehören Serotonin, Dopamin, einige Prostaglandine sowie die Peptide Sekretin, Somatostatin, Glucagon, Calcitonin, »gastric inhibitory peptide« (GIP) und »vasoactive intestinal peptide« (VIP). Adrenalin und Noradrenalin wirken wahrscheinlich sekretionshemmend über eine Drosselung der Magendurchblutung. Ob diese Substanzen eine physiologische Rolle bei der Sekretionshemmung spielen, ist unklar.

**Pathogenese des Ulkus und der Refluxösophagitis:** Die Vorstellungen über die Ätiologie des Magen- und Duodenalulkus haben sich in den letzten Jahren drastisch gewandelt. Während lange Zeit die Diskussion um ein Ungleichgewicht der die Schleimhaut schützenden oder angreifenden Faktoren im Vordergrund stand, steht heute ganz die Rolle eines Keimes – des Helicobacter pylori – im Mittelpunkt.

> Generell läßt sich sagen, daß ein **Magen-** oder **Duodenalgeschwür** die **Folge** des Überwiegens der aggressiven über die die Schleimhaut schützenden Faktoren ist.

Zu den *protektiven Faktoren* werden die **Schleimschicht** und die **$HCO_3^-$-Sekretion** gezählt, die das Magen- und Duodenalepithel vor *Selbstverdauung* schützen. Zusätzlich spielt die **Mukosadurchblutung** eine wesentliche Rolle, indem über sie $H^+$ abtransportiert werden (Abb. 16-3).

Zu den *aggressiven Faktoren* gehören im wesentlichen die **Salzsäure** und der **Helicobacter pylori** neben den **Gallensäuren**. Nach wie vor gilt der alte Satz, daß ohne Säure kein Ulkus entsteht, aber in den allermeisten Fällen ist auch der Helicobacter pylori ursächlich am Ulkusgeschehen beteiligt. Etwa 90–95% aller Duodenalulzera und etwa 70% aller Magenulzera sind durch den Helicobacter pylori bedingt. Die restlichen 30% der Magenulzera lassen sich meist auf die Einnahme von nichtsteroidalen Antiphlogistika (NSAID) oder auf Reflux von Duodenalinhalt mit Gallensäuren aufgrund einer gestörten Magenmotilität zurückführen. Die Rolle des Pepsins bei der Entstehung und sein Einfluß auf die Abheilung von Magenulzera ist zu wenig untersucht, um eine klare Aussage darüber machen zu können.

> Der **Helicobacter pylori** ist ein Bakterium, das in enger Nachbarschaft zu Magenepithelzellen vorkommt und dann im Duodenum gefunden wird, wenn dort eine gastrale Metaplasie auftritt.

Er *schädigt* die Epithelzellen direkt durch Zytotoxine und indirekt über seine Ureaseaktivität. Die Urease spaltet Harnstoff, wobei Ammoniak entsteht, das seinerseits zellschädigend wirkt. Seine **erfolgreiche Ausrottung** (Eradikation; s. u.) mit Antibiotika in Verbindung mit einer starken Säurehemmung führt in über 95 % zu einer Heilung der Ulkuskrankheit.

Daher tritt eine reine Säuresuppression bei der Behandlung der Magen- und Duodenalulzera in den Hintergrund, während sie eine entscheidende Rolle bei der Behandlung der **Refluxösophagitis** spielt. Hier entstehen bei ungenügendem Verschluß des unteren Ösophagussphinkters oder bei gestörtem Selbstreinigungsprozeß des Ösophagus Entzündungen oder Ulzera, die nur eine langsame Heilungstendenz aufweisen.

## Begriffsbestimmung und Einteilung der Ulkustherapeutika

**Ulkustherapeutika** sind Pharmaka, die eingesetzt werden, die Ulkusbeschwerden zu lindern, die Abheilung zu beschleunigen oder ihr Wiederauftreten zu verhindern. Die Ulzera können im Ösophagus, Magen oder Duodenum auftreten.

Nach ihrer unterschiedlichen Wirkungsweise lassen sie sich in **zwei große Gruppen** einteilen:
▷ **Pharmaka mit Einfluß auf die Salzsäuresekretion des Magens** (S. 435–443):
In diese Gruppe gehören Pharmaka, die entweder die **Salzsäureproduktion hemmen** (*Histaminantagonisten* vom Typ der $H_2$-Rezeptorantagonisten, *Protonenpumpeninhibitoren, Anticholinergika, Prostaglandine* vom E-Typ) oder **Antazida,** die die bereits gebildete Säure im Magen neutralisieren. Ohne daß diese Pharmaka ursächlich in das Ulkusleiden eingreifen, kommt es durch die Beseitigung eines wesentlichen aggressiven Faktors zu einer rascheren Abheilung des Geschwüres.

Generelle **Risiken** einer starken Säurehemmung: Ein mehr ins Alkalische verschobener pH-Wert des Magens beschleunigt die Magenentleerung. Dieses *beeinflußt die Resorption von Pharmaka.* Bei einem erhöhten pH nimmt der Dissoziationsgrad von *schwachen Säuren* zu, und damit steht ein *geringerer* Anteil von undissoziiertem Pharmakon der Resorption zur Verfügung, der in der Regel leichter durch die Lipidmembran diffundieren kann. Daher ist die Resorption von Salicylaten, Barbituraten u.a. vermindert. Umgekehrt sind die Verhältnisse bei *schwachen Basen* (Atropin, Reserpin, Morphin): ihre Resorption ist im Alkalischen *gesteigert.*

Eine wichtige Funktion der Salzsäure ist das Abtöten von Bakterien im Magen, die mit der Nahrung aufgenommen wurden. Bei starker Säurehemmung *nehmen* auch die *nitratreduzierenden Bakterien zu.* Das gebildete Nitrit kann mit sekundären Aminen der Nahrung *Nitrosamine* bilden, die *kanzerogen* sind. Die klinische Relevanz bleibt offen, da weder am Menschen noch im Tierexperiment nach Hemmung der Salzsäureproduktion die für Nitrosamine typischen Adenokarzinome gesehen wurden.

Zur Frage der *Hypergastrinämie:* siehe unter Protonenpumpenhemmer (S. 438 ff.).
▷ **Pharmaka mit einer Schutzfunktion für die Schleimhaut** (S. 440–444):
Von tierexperimentellen Untersuchungen hat sich der Begriff »Zytoprotektion« eingebürgert. In denen war beobachtet worden, daß einige Pharmaka in Dosen, die die Säureproduktion nicht beeinflussen (Prostaglandine, Sucralfat, Wismutverbindungen), Schäden an der Magenschleimhaut verhindern, die bei unbehandelten Kontrolltieren zu Blutungen führen. Sie schützen also nicht die einzelne Zelle, wie das Wort »Zytoprotektion« suggeriert, sondern *verhindern* das Entstehen tief in die Mukosa reichender *Läsionen.*

## $H_2$-(Histamin-)Rezeptorantagonisten

▶ **Stoffeigenschaften**

**Cimetidin** besitzt in seiner Struktur noch deutliche Gemeinsamkeiten mit dem Histaminmolekül (Tab. 16-1). Im **Ranitidin** ist der Imidazolring durch einen Furanring ersetzt und mit einer Dimethylaminomethyl-Seitenkette versehen. Eine Weiterentwicklung stellt das **Famotidin** dar, indem hier ein Thiazolanstelle eines Imidazolrings eingeführt wurde. **Nizatidin** vereint im Molekül den Thiazolring des Famotidins mit der Seitenkette des Ranitidins. **Roxatidinacetat** ist ein *Prodrug,* da im Organismus das Acetat abgespalten wird und der erste Metabolit, das *Roxatidin,* die wirksame Substanz ist.

Diese Strukturunterschiede verändern die Wirkstärke, aber kaum die klinische Wirksamkeit. Wohl haben sie einen Einfluß auf die Interaktion mit anderen Pharmaka und das Nebenwirkungsprofil.

▶ **Pharmakodynamik**

**Histamin** spielt eine zentrale Rolle in der Säuresekretion (S. 433). Seine Effekte auf die Parietalzelle werden aber nicht durch die klassischen Antihistaminika wie *Mepyramin* (Kap. 3, S. 133 ff.) verhindert. Mit den **$H_2$-Rezeptorantagonisten** wurden Verbindungen gefunden, die die *Histaminwirkung kompetitiv* an der Parietalzelle und am Vorhof *aufheben.* Wegen der Wechselwirkung von Histamin mit Gastrin oder Acetylcholin (S. 433) wird auch deren stimulierende Wirkung auf die HCl-Sekretion abge-

Tab. 16-1. Strukturformeln, Handelsnamen und pharmakokinetische Parameter von $H_2$-Rezeptorantagonisten

| Freiname | Handelsname | Orale Tagesdosis* (mg) | Bioverfügbarkeit (%) | $t_{max}$ (Std.) | Plasmahalbwertszeit (Std.) | Ausscheidung der Muttersubstanz über die Nieren (%) | Unerwünschte Wirkungen** |
|---|---|---|---|---|---|---|---|
| Cimetidin | Tagamet®, Cimehexal®, H 2 Blocker-Ratiopharm® <br> Struktur: $HN$–$CH_2$–$S$–$CH_2$–$CH_2$–$NH$–$C$–$NH$–$C\equiv N$ mit $N$–$CH_3$ Ring ($CH_3$) und $N$=$C-N$ | 800 | 70 | 1–2 | 2 | 70 | – Ödeme <br> – in seltenen Fällen Gynäkomastie und Potenzstörungen <br> – bei älteren Patienten Verwirrtheitszustände <br> – in seltenen Fällen Bradykardie <br> – Interaktionen mit $P_{450}$-haltigen Oxygenasesystemen (Tab. 16-2) |
| Ranitidin | Zantic®, Sostril® <br> $H_3C$–$N$–$CH_2$– (Furan) –$CH_2$–$S$–$CH_2$–$CH_2$–$NH$–$C$–$NH$–$CH_3$ mit $O_2N$–$CH$; $H_3C$ | 300 | 50 | 2–3 | 2,5 | 40 | – ähnlich wie bei Cimetidin, aber geringer ausgeprägt |
| Famotidin | Ganor®, Pepdul® <br> $H_2N$–$C$(=N)–(Thiazol)–$CH_2$–$S$–$CH_2$–$CH_2$–$C$(=$N$–$SO_2$–$NH_2$)–$NH_2$; $H_2N$ | 40 | 40–50 | 1–3 | 3 | 50 | – keine Effekte auf $P_{450}$-haltige Oxygenasen bekannt |
| Nizatidin | Nizax®, Gastrax® <br> $H_3C$–$N$–$CH_2$–(Thiazol)–$CH_2$–$S$–$CH_2$–$CH_2$–$NH$–$C$–$NH$–$CH_3$ mit $O_2N$–$CH$; $H_3C$ | 300 | 70 | 1–3 | 1–1,5 | 50 | – in Einzelfällen Gynäkomastie und Störungen im Sexualverhalten <br> – keine Effekte auf $P_{450}$-haltige Oxygenasen bekannt |
| Roxatidinacetat | Roxit® <br> (Piperidin)–$CH_2$–(Phenyl)–$O$–$CH_2$–$CH_2$–$CH_2$–$NH$–$C$(=$O$)–$CH_2$–$O$–$C$(=$O$)–$CH_3$ | 150 | Prodrug | 3 | 4–8 | 90–100 | – keine Effekte auf $P_{450}$-haltige Oxygenasen bekannt |

\* Die Tagesdosis wird entweder als Einmalgabe abends eingenommen oder die halbe Tagesdosis wird morgens und abends verabreicht.

\*\* Als unerwünschte Wirkungen werden bei allen $H_2$-Rezeptorantagonisten gelegentlich beobachtet: Hautausschlag, Muskelschmerzen, Kopfschmerzen, Schwindel, Müdigkeit, gastrointestinale Störungen wie Übelkeit, Erbrechen, Durchfall, Obstipation, Leukopenie, Thrombopenie, sehr selten Libidoverlust.

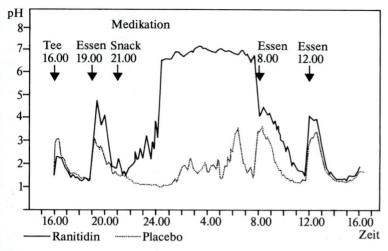

**Abb. 16-4.** Mittlere intragastrale pH-Werte nach Gabe von 300 mg Ranitidin (abends) im Vergleich zum Placebo [Dammann et al. Scand J Gastroenterol 1988; 23:122.]

schwächt. Dosisabhängig wird sowohl die Basal- als auch die durch Nahrung stimulierte Säuresekretion gehemmt (Abb. 16-4).

▶ **Pharmakokinetik**

Die orale **Bioverfügbarkeit** der $H_2$-Rezeptorantagonisten ist gut. Ihre **Plasmahalbwertszeiten** liegen im Bereich von 2–3 Std. (Tab. 16-1). Etwa 50% der verabreichten Dosis werden über die Niere **ausgeschieden**. Besonders beim *Cimetidin* muß die Dosis bei eingeschränkter Nierenfunktion und bei Patienten über 60 Jahre reduziert werden, da sonst *Verwirrtheitssymptome* auftreten können.

◆ **Therapeutische Verwendung**

● **Indikationen:** Ein komplikationsloses **Duodenalulkus** heilt unter *Cimetidin* in 4 Wochen zu 75% ab. Die Therapiedauer beim **Magenulkus** beträgt 8 Wochen. Die Heilungsraten bei der **Refluxösophagitis** liegen bei 45% nach 8 Wochen. Die Heilungsraten der anderen vier $H_2$-Rezeptorantagonisten sind mit denen des Cimetidins vergleichbar oder besser. Nach Absetzen der $H_2$-Rezeptorantagonisten treten Ulzera genauso häufig wieder auf wie in der mit Placebo behandelten Gruppe. Ein *Rebound-Phänomen* wird nicht beobachtet. Mit einer *Toleranzentwicklung* muß bei mehrfacher Gabe pro Tag gerechnet werden. Um einen erneuten Ulkusschub zu verhindern, werden die $H_2$-Rezeptorantagonisten mit der halben Dosis weiter verabreicht, wobei aber heute beim positiven Helicobacter-pylori-Nachweis eine Eradikationstherapie durchgeführt werden sollte (Protonenpumpenhemmer, S. 438 ff.).

Zur *Prophylaxe* von **Streßulzera** stehen i.v. Formen zur Verfügung.

● **Unerwünschte Wirkungen:** Die $H_2$-Rezeptorantagonisten sind bemerkenswert sicher. Wegen der großen Behandlungszahlen wurden gerade beim Cimetidin einige seltene (< 1%) Nebenwirkungen bekannt. Nur *Cimetidin* **verdrängt kompetitiv Dihydrotestosteron** aus dessen Rezeptorbindungsstelle, nicht aber die anderen $H_2$-Rezeptorantagonisten. Die zu erwartenden unerwünschten Wirkungen wie **Gynäkomastie** oder **Libidoverlust** bei Männern werden in seltenen Fällen unter der Cimetidin- oder Ranitidintherapie, nicht aber bei den anderen $H_2$-Rezeptorantagonisten beobachtet. Cimetidin **bindet** an das **Häm des Cytochrom-$P_{450}$-Systems** und *beeinträchtigt* damit den *Metabolismus anderer Pharmaka*. Als Folge davon steigt deren Serumkonzentration an, und die metabolische Clearance ist vermindert. Obwohl *Ranitidin* 4- bis 10mal stärker wirksam als Cimetidin ist, bindet es 5- bis 10mal schwächer an das Cytochrom $P_{450}$. *Famotidin* und *Nizatidin* gehen keine Bindung in nennenswertem Umfang mit dem Enzym ein. Klinische Relevanz erreicht diese Interaktion von Cimetidin (Ranitidin) bei den Pharmaka, die eine enge therapeutische Breite aufweisen wie Lidocain, Phenytoin, Theophyllin oder Propranolol (Tab. 16-2).

● **Handelsnamen und Dosierungen:** Tab. 16-1

**Tab. 16-2.** Therapeutisch relevante Wechselwirkungen von Cimetidin mit anderen Arzneimitteln

| Arzneimittel | Verringerung der Clearance des Arzneimittels (%) | Mechanismus: herabgesetzte |
|---|---|---|
| Theophyllin* | 12–34 | Demethylierung |
| Coffein | 31–42 | Demethylierung |
| Imipramin | 40 | Demethylierung |
| Phenytoin* | 21–24 | Hydroxylierung |
| Desipramin | 36 | Hydroxylierung |
| Triazolam | 27 | Hydroxylierung |
| Metronidazol | 29 | Hydroxylierung |
| Propranolol | 20–27 | Hydroxylierung |
| Chinidin | 25–37 | Hydroxylierung |
| Carbamazepin | 10–20 | Epoxidation |
| Nifedipin | 38 | unbekannt |
| Lidocain | 14–30 | N-Dealkylierung |
| Procainamid* | 28 | Konkurrenz um den tubulären Sekretionsmechanismus |

\* In geringerem Umfang auch Wechselwirkungen mit Ranitidin

## Protonenpumpenhemmer (Benzimidazole)

### ▶ Stoffeigenschaften

**Omeprazol**, **Lansoprazol**, **Pantoprazol** und **Rabeprazol** sind substituierte Benzimidazole (Abb. 16-5), die sich als *schwache Basen* (pK ~ 4–5) in den stark sauren Kanälen der Parietalzelle anreichern. In dem sauren Milieu findet ein *Ringschluß* zwischen dem Benzimidazol- und Pyridinteil statt, wobei nach weiteren intramolekularen Umlagerungen die Bindung zwischen Benzimidazol und dem Schwefel aufgeht und ein *Sulfenamid* entsteht. Dieses äußerst **reaktive Produkt** geht eine irreversible Bindung mit der $(H^+/K^+)$-ATPase der Kanäle der Parietalzelle ein (Abb. 16-6). Somit sind die Benzimidazole *Prodrugs*, die erst vor Ort in die wirksame Verbindung umgewandelt werden. Da *nur in der Parietalzelle* der pH-Wert unter 2 sinkt, findet eine **Aktivierung** der Benzimidazole in anderen Organen praktisch nicht statt, was in Zusammenhang mit der Anreicherung in der Parietalzelle ihre *hohe Selektivität* erklärt.

### ▶ Pharmakodynamik

Da Benzimidazole an der Endstrecke der HCl-Sekretion angreifen und **irreversibel** die $(H^+/K^+)$-**ATPase hemmen**, wird sowohl die basale als auch die durch Histamin, Acetylcholin oder Gastrin stimulierte Säureproduktion gehemmt. Auch 24 Std. nach Gabe von 20 mg *Omeprazol* ist die Säureproduktion noch um 20% vermindert. Höhere Dosen führen zu einem vollständigen Erliegen der HCl-Sekretion über 24 Std., wobei der pH-Wert bis auf 8 ansteigen kann.

### ▶ Pharmakokinetik

Etwa 3 Std. nach Gabe von magensaftresistenten Pellets werden die **maximalen Plasmaspiegel** erreicht. Bereits nach 8 Std. läßt sich im Blut die Muttersubstanz nicht mehr nachweisen. Die Wirkung einer Einmalgabe hält jedoch länger als 24 Std. an. Radiomarkiertes *Omeprazol* reichert sich stark in der Magenwand und der Schilddrüse an. Die absolute **Bioverfügbarkeit** der magensaftresistenten Form von Omeprazol beträgt etwa 65%. Im Verlauf der ersten 3 Tage nach 20 mg pro Tag oral kommt es zu

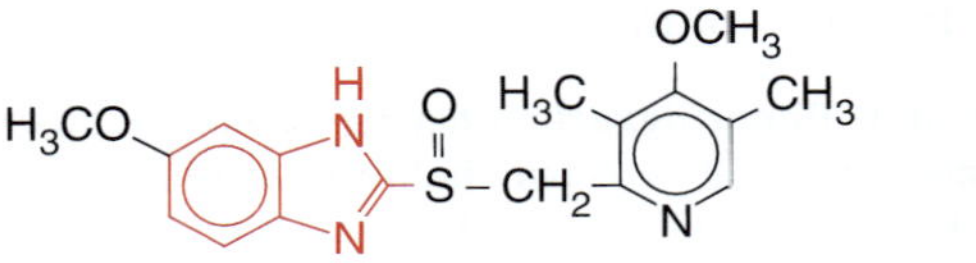

Omeprazol

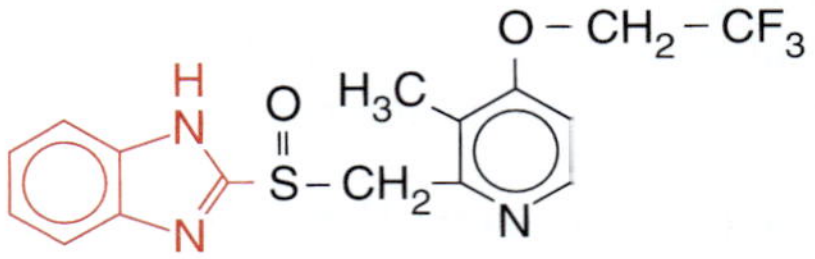

Lansoprazol

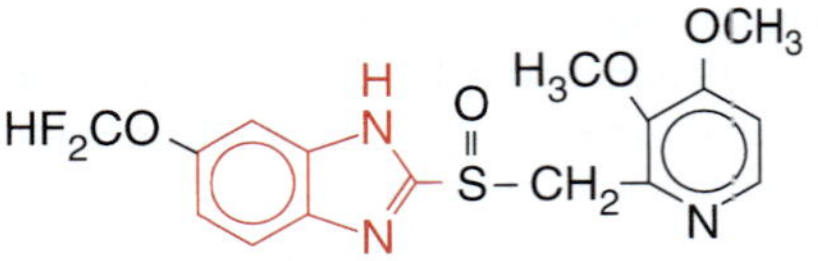

Pantoprazol

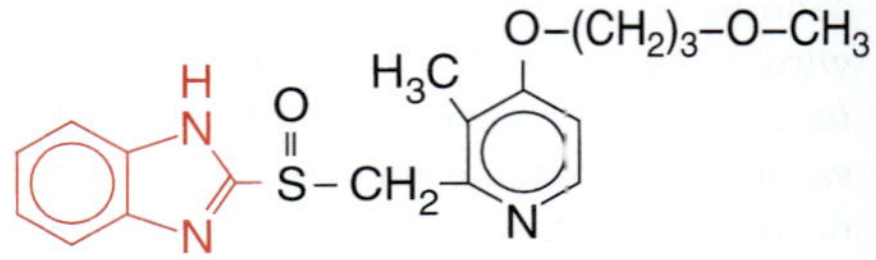

Rabeprazol

**Abb. 16-5.** Strukturformeln von Protonenpumpenhemmern. Rot hervorgehoben: Benzimidazolring.

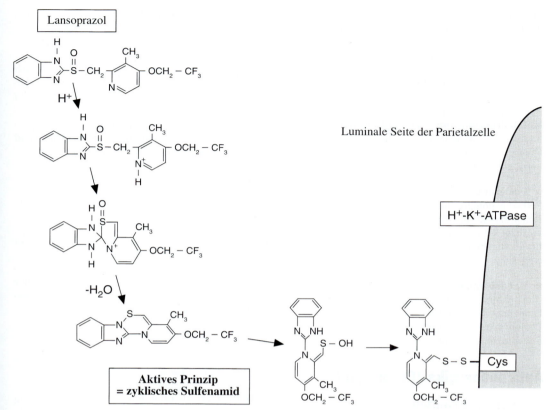

**Abb. 16-6.** Umlagerung der Benzimidazole im sauren Milieu der Kanäle der Parietalzelle und irreversible Bindung an die ($H^+/K^+$)-ATPase. Der Stickstoff im Pyridinring nimmt ein $H^+$ auf und erhält dadurch eine positive Ladung. Im nächsten Schritt kommt es zu einem Ringschluß zwischen dem Imidazol- und Pyridinring, wobei die entstehende Verbindung sehr instabil ist. Nach Wasserabspaltung und weiterer Umlagerung entsteht ein zyklisches Sulfenamid, das als aktives Prinzip bezeichnet wird. Auch diese Verbindung ist instabil. Am Schwefel wird der Ring geöffnet, der mit anderen freien SH-Gruppen eine kovalente Bindung durch Ausbildung einer Disulfidbrücke eingeht. Diese freien SH-Gruppen werden von der Aminosäure Cystein bereitgestellt, die mehrfach im Molekül der ($H^+/K^+$)-ATPase vorkommt. Die ATPase wird dadurch irreversibel in ihrer Funktion gehemmt, und ein $H^+$-Transport aus der Parietalzelle in das Magenlumen findet nicht mehr statt.

einer Verstärkung der Säuresekretionshemmung. Die absolute Bioverfügbarkeit von Lansoprazol beträgt 90%, die von Pantoprazol 77% und die von Rabeprazol 52%.

### ◆ Therapeutische Verwendung

● **Indikationen:** Benzimidazole werden zur Therapie von *Magen-* und *Darmulzera* eingesetzt, die dadurch rascher und in höherer Anzahl abheilen als nach $H_2$-Rezeptorantagonisten. Sie sind das Mittel der Wahl bei der *Refluxösophagitis* und bei gegen $H_2$-Rezeptorantagonisten refraktären Ulzera. Zur Eradikation des Helicobacter pylori wird ein Protonenpumpenhemmer mit 2 Antibiotika (Amoxicillin, Clarithromycin oder Metronidazol) kombiniert und über 7 Tage gegeben.

● **Unerwünschte Wirkungen:** Bei starker und langanhaltender Säurehemmung wird gegenregulatorisch *Gastrin ausgeschüttet*. Es stimuliert Wachstum der enterochromaffinähnlichen (ECL-)Zellen der Magenmukosa. *Nur bei Ratten* traten nach 24monatiger kontinuierlicher Behandlung mit hohen Dosen **Hyperplasien der ECL-Zellen** auf, aus denen sich auch Karzinoide bildeten. Sie wurden weder bei Mäusen noch bei Hunden beobachtet. Die ECL-Zellen des Menschen unterscheiden sich von denen der Ratte, so daß auch bei täglicher Omeprazolgabe über Jahre keine relevanten Veränderungen an den ECL-Zellen gesehen wurden. Wurden $H_2$-Rezeptorantagonisten oder Antazida mehrfach pro Tag in hohen Dosen Ratten verabreicht, trat auch unter diesen Pharmaka eine ECL-Zellvermehrung auf, so daß man schließen muß, daß die ausgeprägte Säurereduktion mit nachfolgendem Gastrinanstieg der auslösende Faktor ist und nicht ein besonderes Strukturmerkmal der Benzimidazole.

Unter Omeprazol ist die Halbwertszeit von Diazepam, Phenytoin und Phenprocoumon signifikant verlängert, da es mit dem Cytochrom $P_{450}$ in Wechselwirkung tritt. Auch Lansoprazol beeinflußt die **Metabolisierung von Arzneimitteln** wie Theophyllin oder Antikoagulanzien vom Warfarintyp, was aber letztlich so unbedeutend ist, daß eine Dosisänderung nicht notwendig ist.

● **Dosierung:** Zur Behandlung des Ulkus und der Refluxösophagitis beträgt die orale Tagesdosis für Omeprazol 20 mg, für *Lansoprazol* 30 mg, für *Pantoprazol* 40 mg und für *Rabeprazol* 20 mg. In der Eradikationstherapie werden die doppelten Dosen eingesetzt.

● **Handelsnamen:**
Omeprazol: Antra®, Gastroloc®
Lansoprazol: Agopton®, Lanzor®
Pantoprazol: Pantozol®, Rifun®
Rabeprazol: Pariet®

## Anticholinergika (Pirenzepin)

▶ **Stoffeigenschaften**

Pirenzepin ist eine *trizyklische Verbindung* (Abb. 16-7), die im Gegensatz zu vielen anderen trizyklischen Verbindungen ausgesprochen *hydrophile* Eigenschaften aufweist, die sich auf die beiden Säureamidgruppen im Molekül zurückführen lassen.

▶ **Pharmakodynamik**

Da die HCl-Sekretion auch über den Vagus – und damit über Acetylcholin – gesteuert wird, können Anticholinergika vom Typ des Atropins die **Salzsäuresekretion hemmen.** Wegen der zahlreichen Nebenwirkungen (Kap. 2, S 60ff.) ist *Atropin* ein therapeutisch wenig brauchbarer Sekretionshemmer. Im Gegensatz zu Atropin hat *Pirenzepin* eine ~ 50mal höhere Affinität zu den Muscarinrezeptoren an Ganglien und Drüsen ($M_1$-Cholinozeptoren) als zu denen der glatten Muskulatur und des Herzens ($M_2$-Cholinozeptoren). Pirenzepin verhält sich gegenüber der cholinergen Stimulation der Salzsäureproduktion wie ein *kompetitiver Antagonist*. In den Dosen, die eine 50%ige Hemmung der Säureproduktion hervorrufen, machen sich atropinartige Nebenwirkungen, wie Mundtrockenheit (~ 13%) und Störungen des Nahsehens (~ 4%), bemerkbar.

▶ **Pharmakokinetik**

Wegen der **hydrophilen Eigenschaften** des Moleküls
● beträgt die Resorption nur etwa 25%
● entspricht das Verteilungsvolumen mit 14% etwa dem des Extrazellularraumes

Weniger als 10% werden metabolisiert. **Ausgeschieden** wird die Substanz etwa zu gleichen Teilen über *Leber* und *Nieren* (glomeruläre Filtration). Die **Plasmahalbwertszeit** liegt bei 10 Std.

◆ **Therapeutische Verwendung**

Pirenzepin wird zur Prophylaxe und zur Behandlung von *Magen-* und *Duodenalulzera* eingesetzt.

● **Dosierung:** Als orale Einzelgabe werden 50 mg morgens und abends vor der Mahlzeit empfohlen, da die Resorptionsrate nach dem Essen auf 15% absinkt.

● **Handelsnamen:** Gastrozepin®, Gastricur®

## Prostaglandine

### Misoprostol

▶ **Stoffeigenschaften**

Misoprostol (Abb. 16-8) ist ein *Prostaglandin-$E_1$-Analogon*, dessen Stabilität durch Einführung einer Methylgruppe erhöht wird.

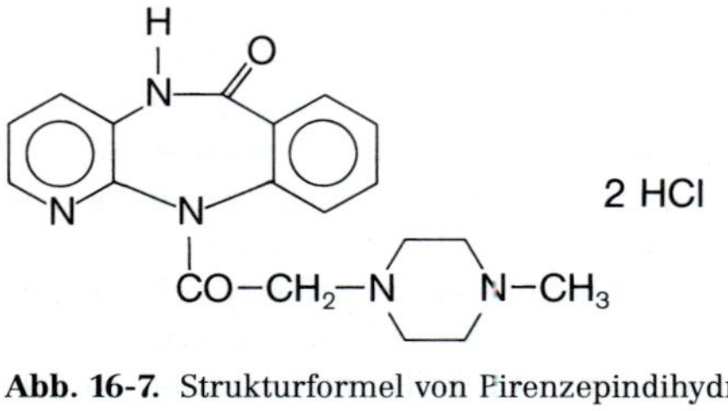

**Abb. 16-7.** Strukturformel von Pirenzepindihydrochlorid

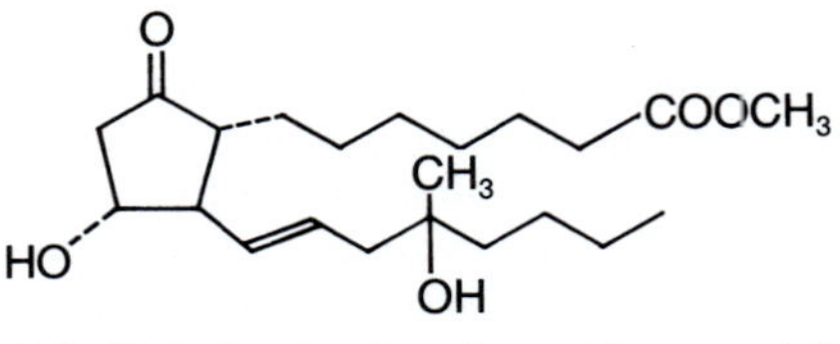

**Abb. 16-8.** Strukturformel von Misoprostol (Prostaglandin-$E_1$-Analogon)

▶ **Pharmakodynamik**

An der Basalmembran der Parietalzelle – dem $H_2$-Rezeptor benachbart – liegt der **Rezeptor für Prostaglandine**. Seine **Stimulation** hemmt die Aktivierung der histaminsensiblen Adenylatcyclase. Dadurch wird die *HCl-Sekretion verhindert,* die über die Histaminschiene läuft (Abb. 16-2, S. 433). Aber auch an mukoiden Zellen der Magen-Darm-Mukosa lassen sich Prostaglandinrezeptoren nachweisen, deren Stimulation die $HCO_3^-$- und *Schleimsekretion anregen.* Wahrscheinlich tragen sie zur therapeutischen Wirkung von *Misoprostol* bei. Die **Förderung der Magendurchblutung** läßt sich experimentell nachweisen; ihre klinische Relevanz bleibt umstritten. Den *E-Prostaglandinen* werden »**zytoprotektive**« Eigenschaften nachgesagt, da sie Läsionen an der Magenschleimhaut durch Substanzen verhindern, die normalerweise zu Schäden an der Mukosa führen. Im Tierexperiment und am Menschen läßt sich zeigen, daß Misoprostol die durch Acetylsalicylsäure bedingten Blutungen in der Magenmukosa vermindern kann. In therapeutischen Konzentrationen hat Misoprostol keinen Einfluß auf die Gastrinspiegel oder den Zellumsatz der Magenschleimhaut.

▶ **Pharmakokinetik**

Misoprostol wird nach oraler Gabe rasch *resorbiert* ($t_{max}$ 60–90 Min.). Es erreicht im Gastrointestinaltrakt, der Leber und der Niere 6- bis 7mal höhere Konzentrationen als im Plasma. Wie andere Prostaglandine unterliegt es der β- und ω-Oxidation. Die *Plasmahalbwertszeit* beim Menschen beträgt ungefähr 1,5 Std.

◆ **Therapeutische Verwendung**

● **Indikationen:** Zur Vorbeugung und Behandlung von Magenschleimhautschäden, die durch Gabe von nichtsteroidalen Antiphlogistika entstehen. Weniger empfehlenswert zur Therapie von Magen- oder Duodenalulzera.

● **Unerwünschte Wirkungen:** Die häufigsten Nebenwirkungen des *Misoprostols* sind **Diarrhö** und **krampfartige Schmerzen** im **Gastrointestinaltrakt,** die sich aus der physiologischen Wirkung der Prostaglandine herleiten (Tab. 16-5, S. 445). Sie treten etwa bei 13% der Patienten auf, sind aber nur in 0,5% der Fälle so ernst, daß die Therapie abgebrochen wird. *Prostaglandine des E-Typs* senken den peripheren Widerstand, so daß der **Blutdruck** unter eine kritische Schwelle **absinken** kann. Da Misoprostol ebenso wie andere E-Prostaglandine die Frequenz und die Intensität der **Kontraktionen der Uterusmuskulatur erhöht,** ist es bei Frauen in gebärfähigem Alter ohne gleichzeitige Maßnahmen zur Empfängnisverhütung und bei Schwangeren kontraindiziert.

● **Dosierung:** 400–800 µg, aufgeteilt in 200-µg-Dosen vor den Mahlzeiten und zum Zubettgehen

● **Handelsname:** Cytotec®

## Antazida

▶ **Stoffeigenschaften und Pharmakodynamik**

**Antazida** sind schwache anorganische Basen mehrwertiger Kationen ($Ca^{2+}$, $Al^{3+}$, $Mg^{2+}$), die die Salzsäure des Magens zu neutralisieren vermögen.

Für ihre **Wirksamkeit** in vivo sind mehrere Faktoren von entscheidender Bedeutung:
● ihre **Neutralisationskapazität,** d. h. wieviel mval HCl durch 1 g eines Antazidums neutralisiert werden können
● die **Geschwindigkeit,** mit der die Reaktion abläuft
● die **Verweildauer im Magen;** einige Verbindungen erreichen unter In-vivo-Bedingungen nur einen Wirkungsgrad von 50 bis 80%, u. a. da sie bereits vor Erreichen der vollen Neutralisationskapazität ins Duodenum weitertransportiert werden.
● ihre Fähigkeit, **Gallensäuren** und **Lysolecithin** zu **binden;** beide Substanzen zählen zu den aggressiven Faktoren in der Ulkusentstehung, da sie Zellmembranen auflösen
● ihre **läsionshemmende Wirkung;** tierexperimentell gibt es Untersuchungen, daß $Al^{3+}$- und $Mg^{2+}$-haltige Antazida die Magenschleimhaut vor Substanzen schützen, die ansonsten Läsionen hervorrufen. Erhöhte Prostaglandinkonzentrationen in der Magenmukosa werden dafür verantwortlich gemacht.

◆ **Therapeutische Verwendung**

Antazida werden oral **in Form von** *pulverisierten Aufschwemmungen,* als *Kautabletten* oder in *Gelform* angewendet, wobei die letztere Darreichungsform eine größere Wirksamkeit besitzt. Um die Nebenwirkungen auf die Darmfunktion gering zu halten, werden häufig *Aluminium*-(obstipierend) und *Magnesium*-(laxierend)*haltige Antazida* miteinander kombiniert.

Antazida werden zur Linderung säurebedingter Beschwerden und zur Behandlung von **Magen-** und **Darmulzera** eingesetzt; ihre Wirksamkeit ist der des

Cimetidins vergleichbar. Man geht heute davon aus, daß die Einzelgabe etwa eine Neutralisationskapazität von 15 bis 25 mval haben soll. Um die Heilung von Ulzera zu beschleunigen, wird eine Neutralisationskapazität von 100–200 mval eines Antazidums pro Tag benötigt. Da Nahrung selber eine gute Pufferkapazität besitzt, ist die Gabe eines Antazidums etwa 1–3 Std. nach den Mahlzeiten und vor dem Schlafengehen sinnvoll.

- **Handelsnamen:** Tab. 16-3

Tab. 16-3. Zusammensetzung von Antazida

| Handelsname | Inhaltsstoffe |
|---|---|
| Aludrox® | $Al(OH)_3$ |
| Gelusil® | Al, Mg, $Si(OH)_n$ |
| Kompensan® | $Al(OH)_2$, $NaCO_3$ |
| Locid® | $CaCO_3$; $Mg(OH)_2$; $Al(OH)_3$ |
| Maaloxan® | $Al_2O_3$; $Mg(OH)_2$ |
| Phosphalugel® | $AlPO_4$ |
| Solugastril® | $Al_2O_3$; $CaCO_3$ |
| Riopan® | $Al_5Mg_{10}OHSO_4$ (Magaldrat) |
| Talcid® | $Mg_6Al_2(OH)_{16} \cdot CO_3$ (Hydrotalcit) |

## Besonderheiten einzelner Substanzen

### Natriumhydrogencarbonat (= Natriumbicarbonat, $NaHCO_3$)

$NaHCO_3$ wird nicht mehr empfohlen, da trotz seiner hohen Neutralisationskapazität die Rate der **Nebenwirkungen** zu hoch ist. Resorbiertes $HCO_3^-$ führt zur Alkalose, die Resorption von Natrium kann die Neigung zu Ödemen oder Hochdruck verstärken.

### Calciumcarbonat (Kreide)

Calciumcarbonat ($CaCO_3$) hat eine **hohe Neutralisationskapazität** und eine relativ **lange Wirkungsdauer**. Etwa 20–30% des Calciums werden **resorbiert**. Das Ausmaß der Resorption ist von verschiedenen Faktoren abhängig (Acidität des Mageninhalts, Parathormon, Calcitonin). Bei einer eingeschränkten Nierenfunktion ist die Gefahr der Hyperkalzämie gegeben.

Selten wird eine Hyperkalzämie mit Alkalose beobachtet, wobei dann die Gefahr der Bildung von Nierensteinen besteht. Bei exzessiver Einnahme von $CaCO_3$ (28 g und 1,5 l Milch) tritt das **Milchalkalisyndrom** auf, das durch Hyperkalzämie, metabolische Alkalose und Niereninsuffizienz gekennzeichnet ist. $Ca^{2+}$ bildet mit $PO_4^{3-}$ das schwerlösliche Calciumphosphat. Daher wird es in der Nephrologie auch als Phosphatbinder eingesetzt.

### Aluminiumoxid ($Al_2O_3$), Aluminiumhydroxid [$Al(OH)_3$], Aluminiumphosphat ($AlPO_4$)

Die **Neutralisationskapazität** von $Al(OH)_3$ in In-vitro-Testsystemen ist **gering**; die von $AlPO_4$ noch wesentlich schwächer. Zusätzlich muß berücksichtigt werden, daß Aluminium in vivo mit Proteinen der Nahrung Komplexe bildet und dadurch seine Neutralisationskapazität bis zu 80% herabgesetzt wird.

Aluminiumverbindungen bewirken **Verstopfung**, die auf eine *direkte* Einwirkung auf die glatte Muskulatur im Magen-Darm-Trakt zurückgeführt wird und auf eine *indirekte* durch Bindung der Gallensäuren, wodurch deren laxierender Einfluß im Kolon verhindert wird. Daher kann man aluminiumhaltige Antazida bei galligem Reflux aus dem Duodenum in den Magen mit gutem therapeutischem Erfolg einsetzen. Die **Bindung der Gallensäuren** an aluminumhaltige Antazida weist eine starke *pH-Abhängigkeit* auf:
▷ Im Bereich von pH 4 bis 7 ist sie am größten.
▷ Bei einem alkalischen pH von 8 im Duodenum werden sie wieder freigesetzt und stehen somit der Fettverdauung und dem enterohepatischen Kreislauf zur Verfügung.

**Aluminiumionen bilden** mit einer großen Anzahl an Verbindungen **Komplexe** und *setzen* so deren *Bioverfügbarkeit herab*. Daher sollte die Einnahme dieser Medikamente etwa 1 Std. vor oder nach der Antazidagabe erfolgen. *Klinisch relevante* **Resorptionsverminderungen** sind für Tetracycline und Chinolonderivate (Ciprofloxacin, Ofloxacin) beschrieben worden, die bis zu 90% betragen können. *Geringere* Resorptionseinschränkungen finden sich für Digoxin, Captopril, Cimetidin, Ranitidin, Famotidin, Theophyllin, Propranolol, Atenolol, Chlorpromazin und Eisensulfat, die selten eine therapeutische Relevanz erreichen. Mit Phosphat bildet Aluminium das schwerlösliche $AlPO_4$, das über den Darm ausgeschieden wird. Daher sinkt die Phosphatausscheidung über die Niere, wohingegen die des Calciums ansteigt. *Therapeutisch* wird dieser Effekt bei der **Behandlung der Hyperphosphatämie** bei Niereninsuffizienz ausgenutzt. Bei *Langzeitbehandlung* mit hohen Dosen kann auch bei Nierengesunden bei gleichzeitiger phosphatarmer Ernährung (proteinarm) ein **Phosphatverlustsyndrom** auftreten (Hypophosphatämie, vermehrte Phosphatausscheidung und dadurch bedingt eine Mobilisation von Calciumphosphat aus dem Knochen mit der Folge der Osteomalazie). Bei gestörter Nierenfunktion und langfristiger Einnahme hoher Dosen kommt es allmählich zu **Aluminiumeinlagerungen** vor allem in Nerven- und Knochengewebe. Im Tierversuch wurden neurotoxische Wirkungen nachgewiesen. Aluminium ist plazentagängig und erhöhte Aluminiumspiegel wurden bei Frühgeborenen nachgewiesen.

## Magnesiumoxid (MgO), Magnesiumhydroxid [Mg(OH)$_2$], Magnesiumtrisilicat (MgSiO$_3$)

**Magnesiumhydroxid** hat eine *hohe Neutralisationskapazität*. Wird mehr Mg(OH)$_2$ zugeführt als notwendig, kann der intragastrale pH bis auf Werte von 8–9 ansteigen. **Magnesiumoxid** wird in wäßriger Lösung in das Hydroxid umgesetzt und verhält sich damit nicht verschieden zu Mg(OH)$_2$. **Magnesiumtrisilicat** *wirkt* im Vergleich zu den anderen Mg-Verbindungen relativ langsam. Das entstehende SiO$_2$ bildet eine gelatinöse Masse, die die Wirkungsdauer von Magnesiumtrisilicat verlängert. Etwa 5–10% des Magnesiums werden **resorbiert** und von Nierengesunden auch problemlos wieder ausgeschieden.

Im Gegensatz zum Aluminium besteht nach Gabe von magnesiumhaltigen Antazida die **Neigung zu Durchfällen**. Bei eingeschränkter Nierenfunktion kann eine **Hypermagnesiämie** auftreten, die mit Symptomen wie Hypotension, Muskelschwäche bis hin zur Atemdepression und Koma einhergehen kann.

## Magaldrat und Hydrotalcit

Die Schichtgitterstruktur von Magaldrat und Hydrotalcit wird pH-abhängig aufgelöst, wobei Al$^{3+}$- und Mg$^{2+}$-Ionen stufenweise freigesetzt werden. Die Pufferwirkung setzt langsam ein und hält länger an. Als vorteilhaft wird angesehen, daß Al(OH)$_3$ frisch entsteht und weniger Zeit im Magen zur Umwandlung in weniger aktive Verbindungen bleibt.

**Unerwünschte Wirkungen** sind auf den Al$^{3+}$- bzw. Mg$^{2+}$-Anteil zurückzuführen (S. 442 und oben).

## Sucralfat

▶ **Stoffeigenschaften**

Sucralfat ist ein *basisches Aluminiumsalz* einer sulfatierten Saccharose, das bei sauren pH-Werten ein Gel bildet.

▶ **Pharmakodynamik**

Sucralfat wirkt nicht über eine Neutralisation der Säure. Es **inaktiviert Pepsin**, wodurch einer der »aggressiven« Faktoren ausgeschaltet wird, und schützt dadurch die Schleimschicht vor der peptischen Verdauung. *Tierexperimentelle Untersuchungen* legen nahe, daß die **Prostaglandinfreisetzung** nach Sucralfat **erhöht** ist; das hat eine günstige Wirkung auf die Ulkusabheilung. Darüber hinaus **bindet** Sucralfat an **Proteine des Ulkus**, wodurch eine Barriere aufgebaut wird – analog der Schleimhautschicht bei der intakten Mukosa.

▶ **Pharmakokinetik**

Sucralfat wird nur zu 1–2% *resorbiert* und hat daher keine nennenswerten systemischen Nebenwirkungen. Die Al$^{3+}$-Menge einer Einzeldosis von 1 g beträgt 190 mg, von dem ein Teil resorbiert werden kann (unerwünschte Wirkungen des Al$^{3+}$ s. bei Antazida, S. 441 ff.).

◆ **Therapeutische Verwendung**

Duodenalulzera heilen nach Sucralfat gleich gut ab wie bei Behandlung mit H$_2$-Rezeptorantagonisten; bei Magenulzera ist es weniger gut wirksam.

● **Interaktionen:** Bei gleichzeitiger Einnahme von H$_2$-Rezeptorantagonisten, Theophyllin, Chinolonen (Gyrasehemmern), Tetracyclinen oder Digoxin ist deren Resorption beeinträchtigt.

● **Dosierung:** 4 × 1 g (vor den Mahlzeiten und zum Zubettgehen)

● **Handelsname:** Ulcogant® u.a.

## Bismutsalze

▶ **Stoffeigenschaften**

Verschiedene Salze des Bismuts (alte Bezeichnung: Wismut) haben therapeutische Bedeutung erlangt: Nitrat, Gallat, Oxodialuminat und Salicylat (Tab. 16-4). Sie sind in Wasser nahezu unlöslich.

**Tab. 16-4.** Handelsnamen und Dosierungen von Bismutsalzen

| Freiname | Handelsname | Dosierung |
|---|---|---|
| Bismutnitrat | Angass® S<br>Bismofalk®<br>Ulkowis® | 3 × 180 mg<br>3 × 150 mg<br>3 × 350–700 mg |
| Bismutsalicylat | Bismutsubsalicylat-Steigerwald | 3 × 273–546 mg |
| Dibismut-tris(tetraoxodialuminat) | Noemin® N | 3 × 200–400 mg<br>3 × 200 mg |
| Bismutcitrat | Telen® | 2 × 600 mg |

▶ **Pharmakodynamik und Pharmakokinetik**

Die Bismutsalze haben **keinen Einfluß** auf die **Säuresekretion** des Magens. Sie erhöhen die Prostaglandinkonzentration in der Magenschleimhaut und **stärken** dadurch die **protektiven Mechanismen** (S. 434). Darüber hinaus haben sie eine **antibakterielle Wirkung** auch gegen Helicobacter pylori, der an der Ulkusentstehung beteiligt ist.

Die *Resorption* von Bismut liegt unter 0,1 %. Wegen seiner sehr langen *Halbwertszeit* (im Bereich von 30 Tagen) kann es dennoch zur Anreicherung im ZNS und Nervengewebe kommen.

◆ **Therapeutische Verwendung**

● **Indikationen:** Unter Bismuttherapie werden etwa gleiche Heilungsraten beim *Magen-* und *Duodenalulkus* wie nach Cimetidin erzielt. Als vorteilhaft wird angesehen, daß es nach Abheilung des akuten Geschwürs *weniger häufig* zu *Rezidiven* kommt. Da mit Bismutsalzen allein die Eliminierung des Helicobacter selten gelingt, wird eine *Kombinationstherapie* mit Metronidazol und Tetracyclinen oder Amoxicillin angewendet, die aber der Therapie mit Protonenpumpenhemmern plus Antibiotika unterlegen ist.

● **Unerwünschte Wirkungen:** Im Kolon reagiert Bismut mit dem von Bakterien gebildeten $H_2S$ zu Bismutsulfid, was zu einer *Schwarzfärbung des Stuhls* führt und nicht mit Blut im Stuhl verwechselt werden darf. Bei unsachgemäßem Gebrauch (sehr hoher Dosierung und zu langer Anwendungsdauer) wurden in Einzelfällen eine *Encephalopathie* und *neurologische Störungen* beobachtet.

# Pharmaka mit Wirkung auf den intestinalen Wasser- und Elektrolyttransport

## Einführung: Regulation des intestinalen Wasser- und Elektrolyttransports

Die **orale Flüssigkeitsaufnahme pro Tag** beträgt etwa 1,5 l; zusätzlich gelangen *über die Sekretion* der Speicheldrüsen (1 l), von Magen (1–2 l), Pankreas (1–2 l) und Galle (1 l) Flüssigkeit in den oberen Dünndarm. **Ausgeschieden** mit den Fäzes werden etwa 100 ml; der Rest wird im Dünn- und Dickdarm wieder resorbiert.

*Hormone, bakterielle Toxine* und *Pharmaka* **regeln** die Aktivität der Carrier und die Permeabilität der Zellmembranen der Epithelzellen sowie die Verbindung zwischen den Zellen und greifen damit entscheidend in die Transportprozesse ein (Abb. 16-9). Die *Darmmotorik* gewinnt Einfluß auf diese Prozesse, indem sie bestimmt, wieviel Zeit zur Resorption zur Verfügung steht. Aus stark erhöhter oder verlangsamter Darmpassage können daher Diarrhö bzw. Obstipation resultieren.

Die **Ursachen einer Diarrhö** sind vielfältig (Tab. 16-5). Bei einem Volumen von mehr als 200 ml wird der Stuhl breiig und über 300 ml flüssig. Säuglinge und Kleinkinder können rasch in eine lebensbedrohliche Exsikkose kommen; die **Cholera** ist wegen des exzessiven Flüssigkeitsverlustes (bis zu 24 l/Tag) eine äußerst ernste Form der Diarrhö, ebenso Salmonellosen bedingt durch Salmonella enteritidis. Hypovolämie, Hypokaliämie und Acidose stehen im Vordergrund. In vielen Fällen wird aber erst eingehende Befragung des Patienten Aufschluß geben, ob wirklich eine Diarrhö vorliegt oder nur ein nicht therapiebedürftiger häufiger Stuhlgang.

Bei der **Behandlung der Diarrhö** steht im Vordergrund:
● die Ausschaltung der Ursache
● der Ausgleich der gestörten Flüssigkeitsbilanz, der häufig schon durch orale Gabe einer Elektrolytlösung erreicht werden kann

Als erfolgreich erwiesen haben sich Lösungen mit:
● 60–90 mmol/l NaCl
● 30 mmol/l $NaHCO_3$ oder 10 mmol/l Citrat
● 20 mmol/l KCl
● 65–110 mmol/l Glucose

(je 1 Teelöffel NaCl, $NaHCO_3$, KCl und 3 Eßlöffel Glucose auf 1 l abgekochtes Wasser)

Die Glucose wird nicht in erster Linie benötigt, um den Kalorienbedarf zu decken, sondern um Natrium über den ($Na^+$/Glucose)-Carrier in die Zelle einzuschleusen, wobei Wasser und $Cl^-$ dem $Na^+$ passiv folgen (Abb. 16-9).

## Antidiarrhoika

**Antidiarrhoika** vermindern einen gesteigerten Flüssigkeitstransport ins Darmlumen. Sie greifen entweder direkt in den Elektrolyttransport der Mukosazellen ein oder beeinflussen die Darmmotorik so, daß die Darmpassagezeit verlängert wird.

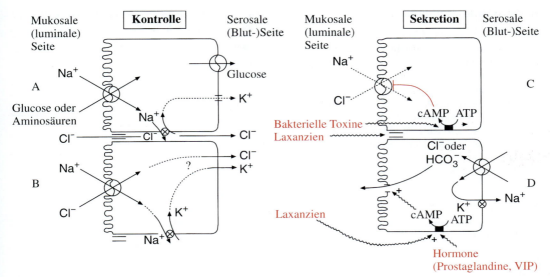

**Abb. 16-9.** Schematische Darstellung der Transportprozesse für Na⁺ im Dünndarm, die gleichzeitig einen Volumenfluß auslösen. Resorption von Na⁺, Cl⁻, Glucose und Aminosäuren unter Kontrollbedingungen wird über Na⁺-Cotransportsysteme vermittelt. Der Eintritt von Glucose oder Aminosäuren **(A)**, von Cl⁻ **(B)** über die apikale Zellmembran ist an Na⁺ gekoppelt. Na⁺ wird durch die (Na⁺/K⁺)-ATPase aus der Zelle in den intrazellulären Raum gepumpt; Wasser folgt passiv nach. Da der Interzellularraum zur Blutseite hin offen ist, strömen Elektrolyte und Wasser dorthin ab. Einige bakterielle Toxine und Hormone rufen eine Nettoflüssigkeitssekretion hervor, indem sie über eine Steigerung des intrazellulären cAMP-Spiegels den NaCl-Cotransport über die apikale Zellmembran hemmen **(C)** und damit die Resorption beider Ionen vermindern und indem sie die Anionenpermeabilität der apikalen Zellmembran steigern und damit die elektrogene Anionensekretion ermöglichen **(D)**. Auch dieser Prozeß ist Na⁺-abhängig. Das begleitende Anion (Cl⁻ oder HCO₃⁻) verläßt passiv und elektrogen die Zelle, da es über den Na⁺-Cotransport in der Zelle stärker angereichert wurde, als seinem elektrochemischen Gleichgewicht entspricht. Laxanzien wie Rizinolsäure sollen entweder direkt die Adenylatcyclase stimulieren oder indirekt über Freisetzung von Prostaglandinen und dann über eine Hemmung der Resorption oder Stimulation der Sekretion zu einer Flüssigkeitsansammlung im Darm beitragen. Die an Na⁺ gekoppelten Transportprozesse für Glucose und Aminosäuren werden durch cAMP nicht beeinflußt. Daher hat sich der Zusatz von Glucose und Na⁺ zu oralen Rehydratationslösungen in der Behandlung der Diarrhö als besonders erfolgreich erwiesen.

**Tab. 16-5.** Einteilung der Diarrhö

| Auslösende Faktoren | Mechanismus |
|---|---|
| Lactasemangel<br>Osmotisch wirksame Laxanzien | Osmotische Überladung →<br>Volumenzunahme im Darmlumen →<br>Dehnungsreiz → Peristaltikzunahme |
| Bakterielle Toxine von: *E. coli, Vibrio cholera, Salmonella enteritidis* | cAMP<br>? |
| Viren | ? |
| Hormone<br>VIP (**v**aso**i**ntestinales **P**eptid), Prostaglandine | cAMP |
| Galle oder Fettsäuren | Permeabilitätsänderung (cAMP?) |
| Strahlenbelastung | (Prostaglandinfreisetzung, Serotoninfreisetzung, cAMP-Anstieg?) |
| Laxanzienabusus | cAMP, Permeabilitätsänderung |
| Gesteigerte propulsive Motorik | Verminderte Zeit zur Resorption |

## Kohle (Carbo medicinalis)

Aufgrund der **großen Oberfläche** ist Kohle in der Lage, eine Reihe von *Substanzen zu binden* (Tab. 16-6). Sie wird nicht resorbiert. Man geht davon aus, daß durch sie Toxine, die sich noch frei im Darmlumen befinden, gebunden werden können. Da die Adsorption nicht spezifisch für Toxine ist, werden auch andere Bestandteile der Nahrung oder auch gleichzeitig verabreichte Medikamente adsorbiert. Ihre klinische Wirksamkeit als Antidiarrhoikum ist eher gering, aber als Antidot bei Vergiftungen findet sie Verwendung (Kap. 24, S. 729).

**Tab. 16-6.** Adsorptionsfähigkeit von 1 g Aktivkohle [Nach: Gosselin und Schmidt]

| | |
|---|---|
| Sublimat (HgCl$_2$) | 1,8 g |
| Strychninnitrat | 1 g |
| Morphinhydrochlorid | 0,8 g |
| Nicotin | 0,7 g |
| Barbiturate | 0,3–0,7 g |
| Kaliumcyanid | 0,05 g |

## Opioide: Diphenoxylat; Loperamid

▶ **Stoffeigenschaften, Pharmakodynamik und Pharmakokinetik**

Diese beiden Antidiarrhoika sind *Weiterentwicklungen aus dem Pethidin* (Abb. 16-10), wobei Diphenoxylat noch ausgeprägte, Loperamid aber offensichtlich keine zentralen Wirkungen der Ausgangssubstanz besitzt (Kap. 11, S. 286). Dort sind auch in Tab. 11-11 Opioidpräparationen zur antidiarrhoischen Therapie angegeben. Sie *binden* zwar *an Opiatrezeptoren*, aber ihre therapeutischen Effekte lassen sich nicht vollständig durch den klassischen Opiatantagonisten Naloxon aufheben, was dafür spricht, daß noch andere Mechanismen an ihrer Wirkung beteiligt sind. **Loperamid** *hemmt* die *Kontraktionen* sowohl der *Längs-* als auch der *Ringmuskulatur* und verlängert somit die Darmpassagezeit. Darüber hinaus scheint es auch direkten Einfluß auf die Sekretion von Elektrolyten zu haben und dadurch den Flüssigkeitsverlust herabzusetzen.

Beide Substanzen werden *nur oral* angewendet. Die **Halbwertszeit** liegt etwa bei 15 Std. Die **Ausscheidung** des resorbierten Anteils erfolgt über die *Leber*.

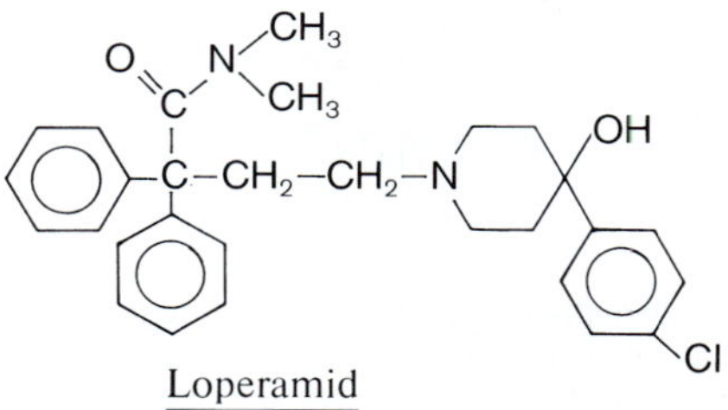

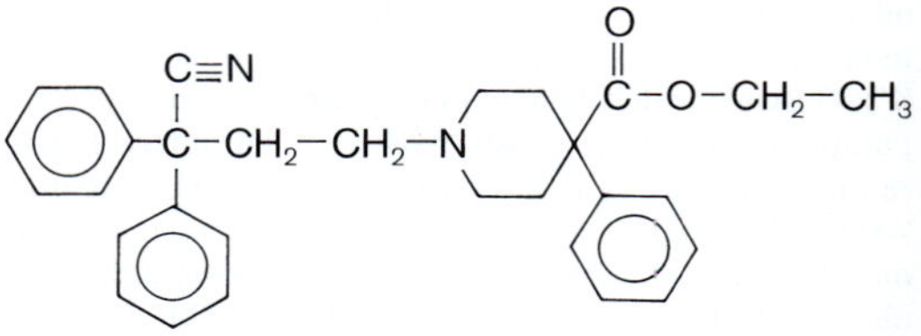

**Abb. 16-10.** Strukturformeln von antidiarrhoisch wirkenden Opioiden. Zum Vergleich Pethidin (analgetisch wirkendes Opioid).

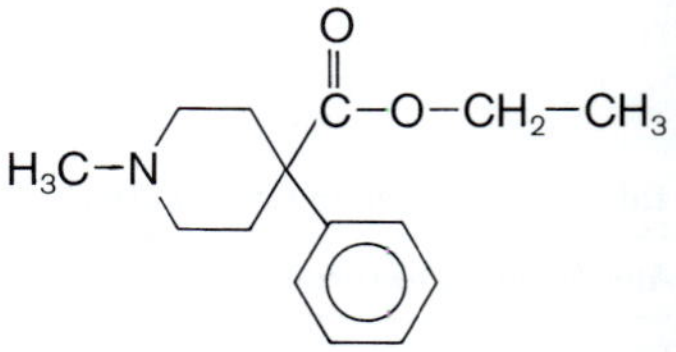

◆ **Therapeutische Verwendung**

**Loperamid**

● **Indikationen**: Loperamid wird zur symptomatischen Behandlung von *Durchfällen* verwendet. Es reduziert auch die Stuhlhäufigkeit und -menge bei Patienten mit Ileostomie.

● **Unerwünschte Wirkungen**: Sie sind weder bei akuter noch bei chronischer Behandlung bei Patienten über 8 Jahre bekannt geworden. Selbst bei etwa 10facher Überdosierung (60 mg) von Loperamid sind die Plasmaspiegel so niedrig, daß *keine* opiatartigen zentralen Effekte ausgelöst werden.

● **Kontraindikationen**: *Säuglinge* und *Kleinkinder* sollten nicht mit Loperamid behandelt werden, da wegen der noch nicht vollständig ausgeprägten Blut-Hirn-Schranke eine bedrohliche *Atemdepression* auftreten kann. Außerdem wurde über einige Fälle mit *ileusartiger* Symptomatik berichtet. Als eine relative Kontraindikation haben einige *bakteriell bedingte Diarrhöen* (Shigellen, Salmonellen) zu gelten, da hier aufgrund der verlängerten Passagezeit ein vermehrtes Bakterienwachstum ermöglicht wird.

- **Dosierung:** 4–8 (–12) mg p. o.

- **Handelsnamen:** Aperamid®, Imodium®, duralopid® u. a.

### Diphenoxylat

Diphenoxylat wird ähnlich verwendet wie Loperamid, doch schränken die erwiesenen *zentralen Nebenwirkungen* seinen Gebrauch stark ein.

- **Dosierung:** 7,5–15 mg p. o.

- **Handelsname:** zusammen mit Atropin in Reasec®

### Andere zur Behandlung von Diarrhöen verwendete Pharmaka

**Antibiotika** sind nur selten indiziert, wie bei Infektionen mit Shigellen oder Salmonellen. Sie haben ansonsten mehr Nachteile (Störung der bakteriellen Flora, Resistenzentwicklung) als Vorteile. Der $\alpha_2$-Rezeptorantagonist **Clonidin** hat sich bei der diabetischen Diarrhö und Diarrhö nach Opiatentzug als wirksam erwiesen. Über **Colestyramin** s. S. 452.

# Laxanzien (Abführmittel)

### ▶ Stoffeigenschaften

**Laxanzien** setzen die Stuhlkonsistenz herab. Sie greifen entweder direkt in den Elektrolyt- und Flüssigkeitstransport der Darmmukosazellen ein oder sie beeinflussen die Darmmotorik so, daß sie die Darmpassage beschleunigen.

Aufgrund ihrer Eigenschaften können die Laxanzien in **drei Gruppen** unterteilt werden:
- osmotische Laxanzien
- Füll-, Quell- und Gleitstoffe
- hydragoge Laxanzien

### Besonderheiten einzelner Laxanzien

#### Osmotische Laxanzien (salinische Laxanzien)

Die Gruppe der osmotischen Laxanzien umfaßt:
- **anorganische Ionen** ($MgSO_4$; $Na_2SO_4$; $K_2SO_4$)
- **organische Verbindungen** (wie die sechswertigen Alkohole Mannitol oder Sorbitol [= D-Glucitol], das synthetische Disaccharid Lactulose oder Lactitol, eine Verbindung aus Galactose und Sorbitol)

Ihnen gemeinsam ist, daß sie nicht oder nur in geringem Umfang resorbiert werden und daher osmotisch Wasser im Darmlumen zurückhalten.

Um Dehydratation des Patienten zu vermeiden, müssen die osmotischen Laxanzien mit ausreichend Flüssigkeit eingenommen werden. Bei intakter Nierenfunktion sind die **Nebenwirkungen** der anorganischen Verbindungen *vernachlässigbar* (ansonsten siehe bei Antazida, S. 441 ff.).

**Lactitol** und **Lactulose** werden von den Bakterien des Dickdarms zu *Lactat* und *kurzkettigen Fettsäuren umgesetzt*, die zum Teil resorbiert oder ebenfalls osmotisch wirksam werden. Dabei entstehen auch Gase ($CO_2$, $H_2$, Methan), die nur zum Teil resorbiert werden und daher zu unerwünschten Nebenwirkungen führen können. Der *ins Saure verschobene pH-Wert* im Lumen des Dickdarms soll zusätzlich die Peristaltik anregen und ermöglicht die Protonierung von Ammoniak, was dessen Resorption erschwert; die Tagesdosis liegt bei etwa 20 g. Bei der *portokavalen Encephalopathie* reduzieren Lactitol und Lactulose die Blutammoniakkonzentration um ca. 25–50%. Es kann mit einem raschen Einsetzen des therapeutischen Erfolges gerechnet werden. Die Dosen für diese Indikation liegen bei 3- bis 4mal 20–30 g pro Tag.

#### Füll-, Quell- und Gleitstoffe

Für den Menschen unverdauliche Nahrungsbestandteile werden in lösliche und unlösliche Ballaststoffe eingeteilt. Zu den unlöslichen Ballaststoffen gehören als wichtigste Vertreter **Cellulose, Hemicellulose und Lignin**. Zu den löslichen werden **Algen (Agar, Carrageen)**, **Pflanzenexudate** wie **Tragant** sowie **Sameninhaltsstoffe** (z. B. aus **Leinsamen**) gezählt. *Mechanische Reizung der Darmwände, Zunahme des Stuhlvolumens und erhöhte Gleitfähigkeit* tragen zur beschleunigten Darmpassage bei.

Ähnlich ist eine faserreiche Nahrungsaufnahme zu beurteilen, die u. a. über den Füllungszustand des Darms die Peristaltik anregt. Der Ballaststoffgehalt der Nahrung sollte bei 30–35 g/Tag liegen.

Als an Ballaststoffen reiche Lebensmittel gelten Vollkorngetreide, bestimmte Obst- und Gemüsearten. Auch werden einer faserreichen Kost präventive Maßnahmen gegen Kolonkarzinomen zugeschrieben.

Die Wirkung tritt etwa nach 12–24 (48) Std. ein. Wichtig ist auch hier, daß die Patienten ausreichend Flüssigkeit zu sich nehmen.

**Paraffinum subliquidum** (»Paraffinöl«) ist eine Mischung aliphatischer Kohlenwasserstoffe. Aufgrund seiner *öligen Konsistenz* erhöht es die Gleitfähigkeit des Stuhls. Paraffin ist an sich unverdaulich und unresorbierbar, doch können fein emulgierte Paraffintröpfchen durch die Darmwand hindurchtreten. Sie werden über den Lymphstrom abtransportiert und können (allerdings selten) im Bauchraum Fremdkörperreaktionen verursachen. Nicht resorbiertes Paraffin kann fettlösliche Stoffe, z.B. Vitamine, binden und der Resorption entziehen, so daß bei Langzeittherapie *Mangelsymptome* auftreten können. Die Wirksamkeit von Paraffin als absorbierendes Antidot *bei p.o. Vergiftungen* mit fettlöslichen Giften ist nicht gesichert, doch wird Paraffin für diese Indikation empfohlen (Kap. 24, S. 729).

**Docusat (Natriumdioctylsulfosuccinat)** ist ein *Emulgator*, der dazu verwendet wird, den Darminhalt *weicher* und *gleitfähiger* zu machen. Es soll nicht mit Paraffin kombiniert werden, da es dessen Resorption begünstigt.

## Hydragoge Laxanzien

▶ **Stoffeigenschaften**

Die gemeinsame Eigenschaft dieser Pharmaka ist ihre Fähigkeit, die Flüssigkeitsmenge im Darmlumen zu steigern.

**Rizinusöl** und **Anthrachinone** (Abb. 16-11) sind Stoffe pflanzlicher Herkunft *(Ricinus, Senna, Cortex frangulae)*. **Diphenolische Laxanzien** (Abb. 16-11) *(Phenolphthalein, Bisacodyl)* sind synthetische Verbindungen, von denen Phenolphthalein als pH-Indikator Verwendung findet. **Gallensäuren** und **langkettige Fettsäuren** haben ebenfalls hydragoge Eigenschaften, sind aber keine Laxanzien im eigentlichen Sinne.

▶ **Pharmakodynamik**

Der wesentliche Effekt beruht auf einer **Zunahme von Flüssigkeit im Darmlumen**, wobei die **Mechanismen**, die der Flüssigkeitsakkumulation zugrunde liegen, sehr verschieden sein können:

▷ Im Dickdarm sollen diphenolische Laxanzien über cAMP eine Steigerung der Anionensekretion auslösen (Abb. 16-9, S. 445).
▷ Außerdem scheinen sie die Permeabilität des Schlußleistennetzes zu erhöhen, wodurch der Übertritt von Substanzen und Wasser vom Blut über den Extrazellularraum ins Darmlumen erleichtert wird.

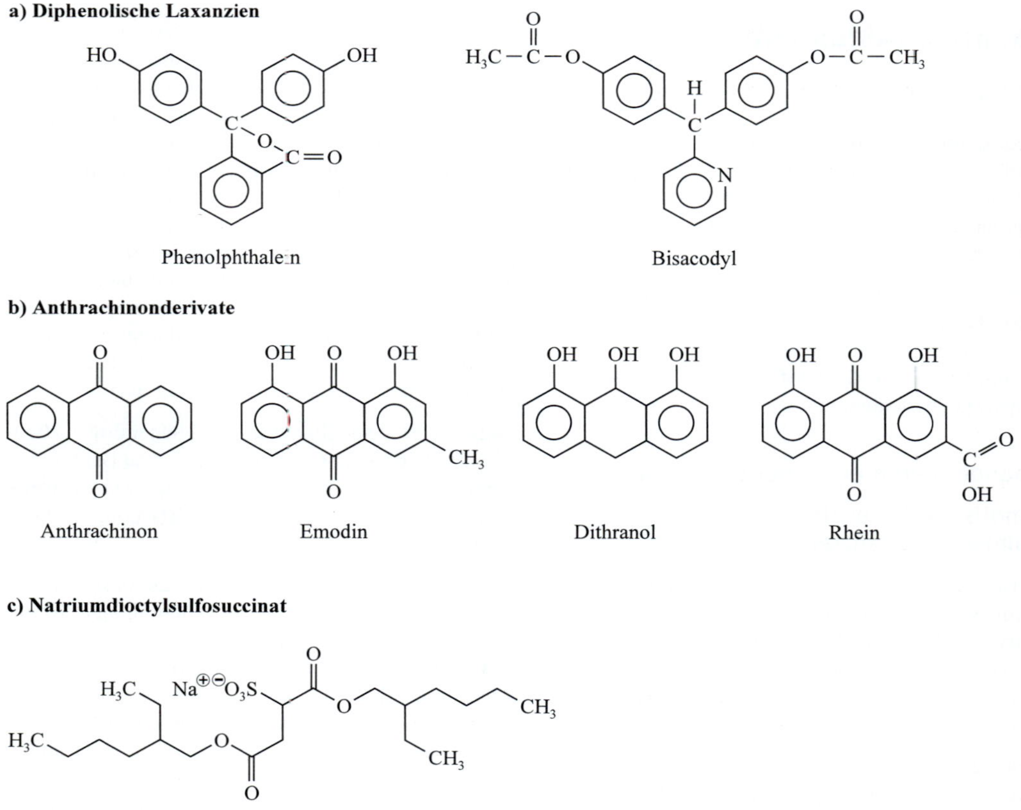

**Abb. 16-11.** Strukturformeln wichtiger Laxanzien

▷ Darüber hinaus steigern sie – wie auch die Anthrachinone – die Darmmotorik, was sich in einer verkürzten Passagezeit oder bei Höherdosierung als Bauchgrimmen bemerkbar macht.

Die aus Rizinusöl im Darm gebildete Rizinolsäure entfaltet ihre Wirkung bereits im Dünndarm, während die anderen Verbindungen erst im Dickdarm wirksam werden.

## ▶ Pharmakokinetik

Das Triglycerid des **Rizinusöls** wird im Dünndarm unter Einwirkung von Lipase zu Rizinolsäure und Glycerin hydrolysiert, wobei die freie Fettsäure *(Rizinolsäure)* die *wirksame Verbindung* darstellt.

Da **Diphenole** nicht gut magenverträglich sind, werden Derivate verwendet, bei denen die Phenylgruppen acetyliert sind *(Bisacodyl, Triacetyldiphenolisatin)*. Sie sind in dieser Form therapeutisch unwirksam. Erst nach Abspaltung der Acetatgruppe im Darmlumen und in der Mukosazelle des Darms werden die Verbindungen in der Leber glucuronidiert und über die Galle in das Duodenum ausgeschieden. Das stark polare Konjugat wird nicht resorbiert. Im Dickdarm spalten Bakterien die Glucuronsäure ab und setzen jetzt die *wirksame Verbindung* frei. Dieser Umweg über die Leber erklärt den verzögerten Wirkungseintritt. Schneller wirksam als Bisacodyl ist sein Schwefelsäureester *Natriumpicosulfat*.

Acetylierte Phenolisatinderivate werden wegen möglicher hepatotoxischer Effekte nicht mehr verwendet.

Die **Anthrachinone** sind als Glykoside vor der Resorption im Dünndarm geschützt, auch hier wird erst im Dickdarm die *wirksame Verbindung* – das Aglykon (= Emodin) – durch bakterielle Spaltung freigesetzt.

## ◆ Therapeutische Verwendung

Massentransport ins Rektum bewirkt durch Dehnung der Darmwand einen Reiz für die Defäkation. Fehlt dieser Reiz, z.B. bei nur ungenügendem Volumen (faserarme Kost), bleibt der Stuhl länger im Kolon. 2 bis 3 Stühle pro Woche werden noch als normal angesehen.

> Erst wenn die Defäkation schmerzhaft wird oder starkes Pressen vermieden werden soll (z.B. Hämorrhoiden, Hernien, Gefahr der Apoplexie, nach Operationen), sind Laxanzien indiziert.

Die *osmotischen Laxanzien* werden von Patienten als angenehmer empfunden, wenn eine vollständige

Tab. 16-7. Handelsnamen und Dosierung von Laxanzien

| Freiname | Handelsname | Übliche Dosis | Latenz bis Wirkungseintritt |
|---|---|---|---|
| **Osmotische Laxanzien** | | | |
| Magnesiumsulfat | – | 15 g | 1–3 Std. |
| Natriumsulfat | – | 15 g | 1–3 Std. |
| Mannitol | – | 15 g | 1–3 Std. |
| Sorbitol | 1 × klysma Sorbit | 15 g | 1–3 Std. |
| Lactulose | Bifiteral®, Laevilac® u.a. | 7–10 (–30) g | 1–3 Tage |
| **Füll-, Quell- und Gleitstoffe** | | | |
| Agar-Agar | – | 10–30 g | 1–3 Tage |
| Weizenkleie | Fibrofalk® | 6–10 g | 1–3 Tage |
| Paraffin | Obstinol® u.a. | 14–45 ml | 1–3 Tage |
| Docusat-Na | in Norgalax® u.a. | 50–250 mg | 1–3 Tage |
| **Hydragoge Laxanzien** | | | |
| Rizinusöl | Laxopol® | 15–60 ml | 1–3 Std. |
| Phenolphthalein | in Vencipon N® | 60 mg | 6–8 Std. |
| Bisacodyl | Dulcolax® u.a. | 10–15 mg | 6–8 Std. |
| Picosulfat-Na | Laxoberal® u.a. | 4–10 mg | 2–4 Std. |
| Dantron | – | 75–150 mg | 6–8 Std. |

Darmentleerung vor Darmoperationen oder Endoskopien erforderlich ist. *Faserreiche Diät* werden bei der Divertikulose und beim irritablen Kolon empfohlen.

> Es muß betont werden, daß ein krasses Mißverhältnis zwischen der begründeten Indikation und dem enormen Verbrauch an Laxanzien besteht.

- **Handelsnamen** und **Dosierung:** Tab. 16-7

- **Unerwünschte Wirkungen:** Bei kurzfristiger Anwendung sind die Nebenwirkungen vernachlässigbar; dagegen treten *bei langfristiger Anwendung* bei 50% der Patienten **Störungen im Elektrolythaushalt** auf. Im Vordergrund steht die Hypokaliämie. Die Kaliumausscheidung erreicht schon maximale Werte bei Laxanzienkonzentrationen, die noch keinen Einfluß auf die Natriumausscheidung haben. Letztere wird aber durch höhere Konzentrationen ebenfalls gesteigert. Das führt über Renin-Aldosteron-Freisetzung zur verstärkten Natriumresorption in der Niere und der Darmmukosa und einer weiteren Steigerung der Kaliumausscheidung *(sekundärer Hyperaldosteronismus)*. Die Kaliumverluste der glatten Muskulatur erhalten oder verstärken sogar die bestehende Obstipation. Außerdem sind **degenerative Veränderungen** am **Plexus myentericus** beobachtet worden, die wahrscheinlich für eine *gestörte Propulsion* verantwortlich sind. Beides kann den Patienten in seinem Bedürfnis bestätigen, Laxanzien einzunehmen und ihn teilweise auch zwingen, die Dosis zu erhöhen.

Anthrachinonhaltige Präparate führen bei längerem Gebrauch zu einer dunkelbraunen Verfärbung der Kolonschleimhaut **(Melanosis coli)**, die aber in 4–8 Monaten nach Absetzen wieder verschwindet.

## Anhang: Carminativa

> **Carminativa** sind Pharmaka, die zur Behandlung von Meteorismus eingesetzt werden.

Verschiedene **ätherische Öle** (z. B. Menthol, Anethol u. a.) enthaltende Drogen wie Kümmel, Anis, Pfefferminze, wirken leicht *spasmolytisch* und können so die durch die vermehrten Darmgase verursachten Beschwerden bessern. Über eine **Entschäumung** kommt die Wirkung von **Dimeticon**[1] (= Dimethylpolysiloxan) zustande. Dimeticon dient als Antidot zur Behandlung von p. o. Vergiftungen mit Detergenzien (Kap. 24, S. 745f.). Es wird nicht resorbiert und ist praktisch nebenwirkungsfrei.

# Medikamente zur Therapie entzündlicher Darmerkrankungen

## Einführung

**Colitis ulcerosa** und **Crohn-Krankheit** sind verbreitete entzündliche Erkrankungen des Kolons und Rektums bzw. des Dünndarms. Bei der Colitis ulcerosa ist in 95% der Fälle das Rektum beteiligt, wobei die Entzündung alle Teile des Kolons betreffen kann. Die klinischen Symptome sind blutige Diarrhö, häufiger Stuhldrang, Tenesmen und Darmbeschwerden. Die Crohn-Krankheit ist gekennzeichnet von einer Entzündung von Teilen des Dünndarms, die mit Schmerzen im Oberbauch, Durchfällen, Gewichtsverlust und Fieber einhergehen.

Da die Ätiologie der Crohn-Krankheit und der Colitis ulcerosa unbekannt ist, hängt ein therapeutischer Fortschritt einzig von den Ergebnissen klinischer Studien ab. **5-Aminosalicylsäure (5-ASA = Mesalazin)** hat ihren festen Platz in der Therapie. Bei ausgedehnter Entzündung der Darmmukosa werden in der Therapie Corticosteroide (Prednisolon, Budenosid Kap. 18, S. 527ff.), und in schweren Fällen Immunsuppressiva (Azathioprin Kap. 3, S. 139f.). In der klinischen Erprobung befinden sich Substanzen, die den Tumor-Nekrose-Faktor (TNF α) ausschalten, und immunmodulatorische Zytokine und deren Hemmstoffe.

## 5-Aminosalicylsäure (5-ASA)

▶ **Stoffeigenschaften**

5-ASA entfaltet ihre Wirkung *lokal* vom Darmlumen her an der Mukosa. Damit es erst dort freigesetzt wird, werden zwei verschiedene Wege benutzt: einmal Kopplung an ein Trägermolekül oder eine galenische Zubereitung, die 5-ASA erst vor Ort entläßt.

**Kopplung an ein Trägermolekül:** 5-ASA ist über eine *Azobrücke* an verschiedene Trägermoleküle gekoppelt (Tab. 16-8, Abb. 16-12). Gemeinsam ist ihnen, daß erst durch die Bakterien im Dickdarm die eigentlich wirksame Substanz – das 5-ASA – freigesetzt wird. Sie sind daher *Prodrugs*.

---

[1] Ceolat®, sab simplex®

Tab. 16-8. An Trägermoleküle gekoppeltes 5-ASA

| Trägermolekül | INN |
|---|---|
| Sulfapyridin | Sulfasalazin |
| 4-Aminobenzoyl-β-alanin | Balsalazid |
| 5-ASA | Olsalazin |

**Sulfasalazin** war die erste Verbindung in dieser Gruppe, die in der Therapie der Colitis ulcerosa eingesetzt wurde, da man sich von dem Sulfenamidanteil – dem **Sulfapyridin** – eine bakteriostatische Wirkung auf die möglicherweise am Krankheitsgeschehen beteiligten Bakterien erhoffte.

**Besondere galenische Zubereitungen von 5-ASA:** Aus magensaftresistenten Tabletten oder pH-sensitiven Pellets wird 5-ASA erst im Darm freigesetzt.

▶ **Pharmakodynamik**

In welcher Weise 5-ASA in das entzündliche Geschehen der Darmerkrankungen eingreift ist offen. Unter verschiedenen Versuchsbedingungen ließen sich nachweisen:
- Änderung der lokalen Prostaglandinproduktion mit Auswirkungen auf den Elektrolyttransport
- Hemmung der Synthese und Freisetzung proinflammatorischer Mediatoren (Leukotriene, Thromboxane, plättchenaktivierender Faktor [PAF]) und reaktiven Sauerstoffradikalen
- Einfluß auf die Mastzellen, Neutrophilen, mukosalen T-Lymphozyten oder Makrophagen

Diese Mediatoren verstärken nicht nur die Immunantwort und die Entzündung, sondern aktivieren auch Akutphasenproteine, die ihrerseits Fieber hervorrufen.

▶ **Pharmakokinetik**

**Sulfasalazin** wird im Dünndarm nur in geringem Umfang (ca. 10%) aufgenommen. Nach Spaltung im Dickdarm wird aber der Sulfonamidanteil – das *Sulfapyridin* – resorbiert und in der Leber durch *Acetylierung metabolisiert*. Aufgrund genetischer Unterschiede gibt es **schnelle** und **langsame Acetylierer**. Diese Beobachtung ist insofern wichtig, da die Rate der Nebenwirkungen weitgehend durch den Sulfonamidanteil bestimmt wird. Das 4-Aminobenzoyl-β-alanin des **Balsalazids** wird nur in äußerst geringem Umfang resorbiert. **Olsalazin** wird im Dickdarm in zwei 5-ASA-Moleküle gespalten. Weniger als 1% des intakten Moleküls werden resorbiert.

**5-ASA (Mesalazin)** wird aus retardierten Pellets (in z.B. Pentasa®, Quintasa®) kontinuierlich über den gesamten Magen-Darm-Trakt freigesetzt. Die magensaftresistenten Tabletten (Salofalk®) geben das 5-ASA erst im Dünndarm frei.

5-ASA wird zum Teil von den Bakterien im Darmlumen zu **N-Acetyl-5-aminosalicylsäure** acetyliert. Der geringe Anteil, der über die Darmmukosa aufgenommen wird, wird einerseits gleich in den Mukosazellen oder andererseits später in der Leber acetyliert.

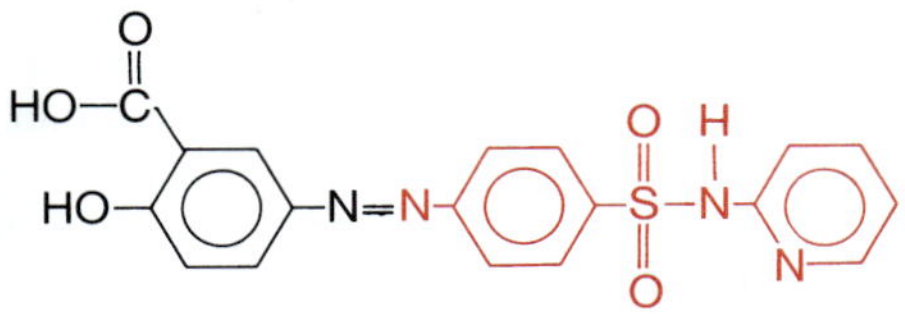

◆ **Therapeutische Verwendung**

Zur Behandlung der Colitis ulcerosa und der Crohn-Krankheit wird 5-ASA bei einem leichten bis mäßiggradigen Schub und zur Erhaltung einer Remission eingesetzt. Das an Trägermoleküle gekoppelte 5-ASA kommt **nur zur Behandlung** der *Colitis ulcerosa* in Frage, da erst im Kolon durch bakterielle Spaltung 5-ASA (Mesalazin) freigesetzt wird, wohingegen die besonderen galenischen Zubereitungen von 5-ASA für beide Formen der Darmentzündung in Frage kommen. 5-ASA ist bei der Crohn-Krankheit weniger gut wirksam als bei der Colitis ulcerosa.

● **Unerwünschte Wirkungen:** Dosisabhängig treten unter **Sulfasalazin** etwa bei 10–40% der Patienten Erbrechen, Appetitlosigkeit, Magenbeschwerden oder Kopfschmerzen auf. Weitere Nebenwirkungen sind die, die bei den Sulfonamiden (Kap. 20, S. 628) und der Salicylsäure (Kap. 11, S. 296 f.) aufgeführt sind. Unter **Olsalazin** werden zu Beginn der Therapie leichte Durchfälle beobachtet.

● **Dosierung:** Zur **oralen** Behandlung eines akuten Schubes der Colitis ulcerosa oder der Crohn-Krankheit werden etwa 2–4 g an 5-ASA pro Tag benötigt. Zur Remissionserhaltung werden bei der Colitis ulcerosa etwa Dosen von 1–2 g pro Tag eingesetzt.

Neben den oralen Darreichungsformen gibt es noch **Zäpfchen, Klistiere** und **Schaumzubereitungen**, die vor allem im Rektum und Sigmoid wirken.

● **Handelsnamen:**
Balsalazid: Colazid®
5-ASA (Mesalazin): Salofalk®, Claversal®, Pentasa®
Olsalazin: Dipentum®
Sulfasalazin: Azulfidine®

Abb. 16-12. Strukturformel von Sulfasalazin (Salazosulfapyridin)

5-Aminosalicylsäure        Sulfapyridin

# Pharmaka zur Behandlung von Störungen der Gallensäurenbildung und -sekretion

## Einführung: Physiologische Bedeutung der Gallensäuren

**Gallensäuren** spielen zweimal in der Pharmakologie eine **Rolle**:
▷ Einmal treten bei mangelhafter Gallensäurenresorption aus dem terminalen Ileum (z.B. nach Resektion oder Crohn-Krankheit) Durchfälle auf, denn Gallensäuren, die in zu großer Menge in den Dickdarm gelangen, lösen dort eine Sekretion von Wasser und Elektrolyten aus, indem sie die **Permeabilität der Schlußleisten steigern** und/oder den **intrazellulären cAMP-Spiegel erhöhen**
  - durch direkte Stimulation der Adenylatcyclase
  - indirekt über Freisetzung von Prostaglandinen (S. 445).
▷ Zum anderen sind Gallensäuren notwendig für die **Emulgierung der Fette im Darm**, die Voraussetzung für die Fettverdauung durch Lipasen sind. Wenn zu wenig Gallensäuren im Darm vorhanden sind, kommt es deshalb zu Störungen der Fettverdauung (Malabsorption von Fetten) mit Steatorrhö und Durchfällen.

**Therapeutisch** werden Gallensäuren bzw. ihre Derivate zur *Gallensteinauflösung* eingesetzt.

## Mittel zur Steigerung der Galleproduktion und des Galleflusses

### Choleretika

> Als **Choleretika** bezeichnet man Pharmaka, die die Gallesekretion (-produktion) der Leber steigern.
> **Choleretisch** wirken Stoffe, die von der Leber in die Galle sezerniert werden und dort osmotisch Wasser binden oder auf andere Weise den Wassergehalt der Galle erhöhen.

Das wirksamste Choleretikum ist **Dehydrocholsäure**. Sie wird bei p.o. Gabe im Darm resorbiert und gelangt auf dem Blutweg in die Leber und andere Gewebe. Sie trägt auf diese Weise zu einer Erhöhung des allgemeinen Gallensäurepools bei.

Die **therapeutische Bedeutung** der Choleretika ist gering. Sie sind unter Umständen indiziert zur Erzielung eines vermehrten Galleflusses, z.B. bei Vorliegen von *Gallensteingries* in den Gallenwegen. Bei Verschlußikterus sind sie **kontraindiziert**. Die **Dosierung** beträgt etwa 3 × 250–500 mg/Tag.

● **Handelsname:** *Dehydrocholsäure:* Decholin®

### Cholekinetika (Cholagoga)

> **Cholekinetika** bewirken eine Entleerung der Gallenblase.

Vom Dünndarm aus wirken manche Nahrungsbestandteile, z.B. Eigelb, sowie Magnesiumsulfat cholekinetisch. Cholekinetika werden zur Funktionsprüfung der Gallenblase diagnostisch verwendet. Sie haben keine gesicherte therapeutische Bedeutung.

## Mittel zur Bindung von Gallensäuren im Darm

### Colestyramin

Colestyramin ist ein basisches Anionenaustauschharz (Molekulargewicht ~ 1000000). Es wird bei p.o. Gabe nicht resorbiert und nicht durch intestinale oder bakterielle Enzyme gespalten. Im Darmlumen bindet es Gallensäuren im Austausch gegen Chlorid. Eingesetzt wird es neben der Behandlung der durch Gallensäuren bedingten Diarrhö auch zur Behandlung familiärer Hypercholesterinämien (Typ IIa) (Kap. 19, S. 573f.). Da Gallensäuren dem Körper entzogen werden, werden vermehrt Gallensäuren aus Cholesterin gebildet mit der Folge, daß der Cholesterinspiegel sinkt. Auch bei Vergiftungserscheinungen wegen Digitalisüberdosierung wird Colestyramin angewendet, da es das Digitoxin bindet, das über den enterohepatischen Kreislauf wieder in das Darmlumen ausgeschieden wurde (Kap. 13, S. 342).

● **Unerwünschte Wirkungen:** Unerwünschte Wirkungen von Colestyramin sind Störungen in der Fettresorption (Steatorrhö) und Mangelerscheinungen wegen verminderter Resorption der fettlöslichen Vitamine A, D, E und K. Andere Formen der Hyperlipämie vom Typ I, III, IV und V können sich verschlechtern und sollen daher nicht mit Colestyramin behandelt werden.

● **Handelsname:** Quantalan® u.a.

## Mittel zur Auflösung von Gallensteinen

Bis zu etwa 90% der **Gallenblasensteine** bestehen aus Cholesterin, das in Wasser unlöslich ist. Zum Teil enthalten sie zusätzlich Calciumsalze und Pigmente. Sie **bilden sich**, wenn die Löslichkeit von Cholesterin in der Galle überschritten wird, sei es wegen eines Überangebotes an Cholesterin oder eines Mangels an Gallensäuren, die normalerweise zusammen mit Lecithin und Cholesterin Mizellen bilden und es in Lösung halten.

### Chenodeoxycholsäure und Ursodeoxycholsäure

▶ **Stoffeigenschaften**

*Chenodeoxycholsäure* (Abb. 16-13) ist eine menschliche Gallensäure, *Ursodeoxycholsäure* (Abb. 16-13) ein in Bärengalle vorkommendes Derivat der Cholsäure.

▶ **Pharmakodynamik und Pharmakokinetik**

Chenodeoxycholsäure und Ursodeoxycholsäure werden nach p. o. Gabe im terminalen Ileum *resorbiert* und über die Leber in die Galle *ausgeschieden*. Beide Verbindungen **verbessern** in der Galle die **Löslichkeit von Cholesterin**, so daß dieses auch in der eingedickten Blasengalle in Lösung gehalten oder zusätzlich aus Cholesterinsteinen gelöst werden kann. Darüber hinaus **hemmen** Cheno- und Ursodeoxycholsäure in der Leber die **Cholesterinsynthese**. In einem ausgesuchten Patientengut (keine Calciumeinlagerungen im Stein) kommt es zu einer Steinauflösung in 15% der Fälle oder deutlichen Verkleinerung (~ 15%).

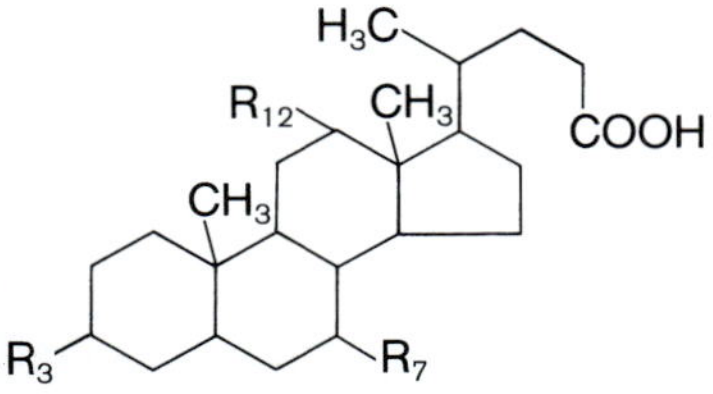

|  | $R_3$ | $R_7$ | $R_{12}$ |
|---|---|---|---|
| Cholsäure | --OH | --OH | --OH |
| Chenodeoxycholsäure | --OH | --OH | -- |
| Ursodeoxycholsäure | --OH | --OH | -- |

**Abb. 16-13.** Strukturformeln von Gallensteinauflöser im Vergleich zu Cholsäure

◆ **Therapeutische Verwendung**

Ursodeoxycholsäure wird auch zur symptomatischen Therapie der primären biliären Zirrhose erfolgreich eingesetzt.

● **Kontraindikationen:** Als Kontraindikationen gelten Entzündungen oder Verschluß der Gallenblase oder der Gallenwege.

● **Dosierung:** Die Dosierung beträgt bei der Chenodeoxycholsäure 15 mg/kg/Tag und bei der Ursodeoxycholsäure 10 mg/kg/Tag, wobei die Hauptdosis zur Nacht gegeben werden sollte, da die Cholesterinsteine in der ruhenden Gallenblase günstige Wachstumsbedingungen haben. Da etwa bei 30% der Fälle unter der Chenodeoxycholsäuretherapie Durchfälle auftreten, nicht hingegen bei der Ursodeoxycholsäure, ist der letzteren der Vorzug zu geben.

● **Handelsnamen:**
*Chenodeoxycholsäure:* Chenofalk®
*Ursodeoxycholsäure:* Ursofalk® u. a.

# Pharmaka mit Wirkung auf den Brechreflex

## Einführung

**Emetika** rufen Erbrechen hervor, **Antiemetika** hemmen es.

**Erbrechen** wird von dem in der Formatio reticularis gelegenen *Brechzentrum* gesteuert, das seinerseits über afferente Nervenimpulse oder direkt durch Emetika erregt wird (Abb. 16-14). Vor dem Erbrechen kommt es zur Erschlaffung des Magens und des unteren Ösophagussphinkters. Durch die Kontraktion des Zwerchfells und der Bauchmuskulatur steigt der intragastrale Druck an und der Mageninhalt wird herausgewürgt.

## Emetika

Der Brechreflex kann durch *Reizung* der *Magen-* oder *Duodenalschleimhaut* ausgelöst werden. Dies läßt sich durch **Emetin**, ein Alkaloid aus der Brechwurzel *Radix ipecacuanhae*, oder durch Trinkenlassen größerer Mengen lauwarmer **Kochsalzlösung** erreichen. Möglich ist auch eine unmittelbare *Erre-*

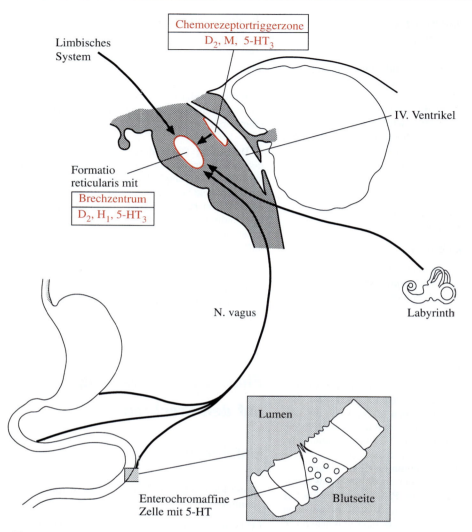

**Abb. 16-14.** Das Brechzentrum in der Formatio reticularis koordiniert den Brechvorgang; afferente Impulse erhält es aus dem limbischen System (Ekel bei widerlichem Geruch), vom Labyrinth (Drehschwindel, Seekrankheit), von der Chemorezeptortriggerzone (Apomorphin, Herzglykoside, Opioide) und über den N. vagus, wobei Serotonin aus den enterochromaffinen Zellen des Magen-Darm-Traktes durch Bestrahlung, Zytostatika, CuSO₄ oder Zytokine freigesetzt wird.

gung des Brechzentrums in der Area postrema des Gehirns durch den Morphinabkömmling **Apomorphin**, der eine starke dopaminerge Wirkung besitzt. Apomorphin besitzt heute kaum noch therapeutische Bedeutung, da eine nach oraler Giftaufnahme erforderliche Magenentleerung zuverlässiger und sicherer durch Magenspülung erzielt werden kann (Kap. 24, S. 728f.). Apomorphin wird in *Dosen* von 10–20 mg s.c. verabreicht; i.v. Injektion kann zum Kreislaufkollaps führen.

## Antiemetika

Antiemetika werden eingesetzt, um Übelkeit und Erbrechen zu unterdrücken. **Emetische Reize** werden im wesentlichen über Rezeptoren für Dopamin ($D_2$), Histamin ($H_1$), Acetylcholin (M) und Serotonin (5-$HT_3$) vermittelt. Daher ist verständlich, daß Antiemetika aus ganz verschiedenen Substanzklassen kommen (Tab. 16-9). Auf die M- und $H_1$-Rezeptorantagonisten wird an anderer Stelle ausführlich eingegangen (Kap. 2, S. 59 ff. bzw. Kap. 3, S. 133 ff.).

Tab. 16-9. Antiemetika aus verschiedenen chemischen Stoffgruppen

| Freiname | Handelsname | Erbrechen hervorgerufen durch: | | | | |
|---|---|---|---|---|---|---|
| | | Kinetosen (Seekrankheit) | Schwangerschaft | Urämie | Postoperativ | Zytostatika oder Bestrahlung |
| **H₁-Rezeptorantagonisten** | | | | | | |
| Cinnarizin | Cinnacet® | + | ? | + | + | − |
| Meclozin | Bonamine® Peremesin® u.a. | + | + | + | + | − |
| Diphenhydramin | Emesan® | + | ? | + | + | − |
| Dimenhydrinat | Vomex A® u.a. | + | ? | + | + | − |
| Thiethylperazin | Torecan® | − | + | ? | + | + |
| **Dopaminrezeptorantagonisten** | | | | | | |
| Perphenazin | Decentan® | − | ? | ? | + | + |
| Domperidon | Motilium® | − | ? | ? | + | + |
| Metoclopramid | Paspertin® u.a. | − | + | ? | + | + |
| **5-HT₃-Rezeptorantagonisten** | | | | | | |
| Dolasetron | Anemet® | − | − | − | − | ++ |
| Granisetron | Kevatril® | − | − | − | − | ++ |
| Ondansetron | Zofran® | − | − | − | − | ++ |
| Tropisetron | Navoban® | − | − | − | − | ++ |
| **Antimuscarinika** | | | | | | |
| Scopolamin | Scopoderm® | + | − | − | − | − |

++ gut wirksam
+ wirksam
− nicht wirksam
? klinische Wirksamkeit kann wegen fehlender Studien nicht beurteilt werden

Die **Serotoninrezeptoren** lassen sich durch spezifische Antagonisten in Klassen 5-HT$_1$ bis 5-HT$_4$ einteilen (Kap. 2, S. 115 f.). *5-HT$_3$-Rezeptoren* finden sich auf postsynaptischen Neuronen endokriner Zellen, im N. vagus, auf endokrinen Drüsen des Magens und in vielen Teilen des ZNS, besonders in der Area postrema. Die Hauptmenge des Serotonins wird in den enterochromaffinen Zellen des Magen-Darm-Traktes gebildet. Darüber hinaus spielt es eine wichtige Rolle bei der Reizübertragung in den intramuralen Plexus (P. myentericus und P. submucosus) des Darms. Dehnung der Darmwand, zytotoxische Substanzen oder Strahlentherapie führen zur Ausschüttung von Serotonin, das dann als Neurotransmitter bzw. lokales Hormon wirkt. Über afferente Bahnen des N. vagus wird das Brechzentrum erregt (Abb. 16-14).

Die **Dopaminrezeptoren** (Kap. 2, S. 73) der Area postrema und der Chemorezeptortriggerzone gehören zu der Gruppe der D$_2$-Rezeptoren, die ihre zelluläre Antwort nicht über cAMP vermitteln.

### Domperidon und Metoclopramid

**Domperidon** (Abb. 16-15) gilt als spezifischer *D$_2$-Rezeptorantagonist*, während **Metoclopramid** (Abb. 16-15) sowohl den *D$_1$*- als auch den *D$_2$-Rezeptor* blockiert; in hohen Dosen inhibiert es darüber hinaus den *5-HT$_3$-Rezeptor*.

Es bleibt fraglich, ob die Wirkung beider Substanzen im Gastrointestinaltrakt über Dopaminrezeptoren vermittelt wird; diese Ansicht beruht auf der Beobachtung, daß beide Substanzen die Motilität von Magen und Dünndarm fördern. So wurde indirekt aus ihrer Wirkung auf die Darmmotilität auf die D-Rezeptoren geschlossen. Weder Dopamin noch das Enzym für seine Synthese konnten in Nervenen-

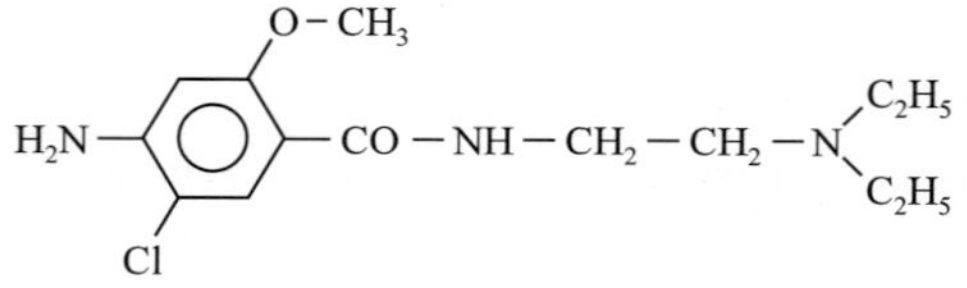

Metoclopramid

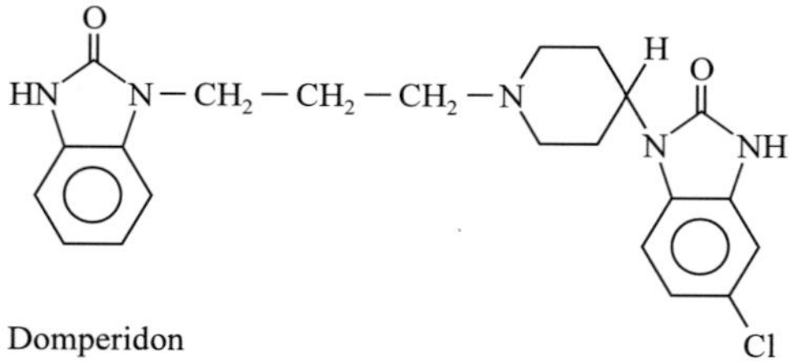

Domperidon

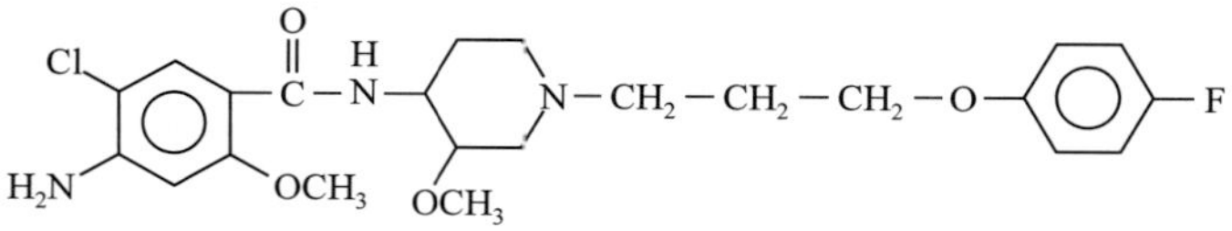

Cisaprid

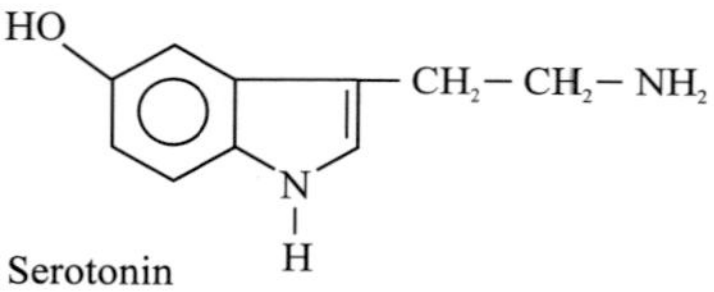

Serotonin

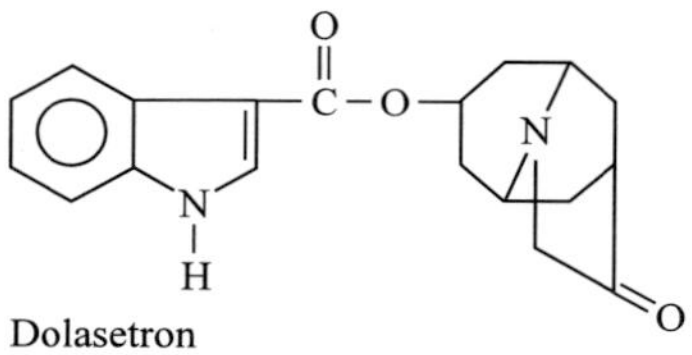

Dolasetron

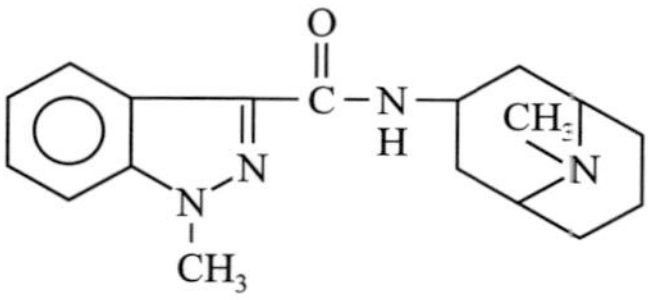

Granisetron

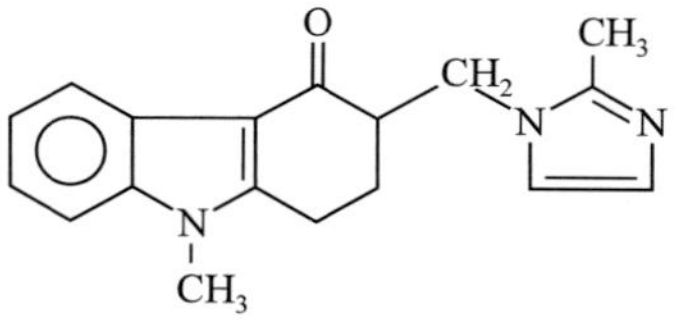

Ondansetron

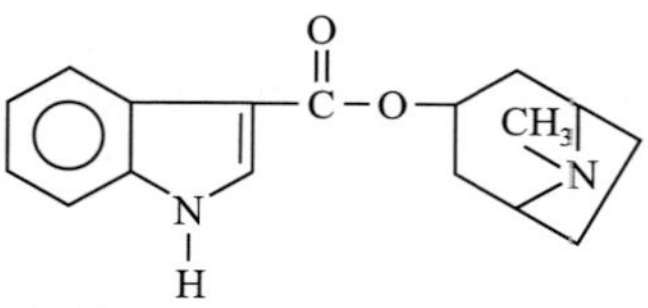

Tropisetron

Abb. 16-15. Strukturformeln von Antiemetika. Den 5-HT$_3$-Rezeptorantagonisten wurde zum Vergleich die Strukturformel von Serotonin gegenübergestellt.

digungen des Gastrointestinaltraktes nachgewiesen werden. Statt dessen weist die Hemmbarkeit des Motilitätseffektes von Metoclopramid durch Atropin auf eine Beteiligung von M-Cholinozeptoren hin.

Nach neueren Befunden setzen Benzamide wie Metoclopramid und Cisaprid (S. 458) über eine Stimulierung von 5-HT$_4$-Rezeptoren im Gastrointestinaltrakt Acetylcholin frei (Kap. 2, S. 116).

▶ **Pharmakodynamik**

Metoclopramid und Domperidon unterdrücken Übelkeit oder Erbrechen, die nach Operationen oder bei der Behandlung mit Zytostatika auftreten. Darüber hinaus fördern sie auch die Magenentleerung, indem sie die motorische Aktivität im Bereich von Fundus, Antrum und Duodenum steigern. Die intestinale Transitzeit ist verkürzt.

● **Unerwünschte Wirkungen:** Sie resultieren aus dem *Dopaminantagonismus im ZNS* und ähneln denen der Neuroleptika (Kap. 10, S. 220 ff., 229): Besonders bei Kindern, aber auch bei Erwachsenen wurde nach Gabe von Metoclopramid ein dyskinetisches Syndrom beobachtet. Da die Prolactinsekretion durch Dopamin gehemmt wird, kann Metoclopramid in Einzelfällen und bei längerer Anwendung eine Gynäkomastie bzw. Galaktorrhö auslösen. Auch ein Parkinson-ähnliches Syndrom ist nach Metoclopramidgabe beschrieben; es kann wirkungsvoll mit Biperiden[1] behandelt werden. Metoclopramid, nicht aber Domperidon, steigert die Plasmaaldosteronspiegel verbunden mit einer $Na^+$-Retention.

▶ **Pharmakokinetik**

**Metoclopramid** wird rasch und fast vollständig *resorbiert*. Abhängig von der Darreichungsform (Lösung bzw. Suppositorien) werden maximale *Plasmaspiegel* innerhalb von 0,5 bis 2 Std. erreicht. Wegen eines hohen »first-pass«-Metabolismus schwankt die *Bioverfügbarkeit* erheblich.

30 Min. nach oraler oder i. m. Gabe von **Domperidon** werden maximale *Plasmaspiegel* erreicht. Die *Plasmahalbwertszeit* beträgt 7–8 Std. Domperidon wird in der Leber *metabolisiert* und über den Urin *ausgeschieden*, vornehmlich in konjugierter Form. Weniger als 1% erscheinen im Urin als unveränderte Substanz. Domperidon passiert in geringerem Umfang als Metoclopramid die Blut-Hirn-Schranke.

● **Dosierung:**
Metoclopramid: 3–4 × 10 mg/Tag; Dosierung in der Chemotherapie: 60 mg i. v. und danach 20 mg alle 8 Std. oral.
Domperidon: 3–4 × 10 mg/Tag

● **Handelsnamen:** Tab. 16-9

## 5-HT$_3$-Rezeptorantagonisten

▶ **Stoffeigenschaften**

*Dolasetron, Granisetron, Ondansetron* und *Tropisetron* besitzen in ihrer Struktur deutliche Anteile (Abb. 16-15) vom Serotonin (5-HT). Sie unterscheiden sich durch die Substituenten am Imidazolring, was ihre Wirkdauer und -stärke beeinflußt.

▶ **Pharmakodynamik**

Bei der Chemo- oder Strahlentherapie von Karzinomen wird Serotonin freigesetzt, das in der Area postrema (Abb. 16-14) Erbrechen auslöst. *Dolasetron, Granisetron, Ondansetron* und *Tropisetron* blockieren reversibel den 5-HT$_3$-Rezeptor; sie binden dort etwa 1000 mal selektiver als an irgendeinen anderen Rezeptor. Granisetron und Tropisetron besetzen zusätzlich noch den 5-HT$_3$-Rezeptor an der ECL-Zelle und verhindern so eine Freisetzung von Serotonin.

▶ **Pharmakokinetik**

Pharmakokinetische Daten sind in Tab. 16-10 zusammengefaßt.

Der antiemetische Effekt scheint nicht mit den Plasmaspiegeln zu korrelieren.

Etwa 8% der Patienten gehören zu den Langsammetabolisierern von Tropisetron, so daß die Halbwertszeit um das 4–5fache verlängert ist. Eine Dosisanpassung wird als nicht notwendig erachtet, aber bei diesen Patienten treten Nebenwirkungen häufiger auf.

◆ **Therapeutische Verwendung**

● **Indikationen:** 5-HT$_3$-Rezeptorantagonisten verhindern etwa zu 70% die durch Chemotherapeutika oder Bestrahlungen ausgelöste Übelkeit oder akutes Erbrechen. Ihr Effekt kann durch gleichzeitige Gabe von Corticosteroiden (z. B. Dexamethason) noch verstärkt werden. Weniger gut wird das Erbrechen beeinflußt, das bis zu 5 Tagen nach Beendigung der Therapie auftritt.

● **Unerwünschte Wirkungen:** Kopfschmerzen und Verstopfung sind die häufigsten unerwünschten Wirkungen. Selten kann es zu einem vorübergehenden Anstieg der Transaminasen kommen.

*Granisetron* hat in den Karzinogenitätsversuchen an Maus und Ratte Lebertumoren verursacht. Daher ist streng auf eine kurzfristige Anwendung zu achten.

● **Dosierung:** Die 5-HT$_3$-Rezeptorantagonisten werden kurzfristig für 6 Tage eingesetzt.
Dolasetron: 100 mg i. v. oder 200 mg p. o. vor Beginn der Chemotherapie
Granisetron: 5 mg/Tag vor Beginn der Chemotherapie
Ondansetron: 32 mg/Tag auf Einzelgaben verteilt
Tropisetron: 3–9 mg/Tag

● **Handelsnamen:** Tab. 16-9

---

[1] Akineton®

Tab. 16-10. Pharmakokinetische Daten von 5-HT3-Rezeptorantagonisten

| Freiname | Absolute Bioverfügbarkeit | $t_{max}$ (Std.) | Halbwertszeit (Std.) |
|---|---|---|---|
| Dolasetron | Prodrug | 1 | 7–9 |
| Granisetron | nur i.v. | – | 9 |
| Ondansetron | 60 % | 1,6 | 3 |
| Tropisetron | 60–80 % | 3 | 8,6 |

# Pharmaka mit Wirkung auf die gastrointestinale Motilität (Prokinetika)

## Einführung

Unter **Prokinetika** versteht man Substanzen, die den Tonus des unteren Ösophagusspinkters und des Pylorus steigern und darüber hinaus die peristaltischen Wellen, die vom Magen ausgehen, koordinieren.

Metoclopramid und Domperidol z.B. beschleunigen, neben ihrer antiemetischen Wirkung, die Magenentleerung (s.o.).

## Cisaprid

▶ **Stoffeigenschaften**

Cisaprid ist ein Benzamid (Abb. 16-15). Obwohl es keinen Einfluß auf die Dopaminrezeptoren hat, ähnelt es in seiner Wirkung auf die Motorik sehr dem Domperidon und Metoclopramid.

▶ **Pharmakodynamik**

Die Wirkungen von Cisaprid können zum Teil durch Freisetzung von Acetylcholin aus dem Plexus myentericus erklärt werden. Der Druck des unteren Ösophagussphinkters wird erhöht und die Magenentleerung beschleunigt. Die Propulsionen im Dünn- und Dickdarm sind unter Cisaprid gesteigert.

● **Unerwünschte Wirkungen:** Abdominelle Krämpfe, Diarrhö, sehr selten zentrale Krampfanfälle. Die beschleunigte Magen-Darm-Passage kann die Resorption anderer Medikamente beeinflussen, wie die von $H_2$-Rezeptorantagonisten, Antikoagulanzien.

◆ **Therapeutische Verwendung**

Bei Refluxösophagitis zusammen mit Säuresekretionshemmern, bei Gastroparese, intestinalen Motilitätsstörungen und Verstopfung.

● **Dosierung:** 15 bis 40 mg auf 2–4 Einzeldosen vor den Mahlzeiten verteilt

● **Handelsnamen:** Propulsin®, Alimix®

### Literatur

Andreoli TE, Hoffman JF, Fanestil DD, Schultz SG (Hrsg). Physiology of membrane disorders. New York, London: Plenum medical book 1986.

Arendt R, Rösch W (Hrsg). Antazida: vom »logischen Placebo« zum differenzierten Medikament. Jena: Univ.-Verlag 1993.

Blum AL, Siewert JR (Hrsg). Interdisziplinäre Gastroenterologie: Ulkustherapie. Berlin, Heidelberg, New York: Springer 1982.

Collen MS, Benjamin StB. Pharmacology of pectic ulcer disease. Handbook of Experimental Pharmacology. Vol. 99. Berlin, Heidelberg, New York: Springer 1991.

Ewe K, Goerg KJ. Laxanzien: Wirkungsweise und Nebenwirkungen. Innere Medizin 1981; 8:248–62.

Friedman G, Jacobson ED, McCallum RW. Gastrointestinal Pharmacology and Therapeutics Philadelphia: Lippincott-Raven 1998.

Siewert JB, Blum AL, Farthmann EH, Lankisch PG (Hrsg). Interdisziplinäre Gastroenterologie: Notfalltherapie. Berlin, Heidelberg, New York: Springer 1982.

Skadhauge E, Heintze K. Intestinal Secretion. Lancaster: MTP-Press 1994.

Sleisenger MH, Fordtran JS (Hrsg). Gastrointestinal Diseases. Philadelphia: Saunders 1993.

# 17 Röntgenkontrastmittel

K. Brune und S. Krebs

Diagnostisch verwertbare Kontraste werden durch gasförmige, flüssige oder feste Substanzen erzeugt, die die Eigenschaft besitzen, Röntgenstrahlen mehr oder weniger als das umliegende Gewebe zu absorbieren. Es kann deshalb zwischen negativen Kontrastmitteln (Dichtekontrastmitteln) und positiven Kontrastmitteln (Ordnungszahlkontrastmitteln) unterschieden werden. Allgemein gilt:

> Atome mit *hoher Ordnungszahl* **absorbieren Röntgenstrahlen** stärker als solche mit *niedriger Ordnungszahl*.

Da der menschliche Körper überwiegend aus »leichten« Atomen aufgebaut ist, können »schwere« Atome, z.B. das Jod- oder Bariumatom, prinzipiell mit Hilfe von Röntgenstrahlen im Körper dort geortet werden, wo sie in genügender Konzentration (mindestens 2%ige Konzentration im Zielorgan) vorhanden sind.

> Wenn »schwere« Atome an Moleküle gebunden sind, die sich in bestimmten Körperregionen *(Kompartimenten)* anreichern oder anreichern lassen, so läßt sich mit ihnen eine **selektive Darstellung** dieser Regionen erreichen.

Außerdem ist die Absorption der Röntgenstrahlen abhängig von der durchstrahlten Gewebeschicht und ihrer Dichte. Negative Kontrastmittel (z.B. $CO_2$: Tab. 17-1a) erniedrigen die Dichte über Verdrängung von Gewebe und erreichen so eine verbesserte Darstellung.

Diesen grundsätzlichen Möglichkeiten sind praktische **Grenzen** gesetzt; denn kontrastgebende Konzentrationen sind wegen drohender Nebenwirkungen nur in bestimmten Kompartimenten und mit relativ atoxischen Molekülen (Atomen) zu erreichen. In der Praxis werden durch lokale Applikationen negativer und positiver Kontrastmittel **Darstellungen** erreicht von:

- Körperoberflächen und Hohlorganen (Magen-Darm-Kanal, Urogenitaltrakt, Lunge etc.)
- dem Blut- und Lymphgefäßsystem
- Gelenken
- den Liquorräumen

Die dazu gebrauchten positiven **Kontrastmittel** sollen entweder *wasserunlöslich* sein, so daß keine Resorption ins Körperinnere erfolgt (z.B. Bariumsulfateinläufe), oder so *atoxisch*, daß die lokalen Schädigungen auch bei hohen Konzentrationen gering sind. Auf der anderen Seite wird die Fähigkeit der exkretorischen Systeme, Leber (Galle) und Niere (Urin), ausgenutzt, um in den ableitenden Gallen- und Harnwegen *kontrastgebende Konzentrationen* der mit dem Blut zugeführten Kontrastmittel zu erreichen.

Die Darstellung der Blutbahn und der exkretorischen Systeme steht heute quantitativ weit im Vordergrund. Auf die seltene und in die Hand des Spezialisten gehörende Broncho-, Lympho- und Myelographie wird hier nicht eingegangen.

**Tab. 17–1a.** Negative Röntgenkontrastmittel: Einteilung und Indikationen

| | | Handelsname | Indikation(en) |
|---|---|---|---|
| Gasförmig | Luft<br>$CO_2$<br>$N_2$ | | Doppelkontrastdarstellung des Verdauungstraktes und bei Arthrographien |
| Flüssig | Wasser<br>isotonische Kochsalzlösung<br>Mannitollösung | | Doppelkontrastdarstellung des Verdauungstraktes und bei Arthrographien |
| Emulsionen | Paraffinemulsion | | Doppelkontrastdarstellung des Verdauungstraktes |
| (Noch in der Entwicklung) | Perfluoroctylbromidemulsion (PFOB) | Imagent (Alliance Pharm. Corp., Phase III) | i.v. Kontrastmittel zur Angiographie, Doppelkontrastdarstellung Ultraschallkontrastmittel |

**Tab. 17-1b.** Positive Röntgenkontrastmittel: Einteilung, chemische Strukturen und Indikationen

| Freiname Salz(e) | Handelsname(n)[1] | Strukturformel | Jodatome/osmot. aktive Teilchen | Indikation(en)[2] |
|---|---|---|---|---|
| **Bariumhaltige Kontrastmittel** | | | | |
| Bariumsulfat | Micropaque Microtrast | $BaSO_4$ | – | Darstellung des Verdauungstraktes |
| **Wasserlösliche Jodhaltige Kontrastmittel (Trijodbenzoesäurederivate u. ä.)** | | | | |
| | | Trijodbenzol    Trijodbenzoesäurederivate | 3/1 | – |
| *Monomere ionische Kontrastmittel* | | | | |
| Iopodate (Natriumsalz) | Biloptin® | $CH_2-CH_2-COO^\ominus\ Na^\oplus$ ... $N=CH-N\begin{smallmatrix}CH_3\\CH_3\end{smallmatrix}$ | 3/2 | p. o. Cholezysto(cholangio)graphie |
| Amidotrizoesäure (= Diatrizoesäure) (Natriumsalz + Megluminsalz, Natriumsalz + Lysinsalz, Lysinsalz) | Gastrografin® Peritrast® Urografin® Urovison® | $COO^\ominus\ Na^\oplus$ oder $MG^\oplus$ oder $Lys^\oplus$ ... $H_3C-C-HN$ ... $NH-C-CH_3$ | 3/2 | i. v. Urographie retrograde Urographie Angiographie Darstellung des Verdauungstraktes |
| Iotalaminsäure (Megluminsalz, Natriumsalz, Natriumsalz + Megluminsalz) | Conray® | $COO^\ominus\ Na^\oplus$ oder $MG^\oplus$ ... $H_3C-C-HN$ ... $C-NH-CH_3$ | 3/2 | i. v. Urographie retrograde Urographie Angiographie Darstellung von Körperhöhlen |

**Tab. 17-1b.** (Fortsetzung)

| | | | |
|---|---|---|---|
| Ioxitalaminsäure (Megluminsalz, Natriumsalz + Megluminsalz) | Telebrix® | 3/2 | i. v. Urographie<br>Angiographie<br>Darstellung des Magen-Darm-Traktes |

*Dimere ionische Kontrastmittel*

| | | | |
|---|---|---|---|
| Iotroxinsäure (Dimegluminsalz) | Biliscopin® | 6/3 | i. v. Cholezystocholangiographie |
| Ioxaglinsäure (Megluminsalz + Natriumsalz) | Hexabrix® | 6/2 | Angiographie<br>Arthrographie |

*Monomere nichtionische Kontrastmittel*

| | | | |
|---|---|---|---|
| Iopamidol | Solutrast® | 3/1 | i. v. Urographie<br>Angiographie<br>Myelographie |

[1] Die angegebenen Handelsnamen sind nur ausgewählte Beispiele. Oft werden die angegebenen Markennamen (®) noch durch verschiedene Zusatzbezeichnungen ergänzt, die auf Indikation und Applikation des Präparates hinweisen.

[2] Die verschiedenen Verwendungsmöglichkeiten für ein Röntgenkontrastmittel sind jeweils in Übersicht aufgeführt. Für das einzelne Handelspräparat werden vom Hersteller Indikationen und Applikationsweisen jeweils festgelegt.

MG = Methylglucamin (Meglumin)
Lys = Lysin

**Tab. 17-1b.** (Fortsetzung)

| Freiname Salz(e) | Handelsname(n)[1] | Strukturformel | Jodatome/osmot. aktive Teilchen | Indikation(en)[2] |
|---|---|---|---|---|
| Iohexol | Omnipaque® | | 3/1 | i.v. Urographie<br>Angiographie<br>CT<br>Darstellung von Körperhöhlen |
| Iopromid | Ultravist® | | 3/1 | i.v. Urographie<br>Angiographie<br>Darstellung von Körperhöhlen |
| Ioversol | – | | 3/1 | i.v. Urographie<br>Angiographie |
| Iopentol | Imagopaque® | | 3/1 | i.v. Urographie<br>Angiographie |
| Iomeprol | Imeron® | | 3/1 | i.v. Urographie<br>Angiographie<br>CT<br>Darstellung von Körperhöhlen |

**Tab. 17-1b.** (Fortsetzung)

| Iobitridol | Xenetix® | [structure] | 3/1 | i.v. Urographie<br>Angiographie<br>CT |
|---|---|---|---|---|

*Dimere nichtionische Kontrastmittel*

| Iotrolan | Isovist® | [structure] | 6/1 | Myelographie<br>indirekte Lymphangiographie<br>Darstellung des Verdauungstraktes |
|---|---|---|---|---|
| Iodixanol | Visipaque | [structure] | 6/1 | i.v. Urographie<br>Angiographie<br>CT |

[1] Die angegebenen Handelsnamen sind nur ausgewählte Beispiele. Oft werden die angegebenen Markennamen (®) noch durch verschiedene Zusatzbezeichnungen ergänzt, die auf Indikation und Applikation des Präparates hinweisen.

[2] Die verschiedenen Verwendungsmöglichkeiten für ein Röntgenkontrastmittel sind jeweils in Übersicht aufgeführt. Für das einzelne Handelspräparat werden vom Hersteller Indikationen und Applikationsweisen jeweils festgelegt.

MG = Methylglucamin (Meglumin)
Lys = Lysin

Tab. 17-1b. (Fortsetzung)

| Freiname Salz(e) | Handelsname(n)[1] | Strukturformel | Jodatome/osmot. aktive Teilchen | Indikation(en)[2] |
|---|---|---|---|---|
| **Wasserunlösliche feste jodhaltige Kontrastmittel** | | | | |
| Iopydol + Iopydon | – | $\text{CH}_2\text{-CH-CH}_2\text{-OH}$ mit OH; Pyridon-Ring mit N; + Pyridon-Ring mit N–H | 2/1 + 2/1 | Bronchographie Zystographie Laryngographie |
| **Ölige jodhaltige Kontrastmittel** | | | | |
| Fettsäureethylester des jodierten Oleum Papaveris (Mohnöl) | Lipiodol® | | | Lymphographie Fistulographie |

[1] Die angegebenen Handelsnamen sind nur ausgewählte Beispiele. Oft werden die angegebenen Markennamen (®) noch durch verschiedene Zusatzbezeichnungen ergänzt, die auf Indikation und Applikation des Präparates hinweisen.
[2] Die verschiedenen Verwendungsmöglichkeiten für ein Röntgenkontrastmittel sind jeweils in Übersicht aufgeführt. Für das einzelne Handelspräparat werden vom Hersteller Indikationen und Applikationsweisen jeweils festgelegt.
MG = Methylglucamin (Meglumin)
Lys = Lysin

## ▶ Stoffeigenschaften

Alle für die genannten Hauptindikationen gebräuchlichen Kontrastmittel lassen sich vom *Trijodbenzol* ableiten (Tab. 17-1b). Das sehr stabil gebundene *Jod* ist dabei das **kontrastgebende Atom**. Trijodbenzol ist sehr *lipophil* und *toxisch*. Es wird selbst *nicht* als Kontrastmittel verwendet.

Die **Einführung einer Carboxylgruppe** in Trijodbenzol und von einer **Acylgruppe** führt zu deutlich weniger lipophilen, relativ großen Molekülen (MG > 400) (z.B. Iopodate: Tab. 17-1b). Diese Derivate werden im Magen-Darm-Trakt resorbiert und im Plasma bis zu ca. 95% an Proteine gebunden *(lipophile Eigenschaft)*. Sie werden daher nur langsam renal eliminiert *(geringe Filtration)*, aber aktiv in Leberzellen aufgenommen, zum Teil metabolisiert und biliär ausgeschieden. Sie dienen zur p. o. *Cholangiographie*.

Die **Einführung einer Carboxylgruppe** in Trijodbenzol und von zwei hydrophilen Acyl- oder Säureamidresten führt zu sehr *hydrophilen* Kontrastmitteln (z.B. Amidotrizoesäure: Tab. 17-1b). Diese Kontrastmittel werden nur noch in geringem Umfang intestinal resorbiert und nur zu ca. 2–10% im Plasma an Proteine gebunden. Deshalb werden sie nach i.v. Applikation überwiegend durch glomeruläre Filtration renal eliminiert. Diese Kontrastmittel dienen in erster Linie der i.v. *Urographie*. Hydrophile Kontrastmittel können auch zur Gefäßdarstellung verwendet werden. Dabei ist die *geringe Proteinbindung* und *geringe Lipophilie* eine wertvolle Eigenschaft, da sich das Verteilungsvolumen auf den intravasalen/interstitiellen Raum beschränkt und die Funktionen biologischer Membranen weniger stark gestört werden. Die hohe Osmolalität und Viskosität hochprozentiger Lösungen der monomeren ionischen Kontrastmittel (z.B. 60–76%ige Lösungen von Amidotrizoesäuresalzen) stellen einen erheblichen Nachteil (s.u.) dar. Um diese Nachteile zu vermindern, sind einerseits »**Dimere**« urographischer Säuren entwickelt worden, die bei gleichem Jodgehalt durch die geringere Molekülanzahl entsprechend weniger osmotisch aktiv sind (z.B. Ioxaglinsäure: Tab. 17-1b). **Hydrophile** Dimere werden vor allem zur *Angiographie* gebraucht, **lipophile** aus den oben genannten Gründen zur i.v. *Cholangiographie*. Der Ersatz einer Säuregruppe solcher Dimere durch eine andere hydrophile, aber nicht dissoziierbare Gruppe führt zu einer weiteren Verringerung der Osmolalität. Die gleiche Manipulation läßt sich auch am Trijodbenzolmolekül durchführen. Es entstehen dann dimere nichtionisierbare Kontrastmittel, die in kontrastgebenden Konzentrationen nicht mehr oder nur noch geringgradig hyperosmolal, blutisotonisch, isohydrisch und meist niedrig viskos sind. Einige dieser nichtionischen Kontrastmittel sind in wäßriger Lösung nicht dauerhaft stabil.

Alle jodhaltigen Kontrastmittel sind lichtempfindlich und spalten unter Lichteinfluß reines Jod ab.

## ▶ Pharmakodynamik

> Röntgenkontrastmittel sind **Diagnostika** und sollten möglichst **keine pharmakodynamischen Wirkungen** haben. Diejenigen, die sie haben, sind Nebenwirkungen.

Obwohl Kontrastmittel relativ harmlose Medikamente sind ($LD_{50}$ im Tierversuch ca. 10–20 g/kg! bei parenteraler Applikation), kommen **Nebenwirkungen** beim Menschen *häufig* vor (Tab. 17-2). Wenn man sich klar macht, daß zur i.v. Pyelographie zwischen 20 und 80 g! (Salz) Kontrastmittel injiziert werden, wird das verständlich. Alle relevanten Nebenwirkungen lassen sich auf folgende **Eigenschaften der injizierten Kontrastmittel** zurückführen:

▷ *Die Hyperosmolalität:*
Sie bedingt in der Nähe der Injektionsstelle:
● Wassereinstrom aus den Zellen der Umgebung und damit eine Volumenvergrößerung. Die Konsequenzen sind:
Endothelablösung, Geldrollenbildung der Erythrozyten, Vasodilatation, Schmerz und gelegentlich Thrombosen (Infarkte)

**Tab. 17-2.** Inzidenz von Nebenwirkungen bei Kontrastmittelanwendung (% aller Anwendungen)

|  | Leicht | Schwer | Letal |
|---|---|---|---|
| Urographie (i.v.) | 2–10 | 0,01–0,1 | 0,00025–0,003 |
| Cholangiographie (i.v.) | 5–15 | 0,05–0,2 | 0,001–0,03 |
| Lymphographie | > 10 | > 0,5 | 0,01 |
| Angiographie (zerebral) | > 10 | > 0,5 | 0,02 |
| Aortographie (translumbal) | > 10 | > 0,5 | 0,1 |
| Koronarographie | > 10 | > 0,5 | 0,2 |

- Im gut durchbluteten Gewebe, d. h. mit geringer Verzögerung:
  $Na^+$-, $K^+$- und $Ca^{2+}$-Verschiebungen durch das Kontrastmittel und die dazugehörigen Kationen. Dadurch kommt es zu:
  – Histaminfreisetzung aus Mastzellen, Aktivierung von Komplement, Aktivierung von Gerinnungsfaktoren, anaphylaktoiden Reaktionen, Mikroembolien, Schock und Verbrauchskoagulopathien
  – kardialen Arrhythmien, Kontraktionsschwäche des Herzmuskels und – vor allem bei einer entzündlichen oder traumatischen Vorschädigung der sog. Blut-Liquor-Barriere (z. B. Meningitis) – zu funktionellen Veränderungen im ZNS (epileptische Anfälle); zu Kreislaufschäden, von der passageren Hypotonie bis zum Herzstillstand

▷ *Interaktionen mit funktionellen Membranmolekülen (Lipophilie):*
Dieser Effekt ist um so ausgeprägter, je größer die Lipophilie des Kontrastmittels ist, d. h. er korreliert normalerweise mit dem Grad der Proteinbindung und tritt besonders bei Gallenwegskontrastmitteln auf.

Diese Interaktionen führen zu:
- Enzymhemmung: z. B. Hemmung der Acetylcholinesterase im Bereich des Herzschrittmachers, d. h. es kommt z. B. zu Bradykardie.
- Beeinflussung der zellulären Ionenpumpen, d. h., die beschriebenen Elektrolytverschiebungen werden verstärkt.
- Blockade von Transportmechanismen in Blut, Leber und Niere, d. h.
  – andere Pharmaka werden aus Plasmaproteinbindungen freigesetzt; es kommt
  – zur verminderten Ausscheidung von z. B. Bromsulftalëin in der Galle und
  – zur verminderten Rückresorption von Harnsäure in den Nierentubuli und damit unter Umständen zu Uratsteinbildung und Koliken.

Alle Kontrastmittel zeigen eine relativ sehr geringe Affinität zu den genannten und vermutlich vielen anderen funktionell wichtigen Makromolekülen. Ihre hohe Konzentration, vor allem im Bereich des Plasmaraums, kann trotzdem zu erheblichen funktionellen Störungen führen.

Vor allem renal eliminierte Kontrastmittel wirken wie osmotische Diuretika. Exsikkosen und Nierenschäden können sich aus dieser Wirkung entwickeln. Vorsicht ist deshalb insbesondere bei Patienten mit bestehenden Nierenfunktionsstörungen, gleichzeitiger Therapie mit nephrotoxischen Arzneimitteln, Leberinsuffizienz, Paraproteinämien, schweren Herz-Kreislauf-Erkrankungen sowie starker Dehydratation geboten.

▷ *Freisetzung von Jod:*
Schließlich sei noch erwähnt, daß aus Kontrastmitteln in geringem Umfang Jod freigesetzt wird. Schilddrüsendysfunktionen können auftreten. Bei manifester Schilddrüsenüberfunktion kann die Gabe jodhaltiger Kontrastmittel zu einer thyreotoxischen Krise führen.

Schilddrüsenfunktionsteste, die auf der Messung der Jodidaufnahme der Schilddrüse basieren, sind für Wochen gestört. Hohe Kontrastmittelfunktionen können außerdem die Laborwerte, z. B. von Bilirubin, Protein, Eisen, Kupfer, Calcium und Phosphor, verfälschen.

Als weitere Wechselwirkungen erwähnenswert sind die erhöhte Gefahr von Lactatacidose bei gleichzeitiger Anwendung von Antidiabetika vom Biguanidtyp vor allem bei vorbestehender diabetischer Nephropathie und die verstärkte konvulsive Wirkung bei gleichzeitiger Therapie mit Neuroleptika oder Antidepressiva.

### ◆ Pharmakokinetik

Wesentliche Aspekte der Pharmakokinetik ergeben sich aus den Stoffeigenschaften der Kontrastmittel. Nur einige Cholangiographika werden nach p. o. Applikation in nennenswertem Umfang **resorbiert**. Die **Verteilung** aller systemisch angewendeten Kontrastmittel erfolgt im extrazellulären Wasserraum, wobei die α-Phase(-Verteilung) ca. 10–30 Min. beträgt. Bei normaler Nieren- und Leberfunktion erfolgt die Elimination der Harnwegskontrastmitteln zu ca. 90% über die Nieren. Die Cholangiographika werden zu ca. 70–90% biliär und 10–30% renal eliminiert. Bei der *biliären* Elimination ist die Eliminationsgeschwindigkeit im diagnostischen Bereich häufig dosisabhängig, d. h. es liegt eine Sättigungskinetik vor. Die renale Elimination folgt typischerweise einer Kinetik 1. Ordnung. Die Plasmahalbwertszeiten der Harnwegskontrastmittel liegen im Bereich von 1–3 Std., der Cholangiographika im Bereich von > 2 Std.

### ◆ Therapeutische Verwendung

Röntgenkontrastmittel stellen immer noch die quantitativ **wichtigsten diagnostischen Pharmaka** dar. Obwohl sie relativ »atoxisch« sind, führen sie aufgrund der erforderlichen hohen Dosierung häufig zu Nebenwirkungen. Meist stehen leichte Nebenwirkungen im Vordergrund (Tab. 17-3), aber schwere Zwischenfälle sind nicht selten (Tab. 17-2). Allerdings hat sich inzwischen die Risikosituation durch den Einsatz moderner **nichtionischer niederosmolarer Kontrastmittel** verbessert (bessere lokale und Allgemeinverträglichkeit). Bei ihrer Anwendung sind insbesondere die akuten Nebenwirkungen am Herz-

**Tab. 17-3.** Kontrastmittelnebenwirkungen: Klassifizierung

| Leicht | Schwer |
|---|---|
| **Am Injektionsort:** Hitzegefühl, Schmerzen, Hautrötung | |
| **Allgemein:** Übelkeit, Erbrechen, metallischer Geschmack, Schweißausbruch | Glottisödem, Lungenödem |
| Urtikaria, Exanthem, Ödeme, Bronchospasmus, Dyspnoe | Arrhythmien, Herzinfarkt, Herzstillstand |
| Brust-, Bauch- und Kopfschmerzen, Muskelkrämpfe | Schock, epileptische Krämpfe |
| Ohnmacht | Koma |

Kreislauf-System im Vergleich zu konventionellen Präparaten vermindert. Die Abnahme von leichten Nebenwirkungen und Komplikationen innerhalb der ersten Stunde nach Applikation durch den Einsatz nichtionischer niederosmolarer Kontrastmittel kann als gesichert gelten bei gleichbleibender Inzidenz anaphylaktoider und allergischer Reaktionen sowie von Funktionsstörungen der Niere und Schilddrüse; eine Abnahme des Mortalitätsrisikos wurde vermutet, ist aber nicht nachweisbar. In letzter Zeit sind allerdings vermehrt Berichte über verzögerte, d. h. nach Stunden oder Tagen auftretende, Nebenwirkungen nach der Applikation nichtionischer Kontrastmittel mit zum Teil sehr schwerem Verlauf bekannt geworden. Auch wenn das Risiko einer schweren (< 1%) oder letalen (< 0,2%) Nebenwirkung als gering angesehen werden kann, gilt weiterhin:

> Röntgendiagnostik mit Kontrastmitteln sollte *nur wenn nötig* durchgeführt werden.

Das gilt besonders, wenn man bedenkt, daß die möglichen Konsequenzen der normalerweise inapparent erfolgenden Endothelschäden (Arteriosklerose?) noch vollkommen im Dunkeln liegen.

**Literatur**

Nuhn P, Scholz F. Diagnostika. Pharmazie 1991 (Nov); 46 (11): 757–67.
Peters PE, Zeitler E (Hrsg). Röntgenkontrastmittel: Nebenwirkungen, Prophylaxe, Therapie. Berlin, Heidelberg, New York: Springer 1991.
Speck U (Hrsg). Kontrastmittel: Übersicht, Anwendung und pharmazeutische Aspekte. 4. Aufl. Berlin, Heidelberg, New York: Springer 1992.
Stacul F, Thomsen HS. Nonionic monomers and dimers. Eur Radiol 1996; 6: 756–61.
Taenzer V, Wende S (eds). Recent developments in nonionic contrast media, Stuttgart, New York: Thieme 1989.
Westhoff-Bleck M, Bleck J, Jost S. The adverse effects of angiographic radiocontrast media. Drug Safety 1991; 6 (1): 28–36.

# 18 Pharmaka zur Behandlung von Funktionsstörungen der endokrinen Organe (Hormone, Hormonanaloga, Hormonantagonisten u. a.)

H. P. T. Ammon

**Einführung in die Pharmakologie des Endokriniums (Aufbau und Funktion des endokrinen Systems)** ............ 469
Einleitung .................................. 469
Endokrine Drüsen ........................... 469
Chemie der Hormone ........................ 470
Hormonfreisetzung .......................... 470
Transport der Hormone im Blut ............. 471
Wirkung am Zielgewebe ..................... 471
Inaktivierung der Hormone .................. 472

**Pharmakologie der Hypothalamushormone (Releasing-Hormone)** ........................ 472
Allgemeine Einführung ....................... 472
Gonadorelin (GnRH) ......................... 473
Protirelin (TRH) .............................. 473
Somatoliberin (GHRH) und Sermorelin ...... 474
Corticoliberin (Corticorelin, CRH) ........... 474

**Pharmakologie der Hypophysenvorderlappenhormone** ........................ 475
Allgemeine Einführung ....................... 475
Gonadotropine und antigonadotrop wirkende Stoffe ....................................... 475
   Einleitung ................................ 475
   Follitropin (FSH) und Lutropin (LH) ....... 475
   Clomifen und Cyclofenil .................. 477
   Prolactin ................................. 479
   Bromocriptin, Metergolin, Cabergolin und Quinagolid .............................. 479
Corticotropin (ACTH) und Tetracosactid .... 480
Thyreotropin (TSH) .......................... 482
Somatotropin (STH) .......................... 482
Anhang: Somatostatin und Octreotid ........ 483
   Somatostatin ............................. 483
   Octreotid ................................. 483

**Pharmakologie der Hypophysenhinterlappenhormone** ........................ 484
Oxytocin .................................... 484
Vasopressin (= Adiuretin, ADH) ............. 485

**Pharmakologie der Pankreashormone und analog wirkender Pharmaka** ............ 487
Mittel gegen Hypoglykämien ................ 488
   Glucagon ................................. 488
   Diazoxid .................................. 491

   Octreotid ................................. 491
Antidiabetika ................................ 491
   Einleitung: Pathophysiologie des Diabetes mellitus .................................. 491
   Insulin .................................... 493
   Orale Antidiabetika ....................... 499

**Pharmakologie der Schilddrüsenhormone und Thyreostatika** ........................... 505
Schilddrüsenhormone (L-Thyroxin und Liothyronin) ................................ 507
Mittel zur Behandlung von Hyperthyreosen (Thyreostatika) ............................. 509
   Einführung: Allgemeine Eigenschaften und Wirkungen ........................... 509
   Besonderheiten einzelner Thyreostatika ... 511

**Mittel zur Regulation des Calciumstoffwechsels** ............................... 514
Einleitung: Physiologie und Pathophysiologie des Calciumstoffwechsels .................. 514
   Hyperparathyreoidismus ................. 515
   Hypoparathyreoidismus ................. 516
Parathormon ................................ 516
Nebenschilddrüsenhormon-Hemmstoffe (Diphosphonate) ........................... 517
Dihydrotachysterol .......................... 519
D-Vitamine (Calciferole) ..................... 520
Calcitonin ................................... 522
Calcium ..................................... 523

**Pharmakologie der Nebennierenrindenhormone und analog wirkender Pharmaka** . 524
Einleitung: Physiologie und Pathophysiologie der Nebennierenrindenhormone .......... 524
   Steuerung der Hormonsekretion ......... 524
   Nebennierenrindeninsuffizienz .......... 524
   Nebennierenrindenüberfunktion ........ 524
Mineralocorticoide .......................... 525
Glucocorticoide ............................. 527

**Pharmakologie der Sexualhormone, ihrer Derivate und Antagonisten** ......... 543
Androgene und Anabolika ................... 543
Antiandrogene .............................. 549
Weibliche Sexualhormone .................. 550

| | | | |
|---|---|---|---|
| Östrogene | 551 | Antigestagene | 563 |
| Antiöstrogene | 558 | Hormonale Kontrazeptiva | |
| Gestagene | 559 | (Antikonzeptiva) | 564 |

# Einführung in die Pharmakologie des Endokriniums (Aufbau und Funktion des endokrinen Systems)

## Einleitung

Neben der Nachrichtenübermittlung durch das Nervensystem gibt es eine weitere Form der **Informationsübertragung**, und zwar die mit Hilfe von **Hormonen** und einer Reihe von Peptiden. Diese werden in für sie spezifischen Drüsen oder Gewebszellen gebildet und auf spezifische Reize an das Blut abgegeben. Mit diesem gelangen sie u.a. an ihre Zielgewebe (**Botenfunktion**), die sie nach Interaktion mit entsprechenden Rezeptoren veranlassen, ihre Funktion zu ändern. In den meisten Fällen besteht dabei ein negativer Rückkopplungsmechanismus (negativer Feedback) zwischen der Hormonkonzentration im Blut und der sekretorischen Aktivität der entsprechenden Drüsen (Abb. 18-2). Die **Geschwindigkeit**, mit der hormonale Wirkungen auftreten, ist wesentlich geringer als die von Effekten, die über das Nervensystem vermittelt werden. Der Wirkungseintritt erfolgt je nach Hormon im Bereich von Minuten *(cAMP-System)* bis Stunden *(Steroidhormone)*. Die Peptidhormone sind im wesentlichen artspezifisch.

## Endokrine Drüsen

Die Lokalisation der endokrinen Drüsen zeigt die Abb. 18-1. Die Hormone dieser Drüsen sind:

**Hypothalamus:**
- *Releasing-* und *Inhibiting-Hormone* (Faktoren), die im wesentlichen die Funktion des Hypophysenvorderlappens steuern (S. 472ff., und Tab. 18-3, S. 472)
- *Oxytocin* und *Vasopressin (Adiuretin)*, die im Hypothalamus gebildet, auf neurosekretorischem Wege an den Hypophysenhinterlappen abgegeben und dort gespeichert werden

**Hypophyse:**
▷ Vorderlappen:
Hier finden sich die sog. *»tropen« Hormone* (Gonadotropine, ACTH, TSH), deren Aufgabe es ist, die Funktion der Gonaden (einschließlich der Freisetzung der Sexualhormone), der Nebennierenrinde und der Schilddrüse zu stimulieren (Tab. 18-3; S. 472). Das somatotrope Hormon *(STH)* und das melanozytenstimulierende Hormon *(MSH)* vermitteln ihre Wirkung nicht über die Freisetzung von Hormonen, sondern wirken direkt auf das Zielgewebe.

▷ Hinterlappen:
Oxytocin
Vasopressin

**Schilddrüse:**
Levothyroxin
Liothyronin
Calcitonin (parafollikuläre Zellen)

**Nebenschilddrüse:**
Parathormon
Calcitonin

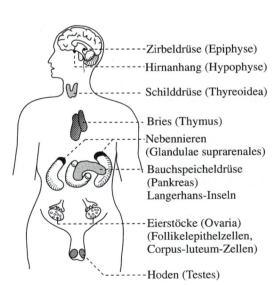

**Abb. 18-1.** Schematische Übersicht über das Inkretsystem

**Nebennieren:**
▷ Nebennierenmark:
  Adrenalin
  Noradrenalin
▷ Nebennierenrinde:
  ● *Glucocorticoide* wie:
    Cortison
    Hydrocortison (Cortisol)
    Corticosteron
  ● *Mineralocorticoide:*
    Aldosteron
    11-Desoxycorticosteron
  ● *Androgen:*
    Dihydroepiandrosteron

**Endokrines Pankreas (Langerhans-Inseln):**
Insulin
Glucagon
Somatostatin
»pancreatic polypeptide«

**Gonaden:**
▷ Testes:
  Testosteron (Leydig-Zellen)
▷ Ovarien:
  ● *Östrogene:*
    Estradiol
    Estron
    Estriol
  ● *Gestagene:*
    Progesteron

Außer in den klassischen Drüsen können Hormone auch in spezifischen Zellen verschiedener Gewebe gebildet werden (z. B. atrialer natriuretischer Faktor [ANF] im Herzvorhof; gastrointestinale Hormone, wie Gastrin, Sekretin, Cholezystokinin, »glucagon-like«-Peptide in der Duodenalschleimhaut usw.)

## Chemie der Hormone

Von der chemischen Zusammensetzung her unterscheiden wir:
▷ **Peptide:** Releasing-Hormone des Hypothalamus, ACTH, STH, Somatostatin, Oxytocin, Vasopressin, Parathormon, Calcitonin, Insulin, Glucagon, »pancreatic polypeptide«
▷ **Glykoproteine:** Gonadotropine, TSH
▷ **Steroide:** Nebennierenrindenhormone, Sexualhormone
▷ Hormone, die sich vom **Tyrosin als Vorstufe** ableiten:
  Nebennierenmarkshormone (Katecholamine), Schilddrüsenhormone

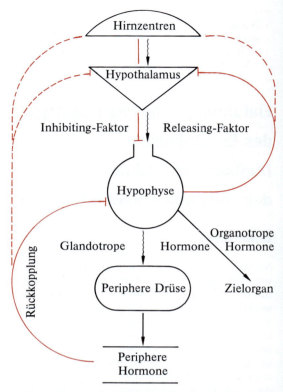

Abb. 18-2. Schematische Darstellung des Regulationssystems Hypothalamus – Hypophyse – periphere Hormondrüse. [Nach: Galvan, 1978.]

Die Adenohypophyse hat zwar, mit Ausnahme der endokrinen Pankreas-, Nebenschilddrüsen- und Nebennierenmarkfunktion, eine zentral dirigierende Stellung im Endokrinium, wird jedoch in ihrer Funktion einerseits von den Hormonen und Hormonmetaboliten der von ihr gesteuerten peripheren Drüsen, andererseits von Neurosekreten aus dem Hypothalamus gesteuert. Diese Hypothalamushormone sind Peptide mit zum Teil stimulierender Wirkung auf die Adenohypophyse, die als Releasing-Hormone (RH), Releasing-Faktoren (RF) oder Liberine bezeichnet werden (Tab. 18-3), zum Teil üben sie eine hemmende Wirkung auf die tropen Zellen der Adenohypophyse aus und werden dann als Release-Inhibiting-Hormone (RIH) bzw. -Faktoren (RIF) Inhibine oder Statine bezeichnet.

⤳ Stimulierung
⊢ Hemmung

## Hormonfreisetzung

Die Freisetzung von Schilddrüsenhormonen, Glucocorticoiden und Sexualhormonen wird über die **Hypothalamus-Hypophysen-Achse** unter Vermittlung der Releasing-Hormone und Inhibiting-Hormone des Hypothalamus und entsprechender »troper« Hormone des Hypophysenvorderlappens gesteuert. Die Se-

kretion der Releasing-Hormone und der »tropen« Hormone des Hypophysenvorderlappens unterliegt
- einer negativen Rückkopplung *(negativer Feedback)* durch die Konzentration der peripher freigesetzten Hormone im Blut
- Einflüssen übergeordneter Zentren des ZNS (Abb. 18-2)
▷ Für die Abgabe von *Parathormon* und *Calcitonin* spielt der **Calciumspiegel** eine wesentliche Rolle.
▷ Für die Abgabe von *Insulin* und *Glucagon* spielt der **Glucosespiegel** im Blut sowie, was das Insulin betrifft, eine Reihe **gastrointestinaler Hormone/Peptide** eine wesentliche Rolle.
▷ Die Abgabe von *Vasopressin* wird vornehmlich über die **Osmolarität** des Blutes geregelt.
▷ Die Sekretion von *Katecholaminen* aus dem Nebennierenmark steht schließlich im Zusammenhang mit dem jeweiligen **Sympathikustonus**.

Die Abgabe von Hormonen aus ihren Drüsen wird darüber hinaus von weiteren Faktoren beeinflußt.
▷ Einen **besonderen Rhythmus** in der Sekretion finden wir bei:
- *ACTH, Glucocorticoiden* (24-Stunden-Rhythmus, »innere Uhr«)
- *FSH, LH, Östrogenen, Progesteron* (ovarieller und menstrueller Zyklus)
▷ Unter **Streßbedingungen** erfolgt vor allem eine erhöhte Sekretion von *Katecholaminen* und *Glucocorticoiden*.
▷ Relativ **konstant** ist die Sekretion von *Schilddrüsenhormonen*.

## Transport der Hormone im Blut

Der Transport der Hormone erfolgt durch das Blut. Ein Teil der Hormone wird **in ungebundener Form**, ein anderer Teil (Schilddrüsenhormone, Steroidhormone) mehr oder weniger **gebunden an bestimmte Proteine** (z.B. thyroxinbindendes Globulin bzw. Präalbumin; corticoid- und sexualhormonbindendes Globulin) transportiert.

Als Hormon wirksam ist nur die nicht gebundene Form.

## Wirkung am Zielgewebe

Obwohl die Hormone über den Blutweg an alle Gewebe herangebracht werden, veranlassen sie nur an gewissen Organen ganz spezifische Reaktionen. Der Grund dafür ist, daß sie von einem Gewebe nur dann erkannt werden, wenn dieses über **hormonspezifi**sche **Rezeptoren** verfügt. Solche Rezeptoren können auf der **äußeren Seite der Zytoplasmamembran** lokalisiert sein und sind zuständig für diejenigen Hormone, die sich eines **»second messenger«** bedienen. Dazu gehören vor allem Hormone, die auf das Adenylatcyclase-cAMP-System wirken (Tab. 18-1), sowie das Insulin. Erstere führen über die *Erhöhung des cAMP* (2. Bote = »second messenger«) u. a. zur Aktivierung von Enzymen (z.B. Phosphorylase, hormonabhängige Fettgewebslipase). Die Kaskade der Ereignisse zeigt die Abb. 1-9 (S. 10). Der Abbau des cAMP und damit seine biologische Inaktivierung erfolgt durch Phosphodiesterasen.

Eine weitere Form der Signalübertragung mit Hilfe von »second messenger« erfolgt über die Aktivierung der membranständigen Phospholipase C (PLC) und die Bildung von *Inositoltrisphosphat* ($IP_3$) und *Diacylglycerin* (DAG) (Tab. 18-2). Die Vorgänge sind in Abb. 2-13 (S. 70) illustriert.

**Tab. 18-1.** Beispiele für Aktivatoren und Inhibitoren des Adenylatcyclasesystems

| Aktivatoren | Inhibitoren |
|---|---|
| β-adrenerge Substanzen | $\alpha_2$-adrenerge Substanzen |
| Adenosin ($A_2$-Rezeptoren) | Adenosin ($A_1$-Rezeptoren) |
| ACTH | Enkephalin/Morphin |
| Glucagon | Somatostatin |
| Prostaglandin $E_1$ | Muscarinerge Substanzen |
| VIP (»vasointestinal peptide«) | Dopamin ($D_2$-Rezeptoren) |
| Vasopressin | 5-Hydroxytryptamin ($5-HT_1$-Rezeptoren) |
| 5-Hydroxytryptamin ($5-HT_X$-Rezeptoren) | |
| Histamin | |

**Tab. 18-2.** Beispiele für Gewebe und Zellen, bei denen Stimulatoren die Aktivierung der $PIP_2$-spezifischen Phospholipase C hervorrufen

| Gewebe/Zelle | Stimulus |
|---|---|
| Gehirn | Acetylcholin |
| Pankreas | Acetylcholin, Cholezystokinin |
| Leber | Adrenalin, ATP, Vasopressin, Angiotensin |
| Blutplättchen | PAF (»platelet activating factor«), Vasopressin |
| Ganglien (Sympathikus) | Vasopressin |
| Nebenniere (Kortex) | Angiotensin |
| Neutrophile Leukozyten | N-Formyl-Methionin-Leucin-Phenylalanin |
| Langerhans-Inseln | Glucose |
| Photorezeptoren | Photonen |
| Myometrium | Oxytocin, Vasopressin |
| Dezidua | Oxytocin, Vasopressin |

**Tab. 18-3.** Releasing-Hormone (RH) und die von ihnen stimulierten tropen Hormone der Hypophyse

| | | | |
|---|---|---|---|
| Thyreotropin-Releasing-Hormon | TRH ⟶ | Thyreotropin | TSH |
| Gonadotropin-Releasing-Hormon | GnRH | Luteinisierungshormon | LH |
| | | Follikelstimulierendes Hormon | FSH |
| Somatotropin-Releasing-Hormon | GHRH ⟶ | Somatotropin | HGH |
| Prolactin-Releasing-Hormon | PRH ⟶ | Prolactin | PRL |
| Corticotropin-Releasing-Hormon | CRH ⟶ | Corticotropin | ACTH |
| Melanotropin-Releasing-Hormon | MSH-RH ⟶ | Melanotropin | MSH |

Während IP$_3$ intrazellulär gespeichertes Calcium – vorwiegend aus dem endoplasmatischen Retikulum – in das Zytosol freisetzt, führt DAG zur Phosphorylierung von Proteinen über eine Aktivierung der Proteinkinase C (PKC).

Über die Interaktion von Insulin mit seinem Rezeptor s. S. 497.

**Hormonrezeptoren** können sich aber auch **im Zellinneren** befinden. Hormone, die sich an diese Rezeptoren binden, müssen zuerst die Zytoplasmamembran **permeieren**. Zu ihnen gehören die Steroidhormone und die Schilddrüsenhormone. Durch jeweilig unterschiedliche Derepression (Abb. 18-34, S. 532) an der DNA, wodurch es dann zur Synthese einer entsprechenden RNA kommt, wird letztlich eine vermehrte Bildung der für die Wirkung(en) der jeweiligen Hormone zuständigen Proteine (Enzyme) erzielt (Kap. 1, Abb. 1-7, S. 7).

Hormonrezeptoren sind keine statischen Strukturen, sondern unterliegen einer **Regulation** (Rezeptorzahl/Ligandenaffinität) durch Hormone selbst (z. B. Insulinkonzentration im Blut reguliert Zahl der Insulinrezeptoren).

## Inaktivierung der Hormone

Die Inaktivierung der **Peptidhormone** erfolgt verhältnismäßig rasch. Die Plasmahalbwertszeit liegt im Bereich von 1 bis zu 10 Min. **Steroidhormone** werden langsamer inaktiviert. Hier finden sich Plasmahalbwertszeiten von 10–110 Min. Die längste Halbwertszeit weisen die **Schilddrüsenhormone** auf (1–7 Tage).

GnRH: Oxo-Pro – His – Trp – Ser – Tyr – Gly – Leu – Arg – Pro-NH$_2$
TRH: Oxo-Pro – His – Pro-NH$_2$

**Abb. 18-3.** Aminosäuresequenz bzw. Zusammensetzung von Gonadorelin und Protirelin

Abzutrennen ist gerade bei denjenigen Hormonen, die über eine Steigerung der Protein-(Enzym-)Synthese wirken, die Plasmahalbwertszeit von der **biologischen Halbwertszeit**.

Nicht nur, daß der Hormoneffekt dieser Stoffe erst mit einer gewissen Latenz (Stunden bis Tage) sichtbar wird, auch die Wirkungsdauer geht über die Anwesenheit erhöhter Hormonkonzentrationen hinaus.

Für die **Inaktivierung** von Hormonen ist vor allem die *Leber* zuständig *(Biotransformation)*. Aber auch Zielgewebe können gewisse Hormone (z. B. Insulin, Katecholamine) inaktivieren.

# Pharmakologie der Hypothalamushormone (Releasing-Hormone)

## Allgemeine Einführung

**Releasing-Hormone**, auch als Releasing-Faktoren oder Liberine bezeichnet – (Tab. 18-3), sind Oligopeptide (Abb. 18-3). Sie werden *im Hypothalamus gebildet* und gelangen auf direktem Blutweg (Pfortadergefäße) zur Hypophyse, wo sie die Sekretion entsprechender Hypophysenhormone stimulieren (Abb. 18-2). Sie vermitteln ihre Wirkung über das cAMP-Adenylatcyclase-System (GRH, CRH) bzw. über die Phospholipase-C-Proteinkinase-C-Kaskade (GnRH, TRH). Ihre *Freisetzung* wird durch hypothalamisches Dopamin, Noradrenalin, Serotonin und möglicherweise auch über Opiatrezeptoren moduliert.

**Medizinische Verwendung** der Releasing-Hormone bzw. deren Analoga finden:
- Gonadorelin (GnRH)

Tab. 18-4. Dosierung von Releasing-Hormonen

| | Freiname | Handelsname | Dosis |
|---|---|---|---|
| LH-RH-Agonisten | Gonadorelin (Gonadotropin-Releasing-Hormon, GnRH) | Lutrelef®<br>Relefact® LH-RH | 0,1 mg i.v. (Mann)　　Einmaldosis<br>0,025 mg i.v. (Frau)　　zur Diagnosestellung |
| | Triptorelin | Decapeptyl® | 0,5 mg s.c. über 7 Tage,<br>dann 0,1 mg s.c. täglich |
| | Leuprorelin | Enantone® u.a. | 1,0 mg s.c. täglich |
| | Buserelin | Profact®<br>Suprecur® | zunächst 3 × tägl. 0,5 mg über 8 Tage s.c.,<br>dann intranasal 1,2 mg auf 12 Sprühstöße<br>über den Tag verteilt |
| | Goserelin | Zoladex® | Implantat ⌀ 120 µg/Tag |
| | Nafarelin | Synarela® | 2 × tägl. 0,2 mg |
| | Protirelin (Thyreotropin-Releasing-Hormon, TRH) | Antepan®, Relefact® TRH,<br>Thyroliberin 200 TRH Merck® | 200 oder 400 µg i.v. als<br>Einmaldosis zur Diagnosestellung |
| | Somatorelin-Wachstums-hormon-Releasing-Hormon, GH-RH | GHRH Ferring | 1 µg/kg KG als<br>Einmaldosis i.v. zur Diagnosestellung |
| | Sermorelin | Geref 50® | 1 µg/kg KG als<br>Einmaldosis i.v. zur Diagnosestellung |
| | Corticorelin (Corticotropin-Releasing-Hormon, CRH) | CRH Ferring | 100 µg i.v. zur Diagnosestellung |

- Protirelin (TRH)
- Somatorelin (GH-RH)
- Corticoliberin (CRH)

## Gonadorelin (GnRH)

**Gonadorelin** stimuliert die Abgabe von Follitropin (FSH) und Lutropin (LH) aus dem Hypophysenvorderlappen.

◆ **Therapeutische Verwendung**

**Gonadorelin** wird zu diagnostischen Zwecken bei *hypothalamisch bedingten* Hypophysen- und gonadalen Dysfunktionen verwendet, es wird weiter angewandt bei *verzögerter* Pubertät, Kryptorchismus und Hypogonadismus. Beim Mann kann die Testosteronproduktion *stimuliert* und die Fertilität hergestellt werden. Bei der Frau wird die Induktion der Ovulation durch Gonadorelin verbessert. Dabei bietet die Verwendung von Gonadorelin einige Vorteile gegenüber der Anwendung von Gonadotropinen. Sie bestehen in der Aufrechterhaltung des hypophysen-ovariellen Feedbackmechanismus und einer gesteigerten Sicherheit. Mehrlingsschwangerschaften durch Überstimulation der Ovarien sind weniger häufig als nach Gonadotropinen.

● **Unerwünschte Wirkungen:** Über unerwünschte Wirkungen liegen bei der diagnostischen Verwendung außer dem Auftreten von Kopfschmerzen keine Angaben vor. Bei längerdauernder Anwendung der LH-RH-Agonisten kann es wegen des Entzugs der Geschlechtshormone zu Hitzewallungen mit Schweißausbrüchen, Libidoverlust und Impotenz kommen. Beim Nafarelin sind weiter Ovarialzysten, Verlust an Knochenmasse sowie psychische Veränderungen beobachtet worden.

● **Kontraindikationen:** Bei Langzeitanwendung sind dies nachgewiesene Hormonunempfindlichkeit sowie chirurgische Kastration, Schwangerschaft und Stillzeit sowie Osteoporose.

● **Handelsnamen und Dosierung:** Tab. 18-4

## Protirelin (TRH)

**Protirelin** stimuliert die Abgabe von Thyreotropin (TSH) aus dem Hypophysenvorderlappen und führt so zum Anstieg von TSH und letztlich $T_3$ und $T_4$ im Blut. Es bewirkt nicht nur eine Freisetzung von TSH und Prolactin, es wird auch als Neurotransmitter angesehen.

**Tab. 18-5.** Diagnostische Anwendung des TRH-Tests

- Nachweis bzw. Ausschluß von Hyperthyreosen
- Differentialdiagnostik von endokrinen Ophthalmopathien
- Klassifizierung autonomer Adenome bezüglich Dekompensationsgrad
- Erfassung von larvierten Hypothyreosen
- Differentialdiagnostik primärer, sekundärer und tertiärer Hypothyreosen
- Beurteilung ausreichender Dosierung bei Schilddrüsenhormontherapie von Schilddrüsenkarzinomen, primären Hypothyreosen, suppressiver Strumatherapie und Rezidivprophylaxe
- Verlaufskontrolle in der Therapie von Hyperthyreosen
- Teilaspekt einer Hypophysen- bzw. Hypothalamusfunktionsprüfung

### ◆ Therapeutische Verwendung

Protirelin dient diagnostischen Zwecken bei Erkrankungen der Hypothalamus-Hypophysen-Schilddrüsenachse (**TRH-Test**) (Tab. 18-5). Neuerdings wird es auch zur Behandlung von **Depressionen** eingesetzt.

- **Unerwünschte Wirkungen:** Die Nebenwirkungsquote (Tab. 18-6) wird auf 10% geschätzt.

- **Kontraindikationen:** Schwangerschaft. Bei Patienten mit obstruktiven Atemwegserkrankungen ist die orale der intravenösen Zufuhr von Protirelin vorzuziehen.

- **Interaktionen:** Estradiol verstärkt die Wirkung von TRH. Schilddrüsenhormone, antithyreoidal wirkende Stoffe, Corticosteroide und Levodopa können die Wirkung von TRH modifizieren. Lithium verstärkt seine Wirkung auf die Schilddrüse.

- **Handelsnamen und Dosierung:** Tab. 18-4

## Somatoliberin (GHRH) und Sermorelin

**Somatoliberin** stimuliert die Freisetzung von Wachstumshormonen aus dem Hypophysenvorderlappen. Sermorelin ist ein Analogon des Somatorelins.

### ◆ Therapeutische Verwendung

Somatoliberin dient als Diagnostikum zur Differentialdiagnose des hypophysären Zwergwuchses.

- **Unerwünschte Wirkungen:** Gelegentlich leichtes Wärmegefühl im Kopf und Oberkörper sowie leichte Geruchs- und Geschmacksstörungen

- **Interaktionen:** Somatostatin hemmt die Wirkung von Somatoliberin. Interaktionen sind auch möglich mit anderen Stoffen, die einen Einfluß auf die Freisetzung von Wachstumshormon haben.

## Corticoliberin (Corticorelin, CRH)

**Corticoliberin** stimuliert in der Hypophyse die Ausschüttung von Peptiden der Proopiomelanocortin-Familie, wie ACTH, β-Lipotropin und β-Endorphin. **ACTH** wiederum stimuliert die Ausschüttung von Cortisol aus der Nebennierenrinde.

### ◆ Therapeutische Verwendung

Corticoliberin dient der Überprüfung der corticotropen Partialfunktion des Hypophysenvorderlappens.

- **Unerwünschte Wirkungen:** Gelegentlich leichtes Wärmegefühl im Kopf-, Hals- und Oberkörperbereich sowie leichte Geruchs- und Geschmacksstörungen.

Hohe Dosen von Corticoliberin können zu Blutdruckabfall und zur Störung der koronaren Durchblutung bei Patienten mit koronarer Herzerkrankung führen.

- **Interaktionen:** Die Wirkung von Corticoliberin wird durch Glucocorticoide gehemmt.

**Tab. 18-6.** Nebenwirkungen von Protirelin

| | |
|---|---|
| Schwindelgefühl | +++ |
| Flush | +++ |
| Hypercholesterinämie | ++ |
| Harndrang | +++ |
| Übelkeit, Erbrechen, Leibschmerzen, Geschmacksveränderungen | +++ |
| Hypoglykämie | (+) |
| Blutdruckabfall | + |
| Blutdruckanstieg | + |

+++ sehr häufig
++ häufig } vorkommend
(+) selten

# Pharmakologie der Hypophysenvorderlappenhormone

## Allgemeine Einführung

Die Hormone des Hypophysenvorderlappens sind:
▷ **Gonadotropine:**
  - *FSH* (follikelstimulierendes Hormon, Follitropin)
  - *LH* oder *ICSH* (Luteinisierungshormon, interstitielle Zellen stimulierendes Hormon, Lutropin)
  - *LTH* (luteotropes Hormon, Prolactin, Lactotropin)
▷ ACTH (adrenocorticotropes Hormon, Corticotropin, Corticotrophin)
▷ STH (somatotropes Hormon, Wachstumshormon, Somatotropin)
▷ TSH (thyreotropes Hormon, Thyreotropin, Thyreotrophin)
▷ MSH (melanozytenstimulierendes Hormon, Melanotropin)

Die Bedeutung übergeordneter Zentren sowie der negativen Rückkopplung über die Konzentration der Hormone peripherer Hormondrüsen für die **Freisetzung der Hypophysenvorderlappenhormone** zeigt die Abb. 18-2 (S. 470). Darüber hinaus beeinflußt *Histamin* die Sekretion von Hypophysenhormonen indirekt über Histaminrezeptoren auf der Ebene des Hypothalamus.

Neuerdings verdichten sich die Hinweise, daß die Sekretion von Hypophysenhormonen auch durch das *Immunsystem* reguliert wird. Als Mediatoren dienen dabei Zytokine. Zu den Immuntransmittern zählen Interleukine, Interferone und Thymuspeptide. Auch Metaboliten der Arachidonsäurekaskade scheinen von Bedeutung zu sein. Umgekehrt steht das Immunsystem unter dem Einfluß von Hypophysenhormonen. So scheinen Glucocorticoide ein Überschießen von Immunreaktionen zu verhindern; Wachstumshormon und Prolactin scheinen dagegen Teile des Immunsystems zu aktivieren.

Die Modulation der Sekretion von Hypophysenhormonen dürfte vorwiegend indirekter Natur sein und über das *Gehirn* bzw. den *Hypothalamus* verlaufen.

Es wird seit langem vermutet, daß bestimmte Erkrankungen und ihr Verlauf durch das zentrale Nervensystem beeinflußt werden. Die eben geschilderten Zusammenhänge der gegenseitigen Beeinflussung von Hypophyse und Immunsystem lassen es immer wahrscheinlicher erscheinen, daß gewisse Abnormalitäten des letzteren die Folge von neurologischen Störungen sind. Es gilt jedoch auch das umgekehrte.

**Pathophysiologie:**
Störungen im Bereich der Hypophyse können mit einer Unter- oder Überfunktion dieser Drüse einhergehen. Die Tab. 18-7 zeigt eine Zusammenstellung der Ursachen und Manifestationen der **Hypophyseninsuffizienz**. Bei der **Hypophysenüberfunktion** finden sich vor allem Zeichen einer vermehrten Wachstumshormonwirkung mit dem Krankheitsbild der Akromegalie.

## Gonadotropine und antigonadotrop wirkende Stoffe

### Einleitung

Zu den **Gonadotropinen** zählen:
- das *follikelstimulierende Hormon* (Follitropin, **FSH**)
- das *Luteinisierungshormon* (Lutropin, **LH**)
- das *luteotrope Hormon* (Prolactin, **LTH**)
- *Humanes Menopausengonadotropin* (**HMG**) ist ein aus dem Harn von Frauen nach der Menopause gewonnenes Gemisch aus FSH und LH.
- *Humanes Choriongonadotropin* (**HCG**) wird aus dem Urin von Schwangeren gewonnen (Entstehungsort Chorionzellen der Plazenta). Es enthält ebenfalls FSH und LH.

### Follitropin (FSH) und Lutropin (LH)
▶ **Stoffeigenschaften**

FSH und LH sind *Glykoproteine* mit einem Molekulargewicht von 20000–50000. Sie sind artspezifisch und bestehen aus einer α- und einer β-Untereinheit. Während die α-Untereinheiten untereinander identisch sind, wird die **spezifische Hormonwirkung** durch die jeweilige *β-Untereinheit* vermittelt.

▶ **Pharmakodynamik**

FSH und LH wirken primär auf die Gonaden von Mann und Frau. Die Mechanismen ihrer Freisetzung zeigt die Abb. 18-39, S. 544.

**FSH** stimuliert *beim Mann* die Spermatogenese. Zusammen mit Testosteron kontrolliert es die optimale Funktion der Spermien (Abb. 18-39, S. 544). *Bei der Frau* werden Wachstum und Reifung des ovariellen Follikels sowie die Synthese und Sekretion von Östrogenen angeregt (Abb. 18-44, S. 551).

**LH** wirkt *beim Mann* auf die Leydig-Zwischenzellen der Testes und stimuliert die Sekretion von Testo-

**Tab. 18-7.** Ätiologie und Manifestation der Hypophyseninsuffizienz [Nach: Abboud und Laws, 1979.]

**Ätiologie**

▷ Hypothalamus-Hypophysen-Erkrankungen:

| **organisch** | **funktionell** |
|---|---|
| angeboren | Medikamente: neuropharmakologische Hormone |
| traumatisch | systemische Erkrankungen |
| entzündlich | Endokrinopathien: |
| degenerativ |    Schilddrüsenerkrankungen |
| vaskulär |    Nebennierenerkrankungen |
| neoplastisch |    Diabetes mellitus |
| | Ernährungsstörungen |
| | Anorexia nervosa |

▷ Extrazelluläre strukturelle Erkrankungen:
raumfordernde Prozesse, z. B. Meningiom, Aneurysma etc.

**Manifestationen**

| Hormonmangel | Während Kindheit und Jugendalter | Im Erwachsenenalter |
|---|---|---|
| Wachstumshormon | Kleinwuchs<br>? Hypoglykämie | ? Hypoglykämie |
| Prolactin | keine | Fehlen der Laktation nach der Entbindung |
| Gonadotropine | Fehlen der sexuellen Reifung im Jugendalter | Fehlen der Sexualsteroid-abhängigen und die Reifung von Gameten anregenden Funktionen |
| Thyreotropin | Störung der Entwicklung des ZNS bei Kleinkindern und Neugeborenen<br>Kleinwuchs<br>Fehlen der sexuellen Reifung bei Jugendlichen<br>Verlangsamung von psychischen und physischen Funktionen | Verlangsamung von psychischen, physischen und sexuellen Funktionen |
| Corticotropin | Kränkeln, Anorexie, Gewichtsverlust, gastrointestinale Störungen, Schwäche, orthostatische Hypotonie, Hypoglykämie, Unvermögen, eine vorgegebene Wassermenge auszuscheiden, blasses Aussehen und Neigung zur Nebennierenrindenkrise | |

steron; *bei der Frau* führt es zusammen mit dem FSH zur Ovulation, Luteinisierung des Follikels sowie zur Produktion und Sekretion von Progesteron und Östrogen (Abb. 18-39, S. 544 u. Abb. 18-44, S. 551).

▶ **Pharmakokinetik**

Tab. 18-8

◆ **Therapeutische Verwendung**

● **Indikationen:** Bei weiblicher Sterilität mit primärer und sekundärer Amenorrhö werden zur Ovulationsauslösung *FSH*- und *LH*-Aktivitäten oder *LH*-Aktivitäten aus *HMG* und *HCG* angewendet.

*HCG* wurde auch zur Behandlung der Metropathia haemorrhagica, zur Verhütung von Aborten und bei sekundärer Amenorrhö angewandt. Es soll auch bei affektiven Störungen und Spannungszuständen sowie bei Depressionen wirksam sein. Darüber hinaus findet HCG Verwendung zur Funktionsdiagnostik der Gonaden und zur Behandlung der glandulärzystischen Hyperplasie des Endometriums.

*HMG* wird ebenfalls bei Infertilität, primärer Amenorrhö und Eunuchoidismus angewandt.

*Beim Mann* finden *Gonadotropine* Verwendung zur Behandlung hypophysärer Hodeninsuffizienz (männliche Sterilität), Hypogonadismus und Kryptorchismus.

● **Unerwünschte Wirkungen:** Alle zur Ovulationsauslösung verwendeten Stoffe können rasch zur Hypertrophie der Ovarien mit Zystenbildung und zur

Zystenruptur führen. Bei übermäßiger Stimulation der Ovulation besteht darüber hinaus die Gefahr von Mehrlingsschwangerschaften, extrauteriner Gravidität und von Aborten. Weitere Nebenwirkungen s. Tab. 18-9.

- **Kontraindikationen:** Pubertas praecox, Prostataadenom, Orchiektomie, primäre Hodeninsuffizienz, Infertilität der Frau soweit sie nicht anovulatorisch bedingt ist, Hyperprolactinämie. Weitere Kontraindikationen s. Tab. 18-11.

- **Interaktionen:** Für HCG und HMG sind Wechselwirkungen beim Menschen nicht bekannt.

- **Handelsnamen und Dosierung:** Tab. 18-8.

## Clomifen und Cyclofenil

Clomifen und Cyclofenil sind synthetische Stoffe, die weitläufig dem Stilben ähnlich sind (Abb. 18-4). Sie haben **antigonadotrope** und **antiöstrogene Wirkungen**. Sie stimulieren die Ovulation, vorausgesetzt,

**Tab. 18-8.** Elimination und Dosierung von Gonadotropinen, Clomifen, Cyclofenil und Prolactinhemmstoffen

| Freiname | | Handelsname | Biologische Halbwertszeit (Tage) | Elimination | Dosis[1] |
|---|---|---|---|---|---|
| Follitropin (human) | FSH | Fertinorm® | | | 75–150 Einheiten tägl. i. m. |
| Choriongonadotropin (human) | HCG (»human chorionic gonadotropin«) | Choragon® Predalon® Pregnesin® Primogonyl® | | | 500–10000 Einheiten 2mal pro Woche i. m. |
| Clomifen | | Dyneric® | 5–7 | langsam über die Galle, enterohepatischer Kreislauf | 50 mg tägl. über 5 Tage |
| Cyclofenil | | | | | 400–600 mg tägl. über 5–10 Tage |
| Bromocriptin (Prolactinhemmstoff) | | Pravidel® | | Metabolisierung in der Leber; hauptsächlich Ausscheidung über die Galle | 2,5–5 mg tägl. zum Abstillen 1,25–2,5 mg tägl. bei Hypogonadismus |
| Metergolin (Prolactinhemmstoff) | | Liserdol® | | | 3 × tägl. 4 mg |
| Cabergolin (Prolactinhemmstoff) | | Dostinex® CABASERIL® | | | 1 mg nach der Geburt zum Abstillen innerhalb 24 Std. 0,5 mg pro Woche dann steigernd bei hyperprolactinämischen Störungen |
| Menotropin (Menopausengonadotropin) | HMG (»human menopausal gonadotropin«) | Menogon® Pergonal® | | | 75–150 Einheiten i. m. tägl. |
| Quinagolid (Prolactinhemmstoff) | | Norprolac® | | | einschleichend beginnen mit 25 µg pro Tag, dann je nach therapeutischem Erfolg |

[1] peroral, wenn nichts anderes angegeben ist

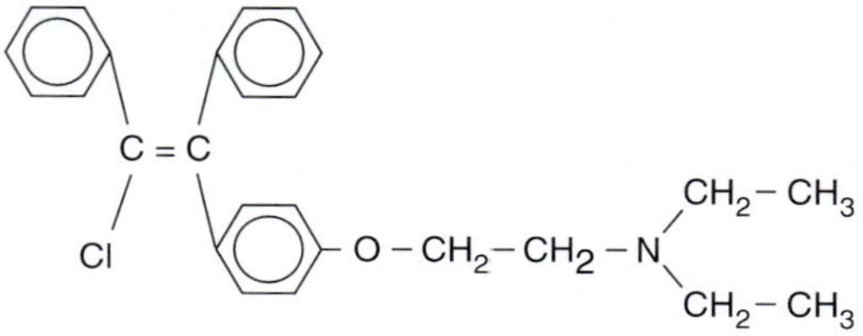

## Clomifen

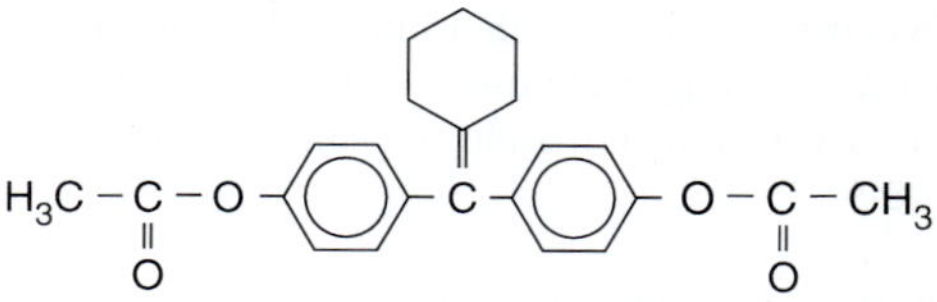

## Cyclofenil

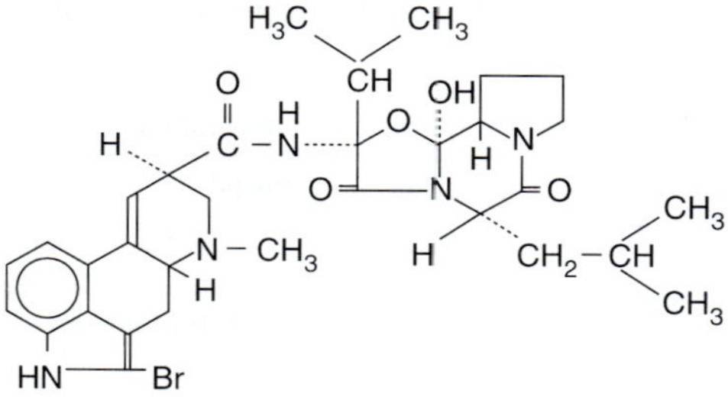

## Bromocriptin

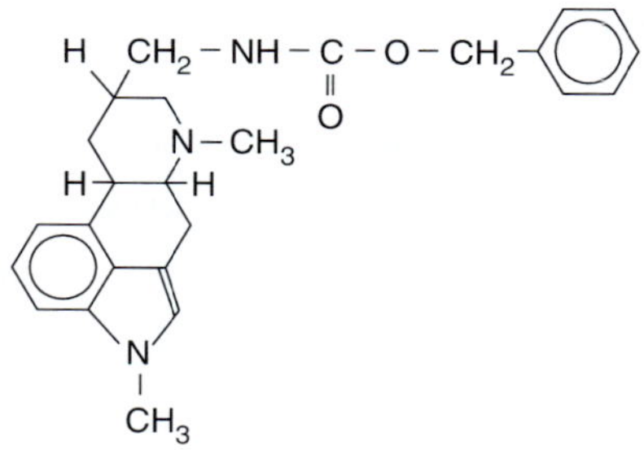

## Metergolin

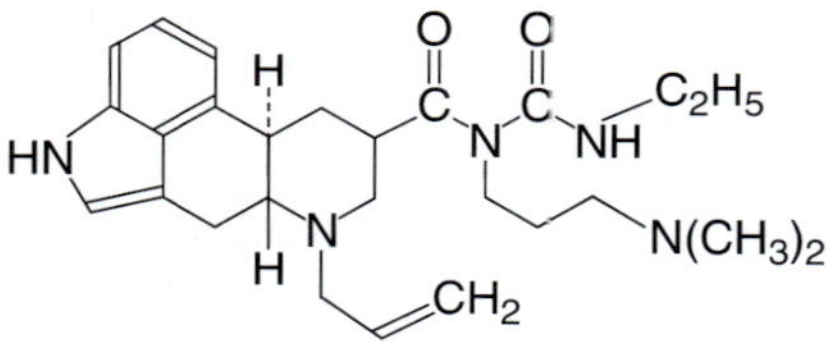

## Cabergolin

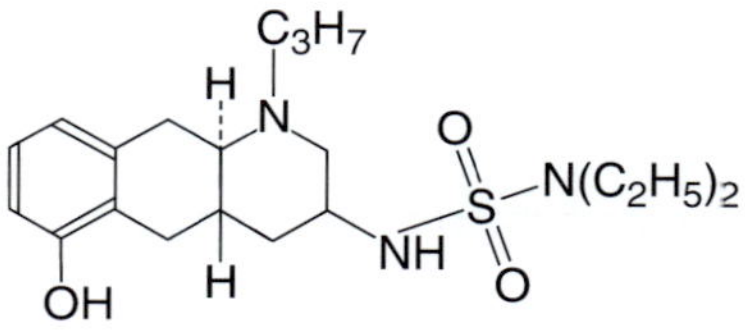

## Quinagolid

**Abb. 18-4.** Strukturformeln von Clomifen, Cyclofenil; Bromocriptin, Metergolin, Cabergolin und Quinagolid

**Tab. 18-9.** Nebenwirkungen von HCG, HMG, Clomifen und Cyclofenil

| | |
|---|---|
| Hitzegefühl, Schwindel, Nervosität, Schlaflosigkeit, Kopfschmerz (C) | + |
| Übelkeit, Erbrechen, Leibschmerzen (C) | +++ |
| Ovarialhypertrophie, Ovarialzysten, ovarielle Hyperstimulation | +++ |
| Hodenatrophie | ++ |
| Pubertas praecox | + |
| Endometriumatrophie (C) | + |

+++ sehr häufig  
++ häufig  } vorkommend  
+ gelegentlich  
(C) = Clomifen, Cyclofenil

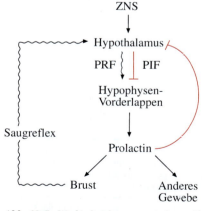

**Abb. 18-5.** Wechselwirkung zwischen Hypothalamus, Hypophyse und Prolactin.
PRF = »prolactin releasing factor«
PIF = »prolactin inhibiting factor«
⤳ fördernder Einfluß
⊣ hemmender Einfluß

**Tab. 18-10.** Häufigkeit von Nebenwirkungen bei Clomifen

| Nebenwirkungen | Patienten % |
|---|---|
| Ovarialvergrößerung | 13,8 |
| Hitzewallungen | 10,6 |
| Beschwerden im Abdomen und Becken | 7,0 |
| Übelkeit, Erbrechen | 2,1 |
| Beschwerden in der Brust | 2,0 |
| Augensymptome | 1,6 |
| Gesteigerte Nervosität, Schlaflosigkeit | 1,0 |
| Kopfschmerzen | 1,0 |
| Schwindel | 0,9 |
| Häufiges Wasserlassen | 0,8 |
| Verstärkung der Menses | 0,8 |
| Depression, Müdigkeit | 0,7 |
| Urtikaria, allergische Dermatitis | 0,6 |
| Gewichtszunahme | 0,4 |
| Reversibler Haarausfall | 0,4 |

**Tab. 18-11.** Kontraindikationen von HCG/HMG, Clomifen/Cyclofenil und Bromocriptin

**HCG, HMG:**
  *Mit Sorgfalt anwenden bei:*
  Asthma bronchiale
  Epilepsie
  Migräne
  Herzerkrankungen
  Nierenerkrankungen
  Intrakraniellen Schäden
  Hypophysentumoren
  Nebennierenstörungen
  Schilddrüsenstörungen
  Vergrößerten Ovarien
  Ovarialzyste
  Schwangerschaft

**Clomifen, Cyclofenil:**
  *Vorsicht bei:*
  Lebererkrankungen
  Endometriumkarzinom
  Ovarialzyste
  Schwangerschaft

**Bromocriptin:**
  *Vorsicht bei:*
  Hypophysentumoren
  Psychischen Störungen
  Herz-Kreislauf-Erkrankungen

---

daß das Hypothalamus-Hypophysen-System in Ordnung ist. Sie besitzen keine direkte Wirkung auf die Ovarien. Auch haben sie keine progestagene, androgene oder antiandrogene Wirkung. Clomifen interferiert nicht mit den Hypophysen-Nebennierenrinden- und Schilddrüsen-Regelkreisen.

◆ **Therapeutische Verwendung**

Clomifen und Cyclofenil werden wie HCG und HMG zur **Ovulationsauslösung** verwendet.

● **Unerwünschte Wirkungen:** Tab. 18-9 und 18-10

● **Handelsnamen und Dosierung:** Tab. 18-8

## Prolactin

Prolactin ist ein *Protein* aus 198 Aminosäuren. Seine Freisetzung erfolgt durch den Saugreiz an der Brustwarze (Abb. 18-5). Prolactin stimuliert bei der Frau die **Sekretion von Milch** in Zusammenhang mit der Wirkung von Östrogenen und Progesteron. Katecholamine, besonders Dopamin, hemmen die Sekretion, Serotonin steigert sie. Bei Nagetieren erhält es die Funktion des Corpus luteum. Nach neueren Untersuchungen soll es auch eine modulierende Rolle im **Wasser-** und **Elektrolythaushalt** mit dem Zielort Niere spielen.

## Bromocriptin, Metergolin, Cabergolin und Quinagolid

Bei diesen Stoffen (Abb. 18-4) handelt es sich um **Hemmstoffe der Prolactinfreisetzung**. Quinagolid ist ein selektiver Dopamin-$D_2$-Agonist. Es wird tägl. verabreicht. Cabergolin gehört zu der Zweitgeneration der Dopaminagonisten. Wegen seiner langen Wirkungsdauer muß es nur einmal oder zweimal wöchentlich verabreicht werden. Diese Wirkung erfolgt durch Stimulierung von Dopaminrezeptoren (Kap. 2, S. 112).

◆ **Therapeutische Verwendung**

Sie werden zur Verhinderung der puerperalen Laktation, zur Hemmung der Laktation und zum Abstillen sowie bei Amenorrhö und Sterilität verwendet, soweit diese auf die Wirkung von Prolactin zurückzuführen sind. Wegen seiner dopaminergen Wirkung wird Bromocriptin auch bei der Parkinson-Krankheit eingesetzt (Kap. 4, S. 152 f.) und zur Behandlung der Migräne und der Akromegalie empfohlen.

● **Unerwünschte Wirkungen:**
Bromocriptin: Es wird über Fälle berichtet, bei denen die gleichzeitige Gabe von Bromocriptin und Pseudoephedrin

```
ACTH =        Ser —Tyr —Ser—Met—Glu—His—Phe—Arg—Tyr—Gly—
Cortico-      1                                          10
tropin

              —Lys—Pro—Val—Gly—Lys—Lys—Arg—Arg—Pro—
              11                                    19

              —Val—Lys—Val—Tyr—Pro—Asp—Ala—Gly—Glu—
              20                                    28

              —Asp—Glu—Ser—Ala—Glu—Ala—Phe—Pro—Leu—
              29                                    37

              —Glu—Phe
```

Tetracosactid = Corticotropin (1–24)

Tosactid    = Corticotropin (1–28)

**Abb. 18-6.** Aminosäuresequenz von ACTH, Tetracosactid und Tosactid

| | |
|---|---|
| | zu schweren psychotischen Symptomen führt. |
| Metergolin: | zu Beginn der Behandlungen gelegentlich leichte Übelkeit, Erbrechen, Kopfschmerzen und Schwindelgefühl |
| Cabergolin: | Müdigkeit, Halluzinationen, Dyskinesien, Schwindel, Übelkeit, Leibschmerzen |

● **Kontraindikationen:**
Bromocriptin: Tab. 18-11
Metergolin, Cabergolin: eingeschränkte Nieren- und Leberfunktion, Schwangerschaft und Stillzeit

● **Interaktionen:** Die gleichzeitige Verabreichung von Bromocriptin und *Phenothiazinen* scheint die psychotrope Wirkung der letzteren nicht zu beeinflussen. Dagegen kann die Antiparkinsonwirkung von Bromocriptin durch *Reserpin, Phenothiazine* und *Butyrophenone* antagonisiert werden. Die *Alkoholtoleranz* wird durch Bromocriptin herabgesetzt.

● **Handelsnamen und Dosierung:** Tab. 18-8

# Corticotropin (ACTH) und Tetracosactid

Die Regelung der ACTH-Freisetzung zeigt die Abb. 18-29, S. 524. Die Konzentration des ACTH im Blut unterliegt einem **zirkadianen Rhythmus.** Morgens findet man die höchsten und am späten Abend die niedrigsten Spiegel.

▶ **Stoffeigenschaften**

**ACTH** ist ein *Peptidhormon* aus 39 Aminosäuren (Abb. 18-6). Für seine biologischen Wirkungen sind davon die ersten 24 von Bedeutung. **Tetracosactid** ist ein aus den ersten 24 Aminosäuren bestehendes ACTH, das wegen der starken allergischen Wirkung der natürlichen ACTH-Präparationen synthetisch hergestellt wurde und kaum allergische Reaktionen auslöst.

**Tab. 18-12.** Nebenwirkungen von ACTH und seinen synthetischen Derivaten

| | |
|---|---|
| Nebennierenrindenhypertrophie (Cushing-Krankheit) | ++ |
| Natrium- und Wasserretention, Blutdruckanstieg | + |
| Hypokaliämie, Hypokalzämie, Hypophosphatämie | ++ |
| Osteoporose | +++ |
| Hyperlipidämie (Triglyceride, Cholesterin, Phospholipide) | +++ |
| Hyperglykämie | + |
| Übelkeit, Erbrechen | +++ |
| Psychische Störungen, Schlaflosigkeit | ++ |
| Allergische Reaktionen (ACTH) | +++ |

+++ sehr häufig  
++  häufig        } vorkommend  
+   gelegentlich

## ▶ Pharmakodynamik

**Zielorgan** des ACTH ist in erster Linie die *Nebennierenrinde*. ACTH fördert dort die Synthese von Glucocorticoiden und stimuliert deren Sekretion unter normalen wie unter Streßbedingungen. **Extraadrenale Wirkungen** sind neben der Steigerung der Lipolyse eine Retinierung von Stickstoff, eine Anhäufung von Cholesterin im RES-Gewebe und eine Retention von Cortisol im Gewebe. Die Wirkung des ACTH auf die Steroidsynthese in der Nebennierenrinde wird über *cAMP* vermittelt. Über Wirkungen, die auf die Stimulierung der Corticoidsekretion zurückzuführen sind, vgl. S. 527 ff..

● **Unerwünschte Wirkungen:** (Tab. 18-12)

Bei längerer Anwendung von ACTH treten qualitativ dieselben Nebenwirkungen auf wie bei einer Glucocorticoidtherapie, da ACTH die Abgabe von Glucocorticoiden aus der Nebennierenrinde stimuliert.

Beim quantitativen Vergleich treten Nebenwirkungen nach ACTH wesentlich weniger häufig auf als nach Glucocorticoiden. So finden sich beispielsweise:
▷ **Osteoporose** nach Dauerbehandlung mit Glucocorticoiden in 95%, mit ACTH nur in 18%
▷ **Magenbeschwerden** bei Glucocorticoiden in 35%, bei ACTH nur in 2,5%
▷ **Ulcus pepticum** bei Glucocorticoiden bis zu 11%, beim ACTH in 1,9%
▷ **Dyspepsie** bei Glucocorticoiden in 53,7%, beim ACTH in 24,2%

Eine der häufigsten Nebenwirkungen nach Glucocorticoiden, die **Ekchymose,** tritt nach ACTH gar nicht auf. Auch die Infektionsgefahr ist nach ACTH geringer, und Hirsutismus kommt seltener vor. Die Thrombosegefahr ist weniger ausgeprägt als unter Glucocorticoiden.

## ▶ Pharmakokinetik

Wegen des Polypeptidcharakters können ACTH und seine Derivate **nur parenteral** verabreicht werden.
Die **Halbwertszeit** des ACTH beträgt bei i. v. Injektion etwa 15 Min.

**Tab. 18-13.** Kontraindikationen von natürlichem und synthetischem ACTH

| |
|---|
| Adrenogenitales Syndrom |
| Nebennierenrindeninsuffizienz |
| Syndrom mit erhöhten ACTH-Spiegeln |
| Cushing-Krankheit |
| Waterhouse-Friderichsen-Syndrom |
| Hypertonie |
| Herzinsuffizienz |
| Schwangerschaft |
| Phäochromozytom |

*Siehe auch:* Nebennierenrindenhormone (S. 524 ff.)

## ◆ Therapeutische Verwendung

● **Indikationen:** Natürliches und synthetisches ACTH dienen vorwiegend zur **Überprüfung der Nebennierenrindenfunktion**. *Therapeutisch* ist ihre Anwendung heute *limitiert*. Verwendung kann ACTH bei sekundärer Nebennierenrindeninsuffizienz finden. Wegen der indirekten Bremsung überschießender mesenchymaler Reaktionen, der Entzündungshemmung, der antiallergischen und der antiproliferativen Wirkung hatte ACTH früher noch eine Reihe anderer Indikationen; die meisten sind jedoch durch die heute angewandten synthetischen Glucocorticosteroide hinfällig geworden. Verwendet wird ACTH in diesem Zusammenhang lediglich bei Unverträglichkeit von Glucocorticoiden sowie zum Behandlungsabschluß nach langzeitiger Glucocorticoidbehandlung.

An weiteren Indikationen mit zum Teil fraglicher Wirkung werden noch genannt: Delirium tremens, Herpes zoster, multiple Sklerose und Myasthenia gravis, refraktäre Fälle von Hyperemesis gravidarum, Chorea gravidarum und Epilepsie im Kindesalter.

● **Kontraindikationen:** Tab. 18-13

● **Interaktionen:** ACTH und Glucocorticoide können die hypothrombinämische Wirkung von *Dicoumarol* und anderen Antikoagulanzien herabsetzen. Patienten, die beide Medikamente gleichzeitig erhal-

**Tab. 18-14.** Dosierung und Wirkungsdauer von ACTH und Tetracosactid

| Freiname | Handelsname | | Wirkungsdauer | Dosis |
|---|---|---|---|---|
| Corticotropin | ACTH (adrenocorticotropes Hormon) | – | 2–4 Std. | 45–90 E. über 8–24 Std i.v. 40–160 E. tägl. i.m. oder s.c. |
| Tetracosactid | ($\beta^{1-24}$-Cortitropin) | Synacthen® | > 24 Std. bei Depotpräparaten | 250–2500 µg i.m. oder i.v. tägl. |

ten, müssen daher hinsichtlich ihres Gerinnungsstatus überwacht werden.

• **Handelsnamen und Dosierung:** Tab. 18-14

## Thyreotropin (TSH)

Faktoren, die die Sekretion von TSH regeln, zeigt die Abb. 18-21 (S. 506).

TSH ist ein artspezifisches Glykoprotein, das in der Schilddrüse die Aufnahme von Jodid, die Oxidation von Jodid zu Jod und die Synthese von Trijodthyronin ($T_3$) und L-Thyroxin ($T_4$) steigert. Es fördert Wachstum und Durchblutung des Follikelepithels und aktiviert ein proteolytisches Enzym, das die der Sekretion des Hormons vorausgehende Abspaltung aus dem Thyreoglobulin veranlaßt. Thyreotropin wird nicht als Arzneimittel verwendet.

## Somatotropin (STH)

Den Freisetzungsmechanismus von STH zeigt Abb. 18-7. **Mangel** an STH im Wachstumsalter führt zum hypophysären Zwergwuchs, **Überproduktion** nach Abschluß des Wachstums zur Akromegalie.

Die natürliche Sekretion von diesem Wachstumshormon findet hauptsächlich während des Schlafes statt.

▶ **Stoffeigenschaften**

STH ist ein *Protein* aus 188 Aminosäuren mit einem Molekulargewicht von ca. 21 500.

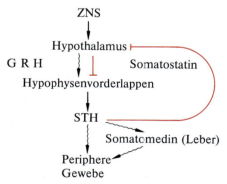

**Abb. 18-7.** Regulation der Freisetzung von STH. GRH aus dem Hypothalamus stimuliert die Sekretion von STH. Erhöhung der STH-Konzentration im Blut hemmt die Freisetzung von GRH und Somatostatin die von STH.
⤳ fördernder Einfluß
⊣ hemmender Einfluß

▶ **Pharmakodynamik**

STH ist ein Hormon des Hypophysenvorderlappens, das nicht auf Drüsen wirkt, sondern seine **Wirkung direkt auf das Gewebe** bzw. unter Einschaltung von Somatomedin vermittelt. Die Wirkung ist artspezifisch.

Zusammen mit den Schilddrüsenhormonen, dem Insulin, den Sexualhormonen und dem Cortison ist STH für das **Längenwachstum** notwendig. Es besitzt *kein spezifisches Zielorgan,* sondern wirkt praktisch auf alle Körperzellen. Es fördert das Wachstum vor dem Epiphysenfugenschluß. Es beschleunigt die Knorpelbildung und die Einlagerung der Matrix an den Enden der langen Röhrenknochen. Dadurch kommt es zum Längenwachstum. *Längere STH-Behandlung* führt zu Gigantismus bzw. nach Epiphysenfugenschluß zu Knochen- und Weichteildeformitäten **(Akromegalie).** Auch die meisten Eingeweide nehmen an Größe zu.

STH wirkt nicht direkt auf Knochen- und Knorpelwachstum, sondern stimuliert dieses indirekt, indem es – vermutlich in der Leber – die Bildung von Somatomedin induziert, das seinerseits den Vermittler der anabolen Wirkung beim Wachstum darstellt.

**Somatomedin C** ist identisch mit dem »*insulin-like growth factor I*« (IGF I). Proliferierend wirkt es auf mesenchymales Gewebe und auf die Epiphysenlinien. STH führt zur Erhöhung des Muskelgewichts.

STH besitzt auch eine Reihe von **Stoffwechselwirkungen.** Es wirkt anabol, bewirkt eine Einschleusung von Aminosäuren in die Zelle und steigert die Proteinbildung.

Im *Kohlenhydratstoffwechsel* wirkt STH infolge Steigerung der Glucoseabgabe aus der Leber und durch seine antiinsulinäre Wirkung auf den Muskel diabetogen. Durch Stimulierung der *Lipolyse* im Fettgewebe kommt es zum Anstieg der freien Fettsäuren im Blut und danach zur vermehrten Bildung von Ketonkörpern.

Im Bereich des *Mineralstoffwechsels* wird die Calciumresorption gesteigert, die Kalium- und Natriumausscheidung vermindert. Gewöhnlich tritt eine Hyperkalzämie auf.

• **Unerwünschte Wirkungen:** Sie sind beim STH selten (Tab. 18-15).

◆ **Therapeutische Verwendung**

• **Indikationen:** Angewendet wird STH zur Behandlung des **hypophysären Zwergwuchses.** Dabei läßt sich zur Erzielung eines stärkeren Längen-

**Tab. 18-15.** Unerwünschte Wirkungen des STH

| Allergische Reaktionen | (+) |
|---|---|
| Wasser u. Natriumretention | ++ |
| Blutdruckanstieg | + |
| Lupus erythematodes (Niere) | ++ |
| Hyperglykämie | ++ |
| Hyperthyreose | + |
| Entmineralisierung des Knochens | ++ |

++ häufig  
\+ gelegentlich } vorkommend  
(+) selten

wachstums vor Schluß der Epiphysenfugen nur menschliches Wachstumshormon verwenden *(speziesspezifische Wirkung)*.

Über günstige Ergebnisse wurde auch bei langwieriger **Lungentuberkulose** berichtet (STH fördert die Granulation und Einkapselung bakterieller Herde). Günstig ist der anabole Effekt des STH bei **schweren Proteinverlusten** wie nach Verbrennungen. Weitere mögliche Indikationen sind die Simmond-Kachexie und das Sheehan-Syndrom. Bei Osteoporose ist STH unwirksam. Als weitere Indikationen werden Psychosen genannt, die nach ACTH- und Glucocorticoidtherapie entstehen.

• **Kontraindikationen:** *Schwangerschaft.* Wegen der diabetogenen Wirkung des STH sollte dieses bei Patienten mit *Diabetes mellitus* nicht angewendet werden.

• **Handelsnamen und Dosierung:** Tab. 18-16

# Anhang:
# Somatostatin und Octreotid

## Somatostatin

Beim Somatostatin, einem Polypeptid aus 14 Aminosäuren (Abb. 18-8), handelt es sich um ein **Hormon** des **Hypothalamus** und des **endokrinen Pankreas**,

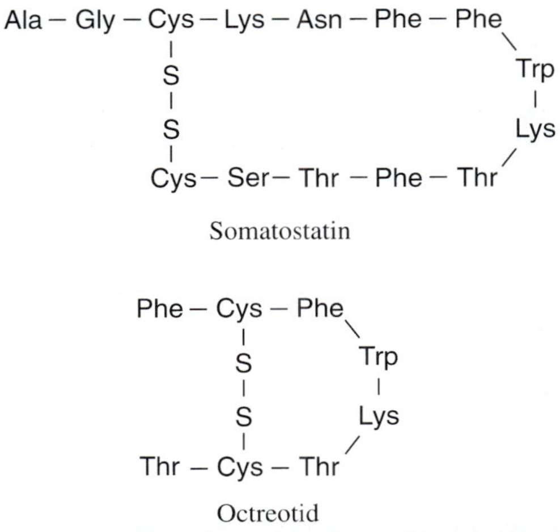

```
Ala — Gly — Cys — Lys — Asn — Phe — Phe
            |                           \
            S                            Trp
            |                            |
            S                            Lys
            |                           /
            Cys — Ser — Thr — Phe — Thr
```
Somatostatin

```
Phe — Cys — Phe
      |        \
      S         Trp
      |         |
      S         Lys
      |        /
      Thr — Cys — Thr
```
Octreotid

**Abb. 18-8.** Aminosäuresequenz von Somatostatin und Octreotid

das die Freisetzung von STH aus dem Hypophysenvorderlappen, die Sekretion von Insulin, Glucagon, Gastrin, TSH, ACTH und vielleicht auch die des Prolactins *hemmt*. Somatostatin hemmt auch bei Patienten mit Akromegalie die Sekretion von Wachstumshormon.

Potentielle **Anwendungsgebiete** für Somatostatin sind *Akromegalie* und das *Inselzelladenom* sowie wegen seiner hemmenden Wirkung auf die Salzsäurereproduktion des Magens (Kap. 16, S. 434) blutende *Ulzera des Magens.* Seine Anwendung ist jedoch wegen der kurzen Wirkungsdauer und der hemmenden Wirkung auf die Blutgerinnung limitiert.

• **Handelsnamen:** Aminopan®, Somatostatin Curamed®

## Octreotid

Octreotid ist ein synthetisches **Somatostatinanalogon** (Abb. 18-8). Es hat gleichwertige pharmakologische Wirkungen wie Somatostatin. Sein Vorteil gegenüber Somatostatin liegt in einer *wesentlich längeren Wirkungsdauer* (6–8 Std.). Es kann daher auch zur symptomatischen Behandlung endokrin

**Tab. 18-16.** Dosierung von Wachstumshormon

| Freiname | Handelsname | Dosis |
|---|---|---|
| Somatotropin, human (gentechnisch hergestellt) | Genotropin® Humatrope® Saizen® Norditropin® | 0,5 IE/kg KG wöchentlich 2–3 mal tief i.m. |

aktiver Tumoren des Gastrointestinaltraktes, wie metastasierende Karzinoide, verwendet werden.

- **Unerwünschte Wirkungen:** Die Nebenwirkungen von Octreotid betreffen hauptsächlich den Gastrointestinaltrakt. Sie führen zu Übelkeit, Erbrechen, Flatulenz, Leibschmerzen, Steatorrhö und evtl. auch zur Gallensteinbildung. Im Bereich des Kohlenhydratstoffwechsels führen sie wegen ihrer Hemmfunktion auf die Insulinsekretion zur Hyperglykämie.

- **Handelsname:** Sandostatin®

# Pharmakologie der Hypophysenhinterlappenhormone

Die Hormone des Hypophysenhinterlappens (**Oxytocin** und **Vasopressin**) werden im Hypothalamus synthetisiert. Auf neurosekretorischen Bahnen gelangen sie in den Hypophysenhinterlappen.

## Oxytocin

Auslösende **Reize für die Oxytocinsekretion** sind:
- die Psyche (Babyschreien)
- Mammastimulation (Saugreiz)
- Zervixdehnung
- Koitus

Obgleich Störungen der Oxytocinsekretion durchaus vorkommen können, gibt es dafür kein klinisches Korrelat.

▶ **Stoffeigenschaften**

Oxytocin ist ein Cyclopeptid, bestehend aus 9 Aminosäuren (Abb. 18-9).

▶ **Pharmakodynamik**

Oxytocin ruft **am Uterus** *rhythmische Kontraktionen* hervor. Während der Schwangerschaft ist die Ansprechbarkeit des Uterus allerdings gering. Erst in der Spätschwangerschaft wird er gegenüber Oxytocin empfindlicher. Die Oxytocinwirkung auf den Uterus wird durch Östrogene gesteigert und durch Progesteron gehemmt. Oxytocin ist zwar für die Geburt wichtig, und während der Wehen findet sich eine er-

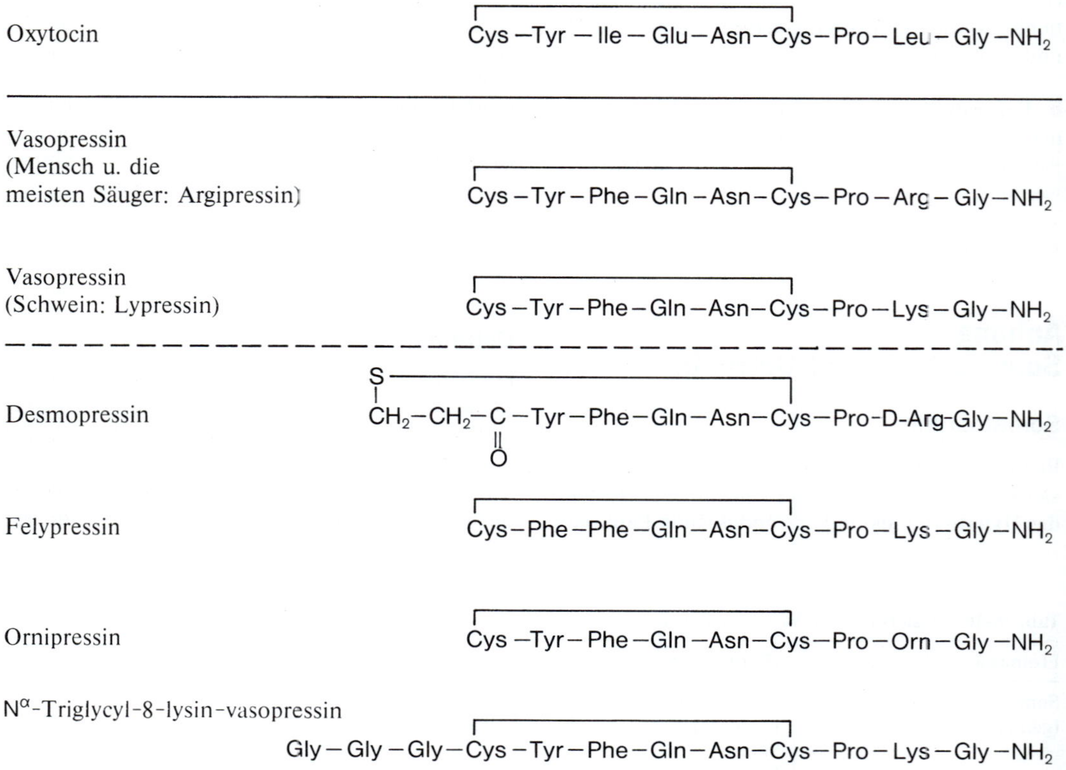

| Peptid | Sequenz |
|---|---|
| Oxytocin | Cys–Tyr–Ile–Glu–Asn–Cys–Pro–Leu–Gly–NH$_2$ |
| Vasopressin (Mensch u. die meisten Säuger: Argipressin) | Cys–Tyr–Phe–Gln–Asn–Cys–Pro–Arg–Gly–NH$_2$ |
| Vasopressin (Schwein: Lypressin) | Cys–Tyr–Phe–Gln–Asn–Cys–Pro–Lys–Gly–NH$_2$ |
| Desmopressin | CH$_2$–CH$_2$–C(=O)(S–)–Tyr–Phe–Gln–Asn–Cys–Pro-D-Arg-Gly–NH$_2$ |
| Felypressin | Cys–Phe–Phe–Gln–Asn–Cys–Pro–Lys–Gly–NH$_2$ |
| Ornipressin | Cys–Tyr–Phe–Gln–Asn–Cys–Pro–Orn–Gly–NH$_2$ |
| N$^\alpha$-Triglycyl-8-lysin-vasopressin | Gly–Gly–Gly–Cys–Tyr–Phe–Gln–Asn–Cys–Pro–Lys–Gly–NH$_2$ |

**Abb. 18-9.** Aminosäuresequenz von Oxytocin, Vasopressin und Vasopressinanalogen

**Tab. 18-17.** Nebenwirkungen von Oxytocin

| | |
|---|---|
| Allergische Reaktionen | + |
| Blutdruckabfall | ++ |
| Blutdruckanstieg | ++ |
| Wasserretention | ++ |
| Übelkeit, Erbrechen | ++ |

++ häufig ⎫ vorkommend
+ gelegentlich ⎭

**Tab. 18-18.** Kontraindikationen von Oxytocin

> Schwere Präeklampsie
> Lageanomalien
> Geburtshindernisse
> Zu großes Kind
> Drohende Uterusruptur
> Krampfwehen
> Placenta praevia
> Drohende Asphyxie des Kindes

**Vorsicht bei:**
> Epileptikerinnen
> Früherer Schnittentbindung
> Vorzeitiger Plazentalösung

höhte Oxytocinsekretion, es ist jedoch *nicht* das wehenauslösende Hormon.

Durch Oxytocin werden die die Alveolen der **Milchdrüsen** umgebenden Muskelfasern kontrahiert, dadurch kommt es zum *Auspressen der Milch*. In hohen Dosen hat Oxytocin auch **antidiuretische** Eigenschaften.

- **Unerwünschte Wirkungen** (Tab. 18-17): Unerwünschte gefährliche Wirkungen resultieren meist aus zu hoher Dosierung. Infolge der kontraktilen Wirkung auf den Uterus kann es zum *Tetanus uteri* bis hin zur *Ruptur* und zur Gefährdung der Frucht kommen. Komplikationen treten nicht nur bei intravenöser, sondern auch bei intranasaler und bukkaler Applikation auf.

▶ **Pharmakokinetik**

Die *Halbwertszeit* des Oxytocins beträgt ca. 4 Min. Die Inaktivierung erfolgt durch Peptidasen (Oxytocinase) im Blut und in verschiedenen Organen (z. B. Nieren, Leber).

◆ **Therapeutische Verwendung**

- **Indikationen:** Oxytocin wird vorwiegend zur Einleitung bzw. vorzeitigen Einleitung der Geburt, bei primärer oder sekundärer Wehenschwäche sowie bei Plazentaretention angewandt. Aber auch schwere postpartale Hämorrhagien und postpartale Uterusatonie sind Indikationen. Die lokale Anwendung von Prostaglandinen zur Einleitung einer Geburt wird heute als günstiger angesehen als die Infusion von Oxytocin. Bei der Verhütung von Post-partum-Blutungen scheint eine Kombination von Oxytocin plus Ergometrin wirksamer zu sein als Oxytocin alleine. Darüber hinaus findet es Anwendung bei der Schwellung der Brustdrüse während der Laktation und bei Stillschwierigkeiten.

- **Kontraindikationen:** Tab. 18-18

- **Interaktionen:** Sorgfalt ist notwendig bei Patientinnen, die Stoffe zur Blutdrucksenkung erhalten. Gleichzeitige Narkose mit Halothan führt zur weiteren Blutdrucksenkung. Sympathomimetika und Oxytocin bewirken zusammen eine verlängerte Hypertension.

- **Handelsnamen und Dosierung:** Tab. 18-19

## Vasopressin (= Adiuretin, ADH)

Vasopressin besitzt eine wesentliche Bedeutung bei der **Regulation des Wasserhaushaltes**. Seine **Freisetzung** wird über die Osmolarität des Blutes reguliert (Abb. 18-10). Hierzu genügen bereits Schwankungen des osmotischen Drucks von 1–2%. Auch Volumenschwankungen beeinflussen die ADH-Sekretion. Während Alkohol die ADH-Ausschüttung *hemmt*, wird sie durch Nicotin, Morphin, Coffein, Analgetika, Barbiturate, Diethylether, Schmerz und psychische Einflüsse *gesteigert*.

**Tab. 18-19.** Dosierung von Oxytocin

| Freiname | Handelsname | Dosis |
|---|---|---|
| Oxytocin | Orasthin® Syntocinon® | Geburtseinleitung: individuell Dauertropf oder 0,5–2 I.E. i.m. oder 100–4400 I.E. bukkal<br>Nachgeburtsperiode: 3 I.E. s.c., i.m. oder i.v. |

Eine *Unterfunktion* der *Neurohypophyse* führt prinzipiell zu einem Mangel an Vasopressin. Dies schlägt sich dann im Auftreten eines **Diabetes-insipidus-Syndroms** nieder. Wegen der fehlenden Wirkung von ADH auf die Rückresorption von Wasser in der Niere kommt es zu starken Wasserverlusten. Die Folge ist übermäßiger Durst.

▶ **Stoffeigenschaften**

Vasopressin und seine synthetischen Analoga sind *zyklische Oligopeptide* (Abb. 18-9). Sie unterscheiden sich in ihrer Aminosäuresequenz.

▶ **Pharmakodynamik**

**Vasopressin** bewirkt durch einen Angriff am distalen Tubulus und an den Sammelrohren eine *Wasserretention durch die Niere* und wirkt dadurch antidiuretisch. Seine Wirkungen auf den Wasserhaushalt werden über cAMP vermittelt. Vasopressin hat darüber hinaus auch eine geringe oxytocinische Wirkung. Es *kontrahiert die glatte Muskulatur* von Darm, Gallenblase, Harnblase und Blutgefäßen. Die Wirkungen des Vasopressins werden über zwei verschiedene Rezeptoren vermittelt:
- **V$_1$-Rezeptoren** sind für die Drucksteigerung und für die Kontraktion der glatten Muskulatur verantwortlich,
- **V$_2$-Rezeptoren** dagegen für den antidiuretischen Effekt sowie für die Freisetzung des Gerinnungsfaktors VIII sowie eine erhöhte Gewebsplasminogenaktivatoraktivität.

**Desmopressin** wirkt ähnlich wie Vasopressin. Es soll eine größere antidiuretische Wirkung als Vasopressin besitzen und über eine längere Wirkungsdauer verfügen. Auch **Felypressin** hat ähnliche Wirkungen wie Vasopressin. Allerdings sind seine antidiuretische Wirkung, seine vasokonstriktorische Wirkung im Bereich der Koronararterien und seine Wirkung auf den Uterus geringer als die des Vasopressins.

**Tab. 18-20.** Nebenwirkungen von Vasopressin und seinen Analogen

| | |
|---|---|
| Allergische Reaktionen | (+) |
| Blutdruckanstieg (nicht bei Lypressin) | ++ |
| Bradykardie (Felypressin) | +++ |
| Angina pectoris (Vasopressin) | + |
| Wasserretention | ++ |
| Verstopfte Nase (Lypressin) | + |
| Müdigkeit | ++ |
| Kopfschmerz | +++ |
| Übelkeit, Erbrechen (Vasopressin) | ++ |
| Diarrhö (Vasopressin) | ++ |
| Krämpfe (Vasopressin) | ++ |
| Urtikaria | (+) |
| Uteruskrämpfe (nicht bei Lypressin) | + |
| Menorrhagien (nicht bei Lypressin) | + |
| Fieber | + |

+++ sehr häufig
++ häufig         ⎫ vorkommend
+ gelegentlich  ⎬
(+) selten         ⎭

● **Unerwünschte Wirkungen:** Tab. 18-20. Besonders Überdosierung kann zur Flüssigkeitsretention führen: Vorsicht bei Depotpräparaten!

▶ **Pharmakokinetik**

Die *Inaktivierung* von ADH erfolgt durch ein im Plasma enthaltenes Enzym sowie in Leber und Niere. Seine *Halbwertszeit* beträgt ca. 4 Min.

◆ **Therapeutische Verwendung**

● **Indikationen:** Hauptindikation für *Vasopressin* und seine Analogen ist der **Diabetes insipidus,** soweit er auf einer Dysfunktion des Hypophysenhinterlappens beruht. Weiter wird es auch zur Diagnose des Diabetes insipidus verwendet. Beim nephrogenen Diabetes insipidus ist das Hormon allerdings unwirksam. Da die Wirkung von Vasopressin nur 1

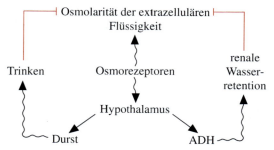

**Abb. 18-10.** Die homöostatische Kontrolle der Osmolarität der extrazellulären Flüssigkeit.
Zunahme der Osmolarität der extrazellulären Flüssigkeit bewirkt im Hypothalamus unter Vermittlung von Osmorezeptoren Durstgefühl und Freisetzung von ADH. Trinken und erhöhte Rückresorption von Wasser in der Niere vermindern die Osmolarität der extrazellulären Flüssigkeit.
⤳ fördernder bzw. verstärkender Einfluß
⊣ hemmender bzw. vermindernder Einfluß

**Tab. 18-21.** Kontraindikationen von Vasopressin und Analogen

        Koronarinsuffizienz
        Schwangerschaft
        Hypertonie
        Einschränkung der Nierenfunktion
        Gefäßerkrankungen

**Vorsicht bei:**
        Asthma bronchiale
        Epilepsie
        Migräne
        Herzinsuffizienz

bis 2 Std. anhält, dient es vorwiegend zur Diagnose, nicht dagegen zur Dauerbehandlung. Außer zur Behandlung des Diabetes insipidus werden Vasopressin und seine Analoge zur Behandlung der milden Hämophilie A und der von-Willebrand-Krankheit verwendet.

Da *Vasopressin* den Druck im Pfortaderbereich senkt, wird es bei **Blutungen aus Ösophagusvarizen** angewendet. Bei der Behandlung von Magenblutungen wird der vasokonstriktorische Effekt des Vasopressins durch Adrenalin verstärkt. Anwendung finden Vasopressin und seine Analoga ferner bei Darmblutungen, bei postoperativer Darmatonie und lokal bei Operationen zur Erzielung einer Blutleere (Kap. 14, S. 389).

*Argipressin* wird zur Stabilisierung des Blutdrucks während der Hämodialyse eingesetzt sowie bei hypertonen Patienten mit chronischem Nierenversagen.

*Felypressin* wird hauptsächlich als Zusatz zu Lokalanästhetika in der Zahnheilkunde verwendet, und zwar dann, wenn Sympathomimetika vermieden werden sollen.

*Desmopressin* wird gegen nächtliches Wasserlassen angewendet; es ist oral wirksam. Die nasale Verabreichung von Desmopressin hat sich bei Patienten mit multipler Sklerose mit gestörter Blasenfunktion bewährt.

- **Kontraindikationen:** Tab. 18-21

- **Interaktionen:** Die Wirkung von Vasopressin wird *potenziert* durch Paracetamol, Chlorpropamid, Phenformin. Cyclophosphamid erhöht die Vasopressinausscheidung. Die Wirkung des Vasopressins auf den Wasserhaushalt kann durch eine Reihe anderer Stoffe modifiziert werden.

- **Handelsnamen und Dosierung:** Tab. 18-22

# Pharmakologie der Pankreashormone und analog wirkender Pharmaka

Die Hormone des endokrinen Pankreas sind in den Langerhans-Inseln der Bauchspeicheldrüse lokalisiert, und zwar:
- **Glucagon** in den A-Zellen
- **Insulin** in den B-Zellen
- **Somatostatin** in den D-Zellen

Während die **Sekretion von Insulin** in das Blut insbesondere nach der Nahrungsaufnahme *durch* Nah-

**Tab. 18-22.** Dosierung von Vasopressin und seinen Analogen

| Freiname | | Handelsname | Dosis |
| --- | --- | --- | --- |
| Desmopressin | (Desamino-Cys$^1$-D-Arg$^8$-Vasopressin) | Minirin® | 5–20 µg intranasal<br>2–8 µg i.v. |
| Felypressin | (2-Phenylalanin-8-lysinvasopressin) | Xylonest® 3% mit Octapressin® | 0,03–0,18 I.E. |
| Lypressin | (8-Lysinvasopressin) | Vasopressin-Sandoz Spray | |
| Ornipressin | (8-Ornithinvasopressin) | Por 8 Sandoz® | max. 20 I.E. innerhalb von 20 Min. bei Ösophagusvarizenblutungen |
| Terlipressin | (N$^3$-Triglycyl-8-lysin-vasopressin) | Glycylpressin® | initial 1–2mal 1 mg, dann alle 4 Std. 1 mg |
| Argipressin (= 8-Arginin-vasopressin) | (antidiuretisches Hormon = ADH) | Pitressin® | 5–10 I.E. s.c. oder i.m. tägl. |

Tab. 18-23. Initiatoren und Modulatoren der Insulinsekretion [Aus: Ammon et al., 1996.]

| Stoffe | Wirkung auf Insulinsekretion | Wirkungsmechanismus |
|---|---|---|
| **Initiatoren** | | Depolarisation |
| Nährstoffe | | |
| Glucose | ↑ | Metabolismus |
| Leucin | ↑ | Metabolismus |
| Arginin | ↑ | Träger positiver Ladung |
| KCl | ↑ | Hemmung $K^+$-Ausstrom |
| **Modulatoren** | | |
| Glucose | ↑ | Metabolismus ↑ |
| Inselzellhormone | | |
| Insulin | ↓ | Phospholipase C ↓ |
| Glucagon | ↑ | Adenylatcyclase ↑ |
| Somatostatin | ↓ | Adenylatcyclase ↓ |
| Gastrointestinale Hormone | | |
| »glucagon-like peptide« (GLP) | ↑ | Adenylatcyclase ↑ |
| Neuropeptide | | |
| Vasoaktives intestinales Peptid (VIP) aus Vagus | ↑ | ? |
| Gastrin-Releasing-Peptid (GRP) aus Vagus | ↑ | Phospholipase C ↑ |
| Galanin aus Sympathikus | ↓ | G-Protein ? |
| Neurotransmitter | | |
| Acetylcholin aus Vagus | ↑ | Muscarinrezeptoren Phospholipase C ↑ |
| Noradrenalin aus Sympathikus | ↓ | α-Rezeptoren |

rungsbestandteile wie Monosaccharide, allen voran Glucose, einige Aminosäuren und in geringem Umfange durch kürzerkettige Fettsäuren, Ketonkörper, gastrointestinale Hormone/Peptide, Inselzellhormone (Modulatoren) sowie durch Erhöhung des Parasympathikustonus bewirkt wird (Tab. 18-23), erfolgt die **Freisetzung von Glucagon** in erster Linie bei niedrigen Blutzuckerspiegeln, aber auch durch die Aminosäure Arginin. Der **Mechanismus,** über den Glucose zur *Sekretion von Insulin* führt, ist noch nicht hinreichend geklärt. Diskutiert wird die Stimulierung durch den Stoffwechsel der Glucose in der B-Zelle, wobei ein oder mehrere Signalmetabolite bzw. modulierende Metabolite (reduzierte Pyridinnucleotide, Redoxstatus des Glutathions) entstehen **(Metabolismustheorie).** Auch das cAMP- und das Phospholipase-C-System sind beteiligt. Ein hypothetisches Modell der Vorgänge, die zur Sekretion von Insulin führen, zeigt die Abb. 18-11.

# Mittel gegen Hypoglykämien

**Hypoglykämien** finden sich insbesondere bei Patienten mit *insulinproduzierenden Tumoren.* Dabei können Hypoglykämien als Folge der unverhältnismäßig hohen Freisetzung von Insulin bis zum hypoglykämischen Schock führen. Mit der Anwendung von *Glucagon* und *Diazoxid* wird eine Beseitigung der Hypoglykämie angestrebt. In vielen Fällen (Tumoren) ist jedoch eine chirurgische Behandlung erforderlich.

## Glucagon

▶ **Stoffeigenschaften**

Glucagon ist ein *Polypeptid,* bestehend aus 29 Aminosäuren und einem Molekulargewicht von 3485 (Abb. 18-12). Im Wasser ist es relativ unlöslich. *Löslich* wird es bei pH-Werten unter 3 und über 9,5. Als Trockensubstanz ist es bei Raumtemperatur über 2 Jahre *haltbar.* Lösungen können bei +2 bis +8°C 7 Tage aufbewahrt werden.

▶ **Pharmakodynamik**

Die *blutzuckersteigernde Wirkung* des Glucagons beruht in erster Linie auf einer Erhöhung der Glykogenolyse, der Gluconeogenese und der damit verbundenen Steigerung der Glucoseabgabe aus der Leber. Diese Wirkungen werden über das cAMP-System vermittelt.

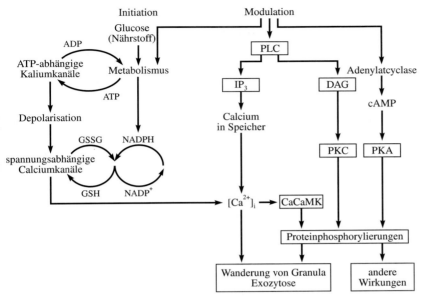

**Abb. 18-11.** Hypothetische Vorstellung über die Freisetzung von Insulin aus B-Zellen der Langerhans-Inseln des Pankreas.

Durch den Stoffwechsel von Glucose oder Aminosäuren steigen der intrazelluläre ATP/ADP-, NADPH/NADP$^+$- und GSH/GSSG-Quotient. Der Anstieg des ATP/ADP-Quotienten führt zu einer Hemmung des K$^+$-Effluxes durch ATP-abhängige Kaliumkanäle. Diese Hemmung löst eine initiale Depolarisation der Zelle aus, die zur Öffnung spannungsabhängiger Calciumkanäle führt. Dabei findet ein starker Calciumeinstrom in das Zytosol statt, der als Voraussetzung für die Insulinsekretion angesehen wird. Diese Calciumaufnahme wird durch reduziertes GSH erleichtert, für dessen Bildung NADPH – ebenfalls ein Produkt des Glucosemetabolismus – notwendig ist. Neben diesem auslösenden (initiierenden) Weg wird die Stärke der Insulinfreisetzung über das cAMP-System sowie über Stoffwechselprodukte der Phospholipase C moduliert (gastrointestinale Hormone/Peptide, Inselzellhormone, Überträgerstoffe und Neuropeptide des vegetativen Nervensystems).

GSH = Glutathion (reduziert), GSSG = Glutathion (oxidiert), DAG = Diacylglycerin, IP$_3$ = Inositoltrisphosphat, cAMP = zyklisches Adenosin-3',5'-monophosphat, PKA = Proteinkinase A, PKC = Proteinkinase C, CaCaMK = Calcium-Calmodulin-Myokinase. [Aus: Ammon et al., 1996.]

```
H — His—Ser—Glu—Gly—Thr—Phe—Thr—Ser—Asp—Tyr—Ser—Lys—Tyr—Leu—Asp—
              |
              NH₂
  1    2    3    4    5    6    7    8    9   10   11   12   13   14   15

— Ser—Arg—Arg—Ala—Glu—Asp—Phe—Val—Glu—Trp—Leu—Met—Asp—Thr—OH
                    |           |                   |
                    NH₂         NH₂                 NH₂
 16   17   18   19   20   21   22   23   24   25   26   27   28   29
```

**Abb. 18-12.** Aminosäuresequenz von Glucagon

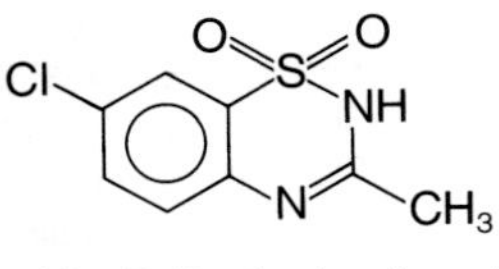

**Abb. 18-13.** Strukturformel von Diazoxid

## Pharmaka zur Behandlung von Funktionsstörungen der endokrinen Organe

**Tab. 18-24.** Nebenwirkungen von Glucagon und Diazoxid

| Glucagon | | Diazoxid | |
|---|---|---|---|
| Arrhythmie | +++ | Lokale Reaktionen an Injektionsstelle | + |
| Tachykardie | + | Kopfschmerz | + |
| Flush | + | Extrapyramidale Störungen | + |
| Übelkeit | + | Blutdrucksenkung | ++ |
| Erbrechen | + | Arrhythmie | ++ |
| Appetitlosigkeit | + | Tachykardie | ++ |
| Durchfall | + | Flush | + |
| Hyperglykämie | +++ | Leukopenie | + |
| | | Thrombopenie | + |
| | | Natrium- und Wasserretention | + |
| | | Übelkeit | + |
| | | Erbrechen | + |
| | | Leibschmerzen | + |
| | | Obstipation | + |
| | | Parotisschmerz | + |
| | | Appetitlosigkeit | + |
| | | Störung der Leberfunktion | + |
| | | Hyperglykämie | +++ |
| | | Hyperurikämie | + |
| | | Hyperlipidämie | + |
| | | Hypertrichosis | + |
| | | Katarakt | (+) |
| | | Hautausschläge | + |
| | | Hirsutismus | +++ |

Die Nebenwirkungen dieser Stoffe gegen Hypoglykämie sind in erster Linie toxisch bedingt. Die hyperglykämischen Nebenwirkungen ergeben sich aus der blutzuckersteigernden Wirkung dieser Stoffe.

Vorkommen: +++ sehr häufig, ++ häufig, + gelegentlich, (+) selten.

**Tab. 18-25.** Pharmakokinetische Daten von Glucagon und Diazoxid

| Freiname | Handelsname | Proteinbindung (%) | Elimination | Halbwertszeit | Dosierungsintervall | Dosis | |
|---|---|---|---|---|---|---|---|
| Glucagon | GlucaGen® | | Leber | 10 Min. | 20 Min. parenteral | 0,5–1,0 mg i.v., i.m., s.c. | individuell je nach Ausmaß der Hypoglykämie |
| Diazoxid | Proglicem® | 90 | nur geringe Mengen unverändert im Urin | 20–70 Std. | in 2–3 Dosen oral | initial 5 mg/kg Tag p.o. | |

- **Unerwünschte Wirkungen:** Tab. 18-24

▶ **Pharmakokinetik**

Tab. 18-25

◆ **Therapeutische Verwendung**

- **Indikation:** *Hypoglykämien.* Wegen seiner positiv inotropen, chronotropen und dromotropen Eigenschaften, die es bei hoher Dosierung besitzt, findet es auch Anwendung bei solchen Formen der *Herzinsuffizienz,* die nicht auf Glykoside ansprechen.

- **Kontraindikationen:** Diabetes mellitus und Phäochromozytom

- **Interaktionen:** Glucagon kann die hypothrombämische Wirkung von *Cumarinen* potenzieren.

- **Handelsnamen und Dosierung:** Tab. 18-25

## Diazoxid

▶ **Stoffeigenschaften**

Diazoxid (Abb. 18-13), ein fast weißes geruchloses Pulver, ist in Wasser, Diethylether und Chloroform praktisch unlöslich. In Alkohol löst es sich 1:250.

▶ **Pharmakodynamik**

Diazoxid erhöht die Blutzuckerkonzentration, indem es die **Sekretion von Insulin** *hemmt* und die **Glucoseabgabe** aus der Leber *steigert.* Intravenös verabreicht, führt Diazoxid zu einer peripheren Vasodilatation und Blutdrucksenkung. Die Hemmung der Insulinsekretion erfolgt über eine Öffnung des ATP-abhängigen Kaliumkanals (Abb. 18-11) der B-Zellen. Unter diesen Bedingungen können Initiatoren der Insulinsekretion nicht mehr zum Schließen dieser Kanäle führen. Eine Depolarisation ist dann nicht mehr möglich.

- **Unerwünschte Wirkungen:** Tab. 18-24

▶ **Pharmakokinetik**

Tab. 18-25

◆ **Therapeutische Verwendung**

- **Indikationen:** Diazoxid findet hauptsächlich Anwendung zur Behandlung *jugendlicher Hypoglykämien* oder bei Hypoglykämie, die durch irreversible *Inselzelltumoren* verursacht wird. Zur Verwendung von Diazoxid zur Blutdrucksenkung s. Kap. 2, S. 99 f.

- **Vorsichtsmaßnahmen und Kontraindikationen:** Bei Langzeittherapie mit Diazoxid ist die Überwachung von Blutzucker und Blutbild erforderlich. Wegen der blutdrucksenkenden Wirkung bei Patienten mit *koronaren und zerebralen Durchblutungsstörungen* ist Diazoxid nur mit Vorsicht anzuwenden.

- **Interaktionen:** *Diuretika* können die hyperglykämische und blutdrucksenkende Wirkung des Diazoxids verstärken. Diazoxid kann *Cumarinderivate* aus ihrer Plasmaproteinbindung verdrängen und somit zu erhöhter Blutungsneigung führen.

- **Handelsnamen und Dosierung:** Tab. 18-25

## Octreotid

Kürzlich wurde berichtet, daß *Octreotid* – ein Somatostatinanalogon – bei Hypoglykämien, die durch Sulfonylharnstoffe hervorgerufen wurden, wirksam ist. Es soll auch bei Kindern mit kongenitaler Hyperinsulinämie wirken.

Die blutzuckersteigernde Wirkung von Octreotid beruht auf einer Hemmung der Insulinsekretion. Besprechung s. S. 483 f.

# Antidiabetika

## Einleitung: Pathophysiologie des Diabetes mellitus

Beim **Diabetes mellitus,** einer Erkrankung des Stoffwechsels, die u. a. mit Hyperglykämie und in leichten Fällen lediglich mit einer gestörten Glucosetoleranz einhergeht, besteht
- in den meisten Fällen ein absoluter oder relativer **Insulinmangel** im Blut und/oder
- eine **Resistenz der Zielorgane** gegenüber den Wirkungen des Insulins sowie eine **erhöhte Glucoseproduktion** in der Leber.

Neben den **Störungen** des Kohlenhydratstoffwechsels finden sich auch solche im *Fett-* und *Proteinstoffwechsel* (Abb. 18-14). Stoffwechselstörungen, wie wir sie beim Diabetes mellitus im Blut finden, zeigt Tab. 18-26. Der Insulinmangel kann bis zum Coma diabeticum führen. **Folgeerkrankungen** des Diabetes mellitus sind Neuropathien sowie Gefäßerkrankungen (Herz, Gehirn, Niere, Extremitäten), die letztlich den Tod zur Folge haben können.

Beim Diabetiker unterscheiden wir zwischen:
- **insulinabhängigen** *(Typ 1),* meist jugendlichen Diabetikern
- **nicht insulinabhängigen** Diabetikern *(Typ 2)*

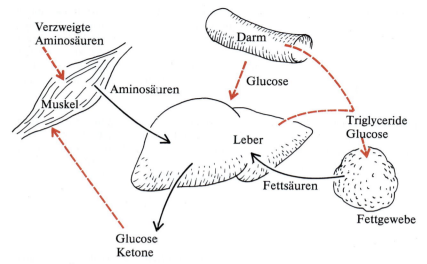

**Abb. 18-14.** Änderungen im Kohlenhydrat-, Protein- und Fettstoffwechsel bei schwerem Insulinmangel.

Die Hyperglykämie resultiert aus der verminderten Glucoseaufnahme von Leber, Muskel, Fettgewebe und aus der gesteigerten Glucoseabgabe der Leber. Verstärkte Abgabe von Aminosäuren aus dem Muskel und deren Aufnahme in die Leber sowie vermehrte Energieäquivalente aus der Fettsäureoxidation veranlassen die Leber letztlich zu einer Überproduktion von Glucose. Die Hypertriglyceridämie resultiert hauptsächlich aus der verminderten Aufnahme von Triglyceriden durch das Fettgewebe und einer gesteigerten Bildung aus Fettsäuren, die dem Fettgewebe entstammen. Die Hyperketonämie ist auf eine gesteigerte Fettsäureverfügbarkeit in der Leber und deren beschleunigte Umwandlung in Ketone sowie deren verminderte Aufnahme durch die Muskulatur zurückzuführen. Die Aufnahme verzweigter Aminosäuren in den Muskel ist herabgesetzt. Dies führt zur Verminderung an Muskelstickstoff und zur Hyperaminosäureämie.

----> vermindert
⟶ vermehrt

**Tab. 18-26.** Stoffwechselveränderungen bei Diabetes mellitus

| Insulin | Absoluter Insulinmangel |
| --- | --- |
| | Relativer Insulinmangel |
| Kohlenhydratstoffwechsel | Hyperglykämie |
| | Glucosurie |
| | Verminderte Glucosetoleranz |
| | Gesteigerte Glucoseneubildung |
| Fettstoffwechsel | Fettsäuren im Blut erhöht |
| | Triglyceride im Blut erhöht |
| | Cholesterin im Blut erhöht |
| | Fettleber |
| | Ketoacidose (Aceton, β-Hydroxybuttersäure, Acetessigsäure) |
| | → Verminderung der Alkalireserve |
| | → Koma |
| Proteinstoffwechsel | Proteinabbau für Gluconeogenese |

Bei ersteren steht eine stark verminderte oder fehlende Sekretionsleistung der B-Zelle im Vordergrund. Tab. 18-27 zeigt die Kaskade von Ereignissen, die zum **Typ-1-Diabetes** führen.

Beim **Typ-2-Diabetes** (er tritt meist erst im Erwachsenenalter auf) liegt in vielen Fällen neben einer Verminderung der Sekretionsleistung eine Insulinresistenz der Zielgewebe bzw. eine gesteigerte Glucoseproduktion der Leber vor.

Die *Behandlung* des Diabetes mellitus sieht neben Schulung und diätetischen Maßnahmen die Therapie mit *Insulin, Sulfonylharnstoffen* und *Biguaniden* vor (s. dort). Eine weitere Möglichkeit stellt vielleicht die Verabreichung von Hemmstoffen der α-Glucosidase, die die Aufspaltung von Kohlenhydraten im Darm und damit deren Resorption verzögern, sowie die Gabe des Resorptionsverzögerers *Guar* dar.

## Insulin

### ▶ Stoffeigenschaften

Insulin ist ein *Polypeptid* aus 51 Aminosäuren mit einem Molekulargewicht von ca. 5800 (Schweineinsulin), bestehend aus der sog. **A-Kette** und der **B-Kette**, die durch Disulfidbrücken miteinander verbunden sind. Es entsteht aus dem *Proinsulin* durch Abspaltung des »connecting peptide« **C-Peptides** (Abb. 18-15).

Für die **Therapie des Diabetes** mit Insulin sind zwei Gegebenheiten von Bedeutung:
- Insulin besitzt nur eine **sehr kurze Halbwertszeit** von ca. 5 Min., was für eine Langzeittherapie eine besondere Technik der Applikation erforderlich macht.
- Insulin kann **nicht peroral** verabreicht werden, da es im Verdauungstrakt gespalten wird. Insulin muß also injiziert werden.

Um eine längere Wirkungsdauer zu erzielen, erfolgt die Injektion *subkutan*. Durch Bindung an Globin, Zink, Isophan, Protamin, Surfen bzw. durch Verwendung von kristallinem bzw. amorphem Insulin wird eine **protrahierte Freisetzung** erzielt. Auf diese

**Tab. 18-27.** Pathogenese des insulinabhängigen Diabetes mellitus [Nach: G. F. Cahill jr. und H. O. McDevitt, 1981.]

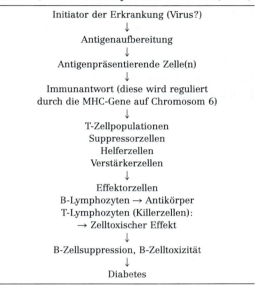

Weise gelingt es, Insulinpräparate mit unterschiedlicher Wirkungsdauer herzustellen (Tab. 18-28). Obwohl mit diesen Insulinen das Coma diabeticum seltener geworden ist (im Coma diabeticum sterben

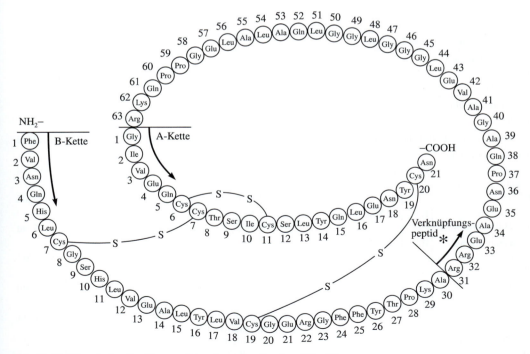

**Abb. 18-15.** Die primäre Struktur von Schweineproinsulin. ✳ = C-Peptid.

**Tab. 18-28.** Insuline [Nach Insulinliste Deutsche Diabetes Gesellschaft, 1997.]

| Insulinpräparat | Spezies | Wirkungseintritt nach … | Wirkdauer |
|---|---|---|---|

● **1. Kurzwirksame Insuline (Normalinsuline)**

**1.1 Fläschchen mit U-40-Insulin**

**1.1.1 Humaninsulin**

| Insulinpräparat | Spezies | Wirkungseintritt | Wirkdauer |
|---|---|---|---|
| Berlinsulin H Normal U-40 | H | 10–15 Min. | 6–8 Std. |
| H-Insulin Hoechst | H | 30 Min. | 5–8 Std. |
| Huminsulin Normal 40 | H | 10–15 Min. | 6–8 Std. |
| Insulin Actrapid HM 40 I.E./ml (ge) | H | 30 Min. | bis 8 Std. |
| Insulin Velasulin Human (ge) 40 I.E./ml | H | 30 Min. | bis 8 Std. |

**1.1.2 Tierische Insuline**

| | | | |
|---|---|---|---|
| Insulin S Berlin Chemie | S | 30 Min. | 5–7 Std. |
| Insulin S.N.C. Berlin Chemie | S | 15 Min. | 5–7 Std. |
| Insulin Hoechst | R | 30 Min. | 5–8 Std. |
| Insulin S Hoechst | S | 30 Min. | 5–8 Std. |
| Insulin Velasulin MC 40 I.E./ml | S | 30 Min. | bis 8 Std. |

**1.2 Fläschchen mit U-100-Insulin**

**1.2.1 Humaninsulin**

| | | | |
|---|---|---|---|
| Huminsulin Normal 100 | H | 10–15 Min. | 6–8 Std. |

**1.2.3 Analoginsulin**

| | | | |
|---|---|---|---|
| Humalog 100 | A | 15 Min. | 2–5 Std. |

**1.3 Patronen mit U-100-Insulin für Injektoren (Pen)**

**1.3.1 Humaninsulin**

| | | | |
|---|---|---|---|
| Berlinsulin H Normal Pen/-Normal 3 ml Pen | H | 10–15 Min. | 6–8 Std. |
| H-Insulin 100 Hoechst für OptiPen | H | 30 Min. | 5–8 Std. |
| Huminsulin Normal für Pen 1,5 ml/für Pen 3 ml | H | 10–15 Min. | 6–8 Std. |
| Insulin Actrapid HM Penfill 1,5 ml/3 ml 100 I.E./ml (ge) | H | 30 Min. | bis 8 Std. |

**1.3.2 Tierische Insuline**
entfällt

**1.3.3 Analoginsulin**

| | | | |
|---|---|---|---|
| Humalog für Pen 1,5 ml/für Pen 3 ml | A | 15 Min. | 2–5 Std. |

**1.4 Insulinfertigspritzen**

**1.4.1 Humaninsulin**

| | | | |
|---|---|---|---|
| HumaJect Normal (3 ml) | H | 10–15 Min. | 6–8 Std. |
| Insulin Actrapid HM NovoLet 1,5 ml/3 ml 100 I.E./ml (ge) | H | 30 Min. | bis 8 Std. |

● **2. Intermediärwirksame Insuline (NPH-Insuline)** einschließlich Kombinationen mit Normalinsulin

**2.1 Fläschchen mit U-40-Insulin**

**2.1.1 Humaninsulin**

| | | | |
|---|---|---|---|
| Berlinsulin H Basal U40 | H | 30–60 Min. | 18–20 Std. |
| Berlinsulin H 10/90 U40 | H | 30–45 Min. | 16–18 Std. |
| Berlinsulin H 20/80 U40 | H | 30 Min. | 14–16 Std. |
| Berlinsulin H 30/70 U40 | H | 30 Min. | 14–15 Std. |
| Berlinsulin H 40/60 U40 | H | 30 Min. | 14–15 Std. |
| Berlinsulin H 50/50 U40 | H | 15–30 Min. | 13–14 Std. |
| Basal-H-Insulin Hoechst | H | 60 Min. | 11 bis über 20 Std. |
| Depot-H 15-Insulin Hoechst | H | 30–45 Min. | 11 bis über 20 Std. |
| Depot-H-Insulin Hoechst | H | 30–45 Min. | 12–18 Std. |
| Komb-H-Insulin Hoechst | H | 30 Min. | 10–16 Std. |
| Huminsulin Basal (NPH) 40 | H | 30–60 Min. | 18–20 Std. |
| Huminsulin Profil I 40 | H | 30 Min. | 16–18 Std. |
| Huminsulin Profil II 40 | H | 30 Min. | 14–16 Std. |
| Huminsulin Profil III 40 | H | 30 Min. | 14–15 Std. |
| Huminsulin Profil IV 40 | H | 30 Min. | 14–15 Std. |
| Huminsulin Profil V 40 | H | 15–30 Min. | 13–14 Std. |
| Insulin Insulatard Human (ge) 40 I.E./ml | H | 90 Min. | bis 24 Std. |

**Tab. 18-28.** (Fortsetzung)

| Insulinpräparat | Spezies | Wirkungseintritt nach ... | Wirkdauer |
|---|---|---|---|
| Insulin Protaphan HM 40 I.E./ml (ge) | H | 90 Min. | bis 24 Std. |
| Insulin Actraphane HM 30/70 40 I.E./ml (ge) | H | 30 Min. | bis 24 Std. |
| Insulin Mixtard 30/70 Human (ge) 40 I.E./ml | H | 30 Min. | bis 24 Std. |
| **2.1.2 Tierische Insuline** | | | |
| Insulin Insulatard MC 40 I.E./ml | S | 90 Min. | bis 24 Std. |
| Insulin Mixtard MC 30/70 40 I.E./ml | S | 30 Min. | bis 24 Std. |
| **2.2 Fläschchen mit U-100-Insulin** | | | |
| **2.2.1 Humaninsulin** | | | |
| Huminsulin Basal (NPH) 100 | H | 30–60 Min. | 18–20 Std. |
| **2.3 Patronen mit U-100-Insulin für Injektoren (Pen)** | | | |
| **2.3.1 Humaninsulin** | | | |
| Berlinsulin H Basal Pen/- Basal 3 ml Pen | H | 30–60 Min. | 18–20 Std. |
| Berlinsulin H 10/90 Pen/- 10/90 3 ml Pen | H | 30–45 Min. | 16–18 Std. |
| Berlinsulin H 20/80 Pen/- 20/80 3 ml Pen | H | 30 Min. | 14–16 Std. |
| Berlinsulin H 30/70 Pen/- 30/70 3 ml Pen | H | 30 Min. | 14–15 Std. |
| Berlinsulin H 40/60 Pen/- 40/60 3 ml Pen | H | 30 Min. | 14–15 Std. |
| Berlinsulin H 50/50 Pen/- 50/50 3 ml Pen | H | 15–30 Min. | 13–14 Std. |
| Basal-H-Insulin 100 Hoechst für OptiPen | H | 60 Min. | 11 bis über 20 Std. |
| Depot-H15-Insulin 100 Hoechst für OptiPen | H | 30–45 Min. | 11 bis über 20 Std. |
| Depot-H-Insulin 100 Hoechst für OptiPen | H | 30–45 Min. | 12–18 Std. |
| Komb-H-Insulin 100 Hoechst für OptiPen | H | 30 Min. | 10–16 Std. |
| Huminsulin Basal (NPH) für Pen 1,5 ml/- für Pen 3 ml | H | 30–60 Min. | 18–20 Std. |
| Huminsulin Profil I für Pen 1,5 ml/- für Pen 3 ml | H | 30–60 Min. | 16–18 Std. |
| Huminsulin Profil II für Pen 1,5 ml/- für Pen 3 ml | H | 30 Min. | 14–16 Std. |
| Huminsulin Profil III für Pen 1,5 ml/- für Pen 3 ml | H | 30 Min. | 14–15 Std. |
| Huminsulin Profil IV für Pen 1,5 ml/- für Pen 3 ml | H | 30 Min. | 14–15 Std. |
| Huminsulin Profil V für Pen 1,5 ml/- für Pen 3 ml | H | 15–30 Min. | 13–14 Std. |
| Insulin Protaphan HM Penfill 1,5 ml/3 ml 100 I.E/ml (ge) | H | 90 Min. | bis 24 Std. |
| Insulin Actraphane HM 10/90 Penfill 1,5 ml/3 ml 100 I.E/ml (ge) | H | 30 Min. | bis 24 Std. |
| Insulin Actraphane HM 20/80 Penfill 1,5 ml/3 ml 100 I.E/ml (ge) | H | 30 Min. | bis 24 Std. |
| Insulin Actraphane HM 30/70 Penfill 1,5 ml/3 ml 100 I.E/ml (ge) | H | 30 Min. | bis 24 Std. |
| Insulin Actraphane HM 40/60 Penfill 1,5 ml/3 ml 100 I.E/ml (ge) | H | 30 Min. | bis 24 Std. |
| Insulin Actraphane HM 50/50 Penfill 1,5 ml/3 ml 100 I.E/ml (ge) | H | 30 Min. | bis 24 Std. |

Tab. 18-28. (Fortsetzung)

| Insulinpräparat | Spezies | Wirkungseintritt nach ... | Wirkdauer |
|---|---|---|---|
| **2.4 Insulinfertigspritzen** | | | |
| **2.4.1 Humaninsulin** | | | |
| HumaJect Basal (3 ml) | H | 30–60 Min. | 18–20 Std. |
| HumaJect Profil III (3 ml) | H | 30 Min. | 14–15 Std. |
| Insulin Protaphan HM NovoLet 1,5 ml/3 ml 100 I.E./ml (ge) | H | 90 Min. | bis 24 Std. |
| Insulin Actraphane HM 10/90 NovoLet 3 ml 100 I.E./ml (ge) | H | 30 Min. | bis 24 Std. |
| Insulin Actraphane HM 20/80 NovoLet 3 ml 100 I.E./ml (ge) | H | 30 Min. | bis 24 Std. |
| Insulin Actraphane HM 30/70 NovoLet 1,5 ml/3 ml 100 I.E./ml (ge) | H | 30 Min. | bis 24 Std. |
| Insulin Actraphane HM 40/60 NovoLet 3 ml 100 I.E./ml (ge) | H | 30 Min. | bis 24 Std. |
| Insulin Actraphane HM 50/50 NovoLet 3 ml 100 I.E./ml (ge) | H | 30 Min. | bis 24 Std. |
| ● **3. Intermediärwirksame Insuline (weitere Präparate)** | | | |
| **3.1 Fläschchen mit U-40-Insulin** | | | |
| **3.1.1 Humaninsulin** | | | |
| Insulin Monotard HM 40 I.E./ml (ge) | H | 150 Min. | bis 24 Std. |
| **3.1.2 Tierische Insuline** | | | |
| B-Insulin S | S | 45 Min. | 16 Std. |
| B-Insulin S. C. | S | 45 Min. | 16 Std. |
| L-Insulin S. N. C. | S | 60–90 Min. | über 18 Std. |
| Depot-Insulin | R | 60 Min. | 10–16 Std. |
| Depot-Insulin S | S | 60 Min. | 10–16 Std. |
| Komb-Insulin | R | 60 Min. | 9–14 Std. |
| Komb-S-Insulin | S | 60 Min. | 9–14 Std. |
| Insulin Semilente MC 40 I.E./ml | S | 90 Min. | 16 Std. |
| **3.2 Fläschchen mit U-100-Insulin** | | | |
| **3.2.1 Humaninsulin** | | | |
| Huminsulin Long 100 | H | 60–120 Min. | 20–24 Std. |
| ● **4. Langwirksame Insuline (Insulin-Zink-Suspensionen)** | | | |
| **4.1 Fläschchen mit U-40-Insulin** | | | |
| **4.1.1 Humaninsulin** | | | |
| Insulin Ultratard HM 40 I.E./ml (ge) | H | 90–240 Min. | bis 28 Std. |
| **4.1.2 Tierische Insuline** | | | |
| Insulin Lente MC 40 I.E./ml | S+R | 150 Min. | bis 24 Std. |
| **4.2 Fläschchen mit U-100-Insulin** | | | |
| **4.2.1 Humaninsulin** | | | |
| Huminsulin Ultralong 100 | H | 90–180 Min. | 12–30 Std. |

Zeichenerklärung
H = Humaninsulin
R = Rinderinsulin
S = Schweineinsulin

nur noch ca. 1 % aller Diabetiker), ist die Verhütung der späten **Gefäßkomplikationen** nicht befriedigend gelöst. Als Grund wird heute angesehen, daß die jetzige Behandlung des Diabetes mellitus dem *tagesrhythmischen Bedarf* an Insulin nicht in ausreichendem Maße Rechnung trägt. Allerdings gelang es in neuerer Zeit mit Hilfe der intensivierten Insulintherapie die Erkrankungen der Retina, der Niere sowie die Neuropathie deutlich zu senken.

Die moderne Forschung befaßt sich zur Zeit mit der Konstruktion eines künstlichen Pankreas, bzw. bioartifiziellen Pankreas (Transplantation von Langerhans-Inseln unter Ausschaltung der Immunabwehr gegen transplantiertes Gewebe) mit deren Hilfe eine rhythmusgerechte Insulinzufuhr angestrebt wird.

> Insulin wird nach **Einheiten (I.E.)** dosiert. Unter 1 I.E. wird die Insulinmenge verstanden, die bei einem 2–2,5 kg schweren Kaninchen den Blutzuckerspiegel nach 1 Std. auf 50 und nach 2 Std. auf 40 mg/100 ml senkt.
> 1 I.E. = 0,04167 mg
> 1 mg = 24–26 I.E. je nach Reinheitsgrad

Verwendet werden heute Rinder- und Schweineinsulin fast ausschließlich als **Monospeziesinsuline** (MC = Monocomponent). Neuerdings wird aus E.coli nach Genmanipulation bzw. durch Ersatz des terminalen Alanin von Schweineinsulin durch Threonin auch *Humaninsulin* gewonnen. Durch Molekularsieb-

**Tab. 18-29.** Stoffwechselwirkungen des Insulins

|  | Leber |  | Fettgewebe |  | Muskel |  |
|---|---|---|---|---|---|---|
| Antikatabole Wirkungen | Glykogenolyse | ↓ | Lipolyse | ↓ | Proteinabbau | ↓ |
|  | Gluconeogenese | ↓ |  |  | Aminosäureabgabe | ↓ |
|  | Ketogenese | ↓ |  |  |  |  |
| Anabole Wirkungen | Glykogensynthese | ↑ | Glycerinsynthese | ↑ | Aminosäureaufnahme | ↑ |
|  | Fettsäuresynthese | ↑ | Fettsäuresynthese | ↑ | Proteinsynthese | ↑ |
|  |  |  | Glucoseaufnahme | ↑ | Glykogensynthese | ↑ |
|  |  |  |  |  | Glucoseaufnahme | ↑ |

chromatographie werden besonders gereinigte Insuline (»**single-peak**«-**Insuline**) hergestellt, deren allergisch bedingte Nebenwirkungen weniger häufig sind.

Insulin ist lichtempfindlich und daher dunkel zu lagern, Gefrieren ist zu vermeiden. Bei **Aufbewahrung** bei 4°C beträgt der Aktivitätsverlust nach 220–420 Tagen 2%. Bei 25°C muß bereits nach 5–10 Tagen mit einem Aktivitätsverlust von 25% gerechnet werden. Die Löslichkeit von Insulin hängt von Lösungsmittel, pH, Zn-Gehalt, Temperatur sowie von der Konzentration und der Art der Salze in der Lösung ab.

▶ **Pharmakodynamik**

Neben der blutzuckersenkenden Wirkung hat Insulin eine Reihe weiterer Stoffwechselwirkungen, sie sind in der Tab. 18-29 aufgeführt.

Insulin vermittelt seine Wirkungen auf die Zelle vorwiegend durch Interaktionen mit sog. **Insulinrezeptoren** (Abb. 18-16). Die Insulinbindung und -wirkung hängt dabei sowohl von der jeweiligen Zahl der Rezeptoren als auch von deren Affinität zum Insulin ab. Dabei kommt es auch zum Eintritt des Insulin-Rezeptor-Komplexes in das Zellinnere (= Internalisierung). Die Steigerung der Glucoseaufnahme erfolgt durch Translokation intrazellulärer **Glucosetransporter** an die Zellmembran. Dort nehmen sie das Glucosemolekül in die Zelle auf. Dieses wird anschließend phosphoryliert und dann weiter verstoffwechselt. In der Zwischenzeit sind mindestens 5 Glucosetransporter bekannt geworden (Tab. 18-30). Lediglich die Funktion des *Glut 4* ist abhängig von der Anwesenheit von Insulin.

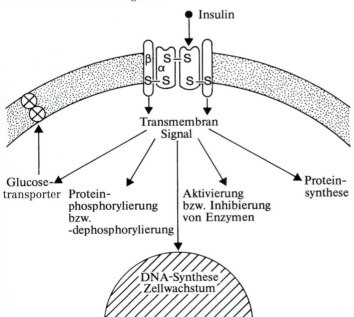

**Abb. 18-16.** Der Insulinrezeptor ist ein Heterotetramer aus je zwei α- und β-Untereinheiten, die in Analogie zur Struktur der Immunglobuline über Disulfidbrücken (S-S) verknüpft sind. Die Bindung des Insulins an den Rezeptor stimuliert die Proteinkinase der β-Untereinheit, die eigene Aminosäuren des Rezeptorproteins (Autophosphorylierung) und weitere endogene Proteine, meist Enzyme, phosphoryliert und damit aktiviert bzw. inaktiviert. Die Aktivierung des Insulinrezeptors führt in der Zielzelle zur Erhöhung der Glucoseaufnahme, zur gesteigerten DNA- und Proteinsynthese und zum Zellwachstum.

Tab. 18-30. Verteilung von Glucosetransportern (Glut)

| | Glut 1 | Glut 2 | Glut 3 | Glut 4 | Glut 5 | SGLT |
|---|---|---|---|---|---|---|
| Herz | | | | + | | |
| Leber | | + | + | | | |
| Muskel | | | + | + | + | |
| Fettgewebe | + | | + | + | + | |
| Langerhans-Inseln | | + | | | | |
| Nieren | + | + | + | | + | + |
| Gehirn | + | | + | | | |
| Magen | + | | + | | | |
| Dünndarm | + | + | + | | + | + |
| Kolon | + | | + | | | |

Glut 4 ist insulinabhängig.
SGLT: (Na/Glucose)-Cotransport (Na-abhängig)

● **Unerwünschte Wirkungen** (Tab. 18-31): Wichtigste und gefährlichste Nebenwirkung des Insulins ist die **Hypoglykämie,** die im schwersten Fall zum hypoglykämischen Schock führen kann. Sie ist Folge einer zu hohen Blutinsulinkonzentration, besonders bei fehlerhafter Insulineinstellung. Häufig finden sich auch **allergische Erscheinungen** vom Soforttyp und vom verzögerten Typ. Sie äußern sich in Reaktionen an der Injektionsstelle und systemischen Reaktionen wie Urtikaria, Übelkeit, Erbrechen, Diarrhö. Bei etwa 0,1 % aller mit Insulin behandelten Patienten tritt wegen der Antikörperbildung gegen Insulin eine *Insulinresistenz* auf. Vermutlich aufgrund der größeren Sequenzgemeinsamkeit mit dem Humaninsulin ist die allergene Potenz des Schweineinsulins geringer als die des Rinderinsulins. Häufig sind die von der Allergie unabhängige **Lipatrophie** und **Lipohypertrophie.** Manchmal kann es nach der Injektion von Insulin im Anschluß an dessen hypoglykämische Wirkung im Sinne eines Rebound-Effektes zu einer verstärkten Hyperglykämie kommen **(Somogyi-Effekt).**

▶ **Pharmakokinetik**

Insulin, das nur eine kurze *Plasmahalbwertszeit* von ca. 5 Min. besitzt, wird vorwiegend in der Leber metabolisiert.

Mittlerer Wirkungseintritt und mittlere *Wirkungsdauer* von Altinsulin und Verzögerungsinsulin sind der Tab. 18-28 zu entnehmen.

Durch geeignete Mischung von kurzwirksamem Altinsulin mit länger wirkenden Depotinsulinen kann eine günstigere Anpassung an den **tagesrhythmischen Bedarf** an Insulin erzielt werden.

Tab. 18-31. Nebenwirkungen des Insulins

| Direkt toxisch bedingt | |
|---|---|
| Hypoglykämie | +++ |
| Neuritis | (+) |
| Arrhythmie | + |
| Immunthrombozytopenie | + |
| Natriumretention | +++ |
| Hypokaliämie | +++ |
| Insulinödeme | +++ |
| Lipatrophie | +++ |
| Lipohypertrophie | +++ |
| Rubeosis iridis | + |
| Teratogene Wirkung bei Anwendung in der Psychiatrie | + |
| **Allergisch bedingt** | |
| Hautreaktionen | + |
| Urtikaria | + |
| Anaphylaktischer Schock | (+) |

+++ sehr häufig  
\+ gelegentlich } vorkommend  
(+) selten

◆ **Therapeutische Verwendung**

● **Indikationen:** Insulin wird bei Ketoacidose, Coma diabeticum, beim juvenilen Diabetes und beim Erwachsenendiabetes eingesetzt, soweit dieser instabil und mit oralen Antidiabetika nur unzureichend einstellbar ist. Insulin wird weiter angewandt bei Versagen der oralen Diabetestherapie, bei schweren fortgeschrittenen diabetischen Komplikationen wie Retinopathia diabetica, Gangrän, bei der diabetischen Nephropathie, bei schwerer Polyneuropathie, bei leichtem Diabetes in der Schwangerschaft, bei Diabetes mit Zweiterkrankungen oder vor Operationen. Während Altinsulin wegen des raschen Wirkungseintrittes vor allem beim Coma diabeticum indiziert ist, finden die Verzögerungsinsuline für die Langzeittherapie Verwendung.

- **Kontraindikationen:** Eine absolute Kontraindikation für Insulin gibt es nicht. *Problematisch* ist höchstens die Insulinallergie sowie die Verabreichung an Autofahrer, wenn diese einen schwer einstellbaren Diabetes aufweisen (Gefahr der Hypoglykämie).

- **Interaktionen:** Sie können sich vor allem mit solchen Stoffen ergeben, die selbst zur Erhöhung oder Senkung des Blutzuckerspiegels führen. Im ersteren Falle wird die Wirkung des Insulins abgeschwächt, im zweiten verstärkt (Tab. 18-35, S. 503).

- **Dosierung:** Die Dosierung von Insulin sowie die Wahl des Präparates hinsichtlich Wirkungseintritt und Wirkungsdauer (Tab. 18-28) erfolgen *individuell*.

## Orale Antidiabetika

Da es sich beim Diabetes um eine *chronisch* verlaufende Erkrankung handelt, die einer Dauertherapie bedarf, und die Injektion von Insulin subjektiv unangenehm ist, wurde nach Stoffen Ausschau gehalten, die eine ähnliche Wirkung besitzen wie Insulin selbst und die **oral anwendbar** sind. Diese Stoffe umfassen:
- die Klasse der **Sulfonylharnstoffe**
- die **Biguanide**

Bei letzteren wird wegen der Gefahr der zum Teil tödlichen Lactacidose in Ausnahmefällen lediglich das Metformin angewendet.

> Es hat sich jedoch gezeigt, daß orale Antidiabetika nur beim Erwachsenendiabetes angewendet werden können und beim jugendlichen Diabetiker unwirksam sind.

Die modernen Sulfonylharnstoffe wie z.B. *Glibenclamid* sind gegenüber dem zuerst eingeführten *Tolbutamid* wesentlich stärker wirksam. Hinzugekommen sind Resorptionsverzögerer für Glucose *(Acarbose, Miglitol, Guar)*.

## Sulfonylharnstoffe und Sulfapyrimidine

▶ **Stoffeigenschaften**

Sulfonylharnstoffe sind in Wasser zumeist schwer bzw. nicht löslich. In Wasser löslich ist dagegen Glymidin. Für die *antidiabetische Wirkung* der Sulfonylharnstoffe ist die **Sulfonylharnstoffstruktur** von Bedeutung (Tab. 18-32). Beim Substituenten $R_2$ handelt es sich um unpolare gesättigte organische Reste, während die $R_1$-*Substitution* keine Systematik erkennen läßt. Die Substituenten $R_1$ und $R_2$ dürften im wesentlichen für die pharmakokinetischen Eigenschaften sowie die Wirkungsstärke verantwortlich sein.

▶ **Pharmakodynamik**

Der **Wirkungsmechanismus** der Sulfonylharnstoffe und der der Sulfapyrimidinderivate ist ähnlich. Beide senken den Blutzuckerspiegel durch *Stimulierung der Insulinsekretion*, insbesondere dann, wenn eine erhöhte Blutzuckerkonzentration vorliegt. Dies setzt allerdings voraus, daß sich in der B-Zelle noch sekretionsfähiges Insulin befindet. Da dies beim jugendlichen Diabetiker nicht der Fall ist, sind diese Stoffe bei ihm unwirksam. Sulfonylharnstoffe setzen die **Sekretionskaskade für Insulin** (Abb. 18-11, S. 489) dadurch in Gang, daß sie – wie auch Glucose – den *Kaliumausstrom* durch den ATP-abhängigen Kaliumkanal *hemmen* und damit zur Depolarisation führen. Dies erfolgt nach ihrer Bindung an einen Sulfonylharnstoffrezeptor am $K^+_{ATP}$-Kanal. Ihre Wirkung ist dabei um so stärker, je höher der Reduktionszustand der intrazellulären Redoxquotienten von NADPH/NADP$^+$ und GSH/GSSG ist. Beide sind von der Glucosekonzentration abhängig. Die Vorstellung, daß Sulfonylharnstoffe die *Empfindlichkeit des Zielgewebes* (möglicherweise der Insulinrezeptoren) gegenüber dem Insulin erhöhen, wird in Frage gestellt.

- **Unerwünschte Wirkungen:** Bei den Nebenwirkungen (Tab. 18-33, S. 501) steht die Gefahr der Hypoglykämie im Vordergrund. In seltenen Fällen fanden sich bei *Tolbutamid* Knochenmarksdepressionen. Häufig sind *gastrointestinale Störungen*.

▶ **Pharmakokinetik**

Sulfonylharnstoffe werden im Magen-Darm-Kanal resorbiert. Plasmaproteinbindung, Halbwertszeit, Eliminationsmodus und Wirkungsdauer zeigt die Tab. 18-34, S. 502. Dabei finden sich erhebliche Unterschiede zwischen den einzelnen Substanzen, was Proteinbindung, Halbwertszeit und Ausscheidungsmodus betrifft. Im Einzelfall müssen diese Daten bei der Frage nach möglichen Interaktionen, der Kumulationsgefahr und der Anwendbarkeit, z.B. bei Leber- und Nierenkranken, berücksichtigt werden.

◆ **Therapeutische Verwendung**

- **Indikation:** Sulfonylharnstoffe werden bei einer erfolglosen Diätbehandlung des *Diabetes* und beim

Tab. 18-32. Strukturformeln oraler Antidiabetika

| | Allgemeine Struktur |
|---|---|
| **Sulfonylharnstoffe** | R₁–⟨Ph⟩–SO₂–NH–CO–NH–R₂ |
| Glibenclamid | 5-Chlor-2-methoxy-benzamido-ethyl–⟨Ph⟩–SO₂–NH–CO–NH–Cyclohexyl |
| Glibornurid | H₃C–⟨Ph⟩–SO₂–NH–CO–NH–(Hydroxy-trimethyl-bicycloheptyl) |
| Gliclazid | H₃C–⟨Ph⟩–SO₂–NH–CO–NH–N(azabicyclooctyl) |
| Glipizid | 6-Methyl-pyrazincarboxamido-ethyl–⟨Ph⟩–SO₂–NH–CO–NH–Cyclohexyl |
| Gliquidon | (4-Methoxy-dimethyl-dioxoisochinolinyl)-ethyl–⟨Ph⟩–SO₂–NH–CO–NH–Cyclohexyl |
| Glisoxepid | (5-Methyl-isoxazol-carboxamido)-ethyl–⟨Ph⟩–SO₂–NH–CO–NH–N(hexahydroazepinyl) |
| Tolbutamid | H₃C–⟨Ph⟩–SO₂–NH–CO–NH–CH₂–CH₂–CH₂–CH₃ |
| Glimepirid | (Dimethyl-oxo-pyrrolin-carboxamido)-ethyl–⟨Ph⟩–SO₂–NH–CO–NH–(4-Methyl-cyclohexyl) |
| **Biguanid** Metformin | (H₃C)₂N–C(=NH)–NH–C(=NH)–NH₂ · HCl |

**Tab. 18-33.** Nebenwirkungen von Sulfonylharnstoffen

| Toxisch bedingt | |
|---|---|
| Hypoglykämie (Sulfonylharnstoffe) | ++ |
| Angiitis (Sulfonylharnstoffe) | + |
| Knochenmarkdepression (Tolbutamid) | (+) |
| Hyponatriämie und Wasserretention (Tolbutamid) | (+) |
| Gastrointestinale Störungen (Sulfonylharnstoffe) | +++ |
| Leberschäden (Tolbutamid) | + |
| **Allergisch bedingt** | |
| Hauterkrankungen wie Pruritus, Hautrötungen, Erythema nodosum, Erythema multiforme, Stevens-Johnson-Syndrom, Erythrodermie, Dermatitis exfoliativa | (+) |
| Daneben: Purpura, Fieber und Gelenkschmerz | (+) |

+++ sehr häufig  
++ häufig  
+ gelegentlich  } vorkommend  
(+) selten

Altersdiabetes angewandt, soweit dieser nicht insulinabhängig ist. Die Wirkungsstärke der einzelnen Stoffe ist sehr unterschiedlich. Bei jedem Stoff muß individuell dosiert werden (Dosierung s. Tab. 18-34). Neuerdings werden beim Typ-2-Diabetes Sulfonylharnstoffe *mit Insulin kombiniert.* Dabei kann gegenüber einer Insulinmonotherapie Insulin eingespart werden. Ob sich daraus Vorteile für den Diabetiker ergeben, ist allerdings fraglich.

● **Kontraindikationen:** *Absolute* Kontraindikationen von **Sulfonylharnstoffen** sind der jugendliche Diabetes, das diabetische Koma, Acidose, Ketose und die Niereninsuffizienz.
Als *relative* Kontraindikationen werden angesehen: schwere Belastungen wie Infektionen und Operationen, allergische Reaktionen gegenüber Sulfonamiden, Leber- und Nierenschäden bei Sulfonylharnstoffen mit langer Halbwertszeit.

● **Interaktionen** (Tab. 18-35): Im Vordergrund stehen Wechselwirkungen, die zur Wirkungsverstärkung oder Wirkungsabschwächung der oralen Antidiabetika führen: Die Wirkung der Antidiabetika kann durch andere Arzneistoffe **verstärkt** werden z. B. durch β-Sympatholytika, Fenfluramin, Nicotinsäure, Phenylbutazon, Acetylsalicylsäure, para-Aminosalicylsäure und Alkoholintoxikation.

**Antagonistisch** wirken u. a. Adrenalin, Glucocorticoide, Diazoxid, Thiaziddiuretika, Isoniazid und Phenothiazine.

Hemmstoffe des Arzneimittelabbaus wie z. B. Chloramphenicol, Phenylbutazon und Fenyramidol können die Halbwertszeit von vornehmlich hepatisch eliminierten Sulfonylharnstoffen **verlängern**, Induktoren der fremdstoffmetabolisierenden Enzyme, wie z. B. Barbiturate und Phenytoin können sie **verkürzen**. Probenecid verlängert die Halbwertszeit renal eliminierter oraler Antidiabetika. Stoffe mit hoher Plasmaproteinbindung, wie z. B. Antiphlogistika (Phenylbutazon, Salicylate), Sulfonamide, Cumarine, Clofibrat u. a. können Sulfonylharnstoffe, die ebenfalls stark proteingebunden sind, aus ihrer Proteinbindung **verdrängen**.

## Biguanide

Die Biguanide haben nur **extrapankreatische Effekte**. Sie verzögern die Glucoseresorption bei der Nahrungsaufnahme, verbessern die Glucoseutilisation und hemmen die Gluconeogenese. Auf diese Weise wird der Blutzuckerspiegel ohne Einschaltung des Insulins gesenkt. Weiter verfügen sie über eine **anorexigene** Wirkung. Sie wurden daher bevorzugt zur Gewichtsreduktion beim adipösen Diabetiker verwendet.

● **Unerwünschte Wirkungen:** Abgesehen von häufig vorkommenden gastrointestinalen Erscheinungen wie Übelkeit und Erbrechen besitzen die Biguanide nur wenige Nebenwirkungen. Die *Lactacidose* ist zwar selten, aber lebensbedrohlich. Auch *Hypoglykämien* sind selten.
Wegen der gefährlichen Lactacidose wird derzeit nur noch Metformin und nur noch als Ausweichpräparat für Sulfonylharnstoffe verwendet.

● **Kontraindikationen:** *Absolute* Kontraindikationen sind jugendlicher Diabetes, diabetisches Koma, Ketose, Schwangerschaft und schwere Niereninsuffizienz, Herzinsuffizienz, respiratorische Acidose, Alkoholabusus, Leberinsuffizienz, Pankreatitis. *Relative* Kontraindikationen sind Operationen, Infektionen, konsumierende Erkrankungen, Nulldiät, leichte Niereninsuffizienz.

● **Interaktionen:** Die lactacidotische Wirkung der Biguanide kann durch Propranolol, Alkohol und Tetracycline *verstärkt* werden.

● **Handelsnamen und Dosierung:** Tab. 18-34

Tab. 18-34. Pharmakokinetische Daten oraler Antidiabetika

| Freiname | Handelsname | Tages-dosierung | Wirkungs-eintritt (Min.) | Wirkungs-dauer (Std.) | Halbwerts-zeit im Blut (Std.) | Plasma-protein-bindung (%) | Metabo-lisierung in der Leber (%) | Unveränderte Ausscheidung durch die Nieren (%) |
|---|---|---|---|---|---|---|---|---|
| **Sulfonylharnstoffe** | | | | | | | | |
| Glibenclamid | Euglucon® N | 2,5–1,5 mg | | bis 15 | 10–16 | 99 | | sehr gering |
| Glibornurid | Gluborid®, Glutril® | 12,5–50 mg | rasch | | 5–12 | 95–97 | | gering |
| Gliclazid | Diamicron® | 80–160 mg | | | ~10 | 85–97 | ~80 | <20 |
| Glimepirid | Amaryl® | 1–6 mg | rasch | | 5–8 | 99 | ~100 | gering |
| Glipizid | Gilbinese® | 2,5–30 mg | rasch | 6–12 | 3–7 | 95–98 | ~100 | sehr gering |
| Gliquidon | Glurenorm® | 15–120 mg | 60–90 | 5–10 | | >99 | ~100 | |
| Glisoxepid | Pro-Diaban® | 2–4 mg | rasch | | | 93 | ~50 | |
| Tolbutamid | ®Rastinon Hoechst | 0,5–2 g | 60 | 6–12 | 4–10 | 95–97 | >80 | gering |
| **Biguanidderivat** | | | | | | | | |
| Metformin | Glucophage® | 0,5–2,5 g | | 5–6 | 2,8 | 0 | 0 | zum größten Teil |
| **α-Glucosidasenhemmstoff** | | | | | | | | |
| Acarbose | Glucobay® | 150–300 mg | rasch | | wird nicht resorbiert | | | |
| Miglitol | Diastabol® | 150–300 mg | | | 2–3 | 4 | 0 | 100 |

**Tab. 18-35.** Wechselwirkungen von Insulin und oralen Antidiabetika mit anderen Arzneistoffen [Aus: Ammon HPT. (Hrsg). Arzneimittelneben- und -wechselwirkungen. Stuttgart: Wissenschaftliche Verlagsgesellschaft 1991.]

| Antidiabetikum | Anderer Arzneistoff | Änderung der Wirkung des Antidiabetikums | Geänderte Wirkung |
|---|---|---|---|
| Antidiabetika allgemein | | | Hypoglykämische Wirkung |
| | Acetylsalicylsäure | ↑ | |
| | Alkoholintoxikation | ↑ | |
| | β-Blocker Propranolol | ↑ | |
| | Clonidin | ↑ | |
| | Guanethidin | ↑ | |
| | Reserpin | ↑ | |
| | Fenfluramin | ↑ | |
| | MAO-Hemmstoffe | ↑ | |
| | Nicotinsäure | ↑ | |
| | Oxytetracyclin | ↑ | |
| | para-Aminosalicylsäure | ↑ | |
| | Phenylbutazon | ↑ | |
| | Trometamol | ↑ | |
| | Adrenalin | ↓ | |
| | Schilddrüsenhormone | ↓ | |
| | Glucocorticoide | ↓ | |
| | Diazoxid | ↓ | |
| | Diuretika Triamteren Thiazide Etacrynsäure | ↓ | |
| | Isoniazid | ↓ | |
| | Phenothiazine | ↓ | |
| Orale Antidiabetika, die vorwiegend in der Leber abgebaut werden (Tab. 18-34) | Alkohol, akut Chloramphenicol Cumarine Doxycyclin Fenyramidol Phenylbutazon Sulfamethizol | ↑ | Halbwertszeit |
| | Chronischer Alkoholgenuß Barbiturate Phenytoin Rifampicin | ↓ | Hypoglykämische Wirkung |
| Orale Antidiabetika mit vorwiegender Ausscheidung durch die Nieren (Tab. 18-34) | Probenecid Salicylate | ↑ | Halbwertszeit |
| Orale Antidiabetika mit hoher Plasmaprotein-bindung (Tab. 18-34) | Chloramphenicol Clofibrat Cumarine Phenylbutazon Salicylate Sulfonamide | ↑ | Hypoglykämische Wirkung |
| Glibenclamid Glibornurid | Dicoumarol Dicoumarol | – – | |
| Tolbutamid | α-Methyldopa Oxyphenbutazon | ↑ | Halbwertszeit |
| | Phenprocoumon | – | |
| | Sulfadiazin | ↑ | Halbwertszeit |
| | Sulfadimethoxin | ↓ | Halbwertszeit |
| | Sulfaphenazol | ↑ | Halbwertszeit |

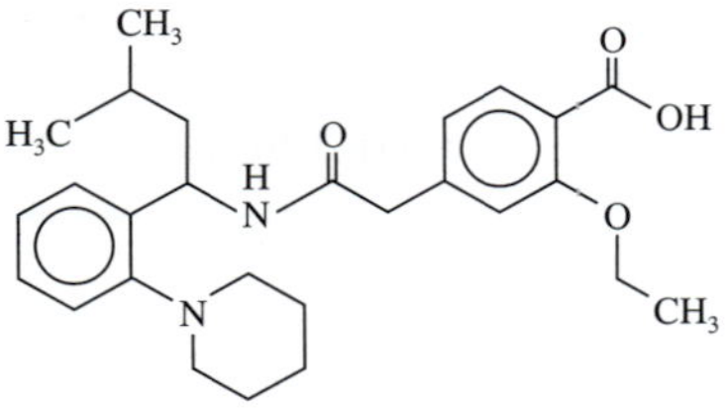

**Abb. 18-16a.** Strukturformel von Repaglinide

## Repaglinide

### ▶ Stoffeigenschaften und Pharmakokinetik

Repaglinide (Abb. 18-16a) ist ein neues orales Antidiabetikum mit kurzer Halbwertszeit, mit dem eine nahezu physiologische Blutzuckerregulation erreicht werden kann. Es kann jeweils zu den Mahlzeiten eingenommen werden und stimuliert dabei die Insulinsekretion bedarfsgerecht. Die Gefahr von Hypoglykämien ist geringer als bei langwirkenden Sulfonylharnstoffen. Repaglinide ist kein Sulfonylharnstoff, sondern ein Carbamoylmethyl-Benzoesäurederivat, weist aber eine strukturelle Ähnlichkeit mit dem Glibenclamid (Tab. 18-32, S. 500) auf. Es stimuliert die Insulinsekretion auf dieselbe Weise wie die Sulfonylharnstoffe, nämlich durch eine Hemmung der ATP-sensitiven Kaliumkanäle der β-Zellen.

● **Unerwünschte Wirkungen**: Hypoglykämische Reaktionen sind möglich.

### ▶ Pharmakokinetik

Repaglinide wird aus dem Gastrointestinaltrakt rasch resorbiert. Die mittlere Bioverfügbarkeit beträgt 63 %. Maximaler Blutspiegel nach ca. 30 Min. Plasmahalbwertszeit ca. 1 Std. Die Plasmaproteinbindung ist sehr hoch. Repaglinide wird zu 92 % hepatisch über das CYP-3A4-System metabolisiert und zu 90 % biliär eliminiert.

### ◆ Therapeutische Verwendung

Repaglinide wird bei Typ-2-Diabetes oral verabreicht; Dosierung 0,5–4 mg zu den Hauptmahlzeiten, maximal 16 mg/Tag.

● **Kontraindikationen**: Typ-1-Diabetes, diabetische Ketoacidose, Schwangerschaft, schwere Nieren- und Leberfunktionsstörungen; gleichzeitige Einnahme von Substanzen, die das $P_{450}$-System hemmen oder induzieren.

● **Interaktionen**: Die hypoglykämische Wirkung kann durch andere Stoffe, wie bei den Sulfonylharnstoffen verstärkt bzw. vermindert werden.

● **Handelsname**: NovoNorm®

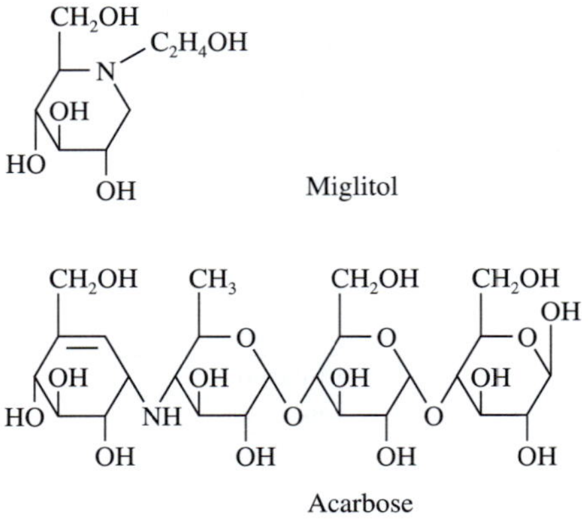

**Abb. 18-17.** Strukturformeln von Miglitol und Acarbose

## Acarbose

### ▶ Stoffeigenschaften und Pharmakodynamik

Acarbose ist ein *Pseudotetrasaccharid* (Abb. 18-17), es hemmt im Dünndarm die Aktivität von α-Glucosidasen und führt dadurch zu einer **Verzögerung** der **Glucoseresorption** (Abb. 18-18). Auf diese Weise werden postprandiale Blutzuckerspitzen geglättet. Indirekt verringert sich dadurch auch der Anstieg des Seruminsulinspiegels.

● **Unerwünschte Wirkungen**: Bei den Nebenwirkungen stehen Bauchschmerzen und Blähungen im Vordergrund.

### ▶ Pharmakokinetik

Weniger als 2 % der oral verabreichten Menge werden resorbiert. Die resorbierte Acarbose wird unverändert über die Nieren ausgeschieden.

### ◆ Therapeutische Verwendung

● **Indikation**: zur postprandialen Abflachung der Blutzuckerkurve, als Zusatztherapie bei Diabetes in Verbindung mit Diät

● **Kontraindikationen**: Chronische Darmerkrankungen mit Resorptionsstörungen. Zustände mit vermehrter Gasbildung.

● **Interaktionen**: Die gleichzeitige Anwendung von Antazida, Colestyramin, Darmadsorbenzien und Verdauungsenzymen kann die Wirkung von Acarbose herabsetzen.

Bei Kombination mit anderen Antidiabetika ist eine Blutzuckerkontrolle nötig.

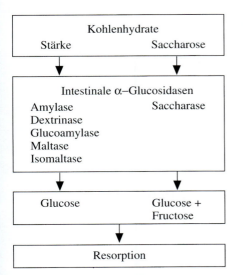

Abb. 18-18. Abbau von Kohlenhydraten durch α-Glucosidasen

## Miglitol

*Miglitol* ist ein neuer α-Glucosidasehemmstoff. Er wird im Gegensatz zu Acarbose resorbiert. Die unerwünschten Wirkungen sind ähnlich wie bei Acarbose.

- **Kontraindikationen:** Entzündliche Darmerkrankungen, Risikopatienten für Darmverschluß, schwere Niereninsuffizienz. Es sollte nicht angewandt werden bei Kindern und Jugendlichen unter 18 Jahren.

- **Interaktionen:** Bei gleichzeitiger Anwendung anderer Antidiabetika wie Sulfonylharnstoffe und Insulin kann es zu *Hypoglykämie* kommen.

Darmadsorbenzien und Verdauungsenzympräparate, die kohlenhydratspaltende Enzyme enthalten, können die Wirkung herabsetzen.

# Pharmakologie der Schilddrüsenhormone und Thyreostatika

Die Hormone der Schilddrüse sind (Abb. 18-19):
- **Levothyroxin** (L-Thyroxin, Tetrajodthyronin, $T_4$)
- **Liothyronin** (Trijodthyronin, $T_3$). Ihrer **Synthese** liegen als Bausteine Jodid und die Aminosäure L-Tyrosin zugrunde. Jodid wird dabei aktiv (unter Energieverbrauch) in die Schilddrüsenzelle aufgenommen und etwa auf das 25fache angereichert *(Jodination)*.

Die **Speicherung** der Schilddrüsenhormone erfolgt im Kolloid, in dem $T_3$ und $T_4$ an Globulin gebunden in Form des Thyreoglobulins vorliegen. Jodaufnahme, Synthese und Sekretion von Schilddrüsenhormonen werden durch *TSH (thyreotropes Hormon)* stimuliert (Abb. 18-20).

Die **Freisetzung** aus dem Thyreoglobulin erfolgt durch die Stimulation des Adenylatcyclase-cAMP-Systems mittels TSH, über die Freisetzung von intrazellulär gespeichertem Calcium und die darauffolgende Aktivierung von Proteasen und Peptidasen, die letztlich $T_3$ und $T_4$ aus dem Thyreoglobulin abspalten.

**Reguliert** wird die Hormonsekretion über deren Konzentration im Blut im Sinne eines *negativen*

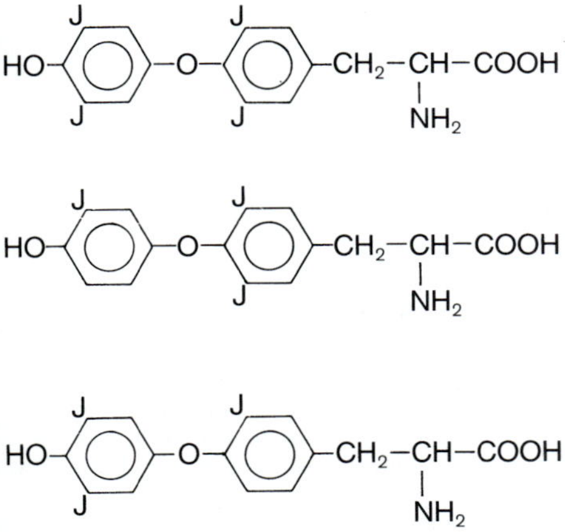

Levothyroxin ($T_4$; 3,5,3',5'-Thyroxin)

Liothyronin ($T_3$; 3,5,3'-Trijodthyronin)

Reverse Trijodthyronin (r$T_3$; 3,3'5'-Trijodthyronin)

Abb. 18-19. Strukturformeln der Schilddrüsenhormone

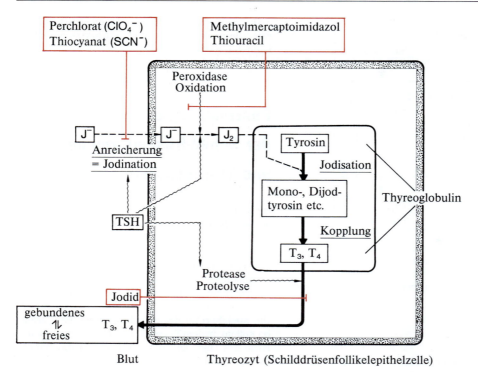

Abb. 18-20. Beeinflussung der Bildung von Schilddrüsenhormonen durch TSH und Thyreostatika
⤳ fördernder Einfluß
⊣ hemmender Einfluß

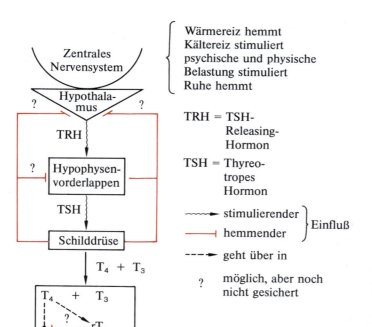

Abb. 18-21. Regulation der Freisetzung von Schilddrüsenhormonen. Neben dem bekannten negativen Feedbackmechanismus erscheint es neuerdings wahrscheinlich, daß das Zielgewebe die Überführung des $T_4$ in das wirksamere $T_3$ über einen Regulationsmechanismus steuern kann. [Nach: I. J. Chopra, 1981.]

**Tab. 18-36.** Symptome der Hypothyreose

Schilddrüsenhyperplasie

Myxödem

Erniedrigung des Grundumsatzes

Erniedrigung der Körpertemperatur (kühle Haut)

Erniedrigung der Herzfrequenz (Bradykardie)

Verminderung der geistigen Beweglichkeit, Konzentrationsschwäche

Müdigkeit, Antriebslosigkeit

Kälteempfindlichkeit

Entwicklungsstörungen (während Wachstumsalter)

---

*Feedback* auf Hypothalamus und Hypophyse (Abb. 18-21).

Der Vorrat an Schilddrüsenhormonen reicht für einige Tage. Im Blut ist $T_4$ 60- bis 70mal höher konzentriert als $T_3$. Für die **eigentliche Hormonwirkung** wird jedoch das $T_3$ verantwortlich gemacht, das zusätzlich in der Peripherie durch Abspaltung von Jod aus $T_4$ entsteht. *Reverses Trijodthyronin* ($rT_3$), das in den Zellen der Zielorgane aus $T_4$ gebildet wird, besitzt nur 1 % von dessen kalorigener Wirkung (Abb. 18-21).

**Pathophysiologie:** Bei der iatrogenen und nicht iatrogenen *Hypothyreose* finden sich als charakteristische Zeichen der Schilddrüsenunterfunktion die in Tab. 18-36 aufgeführten Symptome.

Die *Substitutionstherapie* mit $T_3$ und $T_4$ bezweckt eine Erhöhung der zu niedrigen Blutspiegel.

## Schilddrüsenhormone (L-Thyroxin und Liothyronin)

### ▶ Stoffeigenschaften

L-**Thyroxin** kristallisiert farblos. Es ist lichtempfindlich, wenig wasserlöslich, jedoch gut löslich in Alkohol oder verdünnten Mineralsäuren. **Trijodthyronin** ist etwas leichter wasserlöslich als Thyroxin und gut löslich in verdünntem Alkohol.

### ▶ Pharmakodynamik

Die **Wirkungen** der Schilddrüsenhormone betreffen vor allem den Stoffwechsel des Gesamtorganismus und einzelner Organe sowie die Funktion des Nervensystems und des Herzens (Tab. 18-37 und 18-38).

Der **Mechanismus**, über den Schilddrüsenhormone ihre Wirkung auf die Zellen der Zielorgane vermitteln, scheint folgender Sequenz von Ereignissen zu folgen:
- Eintritt des freien Hormons in die Zelle

---

**Tab. 18-37.** Wirkungen der Schilddrüsenhormone auf Stoffwechsel, Nervensystem und Herz/Kreislauf

**Stoffwechsel**

Steigerung des oxidativen Stoffwechsels des Gesamtorganismus bzw. der einzelnen Organe (kalorigene Wirkung)

Erhöhung der Sauerstoffaufnahme

Steigerung des Proteinumsatzes

Blutzuckeranstieg

Senkung des Blutcholesterinspiegels

Steigerung des Calcium- und Phosphatstoffwechsels

Steigerung des Wachstums, der körperlichen und geistigen Reife

**Nervensystem**

Beschleunigung von Denkprozessen, Unruhe (insbesondere bei höheren Dosen)

Verkürzung der Reflexzeiten

Synergismus zur Wirkung der Katecholamine

**Herz/Kreislauf**

Steigerung von Frequenz, Kontraktionskraft, Minutenvolumen

Verminderung des peripheren Gefäßwiderstandes

---

**Tab. 18-38.** Weitere biologische und biochemische Wirkungen der Schilddrüsenhormone [Nach: I. J. Chopra, 1981.]

▷ Zelluläre Differenzierung und Wachstum, besonders in der Fetal- und Postnatalperiode, z.B. Kaulquappenmetamorphose, Großhirnrinden- und zerebellares Wachstum, Myelinisierung

▷ Stimulation des Sauerstoffverbrauches (z.B. Leber, Niere, Muskel. Milz, Testes und das Gehirn Erwachsener reagieren nur gering auf diese Wirkung der Schilddrüsenhormone)

▷ Hemmung der Synthese und Freisetzung von TSH

▷ Verzögerung der Aminosäureabgabe aus Zellen

▷ Regulation der Synthese von Proteinen und Enzymen (z.B. vermehrte Bildung von Epidermis der Haut, von Haaren, Wachstumshormon, Prolactin, Zellmembranen, ($Na^+/K^+$)-ATPase, mitochondriale Glycerinphosphatdehydrogenase usw., Hexokinase, »malic enzyme«, Glucose-6-phosphatdehydrogenase etc.)

▷ Aktivierung von Enzymen (z.B. ($Na^+/K^+$)-ATPase, Cytochrome, Diphosphoglyceratmutase in Erythrozyten)

▷ Umwandlung von Carotinen in Vitamin A

▷ Stimulation der erythropoietinvermittelten Erythropoese

▷ Hemmung der Phosphodiesterase im Knorpel

▷ Wechselwirkung mit anderen Hormonen, z.B. Stimulation der lipolytischen Wirkung von Adrenalin, ACTH und Glucagon

- Bindung an ein oder mehrere Proteine des Zytoplasmas
- Gleichgewichtseinstellung zwischen freiem und gebundenem Hormon im Zytoplasma
- Bindung von freiem Hormon an Rezeptorproteine des Zellchromatins
- Vermehrte Bildung von mRNA
- Steigerung der Synthese von Proteinen/Enzymen

Die Erhöhung des Sauerstoffverbrauchs (**kalorigene Wirkung**) in den einzelnen Organen geht mit einer Entkopplung der oxidativen Phosphorylierung einher, wodurch die Bildung von ATP/mol Sauerstoff vermindert wird. Gleichzeitig nimmt die Stickstoffausscheidung als Zeichen eines erhöhten Proteinumsatzes zu. Die Wirkung auf den **Proteinstoffwechsel** kommt durch eine Stimulierung der RNA-Synthese zustande. L-Thyroxin steigert unabhängig von seiner kalorigenen Wirkung die Resorption von Kohlenhydraten. Schilddrüsenhormone führen trotz Stimulation der Cholesterinsynthese zur Senkung des **Cholesterinspiegels** im Blut. Offensichtlich überwiegt der Abbau des Cholesterins sogar die gesteigerte Neubildung. Durch Aktivierung von Osteoblasten und Osteoklasten wird der Stoffwechsel von **Calcium** und **Phosphat** gesteigert. Dies geht mit einer vermehrten Ausscheidung von Calcium durch den Urin einher. Kürzlich wurde über eine Aktivierung der Knochenbildung berichtet. **Wechselbeziehungen** bestehen zwischen Schilddrüsenhormonen und dem *Sympathikus*. Sie verstärken die Wirkung von Katecholaminen durch eine Erhöhung der Affinität von Katecholaminrezeptoren.

Die **zentralen Wirkungen** der Schilddrüsenhormone sind unabhängig von ihren stoffwechselsteigernden Eigenschaften. Am **Herz** beeinflussen $T_3$ und $T_4$ das Reizleitungssystem und steigern die Kontraktilität bei vermindertem peripherem Gefäßwiderstand.

● **Unerwünschte Wirkungen**: Bei richtiger Dosierung, die jedoch nicht immer einfach durchzuführen ist, treten Nebenwirkungen im allgemeinen nicht auf. *Überdosierung* führt zu den in Tab. 18-39 aufgeführten toxischen Nebenwirkungen. Diese Nebenwirkungen stellen im wesentlichen eine Verstärkung der in Tab. 18-37 aufgeführten **physiologischen Wirkungen** der Schilddrüsenhormone dar. Wegen der langen Halbwertszeit (Tab. 18-40) des L-Thyroxins besteht besonders bei diesem die Gefahr der **Kumulation**. Da L-Thyroxin eine verzögerte Wirkung besitzt, kann sich eine Kumulation erst nach 2 Wochen bemerkbar machen.

> Um eine optimale therapeutische Wirkung zu erzielen und um Nebenwirkungen zu vermeiden, empfiehlt sich die Bestimmung von $T_3$ und $T_4$ im Blut.

Tab. 18-39. Nebenwirkungen der Schilddrüsenhormone (bei Überdosierung)

| Toxisch bedingt |
|---|
| **ZNS:** |
| Unruhe, Nervosität, Schlaflosigkeit |
| Psychische Symptome |
| Tremor |
| Reflexsteigerung |
| Rasche Ermüdung, Muskelschwäche, Kopfschmerzen |
| **Herz/Kreislauf:** |
| Tachykardie |
| Blutdruckanstieg |
| Arrhythmie |
| Zeichen von Herzinsuffizienz |
| Angina-pectoris-Anfälle |
| (bei Patienten mit kardiovaskulären Erkrankungen) |
| **Gastrointestinaltrakt:** |
| Übelkeit, Erbrechen |
| Durchfälle |
| **Sonstige:** |
| Gewichtsverlust |
| Erhöhte Körpertemperatur |
| Infertilität, Glucosurie, Osteoporose |

▶ **Pharmakokinetik**

Tab. 18-40.

$T_3$ und $T_4$ sind oral anwendbar. Hervorzuheben sind:
- ihre lange Halbwertszeit
- die hohe Plasmaproteinbindung (Globulin und Albumin)
- der verzögerte Wirkungseintritt des $T_4$ sowie dessen lange Wirkungsdauer

Letztere Eigenschaften von $T_4$ hängen wahrscheinlich damit zusammen, daß dieses, um wirksam zu werden, erst in $T_3$ umgewandelt werden muß. Dies ist auch ein Grund, warum $T_3$ stärker, rascher, aber auch kürzer wirksam ist als $T_4$.

◆ **Therapeutische Verwendung**

● **Indikationen:** Anwendungsgebiete für $T_3$ und $T_4$ sind Hypothyreosen verschiedener Genese, die Substitution nach Totalexstirpation der Schilddrüse, euthyreote Struma, Rezidivprophylaxe, Thyreoiditis und die Begleittherapie bei antithyreoidaler Behandlung sowie die Funktionsprüfung der Hypothalamus-Hypophysen-Schilddrüsen-Achse. Weiter werden Schilddrüsenhormone beim Myxödem angewandt. Fettsucht ist jedoch keine Indikation. Unter Berücksichtigung der jeweiligen individuellen Situation erfolgt die *Auswahl von $T_3$ oder $T_4$* in erster Linie nach deren pharmakokinetischen Eigenschaften.

Tab. 18-40. Pharmakokinetische Daten der Schilddrüsenhormone

| Freiname | Levothyroxin-Natrium (L-Thyroxin, Tetrajodthyronin, $T_4$) | Liothyronin (Trijodthyronin, $T_3$) |
|---|---|---|
| Handelsname | Euthyrox®, Thevier® L-Throxin »Henning«® | Thybon® Thyrotardin®-inject. N |
| Dosierung (µg/Tag) | 50–300 | 50–100 |
| Wirkungseintritt | Verzögert | Rasch |
| Wirkungsmaximum | Nach ca. 9 Tagen | Nach ca. 2–3 Tagen |
| Plasmahalbwertzeit (Tage) | 6–7 | 1–2 |
| Plasmaproteinbindung (%) | 99,5 | 94 |
| Metabolisierung | Z.T. zu Liothyronin, dann: wie dieses (s. rechte Spalte)  In geringem Umfange oxidative Desaminierung und Decarboxylierung in der Niere | Ca. 80% Dejodinierung, ca. 20% Konjugation (Glucuronsäure, Sulfat), Ausscheidung durch die Galle, z.T. Rückresorption nach Spaltung des Glucuronids |
| Unveränderte Ausscheidung durch die Nieren (%) | 0 | 0 |

Auf die Anwendung *getrockneter Schilddrüsen* sollte heute wegen der Instabilität dieser Präparation bei der Lagerung verzichtet werden.

● **Kontraindikationen:** Wegen der zusätzlichen Belastung (erhöhte Arbeit) für das Herz sind Schilddrüsenhormone bei Herzerkrankungen, insbesondere Angina pectoris sowie Hypertonie, aber auch bei schwerem Diabetes und bei der Nebennierenrindenunterfunktion kontraindiziert.

● **Interaktionen:** *Colestyramin* und *Acetylsalicylsäure* hemmen die Resorption von $T_3$ und $T_4$. Durch Enzyminduktion (z.B. *Phenobarbital*) wird ihr Abbau beschleunigt. *Östrogene* verstärken die Bindung von L-Thyroxin an Globuline. Einen verminderten Abbau von Schilddrüsenhormonen findet man bei gleichzeitiger Gabe von *Clofibrat*. *Phenytoin* verdrängt L-Thyroxin aus seiner Plasmaproteinbindung. *Propranolol* vermindert die Umwandlung von $T_4$ in $T_3$.

● **Dosierung:** Die Dosierung von $T_3$ und $T_4$ erfolgt individuell, unter Umständen unter Kontrolle der Blutspiegel (Tab. 18-40).

● **Handelsnamen:** Tab. 18-40

# Mittel zur Behandlung von Hyperthyreosen (Thyreostatika)

### Einführung: Allgemeine Eigenschaften und Wirkungen

Unter dem Begriff **Hyperthyreose** versteht man Funktionsstörungen, die durch eine erhöhte Produktion und Freisetzung von freiem Thyroxin und/oder Trijodthyronin entstehen.

Eine Hyperthyreose kann **bedingt sein durch:**
● Basedow-Krankheit
● Schilddrüsenadenom
● Jodexposition bei Strumapatienten (Struma basedowificata)
● Thyreotropin sezernierende Tumoren (sehr selten)
● Überdosierung von Schilddrüsenhormonen

Bei der Hyperthyreose kommt es zu den in Tab. 18-41 aufgeführten **Symptomen.**

**Thyreostatika** hemmen die Bildung von Schilddrüsenhormonen (Abb. 18-20, S. 506) und damit deren Wirkungen. Dadurch werden letztlich die bei einer Hyperthyreose gesteigerten Hormoneffekte der Schilddrüsenhormone (Tab. 18-39) vermindert bzw. beseitigt.

Man unterscheidet nach Wirkungsmechanismus und chemischer Struktur folgende **Gruppen von Thyreostatika** (Abb. 18-22).

## Jodisationshemmer

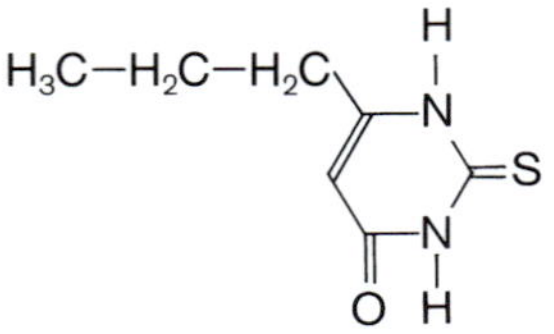

Propylthiouracil

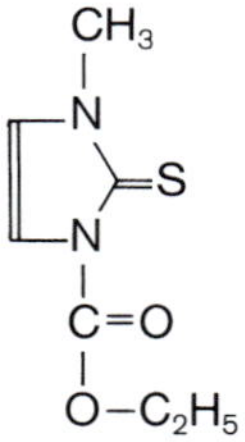

Carbimazol

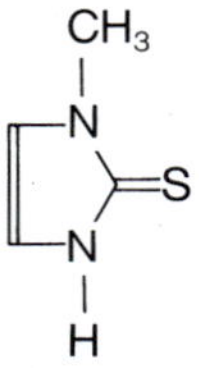

Thiamazol

## Jodinationshemmer

NaClO₄    Natriumperchlorat

## Jodpräparate

Jod und organisch gebundenes Jod
Jodide
Radiojodid ($^{131}$J)

**Abb. 18-22.** Strukturformeln wichtiger Thyreostatika

- Jodisationshemmer (Thiouracil- und Thioamidazolderivate)
- Jodinationshemmer
- Jod und Jodide
- Radiojod

◆ **Therapeutische Verwendung**

Über die therapeutischen Einsatzmöglichkeiten und die Dosierung informieren Tab. 18-42 und 18-43.

● **Dosierung:** Die Angaben zur **Dosierung** schwanken in einem weiten Bereich. Die Initial- und Erhaltungsdosen liegen heute deutlich niedriger als noch vor 10 Jahren. Wegen der niedrigen Dosierung und der dadurch geringen Toxizität werden die Imidazolderivate bevorzugt.

● **Unerwünschte Wirkungen:** Thyreostatika können direkt *toxische*, zum Teil auch allergisch bedingte Nebenwirkungen auslösen (Tab. 18-44, S. 512). Sie können darüber hinaus zu unerwünschten, *biologisch adaptativen* Reaktionen durch Eingriff in den Hypophysen-Schilddrüsen-Regelkreis führen. So kommt es unter der Wirkung der Thyreostatika zur vermehrten TSH-Sekretion. Dies führt zur Vergrößerung einer bereits bestehenden Struma. Diese

**Tab. 18-41.** Symptome der Hyperthyreose

| Stoffwechsel: |
|---|
| Erhöhter Grundumsatz |
| Gewichtsabnahme, Heißhunger |
| Schwitzen, feuchte Hände |
| Erhöhte Körpertemperatur |

| Nervensystem: |
|---|
| Ruhelosigkeit, Reizbarkeit, Schlaflosigkeit |
| Feinschlägiger Tremor |

| Herz/Kreislauf: |
|---|
| Tachykardie, Erhöhung des Herzzeitvolumens |
| Erhöhung der Erregbarkeit, Blutdruckerhöhung |

| Sonstige: |
|---|
| Struma |
| Durchfall |
| Exophthalmus, Sehstörungen |
| Prätibiales Myxödem |

**Tab. 18-42.** Indikationen zur Therapie der Hyperthyreose mit Thyreostatika, Radiojod und Operation

| | |
|---|---|
| Thyreostatika | Bevorzugt bei jüngeren Patienten mit normal großer oder leicht vergrößerter Schilddrüse |
| | Zur Herstellung einer euthyreoten Stoffwechsellage vor Operationen |
| Radiojod | Patienten jenseits des generationsfähigen Alters: mit und ohne Struma, bzw. Rezidivstruma, bei Hyperthyreoserezidiv nach erfolgloser thyreostatischer Therapie |
| | Patienten in jedem Alter bei erhöhtem Operationsrisiko |
| Operation | Hyperthyreose mit großer Knotenstruma bzw. Rezidivstruma (kalter Knoten) |
| | Hyperthyreoserezidiv oder nach erfolgloser thyreostatischer Therapie |

Tab. 18-43. Dosierung von Thyreostatika

| Freiname | Handelsname | Anfangsdosierung pro Tag | Erhaltungsdosis pro Tag |
|---|---|---|---|
| **Jodisationshemmer** | | | |
| Carbimazol | Carbimazol 10 mg »Henning«®, Neo Thyreostat® | 30–60 mg | 5–15 mg |
| Propylthiouracil | Propycil®, Thyreostat® II | 150–300 mg | 50–100 mg |
| Thiamazol | Favistan® | 20–40 mg | 5 mg |
| **Jodinationshemmer** | | | |
| Natriumperchlorat | Irenat® | | |
| **Jodpräparate** | | | |
| Jod und organisch gebundenes Jod | – | | Dosierung je nach klinischer Anwendung sehr unterschiedlich (vgl. einschlägige Lehrbücher) |
| Jodide (anorganische Jodsalze) | Jodetten®, Jodid-Tabletten | | |
| **Radiojod ($^{131}$J)** | | | Individuell nach Höhe von Jodaufnahme, Schilddrüsengewicht und Verteilung in der Schilddrüse |

adaptative Wirkung läßt sich jedoch durch zusätzliche Gabe von Schilddrüsenhormonen verhindern.

Zu Beginn und auch während einer thyreostatischen Behandlung sollte der Halsumfang kontrolliert werden. Einfache, **klinische Erfolgskontrollen** sind Körpergewicht, Blutdruck und Herzfrequenz. Darüber hinaus kann die Bestimmung von $T_3$, $T_4$ und TSH im Blut Auskunft über die Effektivität der thyreostatischen Therapie geben.

- **Kontraindikationen:** Vorsicht ist bei der Verwendung von Thyreostatika geboten, wenn Anzeichen von *trachealer Obstruktion* vorliegen, da diese durch eine Schilddrüsenvergrößerung verstärkt werden kann. Vorsicht ist angezeigt in der *Schwangerschaft*: es sollten nur kleinste Mengen gegeben und die Behandlung 3–4 Wochen vor der Entbindung abgebrochen werden. Unter Behandlung der Mutter mit Thyreostatika sollten Säuglinge nicht gestillt werden.

## Besonderheiten einzelner Thyreostatika
### Jodisationshemmer
▶ **Stoffeigenschaften**

Die Jodisationshemmer sind **Derivate des Thioharnstoffes**. Hinsichtlich der Thioharnstoffgruppierung stellt sich folgendes Gleichgewicht ein:

$$\begin{array}{c} H_2N \\ \phantom{H_2N}C=S \\ H_2N \end{array} \rightleftharpoons \begin{array}{c} HN \\ \phantom{HN}C-SH \\ H_2N \end{array}$$

*Propylthiouracil* und *Carbimazol* sind sehr schwerlöslich in Wasser und kaum oder nur teilweise löslich in Alkohol. Gut wasser- und alkohollöslich ist dagegen *Thiamazol*.

▶ **Pharmakodynamik**

Jodisationshemmer **vermindern** den **Einbau von Jod in Tyrosin** *(Jodisation)*. Durch Blockade der Peroxidasen wird die Oxidation von Jodid zu Jod gehemmt. Sie beeinflussen nicht die Freisetzung der schon gebildeten Schilddrüsenhormone. Neuerdings werden auch noch andere Mechanismen diskutiert. So soll *Propylthiouracil* zu einem gewissen Grade die Umwandlung von $T_4$ zu $T_3$ hemmen. *Thiamazol* und *Carbimazol* wird auch ein immunsuppressiver Effekt an der erkrankten Schilddrüse zugeschrieben.

- **Unerwünschte Wirkungen:** In ihren Nebenwirkungen unterscheiden sich die einzelnen Jodisationshemmer kaum voneinander. Schwerste Nebenwirkung ist die in bis zu 1 % der Fälle vorkommende *Agranulozytose* (Tab. 18-44).

▶ **Pharmakokinetik**

Thioharnstoffe können oral verabreicht werden. Carbimazol wird im Organismus durch Abspaltung der Carboxyethylgruppe in Thiamazol umgewandelt. Thiamazol wird praktisch nicht, Propylthiouracil dagegen stark an Protein gebunden. Der thyreostatische Effekt dürfte in Beziehung zur intrathyreoidalen Konzentration, nicht jedoch zum Serumspiegel

Tab. 18-44. Nebenwirkungen der Thyreostatika

| | Jodisationshemmer | | Jodinationshemmer | | Jodpräparate | | Radiojod | |
|---|---|---|---|---|---|---|---|---|
| **Direkt toxisch bedingt** | | | | | | | | |
| Nerven-system | Psychische Symptome | + | | | Unruhe, Schlaflosigkeit | + | | |
| | Schwindel, Kopfschmerzen | + | | | Schwindel, Kopfschmerzen | + | | |
| | Nervenschäden, Parästhesien, Neuritis (Carbimazol) | + | | | | | | |
| Magen/Darm | Übelkeit, Erbrechen | (+) | Übelkeit, Erbrechen | +++ | Stomatitis, Gastroenteritis | ++ | Übelkeit, Erbrechen | ++ |
| | Diarrhö, Anorexie | | Diarrhö | + | Sialinitis | (+) | Sialinitis | (+) |
| | | | Anorexie | | | | | |
| Endokrines System | Schilddrüsenvergrößerung | ++ | Schilddrüsenvergrößerung | ++ | Schilddrüsenvergrößerung | ++ | Myxödem | + |
| | Myxödem | + | Myxödem | + | Myxödem | + | Hypothyreose | +++ |
| | Hypothyreose | ++ | Hypothyreose | ++ | Hypothyreose | ++ | Schwellung der Schilddrüse | + |
| | | | | | Thyreotoxikose | (+) | Thyreoiditis | + |
| | | | | | | | Thyreotoxikose | (+) |
| Blut | | | Agranulozytose, Panzytopenie, Thrombozytopenie, Leukopenie | +<br>+ | | | Lymphopenie | ++ |
| Auge | Exophthalmus | + | Exophthalmus | + | Konjunktivitis | ++ | Exophthalmus | + |
| | Lidschwellung | + | Lidschwellung | + | Keratitis | + | | |
| | Augenmuskellähmung | + | Augenmuskellähmung | + | Iritis | + | | |
| | Ulcus corneae | + | Ulcus corneae | + | Optikusneuritis | + | | |
| Schwanger-schaft | Kongenitaler Kropf und andere Mißbildungen | +++ | Kongenitale Kropfbildung | +++ | Kongenitale Kropfbildung | +++ | | |
| Sonstige | Fettsucht | ++ | Fettsucht | ++ | | | | |
| | Myositis | (+) | | | | | | |

**Tab. 18-44** (Fortsetzung)

| Allergisch bedingt | | | | |
|---|---|---|---|---|
| Blut | Leukopenie, Agranulozytose (bei Thiamazol) | +++ +++ | Thrombopenie Leukozytose | + + |
| Leber | Ikterus (bei Carbimazol) | + +++ | | |
| Haut | Exantheme, Urtikaria Lupus erythematodes | +++ + | Jodüberempfindlichkeit (allergische Genese nicht gesichert) Exantheme, Urtikaria Jodakne | ++ ++ |
| Sonstige | Gelenkschwellung, Fieber, Ödeme (bei Carbimazol) | +++ + | Fieber + Schnupfen, Bronchitis, Bronchospasmus | |

+++ sehr häufig
++ häufig      ⎫
+ gelegentlich ⎬ vorkommend
(+) selten     ⎭

stehen. Während 100 mg Propylthiouracil bei einer Plasmahalbwertszeit von ca. 1 Std. die thyreoidale Organifizierung für 2–3 Std. hemmen, tun dies 10–25 mg Thiamazol bei einer Plasmahalbwertszeit von 2–6 Std. für 24 Std.

### ◆ Therapeutische Verwendung

Jodisationshemmer finden Anwendung bei der Hyperthyreose als präoperative Maßnahme vor einer Thyreoidektomie, bei thyreotoxischer Krise sowie vor und nach einer Behandlung mit $^{131}$J.

● **Kontraindikationen:** Über die oben genannten Kontraindikationen ist Vorsicht bei schweren Lebererkrankungen und Cholestase geboten.

## Jodinationshemmer (Perchlorat, Nitrat, Rhodanid)

Bei diesen Stoffen handelt es sich um **kompetitive Hemmstoffe** des Transportes von Jodid in die Schilddrüsenzelle. *Thiocyanat* hemmt ebenfalls die Jodidakkumulation, wird selbst aber kaum gespeichert. Jodinationshemmer werden dann **angewendet**, wenn andere Thyreostatika versagen oder wenn deren Nebenwirkungen ihr Absetzen erforderlich machen. Hohe Jodidkonzentrationen heben die Wirkung der Jodinationshemmer auf.

## Jod und Jodide

### ▶ Pharmakodynamik

In Dosen von 6 mg/Tag hat Jod einen etwa zwei Tage andauernden thyreostatischen Effekt. Diese Wirkung beruht auf einer **Hemmung** der *Freisetzung von Schilddrüsenhormon* aus dem Thyreoglobulin. Sie kommt durch Hemmung von *Proteasen* zustande. Darüber hinaus inaktiviert Jodid *Peroxidasen*. Bei dauernder Anwendung über einige Wochen vermindert sich seine Wirkung.

### ◆ Therapeutische Verwendung

● **Indikationen:** Jod und jodhaltige Verbindungen werden zur Vorbereitung einer Thyreoidektomie sowie bei thyreotoxischer Krise verwendet.

● **Kontraindikationen:** Jod und Jodide sind bei Jodallergie sowie bei allgemeiner *allergischer Disposition* kontraindiziert. Vorsicht ist bei der Langzeitanwendung von Jodiden geboten. Sie sollen nicht regelmäßig in der *Schwangerschaft* oder bei *Kindern* angewendet werden. Kaliumjodid und Natriumjodid sind bei *Lungentuberkulose* kontraindiziert, da sie zur Reaktivierung eines stillen Prozesses führen können.

- **Unerwünschte Wirkungen:** Bei hohen Dosen von Jod steht als wichtigste Nebenwirkung die Entwicklung des **Jodismus** im Vordergrund. Er ist charakterisiert durch Reizzustände von Haut und Schleimhäuten, Jodgeschmack, Schnupfen, Konjunktivitis, Kopfschmerzen, Gastroenteritis und Bronchitis. Ob die Jodüberempfindlichkeit ein allergisches Geschehen darstellt, wird bestritten. Die letale Dosis von Jod beträgt 2–3 g, dies entspricht 30 ml Jodtinktur.

- **Interaktionen:** Lithiumsalze verlängern die Halbwertszeit von Jod in der Schilddrüse.

### Radiojod

Beim Radiojod wird das Isotop $^{131}$J verwendet, das eine physikalische Halbwertszeit von etwa 8 Tagen besitzt. Es wird wie Jod in das Schilddrüsengewebe eingelagert und in die Schilddrüsenhormone eingebaut. Die radioaktive Strahlung besteht zu 90 % aus β-Strahlen, die eine Reichweite von etwa 1 mm besitzen, und zu 10 % aus γ-Strahlen. Wegen der nur geringen Reichweite der β-Strahlung wird das Schilddrüsengewebe weitgehend selektiv zerstört. Die geringe γ-Strahlung kann dagegen für diagnostische Zwecke verwendet werden.

#### ◆ Therapeutische Verwendung

- **Indikationen:** Anwendungsgebiete für Radiojod sind Hyperthyreose, Rezidive nach Entfernung der Struma, endokrine Ophthalmopathie und metastasierende Schilddrüsenkarzinome, soweit sie Jod speichern. Ferner wird es zur Schilddrüsendiagnostik eingesetzt.

- **Unerwünschte Wirkungen:** Nachteil der Radiojodbehandlung sind die irreversible Schädigung der Schilddrüse und die Gefahr der Karzinomentstehung bei Kindern. Da das Risiko der Entstehung eines Schilddrüsenkarzinoms bei Jugendlichen etwas größer ist als bei Erwachsenen, sollten Jugendliche nicht mit Radiojod behandelt werden.

- **Kontraindikationen:** Radiojod ist in der Schwangerschaft kontraindiziert. Es sollte auch nicht bei Patienten mit großem toxischem Kropf oder bei Patienten mit schwerer hyperthyreoter Herzerkrankung angewendet werden.

- **Interaktionen:** Jodid und Hydroxychinoline setzen die Wirkung von Radiojod auf die Schilddrüse herab.

# Mittel zur Regulation des Calciumstoffwechsels

## Einleitung: Physiologie und Pathophysiologie des Calciumstoffwechsels

Der tägliche Bedarf an Calcium liegt bei ca. 1 g. Die **Calciumkonzentration im Blut** stellt die Resultante aus mehreren Vorgängen dar:
- Resorption aus dem Darm
- Einbau in und Abgabe aus dem Knochen
- Ausscheidung durch Niere und Darm

Die **physiologische Konzentration** von Calcium im Blut und in der extrazellulären Flüssigkeit beträgt 2,45 mM. Davon sind 1,16 mM ionisiert, der Rest ist vorwiegend an Protein gebunden. Abweichungen von diesen Werten nach unten und oben führen zu schweren gesundheitlichen Störungen

**Calcium-** und **Phosphatstoffwechsel** werden durch ein enges Zusammenspiel zwischen *Parathormon, Vitamin D* und *Calcitonin* **geregelt.** Die Angriffspunkte von Parathormon, Vitamin D und Calcitonin zeigt die Tab. 18-45.

Die *Freisetzung* von **Parathormon** wird von der Höhe der Calciumkonzentration im Blut reguliert. Bei einer Hypokalzämie (adäquater Reiz) sezerniert die Nebenschilddrüse Parathormon (PTH). Dieses bindet sich an Rezeptoren von Knochen und Niere. In der Niere bewirkt es die *Umwandlung* von 25-Oxycholecalciferol in **1,25-Dihydroxycholecalciferol** (1,25-DHCC) (Abb. 18-23). Letzteres stimuliert die Resorption von Calcium aus dem Darm und zusammen mit Parathormon die Mobilisation von Calcium aus dem Knochen sowie die Rückresorption von Calcium in der Niere. Das Ergebnis ist ein *Anstieg des Calciumgehalts* des Blutes. Damit wird gleichzeitig aber auch die Sekretion von Parathormon wieder abgeschaltet. Wenn der Calciumspiegel über den Normalwert von 2,45 mM ansteigt, kommt es zur Sekretion von **Calcitonin**. Dieses Hormon blockiert die Mobilisation von Calcium aus dem Knochen, steigert seine Ausscheidung über die Nieren und senkt auf diese Weise die Calciumkonzentration im Blut.

Die **physiologische Bedeutung** des **Calciums** ist vielfältig. Calcium und Phosphat sind am Aufbau der Knochen und der Zähne sowie an der Blutgerinnung beteiligt. Über 90 % des Calciums finden sich im Knochen. Calcium verringert die Membranpermeabilität und dämpft dadurch die Erregbarkeit von Muskel- und Nervenzellen (daher Tetanie bei Absinken der Calciumkonzentration im Blut). Calcium

Mittel zur Regulation des Calciumstoffwechsels 515

**Tab. 18-45.** Wirkungen von Parathormon (PTH), 1,25-Dihydroxycholecalciferol (1,25-DHCC) und Calcitonin bei der Regulation der Calciumhomöostase

| Wirkung | PTH | 1,25-DHCC | PTH + 1,25-DHCC | Calcitonin |
|---|---|---|---|---|
| Osteozytischer Calciumtransfer* | – | – | ↑ | – |
| Osteoklastische Knochenresorption | ↑ | ↑ | ↑ | ↓ |
| Knochenmineralisation | – | ↑ (?) | ? | – |
| Renale Phosphatreabsorption | ↓ | ↑ | ↓ | ↓ |
| Renale Ca-Reabsorption | ↑ | ↑ | ↑ | ↓ |
| Intestinale Ca-Absorption | – | ↑ | ↑ | – |
| Skelett- und renale Adenylatcyclase | ↑ | – | ↑ | ↑ (?) |

* Bei hohen Konzentrationen können PTH oder 1,25-DHCC alleine den osteozytischen Calciumtransfer fördern, bei physiologischen Konzentrationen werden jedoch beide benötigt. [Modifiziert nach: N. H. Breslau und Y. C. Pak, 1979.]

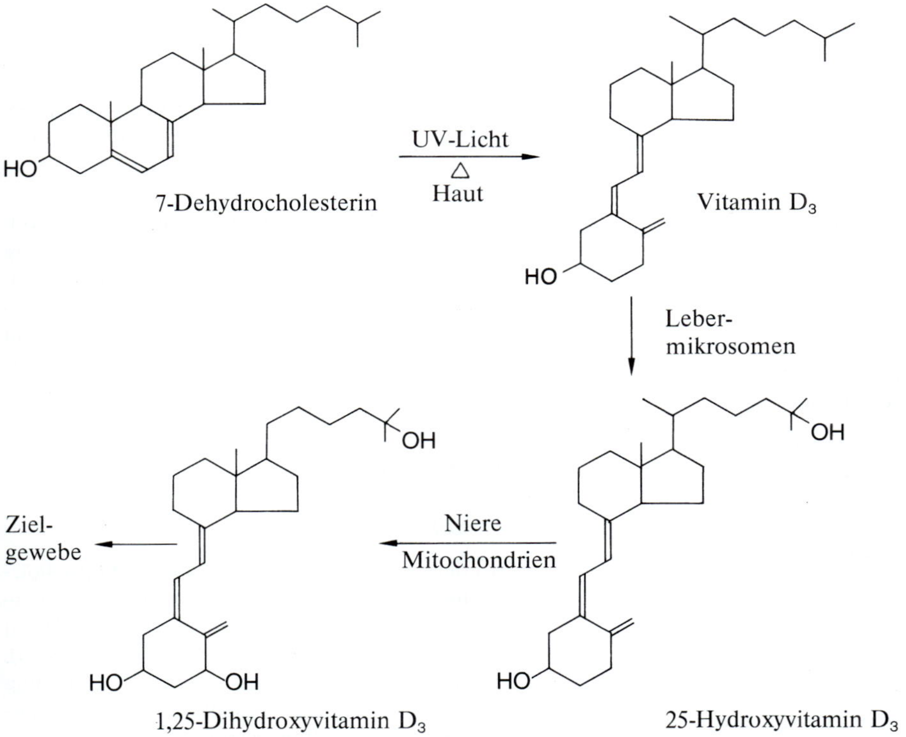

**Abb. 18-23.** Biosynthese von Vitamin $D_3$ und Umwandlung in seine aktive Form

spielt weiter eine Rolle bei der elektromechanischen Kopplung sowie bei der Übertragung von Hormonwirkungen in Effektorzellen, besonders unter Vermittlung des cAMP- und $IP_3$-Systems. Calcium ist auch Bestandteil der interzellulären Kittsubstanz.

### Hyperparathyreoidismus

Unter Hyperparathyreoidismus versteht man Nebenschilddrüsen*über*funktion.

Häufig sind Nebenschilddrüsenadenome die Ursache. Die dabei auftretenden Krankheitserscheinun-

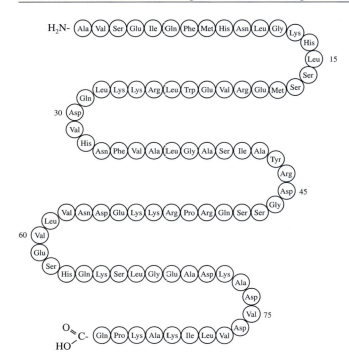

Abb. 18-24. Aminosäuresequenz des Parathormons (b-PTH; schematisch)

gen sind Folge der *Hyperkalzämie* (Nierensteine, Skelettläsionen).

## Hypoparathyreoidismus

Als Hypoparathyreoidismus wird eine *Unter*funktion der Nebenschilddrüsen bezeichnet.

Sie findet sich vor allem nach Schilddrüsenoperationen, wenn die Glandulae parathyreoideae mitentfernt wurden, sowie bei Neugeborenen von Müttern mit Hyperparathyreoidismus oder auch idiopathisch. **Hypoparathyreoidismus** führt zur *Hypokalzämie* und *Hyperphosphatämie*. Als Folge der Übererregbarkeit des gesamten Nervensystems kommt es zur *Tetanie*. Auch an der glatten Muskulatur können Spasmen auftreten. Weiter finden sich Knochen- und Gelenkveränderungen, Katarakt, neurologische und psychische Störungen sowie Zahnschäden im Kindesalter. Neben der Hypokalzämie und Hyperphosphatämie kann auch eine *Hypomagnesiämie* auftreten.

Für **therapeutische Zwecke** ist zur Zeit nur *Parathormon* tierischen Ursprungs verfügbar. Es ist jedoch wegen der starken Antikörperbildung auf lange Sicht nicht zur Behandlung der Hypokalzämie geeignet, sondern nur zur Beherrschung akuter hypokalzämischer Zustände zu Beginn der Therapie. Für die Dauerbehandlung verwendet werden *Vitamin D* (S. 520 ff.) und *Dihydrotachysterol* (S. 519 f.), ein dem Vitamin D ähnlicher Stoff. Im Gegensatz zum Parathormon ist es billiger, oral wirksam und langfristig anwendbar. Die rascheste Möglichkeit zur **Beseitigung einer Hypokalzämie** besteht in der *intravenösen* Zufuhr von *Calcium*. Intramuskuläre Gaben sind dagegen ungeeignet; aber auch die intravenöse Wirkung ist flüchtig.

## Parathormon

▶ **Stoffeigenschaften**

Parathormon ist das **Hormon der 4 Epithelkörperchen** (Nebenschilddrüsen, Glandulae parathyreoideae). Es ist ein *Polypeptid* aus 84 Aminosäuren mit einem Molekulargewicht von 9500 (Abb. 18-24). Ein Milliliter einer isotonen wäßrigen NaCl-Lösung des Handelspräparates enthält 100 USP-(US-Pharmakopö-)Einheiten Rinderparathormon.

▶ **Pharmakodynamik**

Parathormon erhöht die Konzentration des ionisierten Calciums im Blut und senkt im gleichen Umfang den Phosphatspiegel.

Es stimuliert am **Knochen** die Abgabe von Calcium, im **Darm** fördert es in Anwesenheit von Vitamin D die Resorption von Calcium, Magnesium und Phosphat, und in den **Nieren** steigert es die Rückresorption von Calcium und Magnesium und vermindert die von Phosphat. Seine Wirkungen auf Knochen und Niere werden durch *Stimulation der Adenylatcyclase* vermittelt (Tab. 18-45). Die **Wirkung am Knochen** besteht in einer Stimulierung der Osteoklastentätigkeit. Auch eine Wirkung auf die Osteozyten, die den schnellen Einbau von Calcium maßgeblich bestimmen, wird diskutiert.

- **Unerwünschte Wirkungen:** Nach Parathormon treten Schwächegefühl und Apathie auf. Allergische Reaktionen sind möglich. Auch gastrointestinale Störungen treten auf.

▶ **Pharmakokinetik**

Wegen seiner Polypeptidnatur ist Parathormon *nur parenteral* applizierbar. Rinderparathormon besitzt eine *Halbwertszeit* von 10–20 Min. Sein *Abbau* scheint vorwiegend in der Niere zu erfolgen. Die *Wirkung* am Knochen setzt erst nach mehreren Std. ein; die Wirkungen an Darm und Niere dagegen früher. Große Dosen, subkutan verabreicht, haben ein Wirkungsmaximum nach 18 Std., und die Wirkung hält bis zu 38 Std. an.

◆ **Therapeutische Verwendung**

- **Indikationen:** Bei schweren Formen der Hypokalzämie kann neben Calciumgluconat (i. v.) die Verabreichung von Parathormon versucht werden. Als **Dosierung** werden 50–100 E. angegeben.

Wenn eine Tetanie unter Kontrolle gebracht ist, besteht die weitere Therapie in einer Diät mit wenig Phosphat und viel Calcium zusammen mit der Gabe von *Dihydrotachysterol* oder *Vitamin D*.

Parathormon wird auch zu diagnostischen Zwecken verwendet.

- **Kontraindikationen:** Die Anwendung von Parathormon ist mit Vorsicht bei Patienten mit Nierenerkrankungen oder Herzerkrankungen vorzunehmen. Hauttests sollten vorher durchgeführt werden (Allergie).

- **Interaktionen** von Parathormon mit anderen Arzneistoffen sind bisher nicht bekanntgeworden. Über Vitamin D s. S. 520 ff.

## Nebenschilddrüsenhormon-Hemmstoffe (Diphosphonate)

▶ **Stoffeigenschaften**

Clodronsäure-Dinatriumsalz, Dichlormethylen-Diphosphonsäure-Dinatriumsalz und W-Etidronsäure-Dinatriumsalz sind *Diphosphonsäurederivate* (Abb. 18-25).

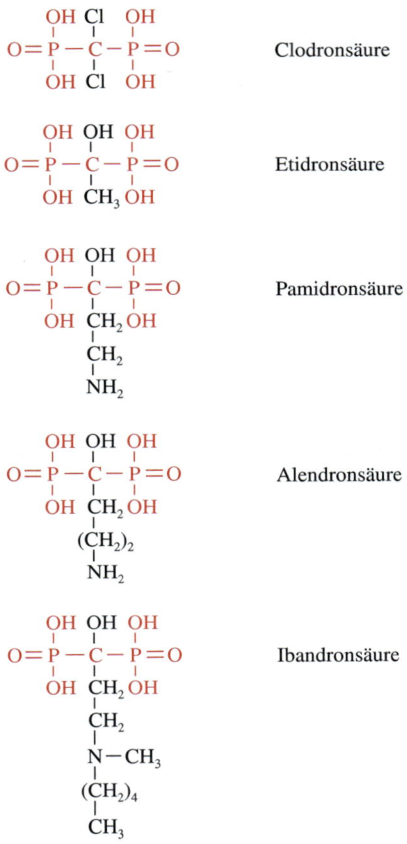

**Abb. 18-25.** Strukturformeln von Diphosphonaten

▶ **Pharmakodynamik**

Diphosphonate **hemmen** die **Osteoklastenaktivität** und damit die Knochenzerstörung bei Erkrankungen mit einem gesteigerten osteoklastischen Knochenabbau, z. B. bei der Tumorhyperkalzämie und der Tumorosteolyse. Sie senken den erhöhten Serumcalciumspiegel durch **Hemmung** der vermehrten **Calciumfreisetzung** aus dem Skelett. Bei Patienten mit Knochenmetastasen wird die fortschreitende Knochenzerstörung verhindert; dadurch bedingte Knochenschmerzen können vermindert oder ganz beseitigt werden. Des weiteren **hemmen** sie auch die **Mineralisation der Knochen**, wobei die *Etidronsäure* diesbezüglich stärker wirksam ist als die *Clodronsäure*. Aufgrund ihres hemmenden Effektes auf den Turnover der Knochen wird speziell die *Etidronsäure* zur Behandlung der Paget-Krankheit verwendet. Die **selektive Wirkung** der Diphosphonate auf das

Knochengewebe beruht auf ihrer *hohen Affinität zu Calciumphosphat*. Sie bilden mit dem Hydroxylapatit des Knochens Komplexverbindungen und verändern die Kristallstruktur so, daß die Auflösung der Kristalle gehemmt wird. Vermutlich beeinflussen sie ferner direkt die knochenabbauenden Osteoklasten: In Gewebekulturen unterdrücken Diphosphonate die Wirkung von Parathormon, 1,25-Dihydroxycholecalciferol, Prostaglandinen und Lymphokinen auf die Calciumfreisetzung aus dem Knochen. *Clodronat* wirkt in Konzentrationen, die die Osteolyse hemmen, nicht auf die normale Mineralisation des Knochens im Gegensatz zu *Etidronsäure*, mit der bei der Therapie Osteolyse und erhöhte Frakturraten zu beobachten sind. In Gewebekulturen unterdrücken Diphosphonate die Wirkung von Parathormon, 1,25-Dihydroxycholcalciferol auf die Calciumfreisetzung aus dem Knochen. Von den Diphosphonaten, bei denen die klinische Prüfung abgeschlossen ist bzw. die sich noch in der klinischen Prüfung befinden, ist die Reihenfolge der Wirkungsstärke Etidronsäure, Clodronsäure, Tiludronsäure, Pamidronsäure, Alendronsäure, Residronsäure und Ibandronsäure. Das Wirksamkeitsranking reicht von 1 bis 10000.

● **Unerwünschte Wirkungen:** Gelegentlich treten *gastrointestinale* Beschwerden auf; unmittelbar nach der intravenösen Infusion kommt es in einzelnen Fällen vorübergehend zu *Proteinurie*. Die Serumcalciumspiegel können bis auf *hypokalzämische* Werte abfallen. Bei Etidronsäure ist das Auftreten *starker Schmerzen* therapielimitierend. Die Nebenwirkungen der Diphosphonate hängen von der jeweiligen Substanz als solcher sowie von der Dosierung ab. Schnelle intravenöse Injektion kann zu schwerem Nierenversagen führen. Gastrointestinale Beschwerden werden bei der Clodronsäure mit einer Häufigkeit von 10% angegeben.

Nach Alendronsäure wurde bei einer Reihe von Patienten *Ösophagitis* beschrieben. Bei Heranwachsenden kann eine exzessive Hemmung der Knochenbildung zu osteoporoseähnlichen Veränderungen führen.

▶ **Pharmakokinetik**

**Clodronsäure**

Die intestinale *Absorption* nach oraler Verabreichung von Clodronsäure ist, wie bei allen Diphosphonaten, mit 1–3% gering. Maximale *Plasmaspiegel* sind nach etwa 4 Std. erreicht. Der Serumspiegel kann jedoch nicht als Maß für die Konzentration am Wirkort angesehen werden. Etwa 20% der resorbierten Menge werden an Knochengewebe gebunden. 80% werden innerhalb von 24 Std. durch die Nieren *ausgeschieden*.

**Etidronsäure**

Die orale *Resorptionsrate* liegt bei 1–10%. Eine Konzentrierung erfolgt speziell in den aktiven Läsionen. Die *Halbwertzeit* wird mit 24 Std. angegeben.

**Alendronsäure**

Alendronsäure hat wie alle Diphosphonate eine *sehr geringe Bioverfügbarkeit* von 0,7%, wenn es mit Wasser auf nüchternen Magen eingenommen wird. Es wird unverändert über den Urin ausgeschieden, die *Plasmaproteinbindung* beträgt 78%, die *terminale Halbwertzeit* wird unter Berücksichtigung der Freisetzung aus den Knochen auf über 10 Jahre geschätzt.

**Ibandronsäure**

Ibandronsäure kann intravenös als Bolus injiziert oder infundiert werden. Die *Plasmaproteinbindung* beträgt 99%. Die *terminale Halbwertszeit* liegt bei 10–16 Std. Wie andere Diphosphonate wird Ibandronsäure langdauernd an Knochengewebe gebunden.

**Pamidronsäure**

Pamidronsäure wird oral zu 2–3% resorbiert. Die *Plasmaproteinbindung* beträgt 54%. Pamidronsäure wird unverändert mit dem Urin ausgeschieden.

◆ **Therapeutische Verwendung**

**Clodronsäure**

● **Indikationen:** *Osteolyse* infolge von Knochenmetastasen solider Tumoren oder infolge hämatologischer Neoplasien; *Hyperkalzämie* infolge ausgedehnter Knochenmetastasierung; diskutiert wird auch die *primäre Osteoporose* (auch Corticoidosteoporose). Vorteil gegenüber Calcitonin ist vor allem die längere Wirkungsdauer.

● **Dosierung:** 4 × 400 mg tägl.; 1 Stunde vor und nach der Einnahme darf nicht gegessen werden.

● **Kontraindikationen:** Eingeschränkte Nierenfunktion, schwere akute Entzündungen des Gastrointestinaltraktes; Schwangerschaft und Stillperiode.

● **Interaktionen:** Nahrungsmittel mit hohem Calciumgehalt (z.B. Milch und Milchprodukte), Arzneimittel mit einem hohen Gehalt an Aluminium, Calcium, Eisen oder Magnesium sowie Antazida vermindern die Resorption von Clodronsäure nach oraler Gabe.

● **Handelsnamen:** Bonefos®, Ostac®

### Etidronsäure

● **Indikation:** Osteodystrophia deformans (Paget-Krankheit)

● **Dosierung:**
*Erstbehandlung:* 5 mg/kg KG täglich für eine Behandlungsdauer von max. 6 Monaten
*Wiederholungsbehandlung:* gleiche Dosierung nach einem behandlungsfreien Intervall von mind. 3 Monaten bei Wiederauftreten der Symptome
*Einnahme:* 2 Std. vor oder nach der Mahlzeit
Um Mineralisierungsstörungen zu vermeiden, wird statt hoher Dosen Etidronat eine *Kombinationstherapie* mit niederen Dosen Etidronat und Calcitonin empfohlen.

● **Kontraindikationen:** s. Clodronsäure

● **Interaktionen:** polyvalente Kationen s. Clodronsäure

● **Unerwünschte Wirkungen:** gastrointestinale Störungen, Nausea, Schmerzen, Zunahme des unverkalkten Osteoids

● **Handelsname:** Diphos®

### Alendronsäure

● **Indikationen:** Osteoporose bei Frauen nach der Menopause

● **Dosierung:** 1 x tägl. 13 mg

● **Kontraindikationen:** Ösophaguserkrankungen, Hypokalzämie, schwere Niereninsuffizienz, Schwangerschaft und Stillperiode

● **Interaktionen:** $Ca^{2+}$-Salze und Antazida können die Resorption von Alendronsäure beeinträchtigen.

● **Handelsname:** Fosamax®

### Ibandronsäure

Ibandronsäure ist etwa 12 000mal wirksamer als Etidronsäure, 50mal wirksamer als Pamidronsäure und 500mal wirksamer als Clodronsäure.

● **Indikationen:** Ibandronsäure wird bei tumorinduzierter Hypokalzämie eingesetzt.

● **Dosierung:** 2–4 mg als intravenöse Infusion

● **Kontraindikationen:** schwere Niereninsuffizienz, Schwangerschaft und Stillperiode

● **Interaktionen:** Aminoglykoside

● **Handelsname:** Bondronat®

### Pamidronsäure

● **Indikationen:** tumorinduzierte Hyperkalzämie

● **Dosierung:** max. 90 mg pro Behandlungsgang

● **Kontraindikationen:** schwere Nierenfunktionsstörung, Schwangerschaft und Stillperiode

● **Interaktionen:** wie bei anderen Diphosphonaten

● **Handelsname:** Aredia®

## Dihydrotachysterol

Dihydrotachysterol (Abb. 18-26) besteht aus farblosen Kristallen, ist in Wasser unlöslich, dagegen löslich in Öl und organischen Lösungsmitteln.

### ▶ Pharmakodynamik

Die **Wirkungen** und **unerwünschten Wirkungen** des Dihydrotachysterol sind denen des Vitamins D ähnlich. Da seine antirachitische Wirksamkeit wesentlich geringer ist als die des Vitamins D, ist auch die Gefahr der Hypervitaminose nicht so groß.

### ▶ Pharmakokinetik

Dihydrotachysterol ist *oral* anwendbar. Es wirkt schneller und hat eine kürzere *Wirkungsdauer* als Vitamin $D_2$, so daß seine Dosierung besser kontrollierbar ist. Sowohl Vitamin D als auch Dihydrotachysterol werden im Organismus *gespeichert*, Dihydrotachysterol allerdings weniger. Es neigt daher auch weniger zur Kumulation, ein für eine Dauerbehandlung wichtiger Gesichtspunkt.

### ◆ Therapeutische Verwendung

● **Indikationen:** Hauptanwendungsgebiete des Dihydrotachysterols sind die Korrektur der Hypokalzämie bei Hypoparathyreoidismus sowie akute und chronische latente Tetanie und die Osteomalazie.

● **Dosierung:** Die Dosierung mit Dihydrotachysterol erfolgt individuell unter laufender Kontrolle des Blutcalciumspiegels. Aus bisher nicht bekannten Gründen nimmt der zur Erhaltung eines normalen Blutcal-

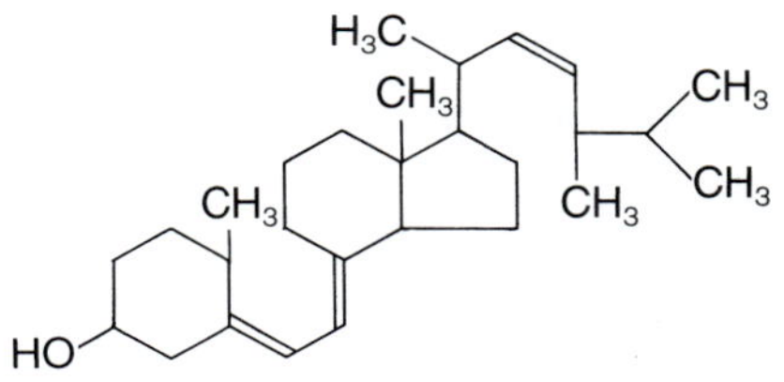

**Abb. 18-26.** Strukturformel von Dihydrotachysterol

ciumspiegels notwendige Bedarf von Vitamin D oder Dihydrotachysterol *im Alter ab* und ist bei einem Alter über 60 in der Regel erheblich geringer als früher. Daher besteht die Gefahr der Überdosierung im Alter.

- **Kontraindikationen:** Für Dihydrotachysterol werden *keine* Kontraindikationen angegeben.

- **Handelsnamen:** A. T. 10®, Tachystin®

## D-Vitamine (Calciferole)

**Vitamin $D_3$** (Cholecalciferol) wird aus 7-Dehydrocholesterin in der Haut unter Einwirkung von UV-Strahlen synthetisiert, **Vitamin $D_2$** (Ergocalciferol) analog, aber nicht im menschlichen Körper, aus Ergosterin (Abb. 18-23, S. 515).

Bei Erwachsenen ist diese Eigenproduktion im allgemeinen ausreichend. Säuglinge und Kleinkinder benötigen jedoch in unseren Breiten eine zusätzliche Zufuhr von Vitamin D zur Prophylaxe der Rachitis.

**Vitamin-D-Mangel** (Tab. 18-46) führt zu mangelhafter Calciumresorption und einer fehlerhaften Verkalkung im Knochen. Bei Kindern wird diese Störung als **Rachitis**, bei Erwachsenen als **Osteomalazie** bezeichnet. Diese Krankheit ist charakterisiert durch mangelnde oder fehlende endochondrale Verknöcherung, was sich in Skelettdeformationen und Störungen beim Schluß der Fontanellen und bei der Zahnbildung äußert.

▶ **Stoffeigenschaften**

Vitamin $D_2$ und $D_3$ (Abb. 18-27) stellen farblose Kristalle dar, die praktisch unlöslich in Wasser, dagegen löslich in organischen Lösungsmitteln und fetten Ölen sind.

**Tab. 18-46.** Plasmaspiegel von 1,25-Dihydroxycholecalciferol (1,25-DHCC) bei Krankheiten, die mit Dysfunktionen des Vitamin-D-endokrinen Systems einhergehen

| Krankheit | Plasma 1,25-DHCC |
|---|---|
| Renale Osteodystrophie | ↓ |
| Hypoparathyreoidismus | ↓ |
| Hyperparathyreoidismus | ↑ |
| Vitamin-D-abhängige Rachitis Typ I | ↓ |
| Vitamin-D-abhängige Rachitis Typ II | ↑ |
| Hypophosphatämische Rachitis | ↓ |
| Fibroma osteomalacia | ↓ |
| Osteoporose Steroid-induziert | ↓ |
| Postmenopause | ↓ |

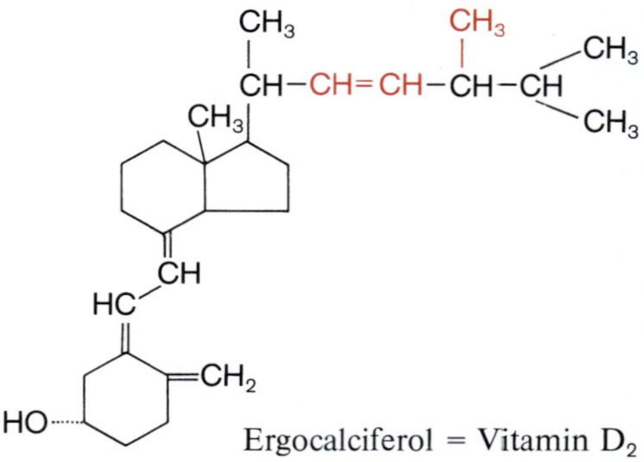

Ergocalciferol = Vitamin $D_2$

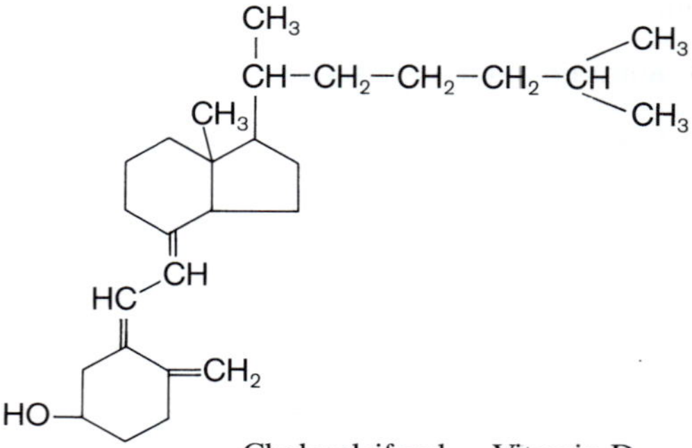

Cholecalciferol = Vitamin $D_3$

**Abb. 18-27.** Strukturformeln von Vitamin D

▶ **Pharmakodynamik**

Normalerweise ist der Darm für Calcium nicht permeabel. Bei der **Calciumresorption** handelt es sich daher um einen *aktiven Transportvorgang.* Vitamin D erhöht über die in Tab. 18-45 (S. 515) aufgeführten Wirkungen an Darm und Niere den Calcium- und Phosphatspiegel im Blut. Der Mechanismus, der diesen Wirkungen zugrunde liegt, ist nur teilweise aufgeklärt. Gesichert ist die Induzierung der Bildung eines **Calciumtransportproteins** in der Dünndarmschleimhaut. Nach Reaktion von 1,25-DHCC mit einem hochspezifischen Proteinrezeptor wandert der Steroidrezeptorkomplex zum Zellkern und stimuliert dort die Bildung von mRNA für ein Calciumbindungsprotein. Vitamin D ist weiter als Stimulator der Synthese des »Calciumbindungsproteins« am selektiven Transport der Calciumsalze in die organische Matrix der Knochen beteiligt. Vitamin D unterstützt die Wirkung des Parathormons an Knochen und Darm (Tab. 18-45).

- **Unerwünschte Wirkungen:** Die Nebenwirkungen (Tab. 18-47) sind die Folgen einer *Hypervit-*

**Tab. 18-47.** Toxische Nebenwirkungen von Vitamin D

| | |
|---|---|
| Verdauungsbeschwerden (Appetitlosigkeit, Übelkeit, Erbrechen, Obstipation oder Diarrhö) | + |
| Hyperkalzämie | ++ |
| Hyperphosphatämie | + |
| Kalzifizierung von Organen (Arterien, Myokard, Nierenglomeruli und -tubuli) | ++ (bei höheren Dosen) |
| Nierenfunktionsstörungen (Proteinurie, Zylindrurie, Hämaturie) | + |
| Hypercholesterinämie | + |
| Demineralisierung von Knochen und Zähnen | ++ (bei höheren Dosen) |
| Exantheme, Schäden von Haut und Schleimhäuten | + |

++ häufig  
+ gelegentlich } vorkommend

aminose. Bei täglichen Gaben von mehr als 400 I.E. kann es zu Ablagerungen von Calcium im Gewebe kommen. Bereits ab 1 mg = 40 000 I.E. muß mit toxischen Effekten gerechnet werden.

▶ **Pharmakokinetik**

Vitamin D ist oral und parenteral applizierbar. Auch durch die Haut kann es aufgenommen werden. *Wirksam* ist Vitamin $D_3$ in der Form des **1,25-Dihydroxycholecalciferols** (1,25-DHCC). Die Einführung der OH-Gruppe in Stellung 25 erfolgt in der Leber, die in Stellung 1 in der Niere. Die Nieren 25-OH-D-1-Hydroxylase wird über einen Feedback von der Calciumkonzentration via Parathormon reguliert. Die *Metabolisierung* erfolgt langsam. Außer in der Leber wird es in Niere, Darm, Knochen und Nebennieren angereichert. Die *Resorptionsquote* beträgt ca. 80 %. Vitamin $D_3$ i. v. verabreicht hat eine *Halbwertszeit* von ca. 12 Std., sein wichtiger Metabolit 25-Hydroxycholecalciferol von ca. 20 Tagen. Physiologische Wirkungen sind erst nach 4–6 Std. zu beobachten. Der Organismus ist zur *Speicherung* von Vitamin D befähigt (daher Effektivität der Stoßprophylaxe). Blutspiegelbestimmungen haben keinen diagnostischen Wert.

◆ **Therapeutische Verwendung**

Neben Vitamin $D_2$ und $D_3$ werden auch 1α-Hydroxycholecalciferol (Alfacalcidol), 25-Hydroxycholecalciferol (Calcifediol) und 1,25-Dihydroxycholecalciferol (Calcitriol) therapeutisch eingesetzt.

● **Indikationen** sind in erster Linie die Rachitisprophylaxe, außerdem Osteomalazie und Hypoparathyreoidismus.

● **Kontraindikationen:** Die therapeutische Breite des Vitamins $D_2$ ist geringer als die des Vitamins $D_3$. Vitamin $D_2$ sollte daher nicht mehr angewandt werden.

Bei der Behandlung des *Hypoparathyreoidismus* mit Vitamin D muß vorsichtig dosiert werden, da hier, wahrscheinlich aufgrund einer erhöhten Sensibilität gegenüber der Vitamin-D-Wirkung, eine Hyperkalzämie häufiger auftritt.

*Empfindlicher* auf Vitamin D reagieren im allgemeinen Kinder, außerdem Dialysepatienten und Patienten mit chronischer Niereninsuffizienz.

Beim relativ selten vorkommenden Syndrom der *infantilen idiopathischen Hyperkalzämie* kommt es schon nach einmaliger Applikation hoher Vitamin-D-Dosen zu Intoxikationserscheinungen.

● **Interaktionen:** Bei Kombinationen eines *Antiepileptikums*, wie Phenytoin, mit Vitamin D wurde beobachtet, daß die epileptische Anfallshäufigkeit geringer war als bei Applikation des Antiepileptikums allein. Eine Langzeittherapie mit Antiepileptika (wie Phenytoin, Primidon) oder mit Rifampicin führt, wahrscheinlich durch Enzyminduktion, zum beschleunigten Abbau und damit zur Verminderung der Wirkung von Vitamin D. *Colestyramin* und *Paraffinöl* vermindern die Resorption fettlöslicher Vitamine. Ein funktioneller Antagonismus bezüglich Hemmung und Förderung der Calciumresorption besteht zwischen *Glucocorticoiden* und Vitamin D. Daher können Glucocorticoide zur **Behandlung** der **Vitamin-D-Intoxikation** eingesetzt werden.

● **Dosierung** (D-Vitamine): Der *physiologische Tagesbedarf* beträgt ca. 0,01 mg = 400 I.E., die thera-

peutischen Dosen liegen zum Teil im Milligrammbereich.
- *Rachitisprophylaxe:* je 5 mg Colecalciferol nach 1, 4, 12, 20 Lebenswochen oral oder als Stoßtherapie: 15 mg Vitamin D oral oder i.m. auf einmal
- *Vitamin-D-abhängige Rachitis:* 1,25–2,5 mg Ergocalciferol pro Tag bzw. 1,25 mg Colecalciferol pro Tag
- *Osteoporose:* 0,5–1 mg Vitamin D zweimal wöchentlich
- *Hypoparathyreoidismus:* individuell

● **Handelsnamen:**
Colecalciferol
(= Cholecalciferol): Vigantol®, Vigorsan® u.a.
Alfacalcidol: EinsAlpha®, Bondiol®, Doss®
Calcifediol: Dedrogyl®
Calcitriol: Rocaltrol®

# Calcitonin

Calcitonin kommt vorwiegend in parafollikulären Zellen der Schilddrüse, im Thymus und in der Nebenschilddrüse vor. **Reiz** für seine **Sekretion** sind der Anstieg der *Calciumkonzentration* sowie der von *gastrointestinalen Hormonen* (Gastrin, Pankreozymin, Glucagon) im Blut. Für seine physiologische Rolle bei der Regulation des Blutcalciumspiegels s. S. 514 ff. und Tab. 18-45, S. 515.

▶ **Stoffeigenschaften**

Verwendet werden in erster Linie das synthetische Calcitonin vom Lachs (Salm) und vollsynthetisches Humancalcitonin.

Salmcalcitonin ist ein *Polypeptid* aus 32 Aminosäuren mit einem Molekulargewicht von 3432 (Abb. 18-28), das in leicht saurer Lösung sehr stabil ist.

▶ **Pharmakodynamik**

> Calcitonin senkt den Calcium- und Phosphatspiegel des Blutes. Es ist also ein **Gegenspieler des Parathormons** (Tab. 18-45, S. 515).

Im **Knochen** wird die Calcium- und Phosphatabgabe wahrscheinlich über eine hemmende Wirkung auf die Osteoklastenaktivität vermindert, an der **Niere** die Ausscheidung von Phosphat, Calcium, Magnesium, Natrium und Kalium erhöht. In diesem Zusammenhang führt es zum Anstieg von Renin, Angiotensin und Aldosteron im Blut. Für seine Wirkung an Knochen und Niere wird eine *Stimulation des cAMP-Systems* diskutiert. Neben seiner Wirkung am Knochen hemmt Calcitonin die Sekretion von **Verdauungssäften** und sogar die **Insulinsekretion**. Bei Normokalzämie wirkt die externe Zufuhr von Calcitonin nur gering, bei Hyperkalzämie dagegen stärker senkend auf den Blutcalciumspiegel (z.B. Paget-Krankheit).

Die **Wirkungen** von Calcitonin sind akut sehr eindrucksvoll, werden aber bei längerer Anwendung geringer **(Escape-Phänomen)**.

Diskutiert werden auch eine Verminderung von Schmerzen und eine Verbesserung des Lebensgefühls bei **Tumorpatienten.**

● **Unerwünschte Wirkungen:** Die Nebenwirkungen sind nicht sehr schwerwiegend. Sowohl Lachs- als auch Schweinecalcitonin führen zur *Antikörperbildung.* Dies bedingt jedoch keine Abnahme ihrer

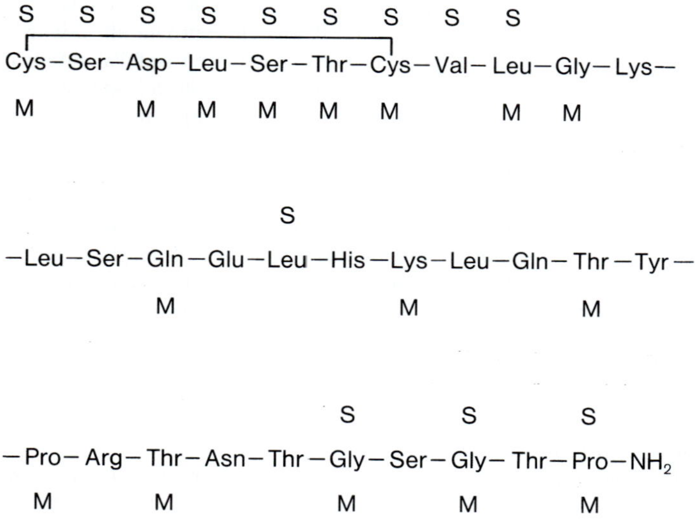

```
   S   S   S   S   S   S   S   S
   ┌───────────────────┐
Cys–Ser–Asp–Leu–Ser–Thr–Cys–Val–Leu–Gly–Lys—
   M   M   M   M   M   M       M   M


                      S
—Leu–Ser–Gln–Glu–Leu–His–Lys–Leu–Gln–Thr–Tyr—
        M                 M              M


                S         S         S
—Pro–Arg–Thr–Asn–Thr–Gly–Ser–Gly–Thr–Pro–NH₂
   M    M        M        M        M
```

Abb. 18-28. Aminosäuresequenz von Salmcalcitonin. Die mit Human- und Schweinecalcitonin gemeinsamen Aminosäuren sind mit »S« bzw. »M« bezeichnet.

Wirksamkeit. Als *allergische* Reaktion wurde Urtikaria beobachtet. Infolge der Senkung des Blutcalciums können sich die Symptome eines *Hypoparathyreoidismus* ausbilden. Im Bereich des *Gastrointestinaltraktes* können sich Übelkeit, Erbrechen und Appetitlosigkeit einstellen, die jedoch gewöhnlich nach einigen Wochen der Therapie verschwinden. Vorübergehender Flush, prickelndes Gefühl in den Extremitäten und im Pharynx treten wenige Min. nach Injektion auf und halten etwa 10 bis 30 Min. an.

▶ **Pharmakokinetik**

Nach parenteraler Gabe setzt die Wirkung von Calcitonin rasch ein. Die *Halbwertszeit* im Plasma beträgt 4 bis 12 Min. Der *Abbau* von Schweinecalcitonin erfolgt hauptsächlich in der Leber, wogegen Salm- und menschliches Calcitonin in erster Linie in der Niere abgebaut werden.

◆ **Therapeutische Verwendung**

● **Indikationen:** Derzeit findet Calcitonin vorwiegend Anwendung bei der *Paget-Krankheit*. Es wird versuchsweise bei *Hyperkalzämien* eingesetzt, die mit vermehrter Knochenresorption verbunden sind, wie osteoblastische Metastasen, Hyperparathyreoidismus, idiopathische Hyperkalzämie im Kindesalter, Vitamin-D-Intoxikation. Der Wert von Calcitonin bei der Behandlung der *Osteoporose* ist noch unsicher. Calcitonin vom Lachs ist wirksamer als Schweinecalcitonin. Inzwischen wird auch menschliches Calcitonin angewendet.

● **Kontraindikationen:** sind nicht bekannt

● **Interaktionen:** Schwere Hypokalzämien traten bei gleichzeitiger Verabreichung von Calcitonin und *Mithramycin* auf.

● **Dosierung:** Unter Überwachung des Blutcalciumspiegels beträgt die Dosierung 100–200 I.E. wöchentlich.

● **Handelsnamen:** Karil®, Cibacalcin®, Calcimonta®

# Calcium

Regulation des Calciumstoffwechsels s. S. 514ff.

▶ **Stoffeigenschaften**

Calcium wird meist als Calciumchlorid, -gluconat, aber auch als Calciumlactat, -phosphat, -carbonat oder -asparginat angewendet. Mit Ausnahme von Calciumcarbonat und -phosphat sind diese Stoffe gut wasserlöslich.

▶ **Pharmakodynamik**

Physiologische Bedeutung s. S. 514f.

● **Unerwünschte Wirkungen:** Bei der peroralen Anwendung von Calciumverbindungen sind die Nebenwirkungen gering. Bei der parenteralen Anwendung können Nebenwirkungen durch lokale Gewebereizungen entstehen. Die i.v. Injektion muß langsam erfolgen, da sonst die *Herzfunktion beeinträchtigt* wird (Bradykardie, Rhythmusstörungen). Nach sehr großen Dosen kann eine *Hyperkalzämie* auftreten. Die damit einhergehenden Symptome sind Anorexie, Übelkeit, Erbrechen, Muskel- und Gelenkschmerzen, Durst und Polyurie.

▶ **Pharmakokinetik**

Die enterale Resorption von Calciumsalzen beträgt etwa 20% der verabreichten Dosis. Für eine schnelle Substitution müssen Calciumsalze daher *parenteral* gegeben werden.

◆ **Therapeutische Verwendung**

● **Indikationen:** Calciumpräparate werden zur Therapie der Hypokalzämie besonders bei Hypoparathyreoidismus, bei der Osteoporose besonders im Alter und durch Immobilisation, bei Vitamin-D-Mangel, in der Schwangerschaft und in der Laktation angewendet. Darüber hinaus werden Calciumverbindungen wegen ihrer hemmenden Wirkungen auf die Membranpermeabilität bei entzündlicher und allergischer Reaktion eingesetzt.

● **Kontraindikation** für Calciumsalze ist die Digitalisintoxikation. Vorsicht ist bei verminderter Nierenfunktion und Neigung zur Konkrementbildung geboten.

● **Interaktionen:** Oral verabreichte Calciumverbindungen hemmen die Resorption von *Tetracyclinen*. Bei parenteraler Gabe kann die Wirkung von Herzglykosiden derart gesteigert werden, daß eventuell eine lebensbedrohliche Digitalisintoxikation auftritt.

● **Dosierung:** Als 10%-Lösung wird *Calciumgluconat* langsam i.v. appliziert. Oral wird Calciumgluconat tägl. in Dosen von 15 g verwendet.
  Die Dosierung von *Calciumcarbonat* und *Calciumphosphat* beträgt 2–4 g oral tägl.

# Pharmakologie der Nebennierenrindenhormone und analog wirkender Pharmaka

## Einleitung: Physiologie und Pathophysiologie der Nebennierenrindenhormone

### Steuerung der Hormonsekretion

In der Nebennierenrinde finden sich die **Glucocorticoide**
- Cortisol = Hydrocortison,
- Cortison und
- Corticosteron (Zona fasciculata),

die **Mineralocorticoide**
- Aldosteron und
- 11-Desoxycorticosteron (Zona glomerulosa)

sowie das **Androgen** Dehydroepiandrosteron (Zona reticularis).

Beim Menschen besitzen Cortisol und Aldosteron die größte physiologische Bedeutung. Die *tägl. Sekretionsrate* an Cortisol beträgt 15–40 mg, die an Aldosteron 50–250 µg. Die *Konzentrationen im Serum* bewegen sich zwischen 5 und 25 µg/100 ml bzw. 10 ng/ml.

Die **Sekretion** von Glucocorticoiden unterliegt einem *zirkadianen Rhythmus* mit einem Minimum um Mitternacht und einem Maximum am frühen Morgen. Zwischen den ins Blut freigesetzten Glucocorticoiden und dem Hypothalamus bzw. der Hypophyse besteht ein *Rückkopplungsmechanismus* (Abb. 18-29). Der Hypothalamus steht darüber hinaus auch unter dem Einfluß höherer Zentren.

Das adrenocorticotrope Hormon des Hypophysenvorderlappens ACTH vermittelt seine Wirkungen auf die Nebennierenrinde über das **Adenylatcyclase-cAMP-System**. Durch den cAMP-Anstieg kommt es zur Umwandlung von Cholesterin in Pregnenolon und zu einer gesteigerten Synthese und Sekretion von Glucocorticoiden (Abb. 18-30).

Die **Biosynthese** des *Aldosteron* geht ebenfalls vom Cholesterin aus:
Cholesterin
→ Pregnenolon
→ Progesteron
→ 11-Desoxycorticosteron
→ Corticosteron
→ Aldosteron

Die **Freisetzung** von *Aldosteron* verläuft vor allem über das Renin-Angiotensin-System, zum zweiten ist sie vom Quotienten der Konzentration der Natrium- und Kaliumionen im Plasma abhängig.

### Nebennierenrindeninsuffizienz

Bei der Nebennierenrindeninsuffizienz liegt ein Mangel an Nebennierenrindenhormonen vor. Bei der **primären Nebennierenrindeninsuffizienz** (Addison-Krankheit) handelt es sich um einen Funktionsausfall der Nebennierenrinde selbst, z. B. als Folge einer Autoimmunerkrankung, einer Blutung, einer Tuberkulose, eines Tumors etc. Die **sekundäre Nebennierenrindeninsuffizienz** ist dagegen Folge einer verminderten ACTH-Ausschüttung aus dem Hypophysenvorderlappen (Hypothalamus- und/oder Hypophysenvorderlappeninsuffizienz). Ohne Substitutionstherapie kommt es zu Natriumverlust, Kreislaufinsuffizienz, Hypotension und eventuell zum letalen Schock. Diese **Symptome** werden durch den *Mangel an Mineralocorticoiden* verursacht. Das *Fehlen von Glucocorticoiden* dagegen führt mehr zu Störungen im Kohlenhydrat-, Protein- und Lipidstoffwechsel. Weiterhin kommt es beim *Fehlen von Nebennierenrindenhormonen* zur raschen Ermüdung der Skelettmuskulatur sowie zu Persönlichkeitsveränderungen (Reizbarkeit, Furchtsamkeit, verminderte Konzentration). Im fortgeschrittenen Stadium findet sich eine bronzeartige Verfärbung der Haut.

### Nebennierenrindenüberfunktion

Auch bei der Nebennierenrindenüberfunktion unterscheidet man eine **primäre** (Nebennierenrinde) und eine **sekundäre** (Hypothalamus und/oder Hypophyse) Form. Während bei der primären Form

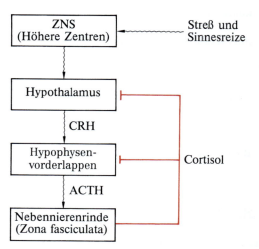

**Abb. 18-29.** Regulation der Produktion und Freisetzung von Cortisol
CRH = Corticotropin-Releasing-Hormon
ACTH = Adrenocorticotropes Hormon
⤳ = fördernder Einfluß
⊣ = hemmender Einfluß

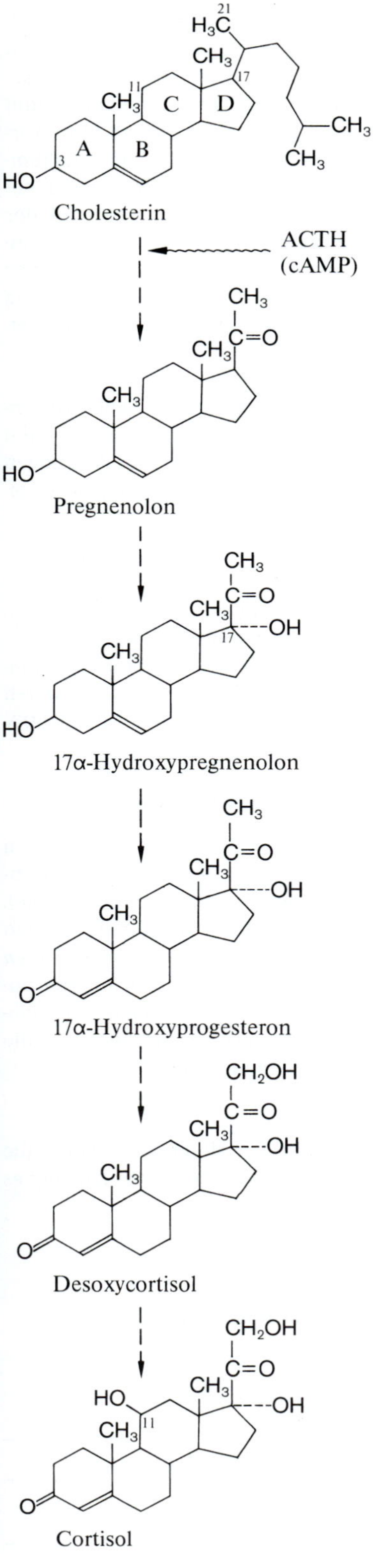

meist Tumoren die Ursache sind, spielen bei der sekundären Form häufig Regulationsstörungen im Hypothalamus/Hypophysenbereich oder Hypophysentumoren eine Rolle. Beim **Cushing-Syndrom**, das durch erhöhte Blutkonzentrationen an Glucocorticoiden ausgelöst wird, beobachtet man eine charakteristische *Fettumverteilung*, und zwar sehen wir dünne Extremitäten, aber Fettansammlungen im Abdomen, im Gesicht (Vollmondgesicht) und im Nacken (Stiernacken). Infolge Dehnung der dünnen Abdominalhaut, hervorgerufen durch das vermehrt entwickelte subkutane Fettgewebe, reißen die subdermalen Hautschichten, es entstehen die sog. Striae. Durch übermäßigen Proteinabbau kommt es zur *Proteinverarmung*: Haut und Muskulatur atrophieren, die Wundheilung verschlechtert sich, der Haarwuchs ist gehemmt. Die durch den Proteinabbau freiwerdenden Aminosäuren werden in der Leber zu Glucose umgewandelt, es kommt zur Hyperglykämie. An der Hyperglykämie ist aber auch eine verminderte periphere Glucoseutilisation beteiligt (s. a. Nebenwirkungen der Glucocorticoide, S. 534 ff.).

Dem **adrenogenitalen Syndrom** (AGS) liegt eine *Überproduktion von Androgenen* in der Nebennierenrinde zugrunde. Ursache sind angeborene und erworbene Enzymdefekte, deretwegen die Nebennierenrinde nur ungenügend Cortisol, Corticosteron und Aldosteron zu bilden vermag. Dadurch entfällt die Bremswirkung auf die ACTH-Sekretion. Eine vermehrte Sekretion von ACTH führt schließlich zur Nebennierenrindenhyperplasie und zur vermehrten Bildung von Androgenen. *Folge* sind Virilisierungserscheinungen bei Mädchen und Pseudopubertas praecox (ohne adäquate Entwicklung der Keimdrüsen) bei Knaben.

**Hyperaldosteronismus**: Bei dieser Erkrankung unterscheidet man ebenfalls eine **primäre** Form *(Conn-Syndrom)*, meist als Folge eines Nebennierenrindenadenoms oder einer Nebennierenrindenhyperplasie, von der **sekundären Form**, meist Folge einer Aktivierung des Renin-Angiotensin-Aldosteron-Systems (Symptome s. Nebenwirkungen der Mineralocorticoide).

## Mineralocorticoide

▶ **Stoffeigenschaften**

Die Mineralocorticoide (Abb. 18-31) (Grundgerüst: $C_{21}$-Steroide) stellen weiße, geruchlose Kristalle dar. Sie sind mit Ausnahme des Aldosterons wasserunlöslich und in Ethanol nur mäßig löslich.

**Abb. 18-30.** Biosynthese des Cortisols
⤳ = fördernder Einfluß

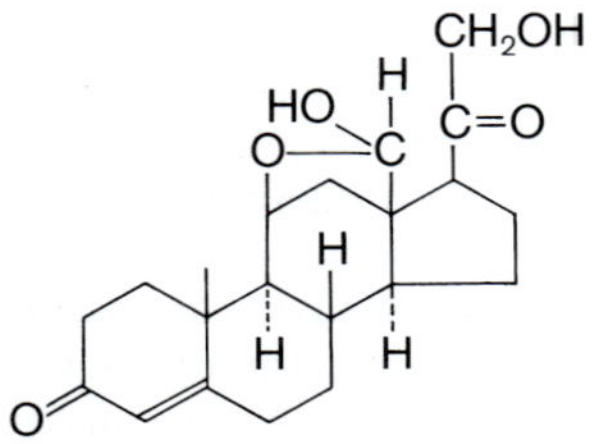

**Aldosteron**

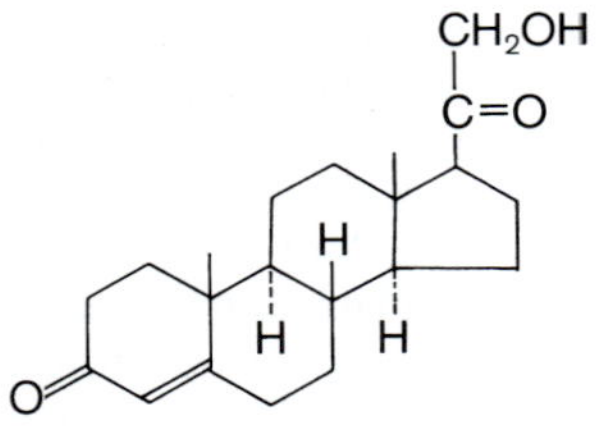

**Desoxycorton**

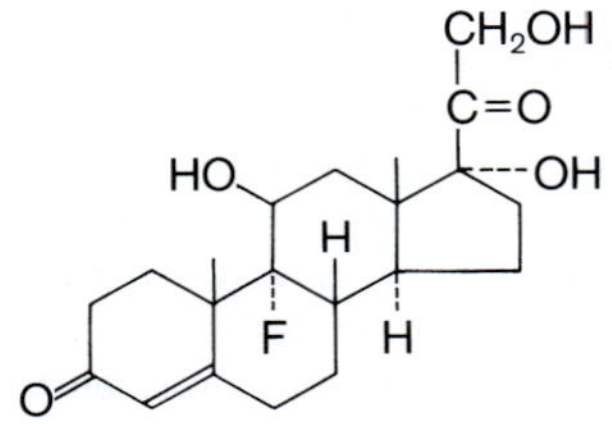

**Fludrocortison**

Abb. 18-31. Strukturformeln der Mineralocorticoide, s. a. Legende Abb. 18-32.

▶ **Pharmakodynamik**

Das physiologisch wichtigste Mineralocorticoid ist das **Aldosteron**. Die Wirkungen der anderen Mineralocorticoide entsprechen denen des Aldosterons (mit Ausnahme von *Fludrocortison*, das auch glucocorticoide Wirkungen besitzt). Aldosteron hat hauptsächlich **mineralotrope Eigenschaften** und nur geringe Wirkungen auf den Kohlenhydratstoffwechsel. Im Gegensatz zu den Glucocorticoiden besitzt es auch in höheren Dosen keine antiinflammatorische Wirkung. Aldosteron erhöht den Kaliumgehalt und senkt den Natriumgehalt von Muskel- und Hirnzellen. Es steigert die Rückresorption von Natrium in der Niere, in den Speichel- und Schweißdrüsen sowie im Gastrointestinaltrakt. Unter seinem Einfluß werden in der Niere (distaler Tubulusabschnitt) vermehrt Natriumionen rückresorbiert und Kalium- und Wasserstoffionen ausgeschieden. Der beim Menschen durch Aldosteron regulierte Anteil der Natriumausscheidung beträgt ca. 2%. Die Wirkungen des Aldosterons erfolgen über eine vermehrte mRNA-Synthese und die damit im Zusammenhang stehende Neubildung von Proteinen, die am aktiven Natriumtransport beteiligt sind.

● **Unerwünschte Wirkungen:** Die Nebenwirkungen (Tab. 18-52, S. 535) der Mineralocorticoide, sind denen der Glucocorticoide ähnlich. Ihre Wirkungen auf den Kohlenhydratstoffwechsel sind jedoch gering.

▶ **Pharmakokinetik**

Aldosteron wird in der Leber *metabolisiert*. Seine *Plasmahalbwertszeit* liegt unter 30 Min., ca. 65–70% liegen an Protein (vorwiegend Albumin) gebunden vor. Von den Metaboliten, die größtenteils durch die Niere ausgeschieden werden, sind allein 50% Glucuronide.

◆ **Therapeutische Verwendung**

● **Indikationen:** Therapeutische Bedeutung haben die Mineralocorticoide in erster Linie bei **Nebennierenrindeninsuffizienz** (Substitutionstherapie). Zur Behandlung der **Addison-Krankheit** werden Mineralocorticoide zusammen mit *Glucocorticoiden* angewendet. Bei der sekundären Nebennierenrindeninsuffizienz ist eine zusätzliche Gabe von Mineralocorticoiden dagegen nicht erforderlich, da die Aldosteronsekretion weitgehend erhalten bleibt.
*Fludrocortison* wird oral angewandt.

● **Kontraindikationen:** Für Mineralocorticoide, die zur Substitutionstherapie verwendet werden, gibt es keine Kontraindikationen.

● **Interaktionen:** Tab. 18-55, S. 539

● **Handelsnamen und Dosierung:** Tab. 18-48

Tab. 18-48. Dosierung des Mineralocorticoids Fludrocortison

| Freiname | Handelsname | Dosis (mg/Tag) |
| --- | --- | --- |
| Fludrocortison | Astonin® H, Fludrocortison | akut: 1–2<br>Erhaltungsdosis: 0,1–0,2 |

# Glucocorticoide

Glucocorticoide dienen der **Substitution bei Nebenniereninsuffizienz**. In höheren Dosen wirken sie **antiinflammatorisch, antiproliferativ, antiallergisch** und **immunsuppressiv**.

Da höhere Dosen auch zu **Nebenwirkungen**, insbesondere denen des Cushing-Syndroms (S. 525), führen, wurde versucht, **Derivate** zu synthetisieren, bei denen diese unerwünschten Wirkungen nicht oder nur in geringerem Maße auftreten. Dies ist jedoch lediglich im Bereich der mineralotropen Nebenwirkungen gelungen (Tab. 18-53, S. 536). Dagegen geht die Erhöhung der entzündungshemmenden Wirkung stets mit einer entsprechenden Senkung der Cushing-Schwellendosis einher.

▶ **Stoffeigenschaften**

Auch bei den Glucocorticoiden handelt es sich um $C_{21}$-**Steroide** (Abb. 18-32). Sie stellen wasserunlösliche Kristalle dar, die mit Ausnahme von Dexamethason mäßig löslich in Alkohol sind. Wasserlöslich und damit zur Herstellung von Injektionspräparaten geeignet sind bestimmte Ester, z. B. Hydrogenphosphate, Hydrogensuccinate u. a. Bezüglich Struktur-Wirkungs-Beziehungen s. Abb. 18-32.

▶ **Pharmakodynamik**

> **Glucocorticoide** sind »allgemein« wirkende **Hormone** (Tab. 18-49, 18-50 und Abb. 18-33). Sie beeinflussen wichtige biochemische, physiologische und pathologische Vorgänge in praktisch allen Organen.

Glucocorticoide können für sich alleine wirksam sein, aber auch die Wirkung anderer Hormone, z. B. solcher, die ihre Wirkung über das cAMP-System vermitteln, verstärken (Tab. 18-50, Abb. 18-36). Schließlich gibt es eine Anzahl von Prozessen, die für ihre maximale Aktivität Glucocorticoide benötigen, ohne daß andere Hormone beteiligt sind.

Große Bedeutung haben Glucocorticoide bei Streßsituationen (**»Streßhormone«**). So gehen Traumen, Schmerzen, Übelkeit, Fieber und Hypoglykämie mit einer Stimulation der Glucocorticoidbildung einher. In vielen Extremsituationen ist beim Fehlen der Nebennieren die Chance zum Überleben vermindert.

Man unterscheidet zwischen physiologischen und pharmakologischen Corticoidwirkungen. Die physiologischen Wirkungen werden durch die endogene Cortisolproduktion oder im Rahmen der Substitutionstherapie ausgelöst. Bei der pharmakologischen Glucocorticoidtherapie unterscheidet man zwischen erwünschten und unerwünschten Wirkungen.

**Wirkungsmechanismus:** Die Abb. 18-35 erklärt das Prinzip der Glucocorticoidwirkung. Nach ihrem Eintritt in die Zelle werden die Corticoide in Form der $C_{21}$-Alkohole an einen **Corticoidrezeptor** (Protein) gebunden. Dabei dürfte es Rezeptoren unterschiedlicher Konformation geben. Der Steroid-Rezeptor-Komplex gelangt in den Zellkern, wo nach *Derepression an der DNA* die Bildung von mRNA erhöht wird. Der nächste Schritt dürfte in der selektiven Steigerung der Synthese bestimmter Proteine bestehen, die für die eigentlichen Glucocorticoidwirkungen verantwortlich sind. Es werden allerdings auch **direkte Wirkungen** außerhalb des Zellkerns diskutiert. Die Abb. 18-36 zeigt ein hypothetisches Schema zur Glucocorticoidwirkung am Fettgewebe.

**Wirkungen höherer Dosen:** Die antiinflammatorische und antiallergische Wirkung höherer Dosen kommt durch hemmende Einflüsse auf entzündliche Reaktionen des Gewebes und durch Hemmung der Freisetzung von Histamin zustande. Beide Wirkungen können durch physiologische Glucocorticoidmengen nicht erzielt werden. Glucocorticoide **hemmen** in höherer Dosierung die **Bildung von Entzündungsmediatoren** aus der Arachidonsäurekaskade (Kap. 11, S. 291 u. 298), und zwar sowohl die Produkte der Cyclooxygenase (Prostaglandine) als auch die der Lipoxygenase (Leukotriene). Ihr Angriffspunkt wird im Bereich der Phospholipase $A_2$ vermutet. In diesem Zusammenhang wird die entzündungshemmende Wirkung der Glucocorticoide (Abb. 18-35) zumindest teilweise der **Induktion** zweier **regulatorischer Proteine** zugeschrieben, und zwar

- dem Lipocortin und
- dem Vasocortin.

Beide verhindern die Freisetzung von Entzündungsmediatoren. **Lipocortin** hemmt die Aktivität der Phospholipase $A_2$ und reduziert dadurch die Bildung von Metaboliten der Arachidonsäurekaskade und dadurch indirekt die Aktivität der Enzyme Cyclooxygenase und Lipoxygenase. Durch Glucocorticoide werden COX-2-Gen und -Enzym inhibiert. COX-1 dagegen wird durch Glucocorticoide kaum beeinflußt. **Vasocortin** ist ein Hemmstoff der Histaminfreisetzung aus Mastzellen. Weiterhin wird die Aktivierung von Kininogen zu Kinin durch Kalikrein gehemmt.

> **Lipocortin** und **Vasocortin** sind möglicherweise die ersten zwei identifizierten Mitglieder einer Familie Glucocorticoid-induzierter Proteine.

Es wird neuerdings jedoch auch diskutiert, daß Glucocorticoide zumindest bei einigen Zellarten direkt zu einer **Hemmung der Phospholipase $A_2$** führen, indem sie eine Dephosphorylierung des aktiven Enzyms herbeiführen.

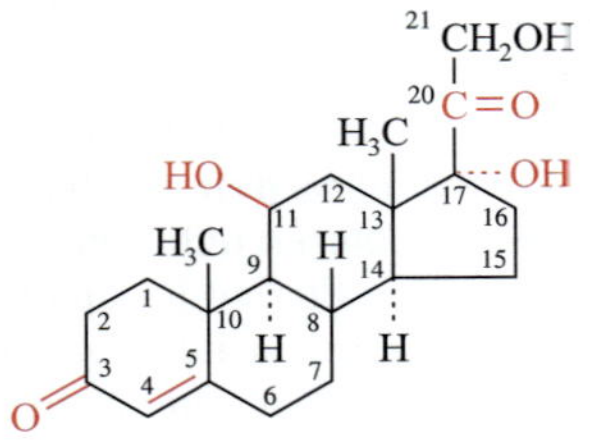

Hydrocortison

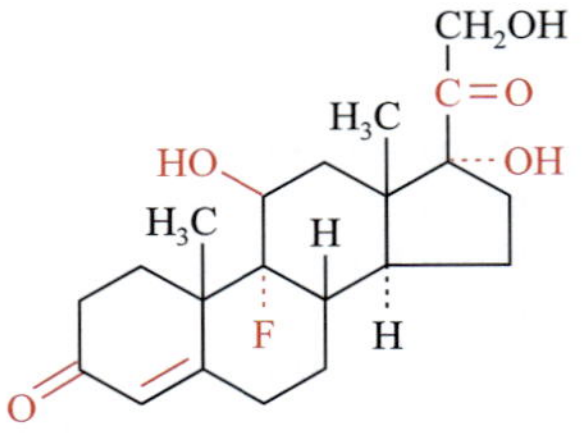

Fludrocortison

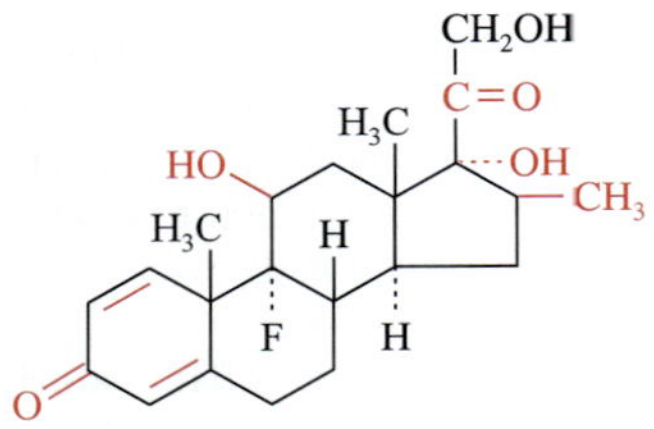

Betamethason

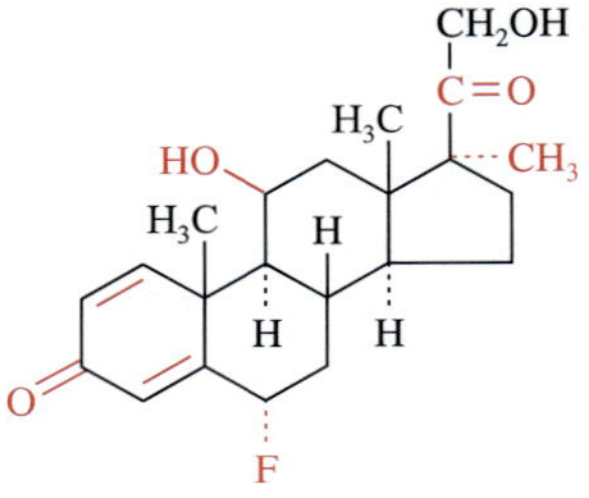

Fluocortolon

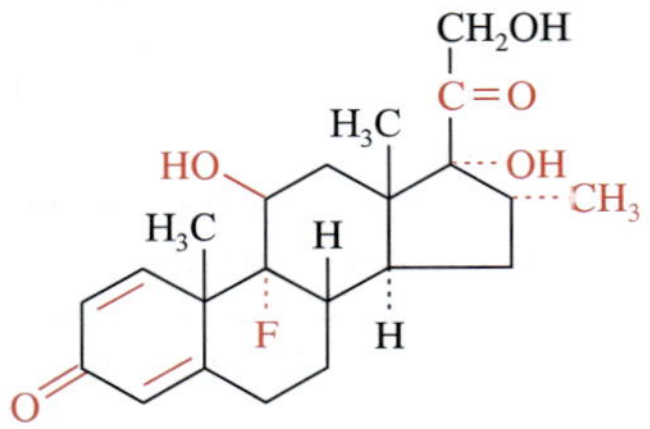

Dexamethason

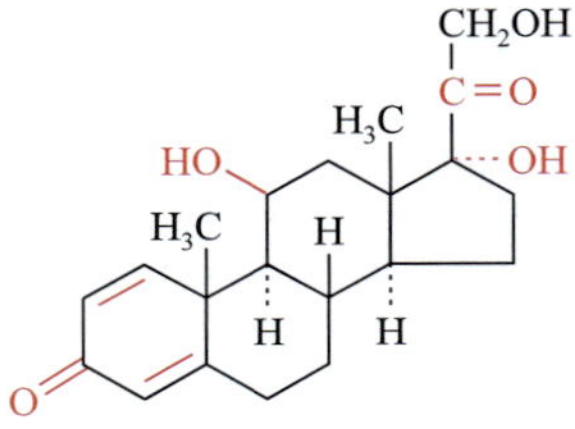

Prednisolon

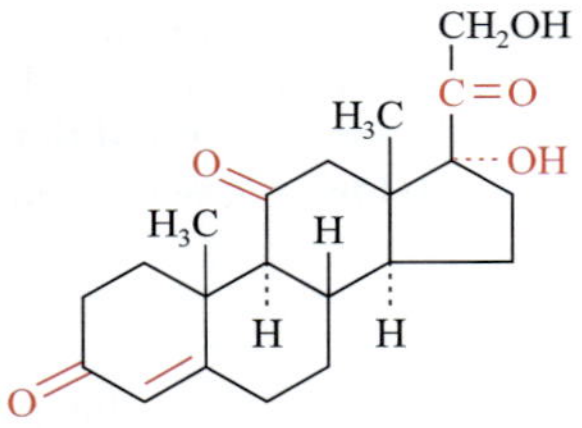

Cortison

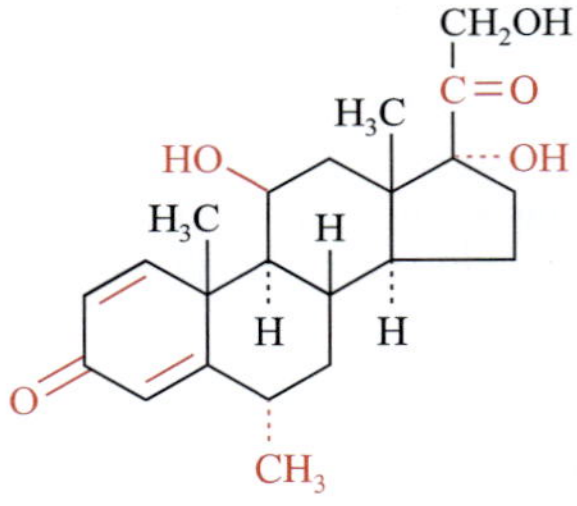

Methylprednisolon

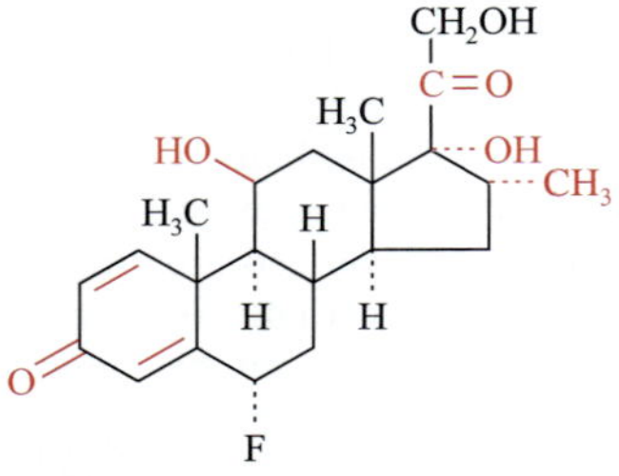

Paramethason

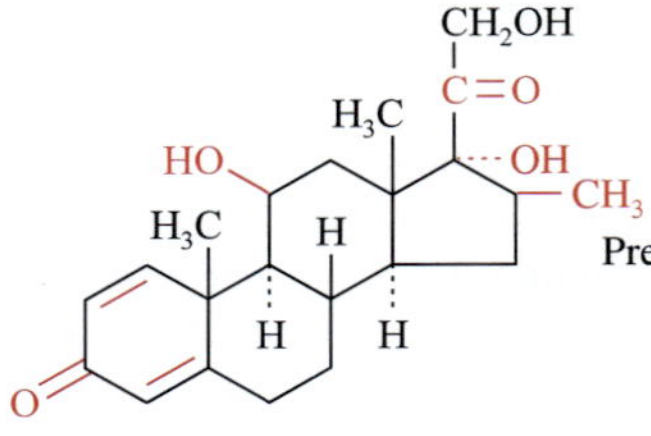

Prednyliden

**Abb. 18-32.** Strukturformeln der Glucocorticoide.

Für die glucocorticoide Wirkung sind von Bedeutung:

- Oxogruppe an C-3
- α-Ketogruppierung an C-17
- Hydroxyl- oder Oxogruppe an C-11
- Doppelbindung zwischen C-1 und C-2 (4fach)

Die glucocorticoide Wirkung wird verstärkt durch:

- eine α-ständige Hydroxylgruppe an C-17
- eine Doppelbindung zwischen C-4 und C-5 (4fach)
- Fluorierung an C-9 oder C-6
- Methylierung in 16α,β-Stellung (30- bis 40fach)
- Methylierung in 6α-Stellung (5fach)

(Wirkungsstärken im Vergleich zu Hydrocortison)

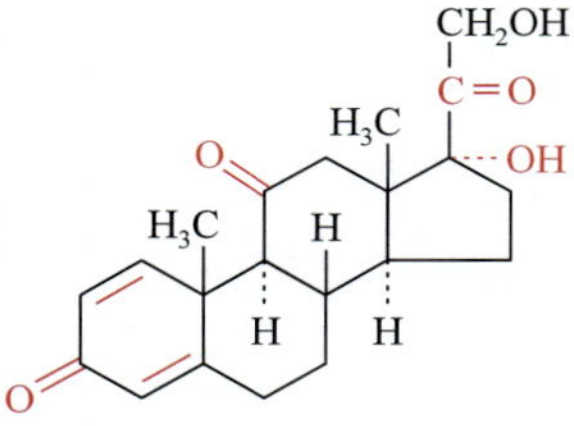

Prednison

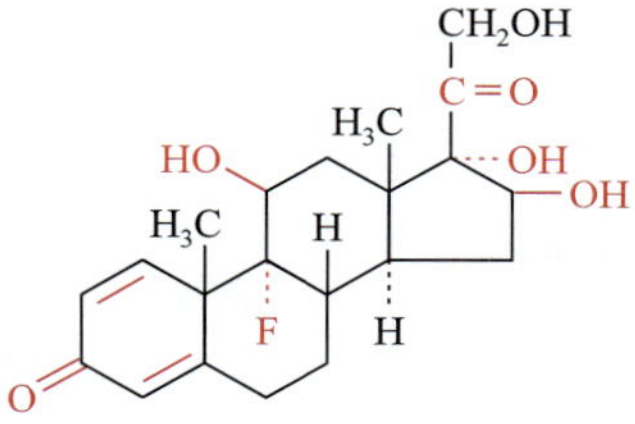

Triamcinolon

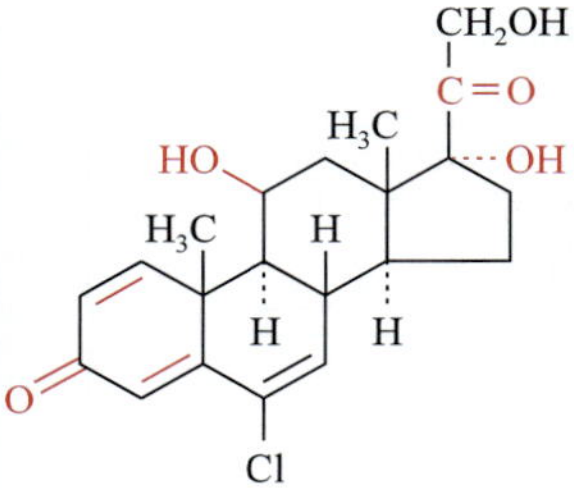

Cloprednol

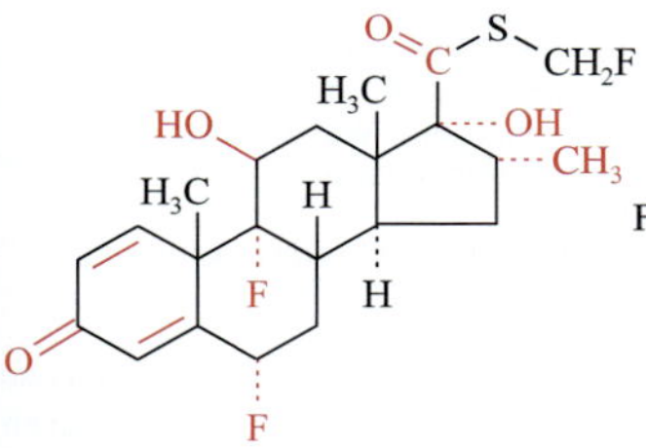

Fluticason

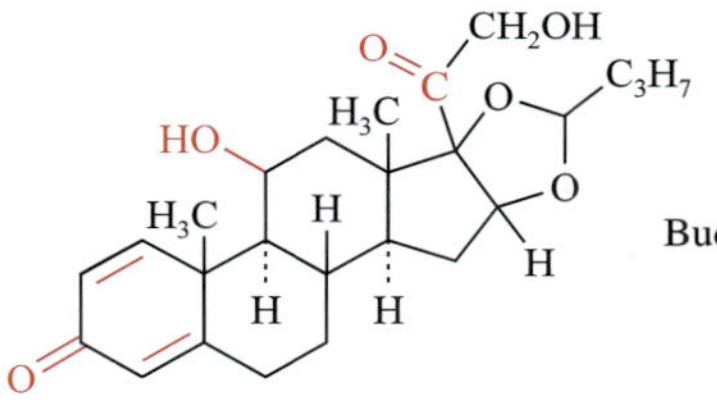

Budesonid

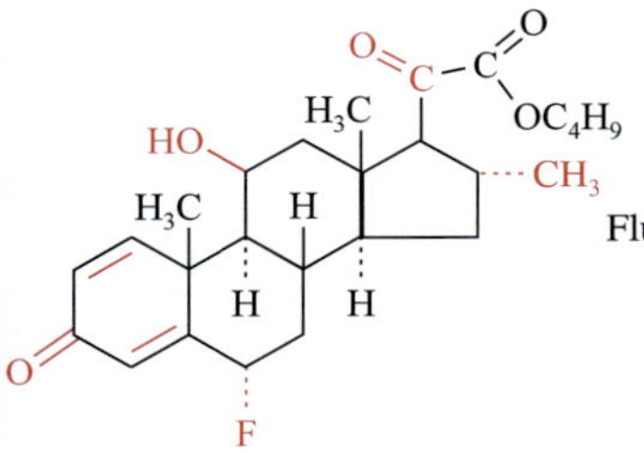

Fluocortinbutyl

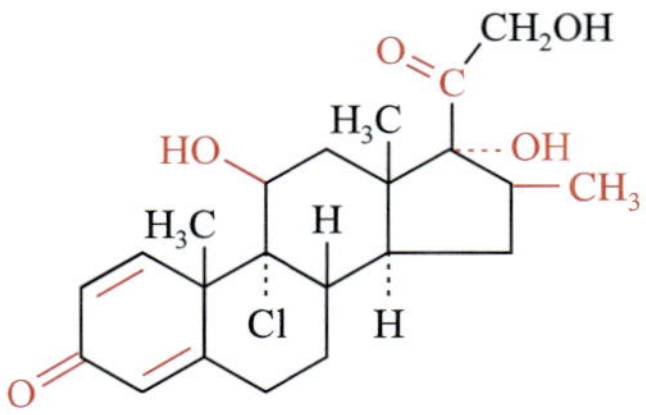

Beclometason

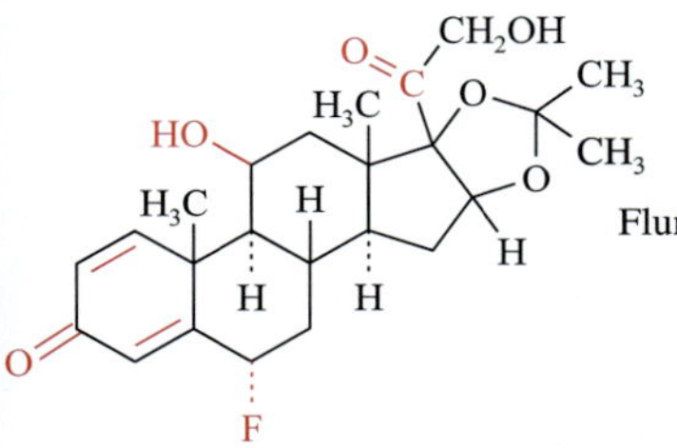

Flunisolid

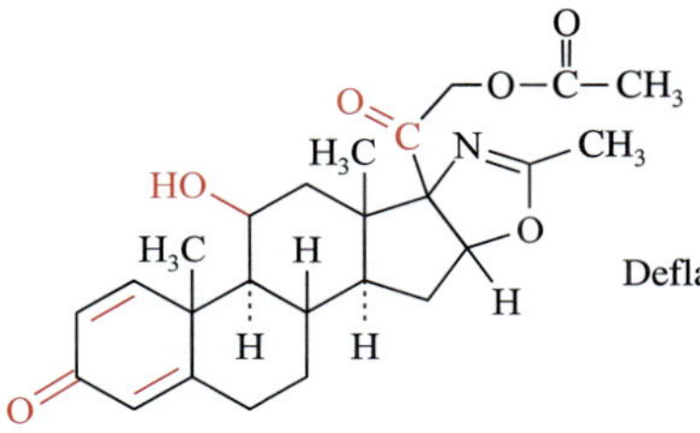

Deflazacort

**Abb. 18-32.** (Fortsetzung)

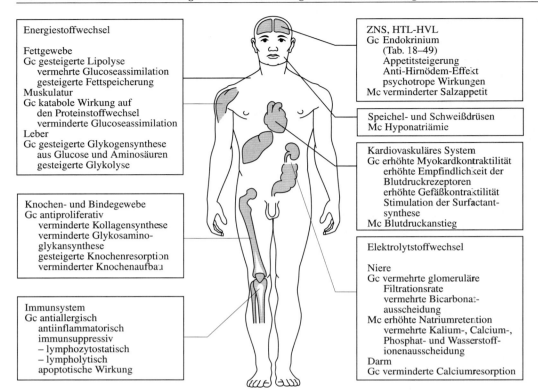

**Abb. 18-33.** Physiologische Glucocorticoid-(G-) und Mineralocorticoid-(Mc-)Wirkungen auf den menschlichen Organismus. Wirkungen auf den Energie- und Elektrolytstoffwechsel, das Immunsystem und andere Organsysteme. Durch die proteinkatabolen Effekte auf das Gewebe vorwiegend in der gestreiften Muskulatur werden die freiwerdenden Aminosäuren in der Leber vermehrt in Glucose umgewandelt. Die Hyperglykämie führt zur sekundären Hyperinsulinämie, und die dadurch vermehrt durch Lipolyse freigesetzten freien Fettsäuren werden in Körperstammfett umgewandelt. [Nach: Hatz HJ, 1998.]

Tab. 18-49. Weitere Wirkungen der Glucocorticoide*

| | |
|---|---|
| Zentrales Nervensystem | Steigerung der Erregbarkeit des zentralen Nervensystems; Senkung der Krampfschwelle für elektrische Reize |
| Kreislauf, Gefäße | Erhöhung der Empfindlichkeit der glatten Gefäßmuskulatur gegenüber der vasokonstriktorischen Wirkung von Katecholaminen |
| Blut | Erhöhte Mauserung von eosinophilen Granulozyten in Milz und Lunge; dadurch Verminderung von deren Zahl im Blut; Verringerung der Anzahl basophiler Granulozyten; Neutrophilie; Vermehrung von Thrombozyten und Erythrozyten; Verminderung der Zahl der zirkulierenden Lymphozyten sowie der Größe von Lymphknoten und Thymus |
| Endokrines System, Stoffwechsel | Hemmung der ACTH-Sekretion (negativer Feedback); Steigerung der Gluconeogenese in der Leber; Hemmung der Glucoseutilisation im peripheren Gewebe; Erhöhung des Blutzuckerspiegels; Vermehrter Einbau von Glucose in Neutralfett |

* Wirkungen, insbesondere höherer Dosen (s. a. Nebenwirkungen, Tab. 18-52, S. 535)

**Tab. 18-50.** Biochemische, physiologische und pathologische hormongesteuerte Vorgänge, bei denen Glucocorticoide eine direkt oder indirekt verstärkende Wirkung besitzen. [D. K. Gramer, 1979.]

### Von Hormonen regulierte Vorgänge, in denen das Steroid selbst wahrscheinlich keine direkte Wirkung hat

| Physiologischer Vorgang | Gewebe | Haupthormon oder Effektor |
| --- | --- | --- |
| Gluconeogenese | Leber | Glucagon, Adrenalin |
| Glykogenolyse | Leber, Muskel, Herz | Adrenalin, Glucagon |
| Glykogenaufbau | Leber | Insulin |
| Lipolyse | Fettgewebe | Adrenalin, Wachstumshormon (STH), ACTH |
| Aminosäuretransport | Leber | Adrenalin, Glucagon |
| Herz-Kreislauf-Funktion | Herz | Katecholamine |
| Kälteadaptation | Haut, Fettgewebe, Leber | Katecholamine |
| Reaktion auf HCG | Leydig-Zellen | Choriongonadotropin |
| Pubertätsbeginn | Leydig-Zellen | Hypophysäre Gonadotropine, Sexualhormone |

### Von Hormonen regulierte Vorgänge, in denen das Steroid selbst eine direkte Wirkung besitzt

| Physiologischer Vorgang | Gewebe | Anderes Hormon oder Effektor |
| --- | --- | --- |
| Glucoseaufnahme | Lymphozyten | Adrenalin |
| Tyrosinaminotransferase-Induktion | Leber | Glucagon (cAMP) |
| Phosphoenolpyruvat-carboxykinase-Induktion | Leber | Glucagon (cAMP) |
| Erythropoese | Erythrozytenvorstufen | Erythropoietin |
| Wachstumshormonproduktion | Hypophyse | Schilddrüsenhormon |
| Schilddrüsenhormonsekretion | Schilddrüse | TSH |

### Physiologische und pathologische Vorgänge, von denen nicht bekannt ist, ob sie auch durch andere Hormone gesteuert werden

| Physiologisch/pathologischer Vorgang | Gewebe | Anderes Hormon oder Effektor |
| --- | --- | --- |
| Entwicklung und Differenzierung | Lunge, Netzhaut, Pankreas, Brustdrüse | unbekannt |
| Virussynthese | Mammatumor, Mäuseleukämie, Polyom | Halogenierte Pyrimidine |
| Zellwachstum | Fibroblasten, Ovarialzellen, Mammazellen | Fibroblastenwachstumsfaktor |
| Hirn-(Sinnes-)Funktion | Gehirn | unbekannt |

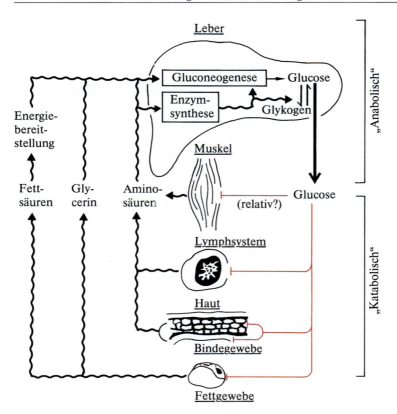

**Abb. 18-34.** Einfluß der Glucocorticoide auf den Stoffwechsel peripherer Gewebe. [Aus: Baxter JD, Rousseau GG, 1979.]
⤳ = Steigerung
⊣ = Verminderung
⟶ = Zunahme

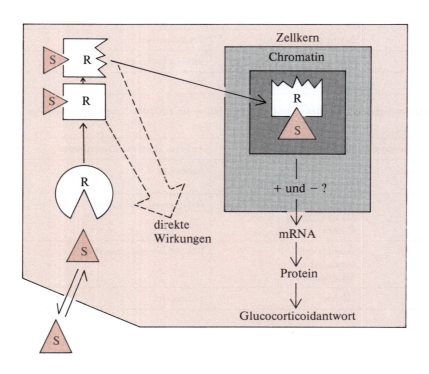

**Abb. 18-35.** Schritte der Glucocorticoidwirkung
S = Steroid
R = Rezeptor
+ = fördernd
− = hemmend

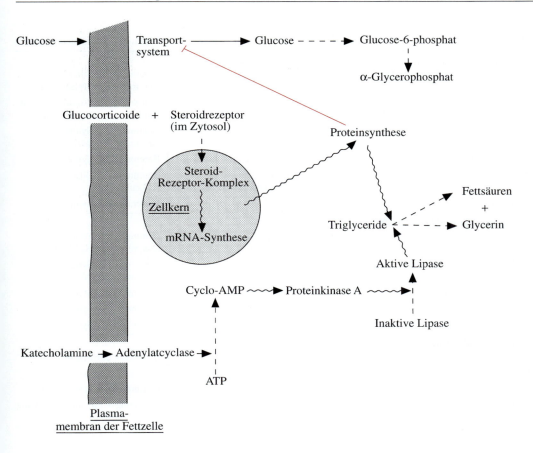

**Abb. 18-36.** Hypothetisches Schema zur Einwirkung der Glucocorticoide auf den Stoffwechsel des Fettgewebes. Die Proteine, die unter dem Einfluß von Glucocorticoiden synthetisiert werden, werden als Aktivatoren der Lipolyse und als Hemmstoffe des Glucosetransports dargestellt. Glucocorticoide wirken hier bei der Lipolyse synergistisch mit Katecholaminen. [Fain JN, 1979.]

Die Induktion von Lipocortin verläuft über Derepression an der DNA (Abb. 18-35). Ob Glucocorticoide auch unter physiologischen Bedingungen den Entzündungsvorgang beeinflussen, steht zur Diskussion; diese ist jedoch noch nicht abgeschlossen.

In niedrigen, therapeutisch, erreichbaren Konzentrationen hemmen Glucocorticoide die Synthese von Lymphokinen (Interleukin 1).

Die **pharmakodynamische Anwendung** von Glucocorticoiden verfolgt das Ziel, bestimmte Reaktionen des Gewebes zu unterdrücken. Da sich derartige Reaktionen überwiegend in Geweben mesenchymalen Ursprungs abspielen, spricht man auch von einer sog. **Mesenchymbremsung** (zu den Geweben mesenchymalen Ursprungs zählen Binde- und Stützgewebe einschließlich Knochen sowie das blutbildende System).

Bei den hier angesprochenen Glucocorticoidwirkungen handelt es sich u.a. um die **Unterdrückung** jener Vorgänge, die man unter dem Begriff **Entzündung** zusammenfaßt. Glucocorticoide greifen in alle Phasen des Entzündungsvorganges ein. Sie wirken antiexsudativ, hemmen Proliferation und Faserbildung, zugleich behindern sie die Bildung von Anti-

**Tab. 18-51.** Wirkung von Glucocorticoiden auf Entzündungsmediatoren

| Mediator | Vorkommen | Wirkung der Glucocorticoide |
|---|---|---|
| **Chemotaktische Stoffe** | | |
| Neutrophiler chemotaktischer Faktor | Mastzellen, alveoläre Makrophagen | Hemmung der Stimulierbarkeit, Hemmung der Freisetzung |
| Eosinophiler chemotaktischer Faktor | Mastzellen | Hemmung der Stimulierbarkeit, Hemmung der Freisetzung |
| »platelet activating factor« (PAF) | Basophile Granulozyten, Makrophagen, Blutplättchen | Hemmung der Synthese, Hemmung der Wirkung |
| Leukotrien $B_4$ ($LTB_4$) | Leukozyten, Epithelgewebe der Luftwege | Hemmung der Synthese |
| Komplementfaktoren | Vorstufen im Serum, aktiviert durch Leukozyten, Enzyme | Hemmung der Bindung an Leukozyten |
| Lymphokine | Lymphozyten | Hemmung der Synthese |
| **Die Permeabilität erhöhende Stoffe** | | |
| Histamin | Mastzellen | Hemmung der Freisetzung, Hemmung der $H_1$-Wirkungen |
| »platelet activating factor« (PAF) | Basophile Granulozyten Makrophagen, Blutplättchen | Hemmung der Synthese, Hemmung der Wirkung |
| Prostaglandin $D_2$ ($PGD_2$) | Mastzellen | Hemmung der Synthese |
| Leukotrien $D_4$ ($LTD_4$) | Leukozyten, Mastzellen | Hemmung der Synthese |
| Bradykinin | Vorstufen im Serum | Hemmung der Synthese |
| **Gefäßerweiternde Stoffe** | | |
| Prostaglandin $E_2$ ($PGE_2$) | viele Zellen | Hemmung der Synthese |
| Prostacyclin | Lunge, Gefäßendothel | Hemmung der Synthese |
| Histamin | Mastzellen | Hemmung der Freisetzung |
| »platelet activating factor« (PAF) | Basophile Granulozyten, Makrophagen, Blutplättchen | Hemmung der Synthese, Wirkung |

körpern, nicht aber die Antigen-Antikörper-Reaktion. Außerdem verhindern sie die Allgemeinwirkungen bakterieller Toxine. Die Abschwächung lokaler Gewebsreaktionen durch Glucocorticoide ist wahrscheinlich die *Folge einer* Hemmung der Kininfreisetzung; vermutlich werden auch der Lysosomenabbau im entzündeten Gewebe und die Freisetzung von Pyrogenen aus Granulozyten gehemmt. Die Hemmung der Fibroblastenaktivität wirkt der Bildung von Keloid, von Adhäsionen und der Abkapselung von infektiösen Prozessen entgegen (Tab. 18-51).

Glucocorticoide senken durch ihre antilymphozytäre Wirkung den Antikörperspiegel. Die **immunsuppressive Wirkung** ist gleichzusetzen mit der Hemmung der Lymphozyten, nicht jedoch mit einer direkten Hemmung der Bildung von Antikörpern. Die Aktivität von Killerzellen scheint nicht gestört zu werden; dagegen wird die Bildung unspezifischer Killerzellen herabgesetzt. Neben der Hemmwirkung auf Lymphozyten hemmen Glucocorticoide auch die Produktion immunregulierender humoraler Stoffe wie etwa der Zytokinine, insbesondere von Interleukin 1 und dem Tumor-Nekrose-Faktor (TNF). Dadurch wirken Glucocorticoide nicht nur *entzündungshemmend,* sondern auch *antiallergisch* und *immunsuppressiv.* Auch die Produktion von anderen Zytokininen wie IL 2 und IL 6 durch immunkompetente Zellen wird gehemmt.

Der Mechanismus der durch Glucocorticoide hervorgerufenen Immunsuppression ist bis heute nicht geklärt. Kürzlich wurde beobachtet, daß bei Gliompatienten, die mit Corticoiden behandelt wurden, die Adenosindiphosphatribosylierung in mononukleären Leukozyten dosisabhängig vermindert wurde. Dies könnte eine Basis für die Bewertung immunsuppressiver Wirkungen sein. Weitere Wirkungen hoher Dosen s. unerwünschte Wirkungen (Tab. 18-52).

● **Unerwünschte Wirkungen:** Die Nebenwirkungen der Glucocorticoide sind eng mit ihren physiologischen und pharmakologischen Wirkungen verknüpft. Sie scheinen während kurzer Behandlungsperioden mit höheren Dosen weniger aufzutreten als bei längeren Behandlungsperioden mit geringeren Dosen.

**Tab. 18-52.** Nebenwirkungen der Nebennierenrindenhormone.

Nebenwirkungen treten im wesentlichen erst bei Dosen auf, die über die einer Substitutionstherapie hinausgehen. Die pharmakologischen Wirkungen der Glucocorticoide erfordern Dosen, die über dem physiologischen Bedarf liegen. Bei den Mineralocorticoiden, die nur zur Substitution verwendet werden, treten Nebenwirkungen meist nur bei Überdosierung auf. Die Angaben zur Häufigkeit betreffen Nebenwirkungen, die bei pharmakologischen Dosen auftreten. Da eine quantitative Unterscheidung bei den Nebenwirkungen der Glucocorticoide meist auf Schwierigkeiten stößt, wurden sie summarisch als Corticoide dargestellt. Lediglich dort, wo es deutliche Unterschiede gibt, wurden sie bei den einzelnen Stoffen separat aufgeführt.

| | |
|---|---|
| Kaliumverluste, Natrium-, Chlorid- und Wasserretention bei: | |
| Cortison, Hydrocortison, Fludrocortison | +++ |
| Aldosteron, Desoxycorton, Prednison, Prednisolon, Methylprednisolon | ++ |
| Betamethason, Dexamethason, Fluocortolon, Paramethason, Triamcinolon | (+) |
| Calciumverluste bes. bei: Dexamethason | ++ |
| Osteoporose | +++ |
| Atherosklerose | + |
| Muskelschwäche, Muskelatrophie, Myopathie (nicht bei Methylprednisolon) | +++ |
| Atrophie der Haut, Striae, verzögerte Wundheilung | +++ |
| Purpura, Ekchymosen | +++ |
| Reaktivierung von Magenulzera | ++? |
| Gastrointestinale Blutungen | ++ |
| Leukozytose, Eosinopenie, rel. Lymphopenie | +++ |
| Infektionsausbreitung (z.B. Pilze, Viren) Reaktivierung einer Tuberkulose | + |
| Hyperglykämie, Hyperlipidämie | ++ |
| bei: Aldosteron, Desoxycorton | (+) |
| Nebennierenrindenatrophie | +++ |
| Subkapsuläre Katarakt, Erhöhung des Augeninnendruckes | +++ |
| Euphorie bei Methylprednisolon, Prednyliden | +++ |
| Psychische Störungen (bei Prädisponierten) | +++ |
| Epilepsie (bei latent Erkrankten) | + |

+++ sehr häufig  
++ häufig  } vorkommend  
+ gelegentlich  
(+) selten

Hinsichtlich bestimmter Nebenwirkungen können wir bei den Glucocorticoiden **zwei Gruppen** von Stoffen unterscheiden:
- diejenigen, die über erhebliche mineralotrope Eigenschaften verfügen
- jene, die praktisch ohne Wirkung auf den Natrium- und Kaliumstoffwechsel sind (Tab. 18-53)

Durch **chemische Veränderungen** (Abb. 18-32, S. 528 f.) wie Dehydrierung, Einfügen von Hydroxymethylengruppen und Fluoratomen, kam man zu einer Reihe von Derivaten, bei denen die Abtrennung der mineralotropen Wirkungen von den entzündungshemmenden Effekten gelungen ist. Die tiefgreifenden Einwirkungen auf den Protein- und Kohlenhydratstoffwechsel sind jedoch geblieben und auch die Erzeugung eines Cushing-Syndroms. Hiermit stehen eine Reihe wichtiger Nebenwirkungen im Zusammenhang, zum Beispiel:

▷ **Osteoporose und Störungen des Calciumstoffwechsels:** Glucocorticoide vermindern die Calciumresorption aus dem Darm (Vitamin-D-Antagonismus). Da sie zugleich die Fibroblastenaktivität hemmen und damit die Bildung der bindegewebigen Knochenmatrix stören, können sie nicht nur zur Osteomalazie, sondern auch zur Knocheneinschmelzung (Osteoporose) führen, in deren Gefolge Knocheneinbrüche, z.B. an Wirbelkörpern, möglich sind. Bei massiver Knocheneinschmelzung kann das in großer Menge über die Nieren ausgeschiedene Calcium und Phosphat zu Konkrementbildung Anlaß geben.

▷ **Exazerbierung anderer Erkrankungen (Störung der Wundheilung, Infektionsausbreitung etc.):** Die Hemmung der mesenchymalen Reaktion führt zu Störungen der narbigen Ausheilung von Wunden und Geschwüren, z.B. Magengeschwüren. Bezüglich der unerwünschten Effekte auf die Haut nach dermaler Anwendung s. Kap. 22, S. 713.

Die mit Glucocorticoiden angestrebte antiphlogistische Wirkung kann dadurch gefährliche *infektiöse Komplikationen* hervorrufen, daß infolge der Hemmung des Leukozytenaustritts und der Phagozytose im Verlaufe der entzündlichen Exsudationsphase sich bakterielle Erreger, Pilze und Toxine ausbreiten. Durch Behinderung der Antikörperbildung können wichtige Immunvorgänge gestört werden.

Beim Absetzen der Glucocorticoidtherapie muß an die Gefahr der *Exazerbierung* von solchen Erkrankungen gedacht werden, die mit Glucocorticoiden unterdrückt worden waren. Auch sei darauf hingewiesen, daß einige Nebenwirkungen der Glucocorticoide, wie Pseudorheumatismus, Gefäßverschlüsse oder Hirndruck, hauptsächlich bei Reduktion der Dosis auftreten und

**Tab. 18-53.** Cushing-Schwellendosis, relative entzündungshemmende und relative mineralocorticoide Wirkung von Corticoiden

| Hormon | Cushing-Schwellendosis (mg/Tag) | Relative entzündungshemmende Wirkung bezogen auf Hydrocortison = 1 | Relative Mineralocorticoidwirkung bezogen auf Hydrocortison = 1 |
|---|---|---|---|
| **Glucocorticoide** | | | |
| Betamethason | 0,75–1,5 | 30 | < 0,1 |
| Cortison | 40–50 | 0,8 | 0,8 |
| Dexamethason | 1,5–2 | 25–30 | < 0,1 |
| Fluocortolon | 7,5–10–20 | 4 | < 0,1 |
| Hydrocortison (Cortisol) | 30–40 | 1 | 1 |
| Methylprednisolon | 6–8 | 5 | 0,5 |
| Paramethason | 6–10 | 10 | < 0,1 |
| Prednisolon | 7,5–10 | 4 | 0,6–0,8 |
| Prednison | 7,5–10 | 4 | 0,6–0,8 |
| Prednyliden | 18–25 | 3,5 | |
| Triamcinolon | 6–8 | 5 | < 0,1 |
| **Mineralocorticoide** | | | |
| Aldosteron | | 0 | |
| Desoxycorton | | 0 | |
| Fludrocortison | | 10–15 | 100 |

durch einen Abfall des Glucocorticoidspiegels im Blut verursacht werden.

▷ **Nebennierenrindenatrophie:** Die Langzeittherapie mit Glucocorticoiden führt zur Unterdrückung der Nebennierenrindenfunktion und zur Atrophie der Nebennierenrinde. Mit einer *Nebennierenrindeninsuffizienz* ist 1 bis 2 Wochen nach tägl. Einnahme von mehr als 50 mg Cortisol oder äquivalenter Mengen anderer Glucocorticoide zu rechnen, nicht dagegen bei sachgemäßer topischer Anwendung auf der intakten Haut. Werden Glucocorticoide nach längerer Behandlungsdauer plötzlich abgesetzt, so treten die Symptome der Nebennierenrindeninsuffizienz *(Addison-Krankheit)* auf. Gewöhnlich sind die Entzugssymptome auch ohne Gabe von ACTH reversibel. Manchmal ist die Nebennierenrinde aber auch jahrelang nicht in der Lage, auf Streßreize mit der erforderlichen hohen Sekretion an Corticoiden zu reagieren. Maßnahmen zur Verhütung des Entzugssyndroms s. unter »Therapeutische Verwendung«.

Bei richtiger Indikationsstellung, richtiger Dosierung und unter Berücksichtigung der Kontraindikationen ist nur in etwa 2% der Fälle mit Nebenwirkungen zu rechnen, wobei ernste Komplikationen nur in 0,5% der Fälle zu befürchten sind.

Prädisponierende Faktoren für unerwünschte Wirkungen sind:
- **Vorgegebene Faktoren**
  - hohes Alter
  - Kindesalter
  - weibliches Geschlecht
  - genetische Präposition
  - entzündliche Grundkrankheit
  - Zweitkrankheit(en)
- **Beeinflußbare Faktoren**
  - Präparatewahl
  - Dosishöhe
  - Applikationsmodus (lokal versus systemisch)
  - Zusatzmedikation

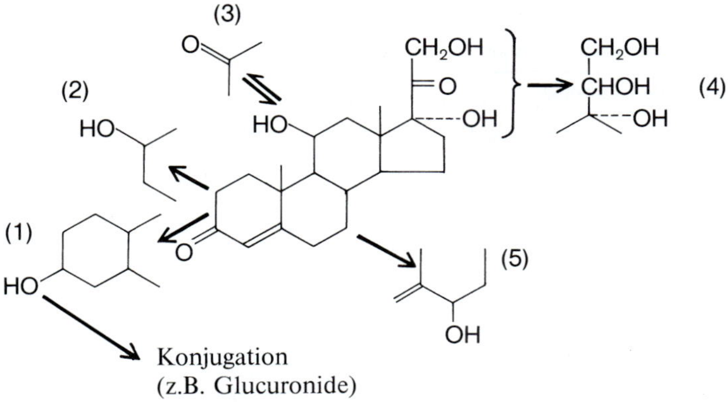

Pharmakologie der Nebennierenrindenhormone und analog wirkender Pharmaka 537

**Abb. 18-37.** Wichtige Stoffwechselwege des Cortisols:
(1) Reduktion der 4,5-Doppelbindung, Hydroxylierung der 3-Ketogruppe und nachfolgende Konjugation an der Hydroxylposition
(2) Hydroxylierung an der C-2-Position
(3) Umwandlung der Hydroxyl- in eine Ketogruppe an der C-11-Position
(4) Reduktion der Carbonylgruppe am C-20 zu zwei isomeren Alkoholen
(5) Hydroxylierung am C-6

▶ **Pharmakokinetik**

Die meisten Glucocorticoidderivate werden aus dem Gastrointestinaltrakt ausreichend **resorbiert**. In Position C-21 veresterte Derivate sind Prodrugs, deren Esterbindung erst in der Leber gespalten werden muß. Auch bei lokaler Anwendung können sie unter gewissen Bedingungen resorbiert werden. Unter Normalbedingungen werden endogene Glucocorticoide zu 77% an *Corticosteroidbindungsglobulin* (CBG) und zu 15% an *Albumin* **gebunden**, nur 8% liegen in ungebundener Form vor. Mit Ausnahme von Prednisolon haben synthetische Glucocorticoide bei den meisten Spezies nur eine geringe Affinität zum CBG. Albumin dagegen, das im Plasma in wesentlich höherer Konzentration vorliegt als CBG, bindet alle diejenigen Glucocorticoide, die eine relativ geringe Affinität zum CBG besitzen. Synthetische Glucocorticoide werden etwa zu $2/3$ an Albumin gebunden, $1/3$ ist ungebunden.

In gebundenem Zustand sind Corticoide biologisch inaktiv.

Die **Aufnahme in die Zielzelle** erfolgt durch *Diffusion*; zwar wird auch ein aktiver Transport diskutiert, er gilt jedoch nicht als generell gesichert. Die **Plasmahalbwertszeit** des Cortisols beträgt ca. 100 Min. Es wird in einer Zahl von Geweben, hauptsächlich jedoch in der Leber, **metabolisiert**, nur 2% erscheinen unverändert im Urin. Die **Halbwertszeiten** von Prednisolon, Dexamethason und Triamcinolon sind länger, da diese Stoffe langsamer metabolisiert werden (Tab. 18-57, S. 540f.). **Abbauwege** zeigt am Beispiel des Cortisols die Abb. 18-37.

Einige zur **Inhalation** verwendete Glucocorticoide, wie z.B. *Budesonid*[1] und *Flunisolid*[2], haben am C-21 eine freie Hydroxylgruppe. Sie sind in dieser Form lokal wirksam und werden nach ihrer Resorption rasch inaktiviert.

◆ **Therapeutische Verwendung**

● **Indikationen:**
▷ **Substitutionstherapie:** In physiologischen Dosen werden Glucocorticoide zur Substitution bei der Addison-Krankheit verwendet sowie zur Therapie des kongenitalen adrenogenitalen Syndroms.
▷ **Pharmakodynamische Therapie** (Tab. 18-54): Die *antiphlogistische* und *antiallergische* Wirkung höherer Glucocorticoiddosen wird bei einer Vielzahl von Erkrankungen therapeutisch genutzt, so bei akuten und chronischen Entzündungen. Eine Langzeittherapie mit Glucocorticoiden ist jedoch nur dann berechtigt, wenn mit anderen Maßnahmen kein therapeutischer Erfolg zu erzielen ist.

Zu den **akuten** Erkrankungen, die mit Glucocorticoiden behandelt werden, zählen insbesondere rheumatisches Fieber, Karditis, gewisse Infektionskrankheiten, entzündliche Reaktionen des Zentralnervensystems, akute allergische Reaktionen und schwere akute Dermatosen. Durch den Einsatz der Glucocorticoide werden die akut bedrohlichen Phasen dieser Erkrankungen überwunden. Weitere **chronische** entzündliche Erkrankungen, die mit Glucocorticoiden

---
[1] Pulmicort®  [2] Inhacort®, Syntaris®

**Tab. 18-54.** Indikationen für eine Therapie mit Glucocorticoiden [Nach: Hatz HJ, 1998.]

| | |
|---|---|
| Substitutionstherapie | primäre, sekundäre und tertiäre Nebennierenrindeninsuffizienz |
| Hemmtherapie | adrenogenitale Syndrome |
| Pharmakotherapie Allergische Krankheiten | Typ I: anaphylaktischer Schock, allergischer Asthmaanfall, Status asthmaticus, Urtikaria, Quincke-Ödem, schwere allergische Rhinitis<br>Typ III: Serumkrankheit<br>schwere anaphylaktoide Reaktion<br>Transplantatabstoßung |
| Dermatologie (ggf. zusätzliche lokale Therapiemaßnahmen nötig) | schwere atopische Dermatitis (Typ-I-Allergie)<br>schwere Kontaktdermatitis (Typ-IV-Allergie)<br>schwere Pemphigus vulgaris<br>Erythema exsudativum multiforme |
| Gastroenterologie | schwere Verläufe von chronisch entzündlichen Darmkrankheiten (Colitis ulcerosa, Crohn-Krankheit)<br>schwerer Verlauf einer gluteininduzierten einheimischen Sprue<br>ANA-positive sog. Autoimmunhepatitis |
| Hämatologie | erworbene autoimmune hämolytische Anämien<br>autoimmune Thrombozytopenien<br>Transfusionszwischenfälle |
| Infektiologie | besondere »toxische« Verlaufsformen von bakteriellen Erkrankungen (ggf. in Kombination mit Antibiotika) |
| Nephrologie | bestimmte Glumerulopathien mit nephrotischem Syndrom<br>bestimmte Verlaufsformen von Ormond-Syndrom |
| Neurologie | bestimmte Hirnödemformen<br>chronisch demyelinisierende Polyneuropathie (CDP)<br>akuter Schub einer multiplen Sklerose<br>akute periphere Parese des Nervus fascialis |
| Ophthalmologie | bestimmte Uveitisformen<br>Exophthalmus<br>bestimmte Skleritisverläufe<br>allergische Konjunktivitis<br>bestimmte Verläufe von Optikusneuritis |
| Pneumologie | schwere Lungenobstruktion (Asthma)<br>schwere restriktive und granulomatöse Lungenkrankheiten (allergische Alveolitis, Sarkoidose) |
| Rheumatologie | Polymyalgia rheumatica mit oder ohne bioptisch gesicherte Riesenzellarteriitis<br>akute Schübe von sog. Kollagenosen und Vaskulitiden<br>hochentzündliche Schübe der rheumatoiden Arthritis, cP-Vaskulitis<br>akutes rheumatisches Fieber mit Karditis |

cP = chronische Polyarthritis

therapiert werden, sind z. B. chronische Polyarthritis, chronische aggressive Hepatitis, der Lupus erythematodes visceralis, die Kollagenkrankheit u. a.

Kombiniert mit Antibiotika werden Glucocorticoide bei **Infektionskrankheiten** zur Behandlung entzündlicher Begleiterscheinungen und deren Komplikationen eingesetzt.

Glucocorticoide beeinflussen auch granulomatöse Prozesse. Bei **Tumoren** mit ausgedehnten Metastasen können Glucocorticoide das Allgemeinbefinden bessern.

Die **antilymphozytäre** Wirkung wird, kombiniert mit der Wirkung von Zytostatika, erfolgreich zur Behandlung akuter Leukämien, der Lymphogranulomatose und des Lymphosarkoms sowie zusammen mit Azathioprin zur Immunsuppression nach Organtransplantationen eingesetzt.

Weiterhin finden Glucocorticoide akut Anwendung zu Therapie des *Schocks* und des *Hirnödems*.

Glucocorticoide senken bei **Hyperkalzämie** verschiedener Genese die Serumkonzentration an Calcium und finden daher Verwendung bei Hyper-

Tab. 18-55. Wichtige Interaktionen von Corticoiden mit anderen Arzneistoffen

| Interagierende Pharmaka | Resultat der Interaktion |
|---|---|
| Enzyminduktoren z. B. Barbiturate (Phenobarbital u. a.) Phenytoin Rifampicin | Corticoidwirkungen allgemein ↓ |
| Antiphlogistika z. B. Salicylate | Schädigung der Magenschleimhaut, ↑ Reaktivierung von Magenulzera |
| Antikoagulanzien z. B. Dicoumarol | Reaktivierung von ↑ Magenulzera |
| Diuretika, die zu Kaliumverlusten führen Laxanzienabusus | Hypokalämische ↑ Wirkung |

↑ = Verstärkung, ↓ = Abschwächung

Tab. 18-56. Auswahl wichtiger Kontraindikationen der Glucocorticoide

Für Substitution *keine* Kontraindikationen

Für pharmakologische Wirkungen *relative* Kontraindikationen:

    Schwangerschaft (1. Trimenon)
    Osteoporose
    Ulkusanamnese
    Infektionskrankheiten
    Psychosen (auch in Anamnese)
    Myasthenia gravis
    Herzinsuffizienz
    chronische Niereninsuffizienz
    Urämie
    Viruserkrankungen (in den ersten 4–5 Tagen)
    Impfungen frühestens 8 Wochen nach Absetzen

kalzämie nach Überdosierung mit Vitamin D und Hyperkalzämie bei Hyperparathyreose.

**Lokale Anwendung:** Kap. 22, S. 713

Sinn der lokalen Glucocorticoidtherapie ist es, die Wirkung am Entzündungsort zu erreichen, ohne dabei unerwünschte systemische Wirkungen zu erzeugen. Hierfür wurden die bekannten Glucocorticoidsubstanzen in ihrer chemischen Struktur so verändert, daß sie ihre Wirkungen besonders stark im Bereich der Haut bzw. der Schleimhäute (Bronchial-, Darmschleim-, Gelenkhaut) entfalten und nicht wesentlich in den Kreislauf gelangen. Aufgrund dieser Strukturveränderungen zeigen sie aber auch bei der lokalen Anwendung teilweise substanzeigene unerwünschte Effekte. In den letzten Jahren wurden eine Reihe von halogenierten und nicht halogenierten Glucocorticoiden entwickelt, bei denen

- wegen Nichtresorption durch die Haut (z. B. Halometason, Prednicarbat, Amcinonid),
- wegen raschem Metabolismus durch die Leber (z. B. Tixocortol)

nicht mit den Nebenwirkungen zu rechnen ist, die von erhöhten Blutspiegeln ausgehen (Tab. 18-57). Bei lokaler Anwendung ist die Entwicklung einer Tachyphylaxie nicht auszuschließen. Weitere Glucocorticoide, die sich besonders zur Inhalation eignen, sind Budesonid, Beclometason, Flunisolid, Fluocortinbutyl und Fluticason.

● **Interaktionen:** Tab. 18-55

● **Kontraindikationen** (Tab. 18-56): Für die pharmakodynamischen Wirkungen gibt es nur *relative Kontraindikationen* – insbesondere, wenn die Therapie mit Glucocorticoiden nur kurzfristig ist –, da bei vielen Indikationen selbst schwere Nebenwirkungen in Kauf genommen werden müssen. *Schwangere* in den ersten 3 Monaten sollten keine Glucocorticoide bekommen. Wenn sich dies nicht vermeiden läßt, dann sollte so niedrig wie möglich dosiert und die Anwendung möglichst kurzfristig gehalten werden.

● **Besondere Vorsichtsmaßnahmen:**
▷ **Vor der Langzeittherapie:** Kontrolle des Hypophysen-Nebennierenrinden-Systems sowie des Blutzuckerspiegels, des Blutdrucks und des EKG. Röntgenaufnahme der Wirbelsäule und des Thorax, um Osteoporose und Tuberkulose auszuschließen; röntgenologische Untersuchungen des Magen-Darm-Kanals zum Ausschluß eines Ulkus. Eventuell psychiatrische Untersuchung.

▷ **Während der Langzeittherapie:** Die wichtigste Vorsichtsmaßnahme zur Einschränkung der Nebenwirkungen, insbesondere der Nebennierenatrophie, ist die *alternierende Anwendung*. Bei ihr wird ein Glucocorticoid mit langer Halbwertszeit nur einmal alle zwei Tage gegeben. Bei dieser Form der Behandlung setzt die körpereigene ACTH-Sekretion innerhalb von 12 bis 36 Std. wieder ein, und die Entstehung der sekundären Nebennierenrindeninsuffizienz wird vermieden.

Eine andere Möglichkeit ist die *zirkadiane Therapie,* bei der der Rhythmus der Nebennierenrindensekretion berücksichtigt wird. Dies bedeutet, daß die Gesamtmenge einmal tägl. morgens gegeben wird.

▷ **Um Nebenwirkungen rechtzeitig zu erkennen:** Alle 14 Tage Kontrolle von Gewicht, Blutdruck und Temperatur, Nachfragen nach Magen- und Rückenschmerzen. Zweckmäßig ist eine Substi-

Tab. 18-57. Pharmakokinetische Daten der Glucocorticoide soweit verfügbar.

| Freiname | Handelsname | Dosierung (mg/Tag)[1] | Wirkungs-dauer[2] | Halbwerts-zeit im Plasma (Min.)[3] | Metabolisierung |
|---|---|---|---|---|---|
| Alclometason | Delonal® (Salbe) | | | | Hydrocortison und alle Derivate werden fast vollständig in der Leber metabolisiert, Ausscheidung erfolgt in konjugierter Form. |
| Amcinonid | Amciderm® (Salbe) | | > 20 Std. | | |
| Beclometason | Beconase® (Spray) Sanasthmax® (Aerosol) Sanasthmyl® (Aerosol) | 0,05 mg pro Spray-stoß 0,025 mg pro Spray-stoß | | | |
| Betamethason | Betnesol® Celestan® | 0,5–5 | lang | 30 | |
| Budesonid | Pulmicort® (Aerosol) | | | | |
| Cloprednol | Syntestan® | 1,25–12,5 | | | |
| Cortison | Cortison Ciba | 50–400 | kurz | 30 | |
| Dexamethason | Auxiloson® Cortisumman® Fortecortin® Predni-F-Tablinen® | 0,5–10 | lang | 190 | |
| Diflorason | Florone® (Salbe, Creme) | | | | |
| Diflucortolon | Nerisona® (Salbe, Creme) | | | | |
| Fludrocortison | Astonin® H | 0,1-0,2 | kurz | – | |
| Flumetason | Locacorten® (Salbe, Creme) | | | | |
| Flunisolid | Inhacort® Dosier Aerosol | 0,25 mg pro Spraystoß | | | |
| Fluocinolonacetonid | Jellin® (Gel, Creme etc.) | | | | |
| Fluocortinbutyl | Vaspit® (Salbe, Creme) | | | | |
| Fluocortolon | Ultralan® | nicht systemisch | – | 75 | |
| Fluprednidin | Decoderm® (Salbe, Creme) | | | | |
| Fluticason | atemur® Flutide® Dosier-Aerosol | 0,25 mg pro Spraystoß | | | |
| Halometason | Sicorten® (Salbe, Creme) | | | | |
| Hydrocortison | Hydrocortison Hoechst | 10–40 | kurz | 100 | |

Tab. 18-57. (Fortsetzung)

| Freiname | Handelsname | Dosierung (mg/Tag)[1] | Wirkungs-dauer[2] | Halbwerts-zeit im Plasma (Min.)[3] | Metabolisierung |
|---|---|---|---|---|---|
| Medryson | Ophtocortin® (Augensalbe, -tropfen) Spectamedryn® (Augentropfen) | | | | |
| Methylprednisolon | Medrate® Urbason® | 8–80 | mittel | 78–188 | |
| Prednicarbat | Dermatop® (Salbe) | | | | |
| Prednisolon | Decortin® H Predni-H-Tablinen® Prednisolon Ferring Ultracortenol® | 5–250 | mittel | 200 | |
| Prednison | Decortin® Predni-Tablinen® Rectodelt® | 5–250 | mittel | 60 | |
| Prednyliden | Decortilen® | 30–120 | – | 120–200 | |
| Triamcinolon | Delphicort® Extracort® Triam-Inject® Volon® | 4–48 | mittel | 300 | |

[1] Je nach Indikation und Ausgangslage des Patienten (Streß, Infektionen)
[2] Kurz entspricht einer biologischen Halbwertszeit von 8–12 Std., mittel einer von 12–36 Std., lang einer von 36–72 Std.
[3] Die Halbwertszeit variiert in Abhängigkeit von der Dosis (zur Halbwertszeit im Blut waren nicht in jedem Falle Angaben verfügbar).

Tab. 18-58. Überwachung der Glucocorticoidtherapie. Diese Empfehlung gilt für die Monotherapie. Sie muß bei Kombinationstherapien (z. B. zusätzliche Immunsuppressiva, NSAR) und in bezug auf die Grundkrankheit entsprechend abgewandelt werden. [Nach: Hatz HJ; 1998.]

**Behandlungsbeginn**

| a) Immer | Blutzuckertagesprofil[1], Blutfette, Elektrolyte: $K^+$, $Ca^{2+}$ im Serum[2, 3] Blutbild: Leuko- und Differentialblutbild, Thrombozytenzahl[4] tägl. Blutdruckwert, Puls und Temperatur[5] Kontrolle der Verlaufsparameter (Entzündungszeichen) der Grundkrankheit[6] wöchentliche Gewichtskontrolle Patientenaufklärung[7] Aushändigung eines »Cortisonausweises« Röntgenaufnahme des Thorax[8] |
|---|---|

ACTH = adrenocorticotropes Hormon; NSAR = nichtsteroidale Antirheumatika

[1] Blutzuckerbestimmung am Tag nach Beginn einer Glucocorticoidtherapie, nach 3 Tagen und dann wöchentlich. Bei Diabetikern häufiger. Evtl. $HbA_{1c}$-Bestimmung. Normalwert: 4–6% des Gesamthämoglobins.
[2] $K^+$-Kontrolle: Am Tag nach Beginn einer Glucocorticoidtherapie, anfangs alle 1–3 Tage bei zusätzlicher Therapie mit kaliumverringernden Arzneimitteln.
[3] $Ca^{2+}$-Kontrolle: Die ersten 4 Wochen mindestens einmal pro Woche.
[4] Am Tag nach Beginn, nach 3 Tagen, dann wöchentlich bis zur ausreichenden Normalisierung; Leukozytenanstieg bis 30000–40000/µl mit Linksverschiebung, Thrombozytenanstieg bis 600000/µl unter Glucocorticoidgabe möglich und normal.
[5] In der ersten, evtl. bei hochentzündlichen Krankheiten auch in der zweiten Woche.
[6] Z.B. bei hochentzündlichen Krankheiten **vor Therapiebeginn und danach alle 3–5 Tage** Kreatinphosphatkontrolle bis zum Abfall. Bei erhöhtem Kreatinphosphatwert vorerst wöchentliche Bestimmung auch sonstiger Verlaufsparameter der Krankheit, danach je nach Krankheitsbild in größeren Abständen.
[7] In Gruppen (z.B. Patientenschulungen, Patientenbroschüre).
[8] Vor Therapiebeginn, um eine pulmonale Infektion wie z.B. Tuberkulose auszuschließen.

**Tab. 18-58.** (Fortsetzung)

**Behandlungsbeginn**

| | | |
|---|---|---|
| b) Fakultativ | Cortisoltagesprofil, ACTH-Test[9] evtl. Röntgendensitometrie, Röntgen der Brustwirbelsäule[10] Gastroskopie[11] Augenarztuntersuchung[12] | |

**Weiterer Verlauf (Kontrolle der Langzeittherapie)**

| | | |
|---|---|---|
| a) Häufig | **Die ersten 2 Monate alle 14 Tage, dann alle 4 Wochen** | |
| | cushingoider Habitus | »Mondgesicht« »Büffelnacken« »Stammfettsucht« Gesichtsröte |
| | vermehrter Appetit ? | Gewicht |
| | Ödeme ? | Blutdruckwert Lungen-, Herzauskultation |
| | Verlaufsparameter | erhöhte Temperatur Kontrolle sog. Entzündungszeichen (Kreatinphosphat, Blutkörperchensenkung, kleines Blutbild oder andere) |
| | Rückenschmerzen ? | evtl. Röntgen |
| | Dosisreduktion | Therapieplan festlegen |
| | aktuelle Zusatzmedikation | bei Diabetikern nüchtern Blutzucker, Glucose im Urin bei bekannten Fettstoffwechselstörungen Bestimmung der Serumlipide (siehe b) bei Diuretika Elektrolyte bei NSAR: Magenbeschwerden ? (evtl. Hämokult, Gastroskopie) |
| b) Selten | **Alle 3 Monate** | |
| | Augenarztkontrolle | Messung des Augeninnendrucks – Glaukom ? Spaltlampenuntersuchung: Linsenkatarakt ? Hornhautveränderungen ? |
| | Urinstatus | Urinsediment evtl. Urinkultur Urin auf Glucose untersuchen |
| | Fettstoffwechsel | Gesamtcholesterin, HDL- und LDL-Cholesterin, Triglyceride evtl. Lipoproteinelektrophorese evtl. Oberbauchsonographie (Fettleber) |
| | **Alle 6 Monate** | |
| | Röntgenaufnahme des Thorax | Insuffizienz ?, Infiltrate ?, Tuberkuloseausschluß |
| | kardiovaskuläre Untersuchung | EGK, evtl. Belastungs-EKG evtl. Lungenfunktion[13] evtl. Dopplersonographie (Venen/Arterien)[13] |

[9] Bei unklarer früherer Glucocorticoidtherapie: Feststellung einer bestehenden Nebennierenrindeninsuffizienz (z. B. Teil- oder Vollsuppression) zur Planung der Dosis, wenn unklar und vor größerer Belastung (z. B. Operation), evtl. Corticotropin-Releasing-Faktor-Test oder Insulinhypoglykämiestreßtest.

[10] Bei Risikopatienten: Patientin in Menopause, bei Hormoninsuffizienz; keine Densitometrie bei manifester Osteoporose im Röntgenbild. Bei Langzeittherapie evtl. Kontrolle der Densitometrie in jährlichen Abständen.

[11] Bei Ulkusanamnese, besonders bei Kombinationstherapie mit NSAR.

[12] Immer bei älteren Patienten mit Katarakt oder Glaukomanamnese, bei geplanter Langzeittherapie auch bei jüngeren Patienten (neben Spaltlampenuntersuchung, immer Augeninnendruckmessung !)

[13] Bei entsprechender Symptomatik (Atemnot, v. a. Venenthrombose).

tution mit Kalium und eine Verminderung der Natriumzufuhr, proteinreiche Ernährung sowie Gabe von Vitamin D und Antazida. Bei Diabetes mellitus klinische Überwachung; bei Infektionen gezielte antibakterielle Therapie; bei Patienten mit Thromboseneigung gleichzeitige Antikoagulanzientherapie; bei älteren Patienten mit Osteoporose gleichzeitige Gabe von Anabolika und Vitamin D, ausreichende körperliche Aktivität.

*Bei Kindern im Wachstumsalter* ist eine diskontinuierliche Behandlung empfehlenswert.

*Bei Absetzen der Glucocorticoidmedikation* Ausschleichen mit immer kleiner werdenden Dosen, um Corticoidentzugssymptome zu vermeiden.

Maßnahmen zur Überwachung einer Glucocorticoidtherapie sind in der Tab. 18-58 aufgeführt.

● **Behandlung toxischer Wirkungen:** Symptomatisch und durch langsame Dosisreduktion unter Überprüfung der Stoffwechselparameter

● **Handelsnamen und Dosierung:** Tab. 18-57

# Pharmakologie der Sexualhormone, ihrer Derivate und Antagonisten

## Androgene und Anabolika

**Testosteron**, das wichtigste androgene Hormon, wird im Hoden in den Leydig-Zwischenzellen gebildet. Geringe Mengen von Androgenen finden sich darüber hinaus in der Nebennierenrinde und im Ovar. Neben dem Testosteron kommen im Hoden noch geringe Mengen *Östrogen* vor. Die tägl. produzierte **Testosteronmenge** beträgt beim Mann ca. 7 mg, bei der Frau ca. 0,3 mg.

Die **männliche Testosteronsynthese** (Abb. 18-38) bzw. -sekretion unterliegt einem *zirkadianen Rhythmus;* die höchsten Serumspiegel finden sich am Morgen. Spermienbildung und Testosteronsekretion werden über Hypothalamus und Hypophyse *gesteuert* (Abb. 18-39), und zwar im Sinne eines negativen Feedback. Dieses System steht darüber hinaus unter dem Einfluß höherer Zentren.

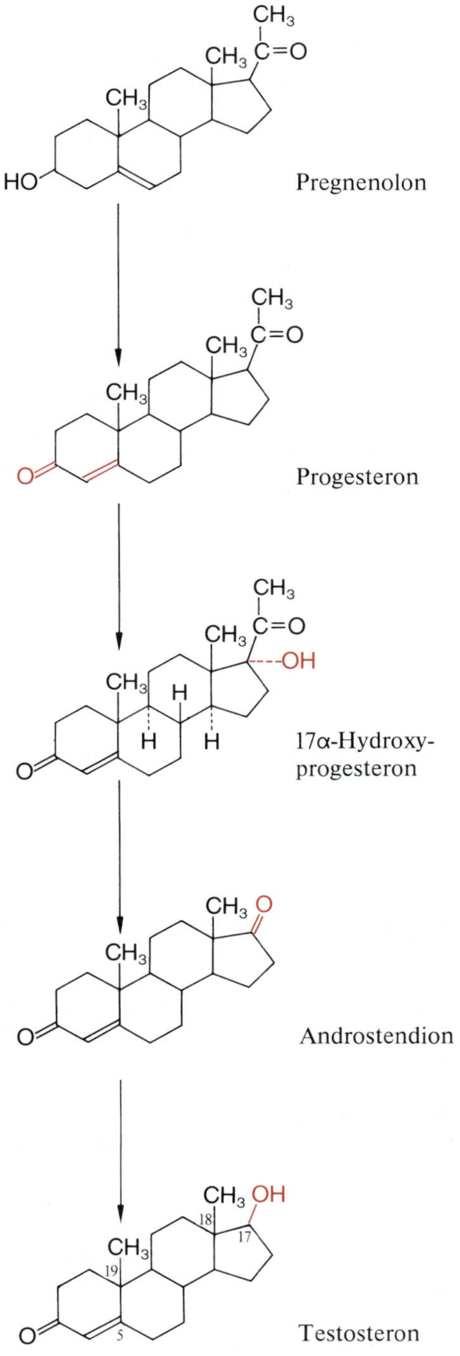

▶ **Stoffeigenschaften, Struktur-Wirkungs-Beziehungen**

Androgene sind nach ihrem **Grundkörper** $C_{19}$-Steroide. Sie sind praktisch wasserunlöslich, meist aber

Pregnenolon

Progesteron

17α-Hydroxyprogesteron

Androstendion

Testosteron

**Abb. 18-38.** Biosynthese von Testosteron

löslich in organischen Lösungsmitteln und meist empfindlich gegen Licht und Luft (Abb. 18-40, S. 545).

Zwischen den einzelnen in der Therapie verwendeten Androgenen gibt es eine Reihe pharmakody-

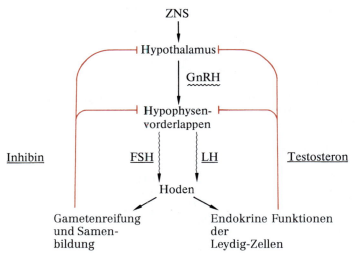

**Abb. 18-39.** Hypothalamus-Hypophysen-Gonadenachse beim Mann

GnRH = Gonadotropin-Releasing-Hormon
FSH = Follikel-stimulierendes Hormon
LH = Luteinisierendes Hormon
∿∿> = Steigerung
―| = Hemmung

Abgabe von GnRH aus dem Hypothalamus stimuliert die Freisetzung von FSH und LH aus dem Hypophysenvorderlappen. Während FSH im Hoden die Gametenreifung und Samenbildung fördert, steigert LH die endokrine Funktion der Leydig-Zellen. Testosteron und das ebenfalls aus dem Hoden an das Blut abgegebene Inhibin hemmen die Abgabe von GnRH bzw. FSH und LH (negativer Feedback).

namischer und pharmakokinetischer Unterschiede. Die Versuche, nur anabol bzw. nur androgen wirkende Steroide zu synthetisieren, sind bisher nicht voll befriedigend verlaufen. Es gelang lediglich, Substanzen herzustellen, bei denen die anabole Wirkung stärker im Vordergrund steht als die androgene, ohne daß letztere vollständig eliminiert werden konnte.

Stoffe, bei denen die anabole Wirkungskomponente im Vordergrund steht **(Anabolika)**, zeigen die Abb. 18-40 und Tab. 18-62 (S. 548). Die anabole Wirkung wird durch die Einführung einer Doppelbindung zwischen C-1 und C-2 und z. B. die Substitution von Methylgruppen am C-1 verstärkt.

Darüber hinaus wurde bei den **synthetischen Stoffen** eine bessere orale Wirksamkeit durch Einfügen einer Methylgruppe am C-1 und eine Verlängerung der Wirkungsdauer durch Veresterung erzielt. Resorption und Wirkungsintensität werden durch Fluorierung in 9α- und durch Hydroxylierung in 11β-Stellung erhöht.

▶ **Pharmakodynamik**

Der molekulare Wirkungsmechanismus ist in Abb. 18-41 dargestellt.

Testosteron hat eine **dreifache Wirkung:**
- Es fördert die Entwicklung und Aufrechterhaltung der männlichen sekundären Geschlechtsmerkmale (androgene Wirkungen).
- Es fördert den Proteinaufbau und -umbau (anabole Wirkung).
- Es wirkt antagonistisch zum Östrogen.

▷ **Androgene Wirkungen:** Zu den männlichen *sekundären Geschlechtsmerkmalen,* deren Entwicklung bzw. Funktion von Testosteron gefördert wird, zählen das äußere Genitale, (Prostata, periurethrale Drüsen, Nebenhoden, Samenblasen, Penis, Testes), die Haarverteilung (auch Glatzenbildung), Stimmbruch, der typisch männliche Körperbau und männliche Verhaltensweise. Die Wirkungen der Androgene sind je *nach Alter verschieden:* im Kindesalter führen sie nicht zur

**Abb. 18-41.** Metabolismus von Testosteron und Bildung des DHT-Rezeptor-Komplexes im Zielgewebe.
Nach Permeation des Testosterons in die Zelle wird dieses durch 5α-Reduktase in 5α-Dihydrotestosteron (DHT) überführt. DHT bindet an einen zellinternen Rezeptor. Der DHT-Rezeptor-Komplex entfaltet im Zellkern seine Wirkung auf die DNA.

## Vorwiegend androgen wirkend

Mesterolon

Testolacton

Testosteron

## Vorwiegend anabol wirkend

Clostebol

Metenolon

Nandrolon

Stanozolol

**Abb. 18-40.** Strukturformeln und Struktur-Wirkungs-Beziehungen der Androgene und Anabolika.
Rot: Chemische Gruppen, die für die Wirkung oder gewisse pharmakokinetische Eigenschaften von Bedeutung sind. Für die biologische Wirkung ist eine Oxogruppe an C-3 (Strukturanalogie bei Stanozolol) und eine Hydroxylgruppe an C-17 (Ausnahmen Testolacton) erforderlich.

Die biologische Wirkung wird erhöht durch Methylierung an C-1 (Mesterolon, Metenolon), C-7 oder C-17 (Stanozolol). Je planarer das Molekül, desto höher die biologische Aktivität.
Eine Wirkungsverlängerung wird durch Veresterung mit längerkettigen Säuren erreicht.
Oral gut wirksam sind Mesterolon und Methyltestosteron.

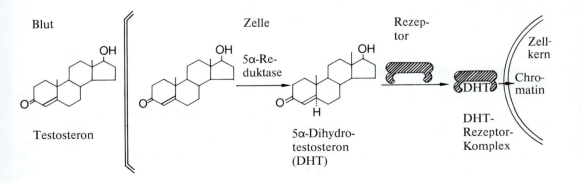

Sexualisierung (Libido), dagegen aber im Erwachsenenalter, und zwar sowohl beim Mann als auch bei der Frau. Auch das *Fehlen von Androgenen* wirkt sich je nach Alter unterschiedlich aus. Kastration vor der Pubertät zerstört von Beginn an die psychosexuelle Entwicklung; bei ausgereifter Sexualität kann letztere durch Kastration jedoch nicht völlig unterdrückt werden. Die psychischen Wirkungen von Androgenzufuhr und Androgenentzug sind stark persönlichkeitsabhängig und im Einzelfall schwer vorhersehbar.

▷ **Anabole und andere Stoffwechselwirkungen:** Die anabolen Wirkungen der Androgene bestehen in einer gesteigerten Synthese und einem verminderten Abbau von *Proteinen* sowie in der Förderung des Wachstums. Die Wirkung der Androgene spielt sich am *Zellkern* ab (Abb. 18-41), wo nach einer Derepression an der DNA eine Neubildung von RNA stattfindet, die letztlich zu einer vermehrten Proteinsynthese führt.

Die Androgene sind für die stärkere Ausbildung der Muskelmasse *(Hypertrophie)* beim Mann verantwortlich. Durch ihren Einfluß auf den Proteinstoffwechsel führen sie (und insbesondere Anabolika) zur Positivierung der Stickstoffbilanz. Androgene fördern den Schluß der Epiphysenfugen der langen Knochen, wodurch das Längenwachstum beendet wird. Die anabolen Wirkungen führen weiter zur Vermehrung der Mucopolysaccharide, besonders in der Knochengrundsubstanz. Im Gefolge der anabolen Wirkung kommt es zu mäßiger Natrium-, Kalium-, Calcium-, Sulfat-, Phosphat- und Wasserretention und zur Vergrößerung der Nieren.

Androgene führen zur *Senkung* der Blutspiegel an Cholesterin, Phospholipiden, Fettsäuren und Triglyceriden.

In höheren Dosen *hemmen* alle Androgene (außer Mesterolon) die *Gonadotropinsekretion.* Dadurch kommt es zu regressiven Veränderungen des Keimepithels. Bei infertilen Patienten mit Oligospermie kann dies bis zur Azoospermie führen. Beim Absetzen der Androgentherapie erfolgt jedoch durch eine Rebound-Wirkung kurzfristig eine Steigerung der Spermienbildung über die Norm hinaus.

Unter den einzelnen Androgenen gibt es folgende **pharmakodynamische Unterschiede:**
- Testosteronpropionat, Testosteroncyclopentylpropionat und Ethyltestosteron wirken vorwiegend *androgen*.
- Testosteronönanthat wirkt *androgen, antiöstrogen* und *anabol.* Fluoxymesteron wirkt ähnlich, jedoch stärker als Testosteron, seine natriumretinierende Wirkung ist geringer.

**Tab. 18-59.** Nebenwirkungen der Androgene. Meist durch höhere Dosen bedingt und bei längerer Anwendung

| | |
|---|---|
| Übelkeit, Erbrechen (Testolacton) | +++ |
| Stomatitis (Testosteron bukkal, sublingual) | + |
| Polyzythämie | ++ |
| Retention von Kalium, Natrium, Chlorid, Calcium, Phosphat, Wasser (Ödembildung) | ++ |
| Leberfunktionsstörungen, cholestatischer Ikterus (nicht bei Testosteron) | +++ |
| Lebertumoren | (+) |
| Virilisierung u. a. androgene Wirkungen | ++ |
| Epiphysenfugenschluß im Wachstumsalter | ++ |
| Hemmung der Spermatogenese (nicht bei Mesterolon beobachtet) | ++ |

+++ sehr häufig  
++ häufig  
+ gelegentlich  } vorkommend  
(+) selten

**Tab. 18-60.** Nebenwirkungen der Anabolika. Meist durch höhere Dosen und längere Anwendung bedingt

| | |
|---|---|
| Hemmung der Ovarialfunktion, Amenorrhö | ++ |
| Hemmung der Laktation | ++ |
| Virilisierung | ++ |
| Seborrhö | + |
| Furunkulose | + |
| Stimulierung des Wachstums bei Kindern | +++ |
| Leberfunktionsstörungen (cholestatischer Ikterus) (nicht bei Nandrolon) | ++ |
| Lebertumoren | (+) |
| Linkshypertrophie | ++ |
| Kardiovaskuläres Risiko | ++ |
| Depression | ++ |
| Stimmungsschwankungen | ++ |

+++ sehr häufig  
++ häufig  
+ gelegentlich  } vorkommend  
(+) selten

● **Unerwünschte Wirkungen:** Die meisten Nebenwirkungen der androgen und anabol wirkenden Stoffe (Tab. 18-59 und 18-60) sind den Wirkungen und Nebenwirkungen des Testosterons ähnlich. Sie treten vor allem bei Dosen, die über dem physiologi-

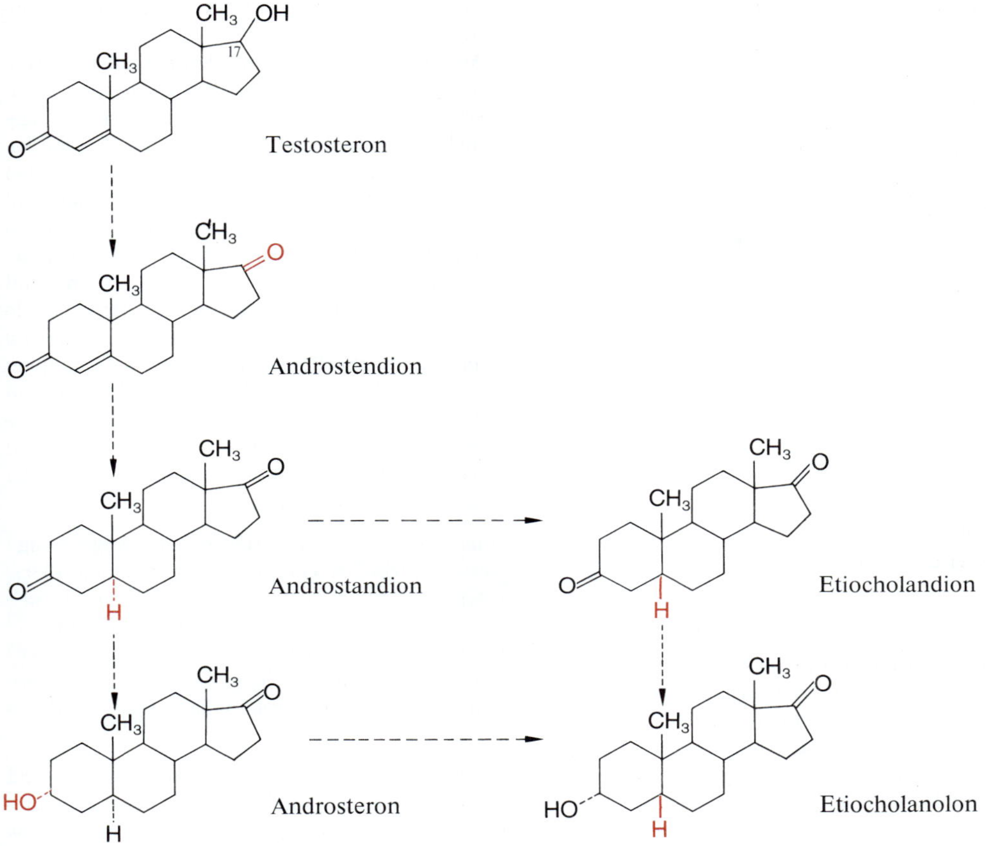

**Abb. 18-42.** Biotransformation von Testosteron

schen Bedarf liegen, auf. Bei Kindern und Frauen machen sich die Zeichen der *Virilisierung*, wie z. B. Penisvergrößerung, Klitorishypertrophie, Prostatavergrößerung, Steigerung der Libido, Senkung der Stimmlage, Akne, Hirsutismus, Pubertas praecox (Knaben), Hemmung der Ovarialfunktion, Amenorrhö, Hemmung der Laktation, besonders bemerkbar.

▶ **Pharmakokinetik**

Testosteron ist wegen seines *sehr hohen »first-pass-Effektes«* zur oralen Verabreichung nicht geeignet, und parenteral appliziert ist seine Wirkung flüchtig. Synthetische Präparate haben eine bessere orale Wirksamkeit und eine längerdauernde Wirkung.

Die Plasmaproteinbindung beträgt beim Testosteron etwa 98%, seine Plasmahalbwertszeit 0,1–0,3 Std. Die biologische Halbwertszeit ist jedoch länger. Androgene und Anabolika werden in der Leber abgebaut. Den Metabolismus des Testosterons zeigt die Abb. 18-42. Die Ausscheidung der Metaboliten (Glucuronide, Schwefelsäurehalbester) erfolgt vorwiegend durch die Nieren.

◆ **Therapeutische Verwendung**

● **Indikationen:**
▷ **Androgene:** Androgene werden zur Substitutionstherapie bei primärer Hodeninsuffizienz, bei männlicher Impotenz, Hodenretention sowie bei Oligospermie eingesetzt. Der therapeutische Einsatz von Androgenen ist nur bei verminderter Hodenfunktion sinnvoll. Eine normale Potenz kann nicht weiter erhöht werden. Wegen der den Geschlechtstrieb steigernden Wirkung bei der Frau werden Androgene gelegentlich zur Behandlung der Frigidität verwendet. Auch Kastraten werden mit Androgenen behandelt; hier können Libido und sekundäre Geschlechtsmerkmale aufrechterhalten werden. Beim metastasierenden Mammakarzinom werden Androgene wegen ihrer antiöstrogenen Wirkung zur Suppressions-

**Tab. 18-61.** Kontraindikationen von Androgenen und Anabolika

**Androgene**
Prostataadenom
Prostatakarzinom
Schwangerschaft
Sängerinnen

*Vorsicht bei:*
Neugeborenen, Kleinkindern
Erkrankungen von Herz, Kreislauf, Niere (Nephrose)
Epilepsie
Migräne
Leberfunktionsstörungen

**Anabolika**
Prostataadenom
Prostatakarzinom
Schwangerschaft
Sängerinnen

*Vorsicht bei:*
Leberfunktionsstörungen

therapie verwendet. Die Ausschüttung der Gonadotropine wird durch Androgene gebremst. Bei infertilen Patienten mit Oligospermie kann es daher zur Azoospermie kommen. Beim Absetzen der Androgentherapie erfolgt jedoch durch eine Rebound-Wirkung eine Steigerung der Spermienbildung über die Norm hinaus. Auf diese Art und Weise kann Sterilität beseitigt werden. Dieser Einsatz ist jedoch nur bei verminderter Hodenfunktion sinnvoll.

▷ **Anabolika:** Anabolika werden bei konsumierenden Erkrankungen, in der Rekonvaleszenz, nach schweren Operationen, bei reduziertem Allgemeinzustand, nach Strahlen- und Zytostatikabehandlung, bei anämischen Zuständen, bei aplastischer Anämie, bei chronischer Leber- und Nierenerkrankung sowie bei Muskeldystrophie angewandt. Bei der Osteoporose wird die anabole Wirkung zur Verringerung der Calcium- und Phosphatausscheidung ausgenützt. Der anabole Effekt der Androgene wirkt sich auch *myotrop* aus. Anabolika finden daher bei der multiplen Sklerose, der amyotrophen Lateralsklerose und der funikulären Myelose Anwendung. Mit Ausnahme der *aplastischen Anämie* (Metenolon) wird der therapeutische Nutzen von Anabolika aber in Zweifel gezogen.

Anabolika werden von Sportlern zur **Steigerung der körperlichen Leistung** eingenommen. Allerdings wird das Eintreten des erwünschten Erfolges kontrovers diskutiert. Eine echte Steigerung der körperlichen Leistungsfähigkeit soll nur unter den Voraussetzungen einer trainierten Gewichtszunahme und hoher Proteindiät möglich sein.

● **Kontraindikationen:** Die Kontraindikationen sind bei Androgenen und Anabolika ähnlich und entsprechen im wesentlichen denen des Testosterons (Tab. 18-61).

**Tab. 18-62.** Dosierung von Androgenen und Anabolika

| Freiname | Handelsname | Dosis[1] (mg/Tag) |
|---|---|---|
| **Stoffe mit vorwiegend androgener und anaboler Wirkung** | | |
| Mesterolon | Proviron® | 50–100 |
| Testolacton | Fludestrin® | 1000<br>100 3mal pro Woche i.m. |
| Testosteron | Andriol®<br>Testoviron-Depot-50/–100<br>Injektionslösung Schering<br>Testoviron-Depot 250<br>Injektionslösung Schering | 10–25 tägl. bis 2mal pro Woche i.m.<br>zur Implantation 300 s.c. |
| **Stoffe mit vorwiegend anaboler und geringerer androgener Wirkung** | | |
| Clostebol | Megagrisevit® | 45 für 3 Wochen;<br>dann 3 Wochen Pause |
| Metenolon | Primobolan® | 10–20 (bei aplast. Anämie mehr) 2–3/kg KG p.o. |
| Nandrolon | Deca-Durabolin® | 25–50 alle 4 Wochen i.m.<br>Kinder: 0,4/kg KG alle 4 Wochen i.m. |

[1] bezogen auf orale Anwendung, wenn keine andere Angabe (i.m., i.v.) erfolgt

- **Interaktionen:** Durch Stimulierung des Abbaus in der Leber führen *Chlorcyclizin, Phenobarbital, Phenylbutazon* und *Aminopyrin* zu einer Steigerung des Testosteronmetabolismus sowie des Abbaus anderer Androgene und Anabolika und damit zu einer Verminderung und Verkürzung ihrer Wirkung.

- **Handelsnamen und Dosierung:** Tab. 18-62

# Antiandrogene

### ▶ Stoffeigenschaften und Pharmakodynamik

Bei den **Antiandrogenen** (Abb. 18-43) handelt es sich um Stoffe, die die Wirkung der körpereigenen Androgene aufheben.

**Flutamid** ist ein Antiandrogen ohne Steroidgerüst.

**Bicalutamid** ist ein nichtsteroidales Antiandrogen, das in seiner chemischen Struktur mit Flutamid verwandt ist. Bicalutamid bindet kompetitiv als Antagonist an den zellulären Androgenrezeptor und unterbindet damit die Wirkungen von Androgenen auf die Prostata und Prostatakarzinomzellen.

**Finasterid** ist ein kompetitiver Hemmstoff des Enzyms 5α-Reduktase, das die Umwandlung von Testosteron in Dihydrotestosteron, den biologisch aktiven Testosteronmetaboliten bewirkt.

**Cyproteronacetat** wirkt indirekt und hemmt die Gonadotropinsekretion; es ist gleichzeitig ein starkes Gestagen.

Antiandrogene führen zur **Hemmung der Spermatogenese**. Der männliche Patient wird steril. Letztere Wirkung ist bei Absetzen des Antiandrogens nach 4 bis 6 Monaten reversibel.

**Tab. 18-63.** Nebenwirkungen der Antiandrogene

| | |
|---|---|
| Hemmung der Spermatogenese | +++ |
| Sterilität (Mann) | +++ |
| Störung der Erektion | ++ |
| Libidoverlust | +++ |
| Menstruationsstörungen | +++ |
| Galaktorrhö | +++ |
| Gynäkomastie (Mann) | +++ |
| Störungen der sexuellen Differenzierung beim Feten | +++ |
| Müdigkeit, depressive Stimmung | +++ |
| Kopfschmerzen | ++ |
| Gastrointestinale Störungen | ++ |
| Leberfunktionsstörungen | + |
| Kardiovaskuläre Symptome (Flutamid) | +++ |
| Thrombosen | + |

+++ sehr häufig  
++ häufig } vorkommend  
+ gelegentlich

- **Unerwünschte Wirkungen:** Die Nebenwirkungen (Tab. 18-63) betreffen in erster Linie das endokrine System. Cyproteronacetat hat in der üblichen Dosierung auch eine Wirkung auf die Hypophysenvorderlappen-Nebennierenrinden-Achse: So wird die ACTH-Sekretion vermindert, die Cortisolkonzentration im Blut nimmt ab. Es entsteht jedoch kein Cortisolmangelsyndrom.

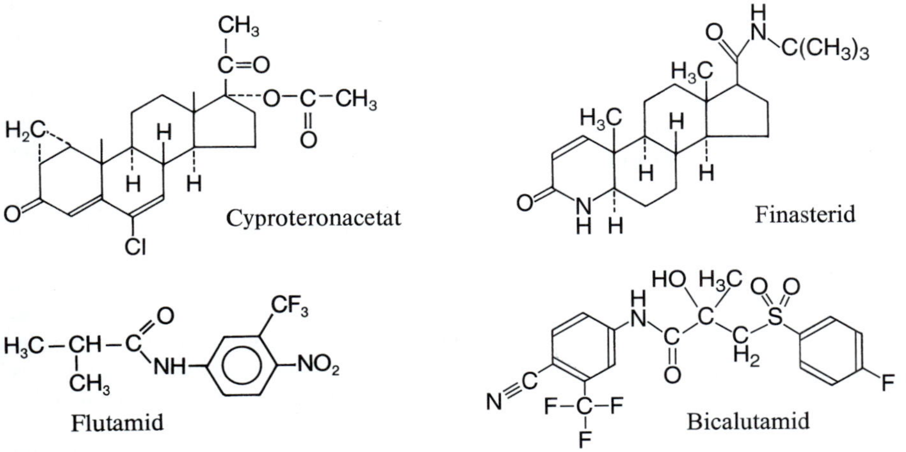

**Abb. 18-43.** Strukturformeln der Antiandrogene

**Tab. 18-64.** Kontraindikationen der Antiandrogene

Schwangerschaft, Stillzeit
Schwere chronische Depression
Thromboembolische Anamnese
Heranwachsende, Frauen

*Vorsicht* bei Patienten mit Lebererkrankungen und Diabetes

**Tab. 18-65.** Dosierung der Antiandrogene

| Freiname | Handelsname | Dosierung[1] (mg/Tag) |
|---|---|---|
| Bicalutamid | Casodex®, | tägl. 50 mg |
| Cyproteronacetat | Androcur® Androcur®-Depot | 100–300 300–600 alle 14 Tage i.m. |
| Finasterid | Proscar®, | tägl. 5 mg |
| Flutamid | Fugerel® | 3mal tägl. 250 mg |

[1] oral, wenn nicht anders angegeben ist

▶ **Pharmakokinetik**

R- und S-Enantiomere von *Bicalutamid* unterscheiden sich in ihren pharmakokinetischen Eigenschaften. Die S-Form wird schnell resorbiert und ausgeschieden. Das Antiandrogen-wirksame R-Enantiomer erreicht dagegen erst nach 29 Std. maximale Plasmakonzentrationen. Die Plasmaproteinbindung beträgt 96%. Bicalutamid wird in der Leber oxidiert und glucuronidiert. Die Metaboliten werden über die Fäzes und den Urin ausgeschieden. Die durchschnittliche Eliminationshalbwertszeit bei einmal tägl. Dosierung beträgt 7,4 Tage.

Beim *Finasterid* werden maximale Plasmaspiegel nach etwa 2 Std. erreicht. Die Bioverfügbarkeit beträgt 80%. Die Plasmaproteinbindung wird mit 93% angegeben. *Finasterid* wird fast vollständig in der Leber metabolisiert und seine Metaboliten zu 57% im Stuhl, zu 39% über die Nieren ausgeschieden. Die Plasma-Eliminationshalbwertszeit beträgt etwa 6 Std.

*Cyproteronacetat* wird nur gering aus dem Magen-Darm-Kanal resorbiert. Es wird rasch metabolisiert, aber langsam (über 8 Tage) mit den Fäzes (zu 90%) ausgeschieden.

◆ **Therapeutische Verwendung**

● **Indikationen:** Antiandrogene werden zur Behandlung von Prostatatumoren, bei Hirsutismus, Akne, Seborrhö, männlichen Pubertas praecox, weiblicher Alopezie und männlicher Hypersexualität angewendet.

Die Anwendung von *Flutamid* beschränkt sich auf die Therapie des fortgeschrittenen Prostatakarzinoms.

Indikation für *Bicalutamid* ist das fortgeschrittene Prostatakarzinom. *Finasterid* wird dagegen bei symptomatischer benigner Prostatahyperplasie angewandt.

● **Kontraindikationen:** Tab. 18-64

● **Interaktionen:** *Alkohol* vermindert die Wirkung der Antiandrogene, und beim chronischen Alkoholiker sprechen sie nicht mehr an.

Bicalutamid kann Warfarin aus seiner Proteinbindung verdrängen, so daß sich die Prothrombinzeit verändern kann.

● **Handelsnamen und Dosierung:** Tab. 18-65

# Weibliche Sexualhormone

Zu den weiblichen Sexualhormonen gehören die **Östrogene** sowie das **Progesteron**.

Die wichtigsten **Östrogene** sind beim Menschen:
● Estradiol
● Estron
● Estriol

Gebildet werden sie im Ovar, in der Plazenta und in geringem Maße auch in der Nebennierenrinde und im Hoden. Pro Tag beträgt die *Östrogenproduktion* in der Proliferationsphase des Zyklus 8 bis 100 µg und in der Lutealphase 100 bis 250 µg.

**Progesteron** wird vor allem im Corpus luteum des Ovars und während der Schwangerschaft auch in der Plazenta *gebildet*. In der Lutealphase werden bei der Frau tägl. 20 bis 30 mg Progesteron sezerniert. Die *Plasmakonzentrationen* erreichen dabei Werte bis 2 µg/100 ml. In der Follikelphase beträgt der Progesteronspiegel nur etwas über 0,03 µg/100 ml. Diese Konzentrationen findet man auch im Blut des Mannes.

Die Beziehungen zwischen höheren Zentren, Hypothalamus, Hypophyse und der Ovarialfunktion zeigt die Abb. 18-44; die Synthese der Östrogene und die Kontrolle der Steroidsynthese im ovariellen Follikel sind in den Abb. 18-45 und 18-46 dargestellt. Eine Synopse der Konzentration der Gonadotropine, der Östrogene und des Progesterons im Blut während des ovariellen und uterinen Zyklus zeigt die Abb. 18-47. Die Tab. 18-66 gibt eine Übersicht über die Wirkungen der Gonadotropine am Ovar.

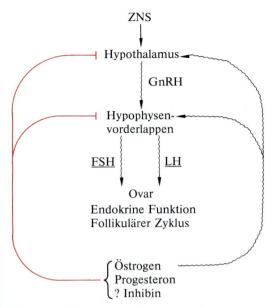

**Abb. 18-44.** Hypothalamus-Hypophysen-Gonadenachse bei der Frau

GnRH = Gonadotropin-Releasing-Hormon
FSH = Follikel-stimulierendes Hormon
LH = Luteinisierungshormon
⤳ = Steigerung
⊣ = Hemmung

Abgabe von GnRH aus dem Hypothalamus stimuliert im Hypophysenvorderlappen die Freisetzung von FSH und LH. Letztere stimulieren im Ovar dessen follikulären Zyklus und seine endokrine Funktion. Anstieg von Östrogenen, Progesteron und möglicherweise Inhibin im Blut hemmt die Gonadotropinsekretion. Unter bestimmten Bedingungen können Östrogene die Sekretion von LH induzieren (Bedeutung für therapeutische Ovulationsauslöser).

# Östrogene

▶ **Stoffeigenschaften**

Östrogene haben als **Grundgerüst** ein $C_{18}$-Steroid (Abb. 18-48). Von anderen Steroidhormonen unterscheiden sie sich vor allem durch ihren *aromatischen A-Ring*. Östrogene sind in Wasser praktisch unlöslich, in Ethanol meist löslich (Ausnahmen: Chlorotrianisen, Estradiol, Estron), in Diethylether gut löslich.

▶ **Pharmakodynamik**

**Östrogene** sind für die Entwicklung des typischen weiblichen Körperbaus verantwortlich. Sie fördern die Ausbildung der weiblichen sekundären Geschlechtsmerkmale und bewirken in der Pubertät das Wachstum der Brustdrüsenkanäle, die Vergrößerung von Brust, Uterus und Vagina.

Sie spielen eine Rolle im **uterinen Zyklus**. Unter dem Einfluß von Östrogenen erfolgt die Proliferation der Uterusschleimhaut *(Endometrium)* in der ersten Hälfte des Zyklus. Der Zervikalschleim ist dünn und alkalisch, was dem Überleben und dem Transport der Spermien förderlich ist. Eine Dauerbehandlung mit Östrogenen bewirkt eine Hypertrophie des Endometriums. Unterbricht man die Östrogenzufuhr, so kommt es zur *Entzugsblutung*. Östrogene steigern die Motilität der Tuben, sie erhöhen die Durchblutung des Uterus, vermehren dessen Muskelmasse sowie seine Erregbarkeit gegenüber Oxytocin. *Im Ovar* sind Östrogene am Wachstum der Follikel beteiligt. Zusammen mit Progesteron erhalten Östrogene die Schwangerschaft.

Östrogene bewirken eine Vergrößerung der **Hypophyse**. Sie hemmen die Sekretion von FSH, große

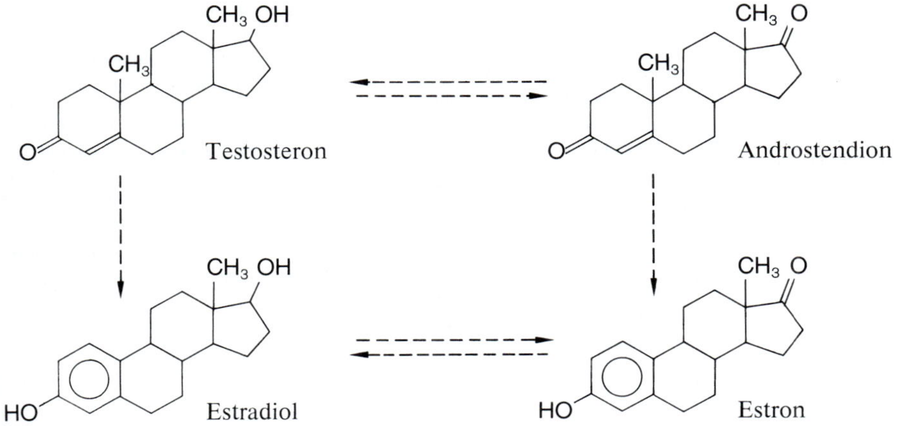

**Abb. 18-45.** Synthese von Östrogenen aus Testosteron bzw. Androstendion. Wesentlicher Schritt dabei ist die Aromatisierung.

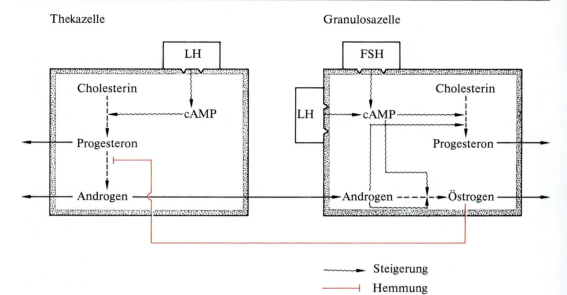

**Abb. 18-46.** Kontrolle der Steroidbildung in den ovariellen Follikelzellen.

--→ vereinfachte Darstellung der Steroidbiosynthese;
—| intraovarielle Wirkung von Östrogen;
—→ Austausch von Steroiden zwischen den Zellen.

In den Thekazellen stimuliert LH die Synthese von Progesteron und Androgen; in den Granulosazellen stimulieren FSH und LH die Synthese von Progesteron und Östrogen (letzteres aus Androgen der Thekazelle als Vorstufe). Die Wirkungen von LH und FSH werden über das cAMP-System vermittelt. Zunahme der Östrogenbildung in den Granulosazellen wirkt seinerseits hemmend auf die Bildung von Androgen aus Progesteron in der Thekazelle. Androgen fördert Östrogen- und Progesteronbildung in der Granulosazelle. [Aus: Leung und Amstrong, 1980.]

**Tab. 18-66.** Übersicht über die Wirkungen der Gonadotropine am Ovarium [Nach: Henderson, 1979.]

| Follikelreifung | Ovulation | Gelbkörperfunktion |
|---|---|---|
| Erhöhte Plasmakonzentrationen von luteinisierendem Hormon (LH) und Follikel-stimulierendem Hormon (FSH) während der frühen follikulären Phase fördern die Entwicklung des Follikels über das Stadium des Primärfollikels hinaus. | Vorovulatorischer LH-Anstieg<br>• verhindert follikuläre Androgen- und Östrogenproduktion<br>• hemmt Granulosazellvermehrung und führt zur funktionellen und strukturellen Luteinisierung der Zelle | Niedrige Konzentrationen von LH und FSH im Plasma während der Gelbkörperphase verhindern die Entwicklung von Follikeln über das Stadium der Primärfollikel hinaus. Jedoch sind niedrige Konzentrationen von LH im Plasma ausreichend, um die Progesteronsekretion des Gelbkörpers aufrechtzuerhalten. |
| LH bindet an Thekazellen und stimuliert die extrafollikuläre Androgen- und Östrogensekretion. | • stimuliert die Produktion von Prostaglandinen im Follikel, die für den Follikelsprung notwendig sind | |
| Anhäufung von FSH und Östrogen in der Follikelflüssigkeit von reifenden Follikeln fördern:<br>• die weitere Bildung von Follikelflüssigkeit<br>• die Vermehrung von Granulosazellen<br>• die Ausbildung der Fähigkeit der Granulosazellen zur Progesteronsynthese<br>• die Entwicklung von LH-Rezeptoren an Granulosazellen | • stimuliert möglicherweise die Bildung von proteolytischen Enzymen, die am Follikelsprung beteiligt sind | Während der Schwangerschaft verhindert HCG (»human chorionic gonadotropin«), das von der Plazenta sezerniert wird, eine Rückbildung des Gelbkörpers, möglicherweise durch Hemmung der luteolytischen Wirksamkeit von Prostaglandin $F_2$. |
| | Erhöhte Progesteronproduktion durch Granulosazellen während der Luteinisierungsphase | |

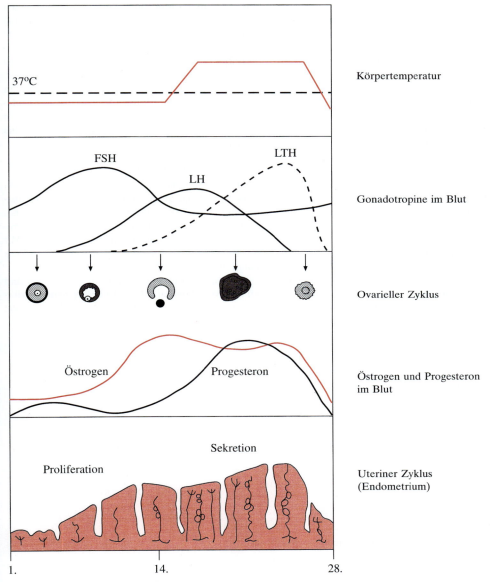

**Abb. 18-47.** Körpertemperatur, Hormonkonzentrationen im Blut und Zustand des Endometriums während eines ovariellen und uterinen Zyklus

Dosen auch die von LH und Prolactin. Kleine Dosen können deren Sekretion dagegen steigern (Abb. 18-44, S. 551).

Östrogene besitzen ähnlich wie Androgene eine **anabole Wirkungskomponente**. Sie wird bei Hühnern und Rindern während der Mast ausgenützt und kommt wahrscheinlich über eine Stimulierung der Androgensekretion in der Nebennierenrinde zustande. Bei Hühnern *senken* Östrogene das *Plasmacholesterin* und vermindern die Atherogenese. Ob eine solche Wirkung als Ursache für die geringere Häufigkeit von Herzinfarkten bei der Frau in Frage kommt, wird neuerdings wieder diskutiert. Östrogene verursachen eine *Retention* von *Kochsalz* und *Wasser*. Dadurch kommt es kurz vor der Menstruation zur Gewichtszunahme. Östrogene fördern die *Resorption* und den *Einbau* von *Calcium* in den Knochen. In der Pubertät bewirken sie den Schluß der Epiphysenfugen im Knochen.

Östrogene führen angeblich zu einer **Verflüssi-**

**gung** des **Talgdrüsensekrets**, wirken dadurch dem Testosteron entgegen und verhindern somit die Bildung von Komedonen sowie das Auftreten von Akne.

Die natürlichen und synthetischen Östrogene unterscheiden sich voneinander nicht nur hinsichtlich ihrer oralen Wirksamkeit, sondern auch hinsichtlich ihrer Wirkungsintensität (Tab. 18-67). Die Folgen eines Östrogenmangels zeigt die Tab. 18-68.

**Wirkungsmechanismus:** Östrogene wirken, ähnlich wie andere Steroidhormone, direkt am *Zellkern* und zwar mit Hilfe *zellinterner Rezeptoren*. Durch Derepression an der DNA kommt es zu vermehrter Synthese von RNA und damit letztlich von Proteinen. Die unterschiedliche östrogene Potenz scheint mit der jeweiligen Bindung des einzelnen Östrogens an den Östrogenrezeptor im Zusammenhang zu stehen.

● **Unerwünschte Wirkungen:** Die Nebenwirkungen der Östrogene (Tab. 18-69 und »Hormonale Kontrazeptiva« (Tab. 18-77, S. 565) sind einander ähnlich und entsprechen im wesentlichen denen des Estradiols. Die schwerwiegendste Nebenwirkung ist das **erhöhte Thromboserisiko**, das wahrscheinlich auf einer vermehrten Synthese von Gerinnungsfaktoren beruht. *Diethylstilbestrol* wird darüber hinaus in Zusammenhang mit dem Auftreten eines **Adenokarzinoms** von Vagina und Zervix gebracht; dieses kann sich noch 20 Jahre nach der Exposition einstellen. Auch scheint mit der Substitutionstherapie in der Menopause ein erhöhtes Krebsrisiko des Endometriums verbunden. Es gibt jedoch Autoren, die darauf verweisen, daß der Nutzen für die Frau das Risiko weit aufwiegt.

▶ **Pharmakokinetik**

Die natürlichen Östrogene sind peroral nur schwach wirksam. Grund dafür ist der besonders *stark ausgeprägte »first-pass«-Effekt* durch die Leber, bei dem ein Großteil der resorbierten natürlichen Östrogene metabolisiert und damit inaktiviert wird. Mit der Entwicklung der synthetischen Östrogene ist vor allem ihre orale Wirksamkeit gesteigert worden.

Etwa 65% der im Blut befindlichen Östrogene sind an Protein gebunden. Die *Halbwertszeit* von injiziertem Estradiol liegt bei etwa 50 Min. *Metabolisiert*

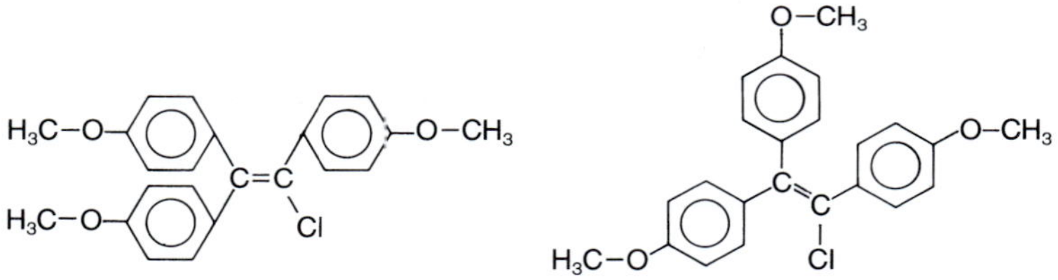

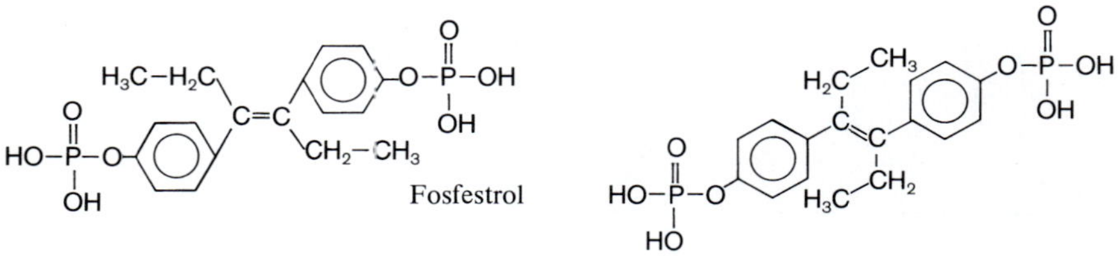

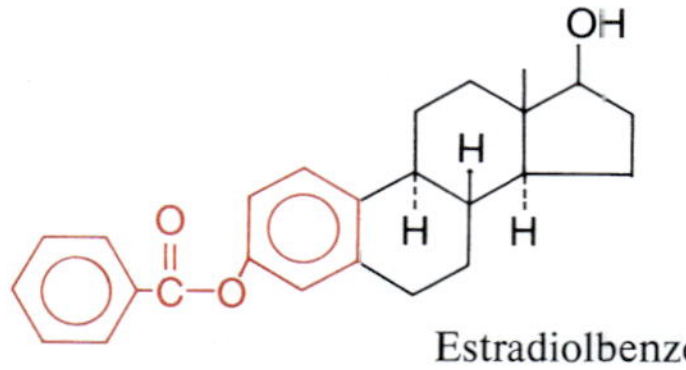

**Abb. 18-48.** Strukturformeln mit Struktur-Wirkungs-Beziehungen der Östrogene. Text vgl. Abb. 18-40 (S. 545). Für die östrogene Wirkung der natürlich vorkommenden Verbindungen sind das $C_{18}$-Steroidgerüst mit aromatischem A-Ring und (evtl. substituierter) Hydroxylfunktion an C-3 verantwortlich. Beachte die strukturelle Ähnlichkeit der nichtsteroidalen Östrogene (andere Darstellung der Strukturformeln neben der üblichen).

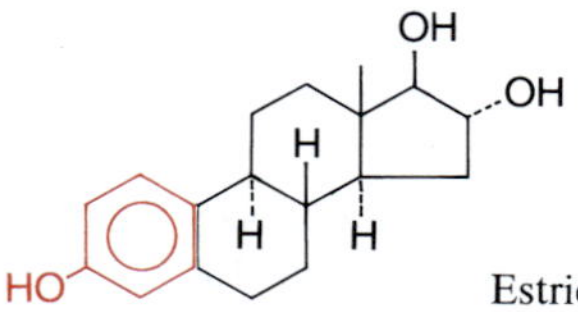

Eine verlängerte Wirkung wird durch Veresterung oder Veretherung einer oder beider Hydroxylgruppen an C-3 und C-17 bewirkt (Ester: Estradiolbenzoat, -undecylat, -valerat, -succinat; Ether: Epimestrol, Mestranol, Quinestrol).

Gute orale Wirksamkeit wird durch α-ständige Substitution an C-17 erreicht (Ethinylestradiol, Mestranol, Quinestrol).

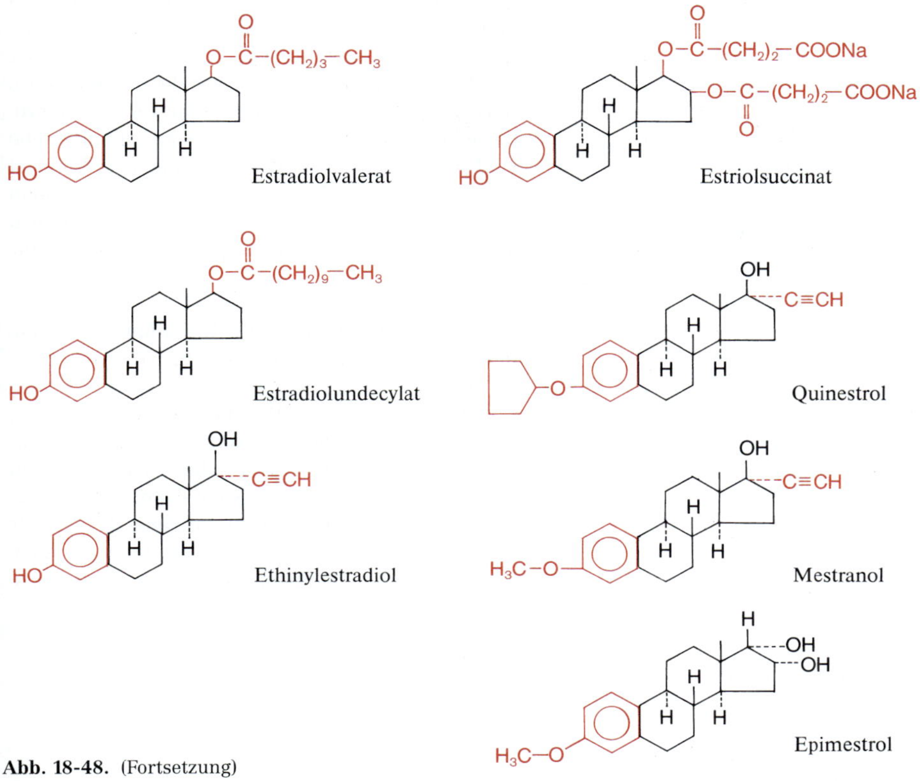

**Abb. 18-48.** (Fortsetzung)

**Tab. 18-67.** Östrogene Potenz einiger Östrogene, ermittelt an ihrer Wirkung auf das Uterusgewicht

| Östrogen | Östrogene Potenz |
|---|---|
| Diethylstilbestroldipropionat | 14,37 |
| 17-Estradiolcipionat | 11,09 |
| Estradiolbenzoat | 10,75 |
| Estradioldipropionat | 10,00 |
| Ethinylestradiol | 9,72 |
| Benzestrol | 9,28 |
| Diethylstilbestrol | 8,76 |
| Estron | 8,59 |
| Estradiol | 8,02 |
| Dienestrol | 7,73 |
| Diethylstilbestroldipalmitat | 6,60 |
| Natriumestrolsulfat | 4,00 |
| Hexestrol | 2,48 |
| Estriol | 2,26 |
| Kontrolle | 1,00 |

**Tab. 18-68.** Östrogenmangel- bzw. Ausfallerscheinungen

Atrophie von Uterus und Adnexen

Menopause

Brustrückbildung

Atrophie von Vaginalepithel, Craurosis vulvae et vaginae, Hauterschlaffung

Vegetative Ausfallerscheinungen, häufig, ergotropsympathikotone Dystonie

Vermehrte Gonadotropinsekretion und -exkretion

Osteoporose

Negative Calcium- und Phosphatbilanz

Negative Stickstoffbilanz, Muskelschwäche, Sphinktertonusverlust

werden sie vor allem in der Leber durch Dehydrierung, Hydroxylierung und Konjugation mit Glucuronsäure und Sulfat. Ein Teil wird mit dem Harn ausgeschieden, ein Teil über die Galle.

◆ **Therapeutische Verwendung**

● **Indikationen:** Im weiblichen *Klimakterium* finden Östrogene Verwendung, um Beschwerden, die durch

**Tab. 18-69.** Nebenwirkungen der Östrogene

| | |
|---|---|
| Kopfschmerz, Depression | + |
| Erhöhtes Thromboserisiko (nicht bei Estriolsuccinat) | + |
| Wasser- und Salzretention | ++ |
| Hyperkalzämie | + |
| Übelkeit, Erbrechen, Leibschmerzen (nicht bei Chlorotrianisen) | ++ |
| Intrahepatische Cholestase | +++ |
| Gallensteinbildung | + |
| Benigne Lebertumoren | (+) |
| Vorzeitiger Epiphysenfugenschluß | ++ |
| Pubertas praecox (Mädchen) | ++ |
| Gynäkomastie, Libidoverlust (Männer) | ++ |
| Durchbruchblutungen | +++ |
| Entzugsblutungen (nicht bei Chlorotrianisen beobachtet) | ++ |
| Blutungen in Menopause | + |
| Verschlechterung eines Diabetes mellitus | + |
| Anstieg der β-Lipoproteine (nur bei synthetischen Östrogenen) | + |
| Urtikaria, Erythema multiforme, Hyperpigmentierung | + |
| Erhöhung des Augeninnendruckes, Optikusneuritis | (+) |
| Virilisierung des Feten | ++ |

Vorkommen: +++ sehr häufig, +− häufig, + gelegentlich, (+) selten

das physiologische Absinken des Östrogenspiegels im Blut hervorgerufen werden, zu behandeln. Da die alleinige *Langzeitbehandlung* mit Östrogenen mit einem gewissen Risiko für Endometriumhyperplasien und auch für das Entstehen eines Endometriumkarzinoms verbunden ist, werden Östrogene in der Regel mit einem Gestagen kombiniert, welches das Endometrium in einem atrophischen Zustand hält und der Entwicklung eines Karzinoms entgegenwirkt.

Östrogene werden ferner angewendet bei der Uterushypoplasie, Ovarialinsuffizienz, primärer und sekundärer Amenorrhö, zur Ovulationsauslösung (z. B. Epimestrol) und bei anovulatorischem Zyklus. Sie dienen darüber hinaus zur Laktationshemmung (sekundäres Abstillen) und in Kombination mit Progesteron der Behandlung des drohenden und habituellen Aborts. Östrogene werden weiter verwendet beim Mammakarzinom in der Menopause und beim Prostatakarzinom: Hier hemmen sie die Gonadotropinsekretion und damit indirekt die Testosteronsynthese. Auch direkte Effekte auf das Karzinomgewebe sind vorhanden. Ein weiteres Anwendungsgebiet ist die Akne vulgaris. Zur Anwendung in hormonalen Kontrazeptiva s. S. 564ff. *Estradiol* steht jetzt auch als Membranpflaster (transdermales System) zur Verfügung.

● **Kontraindikationen:** Tab. 18-70 (auch »Hormonale Kontrazeptiva«, Tab. 18-79, S. 567)

● **Interaktionen** (s. a. »Hormonale Kontrazeptiva«): Vermutlich über eine Enzyminduktion können *Rifampicin* und *Phenobarbital* die Wirkungen von Östrogenen vermindern. Dies gilt sowohl für die therapeutische Anwendung der Östrogene als auch für ihre Anwendung bei der hormonalen Kontrazeption. In diesem Zusammenhang sind bereits unerwünschte Schwangerschaften aufgetreten.

● **Handelsnamen und Dosierung:** Tab. 18-71

**Tab. 18-70.** Kontraindikationen der Östrogene

**Absolute Kontraindikationen**
Mammakarzinom
Korpuskarzinom
Endometriose
Akute schwere Lebererkrankung
Idiopathischer Schwangerschaftsikterus
Schwangerschaftspruritus
Thromboembolien
Akute Gallen- und Pankreaserkrankungen
Porphyriesyndrome
Sichelzellanämie
Zerebrovaskuläre Erkrankungen und Mißbildungen

**Relative Kontraindikationen**
Epilepsie
Herzerkrankungen
Nierenerkrankungen
Anamnese von Myomen, Endometriose, Korpus- und Mammakarzinom
Hypophysentumoren
Schwere fixierte Hypertonie
Vorsicht bei Patienten, die zu Porphyrie neigen und bei Diabetes mellitus

**Vorsicht bei**
Anwendung in der Schwangerschaft
Verabreichung von Mestranol an Patienten mit gestörter Leberfunktion

Tab. 18-71. Pharmakokinetische Daten der Östrogene

| Freiname | Handelsname | Resorption | Dosierung[1] (mg/Tag) | Wirkungsdauer | Elimination |
|---|---|---|---|---|---|
| Estradiol | Estraderm® TTS (als Pflaster) | über die Haut | 2 mg/4 mg/8 mg mit einer Abgaberate von 0,025/0,05/0,1 mg pro Tag | konstanter Plasmaspiegel | Darm und Leber Halbwertszeit etwa 1 Std. |
| Estradiolvalerat | Progynon®-Depot-10 Progynova® Progynova® 21 | oral hoher »first-pass«-Effekt | 1–2 5–40 alle 1–3 Wochen i. m. | | Hydrolysierung und Dehydrierung in der Leber Konjugation |
| Estriol | Ovestin®, OeKolp®, Gynäsan®, Ortho-Gynest®, Ovo-Vinces® 2000 | | Menopause: 0,25–0,5 Dysmenorrhö: bis 1 | | |
| Ethinylestradiol | Progynon® C, Lyn-ratiopharm®-Sequenz | rasch gut | Menopause: 0,01–0,15 Abstillen 0,1–0,3 Karzinom: 1–2 Primäre Amenorrhö: 0,03–0,15 | | langsame Metabolisierung (Metabolite sind: Ethinylestradiolsulfat, Estron, Estradiol, 2-Methoxyestradiol); Ausscheidung mit dem Harn (13% Gesamtradioaktivität am 1. Tag); 50 % Ausscheidung in die Galle, enterohepatischer Kreislauf |
| Fosfestrol | Honvan® | | 200–600 250–7000/Woche i. v. | | |

[1] immer oral, wenn nicht i. m. oder i. v. angegeben ist

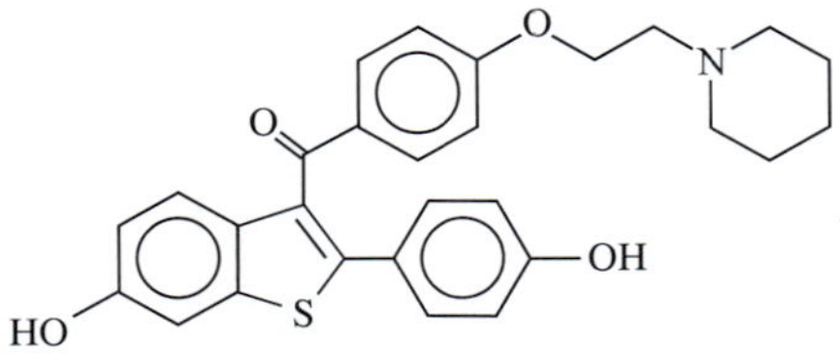

**Abb. 18-48a.** Strukturformel von Raloxifen

## Raloxifen

▶ **Stoffeigenschaften und Pharmakodynamik**

Raloxifen (Abb. 18-48a) ist ein Benzothiophenderivat und wirkt als organselektiver Östrogenrezeptormodulator. Seine biologischen Wirkungen werden ebenso wie diejenigen der Östrogene vermittelt, indem es mit hoher Affinität an Östrogenrezeptoren bindet. Es wirkt auf die Knochen und teilweise auf die Cholesterinspiegel (Erniedrigung des Gesamt- und LDL-Cholesterinspiegels) wie ein Östrogenagonist, nicht aber auf Hypothalamus oder Uterus- und Brustgewebe.

Raloxifen erhöht die Knochendichte, stimuliert dagegen nicht die Proliferation von Endometriumgewebe.

● **Unerwünschte Wirkungen:** Leichte Erhöhungen des thromboembolischen Risikos, Wallungen, Wadenkrämpfe, vaginale Blutungen in 3 bis 5% der Fälle, Brustschmerzen (2%).

▶ **Pharmakokinetik**

Raloxifen wird nach p.o. Gabe zu 60% resorbiert. Seine absolute Bioverfügbarkeit beträgt 2%, die Plasmaproteinbindung 98–99% und die Plasmahalbwertszeit 27,7 Std. Es wird zu Glucuroniden metabolisiert und über die Fäzes ausgeschieden.

◆ **Therapeutische Verwendung**

Raloxifen wird zur Prävention atraumatischer Wirbelbrüche bei postmenopausalen Frauen mit erhöhtem Osteoporoserisiko eingesetzt.

● **Kontraindikationen:** Schwangerschaft, venöse thromboembolische Vorgeschichte oder Ereignisse.

● **Interaktionen:** Wird Raloxifen zusammen mit Warfarin und anderen Cumarinderivaten gegeben, kann sich die Prothrombinzeit leicht verkürzen.

● **Handelsname und Dosierung:** Evista®; tägl. 60 mg p.o.

## Antiöstrogene

▶ **Pharmakodynamik**

**Antiöstrogene** sind Stoffe, die direkt oder indirekt die Wirkung körpereigener Östrogene herabsetzen.

**Tamoxifen** (Abb. 18-49) ist ein Östrogenantagonist, der in mehr als 60% der Fälle zum Stillstand des Wachstums von Mammakarzinommetastasen führt.

Die *Nebenwirkungen* des Tamoxifens sind Übelkeit, Erbrechen sowie Hautrötung und Kopfschmerzen. Sehr häufig finden sich auch Ermüdungserscheinungen und Gewichtszunahme. Einige wenige Patienten entwickeln Hirsutismus, Haarverlust, Ausschläge, trockene Haut oder Thrombose. Berichtet wird auch über Thrombozytopenie und Hyperkalzämie.

**Toremifen** ist ein chloriertes Derivat des Tamoxifens. Für Toremifen werden als Nebenwirkungen angegeben *Übelkeit, Gewichtsverlust* und *Hitzewallungen*.

**Danazol** (Abb. 18-49) ist ein Hemmstoff der Gonadotropinsekretion und wird zur Behandlung der Endometriose, oder wenn eine Verminderung der Aktivität weiblicher Geschlechtshormone angezeigt ist, verwendet. Vermutlich beruht seine Wirkung auf der Blockade entsprechender Hormonrezeptoren.

Die *Nebenwirkungen* des Danazols entsprechen seiner Hauptwirkung. Die Substanz hat noch gewisse androgene Eigenschaften und vielleicht auch mineralocorticoide Wirkungen. So kann es in den ersten Wochen der Behandlung zur Wasserretention kommen, der danach eine spontane Diurese folgt. Die Restandrogenwirkung hat bei Mädchen zur Vergrößerung der Klitoris und zur Senkung der Stimmlage geführt. Bei den meisten Patienten treten geringgradige Akne, Muskelkrämpfe und -schmerzen sowie geringe Gewichtszunahme auf. Bei Frauen verursachen niedrige Dosen Menstruationsstörungen, höhere Dosen Amenorrhö. Beim Mann und bei der Frau scheint Danazol zu reversibler Infertilität zu führen. Danazol verursacht weiter einen Östrogenmangel und scheint die Libido zu vermindern. Gelegentlich wurde über Gelbsucht berichtet.

Auch **Anastrozol** ist ein nichtsteroidaler Aromatasehemmer zur Behandlung östrogenabhängiger Tumoren. Nebenwirkungen sind hin und wieder *Übelkeit* und *Erbrechen*.

**Formestan** ist ein neuer Aromatasehemmstoff zur intramuskulären Verabreichung. Es wird zur Behandlung des fortgeschrittenen Mammakarzinoms eingesetzt. Seine Toxizität ist gering. Nebenwirkungen sind hin und wieder *Schlaflosigkeit* und *Hitzegefühl*.

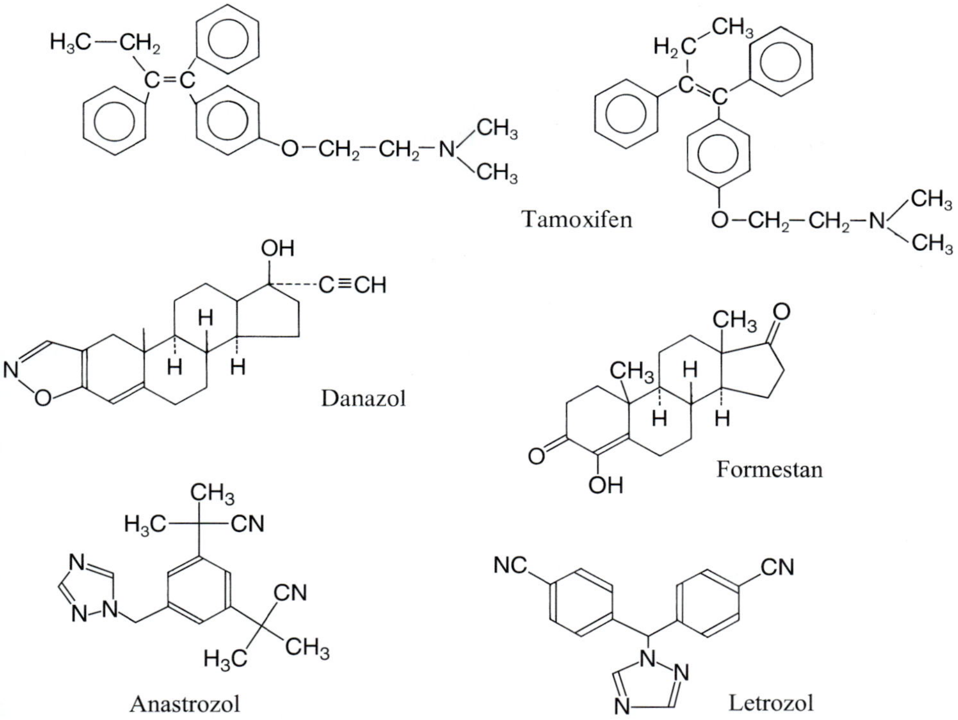

**Abb. 18-49.** Strukturformeln der Antiöstrogene.
Beim Tamoxifen Schreibweise rechts: Darstellung der strukturellen Ähnlichkeit mit Steroiden. (Clomifen und Cyclofenil Abb. 18-4, S. 478.)

**Tab. 18-72.** Dosierung von Antiöstrogenen

| Freiname | Handelsname | Dosierung (mg/Tag) oral |
|---|---|---|
| Anastrozol | Arimidex® | |
| Danazol | Winobanin® | 200–800 |
| Formestan | Lentaron® | 250 mg i. m. alle 14 Tage |
| Letrozol | Femara® | |
| Tamoxifen | Nolvadex® duratamoxifen Kessar® Tamofen® Tamoxasta | Mammakarzinom: 20–40 Zur Ovulationsauslösung: 20 am 2.–5. Zyklustag |
| Toremifen | Fareston® | |

**Letrozol** ist ein oral wirksamer, ebenfalls nichtsteroidaler Aromatasehemmstoff, der die Östrogenproduktion herabsetzt und zur Behandlung des Mamma- und Prostatakarzinoms Verwendung findet. Letrozol wird gut vertragen und weist *keine* wesentlichen Nebenwirkungen auf.

**Clomifen** und **Cyclofenil** führen über eine antiöstrogene Wirkung zur erhöhten Gonadotropinausschüttung (S. 477 ff.).

◆ **Therapeutische Verwendung**

Tab. 18-72

Kontraindiziert sind Antiöstrogene in der Prämenopause, Schwangerschaft und Stillzeit. Darüber hinaus bei *Anastrozol* schwere Nierenfunktionsstörungen und Lebererkrankungen. Beim Danazol und Toremifen Leberfunktionsstörung bzw. schwere Leberinsuffizienz.

### Gestagene

**Gestagene** sind synthetische Hormone, die wie Progesteron die Eigenschaft haben, die endometriale Sekretion zu induzieren. Sie wirken meist zusammen mit den Östrogenen.

▶ **Stoffeigenschaften**

Gestagene sind vorwiegend $C_{21}$-Steroide; sie sind praktisch wasserunlöslich, in Ethanol und Diethyl-

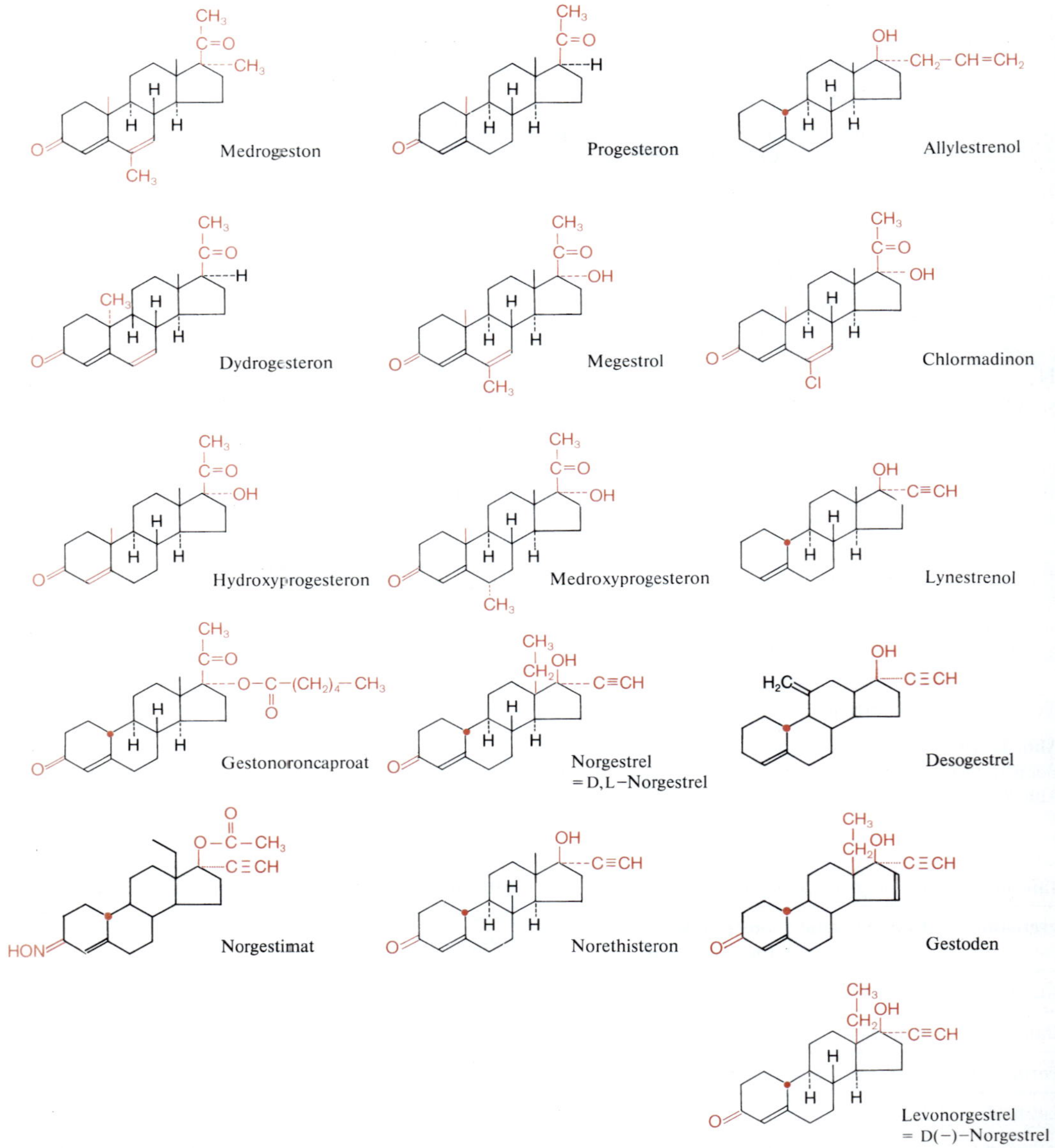

**Abb. 18-50.** Strukturformeln und Struktur-Wirkungs-Beziehungen der Gestagene (Text vgl. Abb. 18-40, S. 545).
● = fehlende Methylgruppe.

Das Wirkungsspektrum kann durch unterschiedliche Substituenten an einer einzigen Stelle des Moleküls verschoben werden:
- Beispiel Estrenole: vorwiegend Progesteronwirkung durch Allylgruppe, Progesteron- und Östrogen- (und Androgen-)Wirkung durch Ethinylgruppe an C-17

Eine Erhöhung der Wirkung wird erreicht durch:
- Einführung einer Doppelbindung zwischen C-6 und C-7 (Chlormadinon, Dydrogesteron, Medrogeston, Megestrol)
- Methylierung oder Chlorierung an C-6 (Chlormadinon, Medrogeston, Medroxyprogesteron, Megestrol)
- Ethylgruppe statt Methylgruppe an C-13 (Progesteronwirkung von Levonorgestrel 100fach höher im Vergleich zu Norethisteron)

Die orale Wirkung wird erhöht durch:
- Fehlen der angulären Methylgruppe an C-10 (Allylestrenol, Gestonoroncaproat, Levonorgestrel, Lynestrenol, Norethisteron, Norgestrel)
- Methylierung an C-6 (Medrogeston, Medroxyprogesteron, Megestrol)
- α-Substitution: Methyl, Ethinyl, Alkyl, Hydroxyl, Ester an C-17 (alle außer Dydrogesteron und Progesteron)

Die Wirkungsdauer wird verlängert durch:
- Hydroxylierung und anschließende Veresterung an C-17 (Gestonoroncaproat)

ether mäßig löslich. Struktur-Wirkungs-Beziehungen s. Abb. 18-50.

▶ **Pharmakodynamik**

Prototyp der Gestagene ist **Progesteron**. Es spielt zusammen mit Östrogenen eine Rolle bei der *Vorbereitung* des Endometriums *für die Nidation* (Endometriumssekretion). Es vermindert die Erregbarkeit der Uterusmuskulatur gegenüber Oxytocin und wirkt damit *schwangerschaftserhaltend*. Sinkt seine Konzentration im Blut ab, so kommt es zum Abort.

Progesteron *erhöht* die *Viskosität des Zervikalschleimes*. Dieser wird dadurch für Spermien nur schwer durchdringbar (Wirkung der »Minipille«, S. 566). Die Erhöhung der *Körpertemperatur* in der zweiten Zyklushälfte geht ebenfalls auf eine Progesteronwirkung zurück. Gestagene vermindern das Risiko der Entstehung eines Endometriumkarzinoms bei der Östrogensubstitution in der Menopause.

Im Gegensatz zum Östrogen verfügt Progesteron nicht über eine anabole Wirkung, kann aber über eine *Wasserretention* zur Zunahme des Körpergewichtes führen. In hohen Dosen führt Progesteron zur Natriurese.

**Synthetische Gestagene** haben eine bessere orale Wirksamkeit, eine längere Wirkungsdauer und verfügen darüber hinaus noch über jeweils unterschiedliche Wirkungsspektren. So besitzen sie zum Teil auch Östrogen- und Androgenwirkungen (Tab. 18-73).

Der **Wirkungsmechanismus** des Progesterons besteht, wie der anderer Steroidhormone, in einer Derepression an der DNA des Zellgewebes.

● **Unerwünschte Wirkungen:** Eine Unterteilung der vielfältigen Effekte der Gestagene in erwünschte und unerwünschte Wirkungen ist nicht gerechtfertigt, da es von der jeweiligen Indikation abhängt, welche Wirkung erwünscht oder unerwünscht ist. Im allgemeinen sind die Nebenwirkungen *nicht gravierend*. Bei Anwendung in der frühen Schwangerschaft kann es jedoch zur *Virilisierung* bei weiblichen Feten kommen. Bei hohen Dosen von Norethisteronacetat, wie sie früher zum Schwangerschaftstest verwendet wurden, besteht die Gefahr fetaler Mißbildungen. Weitere Nebenwirkungen s. Tab. 18-73 (s. a. »Hormonale Kontrazeptiva«, Tab. 18-77, S. 565).

▶ **Pharmakokinetik**

Die perorale Wirksamkeit von Progesteron ist gering. Nach bukkaler, rektaler und vaginaler Anwendung wird es jedoch gut *resorbiert*. Die synthetischen Gestagene werden durchweg gut aus dem Magen-Darm-Kanal resorbiert. Die *Metabolisierung* erfolgt hauptsächlich in der Leber. Die *Halbwertszeit* des Progesterons wird mit 20 Min. angegeben. Weitere pharmakokinetische Daten s. Tab. 18-74.

◆ **Therapeutische Verwendung**

● **Indikationen:** *Progesteron* selbst findet heute kaum noch therapeutische Anwendung. *Synthetische Gestagene* werden zur Ovulationsauslösung bei anovulatorischem Zyklus, zur Menstruationsverschiebung, bei dysfunktionellen Blutungen, Polymenorrhö, Dysmenorrhö und prämenstruellen Beschwerden, Uterushypoplasie, Endometriose, Mastopathien angewendet. Wegen der schwangerschaftserhaltenden Wirkungen werden sie auch bei drohendem und habituellem Abort eingesetzt. Medroxyprogesteron-

**Tab. 18-73.** Nebenwirkungen der Gestagene

| | |
|---|---|
| Blutungsunregelmäßigkeiten | +++ |
| Vaginale Sekretionssteigerung | +++ |
| Schmerzhafte Schwellung der weiblichen Brust | ++ |
| Verlängerung einer Amenorrhö | +++ |
| Veränderung der Libido | +++ |
| Hirsutismus, Akne (Lynestrol, Norethisteron, Norgestrel, Levonorgestrel) | + |
| Virilisierung (Medroxyprogesteron) | + |
| Männliche Impotenz (Medroxyprogesteron) | +++ |
| Blutzuckeranstieg (Norethisteron) | + |
| Hyperkalzämie | +++ |
| Wasserretention, Gewichtszunahme | ++ |
| Thromboembolie (Medroxyprogesteron) | + |
| Leberfunktionsstörungen, cholestatischer Ikterus (Progesteron, Norethisteron, Hydroxyprogesteroncaproat, Medroxyprogesteron, Lynestrenol) | + |
| Candidiasis, Pruritus vulvae | + |
| Übelkeit, Erbrechen | +++ |
| Kopf- und Rückenschmerzen | +++ |

+++ sehr häufig  
++ häufig  } vorkommend  
+ gelegentlich

Tab. 18-74. Pharmakologische Daten der Gestagene

| Freiname | Handelsname | Dosis[1] (mg) | Wirkungs-dauer (Tage) | Plasmahalb-wertszeit | Elimination |
|---|---|---|---|---|---|
| **Gestagene mit vorwiegender Progesteronwirkung** | | | | | |
| Chlormadinon | Gestafortin® | 2–4 tägl. zu bestimmten Zykluszeiten entsprechend der Indikationsstellung | 1–3 | | Speicherung im Fettgewebe, langsame Ausscheidung |
| Dydrogesteron | Duphaston® | 5–30 tägl. | 1–3 | kurz | zu etwa 50% als Retropregnenolon mit dem Harn ausgeschieden |
| Gestonoroncaproat | Depostat® | 200–400 jeden 5. und 7. Tag i. m. Endometriumkarzinom 200/Woche | | | |
| Hydroxyprogesteron-caproat | Proluton® Depot | 250–500 1- bis 2mal wöchentlich i. m. | 7–17 | | |
| Medrogeston | Prothil® | 5–10 tägl. vom 15. bis zum 25. Zyklustag | | | |
| Medroxyprogesteron | Clinovir®, G-Farlutal® 5 | 2,5–20 tägl., beginnend am 16. bis 21. Zyklustag (für 5 bis 10 Tage) bei Amenorrhö bis 1500/Woche i. m. bei malignen Uterusveränderungen | 1–3 (oral) 4–6 Wochen (i. m.) | 4–5 Std. (biolog. Halbwertszeit) | Hydroxylierung in der Leber, Ausscheidung als Sulfat oder Glucuronid mit dem Harn |
| Megestrolacetat | Megestat® | 40 tägl. | 1–3 | | Ausscheidung mit dem Harn und den Fäzes als Glucuronide der Metaboliten |
| Progesteron | Progestogel® | | | 20 Min. | Metabolisierung in der Leber, 12% zu Pregnandiol, Ausscheidung in glucuronidierter Form; weitere Metabolite: Pregnenolon, Allopregnandiol |

Pharmakologie der Sexualhormone, ihrer Derivate und Antagonisten 563

Tab. 18-74. (Fortsetzung)

| Freiname | Handelsname | Dosis[1] (mg) | Wirkungs-dauer (Tage) | Plasmahalb-wertszeit | Elimination |
|---|---|---|---|---|---|
| Gestagene mit Progesteron-, Östrogen- und Androgenwirkungen | | | | | |
| Levonorgestrel | Microlut® Micro-30 Wyeth® | | | 5,5–10,4 Std. | metabolisiert zu Tetrahydronorgestrel und wahrscheinlich zum Norethisteron |
| Lynestrenol | Orgametril® Exlutona® | | | | metabolisiert durch Reduktion, Hydroxylierung und Konjugation |
| Norethisteron | Primolut®-Nor Micronovum® Noristerat® | 2,5–20 (evtl. höhere Dosen bei Mammakarzinom) | | 1,7–5,4 Std. | metabolisiert in der Leber, 25% erscheint reduziert, 30% hydroxyliert im Harn; 20%–30% in den Fäzes |
| Norgestrel | Cyclo-Progynova®, Stediril® | | | ca. 3–8 Std. | |

[1] oral, wenn nichts anderes angegeben

Tab. 18-75. Kontraindikationen der Gestagene

Schwangerschaft (wegen Virilisierung)

Patientinnen mit Fehlgeburt, unvollständigem Abort und genitalen Blutungen unklarer Genese

Vorsicht bei Herz-, Leber- und Nierenerkrankungen, Asthma bronchiale, Epilepsie, thromboembolische Prozesse

Vorsicht bei Gestagenen mit Androgenkomponente bei Lebererkrankungen

acetat und Megestrolacetat werden auch zur Behandlung des metastatischen Mammakarzinoms verwendet. Ein Teil der in Abb. 18-50 und Tab. 18-74, S. 560 u. 562f. aufgeführten Gestagene wird zur hormonalen Kontrazeption verwendet.

Beim Mann werden hohe Dosen von *Medroxyprogesteroncapronat* zur Behandlung der benignen Prostatahypertrophie angewandt.

● **Kontraindikationen:** Tab. 18-75. Wegen der Gefahr der Teratogenität ist ihre Anwendung zum Schwangerschaftsnachweis nicht mehr vertretbar.

● **Interaktionen** (s.a. »Hormonale Kontrazeptiva«, S. 570): Stoffe, die zur Enzyminduktion führen, also insbesondere *Phenobarbital*, beschleunigen den Abbau des Progesterons und vermindern und verkürzen dadurch seine Wirkung.

● **Handelsnamen und Dosierung:** Tab. 18-74

## Antigestagene

**Mifepriston** ist ein synthetisches Steroid, welches über antiprogestinale und antiglucocorticoide Wirkungen verfügt.

Antiprogestine sind eine neue potentielle Substanzgruppe zur Behandlung des Mammakarzinoms. Mifepriston (Abb. 18-51) wird zum Abbruch einer frühen Schwangerschaft zusammen mit einer niedrigen Prostaglandindosis verwendet. Mifepriston

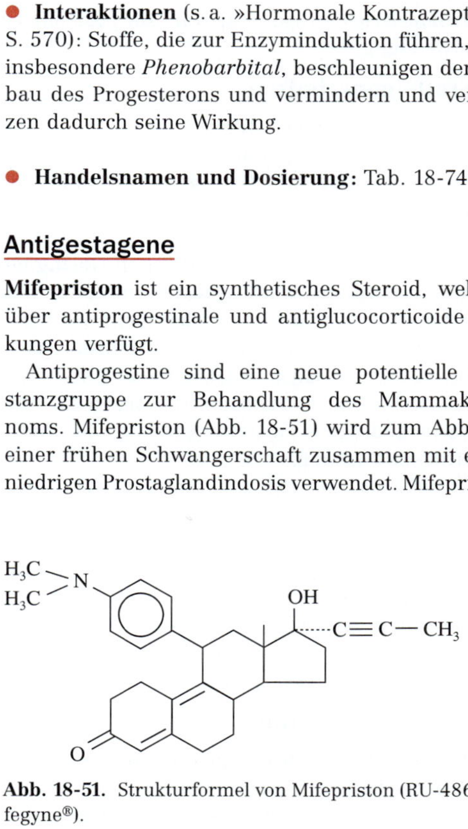

Abb. 18-51. Strukturformel von Mifepriston (RU-486; Mifegyne®).

kann ebenfalls verwendet werden zur Einleitung von Wehen bei intrauterinem fötalem Tod. Es ist darüber hinaus ein wirksames postkoitales Kontrazeptivum.

- **Unerwünschte Wirkungen:** Bei der Verwendung von Mifepriston zur postkoitalen Kontrazeption kommt es wesentlich weniger häufig zu Übelkeit am Tag der Behandlung als dies der Fall bei einer Standardbehandlung mit hohen Östrogendosen war. Darüber hinaus wird über *Appetitlosigkeit* und *Gewichtsverlust* berichtet. Weitere Nebenwirkungen sind *Müdigkeit, Veränderung der Libido.*

## Hormonale Kontrazeptiva (Antikonzeptiva)

Unter **hormonaler Kontrazeption** versteht man die Verhütung einer Schwangerschaft mit Hilfe der Zufuhr von Östrogenen und/oder Gestagenen.

Nach dem zugrundeliegenden Wirkungsprinzip lassen sich die **Kontrazeptiva unterteilen** in:
- Kombinationspräparate
- Sequentialpräparate
- Dreiphasenpräparate
- Gestagenpräparate zur kontinuierlichen Applikation
- Depotpräparate
- hochdosierte Östrogenpräparate zur postkoitalen Anwendung

▶ **Stoffeigenschaften**

(Siehe Östrogene und Gestagene)

Bei den zur Zeit gebräuchlichen Kontrazeptiva werden zwei synthetische **Östrogene** verwendet, das *Ethinylestradiol* und sein Methylester, das *Mestranol* (Tab. 18-80).

Die als Kontrazeptiva gebräuchlichen **Gestagene** leiten sich entweder vom Nortestosteron oder vom Progesteron ab. Verwendet werden heute vor allem *Nortestosteronabkömmlinge* wie Norethisteronacetat, Lynestrenol, Ethynodiolacetat und Levonorgestrel (Tab. 18-80). Die Substanzen besitzen alle eine schwache androgene Partialwirkung und eine leichte östrogene Wirkung.

Die *Abkömmlinge des Progesterons,* das Megestrolacetat und das Chlormadinonacetat weisen keine androgenen Wirkungen auf. Chlormadinonacetat besitzt sogar eine leichte antiandrogene Wirkung und ist deshalb in jenen Fällen angezeigt, in denen primär durch die Pille ein virilisierender Effekt zu beobachten ist. Weitere Eigenschaften s. »Östrogene«, S. 551 ff. und »Gestagene«, S. 559 ff.

▶ **Pharmakodynamik**

**Mechanismen der kontrazeptiven Wirkungen:** Die schwangerschaftsverhütende Wirkung der hormonalen Kontrazeptiva beruht im wesentlichen auf

- der Hemmung der Ovulation
- der Erhöhung der Viskosität des Zervikalschleims

Die *Hemmung der Ovulation* ist im Prinzip mit Östrogenen, Gestagenen und Androgenen möglich. Ihr liegt ein Angriff (negativer Feedback) an Hypothalamus und Hypophyse zugrunde, wodurch es letztlich zur Hemmung der FSH- und LH-Sekretion kommt (Abb. 18-39, S. 544). Weiter ist anzunehmen, daß Östrogene und/oder Gestagene durch direkte Einwirkung auf das Ovar, dessen Ansprechbarkeit auf Gonadotropine, die Follikelreifung, die Biogenese und den Stoffwechsel der ovariellen Steroide und die Corpus-luteum-Funktion hemmen.

Daneben kommt es unter oralen Kontrazeptiva zum unregelmäßigen Aufbau der Gebärmutterschleimhaut *(irregulärsekretorisches Endometrium),* so daß die Nidation des Eies gestört wird. Eine Wirkung auf das Tubenepithel und die Motilität der Tuben ist ebenfalls nachgewiesen.

**Zuverlässigkeit:** Die Zuverlässigkeit (*Pearl-Index* = Versager pro 100 Frauenjahre) hormonaler Kontrazeptiva sowie anderer antikonzeptiver Methoden zeigt Tab. 18-76.

Tab. 18-76. Versagerquoten der verschiedenen Methoden der Schwangerschaftsverhütung (Pearl-Index, PI = Versager/100 Frauenjahre)

| | |
|---|---|
| ▷ **Natürliche Methoden** | |
| • Kalendermethode nach Knaus-Ogino | 14–47 |
| • Temperaturmethode (streng) | 1 |
| • Billings-Methode | 1,5–15 |
| • Coitus interruptus | 10–38 |
| ▷ **Intravaginale chemische Kontrazeption** (Spermizide) | 0,3–10 |
| ▷ **Hormonale Kontrazeption** | |
| • Kombinationspräparate | 0,03–0,1 |
| • niedrigdosierte Kombinationspräparate | 0,03–0,22 |
| • Zweiphasenpräparate | 0,2–1,4 |
| • Zweistufenpräparate | 0,03–0,1 |
| • Depot-Medroxyprogesteronacetat-Spritze | 0,03–1,2 |
| • Depot-Norethisteronönanthat-Spritze | 0,03–3,6 |
| • Postkoitalpille | Östrogen sicherer als Gestagen |
| ▷ **Mechanische Methoden** | |
| • Kondom | 7–14 |
| • Portiokappe | 6–29 |
| • Scheidendiaphragma mit Spermizid | 2–25 |
| • IUP | 0,9–3,6 (2) |
| • Sterilisation der Frau bipolare Elektrokoagulation | 0,2–3,5 |
| • Sterilisation des Mannes | 1,8% |

Um eine Ovulationshemmung zu erreichen, werden tägl. 50 μg Ethinylestradiol benötigt. Die bei dieser Dosis noch auftretenden Ovulationen betragen etwa 3 bis 4%. 20 μg sind dagegen bereits ohne Hemmwirkung. Gegenüber früher geht die Tendenz der Östrogendosis jetzt zu 0,03 mg Ethinylestradiol.

Die *Wirkungsdauer* der täglichen Hormondosis ist abhängig von der Art und der Dosis der verwendeten Östrogene und Gestagene. Grundsätzlich wird heute für alle Ovulationshemmer ein *Sicherheitsbereich* von 36 Stunden angegeben.

*Versager* kommen hauptsächlich bei unregelmäßiger Einnahme oder als Folge einer Arzneimittelinteraktion vor. Bei der ersten Anwendung kann noch ein befruchtungsfähiges Ei vorliegen. Die Wirksamkeit oraler Kontrazeptiva kann weiterhin bei Patientinnen mit Resorptionsstörungen sowie bei Erbrechen und Diarrhö herabgesetzt sein.

- **Unerwünschte Wirkungen:** Die in Tab. 18-77 aufgeführten Nebenwirkungen der Kontrazeptiva finden sich vor allem bei älteren Präparaten mit hohen Hormonmengen. Erfahrungen über das Auftreten von Nebenwirkungen bei verminderter Hormondosis der neueren Präparate liegen bisher noch nicht in größerem Umfange vor.

Da die meisten Kontrazeptiva eine Kombination von Gestagenen und Östrogenen enthalten, ist es im Einzelfall nicht möglich zu ermitteln, welche der beiden Substanzen letztlich zu den unerwünschten Nebenwirkungen führt. Ein großer Teil der Nebenwirkungen wird jedoch den *Östrogenanteilen* in den Kombinations- und Sequentialpräparaten angelastet. Dies hat dazu geführt, daß die Östrogenmengen inzwischen reduziert wurden und daß auch Präparate, die nur ein Gestagen enthalten (z. B. sog. Minipille), verwendet werden. Die neuen Progestagene **Desogestrel, Norgestimat** und **Gestoden** haben den Vorteil, daß sie nur über *geringfügige androgene* Wirkungen verfügen. Sie wurden entwickelt, um eine noch stärker selektive progestagene Wirkung zu erzielen, d. h. eine bessere Zykluskontrolle und eine Verminderung der Stoffwechselwirkungen im Rahmen der Kontrazeption. Im Gegensatz zu Levonorgestrel enthaltenden Kontrazeptiva besitzen die eben genannten praktisch keine Wirkungen auf den Fett- und Kohlenhydratstoffwechsel.

Das **kardiovaskuläre Todesrisiko** wird bei Verwendung hormonaler Kontrazeptiva etwa 5- bis 7mal größer. Rauchen verstärkt dieses Risiko der Kontrazeptiva deutlich. Durch Verringerung der Östrogendosen, verbunden mit dem Einstellen des Zigarettenrauchens, dürfte das kardiovaskuläre Risiko gesenkt werden. Das thromboembolische Risiko neuerer Kontrazeptiva wird auf das 2- bis 4fache geschätzt. Bei Frauen, die trotz Einnahme von Kontra-

**Tab. 18-77.** Nebenwirkungen hormonaler Kontrazeptiva

(Da es äußerst schwierig ist, Nebenwirkungen exakt einer einzelnen Kombination von Östrogenen und Gestagenen anzulasten, können Nebenwirkungen in dieser Tabelle nur grob summarisch angegeben werden. Siehe daher auch bei »Nebenwirkungen von Östrogenen und Gestagenen«, Tab. 18-69 und 18-73.)

| | |
|---|---|
| Nervosität, Reizbarkeit, Depression | +++ |
| Kopfschmerz, Migräne | +++ |
| Blutdruckerhöhung | +++ |
| Thromboembolie, Herzinfarkt | (+) |
| Wasserretention, Gewichtszunahme | +++ |
| Hydronephrose, Pyelonephritis | + |
| Übelkeit, Erbrechen | +++ |
| Leberfunktionsstörungen | + |
| Cholestatischer Ikterus | + |
| Benigne Hepatome | (+) |
| Cholelithiasis (Ö) | + |
| Verschlechterung der Glucosetoleranz (bei familiärer, diabetischer Belastung) | +++ |
| Hyperlipidämie (vermutlich Ö) | +++ |
| Ovarialzysten (Ö) | + |
| Menstruationsstörungen (G) | +++ |
| Endometriumatrophie | + |
| Zervikale Hypersekretion (Ö) | + |
| Trockene Scheide (G) | + |
| Soorkolpitis (G) | + |
| Uterushypoplasie | +++ |
| Vergrößerung der Mamma (Ö) | +++ |
| Hemmung der Laktation | +++ |
| Libidoveränderungen | + |
| Urtikaria, Exantheme | + |
| Pigmentierung | +++ |
| Hemmung der Talgproduktion (Ö) | +++ |
| Virilisierung, Seborrhö, Akne (G) | +++ |
| Hypertrichose | + |
| Vermehrter Haarausfall (beim Absetzen von Ö) | +++ |
| Sehstörungen, Akkommodationsstörungen | +++ |

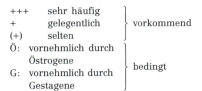

+++ sehr häufig  
+ gelegentlich } vorkommend  
(+) selten  
Ö: vornehmlich durch Östrogene } bedingt  
G: vornehmlich durch Gestagene

zeptiva schwanger werden, besteht ein **erhöhtes Risiko für fetale Mißbildungen**. Bei Frauen, die nach Absetzen der Pille schwanger geworden sind, scheint dagegen das teratogene Risiko nicht erhöht zu sein. Das Auftreten von Aborten ist sogar geringer.

Umfangreiche Statistiken über den Gebrauch von hormonalen Kontrazeptiva ergaben bisher keinen Anhalt für die Entstehung eines Mamma-, Endometrium- oder Kollumkarzinoms.

## Besonderheiten einzelner Kontrazeptivatypen

### Kombinationspräparate

Bei den Kombinationspräparaten handelt es sich um feste Kombinationen einer **Östrogen-** und einer **Gestagenkomponente**, die über 21 Tage eingenommen werden. Ihre **Wirkung** beruht auf einer Hemmung der Sekretion gonadotroper Hormone aus dem Hypophysenvorderlappen.

Der zur Ovulation führende LH-Gipfel in der Zyklusmitte wird unterdrückt. Zusätzlich kommt es zu einer Beeinflussung des Endometriums, des Eitransportes sowie des Zervikal-, Tuben- und Uterussekrets. Da die Östrogene hauptsächlich die Sekretion von FSH, die Gestagene die von LH hemmen, kann jedes Hormon für sich allein die Ovulation unterdrücken. Bei den Kombinationspräparaten geht die **Hemmwirkung** auf die Gonadotropinausschüttung in erster Linie von der *Östrogenkomponente* aus. Hier verhindern die Östrogene das Follikelwachstum, während die *Gestagene* das Auftreten der Entzugsblutung, ihren schnellen Eintritt, ihre kurze Dauer und damit ihren physiologischen Ablauf sichern. Außerdem wird unter Gestagenen der Zervixschleim zäh.

### Sequentialpräparate

Bei den Sequentialpräparaten wird versucht, die physiologischen Verhältnisse des menstruellen Zyklus nachzuahmen.

Aus diesem Grund werden in der ersten Hälfte allein Östrogen oder Östrogen zusammen mit niedrigen Gestagendosen, in der zweiten Hälfte zusätzlich höhere Gestagenmengen gegeben. Da bei diesen Präparaten *Östrogen allein* für die **Hemmung der Ovulation** zuständig ist, wird die Ovulation nicht so sicher unterdrückt wie bei den Kombinationspräparaten. Die **Sicherheit** (Tab. 18-76) nimmt auch deshalb ab, weil in der ersten Zyklushälfte zusätzliche Faktoren von seiten des Zervixschleims und des Endometriums, die durch Gestagene beeinflußt werden, entfallen.

### Dreiphasenpräparate

Die Dreiphasenpräparate enthalten **Ethinylestradiol** (Östrogen) und **Levonorgestrel** (Gestagen) zur **Hemmung der Ovulation.** Sie sind im wesentlichen aus der Erkenntnis entstanden, daß das thromboembolische Risiko oraler Kontrazeptiva von der Höhe der Östrogendosis abhängig ist. Bei ihnen ist daher, im Gegensatz zu den Sequentialpräparaten, bei denen die meisten konstant 0,05 mg Ethinylestradiol enthalten, die *Ethinylestradioldosis* in der 1. Phase auf nur 0,03 mg, in der 2. Phase auf 0,04 mg und in der 3. Phase wieder auf 0,03 mg reduziert. Die *Levonorgestreldosis* beträgt 0,05, 0,075 und 0,125 mg.

### Gestagenpräparate

Eine weitere Art der Kontrazeption besteht in der *kontinuierlichen Gabe niedriger Gestagendosen*. Die Gestagenpräparate (»**Minipille**«) enthalten kleinste Dosen von Gestagen, die ohne Einnahmepause kontinuierlich zugeführt werden. Ihre kontrazeptive Wirkung beruht auf der **Steigerung** der **Viskosität des Zervikalsekrets**, sie wirken jedoch nicht ovulationshemmend. Verwendet werden *Chlormadinonacetat, Norethisteron, Levonorgestrel* und *Lynestrenol*.

### Depotpräparate

▷ **Gestagenpräparate:** Gestagendepotpräparate enthalten eine hohe Gestagendosis, z.B. 150 mg *Medroxyprogesteronacetat*, die entsprechend der Wirkungsdauer von 3 Monaten alle 90 Tage parenteral verabreicht wird. Sie wirken zu Anfang über eine **Ovulationshemmung**, später vor allem über andere Mechanismen wie **Erhöhung** der **Zervixschleimviskosität** und Veränderung des Endometriums. Ihr Vorteil ist das Vermeiden von Einnahmefehlern.

Eine ähnliche Depotmethode besteht in der **subkutanen Implantation** von Kristallpreßlingen, die 100 mg *Lynestrenol* enthalten.

▷ **Östrogen/Gestagen-Kombinationen:** Um vor Einnahmefehlern sicher zu sein, kann auch durch eine monatlich einmalige i.m. Injektion *(»one shot a month«)* von 150 mg Deladroxon + 10 mg Estradiolönanthat, die am 8. Tag des Zyklus durchgeführt wird, die Ovulation unterdrückt werden. Es gibt jedoch gelegentlich Entzugsblutungen, die so stark sein können, daß eine Abrasio erforderlich wird.

Die **Einmonatspille** enthält ein etwa 4 Wochen wirksames Depotöstrogen und ein kurz wirksames Gestagen. Es wird damit ein lang anhaltender ovulationshemmender Östrogenspiegel erzielt und durch den kurzfristig wirksamen Gestagenanteil eine vierwöchentlich auftretende Abbruchblutung erzeugt.

Eine neue Entwicklung stellen Depothormone dar, die *subkutan* in Form von **Silikonplastikkapseln** *implantiert* werden. Je nach der galenischen Verarbeitung ist dabei eine Kontrazeption über 1 bis 5, ja sogar 20 Jahre möglich.

## Mittel zur postkoitalen Kontrazeption

Postkoital werden **hohe Östrogendosen** (5 mg Ethinylestradiol über 3 bis 5 Tage) angewendet. Die »*morning after pill*« verhindert die Nidation des befruchteten Eies. Voraussetzung für den Erfolg ist der Beginn der Therapie spätestens 24 bis 48 Std. nach der Kohabitation. Wegen der hohen Östrogendosen muß mit *erheblichen Nebenwirkungen* gerechnet werden (Tab. 18-78).

**Tab. 18-78.** Nebenwirkungen von hohen postkoitalen Östrogendosen

| Beschwerden | Ethinylestradiol (%) |
| --- | --- |
| Übelkeit | 52,8 |
| Erbrechen | 22,8 |
| Spannung in der Brust | 21,4 |
| Blutungsstörungen | 12,9 |
| Kopfschmerzen | 1,5 |
| Schwindel | 0,5 |
| Leibschmerzen | 1,4 |
| Amenorrhö | 0,4 |
| Andere | 7,6 |
| Keine | 31,6 |

### ▶ Pharmakokinetik

Siehe Östrogene S. 554f. und Gestagene S. 561.

### ◆ Therapeutische Verwendung

● **Indikationen:** Hormonale Kontrazeptiva dienen in erster Linie der Verhinderung einer Schwangerschaft. Die *gynäkologische Anwendung* von Ovulationshemmern erfolgt zur Steigerung der Fertilität, bei Uterushypoplasie, Ovarialinsuffizienz und habituellen Fehlgeburten. Weiter werden sie bei dysfunktionellen Uterusblutungen, funktioneller Dysmenorrhö und Mittelschmerz sowie beim prämenstruellen Syndrom angewandt, darüber hinaus bei Endometriose und zur Menstruationsverschiebung.

● **Kontraindikationen:** Tab. 18-79

**Tab. 18-79.** Kontraindikationen hormonaler Kontrazeptiva

| Absolute Kontraindikationen | Relative Kontraindikationen |
| --- | --- |
| Schwangerschaft | Häufung anderer Risikofaktoren für Thromboembolie (Alter über 35 Jahre, Raucher, Übergewicht, Hyperlipidämie, Hypertonie) |
| Vorausgehende zerebrale, retinale und koronare Gefäßleiden | Vorausgegangene tiefe Beinvenenthrombose oder Lungenembolie |
| Fixierte Hypertonie | Herzerkrankungen |
| Eingeschränkte Leberfunktion | Amenorrhö, Oligomenorrhö |
| Mammakarzinom | Schwangerschaftsikterus |
| Korpuskarzinom | Stillzeit |
| Hormonabhängige Tumoren einschließlich suspekter Neoplasmen der Brust und des Genitaltraktes | Nierendysfunktion |
| Ungeklärte abnorme Genitalblutungen | Anamnese für Diabetes, Epilepsie, Asthma bronchiale, Depression, Migräne |
| Insulinabhängiger Diabetes mellitus | Hämoglobinopathien (Sichelzellanämie) |
| | Familiäre Hyperlipidämie |
| | Präurämie |
| | Hypopituarismus |
| | Eingeschränkte Nebennierenrindenfunktion |
| | Überstandene Pankreatitis |
| | Bindegewebstumoren (Östrogene) |
| | Heranwachsende |

Tab. 18-80. Handelsnamen und Zusammensetzung hormonaler Kontrazeptiva

| Handelsname | Östrogen | Dosis (mg) | Progestagen | Dosis (mg) |
|---|---|---|---|---|
| **Kombinationspräparate** | | | | |
| Cilest® | Ethinylestradiol | 0,035 | Norgestimat | 0,25 |
| Conceplan® | Ethinylestradiol | 0,03 | Norethisteron | 0,5 |
| Eve® 20 | Ethinylestradiol | 0,02 | Norethisteron | 0,5 |
| Femigoa® | Ethinylestradiol | 0,03 | Levonorgestrel | 0,15 |
| Femovan® | Ethinylestradiol | 0,03 | Gestoden | 0,075 |
| Femranette® mikro | Ethinylestradiol | 0,03 | Levonorgestrel | 0,15 |
| Gravistat® 125 | Ethinylestradiol | 0,05 | Levonorgestrel | 0,125 |
| Leios® | Ethinylestradiol | 0,02 | Levonorgestrel | 0,1 |
| Lovelle® | Ethinylestradiol | 0,02 | Desogestrel | 0,15 |
| Lyndiol® | Ethinylestradiol | 0,05 | Lynestrenol | 2,5 |
| Lyn-ratiopharm® | Ethinylestradiol | 0,05 | Lynestrenol | 2,5 |
| Marvelon® | Ethinylestradiol | 0,03 | Desogestrel | 0,15 |
| Microgynon® 21 | Ethinylestradiol | 0,03 | Levonorgestrel | 0,15 |
| Minsiston® | Ethinylestradiol | 0,03 | Levonorgestrel | 0,125 |
| Minulet® | Ethinylestradiol | 0,03 | Gestoden | 0,075 |
| Miranova® | Ethinylestradiol | 0,02 | Levonorgestrel | 0,1 |
| MonoStep® | Ethinylestradiol | 0,03 | Levonorgestrel | 0,125 |
| Neogynon® 21 | Ethinylestradiol | 0,05 | Levonorgestrel | 0,25 |
| Neorlest® 21 | Ethinylestradiol | 0,03 | Norethisteronacetat | 0,6 |
| Neo-Stediril® | Ethinylestradiol | 0,05 | Levonorgestrel | 0,125 |
| Non-Ovlon® | Ethinylestradiol | 0,05 | Norethisteronacetat | 1,0 |
| Ortho-Novum® 1/50 | Mestranol | 0,05 | Norethisteron | 1,0 |
| Ovoresta® | Ethinylestradiol | 0,05 | Lynestrenol | 1,0 |
| Ovoresta® M | Ethinylestradiol | 0,0375 | Lynestrenol | 0,75 |
| Ovosiston® | Mestranol | 0,08 | Chlormadinonacetat | 2,0 |
| Ovulen® | Mestranol | 0,1 | Ethynodioldiacetat | 1,0 |
| Ovysmen® 0,5/35 | Ethinylestradiol | 0,035 | Norethisteron | 0,5 |
| Ovysmen® 1/35 | Ethinylestradiol | 0,035 | Norethisteron | 1,0 |
| Pregnon® L | Ethinylestradiol | 0,0375 | Lynestrenol | 0,75 |
| Sinovula® mikro | Ethinylestradiol | 0,03 | Norethisteron | 0,5 |
| Stediril® | Ethinylestradiol | 0,05 | Norgestrel | 0,5 |
| Stediril® d | Ethinylestradiol | 0,05 | Levonorgestrel | 0,25 |
| Valette® | Ethinylestradiol | 0,03 | Dienogest | 2,0 |
| Yermonil® | Ethinylestradiol | 0,04 | Lynestrenol | 2,0 |

Tab. 18-80. (Fortsetzung)

| Handelsname | Östrogen | Dosis (mg) | Progestagen | Dosis (mg) |
|---|---|---|---|---|
| **Sequentialpräparate** a) Zusammensetzung der Pille in der 1. Zyklushälfte b) Zusammensetzung der Pille in der 2. Zyklushälfte | | | | |
| Biviol® | Ethinylestradiol | a) 0,04 b) 0,03 | Desogestrel | a) 0,025 b) 0,125 |
| Lyn-ratiopharm®-Sequenz | Ethinylestradiol | a) 0,05 b) 0,05 | Lynestrenol | b) 2,5 |
| NeoEunomin® | Ethinylestradiol | a) 0,05 b) 0,05 | Chlormadinonacetat | b) 1,0 |
| Ovanon® | Ethinylestradiol | a) 0,05 b) 0,05 | Lynestrenol | b) 2,5 |
| Oviol® 22 | Ethinylestradiol | a) 0,05 b) 0,05 | Desogestrel | b) 0,125 |
| Perikursal® 21 | Ethinylestradiol | a) 0,05 b) 0,05 | Levonorgestrel | a) 0,05 b) 0,125 |
| Sequilar® 21 / 28 | Ethinylestradiol | a) 0,05 b) 0,05 | Levonorgestrel | a) 0,05 b) 0,125 |
| Sequostat® | Ethinylestradiol | a) 0,05 b) 0,05 | Norethisteronacetat | b) 1,0 |
| **Dreiphasenpräparate** a) Zusammensetzung der Pille für die ersten 6 Zyklustage b) Zusammensetzung der Pille für weitere 5 Zyklustage c) Zusammensetzung der Pille für weitere 10 Zyklustage | | | | |
| Pramino® | Ethinylestradiol | a) 0,035 b) 0,035 c) 0,035 | Norgestimat | a) 0,18 b) 0,215 c) 0,25 |
| Synphasec® | Ethinylestradiol | a) 0,035 b) 0,035 c) 0,035 | Norethisteron | a) 0,5 b) 1,0 c) 0,5 |
| Tirette® | Ethinylestradiol | a) 0,3 b) 0,04 c) 0,03 | Levonorgestrel | a) 0,05 b) 0,075 c) 0,125 |
| Trigoa® | Ethinylestradiol | a) 0,03 b) 0,04 c) 0,03 | Levonorgestrel | a) 0,05 b) 0,075 c) 0,125 |
| Trinordiol® 21/28 | Ethinylestradiol | a) 0,03 b) 0,04 c) 0,03 | Levonorgestrel | a) 0,05 b) 0,075 c) 0,125 |
| TriNovum® | Ethinylestradiol | a) 0,035 b) 0,035 c) 0,035 | Norethisteron | a) 0,5 b) 0,75 c) 1,0 |
| Triquilar® /28 | Ethinylestradiol | a) 0,03 b) 0,04 c) 0,03 | Levonorgestrel | a) 0,05 b) 0,075 c) 0,125 |
| Trisiston® | Ethinylestradiol | a) 0,03 b) 0,04 c) 0,03 | Levonorgestrel | a) 0,05 b) 0,075 c) 0,125 |
| Tristep® | Ethinylestradiol | a) 0,03 b) 0,05 c) 0,04 | Levonorgestrel | a) 0,05 b) 0,05 c) 0,125 |

Tab. 18-80. (Fortsetzung)

| Handelsname | Östrogen | Dosis (mg) | Progestagen | Dosis (mg) |
|---|---|---|---|---|
| **Gestagenpräparate zur kontinuierlichen Applikation** | | | | |
| Exlutona® | | | Lynestrenol | 0,5 |
| Microlut® | | | Levonorgestrel | 0,03 |
| Micronovum® | | | Norethisteron | 0,35 |
| Mikro-30® Wyeth | | | Levonorgestrel | 0,03 |
| **Depotpräparate** | | | | |
| Depo-Clinovir® | | | Medroxyprogesteronacetat | 150 |
| Noristerat® | | | Norethisteronacetat | 200 |
| **Interzeption (postkoital)** | | | | |
| Tetragynon® | Ethinylestradiol | 0,05 | Levonorgestrel | 0,25 |

- **Vorsichtsmaßnahmen:** Besondere Überwachung ist erforderlich, wenn als Anamnese Epilepsie, multiple Sklerose, Otosklerose, Fibrome des Uterus, Hypertonie, Herzerkrankungen, Diabetes, Tuberkulose, Tetanie, Porphyrie und Thrombophlebitis vorliegen.

- **Interaktionen:** Barbiturate (Phenobarbital), Phenytoin, Rifampicin, Chlorcyclizin, Phenylbutazon und Ampicillin können über einen gesteigerten Abbau die Wirkung hormonaler Kontrazeptiva herabsetzen und dadurch zu *unerwünschten Schwangerschaften* führen.

Unerwünschte Schwangerschaften als Folge solcher Interaktionen sind allerdings sehr selten. Dies mag damit zusammenhängen, daß früher die Hormondosen doch so hoch waren, daß selbst bei Steigerung ihres Abbaus die Gewebsspiegel nicht unterschwellig wurden. Mit zunehmendem Gebrauch niedriger Steroiddosen dürfte sich die Gefahr der Interaktionen möglicherweise erhöhen.

- **Handelsnamen und Dosierung:** Tab. 18-80

## Literatur

Adami S, Zamberlan N. Adverse effects of bisphosphonates. A comparative review. Drug Saf 1996; 14 (3):158–70.

Ammon HPT, Häring HU, Kellerer M, Laube H, Mark M. Antidiabetika: Diabetes mellitus und Pharmakotherapie. In: Medizinisch-pharmakologisches Kompendium. 2. Aufl. Ammon HPT, Werning C (eds). Stuttgart: Wissenschaftliche Verlagsgesellschaft 1999; Band 2.

Ammon HPT, Häring HU, Kellerer M, Laube H, Mosthaf L, Verspohl EJ, Wahl MA. Antidiabetic Agents. Recent Advances in Drug Research. Vol. 27. Testa B, Meyer UA (eds). London, San Diego, New York, Boston, Sydney, Tokyo, Toronto: Academic Press 1996.

Ammon HPT. Arzneimittelneben- und -wechselwirkungen. 4. Aufl. Stuttgart: Wissenschaftliche Verlagsgesellschaft 1999.

Ammon HPT. Molekularer Wirkungsmechanismus der Sulfonylharnstoffe. Dtsch Med Wschr 1988; 113:864–70.

Azria M. The Calcitonins. Physiologie und Pharmacology. Basel: S. Karger 1989.

Ballard PL. Delivery and transport of glucocorticoids to target cells. Monogr Endocrinol 1979; 12:25–48.

Baxter JD, Rousseau GG. Glucocorticoid hormone action: an overview. Monogr Endocrinol 1979; 12:1–24.

Braustein GD. The benefits of estrogen to the menopausal woman outweigh the risk of developing endometrial cancer. CA 1984; 34:210–9.

Brogden RN, Buckley MM, Ward A. Buserelin. A review of its pharmacodynamic and pharmacokinetic properties, and clinical profile. Drugs 1990; 39 (3):399–437.

Casper RF. Regulation of estrogen/progestagen receptors in the endometrium. Int J Fertil Menopausal Stud 1996; 41:16–21.

Chopra IJ. Trijodothyronines in Health and Disease. Berlin, Heidelberg, New York: Springer 1981.

Clark JH, Peck EJ jr. Female Sex Steroids, Receptors and Functions. Berlin, Heidelberg, New York: Springer 1979.

Daniel Y, Inbar M, Bar-Am A, Peyser MR, Lessing JB. The effects of tamoxifen treatment on the endometrium. Fertil Steril 1996; 65:1083–9.

Dorfman RJ. Pharmacology of estrogens. Gen Pharmacol Ther 1980; 9:107–19.

Dow KH. A rewiev of late effects of cancer in women. Semin Oncol Nurs 1995; 11:128–36.

Ehrlich EN, Nolten WE, Lindheimer MD. Mineralocorticoids and the regulation of sodium metabolism in normal and hypertensive pregnancy: a review. Clin Exp Hypertens 1980; 2/5:803–9.

Exton JN. Regulation of gluconeogenesis by glucocorticoids. Monogr Endocrinol 1979; 12:535–46.

Fain JN. Inhibition of glucose transport in fat cells and activation of lipolysis by glucocorticoids. Monogr Endocrinol 1979; 12:547–60.

Fleisch HA. Biphosphonates: preclinical aspects and use in osteoporosis. Ann Med 1997; 29 (1):55–62.

Freudenberger T, Moll I, Jung EG. Nebenwirkungen an der Haut durch anabole Steroide. Dt Ärztebl 1991; 88:C2299–300.

Galvan G. Die Peptidhormone des Hypothalamus. Acta Med Austr 1979; 5:55–61.

Giorgi EP. The transport of steroid hormones into animal cells. Int Rev Cytol 1980; 65:49.

Goldfine JD. The insulin receptor: molecular biology and transmembrane signaling. Endoc Rev 1987; 8:235–55.

Granner DK. The role of glucocorticoid hormones as biological amplifiers. Monogr Endocrinol 1979; 12:593–611.

Hall NR, O'Grady MP. Regulation of pituitary peptides by the immune system. Bioessays 1989; 11:141–4.

Handler JS, Orloff J. Antidiuretic hormone. Ann Rev Physiol 1981; 43:611–24.

Hatz JH. Glucocorticoide: Immunologische Grundlagen, Pharmakologie und Therapierichtlinien. In: Medizinisch-pharmakologisches Kompendium. Ammon HPT, Werning C. Stuttgart: Wissenschaftliche Verlagsgesellschaft 1998; Band 12.

Haupt HA, Rovere GD. Anabolic steroids: A review of the Literature. Am J Sports Med 1984; 12:469–84.

Henderson KM. Gonadotrophic regulation of ovarian activity. Brit Med Bull 1979; 35:161–6.

Hodsman A, Adachi J, Olszynski W. Prevention and management of osteoporosis: consensus statements from the scientific advisory board of the osteoporosis society of Canada. 6. Use of bisphosphonates in the treatment of osteoporosis. Can Med Assoc J 1996; 155:945–8.

Isaacs CJ, Swain SM. Hormone replacement therapy in women with a history of breast carcinoma. Hematol Oncol Clin North Am 1994; 8:179–95.

Kahn CR. The molecular mechanism of insulin action. Ann Rev Med 1985; 36:429–51.

Kotchen TA, Guthrie GP jr. Renin-angiotensin-aldosterone and hypertension. Endocr Rev 1980; 1 (1):78–99.

Kuhl H. Comparative pharmacology of newer progestogens. Drugs 1996a; 51:188–215.

Kuhl H. Effects of progestogens on haemostasis. Maturitas 1996b; 24: 1–19.

Leung PPK, Armstrong DT. Interactions of steroid and gonadotropins in the control of steroidgenesis in the ovarian follicle. Ann Rev Physiol 1980; 42:71–82.

Means AR, Dedman JR, Tash JS, Tindall DJ, van Sickle M, Welsh MJ. Regulation of the testis Sertoli cells by follicle stimulating hormone. Ann Rev Physiol 1980; 42:59–70.

Meites J, Sonntag WE. Hypothalamic hypophysiotropic hormones and neurotransmitter regulation: current views. Ann Rev Pharmacol Toxicol 1981; 21:295–322.

Montgomery PA. Combination use of sulfonylureas and insulin in the treatment of noninsulin-dependent diabetes mellitus. Pharmacotherapy 1992; 12:292–9.

Mooradian AD, Morley JE, Korenman SG. Biological actions of androgens. Endoc Rev 1987; 8:1–28.

Neal DE. Drugs in focus: Finasteride. Presc J 1995; 35:89–95.

Oesterling JE. Endocrine therapies for symptomatic benign prostatic hyperplasia. Urology 1994; 43:7–16.

Oppenheimer JH, Schwartz HL, Mariash CN, Kinlaw WB, Wong NCW, Freake HC. Advances in our understanding of thyroid hormone action at the cellular level. Endocrine Reviews 1987; 8:288–308.

Scarborough DE. Cytokinine modulation of pituitary hormone secretion. Ann NY Acad Sci 1990; 594:169–87.

Schwyzer R. Structure and function in neuropeptides. Proc Roy Soc Biol (London) 1980; 210:5.

Shenfield GM, Griffin JM. Clinical pharmacokinetics of contraceptive steroids. An update. Clin Pharmacokinet 1991; 20:15–37.

Shiu RPC, Friesen HG. Mechanism of action of prolactin in the control of mammary gland function. Ann Rev Physiol 1980; 42:83–96.

Skouby SO, Petersen KR. Clinical experience with the recently developed progestogens. Int J Fertil 1991; 36:32–7.

Steiner JF. Clinical pharmacokinetics and pharmacodynamics of finasteride. Clin Pharmacokinet 1996; 30:16–27.

Tauber MT, Harris AG, Rochiccioli P. Clinical use of the long acting somatostatin analogue octreotide in pediatrics. Eur J Pediatr 1994; 153 (5): 304–10.

Webster J. A comparative review of the tolerability profiles of dopamine agonists in the treatment of hyperprolactinaemia and inhibition of lactation. Drug Saf 1996; 14:228–38.

Wiseman LR, Goa KL. Toremifene. A review of its pharmacological properties and clinical efficacy in the mangement of advanced breast cancer. Drugs 1997; 54:141–60.

Ziegler R. Calcitonin. Med Mo Pharm 1986; 9:133–40.

# 19 Pharmaka zur Behandlung von Stoffwechselkrankheiten

T. Sudhop, K. von Bergmann und C.-J. Estler

Arzneimittel zur Behandlung
von Fettstoffwechselstörungen .......... 572
*T. Sudhop und K. von Bergmann*
Einführung ............................ 572
Pflanzliche Sterole und Derivate .......... 572
Gallensäurebindende Harze (Colestyramin
und Colestipol) ....................... 573
HMG-CoA-Reduktasehemmer, Statine ....... 575
   Besonderheiten einzelner Verbindungen ... 578
Fibrate ................................ 579
   Besonderheiten einzelner Verbindungen ... 580
Nicotinsäurederivate .................... 584
   Besonderheiten einzelner Verbindungen ... 585

Arzneimittel zur Behandlung der Gicht .... 587
*K. von Bergmann und T. Sudhop*
Einführung ............................ 587
Therapieprinzipien ...................... 588
   Hyperurikämie ....................... 588
Gichtanfall ............................ 589
Urikostatika ........................... 589
Urikosurika ........................... 590
Colchicin ............................. 591

**Fluorid** ............................ 592
*C.-J. Estler*

## Arzneimittel zur Behandlung von Fettstoffwechselstörungen

T. Sudhop und K. von Bergmann

### Einführung

Zahlreiche prospektive Studien haben gezeigt, daß das **Serumcholesterin** und besonders das **LDL-Cholesterin** einen Risikofaktor für die *koronare Herzkrankheit* (KHK) darstellt. Aufgrund dieser Studien wird empfohlen, die Gesamtcholesterin- und LDL-Cholesterinkonzentration bei Hochrisikopatienten und erfolgloser Ernährungsumstellung durch Medikamente auf ≤ 200 mg/dl bzw. ≤ 130 mg/dl zu senken.

Bei Patienten mit KHK soll die LDL-Cholesterinkonzentration auf ≤ 100 mg/dl gesenkt werden. Interventionsstudien mit cholesterinsenkenden Medikamenten, besonders mit HMG-CoA-Reduktasehemmern (Statinen), haben gezeigt, daß die Morbidität und Mortalität an KHK erheblich vermindert werden können. Die Statine haben eine gesicherte Indikation bei Patienten mit bekannter KHK (sekundäre Prävention) und sind zu empfehlen bei Hochrisikopatienten ohne Hinweis auf eine KHK (primäre Prävention). Entsprechende Therapieempfehlungen sind sowohl vom »National Cholesterol Education Program« als auch durch die »European Atherosclerosis Society« herausgegeben worden.

### Pflanzliche Sterole und Derivate

▶ **Pharmakodynamik**

**Sitosterin** ist ein ubiquitär in der pflanzlichen Nahrung vorkommendes Sterol, das sich durch eine zusätzliche Ethylgruppe an Position 24 vom Cholesterin unterscheidet. Durch Reduktion der Doppelbindung in 5α-Position entsteht das in der Natur nur in sehr geringen Mengen vorkommende **Sitostanol** (Abb. 19-1).

▶ **Pharmakokinetik**

*Sitosterin* wird zu weniger als 5% intestinal resorbiert. Die Konzentration im Blut ist ca. 500mal geringer als Cholesterin. Sitosterin wird beim Menschen *nicht metabolisiert* und rasch mit der Galle ausgeschieden. Bei der seltenen **Phytosterolämie** wird Sitosterin zu bis zu 40% resorbiert und in verschiedenen Geweben abgelagert. *Sitostanol* wird zu weniger als 1% resorbiert und ist im Plasma normalerweise nicht nachweisbar. Es ist zur Senkung der Cholesterinkonzentration als Sitostanololeat in Margarine in einigen Ländern frei erhältlich. Die Chole-

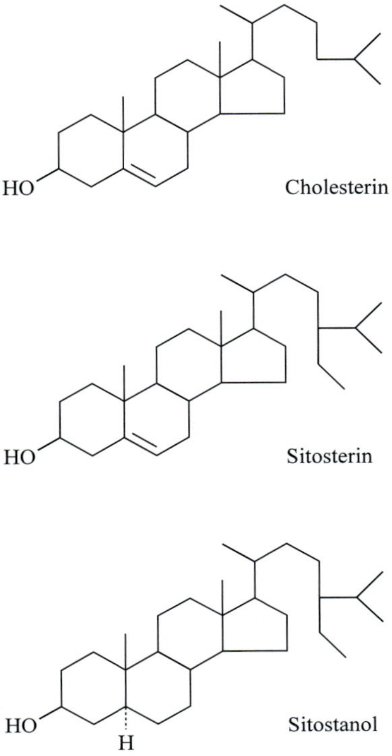

# Gallensäurebindende Harze (Colestyramin und Colestipol)

▶ **Pharmakodynamik**

Die auch als Gallensäurenaustauscherharze bezeichneten, ursprünglich zur Therapie des Pruritus bei cholestatischen Lebererkrankungen entwickelten Substanzen **Colestyramin** und **Colestipol** zeigten bald auch eine gute LDL-cholesterinsenkende Wirkung. Beide Verbindungen werden aus dem Magen-Darm-Kanal *nicht resorbiert*. Im Darmlumen binden sie Gallensäurenanionen irreversibel im Austausch gegen Chloridionen und entziehen damit Gallensäuren dem enterohepatischen Kreislauf, in dem sie normalerweise zu 95–97% rückresorbiert werden. Während Colestyramin, ein basisches Polymer aus Vinylbenzol (Styrol) und Divinylbenzol (Abb. 19-2), Cholsäure gegen Chloridionen im Verhältnis 1:2 austauscht, liegt das Verhältnis für Colestipol, einem basischen Polymer aus Diethylentriamin und 1-Chlor-2,3-epoxypropan (Abb. 19-3), etwas ungünstiger, so daß dieses Harz *molar höher* dosiert werden muß. Durch den Verlust der adsorbierten Gallensäuren wird mehr Cholesterin zur Synthese von Gallensäuren benötigt. Dadurch kommt es zur Expression der hepatischen LDL-Rezeptoren mit Senkung der LDL-Cholesterinkonzentration und gleichzeitig zur Steigerung der Cholesterinsynthese. Der Hauptmechanismus der LDL-cholesterinsenkenden Wirkung beruht dabei in erster Linie auf der vermehrten hepatischen LDL-Rezeptorexpression.

Trotz Steigerung der Cholesterinbiosynthese resultiert eine dosisabhängige Senkung der LDL-Cholesterinkonzentration um ca. 20%; mit sehr hohen Dosen kann eine Senkung der LDL-Cholesterinkonzentration von bis zu 30% erzielt werden. Die HDL-Cholesterinkonzentration steigt unter Therapie um 3–14% an, die Konzentration von Lipoprotein (a) wird nicht beeinflußt. Die Serumtriglyceridkonzentration steigt bei Patienten mit normalen Ausgangswerten unter Therapie um bis zu 20% an, bei *familiären Hypertriglyceridämien* oder *Dysbeta-*

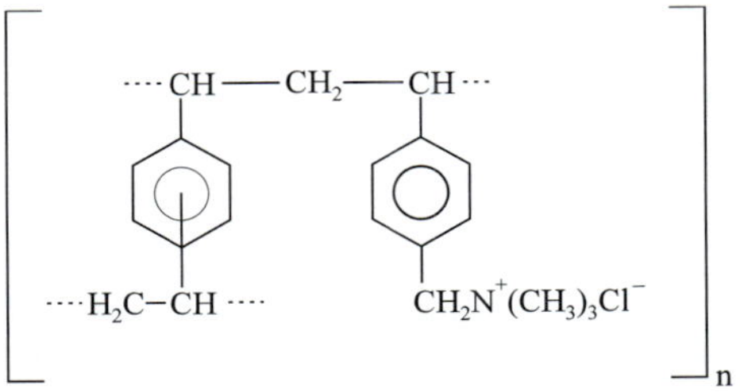

Abb. 19-1. Strukturformeln von Cholesterin, Sitosterin und Sitostanol

sterinsenkung scheint stärker als durch Sitosterin zu sein und beträgt als Sitostanololeat ca. 10%.

◆ **Therapeutische Verwendung**

● **Indikationen:** Milde Hypercholesterinämie in Verbindung mit diätetischen Maßnahmen, wenn diese allein und in Kombination mit nichtpharmakologischen Maßnahmen keinen ausreichenden therapeutischen Effekt aufweisen.

● **Unerwünschte Wirkungen:** Häufiger werden Veränderungen des Stuhlverhaltens beobachtet; weiche Stühle, Flatulenz und Meteorismus, besonders zu Beginn, werden häufiger angegeben.

● **Kontraindikationen:** Sitosterin ist kontraindiziert bei der Phytosterolämie. Sitostanol scheint bei der Phytosterolämie nicht resorbiert zu werden.

● **Interaktionen:** bisher nicht bekannt

● **Handelsnamen und Dosierung:**

Sitosterin: LP-Truw® mono, Sito-Lande® (Tagesdosis 3–6 g)
Sitostanol: sitostanolhaltige Lebensmittel (Margarine) sind in einigen Ländern zugelassen (Benecol®)

Abb. 19-2. Strukturformel von Colestyramin (Monomer)

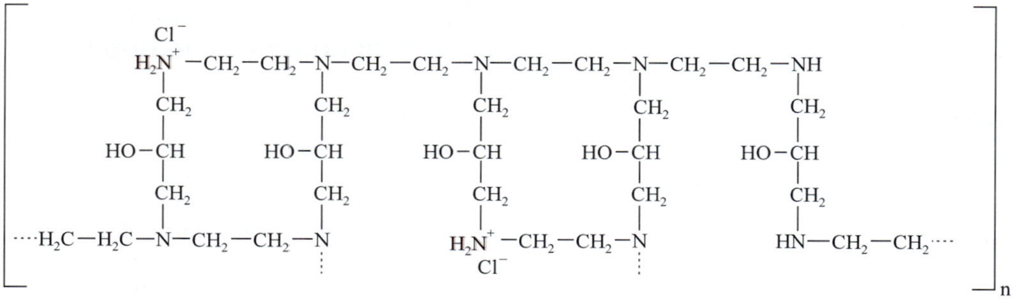

**Abb. 19-3.** Strukturformel von Colestipol (Monomer)

lipoproteinämie kann es zu einem überproportionalen Anstieg kommen, deswegen sollte es nicht bei erhöhter Triglyceridkonzentration eingesetzt werden.

Gallensäurenbindende Harze verändern die Zusammensetzung der Galle nicht, der lithogene Index bleibt unverändert.

### ▶ Pharmakokinetik

Beide Substanzen sind wasserunlöslich. Nach Einnahme quellen die Harze unter Wasseraufnahme, werden aber intraluminal weder *metabolisiert* noch *resorbiert*. Das im Austausch mit Gallensäuren freigesetzte Chlorid wird resorbiert, so daß ein Anstieg der renalen Chloridausscheidung beobachtet werden kann. Neben Gallensäuren wird auch Bicarbonat gebunden; bei Patienten mit höhergradiger Niereninsuffizienz kann die Ausbildung einer metabolischen Acidose gefördert werden.

### ◆ Therapeutische Verwendung

● **Indikationen:** Hauptindikation ist die isolierte *Hypercholesterinämie* mit Ausnahme der homozygoten familiären Form in Verbindung mit diätetischen Maßnahmen, wenn diese allein und in Kombination mit nichtpharmakologischen Maßnahmen keinen ausreichenden therapeutischen Effekt aufweisen. Daneben sind sie auch zur Therapie von Phytosterolämien geeignet. Bei Patienten mit gemischten Hyperlipidämien oder Dysbetalipoproteinämie besteht die Gefahr eines deutlichen Anstiegs der Triglyceridkonzentration.

● **Unerwünschte Wirkungen:** Nebenwirkungen treten dosisabhängig bei fast allen Patienten auf und sind für die häufig schlechte Compliance verantwortlich. Konsistenz und Geschmack werden von vielen Patienten als unangenehm empfunden. Dosisabhängig treten Obstipation und Blähungen auf. Langsame vorsichtige Eindosierung mit wöchentlicher Dosissteigerung senkt die Inzidenz dieser Nebenwirkung und fördert die Compliance. Initial wird häufiger ein passagerer Anstieg der Leberenzymkonzentrationen ohne klinische Relevanz beobachtet.

● **Kontraindikationen:** Komplette Gallenwegsobstruktion. Bei Anwendung in der Schwangerschaft zeigten sich bisher keine ungünstigen Eigenschaften. *Kinder* unter sechs Jahren sollten *nicht* mit Gallensäurenaustauscherharzen behandelt werden.

● **Interaktionen:** Aufgrund der *adsorptiven Eigenschaften* kann die Resorption anderer – besonders saurer – Medikamente beeinträchtigt werden. Andere Medikamente, die einem enterohepatischen Kreislauf unterliegen, müssen in ihrer Dosis angepaßt werden. Dies gilt besonders für *Digitoxin*, aber auch für die Substitution von *L-Thyroxin*, *Amiodaron* und orale *Antikoagulanzien*. Für einige nichtsteroidale Antiphlogistika wie *Piroxicam* und *Tenoxicam* wurde eine Verbesserung der Resorption beobachtet. Bisher wurden keine negativen Effekte auf die Versorgung fettlöslicher Vitamine (A, D, E und K) bekannt, eine Substitution erscheint nicht notwendig.

● **Therapeutische Kombinationen:** Aufgrund der Steigerung der Cholesterinbiosynthese durch Gallensäurenaustauscherharze ist eine Kombination mit HMG-CoA-Reduktasehemmern sinnvoll. Dabei sollte die Dosis des HMG-CoA-Reduktasehemmers auf zwei Einzeldosen verteilt werden.

● **Handelsnamen:**
Colestyramin: Quantalan®, Vasosan®, colestyr ct®, Lipocol-Merz® u.a.
Colestipol: Cholestabyl®, Colestid®

● **Dosierung:**
Colestyramin: 8–24 g
Colestipol: 10–30 g
Die Tagesdosis sollte auf 1 bis 3 Einzeldosen verteilt werden; eine einschleichende Dosierung ist notwendig.

# HMG-CoA-Reduktasehemmer, Statine

▶ **Pharmakodynamik**

Mit der Einführung (Lovastatin, 1987) der sog. *HMG-CoA-Reduktasehemmer (Statine)* standen erstmals hoch effektive Substanzen zur Senkung der Gesamtcholesterin- und LDL-Cholesterinkonzentration zur Verfügung. *HMG-CoA-Reduktasehemmer* wirken überwiegend in der Leber und weisen einen hohen hepatischen *»first-pass«-Effekt* auf, so daß die periphere Cholesterinbiosynthese nur geringfügig beeinflußt wird. Durch *kompetitive Hemmung* der *3-Hydroxy-3-methylglutaryl-CoA-(HMG-CoA-)Reduktase*, dem *Schlüsselenzym* der endogenen Cholesterinbiosynthese, wird die intrazelluläre Cholesterinbiosynthese auf der Stufe der Reduktion von 3-Hydroxy-3-methylglutaryl-CoA zu *Mevalonsäure* blockiert (Abb. 19-4). Kompensatorisch wird die Expression von *LDL-Rezeptoren* auf der Oberfläche der Leberzelle gesteigert, so daß es zu einer vermehrten LDL-Cholesterinaufnahme aus dem Blut kommt. Dieser Effekt bewirkt dosisabhängig eine *Senkung der atherogenen LDL-Cholesterinkonzentration*, während die *antiatherogene HDL-Cholesterinkonzentration* geringfügig *erhöht* wird. Die *Triglyceridkonzentration* wird in Abhängigkeit von Ausgangswert und Dosis mäßig *gesenkt*.

Die Lipoprotein-(a)-Konzentration wird durch HMG-CoA-Reduktasehemmer nicht beeinflußt. Erste therapeutische Effekte treten schon wenige Tage nach der ersten Einnahme auf, der maximale Therapieeffekt wird nach 4–6 Wochen erreicht. Wegen ihres cholesterinsenkenden Effekts werden diese Substanzen im deutschen Sprachgebrauch auch als Cholesterinsynthesehemmer (CSE-Hemmer) bezeichnet. Zur Zeit stehen folgende Substanzen zur Verfügung: *Lovastatin, Simvastatin, Pravastatin, Fluvastatin, Atorvastatin* und *Cerivastatin*.

▶ **Pharmakokinetik**

Tab. 19-1

◆ **Therapeutische Verwendung**

● **Indikationen:** *Primäre nichtfamiliäre* und *familiäre heterozygote* Hypercholesterinämien und gemischte Hyperlipidämien in Kombination mit diätetischen Maßnahmen, wenn diese allein und in Kombination mit nichtpharmakologischen Maßnahmen keinen ausreichenden therapeutischen Effekt aufweisen. Bei Patienten mit einer *homozygoten familiären* Hypercholesterinämie (Fehlen von LDL-Rezeptoren) kommt es zu keiner oder nur minimalen Senkung der LDL-Cholesterinkonzentration. Die **Wirkdauer** geht über die reine Bindungszeit am Enzym hinaus und beträgt ca. 24 Std., so daß die einmalige Gabe der Tagesdosis ausreicht. Bei einmal tägl. Verabreichung sollte die Dosis bevorzugt abends eingenommen werden, da die Cholesterinbiosynthese nachts stärker als tagsüber ist.

● **Unerwünschte Wirkungen:** Häufig finden sich unspezifische gastrointestinale Symptome wie Bauchschmerzen/Krämpfe, Blähungen, Obstipation, Übelkeit und Diarrhöen besonders zu Beginn der Behandlung. Daneben werden selten grippeähnliche Symptome wie Husten, Rhinitis und häufiger Kopfschmerzen beobachtet. Dosisabhängig finden sich gelegentlich Muskelbeschwerden mit und ohne Anstieg der Kreatinphosphokinase, die besonders bei sportlichen Aktivitäten in Form von »Muskelkater« auftreten können. Daneben in seltenen Fällen rever-

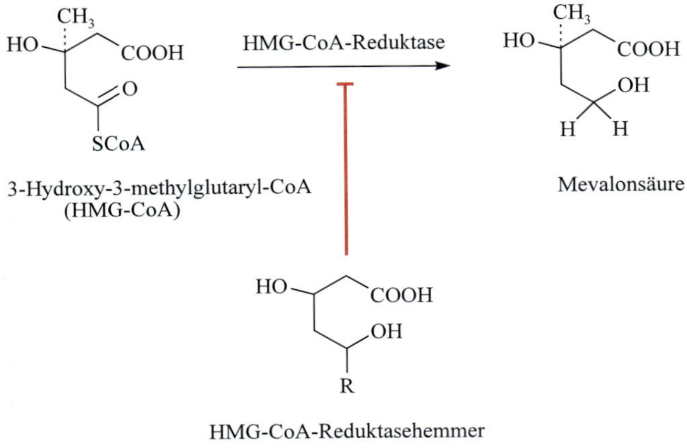

**Abb. 19-4.** Wirkmechanismus der HMG-CoA-Reduktasehemmer
⊣ Hemmung

Tab. 19-1. Chemische Struktur und Pharmakokinetik der HMG-CoA-Reduktasehemmer

| Stoffname | Chemische Struktur | Pharmakokinetik | | | | | | | |
|---|---|---|---|---|---|---|---|---|---|
| | | Orale Absorption (%) | Bioverfügbarkeit (%) | »first-pass« (%) | $t_{max}$ (Std.) | Plasmaproteinbindung (%) | HWZ (Std.) | Metaboliten | Elimination (%) |
| Lovastatin (Prodrug) | | ca. 25 (nahrungsabhängig) | < 5 | ca. 69 | 2–4 | 95 | 1,5 | Hydrolyse des Lactons zur aktiven β-Hydroxysäure (100% Hemmwirkung*); weitere Metabolite: 6′β-Hydroxysäure (60% Hemmwirkung*) und 3′′β-Hydroxysäure (15% Hemmwirkung*) | Fäzes: 83 Urin: 10 |
| Simvastatin (Prodrug) | | ca. 60 (nahrungsunabhängig) | < 5 | ca. 60 | 1,3–2,4 | 95 | 2,2–3,1 | Hydrolyse des Lactons zur aktiven β-Hydroxysäure (100% Hemmwirkung*); weitere Metabolite: 6′β-Hydroxysäure (45% Hemmwirkung*) und 3′′β-Hydroxysäure (22% Hemmwirkung*) | Fäzes: 60 Urin: 13 |
| Pravastatin | | ca. 34 (nahrungsabhängig) | ca. 17 | ca. 66 | 1–1,5 | 50 | 3 | 3α-Hydroxyisomer (2,5–10% Hemmwirkung); 3,5,6-Trihydroxyisomer (< 0,01% Hemmwirkung*) | Fäzes: 70 Urin: 20 |

* Hemmung der HMG-CoA-Reduktase

Tab. 19-1. (Fortsetzung)

| Stoffname | Chemische Struktur | Pharmakokinetik | | | | | | | |
|---|---|---|---|---|---|---|---|---|---|
| | | Orale Absorption (%) | Bioverfügbarkeit (%) | »first-pass« (%) | $t_{max}$ (Std.) | Plasmaproteinbindung (%) | HWZ (Std.) | Metaboliten | Elimination (%) |
| Fluvastatin | | ca. 98 (nahrungsunabhängig) | ca. 24 | ca. 68 | 0,7 | 98 | 0,5–0,8 | hepatisch 5- und 6-Hydroxysäuren (Hemmwirkung*); inaktive N-Desisopropylpropionsäure | Fäzes: 93 Urin: 6 |
| Atorvastatin | | < 90 | 12 | ca. 70 | 1–2 | < 98 | 14 | ortho- und para-Hydroxysäuren (70% Hemmwirkung*) | Fäzes: < 90 Urin: < 2 |
| Cerivastatin | | > 90 (nahrungsunabhängig) | 60 | > 70 | 2–3 | > 99 | 2–3 | drei aktive Metabolite (Kombination aus Demethylierung der Ethermethylgruppe und Hydroxylierung der 6-Isopropylmethylgruppe; 100% Hemmwirkung* aller Metabolite) | Fäzes: 70 Urin: 30 |

\* Hemmung der HMG-CoA-Reduktase

sibler Anstieg der Transaminasekonzentration, Hautausschläge, Pruritus. Die im Tierversuch nach sehr hohen Dosen auftretenden Linsentrübungen sind beim Menschen bisher nicht beobachtet worden.

● **Kontraindikationen:** Vorbestehende Myopathien, aktive Lebererkrankungen, Schwangerschaft (keine Erfahrung beim Menschen) und Stillzeit (unterschiedlicher Übertritt in die Muttermilch).

● **Interaktionen:** Mit Ausnahme von *Pravastatin* werden alle zur Therapie zugelassenen Statine hepatisch über das mikrosomale Cytochrom-$P_{450}$-System metabolisiert. Während *Lovastatin, Simvastatin, Atorvastatin* und *Cerivastatin* v. a. durch das Isoenzym CYP 3A4 metabolisiert werden, wird *Fluvastatin* hauptsächlich über das Isoenzym CYP 2C9 des Cytochrom-$P_{450}$-Systems abgebaut. Pravastatin wird dagegen überwiegend unverändert **renal** ausgeschieden. Bei gleichzeitiger Einnahme von Arzneimitteln, die das entsprechende mikrosomale Isoenzym hemmen, besteht die Gefahr zum Teil schwerer Nebenwirkungen durch erhöhte Konzentration der Statine, die auch erst mehrere Wochen nach Therapiebeginn auftreten können. Dabei wurden insbesondere Rhabdomyolysen beschrieben. Interaktionen dieser Art sind für Ciclosporin, Tacrolimus, Makrolidantibiotika (z. B. Erythromycin), Antimykotika vom Azoltyp und Mibefradil (aus dem Handel gezogen) beschrieben. Ferner kann es zu Rhabdomyolysen bei gleichzeitiger Gabe von Fibraten und Nicotinsäure kommen. Eine Kombination von Statinen mit Fibraten oder Nicotinsäure sollte daher nur in Ausnahmefällen unter Vorsichtsmaßnahmen vorgenommen werden (S. 580). *Simvastatin* und *Atorvastatin* führen zu einer leichten Erhöhung der Digoxinkonzentration im Blut (20%).

● **Therapeutische Kombinationen:** *HMG-CoA-Reduktasehemmer* können mit *gallensäurenbindenden Harzen* kombiniert werden und führen zu einer synergistischen Wirkung in bezug auf die LDL-senkende Wirkung. Wegen der Steigerung der Cholesterinbiosynthese durch die gallensäurenbindenden Harze sollte die Tagesdosis des HMG-CoA-Reduktasehemmers auf zwei Einzelgaben verteilt werden.

### Besonderheiten einzelner Verbindungen

Tab. 19-1

### Lovastatin

Lovastatin wird als unwirksames lipophiles Prodrug in Lactonform aus Kulturen von *Aspergillus terres* gewonnen. Nach Resorption wird das Lacton durch unspezifische Esterasen in Gewebe und Leber zur aktiven β-Hydroxysäure hydrolysiert. Mit der maximalen Tagesdosis (80 mg) wird eine Senkung der LDL-Cholesterinkonzentration von ca. 38% erzielt.

● **Handelsname:** Mevinacor®

● **Dosierung:** Die Tagesdosis sollte zwischen 20 und 80 mg liegen. Die Einnahme sollte *abends* erfolgen. Dosen über 40 mg sollten geteilt werden.

### Simvastatin

Simvastatin liegt ebenfalls als unwirksames lipophiles Lacton vor und wird nach Resorption durch unspezifische Esterasen zur aktiven β-Hydroxysäure hydrolysiert. Mit der maximalen Tagesdosis (40 mg) wird eine Senkung der LDL-Cholesterinkonzentration von ca. 38% erzielt.

● **Handelsnamen:** Zocor®, Denan®

● **Dosierung:** Die Tagesdosis sollte zwischen 5 und 40 mg liegen und *abends* als Einzeldosis eingenommen werden.

### Pravastatin

Das hydrophile Pravastatin liegt bereits als Natriumsalz der aktiven β-Hydroxysäure vor. Der LDL-senkende Effekt ist etwas geringer ausgeprägt als bei Lovastatin und Simvastatin und beträgt in der Tagesmaximaldosis (40 mg) ca. 29%. Pravastatin wird nicht über das hepatische Cytochrom-$P_{450}$-System metabolisiert und kann nach Organtransplantationen mit Ciclosporin oder Tacrolimus kombiniert werden. Patienten nach Herz- oder Nierentransplantation zeigten unter gleichzeitiger Therapie mit Pravastatin signifikant weniger Abstoßungsreaktionen auf. Dabei zeigte sich eine Reduktion der »*natural killer cells*«. Inwieweit diese immunologischen Phänomene in der Langzeittherapie eine Rolle spielen, ist bisher nicht geklärt.

● **Handelsnamen:** Liprevil®, Mevalotin®, Pravasin®

● **Dosierung:** Die Einnahme der Tagesdosis (10–40 mg) sollte *abends* als Einzeldosis erfolgen.

### Fluvastatin

Fluvastatin, der erste vollsynthetische HMG-CoA-Reduktasehemmer, liegt als Natriumsalz der aktiven Säure als racemisches Gemisch vor. Die vier Enantiomere des Racemats weisen unterschiedliche Affinität zur HMG-CoA-Reduktase auf. Fluvastatin weist von allen Statinen die geringste cholesterinsenkende Wirkung auf. Tagesdosen von 40 mg bewirken eine ca. 25%ige, die Maximaldosis von 80 mg eine ca. 29%ige Senkung der LDL-Cholesterinkonzentration.

● **Handelsnamen:** Cranoc®, LOCOL®

● **Dosierung:** Aufgrund der kurzen Wirkdauer sollte die Tagesdosis (20–80 mg) geteilt *morgens* und *abends* eingenommen werden.

## Atorvastatin

Das ebenfalls vollsynthetische Atorvastatin liegt als Calciumsalz der aktiven β-Hydroxysäure vor. Atorvastatin ist der bislang am stärksten wirksame HMG-CoA-Reduktasehemmer. Schon 10 mg bewirken eine 36%ige Senkung der LDL-Cholesterinkonzentration. Unter 40 mg lassen sich eine 50%ige, unter 80 mg (Tageshöchstdosis) eine 60%ige Senkung der LDL-Cholesterinkonzentration erzielen. Es zeigte auch bei homozygoter familiärer Hypercholesterinämie einen geringen LDL-senkenden Effekt und ist zur Behandlung dieser Erkrankung zugelassen.

● **Handelsname:** Sortis®

● **Dosierung:** Die Einnahme der Tagesdosis (10–80 mg) sollte *abends* erfolgen, Dosen über 40 mg sollten auf zwei Dosen verteilt werden.

## Cerivastatin

Das ebenfalls vollsynthetische Cerivastatin liegt als enantiomerenreines Natriumsalz der aktiven β-Hydroxysäure vor und weist von allen Statinen die höchste Affinität zur HMG-CoA-Reduktase auf, so daß geringere Substanzmengen eingesetzt werden können. Bereits mit 0,2 mg pro Tag wird eine Senkung der LDL-Cholesterinkonzentration von ca. 25% erzielt, mit der Tagesmaximaldosis von 0,3 mg ca. 29%.

● **Handelsname:** LIPOBAY®, Zenas®

● **Dosierung:** Die Einnahme der Tagesdosis (0,1–0,3 mg) sollte *abends* erfolgen.

## Fibrate

▶ **Pharmakodynamik**

Fibrate sind chemisch definiert als Aryloxyalkancarbonsäuren, die sich überwiegend von der parasubstituierten Phenoxyisobuttersäure ableiten. Prototyp ist die Clofibrinsäure (Chlorphenoxyisobutyrat), die als aktiver Metabolit von *Clofibrat*, *Etofibrat* und *Etofyllinclofibrat* wirksam ist. Während auch *Bezafibrat* und *Fenofibrat* sich von der parasubstituierten Phenoxyisobuttersäure ableiten, leitet sich *Gemfibrozil* von der Valeriansäure ab.

Fibrate greifen an unterschiedlichen Stellen in den Lipoproteinstoffwechsel ein. Die meisten Untersuchungen liegen für *Clofibrat*, *Bezafibrat*, *Gemfibrozil* und *Fenofibrat* vor.

> Fibrate senken in erster Linie die VLDL-Cholesterinkonzentration durch Hemmung der VLDL-Cholesterinsynthese und Sekretion bei gleichzeitiger Steigerung des Katabolismus durch Stimulation der Lipoproteinlipase. Dadurch resultiert ein beschleunigter Abbau von VLDL- über IDL- zu LDL-Cholesterinpartikeln.

Bei hohen VLDL-Cholesterinkonzentrationen wurde eine stärkere Senkung beobachtet, die sogar einen Anstieg der LDL-Lipoproteinkonzentration bewirkt.

▷ Bei einer **Hypercholesterinämie** wird die Konzentration von LDL-Cholesterin durch vermehrten Apolipoprotein-B-Katabolismus gesenkt. Daneben wurde eine Hemmung der lipolytischen Aktivität und Hemmung der Fettsäurensynthese mit dem Ergebnis der Senkung der freien Fettsäurenkonzentration im Plasma beschrieben. Die meisten Wirkungen der Fibrate beruhen wahrscheinlich auf der Aktivierung spezifischer Transkriptionsfaktoren, die zur Familie der »*peroxisome proliferator-activated receptors*« (PPAR) gehören. Insgesamt bewirken Fibrate eine VLDL- und LDL-abhängige Senkung der Triglycerid- und Cholesterinkonzentration.

▷ Bei isolierter **Hypertriglyceridämie** kommt es zu einem deutlichen Abfall der Serumtriglyceridkonzentration um bis zu 65% bei einem gleichzeitigen Anstieg der LDL-Cholesterin- um 2–29% und der HDL-Cholesterinkonzentration um 10–29%.

▷ Bei reinen **Hypercholesterinämien** kommt es zu einer Senkung der LDL-Cholesterinkonzentration um ca. 10–20%. Die HDL-Cholesterinkonzentration wird im allgemeinen immer erhöht, im Mittel um ca. 10%, bei gemischten **Hyperlipidämien** meist etwas stärker.

Eine Erhöhung der HDL-Cholesterinkonzentration ist auch bei normolipämischen Probanden zu beobachten. Die Konzentration des atherogenen Fibrinogens wird durch die meisten Fibrate gesenkt (10–30%), während es durch Gemfibrozil erhöht wird. Die Lipoprotein-(a)-Konzentration wird nicht beeinflußt. Insgesamt *erhöhen* Fibrate durch vermehrte biliäre Cholesterinsekretion und verminderte Gallensäurensynthese den lithogenen Index der Galle; ob es zu einer erhöhten Inzidenz von Gallensteinen kommt, ist im Gegensatz zu *Clofibrat* für die anderen Fibrate nicht gesichert. *Fenofibrat* wirkt zusätzlich urikosurisch und vermindert die Harnsäure im Serum.

▶ **Pharmakokinetik**

Tab. 19-2

◆ **Therapeutische Verwendung**

Wegen ungünstiger Eigenschaften von *Clofibrat* und seinen direkten Derivaten werden heute überwiegend nur noch *Bezafibrat, Gemfibrozil* und *Fenofibrat* verwendet. Aufgrund günstigerer Eigenschaften sollten Präparate mit retardierter Galenik zum Einsatz kommen, die eine einmal tägl. Dosierung, vorzugsweise abends, erlauben.

● **Indikationen:** Familiäre Hypertriglyceridämie, familiäre und nichtfamiliäre gemischte Hyperlipidämie, familiäre Dysbetalipoproteinämie, Chylomikronämie und Hypercholesterinämie in Kombination mit diätetischen Maßnahmen, wenn diese allein und in Kombination mit nichtpharmakologischen Maßnahmen keinen ausreichenden therapeutischen Effekt aufweisen. Sekundäre Hyperlipidämien stellen, sofern eine Therapie der Grundkrankheit keine ausreichende Beeinflussung der Hyperlipidämie erzielt, ebenfalls eine Indikation dar.

● **Unerwünschte Wirkungen:** Typische Nebenwirkungen sind gastrointestinale Beschwerden. Übelkeit, Oberbauchschmerzen, Erbrechen, Meteorismus und Flatulenz werden häufiger beobachtet, Diarrhöen häufiger als Obstipationen. Ein nach Absetzen reversibler Anstieg der Transaminasenkonzentration – besonders zu Beginn der Therapie – wird häufiger beobachtet, daneben ein Abfall der Konzentrationen der γ-Glutamyltransferase, alkalischen Phosphatase und des Bilirubins sowie ein geringer Abfall der Hämoglobin- und Leukozytenkonzentration. Unter *Langzeitbehandlung* kann es zu einem leichten Kreatininanstieg kommen. Kopfschmerzen, Müdigkeit, Schwindel, Exantheme und Pruritus werden seltener beobachtet, desgleichen Haarausfall, Libido- und Potenzstörungen und Gewichtszunahme sowie Myalgien mit und ohne Anstieg der Kreatininkinasekonzentration und sehr selten Rhabdomyolysen. In Einzelfällen trat eine cholestatische Hepatitis auf. Ob unter Therapie mit Fibraten vermehrt Gallensteine auftreten, ist bisher nicht abschließend geklärt. Insgesamt führen unerwünschte Wirkungen bei 5% der behandelten Patienten zu einem Abbruch der Therapie.

● **Kontraindikationen:** schwere Leberfunktionsstörungen, Niereninsuffizienz, frischer Myokardinfarkt, dekompensierte Herzinsuffizienz.

● **Interaktionen:** Die hohe Plasmaproteinbindung der Substanzen kann zu Wechselwirkung mit Digitalispräparaten und oralen Antikoagulanzien vom Dicoumaroltyp führen. Gefahr der Rhabdomyolyse in Kombination mit HMG-CoA-Reduktasehemmern. Die blutzuckersenkenden Effekte von Sulfonylharnstoffen können verstärkt werden.

● **Therapeutische Kombinationen:** Fibrate können mit *gallensäurebindenden Harzen* kombiniert werden und führen zu einer synergistischen Wirkung in bezug auf die LDL-senkende Wirkung. Eine Kombination von *Fibraten* mit *HMG-CoA-Reduktasehemmern* sollte wegen der Gefahr schwerer Nebenwirkungen (Rhabdomyolysen) nur in Ausnahmefällen von erfahrenen Ärzten unter Dosisreduktion des *HMG-CoA-Reduktasehemmers* vorgenommen werden. Eine Kombination mit Nicotinsäurepräparaten kann in seltenen Fällen sinnvoll sein. Die in Etofibrat enthaltene Menge Nicotinsäure ist jedoch für eine effiziente Wirkung zu gering und bringt keinen therapeutischen Vorteil.

## Besonderheiten einzelner Verbindungen

Tab. 19-2

### Clofibrat

Clofibrat ist der Prototyp der Fibrate und wirkt als Prodrug über den aktiven Metaboliten Clofibrinsäure. Wegen erhöhter Inzidenz an Lebertumoren im Tierversuch und möglicherweise erhöhter Gesamtmortalität sollten günstigere Alternativen herangezogen werden.

● **Handelsname:** Regelan N®

● **Dosierung:** Die Tagesdosis (1,5–2 g) sollte verteilt auf 2 Einzeldosen eingenommen werden.

### Etofibrat

Etofibrat ist ein Ethylenglykoldiester aus Clofibrin- und Nicotinsäure. Der Nicotinsäureanteil reicht bei der üblichen Dosierung zur effektiven lipidsenkenden Wirkung nicht aus und trägt vermutlich nicht zur Gesamtwirkung bei. Wegen der gegen Clofibrinsäure bestehenden Bedenken sollten Alternativen eingesetzt werden.

● **Handelsname:** Lipo-Merz®-retard

● **Dosierung:** Die Tagesdosis (500 mg) sollte als *abendliche* Retardkapsel eingenommen werden.

**Tab. 19-2.** Chemische Struktur und Pharmakokinetik der Fibrate

| Stoffname | Chemische Struktur | Pharmakokinetik ||||||| Metaboliten | Elimination (%) |
|---|---|---|---|---|---|---|---|---|---|
| | | Orale Absorption (%) | Bioverfügbarkeit (%) | »first-pass« (%) | $t_{max}$ (Std.) | Plasmaproteinbindung (%) | HWZ (Std.) | | |
| Clofibrat | | > 95 | | | 3–6 | 92–98 | 13–16 | Hydrolyse zur aktiven Clofibrinsäure; Glucuronidierung in Niere und Leber | Urin: 90 Fäzes: 3 (10 unverändert als Clofibrinsäure) |
| Etofibrat  Ethylenglykoldiester der Clofibrin- und Nicotinsäure | | ca. 100 | ca. 100 | | ca. 6 | 73 | ca. 16 | intestinale Spaltung des Diesters in Clofibrinsäure und Nicotinsäure; Resorption der Halbester; Inaktivierung der Clofibrinsäure durch Glucuronidierung in Niere und Leber | Urin: 90 Fäzes: 3 (10 unverändert als Clofibrinsäure) |

**Tab. 19-2.** (Fortsetzung)

| Stoffname | Chemische Struktur | Pharmakokinetik ||||||| Metaboliten | Elimination (%) |
|---|---|---|---|---|---|---|---|---|---|
| | | Orale Absorption (%) | Bioverfügbarkeit (%) | »first-pass« (%) | $t_{max}$ (Std.) | Plasmaproteinbindung (%) | HWZ (Std.) | | |
| Etofyllinclofibrat | Ester der Clofibrinsäure und Etofyllin | ca. 100 | ca. 100 | | ca. 5 | | ca. 19 | intestinale Spaltung in Clofibrinsäure und Etophyllin; Inaktivierung der Clofibrinsäure durch Glucuronidierung in Niere und Leber | Urin: 90 Fäzes: 3 (10 unverändert als Clofibrinsäure) |
| Fenofibrat | | ca. 100 | ca. 100 | | ca. 4 | 99 | 22 | Hydrolyse zur aktiven Fenofibrinsäure | Urin: 60 Fäzes: 25 |

Tab. 19-2. (Fortsetzung)

| Stoffname | Chemische Struktur | Pharmakokinetik | | | | | | Metaboliten | Elimination (%) |
|---|---|---|---|---|---|---|---|---|---|
| | | Orale Absorption (%) | Bioverfügbarkeit (%) | »first-pass« (%) | $t_{max}$ (Std.) | Plasmaproteinbindung (%) | HWZ (Std.) | | |
| Bezafibrat | | ca. 100 | ca. 100 | | 1–2 (unretardiert) ca. 6 (retardiert) | 94–96 | 1–2 (unretardiert) 2–4 (retardiert) | liegt als aktive Wirkform vor; Metabolisierung durch Hydroxylierung und partielle Glucuronidierung | Urin: 95 (ca. 50 unverändert, 20 glucuronidiert) Fäzes: 3 |
| Gemfibrozil | | ca. 100 | ca. 100 | | 1–2 | 95 | 1,5 | intensive Metabolisierung mit vier verschiedenen Haupttransformationswegen | Urin: 70 (Metabolite) |

## Etofyllinclofibrat

Etofyllinclofibrat ist ein Ester aus Clofibrinsäure und Etofyllin. Für Etofyllin, einem Theophyllinderivat mit bronchodilatierender Wirkung, ist kein lipidsenkender Effekt nachweisbar, nur Clofibrinsäure ist wirksamer lipidsenkender Bestandteil. Wegen der gegen Clofibrinsäure bestehenden Bedenken sollten günstigere Alternativen eingesetzt werden.

- **Handelsname:** Duolip®

- **Dosierung:** Die Tagesdosis (500 mg) sollte als *abendliche* Einzeldosis eingenommen werden.

## Fenofibrat

Fenofibrat wird als Prodrug in die aktive Fenofibrinsäure hydrolysiert. Die heute verwendeten retardierten bzw. mikronisierten Formen erlauben eine einmal tägl. Dosierung von 200 bzw. 250 mg vorzugsweise am Abend und erhöhen die Compliance. Für postmenopausale Frauen wurde bei annähernd gleichen Plasmakonzentrationen eine deutlich bessere Wirkung als bei gleichaltrigen Männern nachgewiesen. Bei eingeschränkter Nierenfunktion sollte Fenofibrat nicht eingesetzt werden.

- **Handelsnamen:** Lipanthyl®, Lipidil®, Normalip® u. a.

- **Dosierung:** Die Tagesdosis (3 × 100 mg unretardiert oder 200 mg mikronisiert oder 250 mg retardiert) sollte als abendliche Einmaldosierung eingenommen werden.

## Bezafibrat

Bezafibrat liegt als aktive Wirkform vor. Wegen geringerer Dosierung (400 mg) und Einmalgabe ist die retardierte Form der unretardierten vorzuziehen. Auch für Bezafibrat wurde für Frauen eine etwas bessere Wirkung als für gleichaltrige Männer nachgewiesen. Ebenso wie Fenofibrat sollte Bezafibrat bei eingeschränkter Nierenfunktion nicht eingesetzt werden.

- **Handelsnamen:** Cedur® u. a.

- **Dosierung:** Die Tagesdosis (3 × 200 mg unretardiert oder 400 mg retardiert) als *abendliche* Einmaldosierung verabreichen.

## Gemfibrozil

Gemfibrozil weist als einziges Fibrat eine abweichende chemische Struktur auf (Valeriansäurederivat). In der Helsinki-Herz-Studie an Männern mit Hypercholesterinämie wurde unter 5jähriger Therapie mit Gemfibrozil (1200 mg/Tag) eine Reduktion kardialer Ereignisse nachgewiesen.

- **Handelsname:** Gevilon®

- **Dosierung:** Die Tagesdosis (900 mg) als *abendliche* Einmaldosierung einnehmen.

## Nicotinsäurederivate

▶ **Pharmakodynamik**

Nicotinsäurederivate wie **Xantinolnicotinat** und **Inositolnicotinat** oder **Tocopherolnicotinat** wirken ausschließlich über ihren Nicotinsäureanteil, der entweder bereits im Darmlumen oder nach Resorption freigesetzt wird. **Pyridylcarbinol (Pyridylmethanol)** wird durch die Alkoholdehydrogenase zur aktiven **Nicotinsäure** oxidiert. Nicotinsäure *hemmt* dosisabhängig die katecholaminvermittelte Lipolyse im peripheren Fettgewebe. Durch den verminderten Anfall freier Fettsäuren kommt es zu einer Reduktion der VLDL-Synthese und -Sekretion in der Leber. Bedingt durch die *kurze Wirkdauer* kommt es nach kurzer Zeit zu einem Wiederanstieg der freien Fettsäurenkonzentration im Serum über das Ausgangsniveau hinaus (Rebound). Trotz gesteigerter Lipolyse ist die Aufnahme von freien Fettsäuren in die Adipozyten vermehrt. Zusammenfassend resultiert ein Abfall der VLDL-Triglyceridkonzentration, die VLDL-Größe nimmt ab, der Cholesterinanteil im VLDL ist verringert. Daneben kommt es unter hoher Dosierung (1–3 g) zu einer Senkung der LDL-Cholesterinkonzentration.

Bei **Hypercholesterinämien** wird unter maximaler Dosierung eine Abnahme der LDL-Cholesterinkonzentration um ca. 25–30% erzielt. Die HDL-Cholesterinkonzentration wird um ca. 10% erhöht, bei Vorliegen einer **Hypoalphalipoproteinämie** (niedrige HDL-Cholesterin- bei erniedrigter Apolipoprotein-A-Konzentration) wurden Anstiege bis zu 30% gefunden. Bei **Hypertriglyceridämien** wird eine Erniedrigung der Triglyceridkonzentration um bis zu 60% erzielt.

Als einzige Substanz senkt Nicotinsäure die Lipoprotein-(a)-Konzentration. Neben den lipidsenkenden Eigenschaften bewirkt Nicotinsäure eine prostaglandinvermittelte Vasodilatation, die sich in einer meist unangenehmen Flushsymptomatik manifestiert (s. u.). Daneben scheint die Thrombozytenaggregation günstig beeinflußt zu werden.

Unter anderem wegen der gefäßerweiternden Wirkung des Nicotinsäure- und der zentralstimulierenden Wirkung des Methylxanthinanteils wird Xantinolnicotinat auch als Nootropikum verwendet (Kap. 10, S. 267).

▶ **Pharmakokinetik**

Tab. 19-3

◆ **Therapeutische Verwendung**

In Deutschland stehen heute nur noch Xantinolnicotinat, Inositolnicotinat und Pyridylcarbinol (Pyridylmethanol) zur Verfügung.

● **Indikationen:** Alle Formen der Hypercholesterinämie und Hypertriglyceridämien mit Ausnahme der familiären Hyperchylomikronämie des Typs I. Gemischte Hyperlipidämien einschließlich der Dysbetalipoproteinämie, daneben auch zur Behandlung der Hypoalphalipoproteinämie. Sekundäre Hyperlipidämien stellen nur dann eine Indikation dar, wenn eine adäquate Behandlung der Grundkrankheit keine ausreichende Normalisierung der Serumlipide bewirkt.

● **Unerwünschte Wirkungen:** Fast alle Patienten weisen eine kurz nach der Einnahme beginnende und ca. 1–2 Std. anhaltende meist als sehr unangenehm empfundene Flushsymptomatik auf, die von einem Wärmegefühl und gelegentlichen Urtikaria begleitet wird. Unter *Pyridylcarbinol* scheint die Flushsymptomatik geringer zu sein. Wird die Behandlung fortgeführt, verliert sich die Symptomatik im Verlauf der ersten Wochen (Tachyphylaxie). Durch Einnahme von Cyclooxygenaseinhibitoren, z. B. Acetylsalicylsäure, 30 Min. vor Einnahme der Nicotinsäure kann die Flushsymptomatik kupiert werden.

Die vasoaktiven Eigenschaften können sich in Kopfschmerz und – bei hohen Dosierungen – in hypotonen Kreislaufregulationsstörungen äußern. Alle Präparate führen zu einer mehr oder wenig ausgeprägten Zunahme der Harnsäure im Serum durch verminderte renale Clearance. Gichtanfälle sind beschrieben worden. Sehr häufig werden gastrointestinale Beschwerden (Übelkeit, Sodbrennen, Erbrechen und Durchfälle) sowie reversible milde Anstiege der Transaminasenkonzentration, nach retardierten Präparaten auch ausgeprägtere Leberfunktionsstörungen, beobachtet. Bei Patienten mit **Gilbert-Meulengracht-Krankheit** wird regelmäßig eine Erhöhung der indirekten Bilirubinkonzentration beobachtet, was zur Diagnostik dieser Erkrankung genutzt werden kann. Bei Männern sind Potenzstörungen unter retardierten Präparaten häufig, bei unretardierten Präparaten ist dieser Effekt selten. Unter *Langzeiteinnahme* wurden häufiger reversible Hyperpigmentierungen der Haut beobachtet. In seltenen Fällen können ein reversibles Retinaödem, eine Makulopathie oder Farbsehstörungen auftreten. Insgesamt ist die Compliance aufgrund der häufigen Nebenwirkungen schlecht. Zur Verbesserung sollten alle Präparate über mehrere Wochen einschleichend dosiert werden, zur optimalen Wirkung sind im allgemeinen hohe Dosen erforderlich.

● **Kontraindikationen:** Schwere Herz-Kreislauf-Erkrankungen wie frischer Herzinfarkt, dekompensierte Herzinsuffizienz, Lungenödem, akute Blutungen, terminale Niereninsuffizienz.

● **Interaktionen:** Verstärkung blutdrucksenkender Medikamente. Die Häufigkeit von Bleomycin- oder Amiodaron-induzierten Lungenschäden scheint etwas vermindert zu sein.

● **Therapeutische Kombinationen:** Eine Kombination mit gallensäurenbindenden Harzen ist sinnvoll. In Kombination mit HMG-CoA-Reduktasehemmern sind Myopathiesyndrome beschrieben worden.

### Besonderheiten einzelner Verbindungen

Tab. 19-3

● **Handelsnamen:** Reine Nicotinsäurepräparate sind zur Zeit nicht im Handel. Die verfügbaren Präparate der Nicotinsäurederivate reichen in den empfohlenen Dosen kaum zur effizienten Lipidsenkung aus.

Nicotinsäure: nicht verfügbar
Inositolnicotinat: Nicolip®, Hexanicit®
Xantinolnicotinat: Complamin® spezial, Theonikol®
Pyridylcarbinol: Radecol®

● **Dosierung:**
Nicotinsäure: 1,5–6 g
Inositolnicotinat: 2–6 g
Xantinolnicotinat: 1,5–3 g
Pyridylcarbinol: 0,6–1,2 g

### Acipimox

▶ **Pharmakodynamik**

Acipimox gleicht strukturell und im Wirkmechanismus weitgehend der Nicotinsäure. Das bei Nicotinsäure beobachtete Rebound-Phänomen mit Anstieg der freien Fettsäurenkonzentration im Plasma wurde bei Acipimox nicht beobachtet. Dies ist möglicherweise auf eine längere Halbwertszeit zurückzuführen.

▶ **Pharmakokinetik**

Tab. 19-3

◆ **Therapeutische Verwendung**

● **Indikationen:** wie Nicotinsäure

**Tab. 19-3.** Chemische Struktur und Pharmakokinetik der Nicotinsäure und Nicotinsäurederivate

| Stoffname | Chemische Struktur | Pharmakokinetik | | | | | Metaboliten | Elimination (%) |
|---|---|---|---|---|---|---|---|---|
| | | Orale Absorption (%) | Bioverfügbarkeit (%) | $t_{max}$ (Std.) | Plasmaproteinbindung (%) | HWZ (Std.) | | |
| Nicotinsäure | (COO⁻, Pyridin) | ca. 100 | ca. 100 | 0,5–1 | | 0,1–0,7 (dosisabhängig) | N-Methylnicotinamid, Nicotinursäure; dosisabhängige Metabolisierung (Sättigung in höherer Dosierung) | Fäzes: ? Urin: 88 (dosisabhängig) |
| β-Pyridylcarbinol = β-Pyridylmethanol | (CH₂OH, Pyridin) | ca. 100 | ca. 100 | 0,5–1 | | 0,1–0,7 (dosisabhängig) | Oxidation durch die Alkoholdehydrogenase zur aktiven Nicotinsäure | Fäzes: ? Urin: 88 (dosisabhängig) |
| Acipimox | (COO⁻, Pyrazin-N-oxid, CH₃) | ca. 100 | ca. 100 | 2 | 26 | 2–24 | unveränderte renale Ausscheidung | Fäzes: ? Urin: 100 |

- **Unerwünschte Wirkungen:** Die Nebenwirkungen gleichen denen der Nicotinsäure, sind aber meist geringer ausgeprägt. Insbesondere die Flushsymptomatik ist weniger intensiv.

- **Kontraindikationen:** wie Nicotinsäure

- **Handelsname:** Olbemox®

- **Dosierung:** Die Tagesdosis (500–750 mg) verteilt auf 2–3 Dosen einnehmen. Einschleichende Dosierung erforderlich.

# Arzneimittel zur Behandlung der Gicht

K. von Bergmann und T. Sudhop

## Einführung

Unter dem Namen Gicht werden Störungen des Purin- und Harnsäurestoffwechsels zusammengefaßt, die mit einer Hyperurikämie und ggf. entzündlichen Ablagerungen von Uratkristallen in verschiedenen Geweben einhergehen. Als Hyperurikämie wird eine Serumharnsäurekonzentration von mehr als 6,4 mg/dl (380 µmol/l) bezeichnet.

Harnsäure entsteht im Rahmen des Purinabbaus und stellt beim Menschen das *Stoffwechselendprodukt* der Purine dar. Die mit der Nahrung überwiegend als Adenosin und Guanosin aufgenommenen Purine unterliegen ebenso wie die de-novo-synthetisierten einem intensiven Intermediärstoffwechsel und können in verschiedenen Geweben über »salvage pathways« reutilisiert werden. Der gemeinsame Abbauweg aller Purine mündet beim Menschen über Hypoxanthin bzw. Xanthin in der Bildung von Harnsäure (Abb. 19-5). Pro Tag werden ca. 500–600 mg gebildet, ca. 50% entstammen davon Nahrungspurinen, der Rest endogen gebildeten Purinen.

Bei Gesunden beträgt der gesamte Harnsäurepool ca. 1 g, bei unbehandelten Gichtpatienten kann die Poolgröße auf bis zu 30 g anwachsen.

Ca. ²/₃ der anfallenden Harnsäure werden *renal eliminiert* und zwar *glomerulär filtriert, tubulär reabsorbiert* und gleichzeitig *sezerniert*. Der Rest wird über den Darm ausgeschieden und durch Darmbakterien zu Ammoniak und Kohlendioxid abgebaut. Bei einer Harnsäurekonzentration von 6,8 mg/dl ist das Serum gesättigt, bei höheren Konzentrationen und niedrigem pH-Wert wird das Löslichkeitsprodukt der Harnsäure überschritten. Eine Fällung von Harnsäuresalzen (Uraten) mit Ablagerung in verschiedenen, meist bradytrophen, Geweben ist die Folge. Die Phagozytose von Uratkristallen kann zur Ausbildung einer lokalen Entzündungsreaktion führen (»Gichtanfall«).

▷ Die häufigste Form des gestörten Harnsäurestoffwechsels ist die asymptomatische **Hyperurikämie**. Männer sind ca. 7mal häufiger betroffen als Frauen. Nur wenige Patienten mit Hyperurikämie erleiden einen Gichtanfall. Die chronische Gicht mit Tophusbildung (Ablagerung von Uraten in Weichteilen wie Ohrmuschel, Hallux, Ferse, Schleimbeuteln oder Knochen) wird heute selten beobachtet. Renale Manifestationen der Gicht können sich in einer Nephrolithiasis (Uratsteine), interstitiellen Nephritis (Uratnephropathie) und selten in einem akuten Nierenversagen äußern.

▷ Der **primären Gicht** liegt in über 98% der Fälle eine renale *Harnsäureausscheidungsstörung* zugrunde, die überwiegend polygen vererbt wird. Die Hyperurikämie wird dabei erst in höherem Lebensalter und besonders bei purinreicher Ernährung manifest. Ernährungsmedizinisch spielt neben hoher alimentärer Purinzufuhr (Fleisch, Innereien, Hülsenfrüchte) Alkoholkonsum eine wichtige pathogenetische Rolle. Das häufiger bei älteren adipösen Patienten beobachtete *metabolische Syndrom* manifestiert sich in einer Hyperurikämie, Hyperlipidämie (besonders Hypertriglyceridämie), peripheren Insulinresistenz (Diabetes mellitus Typ 2b oder pathologische Glucosetoleranz) und essentiellen Hypertonie.

▷ Angeborene Störungen der Hypoxanthin-Guaninphosphoribosyltransferase (HGPRT) sind sehr selten und zeigen eine frühe klinische Manifestation mit mehr oder weniger stark ausgeprägten neurologischen Symptomen (Lesch-Nyhan- und Kelley-Seegmiller-Syndrom).

▷ Die seltenere **sekundäre Gicht** kann Folge erhöhter Harnsäureproduktion oder verminderter Harnsäureausscheidung sein. Erhöhte Produktion findet sich im Rahmen vermehrten Zellumsatzes und -zerfalls, z.B. bei Leukosen, Tumoren bzw. zytostatischen/-toxischen Therapien. Sekundäre Harnsäureausscheidungsstörungen finden sich bei Nierenerkrankungen, Störungen des Säure-Basen-Haushaltes (z.B. Alkohol) und als Nebenwirkung von Arzneimitteln (z.B. Diuretika).

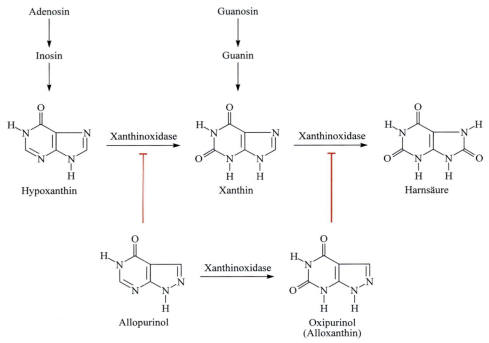

**Abb. 19-5.** Abbau der Purine und Angriffspunkte von Allopurinol
⊢ Hemmung

## Therapieprinzipien

### Hyperurikämie

> Eine Indikation zur medikamentösen Behandlung besteht nur bei manifester Gicht oder einer Serumharnsäurekonzentration von über 9 mg/dl, die durch diätetische Maßnahmen nicht beherrschbar sind.

Eine erhöhte Harnsäurekonzentration im Bereich von 6,8–9,0 mg/dl allein stellt keine Indikation zur medikamentösen Behandlung dar, sondern wird primär diätetisch behandelt. *Diätetische Maßnahmen* umfassen dabei in erster Linie Gewichtsnormalisierung, purinarme Kost und weitgehende Alkoholkarenz. Forciertes Fasten sollte wegen des damit verbundenen Harnsäureanstiegs vermieden werden. Ist eine medikamentöse Therapie indiziert, sind Urikostatika Mittel der ersten Wahl. Bei Unverträglichkeit oder Kontraindikationen kommen Urikosurika zur Anwendung.

Pharmakologisch können der Harnsäurestoffwechsel und die -ausscheidung auf mehrere Arten beeinflußt werden:

▷ Die *Hemmung* der Xanthinoxidase durch sog. **Urikostatika** *(Allopurinol, Oxipurinol)* verringert die Oxidation von Hypoxanthin zu Xanthin (Allopurinol) und von Xanthin zu Harnsäure (Oxipurinol, Abb. 19-5). Die etwas besser wasserlöslichen Intermediärprodukte Hypoxanthin und Xanthin neigen weniger zur Ausfällung als Harnsäure und werden überwiegend *renal eliminiert*. Durch Urikostatika kommt es zu einem Abfall der Harnsäurekonzentration in Serum *und* Urin. Urikostatika sind die Mittel der ersten Wahl und stellen heute die Standardtherapie der primären chronischen Hyperurikämie dar, zur Behandlung eines akuten Gichtanfalls sind sie *nicht* geeignet.

▷ Durch *Hemmung* der tubulären Harnsäurereabsorption kann die renale Ausscheidung erhöht werden. Dieses als urikosurische Wirkung bezeichnete Prinzip wird durch sog. **Urikosurika** *(Probenecid, Sulfinpyrazon, Benzbromaron u. a.)* therapeutisch genutzt. Durch Urikosurika wird die Serumharnsäurekonzentration gesenkt, die tubuläre Harnsäurekonzentration jedoch erhöht. Eine Uratnephropathie kann daher durch Urikosurika *nicht* behandelt werden, unter Umständen tritt sogar eine Verschlechterung ein. Urikosurika sind die Mittel der zweiten Wahl, die in Kombination mit Urikostatika zur Anwendung kommen, oder wenn Urikostatika kontraindiziert sind. Auch Urikosurika eignen sich *nicht* zur Behandlung eines akuten Gichtanfalls.

▷ Durch **Alkalisierung des Urins** kann das renale Löslichkeitsprodukt für Harnsäure verbessert

Tab. 19-4. Arzneimittel, die die Serumharnsäurekonzentration beeinflussen

| Senkung | Erhöhung |
|---|---|
| Urikostatika | Zytostatika |
| Urikosurika | Saluretika |
| Fenofibrat | L-Dopa |
| Salicylate > 3 g/Tag | Salicylate < 3 g/Tag |
| Cumarine | Ethambutol |
| Glucocorticoide | Pyrazinamid |

und damit die Gefahr einer tubulären Uratausfällung vermindert werden. Durch *orale* oder *intravenöse* Verabreichung von schwachen Basen wie Bicarbonat wird normalerweise der saure Urin-pH in einen neutralen bis schwach basischen Bereich (pH-Wert 7–8) angehoben. Dieses Therapieprinzip findet besonders bei der Uratnephropathie und bei akuten Hyperurikämien im Rahmen zytostatischer Therapien Anwendung.

Einige Arzneimittel wie Thiazid- und Schleifendiuretika konkurrieren um den tubulären Säuresekretionsmechanismus und *hemmen* damit die tubuläre Harnsäuresekretion mit der Folge einer Hyperurikämie. Dieser Effekt wird bei verschiedenen Pharmaka beobachtet und sollte bei bekannter Hyperurikämie beachtet werden. In Tab. 19-4 sind Arzneimittel, die die Harnsäurekonzentration im Serum beeinflussen können, dargestellt.

## Gichtanfall

Der meist nach ausgeprägten Mahlzeiten oder Alkoholexzessen besonders nächtlich auftretende akute Gichtanfall beruht auf einer *akuten Ausfällung* größerer Harnsäuremengen in überwiegend bradytrophen Geweben mit phagozytotischer Aktivität und allgemeinentzündlicher Reaktion. Die äußerst schmerzhafte, meist als akute Monarthritis des Großzehen- oder Daumengrundgelenks auftretende Entzündung kann *nicht* durch Urikosurika oder Urikostatika behandelt werden. Im Vordergrund steht die therapeutische Beeinflussung der akuten Entzündungsreaktion mit Hemmung der Granulozytenaktivität. Die **primäre Therapie** des akuten Anfalls besteht in der Gabe von *nichtsteroidalen Antiphlogistika* (NSAID) bzw. *Antirheumatika* (NSAR) wie Diclofenac (z. B. Voltaren®, 75–150 mg/Tag) oder Indometacin (z. B. Amuno®, initial 400 mg/Tag, anschließend 100 mg/Tag). Das früher angewendete Prinzip der Granulozytenproliferationshemmung durch Colchicin, dem Zellgift der Herbstzeitlosen (S. 591 f.), wird wegen der obligaten Nebenwirkungen nur bei Versagen der antiphlogistischen Therapie angewendet. Ggf. können initial zusätzlich Glucocorticoide, auch intraartikulär, verabreicht werden. Erst mehrere Tage nach Abklingen des Anfalls sollte vorsichtig eine urikostatische Therapie mit einschleichender Dosierung eingeleitet werden.

## Urikostatika

▶ **Pharmakodynamik**

Urikostatika reduzieren durch Hemmung der Xanthinoxidase die *Bildung* von Harnsäure und *senken* damit die Harnsäurekonzentration in Serum und Urin. Die zur Zeit einzig verfügbare Substanz Allopurinol ist ein Hypoxanthinanalogon, das *kompetitiv* die Oxidation von Hypoxanthin zu Xanthin *hemmt*. Allopurinol wird selbst durch die Hypoxanthinoxidase zum aktiven Metaboliten Oxipurinol (Alloxanthin) oxidiert. Dieser *hemmt kompetitiv* die Oxidation von Xanthin zu Harnsäure, die auch von der Xanthinoxidase katalysiert wird (Abb. 19-5), weist aber eine geringere Affinität zur Xanthinoxidase als Allopurinol auf. Darüber hinaus bewirkt Allopurinol eine *Feedbackhemmung* der Purinsynthese durch Hemmung der Amidophosphoribosyltransferase; die Gesamtpurinsynthese wird um bis zu 60% reduziert. Durch die verringerte renale Harnsäureausscheidung wird auch die Bildung von Calciumoxalatsteinen erschwert.

▶ **Pharmakokinetik**

Allopurinol wird nach oraler Gabe rasch resorbiert, maximale Plasmakonzentrationen werden nach ca. 1 Std. erreicht. Die systemische **Bioverfügbarkeit** von Allopurinol beträgt ca. 80–90%. Die **Plasmaproteinbindung** ist gering, das **Verteilungsvolumen** beträgt ca. 1,6 l/kg. Allopurinol wird rasch zu Oxipurinol oxidiert, das Verhältnis beträgt im Urin ca. 1:10. Die Ausscheidung erfolgt überwiegend *renal*, ca. 20% werden mit dem Stuhl ausgeschieden. Allopurinol und Oxipurinol unterliegen wie die Purine ebenfalls dem »salvage pathway«, werden allerdings nur in vernachlässigbarem Umfang ribolysiert und *nicht* in DNA oder RNA eingebaut. Allopurinol wird *rasch* (Halbwertszeit ca. 2 Std.), Oxipurinol hingegen *langsam eliminiert* (Halbwertszeit 18–43 Std.). Oxipurinol kumuliert zu Beginn der Behandlung und erreicht nach ca. 5 Tagen einen »steady state«. Die **Eliminationshalbwertszeit** beider Substanzen ist abhängig von der Purinzufuhr und verlängert sich bei purinarmer Kost und Niereninsuffizienz.

### ◆ Therapeutische Verwendung

● **Indikationen:** Allopurinol ist indiziert bei allen Formen der Hyperurikämie sofern diätetische Maßnahmen allein keinen ausreichenden Erfolg aufweisen. Daneben können Calciumoxalatnierensteine eine Indikation darstellen.

● **Unerwünschte Wirkungen:** Zu Beginn der Behandlung besteht die Gefahr eines reaktiven Gichtanfalls durch Mobilisierung von Harnsäuredepots. Besonders nach einem akuten Gichtanfall sollte die Behandlung nicht sofort und initial einschleichend begonnen werden. Allopurinol ist insgesamt *gut verträglich*, Nebenwirkungen sind selten. Am häufigsten werden exanthematöse Hautreaktionen (ca. 4%) beobachtet, schwere Formen wie Lyell- oder Steven-Johnson-Syndrom sind jedoch selten. Sehr selten wurde eine arzneimittelinduzierte granulomatöse Hepatitis oder Nephritis beobachtet. Leuko- und Thrombozytopenien sowie aplastische Anämien treten ebenfalls sehr selten auf und wurden überwiegend bei niereninsuffizienten Patienten beobachtet.

● **Kontraindikationen:** Schwangerschaft und Stillzeit

● **Interaktionen:** Die wichtigste Interaktion betrifft **Azathioprin** und seinen Metaboliten **6-Mercaptopurin**. Diese werden ebenfalls durch die Xanthinoxidase *metabolisiert* und durch Allopurinol im Abbau *gehemmt*, so daß schwere Intoxikationen mit *lebensbedrohlichen* Thrombozytopenien und Leukozytopenien auftreten können. Bei gleichzeitiger Anwendung ist die Dosis von Azathioprin bzw. 6-Mercaptopurin auf ca. 25% der üblichen Dosis zu reduzieren, *engmaschige Blutbildkontrollen* sind notwendig. Bei gleichzeitiger Anwendung mit **Ampicillin** ist die Inzidenz allergischer Reaktionen erhöht. Orale **Antikoagulanzien** vom Dicoumaroltyp und orale **Antidiabetika** vom Typ der Sulfonylharnstoffe können in ihrer Wirkung verstärkt werden. Die knochenmarktoxische Wirkung einiger **Zytostatika** kann durch Allopurinol verstärkt werden. Die urikostatische Wirkung wird durch **Urikosurika** reduziert, die Elimination von Probenecid wird durch Allopurinol gehemmt.

● **Therapeutische Kombinationen:** Bei anders nicht beherrschbaren schweren Hyperurikämien kann die Kombination mit Benzbromaron indiziert sein.

● **Handelsnamen:** Zyloric® u. a.

● **Dosierung:** Die Tagesdosis (100–300 mg) sollte als Einzeldosis eingenommen werden. Bei Niereninsuffizienz (GFR < 60 ml/Min.) muß die Dosis reduziert werden. Bei zytostatischen Therapien mit hohem Anfall von Harnsäure kann die Dosis erhöht werden (2–3 × 300 mg/Tag).

# Urikosurika

### ▶ Pharmakodynamik

Urikosurika wie *Probenecid*, *Sulfinpyrazon* und *Benzbromaron* steigern die renale Harnsäureausscheidung durch Hemmung der tubulären Harnsäurereabsorption. Urikosurika stellen chemisch eine inhomogene Gruppe dar, allen gemein ist jedoch ihr Säurecharakter, der zur kompetitiven Konkurrenz mit Harnsäure um den tubulären Säuresekretionsmechanismus führt. Bei erhöhten Serumharnsäurekonzentrationen, besonders zu Beginn der Therapie, besteht durch die erhöhte Harnsäurekonzentration im Urin die Gefahr einer tubulären Harnsäureausfällung mit Uratsteinbildung. Neutralisierung bzw. Alkalisierung des Urins (z. B. mit Bicarbonatpräparaten) verringert das Risiko der Uratsteinbildung.

Zur Behandlung des akuten Gichtanfalls sind Urikosurika *nicht* geeignet.

### ▶ Pharmakokinetik

Aufgrund ihrer chemischen Heterogenität unterscheiden sich die Substanzen erheblich. Die wesentlichen Daten sind in Tab. 19-5 dargestellt.

### ◆ Therapeutische Verwendung

● **Indikationen:** Urikosurika sind indiziert zur Dauerbehandlung der asymptomatischen *Hyperurikämie*, sofern diätetische Maßnahmen allein keinen ausreichenden Erfolg aufweisen. Sekundäre Hyperurikämien können eine Indikation darstellen.

**Probenecid**, der Prototyp der Urikosurika, wird heute kaum noch eingesetzt. **Sulfinpyrazon**, ein Derivat des Phenylbutazons, ist nicht mehr im Handel. Lediglich **Benzbromaron** hat heute noch größere Bedeutung.

● **Unerwünschte Wirkungen:** Mit Ausnahme von Benzbromaron finden sich häufig gastrointestinale Beschwerden. Allergische Reaktionen, besonders Hautreaktionen, finden sich seltener. Alle Urikosurika können die Bildung von Uratharnsteinen begünstigen, zu Beginn der Therapie besteht die Gefahr eines Gichtanfalls. *Sulfinpyrazon* hemmt die Thrombozytenaggregation, Leukopenien wurden beschrieben.

● **Kontraindikationen:** Uratnephropathien und Urolithiasis, stark eingeschränkte Nierenfunktion.

| Stoffname | Chemische Struktur | Pharmakokinetik ||||||| Elimination |
|---|---|---|---|---|---|---|---|---|
| | | Orale Absorption (%) | Bioverfügbarkeit (%) | $t_{max}$ (Std.) | Plasmaproteinbindung (%) | HWZ (Std.) | Metaboliten | |
| Probenecid | | 100 | 100 | 2–4 | 85–95 | 4–8 (Verlängerung bei hohen Dosen) | ein geringer Teil wird glucuronidiert | tubuläre Sekretion und Absorption |
| Sulfinpyrazon | | ca. 100 | ca. 100 | ca. 2–3 | 98 | 3–5 | ca. 10% als N-Hydroxyphenylmetabolit | tubuläre Sekretion und Absorption |
| Benzbromaron | | ca. 100 | | ca. 4 | | 2–3 für Benzbromaron; 12–14 für Benzaron | Dehalonisierung zum Monobromin und ebenfalls aktiven Benzaron; Kumulation von Brom möglich | Fäzes: 100% (frei und konjugiert) |

- **Interaktionen:** Urikosurika konkurrieren mit vielen Pharmaka um den tubulären Säuresekretionsmechanismus. In Kombination mit anderen urikosurisch wirkenden Pharmaka können sowohl synergistische wie antagonistische Wirkungen auftreten. Die urikostatische Wirkung von *Allopurinol* wird durch Urikosurika abgeschwächt. *Salicylate* führen zur Wirkabschwächung von Benzbromaron und Probenecid. Die Elimination von sauren Analgetika (Indometacin u.a.), Penicillinen und Cephalosporinen, Sulfonamiden, Rifampicin, Methotrexat, Allopurinol und p-Aminosalicylsäure (PAS) wird durch Probenecid gehemmt.

- **Therapeutische Kombinationen:** Bei anders nicht beherrschbaren schweren Hyperurikämien kann die Kombination von Benzbromaron mit Allopurinol indiziert sein, allerdings wird die Wirkung von Allopurinol durch raschere Oxipurinolausscheidung abgeschwächt.

- **Handelsnamen:**
Probenecid: Probenecid Weimer®
Benzbromaron: Narcaricin® u.a.

- **Dosierung:**
Probenecid: 2 × 250–500 mg
Benzbromaron: 1 × 50–100 mg
Eine einschleichende Dosierung mit halber Tagesdosis ist erforderlich.

# Colchicin

▶ **Pharmakodynamik**

Colchicin (Abb. 19-6), das Gift der *Herbstzeitlosen*, ist ein Mitosegift und *hemmt* die Mikrotubuli durch Bindung an Tubulin. Das wasserlösliche Alkaloid wird von fast allen Zellen aufgenommen und wirkt besonders auf proliferierende Gewebe wie z.B. Enterozyten und Granulozyten zytotoxisch.

▶ **Pharmakokinetik**

Colchicin wird nach oraler Gabe *rasch resorbiert* und überwiegend an Plasmaproteine gebunden. Die **Elimination** erfolgt zu ca. 20% *renal*, der biliär eliminierte Anteil unterliegt einem enterohepatischen Kreislauf. Einer relativ kurzen Umverteilungsphase (50 Min.) folgt eine lange terminale Eliminationsphase vermutlich über mehrere Tage, die Substanz neigt zur Kumulation.

◆ **Therapeutische Verwendung**

Bei der Gicht wirkt es in niedrigen Dosierungen prophylaktisch, in hohen Dosierungen therapeutisch

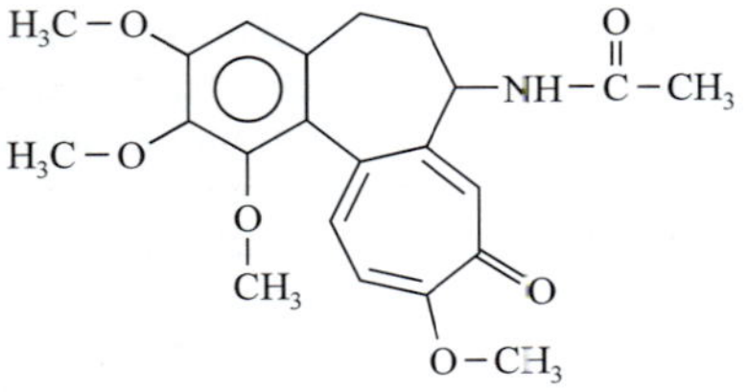

**Abb. 19-6.** Strukturformel von Colchicin

zur Behandlung des akuten Gichtanfalls. Daneben findet es therapeutisch zur Behandlung des Mittelmeerfiebers Anwendung. Die *Wirkung* von Colchicin bei einer Monarthritis ist beweisend für einen akuten Gichtanfall und kann diagnostisch genutzt werden. Wegen der Nebenwirkungen wird es heute jedoch nur noch bei Versagen einer antiphlogistischen Therapie zur Behandlung des akuten Gichtanfalls verwendet.

● **Unerwünschte Wirkungen:** Aufgrund der zytotoxischen Eigenschaften ist Colchicin *schlecht verträglich*. Durch bereits in therapeutischen Dosen auftretende Schädigung der Enterozyten werden beinahe obligat Diarrhöen als Nebenwirkung beobachtet. Übelkeit, Bauchschmerzen, Erbrechen finden sich häufiger, Leukopenien, Myoneuropathien, Hautveränderungen und Haarausfall seltener. Sehr selten wurden Agranulozytosen und aplastische Anämien beobachtet.

Bei *Intoxikationen* kommt es nach mehrstündiger Latenz zu Schluckbeschwerden, Brechdurchfall und Nausea. Zentralnervös imponieren delirante Zustände. Die Nierenschädigung äußert sich in Hämaturie, Oligurie und Störung des Säure-Basen-Haushaltes. Tachykardie und anschließendes Herz-Kreislauf-Versagen oder Atemlähmung führen zum Tod. Magenspülung ist zur Giftelimination nur in der Frühphase sinnvoll, die Durchfälle sollten nicht gestoppt werden. Ein Antidot in Form von FAB-Fragmenten befindet sich in klinischer Erprobung.

● **Handelsname:** Colchicum-Dispert®

● **Dosierung:** Die Einzeldosis im Gichtanfall beträgt 2 mg, und kann alle 2–3 Std. wiederholt werden. Die Tagesmaximaldosis beträgt 8 mg.

# Fluorid

C.-J. Estler

▶ **Vorkommen, Bedeutung, Pharmakodynamik**

Fluor findet sich in geringen Mengen (meist < 1 ppm) im Trinkwasser und in pflanzlicher Nahrung. Die **biologische Wirkung** ist an das einwertige *Fluoridanion* gebunden, das eine wichtige Rolle im Stoffwechsel von Knochen und Zähnen spielt.

Dort, wo Knochen- und Zahngewebe mit fluoridhaltigem Medium (Blut, Speichel etc.) in Kontakt kommt, können Fluoridionen gegen Hydroxylionen des *Hydroxylapatits* ausgetauscht werden, wobei *Fluorapatit* entsteht:

$$[Ca_3(PO_4)_2]_3 \times Ca(OH)_2 + 2\ F^- \rightleftarrows [Ca_3(PO_4)_2]_3 \times CaF_2 + 2\ OH^-$$

Beim relativ gut durchbluteten **Knochen**, der während des ganzen Lebens Mineralisations- und Demineralisationsvorgängen unterliegt, kann Fluorid jederzeit eingebaut werden; bei den **Zähnen** ist das nur während ihrer Mineralisationsperiode möglich, die beim 2. Gebiß etwa um das 10.–12. Lebensjahr abgeschlossen ist. Beim fertigen Zahn, dessen Schmelz überhaupt nicht und dessen Dentin nur minimal von interstitieller Flüssigkeit durchspült ist, kann durch direkten Kontakt mit fluoridhaltigem Speichel ein Fluorideinbau nur in die äußerste Schmelzschicht erfolgen.

Fluorapatithaltiges Knochengewebe ist härter als hydroxylapatithaltiges und erscheint im Röntgenbild dichter. Auch die Härte und Widerstandsfähigkeit des Zahnschmelzes wird durch **Fluorapatit** erhöht.

Die **Kariesanfälligkeit** der Zähne zeigt eine deutliche Abhängigkeit vom Fluoridgehalt der Nahrung. *Optimal* scheint für Erwachsene und Jugendliche eine tägliche *Fluoridzufuhr* von 1,5–1,7 mg zu sein, wie sie bei einer Fluoridkonzentration des Trinkwassers von ca. 1 mg/l gegeben ist (Abb. 19-7). Für Säuglinge, Kleinkinder und ältere Kinder liegt er niedriger: je nach Alter zwischen 0,1 und 2,5 mg/Tag.

Langdauernde, *übermäßige Zufuhr* von mehr als 10–20 mg Fluorid pro Tag (z.B. Trinkwasser mit mehr als 4 mg F$^-$/l; Einatmen von Kryolithstaub [$Na_3AlF_6$]) kann zu einer als *Fluorose* bezeichneten **chronischen Fluoridvergiftung** führen. Sie ist durch eine gesteigerte Osteoblastenaktivität gekennzeichnet, die zu einer Sklerosierung der Knochen (bes.

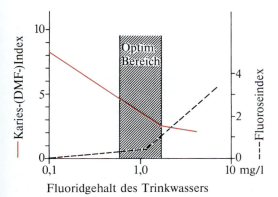

Abb. 19-7. Abhängigkeit der Karies- und Fluorosehäufigkeit vom Fluoridgehalt des Trinkwassers

der langen Röhrenknochen), multiplen Exostosen sowie einer Verkalkung von Sehnen- und Muskelansätzen und im Extremfall zu Schmerzen und Einschränkung der allgemeinen Beweglichkeit führt. *Bei Kindern*, bei denen die Mineralisation der Zähne noch nicht abgeschlossen ist, äußert sich die Fluorose zusätzlich in einer kreideweißen, gelblichen oder dunkelbraunen Sprenkelung der Zähne.

Die Einnahme *exzessiver Fluoridmengen* führt zu einer **akuten Vergiftung**, die mit Übelkeit, Erbrechen und Diarrhö als Zeichen einer lokalen Reizwirkung beginnt. Nach der Resorption kommt es infolge einer Komplexbildung mit Calcium zur Hypokalzämie und Tetanie, und infolge einer inhibitorischen Wirkung auf Enzyme des oxidativen und anoxidativen Stoffwechsels zur Hypoglykämie. Atemlähmung und Herzversagen können zum Tode führen. Die **letale Dosis** liegt bei 25–90 mg/kg.

▶ **Pharmakokinetik**

Natriumfluorid wird nahezu vollständig aus dem Magen-Darm-Kanal *resorbiert*. Die Resorption von Calcium- oder Magnesiumfluorid ist unvollständig. Fluorid verteilt sich auf alle Organe und Gewebe. Eine besondere *Anreicherung* findet im Knochen statt. Die Ausscheidung erfolgt mit einer *Halbwertszeit* von ca. 4 Std. hauptsächlich über die Nieren, zu geringen Mengen über Schweiß-, Speichel- und Milchdrüsen. Die Fluoridkonzentration im Speichel beträgt etwa ein Viertel der Plasmakonzentration. Dies reicht bei Fluoridsubstitution aus, um Fluoridverlusten aus dem Zahnschmelz vorzubeugen.

◆ **Therapeutische Verwendung**

▷ **Kariesprophylaxe:** Sie ist am wirkungsvollsten während der Mineralisation der Zähne. Wegen der Reversibilität der Gleichung auf S. 592 ist es wichtig,

daß auch nach dem Durchbruch der Zähne ein fluoridhaltiges Milieu in der Mundhöhle gewährleistet ist. Die Kariesprophylaxe muß deshalb lebenslang durchgeführt werden, wenn der Kariesschutz nicht verlorengehen soll.

● **Supplementierung:** Als wirksamste und ungefährliche Maßnahmen gelten die *Fluoridierung* (Anreicherung auf 1 mg/l) des *Trinkwassers* bzw. die Fluoridierung von *Kochsalz* (ca. 250 mg $F^-$/kg). Am gebräuchlichsten ist die orale Anwendung von *Natriumfluorid* in Tablettenform in einer Dosierung von 0,25–1 mg Fluorid pro Tag, je nach Lebensalter und Fluoridgehalt des Trinkwassers und anderer Nahrungsmittel (Tab. 19-6).

● **Handelsnamen:** Fluoretten®, Zymafluor®

● **Lokale Behandlung:** Touchierung der Zähne mit Fluoridlösungen, Fluorgelen und -lacken, wie Dectaflur und Olaflur, sowie die Zahnpflege mit fluoridhaltigen Zahnpasten oder Mundwässern ist wegen der kurzen Kontaktzeit weniger wirksam.

● **Handelsnamen:** Elmex Gelee, Elmex fluid u.a.

▷ **Therapie der Osteoporose:** Hierzu sind hohe Fluoriddosen von 40–60 mg/Tag notwendig.

● **Kontraindikationen:** Gravidität, Stillzeit und Wachstumsalter: → Fluorosegefahr.

● **Interaktionen:** Fluorid nicht gleichzeitig mit *Calcium* einnehmen: → Bildung schwer resorbierbarer Komplexe

● **Handelsnamen:** Koreberon®, Mono-Tridin®, Ospur® F 25, Ossin® u.a.

Tab. 19-6. Richtwerte zur Dosierung von Fluorid bei systemischer oraler Anwendung, nach einer gemeinsamen Empfehlung der Deutschen Gesellschaft für Zahn-, Mund- und Kieferkrankheiten, der Deutschen Gesellschaft für Kinderheilkunde und Jugendmedizin und der Deutschen Gesellschaft für Ernährung [Dtsch Zahnärztl Z 1996; 51, (12).]

| Lebensalter (Jahre) | Fluorgehalt des Trinkwassers (mg/l) | | |
|---|---|---|---|
| | < 0,3 | 0,3–0,7 | > 0,7 |
| 0–3 | 0,25 | 0 | 0 mg $F^-$/Tag |
| 3–6 | 0,50 | 0,25 | 0 mg $F^-$/Tag |
| > 6 | 1,00 | 0,50 | 0 mg $F^-$/Tag |

## Literatur

*Fettstoffwechsel:*

Bilheimer DW, Grundy SM, Brown MS, Goldstein JL. Mevinolin and colestipol stimulate receptor-mediated clearance of low density lipoprotein from plasma in familial hypercholesterolemia heterozygotes. Proc Natl Acad Sci USA 1983; 80:4124–8.

Frick MH, Elo O, Haapa K, Heinonen OP, Heinsalmi P, Helo P, Huttunen JK, Kaitaniemi P, Koskinen P, Manninen V et al. Helsinki heart study: primary prevention trial with gemfibrozil in middle-aged men with dyslipidemia. Safety of treatment, changes in risk factors, and incidence of coronary heart disease. N Engl J Med 1987; 317:1237–45.

Katznelson S, Wilkinson AH, Kobashigawa JA, Wang XM, Chia D, Ozawa M, Zhong HP, Hirata M, Cohen AH, Teraski PI et al. The effect of pravastatin on acute rejection after kidney transplantation – a pilot study. Transplantation 1996; 61:1469–74.

Kobashigawa JA, Katznelson S, Laks H, Johnson JA, Yeatman L, Wang XM, Chia D, Terasaki PI, Sabad A, Cogert GA et al. Effect of pravastatin on outcomes after cardiac transplantation (see comments). N Eng J Med 1995; 333:621–7.

Leiss O, Meyer-Krahmer K, von Bergmann K. Biliary lipid secretion in patients with heterozygous familial hypercholesterolemia and combined hyperlipidemia. Influence of bezafibrate and fenofibrate. J Lipid Res 1986; 27:213–23.

Lennernas H, Fager G. Pharmacodynamics and pharmacokinetics of the HMG-CoA reductase inhibitors. Similarities and differences. Clin Pharmacokinet 1997; 32:403–25.

Lütjohann D, von Bergmann K. Phytosterolaemia: diagnosis, characterization and therapeutical approaches. Ann Med 1997; 29:181–4.

Miettinen TA, Puska P, Gylling H, Vanhanen H, Vartiainen E. Reduction of serum cholesterol with sitostanol-ester margarine in a mildly hypercholesterolemic population. N Eng J Med 1995; 333:1308–12.

National cholesterol education program. Second report of the expert panel on detection, evaluation and treatment of high blood cholesterol in adults (Adult Treatment Panel II). Circulation 1994; 89; 329–1445.

Position paper on the primary and secondary prevention of coronary heart disease. International Task Force. Coronary heart disease: reducing the risk. Nutr Metab Cardivasc Dis 1998; 8:205–71.

Recommendations of the European Atherosclerosis Society prepared by the International Task Force for Prevention of Coronary Heart Disease. Prevention of coronary heart disease: scientific background and new clinical guidelines. Nutr Metab Cardiovasc Dis 1992; 2:113–56.

Shepherd J, Packard CJ, Bicker S, Lawrie TD, Morgan HG. Cholestyramine promotes receptor-mediated low-density-lipoprotein catabolism. N Engl J Med 1980; 302:1219–22.

Stein EA, Lane M, Laskarzewski P. Comparison of statins in hypertriglyceridemia. Am J Cardiol 1998; 81:66B–69B.

Sudhop T, Lutjohann D, Ratman C, von Bergmann J, von Bergmann K. Differences in the response of serum lipoproteins to fenofibrate between women and men with primary hypercholesterolaemia. Eur J Clin Pharmacol 1996; 50:365–9.

*Gicht:*

Emmerson BT. The management of gout. N Engl J Med 1996; 334:445–51.

Graham S, Day RO, Wong H, McLachlan AJ, Bergendal L, Miners JO, Birkett DJ. Pharmacodynamics of oxypurinol after administration of allopurinol to healthy subjects. Br J Clin Pharmacol 1996; 41:299–304.

Perez-Ruiz F, Alonso-Ruiz A, Calabozo M, Herrero-Beites A, Garcia-Erauskin G, Ruiz-Lucea E. Efficacy of allopurinol and benzbromarone for the control of hyperuricaemia. A pathogenic approach to the treatment of primary chronic gout. Ann Rheum Dis 1998; 57:545–9.

*Fluorid:*

Bergmann KE. Kariesprophylaxe mit Fluorid. Kinderarzt 1986; 17:52.

Bergmann KE, Bergmann RL. Fluorid als ein Nahrungsfaktor. Zahnärztl Mittlg 1987; 77:2544.

Bergmann KE, Bergmann RL. Salt fluoridation and general health. Adv Dent Res 1995; 9:138.

Bergmann RL. Fluorid in der Ernährung des Menschen. Biologische Bedeutung für den wachsenden Organismus. Habilschr Berlin 1995.

Jaeger R. Umstrittene Karies-Prophylaxe mit Fluor. Fortschr Med 1976; 94:587.

Myers HM. Fluorides and Dental Fluorosis. Basel: Karger 1978.

Reich E. Neue Aspekte zur Fluoridanwendung im Kindesalter. Zahnärztl Mittlg 1996; 86:20.

Smith FA (ed). Pharmacology of Fluorides. Handbuch der experimentellen Pharmakologie. Bd. 20/1 u. 2. Berlin, Heidelberg, New York: Springer 1966 und 1970.

# 20 Antiinfektiva, Pharmaka zur Behandlung und Verhütung von Infektionen (Chemotherapeutika, Antibiotika, Desinfektionsmittel)

C.-J. Estler

**Einleitung (Begriffsbestimmung)** ........ 596

**Antibakteriell wirkende Antibiotika** ....... 597
Allgemeine Eigenschaften,
Angriffspunkte ....................... 597
Penicilline ........................... 598
Cephalosporine und verwandte β-Lactam-
antibiotika (Cephamycine, Oxacepheme) .... 605
Andere β-Lactamantibiotika .............. 608
    Carbapeneme ...................... 608
    Monobactame ...................... 610
    β-Lactamasehemmer ................. 610
Aminoglykoside ........................ 611
Tetracycline .......................... 614
Amphenicole ........................... 617
Makrolide ............................ 618
Lincosamide .......................... 621
Fosfomycin ........................... 622
Glykopeptidantibiotika ................. 623
Polymyxine ........................... 624
Bacitracin ........................... 625
Tyrothricin .......................... 625
Fusidinsäure ......................... 625
Mupirocin ............................ 626

**Antibakteriell wirkende Chemo-
therapeutika** ........................ 626
Sulfonamide .......................... 626
Folatantagonisten: Diaminopyrimidine,
Benzylpyrimidine (Tetroxoprim, Trimetho-
prim) und Diaminopyrimidin-Sulfonamid-
Kombinationen ....................... 631
Chinolone (Gyrasehemmer) .............. 633
Nitrofurane .......................... 636
Methenamin .......................... 637
Taurolidin ........................... 637
Nitroimidazole (Metronidazol u. a.) ...... 638

**Antituberkulotika** ................... 638
Allgemeine Einführung ................. 638
Isoniazid ............................ 640
Protionamid .......................... 641
Pyrazinamid .......................... 641
Ethambutol ........................... 642
Rifampicin ........................... 642
Rifabutin ............................ 643
Weitere Mittel gegen Mykobakterien ..... 644

Clofazimin ........................... 644
Dapson .............................. 644

**Antimykotika** ....................... 645
Allgemeine Einführung ................. 645
Polyenantibiotika ..................... 646
Azole ............................... 647
Allylamine ........................... 650
Flucytosin ........................... 650
Griseofulvin ......................... 651
Lokalantimykotika .................... 652

**Antiprotozoenmittel** ................ 653
Allgemeine Einführung ................ 653
Chinin .............................. 653
4-Aminochinolinderivate (Chloroquin) .... 656
8-Aminochinolinderivate (Primaquin) ..... 657
Andere Chinolinderivate (Mefloquin) ..... 657
Halofantrin .......................... 658
Folatantagonisten .................... 658
    Diaminopyrimidine (Pyrimethamin) .... 658
    Biguanide (Proguanil und Cycloguanil) .... 659
Nitroimidazole ....................... 660
Pentamidin .......................... 661
Atovaquon ........................... 661
Weitere Antiprotozoenmittel ........... 662

**Anthelmintika** ..................... 662
Allgemeine Einführung ................ 662
Niclosamid .......................... 664
Pyrantel ............................ 665
Benzimidazolderivate (Albendazol,
Mebendazol u. a.) .................... 665
Pyrvinium ........................... 666
Praziquantel ........................ 666
Weitere Anthelmintika ................ 666

**Antiviral wirkende Pharmaka** ........ 667
Allgemeine Einführung ................ 667
Amantadin und Tromantadin ............ 667
Pyrimidinantagonisten ................ 667
    Idoxuridin ....................... 667
    Cidofovir ........................ 668
    Brivudin ......................... 669
    Edoxudin und Trifluridin .......... 669
Purinantagonisten .................... 669
    Vidarabin ........................ 669

596 Antiinfektiva, Pharmaka zur Behandlung und Verhütung von Infektionen

Aciclovir, Famciclovir, Penciclovir und
Valaciclovir .......................... 669
Ganciclovir ....................... 670
Ribavirin ......................... 671
Hemmstoffe der viralen reversen
Transkriptase ........................ 671
3'-Desoxynucleoside (Zidovudin, Didanosin,
Lamivudin, Stavudin, Zalcitabin) ..... 671
Nichtnucleosidische reverse Transkriptase-
inhibitoren (Nevirapin) ................ 674
Foscarnet natrium .................... 675
Proteasehemmer ..................... 675
Interferone ......................... 677
Imiquimod ......................... 677

**Desinfektionsmittel** ................... 677
Allgemeine Einführung ................ 677
Oxidationsmittel ..................... 678
Wasserstoffperoxid .............. 678
Kaliumpermanganat ............. 679
Halogene ........................... 679
Anorganische Jodverbindungen ...... 679

Jodophore ........................ 679
Chlor ............................ 679
Hypochlorite ..................... 679
Chlorophore ...................... 679
Alkohole .......................... 679
Aldehyde .......................... 679
Formaldehyd ..................... 679
Glutaraldehyd .................... 680
Säuren ............................ 680
Phenolderivate ..................... 680
Tenside ........................... 680
Anionische Tenside ............... 680
Kationische Tenside (Invertseifen) ....... 680
Ampholyte ....................... 680
Schwermetalle ..................... 680
Quecksilber ..................... 680
Silber .......................... 681
Chlorhexidin ...................... 681
Hexetidin ........................ 681
Acridinderivate .................... 681

**Mittel gegen Ektoparasiten** .............. 681

# Einleitung (Begriffsbestimmung)

Die zur Verhütung und Behandlung von Infektionskrankheiten eingesetzten antimikrobiell wirkenden Pharmaka (Antiinfektiva) werden nach der Art ihrer Anwendung unterteilt in:
● Desinfektionsmittel
● Chemotherapeutika

Als **Desinfektionsmittel** bezeichnet man diejenigen Stoffe, die der Bekämpfung von Mikroben außerhalb des Organismus, d.h. auf Gebrauchsgegenständen, in Ausscheidungen etc., sowie auf der Haut und auf den von außen frei zugänglichen Schleimhäuten, z.B. des Mundes, des Rachens, des Intestinaltrakts und der ableitenden Harnwege, dienen (S. 677f.). Die am Menschen auf Haut und Schleimhäuten angewendeten Desinfizienzien werden gelegentlich auch als **Antiseptika** von den anderen Desinfektionsmitteln abgegrenzt.

Als **Chemotherapeutika** bezeichnet man die Stoffe, die zur Bekämpfung von Mikroben innerhalb des Körpers, d.h. im Blut und in anderen Körperflüssigkeiten sowie in den Organen dienen.

**Antibiotika** sind Wirkstoffe biologischen Ursprungs, in der Regel von Pilzen oder Pflanzen stammen, bzw. deren halbsynthetische oder synthetische Analoga, die meist als Chemotherapeutika, zum Teil aber auch als Desinfizienzien eingesetzt werden.

Die **antimikrobiellen Pharmaka** wirken entweder
● abtötend (*bakterizid, fungizid* etc.) auf die Mikroben oder
● hemmend auf deren Wachstum und Vermehrung (*bakteriostatisch, fungistatisch* etc.).

Zwischen beiden Wirkungen bestehen *fließende Übergänge*.

Sicher wirksame Chemotherapeutika gibt es erst seit gut 60 Jahren. Das Phänomen der negativen Wechselwirkungen zwischen Mikroorganismen, das in der 2. Hälfte des vorigen Jahrhunderts von Pasteur und anderen als Antibiose definiert wurde, war zwar schon vor Jahrhunderten, noch bevor Pilze und Bakterien entdeckt waren, Grundlage der Behandlung von beispielsweise Wundinfektionen mittels Schimmel in der Volksmedizin. Die wissenschaftliche Erforschung der Infektionen, ihrer Erreger und die Suche nach rational begründeten Therapeutika beginnt jedoch erst in der 2. Hälfte des 19. Jahrhunderts – z.B. Arsen- und Quecksilberverbindungen gegen Syphilis, Farbstoffe gegen Protozoen, Pyocyaneusextrakte gegen Cholera – aber erst 1932 konnte Domagk mit dem Sulfonamid Prontosil das erste wirklich brauchbare Chemotherapeutikum entwickeln und damit unter den ersten Patienten auch seine eigene Tochter heilen. Die Entdeckung von **Penicillin** als erstem Antibiotikum geht auf Fleming zurück, der eine zufällige Verunreinigung einer Bakterienkultur durch den Schimmelpilz Penicillium notatum nicht nur als Mißgeschick ansah, sondern daraus den richtigen Schluß zog, daß das Nichtangehen der Bakterien, darauf beruhen müsse, daß die Pilze einen bakteriziden

Stoff in die Kultur abgegeben hätten. Für die großtechnische Entwicklung von Penicillin gab aber erst die große Zahl von schwer beherrschbaren Wundinfektionen im 2. Weltkrieg den unmittelbaren Anlaß.

# Antibakteriell wirkende Antibiotika

## Allgemeine Eigenschaften, Angriffspunkte

**Bakterienzellen** unterscheiden sich hinsichtlich Aufbau und Funktion in mehrfacher Weise von menschlichen und tierischen Zellen (Tab. 20-1). Sie sind *prokaryontisch*, d. h. sie haben keinen Zellkern, sondern nur ein nicht durch eine Kernmembran abgegrenztes ringförmiges Chromosom. Sie sind außen von einer *mureinhaltigen Zellwand* umgeben, die menschlichen Zellen fehlt. Die Zusammensetzung der *Zytoplasmamembran* und der *Ribosomen* sowie die Kenndaten verschiedener *Enzyme* sind unterschiedlich etc. (über weitere Einzelheiten informieren die Lehrbücher der Bakteriologie).

> Diese Unterschiede zwischen menschlichen bzw. tierischen Zellen und Bakterien eröffnen prinzipiell die Möglichkeit, durch Pharmaka Bakterien in ihrer Vermehrung oder Lebensfähigkeit zu stören, ohne die Zellen des infizierten Organismus in gleicher Weise zu schädigen.

Besonders bei den antibakteriellen Stoffen wirken in vitro höhere Konzentrationen unter Umständen bakterizid, niedere dagegen oft nur bakteriostatisch. Bei der therapeutischen Verwendung bestimmt zum Teil die Toxizität der Stoffe die Höhe der Dosierung und damit, ob am Ort der Infektion abtötende oder nur vermehrungshemmende Konzentrationen erreicht werden können.

Die wichtigsten **Angriffspunkte** für **antibakterielle Stoffe** sind:
- die Zellwand
- die Zellmembran
- die Proteinbiosynthese
- die DNA- und RNA-Synthese (Tab. 20-2)

Pharmaka, die die *Synthese der Zellwand hemmen* oder die Aktivität von *Enzymen* fördern, die die Zellwand aufbrechen, sollten – wenn sie nicht andere zellschädigende Wirkungen haben – **selektiv antimikrobiell** wirken und eine große therapeutische Breite besitzen. Umgekehrt ist zu erwarten, daß Pharmaka, die die Integrität der *Zellmembran stören*, weitgehend **unselektiv** wirken und auch für menschliche und tierische Zellen toxisch sind. Bei Pharmaka, die die *Proteinsynthese* oder den *Nucleinsäurestoffwechsel* hemmen, entscheidet in der Regel die **Affinität** der Stoffe zu den Enzymen bakterieller und menschlicher Provenienz darüber, ob die Wirkung **selektiv** ist **oder nicht**. Antibakterielle Stoffe mit Angriff an der Proteinsynthese hemmen zum Beispiel oft in Konzentrationen, die den Vermehrungsstoffwechsel der Bakterien hemmen, d. h. *bakteriostatisch* wirken, die menschliche Proteinsynthese noch nicht, während Konzentrationen, die auch den Erhaltungsstoffwechsel der Bakterien

Tab. 20-1. Morphologische und funktionelle Unterschiede von menschlichen, bakteriellen und Pilzzellen

|  | **Mensch** | **Bakterien** | **Pilze** |
|---|---|---|---|
| Typ | eukaryontisch | prokaryontisch | eukaryontisch |
| Zellkern | vorhanden | fehlt | vorhanden |
| Chromosomen | mehrere | 1 ringförmiges | mehrere |
| Spindelapparat | vorhanden | fehlt | vorhanden |
| Zellorganellen<br>  Mitochondrien<br>  Ribosomen | vorhanden<br>80S | fehlen<br>70S | vorhanden<br>80S |
| Zellmembran<br>  Sterine | +  | – | + |
| Zellwand<br>  Murein<br>  Chitin | fehlt<br>–<br>– | vorhanden<br>+<br>– | vorhanden<br>–<br>+ |
| Zellatmung | mittels mitochondrialer Enzyme | Funktion der Zellmembran | mittels mitochondrialer Enzyme |

**Tab. 20-2.** Wichtige Angriffspunkte antibakterieller Pharmaka

| Angriffspunkt | Angreifende Pharmaka | Vorwiegender Wirkungstyp |
| --- | --- | --- |
| Zellwand (Mureinsynthese) | Penicilline<br>Cephalosporine<br>Fosfomycin<br>Glykopeptidantibiotika u. a. | degenerativ-bakterizid, selektiv |
| Zellmembran (Membranintegrität, »Leck«-Bildung) | Polypeptidantibiotika<br>Aminoglykoside | bakterizid, unselektiv |
| Ribosomen (Proteinsynthese) | Tetracycline<br>Makrolide<br>Chloramphenicol u. a. | bakteriostatisch, partiell selektiv |
| DNA (Replikation, Transkription) | Chinolone<br>Rifampicin | bakteriostatisch, partiell selektiv |

hemmen, d.h. *bakterizid* wirken, beim Menschen antianabol oder sogar zytostatisch wirken (Tab. 20-2).

## Penicilline

▶ **Stoffeigenschaften**

Die Penicilline gehören zu den **β-Lactamantibiotika**, einer Gruppe degenerativ-bakterizider Antibiotika mit in der Regel großer therapeutischer Breite, deren gemeinsames für die Wirkung wichtiges Strukturmerkmal ein viergliedriger β-Lactamring ist (Abb. 20-1).

Die Gruppe der Penicilline umfaßt eine Anzahl natürlicher und halbsynthetischer **Derivate** (Amide) der 6-Aminopenicillansäure (Abb. 20-2). Die einzelnen Penicilline unterscheiden sich einmal durch das *Kation* bzw. die *Base*, mit der eine Salz- bzw. Esterbildung an der Carboxylgruppe der 6-Aminopenicillansäure erfolgt, und zum anderen durch die Struktur des *Substituenten* an der Aminogruppe der 6-Aminopenicillansäure.

Die Art der **Substitution** ist maßgebend für bestimmte pharmakokinetische Eigenschaften (pH-Stabilität, Wirkungsdauer) und die Breite des Wirkungsspektrums.

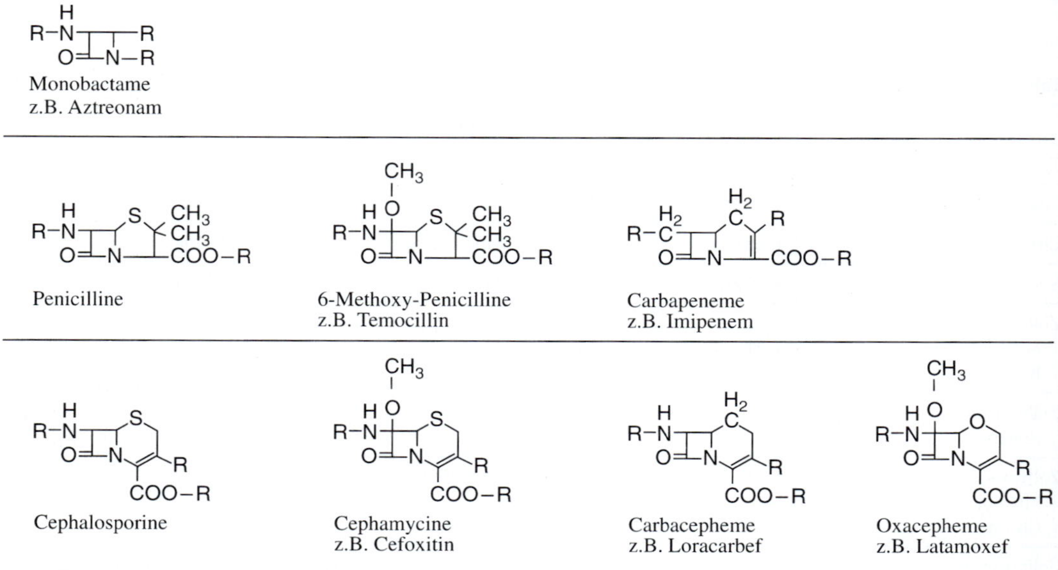

**Abb. 20-1.** Grundstrukturen von β-Lactamantibiotika

# Antibakteriell wirkende Antibiotika

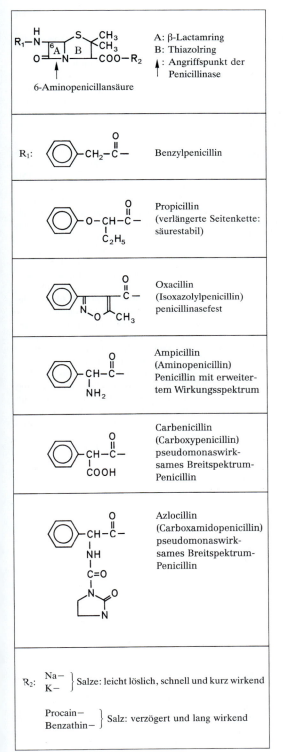

Abb. 20-2. Struktur-Wirkungs-Beziehungen bei Penicillinen

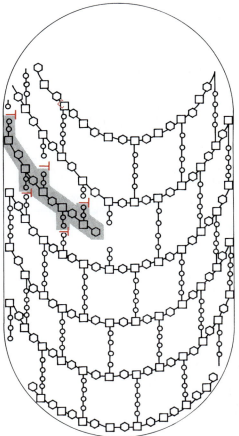

**Abb. 20-3.** Aufbau des Mureingerüsts.
Das Murein besteht aus Strängen, die aus N-Acetylglucosamin (○) und N-Acetylmuraminsäure (□) aufgebaut und über Aminosäurebrücken (-○-○-○-○-) miteinander verbunden sind. In der Wachstumsphase werden die Stränge getrennt und neue Stränge (grau) dazwischen gelagert. Penicilline verhindern die zum Einbau der neuen Stränge notwendige Transpeptidierung (———).

Penicilline sind in Lösung meist instabil und empfindlich gegenüber Säure und Alkali.

▶ **Pharmakodynamik**

Alle Penicilline haben den gleichen **Wirkungsmechanismus**. Ihr Angriff erfolgt an der Zellwand der Bakterien, wo sie die Synthese des Mureins blockieren (Abb. 20-3 und 20-4).

Beim **Murein** handelt es sich um ein Makromolekül, das als sackartiges Gebilde die Zelle umhüllt und ihr Festigkeit und Formbeständigkeit verleiht. In der Wachstumsphase der Bakterien wird das Mureinmolekül an einzelnen Stel-

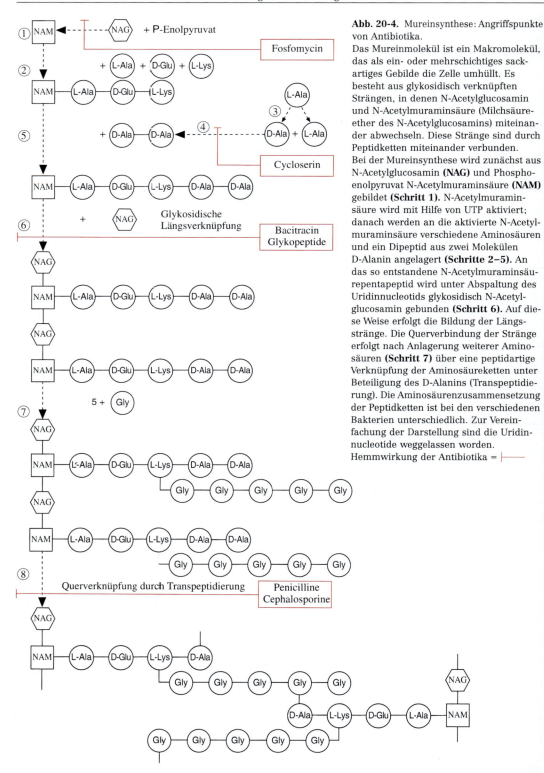

**Abb. 20-4.** Mureinsynthese: Angriffspunkte von Antibiotika.
Das Mureinmolekül ist ein Makromolekül, das als ein- oder mehrschichtiges sackartiges Gebilde die Zelle umhüllt. Es besteht aus glykosidisch verknüpften Strängen, in denen N-Acetylglucosamin und N-Acetylmuraminsäure (Milchsäureether des N-Acetylglucosamins) miteinander abwechseln. Diese Stränge sind durch Peptidketten miteinander verbunden.
Bei der Mureinsynthese wird zunächst aus N-Acetylglucosamin **(NAG)** und Phosphoenolpyruvat N-Acetylmuraminsäure **(NAM)** gebildet **(Schritt 1)**. N-Acetylmuraminsäure wird mit Hilfe von UTP aktiviert; danach werden an die aktivierte N-Acetylmuraminsäure verschiedene Aminosäuren und ein Dipeptid aus zwei Molekülen D-Alanin angelagert **(Schritte 2–5)**. An das so entstandene N-Acetylmuraminsäurepentapeptid wird unter Abspaltung des Uridinnucleotids glykosidisch N-Acetylglucosamin gebunden **(Schritt 6)**. Auf diese Weise erfolgt die Bildung der Längsstränge. Die Querverbindung der Stränge erfolgt nach Anlagerung weiterer Aminosäuren **(Schritt 7)** über eine peptidartige Verknüpfung der Aminosäureketten unter Beteiligung des D-Alanins (Transpeptidierung). Die Aminosäurenzusammensetzung der Peptidketten ist bei den verschiedenen Bakterien unterschiedlich. Zur Vereinfachung der Darstellung sind die Uridinnucleotide weggelassen worden.
Hemmwirkung der Antibiotika = ⊢—

len aufgebrochen und in die entstehenden Lücken zusätzliches Material eingelagert. **Penicilline** *hemmen* die für die Quervernetzung des Mureins notwendige *Transpeptidase irreversibel*, so daß die über die Peptidierung erfolgende Einlagerung von Glykosidsträngen in das Molekül unmöglich wird. Da die Lücken im Mureinmolekül nicht mehr geschlossen werden können, klaffen die Zellwände und können schließlich dem zunehmenden Innendruck der wachsenden Bakterien nicht mehr standhalten. Unter der Einwirkung von Autolysin kommt es zur **Lysis**, d. h. zum Zelluntergang, oder im hypertonen Milieu zur Bildung von Protoplasten oder L-Formen, das sind fragile Zellen ohne Zellwand.

Der Mechanismus erklärt, warum Penicilline *selektiv* auf Bakterienzellen wirken und für tierische Zellen, die keine Zellwand besitzen, nicht zytotoxisch sind. Er erklärt ferner, warum Penicilline *nur bei wachsenden Keimen* bakterizid wirken (degenerativ bakterizider Wirkungstyp) und warum ruhende Zellen unbeeinflußt bleiben (sog. **Persister**) und bei zu

**Tab. 20-3.** Wirkungsspektren von β-Lactamantibiotika [Nach: Fenner Th. Therapie von Infektionen. Stuttgart, New York: Schattauer 1998; Simon C, Stille W. Antibiotika-Therapie in Klinik und Praxis. 9. Aufl. Stuttgart, New York: Schattauer 1998; Physicians Drug Handbook. Springhouse Corp., Springhouse, PA, 1992.]

| | Penicillin G und V | Penicillinasefeste Penicilline | Aminopenicilline | Carboxypenicilline u. Carboxamidopenicilline | Cephalosporine | | | Aztreonam | Imipenem/Cilastatin | Penicilline plus β-Lactamasehemmer |
| | | | | | 1. Generation | 2. Generation | 3. Generation | | | |
|---|---|---|---|---|---|---|---|---|---|---|
| Pseudomonas aeruginosa | | | | 2 | | | 1–3 | 2 | 2 | 2[a] |
| Proteus (indolpos. Spezies) | | | | 1–2 | 3 | 2 | 1 | 2 | 1 | 2[b] |
| Proteus mirabilis | | | 1 | 1–2 | 1–2 | 2 | 2 | 2 | 2 | 1–2 |
| Klebsiella | | | | 2 | 1–2 | 1 | 1 | 1–2 | 2 | 1–2 |
| Enterobacter | | | | 1–2 | | 2 | 2 | 2 | 1 | |
| Serratia | | | | 2 | | 1–3 | 2 | 2 | 1 | 2[a] |
| Salmonellen | | | 1–2 | 1 | | | 2 | 2 | 2 | 1–2 |
| Citrobacter | | | | 2 | | 2 | 2 | 2 | 1 | 2–3 |
| Escherichia coli | | | 2 | 1–2 | 1–2 | 1 | 1 | 2 | 1–2 | 1–2 |
| Shigellen | | | 2 | 1–3 | | | 2 | 2 | 1–2 | 2 |
| Vibrionen | | | | | | | | | | 2 |
| Yersinia enterocolitica | | | | | | | 2 | 2 | 1 | 2 |
| Legionella | | | | | | | | | | |
| Bordetella pertussis | 2 | | 2 | | | | | | | 2[b] |
| Haemophilus influencae | 2 | | 1–3 | 1–3 | 2–3 | 1–2 | 1 | 2 | 2 | 1–2 |
| Bacteroides fragilis | | | | 2 | | 2–3 | 3 | | 1 | 1–2 |
| Neisseria gonorrhoeae | 1 | 3 | 1–2 | 1–2 | 1–3 | 1–2 | 1–3 | 2 | 1–2 | 1–2 |

1 Wirkung sehr gut
2 Wirkung i. d. R. gut
3 Wirkung gering
Keine Zahlenangabe: keine (ausreichende) Wirkung oder keine Information über die Wirksamkeit oder Anwendung klinisch nicht indiziert
a) Kombination mit Ticarcillin
b) Kombination mit Aminopenicillinen
Die Tabelle kann nur eine grobe Orientierungshilfe geben. Bezüglich genauerer Details muß auf die Lehrbücher der medizinischen Mikrobiologie verwiesen werden.

**Tab. 20-3.** (Fortsetzung)

| | Penicillin G und V | Penicillinasefeste Penicilline | Aminopenicilline | Carboxypenicilline u. Carboxamidopenicilline | Cephalosporine | | | Aztreonam | Imipenem/Cilastatin | Penicilline plus β-Lactamasehemmer |
| --- | --- | --- | --- | --- | --- | --- | --- | --- | --- | --- |
| | | | | | 1. Generation | 2. Generation | 3. Generation | | | |
| Diplococcus pneumoniae | 1 | 3 | 2 | 1–2 | 1–2 | 1–2 | 2 | | 1–2 | 1–2 |
| Streptococcus faecalis | 1 | 2–3 | 1–2 | 1–3 | 1–2 | 2 | 2–3 | | 2 | 1–3 |
| Staphylococcus aureus | 1 | 2 | 1–2 | 3 | 1 | 2–3 | 2–3 | | 2–3 | 2 |
| Staphylococcus aureus (penicillinasebildend) | | 1 | | 3 | 1 | 2–3 | 2–3 | | | 2 |
| Corynebacterium diphtheriae | 2 | | | | | | | | | |
| Listerien | 1 | | 1 | 2–3 | | | | | 2 | 1–2 |
| Clostridium tetani, Cl. perfringens | 1 | 3 | 3 | 2–3 | 2 | 2–3 | 2–3 | | 1–2 | 2 |
| Mycobacterium tuberculosis | | | | | | | | | | |
| Treponemen | 1 | 3 | 3 | 3 | 2 | | | | 3 | |
| Borrelien | 1–2 | | | | | 1 | | | | |
| Mykoplasmen | | | | 3 | | | | | | |
| Rickettsien | | | | | | | | | | |
| Actinomyceten | 1 | | 1 | | | | | | 1 | |
| Chlamydien | | | | 3 | | | | | | |

1 Wirkung sehr gut
2 Wirkung i. d. R. gut
3 Wirkung gering
Keine Zahlenangabe: keine (ausreichende) Wirkung oder keine Information über die Wirksamkeit oder Anwendung klinisch nicht indiziert
a) Kombination mit Ticarcillin
b) Kombination mit Aminopenicillinen
Die Tabelle kann nur eine grobe Orientierungshilfe geben. Bezüglich genauerer Details muß auf die Lehrbücher der medizinischen Mikrobiologie verwiesen werden.

kurzer Behandlungsdauer unter Umständen *Rezidive* hervorrufen können.
 Die Penicilline haben kein einheitliches **Wirkungsspektrum**.
▷ Die **klassischen Penicilline** (Benzylpenicillin, Phenoxymethylpenicillin, Propicillin, Azidocillin) und die **penicillinasefesten Isoxazolylpenicilline** (Oxacillin, Dicloxacillin, Flucloxacillin) wirken im wesentlichen nur gegenüber grampositiven Bakterien, Neisserien und Spirochäten.
▷ Die **Aminopenicilline** (Ampicillin und seine Derivate, Amoxicillin) sind Penicilline mit in den gramnegativen Bereich erweitertem Wirkungsspektrum, aber unzureichender Wirkung bei Klebsiella, Enterobacter, Serratia, indolpositiven Proteusspezies und Pseudomonas.
▷ Die **Carboxypenicilline** (Carbenicillin, Temocillin, Ticarcillin) und die **Carboxamidopenicilline** (Apalcillin, Azlocillin, Mezlocillin, Piperacillin) (Tab. 20-3) sind Breitspektrumpenicilline mit unterschiedlich guter Wirkung (30–90% Wirksamkeit) gegenüber Pseudomonas.
▷ Das **Amidinopenicillin** Mecillinam wirkt vorwiegend gegenüber gramnegativen Keimen.
 Primäre und sekundäre **Resistenz** gegenüber Penicillinen ist häufig. Die **primäre Resistenz** gramnegativer Keime gegenüber manchen Penicillinen könnte auf der *schlechten Zugänglichkeit* des *Mureins* bei

Tab. 20-4. Wichtige Nebenwirkungen der Penicilline

| Nebenwirkungen | Inzidenz/Ursachen | |
|---|---|---|
| Neurotoxische Effekte (Hyperreflexie, Krämpfe, Koma) | ++ T | (bei Dosen von > 20 g bzw. > 20 Mega-E, p.o., i.v. etc., bzw. > 10 000 E intrathekal) |
| Hyperkaliämie (evtl. Herzstillstand) | +! T | (bei sehr hohen Dosen) |
| Gastrointestinale Beschwerden | ++ T, B | |
| Enterokolitis | (+) B | |
| Gerinnungsstörungen | (+) T | (+) T, B bei Breitspektrumpenicillinen |
| Mikroembolien | + T | (bei Injektion von Suspensionen) |
| Exantheme | ++ A | (0,5–2%; bei Aminopenicillinen 5–20%) |
| Serumkrankheit | (+) A | |
| Arzneimittelfieber | (+) A | |
| Anaphylaktischer Schock | (+)! A | (~ 1:100 000) |
| Nephritis | (+) A | |

| +++ | sehr häufig | } vorkommend | A | allergisch | } bedingt |
| ++ | häufig | | H | hyperergisch | |
| + | gelegentlich | | T | direkt toxisch | |
| (+) | selten | | B | durch Störung des biologischen Gleichgewichts | |
| ((+)) | sehr selten | | | | |

diesen Keimen liegen, da bei ihnen das Murein innerhalb der Zellmembran liegt. Verschiedene Bakterien sezernieren β-*Lactamasen* (z.B. Penicillinase), die den β-Lactamring der Penicilline aufspalten und das Molekül inaktivieren. Dieser Mechanismus ist offenbar u.a. für die **sekundäre Resistenzentwicklung** von Staphylokokken bedeutsam. Die Isoxazolylpenicilline werden durch Penicillinase nicht angegriffen und sind daher auch bei penicillinasebildenden Staphylokokken wirksam. Durch Clavulansäure, Sulbactam und Tazobactam können die β-Lactamasen irreversibel gehemmt werden (Abb. 20-7 S. 610), wodurch die Empfindlichkeit der Keime für Penicilline gesteigert wird. Zwischen den Penicillinen besteht zum Teil **Parallelresistenz**.

▶ **Wirkungen beim Menschen**

Für Menschen und Tiere sind Penicilline **nicht zytotoxisch** und haben eine sehr große therapeutische Breite. Penicilline mit Wirkung auf coliforme Keime können, wenn sie in den Dickdarm gelangen, die **Darmflora schädigen**: es besteht die Gefahr von Superinfektionen und Blutgerinnungsstörungen infolge mangelhafter Vitamin-K-Versorgung. Carboxy- und Carboxamidopenicilline hemmen darüber hinaus die Thrombozytenaggregation. Erst in hohen Konzentrationen (im Liquor > 5 mg/ml) wirken Penicilline als Krampfgifte **neurotoxisch**. Bei Verabreichung extrem hoher Dosen der Kaliumsalze kann es zur Hyperkaliämie kommen. Klinisch bedeutsamer ist die **Penicillinallergie** (Gruppenallergie innerhalb der gesamten Penicillingruppe). Weitere Nebenwirkungen s. Tab. 20-4.

▶ **Pharmakokinetik**
(Tab. 20-5)

**Resorption:** Penicilline mit *geringer pH-Stabilität* werden aus dem Magen-Darm-Kanal nicht ausreichend resorbiert und müssen parenteral appliziert werden. Bei den *pH-stabileren*, oral anwendbaren Penicillinen ist die Resorptionsquote unterschiedlich. Durch Derivatisierung (Bildung von sog. *Einschleusestern*, aus denen nach der Resorption das aktive Penicillin freigesetzt wird, wie z.B. Pivampicillin, Bacampicillin u.a.) läßt sich die Resorptionsquote deutlich verbessern. Die Gewebegängigkeit der Penicilline ist in der Regel gut. Die **Elimination** erfolgt zum Teil durch Metabolisierung, vorwiegend aber durch Ausscheidung der unveränderten Verbindungen vor allem über die Niere. Eine tubuläre Sekretion spielt dabei eine wichtige Rolle. Die **Halbwertszeit** der Penicilline ist kurz, doch lassen sich bei Benzylpenicillinen durch Salzbildung mit Procain oder Benzathin Depotpenicilline herstellen.

Tab. 20-5. Pharmakokinetische Daten und Dosierung der Penicilline

| Freiname | Handelsname | Enterale Resorption (%) | Renale Ausscheidung (%) | $t_{1/2}$ (Min.) | Penicillinasefestigkeit | Proteinbindung (%) | Übliche Tagesdosis | Applikationsintervall (Std.) |
|---|---|---|---|---|---|---|---|---|
| **Benzylpenicillinderivate** | | | | | | | | |
| Benzylpenicillin (= Penicillin G) | Penicillin G JENA-PHARM®, Penicillin »Grünenthal« u.a. | ~ 20 | ~ 90 | 40 | 0 | ~ 50 | 0,5–2 Mega-E ggf. 20–100 Mega-E | 4–6 |
| Benzylpenicillin-Procain | in: Bipensaar® Jenacillin® O u.a. | – | wie Benzylpenicillin | | | | | 12–24 |
| Benzylpenicillin-Clemizol | Clemizol-Penicillin i. m. forte »Grünenthal« | – | wie Benzylpenicillin | | | | | 12–24 |
| Benzylpenicillin-Benzathin | Tardocillin® 1200 | – | wie Benzylpenicillin | | | | | 3–4 Wochen |
| **Oralpenicilline** | | | | | | | | |
| Phenoxymethylpenicillin (= Penicillin V) | Arcasin®, Isocillin®, Jenacillin® V u.a. | 60 | 30–50 | 30 | 0 | 60 | 0,5–2 Mega-E | 8 |
| Propicillin | Baycillin® | 60 | 50 | 40 | 0 | 80 | 0,5–2 Mega-E | 8 |
| Azidocillin | Syncillin® | > 75 | 60 | 40–60 | 0 | 60 | 1,5 g | 8 |
| **Penicillinasefeste Penicilline** | | | | | | | | |
| Oxacillin | Stapenor® | 30 | 25 | 45 | + | 93 | 2–4 g | 6–8 |
| Dicloxacillin | Dichlor-Stapenor® | 50 | 65 | 45 | + | 97 | 2–4 g | 6–8 |
| Flucloxacillin | Staphylex® | ~ 50 | 35 | 45 ? | + | 95 | 2–4 g | 6–8 |
| **Penicilline mit erweitertem Wirkungsspektrum** | | | | | | | | |
| Amoxicillin | amoxi, Clamoxyl®, Jephoxin® u.a. | 75–90 | 60–80 | 60 | 0 | 15–20 | 1–3 (–8) g | 6–8 |
| Ampicillin | Binotal®, Jenampin® u.a. | 40 | 30–60 | 60 | 0 | 10–15 | 1,5–4 (–20) g | 6–8 |

**Tab. 20-5.** (Fortsetzung)

| Freiname | Handelsname | Enterale Resorption (%) | Renale Ausscheidung (%) | $t_{1/2}$ (Min.) | Penicillinasefestigkeit | Proteinbindung (%) | Übliche Tagesdosis | Applikationsintervall (Std.) |
|---|---|---|---|---|---|---|---|---|
| **Penicilline mit erweitertem Wirkungsspektrum** | | | | | | | | |
| Bacampicillin | Ambacamp®, Penglobe® | ~ 95 | ~ 60 | 60 | 0 | 10–15 | 1,5–3 g | 6–8 |
| **Proteus- und pseudomonaswirksame Breitspektrumpenicilline** | | | | | | | | |
| Azlocillin | Securopen® | 0 | ~ 60 | 75 | 0 | 30 | 6–15 g | 8 |
| Mezlocillin | Baypen®, Melocin® | 0 | ~ 60 | 50 | 0 | 30 | 6–20 g | 6–12 |
| Ticarcillin | in: Betabactyl® | 0 | > 90–100 | 70 | 0 | 50–60 | 18–20 g | 3–8 |
| Piperacillin | Pipril® | 0 | 60 | 40 | 0 | 20 | 12–16 g | 8–16 |

**Tab. 20-6.** Therapeutische Verwendung der Penicilline

- **Indikationen**
  
  Wegen der großen therapeutischen Breite Antibiotika der ersten Wahl
  
  Einsatz entsprechend dem Wirkungsspektrum und der Empfindlichkeit der Keime
  
  Carboxy- und Carboxamidopenicilline sollten Infektionen mit sog. Problemkeimen (z. B. Peudomonas) vorbehalten bleiben.

- **Vorsichtsmaßnahmen**
  
  Möglichst keine topischen Applikationen auf Haut und Schleimhäuten: Gefahr der Sensibilisierung

- **Kontraindikationen**
  
  Penicillinallergie

- **Interaktionen**
  
  Bakteriostatisch wirkende Stoffe
  (z. B. Tetracycline, Chloramphenicol, Makrolide, Rifampicin):
  Antagonismus (die Bakteriostatika verhindern, daß Keime in eine Wachstumsphase kommen)
  
  Aminoglykosidantibiotika:
  Synergismus
  
  Probenecid:
  Verzögerung der tubulären Sekretion von Penicillinen in der Niere, Wirkungsverlängerung

- **Handelsnamen und Dosierung**
  
  Tab. 20-5

◆ **Therapeutische Verwendung**

Tab. 20-6

# Cephalosporine und verwandte β-Lactamantibiotika (Cephamycine, Oxacepheme)

▶ **Stoffeigenschaften**

Die Cephalosporine, Cephamycine und Oxacepheme gehören als Derivate der 7-Aminocephalosporansäure zu den **β-Lactamantibiotika**.

Die *Cephamycine* unterscheiden sich von den Cephalosporinen durch einen zusätzlichen Methoxysubstituenten in Position 7 der Cephalosporansäure, bei den *Oxacephemen* ist der Schwefel im Dihydrothiazinring durch Sauerstoff ersetzt (Abb. 20-1). Struktur-Wirkungs-Beziehungen zeigt Abb. 20-5.

Nach ihrem Wirkungsspektrum und ihren pharmakokinetischen Eigenschaften werden sie in verschiedene **Gruppen** eingeteilt:

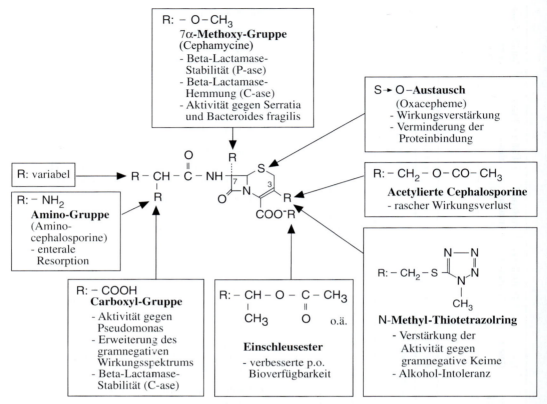

**Abb. 20-5.** Struktur-Wirkungs-Beziehungen bei Cephalosporinen. C-ase = Cephalosporinase, P-ase = Penicillinase.

▷ Parenteralcephalosporine der sog. 1. Generation wirken vor allem gegen grampositive Kokken und nur schwach gegen gramnegative Keime.
▷ Parenteralcephalosporine der 2. Generation haben eine bessere Wirkung gegen gramnegative Keime.
▷ Bei den Parenteralcephalosporinen der 3. Generation ist das Wirkungsspektrum im gramnegativen Bereich noch breiter, die Wirkung auf grampositive Kokken jedoch geringer.
▷ Cephalosporine der 4. Generation wirken auch gegenüber Pseudomonas.

Die Zuordnung einzelner Cephalosporine zu den verschiedenen Klassen wird nicht immer einheitlich gehandhabt. Eine Einteilung nach pharmakologischen Kriterien zeigt Abb. 20-6.

▶ **Pharmakodynamik**

Die **Wirkungsweise** der Cephalosporine, Cephamycine und Oxacepheme entspricht der der Penicilline (Abb. 20-3 u. 20-4, S. 599 u. 600). Wie Penicilline können auch sie zum Teil durch β-Lactamasen (Cephalosporinasen) der Bakterien unter Aufspaltung des β-Lactamringes **inaktiviert** werden. Gegenüber Penicillinasen sind sie in der Regel stabil. Aus der unterschiedlichen Empfindlichkeit gegenüber β-Lactamasen resultieren primäre und sekundäre **Resistenzen**. Die **Wirkungsspektren** der Cephalosporine sind mittelbreit bis breit (Tab. 20-3, S. 601 f.). Neuere Derivate der sog. 4. Generation und Oxacepheme sind zum Teil auch wirksam gegenüber Pseudomonas, indolpositiven Proteusspezies, Enterobacter, Enterokokken und Serratia.

▶ **Wirkungen beim Menschen**

Bei tierischen Zellen, die keine Zellwand besitzen, sind die Cephalosporine **nicht zytotoxisch**. Sie sind jedoch in hohen Dosen **nephrotoxisch** und verursachen Tubulusschäden (s. u.). Wie andere β-Lactamantibiotika sind auch Cephalosporine in hohen Dosen **neurotoxisch** (S. 603). Weiterhin können Cephalosporine wie Penicilline und andere Breitspektrumantibiotika die **Darmflora** schädigen und Störungen der Blutgerinnung verursachen. Besonders Tetrazol-substituierte Derivate können die **Thrombozytenaggregation** hemmen. Die mit einer Methyl-

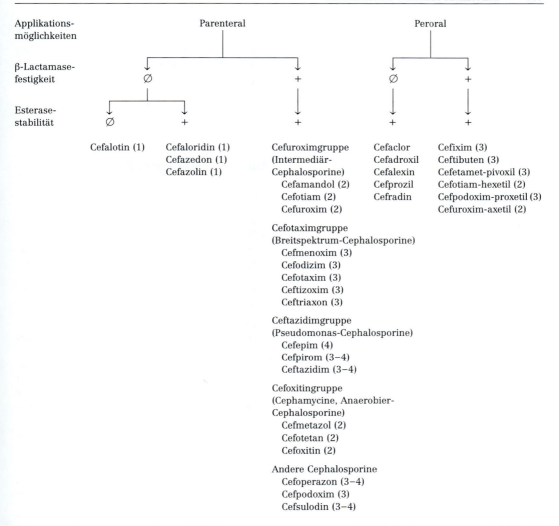

Abb. 20-6. Klassifizierung der Cephalosporine. In Klammern: Zugehörigkeit zu »Generationen«. [Nach: Walther H, Meyer FP. Klinische Pharmakologie antibakterieller Arzneimittel. München: Urban & Schwarzenberg 1987.]

tetrazolthiol-Gruppe substituierten Cephalosporine, wie z.B. Cefamandol, Cefmenoxim, Cefoperazon, Cefotetan und Latamoxef (Kap. 24, S. 773), hemmen die Aldehyddehydrogenase und führen zu **Alkoholunverträglichkeit**.

Die lokale Verträglichkeit ist mäßig. **Allergien** kommen vor, wobei es sich gelegentlich um Kreuzallergien zu den Penicillinen handelt. Weitere Nebenwirkungen s. Tab. 20-7.

▶ **Pharmakokinetik**
(Tab. 20-8)

Mit Ausnahme der Aminocephalosporine, wie Cefaclor, Cefadroxil, Cefalexin u.a. (Abb. 20-6), und Oxacepheme wie Loracarbef werden die Cephalosporine, Cephamycine und Oxacepheme aus dem Magen-Darm-Kanal nur ungenügend **resorbiert**. Besser resorbiert werden Einschleusester, wie Cefpodoximproxetil, Cefuroximaxetil u.a., die bei der Resorption hydrolysiert werden und das Cephalosporin freigeben. Sie sind ausreichend gewebegängig. Sie werden teils metabolisiert, wobei die acetylierten Derivate durch Deacetylierung an Wirkung verlieren, teils in unveränderter Form **ausgeschieden**, und zwar hauptsächlich über die Nieren, teils durch glomeruläre Filtration, teils über tubuläre Sekretion. Die Cephalosporine **reichern sich** in den Tubulusepithelzellen der Niere **an** und können dabei zu Zell-

**Tab. 20-7.** Nebenwirkungen der Cephalosporine und Cephamycine

| Nebenwirkungen | Inzidenz/Ursachen |
|---|---|
| Lokale Reaktionen | |
| Gastrointestinale Beschwerden (bei Oralcephalosporinen) | ++ T |
| Schmerzen an der Injektionsstelle (bei i. m. Gabe) | ++ T |
| Thrombophlebitis (bei i. v. Gabe) | ++ T |
| Leberfunktionsstörungen | (+) T |
| Nierenfunktionsstörungen | (+)–+ T |
| Psychische Störungen | (+) T |
| Neurotoxische Effekte (Krämpfe) | ((+)) T |
| Enterokolitis | ((+)) B |
| Exantheme | + (< 5 %) A |
| Fieber | + A |
| Störungen der Hämatopoese | + A |
| Hämolytische Anämie | (+) A |
| Gerinnungsstörungen | (+) T |
| bei Methyltetrazol-substituierten Derivaten | + T |

Zeichenerklärung s. Tab. 20-4, S. 603

schäden und Nierenfunktionsstörungen führen. Diese Wirkung ist dosisabhängig. Sie wurde bisher vorwiegend bei Cefaloridin beobachtet. Bei den niedrig dosierten neueren Derivaten scheint das Risiko gering zu sein.

◆ **Therapeutische Verwendung**

Tab. 20-9

## Andere β-Lactamantibiotika

### Carbapeneme

> **Imipenem** und **Meropenem** sind Carbapenem-(Thienamycin-)Derivate mit sehr breitem *Wirkungsspektrum*, das die meisten grampositiven und -negativen Bakterien einschließlich Pseudomonasspezies und Anaerobier umfaßt, und die sich durch eine sehr hohe Stabilität gegenüber β-Lactamasen auszeichnen.

Resistent sind u.a. Legionellen, Mykobakterien, Chlamydien und Mykoplasmen. Zwischen Imipenem und Meropenem besteht häufig, zwischen Carbapenemen und Penicillinen selten Kreuzresistenz. Der *Wirkungsmechanismus* entspricht dem anderer β-Lactamantibiotika. Die Carbapeneme werden zur Behandlung schwerer lebensbedrohender Infektionen, vor allem Mischinfektionen eingesetzt. Die perorale *Bioverfügbarkeit* der Carbapeneme ist für

**Tab. 20-8.** Pharmakokinetische Daten und Dosierung der Cephalosporine, Cephamycine, Carbacepheme, Carbapeneme und Monobactame

| Freiname | Handelsname | Proteinbindung (%) | $t_{1/2}$ (Min.) | Übliche Tagesdosierung (g) |
|---|---|---|---|---|
| **Oralcephalosporine** | | | | |
| Cefalexin | Ceporexin®, Oracef® u.a. | 12 | 50 | 1–4 |
| Cefadroxil | Bidocef®, Grüncef® u.a. | 20 | 90 | 1–2 (–4) |
| Cefaclor | Kefspor®, Panoral® | 40 | 40–60 | 1,5–4 |
| Cefixim | Cephoral®, Suprax® u.a. | 67 | 3–4 Std. | 0,4 |
| Cefprozil | | 35 | ~ 80 | 1 |
| Ceftibuten | Keimax® | 60–65 | ~ 150 | 0,4 |
| Cefetametpivoxil | Globocef® | 20 | 180 | 1 |
| Cefpodoximproxetil | Orelox®, Podomexef® | 30–40 | 100–250 | 0,2–0,4 |
| Cefuroximaxetil | Elobact®, Zinnat® | 20–30 | 70 | 0,25–0,5 (–1,0) |

**Tab. 20-8.** (Fortsetzung)

| Freiname | Handelsname | Protein-bindung (%) | $t_{1/2}$ (Min.) | Übliche Tagesdosierung (g) |
|---|---|---|---|---|
| **Parenteralcephalosporine** *vorwiegend gegen grampositive Keime wirkend* | | | | |
| Cefotiam | Spizef® | 40 | 45–55 | 2–4 (–6) |
| *gegen grampositive und -negative Keime wirkend* | | | | |
| Cefazolin | Elzogram®, Gramaxin® | 80–85 | 90–105 | 2–6 (–12) |
| Cefazedon | Refosporin® | 90–95 | 90 | 2–6 |
| **Lactamasestabile Parenteralcephalosporine** *mit breitem Wirkungsspektrum, nicht pseudomonaswirksam* | | | | |
| Cefuroxim | Zinacef® | 20–30 | 70 | 1,5–4,5 (–6) |
| Cefamandol | Mandokef® | 65–75 | 60 | 2–8 (–12) |
| Cefmenoxim | Tacef® | 45–75 | 60 | 2–3 (–9) |
| Cefodizim | Opticef® | 70–90 | 2,5–5 | 1–4 |
| Cefpirom | Cefdixen®, Cefrom® | 45 | 120 | 1–2 |
| Ceftizoxim | Ceftix® | 15–30 | 120 | 2–4 (–9) |
| Ceftriaxon | Rocephin® | ~ 90 | 8 Std. | 1–2 (–4) |
| *mit breitem Wirkungsspektrum einschließlich Pseudomonas* | | | | |
| Cefepim | Maxipime® | 20 | 120 | 4 |
| Cefotaxim | Claforan® | 35–45 | 70–100 | 2–4 (–12) |
| Cefoperazon | Cefobis® | 85–95 | ~ 120 | 2–4 (–9) |
| Cefsulodin | Pseudocef® | ~ 30 | ~ 90 | 2–3 (–6) |
| Ceftazidim | Fortum® | 10–20 | 90 | 2–4 |
| **Cephamycine** | | | | |
| Cefoxitin | Mefoxitin® | 50–72 | 45 | 3–6 (–8) |
| **Carbacepheme** | | | | |
| Loracarbef | Lorafem® | 25 | 60–100 | 0,4–0,8 |
| **Carbapeneme und Monobactame** | | | | |
| Aztreonam | Azactam® | 56 | 90–120 | 3–6 (–8) |
| Imipenem | in Zienam® | 20–25 | 60 | 1–2 (–4) |
| Meropenem | Meronem® | 2 | 60 | 0,5–1 |

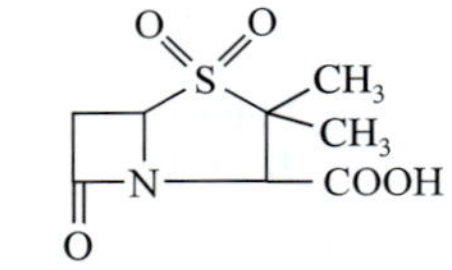

**Abb. 20-7.** Strukturformeln von β-Lactamasehemmern und Reaktion von Clavulansäure mit β-Lactamase (Enz). In einem reversiblen ersten Schritt wird ein instabiler, inaktiver, dann in einem zweiten irreversiblen ein stabiler, inaktiver Clavulansäure-Enzym-Komplex gebildet. [Nach: Alexander, Estler und Legler, 1995.]

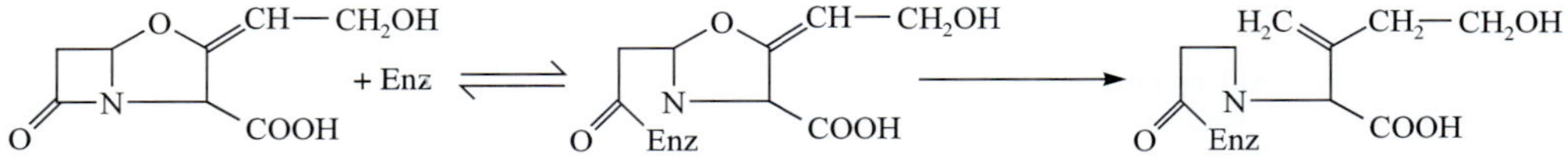

einen peroralen Einsatz zu gering. Ihre Elimination erfolgt renal. Weitere Angaben zur *Pharmakokinetik* s. Tab. 20-8. Zur Verhinderung einer metabolischen Inaktivierung (Öffnung des β-Lactamringes durch eine Dehydropeptidase [Dehydropeptidase I]) in der Niere mit Bildung nephrotoxischer Produkte wird Imipenem mit dem Dehydropeptidasehemmer Cilastatin kombiniert, der eine ähnliche Pharmakokinetik aufweist wie Imipenem[1]. Meropenem ist stabil gegen Dehydropeptidase I. Das Spektrum *unerwünschter Wirkungen* entspricht weitgehend dem der Penicilline und Cephalosporine (Tab. 20-4, S. 603 und 20-7). Handelsnamen und Dosierung s. Tab. 20-8.

## Monobactame

Das bisher einzige therapeutisch eingesetzte Monobactam ist **Aztreonam**. Es ist β-lactamasestabil. Seine *Wirkungsweise* entspricht der der Penicilline; das *Wirkungsspektrum* umfaßt fast alle gramnegativen Bakterien mit Ausschluß von Enterokokken und Anaerobiern. Gegen grampositive Bakterien ist es unwirksam. Die *unerwünschten Wirkungen* beim Menschen entsprechen denen der anderen β-Lactamantibiotika. Wegen immer noch geringer Erfahrungen kann der Stellenwert in der *Therapie* noch nicht endgültig beurteilt werden. Aztreonam gilt daher vorerst als Reserveantibiotikum. Pharmakokinetik, Dosierung und Handelsnamen s. Tab. 20-8.

---

[1] Imipenem + Cilastatin: Zienam®

## β-Lactamasehemmer

▶ **Stoffeigenschaften und Pharmakodynamik**

Der β-Lactamring von Penicillinen und Cephalosporinen kann durch bakterielle β-Lactamasen gespalten und die betroffenen Antibiotika dadurch inaktiviert werden. Diese Spaltung kann durch β-Lactamaseinhibitoren, die an die β-Lactamasen binden und sie dabei inaktivieren, verhindert werden. Zur Zeit sind 3 β-Lactamasehemmer in Verwendung: *Clavulansäure*, *Sulbactam* und *Tazobactam*. Clavulansäure ist ein Oxapenamderivat, Sulbactam und Tazobactam sind Penicillinsulfonsäurederivate (Abb. 20-7). Sultamicillin ist ein Doppelester aus Sulbactam und Ampicillin.

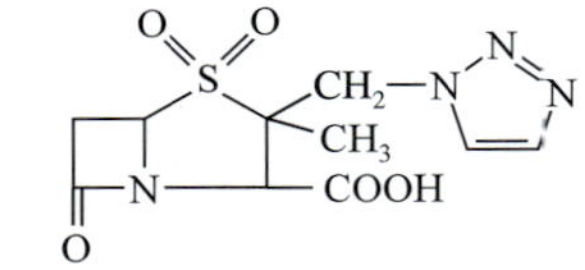

> Clavulansäure, Sulbactam und Tazobactam haben selbst keine antibakterielle Wirkung. Durch die Hemmung bakterieller β-Lactamasen können sie aber das Wirkungsspektrum gleichzeitig gegebener β-Lactamantibiotika auf β-lactamasebildende Keime, wie Staphylokokken, Neisserien, E. coli, Klebsiellen, Hämophilus, Proteus u. a., verbreitern.

▶ **Pharmakokinetik**

Clavulansäure, Sulbactam, Sultamicillin und Tazobactam werden gut aus dem Magen-Darm-Kanal resorbiert. Aus Sultamicillin wird dabei durch Esterspaltung Sulbactam frei. Ihre Verteilung im Körper

Tab. 20-9. Therapeutische Verwendung der Cephalosporine

● **Indikationen**

Hochwertige Antibiotika der 1. Wahl (hinter Penicillinen)

Einsatz entsprechend Wirkungsspektrum und Empfindlichkeit der Keime

Cephalosporine der 4. Generation, Cephamycine und Oxacepheme vor allem bei schwersten Infektionen, insbes. durch penicillinresistente Keime

● **Kontraindikationen**

Cephalosporinallergie,
evtl. auch Penicillinallergie

Nierenfunktionsstörungen:
Kumulationsgefahr

● **Interaktionen**

Bakteriostatisch wirkende Stoffe
(z.B. Tetracycline, Chloramphenicol, Makrolide, Rifampicin):
Antagonismus (die Bakteriostatika verhindern, daß Keime in eine Wachstumsphase kommen)

Aminoglykoside:
Synergismus bzgl. antibakterieller und nephrotoxischer Wirkung

Nephrotoxische Stoffe
(z.B. Polymyxine, Methoxyfluran, Furosemid, Etacrynsäure):
Synergismus bzgl. Nephrotoxizität

Probenecid:
hemmt tubuläre Exkretion bes. von Cefalotin und Cefacetril

Alkohol:
Alkoholintoleranz bei Cefoperazon, Cefamandol und Latamoxef

● **Handelsnamen und Dosierung**
Tab. 20-8

ähnelt der der Penicilline. Sie werden teils metabolisiert, teils unmetabolisiert vorwiegend über die Nieren ausgeschieden. Die *Halbwertszeiten* betragen für Clavulansäure 0,5–2,5 Std., für Sulbactam 1–2 Std. und für Tazobactam 20–40 Min.

◆ **Therapeutische Verwendung**

Die β-Lactamasehemmer werden in Kombination mit Penicillinen oder Cephalosporinen zur Behandlung von Infektionen mit β-Lactamase bildenden im übrigen aber gegenüber Breitspektrumpenicillinen bzw. Cephalosporinen empfindlichen Keimen eingesetzt.

● **Unerwünschte Wirkungen:** Die häufigsten unerwünschten Wirkungen betreffen den Gastrointestinaltrakt (Übelkeit, Diarrhö), die Haut (Exantheme) und bei Clavulansäure auch die Leber (Cholestase).

● **Handelsnamen und Dosierung:**

| | |
|---|---|
| Clavulansäure + Amoxicillin: | Augmentan®; 0,125–0,25 mg alle 8 Std. |
| Clavulansäure + Ticarcillin: | Betabactyl® |
| Sulbactam: | Combactam® |
| Sulbactam + Ampicillin: | Unacid®; 0,25–1 g alle 6–12 Std., max. 4 g/Tag |
| Sultamicillin: | Unacid® PD |
| Tazobactam + Piperacillin: | Tazobac®; 0,5 g alle 8 Std. |

# Aminoglykoside

▶ **Stoffeigenschaften**

Die Aminoglykoside sind basische, stark polare, polykationische Verbindungen, die aus zwei oder mehr Aminozuckern bestehen, die glykosidisch an ein Aminocyclitol (entweder Streptidin oder 2-Desoxystreptamin) gebunden sind (Abb. 20-8).

Nach der Beschaffenheit der übrigen Zucker kann man die Aminoglykoside in **Gruppen** unterteilen:
● **Streptomycingruppe** (Streptomycin, Dihydrostreptomycin)
● **Neomycingruppe** (Neomycin, Paromomycin)
● **Kanamycingruppe** (Kanamycin, Amikacin, Dibekacin, Tobramycin)
● **Gentamicingruppe** (Gentamicin, Sisomicin, Netilmicin)

**Spectinomycin** nimmt insofern eine Sonderstellung ein, als es nur aus einem Aminocyclitol und einem Zucker ohne Aminozucker besteht.

▶ **Pharmakodynamik**

Die Aminoglykoside sind bakterizid wirkende Antibiotika mit unterschiedlichen Wirkungsspektren, die wegen ihrer Wirkung auf Mykobakterien und Pseudomonas bedeutsam sind. Die Wirkung der Aminoglykoside beruht auf mehreren Mechanismen.

Sie **hemmen** die **Proteinsynthese** der Bakterien, indem sie an die *30S-Untereinheiten* der *Ribosomen* binden.

Dabei verändern sie diese sterisch so, daß weder die Initiation der Proteinsynthese noch die Fertigstellung begonnener Peptide (Elongation) ausgeführt werden können. Darüber hinaus verursachen die Aminoglykoside, mit Ausnahme von Spectinomycin, **Ablesefehler** des **Codes auf der mRNA**. Die be-

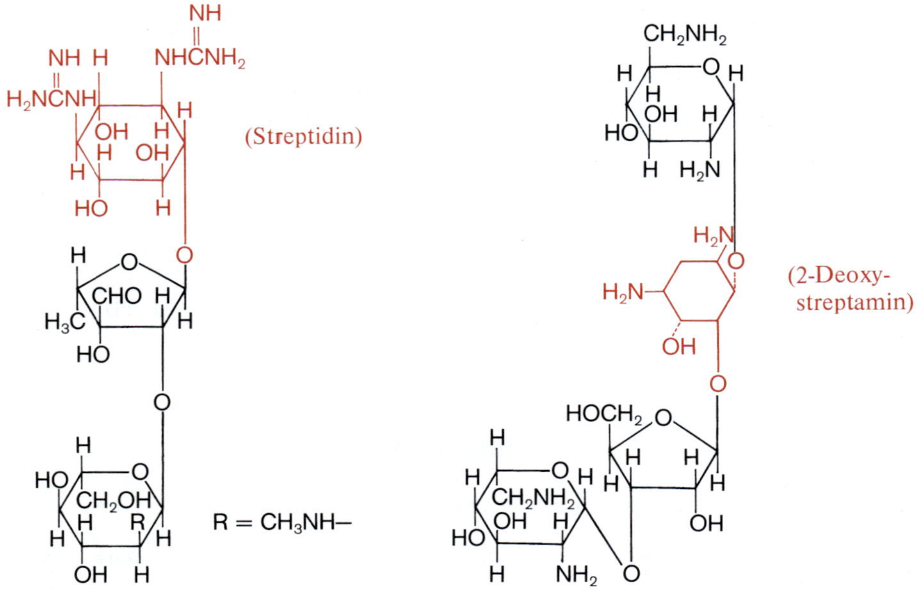

Streptomycin — (Streptidin)

Neomycin B — (2-Deoxystreptamin)

R = CH$_3$NH–

**Abb. 20-8.** Grundstruktur der Aminoglykoside; rot: Aminocyclitol.

**Tab. 20-10.** Wirkungsspektren von Tetracyclinen, Chloramphenicol, Rifampicin, Fosfomycin und Aminoglykosiden [Nach: Fenner Th. Therapie von Infektionen. Stuttgart, New York: Schattauer 1998; Simon C, Stille W. Antibiotika-Therapie in Klinik und Praxis. 9. Aufl. Stuttgart, New York: Schattauer 1998; Physicians Drug Handbook. Springhouse Corp., Springhouse, PA, 1992.]

|  | Tetracycline | Chloramphenicol | Fosfomycin | Rifampicin | Streptomycin | Gentamicin | Neomycin |
|---|---|---|---|---|---|---|---|
| Pseudomonas aeruginosa |  |  | 2–3 |  |  | 1 | 3 |
| Proteus (indolpos. Spezies) | 2–3 |  |  |  |  | 2 | 2–3 |
| Proteus mirabilis | 2–3 |  | 2–3 |  |  | 2–3 | 2–3 |
| Klebsiella | 3 |  | 2 |  |  | 2 |  |
| Enterobacter | 3 |  | 2 |  |  | 1 |  |
| Serratia | 2 |  | 2 |  |  | 1–2 |  |
| Salmonellen | 3 | 1–2 | 2 |  |  | 3 | 2 |
| Citrobacter | 3 |  |  |  |  | 1 |  |
| Escherichia coli | 2–3 |  | 2 |  |  | 2 | 2–3 |
| Shigellen | 3 | 2 | 2 |  |  | 3 | 2 |
| Vibrionen | 1 |  |  |  |  |  |  |

1 Wirkung sehr gut
2 Wirkung i.d.R. gut
3 Wirkung gering
Keine Zahlenangabe: keine (ausreichende) Wirkung oder keine Information über die Wirksamkeit oder Anwendung klinisch nicht indiziert
Die Tabelle kann nur eine grobe Orientierungshilfe geben. Bezüglich genauerer Details muß auf die Lehrbücher der medizinischen Mikrobiologie verwiesen werden.

**Tab. 20-10.** (Fortsetzung)

| | Tetra-cycline | Chlor-amphenicol | Fosfo-mycin | Rifam-picin | Strepto-mycin | Genta-micin | Neo-mycin |
|---|---|---|---|---|---|---|---|
| Yersinia enterocolitica | 1–2 | | | | | 1–2 | |
| Legionella | | | | | | | |
| Bordetella pertussis | 1–2 | | | | | | |
| Haemophilus influencae | 2 | 2 | 2 | 2 | | 3 | |
| Bacteroides fragilis | 3 | 2 | 2 | | | | |
| Neisseria gonorrhoeae | 2 | 2 | 2 | 2–3 | | 3 | |
| Diplococcus pneumoniae | 2 | 2 | | 2 | | | |
| Streptococcus faecalis | 2 | | 2 | 2 | 2–3 | | |
| Staphylococcus aureus | 3 | | 2 | 2 | | 3 | 3 |
| Staphylococcus aureus (penicillinasebildend) | 3 | | 2 | 2 | | 3 | 3 |
| Corynebacterium diphtheriae | | 2 | | 3 | | | |
| Listerien | 2 | | | | | 2–3 | |
| Clostridium tetani, Cl. perfringens | 2–3 | 2 | 2 | | | | |
| Mycobacterium tuberculosis | 2–3 | | | 1 | 2 | 3 | |
| Treponemen | 2 | | | | | | |
| Borrelien | 1 | 2–3 | | | | | |
| Mykoplasmen | 1 | 2 | | | | | |
| Rickettsien | 1 | 2 | | | | | |
| Actinomyceten | 2 | 3 | | | | 2 | |
| Chlamydien | 1 | 2–3 | | 2 | | | |

1 Wirkung sehr gut
2 Wirkung i.d.R. gut
3 Wirkung gering
Keine Zahlenangabe: keine (ausreichende) Wirkung oder keine Information über die Wirksamkeit oder Anwendung klinisch nicht indiziert
Die Tabelle kann nur eine grobe Orientierungshilfe geben. Bezüglich genauerer Details muß auf die Lehrbücher der medizinischen Mikrobiologie verwiesen werden.

schriebenen Mechanismen würden eine bakteriostatische und unter Umständen mutagene Wirkung erklären. Die Aminoglykoside wirken jedoch meist *bakterizid*, und zwar in der Ruhe- und in der Wachstumsphase. Als Ursache hierfür vermutet man eine Wirkung auf die Zellmembran, die zu Permeabilitätsstörungen (**Leckbildung**) führen soll.

Das **Wirkungsspektrum** der Aminoglykoside ist mittelbreit und umfaßt vor allem gramnegative Bakterien (Tab. 20-10). Wichtig ist die Wirkung der Gentamicin- und einiger Kanamycinaminoglykoside auf Pseudomonas. Eine **Resistenz** nach Einschrittmuster entwickelt sich nach Streptomycin oft rasch, nach Aminoglykosiden der Gentamicin- und Kanamycingruppe meist mäßig schnell. Sie kann auf einem Verlust der Bindungsfähigkeit der Ribosomen für Aminoglykoside beruhen oder auf einem beschleunigten Abbau der Aminoglykoside durch bakterielle Enzymsysteme. Zwischen den Aminoglykosiden besteht weitgehend **Parallelresistenz** (Ausnahme Amikacin, das schwerer abgebaut wird und daher noch wirksam bleiben kann).

### ▶ Wirkungen beim Menschen

Da Ribosomen von eukaryontischen Zellen keine 30S-, sondern 40S-Untereinheiten besitzen, haben Aminoglykoside bei tierischen Zellen erst in sehr hohen Konzentrationen, die nur in wenigen Zellarten erreicht werden, eine der antibakteriellen Wirkung entsprechende zytotoxische Wirkung. Sie wirken auf diese Weise **ototoxisch**, **nephrotoxisch** und, indem sie die Freisetzung von Acetylcholin an der motorischen Endplatte hemmen, **muskelrelaxierend**. Die **Häufigkeit** *nephrotoxischer* Nebenwirkungen nimmt in der folgenden Reihenfolge ab:
Neomycin
> Gentamicin (~ 2–10%)
> Kanamycin, Amikacin, Netilmicin (~ 3–8%)
> Tobramycin, Sisomicin (~ 1%)
> Streptomycin (< 1%)

Für die *Ototoxizität* gilt die Reihenfolge:
Neomycin, Gentamicin, Sisomicin (ototoxizitätsfreie Grenzdosis: 45–50 mg/kg)
> Tobramycin (75 mg/kg)
> Dibekacin (100 mg/kg)
> Amikacin (120 mg/kg)
> Netilmicin (200 mg/kg)

Bei lokaler Applikation auf Haut und Schleimhäuten besteht eine erhebliche Gefahr der Sensibilisierung, wobei es sich in der Regel um die Entwicklung einer **Gruppenallergie** handelt. Weitere Nebenwirkungen s. Tab. 20-11.

### ▶ Pharmakokinetik
(Tab. 20-12)

> Die Aminoglykoside werden wegen ihrer starken Polarität nicht aus dem Magen-Darm-Kanal und nicht über intakte Haut und Schleimhaut **resorbiert**.

Bei parenteraler Gabe verteilen sie sich nur auf den extrazellulären Raum. Die **Aufnahme** in Bakterien erfolgt über aktiven Transport. Auch in die proximalen *Tubuluszellen* der Niere können die Aminoglykoside über einen aktiven, wohl sättigbaren Prozeß aufgenommen werden und sich, da die Abgabe aus den Nierenzellen mit einer Halbwertszeit von vielen Tagen erfolgt, dort **anreichern**. Dabei kommt es zur Schädigung von Lysosomen und in deren Folge zu Zellnekrosen und Nierenfunktionsstörungen (s. oben). Die Aminoglykoside passieren die *Plazenta* und erreichen den Feten. Damit besteht die Gefahr einer intrauterinen Schädigung. Die Meningen werden dagegen schlecht passiert. In der *Perilymphe* des *Innenohrs* erfolgt ebenfalls eine Anreicherung, da die Elimination aus der Perilymphe mit einer Halbwertszeit erfolgt, die 5- bis 6mal länger ist als die Plasmahalbwertszeit. Diese Anreicherung ist gefährlich, da Aminoglykoside die Sinneszellen des Innenohrs irreversibel schädigen, und zwar Streptomycin und Gentamicin vorwiegend im Vestibulum (Gleichgewichtsstörungen, Schwindel), Neomycin, Kanamycin, Amikacin vorwiegend in der Cochlea (Hörstörungen bis zur Taubheit). Die **Ausscheidung** der Aminoglykoside erfolgt ohne nennenswerte Metabolisierung über die Nieren (glomeruläre Filtration ohne tubuläre Reabsorption).

### ◆ Therapeutische Verwendung

Tab. 20-12 und 20-13

## Tetracycline

### ▶ Stoffeigenschaften

> Bei den Tetracyclinen handelt es sich um gelb- bis braunfarbige, im UV-Licht fluoreszierende Verbindungen, die als gemeinsames **Grundgerüst** ein *System aus 4 Ringen* besitzen (Abb. 20-9).

Die Verbindungen haben **amphoteren** Charakter. Sie bilden mit 2- und mehrwertigen Kationen **Chelate**, was für die Pharmakokinetik bedeutsam ist. Die Lösungen der medizinisch verwendeten Hydrochlo-

**Tab. 20-11.** Nebenwirkungen der Aminoglykoside

| Nebenwirkungen | Inzidenz/Ursachen |
|---|---|
| **Bei systemischer Gabe** | |
| Hörverlust | + ! T |
| Gleichgewichtsstörungen (Nystagmus, Übelkeit) | + ! T |
| Riechstörungen | (+) T |
| Sehstörungen | (+) T |
| Nierenfunktionsstörungen | + ! T |
| Muskelrelaxie | (+) T |
| **Bei p.o. Gabe** | |
| Malabsorption / Steatorrhö | + T |
| Störungen der Darmflora | + B |
| **Vor allem bei topischer Applikation** | |
| Exantheme / Kontaktdermatitis | ++ (bis zu 30%) A |

Zeichenerklärung s. Tab. 20-4, S. 603

Tab. 20-12. Pharmakokinetische Daten und therapeutische Verwendung der Aminoglykoside

| Freiname | Handelsname | Protein-bindung (%) | $t_{1/2}$ (Std.) | Übliche Tagesdosis | Hauptindikationen |
|---|---|---|---|---|---|
| **Streptomycingruppe** | | | | | |
| Streptomycin | Strepto-Fatol® | 30–35 | 2,5 | 15–20 mg/kg 1–2 Monate | Tuberkulose, Brucellose, Endocarditis lenta |
| **Neomycingruppe** | | | | | |
| Neomycin | Bykomycin®, Myacyne® u. a. | – | – | max. 15 mg/kg max. 1–3 Tage | nur lokal: Darmdesinfektion, Infektionen der Haut |
| Paromomycin | Humatin® | – | – | max. 1–2 g max. 7 Tage | nur lokal: Darmdesinfektion, Amöbiasis, Infektionen der Haut |
| Framycetin | Sofra-Tüll®, Leukase® | – | – | | nur lokal: Infektionen der Haut, Wunden, Osteomyelitis |
| **Kanamycingruppe** | | | | | |
| Kanamycin | Kanamytrex® u. a. | < 1 | 2–3 | 2 × 0,5 g | Infektionen des Auges (lokal) |
| Amikacin | Biklin® u. a. | 4–10 | 2–2,5 | 15 mg/kg max. 7–10 Tage | Infektionen mit Pseudomonas, Proteus, Serratia, Septikämie |
| Tobramycin | Tobramaxin® u. a. | 0 | 1,5–2,5 | 2–3 mg/kg max. 10 Tage | Infektionen mit Pseudomonas |
| **Gentamicingruppe** | | | | | |
| Gentamicin | Refobacin®, Septopal®, Sulmycin® u. a. | 0 | 1,5–2 | 2–4 mg/kg max. 7 Tage | Sepsis, Endokarditis, Infekte mit Pseudomonas, Osteomyelitis (lokal) |
| Netilmicin | Certomycin® | 0 | 1,5–2 | 2–4 mg/kg | Sepsis, Endokarditis, Infekte mit Pseudomonas, Osteomyelitis (lokal) |
| **Spectinomycin** | Stanilo® | 0 | 2–2,5 | 2–4 g | Gonorrhö |

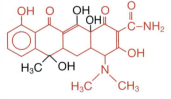

**Abb. 20-9.** Strukturformel von Tetracyclin; rot: Gemeinsame Grundstruktur der Tetracycline: substituiertes Naphthacenringsystem.

ride sind zum Teil wenig stabil, so daß Stabilisatoren (z. B. Magnesiumsalze) zugesetzt werden müssen.

▶ **Pharmakodynamik**

Tetracycline reagieren mit der 30S-Untereinheit der Ribosomen, wodurch sie die Bindung der Aminoacyl-tRNA an das Ribosom verhindern und die Initiations- und Elongationsphase der **Proteinsynthese blockieren**. Hieraus resultiert ein bakteriostatischer Effekt.

Sie haben ein sehr breites **Wirkungsspektrum**, das grampositive und -negative Bakterien, Chlamydien, Mykoplasmen und Rickettsien sowie einige Protozoen – z. B. bei Doxycyclin Plasmodium falciparum, bei Minocyclin Toxoplasmen – umfaßt (Tab. 20-10, S. 612f.).

**Tab. 20-13.** Therapeutische Verwendung der Aminoglykoside

- **Indikationen**

  Antibiotika für Spezialindikationen
  (Tab. 20-12)

- **Vorsichtsmaßnahmen**

  Dosierungsrichtlinien exakt beachten, evtl. Messung der Plasmaspiegel (»drug monitoring«).
  Bei Langzeitbehandlung (> 14 Tage) regelmäßige Kontrolle der Hör-, Gleichgewichts- und Nierenfunktion

- **Kontraindikationen**

  Aminoglykosidallergie

  Nierenfunktionsstörungen:
   Kumulation

  Innenohrschäden:
   Verschlimmerung

  Periphere Atemlähmung:
   Verschlimmerung

  Gravidität

- **Interaktionen**

  β-Lactamantibiotika:
   Synergismus bzgl. antibakterieller Wirkung

  Nephrotoxische Stoffe
  (z. B. Cephalosporine, Polymyxine, Methoxyfluran, Furosemid, Etacrynsäure):
   Synergismus bzgl. Nephrotoxizität

  Ototoxische Stoffe (z. B. Etacrynsäure):
   Synergismus bzgl. Ototoxizität

  Muskelrelaxanzien und Narkotika:
   Synergismus bzgl. Muskelrelaxie

- **Handelsnamen und Dosierung**

  Tab. 20-12

Pilze und Viren sind resistent. Die **Resistenzentwicklung** – es handelt sich um eine komplette Parallelresistenz innerhalb der Gruppe – erfolgt in der Regel nur langsam nach dem Mehrschrittmuster.

▶ **Wirkungen beim Menschen**

Tierische Zellen sind gegenüber der Wirkung der Tetracycline weniger empfindlich als Bakterienzellen, da sie keine 30S-Ribosomeneinheiten besitzen, doch wird eine Störung der Synthese bestimmter Proteine für die Entstehung einer **Fettleber** verantwortlich gemacht: Ein Mangel an Apolipoprotein soll die Ausschleusung von Fett aus der Leber erschweren. Tetracycline verursachen **Gerinnungsstörungen**, als deren Ursache vor allem eine mangelhafte Vitamin-K-Versorgung durch Störung der Darmflora anzusehen ist.

Die **Ablagerung in Knochen und Zähnen** (s. u.) kann zu Schäden an diesen Organen führen. Die lokale Verträglichkeit von Tetracyclinen ist begrenzt. **Allergische Reaktionen** kommen vor. Einige Derivate, wie Demeclocyclin und Doxycyclin verursachen Photodermatosen. Zerfallsprodukte überalterter Tetracycline rufen **Nierenschäden** in der Art eines Fanconi-Syndroms hervor mit Proteinurie, Glykosurie und Acidose. Weitere Nebenwirkungen s. Tab. 20-14.

▶ **Pharmakokinetik**
(Tab. 20-15)

Die Tetracycline werden unterschiedlich gut aus dem Magen-Darm-Kanal resorbiert. Die **Resorption** kann dadurch weiter verschlechtert werden, daß die Tetracycline mit polyvalenten Kationen in der Nahrung (z. B. Calcium in der Milch, Eisen, Magnesium) schwer resorbierbare Komplexe bilden. Die nicht resorbierten Anteile können zu Schädigung der Darmflora und Superinfektionen, z. B. mit Pilzen, Clostridium difficile oder resistenten Staphylokokken, Anlaß geben. Die **Gewebegängigkeit** der Tetracycline ist gut, auch die Plazenta wird passiert. Durch Chelatbildung mit Calcium **reichern sich** Tetracycline reversibel im Knochen **an**, während der Mineralisationsperiode der Zähne, d. h. während der letzten Monate der Fetalzeit bis etwa zum 10.–12. Lebensjahr, auch unter

**Tab. 20-14.** Nebenwirkungen der Tetracycline

| Nebenwirkungen | Inzidenz/ Ursachen |
| --- | --- |
| Gastrointestinale Beschwerden | ++ T |
| Enterokolitis, Superinfektion | + B |
| Leberfunktionsstörungen, Fettleber (bes. in der Gravidität) | + T |
| Verzögerte Blutgerinnung | (+) T |
| Zahnschäden (Fetalzeit, Kindesalter) | + T |
| Nierenfunktionsstörungen | (+) T |
| Fanconi-Syndrom (bei überalterten Präparaten) | + T |
| Intrakranielle Drucksteigerung | ((+)) T |
| Schwindel (bei Minocyclin) | + T |
| Herzrhythmusstörungen (durch Mg bei i. v. Gabe) | + ! T |
| Exantheme | (+) A |
| Photodermatosen (bes. bei Doxycyclin) | + A |

Zeichenerklärung s. Tab. 20-4, S. 603

Tab. 20-15. Pharmakokinetische Daten und Dosierung der Tetracycline

| Freiname | Handelsname | Enterale Resorption (%) | Protein-bindung (%) | $t_{1/2}$ (Std.) | Übliche Tages-dosierung (g) | Applikations-intervall (Std.) |
|---|---|---|---|---|---|---|
| Tetracyclin | Achromycin®, Supramycin® u.a. | 80 | 25–40 | 8–9 | 1–1,5 p.o. 0,25–0,75 i.v. | 6–12 |
| Oxytetracyclin | Oxytetracyclin JENAPHARM | 60 | 20–40 | 8–9 | | 6–12 |
| Chlortetracyclin | Aureomycin®* | 25–30 | 55 | 8–9 ? | | 6–12 |
| Doxycyclin | Jenacyclin®, Vibramycin® u.a. | > 90 | 90–95 | 15 | 0,1–0,2 p.o., i.v. | 24 |
| Minocyclin | Klinomycin® u.a. | > 90 | 75 | 15 | 0,1–0,2 p.o., i.v. | 12 |

\* nur als Salbe zur lokalen Anwendung

Umständen irreversibel im Zahnschmelz. Dies führt zu gelblich-brauner Verfärbung der Zähne und zu Schmelzhypoplasien mit erhöhter Kariesanfälligkeit. Mineralisationsstörungen am Knochen sind altersunabhängig, aber von geringer Bedeutung.

Die **Elimination** der Tetracycline erfolgt vorwiegend über renale Exkretion, bei Doxycyclin zu einem wesentlichen Teil auch biliär und intestinal. Eine partielle Metabolisierung wurde für Doxycyclin und Minocyclin beschrieben. Die **Halbwertszeiten** sind bei den einzelnen Derivaten sehr unterschiedlich.

◆ **Therapeutische Verwendung**

Tab. 20-15 und 20-16

# Amphenicole

▶ **Stoffeigenschaften**

Zu den Amphenicolen gehören Chloramphenicol, Azidamfenicol und das zur Zeit nicht mehr verwendete Thiamphenicol.

**Chloramphenicol** (Abb. 20-10) wird meist in Form seiner wenig wasserlöslichen, inaktiven Ester verwendet, die erst durch Esterspaltung in die wirksame Form übergeführt werden müssen.

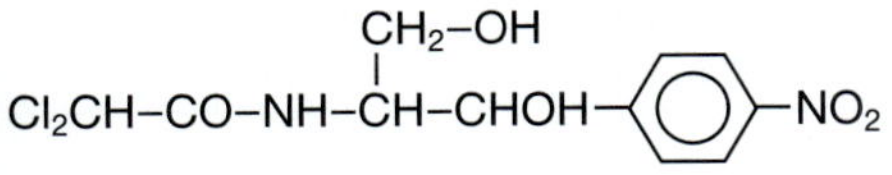

Tab. 20-16. Therapeutische Verwendung der Tetracycline

- **Indikationen**
  Breitspektrumantibiotika der 2. Wahl; besonders Minocyclin auch zur Behandlung der Akne vulgaris
  Wichtig für die Therapie von Mykoplasmen-, Rickettsien- und Chlamydieninfektionen, der Brucellose, Borreliose, Listeriose, Psittakose, Tularämie, Pest, Leptospirose u.a.
  Reservemittel bei Tuberkulose und Protozoeninfekten (Malaria, Balantidienruhr)

- **Vorsichtsmaßnahmen**
  Magnesiumhaltige Lösungen i.v. langsam injizieren: → Herzrhythmusstörungen

- **Kontraindikationen**
  Gravidität
  Kindesalter (bis 10.–12. Lebensjahr): → Zahnschäden
  Nierenfunktionsstörungen: → Kumulation
  Myasthenia gravis: Keine magnesiumhaltigen Präparate injizieren: → Lähmungen
  Leberschäden: → Verschlechterung

- **Interaktionen**
  Antazida und andere Ulkustherapeutika
  Calcium-, Magnesium-, Aluminiumsalze, Bismut, Eisen } Verschlechterung der gastrointestinalen Resorption der Tetracycline
  Enzyminduktoren z.B. Barbiturate, Rifampicin, Phenytoin u.a. } beschleunigter Abbau von Doxycyclin
  β-Lactamantibiotika: Antagonismus
  Mutterkornalkaloide: Ergotismus

- **Handelsnamen und Dosierung**
  Tab. 20-15

$Cl_2CH-CO-NH-CH(CH_2OH)-CHOH-\langle\bigcirc\rangle-NO_2$

Abb. 20-10. Strukturformel von Chloramphenicol

**Tab. 20-17.** Nebenwirkungen von Chloramphenicol

| Nebenwirkungen | Inzidenz/ Ursachen |
|---|---|
| Gastrointestinale Beschwerden (Stomatitis, Enterogastritis) | +T |
| Hyporegeneratorische Anämie | + T |
| Neuropathie (peripher u. N. opticus) | (+) T |
| Grau-Syndrom | +! T |
| Exantheme | (+) A |
| Aplastische Anämie | (+)! A (1:300000) |

Zeichenerklärung s. Tab. 20-4, S. 603

▶ **Pharmakodynamik**

Die Amphenicole sind Breitspektrumantibiotika mit **Wirkung auf** grampositive und -negative Bakterien, Actinomyceten, Rickettsien und Chlamydien (Tab. 20-10, S. 612f.). Ihr **Angriffspunkt** liegt an den *50S-Untereinheiten der Ribosomen* der Bakterien.

Sie hemmen dort die für die Proteinsynthese notwendige Peptidyltransferase, d. h. die Peptidübertragung auf die nächste Aminosäure wird inhibiert. Aus der Hemmung der Proteinsynthese resultiert ein *bakteriostatischer* Effekt. Makrolide und Lincosamide konkurrieren um dieselbe Bindungsstelle und können die Amphenicolwirkung aufheben. Einer sekundären *Resistenz*, die sich nach dem Mehrschrittmuster entwickelt, liegt häufig eine beschleunigte Inaktivierung der Antibiotika durch mikrobielle Acetylierung zugrunde.

▶ **Wirkungen beim Menschen**

Die Amphenicole hemmen die Proteinsynthese von tierischen Ribosomen nicht, da diese keine 50S-Einheiten besitzen. Sie können aber die *mitochondriale Proteinsynthese inhibieren*.

Hierauf wird eine dosisabhängige, reversible **Störung** der **Hämatopoese**, besonders der Erythropoese (hyporegeneratorische Anämie), zurückgeführt. Daneben gibt es eine nicht dosisabhängige **Knochenmarkaplasie** mit Anämie, Leukopenie und Thrombopenie, die häufig tödlich endet. Sie ist wahrscheinlich allergisch oder genetisch bedingt und wurde nur nach Chloramphenicol beobachtet. **Lokale Reizerscheinungen** (Stomatitis, Enteritis etc.) sind relativ häufig. Selten kommt es zu Parästhesien und zu Sehstörungen infolge einer **Neuritis**.

Bei *Neugeborenen*, die Chloramphenicol nicht ausreichend glucuronidieren und nichtglucuronidiertes Chloramphenicol wegen Unreife der Nierenfunktion nicht in ausreichendem Maße ausscheiden können, kumuliert Chloramphenicol leicht zu toxischen Konzentrationen. Es verursacht dann ein sog. **Grau-Syndrom** mit Erbrechen, Meteorismus, Ateminsuffizienz, grauer Verfärbung der Haut und Kreislaufkollaps, das innerhalb weniger Tage zum Tode führt. Weitere Nebenwirkungen s. Tab. 20-17.

▶ **Pharmakokinetik**
(Tab. 20-18)

Chloramphenicol wird zu etwa 90% aus dem Magen-Darm-Kanal **resorbiert**. Die Ester werden vorher durch Esterasen gespalten bzw. in der Leber hydrolysiert. Die **Gewebediffusion** ist sehr gut. Auch die Blut-Hirn- und die Blut-Kammerwasser-Schranke werden gut passiert, so daß hohe Konzentrationen im Gehirn und im Auge erreicht werden. Chloramphenicol wird in der Leber glucuronidiert und über die Niere und Galle **ausgeschieden**. Durch Konkurrenz um die fremdstoffmetabolisierenden Enzyme kann Chloramphenicol den Abbau anderer Pharmaka hemmen.

◆ **Therapeutische Verwendung**

Tab. 20-18 und 20-19

# Makrolide

▶ **Stoffeigenschaften**

Die Makrolide (Erythromycin und seine halbsynthetischen Derivate Azithromycin, Clarithromycin und Roxithromycin, sowie Josamycin und Spira-

**Tab. 20-18.** Pharmakokinetische Daten und Dosierung von Amphenicole

| Freiname | Handelsname | Protein- bindung (%) | $t_{1/2}$ (Std.) | Metaboli- sierung (%) | Übliche Tages- dosierung (g) |
|---|---|---|---|---|---|
| Chloramphenicol | Paraxin® u.a. | 50–70 | 3–3,5 | 90 | 2,5–5 |
| Azidamfenicol | Berlicetin® Augentropfen, Thilocanfol® Augentropfen | – | – | – | 1%ig lokal als Augentropfen |

Antibakteriell wirkende Antibiotika 619

Tab. 20-19. Therapeutische Verwendung von Chloramphenicol

- **Indikationen**

  Wegen der unberechenbaren Hämatotoxizität in der Regel nur Reservemittel, z. B. bei Typhus, Paratyphus und anderen Salmonelleninfekten

  Wichtig für meningeale, intrazerebrale und intraokuläre Infektionen

- **Kontraindikationen**

  | | |
  |---|---|
  | Gravidität, Perinatalzeit | } Grau-Syndrom |
  | Leberschäden: | → Kumulation |
  | Hämopathien: | → Verschlimmerung |

- **Interaktionen**

  | | |
  |---|---|
  | Lincosamide<br>Makrolide<br>β-Lactamantibiotika | } Antagonismus |
  | Tolbutamid<br>Phenytoin<br>Warfarin u. a. | } Chloramphenicol hemmt den Abbau → Wirkungsverstärkung |

- **Handelsnamen und Dosierung**

  Tab. 20-18

---

mycin) gehören zu einer Gruppe basischer, makrozyklischer, mit Zuckern und Aminozuckern substituierter **Lactone** (Abb. 20-11).

Die *Zucker* sind für die **Wirkung** wesentlich. Die Makrolide werden in Form der freien Base, die bei Erythromycin säurelabil und daher nur gering bioverfügbar ist, oder der säurestabilen Ester verwendet. Letztere sind inaktiv und müssen im Organismus gespalten werden.

▶ **Pharmakodynamik**

Die Makrolide werden an die 50S-Untereinheiten der Ribosomen gebunden und **blockieren** die **Elongation der Peptidketten** bei der Proteinsynthese. Hieraus resultiert ein *bakteriostatischer* Effekt, der sich vor allem auf grampositive Keime und gramnegative Kokken, Legionella sowie Chlamydien und Mykoplasmen bei einigen Vertretern, z. B. Spiramycin, in höheren Dosen auch auf Toxoplasmen erstreckt (Tab. 20-20).

Eine **Sekundärresistenz** kann sich unter Umständen schnell nach dem Einschrittmuster entwickeln.

*Chloramphenicol* und *Lincosamide*, die an die gleiche Stelle an den Ribosomen binden, können mit der Wirkung der Makrolide interferieren. Zwischen Makroliden und Lincomycin, die den gleichen Wirkungsmechanismus besitzen, besteht zudem eine **partielle Parallelresistenz**.

▶ **Wirkungen beim Menschen**

Makrolide hemmen die Proteinsynthese eukaryontischer Zellen nicht. Sie verursachen jedoch aufgrund ihrer lokalen Reizwirkung häufig **Magenbeschwerden**. Die wichtigste Nebenwirkung sind **Leberschäden** in Form einer cholestatischen Hepatitis, die ganz überwiegend durch Erythromycinestolat und Triacetyloleandomycin, seltener durch die freien Basen oder anderen Ester ausgelöst werden. Der Mechanismus ist unklar. Hohe Dosen können reversible **Hörstörungen** verursachen. **Allergien** sind selten.

▶ **Pharmakokinetik**

Die Erythromycinester (Erythromycinethylsuccinat, -glucoheptonat, -stearat u. a.) werden im Darm ge-

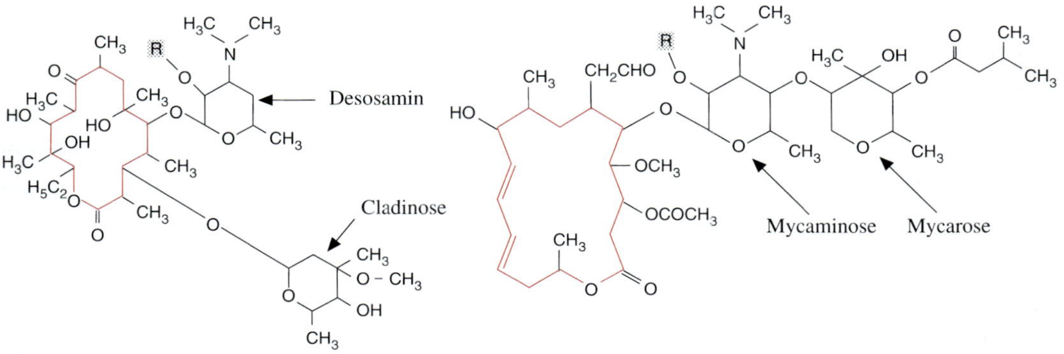

**Erythromycin**               **Josamycin**

**Abb. 20-11.** Strukturformel von Erythromycin und Josamycin.
Der Makrolidring (Erythronolid im Erythromycin, Leukonolid im Josamycin) ist rot hervorgehoben. Bei den Basen ist R im Desosamin bzw. in der Mycaminose gleich -H, bei den Estern ein Säurerest (-stearat o. ä.).

**Tab. 20-20.** Wirkungsspektren von Reserveantibiotika [Nach: Fenner Th. Therapie von Infektionen. Stuttgart, New York: Schattauer 1998; Simon C, Stille W. Antibiotika-Therapie in Klinik und Praxis. 9. Aufl. Stuttgart, New York: Schattauer 1998; Physicians Drug Handbook. Springhouse Corp., Springhouse, PA, 1992.]

| | Makrolide | Lincos-amide | Poly-myxine | Bacitracin | Fusidin-säure | Glyko-peptide |
|---|---|---|---|---|---|---|
| Pseudomonas aeruginosa | | | 2 | | | |
| Proteus (indolpos. Spezies) | | | | | | |
| Proteus mirabilis | | | | | | |
| Klebsiella | | | 2 | | | |
| Enterobacter | | | 2 | | | |
| Serratia | | | | | | |
| Salmonellen | 2 (A) | | 1 | | | |
| Citrobacter | | | | | | |
| Escherichia coli | | | 2 | | | |
| Shigellen | 2 (A) | | 1 | | | |
| Vibrionen | | | | | | |
| Yersinia enterocolitica | 2 (A) | | | | | |
| Legionella | 1 | | | | | |
| Bordetella pertussis | 1 | | | | | |
| Haemophilus influencae | 3 | | 1 | 2 | | |
| Bacteroides fragilis | 3 | 1–2 | | | 3 | |
| Neisseria gonorrhoeae | 3 | | | 2 | 2 | |
| Diplococcus pneumoniae | 1–2 | 2 | | | 3 | 2 |
| Streptococcus faecalis | 2–3 | 2 | | 2 | 3 | 2 |
| Staphylococcus aureus | 2 | 1–2 | | 2 | 2 | 1–2 |
| Staphylococcus aureus (penicillinasebildend) | 2 | 1–2 | | 2 | 2 | 2 |
| Corynebacterium diphtheriae | 1 | 2 | | | 2 | 3 |
| Listerien | 1–2 | | | | | 2–3 |
| Clostridium tetani, Cl. perfringens | 2–3 | 3 | | | 2 | 1–2[a] |
| Mycobacterium tuberculosis | | | | | | |
| Treponemen | 2–3 | | | | | |
| Borrelien | 1–2 | | | | | |
| Mykoplasmen | 1 | 2 | | | | |
| Rickettsien | 3 | | | | | |
| Actinomyceten | 1 | 3 | | | | 1–2 (V) |
| Chlamydien | 1 | | | | | |

1 Wirkung sehr gut   2 Wirkung i.d.R. gut   3 Wirkung gering
Keine Zahlenangabe: keine (ausreichende) Wirkung oder keine Information über die Wirksamkeit oder Anwendung klinisch nicht indiziert
a) auch Cl. difficile
A: Azithromycin   V: Vancomycin
Die Tabelle kann nur eine grobe Orientierungshilfe geben. Bezüglich genauerer Details muß auf die Lehrbücher der medizinischen Mikrobiologie verwiesen werden.

**Tab. 20-21.** Pharmakokinetische Daten und Dosierung von Makroliden und Lincosamiden

| Freiname | Handelsname | Enterale Resorption (%) | Protein-bindung (%) | $t_{1/2}$ (Std.) | Übliche Tages-dosierung (g) |
|---|---|---|---|---|---|
| **Makrolide** | | | | | |
| Erythromycinbase | Eryhexal® u. a. | unsicher | 50–60 | 2–3 | 1–2 p. o. |
| Erythromycinestolat | Infectomycin®, Sanasepton® | 20 % als freie Base | 50–60 | 2–3 | 1–2 p. o./i. v. |
| Erythromycinethylsuccinat Erythromycinglucoheptonat Erythromycinstearat u. a. Ester | Erythrocyn®, Paediathrocin®, Pharyngocin® u. a. | unsicher | 50–60 | 2–3 | 1–2 p. o./i. v. |
| Azithromycin | Zithromax® | 37 | 12–50 | 11–14(–40) | 0,005–0,01 p. o. |
| Clarithromycin | Cyllind®, Klacid® u. a. | ~ 75 | 70 | 4–11 | 0,5 p. o. |
| Roxithromycin | Rulid® | 50–60 | 95 | 12 | 0,3 p. o. |
| Josamycin | Wilprafen® | 50 | 15 | 1,5–5 | 1–2 p. o. |
| Spiramycin | Rovamycine®, Selectomycin® | unsicher | 10 | 3–4 | 1–2 p. o. |
| **Lincosamide** | | | | | |
| Lincomycin | Albiotic® | 25–75 | 25 | 4–6 | 1,5–2 p. o./i. v. |
| Clindamycin | Sobelin®, Turimycin® u. a. | 75 | 40 | 2,5–3 | 0,5–2 p. o. |

spalten. Die **Resorption** der freigesetzten Basen ist unsicher, da sie durch die Magensäure inaktiviert werden. Erythromycinestolat wird in toto resorbiert und in der Leber hydrolysiert. Die Resorption von Azithromycin, Clarithromycin und Roxithromycin erfolgt zwar unvollständig, aber ausreichend gut und schnell (Tab. 20-21). Die **Gewebegängigkeit** ist befriedigend. Die Makrolide werden zu einem erheblichen Prozentsatz **metabolisiert** und zwar zum Teil unter Bildung aktiver Metabolite.

Durch Bindung an Cytochrom $P_{450}$ können insbesondere Oleandomycin und Erythromycin, weniger Azithromycin, Roxithromycin, Josamycin und Spiramycin die Metabolisierung anderer Pharmaka hemmen.

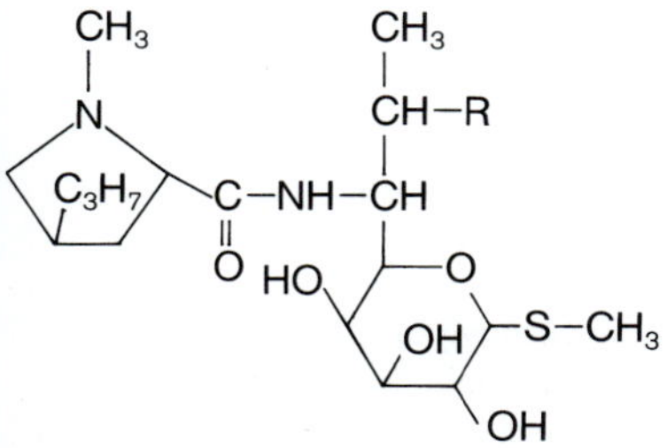

R = OH: Lincomycin
R = Cl: Clindamycin

**Abb. 20-12.** Strukturformel der Lincosamide

Die **Ausscheidung** erfolgt überwiegend über die Galle, zum Teil auch mit dem Urin. **Halbwertszeiten** s. Tab. 20-21.

◆ **Therapeutische Verwendung**

Tab. 20-21 und 20-22

## Lincosamide

▶ **Stoffeigenschaften und Pharmakodynamik**

Die Lincosamide (*Lincomycin* und *Clindamycin*) sind Derivate einer Aminooctose (Abb. 20-12). Ihre **Wirkungsweise** entspricht der der Makrolide: bakteriostatische Wirkung durch Hemmung der ribosomalen Proteinsynthese (S. 619).

Das **Wirkungsspektrum** ist dem der Makrolide ähnlich, umfaßt aber zusätzlich Anaerobier, das von Clindamycin auch Toxoplasmen (Tab. 20-20). Zwischen Lincosamiden und Makroliden besteht partielle **Parallelresistenz**.

▶ **Wirkungen beim Menschen**

**Gastrointestinale Störungen** wie Stomatitis, Enteritis, sind vor allem nach Lincomycin recht häufig (bis zu 20 %), nach Clindamycin sind sie seltener (~ 5 %).

**Tab. 20-22.** Therapeutische Verwendung der Makrolide

- **Indikationen**

  Reserveantibiotika (z. B. bei Penicillinallergie)

  Wichtig für Infektionen mit Mycoplasma pneumoniae, Legionella u. Campylobacter

  Spiramycin zusammen mit Pyrimethamin auch bei Toxoplasmose

- **Nebenwirkungen**

| Gastrointestinale Beschwerden | + T |
|---|---|
| Cholestatische Hepatitis bei Erythromycinestolat | ++ T |
| Hörstörungen | (+) T |
| Exantheme | (+) A |

- **Kontraindikationen**

  Leberschäden: Kein Erythromycinestolat → Verschlimmerung

- **Interaktionen**

| Alfentanil<br>Astemizol<br>Carbamazepin<br>Ciclosporin A<br>Cisaprid<br>Disopyramid<br>Felodipin<br>Lovastatin<br>Methylprednisolon<br>Mutterkornalkaloide<br>Midazolam<br>Pentamidin<br>Phenytoin<br>Tacrolimus<br>Terfenadin<br>Theophyllin<br>Triazolam<br>Valproinsäure<br>Warfarin | Antagonismus durch Hemmung der Metabolisierung verstärkte Wirkung bzw. Toxizität dieser Stoffe* |
| Zidovudin | verschlechterte Resorption von Zidovudin |

- **Handelsnamen und Dosierung**

  Tab. 20-21

Zeichenerklärung s. Tab. 20-4, S. 603
* gilt vor allem für Erythromycin und Oleandomycin

Gefährlich sind **Superinfektionen** mit resistentem Clostridium difficile, die in Form einer oft tödlich endenden pseudomembranösen Enterokolitis ablaufen. Weitere Nebenwirkungen s. Tab. 20-23.

▶ **Pharmakokinetik**
(Tab. 20-21)

Die enterale **Resorption** von *Clindamycin* beträgt unabhängig von der Nahrungszufuhr etwa 75%, die von *Lincomycin* erfolgt verzögert und beträgt abhängig von der Nahrungszufuhr 25–75%. Beide Verbin-

**Tab. 20-23.** Therapeutische Verwendung der Lincosamide

- **Indikationen**

  Reservemittel (z. B. anstelle von Penicillin)

  Wichtig für Infektionen mit Anaerobiern und zur Behandlung von Osteomyelitiden

  Clindamycin zusammen mit Pyrimethamin auch bei Toxoplasmose

- **Nebenwirkungen**

| Gastrointestinale Beschwerden | +-++ T |
|---|---|
| Enterokolitis | +! B |
| Blutdruckabfall (bei rascher i. v. Injektion) | + T |
| Exantheme | (+) A |

- **Kontraindikationen**

  Lincosamidallergie

- **Interaktionen**

| β-Lactamantibiotika<br>Makrolide<br>Chloramphenicol | Antagonismus |
| Kaolin<br>Pectin<br>Cyclamat | Verminderung der Lincosamidresorption infolge Komplexbildung |

- **Handelsnamen und Dosierung**

  Tab. 20-21

Zeichenerklärung s. Tab. 20-4, S. 603

dungen haben eine befriedigende **Gewebegängigkeit**. Eine **Anreicherung** erfolgt im Knochen. Die Lincosamide werden in der Leber metabolisiert und teils in Form von Metaboliten, teils als aktive Substanz mit dem Urin, zum Teil auch mit der Galle **ausgeschieden**.

◆ **Therapeutische Verwendung**

Tab. 20-21 und 20-23

## Fosfomycin

▶ **Stoffeigenschaften und Pharmakodynamik**

Fosfomycin (Epoxypropylphosphorsäure, s. Abb. 20-13) ist ein Antimetabolit der Phosphoenolbrenztraubensäure, der den ersten Schritt der **Mureinsynthese**, die Bildung des Lactyl-N-acetylglucosamins (= N-Acetylmuraminsäure) aus Acetylglucosamin und Phosphoenolpyruvat **hemmt**

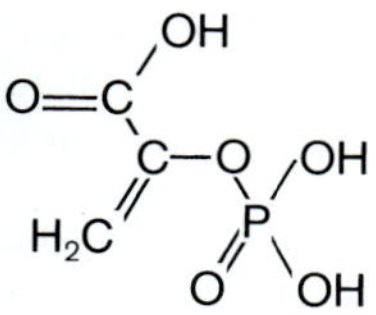

Phosphoenolpyruvat

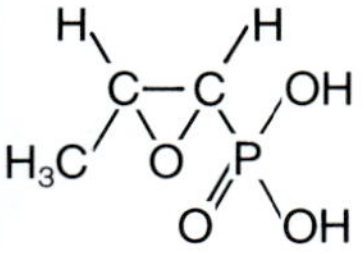

Fosfomycin

**Abb. 20-13.** Strukturformel von Fosfomycin, das als Antimetabolit von Phosphoenolpyruvat (oben) wirkt

(Abb. 20-4, S. 600). Dadurch kommt es zu einer Störung der Zellwandsynthese und einem *degenerativ bakteriziden* Effekt, ähnlich wie bei den Penicillinen.

Das **Wirkungsspektrum** von Fosfomycin ist breit (Tab. 20-10, S. 612f.). **Resistenz** besteht bei Keimen, die die Substanz nicht aktiv in die Zelle einschleusen können. Dabei besteht keine Kreuzresistenz zu anderen Antibiotikagruppen. Sekundäre Resistenzentwicklung kann rasch erfolgen.

▶ **Wirkungen beim Menschen**

Tierische Zellen, die keine Zellwand besitzen, werden von Fosfomycin nicht angegriffen. Fosfomycin ist im Tierversuch nephrotoxisch. Beim Menschen wurden **Leberfunktionsstörungen** beschrieben. Relativ häufige Nebenwirkungen sind Geschmacksstörungen, Appetitlosigkeit, Übelkeit, Magenbeschwerden und Durchfälle. **Allergische Reaktionen** wurden beobachtet.

▶ **Pharmakokinetik**

Fosfomycin wird aus dem Magen-Darm-Kanal nur zu 30–40% **resorbiert**. Es wird kaum an Plasmaproteine gebunden und zeigt eine gute Gewebegängigkeit. Die **Ausscheidung** erfolgt vorwiegend renal mit einer **Halbwertszeit** von 1,5–2 Std.

◆ **Therapeutische Verwendung**

● **Indikationen:** Fosfomycin ist ein Reserveantibiotikum der 2. Wahl bei schweren Infektionen, z.B. Meningitis, Sepsis, Osteomyelitis, wenn andere Antibiotika/Chemotherapeutika versagen oder nicht in Frage kommen. In schweren Fällen kann es mit einem geeigneten β-Lactamantibiotikum kombiniert werden. Wegen der geringen enteralen Resorption (30–40%) wird Fosfomycin parenteral appliziert. Dabei kann es zu lokaler Reizung (Thrombophlebitis) an der Injektionsstelle kommen.

● **Dosierung:** Bei unkomplizierten Harnwegsinfekten kommt für die p.o. Gabe das allerdings auch nur zu 30–55% resorbierbare Fosfomycin-Trometamol in einer Dosis von 5,6 g in Frage.
*Übliche Tagesdosis:* 6–9 (–15) g i.v.

● **Handelsnamen:** Fosfocin®, Monuril®

# Glykopeptidantibiotika

▶ **Stoffeigenschaften und Pharmakodynamik**

Zu den Glykopeptidantibiotika gehören **Vancomycin** und **Teicoplanin**. Sie *hemmen* die *Zellwandsynthese*, indem sie an das Alaninende der Mureinbausteine binden und die Bildung der Glykosidketten verhindern (Abb. 20-4, S. 600).

Die Störung der Zellwandsynthese führt zum *Absterben* der Bakterien. Die Wirkung erstreckt sich nur auf aktiv proliferierende grampositive Bakterien (Tab. 20-20, S. 620). **Resistenzentwicklung** ist sehr selten.

▶ **Wirkungen beim Menschen**

Die Glykopeptide sind **nephrotoxisch** und **ototoxisch** und können zu Hörverlusten führen. *Vancomycin* ist schlecht gewebsverträglich und kann bei i.v. Gabe Thrombophlebitiden, bei paravenöser Gabe Nekrosen verursachen. Bei zu rascher Infusion (> 10 mg/Min.) führt es über eine Histaminfreisetzung zu Juckreiz und Hautrötung in der oberen Körperhälfte **(Red-man-Syndrom)** und Blutdruckabfall.
*Teicoplanin* ist in Dosen bis zu 6 mg/kg besser verträglich.

▶ **Pharmakokinetik**

Aus dem Magen-Darm-Kanal werden die Glykopeptide nicht **resorbiert**. Sie müssen daher parenteral gegeben werden. Die Plasmaproteinbindung beträgt 10–55% für Vancomycin und 90% für Teicoplanin. Die **Ausscheidung** erfolgt überwiegend renal bei *Vancomycin* mit einer **Halbwertszeit** von 4–6 Std., bei *Teicoplanin* von 30–45 (–100) Std.

◆ **Therapeutische Verwendung**

**Vancomycin** ist ein Reservemittel bei Endocarditis und Septikämie durch grampositive Bakterien. Wichtig ist seine Wirkung auf Clostridium difficile, den Erreger von Superinfektionen, die unter dem Bild von pseudomembranösen Enterokolitiden verlaufen. Hierfür ist es das Mittel der 1. Wahl. Im übrigen ist es bei Graviden, Patienten mit Nierenfunktionsstörungen oder Hörstörungen *kontraindiziert*. Eine gleichzeitige Gabe anderer nephro- oder ototoxischer Arzneimittel, z.B. Amphotericin B, Aminoglykoside, Ciclosporin, Cisplatin, Furosemid u.ä., ist zu vermeiden. *Übliche Tagesdosis*: 1–2 g i.v. als Kurzinfusion.

**Teicoplanin** hat ähnliche Indikationen. Die *Dosierung* beträgt initial 2 × 400 mg im Abstand von 12 Std., dann 400 mg/Tag i.v. oder i.m.

● **Handelsnamen:**
Vancomycin: Vancomycin®
Teicoplanin: Targocid®

## Polymyxine

▶ **Stoffeigenschaften und Pharmakodynamik**

Bei den Polymyxinen *(Polymyxin B, Polymyxin E = Colistin)* handelt es sich um verzweigte zyklische Decapeptide (Abb. 20-14).

Durch die Aminogruppen erhält das Ringsystem polare, kationische Eigenschaften; durch den endständigen Fettsäurerest wird die Kette hydrophob. Aufgrund dieser Beschaffenheit können sich die Moleküle in die *Zellmembran einlagern*, besonders in gramnegativen Bakterien. Dabei verändern sie die Membranarchitektur und **hemmen** die **Membranfunktion** (Zellatmung, Permeabilitätsbarriere).

Die **Wirkung** der Polymyxine ist *bakterizid*, erstreckt sich aber nur auf gramnegative Keime (Tab. 20-20, S. 620). Zwischen den Polymyxinen besteht eine *Parallelresistenz*. Eine sekundäre Resistenzentwicklung ist selten.

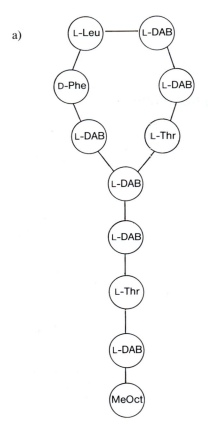

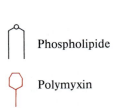

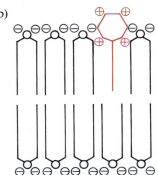

**Abb. 20-14.** Strukturformel von Polymyxin B$_1$ (a) und Einlagerung von Polymyxin in die Zellmembran (b).
DAB = Diaminobuttersäure
MeOct = Methyloctansäure

▶ **Wirkungen beim Menschen**

Aufgrund ihrer Wirkungsweise sind Polymyxine lokal schlecht verträglich und haben zudem eine sehr hohe **systemische Toxizität**.

Sie verursachen bei systemischer Anwendung fast regelmäßig *Tubulusschäden* an der Niere. Weiterhin wirken sie **neurotoxisch** und **muskelrelaxierend** und können zu einer peripheren **Atemlähmung** führen. Bei p.o. Gabe können gastrointestinale Beschwerden vorkommen. Allergien kommen selten vor. Bei der Anwendung als Inhalat können Asthmaanfälle auftreten, die auf einer durch Polymyxine verursachten Histaminfreisetzung beruhen.

▶ **Pharmakokinetik**

Wegen ihrer hohen Polarität werden die Polymyxine aus dem Magen-Darm-Kanal praktisch nicht **resorbiert**. Bei parenteraler Gabe werden sie über die Nieren **ausgeschieden**.

◆ **Therapeutische Verwendung**

● **Indikationen:** Polymyxine werden zur Darmdesinfektion und als Schleimhautantiseptika, z.B. in Ophthalmika, eingesetzt. Eine systemische Anwendung ist nur indiziert, wenn weniger toxische Antibiotika/Chemotherapeutika nicht in Frage kommen. Dabei ist die Nierenfunktion zu überwachen.

● **Vorsichtsmaßnahmen:** Gleichzeitige Gabe anderer nephrotoxischer Stoffe, z.B. Cephalosporine, Aminoglykoside, Methoxyfluran, Schleifendiuretika und Muskelrelaxanzien (Cave: Narkotika) sollte vermieden werden.

● **Übliche Tagesdosierung:**
Colistin: 8 Mega-E. p.o., 3–5 Mega-E. parenteral
Polymyxin B: 0,3–0,4 g p.o., 0,15–0,2 g i.m.

● **Handelsnamen:**
Colistin: Colistin, Diarönt®
Polymyxin B: Polymyxin B »Pfizer«

## Bacitracin

Bacitracin ist ein Gemisch verschiedener *zyklischer Peptide*. Hauptbestandteil ist *Bacitracin A*, das einen Thiazolidinring enthält. Das **Wirkungsspektrum** entspricht dem des Benzylpenicillins (Tab. 20-20, S. 620). Die **bakterizide Wirkung** beruht auf einer *Hemmung der Mureinsynthese* (Bildung der Glykosidkette der Zellwand, s. Abb. 20-4, S. 600) und einer *Schädigung der Zellmembran*. Beim Menschen wirkt Bacitracin *nephrotoxisch*. Aus dem Magen-Darm-Kanal wird Bacitracin nicht resorbiert. Es kann daher als **Darmdesinfizienz** und als **Lokalantibiotikum** eingesetzt werden. Die parenterale Applikation verbietet sich wegen der Nephrotoxizität.

● **Handelsnamen:** in Batrax®, Nebacetin® u.a.

## Tyrothricin

Tyrothricin ist ein Gemisch aus *Tyrocidinen* und *Gramicidinen*. Beide sind zyklische, zum Teil auch lineare Decapeptide, die die Funktion der *Zellmembran* als *Permeabilitätsbarriere stören* (Abb. 20-15). Gramicidin *entkoppelt* darüber hinaus die *oxidative Phosphorylierung*. Die **Wirkung** ist *bakterizid*, das **Wirkungsspektrum** umfaßt grampositive Bakterien (Tab. 20-20, S. 620). Wegen einer starken **hämolytischen** Wirkung kann Tyrothricin nicht systemisch angewendet werden. Die geringe Sensibilisierungsquote macht es als **Lokalantibiotikum** geeignet. Es findet vorwiegend als Mund- und Rachendesinfizienz Verwendung, doch hat es keine Tiefenwirkung auf das Gewebe.

● **Handelsname:** Tyrosur®

## Fusidinsäure

Fusidinsäure (Abb. 20-16) ist ein Steroidderivat, dessen **bakteriostatische Wirkung** auf einer Hemmung der Translokation der tRNA in den 50S-Ribosomen, d.h. einer *Inhibierung der Elongationsphase* der *Proteinsynthese* beruht. Da Fusidinsäure von gramnegativen Bakterien und tierischen Zellen nicht aufgenommen wird, **wirkt** sie **selektiv** auf grampositive Bakterien (Tab. 20-20, S. 620).

Fusidinsäure wird aus dem Magen-Darm-Kanal zu ~ 30–40% **resorbiert**. Sie ist im Blut zu > 90% proteingebunden. Trotzdem ist die Gewebediffusion ausreichend. Fusidinsäure wird zum größten Teil metabolisiert und teils in aktiver, teils in inaktiver Form über die Galle **ausgeschieden**, wobei ein enterohepatischer Kreislauf entsteht. Die **Halbwertszeit** beträgt 4–6 Std.

Bei p.o. Applikation ist Fusidinsäure – abgesehen von gastrointestinalen Beschwerden – gut verträglich; bei parenteraler Gabe kann eine lokale Reizwirkung je nach Ort der Applikation z.B. zu Thrombophlebitis, Hämolyse oder Gewebsnekrosen führen. Da sie keinen hohen Sensibilisierungsindex hat, wird sie als **Lokalantibiotikum** bei Hautinfek-

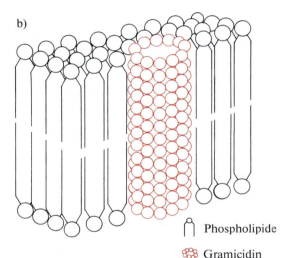

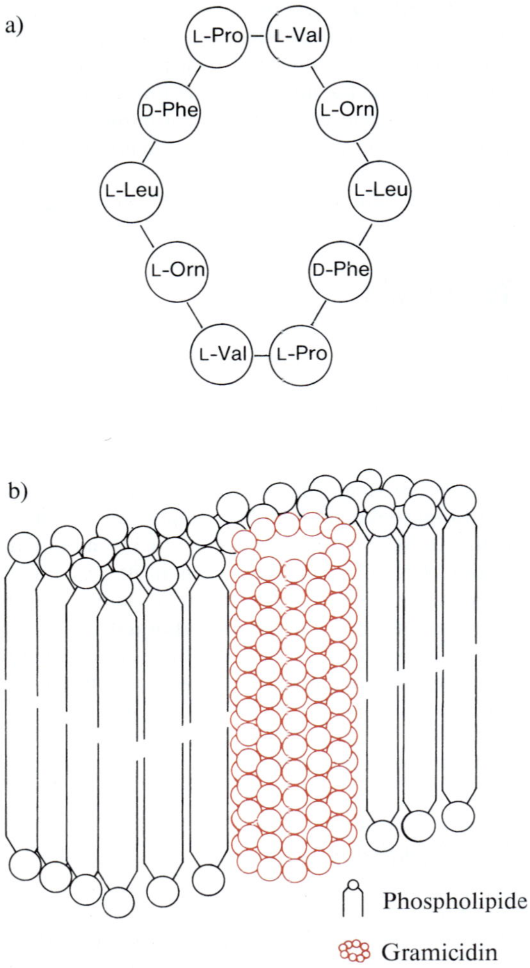

Abb. 20-15. Chemische Struktur von Gramicidin S (aus Tyrothricin) (a) und Einlagerung von Gramicidinmolekülen in eine Zellmembran unter Bildung einer Pore (b)

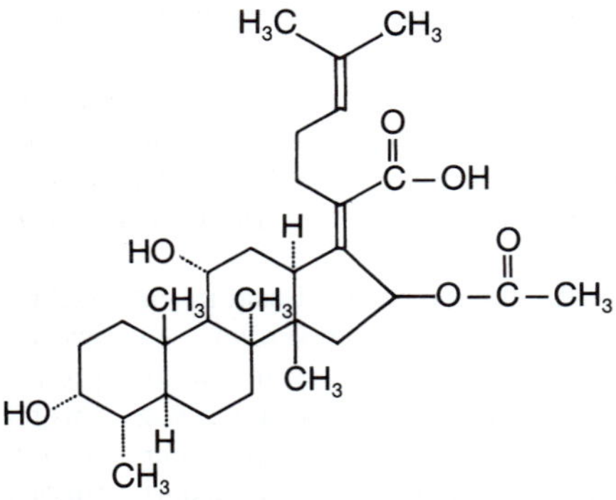

Abb. 20-16. Strukturformel von Fusidinsäure

tionen oder p. o. oder i. v. als **Reservemittel** eingesetzt.

● **Übliche Dosierung:** 1,5–3(–6) g p.o.; 0,75–2 g i.v.; etwa 2%ig lokal.

● **Handelsname:** Fucidine®

## Mupirocin

Mupirocin (Pseudominsäure A) ist ein aus Pseudomonasspezies gewonnenes **Schmalspektrumantibiotikum** (Abb. 20-17), das vorwiegend gegenüber grampositiven und -negativen Kokken wirkt. Die **Wirkung** beruht auf einer *Hemmung der Proteinsynthese* der Bakterien durch Inhibierung ihrer Isoleucyl-tRNA-Synthetase. Menschliche Zellen sind etwa 1000mal weniger empfindlich.

Mupirocin, das wenig toxisch zu sein scheint, wird als Salbe in 2%iger Konzentration nur lokal zur Behandlung von Staphylokokkeninfektionen der Nasenschleimhaut verwendet. Dabei erfolgt praktisch keine Resorption.

● **Handelsname:** Turixin®

# Antibakteriell wirkende Chemotherapeutika

## Sulfonamide

▶ **Stoffeigenschaften**

Die antimikrobiell wirkenden Sulfonamide sind Derivate des Sulfanilamids (Abb. 20-18). Voraussetzung für ihre **antimikrobielle Wirkung** scheint zu sein, daß die *Aminogruppe frei* ist oder in vivo frei wird. Durch Substitution an der Amido-($SO_2NH_2$-) Gruppe können die Wirkungsstärke und die Pharmakokinetik der Verbindungen modifiziert werden; die Wirkungsweise und das Wirkungsspektrum bleiben gleich.

Sulfonamide sind seit den 30iger Jahren dieses Jahrhunderts im Gebrauch (S. 596). Sie haben aber durch zunehmende Resistenzentwicklung zunächst empfindlicher Keime weitgehend an Wirksamkeit verloren, so daß sie zur Monotherapie bakterieller Infektionen nicht mehr geeignet erscheinen (s. a. »Therapeutische Verwendung«, S. 630).

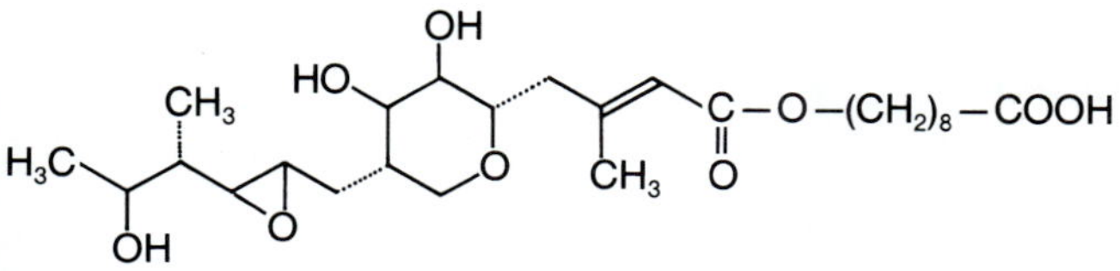


Mupirocin

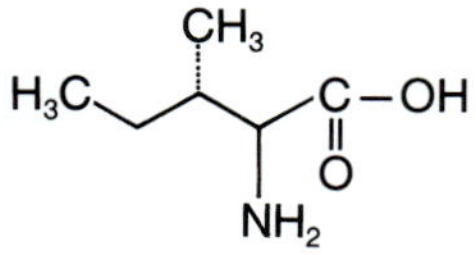


Isoleucin

**Abb. 20-17.** Strukturformel von Mupirocin (oben), zum Vergleich darunter Isoleucin

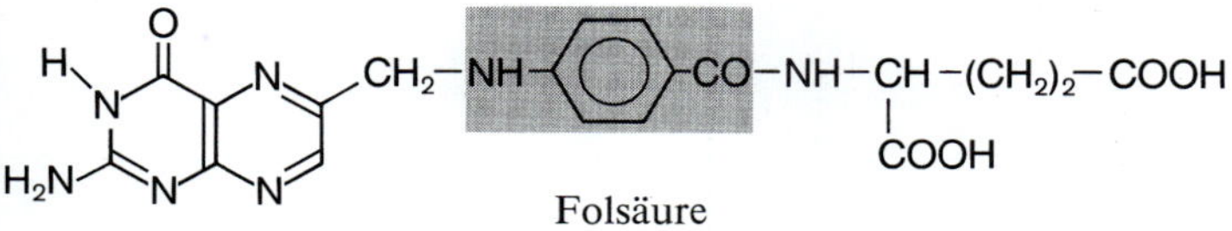


Folsäure

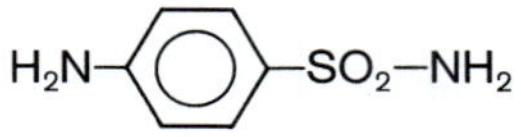


Sulfanilamid

**Abb. 20-18.** Strukturformeln von Folsäure und Sulfanilamid. In der Formel der Folsäure ist der p-Aminobenzoesäureanteil durch Rasterunterlegung gekennzeichnet.

## ▶ Pharmakodynamik

Die Sulfonamide sind Antimetabolite der p-Aminobenzoesäure, die für manche Bakterien und andere Mikroorganismen ein essentieller Wuchsstoff ist. Sie verdrängen die p-Aminobenzoesäure an der Dihydropteroatsynthetase und **blockieren** so kompetitiv die **Folsäuresynthese** (Abb. 20-19).

Dies führt bei den betroffenen Organismen primär zu einem Mangel an Folsäure und sekundär zu einem *Mangel an Zellbestandteilen*, zu deren Synthese Folsäure benötigt wird, z. B. Aminosäuren, wie Serin und Methionin, Thymin, Purinbasen, Nucleotiden und Nucleinsäuren, d. h. Stoffen, die für die Proteinsynthese unentbehrlich sind. Auf diese Weise haben die Sulfonamide im therapeutischen Dosisbereich eine **reversible bakteriostatische Wirkung**, die nach einer gewissen Latenzzeit einsetzt, wenn die Vorräte der Zelle an den o. g. Stoffen (Folsäure, Nucleotide etc.) aufgebraucht sind. Der bakteriostatische Effekt kann durch p-Aminobenzoesäure *kompetitiv*, durch Serin, Methionin, Purin, Thymin, die im Eiter vorhanden sind, *nicht kompetitiv* **aufgehoben** bzw. abgeschwächt werden.

**Tab. 20-24.** Pharmakokinetische Eigenschaften von Sulfonamiden

| **Sulfonamide zur systemischen Anwendung** | | |
|---|---|---|
| **Freiname** | **Proteinbindung (%)** | **Halbwertszeit (Std.)** |
| Sulfaethidol | < 5 | 4–12 |
| Sulfadiazin | ~ 40 | 6–25 |
| Sulfamethoxazol | ~ 65 | 5–28 |
| Sulfalen | ~ 25 | 70–80 |
| Sulfamethizol | 90 | 1,5 |

Primär **sulfonamidempfindlich** sind **Mikroorganismen**, die Folsäure selbst synthetisieren müssen. Hierzu gehören zahlreiche Bakterien (Tab. 20-25) sowie Nocardien, Chlamydien und einzelne Protozoen, wie Toxoplasmen und Plasmodien. Andere Mi-

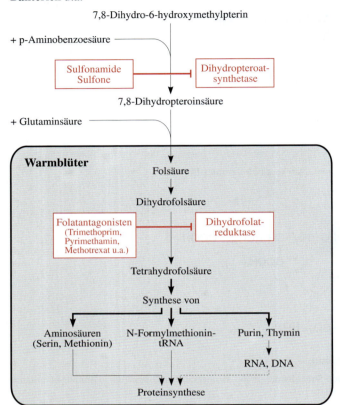

Abb. 20-19. Angriffspunkte von Sulfonamiden und Folatantagonisten im Folsäurestoffwechsel von Bakterien und Warmblütern

kroorganismen sowie tierische Zellen, die Folsäure nicht selbst aufbauen, sondern auf die Zufuhr präformierter Folsäure angewiesen sind, sind gegenüber der Wirkung von Sulfonamiden **resistent** und werden durch Sulfonamide nicht im Sinne eines zytostatischen Effekts geschädigt.

▶ **Wirkungen beim Menschen**

**Nebenwirkungen** (Tab. 20-26) können sich aus einer lokalen Reizwirkung oder aus einer *Allergie* ergeben, wobei es sich um eine Gruppenallergie handelt, die andere Sulfonamidderivate und unter Umständen auch andere Parastoffe einschließt. Selten sind **hyperergische Reaktionen**, wie Methämoglobinämie oder hämolytische Anämie bei Mangel an Glucose-6-phosphatdehydrogenase.

Weitere unerwünschte Effekte auf die Niere und den Bilirubinstoffwechsel (s. u.) resultieren aus der Pharmakokinetik: Sulfonamide bzw. deren Metabolite können bei ihrer renalen Exkretion *im Tubulusharn* infolge der Harnkonzentrierung unter Umständen so hohe Konzentrationen erreichen, daß sie ausfallen und eine Kristallurie mit der Gefahr von Tubulusläsionen und Mikrohämaturie verursachen. Diese Gefahr wird durch gleichzeitige Gabe von Methenamin und durch Ansäuerung des Harns erhöht, durch Alkalisierung vermindert.

Weiterhin können Sulfonamide **Bilirubin** aus seiner Plasmaalbuminbindung **verdrängen**. Bei *Neu-* und *Frühgeborenen*, die ohnehin einen hohen Bilirubinspiegel im Blut haben, kann dies zu einem verstärkten Icterus neonatorum, unter Umständen auch zu einer Bilirubinencephalopathie (Kernikterus) führen, wenn Bilirubin durch die noch unreife Blut-Hirn-Schranke in das ZNS eindringt. Aus dem gleichen Grund kann die Anwendung von Sulfonamiden bei *Schwangeren* in der Perinatalzeit gefährlich sein. Die **Verdrängung von Pharmaka** aus der Proteinbindung (z. B. Sulfonylharnstoffe und Antikoagulanzien) kann zu gefährlichen Interaktionen Anlaß geben.

**Tab. 20-25.** Wirkungsspektren antibakterieller Chemotherapeutika [Nach: Fenner Th. Therapie von Infektionen. Stuttgart, New York: Schattauer 1998; Simon C, Stille W. Antibiotika-Therapie in Klinik und Praxis. 9. Aufl. Stuttgart, New York: Schattauer 1998; Physicians Drug Handbook. Springhouse Corp., Springhouse, PA, 1992.]

| | Sulfonamide | Co-trimoxazol | Chinolone | Nitrofurantoin[a] | Nitroimidazole |
|---|---|---|---|---|---|
| Pseudomonas aeruginosa | | | 2 | | |
| Proteus (indolpos. Spezies) | 2 | 1–2 | 1 | | |
| Proteus mirabilis | 2 | 1 | 1 | | |
| Klebsiella | 2 | 1–2 | 1 | 2 | |
| Enterobacter | 2 | 1–2 | 1 | 2 | |
| Serratia | | 2–3 | 1 | | |
| Salmonellen | 2 | 1–2 | 1–2 | | |
| Citrobacter | | 1–2 | 1 | 2 | |
| Escherichia coli | 2 | 1–2 | 1 | 2 | |
| Shigellen | 2 | 1 | 1 | | |
| Vibrionen | | 2 | 2 | | |
| Yersinia enterocolitica | | 2 | 1–2 | | |
| Legionella | | 1–2 | 1–2 | | |
| Bordetella pertussis | | 1–2 | | | |
| Haemophilus influencae | | 1–2 | 1 | | |
| Bacteroides fragilis | | | | | 1 |
| Neisseria gonorrhoeae | 3 | 2 | 1–2 | | |
| Diplococcus pneumoniae | 3 | 3 | 3 | 2 | |
| Streptococcus faecalis | | 3 | 3 | 2 | |
| Staphylococcus aureus | | 2 | 2 | 2 | |
| Staphylococcus aureus (penicillinasebildend) | | 2 | 2 | 2 | |
| Corynebacterium diphtheriae | | | | | |
| Listerien | | 1 | 2 | | |
| Clostridium tetani, Cl. perfringens | | | | | 2 |
| Mycobacterium tuberculosis | | | 2–3 | | |
| Treponemen | | | | | |
| Borrelien | | | | | |
| Mykoplasmen | | | 3 | | |
| Rickettsien | | | 2–3 | | |
| Actinomyceten | | | | | |
| Chlamydien | 3 | 2–3 | 2 | | |

1 Wirkung sehr gut   2 Wirkung i.d.R. gut   3 Wirkung gering
Keine Zahlenangabe: keine (ausreichende) Wirkung oder keine Information über die Wirksamkeit oder Anwendung klinisch nicht indiziert
a) Nur zur Behandlung von Harnwegsinfekten
Die Tabelle kann nur eine grobe Orientierungshilfe geben. Bezüglich genauerer Details muß auf die Lehrbücher der medizinischen Mikrobiologie verwiesen werden.

Tab. 20-26. Nebenwirkungen der Sulfonamide

| Nebenwirkungen | Inzidenz/Ursachen |
|---|---|
| Gastrointestinale Beschwerden | + T |
| Nierenschäden (Hämaturie, Oligurie, Anurie) | ((+)) T |
| Neuritis | ((+)) T |
| Lungeninfiltrate (n. Sulfasalazin) | (+) T |
| Hyperbilirubinämie (Cave: Neugeborene) | (+) T <br> + |
| Methämoglobinämie | ((+)) H |
| Hämolytische Anämie | ((+)) H |
| Exantheme (bei lokaler Applikation) | + A <br> ++ |
| Hepatitis | + A |
| Nephritis | + A |
| Störung der Hämatopoese | + A |
| Arzneimittelfieber | + A |

Zeichenerklärung s. Tab. 20-4, S. 603

Tab. 20-27. Therapeutische Verwendung der Sulfonamide

● **Indikationen**

Hauptsächlich für Harnwegsinfekte (entsprechend Wirkungsspektrum und Empfindlichkeit der Keime)

Einschlußblenorrhö

Trachom

Toxoplasmose
Malaria
Infektionen mit Pneumocystis carinii } zus. mit Pyrimethamin

● **Vorsichtsmaßnahmen\***

Reichliche Flüssigkeitszufuhr

● **Kontraindikationen**

Sulfonamidallergie
Nierenfunktionsstörungen\*
Leberfunktionsstörungen\* } → Kumulation
Gravidität\*
Perinatalzeit\* } → Bilirubinencephalopathie

● **Interaktionen\***

Methenamin: Ausfällung der Sulfonamide in der Niere

Sulfonylharnstoffe
orale Antikoagulanzien } Sulfonamide verdrängen die genannten Stoffe aus der Bindung an Plasmaproteine.

● **Handelsnamen und Dosierung**

| | | |
|---|---|---|
| Sulfaethidol + Sulfamethizol in: Harnosal® | 2 g/Tag (Harnwegsinfekte) | |
| Sulfadiazin: Sulfadiazin-Heyl® | 4 g/Tag (Toxoplasmose) | |
| und in: Co-Tetroxazin | 0,8 g/Tag | } (Harnwegsinfekte u. ä.) |
| Sulfamethoxazol in: Co-trimoxazol | 1,6 g/Tag | |
| Sulfalen: Longum® | 2 g/Woche (Malariaprophylaxe) | |
| Sulfacetamid Albucid® liquidum | 10%ige Augentropfen (Trachom) | |

\* bei systemischer Anwendung

▶ **Pharmakokinetik**

Die derzeit gebräuchlichen Sulfonamide werden zu ~ 70–90% aus dem Intestinaltrakt **resorbiert**. Der Grad der Proteinbindung im Blut ist sehr unterschiedlich (Tab. 20-24, S. 627). Sulfonamide werden zum Teil durch Acetylierung oder Glucuronidierung an der Aminogruppe in inaktive Metabolite umgewandelt. Die **Ausscheidung** erfolgt zum größten Teil über die Niere (glomeruläre Filtration mit partieller Reabsorption im Tubulus). Das Ausmaß der tubulären Rückresorption ist neben der Proteinbindung von entscheidender Bedeutung für die **Halbwertszeit** der Verbindungen.

◆ **Therapeutische Verwendung**

Tab. 20-27

Sulfonamide werden als Monopräparate fast nur noch zur Behandlung von Protozoeninfektionen (Malaria, Toxoplasmose) verwendet. Zur Behandlung bakterieller Infektionen kommen sie i. d. R. nur noch in Kombination mit Folatantagonisten (Tetroxoprom, Trimethoprim) zur Anwendung (Tab. 20-27), da diese Kombination zu einem Synergismus mit erschwerter Resistenzentwicklung der Keime führt (S. 631 f.).

Über Sulfasalazin s. Kap. 16, S. 451.

## Folatantagonisten: Diaminopyrimidine, Benzylpyrimidine (Tetroxoprim, Trimethoprim) und Diaminopyrimidin-Sulfonamid-Kombinationen

▶ **Pharmakodynamik und Wirkungen beim Menschen**

Die **Diaminopyrimidine** (*Benzylpyrimidine*) sind kompetitive Hemmstoffe der Dihydrofolatreduktase (sog. **Folatantagonisten**) und verhindern dadurch reversibel die Bildung der metabolisch aktiven Tetrahydrofolsäure (Abb. 20-19 und 20-20).

Die einzelnen Folatantagonisten haben **unterschiedliche Affinität** zu Dihydrofolatreduktasen verschiedener Herkunft (Tab. 20-28). Das erklärt die unterschiedlichen **Einsatzbereiche**:

- als **Zytostatika**, z.B. Aminopterin und Methotrexat (Kap. 21, S. 697 f.)
- als **Antiprotozoenmittel**, z.B. Pyrimethamin (S. 658 ff.)
- als **antibakterielle Chemotherapeutika**, z.B. Tetroxoprim und Trimethoprim

Bei **Tetroxoprim** und **Trimethoprim** ist das Verhältnis der zur Hemmung von Bakterien- und Warmblüter-Dihydrofolatreduktase benötigten Konzentrationen mit 1:25000 bzw. 1:80000 so groß, daß antibakteriell wirksame Konzentrationen in der Regel noch nicht zu einer Störung der Folatreduktion beim Wirt führen. *Zytostatische Effekte*, wie Störungen der Hämatopoese, sind daher sehr *selten* bzw. erst bei Überdosierung oder Kumulation zu erwarten. Teratogene Effekte wurden nur bei Nagern beobachtet.

*Folinsäure*[1] kann den **Folatmangel** beim Wirt beheben, ohne die antibakterielle Wirksamkeit zu beeinträchtigen (nur Enterokokken können Folinsäure verwerten).

**Allein verabreicht** wirken die Diaminopyrimidine *bakteriostatisch*. Das *Wirkungsspektrum* ähnelt dem der Sulfonamide (Tab. 20-25, S. 629). *Resistenzentwicklung* nach dem Mehrschrittmuster ist möglich. Innerhalb der Gruppe besteht Parallelresistenz.

Durch **Kombination** von **Diaminopyrimidinen und Sulfonamiden** wird ein sequentieller Block an zwei Schritten der Tetrahydrofolsynthese erzielt, der innerhalb eines bestimmten Konzentrationsverhältnisses der Stoffe zu einem *Synergismus* führt.

---
[1] Leucovorin®, Rescuvolin®, Ribofolin® u.a.

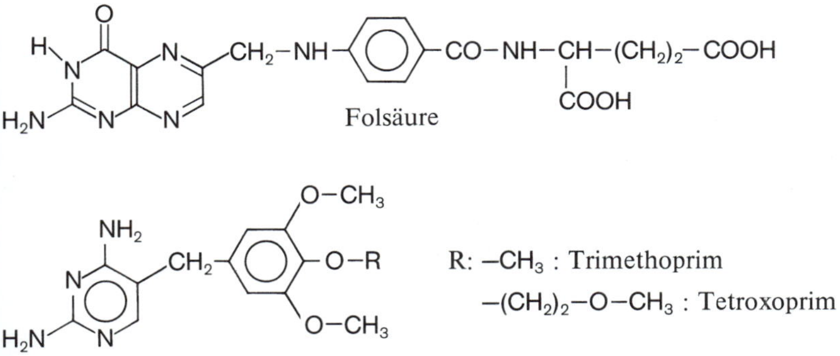

**Abb. 20-20.** Strukturformeln von Trimethoprim und Tetroxoprim (unten), zum Vergleich Folsäure (oben)

**Tab. 20-28.** Relative Affinität von Folatantagonisten gegenüber der Dihydrofolatreduktase verschiedener Spezies

| Dihydrofolatreduktase aus Zellen von | Aminopterin Methotrexat | Pyrimethamin | Tetroxoprim Trimethoprim |
|---|---|---|---|
| Warmblütern | +++ | + | (+) |
| Protozoen | +++ | +++ | ++ |
| Bakterien | +++ | + | +++ |

+++ = hohe  
++ = mittlere  
+ = geringe  
(+) = sehr geringe  
} Affinität

## 632 Antiinfektiva, Pharmaka zur Behandlung und Verhütung von Infektionen

**Tab. 20-29.** Pharmakokinetische Daten von Tetroxoprim und Trimethoprim

|  | Tetroxoprim | Trimethoprim |
|---|---|---|
| Proteinbindung | ~ 15% | ~ 45% |
| Metabolisierung | ~ 10% | ~ 50% |
| Renale Exkretion | ~ 60% | ~ 80% |
| Halbwertszeit | ~ 6 Std. | ~ 10 Std. |

Dieser äußert sich in Form einer Wirkungsverstärkung (Übergang zu *partiell bakterizider* Wirkung) und einer *Resistenzverzögerung*, wodurch das nutzbare Wirkungsspektrum erweitert wird (Tab. 20-25, S. 629). Bei solchen Kombinationen können aber auch zusätzliche *Nebenwirkungen* durch die Sulfonamidkomponente ausgelöst werden (Tab. 20-26, S. 630).

### ▶ Pharmakokinetik

Tetroxoprim und Trimethoprim werden aus dem Magen-Darm-Kanal nahezu vollständig **resorbiert**. Die **Ausscheidung** erfolgt nach nur teilweiser Metabolisierung vorwiegend über die Niere. Weitere Daten s. Tab. 20-29. Für die **Diaminopyrimidin-Sulfonamid-Kombinationen** eignen sich nur Sulfonamide, deren Kinetik der der Diaminopyrimidine möglichst nahe kommt, damit überall im Körper das für einen Synergismus benötigte Mischungsverhältnis gewährleistet ist.

### ◆ Therapeutische Verwendung

Tab. 20-30

---

**Tab. 20-30.** Therapeutische Verwendung der Diaminopyrimidine

- **Indikationen**
  Trimethoprim als Monopräparat:
  Zur Behandlung von Harn- und Atemwegsinfektionen
  Diaminopyrimidin-Sulfonamid-Kombinationen:
  Breitspektrum-Chemotherapeutika der 1. Wahl, allerdings zunehmend eingeschränkt durch Resistenzentwicklung

- **Interaktionen**
  | | | |
  |---|---|---|
  | ACE-Hemmer | → Hyperkaliämie | |
  | Diuretika | → Hyponatriämie | |
  | Digoxin | → erhöhte Digoxinspiegel | ⎫ |
  | Phenytoin | → erhöhte Phenytoinspiegel | ⎬ Interferenz bei der renalen Elimination |
  | Procainamid | → erhöhte Procainspiegel | ⎭ |

- **Vorsichtsmaßnahmen**
  Bei Langzeittherapie Blutbildkontrollen

- **Kontraindikationen**
  Allergie
  Leberfunktionsstörungen ⎫
  Nierenfunktionsstörungen ⎬ → Kumulation
  Hämopathien: → Verschlimmerung
  Gravidität ⎫
  Neugeborenenalter ⎬ → Fruchtschäden (?)

- **Dosierung**
  Tetroxoprim        200 mg/Tag
  Trimethoprim      160–320 mg/Tag

- **Handelsnamen**
  Trimethoprim: Trimono®, Uretrim® u.a.
  Trimethoprim + Sulfamethoxazol (Co-trimoxazol):
    Bactrim®, Berlocid®, Cotrim®, Eusaprim®, Kepinol®, Microtrim®, TMS u.a.
  Trimethoprim + Sulfamerazin: Berlocombin®
  Trimethoprim + Sulfadiazin (Co-Trimoxazin): Triglobe®
  Tetroxoprim + Sulfadiazin (Co-Tetroxazin): Sterinor®

# Chinolone (Gyrasehemmer)

▶ **Stoffeigenschaften**

Die Gruppe der Chinolone ist die jüngste unter den antibakteriellen Chemotherapeutika. Ihre seit etwa 10 Jahren eingeführten Vertreter stellen Weiterentwicklungen der seit den 60iger Jahren als Harnwegsdesinfiziens verwendeten, heute durch wirksamere und verträglichere Stoffe verdrängten Nalidixinsäure dar. Sie haben als **gemeinsames Strukturmerkmal** eine *Ethylpyridoncarbonsäure-Gruppe*, die bei Cinoxacin, Ciprofloxacin, Norfloxacin, Pefloxacin, Ofloxacin und Rosoxacin Teil eines substituierten Chinolinringsystems, bei Enoxacin und Nalidixinsäure Teil eines Naphthyridinrings und bei Pipemidsäure Teil eines Pyridopyrimidinrings ist (Abb. 20-21). Die **Einführung** eines **Fluoratoms**, z.B. bei den Fluorchinolonen Enoxacin, Norfloxacin, Ofloxacin, Ciprofloxacin, erhöht die Wirkung erheblich, so daß zusätzliche Keime in das Wirkungsspektrum fallen.

▶ **Pharmakodynamik**

Die Chinolone *hemmen* bei Prokaryonten das Enzym *DNA-Gyrase* (Topoisomerase II) (Abb. 20-22) und inhibieren so die DNA-Replikation, die Transkription und den DNA-Repair.

**Grundstrukturen**

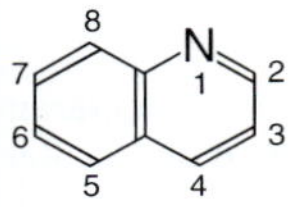

Chinolingruppe — Chinolin

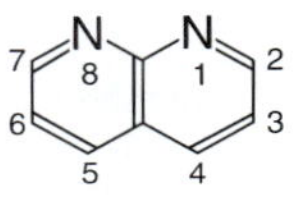

Naphthyridingruppe — 1,8-Naphthyridin

Pyridopyrimidingruppe

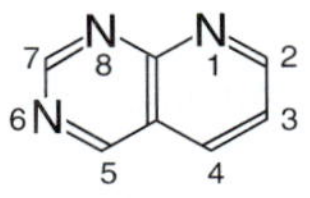

**Beispiele**

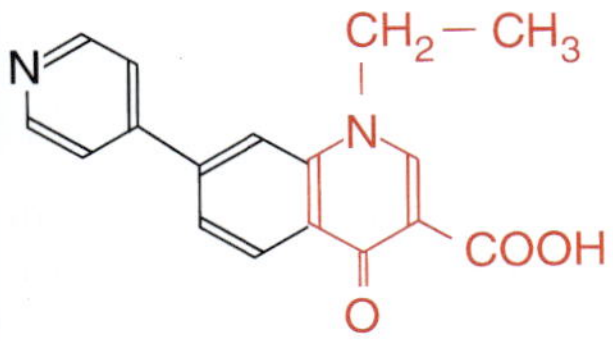

Rosoxacin

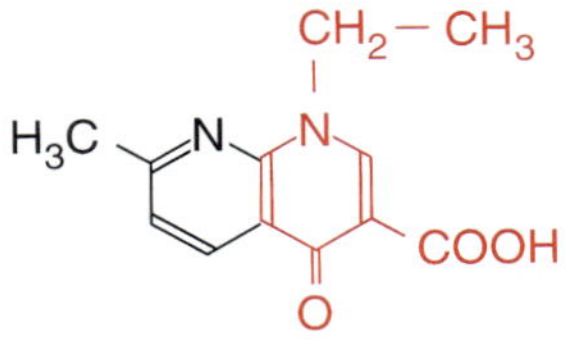

Nalidixinsäure

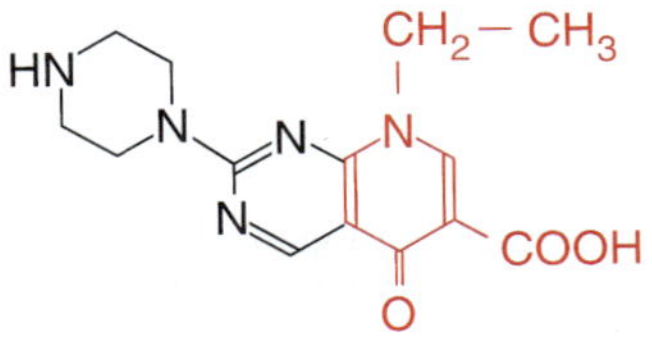

Pipemidsäure

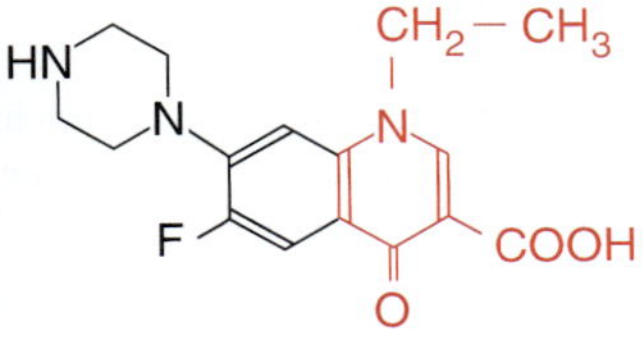

Norfloxacin

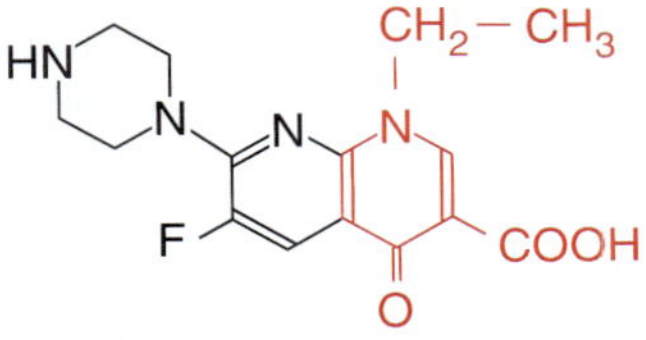

Enoxacin

**Abb. 20-21.** Strukturformel von Chinolonen. Die Ethylpyridoncarbonsäuregruppe ist rot gekennzeichnet.

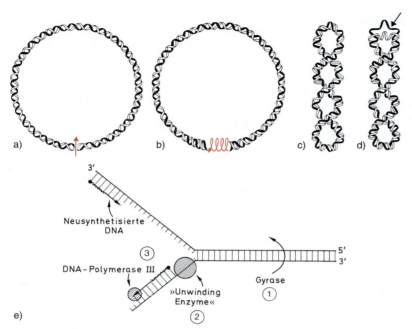

**Abb. 20-22.** Wirkungsweise der Chinolone als Gyrasehemmer.
Die DNA der Bakterien bildet eine ringförmige Doppelhelix **(a)**, die als verdrillte Superhelix **(c)** vorliegt. Die Gyrase zerschneidet (↑) mit ihrer Untereinheit A den DNA-Doppelstrang **(a)** und führt mit ihrer Untereinheit B an der Schnittstelle Überspiralen (rot) ein **(b)**, sodann verschließt die Untereinheit A wieder die Bruchstelle, wobei es zur Verdrillung kommt **(c)**. Diese Verdrillung erleichtert die für die DNA-Reduplikation und die DNA-abhängige RNA-Synthese notwendige Trennung (↓) der komplementären DNA-Stränge an der sog. Replikationsgabel (**d** und **e**). Bei der Öffnung der Replikationsgabel (**e** ②) trennt das »unwinding enzyme« ② die Mutterstränge auf. An den freien DNA-Strängen erfolgt, beginnend am 5'-Ende, die Synthese neuer DNA mittels DNA-Polymerase III ③. Chinolone hemmen offenbar die Gyrase A und damit den Wiederverschluß. Novobiocin hemmt die Untereinheit B. [Nach: Weisser und Wiedemann. Münch Med Wschr 1985; 127: 659; Drews. Grundlagen der Chemotherapie. Wien 1979.]

Dieser **Wirkungsmechanismus** würde eine *bakteriostatische* Wirkung erklären. Für den nach Chinolonen beobachteten rasch einsetzenden *bakteriziden* Effekt müssen noch andere Mechanismen verantwortlich sein.

Das **Wirkungsspektrum** der Chinolone (Tab. 20-25, S. 629) ist sehr unterschiedlich: *Nalidixinsäure* wirkt nur auf einen Teil der gramnegativen Keime, *Fluorchinolone* wirken auch auf grampositive Bakterien, Pseudomonas und Anaerobier.

Nach einer Empfehlung der Paul-Ehrlich-Gesellschaft für Chemotherapie werden die Fluorchinolone in 4 Gruppen eingeteilt:
- **Gruppe I:** orale Fluorchinolone mit im wesentlichen auf Harnwegsinfektionen eingeschränkter Indikation (Norfloxacin, Pefloxacin)
- **Gruppe II:** systemisch anwendbare Fluorchinolone mit breiter Indikation (Enoxacin, Fleroxacin, Ofloxacin, Ciprofloxacin)
- **Gruppe III:** Fluorchinolone mit verbesserter Aktivität gegen grampositive und »atypische« Erreger, wie Chlamydien, Mykoplasmen u.ä. (Levofloxacin, Sparfloxacin, Grepafloxacin)
- **Gruppe IV:** Fluorchinolone mit verbesserter Aktivität gegen grampositive und »atypische« Erreger sowie gegen Anaerobier (Gatifloxacin, Trovafloxacin, Moxifloxacin, Clinafloxacin)

Die sehr viel schwächer wirksamen nichtfluorierten Chinolone (Nalidixinsäure, Cinoxacin, Rosoxacin und Pipemidsäure) wurden bei dieser Klassifizierung nicht berücksichtigt.

**Resistenzentwicklung** erfolgt zum Teil rasch nach dem Einschrittmuster. Zwischen den Vertretern der Gruppe besteht partielle Parallelresistenz.

▶ **Wirkungen beim Menschen**

Die Chinolone hemmen die Gyrase menschlicher Zellen nicht. **Unerwünschte Wirkungen** beruhen auf *lokaler Unverträglichkeit*, z.B. im Gastrointesti-

Tab. 20-31. Nebenwirkungen von Chinolonen

| Nebenwirkungen | Inzidenz/ Ursachen |
|---|---|
| Gastrointestinale Beschwerden | + T |
| Neurotoxische Effekte (Schwindel, Unruhe, Krämpfe, Schläfrigkeit, Verwirrtheit, Psychosen, intrakranielle Drucksteigerung, Atemdepression, Seh-, Hör-, Geschmacks- und Geruchsstörungen) | (+) T ! |
| Muskelschwäche, Koordinationsstörungen, Gelenkschmerzen, Sehnenrisse | (+) T |
| Nierenschäden | + T |
| Metabolische Acidose | (+) T |
| Exantheme | + A |
| Störung der Hämatopoese | + A |
| Photosensibilisierung | + A |

Zeichenerklärung s. Tab. 20-4, S. 603

naltrakt, auf einer mitunter schwerwiegenden *Neurotoxizität* für die zum Teil eine GABA-antagonistische Wirkung (verminderte Bindung von GABA an GABA-Rezeptoren, ein Effekt der durch nichtsteroidale Antiphlogistika noch verstärkt werden kann) verantwortlich gemacht wird, einer *Nierentubulusschädigung* durch Ausfällung von Chinolonen in den Nierentubuli oder einer *Allergie*. Bei gleichzeitiger Gabe von Glucocorticoiden traten in einigen Fällen Rupturen der Achillessehne auf. Bei juvenilen Versuchstieren wurden *Störungen des Knorpelwachstums* beobachtet. Die Relevanz dieses Befundes für den Menschen ist noch unklar. Unter Trovafloxacin wurden schwere, in einigen Fällen tödliche Leberschäden gesehen. Weitere Nebenwirkungen s. Tab. 20-31.

▶ **Pharmakokinetik**

Die Verbindungen werden aus dem Magen-Darm-Kanal gut **resorbiert**. Sie werden unterschiedlich stark an Serumproteine gebunden, zum Teil metabolisiert und in teils aktiver, teils inaktiver Form vorwiegend über die Niere **ausgeschieden** (Tab. 20-32). Grepafloxacin und Sparfloxacin werden überwiegend extrarenal eliminiert.

Bei älteren Derivaten wie *Nalidixinsäure* und *Pipemidsäure*, werden bei üblicher Dosierung keine ausreichenden **Gewebsspiegel** erreicht. Antibakteriell wirksame Konzentrationen treten aber im Urin auf. Chinolone dieses Typs eignen sich daher nur zur Behandlung von Harnwegsinfekten. Bei den neueren, zum Teil bis zu 1000mal stärker wirkenden Verbindungen sind auch die Gewebsspiegel ausreichend hoch.

◆ **Therapeutische Verwendung**

Tab. 20-33

Tab. 20-32. Pharmakokinetische und therapeutische Daten der Chinolone

| Freiname | Handelsname | Proteinbindung (%) | Metabolisierung (%) | $t_{1/2}$ (Std.) | Übliche Tagesdosis (g) |
|---|---|---|---|---|---|
| Cinoxacin | Cinoxacin® | 45–65 | 25–40 | 1–2 | 2 |
| Ciprofloxacin | Ciprobay® | 25–40 | 20 | 4–5 | 0,25–1,5 |
| Enoxacin | Enoxor® u. a. | – | 20 | 3–9 | 0,2–0,8 |
| Fleroxacin | Quinodis® | 25–50 | 30–40 | 9–15 | 0,4 |
| Grepafloxacin | Vaxar® | 50 | 70 | 11–13 | 0,4–0,6 |
| Levofloxacin | Tavanic® | 30–40 | 15–20 | 4–8 | 0,25–1,0 |
| Norfloxacin | Barazan® | 10–30 | 20 | 3–4 | 0,8 |
| Ofloxacin | Tarivid® | < 5 | < 10 | 3–4 | 0,1–0,4 |
| Pefloxacin | Peflacin® | 25 | 50 | 11–14 | 0,8 |
| Pipemidsäure | Deblaston® | ~ 20 | ~ 10 | 3–6 | 0,8–1,2 |
| Sparfloxacin | Zagam® | 40 | > 70 | 15–20 | 0,2–0,4 |
| Trovafloxacin | TROVAN®* | 76 | ~ 50 | ~ 11 | 0,1–0,3 |

\* nicht mehr im Handel

**Tab. 20-33.** Therapeutische Verwendung der Chinolone

- **Indikationen**

  Pipemidsäure: Harnwegsinfekte

  Ciprofloxacin, Norfloxacin, Ofloxacin u. a.: Breitspektrum-Chemotherapeutika der 2. Wahl für systemische Infektionen, Reservemittel für schwere Infekte, vor allem mit gramnegativen Keimen

- **Kontraindikationen**

  Allergie

  Leber- und Nierenfunktionsstörungen: → Kumulation

  Zerebrale Erkrankungen: → Verschlimmerung

  Gravidität, Kindes- und Jugendalter:
  → Entwicklungsstörungen?

- **Interaktionen**

  Mehrwertige Kationen ($Ca^{2+}$, $Al^{3+}$, $Mg^{2+}$, $Fe^{2+}$ etc.) z. B. in Antazida: verminderte Resorption der Chinolone

  Warfarin: Verdrängung von Warfarin aus der Proteinbindung

  Coffein, Theophyllin: verminderter Abbau der Methylxanthine

  Nitrofurane } Antagonismus
  Chloramphenicol

  Konvulsiva: } Krämpfe
  nichtsteroidale Antiphlogistika

- **Handelsnamen und Dosierung**

  Tab. 20-32

**Tab. 20-34.** Nebenwirkungen von Nitrofurantoin

| Nebenwirkungen | Inzidenz/ Ursachen |
|---|---|
| Gastrointestinale Beschwerden | ++ T |
| Periphere und zentrale Polyneuropathien (Kopfschmerzen, Schwindel, Parästhesien u. a.) | (+) T |
| Leberschäden (Cholestase, Hepatitis) | (+) T |
| Pleuropulmonale Reaktionen (Infiltrate, Fibrose u. a.) | (+) A |
| Exantheme | + A |
| Störung der Hämatopoese | (+) A |
| Arzneimittelfieber | + A |
| Hämolytische Anämie (bei Glucose-6-phosphatdehydrogenasemangel) | (+) H |

Zeichenerklärung s. Tab. 20-4, S. 603

# Nitrofurane

▶ **Pharmakodynamik**

Nitrofurane **wirken bei** einer Vielzahl grampositiver und -negativer Keime *bakteriostatisch bis bakterizid,* nicht jedoch bei Pseudomonas und bei Proteusstämmen (Tab. 20-25, S. 629). Einige Verbindungen, wie Nifuratel, Furazolidon oder Nifurtimox, sind darüber hinaus auch gegenüber Pilzen (z. B. Candida) und Trichomonaden oder Trypanosomen (S. 662) wirksam. **Resistenzentwicklung** tritt auch bei Langzeittherapie kaum auf.

**Voraussetzung** für die **Wirkung** ist die *reduktive Umwandlung* der Verbindungen in bisher nicht identifizierte aktive Metaboliten, die in Bakterien und bestimmten anderen Mikroorganismen leichter erfolgen als in menschlichen gut durchbluteten Geweben und Zellen mit oxidativem Stoffwechsel. Hierauf beruht die geringe Toxizität für menschliche Zellen.

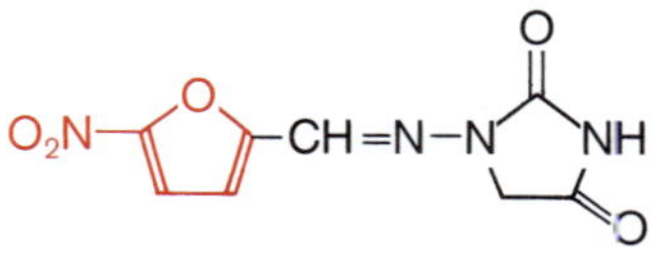

Der **Wirkungsmechanismus** besteht wahrscheinlich in *Erzeugung* von *Strangbrüchen* an der *DNA* der empfindlichen Organismen. Auf dem gleichen Mechanismus scheint die für manche Nitrofurane nachgewiesene Mutagenität und Kanzerogenität zu beruhen. Prototyp der systemisch verwendeten Nitrofurane mit antibakterieller Wirkung ist **Nitrofurantoin** (Abb. 20-23). Seine *Wirksamkeit* ist an das Vorliegen eines pH von < 5,5 gebunden. Nitrofurantoin wirkt neuro-, hepato- und pulmotoxisch. Die wichtigsten *Nebenwirkungen* sind in Tab. 20-34 zusammengestellt.

**Abb. 20-23.** Strukturformel von Nitrofurantoin. Die Nitrofurangrundstruktur ist rot gekennzeichnet.

▶ **Pharmakokinetik**

**Nitrofurantoin** wird gut aus dem Magen-Darm-Kanal *resorbiert.* Es wird stark an Plasmaproteine (50–60%) gebunden und nach weitgehender Metabolisierung (50–60%) mit einer *Halbwertszeit* von < 1 Std. renal *eliminiert,* und zwar zu 40% in biologisch aktiver Form. Wegen der raschen Elimination bleiben die Gewebsspiegel so niedrig, daß keine systemischen Wirkungen auftreten können und im Gewebe liegende Keime kaum erfaßt werden. Über die Pharmakokinetik von **Nitrofurazon** ist wenig bekannt. Es wird über Haut und Schleimhaut kaum *resorbiert.*

## ◆ Therapeutische Verwendung

**Nitrofurantoin** eignet sich wegen der unzureichenden Gewebsspiegel nur zur *Behandlung* und Rezidivprophylaxe von *Harnwegsinfekten*. Bei Vorliegen einer Niereninsuffizienz verliert Nitrofurantoin seine harndesinfizierende Wirkung bei gleichzeitiger Zunahme der systemischen Toxizität. Niereninsuffizienz ist deshalb eine *Kontraindikation*. Andere Kontraindikationen sind neurologische Erkrankungen, Gravidität und Perinatalzeit.

- **Übliche Dosierung:** 0,15–0,3 g/Tag

- **Handelsnamen:** Cystit®, Furadantin®, Nifurantin® u.a.

**Nitrofural** wird in 2%iger Konzentration äußerlich zur Wundbehandlung eingesetzt.

- **Handelsname:** Furacin®

**Nifuratel** wird systemisch vor allem zur Behandlung von Infektionen mit Trichomonaden, aber auch von Bakterien und Pilzen verwendet.

- **Handelsname:** inimur

- **Dosierung:** 0,6–1,2 g/Tag

**Furazolidin** wird lokal zur Behandlung von Trichomonadeninfektionen in der Gynäkologie eingesetzt.

- **Handelsname:** Nifuran®

## Methenamin

Methenamin (Hexamethylentetramin, Abb. 20-24) ist ein *Harnwegsdesinfiziens*, dessen breite antibakterielle **Wirkung** darauf beruht, daß es im sauren Milieu Formaldehyd abspaltet:

$N_4(CH_2)_6 + 6\ H_2O + 4\ H^+ \rightarrow 6\ HCHO + 4\ NH_4^+$

**Voraussetzung** für seine **Wirksamkeit** ist daher das Vorliegen eines *sauren Urins*. Deshalb ist die *Kombination* mit harnansäuernden Mitteln, z.B. Mandelsäure, sinnvoll. Die Kombination von Methenamin mit Sulfonamiden ist dagegen kontraindiziert, da Formaldehyd die Ausfällung von Sulfonamiden begünstigt. Methenamin ist im allgemeinen **nebenwirkungsfrei**, doch kann vorzeitige Spaltung im sauren Mageninhalt über eine Freisetzung von Formaldehyd und Ammoniak Magenbeschwerden auslösen.

- **Kontraindikationen:** Leberfunktionsstörungen: → Hyperammoniämie

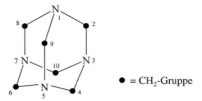

**Abb. 20-24.** Strukturformel von Methenamin

- **Dosierung:** 4 × 1 g/Tag p.o.

- **Handelsnamen:**
Methenaminhippurat: Hiprex®, Urotractan®
Methenaminmandelat: Mandelamine®

## Taurolidin

### ▶ Pharmakodynamik

Taurolidin (Abb. 20-25) ist ein Breitspektrum-Chemotherapeutikum mit **Wirkung** auf zahlreiche grampositive und -negative Bakterien, einschließlich Proteus, Pseudomonas, Bacteroides und Mykobakterien sowie auf einige Pilze (Candida-, Aspergillus-, Trichophyton- und Epidermophytonarten). Der **bakteriziden Wirkung** liegt wahrscheinlich eine *Schädigung* der *Zellmembran* der Mikroorganismen durch Methylolgruppenübertragung auf Protein und Murein zugrunde. Dabei werden auch *Endo-* und *Exotoxine* von Bakterien *inaktiviert*.

### ▶ Wirkungen beim Menschen

Für den Menschen ist, abgesehen von brennenden Schmerzen beim Gewebskontakt, die Toxizität von Taurolidin gering. Hohe Konzentrationen wirken parasympathomimetisch.

### ▶ Pharmakokinetik

Über Schleimhäute und Wunden wird Taurolidin rasch **resorbiert**. Die **Elimination** erfolgt über Metabolisierung u.a. zu Taurin, Taurinamid und $CO_2$. Taurolidin, und die Metabolite werden mit **Halbwertszeiten** von 3–6 Std. über die Nieren ausgeschieden.

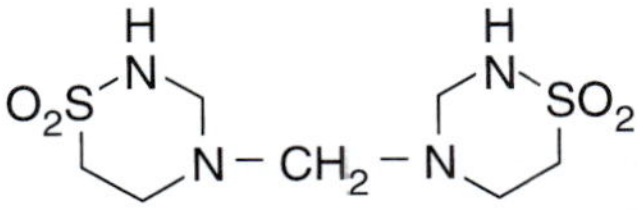

**Abb. 20-25.** Strukturformel von Taurolidin

## Therapeutische Verwendung

- **Indikationen:** Taurolidin wird in 2%iger Lösung nur zur Spülung der Bauchhöhle bei Peritonitis, sowie in Ringer-Lösung intraoperativ zur Spülung des Operationsfeldes bei Knochen- und Weichteilverletzungen verwendet.

- **Interaktionen:** Taurolidin wird durch PVP-Jod, Dakin-Lösung, Wasserstoffperoxid und andere Oxidationsmittel zu Ameisensäure abgebaut, wodurch die Gefahr einer Acidose entsteht. Zwischen Taurolidin und Vancomycin besteht ein Antagonismus.

- **Kontraindikationen:** Bei schwerer Niereninsuffizienz und bei Kindern unter 6 Jahren ist Taurolidin kontraindiziert.

- **Dosierung:** 100–250 ml

- **Handelsnamen:** Taurolin®

## Nitroimidazole (Metronidazol u. a.)

S. 660 f.

## Antituberkulotika

### Allgemeine Einführung

Die **Tuberkulose** ist eine chronisch verlaufende Infektion durch Mycobacterium tuberculosis und Mycobacterium bovis, seltener durch atypische Mykobakterien, wie Mycobacterium avium.

Die **Tuberkulose** war bis in die 40iger Jahre dieses Jahrhunderts medikamentös *nicht* heilbar. Erst zu dieser Zeit wurden nahezu gleichzeitig die ersten gegen Mykobakterien wirksamen, systemisch anwendbaren Pharmaka gefunden: p-Aminosalicylsäure und Isonicotinsäurehydrazid als vermutliche Antagonisten von Salicylsäure bzw. Nicotinsäure, die bei Mykobakterien stoffwechselsteigernd wirkten, Thiosemicarbazone in Weiterentwicklung des Sulfonamids Sulfathiazol und Streptomycin. Später folgten Thioamide, Ansamycine und andere spezielle **Antituberkulotika**, die zum Teil ein sehr enges Wirkungsspektrum besitzen.

> Nach Wirksamkeit und Verträglichkeit werden die Antituberkulotika von Klinikern eingeteilt in:
> - **Erstrangmittel** oder **Basispräparate** (Isoniazid, Ethambutol, Pyrazinamid, Rifampicin, Streptomycin)
> - **Zweitrangmittel** oder **Reservemittel** (p-Aminosalicylsäure, Capreomycin, Cycloserin, Protionamid, Terizidon und neuerdings auch Tetracycline und hochwirksame Chinolone)

Die **Behandlung** der **Organtuberkulosen** muß wegen der schlechten Zugänglichkeit der in Granulomen abgekapselten Mykobakterien und der daraus resultierenden Rezidivgefahr monatelang (u. U. 2 Jahre) fortgeführt werden.

Wegen der Gefahr einer Resistenzentwicklung wurde sie früher als *Standardtherapie* mit einer *Dreiphasentherapie* durchgeführt:
- Es wurde mit einer Dreierkombination (in der Regel Isoniazid + Ethambutol + Rifampicin) begonnen.
- Nach frühestens drei Monaten wurde auf eine Zweierkombination, (Isoniazid + Rifampicin) für 6 Monate übergegangen.
- Später schloß sich eine Monotherapie (in der Regel mit Isoniazid) an.

Diese Dreiphasentherapie wird in zunehmendem Maße durch eine *Zweiphasentherapie* ersetzt:
- in der Regel initial für 2–3 Monate Isoniazid + Rifampicin + Pyrazinamid + Ethambutol bzw. Streptomycin
- dann für mindestens 4 Monate Isoniazid + Rifampicin

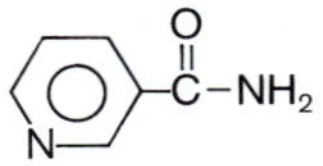

Niacinamid

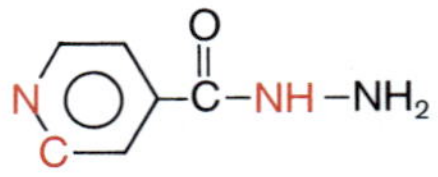

Isoniazid (INH = **I**so**n**icotinsäure**h**ydrazid)

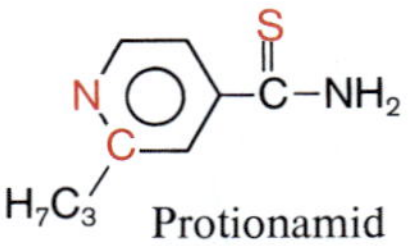

Protionamid (Propylthioisonicotinsäureamid)

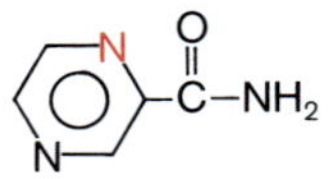

Pyrazinamid

**Abb. 20-26.** Strukturformeln von Isoniazid, Protionamid und Pyrazinamid. Oben zum Vergleich Niacinamid.

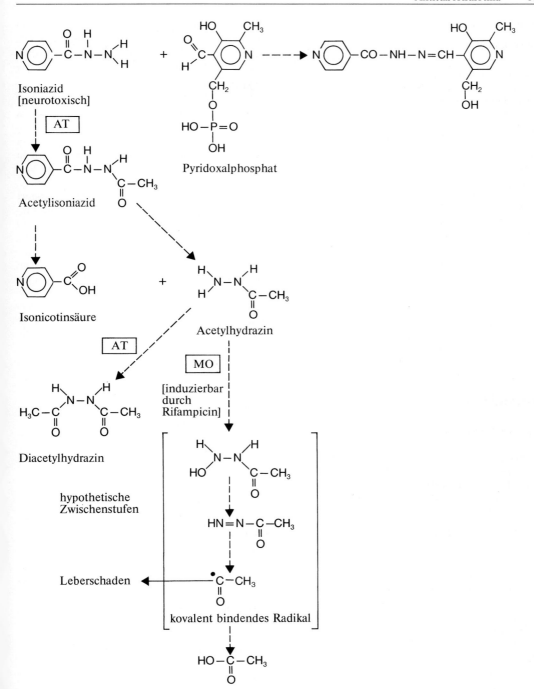

**Abb. 20-27.** Metabolisierung (Entgiftung und Giftung) von Isoniazid. AT = Acetyltransferase, MO = Monooxygenase.

**Tab. 20-35.** Nebenwirkungen von Isoniazid

| Nebenwirkungen | Inzidenz/Ursachen |
|---|---|
| Periphere und zentrale Neuropathie (Parästhesien, Akkommodationsstörungen, Kopfschmerzen, Schwindel, psychische Störungen, Krämpfe) | + T, H |
| Leberfunktionsstörungen u. U. Hepatitis | ++ T |
| Pellagra-ähnliche Hautveränderungen | (+) T |
| Algodystrophie | (+) T |
| Exantheme | (+) A |
| Störungen der Hämatopoese | (+) A |
| Arzneimittelfieber | (+) A |

Zeichenerklärung s. Tab. 20-4, S. 603

Die Gesamttherapiedauer muß bei ausgedehnten Prozessen oder immungeschwächten Patienten unter Umständen auf 9-12 Monate ausgedehnt werden. Laufende Resistenzbestimmungen sind erforderlich.

## Isoniazid

### ▶ Pharmakodynamik

Isoniazid (**Iso**nicotinsäure**h**ydrazid, **INH**, Abb. 20-26) ist ein Chemotherapeutikum, dessen **bakterizide Wirkung** sich im therapeutisch erreichbaren Konzentrationsbereich nur auf M. tuberculosis und M. leprae erstreckt.

Der **Wirkungsmechanismus** ist nicht sicher bekannt. Einer verbreiteten Hypothese zufolge sollen Mykobakterien aus INH Isonicotinsäure bilden, die als Antimetabolit der Nicotinsäure die *Synthese von NAD$^+$ inhibieren* und so zu Störungen des Zellstoffwechsels führen soll. Einer anderen Hypothese zufolge *hemmt* Isoniazid die *Synthese von Mykolsäure*, einem wichtigen nur in Mykobakterien vorkommenden Bestandteil der Zellwand. Dies würde die hohe Selektivität der Isoniazidwirkung auf Mykobakterien erklären. Eine **Resistenz** kann sich unter einer INH-Monotherapie unter Umständen schnell entwickeln.

### ▶ Wirkungen beim Menschen

INH wirkt beim Menschen **neurotoxisch**. Als Ursache wird ein Antagonismus gegenüber Pyridoxalphosphat (Abb. 20-27) angenommen, das für die Synthese von Neurotransmittern (Katecholamine, Serotonin, GABA) wichtig ist. Jedenfalls senkt eine gleichzeitige Gabe von Pyridoxin die Neurotoxizität. Weitere Nebenwirkungen s. Tab. 20-35; sie beruhen zum Teil auf der Metabolisierung von Isoniazid.

### ▶ Pharmakokinetik

INH wird gut (> 80%) aus dem Magen-Darm-Kanal **resorbiert**. Im Blut wird es nur zu ~ 30% an Plasmaproteine gebunden; es diffundiert daher gut in Organe und Körperflüssigkeiten und wird auch in Zellen aufgenommen, so daß es intrazellulär gelegene phagozytierte Mykobakterien erreichen kann.

INH wird nahezu vollständig **metabolisiert** (Abb. 20-27), wobei gleichzeitig Giftungs- und Entgiftungsvorgänge ablaufen. Durch *Acetylierung* zu Acetyl-INH verliert INH seine tuberkulozide Wirkung und seine Neurotoxizität. Die Geschwindigkeit dieser Reaktion sowie die der weiteren Entgiftung von Acetylhydrazin zu Diacetylhydrazin ist genetisch bestimmt (Kap. 1, S. 36). Rasche und langsame Acetylierer kommen in der mitteleuropäischen Bevölkerung zu etwa gleichen Teilen vor. Rasche Acetylierer sind von der neurotoxischen Wirkung des INH selte-

**Tab. 20-36.** Therapeutische Verwendung von Isoniazid

- **Indikationen**
  Wichtigstes Erstrangmittel

- **Kontraindikationen**
  Lebererkrankungen } Verschlimmerung
  Erkrankungen des ZNS
  (Neuritis, Psychosen, zerebrale Anfallsleiden)

- **Interaktionen**
  | | |
  |---|---|
  | Antazida: | verminderte INH-Resorption |
  | Rifampicin: | Synergismus, aber über Enzyminduktion verstärkte Bildung hepatotoxischer Metaboliten aus INH |
  | Thioamide: | Synergismus bzgl. antituberkulotischer Wirkung und Toxizität |
  | Phenytoin; Carbamazepin; Diazepam u. a.: | INH hemmt Abbau |
  | Alkohol: | Alkoholintoleranz, erhöhte Hepatotoxizität |

- **Dosierung**
  3-5 mg/kg/Tag

- **Handelsnamen**
  Isozid®, tebesium®

ner betroffen. Aus Acetylhydrazin kann ein *hepatotoxischer Metabolit* entstehen. Seine durch Monooxygenasen katalysierte Bildung kann durch Rifampicin (Induktor der Monooxygenasen) verstärkt werden, so daß unter der Kombination INH + Rifampicin gelegentlich *Leberschäden* auftreten. INH selbst kann den Abbau anderer Pharmaka hemmen.

Die **Elimination** von INH bzw. seinen Metaboliten erfolgt über die Niere. Die **Halbwertszeit** beträgt bei raschen Acetylierern ~ 80 Min., bei langsamen Acetylierern ~ 3 Std.

◆ **Therapeutische Verwendung**

Tab. 20-36

## Protionamid

▶ **Pharmakodynamik**

Protionamid (Abb. 20-26) ist ein Thioisonicotinsäureamidderivat mit *bakterizider* Wirkung auf Mykobakterien in der Proliferationsphase. Der **Wirkungsmechanismus** ist nicht bekannt. Vermutlich ähnelt er dem des Isoniazids. Auch die **Nebenwirkungen** entsprechen weitgehend den Isoniazidnebenwirkungen (Tab. 20-35).

▶ **Pharmakokinetik**

Protionamid wird nach peroraler Applikation zu > 70% *resorbiert* und verteilt sich gut auf Körperflüssigkeiten und -zellen. Es wird nach nahezu vollständiger Metabolisierung mit einer *Halbwertszeit* von ~ 3 Std. über die Nieren *ausgeschieden*.

◆ **Therapeutische Verwendung**

Tab. 20-37

**Tab. 20-37.** Therapeutische Verwendung von Protionamid

● **Indikationen**

Reservemittel

● **Nebenwirkungen**

Ähnlich wie Isoniazid (Tab. 20-35)
Metallisch-schwefliger Geschmack

● **Interaktionen**

Isoniazid: Synergismus bzgl. antituberkulotischer Wirkung und Toxizität

● **Dosierung**

0,75 g/Tag

● **Handelsnamen**

ektebin®, Peteha®

## Pyrazinamid

▶ **Pharmakodynamik**

Pyrazinamid ist ein selektiv gegenüber Mykobakterien *bakteriostatisch* wirkendes Pyrazincarbonsäureamid (Abb. 20-26, S. 638) mit einer guten Wirkung gegenüber Persistern. Der **Wirkungsmechanismus** ist nicht bekannt.

▶ **Wirkungen beim Menschen**

Pyrazinamid kann vor allem in höherer Dosierung zahlreiche Nebenwirkungen verursachen (Tab. 20-38). Hierzu gehören vor allem **Leberfunktionsstörungen** und eine **Störung** der **Uratexkretion** durch den Metaboliten *Pyrazincarbonsäure* mit der Gefahr von Gichtanfällen.

▶ **Pharmakokinetik**

Pyrazinamid wird zu 80% aus dem Magen-Darm-Kanal **resorbiert**. Es ist gut gewebegängig und pene-

**Tab. 20-38.** Therapeutische Verwendung von Pyrazinamid

● **Indikationen**

Erstrangmittel

● **Nebenwirkungen**

| | |
|---|---|
| Leberfunktionsstörungen u.U. Hepatitis bei Dosen > 15–30 mg/kg | ++ T |
| Hyperurikämie, Gichtanfälle | ++ T |
| Myalgie, Arthralgie | +T |
| Fieber | (+) T |
| Gastrointestinale Beschwerden | + T |
| Störungen der Hämatopoese | (+) A |
| Photosensibilisierung | (+) A |

● **Interaktionen**

Antidiabetika → verstärkte Blutzuckersenkung

● **Kontraindikationen**

Lebererkrankungen
Gicht
Nierenschäden } Verschlimmerung
Psychosen
Schwangerschaft, Stillzeit

● **Dosierung**

15–30 mg/kg/Tag

● **Handelsnamen**

Pyrafat® u. a.

Zeichenerklärung s. Tab. 20-4, S. 603

triert besonders im sauren Milieu gut in Zellen. Pyrazinamid wird desaminiert zu Pyrazincarbonsäure (Pyrazinoylsäure), als schwach aktivem Hauptmetabolit, der durch Xanthinoxidase zu 5-Hydroxypyrazincarbonsäure hydroxyliert werden kann. Die Metabolite werden renal **eliminiert** und interferieren dabei mit dem Urattransport in den Tubuluszellen. Die **Halbwertszeit** beträgt etwa 6 Std.

◆ **Therapeutische Verwendung**

Tab. 20-38

# Ethambutol

▶ **Pharmakodynamik**

Ethambutol ist ein Ethylendiaminderivat (Abb. 20-28) mit selektiver Wirkung auf Mykobakterien. Die **Wirkung** ist *bakteriostatisch*; sie beruht wahrscheinlich auf einer *Hemmung* der *RNA-Synthese* mit nachfolgender Hemmung der DNA- und Proteinsynthese. Auch eine *Störung des Mykolsäureeinbaus* in die Zellwand könnte der Wirkung zugrunde liegen. Eine **Resistenz** nach dem Mehrschrittmuster entwickelt sich meist innerhalb einiger Monate.

▶ **Wirkungen beim Menschen**

Ethambutol wirkt *neurotoxisch* und schädigt bevorzugt den Sehnerv. Außerdem hemmt es die Uratausscheidung und kann so zu einer *Hyperurikämie* führen. Weitere Nebenwirkungen s. Tab. 20-39.

▶ **Pharmakokinetik**

Ethambutol wird zu ~ 80% aus dem Magen-Darm-Kanal *resorbiert*. Es wird nach partieller Metabolisierung mit einer *Halbwertszeit* von 3–5 Std. über die Nieren ausgeschieden.

◆ **Therapeutische Verwendung**

Tab. 20-39

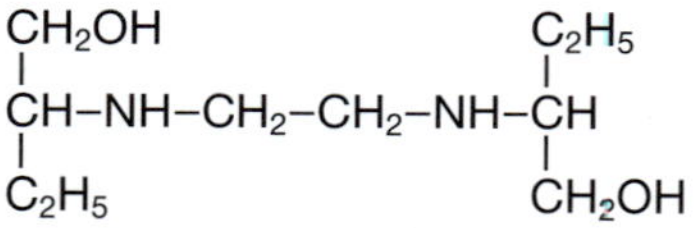

**Tab. 20-39.** Therapeutische Verwendung von Ethambutol

- **Indikationen**

  Erstrangmittel

- **Nebenwirkungen**

| | |
|---|---|
| Gastrointestinale Beschwerden | (+) T |
| Retrobulbäre Neuritis N. optici (Störungen des Grünsehens, Gesichtsfeldausfälle) | ++ ! T (Visuskontrolle) |
| Periphere Neuritis | (+) T |
| Hyperurikämie | + T |
| Leberfunktionsstörungen | (+) T |
| Exantheme | (+) A |

- **Vorsichtsmaßnahmen**

  Regelmäßige Visuskontrollen

- **Kontraindikationen**

  Gravidität
  Kleinkindesalter: keine Visuskontrolle möglich
  Nierenfunktionsstörungen: Kumulation
  Optikusschäden ⎫
  Gicht          ⎬ Verschlimmerung

- **Dosierung**

  25 mg/kg/Tag

- **Handelsnamen**

  EMB-Fatol®, Myambutol®

Zeichenerklärung s. Tab. 20-4, S. 603

# Rifampicin

▶ **Stoffeigenschaften**

Rifampicin ist ein halbsynthetisches Antibiotikum aus der Rifamycingruppe, die zu den Ansamycinen gehört (Abb. 20-29). Es hat eine orangerote Farbe.

▶ **Pharmakodynamik**

Rifampicin hat ein äußerst breites **Wirkungsspektrum**, das grampositive und -negative Bakterien, Mykobakterien, Chlamydien und in sehr hohen Konzentrationen, die therapeutisch nicht erreichbar sind, auch einige Viren und Protozoenarten umfaßt (Tab. 20-10, S. 612f.). Pilze sind resistent. Die **Wirkung** beruht darauf, daß Rifampicin an die DNA-abhängige RNA-Polymerase gebunden wird und damit die *Initiation* der *RNA-Synthese blockiert*. Die bereits in Gang befindliche RNA-Synthese kann dagegen weiter ablaufen. Aus dieser Wirkung resultiert

$$\begin{array}{l}\text{CH}_2\text{OH}\\|\\\text{CH–NH–CH}_2\text{–CH}_2\text{–NH–CH}\\|\\\text{C}_2\text{H}_5\end{array}\qquad\begin{array}{l}\text{C}_2\text{H}_5\\\\\\\\\text{CH}_2\text{OH}\end{array}$$

**Abb. 20-28.** Strukturformel von Ethambutol

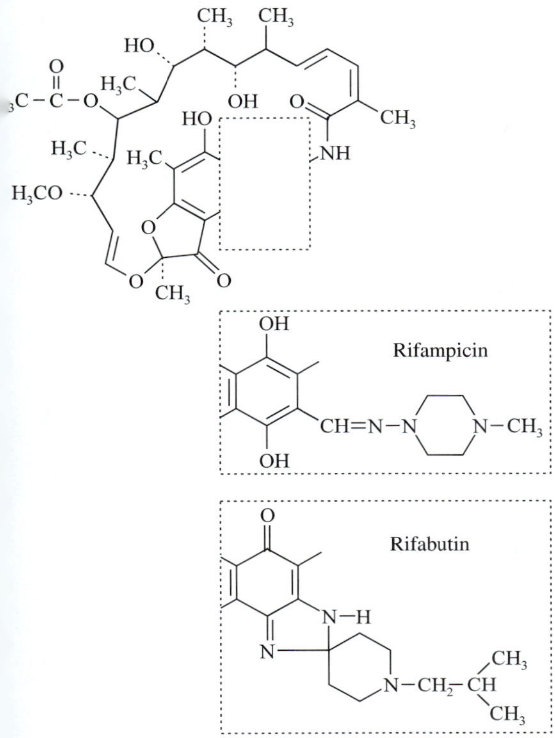

# Antituberkulotika

**Tab. 20-40.** Nebenwirkungen von Rifampicin

| Nebenwirkungen | Inzidenz/Ursachen |
|---|---|
| Gastrointestinale Beschwerden | (+) T |
| Leberfunktionsstörungen, evtl. Hepatitis | ++ T |
| Nierenfunktionsstörungen | (+) T, A |
| Neurotoxische Erscheinungen (Müdigkeit, Kopfschmerzen, Konzentrationsstörungen, Muskelschwäche, Ataxie u. a.) | (+) T |
| Exantheme | (+) A |
| Orangerote Verfärbung der Haut, der Körperflüssigkeiten und der Ausscheidungen | + T |
| Arzneimittelfieber | (+) A |
| Störung der Hämatopoese | (+) A |

Zeichenerklärung s. Tab. 20-4, S. 603

**Abb. 20-29.** Strukturformeln von Rifampicin und Rifabutin

ein *bakterizider* Effekt auf proliferierende, nicht dagegen auf ruhende Keime. Eine rasche **Resistenzentwicklung** nach dem Einschrittmuster kommt vor.

Rifampicin scheint die Permeabilität von Bakterienzellen für andere Chemotherapeutika zu erhöhen, z. B. von Aminoglykosiden, Polymyxinen u. a., wodurch eine **Wirkungspotenzierung** zustande kommt.

▶ **Wirkungen beim Menschen**

Die RNA-Polymerase eukaryontischer Zellen wird durch Rifampicin nicht beeinflußt. Nichtsdestoweniger wurden **teratogene Effekte** bei einigen Tierspezies (nicht beim Menschen) beobachtet. Beim Menschen wirkt Rifampicin über eine Hemmung der Lymphozytentransformation, evtl. auch über eine Hemmung der Antikörpersynthese **immunosuppressiv**. Weiterhin wirkt Rifampicin in seltenen Fällen **nephrotoxisch**, häufiger **hepatotoxisch**, besonders bei bereits vorgeschädigter Leber oder in Kombination mit anderen hepatotoxischen Stoffen, z. B. Alkohol, Isoniazid.

**Neurotoxische** Effekte wurden beschrieben (Tab. 20-40).

▶ **Pharmakokinetik**

Rifampicin wird nahezu vollständig aus dem Magen-Darm-Kanal **resorbiert**. Es verteilt sich schnell auf Körperflüssigkeiten und Gewebe und erreicht in den Organen zum Teil sehr hohe Konzentrationen. Bemerkenswert ist seine ausgezeichnete Penetration in Zellen, so daß auch intrazelluläre Keime erreicht werden. An der **Elimination** ist eine Metabolisierung (Hauptmetabolit ist das biologisch aktive Desacetylrifampicin) wesentlich beteiligt. Über eine Enzyminduktion beschleunigt Rifampicin seinen eigenen Abbau und den anderer Pharmaka (Tab. 20-41). Die **Ausscheidung** erfolgt zu etwa zwei Dritteln über die Galle, wobei unmetabolisiertes Rifampicin einem enterohepatischen Kreislauf unterliegt, und zu etwa einem Drittel über die Nieren. Geringe Mengen werden über Drüsen (Schweiß, Tränen, Milch) ausgeschieden. Die **Halbwertszeit** beträgt je nach Leberfunktion 1–5 Std. Körperflüssigkeiten und Ausscheidungen werden durch Rifampicin bzw. seine Metabolite orangerot gefärbt (Red-man-Syndrom).

◆ **Therapeutische Verwendung**

Tab. 20-41

# Rifabutin

▶ **Stoffeigenschaften und Pharmakodynamik**

Rifabutin (Abb. 20-29) ist ein halbsynthetisches Ansamycinderivat, das nicht nur wie Rifampicin die

**Tab. 20-41.** Therapeutische Verwendung von Rifampicin

- **Indikationen**

  Als Antituberkulotikum Kombinationsmittel der 1. Wahl

  Mittel zur Therapie der Lepra

- **Kontraindikationen**

  Gravidität: Fruchtschäden (?)

  Lebererkrankungen: Verschlimmerung

- **Interaktionen**

  | | | |
  |---|---|---|
  | p-Aminosalicylsäure<br>Aminoglykoside<br>Polymyxine<br>Tetracycline<br>Makrolide<br>Lincosamide | } | Synergismus |
  | β-Lactamantibiotika<br>Sulfonamide<br>Nalidixinsäure u. ä. | } | Antagonismus |
  | Barbiturate: | Wechselseitige Beschleunigung des Abbaus | |
  | Ciclosporin<br>Clofibrat<br>Corticosteroide<br>Digitoxin<br>Ketoconazol<br>Methadon<br>orale Antikoagulanzien<br>Östrogene<br>Phenytoin<br>Sulfonylharnstoffe<br>Theophyllin<br>Vitamin D u. a. | } | Rifampicin beschleunigt den Abbau der genannten Stoffe über eine Enzyminduktion. |
  | Isoniazid: | Synergismus bzgl. antituberkulotischer Wirkung, Verstärkung der hepatotoxischen Wirkung (S. 640 f.) | |

- **Dosierung**

  10–15 mg/kg/Tag

- **Handelsnamen**

  Eremfat®, Rifa® u. a.

DNA-abhängige RNA-Polymerase, sondern auch die bakterielle DNA-Synthese hemmt und dadurch nicht nur stärker wirksam bei Rifampicin-empfindlichen Mykobakterien, sondern darüber hinaus auch gegen andere Mykobakterienstämme einschließlich M. avium und M. leprae wirksam ist. Zwischen Rifamycin und Rifabutin besteht partielle Kreuzresistenz.

▶ **Pharmakokinetik**

Rifabutin hat eine perorale Bioverfügbarkeit von 12–20%. Es wird zu 70–90% an Plasmaproteine gebunden, erreicht aber – außer im ZNS – hohe Gewebekonzentrationen. Die Exkretion erfolgt überwiegend renal mit einer Halbwertszeit von 30–40 Std.

- **Unerwünschte Wirkungen:** Die unerwünschten Nebenwirkungen entsprechen denen von Rifampicin (Tab. 20-40). Hinzu kommen als seltene Nebenwirkung eine Uveitis mit Augenschmerzen und Verschwommensehen sowie allergisch bedingt Bronchospasmus und Schockreaktionen.

◆ **Therapeutische Verwendung**

- **Indikationen:** Infektionen mit M. avium und Tuberkulose

- **Kontraindikationen:** Lebererkrankungen wegen der Gefahr der Verschlechterung, Schwangerschaft, Stillzeit und Kindesalter wegen mangelnder Erfahrung

- **Interaktionen:** Rifabutin induziert ähnlich wie Rifampicin den Fremdstoffmetabolismus in der Leber und führt deshalb zu ähnlichen Interaktionen (Tab. 20-41). Die Gefahr einer Uveitis kann durch gleichzeitige Gabe von Clarithromycin erhöht werden.

- **Handelsnamen:** Alfacid®, Mycobutin®

- **Dosierung:** 0,3–0,6 g/Tag

## Weitere Mittel gegen Mykobakterien

### Clofazimin

Clofazimin[1] ist ein Phenazinfarbstoff, der an die DNA von Mykobakterien bindet und so deren Matrizenfunktion stört. Daneben hat es eine entzündungshemmende Wirkung. Es ist in Dosen von 100 mg/Tag p. o. wirksam gegen M. leprae, M. ulcerans und M. avium. Die Wirkung tritt allerdings erst mit einer erheblichen Verzögerung – bis zu 50 Tagen – auf. Unter der Behandlung kann es zu einer roten Verfärbung der Haut kommen.

### Dapson

S. 662

---

[1] In Deutschland nicht im Handel

# Antimykotika

## Allgemeine Einführung

**Pilze** sind eukaryontische, pflanzliche Lebewesen, die im Gegensatz zu tierischen Zellen eine Zellwand aus Chitin oder Zellulose besitzen. Ihre Zellmembran enthält, anders als die von Bakterien, aber ähnlich wie die der tierischen Zellen, Sterine (Tab. 20-1, S. 597).

Pilze kommen weitverbreitet als einzellige oder hochorganisierte mehrzellige Gebilde vor. Da die botanische Klassifizierung der Pilze, z.B. in Sproß- und Fadenpilze, sich bei der medizinischen Bewertung nicht bewährt hat, wird in der medizinischen Mikrobiologie eine **Einteilung** bevorzugt in (Tab. 20-42):

- Hefen
- Schimmelpilze
- Dermatophyten
- dimorphe Pilze

Pilze können den **Menschen schädigen** durch:
- Abgabe von Mykotoxinen (z.B. Aflatoxin u.a.)
- Sensibilisierung
- progressive Infektion (Mykose)

Nur wenige der über 250 000 Arten sind als Infektionserreger menschen- oder tierpathogen. Unter diesen wiederum ist nur ein kleiner Prozentsatz obligat pathogen (z.B. die meisten Dermatophyten sowie Histoplasma, Coccidioides-, Paracoccidioides- und Blastomycesarten). Die meisten sind sog. **Opportunisten**, d.h. nur unter bestimmten Voraussetzungen, wie Resistenzschwäche, pathogen (z.B. Candida, Aspergillus, Mucorazeen).

**Antimykotika** sind Medikamente, die zur Behandlung oberflächlicher oder systemischer Mykosen geeignet sind.

Ihre systematische Erforschung begann nach dem zweiten Weltkrieg. Bereits vorher standen zur Behandlung von Dermatomykosen pilzwirksame Desinfizienzien, z.B. aus der Gruppe der Salicylate, der Phenole oder der Triphenylmethanfarbstoffe (Fuchsin, Gentianaviolett), zur Verfügung. Ausgehend von letzteren wurde in den 60iger Jah-

Tab. 20-42. Wichtige humanpathogene Pilze

| Sammelbegriff | Gattung | Bedeutung | Krankheit | Wirksame Medikamente | |
| --- | --- | --- | --- | --- | --- |
| | | | | oberflächlich | systemisch |
| Hefen (Sproßpilze) | Candida | Opportunisten | Candidiasis | Amphotericin B Nystatin Natamycin Azole | Amphotericin B Flucytosin Azole |
| | Cryptococcus | Opportunisten | Cryptococcosis | Amphotericin B Flucytosin | Amphotericin B Flucytosin Ketoconazol |
| Schimmelpilze | Aspergillus | Opportunisten | Aspergillose | | Amphotericin B Azole Flucytosin |
| | Mucoraceae | Opportunisten | Mukormykose | Amphotericin B | Amphotericin B |
| Dermatophyten (Fadenpilze) | Trichophyton | obligate Parasiten | Trichophytie | Allylamine Azole div. Lokalantimykotika | Griseofulvin Terbinafin Azole |
| | Microsporon | obligate Parasiten | Mikrosporie | | |
| | Epidermophyton | obligate Parasiten | Epidermophytie | | |
| Dimorphe Pilze | Histoplasma | obligat pathogene Saprophyten | Histoplasmamykose | Amphotericin B Nystatin Azole | Amphotericin B Azole |
| | Coccidioides | obligat pathogene Saprophyten | Coccidiomycosis | | |
| | Paracoccidioides | obligat pathogene Saprophyten | Südamerikanische Blastomykose | | |
| | Blastomyces | obligat pathogene Saprophyten | Nordamerikanische Blastomykose | | |

ren des Jahrhunderts durch Einführung von Imidazol- und ähnlichen Ringsystemen die Gruppe der Azolantimykotika entwickelt, deren erste Vertreter sich aber nur für die Anwendung als Externa eigneten. Das erste systemisch anwendbare Antimykotikum war Amphotericin B aus der Gruppe der Polyenantibiotika, die um 1950 entdeckt wurden. Erst sehr viel später folgten systemisch einsetzbare Azole. Aber auch heute noch fehlen gut verträgliche Breitspektrumantimykotika zur problemlosen Behandlung von Organmykosen.

# Polyenantibiotika

### ▶ Stoffeigenschaften

Die Gruppe der Polyenantibiotika umfaßt eine Reihe von Verbindungen, deren **gemeinsames Kennzeichen** ein System aus 4–7 *konjugierten Doppelbindungen* ist (Abb. 20-30), die entweder in einem großen *Lactonring* enthalten sind (Amphotericin B, Nystatin, Natamycin) oder in einer *aliphatischen Kette* (Pecilocin).

Dieser Molekülanteil ist starr und extrem *lipophil*. Aminozucker, Hydroxyl-, Carboxylgruppen u. a. verleihen anderen Molekülanteilen *hydrophile* Eigenschaften. Die Verbindungen sind dennoch kaum oder gar nicht wasserlöslich, und wegen der vielen Doppelbindungen, die die Verbindungen chemisch instabil machen (z.B. empfindlich gegenüber Licht und Oxidationsmitteln), wenig haltbar. Das praktisch wasserunlösliche *Amphotericin B* wird zur systemischen Applikation als kolloidale Suspension in Glucoselösung oder in Liposomen eingebettet verwendet.

### ▶ Pharmakodynamik

Das **Wirkungsspektrum** der Polyenantibiotika ist uneinheitlich. *Nystatin* und *Natamycin* sind nur bei Hefen ausreichend wirksam, *Pecilocin* nur bei Dermatophyten; *Amphotericin B* ist bei allen Pilzgattungen wirksam, jedoch mit unterschiedlicher MHK. Der Wirkungstyp ist **fungistatisch**, und zwar sowohl bei proliferierenden als auch bei ruhenden Zellen. Sekundäre **Resistenzentwicklung** kommt kaum vor. Einzelne Polyenantibiotika wirken auch auf Protozoen.

Die **Wirkung** beruht darauf, daß die Polyene mit ihrem lipophilen Anteil mit Sterinen in Zellmembranen reagieren. Man vermutet, daß sie sich dabei so in der Membran anordnen, daß die hydrophilen Reste mehrerer Moleküle zusammen *wassergefüllte Kanäle durch* die ganze *Zellmembran* bilden, durch die Zucker, Aminosäuren, Nucleinsäuren, Kalium und andere Ionen verlorengehen können (Abb. 20-31). Dieser Mechanismus könnte die relativ selektive Wirkung auf Pilze, aber auch auf tierische Zellen erklären. Bakterien, deren Zellmembranen keine Sterine enthalten, sind unempfindlich.

### ▶ Wirkungen beim Menschen

Für tierische Zellen mit sterinhaltigen Membranen sind die Polyenantibiotika zum Teil hochtoxisch und nur bei **lokaler Anwendung** auf Haut und Schleimhäuten *sehr gut verträglich*. Wegen der fehlenden Resorption verursachen sie hierbei keine systemischen Effekte. Die Sensibilisierungsrate ist äußerst gering.

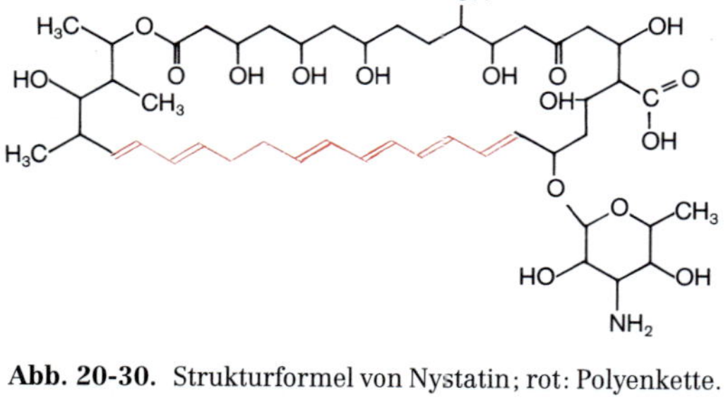

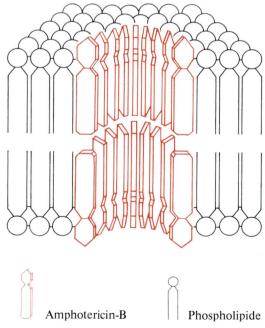

Abb. 20-31. Bildung einer »Pore« in einer Zellmembran aus ringförmig angeordneten Amphotericin-B-Molekülen. Die dazwischen gelagerten Cholesterinmoleküle wurden der besseren Übersicht wegen fortgelassen.

Abb. 20-30. Strukturformel von Nystatin; rot: Polyenkette.

**Tab. 20-43.** Nebenwirkungen einer systemischen Amphotericinbehandlung

| Nebenwirkungen | Inzidenz/ Ursachen |
|---|---|
| Gastrointestinale Beschwerden | +++ T |
| Herzrhythmusstörungen | + T |
| Thrombophlebitis | ++ T |
| Zentrale und periphere Neuropathie (Schmerzen, Paresen, Sehstörungen, Schwindel, Krämpfe, Kopfschmerzen) | (+) T |
| Nierenschäden (Azotämie, Acidose, Nephrokalzinose) | +++ T (> 50–80%) |
| Leberfunktionsstörungen | (+) T |
| Anämie | +++ T, A (30–50%) |
| Arzneimittelfieber, Schüttelfrost | +++ A |
| Exantheme | (+) A |

Zeichenerklärung s. Tab. 20-4, S. 603

Bei **systemischer Applikation** – sie ist nur bei Amphotericin B üblich – sind die Polyenantibiotika jedoch mit einem *sehr hohen Nebenwirkungsrisiko* behaftet (Tab. 20-43).

Die Schädigung von Lysosomenmembranen in Nierentubuluszellen führt bei den meisten Patienten (> 50–80%) zu irreversiblen Nierenschäden. Sehr häufig sind auch eine Suppression des Knochenmarks (30–50%) sowie Übelkeit, Fieber, Schüttelfrost und anaphylaktoide Reaktionen, Symptome einer Neurotoxizität oder Hepatotoxizität sind dagegen seltener. Liposomales Amphotericin soll eine bessere Verträglichkeit, insbesondere eine geringere Nephrotoxizität aufweisen.

▶ **Pharmakokinetik**

Polyenantibiotika werden aus dem Magen-Darm-Kanal und durch die intakte Haut *nicht* **resorbiert**.

Amphotericin B wird bei systemischer Gabe zu > 90% an Lipoproteine des Plasmas und der Zellmembranen gebunden. Die Gewebegängigkeit ist gering. Die **Elimination** erfolgt vorwiegend über Metabolisierung und biliäre Ausscheidung. Die renale Exkretion beträgt nur 5% in 24 Std., 20–40% in einer Woche. Die **Serumhalbwertszeit** liegt bei 18–24 Std.

◆ **Therapeutische Verwendung**

Tab. 20-44

● **Kontraindikationen und Vorsichtsmaßnahmen:** Systemische Verwendung von Amphotericin B nur im Krankenhaus

● **Interaktionen:** *Azole* hemmen die Sterinsynthese und entziehen den Polyenen das Substrat ihrer Wirkung: Antagonismus.
*Pentamidin* verstärkt die Nephrotoxizität, *Amphotericin-B*-Lösungen sind inkompatibel mit Elektrolytlösungen und verschiedenen anderen Infusionslösungen.

# Azole

▶ **Stoffeigenschaften**

Zur **Gruppe der Azole** zählen die *Imidazolderivate* Bifonazol, Clotrimazol, Econazol, Fenticonazol, Fluconazol, Isoconazol, Itraconazol, Ketoconazol, Miconazol, Oxiconazol und Tioconazol. Unter den Azolen finden sich einige Vertreter (Fluconazol, Itraconazol, Ketoconazol), deren Verträglichkeit ausreichend gut ist, um eine systemische Anwendung zu erlauben.

Entgegen ursprünglichen Vermutungen ist nicht das Triphenylmethangerüst, wie es noch in Clotrimazol enthalten ist, sondern ein unsubstituierter Imidazol- oder ähnlicher Azolring, der über eine N–C-Bindung an das Restmolekül gebunden ist (Abb. 20-32), für die antimykotische Wirkung essentiell.

**Tab. 20-44.** Therapeutische Verwendung der Polyenantibiotika

| Freiname | Handelsname | Dosierung | Indikationen |
|---|---|---|---|
| Nystatin | Biofanal®, Moronal®, Candio-Hermal®, Mykundex®, u. a. | topisch 100 000 E./ml p. o. 1,5–3 Mill. E. | Candidiasis, Cryptococcosis, u. U. Aspergillose, Histoplasma-, Coccidioides- u. Blastomyces-infektionen |
| Natamycin (= Pimaricin) | Pima-Biciron®, Pimafucin® u. a. | topisch 1–1,5%ig | Candidiasis, Cryptococcosis (wirksam auch gegen Trichomonaden) |
| Amphotericin B | Ampho-Moronal® | topisch 3%ig i. v. 1 mg/kg | Candidiasis, Cryptococcosis, Infektionen mit Hefen, Schimmelpilzen und dimorphen Pilzen |

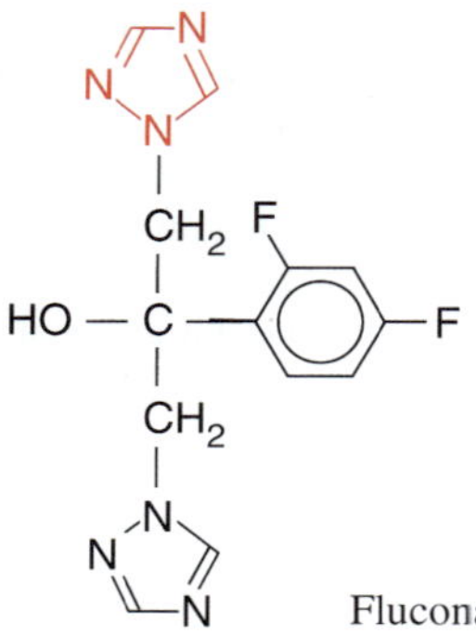

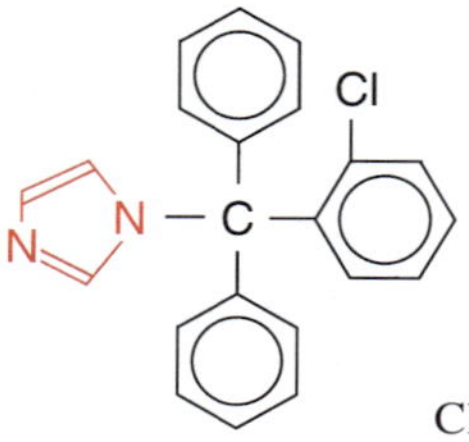

**Abb. 20-32.** Strukturformeln von antimykotischen Azolderivaten. Das Azolgerüst ist durch Rotdruck hervorgehoben.

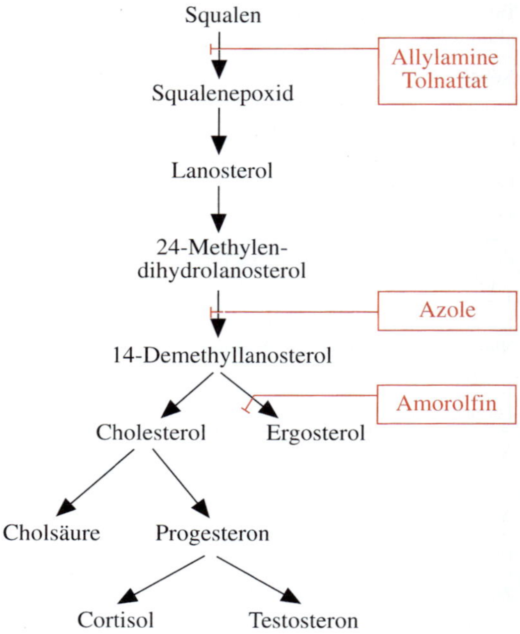

**Abb. 20-33.** Angriffspunkte von Antimykotika an der Steroidsynthese (Stoffwechselwege verkürzt dargestellt)

▶ **Pharmakodynamik**

Die Azole sind *Breitspektrumantimykotika*, deren **Wirkungsspektrum** Hefen, Schimmelpilze, Dermatophyten und dimorphe Pilze sowie grampositive Bakterien umfaßt.

Die **Wirkung** beruht einmal auf einer *Hemmung* der *Umwandlung* von *Lanosterol zu Ergosterol* (Abb. 20-33), einem wichtigen Bestandteil der Zellmembran, zum Teil wohl auch auf einer direkten *Membranschädigung*, die zu Permeabilitätsänderungen führt, z. B. Hemmung der Aufnahme von Aminosäuren. Die Akkumulation von Lanosterol führt zur Wachstumshemmung. Die Wirkung der Azole ist *fungistatisch* bis *fungizid*. Gegenüber Clotrimazol wurde bisher keine sekundäre **Resistenzentwicklung** beobachtet, gegenüber Miconazol können Candida und Aspergillus unter Umständen rasch resistent werden.

Die Azole wirken darüber hinaus *bakteriostatisch* bei grampositiven Bakterien und *abtötend* bei Trichomonaden.

▶ **Wirkungen beim Menschen**

Bei **lokaler Anwendung** auf Haut und Schleimhäuten sind die Azole, abgesehen von lokalen Reizerscheinungen, nahezu untoxisch.

Bei **systemischer Gabe** haben *Fluconazol* und *Ketoconazol* gelegentlich zu reversiblen Leberfunktionsstörungen, selten zu zum Teil schweren Leberschäden geführt. Neurotoxische Effekte, wie Kopfschmerzen, Schwindel, Müdigkeit, Parästhesien, wurden gelegentlich beobachtet. Selten sind allergische Reaktionen, zum Teil auch schwerer Art, an der Haut.

*Ketoconazol* hemmt in therapeutischen Dosen die Demethylierung von Steroiden in der Nebennierenrinde und in den Gonaden. Beim Menschen kam es unter Ketoconazol zu Verminderung der Serumcortisol- und -testosteronspiegel mit Gynäkomastie, Oligospermie und Haarausfall. Die antiandrogene Wirkung ist unter Umständen therapeutisch nutzbar. Auch die Gallensäuresynthese wird gehemmt. Bei *Fluconazol* und *Itraconazol* werden die hierzu nötigen Konzentrationen offenbar nicht erreicht.

Nach *Miconazol* können Thrombophlebitiden (~ 40%) auftreten, ferner nicht selten Fieber, Schüttelfrost (~ 10%), Übelkeit, Juckreiz (~ 20%) und gelegentlich Leukopenie, Thrombopenie und Leberfunktionsstörungen. Die Schilddrüsenhormonspiegel im Blut können vermindert sein; ein thyreostatischer Effekt vergleichbar dem der Mercaptoimidazole (Kap. 18, S. 509 ff.) ist vermutet worden. Anaphylaktische Reaktionen, Herz- und Atemstillstand sind in Einzelfällen aufgetreten.

## ▶ Pharmakokinetik

Die **Resorption** der Azole durch Haut und Schleimhäute ist sehr gering (< 3%). Die Resorption aus dem Magen-Darm-Kanal ist schwankend und zur Erzielung wirksamer Blut- und Gewebsspiegel in der Regel nicht ausreichend. Lediglich bei Fluconazol, Itraconazol und Ketoconazol ist sie ausreichend bis gut. Bei parenteraler Applikation werden die Azole zum größten Teil an Plasmaproteine gebunden. Im Gewebe werden sie zum Teil angereichert und lange retiniert. Sie werden in der Leber weitgehend **metabolisiert** und vorwiegend über die Galle, weniger über die Niere **ausgeschieden**. Die **Halbwertszeit** liegt für Miconazol und Itraconazol bei 20 Std., für Ketoconazol bei 6,5–9,5 Std. und für Fluconazol bei 27–37 Std.

## ◆ Therapeutische Verwendung

Tab. 20-45

Hauptsächlich **lokal** auf Haut und Schleimhäuten als Breitspektrumantimykotika.

**Systemisch** können Fluconazol, Itraconazol und Ketoconazol und unter klinischer Überwachung auch Miconazol verwendet werden.

- **Indikationen:**

**Systemisch:** *Fluconazol* bei systemischen Candidosen und Candidosen der Haut und Schleimhäute sowie Kryptokokkenmeningitis.

*Itraconazol* zur systemischen Behandlung von Dermatomykosen, wenn die lokale Therapie versagt hat, und bei mykotischer Keratitis.

*Ketoconazol* bei systemischen Mykosen außer Aspergillom sowie bei Haut- und Schleimhautmykosen, wenn die lokale Therapie versagt hat.

- **Kontraindikationen:** (nur für systemische Anwendung) schwere Leberfunktionsstörungen und, wegen teratogener Effekte von Azolen im Tierexperiment, Schwangerschaft und Stillzeit.

- **Interaktionen:** *Polyenantibiotika*: Wechselseitiger Antagonismus, da Azole die Synthese der für die Wirkung von Polyenen notwendigen Steroide hemmen.

Durch Ketoconazol und wohl auch Fluconazol und Itraconazol kann bei systemischer Gabe die *Cytochrom-$P_{450}$-abhängige Metabolisierung* u.a. von oralen Antikoagulanzien, oralen Antidiabetika, hormonalen Kontrazeptiva, Ciclosporin gehemmt werden.

*Enzyminduktoren* wie Phenytoin und Rifampicin beschleunigen den Abbau systemisch verabreichter Azole. *Antazida* verzögern ihre Resorption.

- **Handelsnamen und Dosierung:** Tab. 20-45

**Tab. 20-45.** Therapeutische Verwendung der Azole

| Freiname | Handelsname | Dosierung | | |
|---|---|---|---|---|
| | | als Dermatikum (%ig) | vaginal (g) | systemisch (g) |
| Bifonazol | Bifomyk®, Mycospor® | 1 | – | – |
| Clotrimazol | Canesten® u.a. | 1 | 0,1–0,2 | – |
| Econazol | Epi-Pevaryl®, Gyno-Pevaryl® | 1 | 0,1 | – |
| Fenticonazol | Fenizolan®, Lomexin® | 2 | – | – |
| Fluconazol | Diflucan®, Fungata® | – | – | 0,05–0,4 p.o., i.v. |
| Isoconazol | Travogen® | 1 | – | – |
| Itraconazol | Sempera®, Siros® | – | – | 0,1–0,2 p.o. |
| Ketoconazol | Nizoral®, Terzolin® | 2 | – | 0,4 p.o. |
| Miconazol | Daktar® u.a. | 2 | 0,1 | 0,6–0,8 i.v. |
| Oxiconazol | Myfungar®, Oceral® | 1 | 0,6 | – |
| Tioconazol | Mykontral® | 1 | 0,1 | – |

# Allylamine

▶ **Pharmakodynamik**

Die Allylamine **Naftifin** (Abb. 20-34) und **Terbinafin** sind Breitspektrumantimykotika, die bei Dermatophyten, dimorphen Pilzen und Schimmelpilzen *fungizid* und bei Hefen *fungistatisch* wirken. Die **Wirkung** beruht auf einer *Hemmung* des Enzyms *Squalenepoxidase* und damit der Sterinsynthese (Abb. 20-33).

Für die Bindung der Stoffe an das Enzym scheint der Naphthalinrest von Bedeutung zu sein. Darüber hinaus hat Naftifin auch eine Wirkung gegen grampositive und -negative Bakterien.

▶ **Wirkungen beim Menschen**

Bei **lokaler Applikation** sind die Allylamine gut verträglich. Eine antiphlogistische Wirkungskomponente kann bei Naftifin zum therapeutischen Erfolg beitragen. Bei **systemischer Gabe** (nur bei Terbinafin üblich) wird die Sterinsynthese menschlicher Zellen nicht gestört, da deren Squalenepoxidase gegenüber Allylaminen weit weniger empfindlich als die der Pilze ist. **Unerwünschte Effekte** bei systemischer Gabe von Terbinafin bestehen im wesentlichen in gastrointestinalen Beschwerden, nur langsam reversiblen Geschmacks-, selten auch Geruchsstörungen oder schweren Hautreaktionen.

▶ **Pharmakokinetik**

Über die intakte Haut werden Allylamine nur gering **resorbiert**. Bei p.o. Gabe wird Terbinafin zu 70–80% resorbiert, es ist stark proteingebunden und reichert sich über lange Zeit in der Haut und ihren Anhangsorganen an. Die **Elimination** erfolgt nach Metabolisierung überwiegend renal mit einer **Halbwertszeit** $t_{1/2\,\beta}$ von 11–16 Std. und $t_{1/2\,\gamma}$ von 90–100 Std.

◆ **Therapeutische Verwendung**

Naftifin: Lokalantimykotikum
Terbinafin: Tab. 20-46

● **Handelsnamen:**
Naftifin: Exoderil®
Terbinafin: Lamisil®

# Flucytosin

▶ **Pharmakodynamik**

Flucytosin (5-Fluorcytosin) **wirkt** nur **auf** Hefen und Schimmelpilze; Dermatophyten und dimorphe Pilze

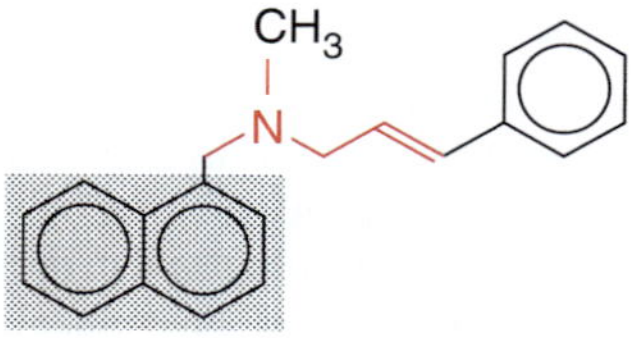

Naftifin

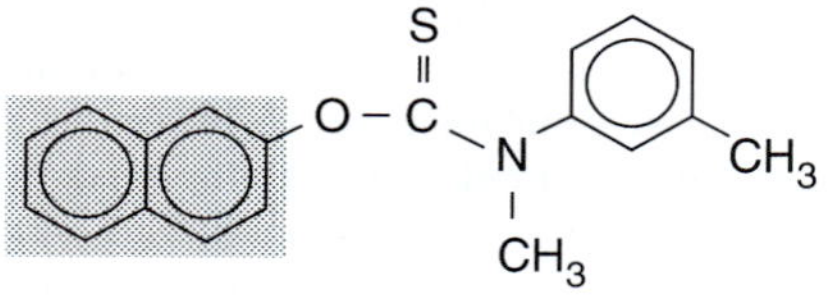

Tolnaftat

**Abb. 20-34.** Strukturformeln von Naftifin und Tolnaftat. Die Allylamingrundstruktur ist bei Naftifin durch Rotdruck gekennzeichnet, die den Allylaminen Naftifin und Terbinafin und dem Tolnaftat gemeinsame Naphthalinstruktur grau unterlegt.

**Tab. 20-46.** Therapeutische Verwendung von Terbinafin

| ● **Indikationen** | |
|---|---|
| Schwere therapieresistente Infektionen durch Dermatophyten | |
| ● **Nebenwirkungen** | |
| Gastrointestinale Beschwerden | + T |
| Geschmacks- u. Geruchsstörungen | (+) T |
| Kopfschmerzen | (+) T |
| Hautreaktionen | (+) A |
| ● **Kontraindikationen** | |
| Schwangerschaft Stillzeit | wegen mangelnder Erfahrung |
| ● **Interaktionen** | |
| Rifampicin: beschleunigter Abbau Cimetidin: verlangsamter Abbau | von Terbinafin |
| ● **Dosierung** | |
| 250 mg/Tag p.o. | |

Zeichenerklärung Tab. 20-4, S. 603

sind resistent. Sekundäre **Resistenzentwicklung** bei primär empfindlichen Gattungen ist nicht selten. Die *fungistatische* bis *fungizide* **Wirkung** beruht darauf, daß 5-Fluorcytosin in Pilzzellen zu Fluorouracil desaminiert wird (Abb. 20-35), das als Antimetabolit des Uracils in *5-Fluordesoxyuridinsäure* (F-dUMP), den Träger der Wirkung, übergeführt wird. F-dUMP hemmt das für die Synthese von Thy-

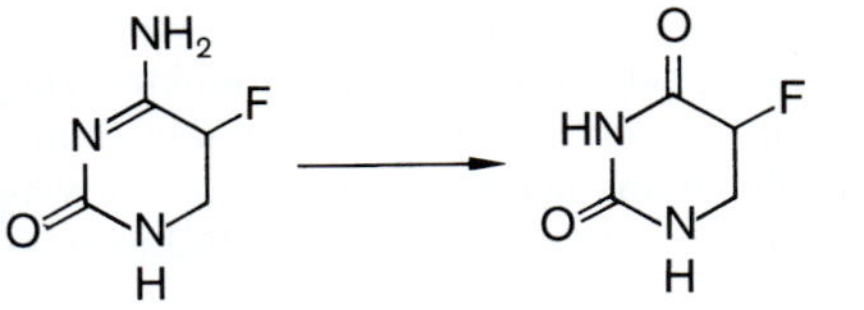

Flucytosin
(5-Fluorcytosin)

Fluorouracil

**Abb. 20-35.** Strukturformeln von Flucytosin und seinem Metabolit Fluorouracil

midinnucleotiden notwendige Enzym Thymidylatsynthetase (Abb. 21-13, S. 700). Zum Teil kann F-dUMP auch in UTP und tRNA eingebaut werden und deren Funktion bei der Proteinsynthese stören.

▶ **Wirkungen beim Menschen**

Für tierische Zellen ist Flucytosin wenig toxisch, da es von ihnen kaum zu Fluorouracil desaminiert wird. Reversible Störungen der Hämatopoese kommen in ca. 10% der Fälle vor. Weitere Nebenwirkungen s. Tab. 20-47.

▶ **Pharmakokinetik**

Flucytosin wird aus dem Magen-Darm-Kanal zu ~ 90% **resorbiert**. Die Plasmaproteinbindung ist gering, die Gewebediffusion gut. Die **Ausscheidung** erfolgt in unveränderter Form zu 80–90% über die Nieren mit einer **Halbwertszeit** von 3–6 Std.

◆ **Therapeutische Verwendung**

Tab. 20-47

# Griseofulvin

▶ **Pharmakodynamik**

Das Benzofuranderivat Griseofulvin (Abb. 20-36) wurde bereits 1939 als Stoffwechselprodukt von Penicillium griseofulvium beschrieben, ohne daß seine antimykotische Wirkung sofort erkannt worden wäre. Zeitweise als Pflanzenschutzmittel gegen Pilzbefall verwendet, wurde es erst nach 1960 als Arzneimittel eingeführt.

Griseofulvin wirkt fungistatisch und zwar nur gegenüber Dermatophyten.

Die **Selektivität** hängt zum Teil damit zusammen, daß Griseofulvin sich in keratinhaltigen Zellen anreichert und daß Dermatophyten bevorzugt keratinhaltige Zellen befallen. Griseofulvin wird von den Pilzen aktiv aufgenommen. Die Empfindlichkeit der Pilze geht ihrer Fähigkeit, Griseofulvin aufzunehmen,

**Tab. 20-47.** Therapeutische Verwendung von Flucytosin

● **Indikationen**

Generalisierte Mykosen durch Hefen und Schimmelpilze (evtl. kombiniert mit Amphotericin B)

● **Nebenwirkungen**

| Gastrointestinale Beschwerden | + T |
| --- | --- |
| Leberfunktionsstörungen | + T |
| Neurotoxische Erscheinungen (Kopfschmerzen, Schwindel, Müdigkeit, psychische Störungen) | + T |
| Störungen der Hämatopoese | ++ T |

● **Kontraindikationen**

Schwangerschaft: teratogene Effekte (?)
Nierenfunktionsstörungen: Kumulation

● **Dosierung**

100–200 mg/kg/Tag p. o.

● **Handelsnamen**

Ancotil®

Zeichenerklärung s. Tab. 20-4, S. 603

parallel. Für Griseofulvin werden mehrere **Wirkungsmechanismen** diskutiert:

● Hemmung der RNA-Synthese mit nachfolgender Hemmung der Proteinsynthese. Dadurch auch
● Störung der Synthese von Chitin und Zellwänden, so daß es zur Bildung abnorm gekräuselter Hyphen kommt (sog. *Curling-Effekt*)
● Bindung an Tubulin; dadurch Blockierung der Spindelbildung in der Mitose, so daß mehrkernige Zellen auftreten

▶ **Wirkungen beim Menschen**

In *therapeutischen Konzentrationen* ist die Toxizität von Griseofulvin gering. Bei tierischen Zellen tritt die Mitosehemmung erst in extrem *hoher Konzentration*, der Curling-Effekt gar nicht auf. Nur im Tierversuch – nicht beim Menschen – wirkte Griseofulvin mutagen und embryotoxisch und hemmte die Spermatogenese. Weitere Nebenwirkungen s. Tab. 20-48.

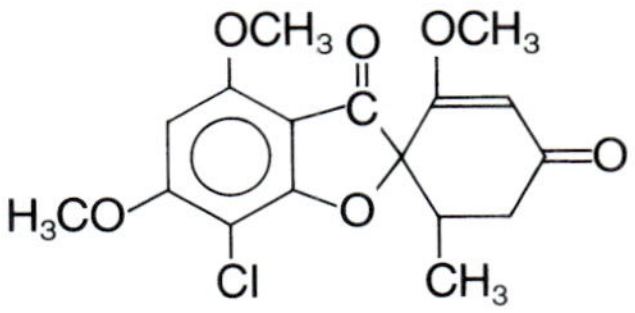

**Abb. 20-36.** Strukturformel von Griseofulvin

▶ **Pharmakokinetik**

Die **Resorption** aus dem Magen-Darm-Kanal erfolgt abhängig von der Arzneiform zu 25–75%. Im Blut sind ~ 80% an Protein gebunden. Griseofulvin **bindet** spezifisch an neugebildetes Keratin und reichert sich deshalb in der Haut, in Haaren und Nägeln an. Dabei dringt es im Laufe von Wochen mit den nachwachsenden Zellen langsam aus der Tiefe in die oberen Schichten vor. Griseofulvinhaltige Zellen werden gegenüber Dermatophyten resistent.

Griseofulvin wird in der Leber teilweise demethyliert. Es wirkt dabei selbst als Enzyminduktor. Die **Ausscheidung** erfolgt vorwiegend über den Stuhl. Der Metabolit Desmethylgriseofulvin wird vorwiegend über die Niere ausgeschieden. Die **Halbwertszeit** beträgt ~ 20 Std.

◆ **Therapeutische Verwendung**

Tab. 20-48

*Oral* zur Behandlung von **Dermatophyten** (lokale Anwendung ist wirkungslos). Die Therapie muß wochenlang (u. U. bis zu 1 Jahr) fortgeführt werden.

**Tab. 20-48.** Therapeutische Verwendung von Griseofulvin

| | |
|---|---|
| ● **Indikationen** | |
| Mykosen durch Dermatophyten | |
| ● **Nebenwirkungen** | |
| Gastrointestinale Beschwerden | + T |
| Leberfunktionsstörungen | + T |
| Neurotoxische Effekte (Kopfschmerzen, Schwindel, Müdigkeit, Schleiersehen) | ++ T (> 15%) |
| Leberfunktionsstörungen | (+) T |
| Steigerung der Porphyrinsynthese, Porphyrie | + T |
| Nierenschäden | (+) T |
| Östrogenartige Effekte (Klitorishypertrophie bei Kindern) | (+) T |
| Exantheme | + A |
| Photodermatosen | (+) A |
| Störungen der Hämatopoese (Leukopenie, Monozytose) | (+) A |
| ● **Kontraindikationen** | |
| Gravidität | |
| Leberschäden: Kumulation | |
| Porphyrie: Auslösung von Anfällen | |
| ● **Interaktionen** | |
| Cumarinantikoagulanzien: beschleunigter Abbau der Cumarinderivate | |
| Barbiturate: beschleunigter Abbau von Griseofulvin | |
| Alkohol: verminderte Alkoholtoleranz | |
| ● **Dosierung** | |
| 0,5–2 g/Tag p. o. | |
| ● **Handelsnamen** | |
| Fulcin®, Likuden® u. a. | |

Zeichenerklärung s. Tab. 20-4, S. 603

# Lokalantimykotika

▷ **Tolnaftat**[1] (Abb. 20-34) ist wie die Allylamine Naftifin und Terbinafin ein Naphthalinderivat und hemmt wie diese die Squalenepoxidase und die Sterinsynthese. Es wirkt fungizid auf Dermatophyten. Gegen Hefen ist es nicht wirksam.

▷ **Ciclopirox**[2], ein Hydroxypyridonderivat, ist ein gut verträgliches Breitspektrumantimykotikum, das eine sehr hohe Penetrationsfähigkeit in verhorntem Gewebe besitzt.

▷ **Aliphatische Carbonsäuren**, wie *Undecylensäure*[3], haben begrenzte bis gute Wirksamkeit bei Pilzinfektionen von Haut und Schleimhäuten.

▷ **8-Hydroxychinolin-** und **8-Hydroxychinaldinderivate**: Einige Chinolinderivate wirken nicht nur gegenüber Protozoen und Bakterien, sondern auch gegenüber verschiedenen Pilzen, insbesondere Hefen. Hierzu gehören *Cloxiquin*, *Clioquinol*[4] und *Chlorquinaldol*[5].

▷ Weiterhin haben zahlreiche Hautdesinfektionsmittel eine unspezifische antimykotische Wirkung, z. B. **quartäre Ammoniumverbindungen**, wie *Dequalinium*[6] und *Cetylpyridinium*, ferner **Phenolderivate**, wie *Dichlorophen*.

▷ **Amorolfin**[7] ist ein Morpholinderivat mit fungistatischer bis fungizider Wirkung gegenüber Dermatophyten, dimorphen Pilzen und Hefen. Gegenüber Schimmelpilzen ist die Wirkung schwächer. Die Wirkung beruht auf der Hemmung zweier Enzyme der Ergosterolsynthese, $\Delta_{14}$-Reduktase und $\Delta_7$-$\Delta_8$-Isomerase (Abb. 20-33, S. 648). Der dadurch bedingte Mangel an Ergosterol bei gleichzeitiger Anhäufung von Ignosterol und eine damit zusammenhängende Störung der Chitinsynthese führen zu einer Permeabilitätserhöhung der Zellmembran. Amorolfin wird durch intakte Haut kaum resorbiert und ist deshalb kaum toxisch.

[1] Tinatox®, Tonoftal® u. a.   [2] Batrafen®   [3] in: Skinman soft u. a.   [4] Linola-sept® u. a.   [5] in: Nerisona® C u. a.   [6] Evazol®, Soor-Gel u. a.   [7] Loceryl®

# Antiprotozoenmittel

## Allgemeine Einführung

**Protozoen** sind einzellige, eukaryontische, meist eigenbewegliche Mikroorganismen. Viele machen einen komplizierten, zum Teil an einen Wirtswechsel gekoppelten Entwicklungszyklus durch.

Die wichtigsten menschenpathogenen Protozoen sind in Tab. 20-49 zusammengefaßt.

Wegen der komplexen unterschiedlichen Entwicklungsgänge der Protozoen haben viele der derzeit bekannten **Antiprotozoenmittel** nur ein begrenztes Wirkungsspektrum.

## Chinin

▶ **Stoffeigenschaften**

Das Chinolinderivat Chinin (Abb. 20-37) ist das Hauptalkaloid der Chinarinde; es zeichnet sich durch einen extrem bitteren Geschmack aus.

Diese in der Landessprache »kina-kina« genannte Baumrinde war bereits im 17. Jahrhundert in Südamerika als fiebersenkendes Mittel im Gebrauch, u. a. auch beim Sumpffieber, das auf schlechte Dünste (»mala aria«) zurückgeführt wurde. Nach einer Anekdote soll mit ihrer Hilfe 1638 die Prinzessin Ana del Chinchón geheilt worden sein, was später Anlaß gab, die betreffende Pflanze (falsch geschrieben) Cinchona und ihr Produkt (mit mißgedeuteter Herkunftsbezeichnung) Chinarinde zu nennen. 1820 wurden aus ihr die Alkaloide Cinchonin und

**Tab. 20-49.** Wichtige humanpathogene Protozoen

| Erreger | Krankheit | Wirksame Pharmaka |
|---|---|---|
| **Mastigophora** | | |
| Trypanosoma gambiense | Schlafkrankheit | 1. u. 2. Stadium: Suramin, Pentamidin |
| Trypanosoma rhodesiense | Schlafkrankheit | 3. Stadium: Melarsoprol |
| Trypanosoma cruzi | Chagas | Nifurtimox, Benznidazol, (Pentamidin) |
| Leishmania donovani | Kala-Azar | Stibogluconat, Pentamidin, Amphotericin B |
| Leishmania tropica | Orientbeule | Stibogluconat, Mepacrin, Amphotericin B |
| Leishmania brasiliensis | Espundia | |
| Trichomonas vaginalis | Kolpitis, Urethritis | Nitroimidazole |
| Giardia lamblia | Lambliasis | Nitroimidazole, Mepacrin |
| **Rhizopoda** | | |
| Entamoeba histolytica | Amöbenruhr | Intestinale Form: Nitroimidazole, Diloxanid, (Paromomycin) |
| | | Extraintestinale Form: Nitroimidazole + Diloxanid, Chloroquin + Diloxanid |
| **Sporozoa** | | |
| Plasmodium vivax | Malaria tertiana | Chinolinderivate, Proguanil, Cycloguanil, |
| Plasmodium malariae | Malaria quartana | Pyrimethamin + Sulfonamide |
| Plasmodium falciparum | Malaria tropica | Halofantrin |
| Toxoplasma gondii | Toxoplasmose | Pyrimethamin + Sulfonamide, Spiramycin, Atovaquon |
| **Ciliophora** | | |
| Balantidium coli | Balantidienruhr | Tetracycline, Nitroimidazole |
| **Nicht klassifiziert** | | |
| Pneumocystis carinii | Pneumonie | Trimethoprim + Sulfonamide, Atovaquon (Pentamidin) |

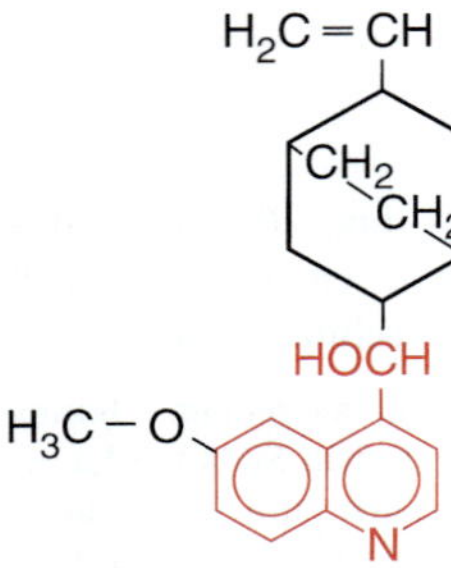

Chinin
(Chinolinderivat)

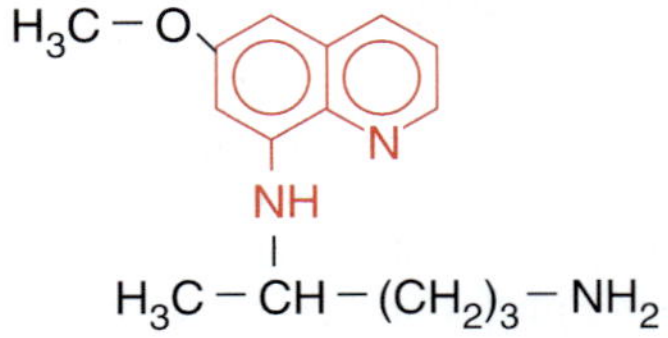

Primaquin
(8-Aminochinolinderivat)

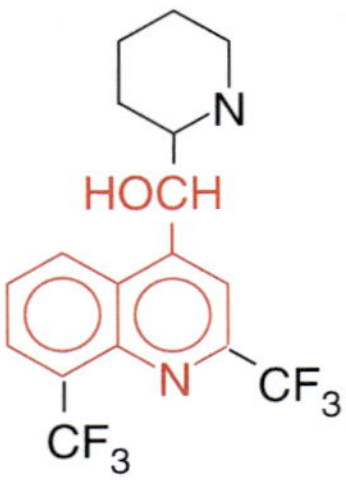

Mefloquin
(Chinolinmethanolderivat)

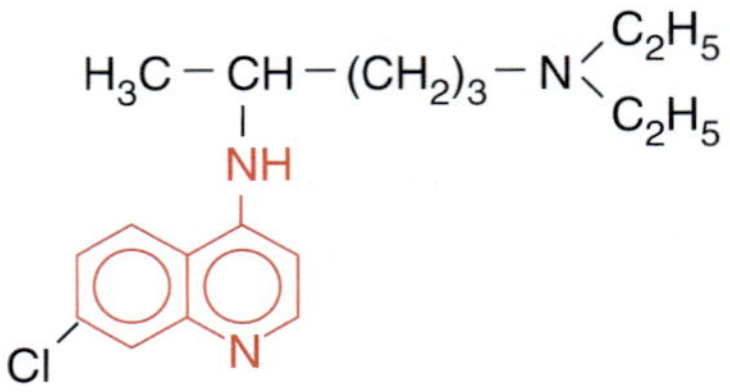

Chloroquin
(4-Aminochinolinderivat)

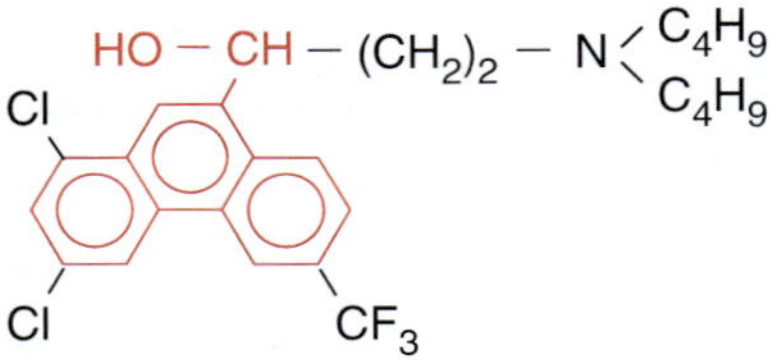

Halofantrin
(9-Phenanthrenethanolderivat)

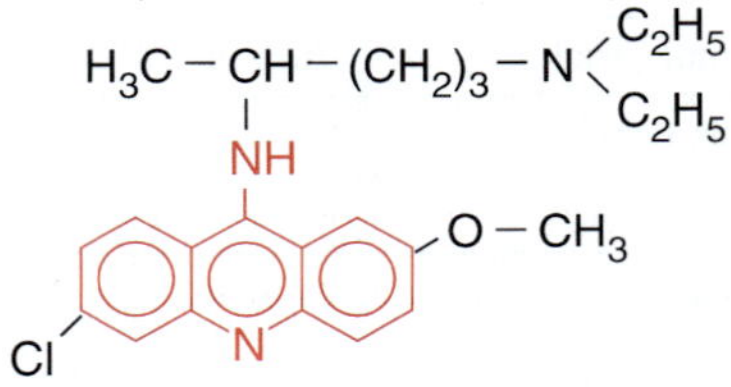

Mepacrin
(9-Aminoacridinderivat)

**Abb. 20-37.** Strukturformeln der als Malariamittel verwendeten Chinolinderivate und von Halofantrin und Mepacrin. Die jeweilige Grundstruktur ist durch Rotdruck gekennzeichnet. Beachte das Vorhandensein der 4-Aminochinolinstruktur im 9-Aminoacridin.

Chinin isoliert, welch letzteres nach der Entdeckung der Malariaerreger am Ende des vorigen Jahrhunderts zum ersten spezifischen Malariamittel wurde und später, in den 20iger und 30iger Jahren dieses Jahrhunderts, den Ausgangspunkt für die erfolgreiche Suche nach potenteren Malariamitteln aus der Gruppe der Chinoline und Acridine bildete.

▶ **Pharmakodynamik**

Chinin ist für zahlreiche Mikroorganismen toxisch. Von therapeutischer Bedeutung ist jedoch nur seine Wirkung auf Malariaplasmodien (Abb. 20-38). Es *hemmt* bei P. vivax, malariae und falciparum die *Schizogonie* in den Erythrozyten, und bei P. vivax und malariae auch die *Gametogonie*. Der **Wirkungs-**

**mechanismus** entspricht dem der 4-Aminochinoline (S. 656 f).

▶ **Wirkungen beim Menschen**

Chinin hat eine Reihe von **Wirkungen**, die teils seine Verwendung als Malariamittel einschränken, teils die Grundlage für andere Indikationen abgeben. Hierzu gehören:
- eine starke lokale Reizwirkung, die bei p. o. Applikation zu Magenbeschwerden führt
- eine antipyretische und zentral analgetische Wirkung
- ein membranstabilisierender Effekt an Nerven- und Muskelzellen, deretwegen Chinin zur Be-

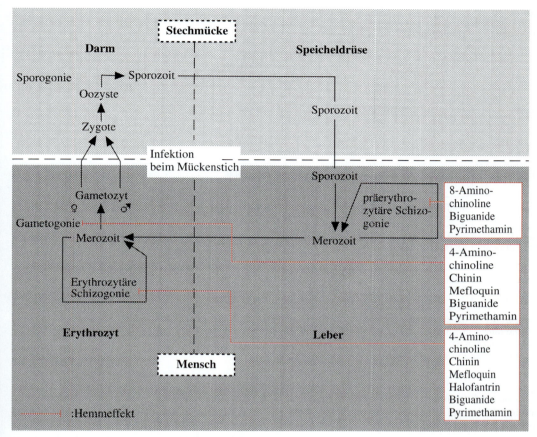

**Abb. 20-38.** Entwicklungszyklus der Malariaplasmodien und Angriffspunkte der Malariamittel.
Die Infektion des Menschen erfolgt durch *Sporozoiten*, die mit dem Speichel der Mücke in das Blut gelangen. Die Sporozoiten dringen in Parenchymzellen der Leber ein und entwickeln sich dort unter vielfachen Kernteilungen zu *Merozoiten* (präerythrozytäre oder extraerythrozytäre Schizogonie). Die Merozoiten befallen Erythrozyten und vermehren sich dort durch Teilung weiter (erythrozytäre Schizogonie). Aus einem Teil der Merozoiten können *Gametozyten* als sexuelle Formen entstehen. Gelangen diese bei einem Mückenstich in den Darm einer Mücke, so kommt es dort zur Befruchtung. Aus der dabei entstehenden *Zygote* entwickeln sich über mehrere Zwischenstufen *Sporozoiten*, die auf dem Blutweg in die Speicheldrüse und den Speichel der Mücke gelangen.

handlung von nächtlichen Muskelkrämpfen verwendet wird
- eine membranstabilisierende Wirkung am Herzen, die der des Chinidins entspricht (unspezifische kardiodepressive Wirkung, s. Kap. 13, S. 329)
- eine vasodilatierende Wirkung
- in hohen Dosen eine wehenanregende Wirkung
- Verdacht auf eine teratogene Wirkung

Bei langfristiger Anwendung kann es zu einer als **Cinchonismus** bezeichneten Intoxikation kommen mit Kopfschmerzen, Schwindel, Hör- und Sehstörungen. Weitere **Nebenwirkungen** sind allergische Exantheme, Störungen der Hämatopoese und eine hämolytische Anämie mit Hämoglobinurie (Schwarzwasserfieber).

▶ **Pharmakokinetik**

Chinin wird gut aus dem Magen-Darm-Kanal **resorbiert**. Es wird im Blut zu ~ 70% an Protein gebunden. Die **Elimination** erfolgt über Metabolisierung (> 90%) und rasche Ausscheidung über die Nieren.

◆ **Therapeutische Verwendung**

Behandlung der gegenüber 4-Aminochinolinen resistenten Malaria tropica, evtl. kombiniert mit Doxycyclin (Tab. 20-50)

**Tab. 20-50.** Therapeutische Verwendung der Malariamittel

| Freiname | Handelsname | Dosierung | | Wirkung | | |
|---|---|---|---|---|---|---|
| | | Prophylaxe | Therapie | Schizontozid | | Gametozid (+) bzw. Gameten-hemmend (H) |
| | | (mg/Woche) | (mg/Tag) | Leber | Erythro-zyten | |
| Chinin | Chininum dihydrochloricum u. a. | – | 20–25 | – | + | M, O, V: + F: – |
| Chloroquin | Resochin® Weimerquin® | 300 | 1500–1800[2] | – | + | M, O, V: + F: – |
| Mefloquin | Lariam® | 250 | 1250–1500[2] | – | + | M, O, V: + F: – |
| Halofantrin | Halfan® | – | 1500 | – | + | – |
| Primaquin | [4] | – | 15 | + | – | + |
| Pyrimethamin | Daraprim® u. a. | 25[1] | 25–75[1] | F: + M, O, V: (+) | (+) | H |
| Proguanil | Paludrine® | 100/Tag | 300–600 | F: + M, O, V: (+) | (+) | H |
| Cycloguanil | [4] | | | | | |

[1] wegen der Resistenzgefahr möglichst nur in Kombination mit Sulfonamiden oder Sulfonen
[2] Gesamtdosis in 3 Tagen
[3] M: P. malariae; O: P. ovale; V: P. vivax; F: P. falciparum
[4] in Deutschland nicht im Handel

● **Kontraindikationen:** Chininallergie sowie bestehende Schäden am Auge oder Innenohr, Myokardinsuffizienz, AV-Block, Gravidität

● **Interaktionen:** Chinin kann die Wirkung von Herzglykosiden, Muskelrelaxanzien und oralen Antikoagulanzien verstärken.

# 4-Aminochinolinderivate (Chloroquin)

▶ **Pharmakodynamik**

**Chloroquin**, der Hauptvertreter der 4-Aminochinolinderivate (Abb. 20-37) ist **wirksam gegenüber** verschiedenen *Protozoen*, z.B. Plasmodien, Entamoeba histolytica, Giardia und Babesia, in begrenztem Maße auch gegenüber einigen *Wurmarten*, z.B. Clonorchis sinensis und Fasciola hepatica. Klinisch bedeutsam ist vor allem die Wirkung auf *Malariaplasmodien*.

Die 4-Aminochinoline **hemmen** bei P. vivax, malariae, ovale und falciparum die Schizogonie in den Erythrozyten, und bei P. vivax, malariae und ovale auch die Gametogonie (Abb. 20-38). Zwei **Wirkungsmechanismen** werden diskutiert:

● Eine **Interkalation** zwischen die **DNA-Doppelstränge** der Plasmodien durch Bindung an Purinbasen mit nachfolgender Hemmung der RNA-, DNA- und Proteinsynthese. Dieser Mechanismus könnte auch für die Wirkung auf andere Protozoen zutreffen.

● Eine **Störung** der obligaten **Hämoglobinutilisation** durch Schizonten. Bei der Proteolyse des Hämoglobins entsteht Häm bzw. Ferriprotoporphyrin IX, das für die Parasiten toxisch ist und von ihnen durch eine Hämpolymerase zu dem Malariapigment Hämozoin entgiftet wird. Diese *Entgiftung* wird durch Chinoline *gehemmt*. Ein solcher Mechanismus würde erklären, warum die extraerythrozytären Formen der Plasmodien durch 4-Aminochinoline nicht geschädigt werden.

Eine **Resistenzentwicklung** ist bei P. falciparum in verschiedenen Endemiegebieten erfolgt. Sie geht häufig mit einer verminderten Anreicherung von Chloroquin in den Erythrozyten einher, vermutlich bedingt durch beschleunigte Ausschleusung von Chloroquin aus den Parasiten.

▶ **Wirkungen beim Menschen**

Die 4-Aminochinoline haben beim Menschen zum Teil **ähnliche** Wirkungen **wie Chinin**, aber in schwächerer Form. Das gilt z.B. für die membranstabilisierende und kardiodepressive Wirkung, die Muskelschwäche als Ausdruck einer Myopathie und die lokal reizende Wirkung. Seh- und Hörstörungen bedingt durch neurotoxische Effekte an den Sinneszellen der Retina, am Sehnerv oder am N. vestibulocochlearis sind nur *nach hohen Dosen* zu erwarten, z. B. bei der Rheumatherapie (Kap. 11, S. 308f.).

Pigmentierungsstörungen an Haut, Nägeln und Haaren (Ausbleichen) werden gelegentlich beobachtet. Obwohl die Bindung der 4-Aminochinoline an die DNA weitgehend spezifisch für Protozoen ist, ist eine teratogene Wirkung beim Einsatz sehr hoher Dosen nicht sicher auszuschließen.

▶ **Pharmakokinetik**

Die 4-Aminochinoline werden aus dem Gastrointestinaltrakt gut **resorbiert**. Sie besitzen eine hohe Proteinbindungsquote und **reichern sich an** in Erythrozyten (40- bis 500fach), Leber (200- bis 700fach), Niere, Milz, Iris und Chorioidea des Auges (Bindung an Melanin). Durch Ablagerung in der Kornea können *reversible Sehstörungen* auftreten. Die Verbindungen werden teils metabolisiert, teils unmetabolisiert über die Nieren **ausgeschieden**. Die **Halbwertszeit** ist sehr lang: bei Chloroquin 1–2 Wochen.

◆ **Therapeutische Verwendung**

Wichtigstes Mittel zur Malariaprophylaxe und -therapie (Tab. 20-50). Therapie der extraintestinalen Amöbiasis.

● **Kontraindikationen:** Als Kontraindikationen gelten Chloroquinallergie, Porphyrie, Retinopathien, Myasthenia gravis, Lebererkrankungen, Glucose-6-phosphatdehydrogenasemangel.

● **Interaktionen:** Kombinationen mit hepatotoxischen Stoffen und Monoaminoxidase-Hemmern sind zu vermeiden.

# 8-Aminochinolinderivate (Primaquin)

▶ **Pharmakodynamik**

Die 8-Aminochinolinderivate (Abb. 20-37, S. 654) **wirken** bei allen Arten von Malariaplasmodien stark *gametozid* und hemmen die extraerythrozytäre Schizogonie vor allem bei P. falciparum und vivax (Abb. 20-38). Die **Wirkung** wird auf eine *Interkalation* in die *DNA* oder eine *Schädigung* der *Mitochondrien* der Plasmodien zurückgeführt. Eine **Resistenzentwicklung** ist bisher nur bei kultivierten Stämmen aufgetreten. Daneben hat Primaquin eine begrenzte Wirkung gegenüber Trypanosomen.

▶ **Wirkungen beim Menschen**

Die Verträglichkeit von Primaquin ist in der Regel gut. Die gelegentlich vorkommende Methämoglobinämie und die bei Vorliegen einer Idiosynkrasie (Mangel an Glucose-6-phosphatdehydrogenase) beobachtete hämolytische Anämie erklärt sich aus der **oxidierenden Wirkung eines Metaboliten** (s.u.). *Höhere Dosen* verursachen Magenbeschwerden, Herzrhythmusstörungen und Leukopenie.

▶ **Pharmakokinetik**

Primaquin wird gut aus dem Magen-Darm-Trakt **resorbiert**. Es reichert sich nicht nennenswert in den Organen an. In der Leber findet eine weitgehende **Metabolisierung** statt, wobei ein *Chinonimin* als aktiver Metabolit entsteht, der als Elektronenakzeptor auch die Oxidation von Glutathion und von Hämoglobin zu Methämoglobin begünstigen soll. Die **Ausscheidung** von Primaquin erfolgt mit kurzer **Halbwertszeit** über die Nieren.

◆ **Therapeutische Verwendung**

Zusammen mit blutschizontoziden Mitteln zur radikalen (rezidivverhütenden) Kur der **Malaria** (Tab. 20-50).

# Andere Chinolinderivate (Mefloquin)

▶ **Stoffeigenschaften und Pharmakodynamik**

> Mefloquin ist ein dem Chinin verwandtes Chinolinmethanolderivat (Abb. 20-37, S. 654) mit abtötender **Wirkung** auf erythrozytäre Schizonten aller Malariaerreger und gametozider Wirkung auf P. malariae, ovale und vivax, nicht aber auf P. falciparum.

Der **Wirkungsmechanismus** ist nicht bekannt. Er beruht jedoch nicht auf einer Interkalation in die DNA. Wegen des andersartigen Wirkungsmechanismus handelt es sich bei den bisher noch seltenen **Resistenzen** nicht um Parallelresistenzen zu anderen Chinolinen. Auch scheint der Mechanismus der Resistenzentwicklung ein anderer zu sein als bei Chloroquin.

▶ **Wirkungen beim Menschen**

*Häufige* **Nebenwirkungen** (Inzidenz etwa 10–20%) sind Benommenheit, Schwindel, Kopfschmerzen, Sehstörungen, Übelkeit, Erbrechen und andere gastrointestinale Beschwerden, *seltener* (1,5 – <1 %) sind Herzunregelmäßigkeiten (vor allem Bradykardie), Muskel- und Gelenkschmerzen und allergische Hautreaktionen. Weiterhin wurden als **Späteffekte** neuropsychiatrische Störungen wie Depressionen, Psychosen oder epileptische Krampfanfälle beschrieben.

▶ **Pharmakokinetik**

Mefloquin wird sehr gut aus dem Magen-Darm-Kanal *resorbiert*. Die Plasmaproteinbindung beträgt > 98 %, die *Elimination* erfolgt extrem langsam mit einer *Halbwertszeit* von 10 – 22 Tagen.

◆ **Therapeutische Verwendung**

Malariaprophylaxe in Gebieten, in denen multiresistente P.-falciparum-Stämme vorkommen. Therapie speziell der Malaria tropica, wenn diese durch gegen andere Mittel resistente Plasmodien verursacht ist (Tab. 20-50).

● **Kontraindikationen:** Epilepsie, psychische Erkrankungen, schwere Leberfunktionsstörungen, Schwangerschaft und Stillzeit.

● **Interaktionen:** wahrscheinlich ähnlich wie bei Chloroquin (S. 657). Die Wirkung von Antikonvulsiva kann verringert werden.

## Halofantrin

▶ **Stoffeigenschaften und Pharmakodynamik**

Halofantrin ist ein Phenanthrenethanolderivat (Abb. 20-37) mit *schizontozider* Wirkung gegenüber den intraerythrozytären Formen von P. vivax, P. ovale und P. falciparum.

Der **Wirkungsmechanismus** entspricht wahrscheinlich dem der Aminochinoline (S. 656f.). Doch wird auch eine Störung der Membranfunktion (Hemmung einer Protonenpumpe) der Parasiten diskutiert.

Eine **Resistenzentwicklung** bei P. falciparum wurde beobachtet, wobei es sich um Kreuzresistenz mit Mefloquin handeln kann.

▶ **Wirkungen beim Menschen**

Die Nebenwirkungsrate beträgt derzeit ca. 1 %. Am häufigsten sind gastrointestinale Beschwerden, Hautausschläge und Kopfschmerzen. Selten sind Muskelspasmen, Krämpfe und Herzrhythmusstörungen. Die Gefahr von Herzrhythmusstörungen besteht vor allem dann, wenn die QT-Zeit im EKG durch Vorschädigung oder Medikamente verlängert ist.

▶ **Pharmakokinetik**

Halofantrin wird nur sehr langsam aus dem Magen-Darm-Trakt **resorbiert**. Einnahme mit der Nahrung verbessert die Resorption. Halofantrin wird teils unverändert, teils in Form eines aktiven Metaboliten, *Desbutylhalofantrin*, vor allem mit dem Fäzes **ausgeschieden**. Die **Halbwertszeiten** betragen 3 – 5 Tage.

◆ **Therapeutische Verwendung**

● **Indikationen:** Halofantrin sollte der Therapie der Chloroquin- bzw. Pyrimethamin/Sulfonamid-resistenten Malaria vorbehalten bleiben (Tab. 20-50).

● **Interaktionen:** Chinin und andere Chinoline, β-Blocker und andere Pharmaka, die die QT-Zeit verlängern, begünstigen die Entstehung von Herzrhythmusstörungen.

● **Kontraindikationen:** Schwangerschaft und Stillzeit, Vorsicht bei Patienten mit Herzrhythmusstörungen, Leber- und Nierenfunktionsstörungen.

## Folatantagonisten

Manche Protozoen, z.B. Plasmodien und Toxoplasmen, sind ähnlich wie Bakterien auf die endogene Synthese von Folsäure angewiesen, die dann zu Tetrahydrofolsäure reduziert werden muß. Hemmstoffe der Folsäuresynthese *(Sulfonamide, Sulfone)* und der Dihydrofolatreduktase *(Folatantagonisten)* schädigen die Zelle unter Umständen letal, da sie die tetrahydrofolatabhängige Synthese von Purinen, Nucleotiden, Nucleinsäuren, bestimmten Aminosäuren und Proteinen verhindern (Abb. 20-18, S. 627).

### Diaminopyrimidine (Pyrimethamin)

▶ **Pharmakodynamik**

Unter den Diaminopyrimidinen besitzt *Pyrimethamin* (Abb. 20-39) die stärkste Antiprotozoenwirkung. Es ist ein kompetitiver Antagonist der Dihydrofolatreduktase, der eine besonders hohe Affinität zur Dihydrofolatreduktase von Protozoen besitzt (Tab. 20-28, S. 631).

Die **Wirkung** erstreckt sich bei Plasmodien auf die Gametozyten, die extraerythrozytären Schizonten und in geringem Maß auch auf die erythrozytären Schizonten (Abb. 20-38). Bei Toxoplasmen wirkt Py-

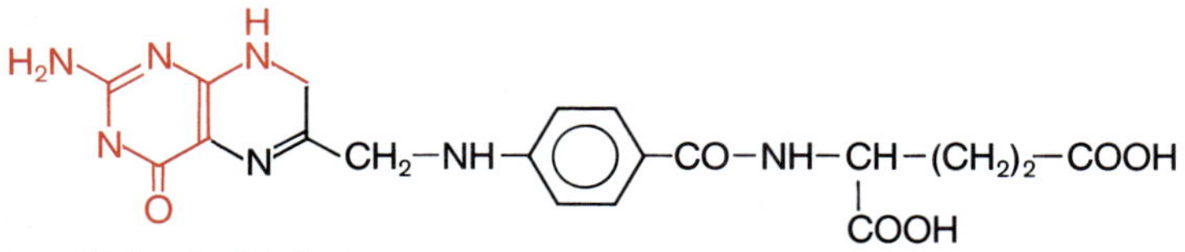

Dihydrofolsäure

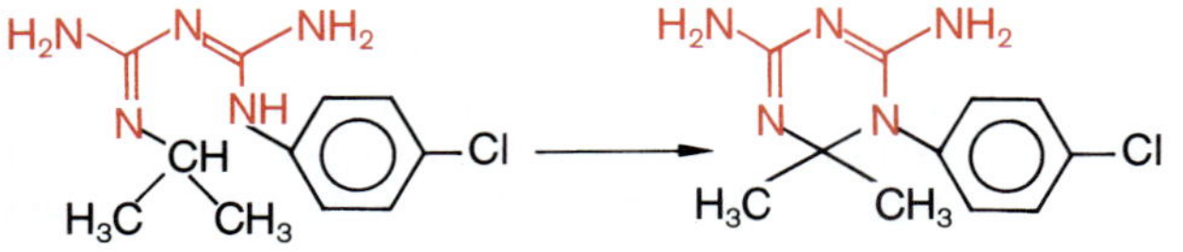

Proguanil
(Biguanidderivat)

Cycloguanil
(Diaminotriazinderivat)

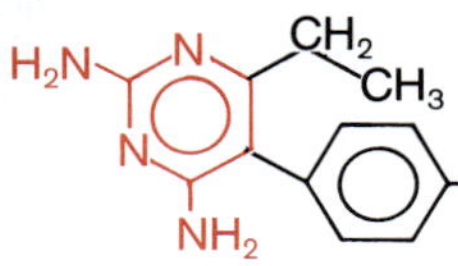

Pyrimethamin
(Diaminopyrimidinderivat)

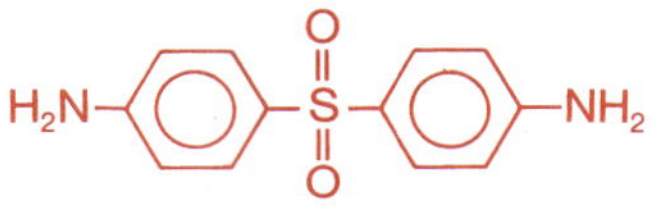

Dapson
(Sulfonderivat)

**Abb. 20-39.** Als Malariamittel eingesetzte Folatantagonisten und Dapson. Die jeweilige Grundstruktur ist durch Rotdruck gekennzeichnet. Zum Vergleich Dihydrofolsäure mit durch Rotdruck gekennzeichneter Diaminopyrimidinstruktur im Pteridinanteil.

rimethamin auf die Endozoiten, aber kaum auf die Zystenform. Es soll gegenüber Pneumocystis carinii wirksam sein, doch wird es hier von Trimethoprim (S. 631) übertroffen.

## ▶ Wirkungen beim Menschen

Da die Wirkung von Pyrimethamin auf die menschliche Dihydrofolatreduktase mindestens 200mal geringer ist als die auf das entsprechende Enzym der Protozoen, sind **zytotoxische Effekte** z.B. auf die Blutbildung beim Menschen, wie sie z.B. das Zytostatikum Methotrexat besitzt (Kap. 21, S. 698), in therapeutischer Dosierung kaum zu erwarten. Sie können durch exogene Zufuhr von Folinsäure[1] verhindert werden, ohne daß die therapeutische Wirkung beeinträchtigt wird, da Protozoen Folinsäure nicht aufnehmen können. Weitere **Nebenwirkungen** sind gastrointestinale Beschwerden, Leberfunktionsstörungen, neurotoxische Effekte (Ataxie, Tremor, Krämpfe) und allergische Reaktionen.

## ▶ Pharmakokinetik

Pyrimethamin wird aus dem Magen-Darm-Kanal gut *resorbiert*. Die *Elimination* erfolgt über Metabolisierung und renale Exkretion mit einer *Halbwertszeit* von 4 Tagen.

[1] Leucovorin®, Rescuvolin® u.a.

## ◆ Therapeutische Verwendung

Zusammen mit Sulfonamiden (z.B. Sulfadiazin oder Sulfalen), bei Sulfonamidallergie ggf. zusammen mit Clindamycin, zur

- Malariaprophylaxe und zur Malariatherapie (Tab. 20-50)
- Therapie der Toxoplasmose (Dosierung 0,25 bis 0,75 g/Tag)

## Biguanide (Proguanil und Cycloguanil)

Das Biguanidderivat **Proguanil** wird aus dem Magen-Darm-Kanal langsam resorbiert. Es ist im Blut stark proteingebunden (ca. 75%). In der Leber wird es zu ~ 30% in **Cycloguanil** als aktiven Metaboliten übergeführt (Abb. 20-39). Die Ausscheidung erfolgt rasch über die Nieren. Cycloguanil als Träger der Wirkung von Proguanil ist ein Hemmstoff der Dihydrofolatreduktase von Malariaplasmodien. Der **Wirkungsmechanismus** ähnelt dem von Pyrimethamin (S. 658). Biguanide werden zur Prophylaxe und Therapie der Malaria (Tab. 20-50, S. 656) verwendet.

● **Unerwünschte Wirkungen:** Die wichtigsten Nebenwirkungen sind gelegentliche hämatologische Störungen (Leukopenie, Thrombozytopenie), gastrointestinale Beschwerden, Stomatitis, Hautreaktionen oder Haarausfall. Bei Überdosierung kann es zu Nierenreizung und Hämaturie kommen.

## Nitroimidazole

▶ **Pharmakodynamik und Wirkungen beim Menschen**

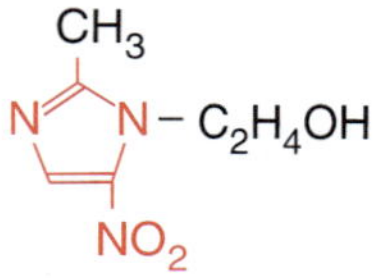

**Abb. 20-40.** Strukturformel von Metronidazol; rot: 5-Nitroimidazolgerüst.

Nitroimidazolderivate, wie Metronidazol (Abb. 20-40), sind **wirksam gegenüber** Trichomonaden, Entamoeba histolytica (intestinale und extraintestinale Trophozoiten) (Abb. 20-41), Giardia, Trypanosomen und anaeroben Bakterien (Bacteroides u. a.).

**Resistenzentwicklung** kommt kaum vor; ggf. handelt es sich um eine komplette Parallelresistenz innerhalb der Gruppe. Der **Wirkungsmechanismus** der Nitroimidazole ist nicht genau bekannt. Man vermutet, daß die Nitroimidazole durch Elektronentransportsysteme zu zytotoxischen Oximen und Aminoverbindungen reduziert werden, die an *DNA* binden und *Strangbrüche* verursachen. Diese Reduktion ist in anaerob lebenden Organismen begünstigt, wodurch das Fehlen zytotoxischer Effekte bei Aerobiern und beim Warmblüter erklärbar wäre, doch sind mutagene oder kanzerogene Effekte nicht auszuschließen; im übrigen sind Nitroimidazole gut verträglich.

● **Unerwünschte Wirkungen:** Nebenwirkungen, wie gastrointestinale Beschwerden, Metallgeschmack, Dysurie, zentrale und periphere Neuropathie und allergische Reaktionen an Haut und Blutzellen, kommen nur gelegentlich vor.

▶ **Pharmakokinetik**

Die Nitroimidazole werden gut aus dem Magen-Darm-Kanal *resorbiert*. Die *Elimination* erfolgt mit

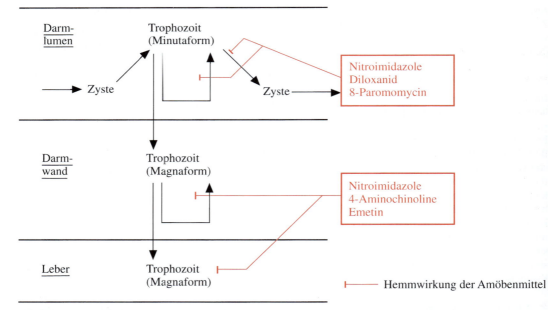

**Abb. 20-41.** Vermehrung und Ausbreitung von Entamoeba histolytica und Angriffspunkte der Amöbizide.
Peroral aufgenommene Zysten von Entamoeba histolytica wandeln sich im Darm in Trophozoiten *(Minutaform)* um, die sich durch Teilung weiter vermehren können. Aus der Minutaform (Trophozoiten) können sich entweder wieder Zysten bilden, die mit den Fäzes ausgeschieden werden, oder die *Magnaform* (Gewebsform), die als eigentlicher Krankheitserreger angesehen wird. Sie dringen in die Darmwand ein und greifen dabei das Gewebe an. Sie können auf dem Blut- oder Lymphweg in andere Organe, z. B. die Leber, verschleppt werden und dort Abszesse verursachen.

einer *Halbwertszeit* von ~ 8 Std. über Metabolisierung und renale Exkretion. In Liquor und Geweben werden hohe Konzentrationen erreicht.

◆ **Therapeutische Verwendung**

● **Indikationen:** Metronidazol oder andere Nitroimidazole sind die Mittel der Wahl bei der Behandlung der Trichomonadenkolpitis und -urethritis, der Amöbiasis (hier evtl. zusammen mit Chloroquin oder Emetin) und der Lambliasis sowie bei Infekten mit anaeroben Bakterien (Bacteroides u. a.).

● **Dosierung:** 1–2 g/Tag

● **Kontraindikation:** Schwangerschaft

● **Interaktionen:** Metronidazol, Nimorazol und Tinidazol hemmen den Abbau von Alkohol und führen zu Alkoholintoleranz.
   Metronidazol hemmt den Abbau von Cumarinantikoagulanzien.

● **Handelsnamen:**
Metronidazol: Arilin®, Clont®, Elyzol®, Flagyl®, Fossyol®, Vagimid® u. a.
Nimorazol: Esclama®
Tinidazol: Simplotan®
Benznidazol: in Deutschland nicht im Handel

# Pentamidin

▶ **Pharmakodynamik**

Pentamidin ist ein Diamidinderivat (Abb. 20-42) mit **Wirkung gegen** diverse Protozoen wie Trypanosomen, Leishmanien, Babesien und Pneumocystis carinii.

Der **Wirkungsmechanismus** ist nicht sicher bekannt; vermutet werden eine Reaktion mit DNA oder Nucleotiden sowie eine Störung des Glucose- oder Polyaminstoffwechsels.

▶ **Wirkungen beim Menschen**

Pentamidin ist schlecht gewebsverträglich und besitzt eine nicht unerhebliche **systemische Toxizität**, unter anderem mit starkem Blutdruckabfall, Tachykardie, Hyperglykämie oder unter Umständen lebensbedrohlicher Hypoglykämie, Pankreatitis (bes. bei gleichzeitiger Gabe von Didesoxyinosin) und Nierenfunktionsstörungen. Letztere können durch gleichzeitige Gabe von Foscarnet oder Amphotericin B gefährlich verstärkt werden.

▶ **Pharmakokinetik**

Pentamidin **reichert sich** nach i. v. Gabe im Gewebe, vor allem in Leber, Niere, Milz **an**, nach Inhalation vor allem in der Lunge mit nur geringer Resorption. Die **Elimination** erfolgt über Metabolisierung und renale Exkretion mit einer **Halbwertszeit** von 6–9 Std.

◆ **Therapeutische Verwendung**

Pentamidin wird in Form des wasserlöslichen *Diisethionats* verwendet zur Prophylaxe und Therapie von Infektionen mit Pneumocystis carinii und zur Therapie von Schlafkrankheit und Kala-Azar.

● **Dosierung:** 200–600 mg/Tag als Inhalat oder 4 mg/kg/Tag i. v.

● **Handelsnamen:** Pentacarinat®

# Atovaquon

▶ **Pharmakodynamik**

Atovaquon ist ein protozoenwirksames Hydroxynaphthochinonderivat (Abb. 20-43). Seine mikrobizide Wirkung kommt dadurch zustande, daß es als Ubichinonanalogon die **Atmungskette** der Protozoen und damit deren **ATP-Synthese** *blockiert* und über eine Blockierung der Dihydroorotatdehydrogenase die **Pyrimidinsynthese** *hemmt*. Ein ähnlicher Effekt tritt an Mitochondrien von Warmblüterzellen *nicht* auf. Das erklärt die Selektivität der Wirkung.

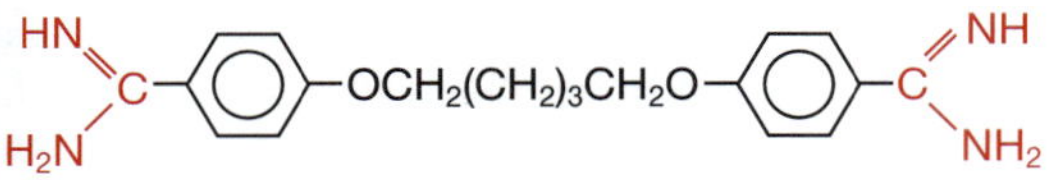

**Abb. 20-42.** Strukturformel von Pentamidin; rot: Diamidingrundstruktur.

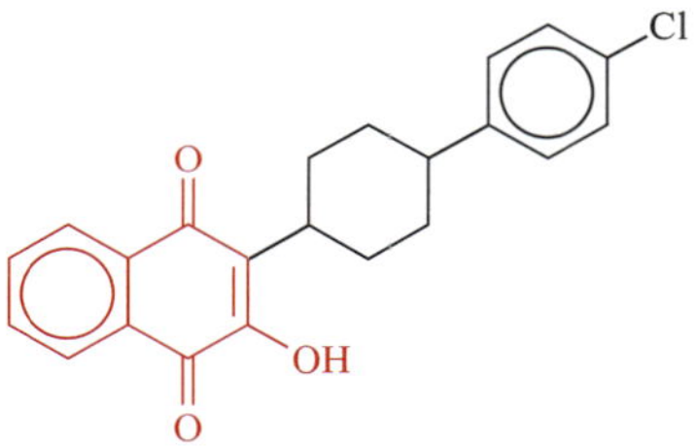

**Abb. 20-43.** Strukturformel von Atovaquon; rot: Hydroxynaphthochinon-Grundgerüst.

- **Unerwünschte Wirkungen:** Die häufigsten unerwünschten Wirkungen *beim Menschen* sind Übelkeit, Erbrechen, Leberfunktionsstörungen, Kopfschmerzen, Schlafstörungen, Fieber und Hautreaktionen, letztere gelegentlich auch schwererer Art.

▶ **Pharmakokinetik**

Die Resorption von Atovaquon ist bei peroraler Anwendung unregelmäßig und stark von der Nahrungsaufnahme abhängig; durch fettreiche Mahlzeiten wird sie um das 2- bis 3fache erhöht. Atovaquon wird zu mehr als 99% an Plasmaproteine gebunden und penetriert die Blut-Hirn-Schranke nur schlecht. Es unterliegt einer ausgeprägten enterohepatischen Zirkulation und wird mit einer *Halbwertszeit* von 70–80 Std. zu > 90% über die Fäzes eliminiert.

◆ **Therapeutische Verwendung**

- **Indikationen:** Atovaquon dient in erster Linie der Behandlung von Infektionen mit Pneumocystis carinii, wenn Co-trimoxazol nicht vertragen wird. Es ist aber auch gegen Toxoplasmose wirksam.

- **Dosierung:** 2–3 × 750 mg/Tag

- **Interaktionen:** Rifampicin kann die Elimination von Atovaquon beschleunigen; Zidovudin kann die Atovaquonspiegel erhöhen. Interaktionen, u. a. mit Paracetamol, Antidiarrhoika, Laxanzien, Metoclopramid, Aciclovir, Cephalosporinen, sind möglich.

- **Handelsname:** Wellvone®

## Weitere Antiprotozoenmittel

▷ **Suramin**[1] ist eine polyanionische Verbindung mit trypanozider und filarizider Wirkung, die das Mittel der Wahl zur Behandlung der Frühstadien der *Schlafkrankheit* darstellt.

▷ **Diloxanid**, ein Dichloracetamidderivat, ist eine amöbizide Verbindung, die in Form des Furoatesters[1] zur Behandlung der *intestinalen Amöbiasis* und in Kombination mit anderen Amöbiziden auch zur Therapie der *extraintestinalen* Infektion eingesetzt wird. Die Verträglichkeit ist gut.

▷ **Melarsoprol**[1] ist eine organische Arsenverbindung mit trypanozider Wirkung, die wegen ihrer guten Penetration durch die Blut-Hirn-Schranke das wirksamste Mittel zur Behandlung der Spätstadien der *Schlafkrankheit* ist.

▷ **Megluminantimonat**[1] und **Natriumstibogluconat**[1] sind Verbindungen des fünfwertigen Antimons, die gegenüber *Leishmanien* und *Schistosomen* wirksam sind. Ihr Hauptnachteil ist, daß sie nur parenteral wirksam sind. Bei Infektionen mit L. brasiliense und L. tropica sind sie die Mittel der Wahl. Natriumstibogluconat ist das Mittel der Wahl bei *Kala-Azar*.

▷ **Emetin**[1], das Hauptalkaloid aus Radix ipecacuanhae, hat zwar eine gute amöbizide Wirkung, kann aber wegen seiner hohen Toxizität nur in begrenztem Umfang als Adjuvans zusammen mit Chloroquin oder Nitroimidazolen bei der Behandlung des *Amöbenabszesses* eingesetzt werden. Es wird auch zur Behandlung von *Wurminfektionen*, z. B. Fasciola hepatica, empfohlen.

▷ **Nifurtimox**[1], ein Nitrofuranderivat, gilt als Mittel der Wahl bei der *Chagas-Krankheit*, bei der andere trypanozide Mittel unwirksam sind.

▷ **Dapson**[2], ein Sulfonderivat (Abb. 20-39) ist wie die chemisch verwandten Sulfonamide ein Inhibitor der Folsäuresynthese (Abb. 20-18, S. 627). Es wird zur Therapie der *Malaria* und insbesondere der *Lepra* verwendet.

▷ **Mepacrin**[1] ein 9-Aminoacridinderivat (Abb. 20-37, S. 654) hat bei Plasmodien eine chininähnliche Wirkung. Da es toxischer als die synthetischen Chinolinderivate ist, wird es heute für die Malariabehandlung nicht mehr verwendet. Beschränkte Verwendung findet es in der Therapie der *Lambliasis* und der kutanen oder mukokutanen *Leishmaniose*.

▷ **Nifuratel** und **Furazolidon** s. S. 636f..

# Anthelmintika

## Allgemeine Einführung

> **Würmer** sind vielzellige, im Vergleich zu anderen Parasiten relativ hoch entwickelte Lebewesen, die komplizierte Generationszyklen, oft verbunden mit einem Wirtswechsel durchmachen, wobei der Mensch je nach Wurmspezies Einzel-, Zwischen- oder Endwirt sein kann.

**Wurminfektionen** sind vor allem in warmen Ländern, insbesondere dort wo mangelhafte hygienische Zustände herrschen, sehr verbreitet. In Mitteleuropa sind unter den **Zestoden** der *Rinderbandwurm* (Taenia saginata) und der *Schweinebandwurm* (Taenia solium), in manchen Gegenden auch der *Fischbandwurm* (Diphyllobothrium latum) von Bedeutung. Sie leben im menschlichen Dünndarm. Für *Hundeband-*

---

[1] in Deutschland nicht im Handel

[2] Dapson-Fatol

*würmer* (Echinococcus granulosus und multilocularis) ist der Mensch in seltenen Fällen der Zwischenwirt: Aus den peroral aufgenommenen Echinococcuseiern entwickelt sich in den inneren Organen, vor allem in Leber und Lunge, die Hydatide als langsam wachsendes, blasiges Gebilde.

Unter den **Nematoden** kommen in Mitteleuropa bei Erwachsenen vor allem der *Spulwurm* (Ascaris lumbricoides) und bei Kindern der *Madenwurm* (Enterobius vermicularis) als Parasiten im Dünn- bzw. Dickdarm vor.

Von den **extraintestinal lebenden Würmern** hat in Mitteleuropa nur die *Trichine* (Trichinella spiralis) eine gewisse Bedeutung.

Die medikamentöse Beseitigung der im Darm lebenden Parasiten erfolgt mit Stoffen **(Anthelmintika)**, die entweder abtötend *(vermizid)* oder lähmend *(vermifug)* auf die Würmer wirken, die dann mit der Darmperistaltik abgetrieben werden. Auf Wurmlarven und -eier haben die gebräuchlichen Wurmmittel in der Regel keine oder nur eine sehr geringe Wirkung.

Abgetötete Würmer im Darm werden verdaut, wobei unter Umständen Stoffe frei werden, die allergieähnliche Symptome auslösen können. Werden Proglottiden von Zestoden angedaut, so können die darin enthaltenen Eier freigesetzt werden. Dies birgt bei

**Tab. 20-51.** Wichtige humanpathogene Würmer

| Erreger | Krankheit | Wirksame Pharmaka |
|---|---|---|
| **Zestoden** | | |
| Taenia saginata | Rinderbandwurmseuche | Praziquantel (1), Niclosamid (2) |
| Taenia solium | Schweinebandwurmseuche | |
| Diphyllobothrium latum | Fischbandwurmseuche | |
| Echinococcus granulosus | Echinococcosis | Albendazol (1), Mebendazol (2) |
| Echinococcus multilocularis | Echinococcosis | |
| **Nematoden** | | |
| Ascaris lumbricoides | Spulwurmseuche | Mebendazol (1), Pyrantel (1), Albendazol (2), Piperazin (2) |
| Enterobius vermicularis | Madenwurmseuche | Albendazol (1), Mebendazol (1), Pyrantel (2), Pyrvinium (2) |
| Ancylostoma duodenale | Hakenwurmseuche | Albendazol (1), Mebendazol (1), Pyrantel (2) |
| Necator americanus | Hakenwurmseuche | |
| Strongyloides stercoralis | Zwergfadenwurmseuche | Ivermectin (1), Tiabendazol (1), Albendazol (2) |
| Dracunculus medinensis | Dracontiasis | Niridazol, Metronidazol (?) |
| Loa loa | Loaose (Loiasis) | Diethylcarbamazin (1), Ivermectin (2) |
| Wuchereria bancrofti | Elephantiasis | Diethylcarbamazin (1), Ivermectin (2) |
| Onchocerca volvulus | Flußblindheit | Ivermectin (1), Diethylcarbamazin (2) |
| Trichuris trichiura | Peitschenwurmseuche | Mebendazol (1), Albendazol (2) |
| Trichinella spiralis | Trichinose | Albendazol, Mebendazol |
| **Trematoden** | | |
| Fasciola hepatica | Fasciolose | Bithionol (1), Triclabendazol (2) |
| Schistosoma haematobium | Urogenitalbilharziose | Praziquantel (1), Niridazol (1), Metrifonat (2), Oxamniquin (2) |
| Schistosoma mansonii | Darmbilharziose | |
| Schistosoma japonicum | Ostasiatische Bilharziose | |
| Clonorchis sinensis | Clonorchiasis | Praziquantel |

Die hinter den Präparatenamen in Klammern stehenden Zahlen geben an, ob es sich bei dem Stoff um ein Erstrang- oder Zweitrangmittel handelt.

Tab. 20-52. Wirkungsspektren von Anthelmintika

| | Albendazol Mebendazol | Tiabendazol | Pyrantel | Pyrvinium | Piperazin | Niclosamid | Praziquantel | Oxamniquin | Levamisol | Niridazol | Metrifonat | Diethyl-carbamazin | Ivermectin |
|---|---|---|---|---|---|---|---|---|---|---|---|---|---|
| **Nematoden** | | | | | | | | | | | | | |
| Askariden/Oxyuren | + | + | + | + | + | O | O | O | + | O | O | O | + |
| Hakenwürmer | + | + | + | O | O | O | O | O | + | O | O | O | O |
| Trichinen (extraintestinal) | + | + | O | O | O | O | O | O | O | O | O | O | + |
| Filarien | + | O | O | O | O | O | O | O | O | O | O | + | + |
| **Zestoden** | | | | | | | | | | | | | |
| Taenien/Diphyllobotrium | + | O | O | O | O | + | + | O | O | O | O | O | O |
| Echinococcus (extraintestinal) | + | O | O | O | O | O | O | O | O | O | O | O | O |
| **Trematoden** | O | (+) | O | O | O | (+) | + | + | + | + | + | O | O |

+ = therapeutisch verwendbar, jedoch nicht immer bei allen Arten
(+) = teilweise wirksam
O = nicht oder nicht ausreichend wirksam

Infektionen mit Taenia solium die Gefahr einer **Zystizerkose**, da sich die Eier im menschlichen Gewebe weiterentwickeln und sich ein Zystizerkus unter Umständen im menschlichen Gewebe ansiedeln kann, wenn die Eier nicht durch Laxanzien aus dem Darm entfernt werden.

Wegen der weiten Verbreitung von Wurminfektionen waren Wurmmittel, meist in Form von pflanzlichen Produkten, z. B. aus Wurmfarn, Granatapfel, Chenopodium- und Artemisiaarten, in der Volksmedizin seit langem geläufig, und auch in der Schulmedizin waren derartige Mittel bis in die Mitte dieses Jahrhunderts gebräuchlich. Sie sind durchweg wenig wirksam und schlecht verträglich. Das gleiche gilt für ältere synthetische Präparate, wie Tetrachlorkohlenstoff, Hexylresorcin, Phenothiazin u. a., die deswegen heute obsolet sind. Erst ab den 50iger Jahren dieses Jahrhunderts kamen die ersten der derzeit gängigen Anthelmintika auf. Aber auch heute noch ist das Ideal eines sicher wirksamen, risikoarmen Mittels besonders eines solchen gegen extraintestinale Wurminfektionen der warmen Länder noch nicht erreicht.

Zur **Behandlung intestinaler Wurminfektionen** erweisen sich Stoffe als vorteilhaft, die nicht aus dem Gastrointestinaltrakt resorbiert werden und infolgedessen keine systemischen Nebenwirkungen haben. Die Beseitigung der **extraintestinal lokalisierten Würmer** ist sehr viel problematischer, da die eingesetzten Medikamente, um den Wurm zu erreichen, resorbiert und auf dem Blutweg im Körper verteilt werden müssen, wobei systemische Nebenwirkungen in der Regel unvermeidbar sind. Die Therapieerfolge sind nicht selten unsicher. Es gibt Ansätze, das Nebenwirkungsrisiko dadurch zu senken, daß man Stoffe sucht, die selektiv wurmspezifische Funktionen oder Stoffwechselschritte inhibieren.

Die meisten Anthelmintika haben ein *begrenztes* **Wirkungsspektrum**. Ihr Einsatz setzt daher eine vorherige Identifizierung des Parasiten voraus (Tab. 20-51, 20-52).

## Niclosamid

▶ **Pharmakodynamik**

Niclosamid (Abb. 20-44) ist ein Salicylanilidderivat, das gegenüber den meisten Zestodenarten und gegenüber Enterobius vermicularis **wirksam** ist.

Die Wirkung, die nur die adulten Würmer, aber nicht deren Eier betrifft, beruht auf einer **Hemmung** der **oxidativen ATP-Produktion** und der **Glucoseaufnahme**: Die Würmer sterben ab und werden durch proteolytische Enzyme des Darminhaltes verdaut. Bei Infektionen mit Taenia solium ist daher die Gefahr einer **Zystizerkose** gegeben.

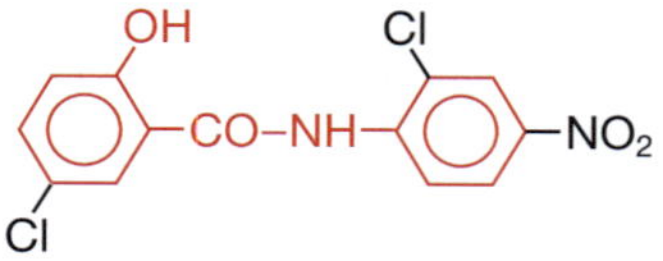

Abb. 20-44. Strukturformel von Niclosamid; rot: Salicylanilidgerüst.

## ▶ Pharmakokinetik

Niclosamid wird praktisch nicht aus dem Magen-Darm-Kanal resorbiert und ist deshalb frei von systemischen Effekten auf den Wirtsorganismus.

### ◆ Therapeutische Verwendung

Niclosamid ist Mittel der 2. Wahl bei Infektionen mit allen humanpathogenen Zestoden. Wegen der Gefahr einer Zystizerkose ist bei T.-solium-Infektionen 2 Std. nach der Behandlung abzuführen, um Proglottiden und Eier aus dem Darm zu entfernen. Alkoholkonsum während der Kur ist zu vermeiden.

- **Dosierung:** 2 g p.o.
- **Handelsname:** Yomesan®

## Pyrantel

### ▶ Pharmakodynamik

Pyrantel (Abb. 20-45) besitzt eine **vermifuge Wirkung auf** Enterobius, Ascaris, Ancylostoma, Necator und Trichostrongylus, die auf einer **Hemmung der Cholinesterase** bei den Würmern und einer daraus resultierenden Depolarisation und spastischen Lähmung der Muskulatur beruht. *Piperazin* hebt diese Wirkung auf.

### ▶ Pharmakokinetik

Pyrantel wird nur zu ~ 15% aus dem Magen-Darm-Kanal resorbiert und über die Niere ausgeschieden. Die resorbierten Mengen reichen für eine Cholinesterasehemmung und neuromuskuläre Blockade beim Wirt in der Regel nicht aus.

### ◆ Therapeutische Verwendung

Pyrantel ist das Mittel der ersten Wahl bei Spulwurm-, Madenwurm- und Hakenwurminfektionen. Unter der Behandlung kommt es nur selten zu gastrointestinalen Beschwerden, Kopfschmerzen, Müdigkeit oder Schlafstörungen.

- **Dosierung:** einmalig 10 mg/kg p.o.
- **Handelsname:** Helmex®

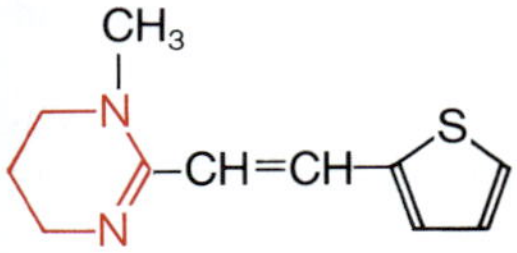

**Abb. 20-45.** Strukturformel von Pyrantel; rot: Pyrimidingerüst.

## Benzimidazolderivate (Albendazol, Mebendazol u.a.)

### ▶ Pharmakodynamik und Wirkungen beim Menschen

Die Benzimidazolderivate (Abb. 20-46) sind Nematodenmittel mit breitem Wirkungsspektrum, die über eine **Bindung an Tubulin** und eine **Störung** der **Glucoseaufnahme** Würmer töten. Echinococcuszysten werden in ihrem Wachstum und ihrer Metastasierung gehemmt.

**Beim Wirt** kommt es nicht zu entsprechenden Störungen, doch können hohe Dosen zu Granulozytopenie und Anämie führen. Selten sind gastrointestinale Beschwerden, Anstieg der Transaminasen, Haarausfall und Überempfindlichkeitsreaktionen. Der Insulinbedarf von Diabetikern kann durch hohe Mebendazoldosen gesenkt werden. Bei Ratten wirkt Mebendazol teratogen.

### ▶ Pharmakokinetik

**Mebendazol** wird bei p.o. Gabe wegen einer starken »first-pass«-Metabolisierung nur zu ca. 10% *resorbiert*. Nur bei sehr hoher Dosierung können Gewebsspiegel erreicht werden, die zur Bekämpfung extraintestinaler Würmer ausreichen. Es ist stark plasmaproteingebunden. Die Metabolite werden renal *eliminiert*. *Cimetidin* hemmt die Metabolisierung.

Auch **Albendazol** unterliegt einer starken »first-pass«-Metabolisierung, so daß im Blut nur Metabolite, u.a. die Wirkform Albendazolsulfoxid – allerdings in stark schwankender Konzentration – erscheinen. Fettreiche Nahrung verbessert die *Resorption*. In Hydatidenzysten werden 10–20% der Plasmakonzentration erreicht. Die Plasmaproteinbindung beträgt 70%. Die *Elimination* erfolgt hauptsächlich biliär mit einer *Halbwertszeit* von 8–9 Std.

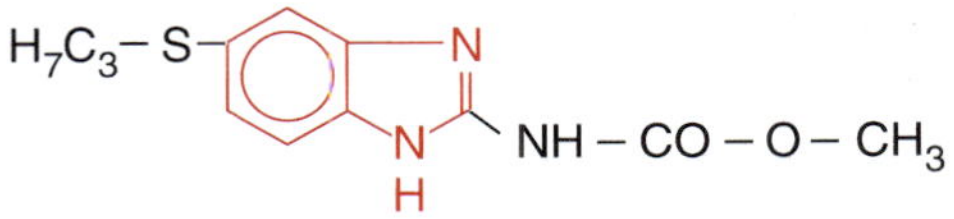

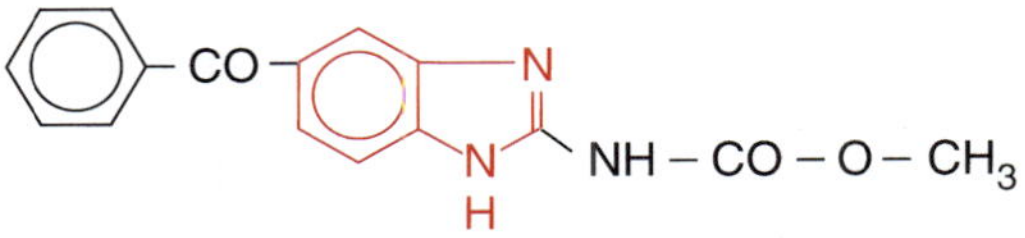

**Abb. 20-46.** Strukturformeln von Mebendazol und Albendazol; rot: Benzimidazolgerüst.

### ◆ Therapeutische Verwendung

**Mebendazol**, gilt als Erstrangmittel zur Behandlung verschiedener Nematodeninfektionen (z.B. mit Askariden, Enterobius, Ancylostoma, Necator, Trichinella, Trichuris). Es wird weiterhin verwendet zur Behandlung der Echinokokkose und der Trichinose sowie bei Hakenwurminfektionen.

Die *Dosierung* von Mebendazol beträgt 100–200 mg/Tag, bei Trichinose und Echinokokkose 500–4500 mg/Tag.

**Albendazol** dient in erster Linie der Behandlung der Echinokokkose und der Trichinose. Die *Dosierung* beträgt bei Echinokokkose 800 mg/Tag über mindestens 28 Tage, bei Trichinose 800 mg/Tag für 6 Tage.

- **Handelsnamen:**
  Mebendazol:   Surfont®, Vermox®
  Albendazol:   Eskazole®

**Tiabendazol**[1] ist heute weitgehend obsolet, außer als Mittel gegen Strongyloides.

**Triclabendazol**[1] befindet sich noch im Erprobungsstadium, z.B. als Mittel gegen Leberegel (Fasciola hepatica).

## Pyrvinium

Pyrvinium (Abb. 20-47) ist ein leuchtend roter Cyaninfarbstoff, der in Form des fast wasserunlöslichen Pyrviniumpamoats verwendet wird. Es **wirkt vermizid auf** Madenwürmer und Strongyloides stercoralis, wahrscheinlich über eine **Hemmung der Glucoseaufnahme** in die Parasiten. Beim Warmblüter werden entsprechende Stoffwechselstörungen nicht ausgelöst.

Pyrviniumpamoat wird aus dem Magen-Darm-Kanal kaum resorbiert und verursacht daher keine systemischen **Nebenwirkungen**. Gastrointestinale Beschwerden sind jedoch häufig. Der Stuhl wird rot gefärbt.

Pyrvinium ist ein Zweitrangmittel zur **Behandlung von** Madenwurm- und Zwergfadenwurminfektionen. Die Erfolgsquote beträgt über 90%.

- **Dosierung:** bei Enterobiasis einmalig 5 mg/kg

- **Handelsnamen:** Molevac®, Pyrcon®

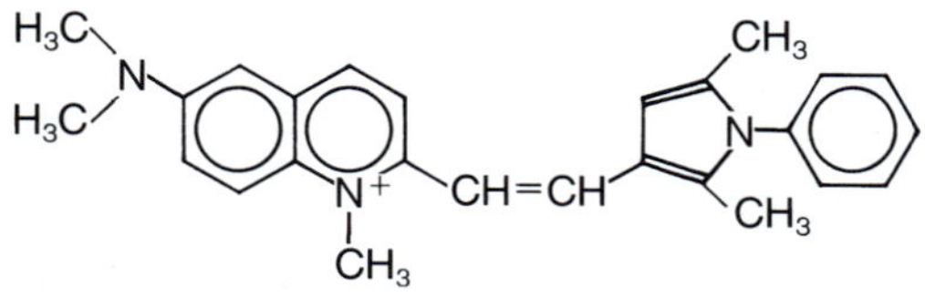

Abb. 20-47. Strukturformel von Pyrvinium

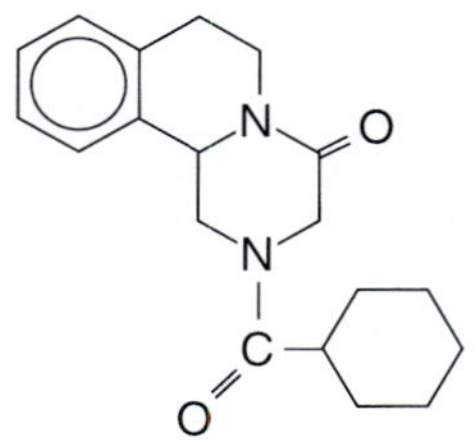

Abb. 20-48. Strukturformel von Praziquantel

## Praziquantel

Praziquantel (Abb. 20-48) ist ein Piperazinisochinolinderivat, das als Mittel der 1. Wahl gegen Zestoden (einschließlich Zystizerkose) und Trematoden (z.B. Schistosomen, Clonorchis) eingesetzt wird.

Die **vermizide Wirkung** beruht auf einer tetanischen Kontraktur und Paralyse der Würmer sowie auf einer Zerstörung ihres Integuments. Es wird zu etwa 80% aus dem Darm resorbiert und nach weitgehender Metabolisierung mit einer Halbwertszeit von 1–1,5 Std. renal eliminiert.

- **Unerwünschte Wirkungen:** Die wichtigsten **Nebenwirkungen** sind neben gastrointestinalen Beschwerden, Kopf-, Muskel- und Gelenkschmerzen, Müdigkeit und Schwäche sowie Fieber und selten auch Krämpfe.

- **Dosierung:** bei intestinalem Zestodenbefall einmalig 5–25 mg/kg p.o., bei Neurozystizerkose 15 Tage lang 50 mg/kg p.o.

- **Handelsnamen:** Biltricide®, Cesol®, Cysticide®

## Weitere Anthelmintika

▷ **Bephenium**[1] ist eine vorwiegend gegenüber Ancylostoma, Necator, Ascaris, Trichuris u.a. vermifug wirkende quartäre Stickstoffverbindung.

▷ **Diethylcarbamazin**[1] ist ein vermizid wirkendes Piperazinderivat, das vorwiegend zur Behandlung von Infektionen mit Filarien (Wuchereria, Loa loa) und Onchocerca verwendet wird und hierbei das Mittel der ersten Wahl darstellt.

▷ **Niridazol**[1] ist ein Nitrothiazolderivat mit schistosomizider und amöbizider Wirkung. Es ist das

---

[1] In Deutschland nicht im Handel

Mittel der Wahl zur Behandlung von Schistosomeninfektionen und der Dracontiasis.
▷ **Bithionol**[1] ist eine chlorierte Biphenolverbindung mit Wirkung gegenüber Zestoden, Trematoden (z. B. Fasciola hepatica, Clonorchis sinensis, Paragonimus) und grampositiven Kokken.
▷ **Oxamniquin**[1] ist ein Aminomethyltetrahydrochinolinderivat mit Wirkung gegen Schistosoma mansoni.
▷ **Metrifonat**[1] ist ein Polyalkylphosphat, das über eine Cholinesterasehemmung vermizid bei Schistosoma haematobium wirkt.
▷ **Ivermectin**[1] ist ein makrozyklisches Lacton aus der Gruppe der Avermectine mit guter Wirksamkeit gegen Nematoden, speziell Onchocerca, Wuchereria und Loa loa, bei denen es abtötend auf die Mikrofilarien, aber nicht auf die adulten Würmer wirkt. Bei Mikrofilariämie ist es deshalb das Mittel der Wahl. Weiterhin besteht Wirksamkeit gegen Strongyloides, Askariden und Trichinen. Die vermizide Wirkung beruht auf einer Hyperpolarisation der Zellen durch vermehrten $Cl^-$-Influx mit nachfolgender Muskellähmung. Die Verträglichkeit ist gut.

# Antiviral wirkende Pharmaka

## Allgemeine Einführung

**Viren** sind Gebilde ohne Zellstruktur, die aus Makromolekülen bestehen. Den Kern bildet das *Genom* (Nucleoid), das entweder RNA oder DNA (nie beide) enthält. Es ist umgeben von einem Proteinmantel *(Kapsid)*, bei manchen Viren auch noch von einer zusätzlichen Hülle *(Peplos)*. Da den Viren ein metabolisches System fehlt, können sie sich nur innerhalb lebender Zellen vermehren, indem sie deren Syntheseapparat zur Replikation benutzen (Abb. 20-49).

Das Ziel einer sicher wirksamen, risikoarmen Therapie von Virusinfektionen ist nur schwer zu erreichen. Dafür sind mehrere Gründe verantwortlich:
- Wegen des komplexen Zusammenwirkens von Virusgenom und Stoffwechsel der Wirtszelle ist es äußerst schwierig, die Virusreplikation zu stoppen, ohne die Wirtszelle zu schädigen,
- Bei Retroviren wird das Genom des Virus in die DNA der Wirtszelle eingebaut und bei Zellteilungen an deren Tochterzellen weitergegeben; befallene Zellen sind deshalb irreversibel verändert und virusproduzierend.

- Viele Virusinfektionen werden erst dann klinisch manifest, wenn infolge des Virusbefalls die Wirtszellen bereits irreversibel geschädigt sind, d. h. die Therapie zu spät kommt.

Die Entwicklung antiviraler Pharmaka ist wegen des o. g. Zusammenspiels von Virusreplikation und Nucleinsäure- sowie Proteinstoffwechsel der Wirtszellen anfangs von Nucleosidanaloga ausgegangen, wie sie ähnlich auch zur Therapie maligner Tumoren verwendet werden. Die Selektivität ihrer Wirkung ist im allgemeinen gering. Sie kann erhöht werden, wenn es – wie in letzter Zeit – gelingt, die Spezifität von Virusenzymen auszunutzen, beispielsweise virusspezifischer Proteasen oder Enzymen, die zur Aktivierung von Prodrugs führen. Eine noch höhere Selektivität wäre von Pharmaka zu erwarten, die die Virionen vor der Infektion der Wirtszelle zerstören. Solche Stoffe sind derzeit nicht verfügbar.

## Amantadin und Tromantadin

**Amantadin** (Abb. 4-2, S. 150), das auch als Antiparkinsonmittel eingesetzt wird, wird als Mittel zur Prophylaxe von Infektionen mit *Influenza-A-Viren* angewendet. Es **hemmt Penetration** und **Uncoating** der Viren sowie die **Zusammensetzung** neuer Viren, indem das virale $M_2$-Protein blockiert wird (Abb. 20-49). Die Wirkung ist jedoch unsicher. Nebenwirkungen und Kontraindikationen s. Kap. 4, S. 154.

**Tromantadin** ist ein Derivat des Amantadins und wirkt insbesondere auf Herpes-simplex-Viren. Es wird nur lokal zur **Behandlung der Anfangserscheinungen von** *Herpes-simplex*-Infektionen der Haut verwendet. Dabei ist abgesehen von allergischen und lokalen Reaktionen die Verträglichkeit gut. Im Bläschenstadium darf es nicht mehr angewendet werden.

- **Handelsnamen:**
Amantadinsulfat: PK-Merz®, InfectoFlu®
Tromantadin: Viru-Merz®

## Pyrimidinantagonisten

### Idoxuridin

▶ **Pharmakodynamik und Wirkungen beim Menschen**

Idoxuridin (5-Jod-2-desoxyuridin) ist ein Pyrimidinantagonist (Formel s. Abb. 21-12, S. 699). Es wird

---
[1] In Deutschland nicht im Handel

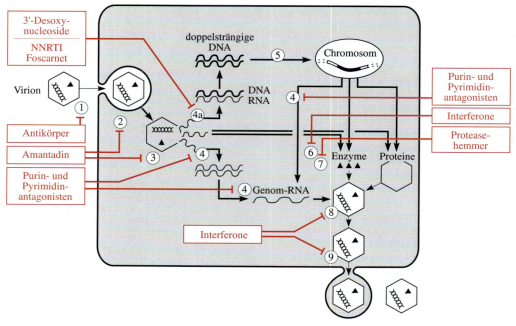

**Abb. 20-49.** Vermehrung von Viren in Wirtszellen und Angriffspunkte von Virustatika.

Das Virion, bestehend aus Kapsid, Hüllproteinen, Genom (**RNA, DNA**) und Enzymen, wird an die befallene Wirtszelle adsorbiert ① und in sie aufgenommen (Penetration ②). Anschließend werden die Nucleinsäuren und die Enzyme freigesetzt (Uncoating ③). Bei den meisten Virusarten (Ausnahme Retroviren) werden unter Zuhilfenahme der entsprechenden Systeme der Wirtszelle die Virusnucleinsäuren repliziert ④ und über Transkription und Translation mittels ribosomaler Aktivität neue Virusproteine (Enzyme, Strukturproteine) synthetisiert und evtl. durch virale Proteasen modifiziert ⑦. Aus diesen Bestandteilen werden neue Viren zusammengesetzt (Assembling ⑧) und aus der Zelle entweder ausgeschleust (Budding ⑨) oder durch Zerfall der Wirtszellen freigesetzt. Bei Retroviren wird mit Hilfe einer viralen transversen Transkriptase die genetische Information der viralen RNA in DNA überschrieben ④a. Nach Reduplikation wird diese in ein Genom der Wirtszelle integriert ⑤. Die Wirtszelle wird so gezwungen, über Transkription ④ und Translation ⑥ dauerhaft Virusnucleinsäuren, Strukturproteine und Enzyme zu produzieren.

Die Adsorption des Virions an die Wirtszelle ① kann mit Antikörpern verhindert werden. Amantadin hemmt Penetration ② und Uncoating ③, Purin- und Pyrimidinantagonisten die RNA- bzw. DNA-Synthese ④, 3'-Desoxynucleoside und NNRTI (nichtnucleosidische reverse Transkriptaseinhibitoren) sowie Foscarnet die reverse Transkription ④a. Interferone hemmen die Translation von Virusproteinen ⑥ sowie das Assembling ⑧, u.U. auch die Ausschleusung der Viren ⑨, Proteasehemmer die Prozessierung von Proteinvorstufen zu den endgültigen viralen Proteinen ⑦.

xxxxx virale Nucleinsäure
▲ virales Protein

im Körper phosphoryliert zum Joddesoxy-UTP, das als Thymidinanalogon in DNA eingebaut wird und dadurch **zu Transkriptionsfehlern führt** (Abb. 21-13, S. 700). Eine starke Hemmung der Thymidylatsynthetase, wie sie für Fluorouracil bzw. Fluordesoxyuridin (Floxuridin) charakteristisch ist (Kap. 21, S. 698 ff.), spielt beim Idoxuridin keine nennenswerte Rolle. Aufgrund des Wirkungsmechanismus ist Idoxuridin **nur gegen DNA-Viren wirksam**. Es ist aber auch toxisch für die Wirtszellen, in deren DNA es ebenfalls eingebaut wird. Bei systemischer Applikation sind daher **Nebenwirkungen** wie bei Zytostatika zu erwarten (Kap. 21, S. 684 ff.). Bei lokaler Anwendung ist Idoxuridin wenig toxisch, da bei topischer und peroraler Applikation keine wirksamen Blutspiegel erreicht werden.

◆ **Therapeutische Verwendung**

0,1–0,5 %ig zur lokalen Behandlung von Herpesinfektionen der Haut und der Kornea

● **Handelsnamen:** Ophtal® Augensalbe, Virunguent®, Zostrum®

## Cidofovir

Cidofovir ist ein Analogon zu Cytosin, das nach intrazellulärer Aktivierung zum Cidofovirdiphosphat die DNA-Polymerase von Zytomegalie-Viren hemmt. Es wird zur i.v. Behandlung der Zytomegalie-Retinitis verwendet.

- **Unerwünschte Wirkungen:** Wichtige Nebenwirkungen von Cidofovir beruhen auf seiner nephro- und hämatotoxischen Wirkung, die durch andere nephro- bzw. hämatotoxische Pharmaka synergistisch verstärkt werden kann. Cidofovir ist möglicherweise kanzerogen.

- **Handelsname:** VISTIDE

## Brivudin

Brivudin (Bromvinyldesoxyuridin) ist ähnlich wie Aciclovir nach Phosphorylierung durch virale Enzyme wirksam bei Infektionen mit Herpes-simplex-1- und Varicella-Zoster-Viren.

- **Unerwünschte Wirkungen:** Die wichtigsten Nebenwirkungen sind gastrointestinale Störungen sowie leichte Nieren- und Leberfunktionsstörungen.

- **Handelsname und Dosierung:** Helpin®; 4 × 125 mg/Tag

## Edoxudin und Trifluridin

Edoxudin (Ethyldesoxyuridin) und Trifluridin[1] (Trifluorthymidin) sind ebenfalls Thymidinantimetabolite zur Behandlung herpetischer Augeninfektionen.

# Purinantagonisten

## Vidarabin

▶ **Pharmakodynamik und Wirkungen beim Menschen**

Vidarabin ist ein adenosinanaloges Nucleosid aus Adenin und Arabinose. Es wird im Körper über Ara-AMP und Ara-ADP in Ara-ATP umgewandelt, das die **virale DNA-Polymerase hemmt**. Seine **Wirkung** erstreckt sich somit auf DNA-Viren.

Da Vidarabin in geringem Maße auch tierische und menschliche DNA-Polymerase hemmt, entsprechen seine **Nebenwirkungen** bei systemischer Anwendung den generellen Nebenwirkungen der Zytostatika (Kap. 21, S. 684ff.). Hinzu kommen neurotoxische Effekte wie Benommenheit, Tremor, Ataxie, psychische Störungen bis zum Koma. Bei topischer Applikation auf Haut und Schleimhäuten erfolgt keine nennenswerte **Resorption**.

---
[1] TFT Thilo®, Triflumann®

◆ **Therapeutische Verwendung**

Lokal (3%ig) zur Behandlung von Herpesinfekten der Haut, der Schleimhäute im HNO-Bereich und des Auges.

- **Handelsname:** Vidarabin Thilo®

## Aciclovir, Famciclovir, Penciclovir und Valaciclovir

▶ **Stoffeigenschaften und Pharmakodynamik**

*Aciclovir und Penciclovir* (Abb. 20-50) sind zuckerfreie Guaninderivate, die als Prodrugs nur in den virusinfizierten Zellen von der Thymidinkinase der Viren zu den entsprechenden Monophosphaten und dann von zellulären Enzymen zum entsprechenden Aciclovir- bzw. Penciclovirtriphosphat als den eigentlichen Wirkformen phosphoryliert werden.

Diese hemmen zum einen die DNA-Polymerasen der Viren und werden zum anderen in die Virus-DNA eingebaut, wobei es, weil die für die Polymerisierung notwendige Hydroxylgruppe in 3'-Stellung der Ribose des Guanosins fehlt, zum Kettenabbruch kommt. Für ähnliche Effekte beim Menschen werden sehr viel höhere Konzentrationen benötigt, als sie bei sachgemäßer Dosierung erreicht werden.

*Valaciclovir*, der L-Valylester von Aciclovir dient als Einschleusester (Resorptionsester) von Aciclovir, aus dem nach der Resorption durch Esterspaltung Aciclovir entsteht.

*Famciclovir* ist der Diacetylester von Penciclovir, der in analoger Weise als Einschleusester für Penciclovir dient.

**Empfindlich** gegenüber Aciclovir und Penciclovir sind insbesondere Herpes-simplex-Viren Typ 1 und 2 und Varicella-Zoster-Viren. Es gibt jedoch Herpes-simplex- und Varicella-Zoster-Stämme, die wegen Fehlens der Thymidinkinase resistent sind. Auch eine Resistenzentwicklung gegen Aciclovir durch Mutation der Thymidinkinase ist möglich. Bei solchen Stämmen kann Penciclovir noch wirksam sein.

- **Unerwünschte Wirkungen:** *Aciclovir, Famciclovir, Penciclovir* und *Valaciclovir* sind bei topischer Anwendung – abgesehen von leichten lokalen Reizerscheinungen – gut verträglich. Bei **peroraler** Gabe kann *Aciclovir* zu Übelkeit, Erbrechen, Durchfall, Kopfschmerzen und Schwindel führen sowie selten zu Kristallurie und leichten Nierenfunktionsstörungen.

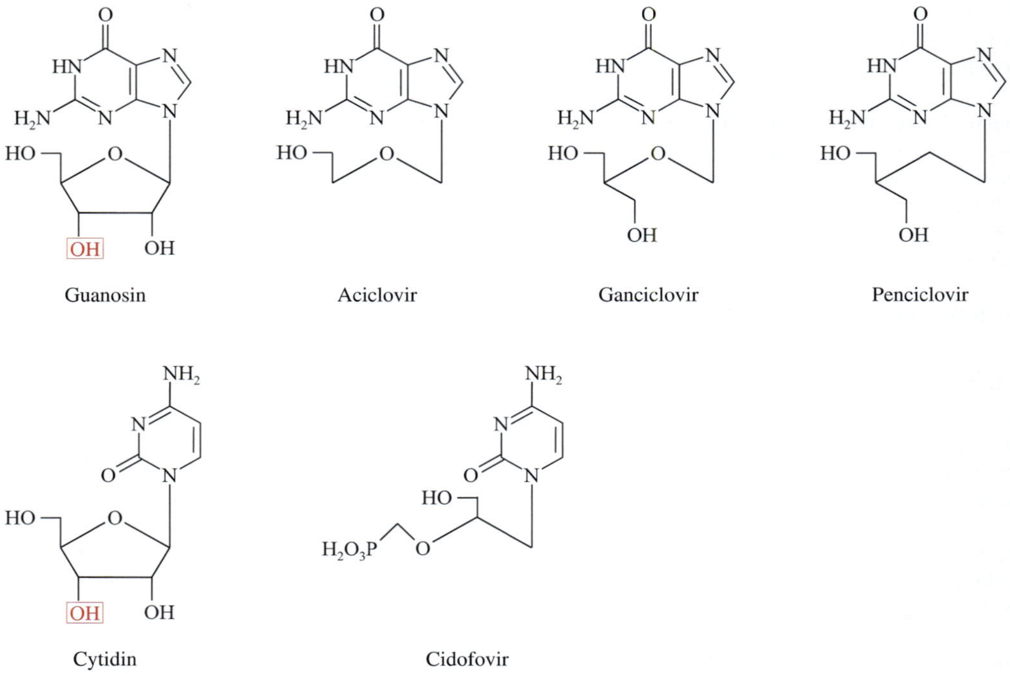

Guanosin  Aciclovir  Ganciclovir  Penciclovir

Cytidin  Cidofovir

**Abb. 20-50.** Strukturformeln von Guanosin- und Cytidinantagonisten. Links zum Vergleich Guanosin und Cytidin.

### ▶ Pharmakokinetik

*Aciclovir* wird nur zu etwa 15–20 % aus dem Gastrointestinaltrakt resorbiert. Nach peroraler Gabe von *Valaciclovir* beträgt die Bioverfügbarkeit von Aciclovir etwa 55 %. Aciclovir verteilt sich gut auf die Gewebe, penetriert gut in den Liquor cerebrospinalis und wird vorwiegend unmetabolisiert renal ausgeschieden. Die Halbwertszeit beträgt ca. 3 Std.

Nach peroraler Gabe von *Famciclovir* beträgt die Bioverfügbarkeit des daraus entstehenden Penciclovirs 70 %. Dessen Plasmaproteinbindung ist gering (< 20 %). Penciclovir wird mit einer Halbwertszeit von 2 Std. vorwiegend unverändert renal ausgeschieden.

### ◆ Therapeutische Verwendung

● **Indikationen:** Aciclovir, Famciclovir, Penciclovir und Valaciclovir sind Erstrangmittel zur Therapie schwerer Erkrankungen an Herpes simplex (einschließlich Herpesencephalitis) und Varicella-Zoster.

● **Kontraindikationen:**
Aciclovir, Valaciclovir: eingeschränkte Nierenfunktion, Schwangerschaft, Stillzeit
Famciclovir: Schwangerschaft, Stillzeit, Kindesalter

● **Interaktionen:** Probenecid verzögert die Ausscheidung von Aciclovir. Nephrotoxische Stoffe erhöhen die Gefahr von Nierenschäden.

● **Dosierung:**
Aciclovir: p. o.: 5 × 0,2–0,8 g/Tag
i. v.: 3 × 5–10 mg/kg/Tag
lokal: auf der Haut 5 %ig,
am Auge 3 %ig
Famciclovir: 3 × 0,25 g/Tag
Penciclovir: 1 %ig lokal auf der Haut
Valaciclovir: 2 × 0,5 g/Tag

● **Handelsnamen:**
Aciclovir: Zovirax® u. a.
Famciclovir: Famvir
Penciclovir: Vectavir
Valaciclovir: Valtrex®

## Ganciclovir

### ▶ Stoffeigenschaften und Pharmakodynamik

Ganciclovir ist ein Guaninderivat (Abb. 20-50), das ebenso wie Aciclovir nach Umwandlung durch eine virale Thymidinkinase in Ganciclovirtriphosphat als eigentliche Wirkform die DNA-Polymerase der Viren hemmt. Die antivirale Wirkung gegen Herpes-simplex- und Varicella-Zoster-Viren ist schwächer, die gegen Zytomegalie-Viren aber 10–20mal stärker als die von Aciclovir. Außerdem wirkt Ganciclovir gegen Epstein-Barr-Viren.

- **Unerwünschte Wirkungen:** Toxische Effekte von Ganciclovir betreffen vor allem die Hämatopoese (Neutropenieinzidenz bis zu 50%). Selten sind neurologische und psychische Störungen, Leberfunktionsstörungen und uncharakteristische Allgemeinbeschwerden.

**Abb. 20-51.** Strukturformel von Ribavirin. Links zum Vergleich Guanosin.

▶ **Pharmakokinetik**

Ganciclovir wird nach peroraler Gabe nur zu einem geringen Prozentsatz, aber dennoch ausreichend resorbiert. Es wird kaum an Plasmaproteine gebunden und verteilt sich daher gut auf die Gewebe einschließlich Liquor und Kammerwasser. Die Ausscheidung erfolgt zu > 90% unverändert über die Nieren mit einer Halbwertszeit von 4 Std.

◆ **Therapeutische Verwendung**

- **Indikationen:** bedrohliche Zytomegalie-Erkrankungen, insbesondere bei immungeschwächten Patienten

- **Kontraindikationen:** starke Neutro- und Thrombozytopenie, Schwangerschaft und Stillzeit

- **Interaktionen:** Probenecid verzögert die Ausscheidung von Ganciclovir. β-Lactamantibiotika erhöhen die Gefahr neurotoxischer Erscheinungen (z. B. von Krämpfen). Folatantagonisten und andere hämatotoxische Stoffe wirken synergistisch hemmend auf die Hämatopoese.

- **Dosierung:** p.o.: 3 × 1 g/Tag
  i.v.: 1–2 × tägl. 5–6 mg/kg

- **Handelsname:** Cymeven®

## Ribavirin

▶ **Stoffeigenschaften und Pharmakodynamik**

Ribavirin (Abb. 20-51) ist ein **Nucleosidanalogon**, bei dem die Base durch einen *Triazolcarboxamidrest* ersetzt ist. Es wird zum entsprechenden Triphosphat phosphoryliert und **hemmt** über mehrere Angriffspunkte – u.a. Hemmung der Guanosinnucleotidsynthese und Hemmung der RNA-Polymerase – die **Nucleinsäuresynthese** und indirekt auch die ribosomale **Proteinbiosynthese**, wodurch die Produktion neuer Viruspartikel sistiert. Die **Wirkung** erstreckt sich **auf** zahlreiche Viren wie »respiratory-syncytial«-(RS-)Viren, Influenza-, Hepatitis-A- und -B-, Masern-, Herpes- und HI-Viren.

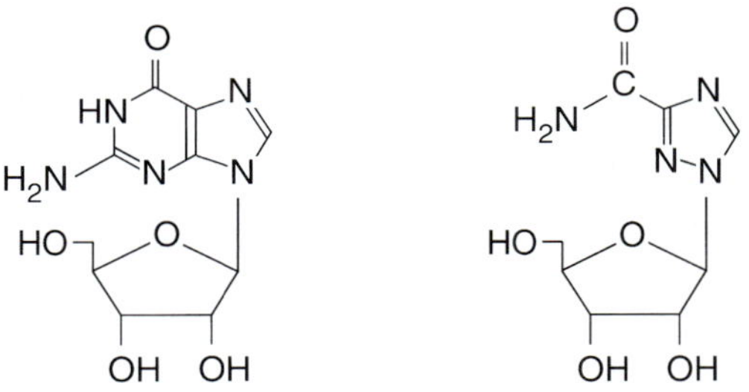

▶ **Wirkungen beim Menschen**

**Teratogene** Effekte wurden beobachtet, **mutagene** Effekte sind nicht auszuschließen. Bei systemischer Gabe wirkt Ribavirin hämolytisch.

▶ **Pharmakokinetik**

Resorbiertes Ribavirin wird mit einer *Halbwertszeit* von 9–10 (–24) Std. renal *eliminiert*.

◆ **Therapeutische Verwendung**

Wegen der beobachteten Nebenwirkungen wird Ribavirin nur lokal als Inhalat (20%ig) zur Behandlung schwerer pulmonaler Infektionen mit RS-Viren eingesetzt. Dabei reichert sich Ribavirin vornehmlich im Lungengewebe an.

- **Kontraindikationen:** Schwangerschaft und Stillzeit (auch bei behandelndem weiblichem Personal wegen der Kontaminationsgefahr!) gelten als Kontraindikation.

- **Handelsname:** Virazole®

## Hemmstoffe der viralen reversen Transkriptase

### 3'-Desoxynucleoside (Zidovudin, Didanosin, Lamivudin, Stavudin, Zalcitabin)

▶ **Stoffeigenschaften und Pharmakodynamik**

Zidovudin (Azidothymidin, AZT), Didanosin (Didesoxyinosin), Lamivudin (2-Desoxy-3-thiacyti-

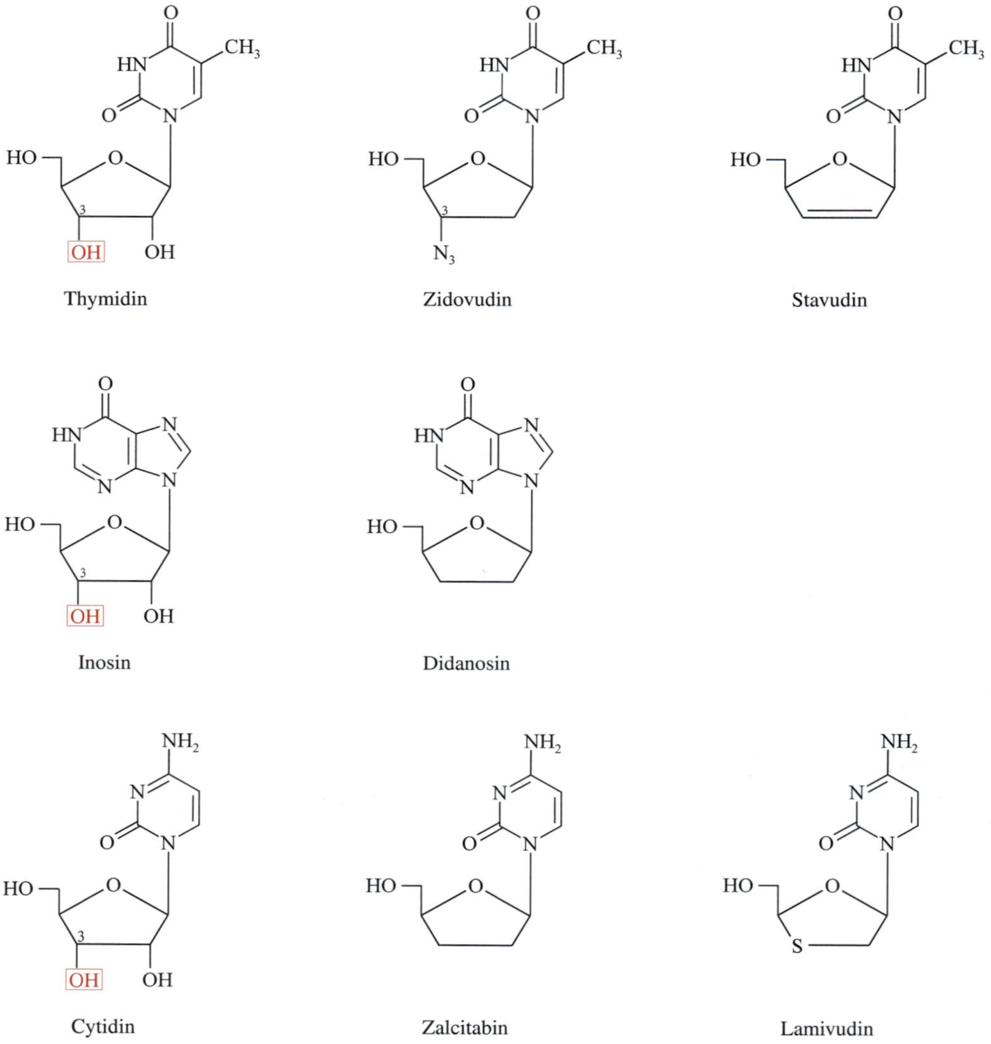

Thymidin        Zidovudin        Stavudin

Inosin        Didanosin

Cytidin        Zalcitabin        Lamivudin

**Abb. 20-52.** Strukturformel von 3'-Desoxynucleosiden.
Links zum Vergleich Thymidin, Inosin und Cytidin; die für die DNA-Kettenbildung wichtige OH-Gruppe in Stellung 3 der Ribose ist mit Raster unterlegt.

din), Stavudin (Didehydrodesoxythymidin) und Zalcitabin (Didesoxycytidin) sind Nucleosidanaloga, denen gemeinsam ist, daß sie statt der Ribose einen Zucker oder zuckerähnlichen Rest besitzen, dem die OH-Gruppe in Position 3 fehlt (Abb. 20-52), die bei der Bildung der DNA-Ketten für die 3',5'-Esterbildung zwischen zwei Nucleosiden notwendig ist.

Die Desoxynucleoside werden in den Zellen analog zu den physiologischen Nucleosiden mit Hilfe von Nucleosidkinasen zu den entsprechenden Nucleosidtriphosphaten phosphoryliert, die als Inhibitoren der reversen Transkriptase von Retroviren wirken, mit deren Hilfe die viralen RNAs in die zu ihnen komplementären DNAs transkribiert werden, die dann in das Genom der Wirtszelle integriert werden. Zusätzlich machen die 3'-Desoxynucleoside die korrekte DNA-Synthese dadurch unmöglich, daß es beim Einbau der 3'-Desoxynucleosidtriphosphate in die wachsende DNA zum Kettenabbruch kommt (Abb. 20-53). Dabei ist die Affinität zur menschlichen DNA-Polymerase sehr viel geringer als zu der viralen Polymerase, so daß die virale DNA-Synthese weitaus stärker betroffen wird als die der Wirtszellen.

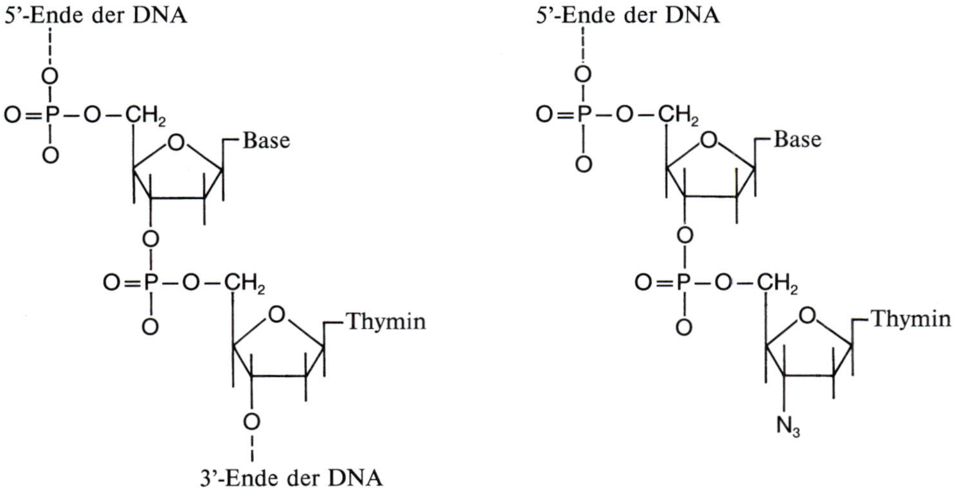

**Abb. 20-53.** Angriff von Azidothymidintriphosphat (rot) an der DNA-Synthese.
Die DNA-Synthese bricht ab, da über die Azidgruppe kein weiteres Nucleotidtriphosphat gebunden werden kann.

> Die 3'-Desoxynucleoside sind potente Mittel gegen HI-Viren, doch kann es, besonders bei Monotherapie, relativ schnell zur Resistenzbildung kommen, u. U. auch zur Parallelresistenz innerhalb der Gruppe. Lamivudin zeigte auch Wirksamkeit gegen Hepatitis-B-Viren.

Aus dem *Wirkungsmechanismus* geht hervor, daß mit diesen Mitteln zwar eine Schädigung noch nicht infizierter Zellen verhindert werden kann, daß aber bereits *genetisch veränderte* Zellen nicht an der Virusvermehrung gehindert werden können. Eine **Heilung** ist somit *nicht* möglich.

### ▶ Wirkungen beim Menschen

Die 3'-Desoxynucleoside haben nur eine mäßig gute Verträglichkeit. Typische Nebenwirkungen sind gastrointestinale Beschwerden, Leberfunktionsstörungen, neurotoxische Effekte (z.B. Schlafstörungen, Kopfschmerzen, Tremor, Krämpfe), Myopathie und Störungen der Hämatopoese. Diese Erscheinungen sind bei den einzelnen Vertretern unterschiedlich stark ausgeprägt: z.B. regelmäßig Knochenmarkdepression bei Zidovudin, häufig Neuropathien und Myopathie bei Zidovudin, Stavudin und Zalcitabin, bis zu 10% Pankreatitiden bei Didanosin; Lamivudin scheint die beste Verträglichkeit aufzuweisen.

### ▶ Pharmakokinetik

Die *Bioverfügbarkeit* der 3'-Desoxynucleoside ist im allgemeinen gut, ebenso ihre Verteilung auf die Gewebe einschließlich des ZNS (Tab. 20-53). Die *Eliminationswege* sind nur z.T. aufgeklärt. Lamivudin scheint kaum verstoffwechselt zu werden; Zidovudin wird zu 75% glucuronidiert.

### ◆ Therapeutische Verwendung

● **Indikationen:** Infektionen mit HI-Viren (AIDS), Didanosin vorzugsweise, Lamivudin ausschließlich in Kombination mit anderen HIV-wirksamen Medikamenten. Lamivudin wird auch versuchsweise bei chronischer Hepatitis B eingesetzt.

● **Kontraindikationen:** Die jeweiligen Kontraindikationen ergeben sich aus den Nebenwirkungen der betreffenden Stoffe (Vorsicht bei entsprechender Vorschädigung!) und den die Verträglichkeit verschlechternden Interaktionen mit anderen gleichzeitig gegebenen Arzneimitteln.

● **Interaktionen:**
Für *Zidovudin* sind zahlreiche Interaktionen mit anderen Pharmaka beschrieben oder denkbar: Beispielsweise können Arzneistoffe, die in der Leber glucuronidiert werden (z.B. Paracetamol), zu einer Verstärkung der Haupt- und Nebenwirkungen von Zidovudin führen; hämatotoxische Stoffe können das Risiko einer Knochenmarkdepression erhöhen, Aciclovir das von neurotoxischen Effekten (z.B. Somnolenz).

Synergistische toxische Effekte sind bei *Didanosin* und *Zalcitabin* u.a. möglich mit Medikamenten, die

674 Antiinfektiva, Pharmaka zur Behandlung und Verhütung von Infektionen

**Tab. 20-53.** Pharmakokinetische Daten und Dosierung von 3'-Desoxynucleosiden

| Freiname | Handelsname | Bioverfüg-barkeit (%) | Protein-bindung (%) | $t_{1/2}$ (Std.) | Übliche Tagesdosis (mg) |
|---|---|---|---|---|---|
| Zidovudin | Retrovir® | 60–70 | ~ 35 | ~ 1 | 500–1500 p.o., 6 × 1,9 mg/kg KG i.v. |
| Didanosin | Videx® | 30–40 | < 5 | ~ 1,5 | 2 × 125–300 p.o. je nach KG |
| Lamivudin | Epivir® | 80–85 | 16–36 | 5–7 | 2 × 150 p.o. |
| Stavudin | Zerit® | 80–90 | < 15 | 1–1,6 | 2 × 30–40 p.o. je nach KG |
| Zalcitabin | HIVID Roche® | 80 | < 4 | 1–2 | 3 × 0,75 p.o. |

eine Pankreatitis hervorrufen können (z.B. Pentamidin), und solchen, die eine periphere Neuropathie auslösen können (z.B. Isoniazid, Vincaalkaloide).
Stoffe, die über einen aktiven Transport in die Nierentubuli ausgeschieden werden (z.B. Co-trimoxazol), können dort mit *Lamivudin* interferieren und seine Ausscheidung verzögern.
Ein Synergismus bezüglich der Neurotoxizität ist bei *Stavudin* mit anderen neurotoxischen Stoffen (z.B. auch Zidovudin) zu erwarten.

● **Handelsnamen und Dosierung:** Tab. 20-53

## Nichtnucleosidische reverse Transkriptaseinhibitoren (Nevirapin)

▶ **Stoffeigenschaften und Pharmakodynamik**

Nevirapin ist ein Pyridinondiazepin (Abb. 20-54), das direkt an die reverse Transkriptase von HIV-1 bindet und die Aktivität der DNA-Polymerase blockiert. Es ist der erste Vertreter einer neuen Gruppe von Virustatika, der sog. **nicht**nucleosidischen **r**eversen Transkriptaseinhibitoren (NNRTI).

Die reverse Transkriptase von HIV-2 und DNA-Polymerasen eukaryontischer Zellen werden durch Nevirapin nicht gehemmt. HIV-1-Viren entwickeln schnell eine Resistenz gegen Nevirapin und z.T. parallel dazu auch zu anderen noch in der Prüfung stehenden NNRTI.

▶ **Wirkungen beim Menschen**

Nevirapin führt häufig (bis zu 50%) zu Exanthemen, z.T. auch schweren Hautreaktionen, ferner zu gastrointestinalen Beschwerden, Kopfschmerz, Schwindel, Schläfrigkeit und Leberschäden.

▶ **Pharmakokinetik**

Nevirapin wird nach peroraler Gabe *sehr gut* (> 90%) *resorbiert*, zu 60% an Plasmaproteine gebunden und nach teilweiser Metabolisierung mit einer *Halbwertszeit* von 22–77 (im Mittel 45) Std. vorwiegend renal eliminiert. Nach längerer Behandlung verkürzt sich die Halbwertszeit wegen beschleunigten Abbaus auf 25–30 Std.

◆ **Therapeutische Verwendung**

● **Indikationen:** HIV-1-Infektionen, wegen der raschen Resistenzbildung nur in Kombination mit anderen HIV-wirksamen Mitteln.

● **Kontraindikationen:** Leber- und Nierenfunktionsstörungen, Schwangerschaft und Stillzeit

● **Interaktionen:** Nevirapin induziert Cytochrom $P_{450}$ (CYP 3A) und beschleunigt den Abbau von Indinavir, Saquinavir, Ketoconacol und möglicherweise hormonalen Antikonzeptiva. Rifamycine senken die Nevirapinspiegel, Makrolide und Cimetidin erhöhen sie.

● **Dosierung:** 2 × 200 mg/Tag

● **Handelsname:** Viramune®

Ein weiterer Vertreter der nichtnucleosidischen reversen Transkriptaseinhibitoren ist **Efavirenz**, das sich derzeit noch in der klinischen Prüfung befindet.

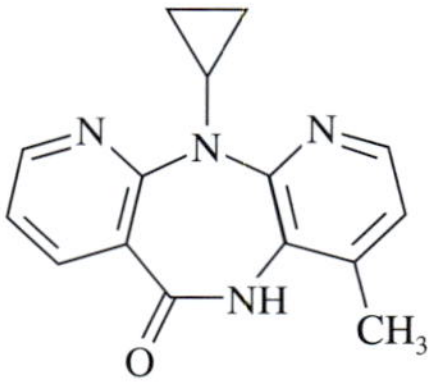

**Abb. 20-54.** Strukturformel von Nevirapin

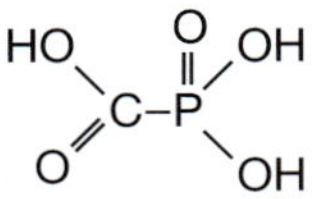

Abb. 20-55. Foscarnet (Phosphonoameisensäure)

# Foscarnet natrium

▶ **Stoffeigenschaften und Pharmakodynamik**

Foscarnet natrium (Trinatriumphosphonoformiat, Abb. 20-55) kann als **Pyrophosphatanalogon** angesehen werden und **hemmt** als solches die **DNA-Polymerase** und zwar mit hoher Selektivität bei Zytomegalie-Viren, Herpes-simplex-Viren, Varicella-Zoster-Viren und Epstein-Barr-Viren. In gleicher Konzentration hemmt es auch die **reverse Transkriptase** von HI-Viren, während die Proliferation menschlicher Zellen kaum gehemmt wird.

▶ **Wirkungen beim Menschen**

Die wichtigsten Wirkungen auf den menschlichen Organismus bestehen in Anämie, reversiblen Nierentubulusschäden mit Polyurie, Polydipsie, Anstieg des Serumkreatinin, Hypokalzämie und Hyperphosphatämie und neurologischen Störungen (Tetanie u. a.). Die Gewebsverträglichkeit ist gering und kann zu Thrombophlebitis und Penisulzeration Anlaß geben.

▶ **Pharmakokinetik**

Foscarnet wird nur schlecht (17 %) aus dem Gastrointestinaltrakt *resorbiert*. Nach i. v. Gabe verteilt es sich gut auf die Gewebe, wobei es längerfristig im Knochen abgelagert werden kann. Die *Elimination* erfolgt renal mit *Halbwertszeiten* von 4–7 Std. ($t_{1/2\,\beta}$) bzw. 88 Std. ($t_{1/2\,\gamma}$).

◆ **Therapeutische Verwendung**

Foscarnet wird verwendet zur Behandlung bedrohlicher Zytomegalie-Erkrankung bei AIDS-Patienten, und zur Behandlung acyclovirresistenter Herpesinfektionen bei Patienten mit AIDS.

● **Interaktionen:** Gleichzeitige Gabe anderer nephrotoxischer Pharmaka, z. B. Ciclosporin, Pentamidin, Amphotericin B, Cisplatin, Aminoglykosidantibiotika, erhöht die Gefahr von Nierenschäden.

● **Kontraindikationen:** Schwangerschaft, Stillzeit, Kindesalter, schwere Nierenfunktionsstörungen

● **Dosierung:** Die Dosierung beträgt initial 3 × tägl. 60 mg/kg i. v., später 1 × 90–120 mg/kg.

● **Handelsname:** Foscavir®

# Proteasehemmer

▶ **Stoffeigenschaften und Pharmakodynamik**

Zu den Protease-(Proteinase-)Hemmern gehören **Indinavir**, **Nelfinavir**, **Ritonavir**, **Saquinavir** u. a. Es sind Verbindungen mit einer peptidähnlichen Struktur (Abb. 20-56), die bestimmten Stellen an Vorstufenproteinen (»gag-pol«-Protein) ähneln, an denen Proteasen angreifen, um essentielle Proteine abzuspalten. Die Proteasehemmer verhindern diese Spaltung, so daß defekte, nichtinfektiöse HIV-Partikel entstehen und es zu einer verminderten Virämie kommt. Die Verbindungen wirken mit hoher Spezifität nur auf HI-Viren.

Bei Monotherapie mit den bekannten Proteasehemmern kommt es zu **Resistenzbildung** durch Punktmutation bei den Viren. Dabei kann es sich um eine Parallelresistenz innerhalb der Gruppe handeln.

▶ **Wirkungen beim Menschen**

Die Proteasehemmer sind im allgemeinen ausreichend gut verträglich. Häufigste Nebenwirkungen sind gastrointestinale Beschwerden, neurologische Störungen (z. B. Parästhesien, Myalgie, Müdigkeit, Schwäche), Leberfunktionsstörungen mit Erhöhung des Transaminasenspiegels im Serum, und Hyperbilirubinämie, hämolytische Anämie und bei Indinavir auch Kristallurie mit Konkrementbildung und Störung der Nierenfunktion. Proteasehemmer können weiterhin zu Störungen des Lipidstoffwechsels führen, und zwar zu Hyperlipidämie und Umverteilung des Fettgewebes (Anreicherung im Abdominal- und Nackenbereich, Abbau in der Peripherie). Als Ursache wird eine Hemmung des Cytochrom $P_{450}$ 3A und eine dadurch verminderte Umwandlung von Retinsäure in cis-9-Retinsäure angesehen, wodurch eine Störung des Retinoidstoffwechsels denkbar wäre.

▶ **Pharmakokinetik**

Die Pharmakokinetik der einzelnen Proteasehemmer ist sehr unterschiedlich (Tab. 20-54). Alle werden jedoch zu einem erheblichen Teil in der Leber vor allem über CYP 3A4 metabolisiert, was zu Interaktionen mit anderen Stoffen Anlaß geben kann.

◆ **Therapeutische Verwendung**

● **Indikationen:** HIV-Infektionen (in Kombination mit reversen Transkriptasehemmern). Über Kontraindikationen und Interaktionen lassen sich noch keine endgültigen Aussagen machen.

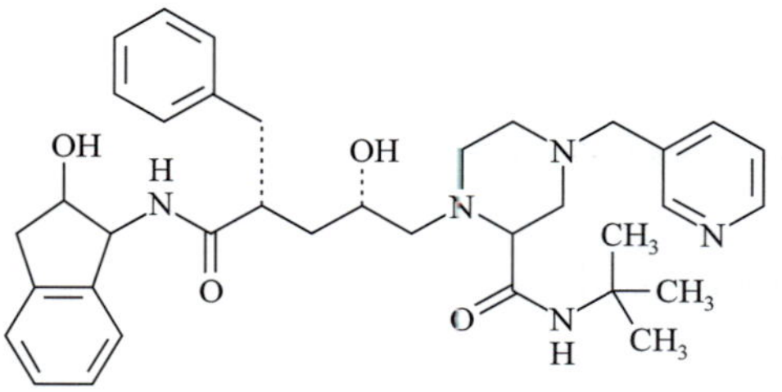

Indinavir

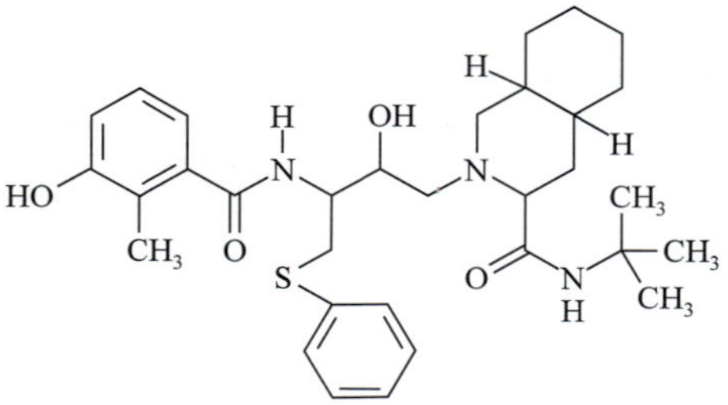

Nelfinavir

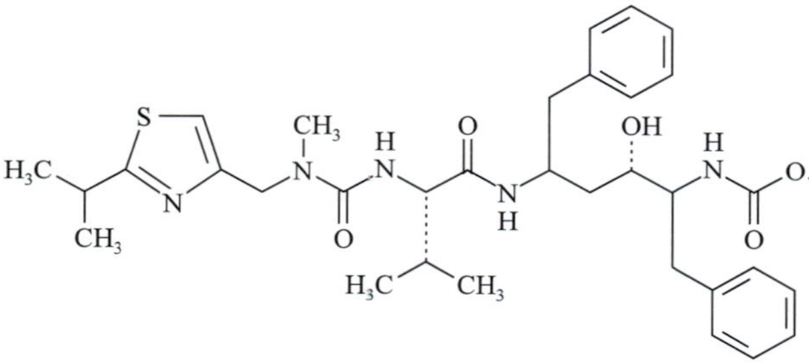

Ritonavir

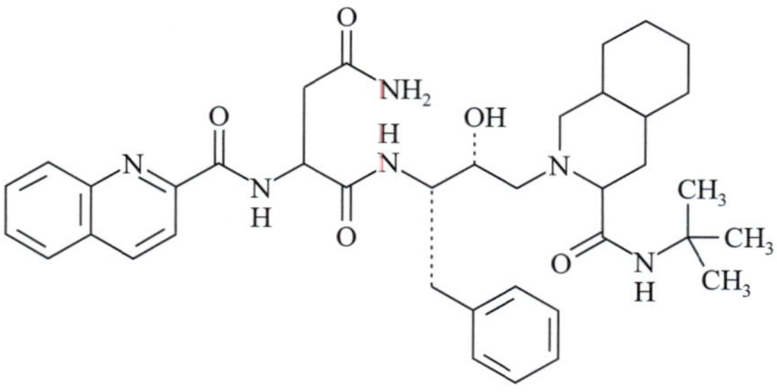

Saquinavir

**Abb. 20-56.** Strukturformeln von Proteasehemmern

● **Kontraindikationen und Vorsichtsmaßnahmen:** Schwangerschaft und Stillzeit; Vorsicht bei Kindern und Patienten mit Leber- und Nierenfunktionsstörungen. Bei Patienten, die gleichzeitig andere Medikamente erhalten, ist eine sorgfältige Überwachung zur rechtzeitigen Erkennung eventuell auftretender Wechselwirkungen notwendig.

● **Interaktionen:** Die Angaben zu Interaktionen der Proteasehemmer sind noch widersprüchlich. Eine wechselseitige Beeinflussung der Metabolisierung ist mit Substraten von Cytochrom $P_{450}$ 3A4 möglich, z.B. Rifamycine, Barbiturate, Phenytoin, Ethinylestradiol, Azole. Beispielsweise beschleunigt Rifampicin den Abbau der Proteasehemmer, während umgekehrt Proteasehemmer den Metabolismus von Rifabutin hemmen, wodurch das Risiko einer durch Rifabutin bedingten Uveitis zunimmt. Weiterhin ist eine Verminderung der Verträglichkeit, u.U. mit fatalen Folgen, durch sedierende,

Tab. 20-54. Pharmakokinetische Daten und Dosierung von Proteasehemmern

| Freiname | Handelsname | Bioverfügbarkeit (%) | Proteinbindung (%) | $t_{1/2}$ (Std.) | Übliche Tagesdosis (mg) |
|---|---|---|---|---|---|
| Indinavir | Crixivan® | gut | 40–60 | 1,8 | 3 × 800 p.o. |
| Nelfinavir | VIRACEPT® | 20–50 (?) | > 98 | 3,5–5 | 3 × 250 p.o. |
| Ritonavir | Norvir® | ~ 80 | > 98 | 3–3,5 | 2 × 600 p.o. |
| Saquinavir | INVIRASE® | 4 | 98 | 13 | 3 × 600 p.o. |

hämatotoxische und kardiotoxische Stoffe beschrieben worden.

- **Handelsnamen und Dosierung:** Tab. 20-54

## Interferone

Interferone sind Glykoproteine (MG 30000), die von tierischen Zellen (Leukozyten, Fibroblasten), die mit Viren infiziert sind, gebildet und abgegeben werden. Sie schützen andere Zellen vor einer Virusinfektion, indem sie in ihnen die **Synthese** eines **translationsinhibierenden Proteins (TIP) induzieren.** Dieses hemmt die Translation viraler mRNA und damit die Vermehrung der Viren. Interferone sind **artspezifisch**, d.h. beim Menschen ist nur humanes Interferon wirksam, aber nicht selektiv in ihrer antiviralen Wirkung, d.h. sie besitzen ein *breites Wirkungsspektrum*. **Weitere Effekte** der Interferone sind u.a.
- Hemmung der Zellteilung von Tumorzellen
- Beeinflussung von Immunreaktionen, z.B. Aktivierung von Makrophagen und Killer-T-Lymphozyten (Kap. 3, S. 144ff.)

◆ **Therapeutische Verwendung**

*Interferon alfa-2b*[1] und versuchsweise auch *Interferon alfa-2a*[2] werden bei chronischer Hepatitis B mit Virusreplikation und bei chronisch aggressiver Hepatitis C eingesetzt, *Interferon beta*[3] systemisch bei schwer beherrschbaren Infektionen mit Herpes- und Varicella-Viren.

- **Unerwünschte Wirkungen:** Die wichtigsten Nebenwirkungen sind Allgemeinbeschwerden wie Fieber, Frösteln, Kopf-, Muskel- und Gelenkschmerzen, Übelkeit, Müdigkeit, Stimmungsschwankungen und Sensibilitäts- und andere neurologische Störungen, Blutbildveränderungen, Myokardinsuffizienz und Leberfunktionsstörungen meist milder Art.

[1] Intron A®
[2] Roferon®-A
[3] Fiblaferon®

- **Kontraindikationen:** Als Kontraindikationen gelten kardiale, neurologische und hämatologische Erkrankungen sowie Leber- und Niereninsuffizienz, Schwangerschaft und Stillzeit.

## Imiquimod

Imiquimod ist ein Imidazochinolinderivat mit immunstimulierenden und tumorhemmenden Eigenschaften, die durch eine Induktion von Inferferon alfa und anderen Zytokinen zustande kommen. Es wird äußerlich zur Behandlung von Condylomata acuminata im Genital- und Perianalbereich eingesetzt. Da es über die Haut zu weniger als 1% resorbiert wird, sind außer reversiblen lokalen Reaktionen, wie Rötung, Ödeme, Erosionen u.ä., keine systemischen Effekte zu erwarten.

- **Handelsname:** Aldara® (5%ige Creme)

## Desinfektionsmittel

### Allgemeine Einführung

**Desinfektionsmittel** dienen der Bekämpfung von Krankheitserregern außerhalb des menschlichen Körpers, auf der Haut und auf den von außen frei zugänglichen Schleimhäuten.

Ihr **Anwendungsgebiet** reicht von der Desinfektion von Instrumenten und Gebrauchsgegenständen über die Entseuchung von Ausscheidungen, die Behandlung von Wunden und oberflächlichen Infektionen der Haut und Schleimhäute, z.B. der Mundhöhle, des Respirations-, Intestinal- und Urogenitaltrakts usw., bis zur Aufbereitung von Trinkwasser und Konservierung von Arzneimittelzubereitungen. Die außermedizinische Verwendung von Desinfizienzien in Kosmetika gilt bei Hygienikern als unerwünscht.

Die **Anforderungen**, die an ein Desinfektionsmittel gestellt werden, sind daher recht vielfältig. Sie schließen u. a. ein:
- Breites Wirkungsspektrum, Bakterien (einschließlich Sporen), Pilze, Protozoen und Viren umfassend
- Rasche, möglichst keimtötende Wirkung, auch bei kurzer Einwirkungszeit
- Geringe oder fehlende Inaktivierung durch biologisches Material (Blut, Eiter etc.) sowie durch chemische oder physikalische Einflüsse
- Fehlende oder geringe Toxizität für den Wirtsorganismus
- Fehlen einer aggressiven Wirkung auf die zu desinfizierenden Materialien (Metall, Gummi, Textilien etc.)

Da solch divergierende Anforderungen nicht von einem einzigen Stoff erfüllt werden können, eignen sich die verschiedenen Desinfektionsmittel jeweils nur für bestimmte Anwendungsgebiete. Dabei muß auch die unterschiedliche Wirksamkeit auf einzelne Keime (Abb. 20-57) berücksichtigt werden.

Im folgenden werden kurz die pharmakologischen Eigenschaften der einzelnen Desinfektionsmittel beschrieben. Bezüglich der Anwendung muß auf die Lehrbücher der Hygiene verwiesen werden.

## Oxidationsmittel

Oxidationsmittel sind Verbindungen, die entweder als **Elektronenakzeptoren** fungieren oder **atomaren Sauerstoff freisetzen**, der aufgrund seiner hohen Reaktivität in Mikroorganismen wichtige Zellbestandteile oxidiert oder Reaktionsgleichgewichte verschiebt. Atomarer Sauerstoff geht rasch in molekularen Sauerstoff über und verliert dann seine Wirksamkeit. Oxidationsmittel werden vorwiegend zur **Wunddesinfektion** eingesetzt.

### Wasserstoffperoxid

Wasserstoffperoxid ($H_2O_2$) ist eine farblose Flüssigkeit, die bei Kontakt mit tierischen Geweben durch das Enzym Katalase unter **Freisetzung** von **atomarem Sauerstoff** gespalten wird. Die Spaltung erfolgt so rasch, daß eine starke Entwicklung von gasförmigem Sauerstoff mit **Schaumbildung** auftritt. Dadurch wird zusätzlich ein *mechanischer Reinigungseffekt* erzielt. Andererseits besteht bei der Anwendung von $H_2O_2$ in Hohlräumen die Gefahr eines **Gasemphysems**. Wegen der Gefahr der Gewebsschädigung durch subkutane Gasbildung können nur 0,2–3 %ige

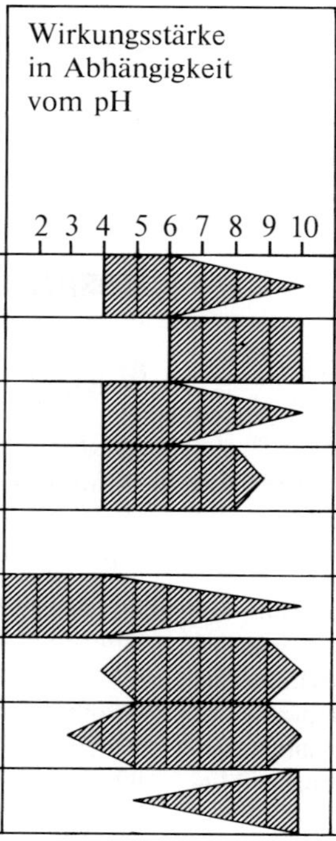

| | Wirkungsstärke in Abhängigkeit vom pH 2 3 4 5 6 7 8 9 10 | Beeinflussung durch Milieu | Sporen | Gramnegative Bakterien | Grampositive Bakterien | Mykobakterien | Pilze | Viren |
|---|---|---|---|---|---|---|---|---|
| Hypochlorite | | ++ | ++ | ++ | ++ | + | + | ++ |
| Organ. Chlorverbindungen | | ++ | ++ | ++ | ++ | + | + | ++ |
| Jod | | ++ | ++ | ++ | ++ | + | + | ++ |
| Formaldehyd | | ++ | ++ | ++ | ++ | ++ | + | S |
| Alkohole | | + | 0 | ++ | ++ | ++ | + | S |
| Phenole | | + | 0 | ++ | ++ | ++ | + | S |
| Kationische Tenside | | ++ | 0 | ++ | ++ | 0 | ++ | S |
| Ampholyte | | ++ | 0 | ++ | ++ | + | ++ | S |
| Chlorhexidin | | + | 0 | ++ | ++ | 0 | + | S |

++ = stark, + = gering bis mäßig, 0 = fehlend, S = selektiv

**Abb. 20-57.** Wirksamkeit von Desinfektionsmitteln nach Wallhäußer [Aus: Estler C-J. Pharmakologie für Zahnmediziner. 4. Aufl. Stuttgart, New York: Schattauer 1993.]

Lösungen verwendet werden. Ihre Wirkung ist kurz und nur mäßig gut. Langfristige Anwendung in Form von Mundwässern führt zu einer reversiblen Hypertrophie der Papillae filiformes der Zunge (**schwarze Haarzunge**).

### Kaliumpermanganat

Kaliumpermanganat ist in den üblichen Konzentrationen (1 : 10000) in seiner Wirkung unsicher. Höhere Konzentrationen wirken *gewebsreizend*.

## Halogene

Halogene wirken keimtötend, wahrscheinlich über eine **Enzymhemmung**. Nur Jod- und Chlorverbindungen haben größere Bedeutung erlangt.

### Anorganische Jodverbindungen

Jod und Jodide in Form von alkoholischen (Jodtinktur) oder wäßrigen Lösungen (z. B. Lugol-Lösung) gehören zu den wirksamsten **Haut-** bzw. **Schleimhautdesinfektionsmitteln**. Ihre Verwendbarkeit wird begrenzt durch die *starke lokale Reizwirkung* auf Schleimhäute und die nicht seltene Sensibilisierung. Bei versehentlicher p. o. Einnahme größerer Mengen kann Jod eine schwere, unter Umständen durch Dehydratationsschock tödliche *Gastroenteritis* auslösen.

### Jodophore

Als Jodophore bezeichnet man Verbindungen, die Jod komplex binden und in Lösung langsam wieder abgeben. Es werden so über längere Zeiträume niedrige Jodkonzentrationen im Milieu aufrechterhalten. Die desinfizierende Wirkung der gängigen Jodophore ist geringer als die von Jod oder Jodiden. Bei Resorption größerer Mengen können unter Umständen Störungen des Jodstoffwechsels auftreten.

● **Handelsnamen:** *Povidon-Jod*: Betaisodona®, Braunol®, Braunovidon®, Freka-cid®, Inadine®, Traumasept® u. a.

### Chlor

Gasförmiges Chlor hat keine medizinische Bedeutung. Es wird mitunter noch zur **Wasserdesinfektion** verwendet. Über seine toxische Wirkung siehe Kap. 24 (S. 751).

### Hypochlorite

Lösungen von Hypochloriten (z. B. Dakin-Lösung) wirken keimtötend und *lösen nekrotisiertes Gewebe auf*. Sie werden deshalb zur **Wundreinigung** und **-desinfektion** verwendet. Nachteilig ist, daß sie auch Blutgerinnsel auflösen.

### Chlorophore

Als Chlorophore werden organische Chlorverbindungen bezeichnet, die langsam Chlor abspalten und in Lösungen Hypochlorite bilden (z. B. Chloramine):

$$R=N-Cl + H_2O \rightarrow R=N-H + HOCl$$

Sie dienen vorwiegend der **Wäsche-** und **Sputumdesinfektion**.

● **Handelsnamen:** *Tosylchloramin-Na*: Clorina®, Trichlorol®

## Alkohole

Die **einwertigen aliphatischen Alkohole** wirken *proteindenaturierend* und keimtötend. Sporen werden allerdings nicht abgetötet. Nur die gut wasserlöslichen Alkohole (Ethanol, Propanol und Isopropanol) finden, entweder allein oder als Vehikel für andere Desinfektionsmittel, medizinische Verwendung, und zwar zur *Händedesinfektion* und zur *Sprühdesinfektion* von Geräten und Gegenständen.

Die **mehrwertigen Alkohole** *Triethylenglykol* und *Propylenglykol* werden gelegentlich zur *Luftdesinfektion* verwendet. Sie sind nur bei einem bestimmten Wassergehalt der Luft wirksam, der dafür sorgt, daß alle Keime von einer Wasserhülle umgeben sind, in der sich die Glykole lösen, ohne dabei zu stark verdünnt zu werden. Die keimtötende Wirkung erfolgt durch *osmotischen Wasserentzug*.

## Aldehyde

### Formaldehyd

Formaldehyd wirkt stark **proteindenaturierend** und dadurch keimtötend, über den gleichen Wirkungsmechanismus aber auch *gewebsreizend, adstringierend* oder *ätzend*. Wegen der schlechten Gewebsverträglichkeit wird Formaldehyd z. B. in wäßriger Lösung (Formalin) vorwiegend nur zur **Flächendesinfektion** verwendet und hat sich dabei wegen seiner besonders guten *antiviralen* Wirkung bewährt.

Im Tierversuch hat sich Formaldehyd als *kanzerogen* erwiesen. Die Übertragbarkeit dieser Befunde auf den Menschen ist nicht erwiesen.

● **Handelsname:** Lysoform®

### Glutaraldehyd

Glutaraldehyd ist besser gewebsverträglich und weniger korrosiv als Formaldehyd, so daß er zur **Instrumentendesinfektion** eingesetzt werden kann. Er ist in Lösung weniger stabil.

## Säuren

*Aliphatische Fettsäuren* (Propionsäure, Undecylensäure) sind zum Teil brauchbare **Antimykotika** (S. 652).

*Benzoesäure, p-Hydroxybenzoesäure* und deren Ester (Parabene) werden vorwiegend als **Konservierungsmittel** auch für Arzneimittel verwendet. Als sog. Parastoffe können sie Allergien auslösen.

## Phenolderivate

Phenole wirken **proteindenaturierend** und **schädigen** die **Zellmembranen**, so daß es zu Permeabilitätsstörungen kommt, die bei Mikroorganismen tödlich sind. Auf dem gleichen Mechanismus können toxische Effekte beim Menschen, z. B. örtliche *Gewebsreizung* und *Zellnekrosen*, oder bei Resorption *neurotoxische* Effekte (Lokalanästhesie, Hypothermie, Krämpfe, Atemlähmung) und *Nierenschäden* beruhen. Durch Substitution mit Aryl- oder Alkylgruppen, Sauerstoff- oder Halogenatomen wird die keimtötende Wirkung in der Regel verstärkt, die systemische Toxizität beim Menschen zugleich vermindert. Verbindungen dieses Typs, wie **Thymol, Kresol, Chlorphenole** u.a. werden meist in Gemischen zur *Grob*- und *Feindesinfektion* sowie zum Teil auch als *Antiseptika* verwendet.

**Hexachlorophen** findet u. a. Verwendung als *Hautdesinfiziens*, z. B. bei Akne, Ekzemen, Ulcus cruris u. a. Bei Neugeborenen ist es wegen der Gefahr einer systemischen Vergiftung kontraindiziert.

- **Handelsnamen:**
Hexachlorophen: in Aknefug®-Emulsion Creme u. a.
Biphenylol: Manusept®

## Tenside

Nach der Ladung ihres hydrophoben Anteils werden die Tenside eingeteilt in
- anionische Tenside
- kationische Tenside
- Ampholyte

Sie lagern sich aufgrund ihrer oberflächenaktiven Eigenschaft in Zellmembranen ein und führen dort zu **Permeabilitätsstörungen** und zum Verlust essentieller Zellbestandteile.

### Anionische Tenside

Sie wirken kaum desinfizierend, werden aber als **Reinigungsmittel** viel verwendet.

### Kationische Tenside (Invertseifen)

Invertseifen wirken abtötend auf Bakterien und Pilze, aber nicht auf Sporen und Mykobakterien. Viren werden nur zum Teil erfaßt. Kationische Tenside werden teils zur **Hände-** und **Instrumenten-**, teils zur **Schleimhautdesinfektion** eingesetzt. Seife und anionische Tenside heben die Wirkung auf.

- **Handelsnamen:**
Benzalkonium: Baktonium®, Laudamonium® u. a.
Cetylpyridinium: Dobendan® u. a.
Dequalinium: Efisol®, Evazol®, Maltyl®, Soor-Gel, Sorot® u. a.

### Ampholyte

Sie sind noch wirksamer als die kationischen Tenside und besser hautverträglich.

- **Handelsnamen:** Dodecyl-triaza-octancarbonsäure (Triazhenicosansäure): Tego®

## Schwermetalle

### Quecksilber

Die antimikrobielle **Wirkung** von Quecksilber beruht auf einer Reaktion mit SH-Gruppen und einer dadurch bedingten *Enzymhemmung*. **Anorganische Quecksilbersalze**, wie *Sublimat*, sind *sehr toxisch* und kommen nicht für die Anwendung am Menschen in Frage. **Organische Quecksilberverbindungen**, wie *Merbromin* u. a., die auch als *Schleimhautdesinfizienzien* verwendet werden, geben langsam geringe Mengen an Hg-Ionen ab. Sie sind daher weniger toxisch, aber auch weniger wirksam und deshalb anderen Desinfektionsmitteln unterlegen.

- **Unerwünschte Wirkungen:** Da nach Verwendung von organischen Quecksilberverbindungen bei Kindern in seltenen Fällen eine Schädigung des ZNS im Sinne eines **Feer-Syndroms** (Akrodynie) beschrieben wurde mit psychischen Veränderungen, Schwitzen, Exsikkose, Rötung der Akren, Mazerierung der Haut, Störung des Haar- und Nagelwachstums, sensorischen und motorischen Störungen

(Muskelhypotonie), dürfen Phenylmercuriacetat, Merbromin u. ä. innerlich nur kurzfristig, bei Kindern unter 6 Jahren gar nicht verwendet werden.

● **Handelsname:** Merbromin: Mercuchrom®

## Silber

**Silbernitrat** wirkt stark bakterizid, aber in höheren Konzentrationen auch stark adstringierend oder ätzend. Es wird zur *Prophylaxe* der *Neugeborenen-Blenorrhö* verwendet.

**Organische Silberverbindungen** wie Targesin setzen langsam Silberionen frei. Ihre desinfizierende Wirkung ist gering. Sie eignen sich besser als milde *Adstringenzien*.

## Chlorhexidin

Das Guanidinderivat Chlorhexidin hat sich als ein sehr brauchbares, allerdings im wesentlichen nur antibakteriell wirkendes **Haut-** und **Schleimhautdesinfiziens** erwiesen. Bei der Verwendung zur Mundpflege vermindert es die Bildung von bakteriell besiedelten Plaques auf den Zähnen, die für die Kariesentstehung verantwortlich sind.

● **Unerwünschte Wirkungen:** Als unerwünschte Effekte können lokale Reizung, z. B. Rötung, Brennen, Verfärbung von Zunge und Zähnen, Geschmacksstörungen und selten allergische Hautreaktionen vorkommen.

● **Kontraindikationen:** Um weitere Gewebsschäden zu vermeiden, sollte Chlorhexidin bei erosiven Schleimhautveränderungen und bei Vorliegen größerer frischer Wundflächen im Mund- und Rachenraum nicht als Mundpflegemittel eingesetzt werden.

● **Handelsnamen:** Chlorhexamed®, Corsodyl®, Frubilurgyl®, Hansamed®, Lemocin® CX u. a.

## Hexetidin

Hexetidin, das vornehmlich gegenüber grampositiven Bakterien wirkt, findet als **Mund-** und **Rachendesinfiziens** Verwendung.

● **Handelsnamen:** Hexoral® u. a.

## Acridinderivate

Die Acridinderivate sind gelbe Farbstoffe, die gegenüber grampositiven Bakterien wirksam sind. Auf der Haut sind die Acridinderivate gut verträglich und untoxisch. Nach peroraler Einnahme werden sie nur schlecht resorbiert, die resorbierten Anteile verteilen sich über den Körper, wobei eine langdauernde Speicherung in der Haut, den Haaren und den Nägeln erfolgt, und werden dann langsam über die Nieren ausgeschieden.

Das Derivat **Acriflavin** wird zur *Mund-* und *Rachendesinfektion* verwendet, **Ethracidin** auch zur *Wund-* und *Darmdesinfektion*.

● **Handelsnamen:**
Acriflavin: in Nordapanin N
Ethacridin: Metifex®, Rivanol®, Uroseptol® u. a.

# Mittel gegen Ektoparasiten

Die wichtigsten **Ektoparasiten** des Menschen sind die zu den Arthropoden zählenden Läusearten (Kopf-, Filz-, Kleiderläuse) und die zu den Spinnen zählenden Krätzemilben.

Zur **Bekämpfung** von **Kopf-** und **Filzläusen** werden lokal Insektizide verwendet, und zwar
● *Lindan*[1] aus der Gruppe der chlorierten zyklischen Kohlenwasserstoffe (Kap. 24, S. 783)
● *Malathion* aus der Gruppe der Alkylphosphate (Kap. 24, S. 783 ff.)
● *Allethrin*[2], ein Pyrethroidester (Kap. 24, S. 789)
Letzteres wird in der Regel mit *Piperonylbutoxid* kombiniert, einem Hemmstoff von Cytochrom-$P_{450}$-abhängigen Monooxygenasen, der den Abbau von Allethrin verzögert und so seine Wirkung verstärkt.

Bei sachgemäßer Anwendung[3] – vor allem ist die Resorption möglichst gering zu halten und Schleimhautkontakt zu vermeiden – ist trotz möglicher perkutaner Resorption der Insektizide das **Nutzen-Risiko-Verhältnis** vertretbar und die Intoxikationsgefahr (s. hierzu die o. g. Kapitel) gering.

Für die **Behandlung** der **Krätze** (Scabies) kommen neben Lindan, das Scabizid Crotamiton[4] und *Benzylbenzoat*[5], ein Akarizid, das bei den Parasiten als Nervengift eine Hyperexzitation verursacht, in Be-

---

[1] Jacutin®
[2] Jacutin® N
[3] Genaue Richtlinien zur Art der Anwendung, Einwirkungszeit, Nachbehandlung etc. finden sich in den Fachinformationen des Herstellers.
[4] Crotamitex®
[5] Acarosan®, Antiscabiosum

tracht. Da die Resorption über die intakte Haut gering ist, sind neurotoxische Effekte (z.B. Krämpfe) bei sachgemäßer Anwendung[1] nicht zu erwarten. Wegen lokaler Reizwirkung ist ein Schleimhautkontakt zu vermeiden.

**Literatur**

Albino JA, Reichman LB. The treatment of tuberculosis. Respiration 1998; 65:237-55.

Alexander M, Estler C-J, Legler F. Antibiotika und Chemotherapeutika. 2. Aufl. Stuttgart: Wissenschaftliche Verlagsgesellschaft 1995.

Baron S et al. The interferons. J Am Med Ass 1991; 266:1375.

Bartmann K. Antimikrobielle Chemotherapie. Berlin, Heidelberg, New York: Springer 1974.

Beck EG et al. Liste chemischer Desinfektionsverfahren. Zbl Bakt Hyg I, Abt. B. 1977; 164:397.

Bundesinstitut für gesundheitlichen Verbraucherschutz und Veterinärmedizin und Robert-Koch-Institut: Kopflausbefall (Pediculosis capitis). Erkennung, Verhütung und Bekämpfung. Med Mo Pharm 1998; 21:52-4.

Burchard G-D, Bialek R, Schönfeld C, Nothdurft HD. Aktuelle Malariaprophylaxe. Dtsch Ärztebl 1996; 93: A1955-60.

Burns DA. The treatment of human ectoparasite infection. Br J Dermatol 1991; 125:89-93.

Cook GC. Adverse effects of chemotherapeutic agents used in tropical medicine. Drug Safety 1995; 13:31-45.

Dax S. Antibacterial chemotherapeutic agents. London: Chapman & Hall 1996.

Dieterich HA, Eichler H-G, Kurz A. Antiinfektiva. Stuttgart: Wissenschaftliche Verlagsgesellschaft 1998.

Drews J. Grundlagen der Chemotherapie. Wien, New York: Springer 1979.

Edwards G, Breckenridge AM. Clinical pharmacokinetics of anthelmintic drugs. Clin Pharmacokin 1988; 15:67-93.

Fenner Th. Therapie von Infektionen. Stuttgart, New York: Schattauer 1998.

Fosley M, Tilley L. Quinolone antimalarials: mechanism of action and resistance and prospects for new agents. Pharmacol Ther 1998; 79:55-87.

Fosley M, Tilley L. Quinoline antimalarials: mechanism of action and resistance. Int J Parasitol 1997; 27:231-40.

Franklin TJ, Snow GA. Biochemistry of antimicrobial action. 4. Aufl. London, New York: Chapman & Hall 1989.

Groll AH, Piscitelli SC, Walsh TJ. Clinical pharmacology of systemic antifungal agents. Adv Pharmacol 1998; 44: 343.

Gupta AK, Einarson TR, Summerbell RC, Shear NH. An overview of topical antifungal therapy in dermatomycoses. Drugs 1998; 55:645-74.

Helwig H. Antibiotika, Chemotherapeutika. 4. Aufl. Stuttgart, New York: Thieme 1989.

James DM, Gilles HM. Human Antiparasitic Drugs: Pharmacology and Usage. Chichester, New York: Wiley & Sons 1985.

Kagen BM. Antimicrobial Therapy. Philadelphia: Saunders 1980.

Katz M. Anthelmintics: Current concepts in the treatment of helminthic infections. Drugs 1986; 32:358-71.

Kauffman CA, Carver PL. Antifungal agents in the 1990s. Drugs 1997; 53:539-49.

Keating MR. Antiviral agents. Mayo Clin Proc 1992; 67:160-78.

Knothe H. Tabellarium der Chemotherapie für die Praxis. Basel, Wiesbaden: Aesopus 1981.

Köhler K, Köhler B, Stich A. Therapie der Malaria. Dtsch Ärztebl 1995; 92:A201-10.

Lang E. Antibiotika-Tabellen. 9. Aufl. Wien: Verlag Medizin Information 1987.

Moellering RC. Oral cephalosporins. Basel: Karger 1995.

Naber KG, Adam D. Einteilung der Fluorchinolone. Chemother J 1998; 7:66-8.

Neu HC. Quinolone antimicrobial agents. Ann Rev Med 1992; 43:465-86.

NN Liste der vom Bundesgesundheitsamt geprüften und anerkannten Desinfektionsmittel und -verfahren. Bundesgesundheitsbl. 1990; 33:503-16.

Physicians 1998 Drug Handbook. Springhouse Corp. Springhouse, PA, 1998.

Schäfer-Korting M. Antimykotika. Med Mo Pharm 1991; 14:197-205.

Schönfeld H. Antiparasitic Chemotherapy. Basel: Karger 1981.

Silva N de, Guyatt H, Bundy D. Anthelmintics. A comparative review of their clinical pharmacology. Drugs 1997; 53:769-88.

Simon C, Stille W. Antibiotika-Therapie in Klinik und Praxis. 9. Aufl. Stuttgart, New York: Schattauer 1998.

Siporin C, Heifetz CL, Domagala JM. The new generation of quinolones. New York: Marcel Dekker 1990.

Slater AFG, Cerani A. Inhibition by chloroquine of a novel haem polymerase enzyme activity in malaria trophozoites. Nature 1992; 355:167-9.

Volz MA, Kirckpatrick CH. Interferons 1992. Drugs 1992; 43:285-94.

Wallhäußer KH. Praxis der Sterilisation, Desinfektion, Konservierung. 4. Aufl. Stuttgart: Thieme 1988.

Walther H, Meyer FP. Klinische Pharmakologie antibakterieller Arzneimittel. München: Urban & Schwarzenberg 1987.

Whitley RJ, Gnann JW. Acyclovir: A decade later. New Engl J Med 1992; 327:782-9.

White NJ. The treatment of malaria. New Engl J Med 1996; 335:800-6.

Wood AJJ. HIV-Protease inhibitors. New Engl J Med 1998; 338:1281-92.

---

[1] s. Fußnote 4 auf S. 681.

# 21 Zytostatika

C.-J. Estler

| | |
|---|---|
| **Allgemeine Einführung** .......... 683 | Pyrimidinantagonisten .......... 698 |
| | Besonderheiten einzelner |
| **Alkylanzien** .......... 689 | Pyrimidinantagonisten .......... 699 |
| Allgemeine Eigenschaften und | Purinantagonisten .......... 700 |
| Pharmakodynamik .......... 689 | Besonderheiten einzelner |
| Besonderheiten einzelner Alkylanzien .......... 689 | Purinantagonisten .......... 701 |
| Stickstofflostderivate .......... 689 | |
| Ethylenimine .......... 692 | **Spindelgifte** .......... 704 |
| Alkylsulfonate .......... 692 | Vincaalkaloide .......... 704 |
| Nitrosoharnstoffderivate .......... 693 | Podophyllotoxinderivate (Etoposid, |
| Platinkomplexverbindungen .......... 693 | Teniposid) .......... 705 |
| Dacarbazin und Procarbazin .......... 694 | Taxane (Taxoide) .......... 705 |
| Mitomycin .......... 695 | Topoisomerasehemmer .......... 706 |
| **Interkalierend wirkende Zytostatika** .......... 695 | **Andere Zytostatika** .......... 707 |
| Allgemeine Stoffeigenschaften und | Bleomycine .......... 707 |
| Pharmakodynamik .......... 695 | Hydroxycarbamid .......... 708 |
| Besonderheiten einzelner Verbindungen .......... 695 | L-Asparaginase .......... 708 |
| Actinomycine .......... 695 | Interferone .......... 708 |
| Anthracycline .......... 696 | Miltefosin .......... 708 |
| Amsacrin .......... 697 | Rituximab .......... 708 |
| Mitoxantron .......... 697 | Porfimer .......... 709 |
| | Weitere in der antineoplastischen Chemo- |
| **Antimetabolite** .......... 697 | therapie verwendete Arzneimittel .......... 709 |
| Folatantagonisten .......... 697 | Hormone, Hormonanaloga und Hormon- |
| Besonderheiten einzelner Folat- | antagonisten .......... 709 |
| antagonisten .......... 698 | |

## Allgemeine Einführung

**Bösartige Tumoren** zeichnen sich durch invasives und destruierendes Wachstum aus, das die Organgrenzen überschreitet und gesundes Gewebe zerstört. Sie setzen sich aus transformierten (entarteten) Zellen zusammen.

Die **Ursachen** der **Tumorentstehung** sind noch weitgehend unbekannt. Man weiß lediglich, daß
- bestimmte physikalische (Strahlung),
- chemische (kanzerogene Stoffe) oder
- biologische Noxen (Viren)

Tumoren auslösen können, doch sind die bekannten Noxen nur für einen geringen Prozentsatz aller Tumoren verantwortlich zu machen. Eine gezielte Tumorprophylaxe ist daher nur in Ausnahmefällen möglich.

Abgesehen von ihrer hohen Teilungsrate unterscheiden sich Tumorzellen in ihrem Stoffwechsel in vielen Punkten nicht von gesunden Zellen. Das macht einen selektiven Eingriff in den Tumorzellstoffwechsel zur Zeit unmöglich.

Neuere Erkenntnisse über die Mechanismen der Invasion von Tumoren in das gesunde Gewebe und der Metastasierung, wie z. B. Zelladhäsion, Proteolyse der extrazellulären Matrix, Angiogenese, sowie über die daran beteiligten Faktoren haben in letzter Zeit die Suche nach Stoffen, die in derartige Prozesse eingreifen, sehr stimuliert und zu ersten Erfolgen geführt.

Tab. 21-1. Wichtige Indikationen und Nebenwirkungen von Zytostatika

| Zytostatikum | Hauptindikationen | Generelle Nebenwirkungen | Spezielle Nebenwirkungen |
|---|---|---|---|
| a) N-Lostderivate | Lymphosarkome, lymphatische u. myeloische Leukämie, Hodgkin-Krankheit, solide Tumoren verschiedener Organe, bes. Ovarial-, Mamma- u. Bronchialkarzinom | Frühreaktionen:<br>● Übelkeit, Erbrechen<br>● Fieber<br>● Frösteln oder Schwitzen<br>● Abgeschlagenheit<br>● allgemeines Unwohlsein | lokale Unverträglichkeit Schädigung der ableitenden Harnwege (alle) psychische Störungen (Ifosfamid), Herzmuskelschwächen (Cyclophosphamid), Gynäkomastie (Estramustin) |
| b) Ethylenimine | ähnlich wie N-Lostderivate, Retinoblastom | Störung der Hämatopoese:<br>● Anämie | psychische Störungen, Erythrodermie |
| c) Alkylsulfonate Busulfan | Leukämie | ● Granulozytopenie<br>● Lymphopenie<br>● Thrombopenie | Leberschäden |
| Treosulfan | Ovarialtumoren | | |
| d) Nitrosoharnstoffderivate | ähnlich wie N-Lostderivate, Hirntumoren (Lomustin), Melanome, maligne Lymphome (Carmustin), Prostatakarzinom (Estramustin) | Immunsuppression<br><br>Störung der Regeneration des Intestinalepithels:<br>● aregeneratorische Enteropathie<br>● Stomatitis<br>● Enteritis<br>● Proktitis<br>● Malabsorption | Funktionsstörungen des ZNS, der Niere u. der Leber, Lungenfibrose |
| e) Cisplatin Carboplatin | solide Tumoren verschiedener Organe | | irreversible Nierenschäden, Herz-Kreislauf- u. Elektrolytstoffwechselstörungen, periphere Neuropathien, Hörverlust, Sehstörungen |
| f) Dacarbazin | Melanome, Sarkome, Lymphome | Störung des Haarwachstums | Lebervenenverschluß, »grippeähnliche« Beschwerden, lokale Unverträglichkeit, Venenreizung |
| g) Procarbazin | Lymphome | Störung der Spermatogenese und Follikelreifung (Ovulation) | psychische Störungen, MAO-Hemmung, Alkoholunverträglichkeit, irreversible Infertilität |
| h) Mitomycin | solide Tumoren verschiedener Organe | Störung des Embryonal- und Fetalwachstums | Leber-, Nieren-, Lungenschäden |
| i) Dactinomycin | Rhabdomyosarkom, Wilms-Tumor, Chorionepitheliom u. a. | Hyperurikämie | lokale Gewebsschäden |
| j) Anthracycline Daunorubicin Aclarubicin Idarubicin | Leukämie | | Kardiomyopathie: Arrythmie, Herzversagen, glykosidrefraktäre Myokardinsuffizienz (Letalität 50%!) |
| Doxorubicin Epirubicin | Leukämie, maligne Lymphome solide Tumoren verschiedener Organe | | |
| k) Amsacrin | lymphatische u. myeloische Leukämie | | Funktionsstörungen von ZNS, Herz u. Leber, Augenschädigungen |
| l) Mitoxantron | Leukämie, maligne Lymphome, Mammakarzinom | | Kardiomyopathie |
| m) Methotrexat | lymphatische u. myeloische Leukämie, Chorionepitheliom, solide Tumoren verschiedener Organe, Mycosis fungoides, Psoriasis, Non-Hodgkin-Lymphome | | Leber- u. Nierenfunktionsstörungen, Lungenfunktionsstörungen, Osteoporose |

Tab. 21-1. (Fortsetzung)

| Zytostatikum | Hauptindikationen | Generelle Nebenwirkungen | Spezielle Nebenwirkungen |
|---|---|---|---|
| n) Pyrimidin-<br>antagonisten<br>    Fluorouracil | Keratosen, Basaliome, solide Tumoren verschiedener Organe | s. S. 684 | zentrale Neuropathie (z. B. extrapyramidale Symptome, neurologische u. kardiologische Störungen (Angina pectoris) |
|     Cytarabin | Leukämie, Non-Hodgkin-Lymphome | | Muskel- u. Gelenkschmerzen, Lungenödem, neurologische u. kardiologische Störungen |
|     Gemcitabin | Pankreaskarzinom | | Nierenfunktionsstörungen, »grippeähnliche« Symptome, neurologische u. kardiologische Störungen |
| o) Purinantagonisten<br>    Mercaptopurin<br>    Tioguanin | Leukämie | | Lebervenenverschluß |
|     Fludarabin | Leukämie | | zentrale u. periphere Neuropathie, Leberfunktionsstörungen |
|     Cladribin | Haarzell-Leukämie | | Fieber, Nierenfunktionsstörungen, periphere Neuropathie |
|     Pentostatin | Haarzell-Leukämie | | zentralnervöse Störungen, Husten, Lungenfunktionsstörungen, Leber- u. Nierenfunktionsstörungen |
| p) Vincaalkaloide<br>    Vinblastin | Hodentumoren, maligne Lymphome, lymphatische u. myeloische Leukämie, Mycosis fungoides, solide Tumoren verschiedener Organe, z. B. Mamma- u. Bronchialkarzinom | | zentrale u. bes. periphere Neuropathie (Parästhesien), Ausfall tiefer Sehnenreflexe, psychische Störungen, Sehstörungen, Muskelschwäche, Herzrhythmusstörungen, obstruktive Pneumonie, Bronchospasmus, Obstipation, Harnretention |
| q) Podophyllotoxine | lymphatische u. myeloische Leukämie, Lymphome, solide Tumoren verschiedener Organe | | Funktionsstörungen von Leber, Niere u. ZNS, Blutdruckabfall |
| r) Taxane<br>    Paclitaxel | Ovarialkarzinom | | periphere u. zentrale Neuropathie, Myalgie, Bradykardie, Hypotonie (Paclitaxel u. Docetaxel) |
|     Docetaxel | Mammakarzinom | | Flüssigkeitsretention (Docetaxel) |
| s) Topotecan | Ovarialkarzinom | | |
| t) Bleomycin | Plattenepithelkarzinome, Hodentumoren, maligne Lymphome | | Lungenfibrose, mukokutane Schäden (Rötung, Blasenbildung, Hyperkeratose), Kreislaufkollaps, Koronarinsuffizienz, periphere Durchblutungsstörungen |
| u) Asparaginase | Leukämie | | Leber- u. Nierenfunktionsstörungen |
| v) Hydroxycarbamid | diverse Malignome | | neurologische Störungen |

**Tab. 21-2.** Übelkeit und Erbrechen erzeugende Wirksamkeit von Zytostatika

| Häufigkeit < 10% | Häufigkeit > 10–< 90% | Häufigkeit > 90% |
|---|---|---|
| Bleomycin | Carboplatin | Carmustin (* > 250) |
| Busulfan | Carmustin (* < 250) | Cisplatin (* > 50) |
| Chlorambucil | Cisplatin (* < 50) | Cyclophosphamid (* > 1500) |
| Cladribin | Cyclophosphamid (* > 750–< 1500 | Dacarbazin |
| Fludarabin | Cytarabin | |
| Hydroxycarbamid | Docetaxel | |
| Methotrexat (* < 50) | Doxorubicin | |
| Tioguanin | Epirubicin | |
| Vinblastin | Etoposid | |
| Vincristin | Fluorouracil | |
| Vinorelbin | Gemcitabin | |
| | Idarubicin | |
| | Ifosfamid | |
| | Methotrexat | |
| | Mitomycin | |
| | Mitoxantron | |
| | Paclitaxel | |
| | Procarbazin | |

* Wirkung dosisabhängig: Dosisbereich in mg/m$^2$ Körperoberfläche [Nach: Gregory & Ettinger, 1998.]

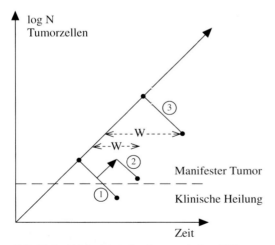

**Abb. 21-1.** Abhängigkeit des therapeutischen Effekts von Zytostatika von Zeitpunkt und Art des Einsatzes. Frühzeitiger Therapiebeginn und kontinuierliche Anwendung ① führen zur Heilung *(kurative Therapie)*. Die gleiche Dosis wie bei ①, aber fraktioniert angewendet ② oder erst spät eingesetzt ③, bringt keine Heilung, sondern nur eine Verzögerung des Tumorwachstums **(W)** *(palliative Therapie)*.

Beispielsweise – um nur einige Ansätze zu nennen – können DNA-Oligonucleotide unter anderem das Enzym Telomerase hemmen, das die Funktion der für eine unbegrenzte Teilungsfähigkeit von Tumorzellen mitverantwortlichen Telomere aufrecht erhält, oder als sog. Antisense-Oligonucleotide die Synthese anderer für die Tumorgenese wichtiger Proteine verhindern.

Batimastat hemmt Matrixproteinase und das einstmals als Hypnotikum verwendete Thalidomid (ehemaliger Handelsname Contergan) die Angiogenese. Diese und weitere Stoffe befinden sich aber noch im Stadium der präklinischen oder klinischen Prüfung.

So besteht das **gemeinsame Wirkprinzip** der bekannten **Zytostatika** derzeit immer noch darin, daß sie über unterschiedliche Mechanismen die Zellteilung erschweren oder verhindern und die Zellen in Apoptose übergehen lassen.

Eine solche Wirkung wird zwar bei Tumorzellen wegen deren hoher Proliferationsgeschwindigkeit besonders stark ausgeprägt sein, betrifft aber *auch andere Gewebe* mit hoher Teilungsrate, z. B.

Tab. 21-3. Wirksamkeit der Zytostatika in den verschiedenen Phasen des Zellzyklus

| Phase | $G_1$ | S | $G_2$ | M | $G_0$ |
|---|---|---|---|---|---|
| | Postmitotische Phase | Synthesephase | Prämitotische Phase | Mitosephase | Ruhephase |
| | RNA-Synthese | DNA-Synthese | | Zellteilung | |
| Alkylanzien | + | + | + | + | + |
| Actinomycine | + | + | | | |
| Anthracycline | | + | + | + | |
| Bleomycin | | | + | | |
| Mithramycin | + | + | | | |
| Vincaalkaloide | | + | | + | |
| Podophyllotoxine | | + | + | + | |
| Folatantagonisten | + | + | | | |
| Purinantagonisten | | | | | |
|   Mercaptopurin | + | + | | | |
|   Cladribin | + | + | + | + | + |
| Pyrimidinantagonisten | | | | | |
|   Fluorouracil | + | + | + | + | + |
|   Gemcitabin | + | + | + | + | + |
|   Cytarabin | | + | | | |
| Topotecan | | + | | | |

- das hämatopoetische System im Knochenmark
- die intestinale Schleimhaut
- Haare
- Keimzellen
- embryonales und fetales Gewebe
- etc.

Daraus resultieren zwangsläufig allen Zytostatika gemeinsame **schwere Nebenwirkungen,** wie
- Hemmung der Hämatopoese
- Schwächung der Infektabwehr und Immunsuppression
- gastrointestinale Beschwerden (z. B. aregeneratorische Enteropathie und Malabsorption)
- Störung der Spermatogenese, der Follikelreifung (Ovulation), der Embryonal- und Fetalentwicklung

Bei massivem Zerfall von Tumorzellen werden Nucleotide frei, die zu Harnsäure abgebaut werden und eine *Hyperurikämie* verursachen können. Meistens als **Frühreaktionen** in den ersten Tagen, mitunter aber auch länger anhaltend, treten sehr häufig *uncharakteristische Allgemeinbeschwerden* auf, wie allgemeines Unwohlsein, Müdigkeit und Abgeschlagenheit, Fieber mit Frösteln oder Schwitzen, deren Pathogenese im einzelnen nicht klar ist, die aber möglicherweise durch Zerfallsprodukte aus untergehenden Zellen verursacht sind.

Weitere häufige, die Akzeptanz einer Zytostatikatherapie sehr beeinträchtigende Nebenwirkungen fast aller Zytostatika sind **Übelkeit und Erbrechen.** Auslöser sind vor allem Cisplatin und Dacarbazin (Inzidenz > 90 %), während bei Chlorambucil und Vincristin die Inzidenz unter 10 % liegt (Tab. 21-2). Der Mechanismus des durch Zytostatika verursachten Erbrechens ist unklar, doch scheint eine vermehrte Freisetzung von Serotonin aus chromaffinem Gewebe eine wichtige Rolle zu spielen. Im Einklang mit dieser Hypothese steht, daß $5\text{-HT}_3$-Rezeptorantagonisten sich als hochpotente Mittel zur Prophylaxe und Therapie des zytostatikainduzierten Erbrechens erweisen.

Auch **allergische Reaktionen** auf einzelne Stoffe oder Stoffgruppen, z.B. an der Haut, an den Atemwegen, am Kreislaufsystem oder in Form anaphylaktischer Reaktionen können vorkommen.

Diese auch in Tab. 21-1 aufgeführten Nebenwirkungen werden bei der nachfolgenden Besprechung der einzelnen Stoffe nicht mehr gesondert aufgeführt.

Die **immunsuppressive Wirkung** der Zytostatika, für die neben einer Hemmung der Lymphozytopoese auch eine Hemmung der Synthese von Proteinen (Immunglobuline, Zytokine) (vgl. Kap. 3, S. 138 ff.) ver-

a) Stickstofflostderivate

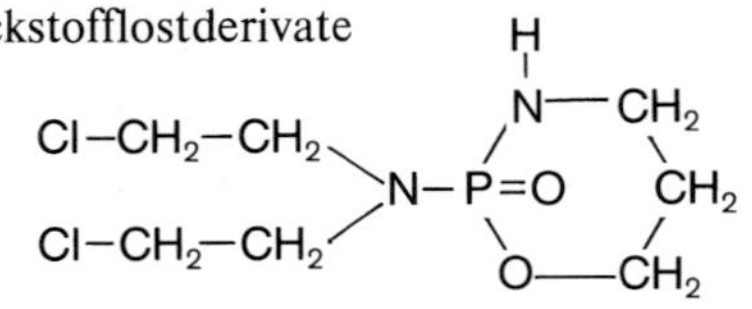

1. Cyclophosphamid

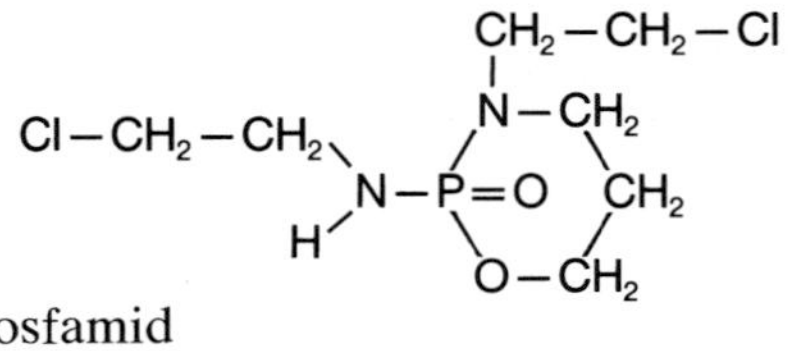

2. Ifosfamid

b) Ethyleniminderivate

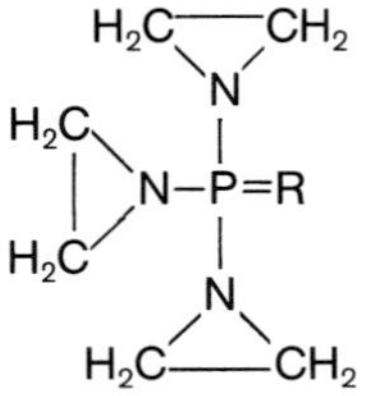

R: = S: Thiotepa

c) Nitrosoharnstoffderivate

1. MNU

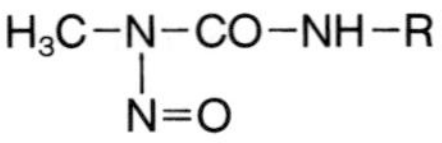

$H_3C-N-CO-NH-R$
   |
   $N=O$

2. CNU

$Cl-CH_2-CH_2-N-CO-NH-R$
              |
              $N=O$

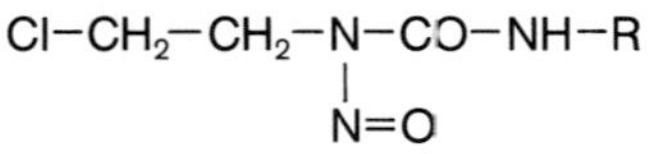

R: $-CH_2-CH_2-Cl$: Carmustin

d) Alkylsulfonate

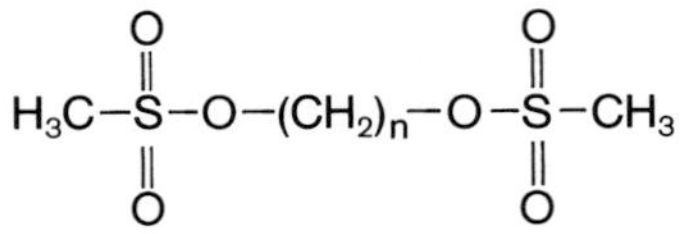

n = 4: Busulfan

e) Cisplatin

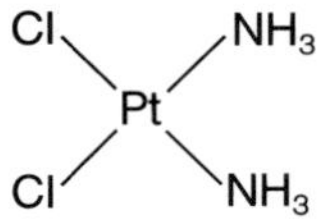

f) Mitomycin C

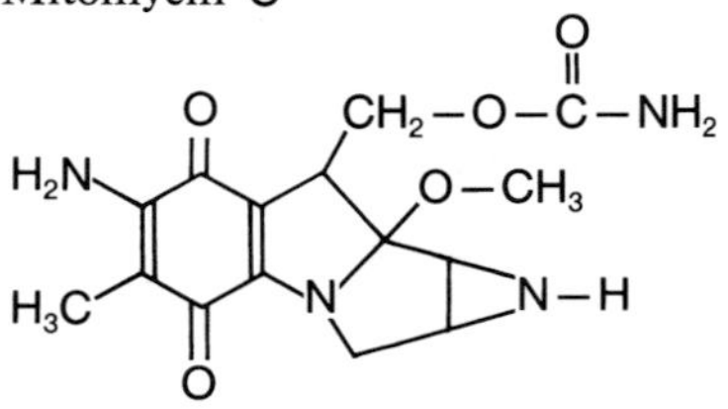

g) Dacarbazin

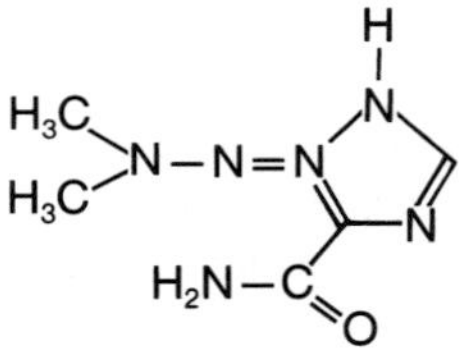

h) Procarbazin

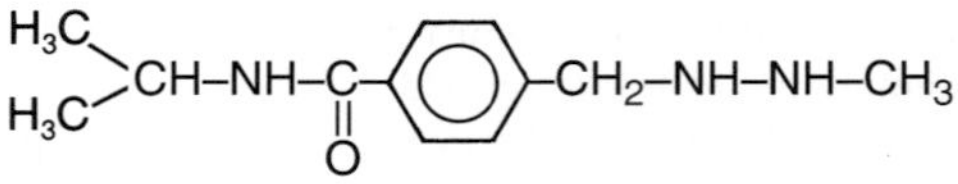

**Abb. 20-2.** Strukturmerkmale verschiedener alkylierend wirkender Zytostatika

antwortlich sein kann, läßt sich bei Immunerkrankungen und anderen Indikationen nützen, sie ist aber bei der Tumortherapie unter Umständen unerwünscht, da sie die *körpereigene Tumorabwehr schwächt*.

Dies ist wesentlich, da die **antineoplastische Wirkung** der Zytostatika einer **Kinetik 1. Ordnung** folgt, d.h., es wird pro Zeiteinheit immer ein gleicher Prozentsatz der vorhandenen Tumorzellen

geschädigt, so daß die Tumorzellzahl asymptotisch abnimmt. Die verbleibenden Zellen, die von der körpereigenen Abwehr nicht erfaßt werden, können – auch wenn es nur wenige sind – ein **Rezidiv** auslösen.

Der **Therapieerfolg** (kurativ oder palliativ) ist darüber hinaus in starkem Maße abhängig von der Art der Anwendung, z.B.

- Zeitpunkt des Therapiebeginns
- kontinuierliche oder fraktionierte Anwendung in mehreren Zyklen (Abb. 21-1)

Abgesehen davon, daß Tumorzellen je nach ihrer Herkunft unterschiedlich empfindlich gegenüber Zytostatika sind (Indikationsliste Tab. 21-1), hängt die **Empfindlichkeit** auch von der **Phase des Teilungszyklus** ab, in der sich die Zellen während der Therapie befinden, da die Zytostatika zum Teil *phasenspezifisch* wirken (Tab. 21-3). Durch Kombination mehrerer unterschiedlich angreifender Stoffe oder sog. Synchronisation der Zellen kann daher das Therapieergebnis unter Umständen verbessert werden.

Erschwert wird die Therapie durch das Resistentwerden von Tumorzellen. Der **Resistenzentwicklung** können unterschiedliche Mechanismen zugrunde liegen:
- verminderte Aufnahme in die Tumorzellen, z.B. für Cytarabin, Melphalan, Methotrexat
- verminderte Metabolisierung zum eigentlichen Wirkstoff, z.B. bei Cytarabin, Fluorouracil, Methotrexat, Mercaptopurin, Tioguanin
- beschleunigte Inaktivierung, z.B. bei Alkylanzien, Anthracyclinen, Bleomycin, Cytarabin
- veränderte Affinität zu den Zielmolekülen, z.B. bei Fluorouracil, Methotrexat, Vincaalkaloiden
- verbesserter DNA-Repair, z.B. bei Alkylanzien

Es mehren sich in den letzten Jahren die Hinweise darauf, daß auch solche Prozesse genetisch determiniert sind, z.B. die sog. »multiple drug resistance« (MDR) über ein Pgp-Gen, das die Synthese von Membrantransportern der sog. ABC-Transporterfamilie reguliert, die unter anderem auch am Ein- und Auswärtstransport von Pharmaka in die Zellen beteiligt sein können. Auch hier könnten sich Ansatzpunkte für neue Therapiekonzepte ergeben.

Bislang versucht man einer Resistenzentwicklung insbesondere durch kombinierten Einsatz mehrerer Zytostatika vorzubeugen oder mit Hilfe spezieller den pharmakokinetischen und -dynamischen Eigenschaften der einzelnen Zytostatika angepaßter Dosierungsregeln, z.B. unter Berücksichtigung zirkadianer Rhythmen und chronopharmakologischer Gesichtspunkte. Hierfür wurden zahlreiche **Therapieschemata meist auf empirischer Basis** entwickelt.

Im übrigen ist die **Dosierung** von Zytostatika in starkem Maße abhängig von der Art des zu behandelnden Tumors, der Begleitmedikation und dem Zustand des Patienten. Es muß deshalb auf allgemeine Dosisangaben verzichtet und auf die einschlägigen Lehrbücher der klinischen Medizin bzw. auf Angaben des Herstellers verwiesen werden.

Wegen der möglichen mutagenen und kanzerogenen Eigenwirkung vieler Zytostatika müssen bei ihrer Handhabung geeignete Schutzmaßnahmen für das medizinische Personal getroffen werden.

## Alkylanzien

### Allgemeine Eigenschaften und Pharmakodynamik

Unter der Bezeichnung **Alkylanzien** werden Zytostatika zusammengefaßt, die mit nucleophilen Verbindungen, wie Phosphat-, Amino-, Sulfhydryl-, Hydroxyl-, Carboxyl- oder Imidazolgruppen kovalente Bindungen (Alkylierung) eingehen können. Zu ihnen gehören z.B.
- Stickstofflostderivate
- Ethylenimine
- Alkylsulfonate
- Nitrosoharnstoffderivate (Abb. 21-2)
- Platinkomplexverbindungen

Die **zytotoxische Wirkung** geht auf eine *Reaktion* dieser Stoffe *mit* der *DNA* zurück, die dadurch chemisch verändert und funktionell geschädigt wird (Abb. 21-3). Die Wirkung ist *primär zellzyklusunabhängig*. Sie wird jedoch besonders dann manifest, wenn die Zellen in die Mitose eintreten und in der $G_2$-Phase der Teilung gestoppt werden. Die schweren Veränderungen der DNA können die *unspezifische* zytostatische Wirkung erklären, die besonders in schnellteilenden Geweben ausgeprägt ist. In langsamteilenden Zellen können unter Umständen Repair-Vorgänge die Schäden bis zur nächsten Teilung korrigieren. Dies könnte ein Grund für die **Resistenz** mancher Tumorzellen sein. Veränderungen der DNA, besonders solche durch monofunktionelle Alkylanzien, sind aber auch die Ursache **kanzerogener, mutagener** und **teratogener** Effekte, wenn betroffene normale Zellen vor einer möglichen DNA-Reparatur in Teilung gehen. Die allgemeine starke Reaktivität mit nucleophilen Gruppen von Proteinen und anderen Molekülen erklärt auch die *schlechte Gewebsverträglichkeit* der Alkylanzien.

### Besonderheiten einzelner Alkylanzien

#### Stickstofflostderivate

▶ **Stoffeigenschaften und Pharmakodynamik**

Mit den Stickstofflostderivaten beginnt die Ära der antineoplastischen Chemotherapie. Sie leiten sich von Lost

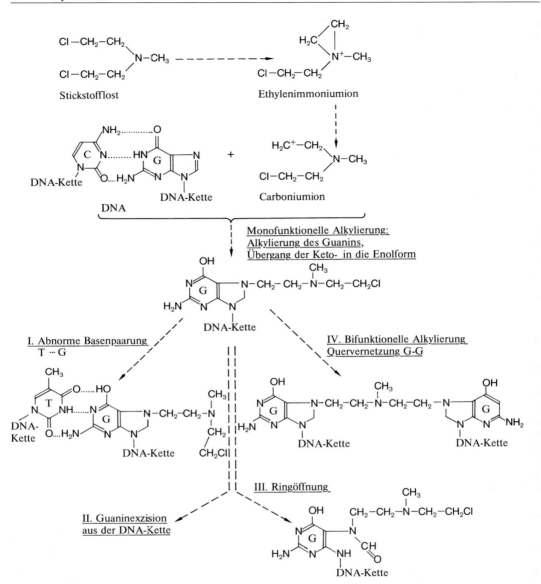

**Abb. 21-3.** Veränderungen der DNA durch Alkylanzien, dargestellt am Beispiel des Stickstofflosts (Mechloramin): Nach Aktivierung des Stickstofflosts zum Carboniumion ist der erste Schritt eine monofunktionelle Alkylierung des Guanins **(G)** an N-7. Dabei wird das üblicherweise in Ketoform vorliegende Guanin in die Enolform übergeführt, die damit zur Basenbildung mit Thymin **(T)** anstelle von Cytosin **(C)** befähigt wird **(I)**. Das kann zu Fehlkodierung Anlaß geben. Durch Alkylierung von N-7 wird der Imidazolring labilisiert. Dies kann zur Öffnung des Rings **(III)** oder zur Exzision des Guanins aus der DNA-Kette **(II)** führen; beides ist mit erheblichem Funktionsverlust der DNA verbunden. Bifunktionelle Alkylanzien mit zwei reaktiven Gruppen können darüber hinaus zu einer festen Quervernetzung der DNA-Stränge führen **(IV)**, die ein Auseinandertreten bei der Reduplikation unmöglich macht, oder die DNA fest an andere Moleküle (Proteine etc.) bindet. Weitere Angriffspunkte für Alkylanzien bilden u. a. die Stickstoffatome von Adenin und Cytosin, der Sauerstoff des Guanosins, die Phosphatreste der DNA und Proteine.

Im oberen Teil der Abbildung ist die Aktivierung von N-Lost zum Carboniumion als Träger der Wirkung dargestellt.

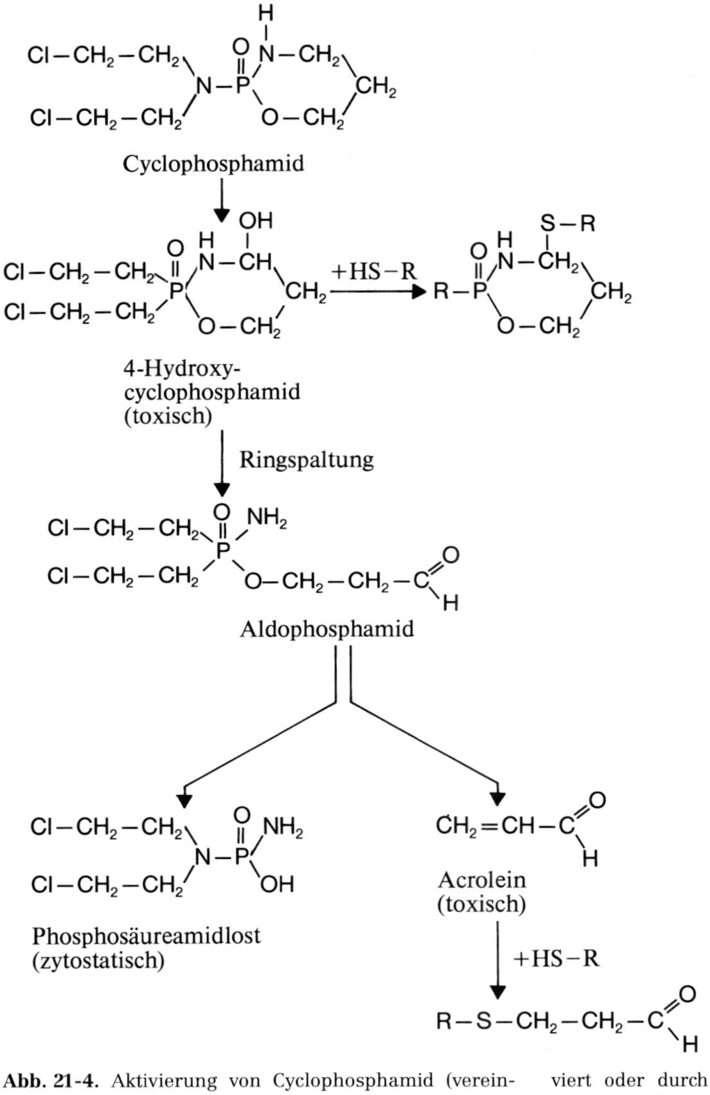

**Abb. 21-4.** Aktivierung von Cyclophosphamid (vereinfacht).
Cyclophosphamid wird durch Monooxygenasen zum zytotoxischen 4-Hydroxycyclophosphamid hydroxyliert. Dieses kann durch Kopplung an Thiolverbindungen inaktiviert oder durch Ringspaltung weiter verstoffwechselt werden. Dabei entstehen u.a. Phosphorsäureamidlost, der Träger der zytostatischen Wirkung, und das toxische Acrolein. Letzteres kann durch Thiole entgiftet werden. HS-R = Thiolverbindungen, z.B. Glutathion, Mesna.

(Bis-[2-chlorethyl]sulfid) ab, das bereits 1854 synthetisiert und wegen seiner stark gewebsschädigenden Wirkung im 1. Weltkrieg unter der Bezeichnung »Senfgas« als sog. Gelbkreuzkampfstoff eingesetzt wurde. Die auch systemische zytotoxische Wirkung war seit 1919 bekannt, aber erst während des 2. Weltkriegs wurden die besser verträglichen Stickstofflostderivate, bei denen das S- gegen ein N-Atom ausgetauscht ist, in den USA als Mittel gegen Lymphosarkome erprobt, und zwar bis 1946 unter strikter Geheimhaltung, da auch N-Lost als potentieller Kampfstoff betrachtet wurde.

Die Wirkung der Stickstofflostderivate beruht auf dem Vorliegen von *2-Chlorethylgruppen,* die in hochreaktive Ethylenimmonium- und weiter in *Carboniumionen* als **Träger der Wirkung** übergehen (Abb. 21-3). Der andere Substituent am Stickstoff bestimmt die Geschwindigkeit der Aktivierung zum Carboniumion, die Lipophilie etc. und damit auch die Wirksamkeit und **Verträglichkeit.** Sehr labile Verbindungen werden vor Erreichen des Tumors aktiviert und wirken *nur gewebsschädigend.* Manche

Verbindungen, wie *Cyclophosphamid*, durchlaufen einen komplexen **Aktivierungsweg** unter Einschaltung der mischfunktionellen Monooxygenasen der Leber (Abb. 21-4). Dabei entstehen auch *toxische Metabolite*, wie *Acrolein*, die vor allem die Harnwege schädigen. Sie lassen sich durch Thiolverbindungen (z. B. Mesna[1] = **M**ercaptoethansulfonsäure-Natriumsalz, HS–CH$_2$–CH$_2$–SC$_3^-$Na$^+$) oder Amifostin[2] im Harn abfangen und neutralisieren, doch können Amifostin und Mesna unter Umständen schwere allergische Reaktionen bis zu Schock, Lyell- und Stevens-Johnson-Syndrom auslösen, Amifostin darüber hinaus auch Hypokalzämie oder Blutdruckabfall, beides in u. U. gefährlichem Ausmaß.

Einen besonderen Platz nimmt **Estramustin** ein. Es handelt sich um eine Verbindung, die aus einem Norstickstoffostrest besteht, der über eine Carbamatesterbrücke an 17β-Estradiol gebunden ist. Der Einschleusester Estramustinphosphat wird rasch dephosphoryliert und das entstehende Estramustin teilweise zur entsprechenden Ketoverbindung Estromustin oxidiert. Estramustin und Estromustin, die eigentlichen Wirkformen, binden u. a. an Tubulin und sind daher in ihrer Wirkungsweise eher den Spindelgiften (S. 704) als den Alkylanzien zuzurechnen. Sie können weiterhin durch Hydrolyse Estradiol bzw. Estron abspalten, die über ihren antigonadotrophen Effekt die Testosteronspiegel senken und in der Prostata die Reduktion von Testosteron zu Dihydrotestosteron durch die 5α-Reduktase blockieren. Estramustin eignet sich daher auch besonders zur Therapie des Prostatakarzinoms. Eine typische Nebenwirkung ist eine Gynäkomastie.

▶ **Pharmakokinetik**

Die Stickstofflostderivate werden in der Regel ausreichend aus dem Magen-Darm-Kanal resorbiert, metabolisiert und die Metabolite renal eliminiert. Plasmahalbwertszeiten s. Tab. 21-4.

● **Indikationen und unerwünschte Wirkungen**: Tab. 21-1, a

● **Handelsnamen**:
Bendamustin: Ribomustin®
Chlorambucil: Leukeran®
Cyclophosphamid: Cyclostin®, Endoxan® u. a.
Estramustin: Estracyt®, Multosin®, Prostamustin® u. a.
Ifosfamid: Holoxan®, IFO-cell®
Melphalan: Alkeran®
Trofosfamid: Ixoten®

---

[1] Uromitexan®
[2] Ethyol®

**Tab. 21-4.** Eliminationshalbwertszeiten von Alkylanzien (Std.)

| Stickstofflostderivate | | Andere Alkylanzien | |
|---|---|---|---|
| Bendamustin | 0,5 | Altretamin | 9–13 |
| Chlorambucil | 1 (2,5) | Busulfan | 1–2,6 |
| Cyclophosphamid | 4–8 | Carboplatin | 0,3–3 (–125) |
| Ifosfamid | 6–8 | Carmustin | 1,5–3 (–34) |
| Melphalan | 1,4–2 | Cisplatin | 0,5–1 (–24) |
| Trofosfamid | 1–3 | Dacarbazin | 0,5–3,5 |
| | | Estramustin | 1,3 (–23) |
| | | Lomustin | 24–72 |
| | | Mitomycin | 0,5–1 |
| | | Nimustin | 0,6 |
| | | Procarbazin | 0,25 |
| | | Treosulfan | 1,5–1,8 |

### Ethylenimine

Die Ethylenimine enthalten als **funktionelle Gruppen** mehrere an einen Ring oder ein P-Atom geknüpfte *Ethyleniminringe*, die dem bei der Aktivierung der Stickstofflostderivate gebildeten Ethylenimmoniumion entsprechen (Abb. 21-2). Das chemisch relativ stabile **Thiotepa** hat die größte Bedeutung, da es am wenigsten gewebsschädigend wirkt. Es wird intravenös angewendet. Halbwertszeit s. Tab. 21-4.

● **Indikationen und unerwünschte Wirkungen**: Tab. 21-1, b

● **Handelsname**:
Thiotepa: Thiotepa »Lederle«®

### Alkylsulfonate

Vertreter dieser Gruppe sind Treosulfan und Busulfan. **Busulfan** ist ein symmetrischer Methansulfonsäureester (Abb. 21-2), dessen aktive Form eine zyklische Sulfoniumverbindung ist (Abb. 21-5). Seine antineoplastische Wirkung richtet sich ziemlich *selektiv* auf das *Knochenmark*. Busulfan ist deshalb relativ gut verträglich. Es wird aus dem Magen-Darm-Kanal resorbiert, metabolisiert und vorwiegend in Form von Methansulfonsäure renal ausgeschieden. **Treosulfan** bildet als aktive Form ein Epoxid (Abb. 21-5). Halbwertszeiten s. Tab. 21-4.

● **Indikationen und unerwünschte Wirkungen**: Tab. 21-1, c

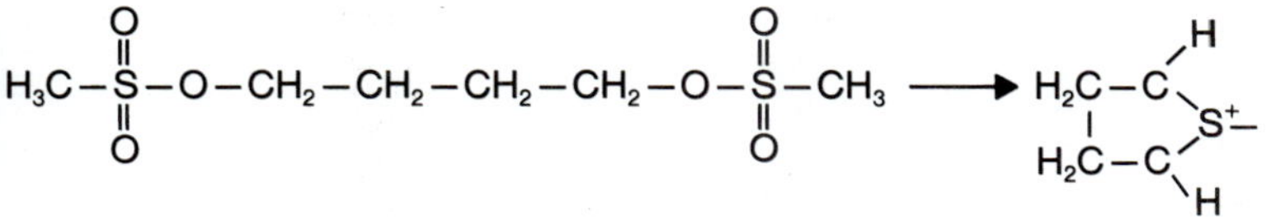

**Abb. 21-5.** Aktivierung von Busulfan und Treosulfan

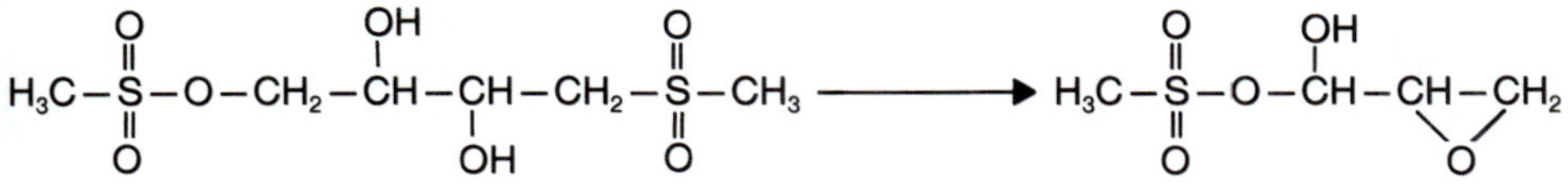

- **Handelsnamen:**
Busulfan: Myleran®
Treosulfan: Ovastat®

## Nitrosoharnstoffderivate

▶ **Stoffeigenschaften und Pharmakodynamik**

Die Nitrosoharnstoffderivate mit den Untergruppen
- Derivate des Methylnitrosoharnstoffs (MNU) und
- Derivate des 2-Chlorethylnitrosoharnstoffs (CNU)

(Abb. 21-2)
haben die Eigenschaft, spontan zu zerfallen, wobei aus den MNU ein *Methylcarboniumion*, aus den CNU ein *2-Chlorethylcarboniumion* entsteht, das **alkylierend** wirkt, sowie ein *Isocyanatrest* mit **carbamylierenden** Eigenschaften, z.B. auf Lysin und Protein (Abb. 21-6). Die Art des Substituenten an der NH-Gruppe bestimmt u.a. die pharmakokinetischen Eigenschaften.

▶ **Pharmakokinetik**

Die gebräuchlichen Derivate sind stark lipophil. Sie werden daher gut aus dem Magen-Darm-Kanal resorbiert, penetrieren leicht durch die Blut-Hirn-Schranke und werden weitgehend metabolisiert.

- **Indikationen und unerwünschte Wirkungen:**
Tab. 21-1, d

- **Handelsnamen:**
Carmustin: Carmubris®
Lomustin: Cecenu®
Nimustin: ACNU®

## Platinkomplexverbindungen

▶ **Stoffeigenschaften und Pharmakodynamik**

*Cisplatin* (Abb. 21-2) und *Carboplatin* sind Komplexverbindungen mit einem zentralen Platinatom. Aus ihnen entsteht intrazellulär ein Aquokomplex,

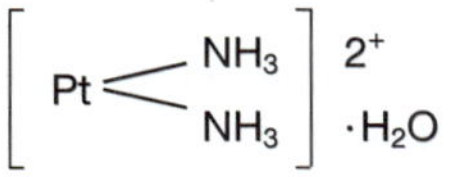

$$\left[ Pt \begin{array}{c} NH_3 \\ NH_3 \end{array} \right]^{2+} \cdot H_2O$$

der kovalente Bindungen, z.B. mit Basen (Guanin, Adenin, Cytosin) eingehen und so **DNA-Stränge** wie bifunktionelle Alkylanzien **quer vernetzen** kann. Weiterhin wird diskutiert, ob die Platinkomplexverbindungen Immunmechanismen und damit die endogene **Antitumoraktivität stimulieren.**

Die Platinkomplexverbindungen haben ähnliche **unerwünschte Wirkungen** wie andere Alkylanzien.

Vor allem *Cisplatin* wirkt stark emetisch und nephrotoxisch (Tubulusfunktionsstörungen bei ca. 30% der Behandelten, u.U. mit Übergang in irreversible Tubulusnekrose) und ototoxisch (Veränderungen im Audiogramm bei ca. 2/3 aller Behandelten, Ohrensausen und u.U. irreversibler Hörverlust bei ca. 10% der Behandelten). Es verursacht zum Teil schwere Störungen im Elektrolythaushalt, wie Hypokalzämie, Hypomagnesiämie, Hypophosphatämie und Hypokaliämie. In Einzelfällen können, zum Teil zeitlich verzögert, u.U. selbst noch nach Absetzen der Medikamente, Herz-Kreislauf-Störungen (Arrhythmien, Herzversagen, Durchblutungsstörungen), zerebrale (z.B. Verwirrtheit, Sprachstörungen) oder periphere Neuropathien (vor allem in Form von Sen-

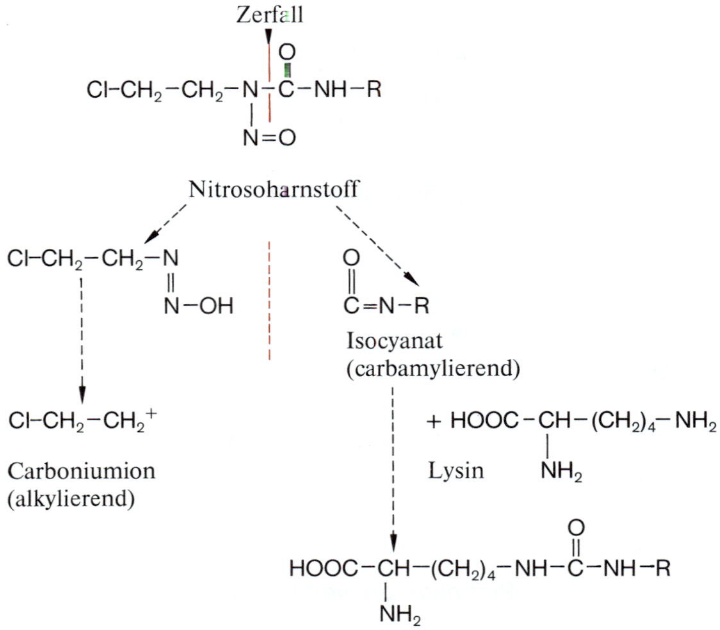

694　Zytostatika

$$Cl-CH_2-CH_2-N-\overset{\overset{Zerfall}{\downarrow}\overset{O}{\|}}{C}-NH-R$$
$$|$$
$$N=O$$

Nitrosoharnstoff

$$Cl-CH_2-CH_2-N$$
$$\|$$
$$N-OH$$

$$\overset{O}{\|}$$
$$C=N-R$$
Isocyanat
(carbamylierend)

$$Cl-CH_2-CH_2^+$$
Carboniumion
(alkylierend)

$$+ HOOC-CH-(CH_2)_4-NH_2$$
$$|$$
Lysin　$$NH_2$$

$$HOOC-CH-(CH_2)_4-NH-\overset{\overset{O}{\|}}{C}-NH-R$$
$$|$$
$$NH_2$$

**Abb. 21-6.** Aktivierung und Wirkung von Nitrosoharnstoffderivaten, dargestellt am Beispiel eines Chlorethylnitrosoharnstoff-(CNU-)Derivates:
Die Verbindung zerfällt spontan, wobei ein Isocyanatrest entsteht, der mit Aminen reagieren kann. Dargestellt ist die Carbamylierung von Lysin. Aus dem anderen Molekülteil entsteht ein Carboniumion mit alkylierenden Eigenschaften. Die Reaktionsmöglichkeiten entsprechen den in Abb. 21-3 dargestellten Reaktionen.

sibilitätsstörungen, aber auch Lähmungen oder Krämpfe) auftreten; ferner Sehstörungen (gestörte Farbwahrnehmung, selten Papillenödem, retrobulbäre Neuritis oder gar Erblindung).

*Carboplatin* ist besser verträglich, die Nebenwirkungen treten mit geringerer Inzidenz auf.

▶ **Pharmakokinetik**

Die Platinkomplexverbindungen werden aus dem Magen-Darm-Kanal nicht ausreichend resorbiert. Sie sind gut gewebegängig, werden aber in Form der Aquokomplexe stark an Protein gebunden. Die Elimination der verschiedenen Metabolite erfolgt renal mit unterschiedlichen Halbwertszeiten (Tab. 21-4).

● **Indikationen und unerwünschte Wirkungen**: Tab. 21-1, e

● **Handelsnamen**:
Carboplatin:　Carboplat®, Ribocarbo® u.a.
Cisplatin:　　Platiblastin®, Platinex® u.a.

### Dacarbazin und Procarbazin

Dacarbazin ist ein Triazenimidazolcarboxamid-Derivat (Abb. 21-2), Procarbazin ein Methylhydrazinderivat. Beide werden im Körper in **alkylierend** wirkende Metabolite umgewandelt.

Procarbazin wird ausreichend gut aus dem Gastrointestinaltrakt resorbiert, Dacarbazin dagegen nur so schlecht, daß eine parenterale Anwendung erforderlich ist. Die Verbindungen werden zu einem großen Teil metabolisiert und Metabolite und Muttersubstanz renal ausgeschieden.

Dacarbazin und Procarbazin werden vor allem zur **Behandlung** von Lymphomen, Sarkomen und Melanomen eingesetzt. *Dacarbazin* ist schlecht gewebsverträglich; bei i.v. Infusion kann es lokal zur Schädigung der Venenwand oder systemisch zum Lebervenenverschluß mit lebensbedrohlicher Leberschädigung bis zu Lebernekrose kommen. Ferner werden grippeähnliche Beschwerden (Fieber, Schüttelfrost) sowie selten zentralnervöse Störungen und Pigmentierungsstörungen der Haut beobachtet. Bei *Procarbazin* können neben neurotoxischen Effekten auch pulmonale Veränderungen (z.B. interstitielle Pneumonitis) und in vielen Fällen irreversible Fertilitätsstörungen (Azoospermie, Inzidenz ca. 90%, bzw. Sistieren der Ovarialfunktion, Inzidenz etwa 50%) auftreten.

*Procarbazin* ist ein Hemmstoff von Monoaminoxidasen und des Alkoholabbaus und verursacht entsprechende **Wechselwirkungen**, z. B. mit Sympathomimetika, Antidepressiva und tyraminhaltiger Nahrung. Halbwertszeiten s. Tab. 21-4.

- **Handelsnamen:**
Dacarbazin: Detimedac®
Procarbazin: Natulan®

## Mitomycin

Mitomycin ist ein aus Streptomyceten isoliertes *Antibiotikum* mit Chinonstruktur (Abb. 21-2). Es wirkt nach metabolischer Aktivierung – Reduktion des Chinons zum Semichinonradikal und Abspaltung der Methoxygruppe – über den *Ethyleniminring* und die *Methylcarbamatseitenkette* als **bifunktionelles Alkylans**. Es ist nephrotoxisch und pulmotoxisch. Als **unerwünschte Wirkungen** können in ca. 10% der Fälle ein hämolytisch urämisches Syndrom oder eine interstitielle Pneumonitis auftreten. Die Gewebsverträglichkeit ist schlecht und kann zu lokalen Nekrosen oder bei der renalen Elimination zu nekrotisierender Zystitis Anlaß geben.

Mitomycin wird parenteral gegeben. Es wird rasch metabolisiert. Halbwertszeit s. Tab. 21-4.

- **Indikationen und unerwünschte Wirkungen:** Tab. 21-1, h

- **Handelsname:** Mitomycin medac

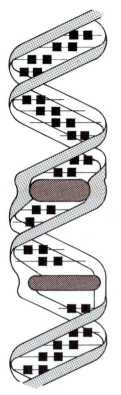

Abb. 21-7. Verwindung einer DNA-Doppelhelix durch interkalierte Moleküle (rot)

# Interkalierend wirkende Zytostatika

## Allgemeine Stoffeigenschaften und Pharmakodynamik

Bei den **interkalierend wirkenden Zytostatika** handelt es sich um relativ große Pharmaka, die sich aufgrund einer planaren Struktur zwischen zwei Basenpaare der DNA-Helix schieben und dort mittels hydrophober, elektrostatischer oder anderer Wechselwirkungen gebunden werden (Interkalation, Abb. 21-7).

Dabei kommt es zu einer lokalen Aufdrehung und Verwindung, aber auch zu einer erhöhten Stabilität der DNA-Helix, wodurch die für die Replikation der DNA und die RNA-Synthese notwendige Trennung der DNA-Stränge sowie die korrekte Initiation der RNA-Synthese und die Elongation der RNA-Ketten erschwert wird. Interkalierende Stoffe aus der Gruppe der Anthracycline, Amsacrin und Mitoxantron greifen in die Funktion der Topoisomerase II ein. Sie stabilisieren den Enzym-DNA-Komplex und blockieren dadurch die Replikation der DNA; die Zelle verbleibt in der $G_1$-Phase. Möglicherweise mitbedingt durch eine kompensatorische Zunahme der Aktivität von Topoisomerase I kommt es danach zu DNA-Strangbrüchen, und über einen nicht näher bekannten Mechanismus fallen die Zellen der Apoptose anheim. Wie bei den Alkylanzien ist die Wirkung weitgehend *zellzyklusunabhängig*.

## Besonderheiten einzelner Verbindungen

### Actinomycine

▶ **Stoffeigenschaften und Pharmakodynamik**

Die Actinomycine bestehen aus einem Phenoxazol-(Actinocin-)Grundgerüst, das mit zwei zyklischen

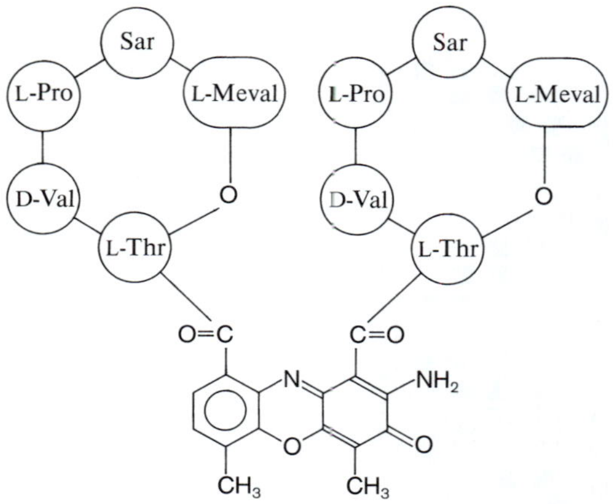

**Abb. 21-8.** Strukturformel von Actinomycin D.
Sar = Sarkosin, Meval = N-Methylvalin.

Peptiden verknüpft ist. Hauptvertreter ist *Actinomycin D* (**Dactinomycin**) (Abb. 21-8). Die Interkalation erfolgt mittels des planaren, trizyklischen Actinocinringsystems.

▶ **Pharmakokinetik**

Bei p. o. Gabe ist Dactinomycin ungenügend wirksam. Bei i. v. Applikation verschwindet es innerhalb von Minuten aus der Blutbahn. Es wird unmetabolisiert vorwiegend über die Galle (> 50%) und zu etwa 10% über die Niere ausgeschieden. Die Halbwertszeit beträgt 36 Std.

● **Indikationen und unerwünschte Wirkungen:**
Tab. 21-1, i

● **Handelsname:**
Dactinomycin: Lyovac-Cosmegen

## Anthracycline

▶ **Stoffeigenschaften und Pharmakodynamik**

Die Anthracyclinderivate haben als gemeinsames **Grundgerüst** ein Tetracyclinringsystem, das mit einem Zucker (Daunosamin) glykosidisch verknüpft ist (Abb. 21-9), bei Aclarubicin sind es 3 methylierte Zucker. Sie können mit Hilfe des Ringsystems zwischen Basenpaaren der DNA-Doppelhelix interkalieren und dadurch deren Matrizenfunktion stören. Darüber hinaus wirken sie aufgrund ihrer Chinon-Hydrochinon-Struktur als **Elektronenakzeptoren**. Sie begünstigen die Bildung von Peroxidradikalen, die ausgeprägte zytotoxische, membranschädigende Eigenschaften besitzen. Hierin sieht man die Ursache der ausgeprägten **kardiotoxischen** Wirkung der Anthracycline (Glykosid-refraktäre Myokardinsuffizienz mit Letalität von > 50%).

**Daunorubicin** und **Doxorubicin** entsprechen sich weitgehend in ihren erwünschten und unerwünschten Wirkungen. **Epirubicin** ist ein Epimeres von Doxorubicin mit etwas geringerer Kardiotoxizität. **Aclarubicin** enthält statt eines Aminozuckers eine Trisaccharidkette, dadurch ändert sich der Wirkungstyp etwas: Die RNA-Synthese wird stärker als die DNA-Synthese gehemmt. Die Toxizität ist geringer als bei den älteren Derivaten. **Idarubicin** reichert sich wegen seiner höheren Lipophilie stärker intrazellulär an und scheint deshalb wirksamer zu sein als die älteren Derivate. **Zorubicin** wirkt möglicherweise als Prodrug von Daunorubicin und als Inhibitor der Daunorubicinreduktase. Die erreichten Ge-

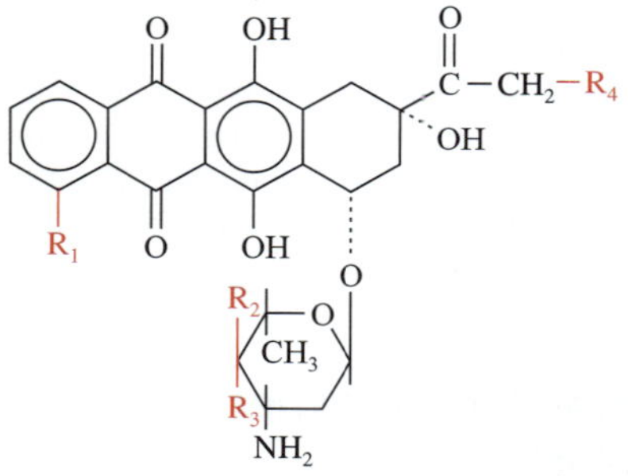

|  | $R_1$ | $R_2$ | $R_3$ | $R_4$ |
|---|---|---|---|---|
| Daunorubicin | $-O-CH_3$ | $-H$ | $-OH$ | $-H$ |
| Doxorubicin | $-O-CH_3$ | $-H$ | $-OH$ | $-OH$ |
| Epirubicin | $-O-CH_3$ | $-OH$ | $-H$ | $-OH$ |
| Idarubicin | $-H$ | $-H$ | $-OH$ | $-H$ |

**Abb. 21-9.** Strukturformeln der Anthracycline

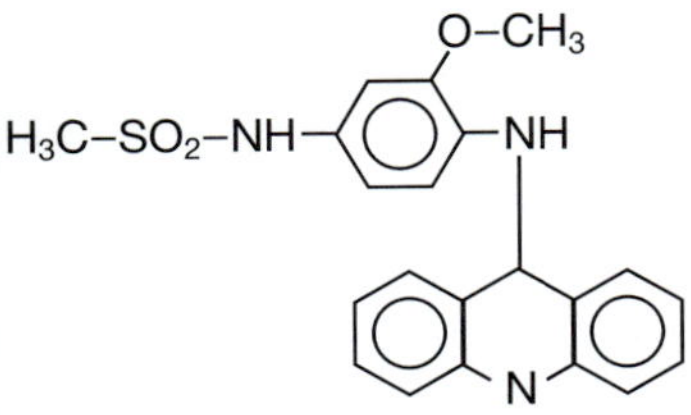

**Abb. 21-10.** Strukturformeln interkalierender Zytostatika

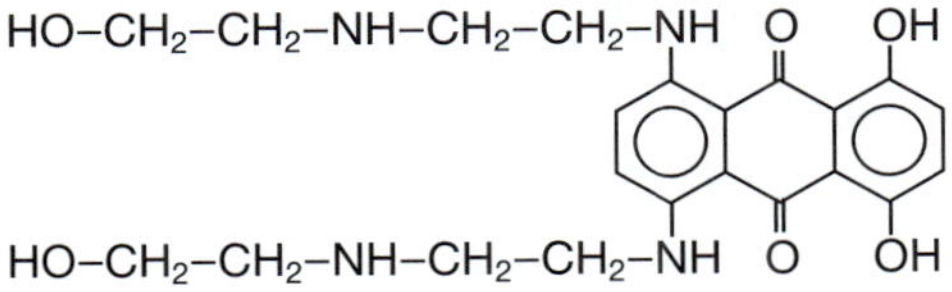

webskonzentrationen und damit die Organtoxizität sind niedriger als nach Daunorubicin.

▶ **Pharmakokinetik**

Nach parenteraler Applikation werden die Anthracycline rasch in die Organe aufgenommen, mit Ausnahme des Gehirns. Die Elimination erfolgt über Metabolisierung und vornehmlich biliäre Exkretion. Die *Halbwertszeiten* betragen für Aclarubicin 3, für Daunorubicin und Zorubicin ca. 15–20, für Idarubicin 11–25 (aktiver Metabolit Idarubicinol 41–69), für Epirubicin 4–12 und für Doxorubicin 30–50 Std.

● **Indikationen und unerwünschte Wirkungen:** Tab. 21-1, j

● **Handelsnamen:**
Aclarubicin: Aclaplastin®
Daunorubicin (Rubidomycin): Daunoblastin®, u. a.
Doxorubicin (Adriamycin): Adriblastin®, u. a.
Epirubicin: Farmorubicin®
Idarubicin: Zavedos®

## Amsacrin

▶ **Stoffeigenschaften und Pharmakodynamik**

Amsacrin (Abb. 21-10), ist ein Acridinderivat, das vorwiegend zur **Behandlung** myeloischer und lymphatischer Leukämien verwendet wird. **Unerwünschte Wirkungen** sind u. a. Herzrhythmusstörungen und -insuffizienz, zerebrale Krämpfe, Augenschäden (Konjunktivitis, Blutungen u. a.) und Leberversagen.

▶ **Pharmakokinetik**

Amsacrin wird nach Metabolisierung in der Leber mit einer Halbwertszeit von 3–9 Std. teils renal, teils biliär ausgeschieden.

● **Indikationen und unerwünschte Wirkungen:** Tab. 21-1, k

● **Handelsname:** Amsidyl®

## Mitoxantron

▶ **Stoffeigenschaften und Pharmakodynamik**

Mitoxantron ist ein Anthrachinonderivat (Abb. 21-10). Es ist u. a. **wirksam bei** Mammakarzinom, akuten Leukämien, Hodgkin- und Non-Hodgkin-Lymphomen. Wie die chemisch verwandten Anthracycline wirkt Mitoxantron **kardiotoxisch**, wenn auch etwas schwächer.

▶ **Pharmakokinetik**

Mitoxantron verteilt sich sehr gut in das Gewebe. Es wird nach Metabolisierung hauptsächlich mit den Fäzes ausgeschieden. Die Halbwertszeit beträgt 3–40, in der terminalen Phase über 200 Std.

● **Indikationen und unerwünschte Wirkungen:** Tab. 21-1, l

● **Handelsnamen:** Novantron®, Onkotrone®

# Antimetabolite

## Folatantagonisten

▶ **Stoffeigenschaften und Pharmakodynamik**

Als **Folatantagonisten** werden Stoffe bezeichnet, die eine strukturelle Ähnlichkeit mit der Folsäure aufweisen und das Enzym Dihydrofolatreduktase kompetitiv hemmen.

Sie blockieren damit die Überführung von Dihydrofolsäure in die Wirkform Tetrahydrofolsäure und verhindern so die Tetrahydrofolat-abhängigen Übertragungen von $C_1$-Resten, die u. a. wesentlich sind für die Synthese von Purinen, von Thymin, Serin, Methionin und N-Formylmethionin-tRNA (Starter der

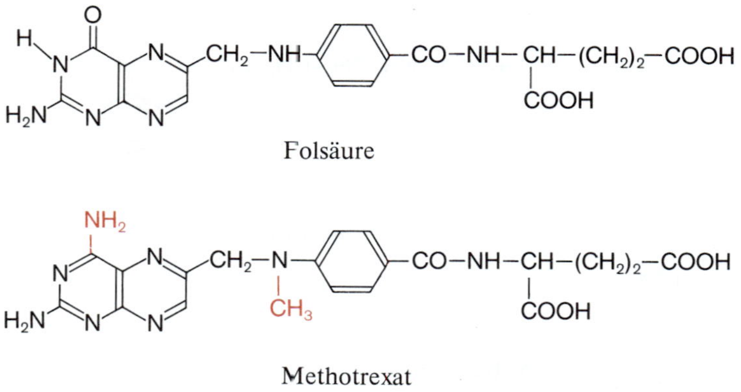

**Abb. 21-11.** Strukturformeln von Folsäure und Methotrexat

Proteinsynthese von Prokaryonten). Folatantagonisten **stören** so die **Synthese** von
- Purin- und Pyrimidinnucleotiden
- Nucleinsäuren (DNA und RNA)
- Proteinen (Abb. 20-19, S. 628)

Sie töten Zellen in der *S-Phase*, beeinträchtigen aber gleichzeitig den Eintritt von Zellen in die S-Phase und limitieren so selbst ihre zytotoxische Wirkung zu einem **zytostatischen** Effekt.

Als Zytostatika werden Folatantagonisten mit hoher Affinität zur Dihydrofolatreduktase tierischer Zellen eingesetzt, z. B. Methotrexat (Abb. 21-11). Andere Folatantagonisten dienen als Antiprotozoenmittel (Kap. 20, S. 658ff.) oder antibakterielle Chemotherapeutika (Kap. 20, S. 631ff.).

**Resistenzentwicklung** von Tumorzellen gegenüber Folatantagonisten kommt vor. Sie beruht entweder auf einer gestörten Aufnahme der Antagonisten in die Zelle oder auf Änderungen der Menge oder Empfindlichkeit der Dihydrofolatreduktase.

## Besonderheiten einzelner Folatantagonisten

### Methotrexat

▶ **Pharmakokinetik**

Methotrexat wird aus dem Magen-Darm-Kanal ausreichend resorbiert. Die Metabolisierung ist gering. Der größte Teil wird unverändert über die Nieren mit einer Halbwertszeit von 7,5 Std. ausgeschieden. Ein kleiner Prozentsatz kann wochen- bis monatelang in Nieren und Leber retiniert werden und zu Nieren- bzw. Leberfunktionsstörungen führen. Weitere **unerwünschte Wirkungen** der hochdosierten Therapie sind u. a. Lungeninfiltrate und Osteoporose.

● **Interaktionen:** Sulfonamide, Salicylate, Phenytoin, Chloramphenicol und Tetracycline verdrängen Methotrexat aus der Plasmaproteinbindung. Folinsäure[1] und Thymidin schwächen die Wirkung von Methotrexat ab und schützen vor allem normales Gewebe vor einer letalen Schädigung.

In niederen Dosen (10–15 mg/Woche) wirkt Methotrexat über eine Hemmung der Interleukin-1-Freisetzung und -Wirkung (*Interleukin-1-Rezeptorblockade*) und der Leukotrienfreisetzung **immunsuppressiv** und **antiphlogistisch**. Es kann daher auch als antirheumatisches Basistherapeutikum eingesetzt werden (Kap. 11, S. 308f.).

● **Indikationen und unerwünschte Wirkungen:** Tab. 21-1, m

● **Handelsnamen:** Farmitrexat®, Lantarel®, Metex® u. a.

## Pyrimidinantagonisten

Die Gruppe der Pyrimidinantagonisten beinhaltet verschiedene Uracil- und Cytidinanaloge (Abb. 21-12), die als Antimetabolite der Pyrimidinbasen die Synthese und Funktion der Nucleinsäuren hemmen.

Sie werden teils als Zytostatika (z. B. Fluorouracil, Gemcitabin und Cytarabin), teils als antivirale Chemotherapeutika (Idoxuridin, Trifluridin) (Kap. 20, S. 667ff.), teils als Antimykotika (Flucytosin) (Kap. 20, S. 650f.) verwendet.

---

[1] Leucovorin®, Rescuvolin®, Ribofolin® u. a.

a) Uracil- bzw. Thyminanaloge

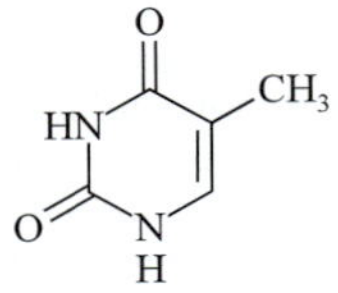

Thymin

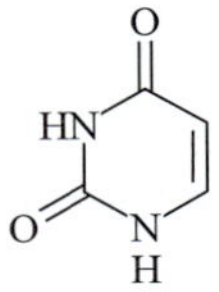

Uracil

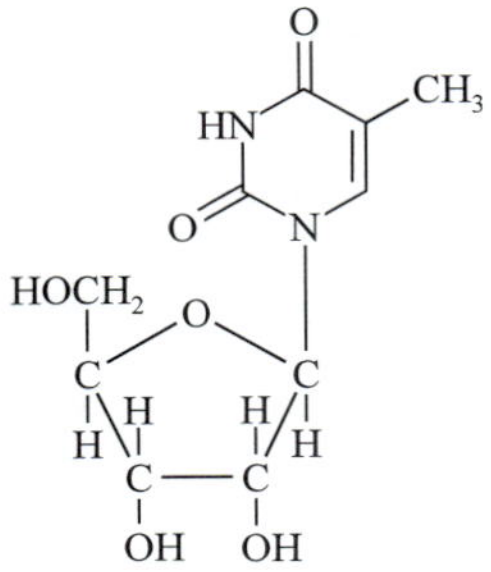

Thymidin

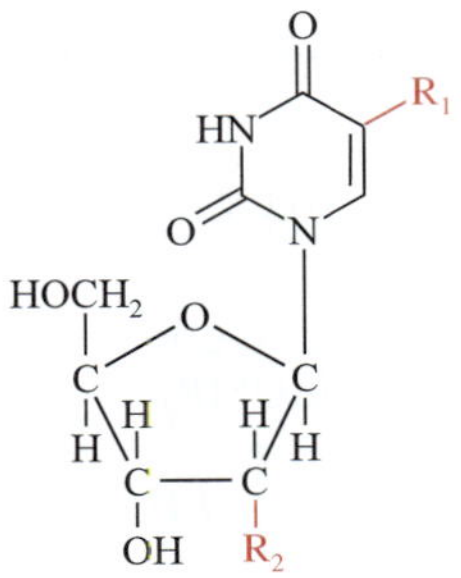

Fluorouracil

|  | R₁ | R₂ |
|---|---|---|
| Trifluorthymidin (Trifluridin) | $-CF_3$ | $-OH$ |
| Fluordesoxyuridin | $-F$ | $-H$ |
| Joddesoxyuridin | $-J$ | $-H$ |
| Ethyldesoxyuridin | $-C_2H_5$ | $-H$ |

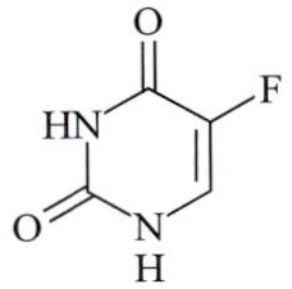

b) Cytosinanaloge

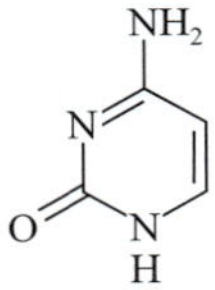

Cytosin

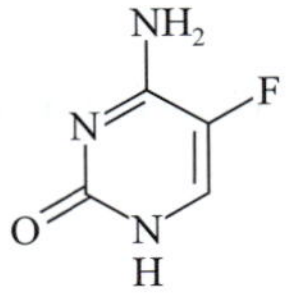

Fluorcytosin

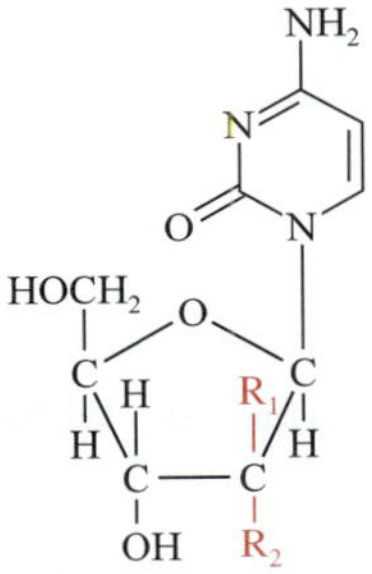

|  | R₁ | R₂ |
|---|---|---|
| Cytidin | $-H$ | $-OH$ |
| Cytarabin | $-OH$ | $-H$ |
| Gemcitabin | $-F$ | $-F$ |

**Abb. 21-12.** Strukturmerkmale von Pyrimidinantagonisten; zum Vergleich: Thymin, Thymidin, Uracil und Cytosin.

## Besonderheiten einzelner Pyrimidinantagonisten

### Fluorouracil

▶ **Stoffeigenschaften und Pharmakodynamik**

Fluorouracil unterscheidet sich von Uracil durch das Vorhandensein eines Fluoratoms in Position 5 (Abb. 21-12). Es geht durch Metabolisierung in *Fluordesoxyuridinmonophosphat* (F-dUMP), den wesentlichen Träger der zytostatischen Wirkung, über.

F-dUMP hemmt die Synthese von **Thymidinnucleotiden** und dadurch sekundär die DNA-Synthese, was zum Tod der Zelle führt. Der Einbau von Fluor-UMP in RNA scheint für die zytotoxische Wirkung wenig Bedeutung zu haben (Abb. 21-13).

▶ **Pharmakokinetik**

Die enterale Resorption von Fluorouracil ist unzuverlässig. Bei parenteraler Applikation verteilt es sich gut auf die Organe. Die Elimination erfolgt durch nahezu vollständigen Abbau mit einer Halbwertszeit von 0,2–0,4 Std.

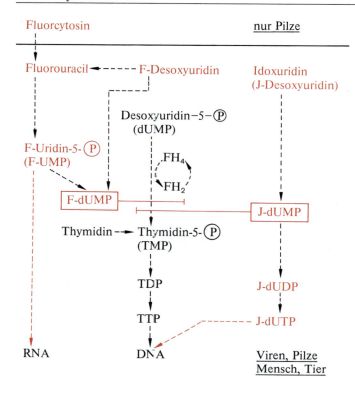

**Abb. 21-13.** Angriffspunkte der Pyrimidinantagonisten im Zellstoffwechsel am Beispiel von Fluorouracil:
*Fluorouracil* wird zunächst in Fluoruridinmonophosphat (F-UMP) umgewandelt, das als falsches Nucleotid in RNA eingebaut werden kann. F-UMP wird reduziert zu Fluordesoxyuridinmonoposphat (F-dUMP), das ein starker Hemmstoff der Thymidylatsynthese ist und damit die Bildung von Thymidinphosphaten als Bausteinen der DNA blockiert (selektiver Hemmstoff der DNA-Synthese).
*Fluordesoxyuridin* kann direkt zu F-dUMP phosphoryliert werden. Es zerfällt aber schnell zu Fluorouracil.
*Joddesoxyuridin* wird in Joddesoxyuridinmonophosphat (J-dUMP) umgewandelt, dessen Wirkung der von F-dUMP analog ist. Es wird als antivirales Chemotherapeutikum verwendet (Kap. 20 S. 667 f.).
*Fluorcytosin* ist eine Vorstufe von Fluorouracil. Die Umwandlung erfolgt nur in bestimmten Pilzen (Kap. 20 S. 650 f.).
$FH_4$ = Tetrahydrofolsäure
$FH_2$ = Dihydrofolsäure
- - - → wird umgewandelt in
⊣ hemmt

● **Indikationen und unerwünschte Wirkungen:** Tab. 21-1, n

● **Handelsnamen:** Efudix®, Fluorouracil Lösung, Fluroblastin® u. a.

## Cytarabin

▶ **Stoffeigenschaften und Pharmakodynamik**

Cytarabin ist ein Cytosinnucleosid, das anstelle von Ribose Arabinose (Ara) enthält (Abb. 21-12). Es wird im Körper phosphoryliert zu den entsprechenden Nucleotiden Ara-CMP, Ara-CDP und Ara-CTP, das ein **Hemmstoff der DNA-Polymerase** ist. Die Wirkung ist *S-Phasen-spezifisch*. Ara-CTP kann auch in RNA und DNA eingebaut werden, wobei es wegen der Rotationsbehinderung der arabinosehaltigen Basen zu Konfigurationsstörungen der Nucleinsäuren kommt (Unmöglichkeit der Basen, sich parallel anzuordnen).

▶ **Pharmakokinetik**

Die enterale Resorption von Cytarabin ist gering (< 20%). Cytarabin wird weitgehend (∼ 90%) zu Arabinosyluracil desaminiert und in dieser Form mit einer Halbwertszeit von 2,6 Std. renal ausgeschieden.

● **Indikationen und unerwünschte Wirkungen:** Tab. 21-1, n

● **Handelsnamen:** Alexan®, Udicil®

## Gemcitabin

Gemcitabin ist ein Cytosinanaloges, das im Desoxyriboseanteil 2 Fluoratome enthält (Abb. 21-12). Ähnlich wie Cytarabin wird es in den Zellen zum entsprechenden Mono-, Di- und Triphosphat phosphoryliert, welch letzteres als falsches Nucleotid in die DNA eingebaut wird und dabei zum Kettenabbruch führt. Anders als bei den schon länger bekannten Nucleotidantimetaboliten erfolgt der Kettenabbruch aber erst nach anfügen eines weiteren Nucleotids, was zur Folge hat, daß Exonucleasen das falsche Nucleotid nicht erkennen und deshalb nicht zur DNA-Reparatur fähig sind. Die zytostatische Wirkung von Gemcitabin wird darüber hinaus noch durch eine sog. »Selbstpotenzierung« (Abb. 21-14) verstärkt.

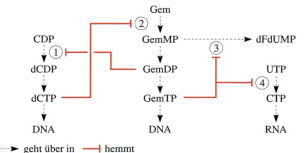

----> geht über in   ----| hemmt

**Abb. 21-14.** Sog. »Selbstpotenzierung« der zytostatischen Wirkung von Nucleotidantimetaboliten am Beispiel von Gemcitabin.

Gemcitabin (Gem) wird über Gemcitabinmono- (GemMP) und -diphosphat (GemDP) in Gemcitabintriphosphat (GemTP) umgewandelt, das in die DNA eingebaut wird und zum Abbruch der DNA-Kettenbildung führt. GemDP hemmt die Umwandlung von Cytidindiphosphat (CDP) in Desoxycytidindiphosphat (dCDP) durch Ribonucleotidreduktase ①. Dadurch entsteht weniger Desoxycytidintriphosphat (dCTP), das ein Inhibitor der Desoxycytidinkinase ② ist, die die Phosphorylierung von Gem einleitet. Durch Fortfall der Inhibierung wird mehr GemDP und GemTP gebildet, die ihrerseits die Inaktivierung von GemMP zu Difluordesoxy-UMP (dFdUMP) durch Desoxycytidindesaminase ③ hemmen, was ebenfalls zur vermehrten Bildung von GemTP beiträgt. GemTP hemmt außerdem die CTP-Synthetase ④, die UTP zu CTP, einem Vorläufer der RNA-Synthese, desaminiert. Damit wird auch die RNA-Synthese gehemmt.

▶ **Pharmakokinetik**

Gemcitabin wird nur parenteral angewendet. Nach i.v. Infusion ist seine Plasmaproteinbindung gering. Es wird intrazellulär schnell metabolisiert, wobei aktive Metabolite (s. o.) und als Eliminationsprodukt 2,2'-Difluordesoxyuridin (dFdUMP) entstehen. Die Halbwertszeit beträgt nur 8 Min.

● **Indikationen und unerwünschte Wirkungen:** Tab. 20–1, n

● **Handelsname:** Gemzar®

# Purinantagonisten

▶ **Stoffeigenschaften und Pharmakodynamik**

Als **Purinantagonisten** werden Stoffe bezeichnet, die eine strukturelle Verwandtschaft mit Purinbasen besitzen und als Antimetabolite bei der Synthese der Purinnucleotide bzw. der Nucleinsäuren fungieren. Die derzeit wichtigsten sind Thioanaloge, wie
● 6-Mercaptopurin
● 6-Tioguanin
● Azathioprin (Abb. 21-15)
sowie halogensubstituierte Derivate, wie
● Cladribin
● Fludarabin (Abb. 21-15)

Die Purinantagonisten haben einen sehr komplexen, nicht in allen Einzelheiten geklärten **Wirkungsmechanismus** (Abb. 21-16). Die Hemmung der Purinsynthese durch die aktiven Metabolite (Thio-IMP aus Mercaptopurin und Azathioprin, Thio-GMP aus Tioguanin) spielt wohl die wichtigste Rolle. Tumorzellen können gegenüber Purinantagonisten **resistent** werden.

## Besonderheiten einzelner Purinantagonisten

### Mercaptopurin

▶ **Pharmakokinetik**

Mercaptopurin wird aus dem Magen-Darm-Kanal gut resorbiert. Es wird weitgehend metabolisiert, wobei eine Methylierung des Schwefels und eine Desulfurierung und die Oxidierung durch Xanthinoxidase zu 6-Thioharnsäure eine wesentliche Rolle spielen. Allopurinol hemmt den Abbau von Mercaptopurin. Die Halbwertszeit beträgt ca. 1 Std.

● **Indikationen und unerwünschte Wirkungen:** Tab. 21-1, o

● **Handelsname:** Puri-Nethol®

### Azathioprin

▶ **Pharmakokinetik**

Azathioprin wird nur noch zur Immunsuppression, aber nicht mehr als Zytostatikum eingesetzt. Seine Wirkung beruht auf der langsamen Bildung von Mercaptopurin.

a) Adeninanaloge

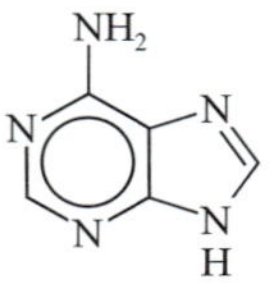

Adenin

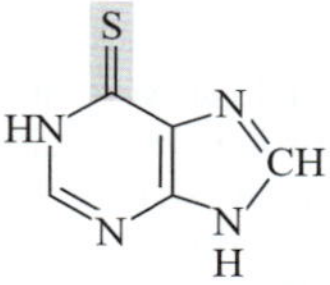

Mercaptopurin

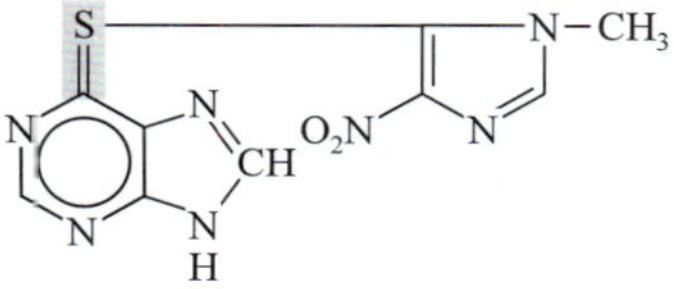

Azathioprin

b) Guaninanaloge

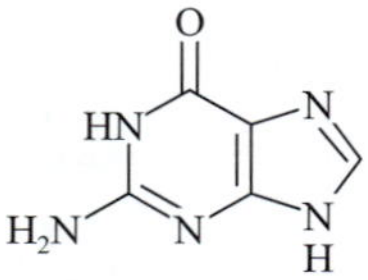

Guanin

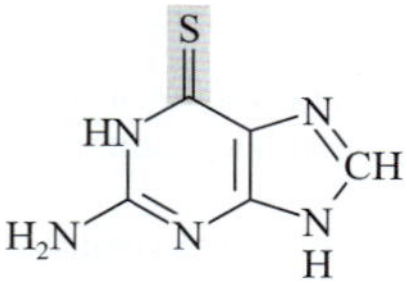

Tioguanin

c) Adenosinanaloge

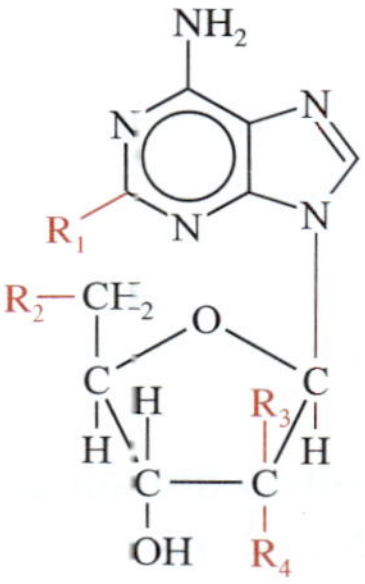

Pentostatin

|  | $R_1$ | $R_2$ | $R_3$ | $R_4$ |
|---|---|---|---|---|
| Adenosin | $-H$ | $-OH$ | $-H$ | $-OH$ |
| Cladribin | $-Cl$ | $-OH$ | $-H$ | $-H$ |
| Fludarabin | $-F$ | $-OPO_3^-$ | $-OH$ | $-H$ |

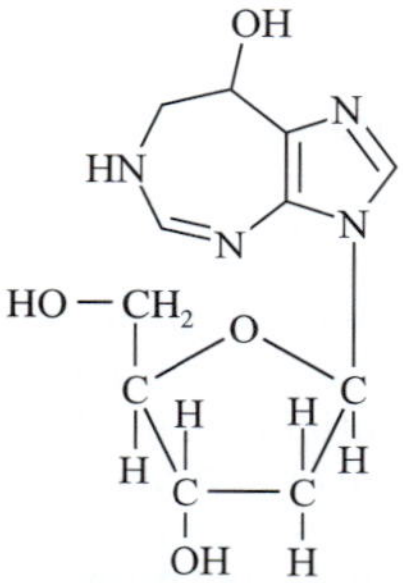

**Abb. 21-15.** Strukturmerkmale von Purinantagonisten; oben zum Vergleich Adenin, Adenosin und Guanin

- **Handelsnamen:** Imurek® u.a.

## Tioguanin

▶ **Pharmakokinetik**

Tioguanin wird enteral gut resorbiert. Die Abbauwege ähneln denen des Mercaptopurins. Metabolite sind u.a. 6-Thioharnsäure und Methyltioguanin.

- **Indikationen und unerwünschte Wirkungen:** Tab. 21-1, o

- **Handelsname:** Thioguanin-Glaxo Wellcome®

## Fludarabin

Fludarabin (F-ara-Adenin) ist ähnlich wie das Virustatikum Vidarabin ein Adenosinanaloges, bei dem die Ribose durch Arabinose ersetzt ist. Es trägt zudem ein Fluoratom am Adeninringsystem. Es wird in vivo zu F-ara-ATP phosphoryliert, das in Nucleinsäuren eingebaut wird und dabei zum Kettenabbruch führt. Weiterhin hemmen Fludarabin bzw. seine Metabolite, ähnlich wie Gemcitabin (S. 700f. und Abb. 21-14) DNA- und RNA-Polymerasen, Ribonucleotidreduktase und Desoxycytidinkinase und andere am Nucleinsäurestoffwechsel beteiligte Enzyme.

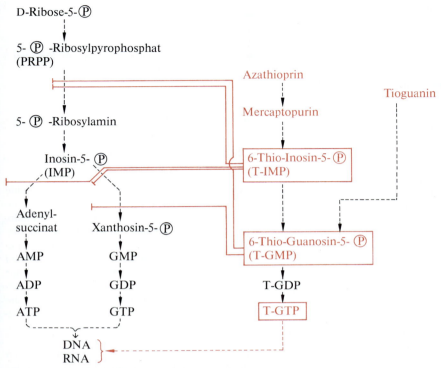

**Abb. 21-16.** Angriffspunkte von Purinantagonisten im Zellstoffwechsel am Beispiel von Azathioprin, Mercaptopurin und Tioguanin.

*Mercaptopurin* wird im Körper mit Hilfe des Enzyms Hypoxanthin-Guanin-phosphoribosyltransferase in das entsprechende Nucleotid 6-Thioinosinmonophosphat (T-IMP) umgewandelt, das nur schwer zu 6-Thioguanosinmonophosphat (T-GMP) weiter metabolisiert werden kann und deshalb akkumuliert. T-IMP hemmt die Umwandlung von IMP zu Adenosin- und Guanosinnucleotiden, die dann für die Nucleinsäuresynthese fehlen, und über eine Art »Pseudofeedback« die De-novo-Synthese von IMP aus 5-Phosphoribosylpyrophosphat (PRPP). Ein geringer Teil des T-IMP wird als Tioguaninnucleotid in Nucleinsäuren eingebaut und kann z. B. die Matrizenfunktion der DNA beeinträchtigen.

*Azathioprin* wird in Mercaptopurin umgewandelt und wirkt genau wie dieses.

*Tioguanin* wird in das Nucleotid T-GMP übergeführt, das akkumuliert, da es nur schlecht zu T-GDP und T-GTP, das dann in Nucleinsäuren eingebaut werden kann, phosphoryliert werden kann. T-GMP ist wie T-IMP ein Hemmstoff der IMP-Synthese und hemmt die Umwandlung von IMP in GTP.

----→ wird umgewandelt in
———| hemmt

### ▶ Pharmakokinetik

Fludarabin wird nach Dephosphorylierung durch Serumphosphatasen rasch in die Zellen aufgenommen und dort weiter metabolisiert, wobei u. a. F-ara-ATP entsteht. Die Metabolite werden mit einer Halbwertszeit von 7–33 Std. vorwiegend renal eliminiert.

● **Indikationen und unerwünschte Wirkungen:** Tab. 21-1, o

● **Handelsname:** Fludara®

### Cladribin

Cladribin ist ein chlorsubstituiertes Desoxyadenosinderivat (Abb. 21-15), das ähnlich wie andere Purinantagonisten über seinen aktiven Metaboliten 2-Chlordesoxy-ATP über verschiedene Mechanismen (u. a. Hemmung von DNA-Polymerasen und der durch Ribonucleotidreduktase katalysierten Umwandlung von Cytidin zu Desoxycytidin und daraus resultierendem Mangel an Desoxy-CTP die DNA-Synthese verhindert. Cladribin führt zudem auch zu einer ATP- und NAD⁺-Verarmung der Zellen, wodurch die Wirkung zellzyklusunabhängig wird und auch ruhende Zellen geschädigt werden.

▶ **Pharmakokinetik**

Cladribin wird i.v. infundiert. Seine Plasmaproteinbindung beträgt ~ 20%, die Eliminationshalbwertszeit 5,4 Std.

● **Indikationen und unerwünschte Wirkungen:** Tab. 21-1, o

● **Handelsname:** Leustatin®

## Pentostatin

Pentostatin (2'-Desoxycoformycin) (Abb. 21-15) ist ein Purinanalogon, bei dem der 6gliedrige Pyrimidinring im Basenanteil des Moleküls durch einen 7gliedrigen Diazepinolring ersetzt ist. Es wirkt als Hemmstoff der Adenosindesaminase, die am Abbau von Adenosin und Desoxyadenosin beteiligt ist. Durch die Hemmung des Enzyms kommt es zur Akkumulation von Adenosin und Desoxyadenosin und damit auch zu einer vermehrten Bildung von Desoxy-ATP, welches die Synthese normaler DNA stört. Bevorzugtes Ziel der Pentostatinwirkung sind die Lymphozyten in Milz, Thymus und Blut sowie Myeloblasten von Leukämiekranken, da sie eine besonders hohe Adenosindesaminaseaktivität aufweisen.

▶ **Pharmakokinetik**

Pentostatin wird nur i.v. angewendet. Es wird kaum an Plasmaproteine gebunden, penetriert die Blut-Hirn-Schranke und wird mit einer Halbwertszeit von 5–6 Std. vorwiegend unverändert renal eliminiert.

◆ **Therapeutische Verwendung**

● **Indikationen und unerwünschte Wirkungen:** Tab. 21-1, o

● **Interaktionen:** Gleichzeitige Gabe von Fludarabin hat zu tödlichen Lungenschäden geführt, Kombination mit Allopurinol zu Exanthemen. Pentostatin verstärkt die Wirkung und Toxizität von Vidarabin.

● **Handelsname:** Nipent®

## Spindelgifte

Als **Spindelgifte** werden Stoffe bezeichnet, die die Bildung des Spindelapparates oder dessen Funktion stören, so daß es zur Hemmung der Mitose kommt. Zu ihnen gehören unter anderem

● Vincaalkaloide
● Podophyllotoxinderivate
● Taxane
● Colchicin, das aber nicht mehr als Zytostatikum benutzt wird

## Vincaalkaloide

▶ **Stoffeigenschaften und Pharmakodynamik**

**Vinblastin** und **Vincristin** sind natürliche Alkaloide aus Vinca rosea, **Vindesin** ist ein synthetisches Vinblastinderivat (Abb. 21-17) und **Vinorelbin** ein halbsynthetisches 5'-Norvinblastinderivat aus dem Madagaskar-Efeu (Catharanthus roseus). Die Vincaalkaloide **binden an Tubulin**, einen Hauptbestandteil der Mikrotubuli, die u.a. den Spindelapparat bei der Mitose bilden. Sie stören die Funktion des Spindelapparates und **blockieren** als sog. Spindelgifte die **Mitose** in der *Metaphase*. Die Chromosomen verteilen sich später unregelmäßig über das Zytoplasma, die Zelle stirbt ab.

Da Mikrotubuli auch für andere Zellreaktionen (z.B. Zellbewegungen, Phagozytose, Funktion der Nervenzellen) wesentlich sind, kann die Störung der Mikrotubulusfunktion zu einer Reihe von **Nebenwirkungen** Anlaß geben, z.B. neuromuskulären Funktionsausfällen, wie periphere und zentrale Neuropathie mit Parästhesien und Lähmungen, Muskelschwäche, Ataxie, psychischen Störungen, Krämpfen etc. Die neurotoxischen Erscheinungen treten vor allem nach *Vincristin*, aber auch nach *Vinblastin, Vindesin* und *Vinorelbin* auf. Die Gewebsverträglichkeit ist schlecht. Weitere unerwünschte Wirkungen s. Tab. 21-1, p.

▶ **Pharmakokinetik**

Die enterale Resorption der Vincaalkaloide ist unzuverlässig, so daß parenterale Applikation notwendig ist. Die Elimination erfolgt hauptsächlich hepatisch. Die Halbwertszeiten betragen für Vinblastin 1–25, für Vincristin etwa 3, für Vindesin 24 und für Vinorelbin 26–56 Std.

● **Indikationen und unerwünschte Wirkungen:** Tab. 21-1, p

● **Handelsnamen:**
Vinblastin: cellblastin, Velbe® u.a.
Vincristin: cellcristin, FARMISTIN CS® u.a.
Vindesin: Eldisine®
Vinorelbin: Navelbine®

a) Vincaalkaloide

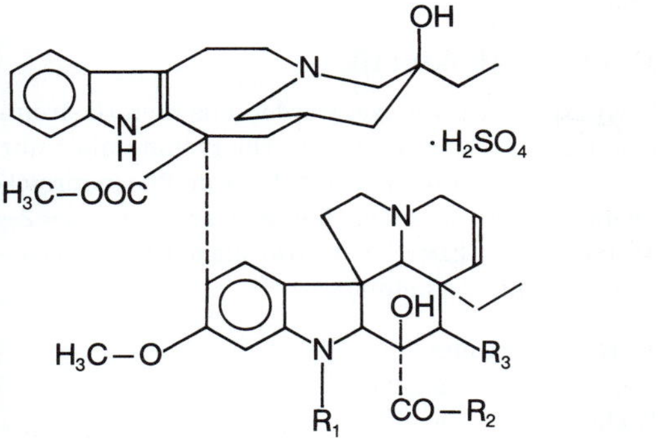

b) Podophyllotoxinderivate

|  | $R_1$ | $R_2$ | $R_3$ |
|---|---|---|---|
| Vinblastin | $-CH_3$ | $-OCH_3$ | $-O-CO-CH_3$ |
| Vincristin | $-CHO$ | $-OCH_3$ | $-O-CO-CH_3$ |
| Vindesin | $-CH_3$ | $-NH_2$ | $-OH$ |

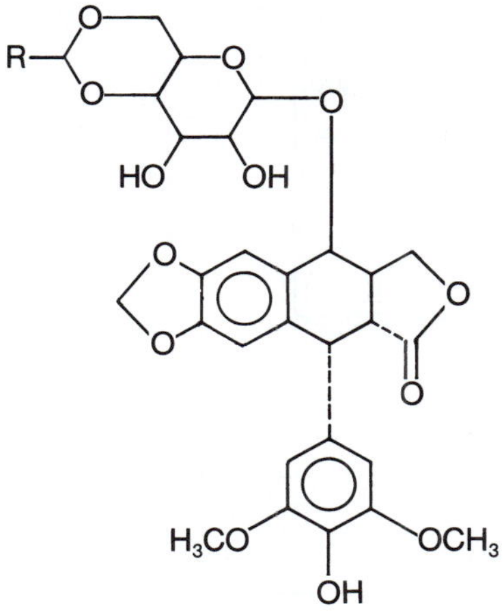

|  | R |
|---|---|
| Etoposid | $H_3C-$ |
| Teniposid | 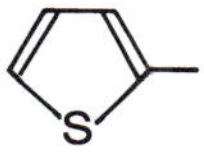 (Thiophen) |

**Abb. 21-17.** Strukturformeln von Spindelgiften

## Podophyllotoxinderivate (Etoposid, Teniposid)

Die Epipodophyllotoxinderivate Etoposid und Teniposid (Abb. 21-17) sind Spindelgifte, die die **Zellteilung** in der *Metaphase* und den Eintritt der Zellen in die Mitose **hemmen**. Der **Mechanismus** ist jedoch anders als der der Vincaalkaloide, da Etoposid und Teniposid nicht an die Mikrotubuli binden. Andere Effekte wie Hemmung der Energieproduktion und Störung der DNA- und Proteinsynthese und eine Hemmung der Topoisomerase II kommen hinzu, so daß die Verbindungen auch auf die $G_2$- und *S-Phase* wirken.

▶ **Pharmakokinetik**

Etoposid und Teniposid werden i.v., Etoposid auch, trotz nur geringer (40%) Resorption, p.o. angewendet. Etoposidphosphat wird schnell zu Etoposid dephosphoryliert. Dieses und Teniposid sind stark (97–99%) an Proteine im Blut und im Gewebe gebunden und werden entweder vorwiegend in Form von Metaboliten *(Teniposid)* oder vorwiegend unmetabolisiert *(Etoposid)* renal eliminiert. Die terminalen Halbwertszeiten betragen für Etoposid 3–15, für Teniposid 6–20 Std.

● **Indikationen und unerwünschte Wirkungen:** Tab. 21-1, q

● **Handelsnamen:**
Etoposid: Etodomac®, Vepesid®
Etoposidphosphat: Etopophos®
Teniposid: VM 26-Bristol®

## Taxane (Taxoide)

**Paclitaxel** war das erste Arzneimittel aus der Gruppe der Taxane. Es handelt sich um ein zyklisches Diterpen, das zur Zeit nur aus der Rinde und den Nadeln der pazifischen Eibe (Taxus brevifola) gewonnen werden kann (Abb. 21-18). Da Eiben relativ seltene Bäume sind, die nicht ohne Schaden zu nehmen entrindet werden können, steht Paclitaxel nur in begrenzter Menge zur Verfügung. **Docetaxel** ist ein semisynthetisches Derivat von Baccatin III, einem Inhaltsstoff der Nadeln der europäischen Eibe (Taxus baccata).

Taxane fördern die **Bildung anomaler Mikrotubuli** aus Tubulin und **verhindern** gleichzeitig die **Depolymerisierung von Tubulinpolymeren**, so daß nicht genügend Tubulin für die Synthese von funktionsfähigen Mikrotubuli und Spindeln verfügbar ist.

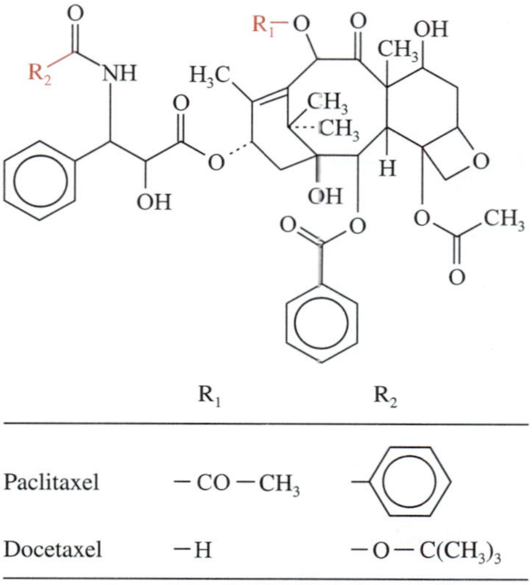

**Abb. 21-18.** Strukturformeln von Paclitaxel und Docetaxel

|  | $R_1$ | $R_2$ |
|---|---|---|
| Paclitaxel | $-CO-CH_3$ | –C₆H₅ (Phenyl) |
| Docetaxel | $-H$ | $-O-C(CH_3)_3$ |

Ihre zytostatische Wirkung erstreckt sich zwar auf verschiedene solide Tumoren, doch ist Paclitaxel derzeit nur zur **Behandlung** von Ovarialkarzinomen, Docetaxel zur Therapie von Brustkrebs zugelassen, sofern diese Tumoren therapieresistent sind oder metastasieren.

- **Unerwünschte Wirkungen:** Wie andere Spindelgifte können Taxane zu neuromuskulären (Neuropathie, Arthralgie, Myalgie), gastrointestinalen (Übelkeit, Erbrechen, Diarrhö, intestinale Obstruktion), kardialen (Hypotonie, Bradykardie, AV-Block) und Leberfunktionsstörungen führen. Nach Docetaxel kommt es häufig zur Flüssigkeitsretention (Ödeme, Aszites, Pleuraerguß u. ä.). Allergische Reaktionen und Entzündungen, z. B. im Mund, Ösophagus, Darm und an der Haut, wurden vor allem nach Docetaxel beschrieben.

▶ **Pharmakokinetik**

Paclitaxel und Docetaxel werden aus dem Gastrointestinaltrakt nur schlecht resorbiert und daher nur i. v. gegeben. Sie binden zu > 95 % an Plasmaproteine und werden mit einer Halbwertszeit von $t_{1/2\beta}$ = 2–18 (Paclitaxel) bzw. $1/2$–11 (Docetaxel) Std. vorwiegend hepatisch eliminiert.

- **Handelsnamen:**
Docetaxel:   Taxotere®
Paclitaxel:   Taxol®

## Topoisomerasehemmer

Die in den Zellkernen lokalisierten **Topoisomerasen I und II** sind Enzyme, die für die Steuerung der DNA-Reduplikation, die DNA-abhängige RNA-Synthese und den DNA-Repair essentiell sind. Sie binden bei der DNA-Reduplikation reversibel an die DNA-Einzelstränge vor der Replikationsgabel und machen sie den DNA-Polymerasen zugänglich. Eine *Hemmung der Topoisomerasen* oder eine *Stabilisierung des DNA-Topoisomerase-Komplexes* macht die DNA-Replikation, die RNA-Synthese an der DNA und auch Reparaturvorgänge an der DNA unmöglich: Es kommt zum Strangbruch und über noch nicht näher aufgeklärte Folgereaktionen zum Absterben der Zelle (Apoptose).

Hemmstoffe der Topoisomerase II sind seit längerem bekannt, und eine Hemmung der Topoisomerase II wird als eine von mehreren Ursachen der zytostatischen Wirkung z. B. von Anthracyclinen, Amsacrin, Mitoxantron und Podophyllotoxin angesehen.

An der Topoisomerase I greifen Derivate von Camptothecin, einem Inhaltsstoff von Früchten und Rinde des asiatischen Baumes Camptotheca acuminata an, die seit altersher in der traditionellen chinesischen Medizin zur Behandlung bösartiger Tumoren

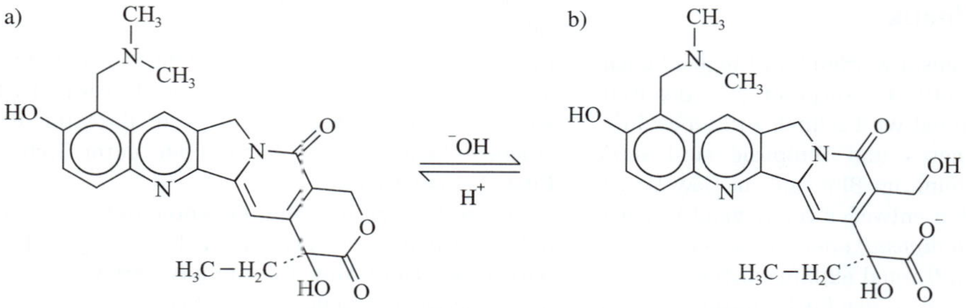

**Abb. 21-19.** Strukturformel von Topotecan; a) Lactonform, b) Carboxylatform

benutzt wurden. In der modernen Medizin werden **Topotecan** und **Irinotecan,** Derivate des Camptothecins, verwendet, die besser wasserlöslich und besser verträglich sind als die Ausgangssubstanz. Sie stabilisieren den Topoisomerase-DNA-Komplex, die Replikationsgabel wird dadurch arretiert, und es kommt zum DNA-Strangbruch. *Topotecan* wird bei metastasierendem Ovarialkarzinom eingesetzt, *Irinotecan* bei metastasierenden fortgeschrittenen kolorektalen Karzinomen, wenn diese auf die sonst übliche Standardtherapie *nicht* ansprechen.

▶ **Pharmakokinetik**

*Topotecan* kommt in zwei verschiedenen Formen vor, die miteinander im Gleichgewicht stehen (Abb. 21-19): als Lacton, der biologisch wirksamen Form, und als Carboxylat, das bei pH 7,4 ganz überwiegend vorliegt. Die Zufuhr von Topotecan erfolgt intravenös. Topotecan wird zu 35% an Plasmaproteine gebunden und mit einer Halbwertszeit von 2–3 Std. vorwiegend renal eliminiert.

Irinotecan wird ebenfalls nur intravenös appliziert. Es wird in der Leber in die Wirkform SN-38 umgewandelt. Diese wird zu 95% an Plasmaproteine gebunden und mit einer terminalen Halbwertszeit von 10 Std. renal eliminiert. Irinotecan selbst wird zu 30–68% an Plasmaproteine gebunden und hat eine Halbwertszeit von etwa 6 Std.

● **Handelsnamen:**
Topotecan: Hycamtin®
Irinotecan: Campto®

# Andere Zytostatika

## Bleomycine

▶ **Stoffeigenschaften und Pharmakodynamik**

Bei den Bleomycinen handelt es sich um *basische* Glykopeptide, deren **funktionelle Gruppe** der terminale β-Amino-L-alaninrest ist, der als Amid oder Imid vorliegen kann (Abb. 21-20). Die Bleomycine können mit ihrem Aminoende an DNA binden und nach Aktivierung in Anwesenheit von Sauerstoff *freie Radikale* bilden, die zu Einzel- und Doppelstrangbrüchen der DNA (nicht der RNA) führen. Es kommt zum *Stopp der Mitose* in der $G_2$-Phase und einer *Schädigung der Chromosomen* in Form von Fragmentierung, Translokation u.a. Die **Wirkung** erstreckt sich vorwiegend auf *Plattenepithelkarzinome*. Die besondere **Toxizität** der Bleomycine für Haut und Lungengewebe wird darauf zurückgeführt, daß in diesen Geweben das in anderen Organen vorhandene Enzym Bleomycinhydrolase, das die Aminoalaninamidgruppe hydrolysiert und damit inaktiviert, fehlt.

▶ **Pharmakokinetik**

Das therapeutisch verwendete Bleomycinsulfat wird parenteral gegeben. Es wird im Gewebe inaktiviert (s. o.) und vorwiegend über die Niere ausgeschieden. Die Halbwertszeit beträgt 0,3–1,5 (–9) Std.

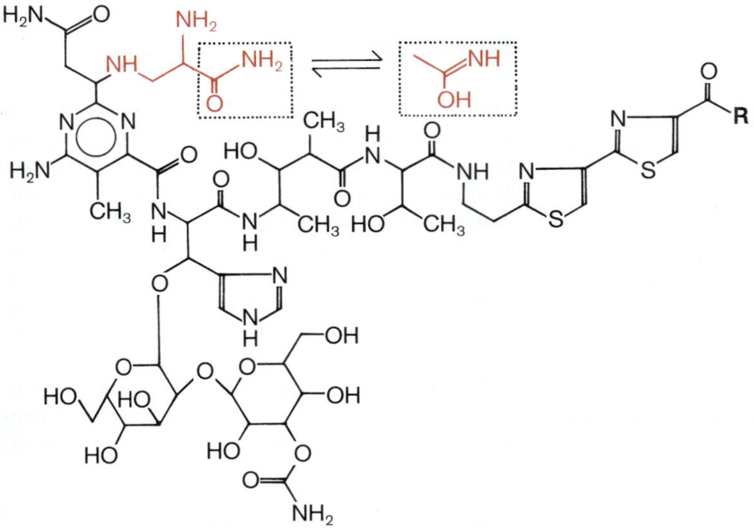

**Abb. 21-20.** Grundstruktur der Bleomycine; rot: β-Amino-α-Alaninrest in Amid-Imid-Form

- **Indikationen und unerwünschte Wirkungen:** Tab. 21-1, t

- **Handelsnamen:** BLEO-cell, Bleomycinum Mack

## Hydroxycarbamid

Hydroxycarbamid (Hydroxyurea) **hemmt** das für die DNA-Synthese wichtige Enzym **Ribonucleosiddiphosphatreduktase.** Es wirkt daher spezifisch in der S-Phase.

▶ **Pharmakokinetik**

Hydroxycarbamid wird aus dem Gastrointestinaltrakt gut resorbiert. Es passiert die Blut-Hirn-Schranke leicht, wodurch neurologische Störungen erklärbar sind, und wird mit einer Halbwertszeit von 2 Std. vorwiegend renal eliminiert.

- **Indikationen und unerwünschte Wirkungen:** Tab. 21-1, v

- **Handelsnamen:** Litalir®, Syrea®

## L-Asparaginase

L-Asparaginase läßt sich aus E. coli und Erwinia chrysanthemi isolieren. Sie katalysiert den Abbau von Asparagin zu Asparaginsäure und führt so bei manchen Tumorzellen, die nicht wie anderes Gewebe Asparagin selbst synthetisieren können, sondern auf exogene Asparaginzufuhr angewiesen sind, zu einem **deletären Asparaginmangel.** Asparaginase schädigt zwar Knochenmark, Intestinalepithelien, Haarfollikel etc. kaum, verursacht aber oft (> 50%) Leberfunktionsstörungen, Pankreasschäden, Gerinnungsstörungen oder neurologische Störungen oder allergische Reaktionen (20–35%) bis hin zum anaphylaktischen Schock. Durch Bindung an Polyethylenglykol (Pegaspargase) läßt sich die immunogene Potenz verringern.

▶ **Pharmakokinetik**

Asparaginase wird nach p.o. Gabe nicht resorbiert. Nach i.v. Gabe wird sie im RES zu Peptiden und Aminosäuren abgebaut. Die Halbwertszeit beträgt 10–22 Std.; nach Pegaspargase ist sie länger: ca. 5 Tage.

- **Indikationen und unerwünschte Wirkungen:** Tab. 21-1, u

- **Handelsnamen:**
Asparaginase: Erwinase®
Pegaspargase: Oncaspar®

## Interferone

Alfa-, beta- und gamma-Interferone haben eine antiproliferative **Wirkung bei** Leukämien, multiplem Myelom, Kaposi-Sarkom und Melanomen. Andere Tumoren, wie die meisten Karzinome, sind resistent. **Therapeutisch** verwendet wird bisher nur Alfa-Interferon. Gesichert ist bisher nur die Anwendung von Alfa-Interferon bei Haarzell-Leukämie, Kaposi-Sarkom und bei AIDS-Patienten.

- **Unerwünschte Wirkungen:** Unerwünschte Wirkungen sind u.a. grippeähnliche Erscheinungen, zentrale Dämpfung bis zum Koma, Kreislaufschwäche sowie Leber- und Nierenfunktionsstörungen. (Weitere Einzelheiten s. Kap. 3, S. 144ff.).

- **Handelsnamen:** Intron A®, Roferon® A 3 u.a.

## Miltefosin

Miltefosin (Hexadecylphosphocholin) ist ein neuartiges Zytostatikum, das eine strukturelle Ähnlichkeit mit Phospholipiden der Zellmembran aufweist, und über einen nicht bekannten **Mechanismus** das Wachstum bestimmter Tumoren hemmt. Diskutiert werden eine Hemmung membranständiger Proteinkinase C und der für die Zellproliferation maßgeblichen intrazellulären Signaltransduktion. Miltefosin wird als Lösung topisch zur **Behandlung** bösartiger Hautveränderungen bei Mammakarzinom eingesetzt.

- **Handelsname:** Miltex®

## Rituximab

Rituximab ist ein monoklonaler Antikörper, der an das CD20-Antigen von B-Zellen von Non-Hodgkin-Lymphomen bindet. Er führt dort zum Zelltod über Apoptose, komplementvermittelte Lysis oder eine Aktivierung von Killerzellen und Makrophagen. Da das CD20-Antigen sich auf hämatopoetischen Stammzellen im Knochenmark und auf Gewebszellen nicht findet, werden diese während einer Behandlung nicht angegriffen. Über Neben- und Wechselwirkungen gibt es noch keine ausreichenden Erfahrungen.

Rituximab muß als i.v. Infusion appliziert werden. Es bleibt 3–6 Monate im Serum nachweisbar. Eingesetzt wird es zur Behandlung chemotherapieresistenter Lymphome.

- **Handelsname:** Mabthera®

## Porfimer

Porfimer ist ein Gemisch aus verschiedenen *Porphyrinoligomeren* (Molekulargewicht 1178–4659 Dalton). Es reichert sich im Gewebe, vor allem in Leber, Nebennieren und Harnblase und in Tumorgewebe, an und wird dort lange gespeichert. Bei nachfolgender Bestrahlung mit Laserlicht geeigneter Wellenlänge (630 nm) werden im bestrahlten Gewebe freie Radikale, z. B. Singulettsauerstoff, gebildet, die Zellorganellen, z. B. Mitochondrien, schädigen und zur Zellzerstörung führen.

Porfimer wird zur *photodynamischen Therapie* von Bronchialkarzinomen eingesetzt. Nach i. v. Zufuhr wird es, wie oben erwähnt, im Gewebe gespeichert und dann mit einer Halbwertszeit von 21,5 Tagen hauptsächlich über die Galle und mit dem Stuhl ausgeschieden. Während dieser Zeit besteht erhöhte Lichtempfindlichkeit der Haut und der Augen, so daß ein geeigneter Sonnenschutz angezeigt ist. Unter der Therapie kann es zu einer Verschlechterung der pulmonalen Symptome (vermehrte Sputumbildung, Husten, Atemnot) kommen.

- **Handelsname:** Photofrin®

## Weitere in der antineoplastischen Chemotherapie verwendete Arzneimittel

### Hormone, Hormonanaloga und Hormonantagonisten

z. B. Östrogene (Kap. 18, S. 551 ff.)
    Antiöstrogene (Kap. 18)
        z. B. Tamoxifen (S. 558)
    Gestagene (Kap. 18, S. 559 ff.)
    Androgene (Kap. 18, S. 543 ff.)
    Antiandrogene (Kap. 18)
        z. B. Flutamid (S. 549 f.)
    Aromatasehemmer (Kap. 18, S. 558 f.)
        z. B. Anastrozol
            Letrozol
            Formestan
    Glucocorticoide (Kap. 18, S. 527 ff.)

Immunmodulatoren (Kap. 3)
    z. B. Interleukine (S. 146 f.)
        Kolonie-stimulierende Faktoren (S. 144)

### Literatur

Baron S, Tyring SK, Fleischmann WR, Coppenhaver DH, Niesel DW, Klimpel GF, Stanton J, Hughes TK. The interferons. Mechanism of action and clinical applications. J Am Med Ass 1991; 266:1375–83.

Bender RA et al. Antineoplastic drugs: clinical pharmacology and therapeutic use. Drugs 1978; 16:46.

Bruhn HD, Zurborn KH. Hämato-onkologische Therapie. 2. Aufl. Stuttgart, New York: Schattauer 1992.

Burris HA, Fields SM. Topoisomerase I inhibitors. An overview of the camptothecin analogs. Hematol Oncol Cin North Amer 1994; 8:333–55.

Dorr RT, Fritz WL. Cancer Chemotherapy Handbook. New York: Elsevier 1980.

Erbar P. Onkologie. CompactLehrbuch. Einführung in Pathophysiologie, Klinik und Therapie maligner Tumoren. 2. Aufl. Stuttgart, New York: Schattauer 1994.

Gregory RE, Ettinger DS. 5-HT$_3$-receptor antagonists for the prevention of chemotherapy-induced nausea and vomiting. Drugs 1998; 55:173–89.

Lévi F. Chronopharmacologie et chronothérapie des cancers. Path Biol 1996; 44:631–44.

Liu LF. DNA topoisomerase poisons as antitumor drugs. Annu Rev Biochem 1989; 58:351–74.

Pratt WB, Ruddon RW. The Anticancer Drugs. Oxford University Press, New York 1979.

Price TJ, Bonovich MT, Kohn EC. The biochemistry of cancer dissemination. Crit Rev Biochem Mol Biol 1997; 32:175–253.

Sartorelli AC, Johns DG (Hrsg). Antineoplastic and Immunosuppressive Agents. Handbuch der Experimentellen Pharmakologie Bd. 38 I/II. Berlin: Springer 1974, 1975.

Schmoll H-J, Peter H-D, Fink U. Kompendium internistische Onkologie. Berlin: Springer 1986.

Sinha BK. Topoisomerase inhibitors. A review of their therapeutic potential in cancer. Drugs 1995; 49:11–9.

Teicher BA. Cancer therapeutics. Experimental and clinical agents. Totowa N. J. USA: Humana Press 1997.

Unger C. Current concepts of treatment in medical oncology: new anticancer drugs. J Cancer Res Clin Oncol 1996; 122:189–98.

Vendrik CPJ, Bergers JJ, DeJong WH, Steerenberg PA. Resistance to cytostatic drugs at the cellular level. Cancer Chemother Pharmacol 1992; 39:413–29.

Veyrat-Follet C, Farinotti R, Palmer JL. Physiology of chemotherapy-induced emesis and antiemetic therapy. Drugs 1997; 53:206–34.

# 22 Dermatika

G. Schmidt

Allgemeine Einführung .................. 710
Haut als Penetrationsbarriere und
Zielorgan für Pharmaka ................ 710
Penetrationsbestimmende Faktoren von seiten
des Hautareals ........................ 710
Penetrationsbestimmende Faktoren von seiten
der Arzneimittel und ihrer Zubereitung ..... 711
Arzneimittelstoffwechsel in der Haut ....... 712

**Antiinfektiös und antiphlogistisch
wirksame Arzneimittel zur Therapie
von Hautkrankheiten** .................. 712

Pharmaka zur Behandlung und Verhütung
von Infektionen der Haut ................ 712
Pharmaka zur Behandlung entzündlicher
Reaktionen der Haut .................... 712

**Spezielle Arzneimittel zur Therapie
von Hautkrankheiten** .................. 713
Vitamin-A-Säure und Derivate (Retinoide) ... 713
Dithranol .............................. 715
Psoralene .............................. 716
Benzoylperoxid ......................... 717

## Allgemeine Einführung

### Haut als Penetrationsbarriere und Zielorgan für Pharmaka

Die **Haut** spielt bei der Arzneimittelanwendung aus verschiedenen Gründen eine besondere Rolle. Als **Außenbegrenzung** stellt sie eine wichtige Barriere für das Eindringen von Fremdstoffen in den Organismus dar. Viele Substanzen können die Haut nicht durchdringen, andere gelangen aber auch leicht durch die Haut in den Organismus. Diese **Eintrittspforte** wird mitunter bei der systemischen Zufuhr von Arzneimitteln deswegen der enteralen Anwendung vorgezogen, weil das abfließende Venenblut in den systemischen Venenweg mündet und die Substanzen nicht wie im Pfortadersystem präsystemisch hepatisch metabolisiert werden.

Außerdem ist die Haut auch **Zielorgan** einer Arzneibehandlung. Wegen der Zugänglichkeit von außen wird häufig von der Möglichkeit Gebrauch gemacht, die Arzneimittelwirkung an der Haut durch eine Lokaltherapie zu erreichen. Dabei spielt die Frage der **Penetration in die Haut** eine wichtige Rolle:
▷ Um eine Wirkung in den verschiedenen Gewebsanteilen der Haut zu erreichen, muß eine ausreichende Penetration in die Haut erfolgen.
▷ Auf der anderen Seite bedeutet Penetration in die Haut auch, daß die Substanz resorbiert werden kann und bei großflächiger Anwendung systemische Wirkungen eintreten können.

### Penetrationsbestimmende Faktoren von seiten des Hautareals

Eine Substanz, die von außen auf die Haut gelangt, muß, um die Haut zu passieren und in die Blutgefäße der Haut zu gelangen, die vielfältigen Schichten der Haut gut penetrieren können. Die Hautoberfläche als ein vielschichtiges Plattenepithel mit einer mehr oder weniger dicken Hornschicht stellt für viele Substanzen eine schlecht zu durchdringende Barriere dar.

Die **Oberfläche** der Haut wird – an den einzelnen Hautarealen unterschiedlich – von den Hautanhangsorganen, Schweißdrüsen und Haaren mit begleitenden Talgdrüsen **durchbrochen**; an diesen Stellen ist ein leichteres Eindringen in die Haut möglich (Abb. 22-1). Es leuchtet ein, daß diese Aufnahme begünstigt wird, wenn man den Wirkstoff mechanisch stärker in die Ausführungsgänge der Hautanhangsorgane einbringt (»Einmassieren« einer Salbe).

Von großer Wichtigkeit ist der Sachverhalt, daß die Penetration und Resorption von den verschiedenen Stellen der Haut unterschiedlich gut erfolgt. Das hängt in erster Linie von der Dicke der Haut, besonders von der Hornschicht und der Ausstattung mit

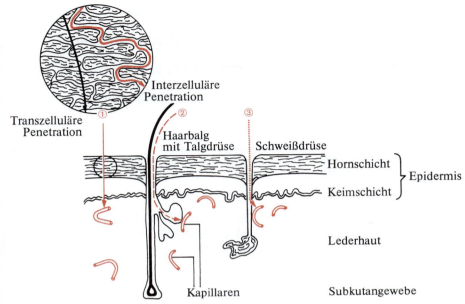

**Abb. 22-1.** Schema der Penetrationswege für Arzneimittel von der Hautoberfläche aus. 1 = transkutane Penetration, 2 = Penetration über Haarbälge und Talgdrüsen, 3 = Penetration über Schweißdrüsenausführungsgänge.

Hautanhangsorganen ab. Vergleichende Messungen mit Glucocorticoiden ergaben eine **Rangfolge** der **kutanen Resorption:**

Fußsohle < Handfläche < Unterarm < Rücken < Achselhöhle < Augenlid < Skrotum

Die Unterschiede zwischen der Aufnahme an den dicksten und den dünnsten Hautarealen erreichen einen Faktor von über 100.

In die Hornschicht der Haut dringen die Substanzen transzellulär und/oder interzellulär vor. Eine Erhöhung des **Wassergehalts** der **Hornschicht** verbessert die Penetration der meisten Substanzen in die Haut. Eine Zunahme der Hydratisierung ist auch der Grund dafür, daß ein Okklusivverband eine weit bessere Penetration und höhere Resorptionsraten über die Haut ermöglicht. Mit dem Eindringen in die Hornschicht kann eine Substanz in der Hornschicht ein Depot bilden, aus dem sie langsam (bis zu 7 Tage) resorbiert wird. Mit Entfernen der Hornschicht (Strippen der Haut) verschwindet diese Depotwirkung.

Bei **Defekten** der **Epidermis** ist die Penetration durch die Haut gesteigert.

Das ist für eine Reihe von Hautveränderungen, z.B. beim Ekzem, bei Psoriasis und Erythrodermie gezeigt worden. Diese Unterschiede im Penetrationsverhalten können bei der Lokaltherapie von Hauterkrankungen genutzt werden. Beläßt man z.B. bei der Behandlung der Psoriasis eine Lokalzubereitung wie Dithranol nur kurz auf der Haut und entfernt sie dann, so dringt die Substanz vornehmlich in die Psoriasisherde ein, die dazwischen liegende normale Haut nimmt demgegenüber nur geringe Mengen auf.

Nach Passage der Epidermis stellt auch die **Basalmembran** an der Dermal-Epidermal-Grenze eine zusätzliche Barriere für Fremdstoffe dar. Die Kollagenstruktur behindert besonders den Durchtritt von Ionen.

## Penetrationsbestimmende Faktoren von seiten der Arzneimittel und ihrer Zubereitung

Bei der Besprechung der allgemeinen Resorptionsgesetzmäßigkeiten (Kap. 1, S. 15 f.) ist schon darauf hingewiesen worden, daß für die Penetration durch die Haut eine gute Lipidlöslichkeit der Substanz erforderlich ist. Die perkutane Penetration ist aber komplizierter als eine einfache passive Diffusion durch Lipidmembranen. Im Bereich der Haut stellen nicht nur die *Plasmazellmembranen* ein **Penetrationshindernis** dar, es müssen in der Hornschicht auch die *Keratinfilamente* durchdrungen werden.

Die Keratinmatrix ist ein Mosaik von polaren (gebundenes Wasser) und unpolaren (interfilamentäre Proteine) Strukturen.

> Vergleichende Untersuchungen mit Glucocorticoiden haben gezeigt, daß neben einer guten **Lipidlöslichkeit** auch eine ausreichende **Wasserlöslichkeit** der Substanz Voraussetzung für einen schnellen Transfer durch die Haut ist. Bei einer stärkeren Hydratisierung der Haut gewinnt die Wasserlöslichkeit eine größere Bedeutung.

Für die Penetration und Resorption von Substanzen ist von großer Bedeutung, in welcher **Grundlage** sie auf die Haut aufgebracht werden.

> Sofern die Grundlage nicht selbst resorbiert wird, gilt die Regel, daß die Substanz um so besser aus der Grundlage abgegeben wird, je schlechter sie in dieser löslich ist.

Eine Reihe von Substanzen kann als **Penetrationsvermittler** den Durchtritt durch die Haut erleichtern. Das gilt für Tenside und organische Lösungsmittel, vor allem aber für Dimethylsulfoxid (DMSO), Dimethylacetamid und Dimethylformamid. Die Frage, wie diese – auch anschaulich als »Schlepper« – Substanzen bezeichneten – Verbindungen die Penetration durch die Haut verbessern, ist nicht vollständig geklärt. Teilweise beruht der Effekt tatsächlich darauf, daß der Penetrationsvermittler mit dem Wirkstoff zusammen penetriert. Außerdem werden auch Lipide aus der Hornschicht herausgelöst, und proteingebundenes Wasser wird verdrängt. Solche Penetrationsvermittler steigern auch die Depotwirkung der Hornschicht bei Anwendung dermatologischer Externa (S. 711).

## Arzneimittelstoffwechsel in der Haut

In der Haut können sowohl von außen eindringende als auch auf dem Blutwege in die Haut gelangende Fremdstoffe metabolisiert werden. Die Enzymausstattung erlaubt eine vielfältige Biotransformation. Von Interesse ist, daß auch inaktive Vorstufen von Arzneimitteln in der Haut zu wirksamen Substanzen aktiviert werden können (z. B. Konversion von Cortison zu Hydrocortison, von Testosteron zu Dihydrotestosteron).

# Antiinfektiös und antiphlogistisch wirksame Arzneimittel zur Therapie von Hautkrankheiten

In der Dermatologie wird eine Vielzahl von Substanzen eingesetzt, die an anderen Stellen dieses Buches systematisch behandelt werden. Das gilt ganz besonders für die nachfolgend beschriebenen.

## Pharmaka zur Behandlung und Verhütung von Infektionen der Haut

Die äußerliche Zugänglichkeit der Haut ermöglicht eine **topische Applikation** antiinfektiös wirksamer Medikamente. Auf diese Weise wird angestrebt, eine ausreichende Wirkung an der Haut bei fehlender systemischer Wirkung zu erreichen. Unter Umständen können solche Antibiotika und Chemotherapeutika lokal verwendet werden, für die eine systemische Anwendung wegen allgemeiner Toxizität nicht in Betracht kommt (z.B. *Bacitracin* gegen grampositive Keime, *Nystatin* gegen Candidapilze) (Kap. 20).

> Bei der Lokalanwendung ergibt sich das Dilemma, daß Substanzen, die schlecht durch die Haut penetrieren und somit auch wenig resorptive Gefahren beinhalten, auch schlecht tiefersitzende infektiöse Herde erreichen können.

Bei **tiefsitzenden Infektionen** der Haut ist deshalb häufig eine systemische Anwendung antiinfektiös wirksamer Arzneimittel notwendig, um im Infektionsbereich eine ausreichende Konzentration zu erzielen. Auf der anderen Seite können Desinfektionsmittel bei nicht sachgemäßer Anwendung an der Haut nach Resorption systemische toxische Wirkungen verursachen (z.B. *Borsäure*, *Hexachlorophen*, *Merbromin*).

## Pharmaka zur Behandlung entzündlicher Reaktionen der Haut

> Bei den meisten Hauterkrankungen liegt in der Haut eine primäre oder begleitende entzündliche Reaktion vor. Entzündungshemmende Medikamente werden verwendet, um den Entzündungsprozeß zu unterdrücken.

**Tab. 22-1.** Relative antiphlogistische Wirkungsstärke von Glucocorticoiden bei lokaler Applikation auf der Haut

| | |
|---|---|
| Hydrocortison | 1 |
| Prednisolon | 2 |
| Triamcinolonacetonid | 40 |
| Betamethasonvalerat | 90 |
| Betamethasondipropionat | 144 |
| Clobetasolpropionat | 180 |
| Fluocinolonacetonid | 240 |

Besonders mit den **Glucocorticoiden** (Kap. 18, S. 527 ff.) kann dieses Ziel zuverlässig mit einer Lokaltherapie erreicht werden. In der Lokalbehandlung an der Haut sind Glucocorticoide mit höherer Lipophilie wirksamer, weil sie besser in die Haut penetrieren können. Die *halogenierten* Derivate weisen eine sehr viel stärkere entzündungshemmende Wirkung an der Haut auf. Es läßt sich eine *relative Wirkungsstärke* angeben (Tab. 22-1), die von den Relationen bei systemischer Anwendung (Tab. 18-53, S. 536) erheblich abweichen kann.

Grundsätzlich können die gut in die Haut penetrierenden Glucocorticoide resorbiert werden und – bei ausreichend großflächiger Anwendung – auch zu unerwünschten **systemischen Effekten** führen. Es werden daher solche Substanzen bevorzugt, die bei starker lokaler Wirkung an der Haut nach kutaner Resorption nur eine kurze Halbwertszeit im Organismus besitzen.

• **Unerwünschte Wirkungen:** Die starke glucocorticoide Wirkung in der Haut führt zu einer *Schwächung der lokalen Infektabwehr* und bei längerer Anwendung zu den Folgen der *antiproliferativen* Wirkung. Von besonderer Bedeutung ist die *Atrophie* der Epidermis mit einer Reduktion der Mitoserate im Stratum germinativum. Die Atrophisierung betrifft aber auch das kutane und subkutane Binde- und Fettgewebe. Die Haut wird besonders an den ohnehin dünneren Hautpartien aufgrund dieser Veränderungen (»Papierhaut«) extrem verletzungsanfällig. Die Hautdurchblutung wird unter der Glucocorticoidanwendung akut vermindert, durch die Atrophisierung im subkutanen Bindegewebe entstehen Teleangiektasien, Blutaustritte und Striae distensae in der Haut. Weitere unerwünschte Wirkungen können lokale Reizerscheinungen, Steroidakne und Sekundärinfektionen sein.

# Spezielle Arzneimittel zur Therapie von Hautkrankheiten

Für die Behandlung häufiger Hauterkrankungen, z.B. der Akne vulgaris und der Psoriasis vulgaris, steht eine Reihe von Arzneimitteln zur Verfügung, mit denen es gelingt, die Ausbildung der pathologischen Hautveränderungen zu beeinflussen und eine wirksame symptomatische Therapie zu erreichen.

## Vitamin-A-Säure und Derivate (Retinoide)

▶ **Stoffeigenschaften**

Es ist festgestellt worden, daß Vitamin A (Retinol) und das Oxidationsprodukt Vitamin-A-Säure bei der Akne und der Psoriasis eine therapeutische Wirkung besitzen. Die dafür notwendigen Konzentrationen liegen weit oberhalb derer, die unter normalen Bedingungen im Gewebe erscheinen. Vitamin A kommt in verschiedenen **Oxidationsstufen** im Organismus vor (Abb. 22-2).

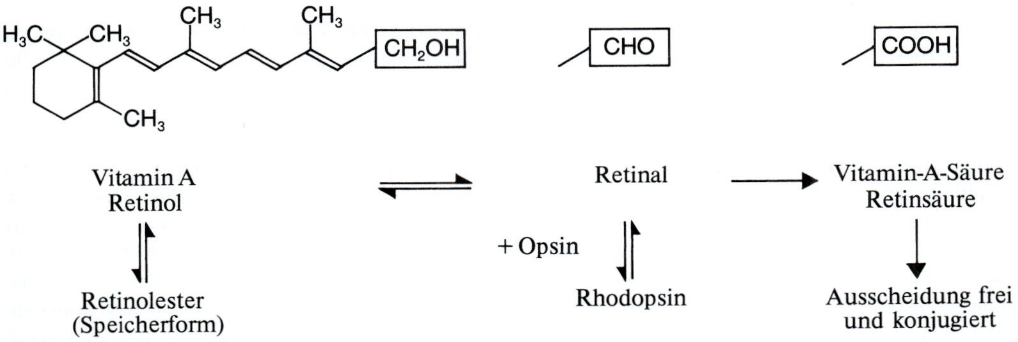

**Abb. 22-2.** Verschiedene Vitamin-A-Formen

Tab. 22-2. Zur systemischen Behandlung eingesetzte Retinoide

| Strukturformel | Freiname | Handelsname |
|---|---|---|
|  | Isotretinoin | Roaccutan® |
|  | Acitretin | Neotigason® |

Vitamin A wird in der Aldehydform (**Retinal**) zur Bildung des roten Sehpigmentes (**Rhodopsin**) benötigt. Dabei wird 11-cis-Retinal als prosthetische Gruppe an das Glykoprotein Opsin gebunden. Während diese Bildung nur mit der Aldehydform des Vitamin A erfolgt, sind andere Effekte von Vitamin A (Förderung des epithelialen Wachstums) auch durch den Alkohol (**Retinol**) und die Carbonsäure (**Retinsäure**) auslösbar.

Bei der Suche nach Substanzen, die eine ähnliche Wirkung wie die Vitamin-A-Säure an der Haut besitzen, aber eine bessere systemische Verträglichkeit aufweisen, sind v. a. 2 Substanzen entwickelt worden: **Isotretinoin** (13-cis-Retinsäure) und Etretinat. Isotretinoin ist eine stereoisomere Verbindung der Vitamin-A-Säure (Tab. 22-2). Neuerdings steht anstelle von Etretinat **Acitretin** (Trimethylmethoxyphenylretinsäure), der Hauptmetabolit von Etretinat, für eine systemische Retinoidtherapie zur Verfügung.

▶ **Pharmakodynamik**

Die Retinoide spielen eine fundamentale Rolle bei der **Zelldifferenzierung**. Die Vitamin-A-Säure bindet an mehrere nukleäre Rezeptoren, die zur Superfamilie der Steroid-/Thyroid-Rezeptoren gehören. Diese retinoidbindenden Rezeptoren regulieren die Transkription an Genen, welche die Morphogenese steuern. Darüber hinaus wird die Expression einer Vielzahl weiterer Gene beeinflußt und damit z. B. die Biosynthese verschiedener Enzyme verändert.

Vitamin A besitzt an den Epithelzellen eine Schlüsselrolle für die Differenzierung in bezug auf **Schleimproduktion** und **Keratinisierung**. Beim Fehlen von Retinol atrophieren schleimbildende Zellen; das normale Epithel wird von atypischen keratinisierten Zellen verdrängt. Der Vitamin-A-Mangel erhöht die Empfindlichkeit der Haut gegenüber **Kanzerogenen**. Auf der anderen Seite besitzt Vitamin A eine in Einzelheiten nicht vollständig geklärte antikanzerogene Wirkung bei verschiedenen experimentellen Tumorformen.

Vitamin-A-Säure hat in höheren Konzentrationen an der verhornten Epidermis eine keratolytische Wirkung. Dieser Effekt führt zur vermehrten **Ablösung** der **Schuppen** bei der **Psoriasis**. Es konnte gezeigt werden, daß keine echte Keratolyse stattfindet, sondern daß der *Verhornungsmechanismus gehemmt* und die Epidermis zur Synthese eines atypischen Zellmusters veranlaßt wird. Ultrastrukturell zeigt sich eine Verminderung der Tonofibrillen und der Desmosomen. Da es sich um eine Beeinflussung der Bildung subzellulärer Elemente handelt, ist die Wirkung nur in vivo und nicht in vitro nachweisbar. Man spricht daher bei der Vitamin-A-Säure, im Gegensatz zu direkt wirksamen keratolytischen (oder keratoplastischen) Substanzen, auch von einer *indirekten* Wirkung der Vitamin-A-Säure auf die Hornschicht der Epidermis. Darüber hinaus steigert Vitamin-A-Säure die **Zellproliferation**. Gemessen wurde ein erhöhter Thymidineinbau und eine Verkürzung der Generationszeit. Es ist nicht geklärt, wie weit der veränderte Verhornungsmechanismus in einem ursächlichen Zusammenhang mit der gesteigerten Zellproliferation steht. Unter der Einwirkung der Vitamin-A-Säure ist mit der Auflockerung der Hornschicht auch ein gesteigerter Wassertransfer, aber auch eine erhöhte Arzneimittelpenetration durch die Haut nachweisbar. Die Talgdrüsen atrophieren unter der Einwirkung höherer Retinoidkonzentrationen.

● **Unerwünschte Wirkungen:** Vitamin A gehört zu den Vitaminen, die bei höheren Dosen charakteristische *Überdosierungserscheinungen* auslösen. Mengen von 10 mg/kg Retinol bewirken akute Vergiftungssymptome mit Hirndrucksteigerung, Erbrechen, Schlafstörungen und schweren Kopfschmerzen. Die *chronische Retinoidintoxikation* nach monatelanger Aufnahme von mehr als 10 mg beim Erwachsenen führt zu Hautveränderungen (trockene, juckende Haut, Erythroderma, Dermatitis, Abschilferung, Haarausfall), Lippenrhagaden, Hyperostosen mit Knochenschmerzen, Anorexie, Kopfschmerz und Sehstörungen.

Die zur systemischen Therapie der Psoriasis und schwerer Akneformen eingesetzten Retinoide **Isotretinoin, Etretinat** und **Acitretin** ähneln im Spektrum unerwünschter Wirkungen der chronischen Retinoidintoxikation. Die unerwünschten Wirkungen sind dosisabhängig und stehen bezüglich Haut- und Schleimhautmanifestation in enger Beziehung zu der therapeutisch genutzten Wirkung. Entsprechend häufig (bis 80%) treten diese unerwünschten Wirkungen bei der Therapie auf. In einem hohen Prozentsatz der behandelten Patienten werden auch Fettstoffwechselstörungen mit einer Erhöhung der Triglyceride und einem Abfall der HDL beobachtet.

Von ganz besonderer Bedeutung ist die **Teratogenität** der Retinoide. Die Anwesenheit von Isotretinoin oder Etretinat im ersten Schwangerschaftsdrittel führt zu vielfältigen Mißbildungen am Zentralnervensystem (Hydro- und Mikrozephalus), am Herzen und den großen Gefäßen (Septumdefekte, Fallot-Tetralogie u.a.), am Ohr (Fehlen des Gehörgangs) und im Gesicht (Spaltenbildung). Die Spontanabortrate ist hoch. Die am Menschen beobachteten Kasuistiken decken sich weitgehend mit den Ergebnissen von Tierversuchen.

Diese Sachlage verbietet jede Anwendung der Retinoide in der Schwangerschaft.

Vor der Behandlung muß eine Gravidität ausgeschlossen werden. Während der Therapie ist eine zuverlässige Kontrazeption erforderlich. Sie muß wegen der Verweildauer in tiefen Kompartimenten bei Isotretinoin mindestens einen Monat nach Ende der Behandlung fortgeführt werden. Bei Etretinat muß sogar mindestens 12 Monate nach Ende der Behandlung die Kontrazeption gesichert sein.

▶ **Pharmakokinetik**

**Retinoinsäure** bindet an ein spezifisches zelluläres Retinoinsäure-bindendes Protein. Bei der topischen Anwendung an der Haut wird nur eine geringe Menge (wenige Prozent) resorbiert.

**Isotretinoin** weist bei oraler Zufuhr eine Bioverfügbarkeit von etwa 25% auf. Die Substanz wird nach enteraler Anwendung »first-pass«-metabolisiert. Für die Halbwertszeit von ca. 15 Std. ist die hepatische Elimination bestimmend. Im Harn erscheinen Glucuronide vornehmlich von 4-Oxoisotretinoin. Isotretinoin passiert die Plazenta und reichert sich im Embryo an.

**Etretinat** besitzt eine höhere Bioverfügbarkeit von 40%. Die Plasmahalbwertszeit ähnelt mit ca. 10 Std. der von Isotretinoin. Die Wirkungsdauer hält aber sehr viel länger an. Das beruht darauf, daß Etretinat in einem tiefen Kompartiment mit einer Halbwertszeit von etwa 100 Tagen langzeitig retiniert wird.

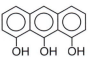

Abb. 22-3. Strukturformel von Dithranol

**Acitretin,** der Hauptmetabolit von Etretinat, ist 50mal weniger lipophil als Etretinat und reichert sich deswegen *nicht* im Fettgewebe an. Ein Teil von Acitretin kann allerdings auch zu Etretinat wiederverestert werden.

◆ **Therapeutische Verwendung**

● **Indikationen:** Eine systemische Verwendung der Retinoide Isotretinoin und Etretinat ist nur für die Behandlung solcher Hautkrankheiten vertretbar, die mit lokalen Maßnahmen nicht ausreichend kontrolliert werden können. *Isotretinoin* wird in der Behandlung schwerster Akneformen (Akne conglobata, Akne fulminans) eingesetzt. *Etretinat* und *Acitretin* wird bei Psoriasisschüben und massiven Exazerbationen hyperkeratotischer Hauterkrankungen erfolgreich verwendet.

Die lokale Anwendung von *Tretinoin* (Vitamin-A-Säure)[1] in Form von Gelen und Salben findet vielfältigen Einsatz bei der Akne und der Psoriasis. *Adapalen*[2] ist eine neue retinoidartig wirksame Substanz, die zur Lokaltherapie der Akne vulgaris entwickelt worden ist. Die Lokalwirkung entspricht der von Tretinoin. Adapalen besitzt zusätzliche antiphlogistische Eigenschaften und erweist sich bei gleicher Wirksamkeit besser lokalverträglich als Tretinoin.

● **Kontraindikationen:** Eine bestehende Schwangerschaft ist eine absolute Kontraindikation für die systemische Anwendung von Retinoiden. Wegen des unklaren Risikos soll auch die lokale Anwendung von Tretinoin während der Schwangerschaft unterbleiben.

# Dithranol

▶ **Stoffeigenschaften**

Dithranol (syn. *Anthralin*) (Abb. 22-3) ist ein gelbbrauner Farbstoff aus der Gruppe der **Anthronverbindungen**. Es handelt sich um ein Gemisch von

---

[1] Cordes VAS®, Epi-Aberel®, Eudyna® u.a.
[2] Differin®

1,8-Dihydroxy-9-anthron und seinen Tautomeren. Dithranol ist nahezu unlöslich in Wasser. Für die lokale Anwendung an der Haut werden Lösungen in Paraffin und anderen Lipidlösungsmitteln verwendet. Die Zubereitungen müssen vor Licht geschützt aufbewahrt werden.

▶ **Pharmakodynamik**

Dithranol besitzt eine **proliferationshemmende** Wirkung. An Zellkulturen von Fibroblasten und epidermalen Zellen konnte dieser Effekt konzentrationsabhängig nachgewiesen werden. An der Haut sind Verminderungen der Mitoseraten, der DNA-Synthese und des Thymidineinbaus beobachtet worden. Interessant ist der Befund, daß besonders die zirkadianen Maxima der Zellproliferation der Haut durch Dithranol vermindert werden. Dithranol **hemmt** den **Pentosephosphatzyklus,** der in der psoriatisch veränderten Haut stark aktiviert ist. Außerdem ist die **cGMP-Bildung vermindert.** Es ist bislang nicht klar, auf welcher Elementarwirkung der Dithranoleffekt bei der Psoriasis vornehmlich beruht.

● **Unerwünschte Wirkungen:** Dithranol hat eine *lokal reizende* Wirkung an der Haut, besonders an den Schleimhäuten. Bei der Anwendung muß sorgfältig darauf geachtet werden, daß nichts ins Auge gelangt. Wegen der unterschiedlichen lokalen Verträglichkeit wird meist eine Verträglichkeitsprüfung an der Haut vorgenommen. Dithranol *färbt* die Haut rotbraun, auch die Wäsche wird bei der Lokaltherapie intensiv angefärbt.

▶ **Pharmakokinetik**

Dithranol **penetriert** gut in die Haut. Das Eindringen ist an den Psoriasisherden besser als an der intakten Haut. Aus diesem Grunde wird Dithranol kurzzeitig (30–60 Min.) lokal auf die Haut aufgebracht und dann wieder abgewaschen. Auf diese Weise erreicht man, daß im Psoriasisherd hohe Konzentrationen entstehen, während die übrige Haut weniger von der Substanz erreicht wird. Dithranol reichert sich in der äußeren Epidermis an und wird von dort langsam resorbiert. Wegen des intensiven Farbcharakters kann das Eindringen von Dithranol in die Haut leicht abgeschätzt werden. Dithranol wird schon in der Haut **oxidativ umgewandelt.** Konjugate dieser Metaboliten erscheinen im Harn.

◆ **Therapeutische Verwendung**

● **Indikationen:** Dithranol wird lokal zur Behandlung der *Psoriasis* eingesetzt. Es gilt als die wirksamste Substanz in der Lokaltherapie der Schuppenflechte. Die Wirksamkeit wird dadurch gesteigert, daß durch eine vorausgehende mechanische und chemische (Salicylsäure) Entschuppung der Zugang zum Psoriasisherd erleichtert ist.

● **Interaktionen:** Zinkoxid vermindert die Wirksamkeit von Dithranol.

● **Handelsname:** in Psoralon® u. a.

# Psoralene

▶ **Stoffeigenschaften**

*Ammoidin (Methoxsalen)* (Abb. 22-4) ist der wichtigste Vertreter der **Psoralene**, die in der Photochemotherapie (PUVA) eingesetzt werden.

▶ **Pharmakodynamik**

Ammoidin steigert die **Melaninpigmentbildung** in der Haut bei Exposition mit ultraviolettem Licht. Bei der Psoriasis führt Ammoidin in Kombination mit der langwelligen Ultraviolettfraktion A, die selbst kaum eine proliferationshemmende Wirkung hat, zu einer Verminderung der Zellneubildung. Diese **PUVA-Therapie** (Psoralene = P, Ultraviolett = UV, A-Wellenlänge = A) erlaubt es, die Substanzwirkung auf die UV-belichteten Stellen zu zentrieren. Es wird eine Photosensibilisierung in der Haut ausgenutzt.

● **Unerwünschte Wirkungen:** Die *systemische Anwendung* von Ammoidin kann Übelkeit und Erbrechen, Kopfschmerzen und Schlaflosigkeit auslösen. An der Haut sind Hyperpigmentierungen und Hypertrichosen beobachtet worden. Die *lokale Anwendung* führt in den behandelten Hautpartien zu akuter Photosensibilisierung mit entzündlichen Reaktionen bei Lichtexposition. Bei der PUVA-Therapie mit Ammoidin sind vielfältige unerwünschte Hautreaktionen aufgetreten. Eine besondere Aufmerksamkeit verdient die Frage der *Tumorinduktion* durch die PUVA-Therapie. Das Plattenepithelkarzinom der Haut tritt bei PUVA-Photochemotherapie fünfmal häufiger auf.

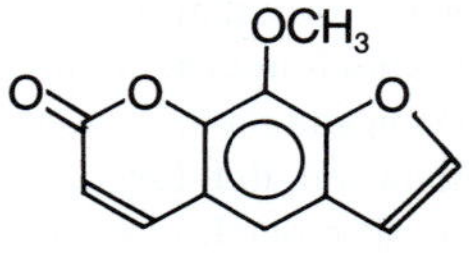

**Abb. 22-4.** Strukturformel von Ammoidin (Methoxsalen)

▶ **Pharmakokinetik**

Die enterale Bioverfügbarkeit ist besser, wenn Ammoidin nach der Nahrungaufnahme eingenommen wird. Die Bioverfügbarkeit nimmt bei höheren Dosen zu, weil der »first-pass«-Metabolismus dann eine Sättigungskinetik erreicht. Die Plasmahalbwertszeit beträgt etwa 1 1/2 Std. In 8 Std. werden 80% der Dosis mit dem Harn als hydroxylierte und glucuronidierte Metaboliten ausgeschieden.

Aus Lokalzubereitungen dringt Ammoidin besser in die psoriatischen Herde vor als in die intakte Haut.

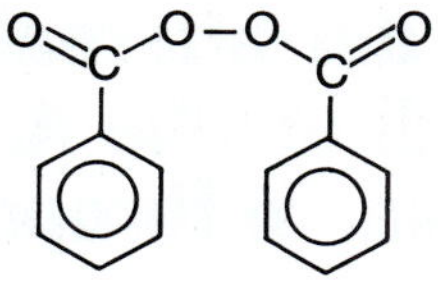

**Abb. 22-5.** Strukturformel von Benzoylperoxid

◆ **Therapeutische Verwendung**

Ammoidin wird systemisch für die PUVA-Therapie der *Psoriasis* und der *Mykosis fungoides* verwendet. Für die Lokaltherapie steht Ammoidin als 0,15%ige Lösung zur Verfügung.

● **Handelsname:** Meladinine®

## Benzoylperoxid

▶ **Stoffeigenschaften**

Benzoylperoxid (Abb. 22-5) ist ein **Oxidationsmittel**. Es zerfällt bei höheren Temperaturen. Ab 60°C und beim Verreiben besteht Explosionsgefahr. Es muß vor Licht geschützt werden. Die Haltbarkeit ist begrenzt. Bei 30°C findet innerhalb eines Monats ein völliger Zerfall der Substanz statt.

▶ **Pharmakodynamik**

Benzoylperoxid hat an der Haut eine keratolytische und eine begrenzte antimikrobielle Wirkung. Außerdem hemmt es die Zellproliferation in den Talgdrüsen. Nach Einwirkung 10%iger Zubereitungen tritt an der Haut eine Abschilferung von Corneocyten und eine Reduktion der Comedonen ein. Die Keimzahlen in den Talgdrüsen können durch Benzoylperoxid erheblich reduziert werden.

● **Unerwünschte Wirkungen:** Das Aufbringen von Benzoylperoxid an der Haut kann eine initiale Reizreaktion auslösen.

▶ **Pharmakokinetik**

Benzoylperoxid wird nach kutaner Resorption zu Benzoesäure metabolisiert und nach Konjugation mit Glycin als Hippursäure mit dem Harn ausgeschieden.

◆ **Therapeutische Verwendung**

Benzoylperoxid wird in Form von Gelen und 5- bis 10%igen Lösungen lokal in der *Aknebehandlung* eingesetzt. Haare und Textilien können durch die Oxidationswirkung gebleicht werden. Der Kontakt mit Schleimhäuten muß wegen starker Reizerscheinungen vermieden werden.

● **Handelsnamen:** Akneroxid®, Benzaknen®, PanOxyl®, Sanoxit®, Scherogel® u.a.

**Literatur**

De Luca LM. Retinoids and their receptors in differentiation, embryogenesis, and neoplasia. FASEB 1991; 5:2924–33.

Gloor M. Pharmakologie dermatologischer Externa. Berlin, Heidelberg, New York: Springer 1982.

Greaves MW, Shuster S. Pharmacology of the Skin I. Heffter-Heubners Handbuch der experimentellen Pharmakologie. Vol 87/I. Berlin, Heidelberg, New York: Springer 1989.

Greaves MW, Shuster S. Pharmacology of the Skin II. Heffter-Heubners Handbuch der experimentellen Pharmakologie. Vol 87/II. Berlin, Heidelberg, New York: Springer 1989.

Hermann F, Ippen H, Schaefer H, Stüttgen G. Biochemie der Haut. Stuttgart: Thieme 1973.

Katz M, Poulsen BJ. Absorption of Drugs through the Skin. Hefter-Heubners Handbuch der experimentellen Pharmakologie. Vol XXVIII/1. Concepts in Biochem Pharmacol. Part 1, 1971; 103–62.

Mier PD, Cotton DWK. The molecular biology of the skin. Oxford: Blackwell 1976.

Thomas C, Hagedorn M, Gebert G. Grundlagen der klinischen Medizin. Bd. 11: Haut. Stuttgart, New York: Schattauer 1990.

# 23 Arzneimittel der alternativen bzw. komplementären Medizin (traditionelle Arzneimittel, Phytopharmaka, Homöopathika, anthroposophische Arzneimittel)

C.-J. Estler

| | | | |
|---|---|---|---|
| **Traditionelle Arzneimittel** | 718 | **Homöopathika** | 719 |
| **Phytopharmaka** | 719 | **Anthroposophische Arzneimittel** | 720 |

In den letzten Jahren läßt sich eine zunehmende Tendenz breiter Bevölkerungskreise beobachten, sich von der naturwissenschaftlichen Medizin ab- und naturheilkundlichen Therapieverfahren zuzuwenden. Diesen liegen z. T. ganz andersartige Vorstellungen über das Wesen von Krankheiten zugrunde als der auf den exakten Naturwissenschaften ([Bio-]Chemie, [Bio-]Physik) fußenden klassischen sog. Schulmedizin. Dementsprechend gibt es z. T. auch völlig anders geartete Konzepte zu Art und Wirkungsweise von Arzneimitteln als in der »schulmedizinischen« Pharmakologie, wie sie in Kap. 1 dargestellt sind.

Wegen der zunehmenden Verbreitung solcher als »alternative Medizin«, »komplementäre Medizin« oder »Paramedizin« zusammengefaßten Richtungen der Medizin sollen die Grundlagen der von ihnen verwendeten besonderen Arzneimittel an Beispielen kurz skizziert werden, und zwar für
- traditionelle Arzneimittel
- Phytopharmaka
- Homöopathika
- anthroposophische Arzneimittel

## Traditionelle Arzneimittel

Als Traditionelle Arzneimittel werden nach § 109 des Arzneimittelgesetzes (AMG) der Bundesrepublik Deutschland bestimmte Fertigarzneimittel[1] zusammengefaßt, die bereits vor 1978 im Verkehr waren, nicht verschreibungspflichtig und zum Vertrieb außerhalb von Apotheken (Freiverkauf) freigegeben sind.

---

[1] Im voraus hergestellte Arzneizubereitungen in abgabefertiger Packung.

Es handelt sich dabei vor allem um alt eingeführte Produkte, die die Zulassungskriterien des AMG für Arzneimittel, nämlich Wirksamkeit, Unbedenklichkeit und pharmazeutische Qualität, wegen mangelnden Nachweises der Wirksamkeit[2] nicht erfüllt haben, z. B. wegen zu niedriger Dosierung der Wirkstoffe in der Arznei.

Wegen des fehlenden Nachweises der Wirksamkeit lassen sich für diese Arzneimittel auch keine Indikationen exakt definieren. Sie tragen statt dessen Hinweise wie:

»Traditionell angewendet
- zur Stärkung oder Kräftigung
- zur Besserung des Befindens bei ...
- zur Unterstützung der Funktion von ...
- zur Vorbeugung
- als mild wirkendes Arzneimittel bei ...«

z. T. noch ergänzt durch den Satz »Diese Angaben beruhen ausschließlich auf Überlieferung und langjähriger Erfahrung«.

Traditionelle Arzneimittel haben nicht unerhebliche Bedeutung als »Hausmittel« in der Selbstmedikation von Patienten; sie werden aber auch von Nichtärzten verordnet.

---

[2] Im Unterschied zur *Wirkung,* womit sämtliche von einem Arzneimittel ausgelöste Reaktionen bezeichnet werden, die von diesem in meßbarer, fühlbarer oder sonst erkennbarer Weise ausgelöst werden, ist *Wirksamkeit* ein ärztlich wertender Begriff, der die tatsächlich festgestellten Wirkungen in Beziehung zum gewünschten oder erwarteten Erfolg setzt. Er umfaßt die Summe aller in einer bestimmten therapeutischen o. ä. Situation gewünschten Wirkungen eines Arzneimittels und ist erkennbar z. B. als Heilung, Linderung oder Vermeidung einer Krankheit oder ihrer Symptome. Ein Stoff mit vasodilatierender Wirkung kann z. B. bei einer atherosklerotisch bedingten Durchblutungsstörung therapeutisch unwirksam sein, während ein Placebo sich trotz fehlender psychotroper Wirkung bei Befindlichkeitsstörungen als wirksam erweisen kann. Die Placeboresponderrate beträgt bei manchen Krankheiten 50 und mehr Prozent!

# Phytopharmaka

Phytopharmaka sind definiert als Arzneimittel, die ausschließlich oder überwiegend aus Pflanzen, Pflanzenteilen der Pflanzeninhaltsstoffen bestehen. Aus Pflanzen isolierte Reinsubstanzen zählen jedoch nicht dazu, sondern zu den konventionellen Pharmaka. Phytopharmaka werden in Form von Drogen[1], Tees, Säften, Extrakten und anderen Zubereitungen verwendet, und zwar sowohl in der Allopathie als auch in der Homöopathie, Anthroposophie und anderen unkonventionellen Therapierichtungen (Bach-Blüten-, Aromatherapie u. a.).

Pflanzliche Arzneimittel stellten überall bis zur Mitte des 19. Jahrhunderts die Hauptmenge der bekannten Arzneimittel. Erst mit dem Aufkommen der chemischen Industrie in der Mitte des 19. Jahrhunderts und der Möglichkeit, chemisch reine Wirkstoffe zu isolieren oder synthetisieren, wurden sie vor allem in den Industrieländern durch solche Reinsubstanzen in den Hintergrund gedrängt. In der Volksmedizin und in der traditionellen Medizin außereuropäischer Völker haben sie ihren alten Stellenwert z.T. bis heute erhalten.

Bis zum Mittelalter fußte die Kenntnis der Arzneipflanzen und ihrer Wirkungen in erster Linie auf der Jahrhunderte alten Erfahrung aus der antiken Medizin. Dies gilt vor allem für Pflanzen aus dem Mittelmeerraum. Für damals neu eingeführte mitteleuropäische Arzneipflanzen mußten andere Kriterien gefunden werden. Maßgebend wurden sog. **Signaturen.** Es herrschte die Vorstellung, daß die Natur durch besondere Merkmale (Gestalt, Färbung u. ä.) erkennbar mache, für welche Organe bzw. Leiden eine Pflanze (oder auch ein Mineral) Heilkräfte besitze. Beispiele sind die Walnuß mit Kern und dessen häutiger Hülle sowie der harten Schale als Analogon zu Gehirn, Hirnhäuten und knöchernem Schädel als Mittel zur Stärkung der Geisteskraft oder Johanneskraut (Hypericum perforatum) mit seinen perforiert erscheinenden, einen roten Farbstoff abgebenden Blättern als Mittel gegen Stichverletzungen, Orchideen wegen ihrer Hoden-(Orchis-)förmigen Knollen als Aphrodisiaka.

Die Signaturenlehre blieb eine wichtige Grundlage der Phytotherapie, bis sie im 17. Jahrhundert langsam im Zuge der sich etablierenden naturwissenschaftlichen Forschung durch eine rationale Betrachtungsweise der Phytotherapie abgelöst wurde. Heute werden moderne Phytopharmaka auf Wirksamkeit und Unbedenklichkeit überprüft. Die Signaturenlehre wirkt bis heute nur noch zur Begründung mancher homöopathischer und anthroposophischer pflanzlicher und mineralischer Arzneimittel fort.

Soweit für Phytopharmaka ein Wirksamkeits- und Unbedenklichkeitsnachweis geführt werden kann, gelten sie als rationale Arzneimittel.

Sie unterscheiden sich von anderen Arzneien dadurch, daß sie Vielstoffprodukte sind, d. h. neben einem oder mehreren bekannten Wirkstoffen eine Vielzahl anderer mehr oder weniger gut charakterisierter Begleitstoffe enthalten. Diese können im Sinne von Ballaststoffen inert sein, d. h. ohne Einfluß auf die Pharmakodynamik oder -kinetik der Wirkstoffe, oder pharmakologisch aktiv, wodurch sie die Wirkstoffe positiv oder negativ beeinflussen, was sich günstig (z. B. Morphin + Papaverin in Opium) oder ungünstig (z. B. schleimhautreizende Saponine in Fingerhutblättern) auswirken kann, oder zu Risiken führt (z. B. kanzerogene Pyrrolizidinalkaloide in Aristolochiaarten).

Schwieriger als bei Reinsubstanzen ist die exakte Dosierung, da der Wirkstoffgehalt von Charge zu Charge abhängig von Standort (Boden, Klima), Ernte- und Lagerungsbedingungen, Extraktionsverfahren u. a. stark variieren kann und durch geeignete Mischung verschiedener Chargen auf einen festgelegten Wert **standardisiert** werden muß. Bei kritischer Beachtung dieser Umstände können Phytopharmaka in manchen Indikationen sinnvolle Arzneimittel sein, zumal sie sich bei manchen Patienten einer besonderen Akzeptanz erfreuen.

# Homöopathika

Die Homöopathie (von griechisch homoios = gleich) wurde von dem seinerzeit in Leipzig tätigen Arzt Samuel Hahnemann (1755–1843) begründet. Sie geht auf einen – übrigens später nicht mehr reproduzierbaren – Selbstversuch Hahnemanns zurück, in dem die an sich fiebersenkend wirkende Chinarinde bei ihm einen fiebrigen Zustand hervorrief.

Hahnemann folgerte daraus, daß ein Stoff, der in der Lage ist, bei einem Gesunden Krankheitszei-

---

[1] Als Droge bezeichnet man durch Trocknung haltbar gemachtes pflanzliches (gelegentlich auch tierisches) Material, wie es als Heilmittel z. B. in Drogerien verkauft wird. Der spätere Gebrauch des Begriffs für »Suchtmittel« rührt von einer falschen Übersetzung des englischen Wortes „drug" = Arznei, das auch im Sinne von abhängigkeitserzeugendem Stoff (vgl. „drug dependence") gebraucht wird.

chen hervorzurufen, bei Kranken mit ähnlicher Symptomatik in kleinen Dosen einen Anstoß zur Heilung geben könne.

Dieser Gedankengang, der sich ähnlich auch schon bei Hippokrates und Paracelsus findet, wurde zur Grundlage des sog. **Smile-Prinzips:** Similia similibus curentur (Ähnliches kann durch Ähnliches geheilt werden), auf der die homöopathische Arzneimittellehre von Hahnemann und seinen Nachfolgern entwickelt wurde, ohne daß es bislang gelungen wäre, einen naturwissenschaftlich schlüssigen Beweis für die Gültigkeit des Prinzips zu führen, das sich auch nicht mit den Erfahrungen der allopathisch orientierten »Schulmedizin« deckt.

Ein weiteres Prinzip der homöopathischen Arzneimittellehre ist die **Potenzierung.** Schon Hahnemann ging, da durch seine Therapie – wie nicht anders zu erwarten – z.T. Verschlimmerungen der Krankheitserscheinungen verursacht wurden, zu immer stärkeren Verdünnungen seiner Arzneien über. Dabei erfolgte die Verdünnung der Ursubstanz oder Urtinktur mittels festgelegter Schüttel- oder Verreibeprozeduren in Zehner-(Dezimal = D-) oder Hunderter-(Centesimal = C-)Schritten. Verdünnungen bis D6 können im Dosisbereich der allopathischen Medizin liegen und pharmakologische oder toxische Wirkungen zeigen. Es liegt aber auf der Hand, daß die Zahl der Arzneistoffmoleküle in einer patientengerechten Dosis einer solchen Arzneizubereitung bei höheren Verdünnungsstufen sehr bald gegen Null geht (z.B. D12 = Verdünnung $10^{-12}$, C30 = Verdünnung $100^{-30}$; Tab. 23-1), so daß nach den Regeln der klassischen Pharmakologie keine über einen Placeboeffekt hinausgehende Wirkung mehr zu erwarten ist. Diesem Dilemma entgeht die homöopathische Arzneimittellehre durch die Annahme einer Potenzierung der Wirkung durch die Verdünnung. Danach geht durch die intensive Schüttelung oder Verreibung die Information, die in der Ursubstanz des Arzneimittels enthalten ist, in das Trägermedium (Wasser, Milchzucker) über, wobei sie sogar noch verstärkt (dynamisiert) wird. Nach der **Arndt-Schulz-Regel** facht ein schwacher chemischer Reiz die Lebenstätigkeit an, ein mittelstarker fördert sie, ein starker hemmt sie oder hebt sie gar auf (sog. homöopathische Umkehr).

> Nach Hahnemann wirken bei den hoch dynamischen Arzneien nicht die »körperlichen Atome«, sondern eine aus ihnen frei gewordene »immaterielle spezifische Arzneikraft«.

Diese Gedanken sind hoch spekulativ, naturwissenschaftlich nicht erklärbar, und die Wirksamkeit homöopathischer Arzneien entzieht sich in kontrollierten Versuchen auch weitestgehend der Verifizierung.

**Tab. 23-1.** Beispiele für Verdünnungsgrade [Nach: Meyer, 1996.]

| Potenz | Zur Herstellung der Lösung benötigtes Volumen (bezogen auf 1 g NaCl) |
|---|---|
| D4/C2 | 1 Eimer |
| D6/C3 | 1 Tanklastzug |
| D12/C6 | Inhalt des Bodensees |
| D22/C11 | Inhalt der Weltmeere |

Nach dem AMG können homöopathische Arzneimittel, die wegen fehlenden Wirksamkeitsnachweises keine Zulassung erhalten können (bei niedrigen Potenzen sind echte pharmakologische Wirkungen und somit auch Wirksamkeitsnachweise und Zulassung möglich), registriert werden. Das impliziert, daß für Arzneien ohne Wirksamkeitsnachweis auch die Anwendungsgebiete nicht nach den üblichen Kriterien definiert werden können. Sie müssen vage bleiben.

> Um Homöopathika verantwortlich einsetzen zu können, muß man ihre Grenzen kennen und dazu, wie erfahrene Homöopathen schon immer gefordert haben, in erster Linie ein guter Arzt und erst in zweiter Linie ein guter Homöopath sein.

## Anthroposophische Arzneimittel

Die anthroposophische Medizin basiert auf einem von Rudolf Steiner (1861–1925) entworfenen ganzheitlichen Welt- und Menschenbild, das von der Theosophie abgeleitet und unter anderem mit Elementen der mittelalterlichen Mystik, des Okultismus und der Astrologie verwoben ist.

Steiners Arzneimittellehre, die er in seinen späteren Lebensjahren entwickelt hat, ist ohne Kenntnis der Steiner'schen Vorstellungen der menschlichen Natur, Gesundheit und Krankheit, die er in seinen umfangreichen Schriften niedergelegt hat und die hier nur grob fragmentarisch angedeutet werden können, nicht nachzuvollziehen.

Nach Steiner wirkt im Gesamtorganismus ein geistiges Prinzip, das dreigegliedert ist: im oberen Pol das *Sinnes-Nerven-System* als Ausdruck abbauender Prozesse und Grundlage für die geistigen Tätigkeiten, im unteren Pol das *Stoffwechsel-Gliedmaßen-System* als Ausdruck der Aufbauprozesse und Grundlage des Wollens, und im mittleren Teil ein *rhythmisches System* als Grundlage für das Fühlen,

**Tab. 23-2.** Entsprechungen von Gestirnen, Metallen und Organen in der Anthroposophie

| Gestirn | Metall | Organ |
|---|---|---|
| Saturn | Blei (Plumbum) | Milz |
| Jupiter | Zinn (Stannum) | Leber |
| Mars | Eisen (Ferrum) | Galle |
| Sonne | Gold (Aurum) | Herz |
| Venus | Kupfer (Cuprum) | Niere |
| Mercur | Quecksilber (Mercurius) | Lunge |
| Mond | Silber (Argentum) | Gehirn |

das die beiden anderen Prozesse im Gleichgewicht hält. In Anlehnung an alchemistische Überlieferungen werden die Qualitäten der drei Systeme als salzartig, merkuriell und sulfurisch bezeichnet. Auch die Gestirne, denen jeweils bestimmte Metalle zugeordnet sind und die wiederum in Beziehung zu bestimmten Organen stehen, spielen für die Charakterisierung des Menschen, seine Gesundheit, seine Krankheiten und für die Wahl des richtigen Therapeutikums eine wichtige Rolle (Tab. 23-2).

Krankheit entsteht nach Steiners Konzept aus einem Ungleichgewicht zwischen den verschiedenen Polen. Für ihre Behandlung werden Natursubstanzen aus dem Mineral-, Pflanzen- oder Tierreich eingesetzt, deren geistige Kräfte zu den jeweiligen Krankheiten in besonderer Beziehung stehen und die dementsprechende Indikationsgebiete haben. Ein Beispiel mag dies verdeutlichen:

Nach anthroposophischer Lehre wirken bei der Migräne Stoffwechselprozesse vom unteren Pol stark in das Sinnes-Nerven-System hinein. Das Arzneimittel Biodoron, hergestellt aus Eisensulfat und Quarz, wirkt nach Steiner dem entgegen: »Durch seine Eisenkomponente fängt es die zu starken Stoffwechselprozesse auf und führt sie in den Blutrhythmus über, wobei vor allem das Prozessuale des Eisens wirkt. Diese Wirkung wird vom Schwefel unterstützt und weitergeführt, indem er den aus der Stoffwechselregulation hervorgehenden rhythmischen Blutstrom verlebendigt und zum Lungenprozess hinführt. Die Kieselsäure wirkt direkt auf die Nerven-Sinnestätigkeit anregend. Hierbei spricht sie vor allem die Funktionen der weißen Gehirnsubstanz im Mittelhirn an, wodurch die Ich-Organisation stärker in diesem Gebiet wirken kann und eine zusammenfassende Sinnestätigkeit sowie ein normales Vorstellen wieder möglich wird« (zitiert nach Schramm).

Auch das in der Homöopathie übliche Potenzieren (S. 720) spielt eine Rolle für die Indikation: Niedrige Potenzen bis etwa D10 sollen eine besondere Affinität zum Stoffwechsel-Gliedmaßen-System, D11–D20 zum rhythmischen System und hohe Potenzen über D20 zum Sinnes-Nerven-System haben.

Auf der Basis einer solchen intuitiv erfaßten, mit den naturwissenschaftlich erforschten Naturgesetzen nicht im Einklang stehenden Medizin läßt sich für anthroposophische Arzneimittel dieser Art ein Wirksamkeitsnachweis gemäß den Prüfrichtlinien des AMG nicht führen.

Deshalb werden sie nicht für bestimmte, exakt definierte Indikationen zugelassen, sondern lediglich registriert und tragen dann Hinweise zum Anwendungsgebiet wie »Die Anwendungsgebiete entsprechen der anthroposophischen Menschen- und Naturerkenntnis, dazu gehören ...«.

Eine wesentliche **Gefahr** derartiger Arzneimittel liegt nicht so sehr im Risiko toxischer oder anderweitig unerwünschter Wirkungen – obwohl ein solches bei niedrig potenzierten Arzneimitteln, z.B. D3, durchaus denkbar ist – sondern darin, daß bei bedingungslosem Glauben an die Heilkraft solcher Mittel Patienten u.U. Schaden dadurch erleiden, daß Arzneimittel mit nachgewiesener Wirksamkeit oder andere wirksame Therapien zu spät oder überhaupt nicht eingesetzt werden.

**Literatur**

Bott V. Anthroposophische Medizin – eine Möglichkeit die Heilkunst zu erweitern. Heidelberg: K. F. Haug 1987.
Charette G. Homöopathische Arzneimittellehre für die Praxis. 7. Aufl. Stuttgart: Hippokrates 1997.
Ernst E, Hahn EG. Homeopathy, a critical appraisal. London: Butterworth-Heinemann 1997.
Glöckler M, Zech R. Heilmittel für typische Krankheiten nach Angaben Rudolf Steiners. Dornach: Verlag am Goetheanum 1995.
Hänsel R. Phytopharmaka. Berlin, Heidelberg, New York: Springer 1991.
Issekutz B. Die Geschichte der Arzneimittelforschung. Budapest: Akademie 1971.
Köhler G. Lehrbuch der Homöopathie. 2 Bände. Stuttgart: Hippokrates 1994 und 1998.
Meyer FP. Vorlesungen über Homöopathie. Stuttgart, Jena: Gustav Fischer 1996.
Oepen I. Unkonventionelle medizinische Verfahren. Stuttgart, Jena: Gustav Fischer 1996.
Piechowiak H. Die namenlose Pille. Über Wirkungen und Nebenwirkungen im therapeutischen Umgang mit Placebo-Präparaten. Schweiz Med Wschr 1981; 111: 1222–32.
Schindel L. Placebo und Placebo-Effekte in Klinik und Forschung. Arzneimittel-Forsch 1967; 17: 892–918.
Schramm HM. Heilmittel-Fibel zur anthroposophischen Medizin. Schaffhausen: Novalis 1997.
Weiß R. Lehrbuch der Phytotherapie. 8. Aufl. Stuttgart: Hippokrates 1997.
Wissenschaftlicher Beirat der Bundesärztekammer: Arzneibehandlung im Rahmen »besonderer Therapierichtungen«. Köln: Dtsch Ärzte-Verlag 1991.

# 24 Toxikologie

K. J. Freundt und F. J. Wiebel

Allgemeine Toxikologie .............. 722
*K. J. Freundt*
Struktur, Aufgaben und Ziele der Toxikologie .. 722
Hygienische Grenzwerte – Toleranzgrenzen .. 725
Intoxikationen ..................... 727
    Epidemiologie der akuten Vergiftungen .... 727
    Prinzipien der Behandlung von akuten
    Vergiftungen .................... 728

**Spezielle Toxikologie** .............. 731
*K. J. Freundt*
Schwermetalle und Schwermetallantidote ... 731
    Schwermetallantidote (chelatbildende
    Antidote) ...................... 731
    Blei ........................... 735
    Quecksilber ..................... 738
    Cadmium ....................... 741
    Arsen .......................... 742
    Thallium ....................... 743
    Andere Metalle .................. 743
Säuren, Laugen, Tenside .............. 743
    Säuren und Laugen ............... 743
    Seifen und synthetische Tenside ...... 745
Gase .............................. 746
    Kohlenmonoxid (Kohlenoxid) ........ 746
    Cyanid ......................... 748
    Schwefelwasserstoff ............... 750
    Reizgase ....................... 751
Methämoglobinbildner ................ 754
Lösungsmittel ...................... 756
    Gemeinsame Merkmale ............ 756
    Benzol ......................... 757
    Benzolhomologe ................. 759
    Benzine ........................ 761

    Aliphatische Halogenkohlenwasserstoffe ... 762
    Ethanol ........................ 765
    Methanol ....................... 774
    Andere Lösungsmittel .............. 776
Pestizide .......................... 776
    Herbizide ....................... 776
    Insektizide ..................... 780
Tierische Gifte ...................... 789
    Schlangengifte .................. 789
    Nesseltier-(Cnidaria-)Gifte .......... 792
    Hautflügler-(Hymenopteren-)Gifte ...... 793
Pilzgifte ........................... 793
    Knollenblätterpilze ............... 793
    Frühjahrslorchel ................. 795
    Muscarinhaltige Pilze ............. 795
    Fliegen- und Pantherpilze .......... 795
    Gastrointestinaltrakt-irritierende Pilzgifte .. 796
    Mykotoxine: Aspergillus flavus ........ 796
Anhang: Botulinustoxin ............... 796
Anhang: Tetanustoxin ................ 797
Giftpflanzen ....................... 799

Tabak ............................. 800
*F. J. Wiebel*
    Inhaltsstoffe des Tabaks und
    des Tabakrauchs ................. 800
    Wirkungen des Tabakrauchs ........ 802
    Passivrauchen ................... 804
    Tabakentwöhnung ................ 804

Chemische Kanzerogene .............. 805
*F. J. Wiebel*
    Allgemeine Eigenschaften .......... 805
    Besonderheiten kanzerogener Stoffe ..... 810

## Allgemeine Toxikologie

### Struktur, Aufgaben und Ziele der Toxikologie

Während die **Pharmakologie** die therapeutisch nutzbaren Wirkungen von chemischen Stoffen zum wissenschaftlichen Gegenstand hat, widmet sich die **Toxikologie** den nicht therapeutisch verwertbaren (»ungewollten«) Substanzeffekten.

Beide Wissenschaftszweige sind eng miteinander verzahnt, da sie die gleichen Arbeitsmethoden benutzen. Das **System** der **Toxikologie** orientiert sich an den chemischen Stoffen selbst und deren Strukturverwandten. Diese Disposition hat einen historischen Ursprung. Eine erste Ordnung dieser Art veröffentlichte der französische Arzt Orfila 1814 in einem Fachbuch mit dem Titel: »Traité des poisons tirés des règnes minéral, végétal, et animal, ou toxicologie général«. Die hier entworfene stoffbezogene Klassifikation ist bis in die heutigen Tage richtungweisend geblieben. Ihr gegenüber stehen bisher nur Ansätze einer organbezogenen Gliederung der Toxikologie.

Gegenwärtig existieren Beschreibungen über ungefähr zwei Millionen chemischer Stoffe, wovon schätzungsweise 30 000 auf dem Markt sind. Jährlich werden etwa 250 000 neue Substanzen entdeckt, von denen mindestens 500 infolge industrieller, technischer, gewerblicher, landwirtschaftlicher oder medizinischer Anwendung mit dem Menschen in engen Kontakt kommen. Nach dem Auftreten von Chemikalien in den verschiedensten Applikations- und Lebensbereichen werden folgende sich gelegentlich überschneidende **Disziplinen** der **Toxikologie** abgegrenzt:

▷ **Arzneimitteltoxikologie:**

> Sie widmet sich den unerwünschten Wirkungen (»Nebenwirkungen«) der Pharmaka bei bestimmungsgemäßem oder überdosiertem Gebrauch sowie der experimentellen Aufklärung solcher Effekte.

Die von der Arzneimitteltoxikologie in Verkettung mit der Pharmakologie entwickelten Methoden haben für die anderen Toxikologiedisziplinen Modellcharakter erlangt, da sie am intensivsten fortentwickelt wurden. Dies zwangsläufig deshalb, da der Gesetzgeber vor der Anwendung eines Medikamentes am Menschen eine ausreichende **tierexperimentelle Prüfung** vorschreibt. Diese soll dem zu erwartenden praktischen Einsatz quantitativ (Dosis, Anwendungshäufigkeit, Zufuhrwege) entsprechen. Hierbei wird neben der **Wirksamkeit** die **Verträglichkeit** ermittelt und nach **unerwünschten Wirkungen** gefahndet. Solche experimentellen Beobachtungen sind neben Verträglichkeitsdaten von menschlichen Probanden eine wichtige prognostische Entscheidungshilfe bei der Ermittlung des kalkulierten gesundheitlichen Risikos im Rahmen der Nutzen-Schaden-Abwägung. Da unerwünschte Wirkungen unterschiedlich häufig in Erscheinung treten (Beispiel: Penicillinallergie 1:50, Lyell-Syndrom durch Penicillin 1:1 Million), können die durch toxikologische, pharmakologische und klinische Prüfungen an relativ wenigen tierischen oder menschlichen Individuen erstellten Befunde nur eine begrenzte Sicherheit gewährleisten. Bestimmte Schadwirkungen werden somit erst *nach Freigabe* eines Medikamentes und seine anschließende breite therapeutische Anwendung zutage treten (iatrogene, akzidentelle, kriminelle Vergiftungen), deren Meldung durch den Arzt[1], zentrale Registratur, sorgfältige Auswertung und experimentelle Rekonstruktion zur Klärung von Ursachenzusammenhang und auslösenden Mechanismen zur optimalen Verhütung von Nebenwirkungen wesentlich beitragen. Eine intensive Zusammenarbeit zwischen Forschung und Praxis ergänzt sich hier im Bestreben um einen rationalen Schutz vor Nebenwirkungen.

▷ **Kosmetiktoxikologie:**

> Sie hat die lokale sowie systemische Verträglichkeit und unerwünschten Wirkungen der in Kosmetika enthaltenen Wirk- und Zusatzstoffe zum Gegenstand.

▷ **Nahrungsmitteltoxikologie:**

> Sie beschäftigt sich mit den Schadwirkungen von Nahrungsmittelzusatzstoffen natürlichen oder synthetischen Ursprungs (Farb- und Konservierungsstoffe, Schönungs-, Füll- und Bindemittel, Emulgatoren, Antioxidanzien, Pestizidrückstände, Mykotoxine u. a.).

▷ **Gewerbetoxikologie:**

> In dieser Disziplin werden die akuten und Langzeitwirkungen von gewerblichen und industriell verwendeten Chemikalien (Arbeitsstoffe) zusammengefaßt und Basisdaten für die Ergreifung von kontrollierbaren (Konzentrationsmessungen am Expositionsort) Schutz- und Verhütungsmaßnahmen (MAK, TRK, Arbeitsschutz- und Unfallverhütungs-Vorschriften) sowie für die Abwehr der beruflichen Chemokarzinogenese erstellt.

Es bestehen somit enge Verknüpfungen mit den Fächern Hygiene und Arbeitsmedizin. Beobachtungen über chemisch induzierte Gewerbekrankheiten wurden seit der Industrialisierung intensiv gesammelt, sie haben die ärztlichen Kenntnisse über elementare Gifte wesentlich bereichert und allgemein die toxikologische Forschung entscheidend angeregt. Bestimmte berufliche Vergiftungen durch häufig vorkommende Arbeitsstoffe unterliegen der gesetzlichen Meldepflicht – **»Berufskrankheiten-Verordnung«** – (Tab. 24-1) und werden entschädigt.

▷ **Umwelttoxikologie:**

In zunehmendem Maße werden die Lebensbasen (Ökosysteme) Erdboden, Wasser (Meere, Flüsse, Seen) und Luft (Allgemeinatmosphäre) einschließ-

---

[1] Auf Formblättern der Arzneimittelkommission der Deutschen Ärzteschaft, D-50861 Köln, Postfach 410125, in den Ausgaben des »Deutschen Ärzteblattes«.

**Tab. 24-1.** Anzeigepflichtige Berufskrankheiten, verursacht durch chemische Stoffe

▷ Erkrankungen durch Metalle, Metalloide oder deren Verbindungen: Blei, Quecksilber, Chrom, Cadmium, Mangan, Thallium, Vanadium, Arsen, Phosphor oder seine anorganischen Verbindungen, Beryllium

▷ Erkrankungen durch andere Chemikalien: Kohlenmonoxid, Schwefelwasserstoff, aromatische Amine (Schleimhautveränderungen, Krebs), Halogenkohlenwasserstoffe, Benzol und Homologe, Nitro- oder Aminoverbindungen des Benzols oder seiner Homologe oder ihrer Abkömmlinge, Schwefelkohlenstoff, Methanol, organische Phosphorverbindungen, Fluor, Salpetersäureester, halogenierte Alkyl-, Aryl- oder Alkylaryloxide und -sulfide, Säuren (Zahnerkrankungen), Benzochinon (Hornhautschädigungen des Auges)

▷ Erkrankungen der Atmungsorgane durch Stäube von Quarz, Asbest, Aluminium und seine Verbindungen, Hartmetallen, Thomasphosphat, Baumwolle, Flachs

▷ Obstruktive Atemwegserkrankungen durch allergisierende Stoffe oder chemisch-irritativ oder toxisch wirkende Stoffe

▷ Hautkrebs durch Ruß, Rohparaffin, Teer, Anthracen, Pech oder ähnliche Stoffe

---

lich Flora und Fauna mit toxisch wirkenden Stoffen (Schadstoffe, Biozide) kontaminiert. Ein Kontakt mit Pflanzen und Tieren sowie mit dem Menschen (vor allem über Nahrungsketten, wie: Wasserlebewesen → Mensch, Pflanzen → Nutztiere → Mensch) ist unausweichlich, wodurch die Gefahr der **Störung** des **ökologischen Gleichgewichtes** im Naturhaushalt gegeben ist. Auch entstehen im Tier- und Pflanzenreich potentiell gesundheitsschädigende Produkte, mit denen der Mensch in Berührung kommen kann.

Die Umwelttoxikologie ergründet die Wirkungen von Chemikalien der Umwelt auf den Menschen und auf die ihn umgebenden ökologischen Systeme, einschließlich der zwangsläufigen Rückwirkung auf den menschlichen Organismus.

Von bedeutsamem Einfluß ist hierbei das physikalische, chemische oder biologische Verhalten des Stoffes (Persistenz von Organochlorpestiziden u. a.) neben seiner Umwandlung im einzelnen Umweltkompartiment (Boden, Flußwasser u. a.). So kommt es, daß dieser Zweig der Toxikologie eine breite substantielle und methodische Basis aufweist. Situationsbedingt werden hier auch Produkte bearbeitet, die z. B. aufgrund industrieller Emissionen gleichzeitig in der Disziplin der Gewerbetoxikologie geführt werden. Da die in Betracht kommenden Schadstoffquantitäten sehr gering sind und diese meistens in Kombination vorliegen, ist deren quantitative und

**Wirkungseinzelanalyse** im lebenden Organismus (vor allem Mensch) nicht selten problematisch. Ein häufiges Fehlen von ausreichend geeigneten experimentellen Modellen oder methodischen Zugängen erschwert eine befriedigende Problemlösung. Diese Faktoren bedingen, daß diese Disziplin der Toxikologie, manchmal lediglich auf epidemiologischen oder kasuistischen Recherchen fußend, vorwiegend Fremdstoffkonzentrationen in den lebenswichtigen Kompartimenten der humanen Umwelt (Wasser, pflanzliche und tierische Nahrung) benennt, die einen **Grenzbereich** beschreiben, unterhalb dem mit einer Auslösung von Schadwirkungen bei Dauereinfluß dem aktuellen Stand der Erkenntnis zufolge nicht mehr gerechnet werden muß. Dokumentationen dieser Art dienen bei der Ergreifung von staatlichen Vorsorgemaßnahmen (»Trinkwasser-Verordnung«, »Gesetz zur Reinhaltung der Luft« u. a.) im Rahmen des Umweltschutzes als wichtige Entscheidungshilfe und führen zur Benennung von hygienischen **Grenzkonzentrationen** in ökologischen Systemen und deren Produkten (Nahrungsmittel, Trinkwasser u. a.). Auch diese können keine absolute Sicherheitsgarantie gewähren. Voraussetzung für eine wirksame Umweltüberwachung ist ein hoher analytischer Standard zum Nachweis geringster Konzentrationen und deren laufende Kontrolle.

▷ **Forensische Toxikologie:**

Sie beschäftigt sich mit der qualitativen und quantitativen Analyse von Stoffen in körpereigenem Material, die zu Vergiftungen mit meist tödlichem Ausgang geführt haben.

Ihre Daten klären Vergiftungsursachen und werden vorwiegend zur versicherungsmedizinischen Kasusbegutachtung oder zur Urteilsfindung bei der Rechtsprechung herangezogen.

▷ **Klinische Toxikologie:**

Sie widmet sich der kurativen Versorgung von Vergifteten.

Aktive symptomatische und kausale Therapie, Erstellung von Behandlungsrichtlinien, Sammlung von Beobachtungen an Vergifteten, statistische Beurteilung und epidemiologische Einordnung der Kasuistiken, Vermehrung der bestehenden Vergiftungsdatei, (telefonische) Auskunfterteilung sowie Beratung bei verdächtigen und wirklichen Fällen sind ihre wesentlichen Arbeitsgebiete.

Die Bewältigung der vielfältigen Aufgaben der Toxikologie innerhalb ihrer Einzeldisziplinen erfordert ein reiches Partizipieren bei anderen Wissenschaftszweigen, wie

**Tab. 24-2.** Prinzipien der tierexperimentell-toxikologischen Basisprüfung

| Untersuchung | Anordnung | Testparameter |
|---|---|---|
| Toxizität | akut, subakut, subchronisch, chronisch (Ganztier) | Vergiftungssymptomatik, funktionelle und morphologische Veränderungen |
| Haut- und Schleimhautverträglichkeit | topische Applikation (einmal, wiederholt) (Ganztier) | reizende, ätzende, allergische Reaktionen |
| Toxikokinetik | einmal bzw. repetitive und abgestufte Konzentrationen (Ganztier, isolierte Organe) | Schicksal im Organismus (Persistenz, Aktivierung u. a.) |
| Verhalten (Vigilanz, Psychomotorik) | akute oder langzeitige Belastung (Ganztier) | Erregbarkeit, Krampfbereitschaft, bedingte und unbedingte Reflexe |
| Kanzerogenität | vorwiegend Langzeitapplikation (Ganztier) | maligne Entartungen |
| Mutagenität | Mikroorganismen (Einmaleinwirkung), Blutzellen (chronische Einwirkung) | Gen-, Genom-, Chromosomenveränderungen |
| Teratogenität | einmalige oder repetitive Applikation in der sensiblen Phase (Ganztier) | Organmißbildungen |
| Embryotoxizität | einmalige oder repetitive Belastung (Ganztier) | intrauteriner Fruchttod, Aborte |
| Reproduktivität | einmalige oder repetitive Belastung (Ganztier) | Fruchtbarkeit, Fortpflanzungsfähigkeit über Generationen |

- Biochemie (Aufklärung der Biotransformation von Schadstoffen und der molekularen Mechanismen ihrer Wirkungen)
- anorganische und organische Chemie (Analytik von Fremdstoffkonzentrationen)
- klinische Chemie (Änderung funktioneller endogener Stoffwechselparameter)
- Pathologie (Erkennung von makroskopischen und mikroskopischen Organveränderungen)
- Physiologie und Pharmakologie (Beobachtung von Rezeptorenverhalten)
- Genetik (Erbgutänderungen)
- Embryologie (Aufdeckung von Fruchtschäden)
- u. a.

Die interdisziplinäre Zusammenarbeit hat die Toxikologie in ihrem quantitativen Konzept entscheidend geprägt und gefördert.

Neben den Strukturmerkmalen eines Stoffes bestimmen die Dosis (bzw. Konzentration) sowie die Art, Häufigkeit und Dauer der Einwirkung die Resultante **(Gifteffekt)** der Interaktion des Agens mit biologischen Strukturen. Die gesundheitsbeeinträchtigende Folge ist eine Vergiftung mit dem Auftreten von charakteristischen oder allgemeinen Merkmalen von jeweils unterschiedlichen Krankheitswerten. Nach dem quantitativen Verhältnis verursachen **kurzfristige** (akute) **Stoffaufnahmen** (Arzneimittelabusus, forensische Delikte u. a.) akute Vergiftungen, im Gegensatz zu **langfristigen Einwirkungen**, die Ursache chronischer Intoxikationen (häufig durch berufliche Noxen oder Umweltgifte) sind.

Das experimentell oder empirisch begründete **Urteil** über **toxisch wirkende Materialien** ist unter Einbezug des Postulates einer Wirkungsschwelle von quantitativen Kriterien getragen, deren Ermittlung (Tab. 24-2) für die präventive Abschätzung des gesundheitlichen Risikos – als eine vornehmliche Aufgabe der Toxikologie – unerläßlich ist.

Der **Toxikologie obliegt** neben der wissenschaftlichen Aufklärung von Mechanismen, die Intoxikationen auslösen, die Erstellung von fundierten Daten zur Ermittlung von hygienischen Grenzkonzentrationen sowie die Erarbeitung von Richtlinien zur Behandlung von Körperschäden, die durch Chemikalien auftreten (Vergiftungsbehandlung).

## Hygienische Grenzwerte – Toleranzgrenzen

In der Arzneitherapie legt die rational begründete Dosis die medizinisch vertretbare Substanzaufnahme fest. Demgegenüber besteht das Bestreben, biologisch tolerierbare Konzentrationen von nicht therapeutisch benutzten Chemikalien als **hygienische Grenzwerte** zu benennen, unter denen Expositionen im allgemeinen nicht zu Krankheitsmerkmalen führen.

Der wachsende zivilisatorische Fortschritt bringt unabwendbar einen steigenden Einsatz von Chemikalien mit sich, deren Benutzung eine systematische hygienische Überwachung erfordert. Stoffe, deren Handhabung nicht über das Arzneimittelgesetz geregelt sind, unterliegen nur zum Teil einer gesundheitlichen Kontrolle. Aus diesem Grund ermitteln unabhängige Expertengremien von einzelnen Schadstoffen Konzentrationen, die aufgrund des gegenwärtigen Wissensstandes als unbedenklich für die menschliche Gesundheit angesehen werden. Diese sind keine Konstanten mit Endgültigkeitswert, sondern müssen nach aktuellen Erkenntnissen jeweils neu formuliert werden. Die **Anwendung** der **Grenzwerte** zum Gesundheitsschutz erfordert eine analytische Kontrolle der in Frage stehenden Konzentrationen im Gefährdungsbereich (Luft, Trinkwasser, Nahrungsmittel u. a.). Eine Überwachung der Atmungsluft wird durch »Prüfröhrchen«-bestückte Minigeräte[1] erleichtert, die bei einfacher manueller Handhabung eine rasche, annähernd quantitative Konzentrationsbestimmung ermöglichen.

▷ **MAK (m**aximale **A**rbeits**p**latz**k**onzentration**)**:

Dieser Wert steht für die Konzentration eines chemischen Stoffes (Gas, Dampf, Schwebstoff) in der beruflichen Allgemeinatmosphäre, die bei einer 8-Stunden-Schicht und einer 40stündigen Arbeitswoche weder die Gesundheit beeinträchtigt, noch diese unangemessen belästigt.

Die Werte werden durch toxikologische Expertisen, arbeitsmedizinische Beobachtungen und praktische Erkenntnisse aus dem Arbeitsprozeß (Expositionsmuster u. a.) getragen. Gegenwärtig existieren Konzentrationswerte für über 400 gewerblich/industriell benutzte Chemikalien.

▷ **BAT-Wert (b**iologischer **A**rbeitsstoff**t**oleranzwert**)**:

Während die anderen hygienischen Grenzwerte Konzentrationen in der Allgemeinatmosphäre benennen, beschreibt der BAT-Wert die höchstzulässige, die Gesundheit nicht behelligende, durch Berufseinfluß entstandene Konzentration eines Arbeitsstoffes, seiner Metaboliten oder eines (durch die Exposition geänderten) körpereigenen biochemischen Parameters (z.B. intermediäre Stoffwechselprodukte) **im Menschen** (Blut oder Harn).

Dem BAT-Wert liegen ähnliche Bemessungskriterien wie dem MAK-Wert zugrunde. Beide ergänzen sich und sind kritische Beurteilungsdaten zum Gesundheitsschutz am Arbeitsplatz.

▷ **TRK (t**echnische **R**icht**k**onzentration**)**:

Für Arbeitsstoffe mit erheblichem karzinogenem und mutagenem Potential für den Menschen können keine toxikologisch-arbeitsmedizinisch begründbaren MAK-Werte ermittelt werden, da im allgemeinen der Zusammenhang zwischen geringster repetitiver Exposition und krebsinduzierender Wirkung (Malignomart, Häufigkeit) unzureichend bekannt ist. Für sie werden als Orientierungshilfe TRK-Werte geschaffen.

Es handelt sich um die Konzentration eines gefährlichen Arbeitsstoffes im Berufsbereich, die zur Einhaltung von geeigneten Schutzmaßnahmen und ständigen meßtechnisch fundierten analytischen Überwachungen heranzuziehen ist, wodurch das Risiko einer Gesundheitsbeeinträchtigung nur gesenkt, jedoch nicht ausgeschlossen wird.

▷ **MIK (m**aximale **I**mmissions**k**onzentration**)**:

Solche Werte beschreiben höchstzulässige Konzentrationen von luftverunreinigenden Stoffen in Bodennähe außerhalb des Emittenten (Industrie u. a.), bei deren Einwirkung auf den Menschen dieser nicht gefährdet wird.

Sie gelten sowohl für Erwachsene als auch für Kinder, Schwangere, Alte und Kranke. Aus diesem Grund muß die unterschiedliche individuelle Empfindlichkeit innerhalb der gesamten Lebenszeit und eine tägl. 24-Std.-Dauerexposition zugrundegelegt werden. Somit basieren die Werte auf hohen Bewertungskriterien und sind im Vergleich zu den jeweiligen MAK-Werten wesentlich niedriger angesetzt. Um den Anforderungen in der Praxis zu genügen, werden von jedem erfaßten Stoff **drei MIK-Werte** – nämlich für Expositionen über 30 Min., 1 Tag bzw. 1 Jahr – angegeben, wobei jeweils die beiden Kurzzeitwerte erheblich über der Langzeitgrenzkonzentration liegen. Eine MIK kann wie die MAK nur für einen Einzelstoff (kein Gemisch!) ohne karzinogenes Potential für den Menschen angegeben werden.

▷ **ADI (»a**cceptable **d**aily **i**ntake**«)**:

Es handelt sich um die Menge eines Zusatzstoffes mit Schadcharakter in der Nahrung, die tägl. über ein gesamtes Leben bedenkenlos aufgenommen werden kann.

---

[1] zu beziehen von Dräger-Werk/Lübeck, Auer-Gesellschaft/Berlin

Diesem Wert liegen quantitative toxikologisch-experimentell ergründete Daten unter Einrechnung eines hohen Sicherheitsfaktors zugrunde.
Durch die bisher dokumentierten Grenzwerte werden nicht alle Umweltnoxen katasterartig erfaßt und toxikologisch charakterisiert. Hygienische Grenzwerte sind nur in Ausnahmefällen (»Trinkwasserverordnung«) gesetzgeberisch festgeschrieben. Ein ständig wachsendes Inverkehrbringen von Chemikalien in sämtliche Lebensbereiche bei oft fehlender Basiskenntnis über deren Einflußfolgen auf biologische Systeme hat zum Erlaß des »**Chemikaliengesetzes**« geführt, mit dem Ziel, die Bevölkerung vor schädlichen Einwirkungen gefährlicher Stoffe zu schützen. Ein entscheidendes Element dieses, eine globale Regelung anstrebenden Gesetzes ist die Verpflichtung zur Vorlage einer toxikologischen Wirkungsanalyse (**Prüfnachweis**) der betreffenden Chemikalie bei ihrer behördlichen Anmeldung. Somit wird das Arzneimittelgesetz vom Chemikaliengesetz im Rahmen des gesetzgeberisch betriebenen Gesundheitsschutzes flankiert.

## Intoxikationen

Vergiftungen können **akut** durch Einwirkung einer zumeist hohen Dosis eines Fremdstoffes ausgelöst werden. Am häufigsten wird dies durch Arzneimittel, Haushaltschemikalien oder Substanzen mit hoher Toxizität an Arbeitsplätzen der Fall sein. Durch **Langzeiteinwirkung** eines chemischen Stoffes infolge beruflicher Kontakte oder Dauerimmissionen bzw. langfristiger Aufnahme von kontaminierten Lebensmitteln oder Wasser können ebenfalls Gesundheitsbeeinträchtigungen oder -schäden auftreten. Akute Vergiftungen kommen häufiger vor als chronische. Latente chronische Intoxikationen mit keinen oder geringen klinischen Merkmalen können während ihres Verlaufes plötzlich exazerbieren und schwere akute Krankheitsphasen mit bedrohlichem Charakter zeigen (z. B. »**Bleikrise**«). Die Folgen sind nach akuter wie nach chronischer Fremdstoffeinwirkung reversible oder irreversible Gesundheitsstörungen. Nur in bestimmten Fällen ist eine gezielte *antidotische* (kausale) **Therapie** möglich. Die Mehrzahl der Vergiftungen wird *symptomatisch* behandelt.

### Epidemiologie der akuten Vergiftungen

Da nur die tödlich verlaufenden Vergiftungen in der BRD meldepflichtig sind, besteht über das tatsächliche **Vorkommen** von Vergiftungen nur ein geschätzter Anhalt. Die Frequenz scheint relativ (infolge verfeinerter ärztlicher Diagnostik) und absolut (durch erhöhte Kontaktgelegenheit aufgrund eines vermehrten Chemikalienangebots) zuzunehmen. Dagegen blieb die Zahl der tödlichen Vergiftungen mit rund 8 Fällen/100 000 Einwohner pro anno in den letzten Jahren gleich. Am häufigsten sind akzidentelle (unbeabsichtigte) Vergiftungen, die sich differenzieren lassen als
- medizinale,
- berufliche (gewerbliche) und
- ökonomische (häusliche) Intoxikationen.

Unter den **tödlichen Vergiftungen** stehen die *Selbstmorde* an der Spitze, deren Ursache am häufigsten zentralnervös dämpfende Stoffe (Schlafmittel, Psychopharmaka, Analgetika) sind. *Giftmorde* sind in der BRD mit schätzungsweise bis zu 30 Fällen/Jahr selten (wahrscheinlicher Grund: Kenntnisse des Laien über hohe Aufklärungsrate infolge hochentwickelter analytischer Technik). *Häufigste Mordmittel* sind neben Kohlenmonoxid Pflanzenschutzmittel, Insekten-, Unkraut- und Kleinnager- (Mäuse, Ratten) Vertilgungsmittel, deren Zufuhr vorwiegend über Speisen und Getränke erfolgt und deren Wahl Publikationen der Massenmedien fördernd beeinflussen können (»Modegifte«). Frauen verabfolgen Chemikalien aus Mordabsichten häufiger als Männer.

Insgesamt kommen Vergiftungen bei *Kindern* seltener vor als bei *Erwachsenen*. Haushaltspräparate (Reinigungs- und Renovierungsmittel, Kosmetika u. a.) und Medikamente sind bei Erwachsenen und Kindern die häufigsten **Vergiftungsursachen**; mit abnehmender Häufigkeit folgen
- industriell-gewerbliche Materialien
- landwirtschaftliche Produkte
- natürliche Gifte in Pflanzen, Tieren und Nahrungsmitteln

Vergiftungen im Kindesalter ereignen sich gehäuft während des Tages, Vergiftungen bei Erwachsenen am ehesten nachmittags und abends. Art der Giftmittel und Frequenz ihrer Aufnahme sind regional verschieden. Beim Erwachsenen stehen Arzneien vor ökonomischen, gewerblich-industriellen oder landwirtschaftlichen Mitteln als Intoxikationsursache an erster Stelle.

An größeren Kliniken wurden **Behandlungszentren für Vergiftete** errichtet. Wie überregionale Gift-Informationszentralen widmen sich solche Zentren auch der Registratur, statistischen Auswertung und Beratung (Telefonauskunft) von Laien sowie Ärzten bei tatsächlichen und verdächtigen Fällen. Auskünfte bei Verdachtsfällen werden im Kindesalter aus Gründen erhöhter Fürsorge häufiger als bei Erwachsenen gefordert. **Massenvergiftungen** innerhalb von Bevölkerungsgruppen treten fast ausschließlich durch Kontamination von Speisen oder Genußmitteln mit vorsätzlich oder unabsichtlich beigemengten Giftstoffen auf (Beispiel: Intoxikation von mehreren tausend Personen 1959 in Marokko durch Genuß von trikresylphosphathaltigem Speiseöl).

## Prinzipien der Behandlung von akuten Vergiftungen

Die Behandlung eines Vergifteten kann begrenzt vom *Laien* (erbrechen lassen, Wiederbelebung durch Atemspende Mund zu Mund oder Mund zu Nase u. a.), in beschränktem Umfang vom *Arzt* am Unfallort und uneingeschränkt in der *Klinik* erfolgen. Ziel von sofort einsetzender **Elementarhilfe** und **Intensivtherapie** ist

- *Vitalfunktionen* aufrechtzuerhalten
- *Giftentfernung*: durch
  - Verhinderung der Resorption
  - Förderung der Elimination der Noxe und ihrer Metabolite
- durch eine *Antidotanwendung* die Schadwirkung im Organismus zu reduzieren

Die Stützung der Vitalfunktionen erfolgt vor der Giftelimination, und nach dieser setzt die Antidotapplikation ein. Bei rasch verlaufenden Vergiftungen (beispielsweise durch Cyanid oder Organophosphate) hat die Antidottherapie relativen Vorrang und beginnt simultan neben der Aufrechterhaltung von Vitalfunktionen. Antidote sind *spezifische* kausale Therapieprinzipien, alle anderen kurativen Maßnahmen haben *unspezifischen* symptomatischen Charakter.

> Durch ein solches umfangreiches therapeutisches Vorgehen werden das körpereigene physiologische Eliminationsvermögen und die Entgiftungsmechanismen angeregt, und einer gefährlichen Zellschädigung lebenswichtiger Organe infolge Hypoxie und Acidose wird vorgebeugt.

## Aufrechterhaltung der Vitalfunktionen

Diese steht an erster Stelle aller Behandlungsmaßnahmen und hat eine dauerhafte Normalisierung von Atmung, Herz-Kreislauf-System, Elektrolyt- und Wasserbilanz sowie Säure-Basen-Haushalt zum Ziel.

### Atmung

Die Atemwege sind freizulegen. Fremdkörper (Speisereste, Zahnprothesen) sind aus der Mundhöhle zu entfernen, und Schleim ist eventuell auch aus der Trachea abzusaugen **(Bronchialtoilette)**. Der Verunfallte ist so in Seitenlage zu bringen, daß der Kopf niedriger liegt und der Mund zur Seite gerichtet ist, damit eventuell Erbrochenes abfließen kann. Bei bestehender nicht mechanisch bedingter Cyanose ist **künstliche Beatmung** angezeigt. Diese kann im Notfall von Mund zu Mund, von Mund zu Nase oder wirkungsvoller mit einem Beatmungsgerät geschehen, möglichst nach vorheriger Intubation. Zur instrumentellen Beatmung eignet sich Carbogen (95% $O_2$ + 5% $CO_2$) eher als reiner Sauerstoff (Insufflation über Nasen- oder Trachealkatheter, Sauerstoffzelt), da bei Langzeitanwendung von reinem $O_2$ Gefahr der Lungen- oder Augenlinsenschädigung (Fibroplasie) besteht.

### Herz-Kreislauf

Durch Hochlagerung der Beine erfolgt Autotransfusion. Zur **Schocktherapie** mit Volumenauffüllung sind Plasmaexpander oder Elektrolytinfusionslösungen angezeigt. Bei noch intaktem Venentonus empfiehlt es sich, eine Kanüle zu legen, um auch im späteren Vergiftungsverlauf schnell Medikamentenapplikationen und Infusionen vornehmen zu können. Bei **vermindertem Gefäßtonus**, z. B. bei Vergiftungen mit vasodilatatorisch wirkenden Substanzen, ist die Gabe von peripher α-sympathomimetisch wirkenden Medikamenten angezeigt. Bei **beginnendem Herzstillstand** ist transthorakale Herzmassage indiziert, eventuell auch Defibrillationsbehandlung. Bei Nachlassen der Herzfunktion kann intravenös oder intrakardial Adrenalin bzw. Orciprenalin (1 mg in 10 ml physiologischer Kochsalzlösung) injiziert werden.

### Elektrolyt- und Wasser- sowie Säure-Basen-Haushalt

Eine Korrektur gelingt durch Ionen- und Wassersubstitution bzw. alkalisierende oder säuernde Infusionen.

## Giftentfernung

### Verhinderung der Giftresorption

**Aus dem Magen-Darm-Trakt nach oraler Aufnahme:**

Auslösen von **Erbrechen** durch mechanische Reizung des Gaumensegels darf nur bei vollem Bewußtsein erfolgen. Vorher sollte der Patient zur Giftmobilisation lauwarmes Wasser trinken.

**Kontraindikationen** gegen das Erbrechenlassen sind: Ingestionen von Säuren oder Laugen (Perforationsgefahr!), organischen Lösungsmitteln (Pneumoniegefahr nach Aspiration!), waschaktiven Substanzen mit Netzmittelzusätzen (Schaumbildung, Aspirationsgefahr!), parasympatholytisch wirksamen Stoffen (Ausschaltung des Brechreflexes), Erdöldestillaten (Pneumoniegefahr nach Aspiration), Krampfbereitschaft, Schock oder kardiopulmonale Dekompensation, Bewußtseinstrübung oder -verlust. Die Anwendung von *Apomorphin* (5 mg = 1/2 Ampulle s.c.; zur Wirkungsreduktion: Naloxon) zur zentralen Erregung des Brechzentrums beim Erwachsenen oder von Succus Radix ipecacuanhae (Wirkstoff: Emetin, Magenschleimhautreizung) zur lokalen Brechreizauslösung beim Kleinkind ab 9. Monat (nicht früher!) ist möglich, jedoch insbesondere Gabe von Apomorphin wegen der Gefahr eines Kreislaufkollapses nur unter Sympathomimetikaschutz.

Eine **Magenspülung** (mehrfach mit jeweils 1/2 Liter lauwarmem Wasser bis Spülflüssigkeit klar ist) nach vorherigem Absaugen von Mageninhalt erfolgt nur unter klinischen Kautelen und Atropinschutz (1 Ampulle = 0,5 mg s.c.), bei Bewußtseinsverlust nach vorheriger Intubation.

Bei einer **Ingestion von Detergenzien** (schäumende Waschmittel) wird ein Entschäumer auf Siliconbasis (Dimeticon[1]) oral gegeben. Nach oraler Zufuhr von **Säuren** oder **Laugen** sind Gaben von Molkeprodukten (Milch) oder Hühnereiweiß angezeigt (einhüllender und lokal abdeckender Effekt). Bei oraler Vergiftung mit **bromhaltigen Schlafmitteln** bilden diese auf der Magenschleimhaut haftende röntgenologisch nachweisbare Konglomerate, die über ein Endoskop abgetragen werden müssen. Zur Giftadsorption wird Aktivkohle (medizinische Kohle[2]; Aufschlemmung von 30–100 g Granulat, nicht weniger!) oder in speziellen Fällen (z.B. Ingestion von Diquat) Silicatträger (Fuller's Earth[3]) über die Sonde gegeben oder trinken gelassen. Paraffinum liquidum (5 ml/kg) wird zur Adsorption von lipophilen Substanzen trotz zweifelhafter Effizienz nur nach Verschlucken von bestimmten **organischen Lösungsmitteln** (Benzin, Tetrachlorkohlenstoff u.a.) empfohlen. Eine beschleunigte enterale Ausscheidung geschieht ausschließlich (!) mit Hilfe des schnell osmotisch wirkenden Laxans Natriumsulfat (mindestens 30 g in lauwarmem Wasser, möglichst isoton gelöst) über die Sonde oder oral. Zur Peristaltikanregung kann Neostigmin gegeben werden. Bisacodyl rektal appliziert oder ein hoher Einlauf beschleunigen zusätzlich die Darmentleerung.

**Nach Kontamination der äußeren Haut:**

Nach Entkleidung wird lokal mit reichlich Wasser und Seife mechanisch gereinigt. Eine zusätzliche Dekontamination gelingt mit Polyethylenglykol 400[4], einem idealen Lösungsmittel für organische und anorganische Stoffe.

**Bei Einwirkung am äußeren Auge:**

Nach Spreizen beider Augenlider wird mit Wasser lange und ausgiebig gespült. Bei Verätzungen durch Säuren, Alkalien, organischen Lösungsmitteln etc. ist eine Spülung mit Isogutt® (Augen-Tropflösung im Spülbeutel enthält $NaH_2PO_4 \times 2\ H_2O$ und $Na_2HPO_4 \times 12\ H_2O$) zweckmäßig. Zur Schmerzverhütung wird ein Lokalanästhetikum (z.B. 1–2 Tropfen von Proxymetacain[5] aufgetropft. In jedem Fall ist fachärztliche Revision angezeigt.

**Nach Biß- oder Stichverletzungen durch Gifttiere:**

Gleichzeitig oder vor der Antidotanwendung (Antiserum) wird die Giftresorption aus der Wunde durch distales Anlegen einer Staubinde, durch lokale Kühlung (Eis) und Absaugen von Wundsekret verhindert.

**Nach rektaler oder vaginaler Eingabe:**

Die Reinigung des Enddarms oder der Scheide erfolgt durch Ausräumung und Spülung.

**Nach Inhalation:**

Der Verunfallte muß sofort aus der volatile Gifte enthaltenden Atmosphäre entfernt werden. Hierbei ist an den Schutz des Retters zu denken (Anseilen, Atemgerät, Anlegen einer Rettungshaube mit beschränkter Atemreserve). Liegt die zusätzliche Gefahr einer **dermalen Resorption** des Giftstoffes (beispielsweise organische Lösungsmittel) aus kontaminierten Kleidungsstücken vor, wird der Patient entkleidet und neu bekleidet. Eine Beatmung mit Carbogen, Luft oder kurzfristig Sauerstoff kann angezeigt sein.

## Beschleunigung der Giftelimination

Gifte oder deren Metabolite werden durch kontrollierte **forcierte Diurese** (bis 12 l/Tag) mit Infusion von 10–20%iger Mannit-Lösung und/oder Furosemid i.v. unter gleichzeitiger Zufuhr von Flüssigkeit (Infusion von isotonen Elektrolytlösungen oder Trinkenlassen von Wasser, mehrere Liter über 24 Std.) vermehrt ausgeschieden. Durch Ansäuern (Aminosäureinfusion) werden basische Gifte und umgekehrt durch Alkalisieren (5–10% $NaHCO_3$-Lösung oder Trometamol 4%ig, z.B. THAM-Köhler Infusio, als Infusion, Vorsicht: Atemdepression!) werden Stoffe mit Säurecharakter beschleunigt renal

---

[1] sab simplex®
[2] Kohle-Compretten® u.a.
[3] zu beziehen von Serva/Heidelberg
[4] Lutrol®
[5] Proparakain-POS®

abgegeben (infolge verringerter tubulärer Reabsorption aufgrund der Dissoziation). Weiter geeignet sind
- Peritonealdialyse (Injektion von 2 l isotoner/isoioner Elektrolytlösung in den Peritonealraum bei 2stündigem Wechsel)
- Hämodialyse (Diffusion: Blut gegen Dialyselösung = künstliche Niere)
- Blutaustauschtransfusion (bei stark proteingebundenen Giften),
- Hämoperfusion (Diffusion: Blut gegen Aktivkohle; Gefahr: Hormone wie $T_3$, $T_4$, Katecholamine u. a. werden mitadsorbiert!)

Bei Vergiftungen durch stark an Plasmaprotein gebundene Stoffe ist die »therapeutische« **Plasmaseparation** (mit Proteinersatz durch Humanproteinpräparationen) indiziert.

**Hyperventilationsbehandlung:**

Die pulmonale Elimination von leicht flüchtigen organischen Lösungsmitteln (Aliphaten, Aromaten) wird durch Steigerung der Abatmung wesentlich erhöht. Eine hierzu notwendige forcierte Ventilation (Atemminutenvolumen: 25–30 l/Min.) wird bei ausreichender Spontanatmung durch Beimischung von 2–3 l $CO_2$/Min. (über leicht aufsitzende Atemmaske oder abgedichtete Nasensonde) zur Atemluft, bei insuffizienter Atmung durch maschinelle Beatmung (Verhinderung einer respiratorischen Alkalose durch Zusatz von 2–3 l $CO_2$/Min. zur Atemluft) nach Intubation erreicht.

Bei Vergiftungen durch Substanzen, die in hohem Maß einen **enterohepatischen Kreislauf** passieren (Digitoxin, Phenprocoumon u. a.), wird deren Reabsorption durch Instillation von Medizinalkohle oder Colestyramin[1] (3 × 4 g/24 Std.) in das Duodenum unterbunden.

## Verhinderung der metabolischen Aktivierung

Eine Hemmung der Biotransformation von Stoffen zu Produkten mit stark organschädigenden Eigenschaften (z. B. Tetrachlorkohlenstoff → Hepatotoxität; S. 762 ff.) wird durch **Cimetidin**[2] (Inhibitor der mikrosomalen Monooxygenasen, Kap. 16, S. 437) erreicht: 200 mg i. v. als Bolus (Sofortmaßnahme am Ort der Intoxikation), dann 1600 mg/24 Std. über einen Perfusor.

## Antidottherapie

Zur **Antidottherapie** eignen sich Stoffe mit geringer Eigentoxizität und hoher spezifischer Aktivität, weshalb im Vergleich zur Vielzahl von Giftstoffen nur wenige Antidote existieren.

Diese werden zur Behandlung von akuten und chronischen Intoxikationen topisch oder systemisch eingesetzt. Bei Verwendung von chemischen Antidoten zur direkten Neutralisation, Oxidation oder Reduktion von Stoffen im Magen ist Vorsicht geboten, da solche Stoffe in hoher Konzentration möglicherweise selbst die Schleimhaut schädigen. Prinzipiell werden als Antidote Stoffe angewendet, die

- durch direkte chemische Reaktion das Gift zu einem weniger toxischen, gut eliminierbaren Produkt **inaktivieren** (z. B. Zufuhr von *Thiosulfat* als Substrat der Rhodanese zur Bildung von Rhodanid bei Cyanidvergiftung).
- zur Verhütung der Bildung von toxischen Metaboliten anstelle des Giftes eine **biochemische Umsetzung** eingehen (z. B. *Ethanolgabe* zur Hemmung der Bildung von toxischem Formaldehyd und Ameisensäure bei Methanolvergiftung).
- ein deponiertes Gift nach chemischer Reaktion zur **Dekorporierung** mobilisieren (z. B. Bildung von harnfähigen Komplexverbindungen bei Schwermetallvergiftungen).
- aufgrund höherer Affinität am Wirkort ein Gift von diesem durch physikalische Reaktion **verdrängen** (z. B. hyperbare *Sauerstoffbehandlung* bei CO-Vergiftung zur Reaktivierung von Hämoglobin).
- Giftwirkungen durch Angriff an pharmakodynamischen Rezeptoren reduzieren, da pharmakologische **Antagonisten** Antidoteigenschaften haben (z. B. *Physostigmin* bei der Atropinvergiftung). Diese Therapie geht oft fließend in Maßnahmen mit unspezifischem Charakter über (z. B. periphere *Muskelrelaxanzien* bei Krämpfen durch Strychnin).

## Zusätzliche Prokura

Folgende **pflegerische** oder **therapeutische Maßnahmen** können angezeigt sein:
- Lagerung auf Antidekubitusmatratze
- Klimazelt
- Harndauerkatheter
- Augen- und Mundpflege (Verhinderung von Austrocknung)
- Flüssigkeits-, Elektrolyt- oder Kalorienzufuhr (Dauertropf, Magenverweilsonde)
- Antibiotika zur Bronchopneumonieverhütung

Zur **toxikologisch-chemischen Analyse** werden Erbrochenes, Kot, Urin, Vollblut (heparinisiert), Magenspülflüssigkeit asserviert.

---

[1] Quantalan®  [2] Tagamet®

# Spezielle Toxikologie

## Schwermetalle und Schwermetallantidote

Einige Schwermetalle werden in Spurenkonzentrationen mit der Nahrung vom Menschen aufgenommen. Sie sind teilweise für das Leben der Zelle essentiell (Zn, Mg, Cu u. a.), da sie beispielsweise als Cofaktoren von Enzymen deren Aktivitäten aufrechterhalten. *Eisen(II)-Salze* werden **therapeutisch** bei Anämien oder organische *Goldpräparate* bei rheumatischen Erkrankungen eingesetzt, andere Metallverbindungen spielen in der Therapie eine untergeordnete Rolle (z. B. *Bismutsubnitrat* wegen seiner adstringierenden Wirkung bei Magenschleimhautentzündungen und -geschwüren, *Kaliumpermanganat* als desinfizierendes Externum). Die aufgrund des zivilisatorischen Fortschritts und der Industrialisierung steigende Umweltbelastung mit Schwermetallen (z. B. Pb, Cd, Hg) hat Gefahren für die Gesundheit mit sich gebracht. Die **toxischen Schwermetallwirkungen** basieren größtenteils auf folgenden gemeinsamen **stofflichen Eigenschaften**:

▷ Schwermetalle werden im Organismus gebunden und deponiert, woraus **kumulative** Wirkungen resultieren. Hierbei können **Organspezifitäten** vorkommen: bevorzugte Ablagerung von Blei in den *Knochen*, von Arsen in der *Haut*, von Quecksilber, Bismut oder Uran insbesondere in der *Niere*. Von diesen Speichern aus werden im übrigen Organismus ständig Konzentrationen aufgebaut, auch dann noch, wenn die Schwermetallzufuhr gestoppt ist. Dieses Phänomen wird durch intermittierende oder Langzeitzufuhr verstärkt. Hieraus resultieren bestimmte Gefährlichkeiten bei latenten Intoxikationen. Aus diesem Grund soll der Deponierung eine möglichst rasche und intensive Dekorporierung als rational begründete Therapie entgegenwirken.

▷ Aus In-vitro-Untersuchungen ist bekannt, daß ionisierte Schwermetalle **mit reaktiven Wasserstoffgruppen** wie -SH, -NH$_2$, -OH, -COOH, Imidazol u. a. an Proteinen **reagieren**. Der Stellenwert dieser Beobachtung ist noch nicht eindeutig. Die Reaktion mit SH-Gruppen wird mit der Fähigkeit der Metalle, Proteine zu denaturieren, in Verbindung gebracht. Andererseits wird die Reaktion der Metalle mit den genannten reaktiven Gruppen an Proteinen für die häufig durch Metalle verursachten *Enzymhemmungen* verantwortlich gemacht. Unbekannt ist, in welchem Umfang die Reaktion von Proteinen mit Schwermetallen deren Deponierung in Organen bedingt.

## Schwermetallantidote (chelatbildende Antidote)

Mehrwertige Schwermetalle haben die Eigenschaft, mit reaktionsfähigen Gruppen an organischen Molekülen Komplexe vom Typ der Chelate nach der Regel des Massenwirkungsgesetzes zu bilden. Dabei treten von Metallen mit niederer Koordinationszahl weniger stabile Komplexe auf, als von solchen mit hoher Koordinationszahl. Unterstützend erweist sich eine **spezifische Affinität** bestimmter Metalle zu besonderen Molekülgruppen wie Pb zu S$^-$, Hg zu -NH$_2$, Ca zu COO$^-$. Ungleich ist die **Stabilität** der bei der Komplexbindung von Metallen mit verschiedenen organischen Molekülen auftretenden Syntheseprodukte. Dies erklärt, warum die einzelnen Schwermetallvergiftungen mit verschiedenen chelatbildenden Antidoten wechselnd effizient behandelt werden können. Es existieren außerdem Schwermetalle, für die bis heute noch keine probaten Antidote gefunden wurden (z. B. Ag).

Gemeinsames **therapeutisches Ziel** beim Einsatz von Chelatbildnern zur Antidotbehandlung von Schwermetallvergiftungen ist:

- **Bindung** von Metallen intra- und extrazellulär (Körperflüssigkeiten) mit Verlust ihrer Kationeneigenschaften, um auf diesem Wege wichtige biochemische Funktionen aufrechtzuerhalten. Die Affinität der Chelatbildner zu den betreffenden Metallen muß stärker sein als die der körpereigenen reaktiven Gruppen an Proteinen zu diesen Metallen. Hierdurch wird eine Reaktivierung bereits gestörter Funktionen erwirkt.

- Chelatbindung bedingt eine Mobilisierung des Metalls aus bereits erreichten Depots, wobei meist systemisch inaktive Komplexe aufgebaut werden, die gut biliär bzw. hauptsächlich renal ausgeschieden werden. Voraussetzung hierzu ist eine Stabilität des gebildeten Chelates in den einzelnen Körperkompartimenten, auch unter verschiedenen pH-Bedingungen. Diese **Bindungsstabilität** ist insbesondere bei der Passage des Chelates durch die Nephrone zu fordern, da dort eventuell abgespaltete Metalle das Tubulusepithel toxisch beeinflussen können. Die gebildeten Chelate sollen möglichst toxikodynamisch inert bleiben, damit sie nicht ihrerseits den Organismus schädigen.

Der Einsatz von Chelatbildnern unterliegt allgemeinen **Gesetzmäßigkeiten**:

- Da Chelatbildner mit Metallen in stöchiometrischem Verhältnis reagieren und sich gegenseitig selbst eliminieren, richtet sich die **Chelatbildnerdosis** bei einer akuten Schwermetallintoxikation nach dem Umfang der Metallaufnahme (analytische Kontrolle der Dekorporierung im Harn).

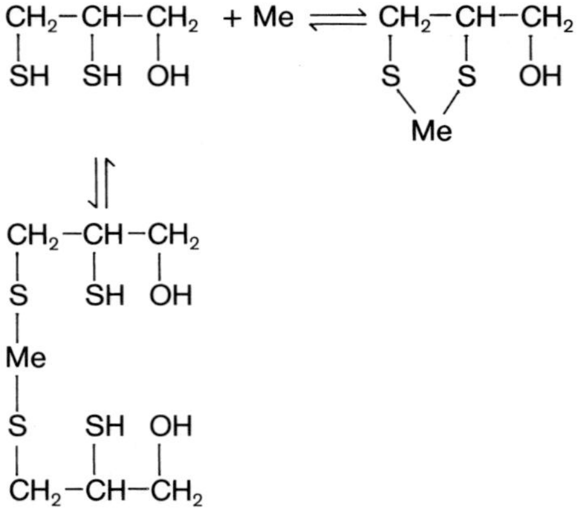

# Toxikologie

Dimercaprol und Metallkomplexe 1+1 und 1+2

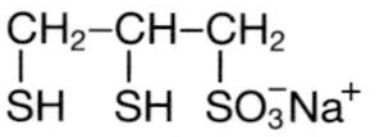

Natriumsalz der 2,3-Dimercapto-1-propansulfonsäure (DMPS) (2,3-Dimercapto-1-propansulfonat-Na), Metallkomplexe analog wie mit Dimercaprol

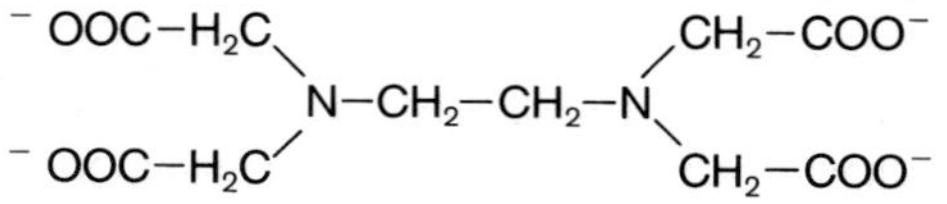

Ethylendiamintetraacetat

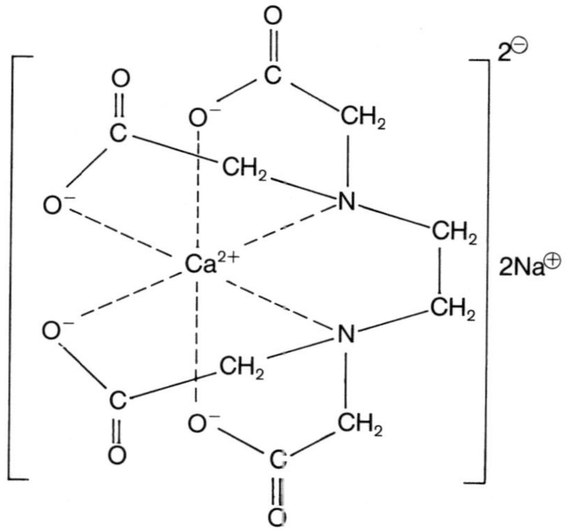

Calciumdinatriumsalz der Ethylendiamintetraessigsäure (CaNa$_2$-EDTA)

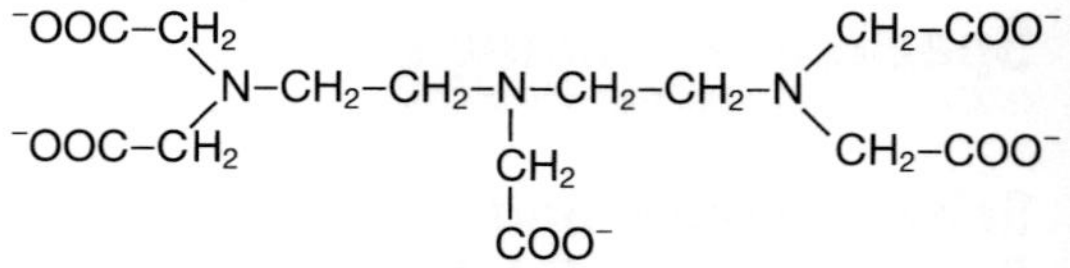

Diethylentriaminpentaacetat

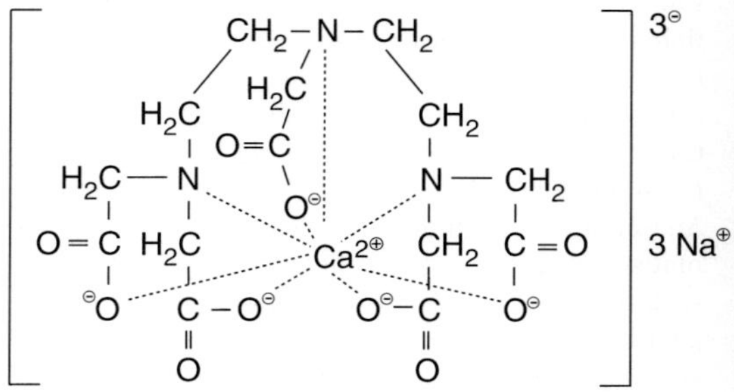

Calciumtrinatriumsalz der Diethylentriaminpentaessigsäure (CaNa$_3$-DTPA)

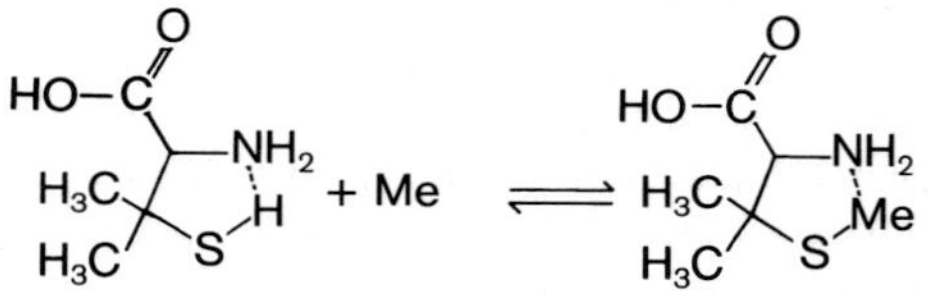

D-Penicillamin

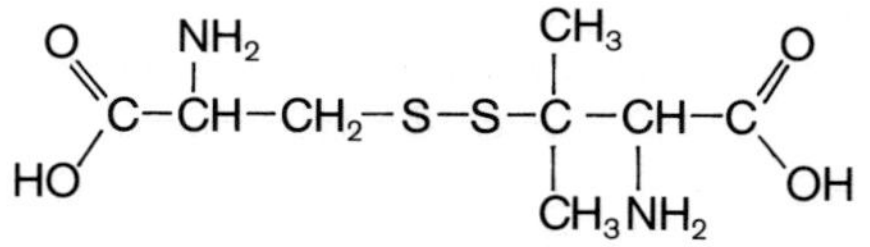

Cystein-Penicillamin-Disulfid (Cys–S–S–PA)

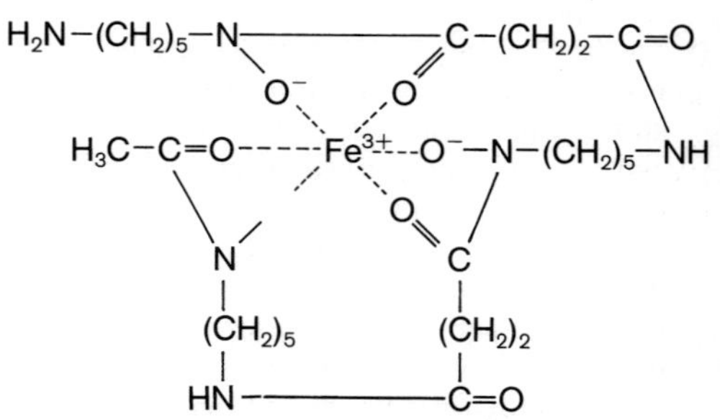

Deferoxamin mit gebundenem $Fe^{3+}$ (Ferrioxamin)

**Abb. 24-1.** Chelatbildner und ihre Reaktionen mit Schwermetallen

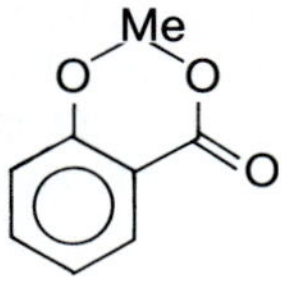

Salicylsäure-Metallkomplex

**Abb. 24-1.** (Fortsetzung)

$Fe_4[Fe(CN)_6]_3$

Eisen(III)-hexacyanoferrat(II)
(Berliner Blau)

- Da Chelatbildner auch mit lebenswichtigen Spurenmetallen im Organismus Komplexe eingehen und dadurch diese von ihrer Aufgabe entfernen, soll bei einem längerfristigen Einsatz von Chelatbildnern initial eine hohe Dosis gegeben werden, die dann in den folgenden Tagen abgebaut wird. Anschließend soll zur Wiederanreicherung von eventuell verminderten physiologischen Spurenmetallkonzentrationen im Organismus eine therapiefreie Phase folgen. Den Fortgang dieser **Intervalltherapie** bestimmt die Harnkontrolle.

Chelatbildner werden auch **diagnostisch** zur Feststellung von pathologischen Schwermetallablagerungen angewendet. Das Ziel ist durch *Provokationsteste* (Injektionen) Schwermetallkonzentrationen in Körperflüssigkeiten (z. B. Harn) zur analytischen Bestimmung zu erhöhen.

## Natriumdimercaptopropansulfonat und Dimercaprol

**2,3-Dimercapto-1-propansulfonsäure (DMPS)**, als Natriumsalz angewendet, bindet an seine *SH-Gruppen* Schwermetalle, wobei stabile, renal ausscheidbare Komplexverbindungen entstehen (Abb. 24-1). Etwa zwei Drittel des oral verabreichten DMPS werden aus dem Magen-Darm-Trakt resorbiert; davon werden 90% an Plasmaproteine gebunden. DMPS wird in roten Blutzellen angereichert. Nach zwei Std. erscheinen im Harn die höchsten DMPS-Konzentrationen, was auf eine schnelle Elimination schließen läßt. DMPS wird zu zyklischen polymeren Sulfiden oxidiert, die renal ausgeschieden werden. 100 mg DMPS werden 3mal pro Tag über mehrere Tage oder Wochen oral verabreicht. DMPS wird auch (langsam) i. v. injiziert, z. B. zum diagnostischen Nachweis (quantitative Harnanalyse) von erhöhten Hg-Konzentrationen im Körper (Provokationstest).

- **Indikationen:** Zur Dekorporierung von Quecksilber nach Aufnahme von anorganischen oder organischen Hg-Verbindungen oder Hg-Dampf. Therapieeffizienz bei Intoxikationen mit anderen Schwermetallen (Pb, As, Sb, Cr, Cu, Ag, Bi u. a.) teilweise gering.

- **Unerwünschte Wirkungen:** Übelkeit, Erbrechen, Fieber, Schüttelfrost, Blutdruckabfall, Hautexanthem (Häufigkeit: etwa 1%), vermehrte Ausscheidung von Cu und Zn im Harn.

- **Handelsnamen:** Dimaval® (DMPS), Mercuval®

Das den chelatbindenden Thiolen (z. B. Cystein, Glutathion) strukturverwandte **Dimercaprol** bildet mit Metallen stabile Konfigurationen (z. B. 5-Ring) (Abb. 24-1); es wurde bei Schwermetallvergiftungen insbesondere mit As, Hg (Ausnahme: organische Hg-Verbindungen) oder Au angewendet. Das besser verträgliche DMPS hat das Dimercaprol in der Therapie abgelöst. Dimercaprol ist nicht mehr im Handel.

## D-Penicillamin

D-**Penicillamin** ist eine in der Natur nicht vorkommende Aminosäure, die im Organismus weder nennenswert metabolisiert noch zur Proteinsynthese verwertet wird und sich gering von Penicillin abspaltet. D-Penicillamin hat im Gegensatz zu DMPS anstelle der zweiten SH-Gruppe eine *NH₂-Gruppe* zur Chelatbindung im Molekül. Gut harngängige Komplexe mit Metallen werden über die freien Elektronenpaare des Stickstoffs und Schwefels oder unter Mitwirken der COOH-Gruppe aufgebaut (Abb. 24-1). D-Penicillamin wird i. v., und aufgrund guter Resorbierbarkeit auch p. o. angewendet. Es hat eine Eliminationshalbwertszeit von 1–3 Std. und ist plazentagängig.

- **Indikationen:** Vergiftungen mit Pb, Hg, Au, Zn, Co und vor allem mit Cu einschließlich Kupferspeicherkrankheit (Wilson-Krankheit); bei letzterer sind häufig Langzeitgaben nötig. D-Penicillamin wird außerdem zur Therapie von chronisch rheumatischen Erkrankungen und zur Behandlung der Cystinurie (Bildung von hydrophilem L-Cystein-D-Penicillamin-Disulfid (Abb. 24-1) zur Verhinderung von renalen Cystinkonkrementen) eingesetzt (Kap. 11, S. 308).

- **Unerwünschte Wirkungen:** Nach *akuten hohen Dosen*: tubuläre Nierenschäden; bei *Langzeitapplikation*: Thrombopenie, Leukopenie, selten Agranulozytose; *gelegentlich*: Sensibilitätsstörungen, Optikusatrophie, Muskellähmungen. Geschmacksstörungen werden durch geringe Dosen von p. o. verabreichtem Kupfer- oder Zinksulfat gebessert. Die Nebenwirkungen werden zum Teil durch den Verlust von physiologisch wichtigen Spurenelementen erklärt. Als weitere *Ursache* gilt eine Verunreinigung der Präparate mit L-Penicillamin, das in die Proteinsynthese eingehen kann. Da D-Penicillamin Pyridoxalphosphat über seine Aldehydgruppe zu einem zyklischen Thiazolidinderivat bindet, werden die neurologischen Störungen auf einen Vitamin-$B_6$-Mangel zurückgeführt. Sie bessern sich nach Vitamin-$B_6$-Gaben.

● **Handelsname:** Metalcaptase®

## Calciumdinatriumedetat und analoge Verbindungen

**Calciumdinatriumedetat** ist ein Calciumdinatriumsalz der Ethylendiamintetraessigsäure (EDTA). Da die Stabilität der Schwermetallchelate von der Kationenart abhängt, kann ein Schwermetall mit größerer Affinität zum Komplexbildner ein anderes Metall – Calcium im Falle von $CaNa_2$-EDTA – von diesem verdrängen und dadurch ein stabileres Chelat bilden (Abb. 24-1). Das hierbei freiwerdende Calcium wird in den allgemeinen Körperumsatz eingeschleust. $CaNa_2$-EDTA wird enteral kaum resorbiert, weshalb 0,5–1 g in 200–500 ml physiologischer Salzlösung in 2 Std. intravenös infundiert werden. Eine Wiederholung bis 2mal tägl. über 5 Tage ist möglich, danach 1 Woche freies Intervall. $CaNa_2$-EDTA verteilt sich extrazellulär, weshalb intrazelluläre Metalldepots nur langsam abnehmen. Die Bluthalbwertszeit beträgt 1 Std.

● **Indikationen:** Gute Wirksamkeit bei Pb-Vergiftung, auch bei Mn-, Cu-, U-, Zn-Intoxikation wirksam. Initial steigt aufgrund einer Senkung der im Extrazellularraum befindlichen Pb-Konzentration die renale Bleiausscheidung stark an. Die danach nur gering erfolgende Pb-Elimination erklärt sich aus der nur langsam erfolgenden Mobilisation des gebundenen Pb aus seinen Depots. Injektionen (i. v.) werden auch zur Erkennung von Metallvergiftungen vorgenommen.

● **Unerwünschte Wirkungen:** Sie werden auf den *Verlust* an *biologischen Spurenmetallen* zurückgeführt. Hohe Dosen können Tubuluszellnekrose mit Anurie (direkte Metallwirkung nach Abdissoziation?) zur Folge haben (Todesfälle sind bekanntgeworden!). Bei langfristigem Einsatz empfiehlt sich Nierenfunktionskontrolle. Bei bestehender Nierenfunktionsstörung ist $CaNa_2$-EDTA *kontraindiziert*.

Selten treten Übelkeit, Kopfschmerzen, Zittern, Schüttelfrost, Arthralgie oder Fieber auf. Unter der Therapie nimmt die Ausscheidung von physiologisch wichtigen Spurenelementen wie Zn, Cu oder Fe zu.

● **Handelsname:** Calcium Vitis

**Calciumtrinatriumpentetat** ($CaNa_3$-DTPA) bindet Metalle und Radionuclide zu Chelaten, wobei sein Calcium freigesetzt wird (Abb. 24-1). $CaNa_3$-DTPA verteilt sich vorwiegend extrazellulär. Es wird schnell infolge glomerulärer Filtration und tubulärer Exkretion über den Harn ausgeschieden: etwa 90% einer parenteralen Dosis innerhalb von 24 Std. Nach i.v. Infusion beträgt die Halbwertszeit im Blut und anderen Körperflüssigkeiten ca. 30 Min. (erste schnelle Phase) und mindestens 12 Std. (zweite langsame Phase). Als Tagesdosis wird 1 g/Erwachsener i.v. über 2 Std. infundiert; diese Infusion ist einmal pro Tag wiederholbar. Nach tägl. Applikationen über etwa 5 Tage sollen mindestens 3 behandlungsfreie Tage zum Ausgleich des Verlustes von essentiellen Biometallen (z. B. Cofaktoren von Enzymen) folgen. Eine i.m. oder p.o. Applikation ist möglich. Die Absorption aus dem Intestinaltrakt beträgt jedoch nur etwa 5%.

● **Indikationen:** $CaNa_3$-DTPA ist vorwiegend bei Inkorporation von Radionukliden wie Lanthaniden, Th, U, Pu, Transuranen u.a. indiziert. $CaNa_3$-DTPA ist bei Vergiftungen mit Mn, Fe, Zn, Cd, Au sowie insbesondere Pb wirksam und wird auch zur Erkennung derselben eingesetzt (Provokationstest).

● **Unerwünschte Wirkungen:** Kopfschmerzen, Erbrechen, Schüttelfrost, Fieber, Parästhesien, Myalgien, Bradykardie, Blutdruckabfall, Nierenschäden, thromboembolische Reaktion an der i.v. Infusionsstelle. Ein Teil dieser Nebenwirkungen wird auf eine *Verarmung* an *physiologisch bedeutsamen Spurenmetallen* zurückgeführt. $CaNa_3$-DTPA bildet mit Cd einen nephrotoxischen Komplex. Eine orale Dosis über 2 g führt zu lokalen Irritationen des Darmes.

$Na_2$-EDTA (0,4%ige Lösung) bindet rasch Ca und wird deshalb zur Behandlung von Kalkspritzern auf dem äußeren Auge lokal aufgegeben.

● **Handelsname:** Ditripentat-Heyl® (DTPA)

## Deferoxamin

**Deferoxamin** wird aus verschiedenen Actinomyceten (rotes Ferrioxamin in Streptomyces pilosus) hergestellt, ist schwach basisch und hat (neben 1 Mol Essigsäure, 2 Mol Bernsteinsäure) drei Hydroxamsäuregruppen (aus 3 Mol 1-Amino-5-hydroxyaminopentan) in alternierender Anordnung (Abb. 24-1). 1 g tägl. i.v., evtl. monatelang, erhöht die physiologische Eisenausscheidung. Durch simultane orale Zufuhr wird die enterale Eisenresorption infolge Bindung des alimentären Eisens eingeschränkt. Bei anfangs 10 g p.o. oder/und bis zu 2 g fraktioniert i.v. tägl. muß zur Verhütung von Nebenwirkungen die Dosis in den folgenden Tagen reduziert werden. Die Eliminationshalbwertszeit beträgt 1 Std.

- **Indikationen:** Insbesondere iatrogene akute Eisenvergiftung; bei idiopathischer Hämochromatose (insbesondere der primären Form) oder Hämosiderose geringe Wirksamkeit, da Deferoxamin kaum intrazellulär penetriert. Zur Diagnose von pathologischen Eisenablagerungen (Provokationstest). Zur Behandlung von Aluminiumintoxikationen (Ausschleusung von Al).

- **Unerwünschte Wirkungen:** Im Gegensatz zu $Fe^{3+}$ werden andere Metalle schwach gebunden, weshalb Nebenwirkungen durch Entzug von physiologischen Spurenmetallen bei kurzfristiger Medikation weniger auftreten. Funktionsstörungen im Seh- und Hörapparat (Seh- und Hörverlust), Thrombozytopenie, Störung der Wachstumsrate bei präpubertalen Patienten kommen vor. Hohe Dosen verursachen Hypotension, Magen-Darm-Reizung, Histaminliberation.

- **Handelsname:** Desferal®

## Eisen(III)-hexacyanoferrat(II)

**Eisen(III)-hexacyanoferrat(II)** (Abb. 24-1) bindet Cäsium und Thallium stark komplex. Nach der Applikation in das intestinale Lumen wird über die Galle abgegebenes Cs oder Tl gebunden und dadurch der enterohepatische Kreislauf der beiden Metalle unterbrochen. Die entstandenen Komplexe verlassen den Körper mit den Fäzes, ohne absorbiert zu werden. Die komplette fäkale Ausscheidung von Eisen(III)-hexacyanoferrat(II) dauert mehrere Tage. Zwischen 1 und 10 g (maximal 20 g, Kinder höchstens 3 g) werden über 24 Std. oral bzw. über eine Magen- oder Duodenalsonde an mehreren Tagen verabreicht. Die 24-Std.-Dosis wird zu gleichen Anteilen in 6-Std.-Abständen verabfolgt. Unter der Therapie mit Eisen(III)-hexacyanoferrat(II) kann die biologische Halbwertszeit von Cs um ein Drittel abnehmen.

- **Indikationen:** Vergiftung mit Tl oder Inkorporation von $^{134}$Cs bzw. $^{137}$Cs

- **Unerwünschte Wirkungen:** Da Eisen(III)-hexacyanoferrat(II) intestinal nicht absorbiert wird, sind keine systemischen Nebenwirkungen bekannt. Irritationen des Darmes sind möglich.

- **Handelsnamen:** Antidotum Thallii-Heyl®, Radiogardase®-Cs

## Salicylsäure

Salicylsäure oder die aus ihr entwickelte **Aurintricarbonsäure** werden zur Chelatierung von schwer mobilisierbarem Beryllium (nach Vergiftungen bei der Metallveredelung) benutzt.

## Andere Arzneimittel

Die von anderen Arzneimitteln, z.B. *Tetracyclinen*, bekannt gewordenen komplexbildenden Eigenschaften werden wegen zu schwacher Wirksamkeit therapeutisch *nicht* genutzt.

## Blei

▶ **Vergiftungsgelegenheiten**

Primär gefährdet sind Personen mit **beruflichem Bleikontakt**: Anwendung Pb-haltiger Farbmittel, Schriftsetzer (Bleitypen), Akkumulatorenarbeiter (Bleizellen), Hüttenarbeiter (Verhüttung bleihaltiger Erze). Bleiverbindungen können durch industrielle Emissionen (Staub) und Abfälle (Pb-haltiges Abwasser) die **Umwelt kontaminieren** und eine allgemeine Bleibelastung fördern. Neben Benzol wird gering Tetraethylblei als Antiklopfmittel dem Benzin zugesetzt. Bei der Verbrennung in Automotoren entstehen *Bleichlorid, -oxid* oder *-carbonat*, die als Aerosole über die Abgase freigesetzt werden. Gesundheitliche Gefahren entstehen durch deren Einatmung bzw. Ablagerung in landwirtschaftlich genutztem Freiland und dadurch Einschleusung in Nahrungsketten. Aus *Bleisilicat* von (ausländischen) Keramikprodukten können bei Kontakt mit organischen Säuren oder Nahrungsmitteln (z.B. Fruchtsäfte) Bleiverbindungen in fraglich toxischen Mengen entstehen.

▶ **Pharmakokinetik**

- **Resorption:** Blei und seine Verbindungen können als Staub, Dampf oder Aerosol eingeatmet und dabei in Abhängigkeit von Partikelgröße sowie Löslichkeit zu 40–80% resorbiert werden. Blei tritt nach oraler Aufnahme nur gering in die *Blutbahn* ein (Resorptionsquote ca. 10%). Dies deshalb, da in tieferen Darmabschnitten Blei in die unlösliche Sulfidverbindung übergeführt wird. Über die Galle ausgeschiedene Bleisalze werden durch enteral bedingte Bleisulfidbildung am Wiedereintreten in den enterohepatischen Kreislauf gehindert. So kommt es, daß nach oraler Aufnahme von niedrigen Dosen die Retentionsquote nur etwa 8% beträgt. Nach einmalig hohen Dosen können toxische Quantitäten im Organismus systemisch erscheinen. Bei einer tägl. oralen Zufuhr von 1 mg treten nach geraumer Zeit Vergiftungssymptome auf. Eine Resorption über die äußere *Haut* ist möglich (keine Pb-haltigen Externa zur Adstriktion!). Nach Steckschußverletzungen können aus Bleidepots bildenden Projektilen toxische Konzentrationen zur Verteilung im Organismus, allerdings nur selten und nur nach langer Zeit, freigesetzt werden.

● **Verteilung und Deponierung:** Ungefähr 95% des im Blut befindlichen Pb sind an die *Erythrozyten* lose gebunden. Über 90% des im Körper retinierten Pb werden in *Knochen* deponiert (Sättigung bei Langzeitaufnahme hoher Dosen), wobei es als schwerlösliches tertiäres Bleiphosphat das Calcium ersetzt. Bei Knochenabbau (infolge Infektionskrankheiten, Streß, Anwendung kataboler Steroide, Acidose u. a.) wird Blei mobilisiert. Aus dem Knochendepot erfolgt die Abgabe über extrem lange Zeit (Monate, Jahre), wodurch relativ konstante Konzentrationen in anderen Organen und Körperausscheidungen in relativ festem Verhältnis aufrechterhalten werden.

● **Elimination:** Da Blei eine sehr lange Halbwertszeit im Organismus hat, beansprucht die Abnahme von einmal aufgebauten Konzentrationen mehrere Wochen oder Monate, so daß sich erst nach Jahren wieder Normalwerte einstellen. Die Bleiausscheidung erfolgt *renal* (ca. 75%) und über die *Fäzes* (via Galle und intestinale Sekretion), *Hautabschilferung, Haare, Nägel, Schweiß*. Bei einer Bleivergiftung kann die tägl. Harnausscheidung die renale Normalabgabe mehrfach übersteigen.

▶ **Giftwirkungen**

● **Wirkungsmechanismen:** Die *Hauptwirkorte* lassen sich aus den Vergiftungssymptomen lokalisieren:
● glatte Muskulatur (Darm und kleine Gefäße)
● periphere Nerven (efferente motorische Neurone, insbesondere der oberen Extremität)
● Erythropoese
● Erythrozyten

Die *Mechanismen*, die zu den pathologischen Erscheinungen an der glatten Muskulatur und im peripheren Nervensystem zu Degenerationen führen, sind weitgehend unbekannt. Die Erythropoese wird über eine **Hemmung von Enzymen** der Porphyrinsynthese geschädigt (Abb. 24-2):

▷ Hemmung der **δ-Aminolävulinsäuredehydratase**. Folge: Kondensation von δ-Aminolävulinsäure (ALA) zu Porphobilinogen wird unterbunden. Somit kann die erhöhte δ-Aminolävulinsäurekonzentration in Blut und Harn zur Diagnostik herangezogen werden (normal: unter 0,2 µg ALA/ml Harn, ab 10 µg/ml intoxikationsspezifisch).

▷ Hemmung der **Koproporphyrinogendecarboxylase**. Folge: das braune Koproporphyrin III fällt als Dehydrierungsprodukt von Koproporphyrinogen III vermehrt an und färbt die Haut subikterisch gelb und den Harn dunkelbraun. Normal werden mit dem Harn um 100 µg Koproporphyrin III tägl. ausgeschieden, bei Bleibelastung mehrfach höhere Mengen. Differentialdiagnostisch ist zu berücksichtigen, daß Koproporphyrin III auch bei Vergiftungen mit Quecksilber, organischen Arsenverbindungen oder organischen Lösungsmitteln vermehrt ist.

▷ Hemmung der **Ferrochelatase**. Folge: Unterbrechung des $Fe^{2+}$-Einbaus in Protoporphyrin IX bedingt einen Anstieg des freien Protoporphyrins in den Erythrozyten und damit vermehrte basophile Tüpfelung der Erythrozyten – sichtbar durch Brillantkresylblau-Anfärbung des Blutausstrichs – sowie Verformung derselben (Anisozytose, Poikilozytose), Ausbildung einer hypochromen Anämie. Vergiftungssymptome treten ab ungefähr 2000 basophilgetüpfelten Erythrozyten pro 1 Million auf (Normalbestand unter 1000/Million). Die vermehrte basophile Tüpfelung ist unspezifisch, sie erscheint auch bei anderen Erkrankungen und kann bei der chronischen Pb-Vergiftung fehlen.

● **Akute Vergiftung:** Akute Vergiftungen sind selten und werden nur durch extrem hohe Dosen verursacht, da die zunächst beschränkte Pb-Resorption und die rasche Deponierung in Erythrozyten sowie Knochen der Intoxikationsausbildung entgegenwirken. Die *Symptome* bestehen in: gastrointestinalen Störungen (Übelkeit, Erbrechen, schmerzhafte Koliken, Obstipation), Anämie, Schädigung der Leber (Ikterus), Niere (Proteinurie) und des Zentralnervensystems, Kreislaufkollaps, Aborten, Metrorrhagien. *Hauptkennzeichen* sind Koliken und vornehmlich bei Kindern Encephalopathie (ohne Behandlung in 30% der Fälle letal).

● **Chronische Vergiftung** (Saturnismus): Die *Symptomatik* ist vielfältig mit teilweise charakteristischen Merkmalen:
● Diffuse **zentral-nervöse Erscheinungen** wie Müdigkeit, Kopfschmerz, Appetitlosigkeit.
● Die Haut weist ein typisches »**Bleikolorit**« (führendes Symptom!) mit blaß-grau-gelber Färbung auf. Die Ursache hierfür sind Subikterus, Anämie, Porphyrinämie, Spasmen der Hautgefäße
● **Darmspasmen** (Frühsymptom) führen zu anfallsartigen (Dauer: bis mehrere Stunden), oft von Erbrechen begleiteten schmerzhaften Dünndarmkoliken und Obstipation.
● **Spasmen** der **kleinen Gefäße** führen zu Blutdrucksteigerung mit Herzfrequenzabnahme, Schrump-

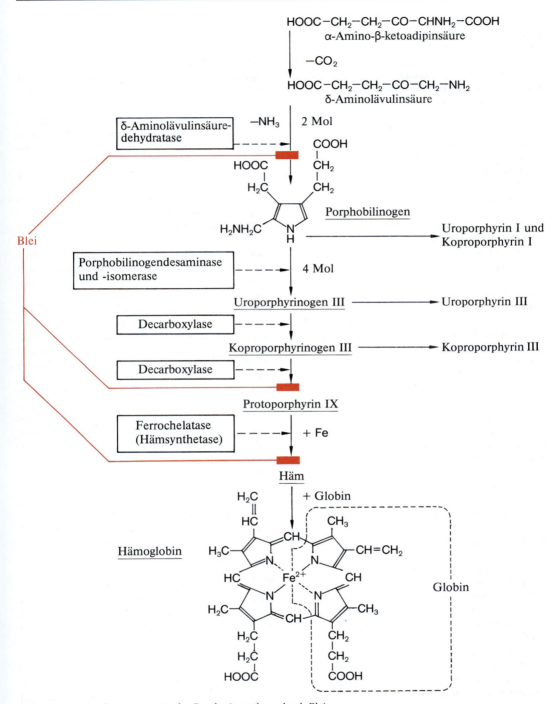

**Abb. 24-2.** Enzymhemmungen in der Porphyrinsynthese durch Blei

niere (insbesondere durch Glomerulumkapillarschädigung), Optikusatrophie (durch Netzhautarterienspasmen) mit Amblyopie, oder Encephalopathie mit Verwirrtheit, Erregbarkeit, Halluzinationen, Krämpfen, Koma mit evtl. letalem Ausgang.

- **Neurologische Symptome** stehen oft im Vordergrund und manifestieren sich auf der Basis von Neuritiden peripherer Nerven und Degenerationen der Vorderhornzellen; Lähmungen, insbesondere der Extensoren, vornehmlich beanspruchter Muskeln im Radialis- (mit typischer »Fallhandstellung«) oder Peroneusbereich sind vorherrschend.
- Ein blauschwarzer Bleisulfid enthaltender Saum ensteht in der Gingiva um die Zahnhälse perikapillär lokalisiert durch Reaktion von Blei (Pb-Albuminat?) mit bakteriell in der Mundhöhle entstandenem $H_2S$. Seltener finden sich **Bleisulfideinlagerungen** in der Zungen- und Wangenschleimhaut. Differentialdiagnose: Melanoplakien bei Angehörigen der dunklen Rasse. Diagnosesicherung durch Probeexzision oder im UV-Licht: weniger intensiv bläulich fluoreszierendes Zahnfleisch im Bereich des dunkle Zonen bildenden Bleisaums. Bei guter Zahnpflege, und damit geringerer Bildung von Schwefelwasserstoff, kann der Bleisaum trotz massiver Bleivergiftung fehlen. Andererseits kann der Bleisaum ohne weitere Vergiftungssymptome vorhanden sein. Auch der Proteinreichtum der Nahrung soll bei der Bildung des Bleisaums von Bedeutung sein.
- Seltener kommt eine **Stomatitis** mit Salivation vor.
- Eine **»Bleikrise«** entsteht plötzlich mit akuten Krankheitsmerkmalen, wie heftige schmerzhafte Koliken. Solche Krisen können durch akut verstärkte Mobilisierung von Blei aus den Depots oder momentan stark erhöhte Bleiaufnahme entstehen.
- **Chromosomenaberrationen** werden beobachtet.

- **Toxizität, quantitative Daten:**
*Normalblutkonzentration:* um 0,2 mg Pb/l.
*Normalharnkonzentration:* um 0,02 mg/l.
*Kritische Blutkonzentration:* 0,35 mg/l; diese Konzentration hemmt die ALA-Dehydratase bereits deutlich und erhöht das Erythrozytenprotoporphyrin. Ab 0,5 mg/l Blut, entsprechend 0,05 mg/l Harn, muß mit Vergiftungssymptomen, insbesondere von seiten des zentralen und peripheren Nervensystems gerechnet werden. Die *tödliche einmalige Erwachsenendosis* für Bleiverbindungen beträgt beispielsweise für Bleiacetat 20–50 g p.o.
*MAK:* 0,1 mg/m$^3$
*BAT-Werte:* Pb im Blut: 70 µg/dl, 30 µg/dl (Frauen unter 45 Jahren); δ-Aminolävulinsäure im Harn: 15 mg/l, 6 mg/l (Frauen unter 45 Jahren).

*Wöchentlich tolerable Pb-Aufnahme* mit der Nahrung: bis 3 mg.

◆ **Therapie**

**CaNa$_3$-DTPA** ist Mittel der Wahl, **CaNa$_2$-EDTA** und D-**Penicillamin** sind gut dekorporierend wirksam. CaNa$_3$-DTPA (und CaNa$_2$-EDTA) bindet Pb insbesondere extrazellulär, D-Penicillamin auch intrazellulär; ihre kombinierte Anwendung gilt deshalb als optimale Therapie. Die Antidottherapie ist durch symptomatische Maßnahmen zu unterstützen (beispielsweise bei schmerzhaften Koliken Spasmolytika und Analgetika).

▶ **Besonderheiten einzelner Verbindungen**

**Alkylbleiverbindungen:** Bleitetramethyl bzw. Bleitetraethyl sind als Antiklopfmittel benzinhaltiger Treibstoffe (ca. 0,015 %) im Gebrauch. Momentaninhalation solcher Gemische (beispielsweise beim kurzzeitigen Betanken) ist gefahrlos. Der berufliche intensive Umgang mit den reinen unverdünnten Alkylbleiverbindungen kann zu Vergiftungserscheinungen führen. Aufgrund der *hohen Lipophilie* der Alkylbleiverbindungen unterscheiden sich ihre Vergiftungsmerkmale von denen durch anorganische Bleiverbindungen. Eine merkliche Hautpenetration ist möglich. Die durch Oxidation entstandenen Pb-Triethyl- bzw. Pb-Trimethylionen sind die eigentlichen *toxischen Agenzien.* Es treten vordergründig und teilweise als Degenerationsmerkmale *im Zentralnervensystem* auf: narkotische Symptome, Delirien, epileptiforme Krämpfe, psychomotorische Erregung, als Spät- und Dauerschäden irreversible Lähmungen und Parkinsonoid. Da chelatbildende Antidote wirkungslos sind, wird die Vergiftung symptomatisch behandelt.

## Quecksilber

▶ **Vergiftungsgelegenheiten**

**Hg-Dampf:** Metallisches Quecksilber besitzt einen hohen Dampfdruck (Dampfsättigung der Luft bei 24 mg/m$^3$ = 1,8 ppm). Langzeitinhalation aus hohen Konzentrationen kann zur Vergiftung führen. Quecksilberdämpfe können in Laboratorien (Anwendung von Hg in Manometern, u.a.), in Zahnarztpraxen (Amalgambereitung) oder im Wohnbereich (Ausfließen von Hg aus zerbrochenen Thermometern und Eindringen in Teppichböden oder Fußbodenritzen) auftreten. *Dekontamination* des flüssigen Hg erfolgt mit Jodkohle oder Mercurosorb®.

**Metallisches Hg:** In Gewebe implantiertes Quecksilber, z.B. nach versehentlichem Zerbrechen eines

Thermometers (z. B. im After von Kleinkindern), kann langsam resorbiert werden; Vergiftungsgefahr ist gering; sorgfältige operative Entfernung hat zu erfolgen. Verschlucktes metallisches Quecksilber wird fast nicht resorbiert, führt aber zu intestinalen Beschwerden und kann noch Tage später röntgenologisch fein verteilt nachgewiesen werden.

**Anorganische Hg-Verbindungen:** Sublimat ($HgCl_2$, Quecksilber(II)-chlorid, leicht wasserlöslich, stark ätzend) und Quecksilberoxidcyanid ($HgO \cdot Hg[CN]_2$, gering dissoziierend, leicht ätzend) werden als Desinfizienzien nur noch selten eingesetzt, ersteres ist resorptiv toxischer als letzteres; mit beiden kommen gelegentlich *Suizide* vor. Als Arzneimittel werden in der naturheilkundlichen Medizin – nicht in der sog. »Schulmedizin« – diverse Quecksilberverbindungen, wie Mercurius solubilis, Mercurius sublimatus corrosivus (Sublimat), Mercurius dulcis (Kalomel) u. a., in Dosierungen bis zu D3 in verschiedenen Indikationen (u. a. Gingivitis) immer noch verwendet. Gefahr für die *Umwelt* entsteht aus Hg-haltigen Industrieprodukten, die unkontrolliert dem Abwasser beigegeben werden und in die natürlichen Wasserspeicher gelangen. Folgende *Umsetzungen* finden dort statt:
- durch Reduktion $Hg^{2+} \to Hg$
- durch mikrobielle Methylierung in Gewässerschlamm: $Hg \to H_3C\text{-}Hg^+$

Anorganisches und organisches Hg werden von Wasserlebewesen (Fische u. a.) aufgenommen. Hierdurch entsteht eine Gefährdung des Menschen über Nahrungsketten (beispielsweise ehemals in Minamata/Japan, wo eine einseitige Fischernährung zu Massenvergiftungen mit teilweise irreversiblen oder tödlichen Erkrankungen geführt hatte).

**Organische Hg-Verbindungen:** Fungizides Dimethyl- und Diethyl-Hg als *Saatbeizmittel*, bakterizides Merbromin als lokales *Desinfektionsmittel* (Kap. 20, S. 680 f.), antibakterielles Mercurothiolat zur *Konservierung* in Augentropfen und Impfstoffen, lassen bei sachgemäßer Anwendung kaum Vergiftungsgefahren entstehen.

### ▶ Pharmakokinetik

- **Resorption:** Apolare organische Hg-Verbindungen werden dermal und enteral, wasserlösliche anorganische Hg-Verbindungen werden über die Haut oder Schleimhäute und Hg-Dampf pulmonal gut resorbiert.

- **Verteilung:** Hg aus *anorganischen* Verbindungen akkumuliert insbesondere in der Nierenrinde, weniger in der Leber; Hg als *Dampf* aufgenommen, reichert sich zusätzlich mehr in Nerven an. *Organisches* Hg ist hoch lipophil, hat eine lange biologische Halbwertszeit und verteilt sich stark kumulierend vornehmlich in der Nervensubstanz. Eine Abspaltung von Hg aus organischen Verbindungen kann erfolgen. Hg durchläuft einen enterohepatischen Kreislauf.

- **Transport:** Sowohl Quecksilberionen als auch metallisches (nicht ionogenes) Quecksilber, das aus Quecksilberionen durch Reduktasen in Erythrozyten reduziert wurde, sind im Organismus transportabel.

- **Biotransformation:** Aus der Dampfphase pulmonal resorbiertes Hg wird im Blut oder nach Passage der Blut-Hirn-Schranke im Gehirn zu $Hg^{2+}$ oxidiert und als solches im Gewebe gebunden.

- **Elimination:** Sie erfolgt vornehmlich über renale Exkretion. Auch über den Dickdarm wird Quecksilber abgegeben, vor allem, wenn die Nierenfunktion während der Vergiftung eingeschränkt ist. Die Kotausscheidung kann die Harnausscheidung um das Mehrfache übersteigen, wenn die Quecksilberzufuhr gering ist. Eine Abdampfung über die Lungen ist möglich.

### ▶ Giftwirkungen

- **Wirkungsmechanismus:** Hg-Ionen reagieren leicht mit SH-Gruppen von Proteinen, wodurch Enzymhemmungen eintreten. Besonders Hg-affin und empfindlich sind Enzyme der Nierentubuli.

- **Akute Vergiftung:** Resorptive Symptome manifestieren sich im wesentlichen an den Hg-Ausscheidungsorten und bestehen in:
- **Gastroenteritis** mit Übelkeit, Erbrechen, Koliken, Flüssigkeits- und Elektrolytverlust u. a.; sie tritt rasch auf (nach Hg-Dampfinhalation mit kurzer Latenzzeit) und klingt nach wenigen Tagen langsam ab.
- **Nephritis** – nach einigen Stunden auftretend, über Tage andauernd, mit zum Teil schwersten Störungen wie Erythrurie, Proteinurie, vorübergehend Polyurie, später Anurie infolge Nierentubulinekrose mit evtl. letalem Ausgang. Ein Überleben der Anurie ist von erneuter Polyurie gefolgt.
- **Colitis** (mucomembranacea); sie erscheint nach einigen Tagen, wenn infolge renaler Insuffizienz die Hg-Abgabe über den Dickdarm überwiegt, und kann mehrere Wochen andauern. Diese Erkrankungsphase ist durch starke, schmerzhafte Koliken, Schleimhautablösungen, Blutungen und Flüssigkeitsverluste aufgrund heftiger Diarrhöen gekennzeichnet und kann zum Spättod führen.

- **Stomatitis**; sie ist auf die Hg-Abgabe mit dem Speichel zurückzuführen, tritt relativ spät gegen Ende der ersten Woche nach der akuten Hg-Zufuhr auf und kann über Wochen andauern. Sie ist gekennzeichnet durch Metallgeschmack, Ptyalismus infolge Speicheldrüsenentzündung, Rötung und Schwellung der Schleimhaut mit Gefahr des Glottisödems, Tonsillitis. Schmerzhafte tiefgreifende Ulzera mit Schorfbelägen treten vor allem bei mangelhafter Mundhygiene auf. Kiefer- oder Tonsillennekrosen sind selten. Zahnlockerungen kommen vor. Die lackfarbene Rötung des Rachens kann die Ulzeraabheilung überdauern.
- **Dermatitis** (mercurialis) ist selten und äußert sich in einem Exanthem.
- **Zentralnervöse Störungen**, ähnlich wie bei der chronischen Vergiftung, sind gering und selten.

Trinken von **Sublimatlösungen** verursacht infolge lokaler Ätzeffekte schwere, schmerzhafte Schleimhautentzündungen und -erosionen mit Kolliquationsnekrose, Schwellung, zusätzlicher Infektion, Perforationsgefahr, Narbenbildung. **Hg-Dampfinhalation** aus hoher Konzentration löst nach kurzer Latenzzeit (!) Übelkeit, Erbrechen und Koliken aus. **Organo-Hg-Verbindungen** verursachen weniger gastrointestinale oder renale Störungen als vornehmlich zentralnervöse Erscheinungen wie Kopfschmerzen, Verwirrtheit, psychomotorische Erregung, Psychose, Tremor, Konvulsionen, später Paralyse sowie schwere neurologische Erkrankungen: Ataxie, Seh- und Hörstörungen.

Ein Kurzaufenthalt in einer Hg-Dampf-enthaltenden Atmosphäre kann bei disponierten Personen eine **allergische Reaktion** der Haut oder der Atemwegschleimhäute mit starken Schwellungen hervorrufen. Ähnliche Überempfindlichkeitserscheinungen durch Amalgamfüllungen sind sehr selten.

Bei der **subakuten Vergiftungsform** steht die Stomatitis (mercurialis) neben den anderen nach akuter Zufuhr erscheinenden Merkmalen im Vordergrund, bei längerem Verlauf mit saumförmiger dunkler HgS-Einlagerung im Zahnfleisch.

- **Chronische Vergiftung** (Mercurialismus, Hydrargismus):

Im **oralen Schleimhautbereich** etablieren sich:
- *Stomatitis* mit Zeichen wie bei der akuten Vergiftung sowie mit oft hartnäckiger Rhinitis oder Sinusitis;
- *Parotitis* mit gesteigerter Salivation und
- bandförmige *Ablagerungen* von dunklem *HgS* in der Gingiva sind oft Frühmerkmale einer chronischen Intoxikation.

Im Vordergrund stehen **zentralnervöse Erscheinungen** infolge Entzündungen von Motoneuronen (Encephalopathie):
- *Erethismus*, gekennzeichnet durch Reizbarkeit, Schreckhaftigkeit, Schlaflosigkeit, affektive Labilität
- *Tremor* bedingt eine charakteristische »Zitterschrift« (diagnostisches und Verlaufszeichen), ist feinschlägig und wird bei Zielbewegungen verstärkt (Intentionstremor).
- *Psellismus* äußert sich in stammelnder, stockender, zittriger, verwaschener Sprache, begleitet von Mundzuckungen.
- *Psychische Störungen*: Konzentrations- oder Gedächtnisschwäche treten als Frühzeichen auf, in schweren Fällen: Befangenheit, Depressionen, Paranoia, Halluzinationen, Delirien.
- *Stirnkopfschmerzen* sind charakteristisch.
- *Schwindelanfälle* kommen gelegentlich vor.

Besonders stark ausgeprägt und von schweren geistigen und psychischen Defekten gefolgt ist die *Encephalopathie* durch organisches Hg.

Irreversible **Ablagerungen von HgS** in der vorderen Augenlinsenkapsel *(Mercuria lentis)*, insbesondere nach beruflicher Langzeit-Hg-Exposition, führen zu einer im Spaltlampenlicht gut sichtbaren hellbraunen bis dunkelrotbraunen Verfärbung: *Atkinson-Farbreflex*. Durch gelegentliche Schädigung der Blutbildung entsteht eine *Anämie*. Gastrointestinale oder renale Störungen, beim akuten Vergiftungsbild vorherrschend, sind selten und geringfügig. Unbehandelte Hg-Vergiftungen führen zu *Kachexie* (Marasmus), häufig dann mit Todesfolge. Da die *Widerstandskraft* im Verlauf einer Hg-Intoxikation *sinkt*, kann eine schwer therapierbare Infektion (z. B. Tuberkulose) unter diesen Umständen tödlich sein.

- **Toxizität, quantitative Daten:**

*Normale Harnausscheidung:* Ungefähr 1 µg/Tag/ Erwachsener; ab 20 µg/Tag sind Vergiftungssymptome bei individueller Schwankung (um etwa eine Zehnerpotenz) wahrscheinlich, ebenso ab 200 µg/l Blut (*Normalgehalt* etwa 5 µg/l).

*Letale Dosis*: beispielsweise 0,2–1 g $HgCl_2$ p. o.

*MAK*: 0,01 ppm = 0,1 mg/m$^3$ für Quecksilber und 0,01 mg/m$^3$ für organische Quecksilberverbindungen

*BAT-Werte*: bei metallischem Hg und anorganischen Hg-Verbindungen als Arbeitsstoffe – 2,5 µg Hg/dl Blut, 100 µg/l Harn; bei organischen Hg-Verbindungen – 10 µg/dl Blut. Spuren von Quecksilber, normalerweise bis zu 0,1 mg/kg, sind ubiquitär in der Nahrung enthalten.

*Wöchentlich tolerable Hg-Aufnahme* mit der Nahrung: bis 0,3 mg.

● **Nachweis:** Quecksilberdampfkonzentrationen werden in der Luft mit »Dräger-Prüfröhrchen« bestimmt.

◆ **Therapie**

Die vielfältigen Krankheitszeichen sind teilweise durch symptomatische Behandlungen (Schmerztherapie, Munddesinfektion, Spasmolyse bei Koliken u. a.) zu bessern. Bei *oralen* Hg-Salzaufnahmen wirkt Aktivkohle oder Magnesiumoxid (MgO, Magnesia usta) gut adsorptiv. Bei Kolitis können Glucocorticoide wirksam sein. Systemisch aufgenommenes organisches, anorganisches oder metallisches Hg wird durch **DMPS** gut mobilisiert und dekorporiert. Wenig Nebenwirkungen sind bei der sehr effektiven Kombination von oralen und intravenösen D-Penicillamingaben zu erwarten. Intoxikationen mit *organischen* Hg-Verbindungen werden durch D-Penicillamin gering gebessert. Als geeigneter werden Infusionen von **N-Acetylhomocystein** oder **Cystein** empfohlen, beide sind wasserlöslich und inaktivieren intravasal organische Hg-Verbindungen.

> Um das Risiko von Nebenwirkungen zu mindern, erfolgt die Anwendung von Chelatbildnern nur bei suffizienter Nierenfunktion.

Die Besserung der klinischen Symptome hinkt oft der durch Chelatbildner beschleunigten Hg-Ausschleusung nach.

## Cadmium

▶ **Vergiftungsgelegenheiten**

Solche sind insbesondere bei **beruflichem Kontakt** während bestimmter Fertigungsprozesse gegeben: Cd-Staubfreisetzung bei der industriellen Metallverarbeitung; Cd-Verwendung zur Legierung und Beschichtung von Metallen; Bildung von rotem Cadmiumoxidrauch bei Hitzeeinwirkung (Schweißen, Schneidbrennen, Schmelzen) aus Cd und Cd-haltigen Legierungen infolge Oxidation des Dampfes in der Luft. Die steigende **Behaftung von Ökosystemen** mit Cd aus industriellen Quellen birgt wachsende Gefahren für weite Bevölkerungskreise (ehemals Massenvergiftungen in Japan infolge Langzeitgenuß von industriell mit Cd kontaminierter Nahrung: »Itai-Itai-Krankheit«). Cd wird aus **Pigmentdekors** auf unzulänglich gebrannten Keramiken durch organische Säuren in Speisen (Fruchtsäfte u. a.) herausgelöst, weshalb solche Geschirre als Eßgeschirre ungeeignet sind. Cd-Verbindungen als Farbstoffe haften nahezu unlöslich auf ihrer Unterlage und sind fast gefahrlos.

▶ **Pharmakokinetik**

Von inhaliertem Cd-Staub werden, abhängig von der Partikelgröße, 10–50 % *resorbiert*. Enterale Resorptionsquote: 6 %. Cd wird infolge Proteinbindung vor allem in Niere, Leber und Pankreas stark retiniert. Cd bindet an niedermolekulare, cysteinreiche, hitzestabile Polypeptide (Thioneine, MG 6000), wodurch Cd *inaktiviert* wird. Nichtraucher haben weniger Cd in Lunge, Leber und Niere als Raucher. Cd wird hauptsächlich über die Nieren, gering über den Schweiß sowie mit Haaren und Nägeln *abgegeben*.

▶ **Giftwirkungen**

● **Akute Vergiftung:** Nach Cd-Inhalation können nach mehrstündigem beschwerdefreiem Intervall Reizerscheinungen im Respirationstrakt und nach einer weiteren Latenz von 1–7 Tagen ein toxisches **Lungenödem** mit eventueller Todesfolge auftreten. Bei Überleben kann eine fibröse **Bronchiolitis** entstehen und zu Obliterationen mit Spättodesfolge führen. Akut oral aufgenommene Cd-Verbindungen (Dosis der Wirkungsschwelle: 15 mg Cd für den Erwachsenen) verursachen heftige, im allgemeinen nicht lebensgefährliche, **gastrointestinale Störungen**: Erbrechen, Diarrhö.

● **Chronische Vergiftung:** Zumeist gewerblich-industriell bedingt; es entstehen insbesondere **Nierenschäden** mit schweren Funktionsstörungen wie Proteinurie (Ausscheidung eines spezifischen durch Kochen unfällbaren Globulins, MG 20000–30000), Glucosurie, Aminacidurie, gestörte Calcium- und Phosphatexkretion, Einschränkung der Konzentrationsfähigkeit, Knochendestruktionen (Osteoporose, Osteomalazie, Milkman-Syndrom-ähnlich), die teilweise auf die Nierenschädigung (analog dem Fanconi-Syndrom) ursächlich zurückzuführen sind und schmerzhaft sein können. **Weiter treten auf:** Leberfunktionsstörungen (selten), Erniedrigung der $\alpha_2$- und Vermehrung der $\gamma$-Globulinfraktionen, leichte hypochrome Anämie, degenerative Entzündung der Nasen-, Rachen- und Kehlkopfschleimhäute (Schnupfen), charakteristischer gelber Saum aus CdS um die Zahnhälse bis in den Gingivaansatz, Hyp- und Anosmie infolge Untergang des Riechepithels, Schädigung der Keimzellen (insbesondere Spermatogonien), Kachexie. Die Annahme eines **karzinogenen Potentials** des bioverfügbaren Cd für den Menschen wird von Tierversuchen (nach Langzeitexpositionen in sehr geringe $CdCl_2$-Konzentrationen enthaltenden Aerosolen entstand Lungenkrebs bei Ratten) und Beobachtungen nach beruflicher Belastung (Prostatakarzinome) abgeleitet.

● **Toxizität, quantitative Daten:** Die wöchentliche Zufuhr über die Nahrung soll 0,5 mg nicht überschreiten.

## Toxikologie

### ◆ Therapie

Symptomatisch; **CaNa$_3$-DTPA** (Komplex ist nephrotoxisch) als Antidot.

## Arsen

### ▶ Vergiftungsgelegenheiten

Arsenik (Arsentrioxid, As$_2$O$_3$) war in vergangenen Jahrhunderten ein bekanntes »**Mode-Mordmittel**«. Die Substanz ist als weißes Pulver geruch- und geschmacklos und wird heute (wahrscheinlich wegen seiner guten analytischen Erfaßbarkeit durch die Marsh-Probe in organischen Materialien) nur noch gelegentlich Speisen beigemischt zu Morddelikten verwendet. Erze können Arsensulfide (As$_2$S$_2$, Realgar; As$_2$S$_3$, Auripigment) unter Vergesellschaftung mit Arsenoxiden (As$_2$O$_3$, As$_2$O$_5$) enthalten, weshalb bei der **Verhüttung** As inhalatorisch aufgenommen werden kann. Das in Deutschland verbotene Spritzen von Obstbäumen und Weinstöcken mit Kupferarsenitacetat [Schweinfurter Grün, 3 Cu (AsO$_2$)$_2$ · Cu(CH$_3$COO)$_2$] als insektizid und fungizid wirkendes **Schädlingsbekämpfungsmittel**, erfolgt gelegentlich noch in anderen Ländern, weshalb in Obst- und Weinimporten As in bedenklichen Konzentrationen mitunter vorkommen kann.

### ▶ Pharmakokinetik

Fast alle Arsenverbindungen werden über die üblichen Aufnahmewege (einschließlich Haut) gut **resorbiert**. Bei wiederholter Zufuhr über den Magen-Darm-Trakt bildet sich nach geraumer Zeit eine in ihrem Mechanismus unklare Resorptionstoleranz aus. As wird in der äußeren Haut (Bindung an SH-Gruppen des Keratinmoleküls) stark, in der Leber jedoch nur gering **gespeichert**. Dies bedingt, daß die Hautanhanggebilde (Haare, Nägel, Epithelabschilferungen) in chemisch-analytisch gut faßbaren Konzentrationen As enthalten (postmortal zeitlich unbegrenzt). As belegt allgemein SH-Gruppen. Die **Halbwertszeit** beträgt mehrere Wochen. Im Organismus wird fünfwertiges As zu der toxischeren dreiwertigen Form reduziert, die stärker im Gewebe deponiert wird, als die höherwertigen und zugleich weniger toxischen Verbindungen. Unter normalen Bedingungen finden sich bis zu 0,1 mg/l Harn.

### ▶ Giftwirkungen

● **Akute Vergiftung:** Die orale Aufnahme von Arsenik löst ein in *zeitlichem Ablauf* und *Manifestation* in verschiedenen Organen charakteristisches Vergiftungsbild aus:
▷ Nach etwa 30 (bis 60) Min. tritt Übelkeit, Brechreiz und Erbrechen (evtl. lebensrettend, da resorptionsverhindernd) ein, was ursächlich auf einer lokalen Kapillarwirkung an den Schleimhäuten beruht.
▷ Nach etwa (2–) 3 Std. tritt als Ausdruck einer schweren Gastroenteritis Reiswasser-ähnlicher Durchfall auf. Ohne Therapie kommt es infolge Elektrolyt- und Flüssigkeitsverlust (Bluteindikkung) sowie Gefäßtonusabnahme, zur Ausbildung eines Schockzustandes mit möglicher Todesfolge nach (1–) 3 Tagen.

Die Harnproduktion kann gestört sein, Oligurie oder Anurie können sich ausbilden. Sehr hohe Dosen führen initial zur allgemeinen Paralyse mit zentraler Lähmung von Atem- und Vasomotorenzentrum innerhalb weniger Stunden.

● **Chronische Vergiftung:** Während sich die akute Arsenwirkung vorwiegend an den Blutkapillaren und seltener an nervösen Strukturen abspielt, erstreckt sich das Vergiftungsbild langzeitiger As-Aufnahme zusätzlich auf die äußere Haut. Wirkungen an den **Schleimhautkapillaren** bedingen neben Augenentzündung katarrhähnliche Symptome der oberen Atemwege (Schnupfen u. a.) mit erhöhtem Speichelfluß bzw. Diarrhö mit Obstipation abwechselnd. Von seiten des **Zentralnervensystems** kommt es zu Abgeschlagenheit, Schwäche, Müdigkeit, selten zu schwerer Encephalopathie. Selten entstehen im peripheren Nervensystem Neuropathien von verschiedenartiger Prägung. Selten sind Schädigungen des **Knochenmarks** und der **Leber** mit späterem Übergang in Zirrhose. Hyperkeratose oder Melanose der Haut können zu **malignen Tumoren** entarten. Haarausfall und Veränderungen der Nägel (weiße Querbänder) treten auf. Nach einer Latenz von 15–20 Jahren zeigen sich an der Haut Präkanzerose, Basaliome oder Spinozellulome, in der Leber Malignome oder Zirrhose, und im Atemtrakt nach inhalatorischem Kontakt Bronchial- oder Nasenschleimhautkarzinome (ursächlicher Zusammenhang tierexperimentell noch nicht bewiesen).

● **Toxizität, quantitative Daten:** Die Giftigkeit der einzelnen As-Verbindungen ist verschieden. Mehr als 0,1 g Arsenik p. o. können *tödlich* sein. Der gestattete Trinkwassergehalt ist mit 50 µg As pro Liter limitiert. As kommt ubiquitär vor. Die Aufnahme mit der tägl. Nahrung wird auf weniger als 0,1 mg geschätzt. Heil- und Tafelwässer können in Spuren As enthalten. *TRK*: 0,1 mg/m$^3$.

### ◆ Therapie

Neben einer symptomatischen Behandlung ist **DMPS** bei anorganischen und organischen Arsenverbindungen zur Entgiftung anzuwenden.

## Thallium

▶ **Vergiftungsgelegenheiten**

Thallium(I)-sulfat ($Tl_2SO_4$, geschmack- und geruchlos) als Rattengift (Zeliopaste® 2,5%, Zeliokörner® 2%): Mord- und Selbstmordmittel.

▶ **Pharmakokinetik**

Gute Resorption aller Tl-Verbindungen. Deponierung insbesondere in der Haut und deren Anhanggebilden. Reduktion von dreiwertigen (Thalli-) zu einwertigen (Thallo-)Verbindungen. Halbwertszeit: 2 Wochen. Renale Ausscheidung dauert Monate. Einwertiges Tl wird auch über den Darm (Analogie zu Kalium) abgegeben.

▶ **Giftwirkungen**

● **Wirkungsmechanismus**: Die Symptomatik der Vergiftung ergibt sich aus der Affinität des Tl zu Epithelien und Nerven, wobei sich Haut und Neuronen degenerativ verändern.

● **Vergiftungssymptome**:
- Nach akuter oraler Zufuhr: anfänglich Übelkeit, Erbrechen, Diarrhö, später Obstipation
- Nach 2 bis 3 symptomfreien Tagen Gastroenteritis mit Koliken, Erbrechen, Diarrhö
- Nach weiteren 2 bis 10 Tagen: Polyneuropathie mit Parästhesien und pathognomonisch starken Hyperästhesien (zuerst an unteren, später auch an oberen Extremitäten; selten Hirnnerven betroffen)
- Charakteristisch am 13. Tag (evtl. auch später): reversibler Haarausfall (Kopfhaar, später auch übrige Körperbehaarung)

Nierenschädigung, basophile Tüpfelung der Erythrozyten, hormonale und psychische Störungen können auftreten. Das klinische Bild klingt nach 3 bis 4 Wochen ab. Irreparabel können Lähmung peripherer Nerven und psychische Ausfälle bestehen bleiben. Als **Spätfolge** kann sich ein mitunter irreversibles Korsakow-Syndrom entwickeln. Trophische Störungen der Haut bedingen Dermatitis, Blässe, Feuchte, Kälte. Weiße Querstreifen auf den Nägeln (Mees-Bänder) bleiben lange bestehen. Vegetativ-nervöse Ausfälle verursachen Sphinkterschwäche oder Miktionsstörungen.

● **Toxizität**: Etwa 1 g $Tl_2SO_4$ ist für den Erwachsenen infolge Herzschädigung tödlich. Einwertiges Tl ist die eigentliche toxische Form.

*MAK*: 0,1 mg/m$^3$.

◆ **Therapie**

Kolloidales **Eisen(III)-hexacyanoferrat(II)**[1] (Berliner Blau; enteral nicht resorbierbar) p. o. gegeben,

---

[1] Antidotum Thallii-Heyl®

bindet im Darm das dort mit der Galle ausgeschiedene Tl, verhindert so seine abermalige Resorption und bewirkt eine gute Dekorporation. Andere Antidote sind unbrauchbar oder versagen.

### Andere Metalle

In der Prophylaxe und Therapie werden **Fe-, Bi-, Ag-, Au-, Al-**Verbindungen mitunter langfristig eingesetzt, wodurch Vergiftungsgefahren entstehen (Tab. 24-3). In zahlreichen Arbeitsprozessen kommen die genannten und weitere Metalle vor: **V, Mn, Ni, Cr, Be**. Auch sie veranlassen berufliche Intoxikationen. *Nickel*, sein Sulfid, Oxid und Carbonat sowie *Zinkchromat* sind für den Menschen karzinogen. *Beryllium* hat bei beruflich Exponierten in wenigen Fällen Lungenkrebs erzeugt.

## Säuren, Laugen, Tenside

### Säuren und Laugen

▶ **Vergiftungsgelegenheiten**

**Säuren**: Ein Umgang mit flüssigen anorganischen oder organischen Säuren in Laboratorien, bei der Produktion und Verarbeitung in der chemischen Industrie oder seltener im Haushalt, führt gelegentlich akzidentell zur *Benetzung der Haut* oder des äußeren *Auges*. Versehentliches *Trinken* von Säuren aus Getränkeflaschen aufgrund unvorschriftsmäßiger Aufbewahrung kommt vor. Attentate durch Gießen von Salzsäure in das Gesicht einer Person (Ziel: entstellende Narben oder Verlust des Sehvermögens) oder Selbstmorde mit konzentrierten Säuren sind selten. Wegen ihres deutlichen Geschmacks scheiden sie als Mordmittel fast aus. *Inhalationen* von konzentrierten Säuredämpfen im Beruf sind gefährlich für die Atemwege. Kontakte mit Salz- oder Schwefelsäure sind häufiger als solche mit anderen aggressiven Säuren, wie Salpetersäure, Flußsäure (Fluorwasserstoff) u. a.

**Laugen**: In Arbeitsbereichen ist *Inhalation* von Stoffen mit stark basischem Charakter oder Versprühen auf die *Haut* und das äußere *Auge* möglich. Versehentlicher *Genuß* von Ammoniak, Kali- oder Natronlauge (»Brezellauge«) aus Getränkebehältnissen bei falscher Aufbewahrung kommt mitunter vor. Vor allem Natron- oder Kalilauge werden gelegentlich aus Selbstmordabsichten getrunken. Unfälle mit Säuren oder Laugen ereignen sich vornehmlich bei Kindern.

▶ **Giftwirkungen**

● **Akute Vergiftung**: Säuren und Laugen verursachen akut an der Haut, an den Schleimhäuten

Tab. 24-3. Intoxikationen mit gelegentlich noch therapeutisch verwendeten Metallen

| Metall | Vergiftungsgelegenheit | Intoxikationssymptome | Therapie | Besonderheiten |
|---|---|---|---|---|
| Bismut | Iatrogen: Anorganische und organische Bi-Verbindungen zur Ulkustherapie (proteinfällende, schleimhautabdeckende Adstringenzien mit antibakterieller Wirkung) – deshalb Langzeitanwendung vermeiden! (Kap. 16, S. 443 f.) | Stomatitis, Nierenschädigung, Leberfunktionsstörung (Ikterus), Kolitis Encephalopathie mit Funktionsausfällen (Gedächtnisschwund, verminderte Merkfähigkeit, Halluzinationen), Exantheme, dunkelgraue BiS-Einlagerung in Gingiva | Antidot: DMPS | Toxische Grenze: 100 µg Bi/l Blut |
| Gold | Iatrogen: Therapie mit organischen Au-Verbindungen bei chronisch rheumatischen Erkrankungen (Kap. 11, S. 308) | Stomatitis, Bronchitis, Nierenschädigung, Enteritis, exfoliative Dermatitis, Agranulozytose, Panmyelophthise, allergische Reaktion mit Thrombozytopenie, hämorrhagische Diathese | Antidote: CaNa$_3$-DTPA, D-Penicillamin | Monate- bis jahrelange Retention im Organismus |
| Silber | Iatrogen, akzidentell, kriminell: AgNO$_3$ – ätzend, adstringierend, desinfizierend (»Höllensteinstift« zur Wundgranulation; Gonorrhöprophylaxe am Auge von Neugeborenen), Resorption bei Langzeitanwendung von kolloidalen Ag-Präparaten zur Therapie von Ulcus ventriculi und duodeni | Ablagerung von Ag$_2$S und durch Sonnenlicht bedingte Reduktion zu metallischem Ag im Korium führt zu grauer Hautverfärbung (Argyrie, Argyrose, »künstlicher Neger«) ohne klinische Beschwerden. Nach wiederholter lokaler Augenapplikation: Argyrie der Hornhaut. Silbersaum am Zahnfleisch (Ag$_2$S). | Symptomatisch; Chelatbildner wenig wirkungsvoll, Versuch mit DMPS; bei AgNO$_3$-Ingestion NaCl-Lösung (2%ig) zur Bildung von AgCl$_2$ (schwerlöslich) | Starke jahrelange Retention in inneren Organen und in der Haut. MAK: 0,01 mg/m$^3$. |
| Aluminium | Iatrogen: Aluminiumhydroxid als Antazidum – deshalb ununterbrochene Einnahme (länger als 8 Wochen) vermeiden! | Osteomalazie, mikrozytäre Anämie, (Encephalopathie wahrscheinlich nur durch zusätzliche (!) Al-Zufuhr, z.B. Al-reiche Dialyseflüssigkeit) | Antidot: Deferoxamin | Tolerable Al-Konzentration in Dialyseflüssigkeit: bis 30 µg/l. MAK: 1,5 mg/m$^3$. BAT-Wert: 200 µg/l Harn. |

(Mundhöhle, oberer Verdauungstrakt) und am äußeren Auge in Abhängigkeit von ihrer jeweiligen Konzentration (Verdünnungsgrad) seltener eine Reizung (evtl. Ekzem) als eine **Verätzung** leichten (Erosionen, Nekrosen) bis schwersten Grades mit Lebensbedrohung. Dabei werden Proteine denaturiert: nach *Säuren* durch **Koagulation** (Proteinfällung), nach *Laugen* durch **Kolliquation** (Proteinverflüssigung zu wasserlöslichen Alkalialbuminaten) bei vorausgehender glasiger Schwellung des Gewebes. Bei der Koagulation bildet sich ein fester Ätzschorf, der die Läsion schützend abdeckt und ein weiteres Übergreifen auf tiefere Gewebeschichten verhindert. Im Gegensatz dazu ist die Ätzschorfbildung nach Kolliquation gering und locker, die Proteinauflösung erfaßt zunehmend tiefere Gewebebezirke. Demnach sind die Defekte nach Laugenverätzung umfassender als nach Säureverätzung, ebenso die Perforationsgefahr (z.B. vom Ösophagus in das Mediastinum, oder von der Kornea in die vordere Augenkammer) häufiger. Koagulationsnekrosen heilen in der Regel schneller als Kolliquationsnekrosen. Nach Nekroseabstoßung erscheinen manchmal starke Vernarbungen mit Strikturbildung (z.B. im Ösophagus). Säurebedingte Narben zeigen eine hohe Tendenz zur Keloidbildung. Salpetersäure verursacht auch Gelbfärbung der Haut (Xanthoproteinreaktion).

Nach **Einatmung** von Ammoniak- oder Säuredämpfen werden die Schleimhäute der Augen und der Atemwege gereizt, es tritt Bronchospasmus auf, geraume Zeit danach ein toxisches Lungenödem, später Erosionen und Entzündungen (S. 751 ff.). Ammoniakdampf ist gut lipidlöslich und hat eine besonders starke Tiefenwirkung. Häufige wiederholte Einwirkung von Säuredämpfen (insbesondere HCl) verursacht Schädigung des Schmelzes mit oft fleckiger Verfärbung der Zähne und begünstigt das Auftreten von chronischen Bronchitiden.

Eine systemisch relevante **Resorption** von Säuren oder Laugen ist *selten*. Die hohe Pufferkapazität des Blutes durch Hämoglobin und Plasmaproteine, unterstützt von Phosphat- und Bicarbonatpuffer (Alkalireserve), verhindert zunächst, jedoch insgesamt in beschränktem Umfang, die Ausbildung einer Acidose oder Alkalose. Dies bedingt unter anderem, daß die resorptiven Wirkungen weit hinter den lokalen Schädigungen zurückstehen.

- **Chronische Vergiftung:** Bei chronischer Exposition verursacht Ammoniakdampf Bronchitis mit eventuell blutigem Auswurf oder Entzündung der Augenschleimhäute und Hornhauttrübung.

- **Toxizität:** 10–15 ml (= 1 Schluck) konzentrierte *HCl* können in 1–2 Std. nach heftigen Magenschmerzen und Erbrechen (durch Hämatin braun gefärbte Blutkoagel) und Kollaps den Tod zur Folge haben. Etwa 5 ml (= 1 Teelöffel) konzentrierte *Schwefelsäure* p. o. können nach Magenverätzung mit Perforation letal sein. 10–20 ml einer 15%igen *Ätzalkalilauge* gelten als tödliche Dosis, ebenso 20–30 ml *Salmiakgeist* (= 10%ige Ammoniaklösung).

◆ **Therapie**

Wichtig ist, unverzüglich die Konzentration der Säure oder Lauge durch **Verdünnung** zu senken. Dies gelingt durch Trinkenlassen von Wasser (mindestens ½ Liter) bzw. ausgiebige Spülung des äußeren Auges oder der Haut mit Wasser. Je früher und intensiver diese Verdünnungsmaßnahme einsetzt, um so geringer wird der Gewebedefekt und um so günstiger ist die Prognose. Zusätzlich wird eine **chemische Neutralisation** – jedoch nie am Auge! – vorgenommen: bei Säurevergiftung durch Antazida, unterstützt von Milch oder Hühnereiweiß-Wasser-Mischung, bei Laugenvergiftung durch Zitronensaft oder verdünnte Essiglösung. Kein Erbrechen auslösen! Schockbekämpfung, Analgetika, Glucocorticoide, Antibiotika, Ausgleich des gestörten Säure-Basen-Haushalts, parenterale Ernährung, primäre oder sekundäre chirurgische Eingriffe (wiederholte Bougierung des Ösophagus, Ösophagoskopie, Plastiken u. a.) sind mitunter indiziert.

## Seifen und synthetische Tenside

▶ **Stoffeigenschaften**

**Seifen** sind Alkalisalze von Fettsäuren. Die weichen Kaliseifen reagieren oft stärker basisch als die festen Natronseifen. Den waschaktiven Produkten des täglichen Gebrauchs werden zur Verminderung der Oberflächenspannung **synthetische Tenside** beigemischt. Am häufigsten handelt es sich um anionaktive Tenside, wie Alkylsulfate, -sulfonate, -benzolsulfonate u. a. (Abb. 24-3), seltener um kationaktive, wie Phosphonium- und quartäre Ammoniumverbindungen (Abb. 24-3), oder nichtionogene Tenside. Das »Detergenziengesetz« schreibt vor, daß Tenside in Abwässern biologisch inaktivierbar sein müssen.

▶ **Vergiftungsgelegenheiten**

Vergiftungen mit flüssigen waschaktiven Produkten kommen häufig im Kindesalter vor. Versuche, Aborte durch vaginale Einspritzung von Seifenlösungen in den graviden Uterus auszulösen, sind selten geworden. Biologisch aktive Waschmittel enthalten proteolytische Enzympräparationen aus Bacillus subtilis, bei deren Verarbeitung die Beschäftigten nach Inhalation des Staubes irritative und obstruktive Atemwegserkrankungen (Asthma bronchiale) oder Hautreizungen erleiden können.

▶ **Giftwirkungen**

Alkaliseifen und Tenside schädigen vereinzelt die äußere **Haut**, vor allem nach intensivem Dauergebrauch; es entstehen Rhagaden und Erosionen. Seltener sind juckende Ekzeme. Tenside sind hautfreundlicher als Alkaliseifen. Konzentrierte Seifenlösungen erzeugen Nekrosen der Uterusschleimhaut nach artifiziellem Abort. **Resorption** von Akaliseifen oder Tensiden über den Uterus leitet eine möglicherweise tödliche Hämolyse mit nachfolgenden Nierensym-

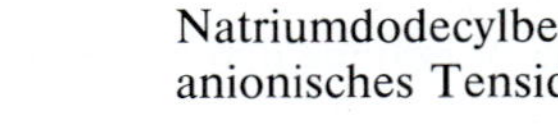

$C_{12}H_{25}$–⟨○⟩–$SO_3^-Na^+$

Natriumdodecylbenzolsulfonat
anionisches Tensid

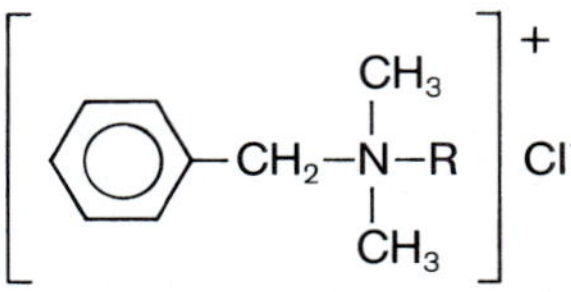

$\left[ ⟨○⟩-CH_2-\underset{\underset{CH_3}{|}}{\overset{\overset{CH_3}{|}}{N}}-R \right]^+ Cl^-$

quartäre Ammoniumverbindung
kationisches Tensid

**Abb. 24-3.** Strukturformeln von Tensiden

ptomen (Oligurie, Anurie) ein, wobei teilweise das freiwerdende Hämoglobin zu Methämoglobin oxidiert wird. Beispielsweise über die Gebärmutter systemisch aufgenommene Tenside vom Typ der quartären Ammoniumverbindungen wirken mitunter über eine Ganglienblockierung und Muskelrelaxation lebensbedrohlich. Anionische Tenside sind wenig toxisch. Wegen ihrer starken Aktivität an Oberflächen können sie nach **Aspiration** durch ihren Einfluß auf die Alveolen Pneumonien auslösen. Diese Gefahr besteht geringer bei anderen Tensiden und den Alkaliseifen.

◆ **Therapie**

Die Behandlungsrichtlinien sind in der Regel die gleichen wie nach Laugeneinwirkung. Befinden sich waschaktive Stoffe im Magen, wird nach der Wasserzufuhr zur Verdünnung ein **Polysiloxanpräparat** (z. B. sab simplex®) zur Herabsetzung der Oberflächenspannung und damit Entschäumung verabreicht. Da bei Aspiration von Schaum Pneumoniegefahr besteht, darf eine Magenspülung erst erfolgen, wenn die Schaumbildung beseitigt ist. Ein Eindringen von Tensiden oder auch Alkaliseifen in das Blut kann Austauschtransfusion, apparative Detoxikation und Schockprophylaxe erfordern; bei Atemmuskulaturlähmung: künstliche Beatmung.

## Gase

### Kohlenmonoxid (Kohlenoxid)

▶ **Vergiftungsgelegenheiten**

Kohlenmonoxid (CO) kommt ubiquitär vor und ist ein farb-, geruch- und geschmackloses Gas ohne Reizeffekt auf die Atemwege (keine Warnwirkung!).

Es entsteht infolge **unvollkommener Verbrennung** organischer Materialien bei gedrosselter Sauerstoffzufuhr in industriellen, gewerblichen, häuslichen (Garagen, Öfen) und pyrotechnischen (Sprengungen) Bereichen, wodurch sich vielfältige Vergiftungsmöglichkeiten ergeben. Da Erdgas kaum CO enthält, ist bei seiner Inhalation eine Vergiftung durch CO fast nicht möglich. Eher ist die Gefahr einer CO-Intoxikation nach Inhalation von **Automobilabgasen** in schlecht belüfteten und stark befahrenen Straßen oder Tunnels bzw. in geschlossenen Garagen bei laufenden Automotoren gegeben. Daneben ereignen sich berufliche Intoxikationen in **Bergwerken**, bei der **Erzverhüttung** und **Kohleverarbeitung**. CO ist eine Hauptkomponente der allgemeinen Luftverschmutzung in der Umwelt von Industriegebieten. Im Zuge des Pyrrolfarbstoffmetabolismus entstehen Spuren von CO im menschlichen Organismus, was eventuell für die medizinisch-gutachtliche Betrachtung bedeutsam sein kann.

▶ **Giftwirkungen**

● **Wirkungsmechanismus:**

CO verdrängt den Sauerstoff am Hämoglobin (Hb) durch Blockade des zweiwertigen Eisens. Es belegt somit die 6. Koordinationsstelle von Eisen gleich wie Sauerstoff.

Ein Gleichgewicht der Reaktion Hb + CO ⇌ HbCO (Carboxyhämoglobin) stellt sich nach dem Massenwirkungsgesetz analog zu Hb + $O_2$ ⇌ $HbO_2$ rasch ein. 1,34 ml $O_2$ bzw. CO – also gleiche molare Mengen – binden an das Fe von 1 g Hämoglobin.

CO besitzt zum Hb im menschlichen Vollblut eine ca. 210fach höhere Affinität als $O_2$.

Es verhält sich also HbCO : $HbO_2$ = 210 × $P_{CO}$ : 1 × $P_{O_2}$. Gleiche Anteile von HbCO und $HbO_2$ im Blut ergeben sich, wenn $P_{O_2}$ = 210 × $P_{CO}$. Bei einem Normalgehalt der Luft von 20 Vol.-% $O_2$ wäre dies der Fall bei $P_{CO}$ = 20/210 = 0,095 Vol.-%.

Dies bedeutet, daß bei einer Konzentration von nur 0,095 Vol.-% CO 50% des Hb als HbCO vorliegen und lediglich 50% des Hb für den $O_2$-Transport zeitlich unabhängig verfügbar sind.

Das heißt: relativ geringe CO-Konzentrationen verdrängen $O_2$ aus der $HbO_2$-Bindung; umgekehrt tauschen hohe $O_2$-Konzentrationen CO aus der HbCO-Bindung aus. Es treten gegenseitige Konkurrenzen an den Bindungsstellen auf: beide Gase verdrängen sich kompetitiv. Ein Hämoglobinmolekül bindet aufgrund des Aufbaus aus vier Untereinheiten 4 Mol CO (Abb. 24-4). Je mehr Eisen mit CO belegt ist, de-

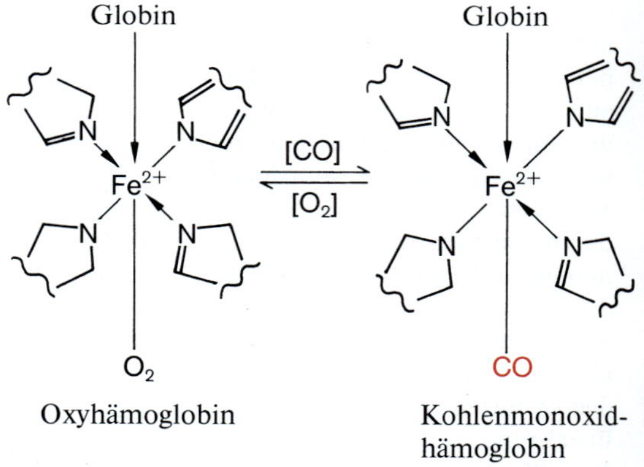

**Abb. 24-4.** Bindungsorte für $O_2$ oder CO an einer Hämoglobinteileinheit und Gleichgewichtsreaktion zwischen $O_2$/CO und Hämoglobin

sto schwerer bindet der verbleibende Rest $O_2$, bzw. teilweise mit CO besetztes Hb gibt $O_2$ schlechter ab als $HbO_2$ **(Haldane-Effekt).** Das ebenfalls eisenhaltige, $O_2$-übertragende *Myoglobin* ist mindestens um zwei Zehnerpotenzen weniger empfindlich als Hämoglobin. Als Erklärung hierfür gilt, daß das physiologisch vorgeschaltete Hämoglobin das über die Lungen in den Organismus gelangte CO abfängt. Eine minimale Hemmung von Cytochrom $P_{450}$ (katalytisches Zentrum und Endoxidase im mikrosomalen Monooxygenasesystem) tritt erst bei letalen CO-Konzentrationen ein. Da die **Bindung** von **CO an Hb voll reversibel** ist, kann bei Atmung eines CO-freien Sauerstoff/Luft-Gemisches das gesamte CO wieder exhaliert und somit die Funktion des Hb voll restauriert werden.

Die **Geschwindigkeit** der **Bildung** von steigenden **HbCO-Konzentrationen** hängt ab von:
- dem CO-Gehalt in der Alveolarluft über die Zeit
- der Ventilation: Atemfrequenz und -volumen
- dem Umfang des Hb-Pools im Organismus. Beispielsweise werden bei Anämie bereits geringe CO-Konzentrationen in der Atemluft Erkrankungsphasen auslösen.
- dem aktuellen $O_2$-Umsatz im Gewebe. Erhöhter Sauerstoffverbrauch bei fieberhaften Erkrankungen, Hyperthyreose, Muskeltätigkeit (körperliche Arbeit) u. a. setzt die Vergiftungsgefahr herauf, ebenfalls $O_2$-Mangel bei Arteriosklerose. Erhöhter $O_2$-Bedarf und vermehrte Ventilation beschleunigen die HbCO-Bildung und damit das Auftreten von Vergiftungssymptomen.

Da CO schlecht wasserlöslich ist, fungiert die Alveolarpermeation für sein Erscheinen im Blut als limitierender Faktor.

● **Akute Vergiftung:** Das Fortschreiten des *Sauerstoffdefizits* im Gewebe und die ständig stärker werdende *metabolische Acidose* durch Kohlensäureretention lösen in Abhängigkeit vom aktuellen HbCO-Bestand im Organismus folgende wenig charakteristische Zeichen aus:

| | |
|---|---|
| 5–10% HbCO: | Beginn von Visuseinschränkung, geringe Verminderung sinnlicher Wahrnehmungen (durch Willensaktivierung kompensierbar) |
| 10–20% HbCO: | Eintreten von blanden Allgemeinstörungen wie Abgeschlagenheit, Kopfschmerzen, Pulsbeschleunigung |
| 20–30% HbCO: | Benommenheit, Bewußtseinstrübung, Schwindel, Muskelschwäche |
| 30–40% HbCO: | Depression von Atmung und Kreislauf, Pupillenerweiterung, Somnolenz, Rosafärbung der Haut – bleibt postmortal erhalten (HbCO ist tiefrot) |
| 40–60% HbCO: | Cheyne-Stokes-Atmung, Hypothermie, Lähmung, Krämpfe, Koma |
| 60–70% HbCO: | Exitus in 10–60 Min. |
| über 70% HbCO: | Exitus in weniger als 10 Min. |

> CO besitzt keine primäre Organwirkung. Die auftretenden Symptome sind insgesamt sekundäre Erscheinungen aufgrund des aktuellen $O_2$-Defizits.

**Spätschäden.** Als Folge eines *längeren Sauerstoffmangels*, beispielsweise unter Bewußtlosigkeit, erscheinen im besonders empfindlichen Nervengewebe teilweise irreversible Störungen als Encephalopathie mit Epilepsie, Parkinsonismus (infolge Blutungen und Erweichungen besonders im Hirnstamm), Psychosen (infolge Demyelinisierung des Großhirnmarks), Amnesie, Demenz, periphere Paralysen, oder im Myokard umschriebene Nekroseherde mit Abnahme der Herzleistung.

● **Chronische Vergiftung:** Bei beruflich bedingten langfristigen CO-Expositionen wird über *diffuse vegetative Zeichen* wie Schlafstörungen, Müdigkeit, Körperschwäche, Kopfschmerzen berichtet. Eine Erklärung solcher Beschwerden ist problematisch. Nach der heutigen Kenntnis setzen sie voraus, daß das verantwortliche Expositionsprofil hohe Spitzenkonzentrationen aufweist, die HbCO-Gehalte über dem kritischen Limit von 10% entstehen lassen. Die genannten klinischen Merkmale imponieren eher als Ausdruck episodisch wiederkehrender akuter Intoxikationsphasen von geringem Ausmaß. Die Existenz einer echten chronischen Vergiftung ist letztenendes zweifelhaft.

● **Toxizität, quantitative Daten:**
*MAK*: 30 ppm
*BAT-Wert*: 5% HbCO im Blut

Aus Kohle gewonnenes Leuchtgas (heute selten verwendet) enthält 5–15%, Automobilauspuffgas 4–10% CO. Im Straßenverkehr durch Automobilabgase entstehen CO-Konzentrationen bis 70 ppm. Unter 50 ppm CO in der Atemluft lassen weniger als 8% HbCO im Blut entstehen. Zigarettenraucher weisen in Abhängigkeit von der Rauchgewohnheit bis 15% HbCO auf.

◆ **Therapie**

Grundsätzlich gilt wegen der Gefahr von Spätschäden: schnelle Rettung des Verunfallten in eine CO-freie Atmosphäre. Sofortige Elementarhilfe durch Atemspende muß erwogen werden. Besser ist **Beat-**

mung über ein Gerät mit reinem Sauerstoff oder Carbogen (95% $O_2$ + 5% $CO_2$) (Vorsicht: $CO_2$ kann eine eventuell bestehende Acidose verstärken). Am wirkungsvollsten ist Sauerstoffüberdruckbeatmung (intermittierend kurzzeitig bis 2 atü) in einer Druckkammer oder mit einer Maske. Die Geschwindigkeit der Ablösung des CO vom Hb steigt mit erhöhtem $O_2$-Druck in der Atemluft und verstärkter Ventilation. Ein **Ausgleich der Acidose** hat zu erfolgen.

Zentrale Analeptika sind wegen Steigerung des $O_2$-Verbrauchs und Erhöhung der schon bestehenden Krampfbereitschaft **kontraindiziert**.

## Cyanid

### ▶ Vergiftungsgelegenheiten

Blausäure (HCN, eine farblose bei 26°C siedende, leicht flüchtige Flüssigkeit) und deren wasserlösliche Alkalisalze sind hochtoxisch. HCN hat einen charakteristischen Geruch. Sie wirkt schneller tödlich als ihre Salze, da von diesen das toxische $CN^-$, beispielsweise durch die Magen-HCl, erst abgespalten werden muß. Kaliumcyanid ist ein bekanntes, bei oraler Zufuhr äußerst rasch wirkendes **Suizid-** und **Mordmittel**. **Industriell-gewerbliche Vergiftungen** sind selten. Sie ereignen sich bei der Verwendung von Alkalicyaniden zur Metallhärtung, bei der Benutzung von HCN-Dämpfen zur Raumdesinfektion und Schädlingsbekämpfung, bei Arbeiten mit $CN^-$-abspaltenden Nitrilen (z. B. Acrylnitril, $H_2C=CH-CN$, in der Kunststoffproduktion), in Galvanisierbetrieben u. a. Beim Verbrennen von Hartspiritus (Hexamethylentetramin) werden beträchtliche HCN-Mengen frei, was allerdings gering auch bei Feuereinwirkung auf andere organische Materialien möglich ist. Bis 0,1% HCN kommt an das Glykosid Amygdalin gebunden in **bitteren Mandeln**, leicht durch das Enzym Emulsin abspaltbar, vor, weshalb 50–80 Stück die tödliche Menge von etwa 60 mg enthalten. Für Kleinkinder sind gegebenenfalls bereits 10 bittere Mandeln tödlich. Steinobstkerne (Pfirsich, Pflaume, Aprikose u. a.), indische Mondbohnen, Leinsamen, Maniokwurzeln und -früchte enthalten unterschiedlich viel glykosidisch (R,R'-C-CN-O-Glucose) gebundenes abspaltbares $CN^-$ und verursachen selten Intoxikationen. Da die Geruchs- und Geschmacksdifferenzierung von Cyan und seinen Verbindungen interindividuell stark schwankt, ereignen sich auch akzidentelle Vergiftungen.

### ▶ Giftwirkungen

● **Wirkungsmechanismus:**

Das Cyanidion agiert über eine Hemmung der enzymatischen Zellatmung als hochpotentes Zellstoffwechselgift. $CN^-$ lagert sich an das dreiwertige Eisen der *Ferricytochromoxidase* innerhalb der *Atemkette* an.

Hierdurch unterbleibt die Aktivierung des Sauerstoffs, was zur Folge hat, daß zelluläre Oxidationsprozesse nicht mehr geleistet werden: **»innere Erstickung«** (Abb. 24-5). Die Hemmung folgt einer Gleichgewichtsreaktion und ist deshalb reversibel.

● **Akute Vergiftung:** Blausäuredampf reizt die Schleimhäute der Atemwege und das äußere Auge. *Resorptive Intoxikationszeichen* treten rasch auf:
● bei HCN-Dampfinhalation nach wenigen Sek.
● bei oraler Zufuhr von anorganischen Salzen der Blausäure nach wenigen Min. ($CN^-$-Freisetzung nach Reaktion mit der Magen-HCl). Dabei kann es zu sehr schmerzhafter Reizung bis Ätzung der Magenschleimhaut kommen.
● bei Ingestion von Nitrilen oder Pflanzenteilen, die $CN^-$ an Glykoside gebunden enthalten (Leinsamen, bittere Mandeln u. a.) nach 15–60 Min.

Zuerst kommt es zur **Hyperpnoe** (Atemnot) infolge Erregung der Chemorezeptoren durch den im Blut höher konzentrierten und nicht mehr utilisierten $O_2$. Gleichzeitig färbt sich die **Haut** durch das bestehenbleibende Oxihämoglobin rosarot. Am empfindlichsten reagiert das **Zentralnervensystem** auf die Störung der Zellatmung: Übelkeit, Schwächegefühl, Bewußtseinstrübung und -verlust, Krämpfe, Atemlähmung treten auf. Exitus durch Atemstillstand kann bei HCN-Inhalation bereits nach Sek., nach oraler Giftaufnahme nach Min. eintreten. Bleibt die Spontanrespiration erhalten, so ist Erholung möglich, und die Vergiftung wird meist ohne Folgeschäden überstanden. War die Cyaniddosis gering, so kann durch die körpereigene enzymatische Entgiftung (s. u.) eine Genesung auch ohne Behandlung eintreten.

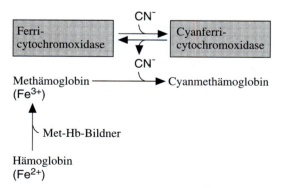

**Abb. 24-5.** Reaktion von Cyanid mit der $Fe^{3+}$-Cytochromoxidase und entgiftende Wirkung von Met-Hb-Bildnern

- **Chronische Vergiftung:** Eine solche ist wegen der erheblichen *körpereigenen Entgiftungskapazität* oder des schnellen letalen Ausgangs nicht bekannt. Werden reichlich Cyanglykoside enthaltende Pflanzenteile, z. B. Maniok (in Afrika), nicht ausreichend gekocht, so daß die Blausäure entweichen kann, treten nach dem wiederholten Verzehr manchmal Neuropathien unter dem klinischen Bild von peripheren Lähmungen auf.

- **Toxizität, quantitative Daten:** Entsprechend der tödlichen Dosis von nur 1 mg $CN^-$/kg Körpergewicht sind die Inhalation von HCN oder die orale Zufuhr von Alkalicyaniden sehr oft letal.
  *MAK:* für HCN: 10 ppm, für Cyanide (als CN berechnet): 5 mg/m$^3$.

▶ **Pharmakokinetik**

- **Resorption, Verteilung:** HCN ist mit einem $pK_a$ = 9,2 eine sehr schwache Säure. Im sauren Milieu des Magens überwiegt stark der nichtdissoziierte Anteil, welcher äußerst rasch über die Magenschleimhaut permeiert. Da bei einem mittleren Gewebe-pH von 7,4 Blausäure zu 98,4 % (!) undissoziiert vorliegt, erfolgt die Zellpenetration und damit die Verteilung zum Wirkort enorm schnell. Dies erklärt das fast schlagartige Eintreten der deletären Giftwirkung und den raschen Intoxikationsverlauf.

- **Metabolismus, Entgiftung:** Es bestehen drei Möglichkeiten:
- Blausäure verbindet sich mit Schwefel durch **Katalyse** der insbesondere in der Leber lokalisierten Rhodanese zu **Rhodanid**. Das $CNS^-$ ist wenig toxisch und wird durch Thiocyanatoxidase in seine Ursprungskomponenten zurückgespalten. Diese Reaktion ist gering ausgeprägt und träge, so daß das Rhodanid fast quantitativ bestehen bleibt. Der Umsatz für die Rhodanese beträgt 1 mg $CN^-$ pro kg Körpergewicht pro Std., das entspricht der Entgiftung einer gerade tödlichen Dosis. Da die aktuelle Verfügbarkeit von koppelbarem Schwefel im Organismus begrenzt ist, wird dieser Mangel durch Thiosulfatinfusion im Zuge der Antidottherapie überwunden und die Entgiftung bedeutend gesteigert.
- $CN^-$ bindet an das $Fe^{3+}$ des Methämoglobins – jedoch geringer als an Cytochromoxidase –, es entsteht **Cyanmethämoglobin**; durch Cyanidionen blockierte Cytochromoxidase wird für die Zellatmung wieder nutzbar (Abb. 24-5).
- $CN^-$ hat die Eigenschaft, Komplexe zu bilden, worauf seine chemische Detoxikation durch **Antidote** beruht.

◆ **Therapie**

Bei **inhalatorischer Vergiftung** muß sofort mit cyanfreier Luft beatmet werden. **Nach Ingestion** wird unverzüglich ausreichend Aktivkohle zur Adsorption verabreicht. Einer Magenspülung mit Lösungen aus Natriumthiosulfat (2 %), Kaliumpermanganat (0,2 %) oder $H_2O_2$ (2 %) zur Verhütung von Nachresorption, muß wegen der Dringlichkeit der Situation ein intensiver Antidoteinsatz vorausgehen. Durch die unmittelbare Anwendung von **Antidoten** soll das körpereigene Entgiftungspotential maximal gesteigert werden, wobei die stark ausgeprägte Bindungsaffinität des Cyanidions zu physiologischen Schwermetallen (Komplexbildung) voll ausgenutzt wird. Folgende Substanzen werden einzeln, jedoch rational auch in Kombination angewendet.

▷ **Natriumthiosulfat** ($Na_2S_2O_3$), 10–20 ml einer 10%igen Lösung[1] evtl. in kurzen Abständen wiederholt i. v. Bei zwar langsamem Wirkungseintritt ist die Effizienz jedoch sehr hoch. Bei leichten, protrahiert verlaufenden Vergiftungen ist die Monotherapie mit Natriumthiosulfat ausreichend. Eine Kombination mit einem Met-Hb-Bildner und/oder organischen Cobaltverbindungen ist antidotisch sehr wirkungsvoll. Bis zu 50 % des applizierten Natriumthiosulfats werden nach vorwiegend extrazellulärer Verteilung über die Nieren ausgeschieden; ein großer Anteil wird zu Sulfat oxidiert, ein Teil des Thiosulfatschwefels wird in endogene Schwefelverbindungen eingebaut. Die Halbwertszeit im Blut beträgt etwa 20 Min. Aufgrund der geringen Toxizität sollen Gesamtdosen bis 50 g i. v. gut vertragen werden. *Nebenwirkungen:* Übelkeit und Erbrechen.

▷ **Methämoglobinbildner:** Anlagerung von $CN^-$ an $Fe^{3+}$ des Methämoglobins zu Cyanmethämoglobin trägt wesentlich zur Entgiftung bei. Das therapeutische Ziel ist eine physiologisch vertretbare Met-Hb-Bildung. *Nitrite* induzieren langsam Met-Hb-Bildung. Es entstehen:
- Bis 10 % Met-Hb durch Inhalation von 1–2 Ampullen Glyceroltrinitrat[2] (Momentanhilfe) reichen zur Therapie allein nicht aus.
- 20–30 % Met-Hb durch 10 ml einer 3%igen Natriumnitritlösung (4 mg/kg Körpergewicht) langsam i. v., nach 30 Min. wiederholbar. *Vorsicht:* Flush, Kopfschmerz, Blutdruckabfall, Kollaps! Da periphere Vasodilatation, Katecholamineinsatz erwägen!
- 30–40 % Met-Hb in 20–30 Min. durch 3,25 mg/kg 4-Dimethylaminophenol-HCl[3] (4-

---

[1] S-hydril®
[2] z. B. Nitrolingual® (Kap. 13, S. 351)
[3] zu beziehen von Dr. Köhler Chemie, Alsbach/Bergstr.

DMAP) i. v., wobei innerhalb von 1 Min. bereits bis 15% Met-Hb vorliegen. 4-DMAP ist den Nitriten überlegen und deshalb diesen vorzuziehen: 4-DMAP wirkt rascher und stärker als Nitrite und induziert weniger *Nebenwirkungen* (Tachykardie, Zyanose).

▷ **Cobaltverbindungen:** $CN^-$ bildet mit organisch gebundenem Cobalt rasch wasserlösliche Komplexe:
  - $Co_2$-EDTA[1] als 1,5%ige Lösung 300–600 mg i. v., wegen der Gefahr einer Hypoglykämie mit 20%iger Glucoselösung; wenn innerhalb von 5 Min. keine Besserung, erneut 300 mg i. v. *Nebenwirkungen*: Unruhe, Schwitzen, Erbrechen, kardiale Ektopien und Arrhythmien, ventrikuläre Tachykardie, Hypotonie oder Hypertonie, Dermatitis, anaphylaktische Reaktionen.
  - Hydroxocobalamin (Vitamin $B_{12a}$) – relativ ungiftig – als 10%ige Lösung 250 mg/kg i. v., baut momentan das nicht toxische Cyanocobalamin auf. Die benötigte extrem hohe Dosis ist sehr teuer.

▷ **Allgemeine Maßnahmen**: Bestehen in Ausgleich der evtl. schweren metabolischen Acidose (infolge Reduktion des Zellstoffwechsels) durch Trometamol[2] und Bekämpfung des Schocks.

## Schwefelwasserstoff

### ▶ Vergiftungsgelegenheiten

Schwefelwasserstoff ($H_2S$) ist ein schon in geringer Verdünnung charakteristisch übelriechendes Gas; es ist schwerer als Luft. Gesundheitliche Gefahren durch seine Inhalation ergeben sich fast ausschließlich an **Arbeitsplätzen**. $H_2S$ wird in chemischen Laboratorien zu Sulfidfällungen benutzt (Schwefelwasserstoffräume); neben Schwefelkohlenstoff wird $H_2S$ bei der Viskosefaserherstellung in beträchtlichen Mengen freigesetzt. Da $H_2S$ durch bakterielle Fäulnis von organischen Materialien entsteht, kommen gefährliche Expositionen bei Arbeiten in Kanälen der Abwasserentsorgung vor. Intoxikationen von minimalem und in der Regel harmlosem Ausmaß entstehen durch großflächiges Auftragen von anorganische Sulfide (CaS, SrS) enthaltenden **Enthaarungsmitteln**, nach Trinken von **Schwefelwässern** oder Anwendung von Schwefelbädern, durch Resorption aus dem Darm nach bakterieller Proteinfäulnis (**Autointoxikation**).

---
[1] Kélocyanor®, in der BRD nicht im Handel, durch Import aus Frankreich zu beziehen
[2] THAM-Köhler, TRIS

### ▶ Pharmakokinetik

$H_2S$ wird im Organismus zu renal ausscheidungsfähigem Sulfat und Thiosulfat oxidiert.

### ▶ Giftwirkungen

● **Wirkungsmechanismus:** Die Mechanismen der $H_2S$-Wirkung sind im einzelnen noch unbekannt. Wahrscheinlich blockiert das Agens schwermetallabhängige Enzyme des intermediären Stoffwechsels, insbesondere der Zellatmung, wodurch stationärer $O_2$-Mangel entsteht.

● **Akute Vergiftung:** *Hohe Konzentrationen* stören das Bewußtsein und lähmen rasch das Atemzentrum (»apoplektiforme Intoxikation«). *Geringere Konzentrationen* reizen örtlich das äußere Auge sowie den Atemtrakt und führen zu Übelkeit, Erbrechen, Dyspnoe mit Cyanose, Kopfschmerz, Benommenheit, Bewußtseinsverlust, Exzitation, Krämpfen. Nach Überleben bestehen kardiale oder zentralnervöse Störungen manchmal länger fort. Myokarddegeneration ist eine *Spätfolge*.

● **Chronische Vergiftung:** Ständiger Kontakt mit dem äußeren *Auge* führt zu Konjunktivitis und schmerzhafter Keratitis (z. B. bei Spinnern in der Viscosefaserproduktion) mit Hornhauttrübung (infolge Ätzung) und Lichtscheu. Repetitive Expositionen der *Atemwegsschleimhäute* hinterlassen Katarrh, Bronchitis, Lungenödem. Hinzu kommen allgemeine *resorptive Zeichen*: Schwäche, Appetitverlust, Körpergewichtsreduktion, Kopfschmerz, Nausea. Das Auftreten einer juckenden Dermatitis ist möglich.

● **Toxizität, quantitative Daten:** Von der Expositionskonzentration abhängig treten folgende Zeichen auf:
  - Weniger als 1 ppm, evtl. schon 0,025 ppm, werden über den Geruch wahrgenommen. Differenzierung der Geruchsintensität von steigenden Konzentrationen wird durch Lähmung der Empfindung erschwert (eingeschränkte Warnwirkung).
  - 150 ppm werden über mehrere Std. symptomlos vertragen.
  - 200 ppm lösen nach ungefähr 8 Min. Schleimhautreizungen (auch am äußeren Auge) aus.
  - 360 ppm vergiften den Inhalierenden langsam, nach längerer Dauer evtl. tödlich.
  - 1400 ppm lassen nach wenigen Atemzügen eine Intoxikation in »apoplektischer Form« entstehen.
  - 72 ppm und weniger führen nach längerem wiederholtem Kontakt zu chronischen Störungen.

$MAK = 10$ ml/m$^3$ (ppm).

Tab. 24-4. Lokale Wirkung von Reizstoffen in Abhängigkeit von ihrer Löslichkeit

| Agenzien | H$_2$O-Löslichkeit | Angriffsort | Symptome |
|---|---|---|---|
| HCl, S$_2$Cl$_2$, F$_2$, NH$_3$, HCHO | hoch | äußeres Auge, oberer Atemtrakt bis einschließlich Trachea | *Akut:* Schleimhautreizung, -entzündung (Konjunktivitis, Keratitis, Rhinitis, Pharyngitis, Laryngitis), -verätzung, Schwellung (Glottisödem, Stimmritzenkrampf), zeitweilige reflektorische Unterbrechung der Atmung *Spätfolgen:* Infektion, Vernarbung |
| Br$_2$, Cl$_2$, SO$_2$ | mäßig | Bronchien, Bronchiolen | *Akut:* Schleimhautabsonderung, Obturation, Bronchospasmus und -konstriktion, Dyspnoe, Retrosternalschmerz *Spätfolgen:* Bronchitis, Pneumonie |
| O$_3$, COCl$_2$, NO$_2$, CdO | wenig bei hoher Lipophilie | Bronchiolen, Alveolen, Lungenkapillaren | *Akut:* toxisches Lungenödem (Abb. 24-6), Erstickung *Spätfolgen:* Bronchiolitis obliterans, Embolie |

## ◆ Therapie

Ausreichende **Frischluftzufuhr** (evtl. hyperbare Beatmung) ist die wichtigste Behandlungsmaßnahme; im übrigen wird symptomatisch therapiert. Die Anwendung von **4-DMAP**[1] (4-Dimethylaminophenol-HCl, Dosis s. S. 749f.) wird empfohlen. **Wirkungsmechanismus**: Im Stoffwechsel durch Deprotonierung von H$_2$S entstandenes Hydrogensulfidion blockiert das dreiwertige Eisen der Cytochromoxidase. Da die Affinität des Hydrogensulfidions zum Fe$^{3+}$ des durch 4-DMAP gebildeten Met-Hb höher als zum Fe$^{3+}$ der Cytochromoxidase ist, wird diese nach Bildung von Sulfmethämoglobin wieder frei und dadurch die Zellatmung restituiert. Nach intensivem Augenkontakt sind **Spülungen** indiziert.

## Reizgase

### ▶ Vergiftungsgelegenheiten

Lokal Schleimhaut irritierende, entzündliche oder ätzende Gase, Dämpfe oder Aerosole, wie Stickstoffoxide, Halogenwasserstoffe, Schwefeldioxid, Phosgen, Ammoniak u. a., fallen bei chemietechnischen Großprozessen oder Verbrennung organischer Materialien (Plastikstoffe, Hausbrennstoffe) an. Gesundheitsgefährdende Expositionen erfolgen an **Arbeitsplätzen**, darüber hinaus kommen Inhalationen in **chemischen Laboratorien** oder Luftverschmutzung durch **Industrieemissionen** vor.

### ▶ Giftwirkungen

Reizgase sind an **biologischen Oberflächen** (Flora und Fauna) aggressiv; sie schädigen insbesondere das Epithel von Alveolen und Schleimhäuten des Atemtraktes sowie der Augen.

Reizstoffe in atembaren Formen reagieren mit der Auskleidung des **Respirationstraktes** in Abhängigkeit von ihrem **physikalischen Lösungsverhalten** (Tab. 24-4):

- *Stark hydrophile* Moleküle reagieren rasch und bereits in den oberen Luftwegen.
- Stoffe mit *moderater Wasserlöslichkeit* dringen auch in den Bereich der Bronchien vor und entfalten dort zusätzlich ihre toxische Wirkung.
- *Hoch lipophile* Verbindungen mit geringer Wasserlöslichkeit werden zusätzlich im Atemtraktendsegment (Bronchiolen, Alveolen, Kapillaren) wirksam, wobei sich nach einer Latenz von mehreren Std. (auch später als 24 Std.) ein rasch voranschreitendes toxisches Lungenödem bildet (Abb. 24-6). Diese Latenzphase ist oft subjektiv beschwerdefrei, während objektiv im Röntgenbild bereits erste pulmonale Ödemzeichen nachweisbar sind (Röntgenaufnahme des Thorax zur Frühdiagnose!).

Dieser typische Verhaltensunterschied kann bei Angebot extrem hoher Konzentrationen, in der Praxis selten vorkommend, wegfallen; dann reagieren alle Reizstoffe unabhängig von ihrer Löslichkeit im gesamten Atemtrakt.

In jedem Fall beruht die auftretende **Gewebeschädigung** auf der proteindenaturierenden Eigenschaft der Agenzien oder ihrer durch Reaktion mit Wasser (oberflächliche Schleimhautbenetzung) auftretenden Hydrolyseprodukte (z.B. HCl aus der raschen Zersetzung von Phosgen).

In Abhängigkeit vom Acidtätsgrad kann die Atemwegschädigung in Form einer schweren **Verätzung** bereits vor der Lungenödemausbildung zum lebens-

---

[1] zu beziehen von Dr. Köhler Chemie, Alsbach/Bergstr.

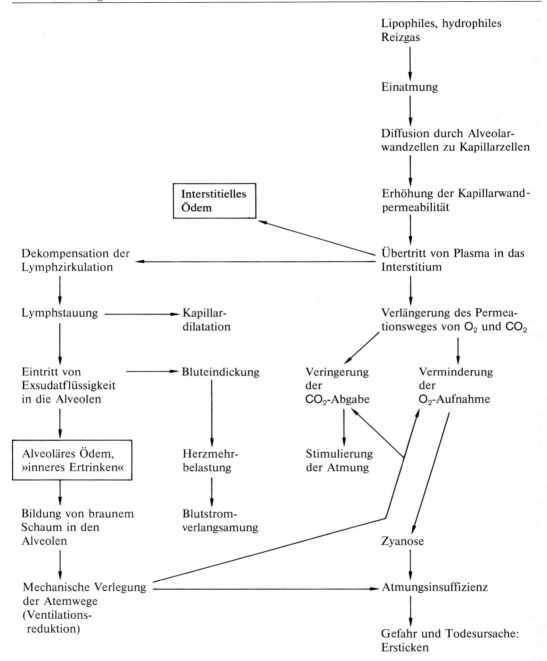

**Abb. 24-6.** Ausbildung und Folgen eines toxischen Lungenödems

bedrohlichen Allgemeinschock führen. Sekundäre bakterielle Entzündungen (Bronchitis, Pneumonie) sind häufig Folgekomplikationen der primären »chemischen Entzündung«. Nach Überstehen der akuten reizstoffbedingten Störungen können nach einigen Tagen als **Spätschaden** eine fatale progressive Bronchiolitis obliterans mit oft infauster Prognose oder Embolien auftreten.

Niedere, für den Menschen akut eventuell noch unbedenkliche Reizgaskonzentrationen können bereits überirdische Pflanzenteile (Blüten, Blätter) angreifen, verfärben und zum Absterben bringen (z. B.

$SO_2$): **Schädigung** von **Ökosystemen** durch Industrieemissionen.

### ◆ Therapie

Die rasch bis zur Lebensgefährdung voranschreitende Erkrankung erfordert eine forcierte Behandlung:
- frühestmögliche Inhalation von ausreichend Dexamethason[1] und parenteral hohe **Glucocorticoiddosen** (Prednisolon, 1000 mg, wiederholt) – zur Verhütung der Bronchiolitis obliterans
- absolute **Immobilisation** (nicht durch zentrale Sedativa wegen der Gefahr der Atemdepression erzwingen!)
- Aderlaß
- Beatmung mit reinem **Sauerstoff**. Calciumpräparate und Rutin zur »Kapillarabdichtung« sowie Plasmaexpander zur Ödemreduktion und Verbesserung der Mikrozirkulation beeinflussen den Krankheitsverlauf nicht entscheidend.

### ▶ Besonderheiten wichtiger Reizgase

#### Stickstoffoxide

Sie entweichen als spezifisch schwere »nitrose Gase« der rauchenden Salpetersäure. Stickstoffoxide **entstehen** bei Einwirkung von $HNO_3$ auf biologische Materialien (z. B. Holz), beim Elektroschweißen und bei verschiedenen, hohe Energie verbrauchenden chemischen Umsetzungen, z. B. Nitrieren. Es werden unterschieden:
- ▷ **NO (Stickstoffmonoxid)**: farblos, keine Reizwirkung, jedoch zentralnervös dämpfende Wirkungen (Schwindel, Erbrechen, Benommenheit, Bewußtlosigkeit), Bildung von Met-Hb, Oxidation mit Luft-$O_2$ zu $NO_2$, weshalb NO und $NO_2$ oft kombiniert vorkommen, z. B. im Tabakrauch bis 300 ppm, in Autoabgasen bis 1000 ppm
- ▷ **$NO_2$ (Stickstoffdioxid)**: braun, starkes Reizgas, geringe Warnwirkung, Hauptträger der Nitrosegastoxizität, *MAK*: 5 ml/m$^3$ (ppm); *MIK*: 0,2/0,1 mg/m$^3$ bei Exposition über 1/2 Std./1 Tag
- ▷ **$N_2O_4$ (Distickstofftetroxid)**: geht mit $NO_2$ ein Gleichgewichtsverhältnis ein
- ▷ **$N_2O_3$ (Distickstofftrioxid)**

#### Ozon ($O_3$)

Es **entsteht** aus $O_2$ unter Einfluß von UV-Strahlung (auch in mittleren und oberen Atmosphärenbereichen) oder elektrischer Energie (z. B. Schweißelektroden). Es riecht charakteristisch, reizt die Schleimhäute (auch das äußere Auge) und **verursacht** nach Inhalation Müdigkeit, Schwindel, Fieber und Kopfschmerz. Die Lungen werden bereits durch ca. 0,3 ppm geschädigt: hohe lungenödemproduzierende Potenz. Ozon ist möglicherweise kanzerogen.
*TRK*: 0,1 ml/m$^3$ (ppm).

#### Carbonylchlorid (Phosgen, $COCl_2$)

Es ist ein farbloses Gas, spezifisch schwerer als Luft und riecht nach faulem Heu. Durch den Geruch wahrnehmbare Konzentrationen sind bereits schädlich, so daß tödliche Kontakte leicht unbemerkt vorkommen können. Mit Wasser wird es rasch zu HCl (Ätzwirkung) und $CO_2$ umgesetzt. $COCl_2$ wird industriell zu chemischen Synthesen eingesetzt und **entsteht** bei thermischer Zersetzung (offene Flamme, heiße Metalle) von niederen Halogenaliphaten (Trichlorethen [Trichlorethylen], Tetrachlorethen [Perchlorethylen] u. a.). Ein längerer Verbleib in 1 ppm ist gefährlich: hohe **lungenödemverursachende Potenz** nach mehrstündiger unauffälliger Latenz mit subjektivem Wohlbefinden.
*MAK:* 0,02 ml/m$^3$ (ppm).

#### Schwefeldioxid ($SO_2$)

Es ist ein farbloses, spezifisch schweres, stechend riechendes Gas. Es löst sich in Wasser zu $H_2SO_3$ und bildet unter Metallkatalyse $SO_3$, das mit Wasser in $H_2SO_4$ übergeht. $SO_2$ **entsteht** bei der Verbrennung von Schwefel zu Konservierungs- und Desinfektionszwecken (Ausräuchern von Fässern, Entwesen von geschlossenen Räumen). Intensive berufliche **Kontaktgefahr** ist außerdem gegeben beim industriellen Einsatz des Gases, z. B. als Bleichmittel, bei der Schwefelsäureproduktion oder Sulfit-Zellulose-Herstellung, oder infolge $SO_2$-Freisetzung bei der Erzverhüttung und Zementfabrikation. Bei der Verbrennung fossiler Schwefel enthaltender Brennstoffe (Kohle, Öl) in Haushalten und Industrien können beträchtliche $SO_2$-Mengen (ein Mehrfaches der MIK-Werte) frei werden (Luftverunreinigung, Umweltverschmutzung), wodurch gesundheitliche Immissionsgefahren für die Bevölkerung in Orten mit Nebelbildung oder Inversionswetterlagen (»Smog«-Entstehung) infolge Umsetzung von $SO_2$ zu $H_2SO_3$ und $H_2SO_4$ in Staubpartikel tragenden Aerosolen erscheinen. Die Geruchsschwelle liegt bei **0,5–1,0 ppm**. Höhere Konzentrationen sind schleimhautwirksam an Auge und Atemtrakt: Reizung, Verätzung, Entzündung. Konzentrationen **über 10 ppm** $SO_2$ verursachen Bronchokonstriktion mit Dyspnoe. 10 ppm sind für den Ungewöhnten gerade noch erträglich, an höhere Konzentrationen kann langsam Adaptation eintreten. Höchste Konzentrationen (etwa **1000 ppm und mehr**) verursachen schnell Stimmritzenkrampf mit Erstickungsgefahr. $SO_2$ hat keine resorptive Giftwirkung, es wird im Organismus zu Sulfat oxidiert.

---

[1] Auxiloson® Dosier-Aerosol

*MAK:* 2 ml/m³ (ppm).
*MIK:* 1/0,3/0,1 mg/m³ bei Exposition über ½ Std./ 1 Tag/1 Jahr.

## Chlorwasserstoff (HCl)

Gasförmiger HCl ist farblos, riecht stechend und löst sich leicht in Wasser, auch auf biologischen Oberflächen wie Schleimhäuten, zu *Salzsäure*, die akut und konzentrationsabhängig lokal schwach bis stark ätzend wirkt (Koagulationsnekrose). Langzeitiger gewerblicher Umgang mit HCl kann infolge Dampfexposition Zahnschmelzschäden sowie chronische Bronchitis und Konjunktivitis zur Folge haben. Schäden der äußeren Haut (Dermatitis, Nekrose) erfordern intensiven Kontakt mit hohen HCl-Dampfkonzentrationen.
*MAK:* 5 ml/m³ (ppm).
*MIK:* 02,/0,1 mg/m³ bei Exposition über ½ Std./ zeitlich unbegrenzt.

## Ammoniak (NH₃)

Es ist farblos, riecht stechend und ist leichter als Luft. $NH_3$ setzt sich auch in Dampfform mit Wasser zum alkalisch reagierenden $NH_4OH$ um, das auf den Schleimhäuten der Atemwege, auf dem äußeren Auge und der Haut ätzend wirkt und durch seine lipophile Eigenschaft unterstützt eine Kolliquationsnekrose mit starker Schwellung (Glottisödem-Gefahr) verursacht. $NH_3$ ist Ausgangsstoff für zahlreiche chemische Synthesen, weshalb gefährliche Kontakte insbesondere an entsprechenden industriellen Produktionsanlagen gegeben sind. Bei beruflichem Dauerkontakt sind chronische Entzündungen an Auge und Atemwegen möglich. Eine resorptive Wirkung tritt nicht ein, da Ammoniak im Organismus schnell zu Harnstoff metabolisiert wird.
*MAK*: 20 ml/m³ (ppm).
*MIK:* 2/1/0,5 mg/m³ bei Exposition über ½ Std./ 1 Tag/1 Jahr.

# Methämoglobinbildner

▶ **Vergiftungsgelegenheiten**

**Methämoglobin** (Met-Hb, Ferrihämoglobin, Hämiglobin) kann im Organismus **entstehen durch**:
- einige *Therapeutika* wie Phenacetin, Acetanilid, Sulfonamide, bei der koronaren Herzkrankheit eingesetzte Nitrite bzw. organische Nitroverbindungen (Amylnitrit u. a.)
- das als Herbizid verwendete oder in Reinigungs- und Bleichmitteln enthaltene *Natriumchlorat*
- *Nitrat*, das aus der Düngung über das Erdreich entweder in die pflanzliche Nahrung – vor allem Gemüse – oder in das Brunnenwasser gelangt; Aus der Düngung stammendes Nitrat in Gemüse oder Brunnenwasser führt immer wieder bei Säuglingen zu gefährlicher Met-Hb-Bildung.
- gewerblich, industriell oder in Laboratorien eingesetzte Chlorate, Perchlorate, anorganische Nitrite (auch ubiquitär vorkommend), Nitrate, nitrose Gase mit NO bzw. $NO_2$ als Hauptanteile, organische Nitroverbindungen wie Nitroglykol, -glycerin, -benzol, -toluole, Anilin, Phenylhydrazin

Die genannten Medikamente sind schwache Met-Hb-Bildner, so daß lebensbedrohliche Zustände nur bei Säuglingen, signifikante Met-Hb-Anstiege bei Erwachsenen nur im Falle schwerster Intoxikationen zu erwarten sind. Berufliche Aufnahme von Met-Hb verursachenden Agenzien ist möglich, selten in gefährlichem Ausmaß nach entsprechenden Expositionsunfällen.

▶ **Giftwirkungen**

● **Wirkungsmechanismus:**

> Die Met-Hb produzierenden chemischen Stoffe führen über einen oxidativen Prozeß das zweiwertige Eisen im Hämoglobin in die dreiwertige Form über:
> $$Hb \cdot Fe^{2+} \cdots O_2 \rightarrow Hb \cdot Fe^{3+} \cdots OH^-$$

Dabei entsteht Methämoglobin, an dessen Fe Sauerstoff nicht mehr leicht reversibel gebunden werden kann. Das so veränderte Hb fällt für den Sauerstofftransport aus. Mit steigendem Met-Hb-Anteil nimmt die **lokale Hypoxie** zu und damit die Gefahr der **inneren Erstickung** von Gewebe. Met-Hb hat in vitro eine braune Farbe, die ab 30 % Met-Hb auch im Blut deutlich erscheint. Met-Hb entsteht oxidativ auch gering durch $O_2$, weshalb in Erythrozyten physiologisch Spuren von Met-Hb vorkommen: normalerweise unter 1 % im Humanblut. Höhere Konzentrationen von so gebildetem Met-Hb werden durch laufende enzymatische Reduktion des entstandenen $Hb \cdot Fe^{3+}$ vermittels der nativen Met-Hb-Reduktase oder der Diaphorase zu $Hb \cdot Fe^{2+}$ vermieden. Diese **Spontanrückbildung** verläuft langsam, sie bewältigt etwa 10 % Met-Hb/Std.; unter weiterer Zufuhr (Nachresorption) des Met-Hb-Bildners dauert sie entsprechend länger. Die Met-Hb-Reduktaseaktivität (Abb. 24-7) ist NADPH-abhängig. Zur Regeneration des dabei anfallenden $NADP^+$ wird $H_2$ benötigt, dessen Anlieferung vornehmlich mit Hilfe der Glucose-6-phosphatdehydrogenase, aber auch über die $NAD^+$-abhängige Lactatdehydrogenase erfolgt. Dies macht verständlich, warum Personen mit angeborenem vererbbarem Glucose-6-phosphatdehydrogenasemangel besonders sensibel auf Met-Hb-bildende Noxen reagieren. Das Hb von **Früh-** oder **Neugebo-**

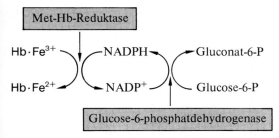

**Abb. 24-7.** Rückbildung von Met-Hb zu Hb durch die NADPH-abhängige Met-Hb-Reduktase

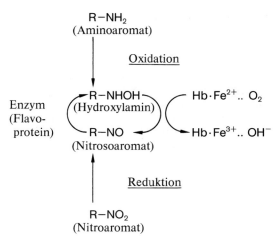

**Abb. 24-8.** Kreisprozeß der Hydroxylaminbildung und oxidative Umwandlung von Hämoglobin in Methämoglobin durch Hydroxylamin

renen wird leichter als bei Erwachsenen in Met-Hb übergeführt. Da zudem ihr Reduktasepool noch unterentwickelt ist, führt eine Met-Hb-Bildung durch Chemikalien im ersten Lebensvierteljahr zu besonders schweren Intoxikationen.

**Direkt wirkende** Met-Hb-Bildner (z. B. Chlorate) werden von **indirekten Met-Hb-Bildnern** unterschieden, die erst durch metabolische Biotransformation Met-Hb-produzierende Eigenschaften erlangen (z. B. anorganisches Nitrat, Nitro- oder Aminoaromate). Folgende **Modi der Oxidation** von $Hb \cdot Fe^{2+} \cdots O_2$ lösen eine Methämoglobinämie aus:

- **Oxidanzien** wie Chlorate oder Perchlorate geben Sauerstoff ab, was zu einer oxidativen Reaktion am Hb-Eisen führt.
- **Nitrite** ($NO_2^-$) veranlassen relativ rasch die Bildung von $Hb \cdot Fe^{3+} \cdots OH^-$, wobei sie selbst durch Sauerstoffaufnahme in Nitrate ($NO_3^-$) übergehen: *gekoppelte Oxidation*. Nitrite werden im Darmtrakt – insbesondere des Säuglings – durch mikrobielle Reduktion von Nitraten gebildet und dann resorbiert. Nitrit im Überangebot bindet Met-Hb komplex zu Nitroso-Met-Hb. An NO- und $NO_2$-reiche nitrose Gase – als berufliche aerogene Noxe – bilden nach Inhalation Met-Hb, zum Teil über ein kurzlebiges Nitroso-Hb aus dem NO-Anteil.
- **Nitro-** oder **Aminoaromate** verursachen eine langsam ansteigende Methämoglobinämie mit einem Maximum nach Std. und langer Persistenz, da der eigentliche Met-Hb-Bildner durch metabolische Biotransformation erst aufgebaut wird (Abb. 24-8). Die Oxidation eines Aminoaromaten führt zum Hydroxylamin, die Reduktion eines Nitroaromaten zur Nitrosoverbindung. Bei der Oxidation des $Hb \cdot O_2$-zugehörigen $Fe^{2+}$ in seine höhere Stufe durch das Hydroxylamin wird dessen Nitrosoverbindung formiert, die ihrerseits enzymatisch (Flavoprotein) wieder in das Hydroxylamin zurückgeführt wird (Abb. 24-8). Dieser *Kreisprozeß* gewährt eine weitere Verfügbarkeit von Hydroxylamin, wodurch die weitere Oxidation des $Hb \cdot O_2$ zum $Hb \cdot Fe^{3+} \cdots OH^-$ in der Art einer *Autokatalyse* aufrechterhalten wird. Dieser Vorgang erklärt, warum die Vergiftung mit einer geringen Dosis eines stark wirksamen Nitro- oder Aminoaromaten – wie Anilin oder Nitrobenzol – zu einer intensiven Methämoglobinämie führt, die erst schwindet, wenn die in den Kreisprozeß eingefügten Aktivierungsprodukte anderweitig metabolisch zu unwirksamen Verbindungen umgewandelt wurden.

- **Vergiftungssymptome:** Das Zusammenspiel von anwesendem braunem Met-Hb und Verminderung von $Hb \cdot O_2$ bei Unterangebot von reduziertem Hb läßt die Hautfarbe blaß-zyanotisch erscheinen (wegen der dabei bläulich verfärbten Lippen: »**Blausucht**«). Zeichen der **Hypoxie** beginnen ab 10 bis 20% Met-Hb, stärkerer Sauerstoffmangel bedroht das Leben zunehmend (siehe CO-Vergiftung), 60 bis 80% Met-Hb können tödlich sein – insbesondere bei gleichzeitigem Vorliegen einer Erkrankung mit $O_2$-Mangel. Methämoglobinämie führt zur Methämoglobinurie, im Extrem dadurch zur **Nierenfunktionsstörung** (→ Anurie). Bei längerem Bestehen einer Methämoglobinämie können in den Erythrozyten sich dunkel abhebende **Heinz-Innenkörperchen** – resistente Hb-haltige Strukturen als Signal einer die Atmungsfähigkeit beeinträchtigenden Schädigung der roten Blutkörperchen – im Blutausstrich häufig diagnostiziert werden, was für die hämatologische Erkennung von evtl. Blutschäden oder -störungen, beispielsweise durch hierzu disponierende

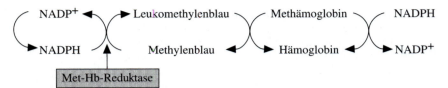

**Abb. 24-9.** Mechanismus der Wirkung des Phenothiazins Methylenblau als Antidot zur Beschleunigung der physiologischen Reduktion von Met-Hb zu Hb durch NADPH. Methylenblau wird durch die NADPH-abhängige Methämoglobinreduktase zu Leukomethylenblau reduziert, wobei NADPH zu NADP$^+$ oxidiert wird. Leukomethylenblau reduziert das Met-Hb nichtenzymatisch zu Hb und wird dabei zu Methylenblau oxidiert, das wieder erneut zur Leukoverbindung reduziert werden kann. Eine Antidotbehandlung beispielsweise mit Methylenblau ist bei einer Met-Hb-Konzentration über 30% angezeigt. Über den gleichen Mechanismus wirkt Toloniumchlorid, das ebenfalls ein Phenothiazin ist (Abb. 24-10).

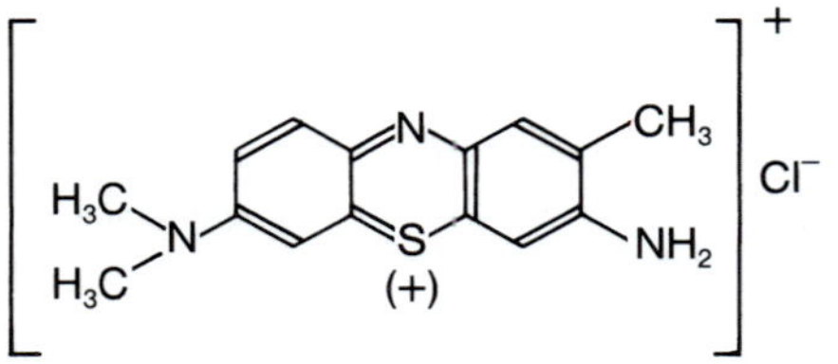

$C_{15}H_{15}N_3S \cdot HCl$

**Abb. 24-10.** Strukturformel von Toloniumchlorid

Arbeitsstoffe oder Arzneimittel, bedeutsam ist. Einige Met-Hb-bildende Gifte (z. B. Chlorate) verursachen zusätzlich akut eine **Hämolyse**.

▶ **Therapie**

Bei lebensbedrohlicher Methämoglobinämie wird die spontane physiologische **Reduktion von Met-Hb** durch zusätzliche i. v. Gaben von *Toloniumchlorid*[1] (2 mg/kg wiederholt) oder *Methylenblau*[2] (Tetramethylthionin, 1–2 mg/kg) – erforderlichenfalls bis dreimal wiederholt in 10-Minuten-Abständen – gut beschleunigt. Ersteres ist stärker kurativ antidotisch wirksam als letzteres (Wirkungsmechanismus s. Abb. 24-9 und 24-10). Die bei idiopathischer Met-Hb-Bildung ausreichend wirksame *Ascorbinsäure* (1 g Na-Salz und mehr p. o. oder i. v. tägl.) ist den anderen Redoxstoffen eindeutig effektiv unterlegen. Eine Austauschtransfusion ist zu erwägen.

● **Unerwünschte Wirkungen:** *Toloniumchlorid* verursacht zentralnervöse Störungen mit zerebralen Krampfanfällen, bradykarden Rhythmusstörungen, Extrasystolie, Erbrechen, Schweißausbruch, hämolytische Anämie, Agranulozytose, bei Glucose-6-phosphatdehydrogenasemangel tritt hämolytische Anämie auf.

---
[1] Toluidinblau
[2] zu beziehen von Neopharma, Aschau/Bayern

*Methylenblau*: 2 mg/kg Körpergewicht i. v. lösen Übelkeit, Schwitzen, Tachykardie, Brennen im Mund und in den Fingerspitzen aus. Überdosen verursachen EKG-Veränderungen, zentralnervöse Erscheinungen und hämolytische Anämie.

# Lösungsmittel

### Gemeinsame Merkmale

**Lösungsmittel** sind Flüssigkeiten, die bei normaler Umgebungstemperatur (etwa 20°C) verdampfen. Wegen ihrer Eigenschaft, organische Produkte wie Farben, Lacke, Klebemittel, Kunststoffe, Harze, Fette, Öle u. a. zu lösen, werden sie in Industrie und Gewerbe vielfältig und häufig eingesetzt.

Lösungsmittel werden zumeist in **Mehrfachkombination** – beispielsweise: Benzin + 1 Aromat + 2 Alkohole + 2 Ester – angewendet, um die Lösungspotenz kumulativ zu steigern. Es besteht die Tendenz, chlorierte Kohlenwasserstoffe in Lösungsmittelkombinationen immer mehr durch Benzolhomologe, Alkohole und Ester zu ersetzen.

Flüssige Lösungsmittel werden bei Hautkontakt (Metallreinigung, Entfettung) teilweise in beträchtlichem Umfang **dermal resorbiert**. Häufiger kommt im Beruf die **Inhalation** von Lösungsmitteldämpfen vor. Hierbei können sogar gefährliche Konzentrationen im Organismus aufgebaut werden. Solche führen wegen der **zentral dämpfenden Wirkung** der Lösungsmittel akut – wie bei einem zur Allgemeinanästhesie vorgesehenen Inhalationsnarkotikum – zu Pränarkose und im Extrem zu *Narkose* mit allen Zeichen der bekannten Stadien: zunächst Exzitation, Müdigkeit, Übelkeit, Kopfschmerz, Nachlassen der groben Kraft, Konzentrationsschwäche; später Verwirrtheit, Reflexverlust, Bewußtlosigkeit, Atemdepression, Kreislaufversagen. Einige Lösungsmittel, vor allem Aromate und chlorierte Kohlenwasserstoffe, **sensibilisieren** das **Herz** gegenüber *Katecholaminen* und deren Derivaten: Tachykardie, Arrhythmie. Teilweise werden beträchtliche Anteile der resorbierten Lösungsmittel unverändert exhaliert, der Rest wird über unterschiedliche Stoffwechselwege metabolisiert. In dieser Phase der Elimination nach abgeschlossener Exposition können typische **postnarkotische Symptome** (Übelkeit, Erbrechen, motorische Unruhe, Erregung u. a.) auftreten.

Alle Lösungsmittelintoxikationen werden nur **symptomatisch behandelt**; Ausnahme: Methanolvergiftung, hier stehen zusätzlich Antidote zur Verfügung.

## Benzol

### ▶ Vergiftungsgelegenheiten

Benzol ($C_6H_6$) ist Ausgangsstoff zahlreicher organischer Großsynthesen in der **chemischen Industrie**. Hierbei vorkommende Kontakte können zu Intoxikationen führen; dies ist ebenfalls beim Umgang in **Laboratorien** der Fall, wo Benzol hauptsächlich als ideales und fast universales Reinigungs-, Extraktions- und Lösungsmittel für organische Stoffe (Harze, Fette, Öle, Gummi u. a.) dient. Eine Anwendung im **Haushalt** (Fleckentferner, Reinigungsmittel, Klebstoff) verbietet sich wegen seiner hohen Giftigkeit. Benzol wird in wechselnden, jedoch geringen Anteilen (unter 5%), dem **Automobilkraftstoff** (vor allem Superbenzin) als Antiklopfmittel zur Verminderung des Tetraethylbleianteils zugesetzt; aufgrund der geringen Konzentration sind beim kurzzeitigen Betanken von Kraftfahrzeugen keine Gesundheitsstörungen zu erwarten. **Mißbräuchliche Einatmung** von benzolhaltigen Lösungsmitteldämpfen zur Erzeugung von Euphorie und Rauscherlebnissen kommt bei disponierten Jugendlichen vor.

### ▶ Pharmakokinetik

● **Resorption:** Benzol wird auf inhalatorischem Wege gut (und am häufigsten) resorbiert. Aufnahme über die Haut und Schleimhäute ist möglich.

● **Verteilung:** Benzol erreicht im Körperfett und Knochenmark um ein Vielfaches höhere Konzentrationen als im Blut.

● **Elimination:** Benzol wird (aufgrund seines hohen Dampfdrucks) relativ schnell mit drei nacheinander verzögerten Geschwindigkeiten ($t_{1/2}$ = 1, anschließend 3 und dann 30 Std.) unverändert wieder *abgeatmet*. Die Hälfte des aufgenommenen Benzols wird über verschiedene *metabolische Wege* umgewandelt, wobei mehrere harnpflichtige Verbindungen entstehen (Abb. 24-11). Ein renales Hauptausscheidungsprodukt ist Präphenylmercaptursäure, aus der im sauren Harn durch Wasserabspaltung Phenylmercaptursäure wird. Brenzkatechin, Phenol und Hydrochinon erscheinen vornehmlich an Schwefelsäure gekoppelt, gering auch mit Glucuronsäure konjugiert oder wenig als freie Verbindungen im Urin. Freie Chinone werden wenig in den Harn abgegeben, ihre Oxidationsprodukte färben diesen dunkeloliv. Unverändertes Benzol erscheint im Harn nur in Spuren.

### ▶ Giftwirkungen

● **Wirkungsmechanismus:** Durch *mikrosomale Monooxygenasen* entstandene *Epoxide* sind sehr reaktiv. Ihr bevorzugter Reaktionspartner ist ebenfalls reaktiver Wasserstoff von biologischen Verbindungen, z. B. Nucleotiden. Biochemische Prozesse dieser Art werden für *mutagene* und *karzinogene* Effekte verantwortlich gemacht. Eine analoge Reaktion über sein im ersten metabolischen Schritt entstehendes Epoxid (Abb. 24-11) wird zur Erklärung der Mutagenese und toxischen Wirkung des Benzols im Knochenmark (Anämie, Leukämie) herangezogen.

● **Akute Vergiftung:** Benzol verursacht dosisabhängig **pränarkotische** (Rauschzustand, Euphorie, Exzitation, Schwindel, Benommenheit, Kopfschmerz), **narkotische** (Bewußtlosigkeit, Muskelzuckungen, Konvulsionen, Herzrhythmusstörungen, Pupillenstarre) und **postnarkotische** (Nausea, Brechreiz, Erbrechen, Kopfschmerz, Körperschwäche, Apathie) Symptome. Haut und Schleimhäute sind gerötet. Im tiefen Koma kann der Tod durch zentrale Atem- oder Kreislauflähmung eintreten. Nach Überstehen selbst schwerster zentralnervöser Depression zeigen sich andere parenchymatöse Organe (einschließlich Knochenmark und Blut) praktisch unbeeinflußt. **Spätfolgen** bestehen nach Stunden oder Tagen in nervösen Zeichen wie Kopfschmerzen, Schwindel, Muskelzittern, Krampfneigung. Die Stärke der narkotischen Wirkungen von Benzol ist der von Chloroform vergleichbar. Mäßige Erythro- und Thrombopenie kann eventuell Monate nach einer akuten Benzolintoxikation nachweisbar sein. Benzol wirkt lokal (Haut, Schleimhäute, Auge) stark reizend (z. B. Gastritis nach Ingestion).

● **Chronische Vergiftung:**

> Langzeitige, vorwiegend im Beruf inhalatorisch und dermal erfolgende Aufnahmen verursachen zunächst uncharakteristische Allgemeinerscheinungen wie Müdigkeit, Schwindel, Übelkeit, Kopfschmerz, und **hemmen** später typisch im Knochenmark die **Bildung** von **reifen Blutzellen**.

Es tritt Erythropenie, Leukopenie, Thrombopenie unter dem klinischen Bild einer **aplastischen Anämie** mit vermehrter Blutungsneigung (zugleich

758 Toxikologie

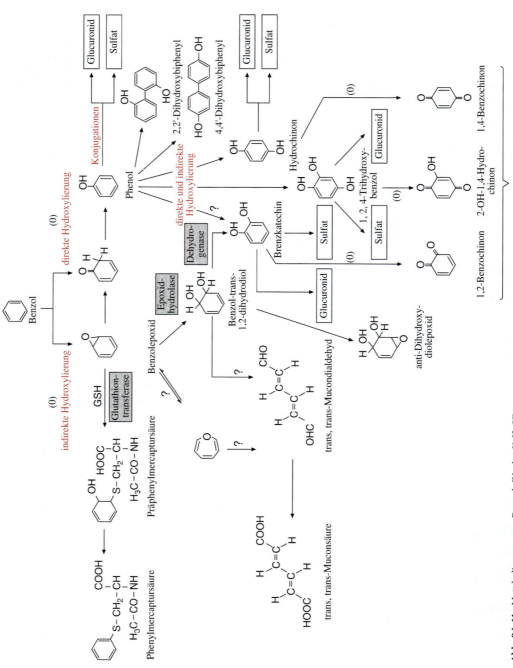

**Abb. 24-11.** Metabolismus von Benzol [Nach: Kalf GF. CRC Critical Reviews in Toxicology 18; 1987:141–59.]

Erstsymptom) auf. Das Erkrankungsfrühstadium ist umgekehrt von einer Leukozytose (!) gekennzeichnet. Die reduktive Blutbildveränderung kann sich monatelang und jahrelang therapeutisch unbeeinflußbar manifestieren, sie kann aber auch erst Monate und Jahre nach Ende des Dauerkontaktes erscheinen. Gleichzeitig oder später können sich als Folge der (trotz Expositionsende) progredienten Knochenmarkschädigung **Leukämien** verschiedenster Prägung (Krebs) entwickeln: chronische lymphatische oder myeloische Leukämie, Erythroleukämie, akute oder subakute Leukose. Es bestehen keine Anhalte über die Größenordnung der Dosen oder Dauer der Expositionen (einmal intensiv, wiederholt), die eine solche Blutzellenneubildungsstörung verursachen können; auch ist eine Schwellenkonzentration unbekannt. Dem Benzol Ausgesetzte weisen unter Umständen vermehrt (um ca. 5%) teils irreparable Chromosomenaberrationen in Knochenmarkzellen oder Lymphozyten (diagnostischer Mutagenesetest in der Arbeitsmedizin) auf. Gesundheitsgefahren bestehen insbesondere für Anämische, Kinder oder Frauen. Längere Benzolaufnahme löst **»Alkoholüberempfindlichkeit«** aus. Inhalation von Benzol kann bei disponierten Personen zu **Abhängigkeit** und im Extremfall zur Sucht führen (Gelegenheit: z.B. »glue sniffling« = absichtliche Inhalation von Lösungsmitteldämpfen zur Erzeugung eines Rauschzustandes).

- **Toxizität, quantitative Daten:** Ab 0,5 ml/kg p.o. oder 1/2 Std. Exposition in mindestens 1000 ppm treten zentralnervöse Symptome auf. Aufenthalt in 20 000 ppm ist nach spätestens 10 Min. letal. 30 g/Person oral wirken tödlich.
  TRK: 2,5 ml/m³ (ppm)

◆ **Therapie**

Nur **symptomatische Maßnahmen** sind möglich. Benzol sensibilisiert das Herz gegenüber Katecholaminen (Flimmergefahr), weshalb *Sympathomimetika* **kontraindiziert** sind. Der Einsatz von *Paraffinum liquidum* als Adsorbens nach oraler Benzolaufnahme wird unterschiedlich beurteilt. Mit einer Nachschädigung von transfundiertem Knochenmark bei Blutzellenbildungsschädigung muß gerechnet werden.

## Benzolhomologe

### Xylol

▶ **Vergiftungsgelegenheiten**

Es existieren die **drei Isomere** o-, m- und p-Xylol. Rohxylol (aus Petroleum oder Steinkohlenteer hergestellt) besteht aus allen drei Isomeren und Ethylbenzol, wobei m-Xylol die Hauptkomponente (bis 70%) ist. Xylol besitzt sehr gute Lösungseigenschaften für viele organische Stoffe und ist Ausgangsmaterial für chemische Synthesen. Die Gefahr der Vergiftung ist vor allem nach Inhalation an entsprechenden **Arbeitsplätzen** gegeben. Xylol wird häufig mit anderen gute Lösungseigenschaften aufweisenden organischen Stoffen (Alkohole, Ketone, Ester u.a.) kombiniert und gelangt so in **gewerbliche Produkte** (Reinigungsmittel, Klebstoffe, Farben, Lacke u.a.). Xylol kann auch in Lösungsmittelgemischen enthalten sein, die zum **Schnüffeln** verwendet werden, wobei die Gefahr der Entstehung von Abhängigkeit bei disponierten Personen gegeben ist.

▶ **Pharmakokinetik**

- **Resorption:** Xylolisomere werden inhalativ gut resorbiert, wobei sich alle Isomere gleich verhalten. Bis zu 70% des über die Atmung in den Organismus gelangten Xylols wird retiniert. Flüssige Xylole werden über die äußere Haut (ungefähr 2 µg/cm²/Min.) aufgenommen.

- **Verteilung:** Xylol verteilt sich im Körper, insbesondere aufgrund seiner Lipophilie in fetthaltige Organe (Halbwertszeit im Körperfett: 0,5–1 Std.).

- **Metabolismus:** Alle Xylolisomere werden über den gleichen metabolischen Weg biotransformiert (Abb. 24-12). Durch Oxidation (mikrosomale Oxygenasen) entstehen Xylenol und Methylbenzoesäure, die mit Glycin zu *Methylhippursäure* (Tolursäure) konjugiert wird. Diese wird renal ausgeschieden und als *arbeitsmedizinischer Indikator* bei beruflicher Xylolexposition herangezogen. Die renale Ausscheidung der Methylhippursäure setzt mit der Exposition ein; die höchste Harnkonzentration erscheint unmittelbar nach Inhalationsende. Die renale Abgabe erfolgt exponentiell in einer ersten (schnellen) Phase mit einer Halbwertszeit von 1 bis 2 Std. und einer zweiten (langsamen) Phase mit einer Halbwertszeit von etwa 10 Std.

- **Elimination:** Weniger als 5% Xylol werden unverändert über die Atmung abgegeben. Die Elimination über die Exhalation verläuft in den ersten 3 Std. rasch mit einer Halbwertszeit von 0,5 bis 1,0 Std. In der sich anschließenden langsamen Eliminationsphase wird das restliche Xylol über mehrere Std. (bis 16) exhaliert.

- **Interaktion:** Alle Xylolisomere induzieren mikrosomale Enzyme, insbesondere die der Leber.

▶ **Giftwirkungen**

- **Lokale Wirkungen:**
*Xyloldämpfe* reizen das äußere Auge und die Schleimhäute des oberen und unteren Atemtraktes,

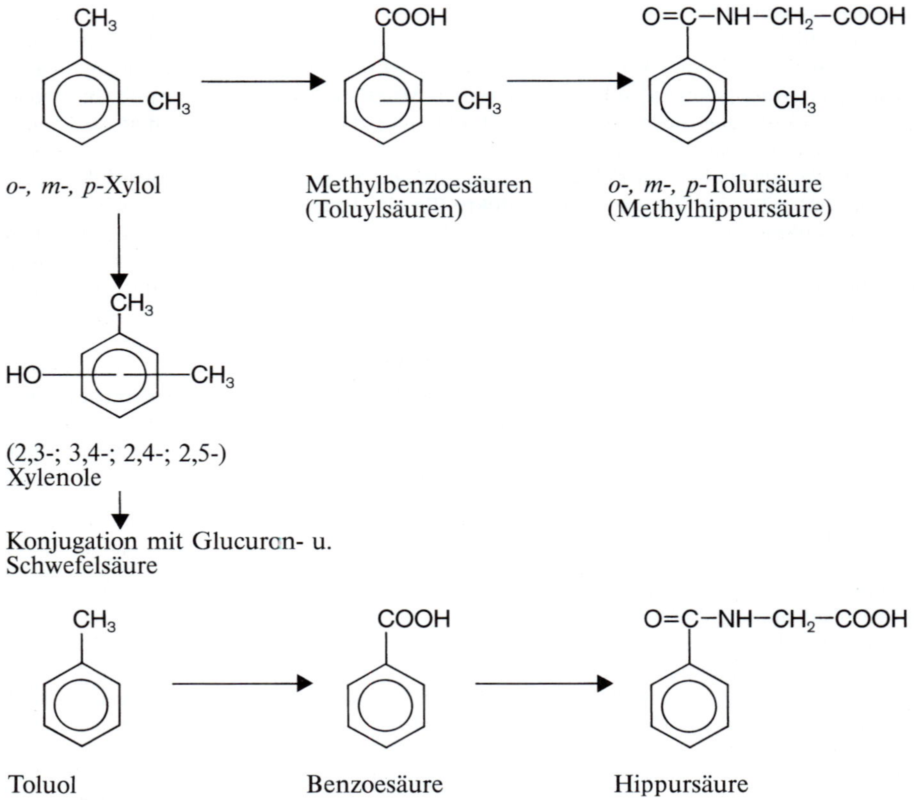

**Abb. 24-12.** Biotransformation von o-, m-, p-Xylol und Toluol

wobei im Extrem ein akutes hämorrhagisches Lungenödem entstehen kann. Repetitive Kontakte führen zu passagerer Keratitis mit Vakuolenbildung; eine völlige Restitution tritt innerhalb von wenigen Wochen nach Expositionsende ein.

*Flüssiges Xylol* entfettet die Epidermis, wodurch diese austrocknet; intensive Langzeitkontakte verursachen Dermatitis, Dermatose oder Blasenbildung auf der Haut. Nach Ingestion werden die enteralen Schleimhäute noch vor Beginn der systemischen Intoxikation gereizt. Bei Aspiration tritt eine chemisch induzierte Pneumonie mit Infektionsbereitschaft auf.

● **Akute Vergiftung:** Die Aufnahme von Xylol bewirkt zunächst unspezifische Symptome wie Kopfschmerz, Übelkeit, Schwindel, Benommenheit u. a.; nach höheren Konzentrationen tritt eine Depression zentralnervöser Funktionen mit pränarkotischen und narkotischen Symptomen auf. Diese Hemmung wird durch gleichzeitigen Genuß von Alkohol verstärkt.

● **Chronische Vergiftung**: Das klinische Bild einer chronischen Intoxikation läßt sich nicht eindeutig charakterisieren. Nach langzeitiger Xylolaufnahme entstehen (ähnlich wie bei akuter Einwirkung) zentralnervöse Störungen mit uncharakteristischen Merkmalen wie Kopfschmerz, Übelkeit, Appetitlosigkeit, Schlaf- und neurasthenische Störungen u. a.; darüber hinaus sollen Merkmale einer vegetativen Dystonie sowie Schädigung der Leber (mit Serumtransaminasenanstieg und Urobilinogenurie), der Nieren (mit Proteinurie), des Myokards oder der Blutbildung (mit Anämie und Leukopenie) auftreten.

● **Quantitative Daten:**
*Geruchsschwelle:* 1 ml/m$^3$ (ppm)
Bei Aufenthalt in 4000–8000 ml/m$^3$ (ppm) treten schnell pränarkotische und narkotische Symptome auf.
*MAK:* 100 ml/m$^3$ (ppm)
*BAT-Werte:* 150 µg Xylol/dl Blut, 2 g Tolursäure/l Harn

◆ **Therapie**

Nur eine symptomatische und Hyperventilationsbehandlung ist möglich.

# Toluol

### ▶ Vergiftungsgelegenheiten

Toluol dient zu Synthesen in der chemischen Industrie und wird als Lösungsmittel für organische Stoffe, insbesondere für Farben beim Tiefdruck verwendet. Intoxikationsgefahr besteht in den entsprechenden Arbeitsbereichen. Toluolschnüffeln mit Abhängigkeitsbildung kommt gelegentlich vor.

### ▶ Pharmakokinetik

- **Resorption und Verteilung:** Toluol wird pulmonal rasch und dermal beträchtlich resorbiert. Es verteilt sich global, insbesondere in das Fettgewebe.

- **Metabolismus:** Toluol wird oxidativ (durch mikrosomale Monooxygenasen) zu Benzoesäure metabolisiert, die mit Glycin zu harnpflichtiger Hippursäure (Eliminationshalbwertszeit: 2–3 Std.) konjugiert wird (Abb. 24-12).

- **Elimination:** Toluol wird aus dem Blut initial rasch (Halbwertszeit: 30 Min.) und später langsam (Halbwertszeit: 7,5 Std.) eliminiert.

### ▶ Giftwirkungen

- **Akute Vergiftung:** Die akute Vergiftung ist durch klinische Merkmale einer zentralnervösen Störung oder Depression gekennzeichnet, wobei Kopfschmerzen, Übelkeit, Schwindel, Koordinationsstörung, Bewußtseinseintrübung und -verlust u. a. auftreten.

- **Chronische Vergiftung:** Eine chronische Einwirkung führt zu Beschwerden ähnlich der akuten Symptomatik und zusätzlich zu Appetitverlust, Müdigkeit, Nervosität, Schlaflosigkeit, Gangstörung, Intentionstremor und selten zu Schäden der Leber, der Niere oder der Blutbildung.

- **Quantitative Daten:** *MAK*: 50 ml/m$^3$ (ppm). *BAT-Wert*: 100 µg/dl Blut.

### ▶ Therapie

Die Therapie der Intoxikation besteht in symptomatischen Maßnahmen und Hyperventilationsbehandlung.

# Benzine

### ▶ Vergiftungsgelegenheiten

Benzine enthalten vorwiegend gesättigte und ungesättigte flüssige aliphatische Kohlenwasserstoffe mit unterschiedlichen Anteilen neben wenig aromatischen Kohlenwasserstoffen.

Intoxikationen durch Benzine (Leichtbenzin – siedet zwischen 50 und 100 °C, Treibstoff, enthält vorwiegend Hexan, Heptan und Octan; Testbenzin – weitgehend aromatenfreies Lösungsmittel; Schwerbenzin, Ligroin, Terpentinersatz, mit einem Siedepunkt von 100–160 °C, Heizmittel, Kraftstoff) ereignen sich manchmal in **Gewerbe** (z. B. Reinigungsbetriebe), **Industrie** oder **Haushalten** bei Verarbeitung, Transport oder Anwendung in geschlossenen Räumen. Hierbei ist die Lunge das bevorzugte Aufnahmeorgan, mitunter auch die Haut. Jugendliche inhalieren gelegentlich Benzin **mißbräuchlich** zur absichtlichen Erzeugung eines euphorisierenden Rausches, wobei schwere Intoxikationen möglich sind. **Akzidentelle** orale Vergiftungen kommen im Haushalt (Verwechslung von Aufbewahrungsbehältnissen u. a.) vor.

### ▶ Pharmakokinetik

- **Resorption:** Flüchtige Benzinkomponenten werden leicht über die Lungen aufgenommen. Haut und Schleimhäute sind zur Penetration ebenfalls befähigt. Die Resorbierbarkeit von Alkanen mit mehr als 10 Kohlenstoffgliedern nimmt mit steigender Anzahl von Ketten-C-Atomen ab und ist ab 15 aufgehoben (Paraffinum liquidum p. o. wird nicht mehr resorbiert).

- **Verteilung:** Bevorzugt das Fettgewebe nimmt die Benzinkomponenten mit hoher Lipophilie auf.

- **Metabolismus:** Eine Hydroxylierung durch mikrosomale Monooxygenasen muß in beschränktem Umfang erwogen werden: z. B. n-Hexan wird zum neurotoxischen (Polyneuropathie) 2-Hexanol umgesetzt.

- **Elimination:** Flüchtige Alkane der Benzine werden fast ausschließlich unverändert dampfdruckabhängig rasch exhaliert: Verbindungen mit niedriger Gliederzahl schneller als solche mit längerer C-Kette. Die mittlere Halbwertszeit beträgt wenige Min., sie verlängert sich mit steigender Ketten-C-Anzahl: Hexan – 10 Min., Octan – 15 Min. (jeweils nach Ingestion).

### ▶ Giftwirkungen

- **Akute Vergiftung:** *Volatile* Komponenten der Benzine lösen eine **Narkose** mit allen Zeichen des Vor- oder Nachstadiums aus (Kap. 8, S. 192 f.). Beabsichtigte Rauschepisoden mit Euphorie treten nach vorsätzlichem »Schnüffeln« (begrenzte zwanglose Inhalation) ein. Exzitationen sind stark ausgeprägt und mitunter von Krämpfen begleitet. Die Stärke der narkotischen Wirkung ist mit der des Diethylethers vergleichbar. Atemlähmung tritt jedoch wesentlich früher als nach Diethylether ein (Todesfälle nach »Schnüffeln«). Eine kurzfristige Benzinnarkose wird in der Regel folgenlos überstanden. Einatmung extrem hoher Konzentrationen, längere Benzinnarkosen oder Ingestion können **Gefäßschädigungen**, insbesondere in Lungen (Blutungen, Ödem, Bronchopneumonie als Spätfolge – auch nach Aspiration von flüssigem Benzin) und Nieren (Nephropathie) verursachen. *Orale* Zufuhr führt oft zu **Magenschleimhautirritation** mit Übelkeit und Erbrechen.

- **Chronische Vergiftung:** Repetitive Aufnahme von Benzin (Inhalationen, geringe orale Mengen) führt zu **zentralnervösen Erscheinungen** wie Benommenheit, Kopfschmerz, Schwindel, in schweren Fällen zu psychischen Störungen wie Delir, Erregung, Depression oder Persönlichkeitsabbau mit Nachlassen der geistigen Leistungen (Merkfähigkeit u. a.). Systemisch werden periphere Neuropathien mit motorischen Lähmungen (beispielsweise durch metabolisches 2-Hexanol) beobachtet. Alkangemische führen zu Abhängigkeit: **»Benzinsucht«** (Mißbrauch durch »Schnüffeln« von Reinigungs-, Klebe- oder Lösungspräparaten mit verschiedenen flüchtigen organischen Komponenten). Infolge lokaler Dauerkontakte treten **Irritationen** der Haut und der Schleimhäute des Atemtraktes mit Blutungen (Gefäßgift!) auf.

- **Toxizität, quantitative Daten:** 7,5 ml/kg Benzin p. o. sind letal. 1000 ppm – Exposition führt nach 15 Min. zu ersten narkotischen Erscheinungen.

  *MAK* nur für einzelne volatile Alkane, z. B. n-Hexan = 50 ml/m$^3$ (ppm), Heptan oder Octan = 500 ml/m$^3$ (ppm)

  *BAT-Wert* für n-Hexan: 5 mg 2,5-Hexandion plus 4,5-Dihydroxy-2-hexanon pro Liter Harn

◆ **Therapie**

**Symptomatische Behandlungsmaßnahmen** sind konsequent angezeigt. Wegen der Gefahr von Rhythmusstörungen infolge Katecholaminsensibilisierung des Herzens durch aliphatische Kohlenwasserstoffe sind **Sympathomimetika kontraindiziert**. Peinliche Aspirationsverhütung (Pneumoniegefahr!). Bei Ingestion wird *Paraffinum liquidum* zur Adsorption (noch) empfohlen.

## Aliphatische Halogenkohlenwasserstoffe

▶ **Vergiftungsgelegenheiten**

Die meist nicht brennbaren, flüssigen und leicht flüchtigen Halogenalkane werden gewerblich, industriell oder labortechnisch vielseitig, häufig **im Gemisch**, eingesetzt: Syntheseausgangsmaterial (z. B. Vinylchlorid für Kunststoffe), Lösungs- (z. B. Tetrachlormethan), Reinigungs- (z. B. Tetrachlorethen in der Textilreinigung), Entfettungs- (z. B. Trichlorethen zur Metallentfettung), Extraktions- oder Verdünnungsmittel (für Lacke, Farben, Klebstoffe usw.). **Vergiftungsgefahren** bestehen somit nicht nur im Beruf. Zu Rausch und Euphorie führendes »Schnüffeln« wird gelegentlich von Disponierten geübt und leitet manchmal schwere Intoxikationen ein. An Arbeitsplätzen bilden einige Halogenalkane unter Hitzeeinwirkung Carbonylchlorid (lokales Reizgas, s. S. 753). Selten sind Suizide, z. B. mit Trichlormethan (Chloroform) oder Tetrachlormethan (Tetrachlorkohlenstoff).

▶ **Pharmakokinetik**

Die Lösungseigenschaften und der Dampfdruck bestimmen im wesentlichen die **leichte Membranpermeation** der aliphatischen Halogenkohlenwasserstoffe: schnelle pulmonale Aufnahme und rasche Abatmung (bedeutsamer Eliminationsweg), gute Resorbierbarkeit über Verdauungstrakt oder Haut. Die lipophilen Eigenschaften bedingen eine **Anhäufung** im Fett- und Nervengewebe (Narkose analog den aliphatischen Inhalationsnarkosemitteln). Ein **metabolischer Umsatz** (Entstehung von oxidativen Dehalogenverbindungen, Carbonsäuren, Alkoholen, Glucuroniden usw.) tritt teilweise ein, wobei mitunter starke *Parenchymgifte* (Leber, Niere) entstehen. Es ist damit zu rechnen, daß mikrosomale Reduktasen in vereinzelten Fällen instabile reaktionsfreudige *freie Radikale* bilden, wie für Tetrachlormethan gezeigt wurde: $CCl_4 \rightarrow CCl_3$. Mikrosomale Monooxygenasen bauen über eine C=C-Doppelbindung der Ethylene fallweise unterschiedlich stabile reaktive *Epoxide*

$$=C\overset{O}{\diagdown\diagup}C=$$

auf: beispielsweise Trichlorethen (Trichlorethylen-)-Epoxid. Unbedeutende Quantitäten oder Spuren von unveränderten Halogenalkanen erscheinen im Harn.

▶ **Giftwirkungen**

Die Toxizität der einzelnen aliphatischen Halogenkohlenwasserstoffe ist unterschiedlich, dies steht mit der verschiedenen Metabolisierung ursächlich im Zusammenhang.

- **Wirkungsmechanismen:**
**Struktur-Wirkungs-Beziehung:** Die narkotische Wirkung von Alkanen wird durch Halogensubstituenten erhöht. Die Stabilität der Verbindungen nimmt abhängig vom Halogen in der Reihenfolge ab: F > Cl > Br > J und dadurch bedingt in ähn-

licher Folge auch ihre zentralnervös depressive Effektivität.

**Metabolitenwirkung:**
▷ Die **unveränderten Halogenaliphate** sind fast ausschließlich für deren Wirkung an *Nervengewebe* verantwortlich, während ihre Metaboliten *Leber-* und *Nierenschäden* (Latenzzeit) verursachen. Muttersubstanzen und Umwandlungsprodukte sind *kardiotoxisch* (Sensibilisierung des Herzens gegen Katecholamine).
▷ Die toxikologische Validität der **Epoxide** ist unterschiedlich, sie hängt von deren Stabilität ab. Das Epoxid des Vinylchlorids (Chlorethylen) kann mit Desoxyribonucleinsäure reagieren und wird über diesen Weg für dessen *kanzerogene* Wirkung (Hämangiosarkome) verantwortlich gemacht.
▷ Die Reaktion **freier Radikale** von Halogenalkanen mit körpereigenen Strukturen ist am Modell des *Tetrachlormethanradikals* $CCl_3^-$ experimentell untersucht. $CCl_3^-$ reagiert mit reaktivem Wasserstoff von ungesättigten Fettsäuren der Membranphospholipide zu Trichlormethan (Chloroform). Als Folge der H-Abgabe tritt an den ungesättigten Fettsäuren eine disseminierte Transposition von Doppelbindungen zwischen den disponierten C-Atomen auf: *Dienkonjugation*. Nach $O_2$-Anlagerung – Lipidperoxidation – werden Hydroperoxide gebildet, von denen sich kleinere aliphatische Moleküle abspalten: *Malondialdehyd*, gesättigte und ungesättigte *Alkane* (Methan, Ethan, Pentan u. a.). In tierexperimentellen Modellen ist das Ausmaß der Dienkonjugation, die Bildung von Malondialdehyd oder von einzelnen niederen Alkanen quantitativ analytisch erfaßbar. Volatile Alkane treten beispielsweise beim Menschen unter/nach einer Halothannarkose in der Abatmungsluft vermehrt auf. Die Änderung der Phospholipide verursacht eine **Störung** der **Membranstruktur** und deren Dysintegrität, wodurch multiple Folgestörungen morphologischer und funktioneller Art ausgelöst werden (Abb. 24-13).
▷ Bei der metabolischen Umwandlung einzelner Chloraliphaten treten mitunter Produkte mit teilweise beträchtlicher Eigenwirkung und toxischer Gefährlichkeit auf, z. B.
  • **Chlormethan** (Methylchlorid, $CH_3Cl$) → HCl + Methanol (→ Formaldehyd → Ameisensäure) (S. 774 f.)
  • **Dichlormethan** (500 ppm/1 Std. Exposition) → CO (→ HbCO, 4%)
  • **Trichlorethen** (Trichlorethylen) → Trichlorethenepoxid → Chloralhydrat → Trichlorethanol (hypnotische Wirkung: Müdigkeit, langzei-

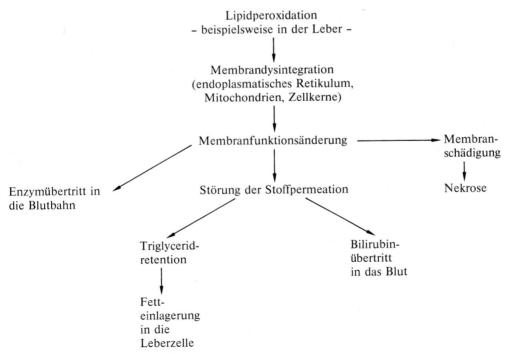

**Abb. 24-13.** Folgen der Lipidperoxidation

tig: Kopfschmerz und Neurosen) und Trichloressigsäure

- **Akute Vergiftung:**
▷ Ausreichend hohe inhalatorische oder orale Dosen verursachen schnell **Narkose** mit deutlichen Merkmalen des Vor- und Nachstadiums. Diese Eigenschaft ist insbesondere dem Tri- ($Cl_2C=CHCl$) und Tetrachlorethen (Tetrachlorethylen, Perchlorethylen, $Cl_2C=CCl_2$) oder dem 1,1,1-Trichlorethan (Methylchloroform, $Cl_3C-CH_3$), Trichlormethan (Chloroform, $CHCl_3$) und dem Dichlormethan (Methylenchlorid, $CH_2Cl_2$) vorherrschend zu eigen, sie ist bei anderen aliphatischen Chlorkohlenwasserstoffen wie 1,2-Dichlorethan ($ClH_2C-CH_2Cl$), 1,1,2-Trichlorethan ($Cl_2HC-CH_2Cl$), Tetrachlorethan (sym.), Tetrachlormethan (Tetrachlorkohlenstoff, $CCl_4$) gering ausgeprägt und tritt möglicherweise nur wenig in Erscheinung.
▷ Die **lebertoxische** Wirkungskomponente der genannten Verbindungen verhält sich umgekehrt, sie nimmt in der *Reihenfolge* zu: Dichlormethan < 1,1,1-Trichlorethan < Trichlorethen < Tetrachlorethen < Trichlormethan < 1,1,2-Trichlorethan < Tetrachlormethan < 1,2-Dichlorethan (am stärksten hepatotoxisch). Die Leberschädigung (Verfettung, Nekrose) schreitet in der Regel rasch voran. Schon nach etwa 24 Std. (oder später) kann eine schwere Dekompensation der Leberfunktion eintreten. Ikterus, hoher Anstieg der Transaminasen und der LDH im Blut, druckschmerzhafte Lebervergrößerung, Koma. Nach weiteren 24 Std. kann sich ein **hepatorenales Syndrom** mit Nierenfunktionseinschränkung bis zur Anurie ausbilden; als pathologisches Substrat imponiert eine Tubulusnekrose. Die Nierenstörung kann die Lebersymptomatik klinisch überspielen.
▷ Halogenierte Aliphate sind infolge Sensibilisierung des Herzens gegenüber Katecholaminen eventuell stark **kardiotoxisch**: Herzsekundentod.
▷ In der narkotischen Intoxikationsphase kann der Tod durch zentrale Lähmung (Atmung, Vasomotoren) eintreten, in der hepatorenalen Phase durch funktionelles Versagen der beteiligten Organe. Nach Abklingen des akuten Vergiftungsbildes können Störungen in den ergriffenen Organen über längere Zeit klinisch manifest bleiben (Fettleber, Reduktion zerebraler Leistungen, Kardiomyopathie, multiple nervöse Nachkrankheiten: Psychosyndrome, Neuropathie).
▷ **Irritation** der **äußeren Haut** durch flüssige Halogenalkane oder deren Dämpfe ist möglich (Dermatitis), insbesondere durch Trichlormethan (Chloroform).

- **Chronische Vergiftung:** Die auftretenden Beschwerden und Symptome sind für alle Halogenalkane nicht einheitlich und *sehr unterschiedlich*. Durch Langzeitaufnahme treten vorherrschend klinische Zeichen einer fortschreitenden **Leberverfettung** mit Zellnekrose bis zur Zirrhose auf, insbesondere durch die stark lebertoxisch wirkenden Verbindungen. Knochenmarkschäden mit hämorrhagischer Diathese sind selten. **Stoffwechselveränderungen** kommen vereinzelt vor, beispielsweise Akroosteolyse an den Fingerendphalangen nach Langzeitumgang mit Vinylchlorid. **Zerebrale Alterationen** von teilweise abortiver narkotischer Art mit allgemeinen, oft nur blanden Merkmalen wie Unruhe, Reizbarkeit, Übelkeit, Appetitlosigkeit, Müdigkeit, Kopfschmerz, Hyperhydrose, Desorientiertheit, Konzentrationsschwäche, Stimmungslabilität, Krampfneigung u. a., organische Psychosyndrome (Delir, Depressionen, Halluzinationen) treten mitunter auf. Gelegentlich kommt es zu **Neuropathien** verschiedenster Form: Optikusneuritis, Trigeminushyperästhesie, Parästhesien in den Extremitäten, Polyneuritis. Längere Dampfexpositionen können von Konjunktivitis, Laryngitis oder Bronchitis gefolgt sein. Manche Halogenaliphate werden zum rauschproduzierenden »Schnüffeln« gebraucht und führen auf diesem Wege über wiederholte Euphorieerlebnisse und Psychostimulation zur **Abhängigkeit** (z. B. »Tri-Sucht«). Nach monate- bis jahrelanger beruflicher Aufnahme von Vinylchlorid ($H_2C=CHCl$) wurden gehäuft **maligne Hämangiosarkome** der Leber beobachtet.

- **Toxizität, quantitative Daten:** 20–30 ml Tetrachlormethan (Tetrachlorkohlenstoff) oder Trichlormethan (Chloroform) p. o. sind tödlich. Beispielsweise 200 ppm Trichlorethen (Trichlorethylen) in der Inhalationsatmosphäre führen nach kurzer Zeit zu ersten ZNS-Zeichen: z. B. Müdigkeit.

MAK von beispielsweise Chlormethan (Methylchlorid): 50 ppm; von Trichlormethan (Chloroform) oder Tetrachlormethan (Tetrachlorkohlenstoff): 10 ppm

TRK für Vinylchlorid: 2 ml/m$^3$ (ppm) = 5 mg/m$^3$

BAT-Werte: Dichlormethan = 1 mg/l Blut, 5 % HbCO im Blut; Tetrachlorethen = 100 µg/dl Blut, 9,5 ml/m$^3$ Alveolarluft; Tetrachlormethan = 70 µg/l Blut, 1,6 ml/m$^3$ Alveolarluft; 1,1,1-Trichlorethan = 55 µg/dl Blut, 20 ml/m$^3$ Alveolarluft; Trichlorethen: 500 µg Trichlorethanol/dl Blut, 100 mg Trichloressigsäure/l Harn.

- ◆ **Therapie**

Alle Möglichkeiten einer **symptomatischen Behandlung** (Elementarhilfe, Schockbekämpfung, Giftentfernung, Überwachung des Säure-Basen-Haushaltes, Hyperventilation zur Verstärkung der Exhalation des

Giftes (z. B. bei Tetrachlormethan [Tetrachlorkohlenstoff] u. a.) sind auszuschöpfen. Aspirationsverhütung wegen späterer Pneumoniegefahr. Beim hepatorenalen Syndrom ist apparative Detoxikation (Hämodialyse usw.) zu erwägen. *Sympathomimetika* sind wegen der Gefahr des Kammerflimmerns **kontraindiziert**. Bei Exzitation oder Krampfneigung: Benzodiazepine. In der Folgezeit nach der überstandenen Vergiftung ist Alkohol wegen seiner zusätzlichen leberverfettenden Wirkung zu meiden.

### ▶ Besonderheiten einzelner Verbindungen

#### Treibmittel für Aerosole

Fluor- und chlorsubstituierte aliphatische Kohlenwasserstoffe von leichter Flüchtigkeit (niederer Kp.) wie Trichlorfluormethan (Kp. + 23,7 °C), Dichlordifluormethan (Kp. − 29,8 °C), 1,1,2-Trichlor-1,2,2-trifluorethan (Kp. + 47,0 °C), 1,2-Dichlor-1,1,2,2-tetrafluorethan (Kp. + 4,1 °C) u. a. werden als Treibmittel unter der Bezeichnung **Freone** oder **Frigene** flüssigen Wirkstoffkonzentraten beigemischt, die als Aerosole (»Sprays«) medizinisch, kosmetisch oder handwerklich angewendet werden. Die Verbindungen haben eine geringe Toxizität. Eine geringe inhalatorische Aufnahme ist möglich, vor allem, wenn das Versprühen direkt in die Mundhöhle und Atemwege erfolgt (zur Bronchospasmolyse, Lokalanästhesie u. a.). Hiernach ist infolge *Sensibilitätssteigerung* die Kardiotoxizität der *Katecholamine* erhöht: Rhythmusstörungen. Extremer Abusus durch »Schnüffeln« endete vereinzelt tödlich. Die hohe Flüchtigkeit der Verbindungen ist für ihre ultrarasche Exhalation verantwortlich. Aliphatische F- und Cl-Kohlenwasserstoffe setzen sich unter hoher Energiezufuhr (offene Flamme u. a.) zu Carbonylchlorid (Phosgen, lokales Reizgas, S. 753) um. **F**luor**c**hlor**k**ohlen**w**asserstoffe **(FCKW)** werden für eine Schädigung der Ozonschicht in der Stratosphäre (sog. *Ozonloch*) verantwortlich gemacht.

## Ethanol

### ▶ Medizinische Verwendung

Ethanol (Ethylalkohol, Alkohol, rein: 96%; Spiritus: 90%) wird als Spiritus dilutus (70%, optimale antibakterielle/antiseptische Konzentration) zur äußeren **Desinfektion** (Hände, Injektionsstellen u. a.), mit Wasser verdünnt zu **gewebeabschwellenden**, kühlenden Umschlägen (z. B. bei Weichteilprellungen) oder **durchblutungsfördernden** Einreibungen (eventuell mit gleichsinnig wirkenden Zusätzen) angewendet. Als **Galenikum** dient Ethanol zur Lösung und Verdünnung von Drogen und Arzneistoffen bei der Medikamentenherstellung; flüssige Arzneien zur oralen Zufuhr enthalten gelegentlich Ethanol in niederer Konzentration.

### ▶ Gewerbliche Verwendung

Aufgrund seiner Lösungseigenschaften kommt Ethanol in Kombination mit anderen Lösungsmitteln in Farben, Lacken, Klebstoffen, Reinigungsmitteln u. a. vor.

### ▶ Vergiftungsgelegenheiten

**Inhalation** von Ethanoldampf kommt an entsprechenden Arbeitsplätzen der chemischen Industrie vor und führt erst bei extremer Exposition zu akuten zentraldepressorischen Beschwerden: Müdigkeit, Nachlassen der geistigen Konzentrationsfähigkeit u. a. Beispielsweise werden bei Exposition in 66 000 ppm (ml/m³) nach 15 Min. nur 0,05‰ Alkohol im Blut aufgebaut, oder während einer 3-Stunden-Exposition in 2400 ppm (ml/m³) bleibt die Blutalkoholkonzentration unter der Nachweisgrenze (0,002‰).

> Die eigentliche toxikologische Bedeutung des Ethanols erwächst aus der **Aufnahme** (gelegentliches, gewohnheitsgemäßes, situatives, zeremonielles oder rituelles Trinken) von alkoholhaltigen Getränken (Genußmittel, Tab. 24-5).

Hierbei werden akute oder chronische Vergiftungszustände – häufig mit sozialen Folgen – durch Exzesse oder Abusus hervorgerufen. Ethanol gehört zu den wichtigsten Genußgiften: sein Konsum steigt weltweit an. Wird »**vergällter**« (durch üblen Geschmack ungenießbarer) **Ethanol getrunken**, so entstehen eventuell erhebliche gesundheitliche Gefahren durch die jeweils verwendeten Vergällungs-

**Tab. 24-5.** Ethanolgehalte einzelner Getränke

| | Vol.-% |
|---|---|
| Malzbier | 2 |
| Weißbier | 3 |
| Exportbier, Pils | 4–5 |
| Märzen-, Bockbier | 4–7 |
| Porter, Ale | 5–7 |
| Deutscher Weißwein, Schaumwein | 7–10 |
| Französischer Rotwein | 8–10 |
| Fruchtwein | 8–11 |
| Südwein | 14–20 |
| Likör | 22–42 |
| Klare Branntweine | 35–45 |
| Whisky, Wodka | 40–50 |
| Rum | 40–70 |

stoffe (Methanol, Pyridin, Aceton, Petrolether u. a.). Die im Stoffwechsel des Organismus ständig entstehende minimale Ethanolmenge entfaltet keine meßbare Wirkung.

### ▶ Pharmakokinetik

● **Resorption:** Ethanol (Öl-Wasser-Verteilungsquotient: 0,04) wird rasch aus dem *Magen-Darm-Kanal*, teilweise bereits über die Schleimhäute von Ösophagus sowie *Mund-* und *Rachenraum* resorbiert. Aus dem Magen und Darm können initial (leerer Magen) 1 g Ethanol innerhalb 1–3 Min. in die Blutbahn übertreten. Die komplette Resorption ist in Abhängigkeit vom Füllungsgrad des Verdauungstraktes mit Speisen und deren Zusammensetzung (Resorptionsverzögerung) spätestens nach 1 Std. abgeschlossen. Vom Magen werden ungefähr $1/4$ der genossenen Menge resorbiert, nach extremer Ingestion wesentlich mehr infolge partieller Lähmung der Pylorusfunktion und lokaler Steigerung der Schleimhautdurchblutung.

Über die *Atemwege* wird (z. B. am Arbeitsplatz) nur wenig Ethanol aufgenommen. Beispielsweise führt eine 15minütige Exposition in 66397 ml/m$^3$ (ppm) zu einem Ethanolgehalt im Blut von 0,055‰.

● **Verteilung:** Ethanol verteilt sich mit dem Bestreben des Konzentrationsabgleiches schnell im Körper und erscheint in der Muttermilch sowie über die Plazenta auch im Embryo. Ethanol verteilt sich vornehmlich durch Lösung im *Körperwasser* (Verteilungsraum = Verteilungsvolumen, entspricht dem Körperwassergehalt im Normbereich).

● **Berechnung der resorbierten Menge:** Sie erfolgt aufgrund der Verteilungseigenschaften des Ethanols mit Hilfe der Kenntnis von drei Parametern.
Ethanol (g) = Körpergewicht (kg)
× Blutkonzentration (‰ = mg/g Blut)
× relatives Verteilungsvolumen (beim Mann: 0,68, bei der Frau 0,56, mit einer jeweiligen interindividuellen Maxima-Minima-Schwankung von ± 25%)

● **Elimination:** Nur geringe Anteile verlassen den Organismus unverändert: durch Abatmung bis 3%, im Schweiß und Harn bis 2%. Die mit anderen Organen korrelierende Blutkonzentration nimmt in einer **Zweiphasencharakteristik** ab (Abb. 24-14): vom Konzentrationsmaximum in linearem (im Gegensatz zur Mehrzahl anderer Fremdstoffe) Verlauf, nur im gering anteiligen Endbereich exponentiell auslaufend (wird in der Praxis vernachlässigt). Aufgrund der zeitlich überwiegend konstanten linearen Kinetik errechnet sich der Konzentrationsabfall des Ethanols im Blut sowie in den Organen und damit

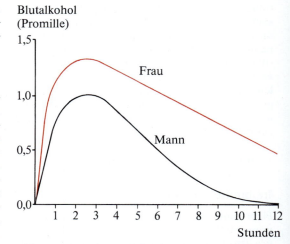

**Abb. 24-14.** Geschwindigkeit der Resorption und Elimination von Ethanol nach einer einmaligen oralen Dosis von 1 g/kg

die gesamte **Eliminationsrate**: beim Mann 0,1 g/kg/Std., bei der Frau 0,085 g/kg/Std., jeweils mit einer interindividuellen Maximum-Minimum-Schwankung von ± 30%, jedoch mit Konstanz beim einzelnen Individuum; hieraus ergibt sich ein mittlerer Wert von 0,15‰/Erwachsener/Std. Anhand der zu einer bestimmten Zeit gemessenen Blutalkoholkonzentration sind vorherige Gehalte über den geradlinigen Eliminationsverlauf zurückrechenbar, was für den Rechtsmediziner bedeutsam ist. Bei manchen Alkoholikern ist die Ethanolelimination (Oxidation) minimal, praktisch belanglos, gesteigert (Induktion des MEOS, S. 767).

● **Metabolismus:** 95% des Ethanols werden im Organismus in Form eines Kettenabbaus (Abb. 24-15) metabolisiert. Hauptort der Umwandlung ist die Leber. Der erste Schritt wird mit der zeitlich jeweils gleichen Rate (Resultat: zeitlinearer, konzentrationsunabhängiger Konzentrationsabfall) durch die im Zytosol vorkommende **Alkoholdehydrogenase** (ADH) bewältigt. Dieses Enzym ist essentiell von den Cofaktoren Zn und NAD$^+$ (Nicotinamidadenindinucleotid) abhängig. Der entstehende kurzlebige ($t_{1/2}$ = 1 Min.) *Acetaldehyd* wird rasch durch die Katalyse der ebenfalls im Zytoplasma vorhandenen, NAD$^+$-verbrauchenden **Aldehyddehydrogenase** (ALDH) oder deren Isoenzyme – quantitativ untergeordnet auch durch die Aldehydoxidase – getilgt. Die anfallende *Essigsäure* wird in aktivierter Form in den Citratzyklus eingeschleust und dort zu den ultimaten Produkten $CO_2$ und $H_2O$ umgesetzt. Aktivierte Essigsäure kann auch in Seitenwege des Intermediärstoffwechsels abwandern und dort zur Synthese anderer Pro-

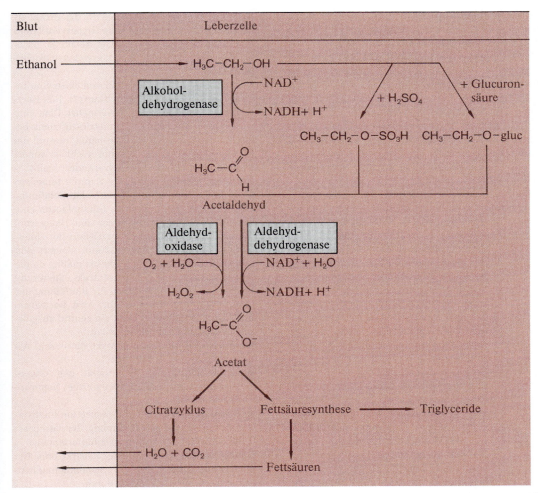

**Abb. 24-15.** Metabolismus von Ethanol in der Leber. $NAD^+$ = Nicotinamidadenindinucleotid, NADH = reduziertes $NAD^+$.

dukte (z. B. Triglyceride) dienen. Beim ersten (ADH) und zweiten (ALDH) metabolischen Schritt wird $NAD^+$ zu NADH reduziert, dessen Regeneration (Oxidation zu $NAD^+$) nur langsam erfolgt.

**Geschwindigkeitslimitierend** beim Ethanolabbau ist somit die zeitlich beschränkte Verfügbarkeit des im Zytosol gebrauchten $NAD^+$ (60% seines Pools in den Mitochondrien), wodurch die lineare Ethanoleliminationscharakteristik erklärt wird.

Bis 8% des Ethanols werden durch Katalyse des im endoplasmatischen Retikulum lokalisierten Cytochrom-$P_{450}$-abhängigen **MEOS** (**m**ikrosomales Etha**n**ol**o**xidation**s**system) zu Essigsäure oxidiert. Auch die Katalase ist gering (etwa 2%) an der Ethanoloxidation beteiligt. Weniger als 1% Ethanol werden an Glucuronsäure gekoppelt, Spuren mit Schwefelsäure konjugiert, wobei jeweils renal gut ausscheidbare Produkte entstehen. Der Ethanolabbau ist bei Hyperthyreose minimal beschleunigt, auch kann er quantitativ unbedeutend (kein therapeutisches Prinzip) durch Insulin, Lävulose oder 2,4-Dinitrophenol (Rodentizid) gesteigert werden.

Während des metabolischen Abbaus von Ethanol wird **Energie frei**: aus 1 g entstehen 7,1 kcal = 29,7 kJ, das reicht, um etwa 2/3 des Körperenergiebedarfs (der Abbau von 0,1 g Ethanol/kg/Std. liefert 0,71 kcal/kg/Std.) bei einem Normalgrundumsatz von 1 kcal/kg/Std. zu decken (bedeutsam bei schlecht ernährten Alkoholikern!). Ethanol ist jedoch kein vertretbarer Ersatzenergieträger der Nahrung.

## ▶ Giftwirkungen

● **Akute Vergiftung:** Bereits geringe orale Ethanoldosen verursachen akut Organwirkungen. Ab einer

Blutkonzentration von 1,4‰ entsteht ein Zustand, der insbesondere durch Depression zentralnervöser Funktionen gekennzeichnet ist und als Vergiftung gilt. Das Stadium der Vergiftung und die von ihr abzugrenzende Vorphase gehen fließend ineinander über. Ein akuter Intoxikationszustand wird in der Regel nach einer kurzzeitigen Aufnahme von etwa 100 g Ethanol ausgelöst. Insbesondere die pränarkotische Phase ist stark ausgeprägt. Die Spanne zwischen Koma (tiefe Narkose) und Todeseintritt ist extrem gering. Ethanol eignet sich somit wegen Fehlens der Steuerbarkeit und zu geringer Narkosebreite nicht als Narkosemittel.

Ethanol verursacht folgende **akute Wirkungen**:
▷ **Zentralnervensystem:** In Abhängigkeit von der Blutkonzentration werden beobachtet bei:

| | |
|---|---|
| 0,2‰ | Anregung psychischer Funktionen |
| 0,3‰ | Erste Unsicherheit beim Gehen, Exzitation (bis etwa 0,8‰), Enthemmung, Euphorie, Redseligkeit, Gedankenflucht, Selbstbewußtseinssteigerung, Herabsetzung der Selbstkritik, Verlangsamung der Reaktionszeit, Verschlechterung motorischer Leistungen, Abnahme der geistigen Konzentrationsfähigkeit, Gesichtsrötung |
| 0,4‰ | Gesichtsfeldeinschränkung |
| 0,5‰ | Klinisch objektivierbare Wirkungen: neurologische Ausfälle wie Romberg-Test positiv, Fehlleistungen bei Blindzielbewegungen (Finger-Nase-Versuch), Nachlassen der Muskelkraft, merkliche Abnahme der Verkehrstüchtigkeit (gesetzlich festgelegte Grenze) |
| 0,6‰ | Beginnende Sprechstörung (Versprechen, lallende Sprache, Wortfindungsschwäche) |
| 0,7‰ | Nystagmus, psychomotorische Erregung |
| 0,8‰ | Einsetzen von Müdigkeit |
| 1‰ | Beginn des Rauschzustandes, schwere Störungen der motorischen Koordination |
| 1,4‰ | Beginn der Intoxikation (Begriffsgrenze!), Zurechnungsfähigkeit aufgehoben, Bewußtseinstrübung, Adynamie |
| 2‰ | Merkliche Bewußtseinseinschränkung, stärkeres Auftreten von Narkosemerkmalen, körperlicher Zusammenbruch, Amnesie (»Filmriß«) |
| 3‰ | Narkosezustand |
| 3,5‰ | Areflexie, Lebensgefahr |
| 4–5‰ | Tod |

▷ **Quergestreifte Muskulatur:** Bereits geringe Ethanoldosen lassen die Muskelleistung meßbar abnehmen. Eine beschränkte willentliche Kompensation ist initial in der Phase der Enthemmung nervöser Reaktionen infolge Bremsung physiologisch antagonistischer Funktionen möglich.

▷ **Atmung:** Geringe Dosen steigern die Erregbarkeit des Respirationszentrums (Hyperventilation → Gefahr der hyperpnoeischen Alkalose), höchste Konzentrationen lähmen dieses lebenswichtige Zentrum.

▷ **Herz:** Schon mäßige Ethanoldosen lösen eine Tachykardie aus (Acetaldehydwirkung?). Das Herzminutenvolumen wird etwas vermehrt. Über eine subjektive Besserung koronarinsuffizienz-bedingter Beschwerden wird berichtet, obwohl die Koronargefäße durch Ethanol nicht erweitert werden, weshalb das EKG unverändert bleibt.

▷ **Kreislauf:** Zentral bedingt und durch tonusherabsetzenden Einfluß im Bereich der Gefäßmuskulatur lösen bereits geringe Ethanoldosen eine Vasodilatation (hochrotes Gesicht und Halspartie) mit erhöhtem Wärmeabstrom (Gefahr der Unterkühlung im Freien) aus. Ethanol steigert den Blutdruck dosisabhängig leicht bis mäßig, da die Splanchnikusgefäße über zentrale Steuerung kontrahiert werden, wodurch die Blutfüllung der übrigen Körpergefäße vermehrt wird. Bei schwerer Ethanolintoxikation kann ein zentral ausgelöster neurogener Schock auftreten.

▷ **Harnproduktion:** Ethanol wirkt diuretisch. Als Ursache kommen in Betracht:
- Herabsetzung der Effektivität des Gegenstromprinzips infolge vermehrter Nephrondurchblutung
- Bremsung der Wasserrückresorption im distalen Tubulus infolge Hemmung der Vasopressininkretion des Hypophysenhinterlappens

▷ **Glucosestoffwechsel:** Ethanol bewirkt eine Hypoglykämie (gefährlich für insulinbehandelte Diabetiker). Sie wird erklärt durch:
- Hemmung der Gluconeogenese aus Aminosäuren (besonders bei Mangel an Leberglykogen)
- vermehrten Glucoseverbrauch infolge des gesteigerten Wärmeabstroms aufgrund der erhöhten Hautdurchblutung. Dies hat zur Folge, daß bei fortgeschrittener Intoxikation die Körpertemperatur abfallen kann.

▷ **Periphere Nerven:** Höhere Ethanoldosen wirken lokalanästhetisch. Eine Blockade der Nervenleitung kann auch durch Injektion (5–10%ige Ethanollösung) topisch erreicht werden, was jedoch wegen anfänglich brennenden Schmerzen, Entzündungs- und Nekrosegefahr sowie eventuell nicht ausreichender Wirkungsstärke unterlassen wird.

▷ **Sexuelles Verhalten:** Ethanol steigert, insbesondere in geringen bis mäßigen Dosen, die Libido; hohe bis höchste Dosen mindern die Orgasmusfähigkeit (Verzögerung infolge Lokalanästhesie?).

▷ **Nausea:** Durch lokale Reizwirkung auf die Magenschleimhaut und direkte Labyrintherregung kommt es bei mittleren und hohen Dosen zu Übelkeit, Erbrechen und Schwindel. Die Magenschleimhautreizung wird durch längeres Verweilen der Ingesta im Magen infolge Lähmung der Pylorusfunktion gefördert.

▷ **Haut, Schleimhäute:** Hochkonzentrierter oder insbesondere reiner Ethanol wirkt lokal reizend, hyperämisierend und adstringierend (proteinfällend).

▷ **Leber:** Ein einmaliger Alkoholexzeß kann einen deutlichen Anstieg der γ-Glutamyltransferaseaktivität im Serum veranlassen (sensibelstes Leberfunktionsdiagnostikum).

● **Chronische Vergiftung – Alkoholkrankheit:** Eine dauerhafte, wenig unterbrochene Zufuhr höherer Quantitäten alkoholhaltiger Getränke führt zu schweren, teilweise irreversiblen Störungen innerer Organe: Alkoholkrankheit.

Ein **Alkoholismus** liegt vor, wenn es durch den ständigen Alkoholgenuß bei dem Betroffenen (Alkoholiker) zu deutlichen körperlichen, geistigen, seelischen oder innerhalb seines Umfeldes zu sozialen Schäden (Arbeitsplatzverlust u. a.) gekommen ist. Alkoholismus ist gekennzeichnet durch einen Verlust der Einsicht zur kontrollierenden, regulierenden Einschränkung des Alkoholkonsums.

Der Übergang von zunächst harmlosem, tägl. üblichem Alkoholgenuß zum schweren Dauerabusus, der Disponierte ereilt, ist fließend und kommt häufig vor (in der BRD schätzungsweise über 1 Million Alkoholkranke, darunter 20% Frauen und 10% Jugendliche).

▷ **Leber:** Bereits eine *einmalige* hohe *Ethanolingestion* führt zum passageren, innerhalb weniger Stunden rückgängigen, aufgrund der hohen Regenerationsfähigkeit der Leber folgenlosen Auftreten von Fetttropfen in der Leberzelle. Diese **Fettdeponierung** wird mit Veränderungen im Stoffwechsel ursächlich in Zusammenhang gebracht, die auf einem Absinken des $NAD^+$/NADH-Quotienten und einer gesteigerten Verfügbarkeit von aktivierter Essigsäure beruhen und einen extremen Anfall an Triglyceriden mit sich bringen: exogene Hypertriglyceridämie (bis Typ V) (Abb. 24-16).

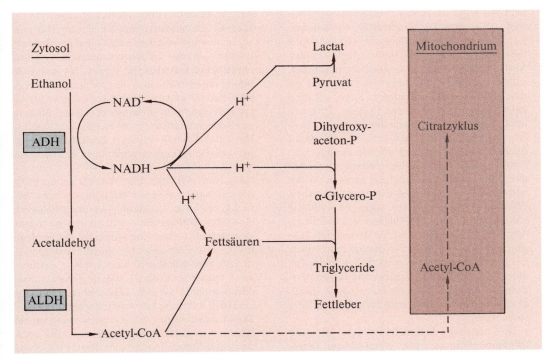

**Abb. 24-16.** Metabolischer Mechanismus der Fettleberentstehung nach Alkoholingestion. Das beim Ethanolabbau entstehende Acetyl-CoA wird nicht nur vom Citratzyklus aufgenommen, sondern auch zur Synthese von Fettsäuren herangezogen, die zur Herstellung von Triglyceriden benutzt werden. Das beim Ethanolmetabolismus anfallende NADH wird zum $NAD^+$ regeneriert. Die dabei anfallenden $H^+$-Ionen unterstützen den Aufbau von Fettsäuren, von α-Glycero-P – das für die Triglyceridsynthese essentiell ist – und von Lactat.

Mit hoher Wahrscheinlichkeit führen *ununterbrochene* (!) *tägl. Aufnahmen* von mehr als 60 g Ethanol beim Mann oder von mindestens 20 g Ethanol bei der Frau zu einer manifesten **Fettleber** mit weicher Vergrößerung des Organs, insbesondere bei Mangel- oder Fehlernährung. Bei Abstinenz kann die tropfenförmige Fetteinlagerung im Zytoplasma abnehmen oder aufgehoben werden. Eine Fettleber geringeren Ausmaßes kann monate- bis jahrelang stationär und benigne bestehen bleiben. Sie bildet jedoch die Basis für weitere schwere pathologische Progredienzen. Eine solche kann infolge einer Ethanolaufnahme von mindestens 70 g/Tag nach 6–18 Jahren als eine lebensbedrohende akute **ikterische Hepatitis** (Nausea, Inappetenz, Somnolenz), meistens durch einen schweren Exzeß bei chronischem Abusus ausgelöst, auftreten. Nach Erholung infolge Karenz (gute Reversibilität) kann schon ein geringes Alkoholquantum zum Rezidiv führen. Eine alkoholinduzierte Fettleber I.–II. Grades (Appetitmangel, Meteorismus, Völlegefühl im Bauch) kann (mit hoher Wahrscheinlichkeit) innerhalb von 6–22 Jahren (häufigstes Manifestationsalter: 5. Lebensjahrzehnt) in eine **Leberzirrhose** mit Bindegewebsaufbau (Fibrose) anstelle der destruierten Leberzellen übergehen. Krankheitsmerkmale sind: allgemeine Körperschwäche, Gewichtsverlust, Ikterus, Milzvergrößerung, Gynäkomastie (beim Mann), sekundäre Hautzeichen – Spider-Nävi, Palmarerythem u. a.; bei Leberdekompensation: Ödeme, Aszites, hepatische Encephalopathie, Ösophagusvarizenblutung. Strenge Karenz kann das Fortschreiten des Leidens verzögern oder sogar stoppen. Alkoholinduzierte Zirrhose führt häufig zum Tod. Das Zirrhoserisiko ist für die Frau dreimal höher als für den Mann.

Alle drei alkoholbedingten Erkrankungsformen der Leber sind sehr häufig und gehören zu den wichtigsten Erscheinungen der Alkoholkrankheit. Während des Gärprozesses neben dem Alkohol entstehende Begleitstoffe (höhere und verzweigte Alkohole [»Fuselöle«] u. a.) verstärken im Falle gleichzeitig vorhandener hepatotoxischer Potenz das Krankheitsgeschehen in der Leber. Alkoholbedingte Leberschäden sind manchmal mit einer Störung des Kollagenstoffwechsels gekoppelt: häufiges Auftreten von Dupuytrenkontraktur auf der Handfläche.

Der chronische Leberschaden führt gelegentlich beim Mann zu einem **verminderten Östrogenabbau** und eingeschränkter Testosteronproduktion, wodurch eine »Feminisierung« (Gynäkomastie u. a.) entsteht.

Seltener verursacht Ethanol ein **Zieve-Syndrom** (Ursache: u. a. genetische Faktoren?) mit Hepatomegalie, hämolytischer Anämie, Hyperlipoproteinämie, Anorexie, Diarrhö, Leibschmerzen, Ikterus u. a., oder eine **Porphyria cutanea tarda** bei angeborenem latentem Enzymdefekt (häufigste Manifestation zwischen 40. und 60. Lebensjahr) mit Zeichen der Leberschädigung und erosiven/bullösen Hautläsionen an lichtexponierten Stellen.

▷ **Blutzellen:** Dauernder Alkoholabusus führt nicht selten zu Störungen der Erythropoese. Als Ausdruck der Blutschädigung treten vakuolisierte Erythrozyten, Megalo- und Sideroblasten oder Schaumzellen auf.

▷ **Elektrolyte:** Der Magnesiumgehalt im Blut sinkt unter starker Ethanoldauerbelastung ab.

▷ **Nieren:** Störungen der Nierenfunktion unter dem Bild einer chronischen Nephritis nach längerem Alkoholabusus sind nicht selten.

▷ **Pankreas:** Etwa 30 g Ethanol tägl. bei der Frau oder 50 g tägl. beim Mann können nach 2–8 Jahren, am häufigsten im 4. Lebensjahrzehnt, zur Ausbildung einer akuten, rezidivierenden oder chronischen **Pankreatitis** (multiple intestinale schmerzhafte Symptome) mit Neigung zur Insuffizienz der exokrinen Funktion führen, vor allem bei konstitutioneller Disposition oder Fehlernährung. Zwei Drittel aller Pankreatitiden werden der toxischen Ethanolwirkung angelastet.

▷ **Magen:** Alkohol führt über lokalen Kontakt passager, aber insbesondere nach Genuß hochkonzentrierter Getränke zu längerdauernder, eventuell **chronischer Gastritis** mit Tendenz zu morgendlichem Erbrechen und fortgeleiteter Enteritis oder mit der späteren Komplikation eines Mallory-Weiss-Syndroms (lebensbedrohende Blutung aus Schleimhautläsionen im Kardia- und Fundusabschnitt). Ethanol verzögert das Abheilen bestehender Ulzera und verschlimmert ein Ulkusleiden.

▷ **Herz:** Nach tägl. Aufnahme von mindestens 100 g Ethanol kann auf Dauer (Manifestationszeit unbestimmt) beim konstitutionell Stigmatisierten eine **Myokardiopathie** – charakterisiert durch Hypertrophie (Dilatationszeichen bei Röntgenkontrolle, Frühdiagnostikum), Rhythmusstörungen ($< 20\%$ Vorhofflimmern, Schenkelblock, P-pulmonale), später Insuffizienz – induziert werden (Prädilektionsalter: 30.–50. Lebensjahr). Diese Erkrankung ist häufig, sie wird mitunter verkannt.

▷ **Skelettmuskulatur:** Selten lösen vorwiegend bei Männern mittleren Alters langfristige oder kurzzeitig hohe Ethanoldosen von mehr als 150 g eine akute oder prognostisch ungünstige chronische Myopathie mit Muskelschmerz, Krämpfen, Schwäche und eventuell Myoglobinurie aus.

▷ **Peripheres Nervensystem:** Eine distal betonte **Polyneuropathie** kann nach jahrelangem Alkoholmißbrauch durch Schädigung der Markscheide und/oder der Achsenzylinder peripherer Nerven initiiert werden: Parästhesien (symmetrisch), Taubheitsempfindung, spontaner Muskelschmerz und -krämpfe (vor allem in den Waden), Störung der Tiefensensibilität und dadurch bedingt Gehunsicherheit, Muskelschwäche, Reflexabschwächung (ASR häufiger als PSR). Da Besserung durch Gaben von Thiamin (Vitamin $B_1$) oder Cocarboxylase (Thiaminpyrophosphat = Vitamin-$B_1$-Pyrophosphorsäureester = Vitamin $B_1$ in aktiver Form) eintritt, wird als Ursache der Polyneuropathie ein relativer Vitamin-$B_1$-Mangel vermutet, bedingt durch verringerte Zulieferung über die Nahrung (Minderernährung des Alkoholikers) und Einschränkung der zellulären enzymatischen Phosphorylierungskapazität.

▷ **Gehirn:** Folgende alkoholtoxisch bedingte zentralnervöse Störungen projizieren sich in die Peripherie:
- Kleinhirnrindenatrophie (schleichende Ausbildung, Dysarthrie, Ataxie)
- epileptiforme Krampfanfälle
- Polioencephalopathie Wernicke (lebensbedrohend, oft mit Delir vereint, Augenmuskellähmung u. a.)

Nach *dauerhaftem starkem Alkoholabusus* kann plötzlich ein deliranter Zustand auftreten, ähnlich wie nach anderen chemischen Stoffen, z. B. Barbituraten. Geht ein abrupter, mindestens 24stündiger Alkoholentzug (z. B. Hospitalisierung u. a.) voraus, erscheint ein prognostisch günstiges **Entzugsdelir** mit Angst, innerer Spannung, depressivem Gemütszustand, Muskeltremor, ruheloser Getriebenheit, Schlafstörung, vegetativer Labilität u. a. Eine weitere, schwerere Form mit jedoch erhöhter Letalität (unbehandelt bei 70 % der Betroffenen tödlich) ist das **Delirium tremens**, provoziert durch Alkoholexzeß, Trauma, schwere Infektion (z. B. Tuberkulose) usw. (sog. Provokationsdelir) und gekennzeichnet durch zusätzliche Desorientiertheit, optische Halluzinationen (Lebewesen werden verkleinert gesehen), Wahnvorstellungen, starke psychomotorische Unruhe, Amnesie, Bewußtseinsabnahme, Verminderung von Serumkalium und -magnesium (Substitution!) u. a. Dem durch schwere somatische und psychische Störung gekennzeichneten Delir geht 1 bis 2 Tage ein Zustand mit Unruhe, Tremor, Angst und vegetativer Symptomatik voraus: **Prädelir**. Alkoholzufuhr in dieser Phase ist ohne Einfluß auf den weiteren Krankheitsverlauf.

*Langjähriger ständiger exzessiver Alkoholabusus* produziert weitere schwere psychiatrische Krankheitsbilder: Korsakow-Syndrom (Desorientiertheit, Verwirrtheit, Denkstörung, schwere Konfabulation), Demenz und Wesensveränderung (schwerste persönlichkeitsverändernde Alkoholfolge) infolge Großhirnatrophie, Eifersuchtswahn, isolierte Halluzinose u. a.

Häufig führt Ethanol beim Disponierten zu **psychischer** und **physischer Abhängigkeit**. Durch langsame oder plötzliche Steigerung des Alkoholkonsums kann eine Sucht entstehen. Vermittels der Abhängigkeit entwickeln sich oft andere Organschäden (Leber, Blutzellen, Nieren, Pankreas, Magen, s. dort).

Unter regelmäßiger Aufnahme von Alkohol kann seine zentralnervöse Wirkung abnehmen. Diese Steigerung der Toleranz **(Gewöhnung)** wird auf ein Nachlassen der Empfindlichkeit der Gehirnzellen gegenüber Ethanol zurückgeführt. Auch kann ein Leistungsabfall zunehmend durch Willenseinfluß kompensiert werden. Alkoholgewöhnte weisen gelegentlich eine kreuzweise Toleranzsteigerung für Barbiturate auf. Geringere Blutalkoholgehalte als beim Nichtalkoholgewöhnten kommen bei gleicher Zufuhr mitunter vor. Generell ist jedoch die Ethanolabbaurate beim Alkoholiker nicht wesentlich erhöht. Auch ist für ihn die Größenordnung der letalen Dosis nicht heraufgesetzt.

▷ **Fetus.** Alkoholabusus (vermutlich mittlere bis hohe Dosen, eventuell um 100 g/Tag, genaue Mengen unbekannt) während der Schwangerschaft bei alkoholkranken Müttern in der kritischen oder chronischen Phase führt nicht selten zur Embryopathie (Ausprägung: Grad I–III): »**embryofetales Alkoholsyndrom**«. Beim Feten entstehen: Mikrozephalus, Wachstumsverzögerung (Minderwuchs), Hyperaktivität, Herzvitien (oft Vorhofseptumdefekt), kraniofaziale Dysmorphie (z. B. Epikanthus, Ptosis), Genital-, Thorax- bzw. Extremitätenanomalien, Mißbildungen der Nieren- und Leberstruktur, bleibende intellektuelle Störungen u. a. Geringe körperliche Störungen werden oft nach der Geburt übersehen.

> Ethanol ist für den Menschen die gegenwärtig häufigste teratogene Chemikalie (Inzidenzrate: 1–3‰) mit vorherrschender Aktivität während des ersten Trimenon.

● **Toxizität, quantitative Daten:** 230 g Ethanol (in 0,7 l Weinbrand mit 40 Vol.-%) innerhalb 30 Min. oral aufgenommen sind tödlich. $MAK = 500$ ml/m$^3$ (ppm).

▶ **Interaktionen**

Wechselwirkungen zwischen Ethanol und anderen Fremdstoffen sind zahlreich möglich. Wichtig und in der medikamentösen Therapie oder in der Gewerbehygiene zu beachten sind:

▷ **Pharmakodynamische Interaktionen:** Die zentral-depressorische Wirkung von Ethanol kann die gleiche Wirkungskomponente von Pharmaka wie Sedativa, Hypnotika, Narkotika, Psychopharmaka, Antihistaminika, Dämpfe verschiedener organischer Lösungsmittel (an Arbeitsplätzen) additiv verstärken (Einschränkung der Verkehrstüchtigkeit). Die leberverfettende Wirkung des Ethanols wird durch berufliche Inhalation von organischen Lösungsmitteln mit den gleichen Eigenschaften summarisch erhöht.

▷ **Pharmakokinetische Interaktionen:** Ethanol kann unter Langzeitzufuhr das MEOS gering aktivieren und so seinen eigenen metabolischen Umsatz etwas (jedoch nicht entscheidend) steigern. Ethanol beeinflußt die mikrosomalen Monooxygenasen der Leber dualistisch: einmalig hohe Dosen hemmen dieses unspezifische Enzymsystem, langzeitige Daueraufnahme steigert durch Induktion seine Katalyse. Das hat zur Konsequenz, daß die Wirkung von Arzneimitteln, die durch Hydroxylierung metabolisiert/inaktiviert werden, z.B. Barbiturate, Sulfonylharnstoffe, Antiepileptika, Analgetika, unter der ersten Bedingung verlängert oder im zweiten Fall verkürzt werden kann.

▷ **Alkoholintoleranz:** Bei gleichzeitiger Anwesenheit von Ethanol und Stoffen mit einer **NCS-Struktur** im Molekül (Disulfiram, Thiram) oder Substanzen, die zu Produkten mit einer solchen Struktur metabolisiert werden (Kohlendisulfid, Calciumcyanamid) (Tab. 24-6), entsteht im Organismus eine neue Wirkung, die sich typisch betont am vegetativen Nervensystem etabliert. Es stellen sich in kurzer zeitlicher Folge und dosisabhängig folgende **Wirkungen** ein: starke Vasodilatation mit charakteristischer Rötung von Gesicht, Hals, Schulter, Oberarmen, der oberen Brust- und Rückenpartie, Hitzeempfindungen, Tachykardie, Nausea, Erbrechen, Hyperpnoe (Gefahr der respiratorischen Alkalose), Kopfschmerz, Unruhe, Cyanose, Blutdruckabfall bis zum Kreislaufkollaps. Nach geringer Ethanolzufuhr treten nur die erstgenannten Zeichen hervor. Diese nach geraumer Zeit sich rückbildenden, äußerst unangenehmen Symptome (»abhorrierendes« Erlebnis für den Alkoholiker bei der Entzugsthe-

**Tab. 24-6.** Stoffe mit NCS-Struktur oder metabolische Bildung solcher Substanzen

| Strukturformel | Chem. Bezeichnung | Verwendung |
|---|---|---|
| $Ca^{2+}[:\ddot{N}-C\equiv N:]^{2-}$<br>Metabolismus:<br>$H_2N-C\equiv N$<br>$\downarrow + H_2S$<br>$\left[\begin{array}{c}S\\\|\\H_2N-C-NH_2\end{array}\right]$ | Calciumcyanamid, »Kalkstickstoff« | Kunstdünger, Medikament (zum Alkoholentzug) |
| $\begin{array}{c}H_5C_2\\ \phantom{H_5C_2}\diagdown\\ \phantom{H_5C_2}N-\underset{\underset{S}{\|}}{C}-S-S-\underset{\underset{S}{\|}}{C}-N\diagup^{C_2H_5}_{C_2H_5}\\H_5C_2\diagup\end{array}$ | Tetraethylthiuramdisulfid, Disulfiram | Kautschukvernetzungsmittel, Medikament (zum Alkoholentzug) |
| $\begin{array}{c}H_3C\\ \phantom{H_3C}\diagdown\\ \phantom{H_3C}N-\underset{\underset{S}{\|}}{C}-S-S-\underset{\underset{S}{\|}}{C}-N\diagup^{CH_3}_{CH_3}\\H_3C\diagup\end{array}$ | Tetramethylthiuramdisulfid, Thiram | Kautschukvernetzungsmittel, Fungizid |
| $S=C=S$<br>Metabolismus:<br>$\cdots\underset{\underset{NH_2}{\|}}{CH}-\overset{\overset{O}{\|}}{C}-NH-\cdots + CS_2 \rightarrow \cdots\underset{\underset{NH-C-SH}{\|}}{\overset{\overset{\|}{S}}{CH}}-\overset{\overset{O}{\|}}{C}-NH-\cdots$ | Kohlendisulfid (Schwefelkohlenstoff) | technisches Lösungsmittel (u.a. Viskosefaserherstellung) |
| $H_3^+N-\underset{\underset{HN\diagdown OH}{\triangle}}{\overset{CO_2^-}{\underset{\|}{C}}}$ | Coprin ($N^5$-[1-Hydroxycyclopropyl]-L-glutamin) (strukturell mit den NCS-Verbindungen verwandt) | Inhaltsstoff des Faltentintlings |

rapie), wurden klinisch eingehend am Modell des Disulfirams bei seinem therapeutischen Einsatz als Alkoholaversivum untersucht und deshalb als **»Disulfiram-Ethanol-Reaktion«** (DER, Antabus-Syndrom) benannt. Als auslösendes Agens wird der gleichzeitig vermehrt im Blut bestimmbare *Acetaldehyd* genannt. Disulfiram und Strukturverwandte hemmen im Experiment die Aldehyddehydrogenase. Der im ersten Schritt des Ethanolkettenabbaus anfallende Acetaldehyd wird folglich nur verzögert weiteroxidiert oder vermehrt in Lipidstrukturen des Organismus aufgenommen. Versuchsweise i. v. Injektion von Acetaldehyd löst Kopfschmerz, Tachykardie, Vasodilatation, Hyperventilation, Blutdruckabfall aus. Die hierzu benötigten Konzentrationen übersteigen jedoch die während der DER gemessenen Gehalte. Zusätzliche, die DER auslösende, gegenwärtig jedoch noch nicht charakterisierte Mechanismen werden unterstellt. Eine der DER **ähnliche Symptomatik** wird ausgelöst **durch** Aufnahme bestimmter *Arzneimittel* (Carbutamid, Tolbutamid[1], Furazolidon, Metronidazol[2] und verwandte Nitroimidazolderivate, β-Lactamantibiotika mit einer 1-Methyltetrazol-5-thiolgruppe [Cefamandol, Cefmenoxim, Cefoperazon, Latamoxef, Cefotetan], Dithiocarb u. a.), oder bestimmter *Gewerbegifte* (Dimethylformamid, Aldoxim, Thiram u. a.), oder durch den Genuß des *Faltentintlings* (Coprinus atramentarius, in Süddeutschland heimischer Speisepilz; intensives Kochen zerstört den Inhaltsstoff Coprin [Tab. 24-6], der strukturell den Thiuramen gleicht und als disulfiramähnliches Wirkprinzip gilt).

Alkoholunverträglichkeit wird bei *Epilepsie* beobachtet; die Ursache ist ungeklärt.

◆ **Therapie**

Ein **leichter Rausch** bedarf in der Regel keiner Therapie (Ausschlafenlassen). Der **schwere**, durch Ethanol ausgelöste Rauschzustand wird symptomatisch (Elementarhilfe, Magenspülung, Schockbekämpfung, Ausgleich der durch Hyperpnoe, Hypokapnie und Säureverlust infolge Erbrechen verursachten Alkalose, Glucoseinfusion bei Hypoglykämie, Osmotherapie bei Hirnödem, Erwärmung bei Hypothermie u. a.) behandelt. Bei vitaler Indikation ist Ethanol gut dialysabel: die Peritonealdialyse ist der physiologischen Elimination 2–5-, die Hämodialyse 4–11mal überlegen. Bei psychomotorischer Unruhe und deliranten Zuständen werden zur Sedation Clomethiazol[3] (Abb. 24-17) (Vorsicht: Kollaps!), auch Neuroleptika, wie Haloperidol[4], mitunter Benzodiazepine

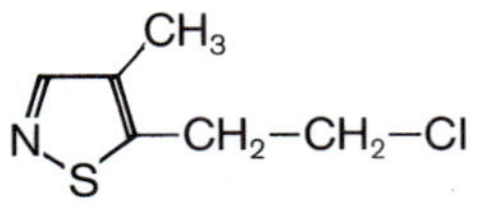

(= Chlorethiazol,
Clomethiazol,
5-(2-Chlorethyl)-4-methylthiazol

**Abb. 24-17.** Strukturformel von Clomethiazol

oder zur Dämpfung eines erhöhten zentralen Sympathikotonus auch Clonidin[5], parenteral gegeben. Clomethiazol wird zur Therapie des **akuten Entziehungs-** und **Kontinuitätsdelirs**, wegen der Gefahr einer polyvalenten Sucht nur zeitlich begrenzt (nicht zur psychischen Entwöhnung des Alkoholkranken!) eingesetzt. Eine konsequente Intensivtherapie des Delirs verbessert die Überlebenschance entscheidend.

Eine medikamentöse **»abhorrierende«** Therapie wird bei der durch Abhängigkeit gekennzeichneten Alkoholkrankheit gelegentlich im Rahmen der psychiatrischen Entzugsbehandlung vorgenommen. Hierzu stehen oral anwendbar *Calciumcyanamid*[6] oder *Disulfiram*[7] zur Verfügung. Ersteres wirkt kürzer und blander als letzteres. Die therapeutische Wirkung beider Substanzen beruht infolge Hemmung der Oxidation des Acetaldehyds auf einer Intoxikation durch Acetaldehyd. Disulfiram (Anfangsdosis 1–2 g tägl., nach einer Woche »Probetrunk«: 0,25– 0,5 l Bier, Erhaltungsdosis individuell 0,25–0,5 g/ Tag) neigt zur Kumulation infolge langsamem metabolischem Abbau zum monomeren Diethyldithiocarbamat und weiteren Produkten. Die volle Wirkung des lipophilen Stoffes tritt nach 12 Std. ein und hält nach Absetzen infolge Deponierung im Fettgewebe noch ca. 3 Tage an. Disulfiram wird in der Regel gut vertragen, es hemmt stark die mikrosomalen Monooxygenasen (Arzneimittelinteraktionen!) und verursacht selten Müdigkeit und Hypotonie, bei Dauereinnahme toxische Polyneuropathie bzw. Leberschäden. Bereits wenige ml Ethanol können die DER – auch infolge individueller Disposition in lebensbedrohendem Ausmaß – auslösen, weshalb Kuren mit Aversiva streng überwacht vorzunehmen sind; Vorsicht ist auch bei der Einnahme alkoholhaltiger Medikamente geboten.

Zur längerfristigen Behandlung der Alkoholabhängigkeit wird zusätzlich zu einer psychosozialen

---

[1] Rastinon® u.a.  [2] Clont®, Flagyl® u.a.
[3] Distraneurin®  [4] Haldol® u.a.
[5] Catapresan®, Paracefan®
[6] Temposil®, in der BRD nicht im Handel, zu beziehen über Import
[7] Antabus®

Betreuung **Acamprosat**[1], Calciumacetylaminopropansulfonat, empfohlen. Die chemische Struktur des Stoffes ist dem im ZNS vorkommenden Neuromodulator Homotaurinsäure analog. Acamprosat ist eine »anti-craving«-Substanz (craving = Suchtdruck, Alkoholverlangen). Sie kann bei Anwendung – *Dosis:* bis 2 g tägl.; *Dauer:* etwa 1 Jahr; *Wirkungslatenz:* ca. 2 Wochen – nach erfolgter Entgiftungsbehandlung die Anzahl von Alkoholrückfällen vermindern und die Abstinenzrate erhöhen. Der *Mechanismus der Wirkung* ist noch nicht eindeutig geklärt. Acamprosat moduliert den Reiztransfer im glutamatergen System des ZNS, das beim Auftreten des Alkoholverlangens beteiligt sein soll. Möglicherweise ist für dieses Verlangen ursächlich von Bedeutung, daß Alkohol als nichtkompetitiver Antagonist inhibitorisch am NMDA-Rezeptor (künstlicher Ligand: N-Methyl-d-aspartat) wirkt. Acamprosat besitzt kein Abhängigkeitspotential und wirkt nicht sedativ. *Unerwünschte Wirkungen* sind Durchfälle und Pruritus.

Chronische **alkoholbedingte Organschäden** werden mit symptomatisch wirkenden Medikamenten behandelt. Die akut auftretende, lebensbedrohende Wernicke-Encephalopathie erfordert unverzügliche parenterale Applikation von hochdosiertem Vitamin $B_1$. Dasselbe Vitamin oder seine aktive Form[2] wird zur Behandlung der Alkoholpolyneuropathie verabfolgt.

## Methanol

### ▶ Vergiftungsgelegenheiten

Methanol (Methylalkohol, »Holzgeist« aus der trockenen Holzdestillation) wird zum Ungenießbarmachen (Vergällen) von reinem Ethanol benutzt (denaturierter Brennspiritus). Er dient vor allem als Extraktions- und Lösungsmittel, z.B. in Farben, Beizen, Lacken, Polituren, Reinigungspräparaten. Vergiftungen sind im Haushalt (z.B. durch Flaschenverwechseln) eher oral, im Beruf durch Dampfinhalation möglich. Die Gefahr von **Massenintoxikationen**, seltener Einzelvergiftungen ist gegeben, wenn Methanol aus Kostengründen zum Anreichern oder Strecken von besteuertem (teurem) Ethanol in geistigen Getränken fälschlicherweise in Unkenntnis seiner Giftigkeit verwendet wird. Bei der **Obstbranntweindestillation** können toxikologisch bedenkliche Methanolmengen entstehen. Etherisch in pflanzlichen Nahrungsmitteln gebundener, dort minimal vorkommender Methanol ist für die Gesundheit bedeutungslos, ebenso die Spuren, die im Organismus aus pectinhaltigen Früchten (Äpfel) entstehen oder im Tabakrauch vorhanden sind. Berufliche Methanolinhalationen kommen vor.

### ▶ Pharmakokinetik

● **Resorption:** Methanol ist hydrophiler als Ethanol. Deshalb ist sein Permeationsvermögen durch lipidhaltige Membranen schwächer. Dies bedingt, daß Methanol vom Magen-Darm-Trakt nur langsam, jedoch komplett resorbiert wird. Inhalatorische oder dermale Aufnahme ist möglich. Bei wiederholter Zufuhr besteht infolge langsamer Elimination die Gefahr der Kumulation.

● **Verteilung:** Methanol verteilt sich fast ausschließlich im Körperwasser.

● **Metabolismus:** Teilweise durch die gleichen Enzyme wie Ethanol unterliegt Methanol ebenfalls einem Kettenmetabolismus (Abb. 24-18). Methanol wird in der Leber gering durch Katalase und mikrosomale Monooxygenasen, überwiegend jedoch durch die *Alkoholdehydrogenase* zu Formaldehyd umgewandelt. Dieser metabolische Schritt läuft langsamer als beim Ethanol als Substrat ab. Formaldehyd wird rasch durch die *Aldehyddehydrogenase* zu Ameisensäure biotransformiert, wodurch seine kurze Halbwertszeit im Blut von knapp 1 Min. erklärt

[1] Campral®
[2] Berolase®

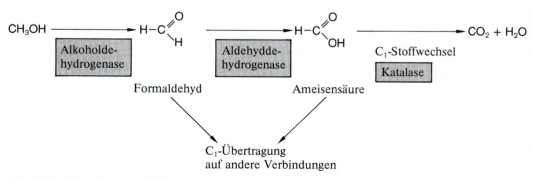

**Abb. 24-18.** Metabolismus von Methanol

wird. Die Ameisensäure wird langsam im Folatzyklus, wie andere Einkohlenstoffverbindungen, zu $CO_2$ und $H_2O$ oxidiert; *limitierend* hierbei ist die begrenzte Verfügbarkeit von Folsäure im Organismus. Über Seitenwege wird wenig Formaldehyd oder Ameisensäure zur Synthese von Aminosäuren oder anderen Produkten verwendet.

● **Elimination:** Bis zur Hälfte des aufgenommenen Methanols wird wegen der langsamen oxidativen Metabolisierung exhaliert, weniger als 3% werden renal ausgeschieden. Von der metabolisch anfallenden Ameisensäure werden bis 5% des aufgenommenen Methanols nur langsam über die Nieren abgegeben.

▶ **Giftwirkungen**

● **Wirkungsmechanismus:** Die langsame Elimination der aus Formaldehyd rasch gebildeten Ameisensäure ist für deren Kumulation im Organismus verantwortlich. Da es sich um eine organische Säure mit relativ stark saurem Charakter handelt, wird ihre Präsenz für die nach Methanolaufnahme erscheinende ausgeprägte Acidose (mit pH-Abfall bis unter 7,0) verantwortlich gemacht, wobei der jeweilige Acidosegrad nicht ausschließlich durch die aktuelle Ameisensäurekonzentration zu erklären ist. Somit wird die **Ameisensäure** als **eigentliches toxisches Agens** angesehen, im Gegensatz zum Formaldehyd, der zwar aggressiv, aber nur sehr kurzlebig ($t_{1/2}$ = 1 Min.) ist. Der Entstehungsmechanismus, der bei einer Methanolvergiftung auftretenden gefürchteten **Sehnervenschädigung** ist unbekannt; es wird vermutet, daß der Formaldehyd, die Acidose und die Hypoxie ursächlich von Einfluß sind.

● **Akute Vergiftung:** Methanol ist wesentlich toxischer als Ethanol. Initial steht im Vordergrund der Intoxikation die **narkotische Wirkung** des Methanols; sie ist weniger stark als die von Ethanol. Wegen der langsamen Methanolelimination dauert die narkotische Phase länger als die durch Ethanol verursachte. Der **Rauschzustand** kann bei verzögerter Methanolresorption gering ausgeprägt sein oder fast fehlen. Er wird mitunter von Übelkeit, Erbrechen, schmerzhaften Koliken, Oligurie begleitet und später von einer Phase der Erholung abgelöst. Auch ohne deutliche Zeichen des Rausches können früh Merkmale einer **zentralen Atemlähmung** mit Erstickungsattacken, Hypoxie, Cyanose, Atemnot, Mydriasis und Konvulsionen auftreten. Mit beginnender Anhäufung von Ameisensäure – höchste Konzentration etwa am 3. Tag der Vergiftung – setzt die **metabolische Acidose** frühestens 24 Std. nach der Aufnahme ein und bleibt parallel zur Ameisensäureretention eventuell über Tage bestehen. Die Acidose löst Hyperventilation und Harnsäuerung aus. Methanol verursacht mit Ende des 2. Vergiftungstages (manchmal auch früher, im extremen Fall schon nach wenigen Std.) eine für das Agens typische Störung des peripheren Sehorgans: **Amaurose**. Zunächst tritt ein Retinaödem mit Trübung des Visus auf. Diese Störphase kann reversibel sein oder etwa mit Ende des 4. Vergiftungstages infolge Einsetzens einer irreparablen Optikusdegeneration in eine bleibende Erblindung übergehen. Etwa die Hälfte der Vergifteten erleiden Sehdefekte, bzw. jeder Vierte erblindet dauerhaft; dies deutet auf eine interindividuell stark schwankende Empfindlichkeit des Sehapparates auf Methanol hin. Der **Tod** tritt am häufigsten durch acidosebedingte Folgeerscheinungen, z.B. im Stoffwechsel, ein, selten durch Paralyse des Atemzentrums im Zuge der anfänglichen Narkose, wozu höchste Dosen nötig sind. Unterernährte Kinder oder Frauen reagieren auf Methanol besonders empfindlich.

Höher konzentrierte *Methanoldämpfe* reizen alle Schleimhäute.

● **Chronische Vergiftung:** Langzeitig häufige repetitive, akut nicht zu Intoxikationen führende, geringe Methanoldosen, z.B. in Form von Dämpfen in Industrie oder Gewerbe, führen zu toxischen Neuropathien, Alterationen im vegetativen Bereich mit Kopfschmerz, Schwindel oder schmerzhaften Verdauungsbeschwerden, bzw. Degeneration der Seh- und Hörnerven mit Funktionseinschränkungen bis zur Erblindung oder Ertaubung.

● **Toxizität, quantitative Daten:** (Selten weniger als) 30–100 ml Methanol p. o. sind tödlich. Schon wenige ml können bleibende Sehstörung verursachen. Inhalation von letalen Konzentrationen ist möglich.
*MAK*: 200 ml/m³ (ppm)
*BAT-Wert*: 30 mg/l Harn

◆ **Therapie**

Nach den allgemeinen Maßnahmen zur primären Giftentfernung (Spülung des Magens auch noch viele Stunden nach der Aufnahme sinnvoll, da Methanol dort lange verbleibt) und Intensivbetreuung ist die weitere Behandlung der akuten Vergiftung kausal gerichtet auf:

● **Verminderung** der **Bildung von Formaldehyd** und **Ameisensäure**. Dies gelingt erfolgreich durch *Ethanolgabe*, da die Affinität der Alkoholdehydrogenase zu Ethanol im Verhältnis 9:1 stärker ist als zu Methanol (Substratkonkurrenz). Zur Unterbindung des Methanolumsatzes werden hochprozentig ethanolenthaltende Getränke oder Infusionen[1] zur Aufrechterhaltung eines Blutge-

---

[1] Alkohol-Konzentrat 95%, Braun – Melsungen

**Tab. 24-7.** Industriell und gewerblich verwendete Lösungsmittel

**Aromate:**
- Ethylbenzol

**Alkohole:**
- Benzylalkohol
- Butanol
- Diacetonalkohol
- Isobutanol
- Isopropanol
- Methoxybutanol
- Propanol

**Ketone:**
- Aceton
- Cyclohexanon
- Isophoron
- Methylethylketon
- Methylisobutylketon

**Ester:**
- Ethylacetat
- Butoxyl
- Butylacetat
- Isobutylacetat
- Methylacetat

**Glykolether:**
- Butylglykol
- Butylglykolacetat
- Ethylglykol
- Ethylglykolacetat

haltes um mindestens 1‰ über Stunden bis Tage verabreicht. Dieses Vorgehen erklärt, warum Ethanol-Methanol-Mischgetränke weniger zur ausgeprägten Methanolvergiftung führen.
- **Reduktion** der gefährlichen metabolischen **Acidose**. Die Korrektur wird über Tage (!) wegen günstigerer intrazellulärer Wirksamkeit besser mit *Trometamol*[1] vorgenommen als mit Natriumbicarbonat oder Natrium phosphoricum ($Na_2HPO_4$). Als Komplikation kann der intrakranielle Druck ansteigen.
- **Steigerung** des metabolischen **Ameisensäure-Abbaus** über den Folatzyklus durch Gaben von *Folsäure*[2] (3 bis 10 mg/kg i.m. oder p.o.) bei einer Wirkungslatenz von mehreren Std.
- **Senkung** der **Konzentration** von resorbiertem **Methanol** und seinen Metaboliten durch forcierte kontrollierte *Diurese* oder *Dialyse* (Peritonealdialyse, Hämodialyse besonders bei schweren Intoxikationen).

---

[1] THAM-Köhler, TRIS
[2] Folsan® u.a.

## Andere Lösungsmittel

Außer den genannten wird industriell und gewerblich eine Vielzahl von leicht flüchtigen Stoffen als Lösungsmittel verwendet (Tab. 24-7). Auch sie werden bei beruflichem Kontakt (wie die oben genannten Lösungsmittel) inhalatorisch oder dermal aufgenommen. Akut verursachen sie konzentrationsabhängig eine Depression zentralnervöser Funktionen. Ob nach Langzeitexposition erhebliche Störungen oder Schädigungen anderer Organe auftreten, bedarf noch im einzelnen der Abklärung. Einige Produkte werden rasch metabolisiert: Ester- oder Etherspaltung, Alkoholoxidation u.a.

## Pestizide

Zur Bekämpfung oder Vernichtung von kleineren Lebewesen *außerhalb* des Menschen (im Gegensatz zur antiinfektiösen Therapie mit Chemotherapeutika oder Desinfizienzien *im* Humanorganismus), die diesem direkt (z.B. Übertragung von Infektionserregern wie Malaria, Bilharziose u.a.) oder indirekt (z.B. Reduktion der Agrarproduktion, Fraß und Zerstörung von gelagerten Nahrungsmitteln) schaden können, werden Stoffe verschiedener Provenienz eingesetzt: Pestizide.

Nach dem **Vertilgungsziel** werden unterschieden:
- **Herbizide**: Unkrautbeseitigungsmittel – »chemische Sense«, Mittel zur Entlaubung von Sträuchern und Bäumen
- **Insektizide**: Mittel zur Bekämpfung von Schadinsekten, humanpathogenen Überträgern oder Ektoparasiten (Flöhe, Wanzen, Läuse etc.)
- **Akarizide**: Milbenvertilgungsmittel
- **Nematozide**: Wurmabtötungsmittel
- **Rodentizide**: Mittel zur Vernichtung von Kleinnagern wie Ratten oder Mäuse
- **Moluskizide**: Schwammausrottungsmittel
- **Fungizide**: Pilzvernichtungsmittel

Alle hierbei zur Anwendung gelangenden Substanzen besitzen auch für den Menschen ein erhebliches toxisches Potential.

In der BRD unterliegen die Pflanzenschutzmittel einer Anwendungsverordnung (Tab. 24-8).

### Herbizide

▶ **Vergiftungsgelegenheiten**

**Akzidentelle** resorptive Intoxikationen ereignen sich durch Inhalation (Staub, Aerosol von Spritzbrühen) oder dermale Penetration bei der Produktion, Konfektionierung oder Anwendung in der Landwirtschaft und im Gartenbau. Auch kommen **Suizide** über orale Zufuhr immer wieder vor.

**Tab. 24-8.** Pflanzenschutz-Anwendungsverordnung (vom 27. 7. 1988) und Erste Verordnung zur Änderung der Pflanzenschutz-Anwendungsverordnung (vom 22. 3. 1991)

| Vollständiges Anwendungsverbot | |
|---|---|
| Aldrin | |
| Arsenverbindungen | |
| Carbaryl | |
| DDT | |
| Dieldrin | |
| HCH, technisch | |
| 2,4,5-T | |
| u. a. | |
| **Eingeschränktes Anwendungsverbot** | |
| Deiquat | Anwendung nur zulässig zur Krautabtötung bei Kartoffeln, zur Abreifebeschleunigung bei Raps, Ackerbohnen und Futtererbsen sowie zur Blattabtötung bei Klee und Luzerne zur Samenerzeugung |
| Thallium(I)-sulfat u. a. | in geschlossenen Räumen |
| **Anwendungsbeschränkungen** | |
| Lindan | Die Anwendung in Mühlen, in Mehlsilos, in Vorräten von Getreide und Getreideerzeugnissen ist verboten. Darf in Wasser- und Heilquellenschutzgebieten nicht gegen Borkenkäfer in geschälter Rinde und als Gieß- und Streumittel angewandt werden. |
| Paraquat | Die Anwendung im Getreideanbau ist verboten. |
| Parathion, Parathionmethyl u. a. | Die Anwendung im Getreideanbau mit einer Aufwandmenge von mehr als 250 g Wirkstoff je ha und Vegetationsperiode ist verboten. |

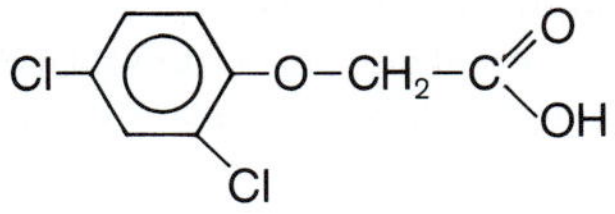

2,4-Dichlorphenoxyessigsäure (2,4-D)

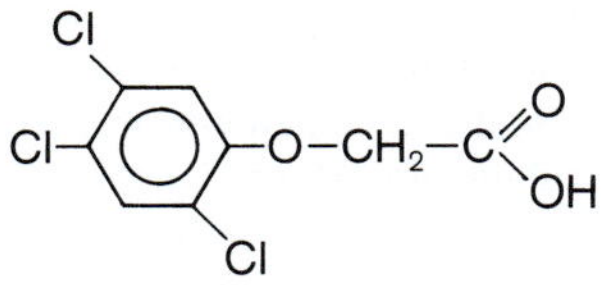

2,4,5-Trichlorphenoxyessigsäure (2,4,5-T)

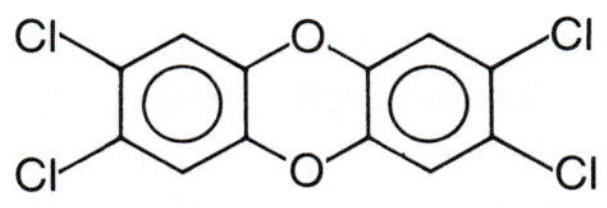

2,3,7,8-Tetrachlordibenzo-*p*-dioxin (TCDD)

**Abb. 24-19.** Strukturformeln der Herbizide 2,4-D und 2,4,5-T sowie des TCDD als Verunreinigung in 2,4,5-T

## Chlorierte Phenoxycarbonsäuren

### ▶ Giftwirkungen

Chlorierte Arylalkylcarbonsäuren besitzen potente herbizide Eigenschaften; von ihnen haben insbesondere 2,4-D und 2,4,5-T (Abb. 24-19) praktische Bedeutung. Ihre abtötende Wirkung in Pflanzen beruht auf einer **Inhibition** des Wachstumshormons **Auxin** (Indolyl-3-essigsäure) und verursacht auf resorptiv systemischem Wege sogar eine totale Entlaubung.

● **Akute Vergiftung:** Vorherrschend kommen akute Intoxikationen vor. Die auftretende **Symptomatik** ist uncharakteristisch.
▷ Zunächst treten **diffuse vegetative Störungen** auf: Kopfschmerz, Übelkeit, Erbrechen, Appetitlosigkeit; nach Ingestion: starker Reizeffekt am Magen-Darm-Trakt, eventuell mit Entzündung oder Ulzeration, Diarrhö.
▷ Nach einer Latenzzeit von Stunden bis Tagen kommt es zu **muskulären** und **nervalen Erscheinungen**:
● Myotonie mit schmerzhafter Muskelstarre an Stamm sowie Extremitäten, Ataxie, Krämpfe, fibrilläre Zuckungen, Myoglobinurie, Lähmung;

als Ursache wird eine Glykolysehemmung angenommen.
- Schmerzhafte periphere Neuropathie vor allem in den Extremitäten mit Parästhesien, Taubheitsempfindungen, Sehnenreflexabschwächung.

▷ Mitunter entsteht eine hypochrome **Anämie**.
▷ **Extreme Dosen** verursachen Eintrübung bis Verlust des Bewußtseins, Lungenödem, kardiale Rhythmusstörungen, Herz- und Kreislaufversagen, Atemlähmung (auch peripher bedingt durch Paralyse der Interkostalmuskulatur) mit eventueller Todesfolge (Autopsiebefunde: Degenerationen und Nekrosen der Leber und Nierentubuli, Ödeme in Leber, Lunge und Gehirn).

- **Chronische Vergiftung:** Nach längerer repetitiver Aufnahme über den Respirationstrakt (z. B. im Beruf) ist ein *diabetesähnliches Syndrom* mit Hyperglykämie und Glucosurie möglich.

- **Toxizität, quantitative Daten:** 6,5 g oral sind beim Erwachsenen tödlich.
MAK: 2,4-D bzw. 2,4,5-T = 1 bzw. 10 mg/m$^3$.

▶ **Pharmakokinetik**

Hautresorption ist gegeben. Die Stoffe werden renal ausgeschieden und im Gewebe nicht gespeichert.

◆ **Therapie**

Ausschließlich symptomatische Behandlung, z. B. bei Herzrhythmusstörungen Chinidin, bei Lungenödem Glucocorticoide.

▶ **Besonderheiten einzelner Verbindungen**

### 2,3,7,8-Tetrachlordibenzo-1,4-dioxin (TCDD)

TCDD (Abb. 24-19) kommt als Produktionsverunreinigung im 2,4,5-T geringfügig (Grenzkonzentration: 0,01 ppm) oder in manchen polychlorierten Aromaten vor. TCDD ist das **toxischste** bisher bekannt gewordene **Synthetikum** (!) und ruft schwere, manchmal letale Intoxikationen, hervor. Es führt vor allem bei lokalem Kontakt zu (Chlor-)Akne mit Talgdrüsenentzündung und systemisch zu Leberdystrophie (Nekrose, Ikterus, Koma). Im Tierversuch wirkt TCDD stark teratogen (bei Mäusen: Gaumenspalten, Nierenbeckenerweiterung), was eine embryotoxische Potenz für den Menschen nahelegt. Es induziert enorm stark oxidierende Mikrosomenenzyme. Es haftet intensiv und sehr lange an lebenden und toten Materialien (Mauerwerk, Erdreich etc.), was seine *permanente Gefährlichkeit* unterstützt. Neben TCDD

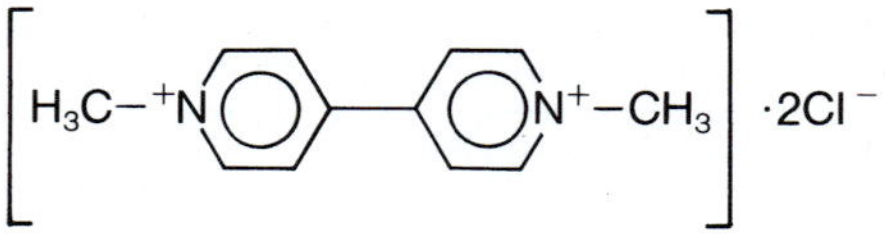

Paraquat
(1,1'-Dimethyl-4,4'-bispyridiniumdichlorid)

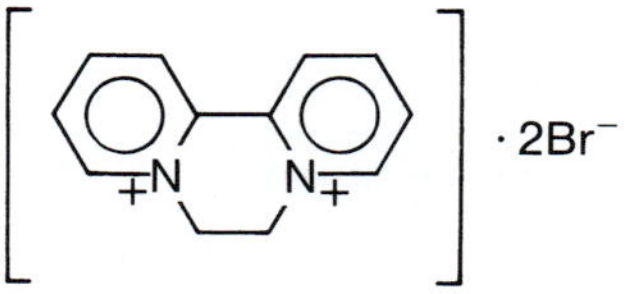

Deiquat
(1,1'-Ethylen-2,2'-bispyridiniumdibromid)

**Abb. 24-20.** Strukturformeln der Herbizide Paraquat und Deiquat

existieren verschiedene polychlorierte Dibenzodioxine **(PCDD)** und Dibenzofurane **(PCDF)** mit einer von Stoff zu Stoff unterschiedlichen Toxizität.

### Bispyridiniumverbindungen

▶ **Giftwirkungen**

**Paraquat** und **Deiquat** (Diquat) (Abb. 24-20) sind gängige Herbizide, vor allem zur Unkrautvernichtung. Sie bilden in der Pflanze Radikale, welche die NADP$^+$-Reduktion unterbinden, wodurch der Energietransfer zur Photosynthese ausbleibt: *phytotoxischer Effekt*.

- **Vergiftungssymptome:** Bekannt wurden zahlreich akute Intoxikationen mit zum Teil letalem Ausgang. **Topischer Kontakt** führt nach einer Latenzzeit von Stunden bis maximal 3 Tagen zu schmerzarmer Reizung und Entzündung der Haut (Erythem, Pusteln, Ulzera, brüchige Nägel mit Weißverfärbung, später Hyperkeratose) oder des äußeren Auges (Konjunktivitis, Keratitis, nekrotische Defekte, Vernarbung). Eindringen der Bispyridiniumverbindungen als Staub oder Aerosol in die **Atemwege** schädigt die alveolärkapillaren Membranen bis zur Ausbildung eines toxischen Lungenödems oder reizt und entzündet die oberen Luftwege: Hämorrhagie, Ulzeration, Nekrose. Die **orale Vergiftung** verläuft charakteristisch in drei Phasen:
▷ **1. Phase:** Nach Verschlucken der Agenzien und rasch lokal ausgelöstem Erbrechen wird nach mehrstündiger beschwerdearmer Latenzzeit die Schleimhaut des Verdauungstraktes angegriffen: Gastroenteritis, Ulzera.

▷ **2. Phase:** Etwas später entstehen resorptiv Störungen:
- im *Zentralnervensystem*: Kopfschmerz, Schwindel, generalisierte Krampfanfälle, psychotische Zeichen, sogar Koma
- in der *Niere*: toxische Nephritis mit einer nach 5 bis 10 Tagen sich rückbildenden Funktionsstörung (bis Anurie)
- in der *Leber*: zentrilobuläre Zellnekrose mit Cholestase, Ikterus – hepatorenales Syndrom
- selten im *Herz*: perivaskuläres Ödem, Myokardinfiltrate, Überleitungsstörungen
- im *Blut*: schnell progrediente normochrome Anämie infolge Aplasie der Erythropoese

▷ **3. Phase:** Langsam fortschreitend gegen Ende der 1. Phase bildet sich im unteren Atemtrakt peribronchial und perivaskulär, später auch alveolär ein Ödem aus, das bald von einer Fibroblastenproliferation begleitet wird, die zu einer interstitiellen, peribronchialen und alveolären Lungenfibrose führt. Fibröse Ablagerungen behindern zunehmend die terminale Ventilation. Das klinische Bild einer schweren Alveolitis und Bronchiolitis obliterans wird pathognomonisch nach maximal 8 bis 14 Tagen manifest und führt über eine rasch voranschreitende Dyspnoe zum Erstickungstod.

- **Toxizität, quantitative Daten:** *Paraquat*: 40–70 mg/kg sind tödlich; *MAK*: 0,1 mg/m$^3$. Die Letalität beträgt bei beiden Stoffen etwa 50% der Morbidität. *Deiquat* ist weniger gefährlich als Paraquat.

▶ **Pharmakokinetik**

Bei beruflicher Exposition (Staub, Aerosol) ist eine inhalatorische und dermale Aufnahme möglich. Die Stoffe werden nach Ingestion (Suizid) nur bis ca. 5% aus dem Verdauungstrakt resorbiert, der Rest geht unverändert mit den Fäzes ab. Akkumulation erfolgt mit höchsten Konzentrationen in der Lunge. Nach der Resorption werden innerhalb von 24 Std. bis 90% der jeweiligen Verbindung unverändert über den Urin ausgeschieden.

◆ **Therapie**

Die hohe Mortalität erfordert eine symptomatische Behandlung unter Ausschöpfung aller kurativen Möglichkeiten. Zur **Adsorption** im Magen und Darm nach der Magenspülung eignet sich am besten *Bentonit SF*[1]/*Fuller's Earth*[2], eventuell über Tage zur Ausschaltung der enteralen Reabsorption aus dem enterohepatischen Kreislauf. Da beide Bispyridiniumverbindungen starke Basen sind, wird zur Verminderung der renalen Reabsorption der Harn-pH über systemische Säuerung (z. B. *Arginin-HCl*-Infusion) gesenkt und bei intakter Nierenfunktion eine forcierte Diurese veranlaßt. Nicht erst bei renaler Insuffizienz (Oligurie, Anurie) ist **Hämoperfusion** oder Hämodialyse über längere Perioden angezeigt, wobei erstere der zweiten Maßnahme überlegen ist. Unerläßlich ist die Anwendung von **Glucocorticoiden** in hoher Dosierung bereits in der exsudativen Phase 1 bevor (!) eine Lungensymptomatik objektivierbar ist. Immunsuppressiva können hilfreich wirken, ebenso (nach Tierexperimenten) die i. v. Applikation von Superoxiddismutase – da bei $O_2$-Präsenz gebildete Peroxide die Fibrosierung unterstützen – neben Propranolol[3].

## Natriumchlorat

▶ **Giftwirkungen**

- **Wirkungsmechanismus:** Natriumchlorat ($NaClO_3$) kann sowohl als Herbizid wie auch als Rodentizid eingesetzt werden; es ist ein starkes **Oxidationsmittel**, worauf seine Verwendung als oxidierendes Desinfizienz beruht. Suizidale oder akzidentelle orale Vergiftungen (z. B. durch Verwechslung mit NaCl) kommen vor.

- **Akute Vergiftung:** Nach Ingestion treten primär gastrointestinale Störungen mit Übelkeit, Erbrechen und Diarrhö auf. Resorptiv **hämolysiert** $NaClO_3$ das **Blut** in den Gefäßen. Dann **oxidiert** es das freie Hämoglobin im Serum zu **Met-Hb**. Hierdurch kommt es zu Cyanose, hepatischem Ikterus und Nierenschädigung infolge Verstopfung der Harnkanälchen mit Met-Hb-Zylindern (insbesondere bei saurem Harn) und – möglicherweise infolge direkter nephrotoxischer $NaClO_3$-Wirkung – zu blutig/dunkelbraunem Urin, Oligurie oder Anurie (eventuell tödlich). Oft treten die resorptiven Vergiftungszeichen erst nach einer Latenz von mehreren Stunden auf.

- **Toxizität, quantitative Daten.** Oral sind 5–10 g für Erwachsene, für Kinder 2 g tödlich.

▶ **Pharmakokinetik**

Das gut wasserlösliche $NaClO_3$ wird enteral prompt resorbiert und zum größten Teil unverändert renal ausgeschieden.

◆ **Therapie**

Eine intensive Magenspülung im Verlauf der symptomatischen Maßnahmen erfolgt mit 2%iger **NaHCO$_3$**-

---
[1] zu beziehen von ICI, Frankfurt/M.
[2] zu beziehen von Serva, Heidelberg
[3] Dociton® u. a.

## Tab. 24-9. Wichtige insektizide chlorierte zyklische Kohlenwasserstoffe

| Freiname | Chem. Bezeichnung | Strukturformel | MAK (mg/m$^3$) | Humantoxizität |
|---|---|---|---|---|
| DDT, Chlorphenotan | p,p'-Dichlordiphenyl-trichlorethan | | 1 | LD oral 3–30 g* |
| Aldrin | Hexachlor-hexahydro-endo-exo-dimethano-naphthalin | | 0,25 | LD oral ca. 50–70 mg/kg |
| Dieldrin | Hexachlor-epoxy-octahydro-endo-exo-dimethanonaphthalin | | 0,25 | LD oral ca. 25–50 mg/kg |
| HCH (alle Isomeren) | Hexachlorcyclohexan | | 0,5 | LD oral ca. 150–900 mg/kg |
| Lindan** (γ-Isomeres) | | | 0,1 | LD oral ca. 20–150 mg/kg |

HCH ist das technische Gemisch aus α-, β-, γ-, δ- und ε-Raumisomeren

\* LD für die Fliege: ca. $10^{-9}$ g/g Körpergewicht = $10^{-11}$ g pro Tier; hierzu genügt eine Beschichtung von 1 µg DDT/cm$^2$ Kontaktfläche

\*\* BAT-Wert: 20 µg/l Blut, 25 µg/l Plasma/Serum

Lösung. Durch Infusion von NaHCO$_3$-Lösung (5 %ig, 100 ml/30 Min.) oder äquivalente orale Gabe zur Urinalkalisierung wird das tubuläre Ausfallen von Met-Hb-Zylindern zurückgedrängt und die Exkretion von NaClO$_3$ gefördert. Zur Unterstützung der physiologischen Reduktion/Rückbildung von Met-Hb zu Hämoglobin durch Katalyse der NADPH-abhängigen Met-Hb-Reduktase wird als **Antidot** die Redoxverbindung *Toloniumchlorid*[1] (0,4 %ig, initial 2–4 mg/kg, später 2 mg/kg wiederholt i. v.) (Wirkungsmechanismus: Abb. 24-9, S. 756) mit unsicherem Erfolg appliziert. Effizienter ist die **Dialyse**, insbesondere bei Aufnahme einer letalen Dosis oder bei Nierenversagen.

## Insektizide

In der Praxis bedeutsam sind Insektizide, die den **zyklischen Organochlorverbindungen** oder den **Alkylphosphaten** (Phosphorsäureester) angehören. Stoffe beider Gruppen fungieren als »*Kontaktgifte*«, indem sie über die äußere Chitinhülle in die Arthropoden eindringen und deren Nervensystem über jeweils voneinander verschiedene Mechanismen paralysieren. Unter den Alkylphosphaten existieren außerdem Systeminsektizide: sie verteilen sich vom Erdreich über die Wurzeln in der Pflanze und werden von fressenden oder saugenden Insekten aufgenommen *(»Fraßgifte«)*. Die beiden chemischen Wirkstoffgruppen unterscheiden sich toxikologisch dadurch, daß Alkylphosphate relativ rasch biologisch (im Freien) abgebaut werden und nicht wie die zyklischen Organochlorderivate außerhalb und im Organismus lange persistieren.

---

[1] Toluidinblau, zu beziehen von Dr. Köhler Chemie, Alsbach/Bergstr.

Dafür ist beim Menschen die **Systemtoxizität** der Phosphorsäureester zumeist höher, wobei akute Intoxikationen häufig rascher und dramatischer als solche durch zyklische Organochlorverbindungen verlaufen.

## Chlorierte zyklische Kohlenwasserstoffe

▶ **Anwendung, Vergiftungsgelegenheiten**

Die toxikologische Bedeutung der chlorierten zyklischen Kohlenwasserstoffe mit insektizider Potenz (Tab. 24-9) beruht für den Menschen weniger auf ihrer selten (z.B. bei unsachgemäßem Umgang) zutage tretenden akuten Wirkung, als vielmehr auf den gesundheitlichen Folgen, die eine **Langzeitaufnahme** (z.B. über Nahrungsketten, Abb. 24-21) aufgrund der diffus **kontaminierten Umwelt** und Ökosysteme nach sich ziehen kann.

In der BRD werden anstelle von *Dieldrin, Aldrin, technischem HCH* oder *DDT* zahlreiche andere Verbindungen mit struktureller Verwandtschaft und quantitativ gleicher Wirkung, z.B. *Lindan* (Tab. 24-9), in Landwirtschaft, Gartenbau und Haushalt zur Vernichtung von Schadinsekten eingesetzt (Pulververstäubung, Versprühen organisch gelöst in Sprays oder wäßrig verdünnt mit Emulgatoren). Lebensmittelimporte sind nicht generell frei von Organochlorinsektiziden, die in der BRD nicht eingesetzt oder nur eingeschränkt angewendet werden, wie etwa DDT (*Rückstandsgrenzgehalt*: 1 ppm). Trotz Bestehen von präventiven Grenzwerten und hygienischer Überwachung (z.B. Lebensmitteluntersuchung) ist gelegentlich eine akzidentelle Aufnahme bedenklicher Konzentrationen, beispielsweise mit der Nahrung, nicht auszuschließen. Alle chlororganischen Insektizide persistieren im Freien unterschiedlich lange (*Halbwertszeit* mitunter länger als 10 Jahre, Lindan: etwa ein halbes Jahr) und werden unter normalen meteorologischen und biologischen Bedingungen aufgrund ihrer hohen chemischen Stabilität wenig zerstört, was ihre ständige Anreicherung in der Umwelt – z.B. in pflanzlichen und tierischen Nahrungsmitteln innerhalb der Verbraucherkette (Abb. 24-21) teilweise schon in bedrohlichem Umfang, vor allem mit DDT – fördert.

Insektizide Organochlorverbindungen sind als technische Produkte mitunter durch andere Chemikalien verunreinigt (z.B. TCDD), die ebenfalls ein erhebliches toxisches Potential aufweisen können (S. 778).

Insekten entwickeln eine **Resistenz gegen Insektizide** (Ursache unklar: Entwicklung von beschleunigt metabolisierenden [Induktion der DDT in DDE

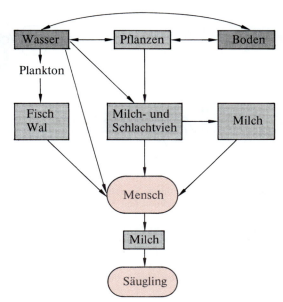

**Abb. 24-21.** Schema der Aufnahme von Pestiziden über Nahrungsketten

überführenden Enzyme] Mutanten zu resistenten Arten wird diskutiert), weshalb eine Vielzahl von insektiziden Wirkstoffen verfügbar ist und weitere mit ähnlicher Gefährlichkeit für den Menschen neu hinzukommen werden.

DDT wird in Ländern mit niederem hygienischem Standard zur Verhinderung oder endemischen **Bekämpfung** von Krankheiten durch Übertragung von infektiösen Erregern (**»vector diseases«**) erfolgreich eingesetzt, ohne bisher durch eine andere Substanz vollwertig ersetzt werden zu können.

▶ **Pharmakokinetik**

● **Resorption:** Organochlorinsektizide sind *hochlipophil* und verschwindend gering hydrophil. Die Stoffe permeieren gut biologische Membranen, wie beispielsweise die Chitinkutikula von Insekten: »Kontaktgifte«, oder werden insbesondere in der gebräuchlichen, handelsüblich gelösten Form auch beim Menschen über die äußere Haut, die Atemwege und die enteralen Schleimhäute prompt resorbiert. Reines DDT wird dermal verschwindend wenig und enteral nur langsam aufgenommen.

● **Verteilung:** Die Agenzien, exemplarisch das DDT, deponieren sich ausgiebig und wirkungsinert im *Fettgewebe*, aus dem sie nur sehr langsam wieder abgegeben werden. Wird Körperfett aufgebraucht, z.B. bei zehrenden Krankheiten wie Krebs oder bei extremen Abmagerungskuren, kommt es zu einer

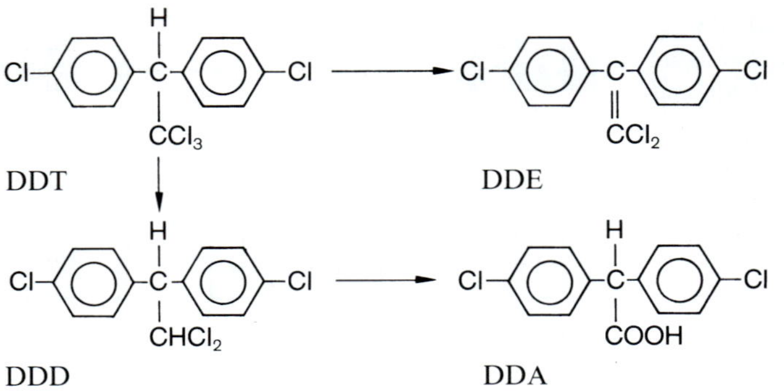

**Abb. 24-22.** Die wichtigsten Schritte der Metabolisierung von DDT. Infolge Reduktion und Ersatz eines Cl-Atoms durch ein H-Atom entsteht Dichlordiphenyldichlorethan (**DDD**), das noch toxisch ist und über mehrere Stufen oxidativ schnell zur gut renal ausscheidbaren Dichlordiphenylessigsäure (**DDA**, nach der englischen Bezeichnung) dechloriert und oxidiert wird. DDT wird hauptsächlich als DDA mit dem Harn über Monate hinweg abgegeben. Ein weiterer Umwandlungsweg liefert durch enzymatisch katalysierten HCl-Verlust und Bildung einer Doppelbindung das wenig eliminierbare inaktive Dichlordiphenyldichlorethylen (**DDE**), das im Körperfett gespeichert wird und dort fast zwei Drittel des deponierten Gesamt-DDT ausmacht. Ein DDE-Phenylrest kann über Epoxidbildung eine OH-Gruppe erhalten, wodurch weitere Metaboliten entstehen.

Umverteilung in andere Organe, insbesondere in das gesamte *Nervengewebe*, wodurch infolge der Neurotoxizität von DDT (s. u.) Episoden mit gesteigerter Erregbarkeit (Nervosität) ermöglicht oder bestehende Vergiftungen verstärkt werden können. Lindan besitzt eine geringere Tendenz zur Speicherung im Fettgewebe als DDT.

● **Metabolismus:** Teilweise werden die Stoffe über mehrere metabolische Schritte biotransformiert, wobei Produkte entstehen, die erneut im Fettgewebe gespeichert werden oder renal den Organismus verlassen, wie dies am Beispiel des *DDT* deutlich wird (Abb. 24-22). Aus *Aldrin* entsteht in der Leber des Warmblüters durch Oxidation sein Epoxid, das Dieldrin. Die *HCH-Isomeren* werden unterschiedlich dechloriert, hydroxyliert und konjugiert, wobei ausscheidbare Phenolprodukte entstehen. Das β-Isomer wird viel langsamer metabolisiert als die anderen HCH-Isomere und verbleibt deshalb eher als Rückstand im Gewebe.

Chlororganische Insektizide, vor allem DDT und HCH, sind starke Induktoren mikrosomaler Enzyme.

● **Elimination:** Die Halbwertszeiten sind jeweils sehr lang, z. B. bei DDT ungefähr ein Jahr, weshalb Kumulation erfolgt. Die äußerst langsame Elimination wird durch die starke Neigung zur Deponierung und die komplizierte Metabolisierung erklärt. Die unveränderten Agenzien oder ihre lipophilen Metaboliten können in die Milch von Nutztier und Mensch übertreten und somit den Verbraucher belasten.

▶ **Giftwirkungen**

● **Wirkungsmechanismus:** Zyklische Organochlorinsektizide erregen als **Nervengifte** in niederer Konzentration alle Anteile des Nervensystems bis zum Auftreten von Krämpfen und paralysieren nervale Einheiten durch hohe Konzentrationen. Anfangs werden die zerebralen motorischen Ganglien und Bahnen ergriffen, dann absteigend, insbesondere durch hohe Konzentrationen, spinale Nerven und schließlich distal sensorische Neurone. Alle dabei auftretenden Intoxikationszeichen beruhen wahrscheinlich auf der gemeinsamen Fähigkeit der Stoffe, sich bedingt durch ihre chemische Struktur in das architektonische Gefüge der nervalen Lipidmembran in der Weise einzulagern, daß die *Öffnung der Natriumkanälchen* gefördert wird und deren Verschlußfähigkeit abnimmt. Der hierdurch stornierte $Na^+$-Flux zieht eine Sistierung der $K^+$-Bewegung nach sich. Die dadurch behinderte Repolarisation leitet zur **Dauerdepolarisation** über: Übererregbarkeit, tonisch-klonische Krämpfe. Der gleiche Mechanismus einer Störung der Ionenpermeabilität im Neuron während der Erregungsphase wird für den beim Insekt innerhalb von Std. im Krampfstadium eintretenden Tod verantwortlich gemacht.

● **Akute Vergiftung:**

> Die nach akuter Aufnahme hoher Dosen von zyklischen Organochlorinsektiziden nach einer Latenzzeit von etwas weniger oder mehr als 1 Std. auftretenden weitgehend uncharakteristischen *Intoxikationszeichen basieren* in der Reihenfolge *auf* nervaler Erregung → Konvulsionen → Lähmungen.

*Anfänglich* treten Unruhe, Reizbarkeit, Lichtscheu, Reflexabschwächung, Parästhesien (vor allem im Mundbereich), Hyperästhesie, Kopfschmerz auf, gefolgt von motorischer Erregung, Schwindel, Sprachstörung, Muskelschwäche, Tremor, tonisch-klonischen Krämpfen, Trismus, Opisthotonus, Müdigkeit, Ausfällen psychischer Leistungen, Delir, Herzrhythmusstörung, Tachykardie, Dyspnoe, Cyanose. Gastrale Reizerscheinungen mit Übelkeit und Erbrechen fehlen oft nach oraler Zufuhr, da die Stoffe nur selten lokal reizen. *Es folgt* Koma, Atemlähmung, Herzversagen infolge Kammerflimmern, zentrales Kreislaufversagen, generalisierte Paralyse mit Todeseintritt auch noch innerhalb von zwei Wochen. *Nach Überleben* dieser gefährlichen Stadien bleiben mitunter Polyneuropathien mit nervösen Ausfällen (Lähmung, Muskelschwäche) als Dauerfolgen bestehen.

- **Chronische Einwirkung/Toxizität:** Intensiver Umgang bei der industriellen Herstellung und Konfektionierung führt zu unvergleichbar hohen Konzentrationen, z. B. von DDT, im menschlichen Körper. Dabei tritt durch viele Organochlorinsektizide (vornehmlich DDT, HCH) eine **Induktion mikrosomaler Enzyme** der **Leber** ein, was eine Beschleunigung des oxidativen Metabolismus von Fremdstoffen und der körpereigenen Steroidhormone zur Folge hat. Eine Depression im Blutbildungsapparat bis zur Agranulozytose, eine Leberdystrophie mit fettiger bis nekrotischer Degeneration oder eine Schädigung der Nierentubuli mit Hämaturie sind selbst durch intensive Langzeitaufnahme der Agenzien selten und werden möglicherweise durch verunreinigende Beistoffe im technischen Produkt ausgelöst oder verstärkt. Längerer beruflicher **Hautkontakt**, z. B. mit DDT, führt selten zu Exanthem oder Dermatitis; allergische Reaktionen kommen vor. Weder Tierversuche noch epidemiologische Erhebungen haben eine gelegentlich, insbesondere für das DDT, vermutete kanzerogene Potenz bestätigt. Die chronische Toxizität von *Lindan* wird wie die von DDT eingestuft. Die Diene *Aldrin* und *Dieldrin* besitzen bei Dauerzufuhr eine erhebliche Lebertoxizität.

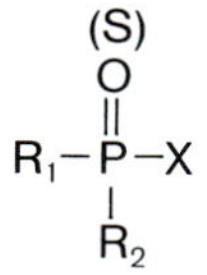

### ◆ Therapie

Die akute Intoxikation wird symptomatisch behandelt, wobei die antikonvulsive Therapie mit Barbituraten oder Benzodiazepinen im Vordergrund steht. Katecholamine sind wegen ihrer durch Halogenkohlenwasserstoffverbindungen gesteigerten Kardiotoxizität kontraindiziert.

### ▶ Besonderheiten einzelner Verbindungen

#### Lindan

Gamma-HCH ist von allen 5 Isomeren am stärksten insektizid wirksam; gereinigt wird es als Lindan (Freiname) bezeichnet und auch als *Medikament* äußerlich gegen Läuse (Pediculosis) und Milben (Scabies) verwendet (Kap. 20, S. 681 f.). Lindan besitzt in etwa eine gleichstarke kontaktinsektizide Wirkung wie DDT, die jedoch schneller als nach DDT einsetzt. Lindan ist für Säuger *toxischer* als DDT.

## Alkylphosphate

### ▶ Vergiftungsgelegenheiten

Das ärztlich-toxikologische Interesse für die Alkylphosphate (Phosphorsäureester, Organophosphate) (Abb. 24-23 und 24-24) beruht auf ihrer **sehr hohen Systemtoxizität** für Mensch und Tier. Gelegenheiten zur Intoxikation resultieren zahlreich aus dem Umgang bei vielfältiger **Anwendung**:
▷ Als sehr starke *Kontakt-* (nach Oberflächenbenetzung) oder *Systeminsektizide* (in Pflanzen über die Wurzeln resorptiv verteilt – Fraßgifte):
  - zum Pflanzenschutz
  - in der Hygiene: Bekämpfung von Überträgern humanpathogener Erreger/Keime u. a.
  - in der Veterinärmedizin: Bekämpfung von Ekto- und Endoparasiten
▷ Bei eventuell militärischem Einsatz der flüchtigen und hochtoxischen *Kampfstoffe* (»Nervengase«) *Tabun, Sarin* oder *Soman* (Methylfluorphosphorsäurepinakolylester)

Nach der jeweiligen Anwendung zerfallen Phosphorsäureester relativ rasch, da sie chemisch ziemlich instabil sind. Nicht seltene kriminelle Intoxikationen (Mord, Selbstmord) enden oft letal. Akute akzidentelle berufliche Vergiftungen bei Produktion, Trans-

$$R_1 - \overset{\overset{\displaystyle (S)}{\overset{\displaystyle O}{\|}}}{\underset{\displaystyle R_2}{P}} - X$$

alkalische Gruppen: $R_1$ = Alkoxy-,
$R_2$ = Alkoxy-, Dialkylamido-, u.a.

acide Gruppen: $X$ = Phenoxy-, Alkoxy-, Alkthio-, u.a., verschieden substituiert

**Abb. 24-23.** Chemische Grundstruktur der insektiziden Alkylphosphate (Phosphorsäureester)

Diethylparanitrophenyl-
thiophosphat (E 605)

Parathion
(Insektizid)

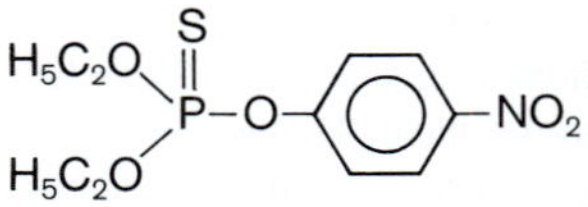

$$\text{H}_5\text{C}_2\text{O}\diagdown\underset{\text{H}_5\text{C}_2\text{O}\diagup}{\overset{\overset{\text{S}}{\|}}{\text{P}}}-\text{O}-\!\!\bigcirc\!\!-\text{NO}_2$$

**Abb. 24-24.** Strukturformel von Parathion als wichtiges Beispiel der zahlreichen Organophosphate, die nach dem in Abb. 24-23 wiedergegebenen Grundgerüst aufgebaut sind

port oder Anwendung, vor allem in der Agrarwirtschaft sind relativ häufig.

### ▶ Pharmakokinetik

● **Resorption:** Die stark lipophilen Agenzien werden enteral, respiratorisch und sogar perkutan gut resorbiert. Ihre Permeierfähigkeit wird durch Emulgatoren und andere Formulierungsstoffe in den handelsüblichen Produkten wesentlich gefördert.

● **Metabolismus:** Durch Biotransformation der Alkylphosphate wird ihre Eigenschaft, Esterasen zu hemmen, entscheidend verändert:
▷ **Aktivierung** *(Giftung)*: Alkylphosphate werden zum eigentlichen Inhibitor metabolisiert. Das ist beispielsweise bei den Thionoverbindungen durch Oxidation an ihrer Konfiguration

$$-\overset{|}{\underset{|}{\text{P}}}=\text{S} \quad \text{zu} \quad -\overset{|}{\underset{|}{\text{P}}}=\text{O}$$

der Fall, z.B. Parathion (geringe Esterasehemmung) → Paraoxon (starker Esteraseinhibitor).
▷ **Inaktivierung** *(Entgiftung)*: Alkylphosphate verlieren durch entsprechend geeignete metabolische Umwandlung weitgehend ihre Esteraseinhibitoreigenschaft. So führt die Entstehung von polaren Gruppen in den Alkylseitenketten zur Senkung der Toxizität für den Warmblüter (Beispiel: Malathion → Malathionsäure); dies ist jedoch bei Insekten nicht der Fall, wenn diesen die für die entsprechende metabolische Umwandlung erforderliche Enzymausstattung fehlt. Dieser Unterschied erklärt die manchmal anzutreffende geringe Gefährlichkeit von stark insektiziden Phosphorsäureestern für den Menschen.

● **Elimination:** Verschiedene metabolische Prozesse (N-Alkyloxidation, Sulfoxidierung, Thio-Thion-Isomerisierung u.a.) führen zu mehr oder minder gut nierengängigen Derivaten.

### ▶ Giftwirkungen

● **Wirkungsmechanismus:**

Die Alkylphosphatintoxikation ist wesentlich durch die **Blockade** der **Acetylcholinesterase** geprägt, wodurch aufgrund der damit verbundenen Anhäufung des endogenen Acetylcholins eine au-

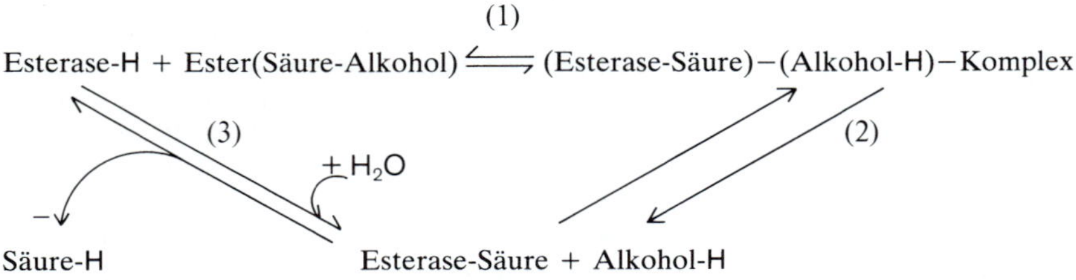

$$\text{Esterase-H} + \text{Ester(Säure-Alkohol)} \overset{(1)}{\rightleftarrows} \text{(Esterase-Säure)}-\text{(Alkohol-H)}-\text{Komplex}$$

(3) ↙  ± H₂O  (2) ↙

Säure-H   Esterase-Säure + Alkohol-H

**Abb. 24-25.** Gemeinsame Reaktionen zur Spaltung der Ester von Essigsäure (= Acetylcholin, ACh), Carbaminsäure (Therapeutikum Physostigmin u.a., bzw. pestizide Carbamate) oder Phosphorsäure (Alkylphosphate) durch Esterase, z.B. Acetylcholinesterase (AChE). Die Reaktionen **(1)** und **(2)** laufen bei allen drei Substrattypen etwa gleich schnell ab. Durch Schritt **(2)** erfolgt eine Acetylierung des esteratischen Zentrums durch ACh bei seiner enzymatischen Hydrolyse, oder eine Carbamoylierung durch Carbaminsäureester (Hemmstoffe vom Typ des Physostigmins oder pestizide Carbamate) oder eine Phosphorylierung durch Alkylphosphate. Die unterschiedliche Dauer von Schritt **(3)** limitiert die Geschwindigkeit der physiologischen/spontanen Reaktivierung der AChE. Die Regeneration der ursprünglichen Enzymaktivität erfolgt nach der Substratspaltung: bei *ACh* ultrarasch (in Millisekunden) und komplett, bei *Carbaminsäureestern* langsam (in Min.), jedoch auch vollständig (= reversible Hemmung), bei *Alkylphosphaten* ultralangsam (Hirncholinesterase: ca. 50 Tage, Erythrozytencholinesterase: ca. 100 Tage) und inkomplett (= quasi-irreversible Hemmung). Bei der Reparation überwiegt die Enzymneusynthese weit gegenüber der sehr langsamen und äußerst geringen (spontanen oder enzymatischen) Phosphorylabtrennung von der Esterase.

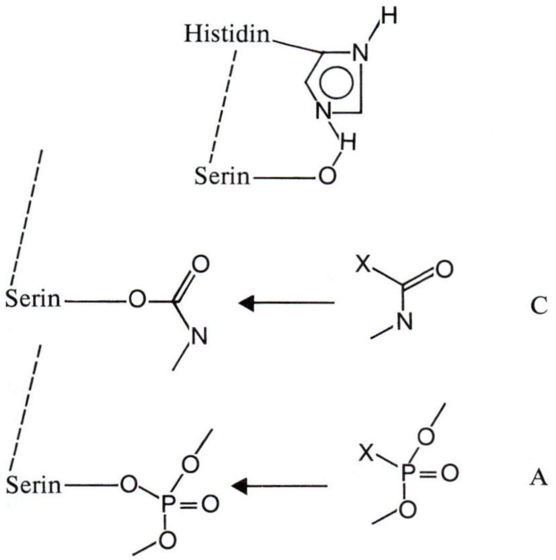

**Abb. 24-26.** Bindung des Carbamat-(C-) bzw. Alkylphosphat-(A-)Restes an der funktionellen OH-Gruppe des Serins im esteratischen Zentrum der Cholinesterase

Berordentlich starke Parasympathomimese entsteht (Kap. 2, S. 48f. und S. 57ff.).

Die Hemmung der Cholinesterasen durch Phosphorsäureester und Carbaminsäureester beruht auf der mit Acetylcholin gemeinsamen Eigenschaft, nach der Bindung des Esters am katalytischen Zentrum des Enzyms den *Acylrest* durch *Abspaltung* zu verlieren (Abb. 24-25 und 24-26). Die **Esterolyse** wird durch das polarisierende Ladungsverhältnis von Phosphor und Sauerstoff an

Esterase-Serinrest $-O^- -H^+ + \overset{\overset{\|}{O}}{\underset{|}{-P^+}}-X^- \rightarrow$

Esterase-Serinrest $-O-P + X-H$

ermöglicht. Die positiv geladene P-Gruppierung reagiert infolge ihrer elektrophilen (Elektronen anziehenden) Eigenschaft mit nucleophilen (Elektronen abgebenden) Partnern. Ein solcher steht – neben dem dipolaren Wasser ($H^+ - O^- - H^+$) – im esteratischen/katalytischen Zentrum der Cholinesterase über die funktionelle OH-Gruppe des Serins (Abb. 24-26) zur Verfügung: $O^- - H^+$ (O = nucleophiler, negativ geladener Sauerstoff bzw. H = elektrophiler, positiv geladener Wasserstoff der OH-Gruppe des Serins an der Esterase). Wie die Esterbindung im Acetylcholin reagiert diejenige im Alkylphosphat mit dem esteratischen Zentrum des Enzyms, da jeweils eine Bindung des Phosphors labil ist, so daß nach deren Verlust eine Anknüpfung an das Enzym erfolgt. Die beiden Reaktanten Phosphorsäureester und Cholinesterase bilden zunächst einen Komplex. Dann erfolgt die hydrolytische Abspaltung des Acyls:

$$-\overset{\overset{\|}{O}}{\underset{|}{P}}-X \quad (X = -O-Acyl) \text{ (Abb. 24-26)}$$

Der **Mechanismus** dieses Vorgangs gleicht dem der Esterolyse von Carbaminsäureestern oder von Acetylcholin (Abb. 24-25). Die Anheftung des acylfreien Alkylphosphates an die Cholinesterase ist sehr stabil, weshalb Phosphorsäureester infolge geringer biologischer Spontanreaktivierung der Cholinesterase (Schritt 3 in Abb. 24-25 verharrt mehr auf der rechten Seite) diese stark und ultralang inhibieren. Hiermit ist die Dephosphorylierung im Gegensatz zur Deacetylierung oder Decarbamoylierung enorm verzögert, wodurch eine *irreversible Schädigung* des katalytischen Enzymzentrums *vorgetäuscht* wird, da dieses für die physiologisch essentielle Acetylcholinhydrolyse ausfällt.

Das sich vor der Acetylcholinesterase anstauende Acetylcholin kann den Organophosphatrest von der Esterase nicht verdrängen; Phosphorsäureester sind dem Acetylcholin gegenüber **nichtkompetitive Inhibitoren**.

Schon ein geringfügiger Anstieg der Cholinesteraseaktivität infolge Zunahme der physiologisch oder durch Reaktivatoren *(Obidoxim)* initiierten Regeneration läßt die Vergiftungssymptome merklich schwinden. Die Intoxikationsdauer verkürzt sich, je schneller der Organophosphatrest vom Enzym spontan abdissoziiert.

● **Akute Vergiftung:**
**Symptome:**

Da der Abbau des körpereigenen Acetylcholins unterbunden ist, entsteht (bei Säugetier und Mensch) eine Intoxikation durch Konzentrationsanstieg des endogenen Acetylcholins.

Als deren Ausdruck treten typische Zeichen von **Acetylcholineffekten** auf (Kap. 2, S. 48f.):
▷ *Muscarinartige* Wirkungen an postganglionären parasympathischen Rezeptoren (Parasympathomimese): vor allem an
  ● Auge: bis stecknadelenge Miose (nicht durch alle Organophosphate), auf Lichteinfall starre Pupille, Akkommodationsschwäche, Tränenfluß
  ● Speicheldrüse: Salivation
  ● Atemtrakt: Exzessive Bronchialsekretion → Lungenödem, Bronchospasmus → asthmoide Dyspnoe, Cyanose
  ● Herz, Kreislauf: Bradykardie, Hypotonie insbesondere im Terminalstadium

- Magen-Darm-Trakt: Hypersekretion, Spasmen und vermehrte Peristaltik → Koliken, Tenesmen, Diarrhö, Nausea, Emesis (fehlt oft)
- Blase: Harnabgang
- Schweißdrüsen: starke Schweißabsonderung

▷ *Nicotinartige* Wirkung an cholinergen vegetativen Ganglien und der neuromuskulären Endplatte:
- Erregung: Fibrilläre Muskelzuckungen insbesondere im Bereich von Nacken, Gesicht, Zunge, Auge → Nystagmus, Tremor, tonisch-klonische Krämpfe, Parästhesien
- Lähmung: Generalisierte Muskelschwäche und -starre, Ataxie, Paralyse der Atemmuskulatur → Erstickungsgefahr, Dysarthrie, Areflexie

▷ *Wirkung an zentralnervösen Neuronen* (Muscarin- und/oder Nicotinrezeptoren): Unruhe, Schwindel, Kopfschmerz, Desorientiertheit, Verwirrtheit, Nachlassen psychischer Leistungen (Konzentrationsschwäche, Denkstörung), Delir, Bewußtseinsstörung

**Verlauf, Toxizitätswandel:** Die nach Hautresorption eintretenden Vergiftungen neigen dazu, nur langsam klinisch manifest zu werden. Orale Intoxikationen sind meist rasch progredient und zunehmend intensiv, im Extremfall in wenigen Min. letal. Meist herrscht die *muscarinartige* Symptomatik vor, sie ist jedoch seltener Todesursache. Die ersten Vergiftungszeichen etablieren sich früh an parasympathisch innervierten Organen und im Zentralnervensystem, da die Muscarinrezeptoren sensibler auf Acetylcholin reagieren als die Nicotinrezeptoren. Werden die Muscarinwirkorte durch therapeutische Anwendung eines Parasympatholytikums (Atropin) nachhaltig geschützt und wächst die Konzentration des Acetylcholins, herrscht seine *nicotinartige* Wirkung vor: »Toxizitätswandel«. Durch Erregung und ständige Depolarisation der Nicotinrezeptoren wird die Übertragung in vegetativen Ganglien und motorischer Endplatte reduziert, im Extrem mit Todesfolge. Antagonisten wie Gangioplegika oder Muskelrelaxanzien zur präventiven Ausschaltung der Nicotinrezeptoren sind wegen gefährlicher Einschränkung vitaler Funktionen *nicht* angezeigt. Schon eine mäßige Reaktivierung der vergifteten Acetylcholinesterase kann einen kritischen Anstieg des Acetylcholins an Nicotinrezeptoren verhüten.

**Spätfolgen:** Nach Überleben einer Vergiftung können trotz Behandlung als teilweise temporäre oder länger permanente Dauerfolgen, selten Schäden der Leber oder des Blutbildungsapparates, häufiger solche des Nervensystems, unter dem klinischen Bild einer ziemlich therapieresistenten *Polyneuropathie* zurückbleiben. Deren Ursache sind Schwellung, Demyelinisierung und Fragmentbildung peripherer und zentraler Neuriten (besonders im Rückenmark): von den Extremitäten distal aufsteigend erscheinen schmerzhafte sensible Störungen mit Parästhesien und motorische Störungen bis zu Lähmungen. Die Restitution kann Jahre beanspruchen. Fast nicht rückbildungsfähig ist eine aufgetretene Spastik.

- **Chronische Vergiftung:** Ein tatsächliches Vorkommen einer chronischen Intoxikation nach wiederholter Aufnahme geringer Alkylphosphatkonzentrationen (z. B. im Beruf) und damit unter Umständen kontinuierlich aufrechterhaltener Hemmung der Acetylcholinesteraseaktivität ist unsicher. Ständig mit Phosphorsäureester umgehenden Beschäftigten ist bei Absinken der Esteraseaktivität im Blut um die Hälfte ein Wechsel an unbelastete Arbeitsstätten anzuraten.

- **Nachweis:** Die Cholinesteraseaktivität wird im Blut durch Teststreifen (Merckotest®) bestimmt. Das erlangte Ergebnis ist für die ärztliche Diagnostik wenig repräsentativ, da
  - auch unspezifische, von Phosphorsäureestern unterschiedlich stark hemmbare Pseudocholinesterasen miterfaßt werden, und
  - keine Aussage über die noch verbliebene spezifische Cholinesteraseaktivität in peripheren und zentralen Neuronen möglich ist, was für die Abschätzung der Prognose bedeutsam wäre.

- **Toxizität, quantitative Daten:** Von Parathion sind 5–15 mg/kg, von Sarin 0,3 mg/kg für den Erwachsenen letal.
  *MAK*: Parathion = 0,1 mg/m$^3$ (die MAK anderer Organophosphate weichen erheblich voneinander ab).
  *BAT-Werte*: für Parathion = 500 µg p-Nitrophenol (Metabolit von Parathion)/l Harn; für alle Acetylcholinesterasehemmer = Reduktion der Acetylcholinesteraseaktivität in Erythrozyten auf 70% des Bezugswertes.

### ◆ Therapie

Die stets durch *schlechte Prognose* gekennzeichnete akute Vergiftung wird kombiniert symptomatisch und mit Antidotgaben behandelt.

▷ **Unspezifische Maßnahmen:**
- Zur *primären* **Giftentfernung** ist intensive Magenspülung (manche Alkylphosphate können mehrere Tage im Magen verbleiben!) sowie ausreichende Applikation von *Aktivkohle* (sehr effektiv!) und *Natriumsulfat* angezeigt.
- Ausgiebige **Elementarhilfe**: neben der Aufrechterhaltung des Kreislaufs und gegebenenfalls *Schockbekämpfung* ist die gefährdete *Atemfunk*tion zu stützen: Bei mechanischer Behinderung der Respirationswege durch

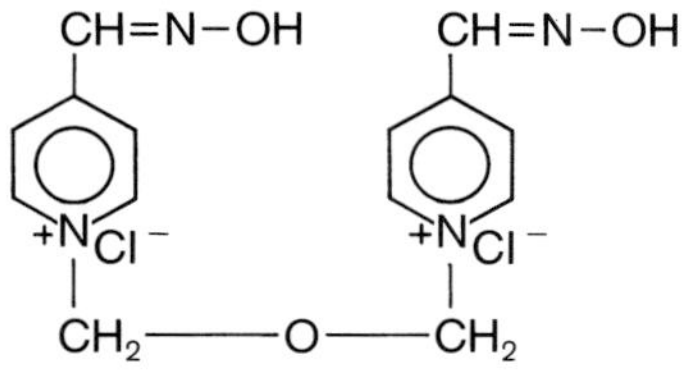

Obidoximchlorid =
1,1'-Oxydimethyl-bis-
(4-hydroxyimino-methylpyridinium-
chlorid) (Toxogonin®)

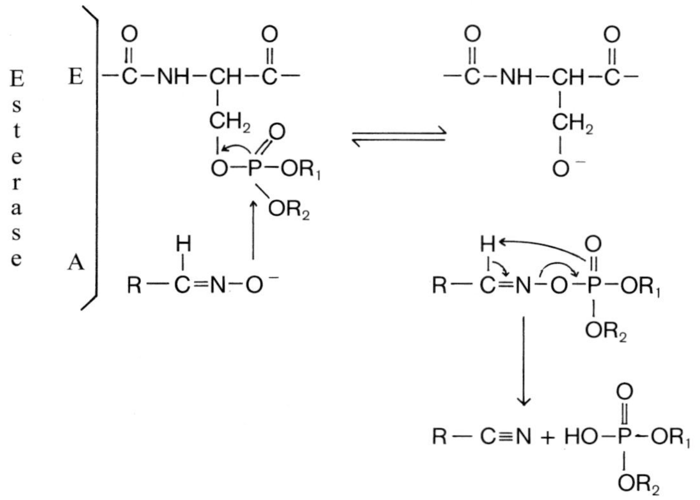

**Abb. 24-27.** Obidoxim und sein Angriff als reaktivierendes Oxim am Phosphorylrest der vergifteten Esterase. Zuerst lagert sich der Reaktivator vom Oximtyp (Obidoxim) über seinen positiv geladenen Stickstoff an das anionische Zentrum (**A**) der Esterase an. Dadurch gelangt die Aldoximseitenkette in unmittelbare Nachbarschaft des phosphorylierten (vergifteten) esteratischen/katalytischen Zentrums (**E**). Seine therapeutisch reaktivierend wirkende Dephosphorylierung erfolgt durch nucleophile Reaktion des Oxims, wodurch die Alkylphosphoryl-Seryl-Bindung des Alkylphosphats an die Esterase aufgeht. Das dabei entstehende Phosphoryloxim spaltet sich durch β-Eliminierung in die beiden Komponenten R-Nitril und Alkylphosphorsäure (ohne erneute Phosphorylierung der Esterase aufgrund des Fehlens eines leicht abtrennbaren Acyls) auf.

reichlich Bronchialsekret ist durch Absaugen für gründliche *Bronchialtoilette* zu sorgen; ein auftretendes Lungenödem wird symptomatisch behandelt; bei bedrohlicher Ateminsuffizienz mit Cyanose, auch infolge zusätzlichem Versagen der Atemmuskulatur, wird frühzeitig künstlich mit dem Gerät eventuell nach Intubation und über Tage *beatmet*. (Eine Mund-zu-Mund-Beatmung muß wegen Gefährdung des Atemspenders unterbleiben, da manche Alkylphosphate gering abgeatmet werden können!) *Korrektur einer Acidose* erfolgt durch Tris-Puffer oder Natriumbicarbonat. Krämpfe werden durch *Antikonvulsiva* (Benzodiazepine, Barbiturate) unterbrochen.
- Eine apparative **Detoxikation** wird frühzeitig (!) erwogen. Sehr wirksam gegen viele Phosphorsäureester ist die *Hämoperfusion*, sie ist häufig der Reaktivatoranwendung überlegen.

▷ Zur **Antidottherapie** stehen zwei verschiedenen Prinzipien gehorchende Pharmaka zur Verfügung. Spezifisch wirkt **Atropin**, da es die *post-ganglionären parasympathischen Rezeptoren* (periphere und zentrale Muscarinwirkorte) *hemmt* und somit die Acetylcholineffekte unterbindet (Kap. 2, S. 59 ff.). Wegen des aktuellen hohen Bestandes an Acetylcholin sind entsprechend hohe Dosen des kompetitiven Antagonisten Atropin erforderlich: 2–5 mg (!) Atropinsulfat innerhalb weniger Min. wiederholt i.v. solange, bis mehrere Acetylcholinsymptome wie Bradykardie, Salivation, Miose (nicht immer verläßlich!) u.a. entscheidend abnehmen. Atropin muß fraktioniert gegebenenfalls über mehrere Tage nachappliziert werden, über 24 Std. manchmal additiv bis 100 mg (!).

> Der Beginn der Atropinantidottherapie hat so früh wie möglich (schon am Unfallort oder während des Transports) zu beginnen, wodurch sich die Prognose für den weiteren Verlauf erheblich verbessert.

Eine bestehende Hypoxie sollte vor der Atropinverabreichung wegen der dann gegebenen Gefahr des Kammerflimmerns kompensiert werden. Da Atropin nur langsam die Blut-Hirn-Schranke überwindet, werden zerebrale Muscarinrezeptoren schneller und intensiver durch leichter in das Zentralnervensystem übertretende Parasympatholytika protektiv besetzt, beispielsweise durch stark zentral wirksame Antiparkinsonmittel.

Das immer neben dem Atropin möglichst früh anzuwendende **Obidoximchlorid**[1], (250 mg = 1 Ampulle i.v. oder i.m., bei Ausbleiben des Therapieerfolges nach etwa 15 Min. nur eine Ampulle nachinjizieren) wirkt kausal, da es chemisch die *blockierte Acetylcholinesterase reaktiviert* (Abb. 24-27) und damit die spontane physiologische Tage bis Wochen beanspruchende und dann nur inkomplett erfolgende Rückgewinnung der ursprünglichen Enzymaktivität durch Lösung der Bindung des Alkylphosphorylrestes vom Serin der Esterase entscheidend unterstützt. Nur wenige Vergiftungen mit Alkylphosphaten, z.B. Parathion, werden durch Obidoxim (strukturähnlich, jedoch wirkungsschwächer und nur gering in das Zentralnervensystem eindringend, ist das in der BRD nicht handelsübliche *Pralidoxim*) therapeutisch ausreichend beeinflußt. Die chemischen Eigenschaften des Organophosphates und die Dauer seiner Haftung an der Cholinesterase bestimmen wesentlich deren Reaktivierbarkeit: Ein Ausbleiben der erwarteten Enzymreaktivierung kann mit der bei manchen insektiziden Phosphorsäureestern früh einsetzenden und schnell voranschreitenden »*Alterung*« des Alkylphosphat-Enzym-Komplexes ursächlich in Zusammenhang stehen, bei welcher frühzeitig an der phosphorylierten Esterase enzymatisch Alkylgruppen vom Phosphatrest abgespalten werden, wodurch ein nucleophiler reaktivierender Angriff des Oxims nicht mehr möglich ist. Beispielsweise unterliegt Parathion einer langsamen »Alterung« im Gegensatz zu den Kampfstoffen mit sofortiger (!) »Alterung«, wodurch Oximreaktivatoren nicht mehr frühzeitig angreifen können. Bei einigen Vergiftungen mit langsam alterndem Alkylphosphat-Enzym-Komplex versagen die Reaktivatoren vom Oximtyp. Sie verstärken sogar die durch einige Organophosphate ausgelöste Vergiftungssymptomatik. Ursache ist eine Bindung des Oxims an das anionische Zentrum der Acetylcholinesterase und die dadurch eintretende Hemmung des Enzyms. Bei Ausbleiben des erwarteten Therapieerfolges durch Reaktivatoren ist deren weitere Anwendung auszusetzen. Die vergiftete unspezifische Serum-Cholinesterase wird durch Oxime nicht reaktiviert.

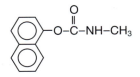

**Abb. 24-28.** Strukturformel des insektiziden Carbaminsäureesters Carbaryl (N-Methyl-1-naphthylcarbamat)

> Ein Reaktivator alleine ist weniger effizient als ein Parasympatholytikum; die Kombination beider ist aufgrund des überadditiven Zusammenwirkens therapeutisch optimal.

Die Antidotmaßnahmen werden wesentlich unterstützt durch die i.v. Injektion von **Humanserum-Cholinesterase**[2] zur hydrolytischen Spaltung von zirkulierendem Acetylcholin und Bindung von intravasal verteiltem Alkylphosphat.

## Carbaminsäureester

### ▶ Stoffeigenschaften und Vergiftungsgelegenheiten

Ester der am Amino-N alkylsubstituierten Carbaminsäure, $H_2N-COO-R$, **hemmen** die **Acetylcholinesterase** (AChE). Zu diesen Inhibitoren gehören als Arzneimittel *Neostigmin, Pyridostigmin* (Kap. 2, S. 57 ff.) u.a. als quartäre Stoffe mit geringer Lipophilie und deshalb fehlender insektizider Eigenschaft, sowie mehrere toxikologisch relevante Insektizide (einige Herbizide, Akarizide u.a.), wovon das *Carbaryl* (Abb. 24-28) Modellcharakter besitzt. Landwirtschaftlich verwendete Carbamate sind in der Regel chemisch labil und werden im Freien bald (biologisch) abgebaut: minimale Rückstände → geringe Wartezeit bis zum Produktverbrauch. Vergiftungen ereignen sich *akzidentell* bei der Applikation.

### ▶ Pharmakokinetik

Carbaminsäureester werden über die Lungen (bei Einatmung von Sprühnebel oder Staub), die Haut oder nach Verschlucken resorbiert. Sie werden im allgemeinen im Organismus rasch metabolisiert, weshalb ihre Nachweisbarkeit gering ist.

### ▶ Giftwirkungen

● **Wirkungsmechanismus:** Die biochemische Reaktion der AChE-Hemmung ist durch eine *Blockade* des *esteratischen* (und möglicherweise auch des anionischen) *Enzymzentrums* gekennzeichnet. Dabei

---

[1] Toxogonin®

[2] Serum-Cholinesterase, Behringwerke, Marburg/L.

wird die Esterbindung durch die AChE gespalten (Abb. 24-25). Die Spaltung der Carbaminsäureester und des Acetylcholins erfolgt über den gleichen Reaktionsmechanismus. Geschwindigkeitslimitierend ist der letzte Schritt, wobei der Acylrest vom Serinrest im esteratischen Katalysezentrum langsamer als bei der Acetylcholinspaltung, jedoch schneller als bei der Alkylphosphatvergiftung abgelöst wird: innerhalb von Min. und komplett. Die Folge insgesamt ist:

> Die Carbaminsäureester-Insektizide hemmen wesentlich rascher einsetzend und kürzer dauernd die AChE als Alkylphosphate. Im Gegensatz zu den Phosphorsäureestern erfolgt die spontane Wiederherstellung des Enzyms rascher und funktionell komplett.

- **Akute Vergiftung:** Die Symptome der akuten Intoxikation gleichen der durch Alkylphosphate (S. 783ff.), sie setzen jedoch früher ein und klingen wesentlich rascher ab. Der Abstand zwischen der toxisch wirksamen und letalen Dosis ist größer als bei den Organophosphaten: der Tod tritt seltener ein. Die Prognose einer Intoxikation ist wesentlich günstiger als nach Phosphorsäureester-Vergiftung.

- **Chronische Vergiftung:** Spätfolgen oder chronische Vergiftungen sind praktisch unbekannt. Carbaminsäureester-Konzentrate rufen gelegentlich lokal Reizung der Haut oder der Schleimhäute von Atemwegen und Auge hervor.

- **Nachweis:** Eine Bestimmung der Cholinesteraseaktivität im Blut ist wegen der raschen Spaltung des Carbamoyl-Cholinesterase-Komplexes diagnostisch meistens bedeutungslos.

- **Toxizität, quantitative Daten:** Die Toxizität der einzelnen pestiziden Carbaminsäureester ist sehr verschieden. MAK: Carbaryl: 5 mg/m$^3$.

◆ **Therapie**

Möglichst früh wird ausreichend **Atropinsulfat** (2 mg, wiederholt) i.v. appliziert, die benötigte Gesamtdosis ist geringer als bei Alkylphosphatvergiftungen. Symptomatische Maßnahmen schließen sich an. Bei Unruhe infolge versehentlicher Atropinüberdosierung werden zur Sedierung Barbiturate verabfolgt. Oxime sind wegen Ausbleiben der Reaktivierung und Verstärkung der Carbamatwirkung nicht indiziert.

## Pyrethroide, Pyrethrum

**Pyrethroide** sind hochwirksame, zum Pflanzenschutz häufig verwendete, synthetische Insektizide,

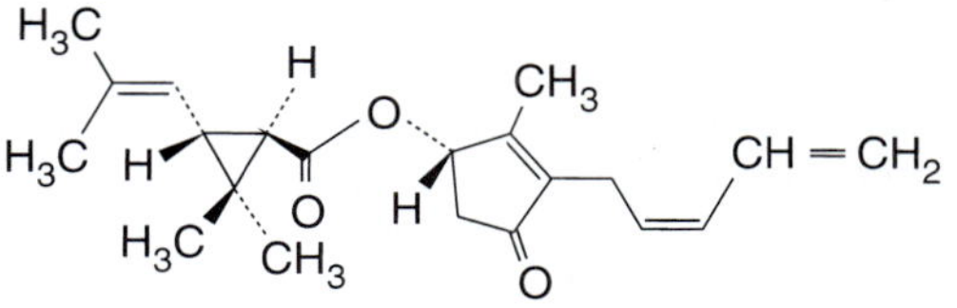

**Abb. 24-29.** Strukturformel des insektiziden Pyrethrins I: Ester von (+)-trans-Chrysanthemumsäure (links) und (+)-Pyrethrolon (rechts)

die strukturell den Wirkstoffen des Pyrethrums nahestehen und einen analogen Wirkungsmechanismus besitzen. **Pyrethrum** ist ein aus den Blüten verschiedener Chrysanthemumarten gewonnenes Gemisch von Estern der (+)-trans-Chrysanthemumsäure sowie der (+)-trans-Pyrethrinsäure und den Hydroxyketonen (+)-Pyrethrolon, (+)-Cinerolon sowie (+)-Jasmolon. *Hauptwirkstoff* ist das **Pyrethrin I** (Abb. 24-29). Die Verbindungen sind gering stabile Kontaktinsektizide, die im Nervensystem des Insekts die **Na$^+$-Kanäle** an der Axonplasmamembran **blockieren**. Es kommt schnell zur Erregung, gefolgt von Koordinationsstörungen, dann tritt Lähmung ein und schließlich der Tod. Da die Wirkstoffe im Insekt durch enzymatische Oxidation rasch entgiftet werden, können sich bei zu niedriger Dosierung die Tiere wieder erholen. Für Menschen und Warmblüter sind die Stoffe, bei Einhaltung der empfohlenen Anwendungsbedingungen, relativ harmlos, so daß sie äußerlich als Mittel gegen Kopf- und Filzläuse angewendet werden können (Kap. 20, S. 681 f.). Die Pyrethrumester werden nach oraler Aufnahme durch Hydrolyse bereits im Magen des Menschen und nach systemischer Resorption im Organismus inaktiviert. Pyrethrin I wirkt an der Mundschleimhaut anästhetisch. *Orale tödliche Dosis* für den Menschen: 1–2 g Pyrethrum/kg Körpergewicht.

*MAK:* Pyrethrum (Gesamtstaub) = 5 mg/m$^3$.

# Tierische Gifte

## Schlangengifte

**Schlangenarten:** Die Schlangen (Ophidiae) werden in vier Familien eingeteilt:
- Seeschlangen (Hydropheidae)
- Giftnattern (Elapidae, z.B. Brillenschlange, Kobraarten)
- Lochottern (Crotalidae, z.B. Klapperschlangen, Bothropsarten)
- echte Ottern (Viperidae, z.B. Kreuzotter)

In Europa und den angrenzenden Mittelmeerländern sind nur zu den Vipern gehörende Giftschlangen beheimatet. In Deutschland sind als Giftschlangen die Kreuzotter (Vipera berus), ihre melanotische Abart, die Höllen- oder Kupferotter (Vipera prester) und im Südschwarzwald die Aspisviper (Vipera aspis) heimisch.

Schlangen sind **Reflextiere**, sie reagieren bei Bedrohung aggressiv, besonders während der Paarung und der Häutungszeit, bei Hunger sowie Änderung gewohnter Umweltbedingungen und Witterungswechsel.

▶ **Vergiftungsgelegenheiten**

Intoxikationen durch Schlangengifte erfolgen nach Giftschlangenbißverletzungen, wobei ein toxisches Sekret (Schlangengift) aus der Giftdrüse über einen Giftkanal oder eine Giftfurche im Fangzahn in die Bißwunde des Opfers abgegeben wird. In Deutschland ereignen sich akzidentell Bisse durch heimische Vipern im Freien oder durch exotische/tropische in Serpentarien gehaltene oder zufällig in Überseeladungen verborgene Giftschlangen.

▶ **Giftzusammensetzung**

Die qualitative und quantitative Zusammensetzung des vom Giftapparat abgegebenen Schlangengiftes wechselt stark von Art zu Art und mäßig innerhalb einer Art. Die Giftqualität und -quantität schwankt beim Einzeltier: die Produktion des Giftes ist zur Regenzeit geringer, seine Wirksamkeit nach der Häutung oder Paarung stärker.

In den verschiedenen Schlangengiften kommen in wechselndem Verhältnis vor:
- Wasser (50–70%)
- anorganische Salze
- organische Verbindungen: Proteine, stark toxische Polypeptide (z.B. Neurotoxine), Aminosäuren, Nucleotide (ATP u.a.)
- Enzyme: Esterasen (Phospholipase A, Phosphodi- und -monoesterase, 5-Nucleotidase, ATP-Pyrophosphatase, Cholinesterase), Carbohydrase (Hyaluronidase), proteolytische Fermente (Endo-, Exopeptidase), Oxidoreduktasen (Katalase, Aminosäuredehydrogenase)

Auffallend ist im Giftsekret mancher Arten ein hoher Zinkgehalt. Das Gift der Elapiden ist enzymarm, das der Crotaliden und Vipern enzymreich. Die sekretorische Verwandtschaft von Gift- und Speicheldrüse der Schlangen erklärt den hohen Gehalt des Giftsekretes an protein- und fettspaltenden Enzymen, die auf dem Blutweg im Bißopfer verteilt dessen Verdauung in der Schlange erleichtern soll.

▶ **Giftwirkung**

● **Wirkungsmechanismen und Symptomatik:** Die Wirkung der Schlangengifte bei Tier und Mensch re-

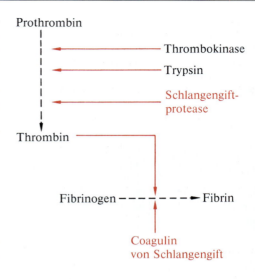

Abb. 24-30. Angriff von Schlangengiftkomponenten im Gerinnungssystem

sultiert aus dem Zusammenspiel mehrerer Einzelfaktoren:
- hochgiftige Polypeptide
- direkt toxisch wirkende Enzyme
- indirekt durch Freisetzung von giftigen Reaktionsprodukten aus spaltenden Umsetzungen im Organismus toxisch wirkende Enzyme

Folgende **toxische Effekte** lassen sich als die wichtigsten differenzieren:
▷ **Hämotoxische Wirkungen** verändern die Blutgerinnung, die Blutzellstabilität oder den Blutfarbstoff:
  - *Kleinmolekulare Polypeptide* des Giftsekretes – vor allem der Elapiden – hemmen die Thrombokinase, wodurch die Blutgerinnung verzögert oder sogar aufgehoben wird.
  - *Großmolekulare Polypeptide* mit Enzymcharakter – vor allem im Gift verschiedener Bothropsarten – fördern sehr stark die Blutgerinnung, wofür zwei Komponenten im Giftsekret verantwortlich sind (Abb. 24-30):
    – eine *Protease* (proteolytisches, trypsinähnliches Enzym) hat die Eigenschaft der Thrombokinase und aktiviert Prothrombin zu Thrombin;
    – das *Coagulin* wirkt als spezifisches Enzym wie Thrombin und wandelt Fibrinogen in Fibrin um.
  - Direkt hämolytisch wirken kleinmolekulare, stark basische Polypeptide; indirekt kommt

eine Hämolyse durch die ausnahmslos in allen Schlangengiften vorhandene *Phospholipase A* zustande, sie spaltet Fettsäuren vom Lecithinmolekül ab, wobei das stark hämolysierende Lysolecithin entsteht.
- *Katalase* – vor allem im Gift der Kobra – bildet aus Hämoglobin Met-Hb, wodurch sich das Blut des Bißopfers cyanotisch/dunkel verfärbt.

▷ **Vasokardiotoxische Wirkungen:** Bestimmte Polypeptide in fast allen Schlangengiften verursachen einen digitalisähnlichen, atropinresistenten Effekt am Herz mit der Gefahr des Organstillstandes. Andere Polypeptide sind Histaminliberatoren; das durch sie im Bißopfer freigesetzte Histamin kann einen Kreislaufkollaps und Schockzustand verursachen.

▷ **Neurotoxische Wirkungen** etablieren sich an verschiedenen Anteilen des Nervensystems:
- Ein *curareartiger Effekt* über einen prostigminresistenten neuromuskulären Endplattenblock durch kleinmolekulare Polypeptide, woraus eine aufsteigende Lähmung der quergestreiften Muskulatur mit der Gefahr der peripheren Atemparalyse resultiert.
- Eine direkte *Lähmung des Atemzentrums* rufen Polypeptidkomponenten im Giftsekret hervor.
- Ein insbesondere im Gift der Kobra vorkommendes Toxin entfaltet einen ausgeprägten *zentralanalgetischen Effekt* (aus ihm konnte kein therapeutisches Prinzip entwickelt werden).
- Komponenten im Klapperschlangengift wirken zerebral *antikonvulsiv.*
- Toxine – vor allem der Elapiden – wirken *lokalanästhetisch*, wodurch die Bißwunde unempfindlich wird.

▷ **Nekrotisierende** Effekte besonders im Bißwundenbereich beruhen auf der Aktivität von Proteinasen *(Endopeptidasen)* der Vipern- und Crotalidengiftsekrete.

Daneben können **Stoffwechselvorgänge** durch Schlangengiftkomponenten direkt oder indirekt vielfältig gestört werden: Hemmung der oxidativen Phosphorylierung, Steigerung der Glykogenolyse u. a.

● **Vergiftung:** Nach einem Giftschlangenbiß – untere Extremitäten besonders disponiert – treten lokale und allgemeine Vergiftungszeichen rasch akut auf. Die jeweiligen Symptome lassen sich nach der Art der Giftschlangen und den von ihnen abgegebenen Sekretkomponenten abgrenzen:
▷ **Ottern**-(Vipern-) und **Lochottern**-(Crotaliden-) Gifte mit vorwiegend hämotoxisch-nekrotisierenden und gelegentlich neurotoxischen Wirkungen:
- *Lokale Symptome*: Brennender und stechender Wundschmerz, bei Kreuzotterngift Wundbereich eventuell anästhetisch, nach proximal fortschreitendes Ödem, Bildung von Hautblasen, Lymphangitis mit regionaler Lymphadenitis, Merkmale hämorrhagischer Diathese: Petechien, Blutergüsse oder Hämatome, später tiefe Nekrose.
- *Allgemeine Symptome*: Übelkeit, Erbrechen, Schwindel, Benommenheit, Kopfschmerz, Hyperhydrose, Atemnot, Hypotonie, Tachykardie, generalisierte Hämorrhagien: Hämatemesis, Meläna, Hämaturie, Nasenbluten oder zerebrale Blutungen mit Krämpfen, Bewußtlosigkeit, Paresen usw., mitunter neurotoxische Effekte mit Schluckstörung, Akkommodationsschwäche, Lidptose.

▷ **Giftnattern** (Elapiden) und **Seeschlangen** (Hydropheiden) mit vorherrschend neurotoxischen und wenig hämotoxischen Wirkungen:
- *Lokale Symptome*: Bißwunde ist eher anästhetisch mit wenig ausgeprägtem Ödem und Hämorrhagien.
- *Allgemeine Symptome* infolge neurotoxischer Effekte an der motorischen Endplatte der quergestreiften Muskulatur, dem Respirationszentrum und den Gehirnnerven IX–XII: Lidptose, Atem-, Sprach- und Schluckstörungen, Sialorrhö, Übelkeit, Erbrechen, Krämpfe, Atemzentrumlähmung, Myoglobinurie bei Seeschlangenbissen.

Als **Folgezustand** kann eine ausgedehnte örtliche Nekrose oder Gangrän länger bestehen bleiben. Bisse durch die heimische Kreuzotter sind weniger gefährlich, die Gefahr eines letalen Ausgangs besteht über 6 Tage, sie ist bei sachgemäßer Therapie äußerst gering. Der Exitus kann durch Biß tropischer Vipern noch nach 3 Wochen im Gefolge von Nieren- oder Herzschädigung eintreten. Nach häufig wiederholten Giftschlangenbissen (Wärter/Bedienstete in Serpentarien) tritt unter langsamer **Gewöhnung** an die Giftkomponenten die Vergiftungssymptomatik verringert auf. Es kann sich eine echte Immunität ausbilden.

## ◆ Therapie

Die sofort zu beginnende lokale Wundversorgung hat die **Behinderung/Verzögerung** der **Giftresorption** zum Ziel. Eine solche wird erreicht durch:
- *Ruhigstellung* der Person und des verletzten Körperteils
- Anlegen einer venösen (nicht arteriellen bis zur Blutleere) *Stauung* (zwischen Bißwunde und Herz) weit distal bis zu 2 Std., jedoch alle 20 Min.

für 1–2 Min. Lockerung der Staubinde (keine Ischämie!)
- *Primäre Wundversorgung* und -toilette, zur örtlichen Giftneutralisation Umspritzen der Bißregion mit mono- oder polyvalentem Antiserum, topisch Antibiotika zur Prophylaxe einer Sekundärinfektion bzw. Glucocorticoide, Antihistaminika zur Minderung der Gewebereaktion/-schwellung
- *Unterkühlung* des Wundgebietes (Kryotherapie, beispielsweise mit Eispackung) nur bis zur lokalen Antiserumapplikation
- *Wundinzision*, eventuell in Verbindung mit venöser Stauung und/oder Ansetzen einer Saugglokke: wegen unsicheren Erfolges therapeutischer Wert umstritten

Durch eine **systemische medikamentöse Therapie** wird die Wirkung des bereits resorbierten und zirkulierenden Giftes vermindert oder aufgehoben. Möglichst früh wird ausreichend monovalentes (am wirksamsten) oder (nach Länderbereichen zusammengestelltes) polyvalentes *Antiserum*[1] s.c., i.m., p.inf. bis zu 100 ml je nach klinischer Erfordernis verabreicht: Antidottherapie. Vor der Serumanwendung empfiehlt es sich, zur Vermeidung einer anaphylaktischen Reaktion, nach der obligaten gezielten Anamneseerhebung einen Intrakutan- oder besser Konjunktivaltest vorzunehmen (2 Tropfen 1:10 mit physiologischer NaCl-Lösung verdünnt in den Konjunktivalsack verursachen im Falle einer positiven Reaktion nach ca. 15 Min. ein örtliches Ödem mit Blutgefäßinjektion). *Symptomatisch* werden Glucocorticoide, Antihistaminika, Hämostyptika, Antibiotika, Analgetika, Vasotonika u.a. eingesetzt; bei Atemdepression (z.B. durch Elapidengift) sind Arzneistoffe mit stark zentral sedierender Wirkungskomponente (Morphin etc.) kontraindiziert. Tetanusprophylaxe ist zu erwägen. Nach starkem Fibrinogenabbau: Verabreichung von Humanfibrinogen oder -plasma, Blutaustausch oder -transfusion. Bei Nierenversagen ist Dialyse, bei Atemlähmung künstliche Beatmung angezeigt. Sekundärchirurgische Maßnahmen sind erst Tage später zur Entfernung von gangränösem Gewebe und Unterstützung der Spontanheilung zu ventilieren.

- **Prognose:** bei früher und ausreichender Antiserumtherapie günstig – Mortalität bis 2%, ohne Antiserum bis 25%, regional stark schwankend

### Nesseltier-(Cnidaria-)Gifte

**Tierarten:** Zu den in den Meeren der Welt vorkommenden Cnidarien zählen die

- Polypen (Hydrozoa, 2700 Arten)
- Schirmquallen (Seyphozoa, Acalephae; 200 Arten)
- Blumentiere (Anthozoa, 6100 Arten)

In der Nord- und Ostsee sind vor allem die violette Ohrenqualle, die gelbe Haarqualle, die blaue Nesselqualle, oder in der Nordsee die rote Pferdeseerose (auf Unterlage festsitzend) heimisch. Die bei den Tieren als Abwehrorgan angelegte »**Penetrante**« (Giftapparat) besteht aus einer birnenförmigen Nesselkapsel (Durchmesser ca. 50 μm) mit einem nach innen eingerollten, endständig Dornen tragenden Nesselfaden. Auf Reize wird der Faden rasch ausgerollt, der Dorn beschädigt die Haut der Beute, wobei das giftige Kapselsekret in die Wunde eindringt.

▶ **Vergiftungsgelegenheiten**

Solche sind beim Baden oder Tauchen im Meer gegeben.

▶ **Giftwirkungen**

Die biologisch örtlich oder systemisch wirksamen **Giftkomponenten** sind zahlreich, von unterschiedlicher Natur und von Tierart zu Tierart wechselnd: niedermolekulare (Serotonin u.a.) und hochmolekulare (Polypeptide als Histaminliberatoren, Hyaluronidase u.a.) Stoffe. Sie **verursachen** vor allem lokal Reizung, Entzündung bzw. Nekrose und zentralnervöse oder über Histaminfreisetzung Kreislaufwirkungen.

- **Vergiftung:** Unmittelbar nach der Verletzung setzen die Vergiftungssymptome ein:
- *Lokal* als Brennen, Jucken, Schmerzen, Rötung, Blasen- oder Quaddelbildung der Haut: Dermatitis
- *Systemisch* in Form von Übelkeit, Erbrechen, Diarrhö, Schüttelfrost, Fieber, Kopfschmerz, Blutdruckabfall → Kollaps – Histamineffekt mit Tendenz zur Anaphylaxie –, Lähmungserscheinungen → Körperschwäche; Atemnot, eventuell Konvulsionen; bei diesem Zustand besteht erhöhte Gefahr des Ertrinkens.

Die Symptome bilden sich im allgemeinen nach 3 bis 4 Std. spontan, insbesondere unter Behandlung, zurück.

◆ **Therapie**

Die Behandlung ist lokal und systemisch *symptomatisch*: Antihistaminika, Glucocorticoide, Analgetika, eventuell örtliche Lokalanästhetikainjektion, bei Superinfektion Antibiotika u.a.

---

[1] Schlangengift-Immunserum Behring (für Europa, Nordafrika, vorderer u. mittlerer Orient, Zentralasien)

## Hautflügler-(Hymenopteren-)Gifte

**Tierarten**: Zu den Hymenopteren gehören die heimischen Bienen, Wespen, Hornissen und Hummeln. Sie besitzen am Hinterleib einen *Wehrstachel* (bei weiblichen Tieren als umgewandelte Legeröhre), über den nach Eindringen in die Haut des Opfers ein giftiges Sekret abgegeben wird. Der Bienenstachel kann mit Hilfe seiner Widerhaken in der Wunde hängen bleiben, wonach das Tier stirbt.

### ▶ Giftwirkungen

● **Wirkungsmechanismen**: An den vornehmlich lokalen, weniger resorptiven Giftwirkungen sind die im Giftsekret enthaltenen Komponenten im Zusammenspiel beteiligt; als Fraktionen wurden nachgewiesen:
● bei der *Biene*: Histamin, Hyaluronidase, Phospholipase A, die basischen Polypeptide Melittin (direkt hämolysierendes, Kapillarpermeabilität steigerndes Haupttoxin mit nichtenzymatischem Charakter) und Apamin (Krampfgift)
● bei der *Wespe*: Histamin, bradykininähnliches Peptid, Serotonin
● bei der *Hornisse*: Histamin, Serotonin, Acetylcholin, kininartiger Stoff
● bei der *Hummel*: Serotonin, Phospholipase A, Hyaluronidase

Native **Bienengifte** werden **therapeutisch** bei rheumatischen Erkrankungen äußerlich oder auch zur Desensibilisierung bei Bienengiftüberempfindlichkeit angewendet.

● **Vergiftung**: Unmittelbar nach dem Insektenstich erscheint eine *lokale Reaktion* mit Brennen, Jucken, Schmerz, Quaddelbildung, ödematöser Anschwellung, Rötung. Diese Erscheinungen verschwinden meistens bald spontan, eine Gewebsnekrose ist äußerst selten. *Resorptiv* treten nach multiplen auf einmal erfolgenden Stichen Kopfschmerz, Nausea, Schüttelfrost, Bewußtseinstrübung, Unruhe, Krämpfe, Herz-, Kreislauf- oder Atemlähmung auf.

> Erst etwa 40 Bienenstiche lösen eine schwere Symptomatik aus, etwa 500 Stiche sollen beim Erwachsenen tödlich sein.

Stiche der *Biene* oder *Wespe* sind häufig und relativ harmlos, die der *Hornisse* oder *Hummel* seltener und infolge intensiverer Reaktionen gefährlicher. Allergische Reaktionen durch Bienengift und Tendenz zur allgemeinen Anaphylaxie (Kollaps, Schock, eventuell Tod) werden selten beobachtet. Die Ausbildung einer **Gewöhnung** an Bienengift mit deutlich geringerer Symptomatik bei Imkern nach wiederholten Stichen ist möglich, die Entstehung einer echten Immunität wird diskutiert. Starke **Überempfindlichkeit** gegen Bienen- oder Wespengift mit Atemnot, Bewußtseinsschwund oder im Extrem sehr selten Todesfolge nach einem einzigen Stich kommt vor. Bienengift verursacht gelegentlich hämorrhagische Symptome. Hymenopterenstiche im Rachenraum (z. B. bei schlafenden Kindern oder bei Aufnahme des Insekts mit Getränken bzw. Nahrung) sind wegen eventuellem Auftreten eines fortschreitenden Glottisödems mit Erstickungsgefahr als ernst zu beurteilen.

### ◆ Therapie

Die Behandlung ist lokal entzündungswidrig symptomatisch, systemisch kreislaufstützend sowie sedierend. Bei Glottisödem ist Intubation, bei starken allergischen Allgemeinerscheinungen bzw. sich anbahnendem Glottisödem Glucocorticoideinsatz zu erwägen.

## Pilzgifte

Nur wenige von den zahlreich existierenden Pilzarten dienen zur Ernährung, vorausgesetzt, sie besitzen im Rohzustand oder nach dem Kochen (und anschließendem Verwerfen der Sudbrühe) keine durch den Verzehr aufnehmbaren, zu Intoxikationen führenden Stoffe. Solche genießbaren Pilze werden mit (ungenießbaren) Arten, die teilweise gefährliche, stark organwirksame Substanzen enthalten, aufgrund ihres ähnlichen Aussehens immer wieder verwechselt: **Akute Vergiftungen** durch Pilzgenuß kommen relativ häufig vor, **Todesfälle** sind jedoch ausgesprochen selten (disponiert sind Kinder, Personen in reduziertem Allgemeinzustand). Nur wenige **Pilzwirkstoffe** sind chemisch und pharmakologisch-toxikologisch charakterisiert. Der Gehalt an toxischen Inhaltsstoffen wechselt in den Pilzen (z. B. standortabhängig) stark.

### Knollenblätterpilze
### ▶ Giftwirkungen

> Intoxikationen durch Knollenblätterpilze (Amanita phalloides, Amanita virosa oder Amanita verna) sind wegen der Gefahr der Verwechslung mit dem Champignon häufig. Sie sind in der Regel schwerwiegend und **lebensgefährlich**.

Sie sind die häufigsten Pilzvergiftungen und überwiegen unter den tödlichen Pilzintoxikationen stark. Bereits der Genuß eines Knollenblätterpilzes kann letal wirken.

● **Inhaltsstoffe, Wirkungsmechanismen**: Von den in allen drei Arten vorkommenden etwa ein Dutzend chemisch als zyklische peptidaseresistente Oligo-

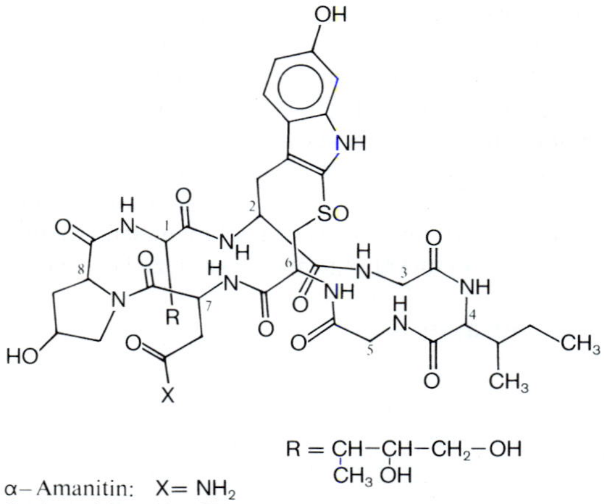


α-Amanitin: X= $NH_2$
β-Amanitin: X= OH

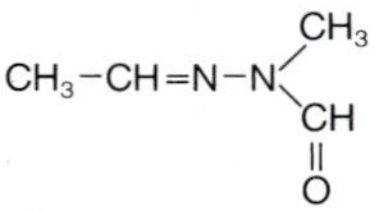

Gyromitrin

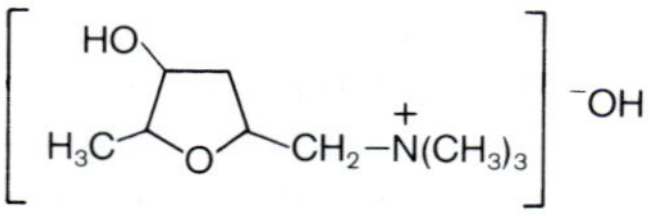

Muscarin

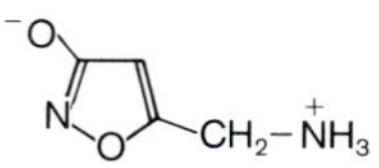

Muscimol

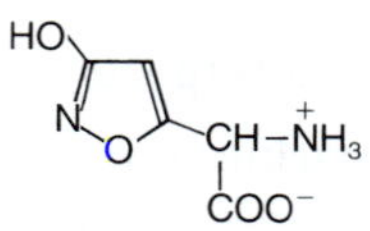

Ibotensäure

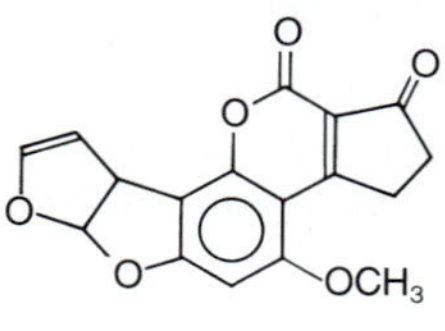

Aflatoxin B

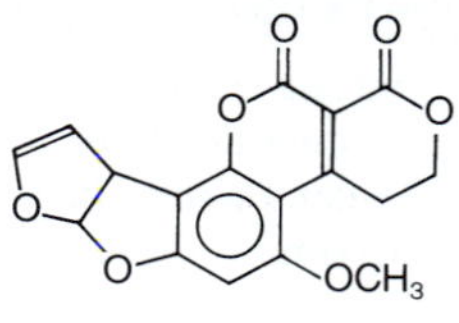

Aflatoxin G

**Abb. 24-31.** Strukturformeln giftiger Pilzwirkstoffe

peptide identifizierten Stoffen mit außerordentlich hoher toxischer Potenz und teilweise starker Proteinbindungsfähigkeit werden nach dem Wirkungscharakter insbesondere folgende unterschieden:

- **α-Amanitin** (Abb. 24-31) ist ein Octapeptid, seine Toxizität dominiert und prägt entscheidend das Vergiftungsbild: Geringste Konzentrationen *hemmen* bestimmte *RNA-Polymerasen* spezifisch, insbesondere die DNA-abhängige RNA-Polymerase II, wodurch die im Zellkern lokalisierte Nucleinsäuresynthese und als Folge der Proteinaufbau beeinträchtigt werden. Gleichsinnig wirken andere Amatoxine wie das **β-Amanitin**, das anstelle der freien $NH_2$-Gruppe des α-Amanitins eine OH-Gruppe besitzt (Abb. 24-31). Erste Leberzellkernveränderungen erscheinen etwa eine Stunde nach der Aufnahme, die biochemische Läsion schreitet langsam voran, nach 2–3 Tagen tritt *hepatische Dekompensation* ein.
- **Phalloidin** und seine nativen Derivate (Phallotoxine) sind als bizyklische Heptapeptide schwer enteral resorbierbar, mindestens 10mal weniger toxisch als Amanitin und prägen geringer das klinische Intoxikationsbild. Der auftretende hepatotoxische Effekt manifestiert sich an der Zellmembran – nach Bindung des Agens – mit vermehrtem Kaliumaustritt und gesteigerter Natrium- sowie Wasseraufnahme in die Hepatozyten: *hydropische Degeneration.* Die zu beobachtenden Magen-Darm-Störungen sind möglicherweise durch lokale Reaktion des Phalloidins bedingt.
- **Phallolysine** wirken als labile Proteine bei der Intoxikation nicht mit. Sie zählen zu den potentesten *Hämolysinen.*

● **Vergiftung:** Das klinische Bild der Intoxikation ist typisch durch zwei Phasen gekennzeichnet:

- Nach einer symptomfreien Latenzzeit von 8–22 Std. setzen bis etwa 2 Tage anhaltende, starke **intestinale Beschwerden** ein: Erbrechen, heftige Diarrhö (→ Kollaps), schmerzhafte Koliken.
- Nach einer Erholung über mehrere Stunden kommt es aufgrund einer fortschreitenden Nekrose in der Leber und in den Nierentubuli zu einem schweren **hepatorenalen Syndrom** – Ikterus, akute gelbe fettige Leberdystrophie und -schwellung, Verbrauchskoagulopathie, Glykogenschwund (Hypoglykämie), Albuminurie – mit der Gefahr des tiefen Leberkomas und des Nierenversagens (→ Urämie).

**Abnahme** der **Herzfunktion** bis zum akuten Versagen kann infolge Herzmuskelzelldegeneration eintreten. Gefäßschädigungen bedingen Blutungen. Mitunter vorkommende **zentralnervöse Störungen** äußern sich in Benommenheit, Schwindel, Krämpfen oder Lähmungen (→ Atemlähmung). Die Organschäden können innerhalb der ersten 5 Tage, selten später, zum Tod führen.

▶ **Pharmakokinetik**

α-Amanitin wird rasch resorbiert und im Organismus verteilt sowie im Zellkern fest gebunden. Amanitine und Phalloidine werden unverändert ausgeschieden (im Tierexperiment 85% des Amanitins innerhalb von 6 Std.).

♦ **Therapie**

Nach primärer Giftentfernung wird die infolge der massiven Diarrhö drohende Exsikkose durch **Rehydratation** und Elektrolytsubstitution abgewendet. Eine früh einsetzende **apparative Detoxikation** mit Hilfe der Hämodialyse oder Hämoperfusion ist hilfreich. Die ernste klinische Situation erfordert den Einsatz aller verfügbaren intensivmedizinischen Maßnahmen. Nur **unspezifische medikamentöse Behandlung** (möglichst schon vor Einsetzen der deletären Symptomatik) ist möglich, z.B. Unterstützung der geschädigten Leberzellfunktion durch Phospholipide, Glucose (evtl. Lävulose), Vitamine, Spurenelemente u.a.: Leberschutztherapie.

> Etwa ein Drittel der Vergiftungsfälle endet trotz adäquater ärztlicher Versorgung letal.

Das im Knollenblätterpilz geringkonzentriert vorhandene *Antamanid* (nichttoxisches zyklisches Decapeptid) antagonisiert die Phalloidinwirkung nur (bei gleichzeitiger oder vorheriger Anwendung) protektiv und hat deshalb keine echte kurative Bedeutung. *Penicillin* (sofort 500000 E/Erwachsener, dann 1 Million E/kg/Tag) oder *Cytochrom* wirken ebenfalls nur protektiv. *Silibinin*[1] (Inhaltsstoff der Mariendistel, Silybum marianum) wird empfohlen; es hat einen stabilisierenden Effekt auf die Leberzellmembranen, wodurch die Permeation der Knollenblätterpilz-Inhaltsstoffe in die Leberzellen erschwert werden soll.

## Frühjahrslorchel

Die Frühjahrslorchel (Gyromitra esculenta) ist *gekocht genießbar*, sie löst nach unsachgemäßer Zubereitung 4–8 Std. nach dem Verzehr ein der Knollenblätterpilzvergiftung vergleichbares lebensgefährliches Syndrom aus. Träger der **toxischen Wirkung** ist insbesondere das flüchtige, autoxidable *Gyromitrin* (Abb. 24-31), das nach wiederholtem Kochen mit jeweils neuer Flüssigkeit aufgrund seiner guten Wasserlöslichkeit ausgezogen wird und mit der Kochbrühe zu entfernen ist.

---

[1] Legalon® SIL

♦ **Therapie**

Nach primärer Giftentfernung symptomatisch.

## Muscarinhaltige Pilze
▶ **Giftwirkungen**

In **Trichterlingen** (Clitocybearten) u.a., insbesondere in vielen **Rißpilzen** (Inocybearten) kommt relativ hochkonzentriert Muscarin (Abb. 24-31) (häufigstes Pilzgift) vor. Zu Vergiftungen führt vor allem der Ziegelrote Rißpilz (Inocybe lateraria).

● **Wirkungsmechanismus:** Muscarin erregt stark den Parasympathikus (Kap. 2, S. 53ff. u. 56, Parasympathomimetika).

▶ **Pharmakokinetik**

Muscarin wird trotz quartärer Aminstruktur schnell und ausgiebig enteral resorbiert, anschließend im wesentlichen unverändert renal eliminiert.

● **Vergiftung:** Das klinische Intoxikationsbild tritt innerhalb von 2 Std. nach dem Verzehr auf und ist durch exzessive *Parasympathomimese* geprägt: Hyperhydrose, Sialorrhö, Tränenfluß, Miose, Bronchospasmus, Bronchialhypersekretion, Bradykardie, Hypotonie, Diarrhö und Kolikschmerzen, Sensoriumeintrübung u.a. Nach Aufnahme höchster Dosen besteht **Lebensgefahr**.

♦ **Therapie**

Die rasche und oft dramatische Progredienz der Intoxikation erfordert den frühestmöglichen und ausgiebigen Einsatz von Parasympatholytika, insbesondere *Atropin*, wobei sich die Dosen und deren Wiederholung nach dem Bestehen parasympathomimetischer Symptome richtet.

## Fliegen- und Pantherpilze
▶ **Giftwirkungen**

Der **Fliegenpilz** (Amanita muscaria) veranlaßt selten auf Verwechslung beruhende Intoxikationen. Eher führt der verwandte **Pantherpilz** (Amanita pantherina) infolge Verwechslung mit genießbaren äußerlich ähnlichen Pilzen zu einer mit der Fliegenpilzvergiftung weitgehend identischen Intoxikation.

● **Inhaltsstoffe, Wirkungsmechanismen:** Als toxische für die Vergiftung verantwortliche Wirkstoffe wurden in Amanita muscaria die 3-Hydroxyisoxazolderivate *Ibotensäure* und *Muscimol* (Abb. 24-31) identifiziert. Ibotensäure ist wenig beständig und wird durch Hitze (Kochen) zu dem giftigeren Muscimol decarboxyliert, das renal unverändert abgegeben wird. Beide sind gering insektizid und neben noch unbekannten Inhaltsstoffen insbesondere *psychotrop* wirksam. Untergeordnet bedeutsame postganglionär cholinerge Effekte werden durch gleichzeitig in geringer Menge vorkommendes Muscarin hervorgerufen. Ungeklärt ist die Beteiligung weiterer nicht näher bekannter Inhaltsstoffe bei der Vergiftung durch beide Amanitapilze.

- **Vergiftung:** Innerhalb von 2 Std. nach dem Verzehr beginnt die Vergiftungssymptomatik **(Pantherina-Syndrom)** mit Salivation, Übelkeit, Erbrechen, Schwitzen, später Durchfall, Cyanose, Kollaps; *zentralnervöse* rauschartige Zeichen schließen sich an: Kopfschmerzen, anfallsartig psychomotorische Erregung mit Gewalttätigkeit, Delir, oft tagelange Psychose mit akustischen und optischen Halluzinationen, Krampfanfälle, eventuell Koma; *peripher-nervöse* Merkmale äußern sich in passagerer motorischer Paralyse (Ataxie). Folgenlose Remission ist die Regel. Letale Verläufe kommen selten vor, hierzu ist ein Verzehr von mehr als 10 Pilzen Voraussetzung. Die klinischen Merkmale der Pantherpilzvergiftung klingen aufgrund der raschen Giftelimination innerhalb von 12–16 Std. ab.

◆ **Therapie**

Die Behandlung ist **unspezifisch-symptomatisch**: konsequente medikamentöse Sedation mit Neuroleptika, Benzodiazepinen oder Barbituraten steht nach der primären Giftentfernung (Magenspülung, Kohle- und Natriumsulfatgabe u. a.) im Vordergrund. Kontrollierte forcierte Diurese ist günstig. Wegen des atropinartigen zentralen Vergiftungsbildes scheidet eine Parasympatholytikaanwendung aus.

### Gastrointestinaltrakt-irritierende Pilzgifte

Eine relativ große Anzahl von Pilzen ist z.B. **nach Kochen** noch **giftig**: *Satanspilz* (Boletus satanas), *Kartoffelbovist* (Scleroderma aurantium), *Giftreizker* (Lactarius torminosus) u. a. oder **nur** als **rohes** Gewächs **giftig**: *Kahler Krempling* (Paxillus involutus) u. a. und verursachen durch nicht näher bekannte Inhaltsstoffe innerhalb von ca. 2 Std. nach dem Genuß eine mehr oder minder starke Erkrankung des Magen-Darm-Traktes mit Nausea, Erbrechen, schmerzhaften Koliken und eventuell Diarrhö (→ Kollaps). Resorptive Wirkungen, z.B. an der Leber, treten fast nicht auf. Bei symptomatischer **Therapie** – Magenspülung, Ausgleich des Flüssigkeit- und Elektrolytverlustes, Spasmolytika, Analgetika, Diät – erfolgt spätestens nach 2 Tagen Erholung.

### Mykotoxine: Aspergillus flavus

Der **Schimmelpilz** Aspergillus flavus kann Nahrungsmittel, vor allem Kernfrüchte (Erdnüsse, Walnüsse, Mandeln, Getreide) besiedeln. Seine Stoffwechselprodukte **Aflatoxin** $B_1$, $B_2$, $G_1$, $G_2$ (Abb. 24-31) sind außerordentlich stark toxisch. Aflatoxine stören möglicherweise die Desoxyribonucleinsäuresynthese durch *Blockade* des *Thymidineinbaus*. Aflatoxinkontaminiertes Futter ließ bei kleineren Tieren (Truthühner, Ratten, Forellen) **Leberatrophie** mit Gerinnungsstörung, Wachstumsretardierung, Hepatome (karzinogene Potenz) entstehen. Es wird vermutet, daß die bei Bantunegern relativ häufig vorkommenden primären **Lebermalignome** mit dem Genuß von Getreideprodukten, die mit Aspergillus flavus angeschimmelt sind, ursächlich in Zusammenhang steht. Aus tägl. Aufnahme von 2–6 mg Aflatoxin (hygienischer Grenzwert in der BRD für Aflatoxingemisch in Lebensmitteln: 10 µg/kg) über einen Monat resultiert beim Menschen eine durch hohe Mortalität gekennzeichnete **hepatitisähnliche Erkrankung** mit Ikterus, Pfortaderstauung, Aszites.

## Anhang: Botulinustoxin

▶ **Vergiftungsgelegenheiten**

Das von Clostridium botulinum gebildete Botulinustoxin besteht aus mindestens 7 Proteinen (Typ A–G). **Clostridium botulinum**, dessen Sporen im Erdboden vorkommen und ziemlich hitzeresistent sind, wächst und produziert das Toxin unter anaeroben Bedingungen (ohne $O_2$-Zufuhr) in *Fleisch-* (lat.: botulus), *Wurst-*, *Fisch-* und vornehmlich *Gemüsekonserven* (Gläser, Dosen), deren Verzehr dann eine gefährliche Intoxikation einleitet. Aufgrund seiner *Thermolabilität* wird Botulinustoxin nach mindestens 10 Min. langem Erhitzen der kontaminierten Speisen auf 80–100 °C zerstört. Botulinustoxin verändert Geruch oder Geschmack von Nahrungsmitteln *nicht* (**keine Warnwirkung**). Eine Infektion von Wunden oder des Säuglingdarms mit Clostridium botulinum und anschließende Vergiftung mit dem Toxin wurde beobachtet, ist jedoch extrem selten.

Seit einigen Jahren wird das Clostridium-botulinum-Toxin Typ A zur Behandlung bestimmter spastischer Muskelerkrankungen (Blepharospasmus, Torticollis) eingesetzt (Kap. 6, S. 177 f.), wobei bei nicht sachgemäßer Anwendung Symptome eines Botulismus auftreten können.

▶ **Giftwirkungen**

- **Wirkungsmechanismus:** Botulinustoxin *hemmt* die *Freisetzung* von *Acetylcholin* aus präsynaptischen Speichervesikeln cholinerger Übertragungsstellen und führt so zur schlaffen Lähmung der Muskulatur sowie zur Parasympatholyse (Kap. 2, S. 59 ff., und Kap. 6, S. 177 f.).

- **Toxizität:** Botulinustoxin ist das **stärkste von Lebewesen erzeugte Gift**: etwa 10 µg/Erwachsener oral (oder schätzungsweise um 3 ng i.v.) sind tödlich. Kein künstliches Synthetikum übertrifft die toxische Potenz dieses biologischen Agens.

- **Vergiftung (Botulismus):** Die Intoxikation verläuft nach einer Inkubationszeit von 12–24 Std. – selten früher oder später – im allgemeinen typisch mit zwei Symptomformen. Zunächst setzt für wenige Tage eine uncharakteristische **enterale Phase** (kann auch fehlen) ein, gekennzeichnet durch Kopfschmerz, Übelkeit, Brechdurchfall. Fieber fehlt. Die **paralytische Phase** geht zunächst von Störungen motorischer und sekretorischer Hirnnerven aus und offenbart sich in: Akkommodationsstörung (häufig erstes Erkrankungsmerkmal), starre Mydriasis (fehlt manchmal), Lidptose, Schluckbeschwerden bis zur -lähmung (→ Aspirationspneumonie), Versiegen der Speichel- und Schweißsekretion, Sprechstörung mit Heiserkeit, Schwerhörigkeit; hinzu kommen (eventuell später): Extremitätenschwäche, Blasen- und Sphinkterlähmung (→ Anurie), Darmlähmung (→ Obstipation). Es besteht Lebensgefahr. **Differentialdiagnostisch** ist zu berücksichtigen, daß im Gegensatz zum Botulismus bei der Atropinvergiftung die Ptose fehlt und zentrale Erregung entsteht. Eine Diagnosesicherung erfolgt durch serologische Toxinbestimmung im venösen, durch Venenpunktion gewonnenen Blut.

◆ **Therapie**

Neben einer primären (apparativen) Detoxikation ist so früh wie möglich i.m. bzw. in schweren Fällen i.v. Injektion von **Botulismus-Antitoxin**[1] – jeweils 50–150 ml, falls erforderlich wiederholt oder prophylaktisch bei begründetem Verdacht – angezeigt (Vorprobe auf Verträglichkeit durch Intrakutan- oder Konjunktivaltest). Trotz dieser Antidottherapie beträgt die Mortalität der Intoxikation um 10%. Die spezifische Behandlung wird durch **symptomatische Maßnahmen**, wie Gaben von Pilocarpin zur Anregung der Speichelsekretion oder von Carbachol zur Förderung der Darmtätigkeit, parenterale bzw. Sondenernährung, Aufrechterhaltung von Atmung und Kreislauf usw. unterstützt.

# Anhang: Tetanustoxin

▶ **Vergiftungsgelegenheit**

Tetanustoxin (Tetanospasmin) wird vom Erreger des Wundstarrkrampfs, dem grampositiven anaeroben Stäbchenbakterium **Clostridium tetani** gebildet. Die Sporen des Keims kommen im *Erdreich* vor. Eine Infektion erfolgt durch Kontamination von Wunden mit Sporen enthaltenden Schmutzpartikeln. Im Gewebe keimen die Sporen, und die Bakterien vermehren sich.

▶ **Giftwirkungen**

- **Stoffeigenschaften und Wirkungsmechanismus:** Das von den Bakterien produzierte neurotrope Toxin ist ein Protein mit einem Molekulargewicht von 150 000, bestehend aus zwei *Untereinheiten*:
  - die eine (MG 100 000) bindet an die Nervenzellmembran,
  - die andere (MG 50 000) entfaltet die eigentliche Toxinwirkung.

Das Toxin gelangt in periphere Nerven und verbreitet sich intraaxonal in das zentrale Nervensystem. Es hat eine hohe Affinität zur grauen Substanz und reichert sich in den Vorderhörnern des Rückenmarks an. Dort **blockiert** es die **Freisetzung** der **inhibitorischen Neurotransmitter** *Glycin* und *γ-Aminobuttersäure*. Durch Hemmung der Interneuronen hebt das Tetanustoxin deren inhibitorische Wirkung auf die α- und γ-Motoneurone und die sympathischen Seitenhornzellen auf.

- **Toxizität:** Das Tetanustoxin ist das *zweitstärkste* bakterielle Gift. Es ist etwa ein Zehntel schwächer wirksam als Botulinustoxin.

- **Vergiftungssymptome:** Insbesondere *motorische Krämpfe* wie Trismus, Risus sardonicus und Opisthotonus treten auf. Auch kann es zu schmerzhafter krampfartiger *Muskelstarre* des gesamten Körpers kommen. Dabei ist das Bewußtsein ungetrübt. Die Herzfrequenz steigt an. Der Tod kann durch Verkrampfung der Schlund-, Kehlkopf- und Zwerchfellmuskulatur (Atemmuskulatur) oder durch akutes Herzversagen eintreten.

◆ **Therapie**

Neben symptomatischen Maßnahmen werden *Muskelrelaxanzien* und *Penicillin* verabreicht. Durch i.m. injiziertes Human-Antitoxin[2], 250 I.E. und mehr, wird das ungebundene Tetanustoxin neutralisiert.

---

[1] Botulismus-Antitoxin Behring

[2] Tetagam® N u.a.

**Tab. 24-10.** Wichtige Giftpflanzen, ihre Wirkstoffe und die nach Ingestion vorkommenden Vergiftungssymptome

| Pflanze | Wirkstoff | Vergiftungssymptome |
|---|---|---|
| Bittersüß (Solanum dulcamara) (1) B | Solanin, Solacein, Solanein | (a), (e), Rotsehen, Trockenheit und Kratzen in Mund und Schlund, Nierenentzündung mit blutigem Harn, Herzrhythmusstörungen, Erregung, Krämpfe, Fieber, Lähmung |
| Bocksdorn, gemeiner (Lycium halimifolium) (1) B | Hyoscyamin | Pupillenerweiterung, Herzrhythmusstörungen, Blasenlähmung, Delirium, Koma |
| Buchsbaum (Buxus sempervirens) (3) A | Buxin, Buxenin G, Buxinidin, Buxomegin, Cyclobuxin D, Cycloprotobuxin C | (a), Erregung, Krämpfe, (e) |
| Eberesche, Vogelbeere (Sorbus aucuparia) (2) A | Parasorbinsäure | (a) |
| Efeu (Hedera helix) (2), (3) A | Hederasaponine A, B, C | (c), Fieber, Krämpfe, scharlachartiger Hautausschlag |
| Eibe (Taxus baccata) (1, ausgenommen der rote Samenmantel) B | Taxine A + B | (a), (b), (e), Leber- und Nierenschäden |
| Essigbaum (Rhus typhina) (3), (4) A | Gerbstoffe, organische Säuren | (a), Hautentzündung |
| Giftsumach (Rhus toxicodendron) (1) C | Urushiole | (a), Hautreizung |
| Ginsterarten (Genistaarten) (1) A | Cytisin | (a), (b), (c), (d), (e), Leibschmerzen, Krämpfe |
| Goldregen (Laburnum anagyroides) (1) B | Cytisin | (a), (b), (c), (d), (e), Leibschmerzen, Krämpfe |
| Gränke, poliblättrige (Andromeda polifolia) (3), (4) B | Andromedotoxin | (a), Koliken, Muskelzittern, Herzrhythmusstörungen, Krämpfe, (e) |
| Heckenkirsche (Loniceraarten) (2) A | Xylostein | (a), (b), (c), (d), (e), Koliken, Leibschmerzen, Krämpfe |
| Herbstzeitlose (Colchicum autumnale) (1) C | Colchicin | (a), Kreislaufschädigung, aufsteigende Lähmung, (e), Kratzen und Brennen in Mund und Rachen |
| Lebensbaum (Thujaarten) (2), (3) C | alpha- und beta-Thujon, Pinen, Camphen | (a), (d), Krämpfe, Leber- und Nierenschäden, Hautentzündung |
| Maiglöckchen (Convallaria majalis) (1) A | Cardenolidglykoside, Saponine | (a), Herzrhythmusstörungen, Kollaps |
| Nieswurz, schwarze (Helleborus niger) (1) B | Hellebrin, Saponine | (a), Koliken, Herzrhythmusstörungen, Erregung, Lähmung, Kollaps, Tod durch Herzstillstand |
| Oleander (Nerium oleander) (1) B | Oleandrin, Desacetyloleandrin | (a), Herzrhythmusstörungen, Nachlassen der Herzaktion |

**Giftenthaltende Pflanzenteile:**
(1) gesamte Pflanze
(2) Früchte (Beeren, Samen)
(3) Blätter
(4) Blüten

**Vergiftungssymptome:**
(a) Übelkeit, Erbrechen, Durchfall
(b) Herz- und Kreislaufstörungen
(c) Benommenheit
(d) Bewußtlosigkeit
(e) Atemlähmung

**Giftigkeit:**
A schwach giftig
B stark giftig
C sehr stark giftig, geringe Mengen eventuell schon lebensgefährlich

Tab. 24-10. (Fortsetzung)

| Pflanze | Wirkstoff | Vergiftungssymptome |
|---|---|---|
| Pfaffenhütchen (Euonymus europaeus) (1) B | Evobiosid, Evomonosid, Evonosid, Harzfarbstoffe | (a), (c), (d), Koliken, Kreislaufstörungen, Koma |
| Rainweide (Ligustrum vulgare) (1) A | Bitterstoffe, Gerbstoffe, Harz | (a), Krämpfe, Kreislaufstörungen, Hautreizung |
| Rhododendron (Rhododendron- arten) (3), (4) B | Andromedotoxin | (a), Muskelzittern, Herzrhythmusstörungen, Krämpfe, (e) |
| Sadebaum (Juniperus sabina) (1) C | Sabinol | (a), Nierenschädigung, Krämpfe, Lähmung, Koma |
| Schneeball (Viburnum opulus) (1) A | Viburnin | (a), blutiger Harn |
| Schlangenkraut (Calla palustris) (1) B | | (a), Hautreizung, Erregung, dann Lähmung |
| Seidelbast (Daphne mezereum) (1) C | Mezerein | (a), (b), Atemstörung, Krämpfe, Verätzungen in Mund, Rachen und Speiseröhre |
| Stechapfel (Datura stramonium) (1) C | L-Hyoscyamin, Scopolamin | atropinähnliche Vergiftungserscheinungen |
| Stechpalme (Ilex aquifolium) (2) A | | Durchfälle, tödliche Dosis für Kinder: etwa 30 Beeren |
| Tollkirsche (Atropa belladonna) (1) B | L-Hyoscyamin, Atropin, Scopolamin | Mydriasis, trockene Schleimhäute, Hyperthermie, Tachykardie, Unruhe, Delir, (d), (e), Kap. 2, S. 59ff. |
| Waldrebenarten (Clematis- arten) (1) A | Protoanemonin | (a), Erregung, Krämpfe, blutiger Harn, Kreislaufkollaps, (e), Hautreizung |
| Wolfseisenhut (Aconitum lycoc- tonum) (1) C | Aconitin | (b), (e), Erregung, dann Lähmung, Brennen im Mund und äußerer Haut |
| Zaunrübe, rotbeerig (Bryonia dioica) (1) B | Bryonin, Bryonidin, Bryonol | (a), Nierenschädigung, Schwindel, Krämpfe, Lähmung, (e), Hautentzündung |
| Zeder, virginische (Juniperus virginiana) (1) C | ätherisches Öl, Harz | (a), Nierenschädigung, Krämpfe, Lähmung, Koma |

**Giftenthaltende Pflanzenteile:**
(1) gesamte Pflanze
(2) Früchte (Beeren, Samen)
(3) Blätter
(4) Blüten

**Vergiftungssymptome:**
(a) Übelkeit, Erbrechen, Durchfall
(b) Herz- und Kreislaufstörungen
(c) Benommenheit
(d) Bewußtlosigkeit
(e) Atemlähmung

**Giftigkeit:**
A schwach giftig
B stark giftig
C sehr stark giftig, geringe Mengen eventuell schon lebensgefährlich

# Giftpflanzen

In Mitteleuropa sind über hundert Arten giftiger Pflanzen bekannt (Tab. 24-10). Etwa jede zwanzigste einheimische Pflanze kann nach Ingestion Vergiftungserscheinungen auslösen. Einige solcher Pflanzen unserer Breiten enthalten stark wirkende Stoffe, die **in der Therapie** schon seit langem erfolgreich eingesetzt werden, z. B. *Digitalis* (Kap. 13, S. 337) oder *Atropa belladonna* (Kap. 2, S. 59ff.).

▶ **Vergiftungsgelegenheiten**

Vergiftungen durch Pflanzenteile nach oraler Aufnahme kommen im Vergleich zu Intoxikationen durch Arzneistoffe, Arbeitsstoffe oder andere Umweltchemikalien, relativ selten vor. Vornehmlich

Kinder, seltener Erwachsene, können vor allem die – häufig besonders auffallenden – Früchte solcher Giftpflanzen, aber auch Blätter, Blüten oder Teile von Zweigen (Rinde) aus Neugier zerkauen und aufnehmen: **akute Intoxikationen** überwiegen; **chronische Vergiftungen** aufgrund von Langzeitingestion sind extrem selten.

▶ **Giftwirkungen**

Nicht alle in Giftpflanzen vorkommenden Wirkstoffe (Tab. 24-10) sind bekannt oder gar chemisch aufgeklärt. Auch sind nicht in allen Fällen ihre Organwirkungen pharmakologisch oder toxikologisch charakterisiert. Der **Giftigkeitsgrad** einer Pflanze (Tab. 24-10) kann nur abgeschätzt werden; er ergibt sich aus der Toxizität der Pflanzeninhaltsstoffe und ihrer Konzentrationen unter Einrechnung von Erfahrungswerten aus der Praxis.

● **Vergiftungssymptome:** Pflanzeninhaltsstoffe können unterschiedliche Intoxikationsmerkmale hervorrufen (Tab. 24-10). Wirkungen auf das zentrale Nervensystem sind erregend, aber auch lähmend. Häufig werden Störungen im vegetativen Nervensystem verursacht. Längerfristige Schädigungen großer Körperorgane, wie Leber oder Niere, sind seltener.

◆ **Therapie**

Die Behandlung ist symptomatisch. Bei atropinähnlichen Vergiftungssymptomen werden Parasympathomimetika antidotisch eingesetzt.

## Tabak

Tabak wird in sehr verschiedener Weise konsumiert: durch Kauen und Schnupfen oder durch Paffen und tiefes Inhalieren seines Rauches. Nicht zuletzt aus pharmakokinetischen Gründen hat sich das Inhalieren des Rauches als die attraktivste Art des Tabakkonsums durchgesetzt. Damit ist zugleich die mit Abstand gesundheitsschädlichste Form des Tabakgenusses vorgezogen worden.

### Inhaltsstoffe des Tabaks und des Tabakrauchs

Tabakprodukte werden in erster Linie wegen des darin enthaltenen Nicotins konsumiert. Nicotinfreie Rauchwaren finden bei Rauchern kein Interesse.

### Nicotin

▶ **Pharmakokinetik**

● **Aufnahme:** Tabakprodukte enthalten je nach Verarbeitung 10–20 mg Nicotin/g Tabak. Davon nimmt der Konsument – unabhängig davon, ob er kaut, schnupft oder raucht – 1–2 mg auf. Die Dosierung des Nicotins aus den verschiedenen Zigarettenprodukten (»normal«, »light«, »ultralight«, ungefiltert, gefiltert) erfolgt durch das *Rauchverhalten des Konsumenten*, d. h. die Rauchfrequenz und -geschwindigkeit, die Inhalationstiefe und die Drosselung der Zuluft durch Verschluß der Filterporen.

▷ Nicotin liegt bei **alkalischem pH**, wie er in Kau- und Schnupftabaken sowie im Rauch von Zigarren- und Pfeifentabaken besteht, als *lipophile Base* vor. Als solche wird Nicotin gut von der Mund- und Nasenschleimhaut aufgenommen.

▷ Dagegen ist die Absorption des *hydrophilen protonierten* Nicotins bei **saurem pH**, der beim Abbrennen der häufig zuckerreichen Zigarettentabake vorherrscht, über die Schleimhäute *sehr schlecht*.

Da der Rauch von Zigaretten milder ist als der von Zigarren, läßt er sich leichter inhalieren. Bei der Inhalation wird das ionisierte Nicotin trotz seiner schlechten Resorbierbarkeit aufgrund der großen Lungenaustauschfläche zu mehr als 80% resorbiert und erreicht unter Umgehung der Leber innerhalb weniger Sek. direkt seine Rezeptoren im Gehirn (Kap. 2, S. 63 f.). Die kurze Zeitspanne, in der es dem Nicotin möglich ist, zu seinen Rezeptoren zu gelangen, verschafft dem inhalativen Tabakkonsumenten eine unmittelbare Befriedigung seines Rauchverlangens und bildet damit ein wesentliches Element bei der Entstehung der Nicotinabhängigkeit.

● **Elimination:** Etwa 90% des aufgenommenen Nicotins werden in der Leber *oxidativ* verstoffwechselt (Abb. 24-32). Der Rest wird unverändert über die Nieren ausgeschieden. Die Nicotinkonzentration im Körper nimmt mit einer Halbwertszeit von etwa 2 Std. ab. Das Hauptabbauprodukt, Cotinin, wird wegen seiner relativ langen Halbwertszeit von 15–20 Std. zum Nachweis einer länger vorausgegangenen Belastung mit Tabakrauch herangezogen.

Die im Tabakrauch enthaltenen polyzyklischen aromatischen Kohlenwasserstoffe können Cytochrom-$P_{450}$-abhängige Monooxygenasen (CYP1A) induzieren (Kap. 1, »Metabolismus«, S. 19 u. 21), die das Nicotin oxidieren und damit dessen Abbau beschleunigen. Von der Induktion dieser Enzyme durch das Rauchen ist auch der Metabolismus anderer Substanzen, z. B. Genußmittel wie Coffein, Arzneimittel wie Theophyllin oder Hormone wie Östrogen, betroffen.

▶ **Wirkungen**

Nicotin besitzt mit einer letalen Dosis von 1 mg/kg zwar eine hohe akute Toxizität (Kap. 2, S. 63 f.), aber aufgrund seines schnellen Metabolismus (s. o.) bau-

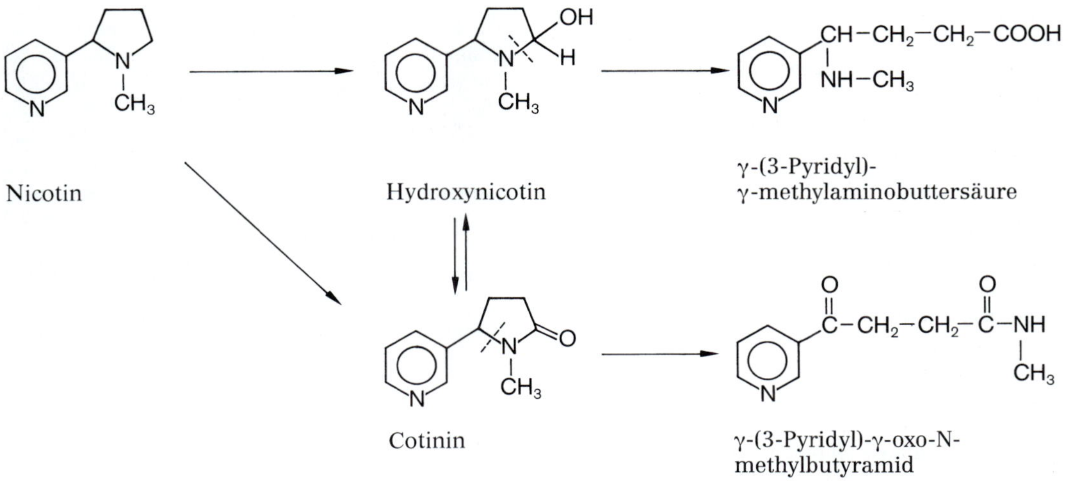

**Abb. 24-32.** Hauptwege des Nicotinmetabolismus. Die Biotransformation des Moleküls geht vom C-5 des Pyrrolidinringes aus. Hauptsächlich entstehen γ-(3-Pyridyl)-γ-methylaminobuttersäure und Cotinin.

en sich auch bei starkem Rauchen *keine* lebensbedrohlichen Nicotinspiegel auf. In der Praxis ist lediglich bei den ersten Rauchversuchen mit **unerwünschten Nicotinwirkungen** – wie Schwindel, Übelkeit und Durchfall – zu rechnen. Nach Gewöhnung an das Rauchen verschwinden diese Effekte, und das Nicotin verschafft dem Raucher die **erwünschten Wirkungen:**
▷ Verstärkung der Aufmerksamkeit
▷ Verbesserung des Lernvermögens und der psychomotorischen Leistungsfähigkeit
▷ Zunahme der Streßtoleranz
▷ Reduktion des Hungergefühls
▷ Steigerung des Stoffwechsels mit der daraus resultierenden Gewichtsverminderung

Vergiftungserscheinungen durch Nicotin treten nur noch gelegentlich bei der Raucherentwöhnung auf, wenn trotz einer Substitutionstherapie mit Nicotin weiter geraucht wird.

> Nicotin besitzt ein hohes Suchtpotential, das an das des Cocains und Heroins heranreicht. Es erzeugt sowohl eine **psychische** als auch eine **physische** Abhängigkeit. Bei Nicotinentzug können sich Erregbarkeit und Ruhelosigkeit, Konzentrationsschwäche, Angstgefühl, Schlafstörungen und ein verstärktes Hungergefühl einstellen. Diese Symptome verschwinden in der Regel nach einigen Tagen bis Wochen. Das Verlangen nach Tabakkonsum kann dagegen über Jahre anhalten.

### Rauchlose Tabakprodukte

Verarbeiteter Tabak enthält mindestens 3500 verschiedene Substanzen. Die meisten von ihnen befinden sich bereits in den grünen Tabakblättern, andere entstehen erst während der Trocknungs- und Fermentierungsprozesse. Dazu kommen diverse Rückstände von Pestiziden und Zusatzstoffen. Beim Konsum rauchloser Tabakprodukte, wie Schnupfen oder Kauen, werden zwar zahlreiche Substanzen durch die Nasen- und Mundschleimhäute aufgenommen, die **toxischen Effekte**, die sich in Entzündungen, degenerativen Veränderungen und Krebs manifestieren können, sind aber weitgehend lokaler Natur. Davon auszunehmen sind die *tabakspezifischen N-Nitrosamine*, z.B. N-Nitrosonornicotin (NNN) und 4-(Methylnitrosamino)-1-(3-pyridyl)-1-butanon (NNK), die während der Verarbeitung des Tabaks – wie auch während des Rauchens – durch Nitrosierung des Nicotins gebildet werden. Diese im Tierversuch stark *kanzerogenen* Substanzen sind wahrscheinlich für die erhöhten Raten von **Ösophagus-** und **Pankreaskrebs** verantwortlich, die nicht nur bei Rauchern, sondern auch bei Konsumenten rauchloser Tabakprodukte beobachtet werden.

### Tabakrauch

> Beim Abbrennen von Tabak entsteht durch den Atemsog der vom Raucher inhalierte sog. **Hauptstromrauch** *(Aktivrauchen)*. Der zwischen den Zügen von der Glutzone ausgehende Rauch wird als **Nebenstromrauch** bezeichnet, seine Inhalation als *Passivrauchen*.

Beim aktiven Rauchen entsteht bei etwa 900°C in der Glutzone infolge des relativen $O_2$-Mangels durch reduktive thermische Zersetzung eine Vielzahl *gas-*

*förmiger* Reaktionsprodukte. Diese destillieren z.T. bei gleichzeitiger Bildung eines Aerosols ab, bevor sie sich in der anschließenden Kondensationszone ablagern. Aus dieser Zone können sie bei fortschreitendem Abbrand mobilisiert und in höherer Konzentration inhaliert werden. Zwischen den Rauchzügen gelangt sehr viel weniger Sauerstoff in die Glutzone als während des Rauchvorgangs, und die Temperatur ist um etwa 300°C niedriger. Infolgedessen enthält der Nebenstromrauch höhere Konzentrationen an Pyrolyseprodukten als der Hauptstromrauch. Für einzelne Stoffe, z.B. bestimmte Nitrosamine, kann das Verhältnis von Neben- zu Hauptstromrauch 100 zu 1 betragen.

Der Tabakrauch setzt sich aus einer Gas- und einer Partikelphase zusammen.

▷ In der **Gasphase** befinden sich zahlreiche toxische Stoffe wie Stickstoffoxide, Kohlenmonoxid, Cyanwasserstoff oder Ammoniak, dazu niedere aliphatische und aromatische Kohlenwasserstoffe wie Formaldehyd, Benzol oder Acrolein und flüchtige Nitrosamine. Weitere toxikologisch wichtige Komponenten sind die *freien Radikalen*, die im Tabakrauch durch komplexe Reaktionen aus Sauerstoff, Stickstoffoxiden sowie organischen Alkylverbindungen entstehen. Die freien Radikale im Tabakrauch haben eine Halbwertszeit von mehreren Min. und sind damit langlebig genug, um nach Inhalation des Tabakrauchs im Körper wirksam zu werden.

▷ Die **Partikelphase** enthält vor allem Wasserdampf, protoniertes Nicotin und zahlreiche nichtflüchtige polyzyklische aromatische Kohlenwasserstoffe und Nitrosamine. Der Inhalt der Partikelphase nach Abzug von Wasser und Nicotin wird als »Kondensat« oder – unzutreffend – als »Teer« bezeichnet. Die Durchschnittsgröße der Partikel im Tabakrauch beträgt 0,2 µM (Bereich 0,1–1,0 µM). Partikel dieser Größenordnung werden bis in die kleinsten Lungenwege aufgenommen und sind dort toxisch.

## Wirkungen des Tabakrauchs

Rauchen ist in den westlichen Ländern die häufigste Einzelursache für Frühinvalidität und vorzeitigen Tod. In Deutschland verstarben nach Schätzung der Weltgesundheitsorganisation (WHO) im Jahr 1990 mehr als 100 000 Menschen an den Folgen des Tabakkonsums: 43 400 an Krebs (davon 28 400 an Lungenkrebs), 37 300 an Herz-Kreislauf-Krankheiten und 19 600 an Lungenkrankheiten. Der Verlust an Lebenszeit ist enorm. Raucher, die im Alter von 35–69 Jahren sterben, verkürzen ihr Leben im Schnitt um 20 Jahre.

> Die **Gesundheitsschäden** durch den Konsum von Tabakprodukten werden zum größten Teil durch die Verbrennungsprodukte des Tabaks verursacht. Das Nicotin besitzt wahrscheinlich nur einen unwesentlichen Anteil an der toxischen Wirkung des Tabakrauchs. Darauf weist die Tatsache hin, daß nach Kauen und Schnupfen von Tabak, bei denen die gleichen Mengen von Nicotin absorbiert werden wie beim Zigarettenrauchen, keine der oben genannten, für Raucher typischen Krankheiten nennenswert zunimmt. Erfahrungen mit der langfristigen alleinigen Anwendung von Nicotin stehen allerdings noch aus.

## Krebs

Im Tabakrauch wurden mehr als 40 **kanzerogene** Substanzen identifiziert. Hauptgruppen bilden die *polyzyklischen aromatischen Kohlenwasserstoffe* und *N-Nitrosamine* sowie *aromatische Amine*. Weitere Kanzerogene im Tabakrauch sind Benzol, Vinylchlorid, Hydrazin, Cadmium, Nickel und das radioaktive [210]Polonium. Tabakrauch enthält außerdem zahlreiche Stoffe mit tumorpromovierender Wirkung. Dazu zählen besonders die freien Radikale, die eine hohe zytotoxische Wirkung besitzen. Schließlich finden sich im Tabakrauch Substanzen, die als Kokanzerogene die primären Schritte der Krebsentstehung beschleunigen können (Abschn. »Chemische Kanzerogenese«, S. 805ff.).

▷ Rauchen *erhöht* das Risiko für die *Krebsentstehung* entlang der gesamten **»Rauchstraße«**, d.h. von der Mundhöhle über den Kehlkopf in die Bronchien und über die Speiseröhre in den Magen: Mundhöhle (28fach), Kehlkopf (10fach), Lunge (22fach), Speiseröhre (8fach) und Magen (1,5fach).

▷ Auch Organe, die von den kanzerogenen Substanzen des Tabakrauchs nur über die systemische Zirkulation erreicht werden, tragen ein *erhöhtes Krebsrisiko:* Pankreas (2,1fach), Harnblase (2,9fach) und Niere (3,0fach).

Diese von der WHO ermittelten Risiken gelten für rauchende Männer. Für Raucherinnen sind die Risiken bei einigen Organe höher, bei anderen niedriger.

Zwischen der Zahl der insgesamt gerauchten Zigaretten und dem Lungenkrebsrisiko besteht eine annähernd lineare Beziehung, die bis in den Bereich weniger tägl. gerauchter Zigaretten reicht.

> Je früher in der Jugend mit dem Rauchen begonnen wird, um so größer ist das Krebsrisiko im Erwachsenenalter.

Das Lungenkrebsrisiko sinkt nach Beendigung des Rauchens langsam ab. Es vermindert sich nach

5 Jahren *Rauchabstinenz* um 60%, nach 15–20 Jahren um 90%.

Rauchen **potenziert** die Wirkung anderer Lungenkrebs verursachender Agenzien. So ist das Lungenkrebsrisiko durch Exposition gegen Asbest bei Rauchern 10mal höher als bei Nichtrauchern.

## Lungenkrankheiten

Rauchen verursacht eine *Entzündung der Bronchien*, die mit einer Zunahme der Schleimsekretion, Verengung der Atemwege und einem Umbau der Schleimhaut einhergeht. Die Lähmung der Zilientätigkeit und – bei chronischer Belastung – die Degeneration des Flimmerepithels beeinträchtigen die Selbstreinigung der Atemwege. Die durch das Rauchen bedingten funktionellen und strukturellen Veränderungen der Atemwege führen zur *Überempfindlichkeit* der Lunge gegen andere Reizstoffe und bereiten den Boden für bakterielle Infektionen. Die **chronisch obstruktive Bronchitis** ist in 90% der Fälle auf das Rauchen zurückzuführen. Sie ist in der Bundesrepublik der häufigste Anlaß für Frühinvalidität. Die chronische Entzündung der Bronchien trägt wesentlich zur Entstehung des Lungenkrebses durch das Rauchen bei (Tumorpromotion und Kokanzerogenese).

Infolge der Einwirkung der Radikale im Tabakrauch und der reaktiven Sauerstoffspezies, die aufgrund der rauchbedingten Entzündung in den Alveolen gebildet werden, nimmt die Dichte der elastischen Faserelemente (Elastin) in der Lunge ab und die Alveolenwände werden abgebaut. Die Lunge verliert an Elastizität und ihre Gasaustauschfläche wird verkleinert. Bei der auf dieser Weise entstandenen »Lungenblähung« **(Emphysem)** können der Gasaustausch und die Durchblutung der Lunge so stark herabgesetzt sein, daß der Tod durch Erstickung bzw. Herzversagen eintritt. Schwere Fälle von Emphysem sind vorwiegend dem Rauchen anzulasten.

> Da die rauchbedingten Veränderungen der Lungenfeinstruktur nicht mehr rückbildungsfähig sind, bewirkt die Beendigung des Rauchens lediglich, daß das Leiden nicht mehr weiter fortschreitet.

## Herz-Kreislauf-Krankheiten

Rauchen übt vielfältige *pathophysiologische Effekte* auf das Herz-Kreislauf-System aus.
▷ Durch die sympathikomimetische Wirkung des Nicotins wird der systolische und diastolische Blutdruck sowie die Herzfrequenz *gesteigert*. Gleichzeitig erfolgt eine Verengung peripherer Arterien. Diese Wirkungen können eine bereits bestehende Schädigung des Herz-Kreislauf-Systems verschlimmern. Bei gesunden Personen sind sie nicht von Bedeutung.
▷ Rauchen *erhöht* das Plasmafibrinogen, die Viskosität des Blutes sowie die Aggregations- und Adhäsionsbereitschaft der Thrombozyten. Außerdem schädigt das Rauchen direkt das Gefäßendothel. Alle diese Effekte erhöhen das Risiko einer **Thrombose**.
▷ Rauchen *vermindert* die HDL-Cholesterin- und die freie Fettsäurenkonzentration. Es *erhöht* die LDL-Cholesterin- und Gesamtcholesterinkonzentration. Dadurch wird – im Verein mit der Schädigung des Endothels – die **Atherogenese** begünstigt.
▷ Rauchen *vermindert* infolge der partiellen Blockierung des Hämoglobins durch CO (bei Rauchern durchschnittlich 7%) das Sauerstoffangebot und trägt damit akut zur Unterversorgung der Gewebe mit Sauerstoff bei (S. 746ff.). Beim vorgeschädigten Herzen kann dies spürbare Leistungseinbußen bewirken.

Rauchen wird damit zu einem **führenden Risikofaktor** für verschiedene *kardiovaskuläre Erkrankungen*, wie
- koronare Herzkrankheit (KHK)
- Schlaganfälle
- schwere Durchblutungsstörungen der Extremitäten (»Raucherbein«)

Von ausschlaggebender Bedeutung für die Gefäßschäden sind wahrscheinlich die im Tabakrauch enthaltenen **Radikale** und die **reaktiven Zwischenprodukte**, die aus organischen Substanzen – wie den polyzyklischen aromatischen Kohlenwasserstoffe – bei der metabolischen Aktivierung entstehen.

Die *häufigste kardiovaskuläre Folgeerkrankung* des Rauchens ist der **Herzinfarkt**. Das relative Risiko eines letalen Herzinfarktes ist für Raucher im Alter von 45 Jahren, die tägl. 20 Zigaretten konsumieren, 4,5fach höher als das Risiko der gleichaltrigen Nichtraucher. Es ist auffallend, daß das Herzinfarktrisiko beim tägl. Konsum von einer Zigarette bereits um das 1,9fache ansteigt. Geringe Rauchmengen haben also offensichtlich einen überproportional großen Effekt auf das Risiko, an Herzinfarkt zu versterben. Nach Beendigung des Rauchens nimmt das Risiko für Herzinfarkt sehr viel schneller ab als für Lungenkrebs (S. 802). Es halbiert sich innerhalb des ersten Jahres der Rauchabstinenz und erreicht nach fünf Jahren das Risiko von Nichtrauchern.

Die durch das Rauchen bedingten *Gefäßschäden* verursachen bzw. verstärken zahlreiche weitere Erkrankungen und Gesundheitsstörungen:
- Verlust der Sehfähigkeit durch Kataraktbildung und altersabhängige Makuladegeneration
- Hörsturz und altersabhängige Abnahme des Hörvermögens

- Alterung der Haut
- Verzögerung der Wundheilung
- Störungen der Erektion (Impotenz)

Rauchen *verstärkt* überadditiv die kardiovaskulären Effekte, die durch andere Risikofaktoren wie Diabetes mellitus, Hypertonie oder Hypercholesterinämie hervorgerufen werden.

**Störung der Reproduktion:** Die kardiovaskulären Effekte des Rauchens beeinträchtigen auch die Funktion der Plazenta und verschlechtern die Versorgung des Fetus mit Sauerstoff und Nährstoffen. Die toxischen Substanzen des Tabakrauchs überwinden die Plazentabarriere und erreichen den Fetus. Rauchen in der Schwangerschaft kann daher schwerwiegende Folgen haben:
- Das Risiko einer Fehl-, Tod- oder Frühgeburt ist erhöht.
- Das Geburtsgewicht ist im Schnitt um 200 g vermindert.
- Die perinatale Mortalität ist erhöht.
- Die körperliche und geistige Entwicklung des Kindes ist nach der Geburt verzögert.

Rauchen *verringert* die Zahl und Qualität der Spermien. Die Spermatozoen von Rauchern weisen mehr chromosomale Abnormalitäten und DNA-Läsionen auf als die Chromosomen von Nichtrauchern. Damit sind die Berichte, daß starkes väterliches Rauchen das Risiko für Krebs im Kindesalter erhöht, plausibel. Der endgültige Beweis für diesen Effekt des Rauchens steht allerdings noch aus. Dasselbe gilt für die Hinweise, daß Kinder von Frauen, die während der Schwangerschaft rauchen, und Kinder rauchender Väter vermehrt Mißbildungen zeigen.

**Störung des Hormonstoffwechsels:** Rauchen beschleunigt durch Enzyminduktion (S. 800) die 2-Hydroxylierung des Östradiols. Dies ist möglicherweise die Ursache dafür, daß Raucherinnen deutlich früher in die Menopause kommen als Nichtraucherinnen und häufiger unter Osteoporose leiden. Bei jüngeren Raucherinnen treten gehäuft und verstärkt Regelstörungen auf. Ob und inwieweit eine Störung des Hormonstoffwechsels für die bei Raucherinnen beobachtete verminderte Fertilität verantwortlich ist, muß noch geklärt werden.

## Passivrauchen

Passivrauchen verursacht im Prinzip dieselben Gesundheitsschäden wie aktives Rauchen, nur ist das Ausmaß der Schädigung sehr viel geringer. Die akuten Effekte des Tabakrauchs in der Raumluft bestehen in Augenbrennen, Husten, Atembeschwerden, Unwohlsein, Kopfschmerzen und Übelkeit. Die direkten Wirkungen auf die Horn- und Bindehaut des Auges und die Schleimhäute des Atemtraktes beruhen auf den Reizgasen im Tabakrauch. Wahrscheinlich sind die Ursachen der komplexeren Symptome wie Unwohlsein und Kopfschmerzen, die über viele Std. nach dem Passivrauchen anhalten können, ebenfalls in den Reizgasen zu suchen.

Wiederholtes Passivrauchen führt bei Säuglingen, Kleinkindern und Kindern zu *erhöhter* Anfälligkeit für **Infektionen der Atemwege** und des **Mittelohrs**. Es verursacht bei bestehendem Asthma zusätzliche und verstärkte Anfälle. Bei Erwachsenen *erhöht* Passivrauchen die Häufigkeit von **Bronchitis** und **Asthmaanfällen**. Langjähriges Passivrauchen schädigt weiterhin das Herz-Kreislauf-System bis zum Auslösen tödlicher **Herzinfarkte**. Schließlich bewirkt Passivrauchen die Entstehung von **Lungenkrebs**. Die Risiken für die Herz-Kreislauf-Schäden und den Lungenkrebs durch Passivrauchen sind um 25–50% erhöht. Bei sehr hoher Belastung, z.B. bei Barkeepern, können sich diese Risiken verdoppeln.

> Tabakrauch ist bei weitem das gefährlichste Schadstoffgemisch in Innenräumen.

## Tabakentwöhnung

Raucher unterscheiden sich erheblich im Grad und in der Art ihrer Abhängigkeit vom Tabakkonsum. Dementsprechend vielfältig sind die eingesetzten Methoden zur Tabakentwöhnung wie das Punkt-Schluß-Verfahren (»cold turkey«), Hypnose, Akupunktur und Aversions- oder Verhaltenstherapien.

Die **Erfolgsquote** der Abstinenzversuche ist bei allen Verfahren anfänglich recht hoch (bis zu 80%), sinkt aber innerhalb einiger Monate stark ab. Nach einem Jahr sind in der Regel nur noch 10–20% der Entwöhnungsbereiten abstinent. Die Erfolgsquote läßt sich – besonders bei ausgeprägter körperlicher Abhängigkeit – durch begleitende Medikation mit Nicotin verbessern. Nicotin *unterdrückt* das Rauchverlangen (»craving«) und *mildert* die Entzugssymptome. Für die Entwöhnungstherapie stehen nicotinhaltige Pflaster und Kaugummis (NICORETTE®, Nicotinell®) zur Verfügung. Die Applikation des Nicotins kann auch mittels Tabletten oder Kapseln, Nasenspray oder Aerosol erfolgen. In Anbetracht der im Vergleich zum Tabakrauch *geringen Toxizität* des Nicotins ist dessen Einsatz auch bei der Entwöhnung von rauchenden Herz-Kreislauf-Kranken oder Schwangeren gerechtfertigt, wenn bei diesen andere Entwöhnungsmethoden versagt haben.

# Chemische Kanzerogene

## Allgemeine Eigenschaften

### Begriffsbestimmung

Chemische Kanzerogene sind Stoffe, die zur Entstehung einer Gewebsneubildung (Neoplasie) beitragen. Dieser Vorgang wird als chemische Kanzerogenese, Karzinogenese, Tumorigenese oder Onkogenese bezeichnet. Da die Begriffe Karzinogenese (Entstehung von Karzinomen), Tumorigenese (Entstehung gutartiger Tumoren) und Onkogenese (häufig im Zusammenhang mit der viralen Tumorigenese) einen engeren Bedeutungsinhalt haben, ist der umfassenderen Bezeichnung Kanzerogenese der Vorzug zu geben. Nach einer Definition der WHO gelten Stoffe als kanzerogen, wenn sie
- die Häufigkeit spontan auftretender Tumoren erhöhen,
- Tumoren hervorrufen, die nicht spontan auftreten,
- die Zeit bis zum Auftreten der Tumoren verkürzen, und
- die Zahl der Tumoren pro Tier erhöhen.

### Chemikalien als Krebsursache

**Krebs** ist gegenwärtig eine der *häufigsten* Todesursachen in den industrialisierten Ländern. Ein großer Teil der Krebstodesfälle ist auf die Einwirkung von Agenzien stofflicher Natur zurückzuführen (Abb. 24-33). Ein **Hauptverursacher** für die Entstehung von Krebs, besonders in den Atemwegen, ist das *Rauchen* (S. 801 ff.). Ein **zweiter**, nur schlecht definierter **Verursacher**, ist die *Ernährung*. Eßgewohnheiten sind eindeutig mit dem Vorkommen von Krebs in verschiedenen Geweben, z. B. Magen und Brust, assoziiert. Bisher ist ungeklärt, welche der natürlichen und synthetischen Bestandteile der Nahrung für die krebsfördernde Wirkung verantwortlich sind und inwieweit die Menge der täglich aufgenommenen Nahrung für die Krebsentwicklung von Bedeutung ist. UV-Licht und ionisierende Strahlen nehmen nur einen untergeordneten Platz ein.

An die 600 Stoffe und Stoffgemische haben bei Versuchstieren, Ratten oder Mäusen, eine kanzerogene Wirkung. Für den Menschen sind nur etwa 50 Stoffe oder Stoffgemische als krebserregend gesichert (Tab. 24-11). Darüber hinaus ist erwiesen, daß die Beschäftigung in bestimmten Industrieprozessen, z. B. der Möbelherstellung, oder die Ausübung bestimmter Berufe, z. B. Maler, das Krebsrisiko erhöhen.

Als in der ersten Hälfte des zwanzigsten Jahrhunderts die Kanzerogenität von immer mehr Chemikalien entdeckt und untersucht wurde, stellten sich zwei Kernfragen zum Wirkungsmechanismus:
- Warum treten die bösartigen Tumoren beim Menschen erst mit einer langen Verzögerung (**Latenzzeit**) von zehn bis zwanzig Jahren nach Einwirkung der Kanzerogene auf?
- Worauf gründet sich die einheitliche Wirkung der **strukturell** sehr verschiedenen chemischen Kanzerogene (Abb. 24-34)?

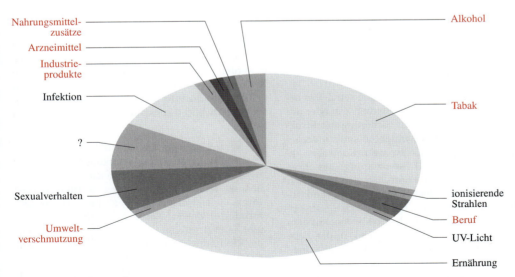

**Abb. 24-33.** Krebsursachen.
Bei einigen der durch »Infektion« und »Sexualverhalten« bedingten Krebsarten sind wahrscheinlich Viren ursächlich beteiligt.

**Tab. 24-11.** Beispiele für Stoffe und Stoffgemische, die für den Menschen kanzerogen sind.

| Stoffgruppe | Kanzerogen | Krebslokalisation |
|---|---|---|
| Arbeitsstoffe | 4-Aminobiphenyl | Blase |
| | 2-Naphthylamin | Blase |
| | Benzidin | Blase |
| | Benzol | blutbildendes System (Leukämie) |
| | Teerprodukte | Haut, Lunge |
| | Vinylchlorid | Leber |
| Naturstoffe | Aflatoxine | Leber |
| | Pyrolyseprodukte des Tabaks | Atemwege, Lunge, Blase |
| | Tabak (Kauen) | Mundhöhle, Darmtrakt |
| Hormone | Estrogene | Brust |
| | Diethylstilbestrol* | Vagina, Zervix, Brust |
| Metalle | Arsentrioxid, Arsenpentoxid | Haut, Lunge, Leber |
| | Nickel, Nickelsulfid, -chlorid, -carbonat | Lunge |
| | Chrom(VI)-Verbindungen | Lunge |
| Fasern/Stäube | Asbest | Lunge |
| | Buchenholzstaub | Lunge |

\* Diethylstilbestrol wirkt *transplazentar*. Das synthetische Estrogen wurde zwischen 1950 und 1970 zur Verhütung von Fehlgeburten eingesetzt. Bei den Töchtern einiger der behandelten Frauen (< 1/1000) traten während der Pubertät spezielle, sonst sehr selten beobachtete Tumorformen des Genitaltrakts auf.

Beide Fragen sind inzwischen beantwortet:
- Die lange Latenzzeit hat in der Mehrstufigkeit der Krebsentwicklung eine Erklärung gefunden.
- Als gemeinsames Wirkprinzip sehr vieler chemischer Kanzerogene ist die Bindung ihrer reaktiven Form an die DNA erkannt worden.

## Wirkungsmechanismen

Tumoren können als Ansammlungen von Zellen betrachtet werden, die sich zur falschen Zeit oder am falschen Ort vermehren. Zur Sicherung der Struktur und Funktion des Gesamtorganismus unterliegen Zellen normalerweise strengen Kontrollen ihres Wachstums, ihrer Differenzierung und ihres Todes (Apoptose). Diese Kontrollen sind **genetisch programmiert**. Sie erfolgen durch das An- und Abschalten zahlreicher Gene, deren Produkte – Proteine – ein Netzwerk von Signalwegen bilden, mit dem einkommende Signale aufgenommen, in der Zelle weitergeleitet und verarbeitet werden. Diese Gene werden nach ihrer Funktionsweise bei der Entstehung von Krebszellen – wenig treffend – als **Protoonkogene** bzw. **Tumorsuppressorgene** bezeichnet.

Sehr viele der chemischen Kanzerogene üben ihre **Wirkung** dadurch aus, daß sie diese *Kontrollgene* verändern und damit das *Wachstumsverhalten* der Zelle dauerhaft stören. Dabei ist es erforderlich, daß mehrere Gene – geschätzt werden drei bis sieben – getroffen werden, um aus einer normalen Zelle eine ungehemmt wachsende, völlig »asoziale« Tumorzelle werden zu lassen. In der Regel treffen chemische Kanzerogene *nur einzelne* der kritischen Gene, so daß die Ausschaltung des gesamten Kontrollapparates eine erhebliche Zeitspanne in Anspruch nehmen kann.

Der Prozeß, bei dem das genetische Material eine dauerhafte Veränderung (Mutation) davonträgt, wird als **Tumorinitiation** bezeichnet, Chemikalien, die diesen Prozeß auslösen als **Tumorinitiatoren**, die betroffenen Zellen als **initiierte (transformierte) Zellen**. Neben den Tumorinitiatoren gibt es eine größere Zahl von Chemikalien, die die Krebsentwicklung beschleunigen, ohne einen nachweislichen Schaden der DNA zu verursachen (S. 808) Für diese »**epigenetisch**« wirksamen Substanzen hat sich die Bezeichnung **Tumorpromotoren** eingebürgert.

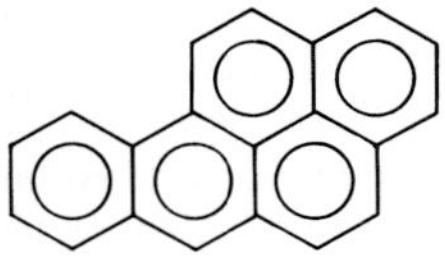

Benz[a]pyren

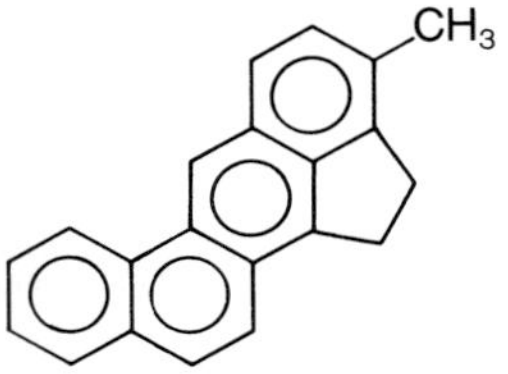

3-Methylcholanthren

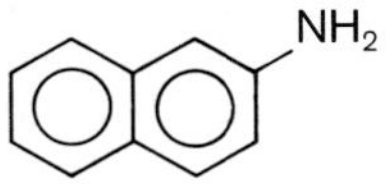

β-Naphthylamin

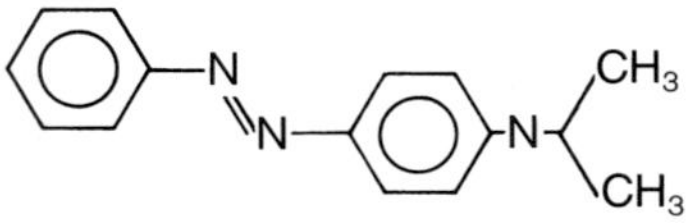

trans-4-Dimethylaminoazobenzol

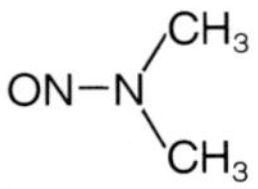

Dimethylnitrosamin

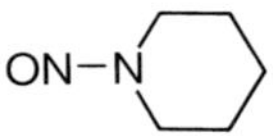

N-Nitrosopiperidin

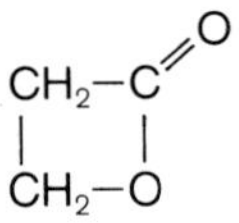

β-Propiolacton

Bis(chlormethyl)ether

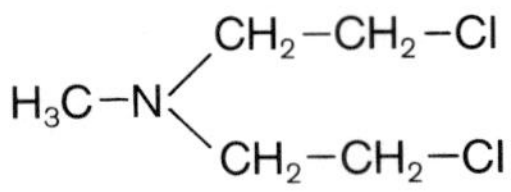

Stickstofflost

**Abb. 24-34.** Strukturformeln einiger chemischer Kanzerogene

- **Initiation:** Der Mechanismus der Tumorinitiation wurde in den letzten Jahrzehnten weitgehend aufgeklärt (Abb. 24-37).
▷ **Aktivierung:** Die meisten chemischen Kanzerogene sind an sich wenig reaktiv (**Prokanzerogene**) und werden erst enzymatisch in ihre wirksame, kanzerogene Form (**ultimale Kanzerogene**), in der Regel **elektrophile** Zwischenprodukte (Abb. 24-35), umgewandelt. Am häufigsten geschieht diese Aktivierung durch die Enzyme der Cytochrom-$P_{450}$-Familie, deren Mitglieder sich u.a. in ihrer Substratspezifität und Gewebsverteilung unterscheiden (Kap. 1, S. 21). Die Gewebsverteilung der verschiedenen Cytochrom-$P_{450}$-Formen ist eine Hauptursache für die **Organotropie** chemischer Kanzerogene. Die Zelle schützt sich vor den elektrophilen Zwischenprodukte, indem sie diese an das nucleophile, d.h. elektronenreiche **Glutathion** koppelt (Kap. 1, S. 20). Ein wesentlicher Parameter für die Wirkstärke vieler chemischer Kanzerogene ist also das Fließgleichgewicht von Aktivierung und Inaktivierung durch

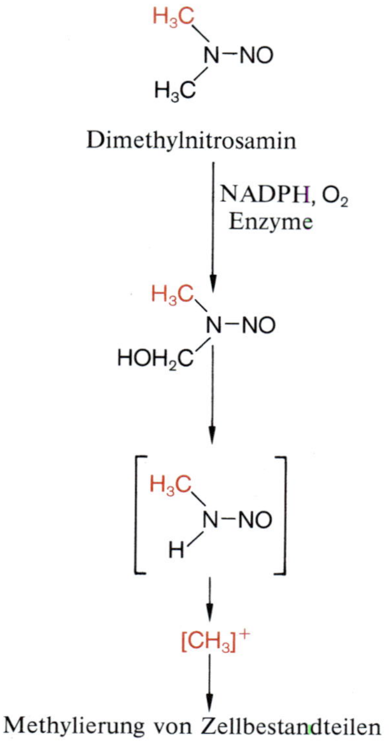

H₃C
   \
    N—NO
   /
H₃C

Dimethylnitrosamin

↓ NADPH, O₂
   Enzyme

H₃C
   \
    N—NO
   /
HOH₂C

↓

[ H₃C
     \
      N—NO
     /
    H ]

↓

[CH₃]⁺

↓

Methylierung von Zellbestandteilen

**Abb. 24-35.** Metabolische Aktivierung eines Prokanzerogens zu einem reaktionsfähigen elektrophilen Produkt. Die Alkyl-N-nitroverbindung Dimethylnitrosamin wird an einem der Kohlenstoffe zur N-Hydroxyalkylverbindung oxygeniert. Diese spaltet durch Hydrolyse spontan Formaldehyd ab. Es entsteht ein instabiles Zwischenprodukt, das ein elektrophiles Methylkation zur Reaktion mit nucleophilen Bindungsstellen freigibt.

die Cytochrom-$P_{450}$-Familie und Glutathion-S-transferase. Bei der Verstoffwechslung bestimmter Substanzen wie Bleomycin entstehen Radikale und, in der Folge, **reaktive Sauerstoffspezies**, die ebenso wie die elektrophilen Zwischenprodukte mit Bestandteilen der Zelle reagieren können.

▷ **Schädigung der DNA:** Elektrophile reaktionsfähige Metabolite können mit den nucleophilen Schwefel- und Stickstoffgruppen in der DNA reagieren und kovalente Bindungen eingehen, d. h. **DNA-Addukte** bilden (Abb. 24-36). Durch die Adduktbildung oder die Oxidation der DNA durch reaktive Sauerstoffspezies ergeben sich vielfältige Veränderungen der DNA-Struktur (Tab. 24-12), die – wenn sie nicht letal sind oder vollständig repariert werden – zu vererblichen Schäden im Genom führen können (s. u.). Substanzen, die DNA-Schäden herbeiführen, gelten als »**gentoxisch**«.

▷ **DNA-Reparatur:** Zellen verfügen über außerordentlich effiziente Reparatursysteme, mit denen sie die verschiedenen DNA-Schäden beheben können. Die meisten DNA-Schäden werden durch **Exzisionsreparatur**, d. h. durch Herausschneiden der modifizierten DNA-Bausteine, Basen oder Nucleoside – z. T. mit ihren benachbarten Sequenzen – und der Ausfüllung der Lücken beseitigt. In einigen Fällen, z. B. der Alkylierung des Desoxyguanosins in der O-6-Position (Abb. 24-36), wird die Alkylgruppe mit Hilfe einer spezifischen Transferase direkt von dem Nucleotid entfernt. Die DNA-Reparatur verläuft in Säugetierzellen – im Gegensatz zu Bakterien – anscheinend fehlerfrei. Allerdings ist die Kapazität der DNA-Reparatur nicht unbegrenzt. Sie ist von Gewebe zu Gewebe unterschiedlich hoch. Dies trägt zur *Organspezifität* der chemischen Kanzerogenese bei.

▷ **Fixierung des DNA-Schadens:** Bedrohlich werden die DNA-Schäden für den Organismus dann, wenn beim Zellwachstum im Verlauf einer regulären DNA-Replikation die Basensequenz der neugebildeten DNA oder die Chromosomenzahl der betroffenen Zelle verändert wird. Damit werden die DNA-Schäden als irreversible **Mutationen** fixiert. Die Mutationen beruhen zumeist auf dem Einbau falscher Basen (Basenpaarsubstitution), der Verschiebung des Leserasters durch Deletion oder Insertion von Basen (Frameshift-Mutation) oder dem Bruch von Chromosomen mit der gelegentlichen Übertragung der Bruchstücke auf ein anderes Chromosom (Chromosomenaberration). Die Mutation kann weiterhin in einer Veränderung der Chromosomenzahl bestehen, sei es in ihrer Abnahme oder Zunahme (Genommutation, Aneuploidie).

Mutationen, die einmal gesetzt sind, bleiben bestehen und addieren sich. Jeder mutagene Treffer kann damit das Risiko der Entstehung einer Krebszelle erhöhen. Daher besitzen Chemikalien, die zu Mutationen führen, keine *Schwellenwerte*, d. h. für sie bestehen keine Konzentrationen, unterhalb derer mit einer Wirkung nicht zu rechnen ist.

Die einzelnen Schritte der Tumorinitiation (Abb. 24-37) können durch Chemikalien, die selbst keinen DNA-Schaden verursachen, in vielfacher Weise beschleunigt werden. Sie können zum Beispiel die Aufnahme von Tumorinitiatoren in die Zelle verstärken, das Gleichgewicht der metabolischen Aktivierung und Inaktivierung in Richtung der Aktivierung verschieben, die DNA-Reparatur stören oder durch Verkürzung der Reparaturzeit die Fixierung des primären DNA-Schadens zur permanenten Mutation beschleunigen. Chemikalien mit dieser Wirkungsweise werden als **Kokanzerogene** bezeichnet, der Prozeß selbst als **Kokanzerogenese**.

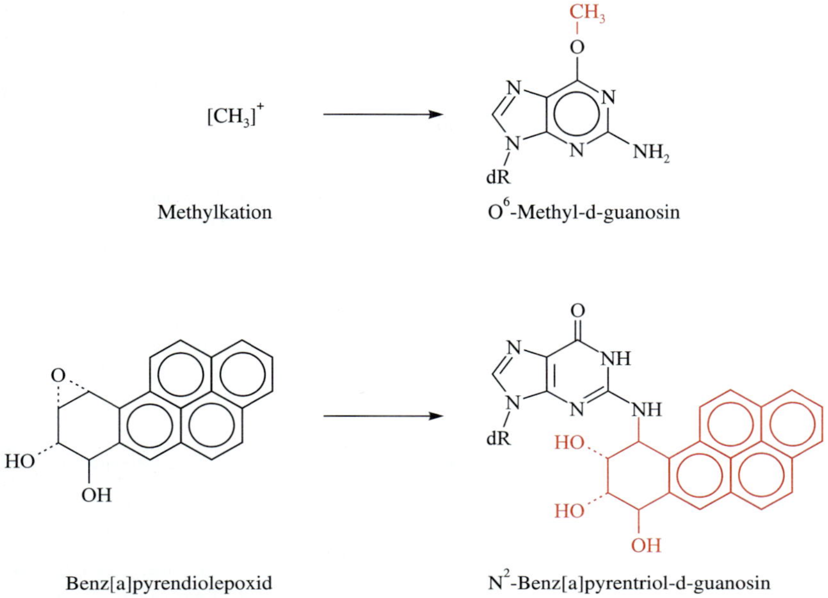

**Abb. 24-36.** Addukte ultimaler Kanzerogene mit Desoxyguanosin.

Methylkationen, die z. B. durch metabolische Aktivierung von Dimethylnitrosamin gebildet werden (Abb. 24-35), binden kovalent an den Sauerstoff des Desoxyguanosins. Die ultimalen gentoxischen Formen des Benz[a]pyrens, Diolepoxide, gehen – nach spontaner Öffnung des Epoxidringes und der Entstehung eines Carboniumions – mit dem exozyklischen Stickstoff der Base eine kovalente Bindung ein.

**Tab. 24-12.** DNA-Schäden durch chemische Kanzerogene

| Schadenstypen | Entstehung (Beispiele für ursächliche Substanzen) |
|---|---|
| Veränderungen von DNA-Basen | Bildung kovalenter Addukte (Nitrosamine, polyzyklische aromatische Kohlenwasserstoffe [Abb. 24-36])<br>Oxygenierung (reaktive Sauerstoffspezies) |
| AP-Läsionen | Verlust einer (zumeist modifizierten) Purin- oder Pyrimidinbase und Bildung einer **ap**urinischen bzw. **ap**yrimidinischen Stelle (Alkylanzien) |
| DNA-Einzelstrangbrüche | Lösung einer Desoxyribose-Phosphat-Bindung (reaktive Sauerstoffspezies) |
| DNA-Doppelstrangbrüche | Aktivierung calciumabhängiger Endonucleasen |
| Quervernetzungen | kovalente Verknüpfung<br>• benachbarter Basen am selben DNA-Strang<br>• zwischen gegenüberliegenden Basen im Doppelstrang<br>• zwischen einer DNA-Base und einem Protein (bifunktionelle Elektrophile wie Lostabkömmlinge) |
| Interkalation | nichtkovalente Einlagerung in den DNA-Doppelstrang und Störung dessen räumlicher Anordnung (Ethidiumbromid) |

● **Tumorpromotion:** Von den Kokanzerogenen sind die nichtgentoxischen Kanzerogene zu unterscheiden, die erst **nach** der Entstehung der initiierten Zelle einwirken und die Tumorentwicklung beschleunigen. Über den **Wirkungsmechanismus** dieser Substanzen, der Tumorpromotoren, ist sehr viel weniger bekannt als über den der Tumorinitiatoren. Wahrscheinlich beruht er auf der bevorzugten Vermehrung – oder dem bevorzugten Überleben – der initiierten, präneoplastischen Zellen. Eine derartige Selektion geschieht nach den heutigen Kenntnissen auf zweierlei Weise:

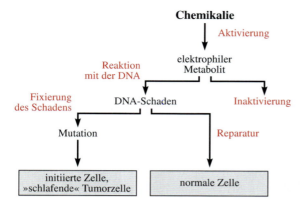

**Abb. 24-37.** Typischer Verlauf der Tumorinitiation durch gentoxische Chemikalien.
Aus einer normalen Zelle entsteht durch Schädigung der DNA und der daraus resultierenden Mutation eine initiierte Zelle (synonym: präneoplastische Zelle, »schlafende« Tumorzelle). Anstelle der elektrophilen Metabolite können auch sekundär gebildete reaktive Sauerstoffspezies wirksam werden.

▷ **Chemikalien** können eine chronisch reizende und zytotoxische Wirkung haben und damit unspezifisch ein **regeneratives Zellwachstum** auslösen, das die präneoplastischen Zellen bevorzugt. Typische Vertreter diese Wirkgruppe sind die Reizgase im Zigarettenrauch (chronische Bronchitis → Bronchialkarzinom) oder der Alkohol (chronische Hepatitis/Zirrhose → Leberkarzinom). Allerdings haben nicht alle zytotoxisch wirksamen Stoffe eine tumorpromovierende Wirkung. Die Ursache für die unterschiedliche Wirkungsweise der verschiedenen Stoffe ist unklar. Da gentoxische Kanzerogene in der Regel auch zytotoxisch sind, besitzen sie außer der tumorinitiierenden auch eine tumorpromovierende Wirkung.

▷ **Chemikalien** können, ähnlich wie körpereigene Botenstoffe, in **die Steuerung** des **Wachstums**, der **Differenzierung** und der **Apoptose** eingreifen. Zu dieser Wirkgruppe gehören Arzneimittel wie Phenobarbital und Phenytoin, »Umweltchemikalien« wie die polyhalogenierten zyklischen Kohlenwasserstoffe Dichlordiphenyltrichlorethan (DDT) und Hexachlorcyclohexan (HCH) sowie die polyhalogenierten Biphenyle, Dibenzodioxine und -furane wie das 2,3,7,8-Tetrachlordibenzo-p-dioxin (TCDD), und pflanzliche Stoffe wie die Phorbolester.

Die Tumorpromotoren sind im Tierversuch nur dann wirksam, wenn sie wiederholt und über längere Zeit hinweg appliziert werden. Die Effekte sind – zumindest in den frühen Stadien der Tumorigenese – zum Teil reversibel. Man geht daher davon aus, daß die Tumorpromotoren im Gegensatz zu den gentoxischen Kanzerogenen eine Schwellendosis besitzen, unter der sie ungefährlich sind.

Insgesamt ist die chemische Kanzerogenese als ein **mehrstufiger Prozeß** zu betrachten, in dem durch die sequentielle Ausschaltung einzelner Kontrollgene (Initiation) und wiederholte Selektion der veränderten Zellen (Promotion) zunächst präneoplastische Zellen und Zellverbände entstehen, aus denen schrittweise gut- bis bösartige Tumoren hervorgehen. Für die Stadien der Entwicklung eines gutartigen zu einem bösartigen Tumor (Malignom) ist der Begriff **Progression** geprägt worden. Aus mechanistischer Sicht unterscheidet sich die Progression nicht von den ihr vorausgehenden Stadien. Auch ihr liegen die Mechanismen der Tumorinitiation und -promotion zugrunde.

## Besonderheiten kanzerogener Stoffe

### Polyzyklische aromatische Kohlenwasserstoffe (PAK)

PAK sind Produkte der unvollständigen Verbrennung organischer Materialien. Sie finden sich in hohen Konzentrationen in Teer, Ruß, Autoabgasen und Zigarettenkondensat und sind entsprechend den zahlreichen Entstehungsquellen weit verbreitet. Die kanzerogenen Vertreter der PAK bestehen in der Regel aus vier oder fünf kondensierten Benzolringen. Sie umfassen sowohl unsubstituierte Verbindungen (z.B. **Benz[a]pyren**, Abb. 24-34) als auch Verbindungen, die mit Methyl-, Nitro- oder Sulfatgruppen substituiert sind (z.B. **3-Methylcholanthren**, Abb. 24-34). Benz[a]pyren und 3-Methylcholanthren werden häufig als Modellsubstanzen für die Gruppe der PAK eingesetzt. PAK werden typischerweise durch die Cytochrom $P_{450}$ in eine mehrfach oxidierte, DNA-bindende Form (Abb. 24-36) umgewandelt. Da die an der Aktivierung der PAK beteiligten Cytochrom $P_{450}$ nahezu überall im Organismus vorkommen, besitzen die PAK für fast alle Organe eine krebserregende Wirkung.

### Aromatische Amine

Bei den meisten kanzerogenen aromatischen Aminen handelt es sich um Produkte chemischer Synthese, die in der Natur nicht vorkommen. An ihrer metabolischen Aktivierung sind häufig Kombinationen organspezifischer Enzyme, wie bestimmte Formen von Cytochrom $P_{450}$ und N-Acetyltransferasen, beteiligt (Kap. 1, S. 19 ff.). Daraus resultiert die beim Menschen und bei Versuchstieren häufig beobachtete ausgeprägte **Organotropie** dieser Verbindungen. Zum Beispiel hat β-**Naphthylamin** (Abb. 24-34), das als Verunreinigung von Anilinpigmenten vorkommt, bei Beschäftigten der Farbstoffindustrie Blasentumoren verursacht. **4-Dimethylaminoazobenzol** (Abb. 24-34), das vor 1940 in einigen Ländern zum Färben von Butter (»Buttergelb«) verwendet wurde, hat bei Ratten nach wiederholter oraler Verabreichung vor allem Lebertumoren hervorgerufen.

Eine besondere Gruppe kanzerogener aromatischer Amine bilden die heterozyklischen Verbindungen, die durch starkes Erhitzen von Proteinen, z. B. beim Braten und Grillen von Fleisch- oder Fischprodukten aus verschiedenen Aminosäuren, entstehen. Diese stark mutagenen Amine stehen in Verdacht, beim Menschen Kolontumoren zu verursachen.

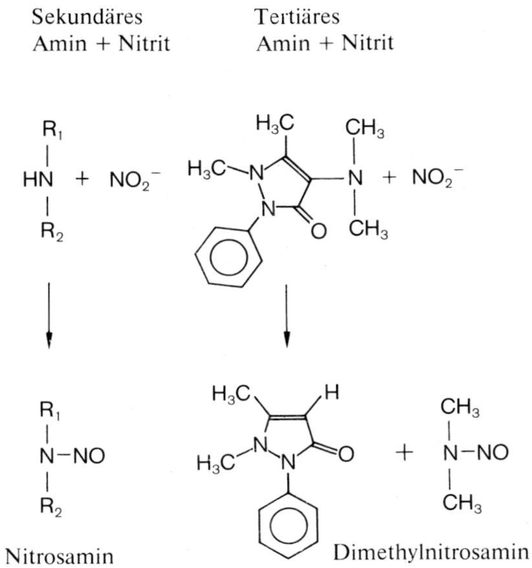

## N-Nitrosoverbindungen

Die Gruppe der N-Nitrosoverbindungen umfaßt die dialkylsubstituierten **Nitrosamine** (Abb. 24-34) und die alkylacylsubstituierten **Nitrosamide**. Diese unterscheiden sich prinzipiell in ihrem Aktivierungsweg.

▷ Nitrosamine werden enzymatisch – vor allem durch Cytochrom $P_{450}$ – in ihre elektrophile, alkylierende Form umgewandelt (Abb. 24-35) und besitzen einen hohen Grad der Organotropie.
▷ Dagegen hydrolysieren die Nitrosamide spontan zu den reaktiven Formen und sind weit weniger organspezifisch.

Von den bisher experimentell untersuchten 300 Nitrosaminen haben sich fast alle als kanzerogen erwiesen. Nitrosamine, z. B. **Dimethylnitrosamin** und **Nitrosopiperidin** (Abb. 24-34), finden sich in geringen Konzentrationen in zahlreichen Lebens- und Genußmitteln. Beträchtliche Mengen werden in nitrit- oder nitratbehandeltem Fisch (bis 25 µg/kg) und in geräucherten Fleisch- oder Wurstwaren (bis zu 80 µg/kg) beobachtet. Ein weit verbreiteter Träger von Nitrosaminen ist der Tabakrauch (S. 802). Dies betrifft mehr noch den Nebenstromrauch, der von der glimmenden Zigarette zwischen den Rauchzügen abgeht, als den Hauptstromrauch, den der Raucher inhaliert.

Eine Besonderheit der **Nitrosamine** besteht darin, daß sie im sauren Milieu des Magens durch Reaktion sekundärer oder tertiärer Amine mit Nitrit entstehen können (Abb. 24-38). Dieser Prozeß wird durch Ascorbinsäure, das mit dem Nitrit reagieren

**Abb. 24-38.** Nitrosierung sekundärer Amine bzw. Spaltung tertiärer Amine (am Beispiel des Aminophenazons) mit Nitrosierung des freigewordenen Stickstoffrestes durch Nitrit.

kann, stark gehemmt. Beim Verzehr hoch nitritbelasteter Nahrungsmittel wie Pökelfleisch ist also frisches Gemüse als Beilage sehr zu empfehlen. **Sekundäre Amine** werden aus Proteinen *durch Hitzeeinwirkung* während der Nahrungszubereitung gebildet. Nitrosierbare Aminogruppen finden sich auch in *Arzneimitteln*. Wegen seiner Nitrosierbarkeit wurde das früher viel verwendete Aminophenazon, ein tertiäres Amin (Abb. 24-38), vom Markt genommen.

**Nitrit** wird in größeren Mengen nur mit gepökelten und geräucherten Fleisch- und Wurstwaren, denen es als Schönungs- und Konservierungsmittel zugesetzt wird, aufgenommen. Eine bedeutendere Nitritquelle bildet das **Nitrat**, das durch Bakterien in der Mundhöhle zu Nitrit umgewandelt wird. Nitrat wird als Düngemittel in die Umwelt eingetragen und gelangt durch Aufnahme in Pflanzen in die Nahrungskette. Bisher ist unklar, welche Bedeutung die endogene Entstehung von Nitrosaminen für die Kanzerogenese beim Menschen besitzt. Aus Vorsorgegründen wird in Europa angestrebt, die Nitratkonzentration in der Umwelt, besonders im Trinkwasser, niedrig zu halten.

### Literatur

Amberger-Lahrmann M, Schmähl D (Hrsg). Gifte – Geschichte der Toxikologie. Berlin, Heidelberg, New York: Springer 1988.

Barret JC. Mechanisms of multistep carcinogenesis and carcinogen risk assessment. Environ Health Perspect 1993; 100:9–20.
Braun W, Dönhardt A. Vergiftungsregister. 3. Aufl. Stuttgart: Thieme 1982.
Bresinsky A, Besl H. Giftpilze. Stuttgart: Wissenschaftliche Verlagsgesellschaft 1985.
Classen H-G, Elias PS, Hammes WP. Toxikologisch-hygienische Beurteilung von Lebensmittelinhalts- und -zusatzstoffen sowie bedenklicher Verunreinigungen. Berlin, Hamburg: Parey 1987.
De Bruin A. Biochemical Toxicology of Environmental Agents. Amsterdam: Elsevier 1976.
Deutsche Forschungsgemeinschaft. MAK- und BAT-Werte-Liste 1999. Maximale Arbeitsplatzkonzentrationen und Biologische Arbeitsstofftoleranzwerte. Senatskommission zur Prüfung gesundheitsschädlicher Arbeitsstoffe. Mitteilung 35. Weinheim: Wiley-VCH Verlagsgesellschaft 1999. (Erscheint jährlich neu aktualisiert).
Doll R, Peto R. The causes of cancer: quantitative estimates of available risks of cancer in the Unites States today. J Natl Cancer Inst 1981; 66:1190–308.
Ellenhorn MJ, Barceloux DG. Medical Toxicology. New York, Amsterdam, London: Elsevier 1988.
Frohne D, Pfänder HJ. Giftpflanzen. 3. Aufl. Stuttgart: Wissenschaftliche Verlagsgesellschaft 1987.
Fülgraff G. Lebensmittel-Toxikologie. Stuttgart: Ulmer 1989.
Grant WM. Toxicology of the Eye. 3. Aufl. Springfield: Thomas 1986.
Greim H (Hrsg). Gesundheitsschädliche Arbeitsstoffe – Toxikologisch-arbeitsmedizinische Begründungen von MAK-Werten (Maximale Arbeitsplatzkonzentrationen). 1.–25. Lieferung. Weinheim: Verlag Chemie 1972–1999.
Hess R (Hrsg). Arzneimitteltoxikologie. Stuttgart: Thieme 1991.
Industrieverband Agrar e.V. (Hrsg). Wirkstoffe in Pflanzenschutz- und Schädlingsbekämpfungsmitteln – Physikalisch-chemische und toxikologische Daten. 2. Aufl. München: BLV Verlagsgesellschaft 1990.

Klassen CD. Casaett & Doull's Toxicology. The basic science of poisons. 5. Aufl. New York: McGraw-Hill 1996.
Lewis RA. Lewis' dictionary of toxicology. Berlin, Heidelberg, New York: Springer 1997.
Lindner E. Toxikologie der Nahrungsmittel. 4. Aufl. Stuttgart: Thieme 1990.
Ludewig R, Lohs K. Akute Vergiftungen. 8. Aufl. Jena: Fischer 1991.
Massaro EJ. Handbook of human toxicology. Berlin, Heidelberg, New York: Springer 1997.
Mebs D. Gifttiere. Stuttgart: Wissenschaftliche Verlagsgesellschaft 1992.
Miller EC, Miller JA. Mechanisms of chemical carcinogenesis. Cancer 1981; 47:1055–64.
Moeschlin S. Klinik und Therapie der Vergiftungen. 7. Aufl. Stuttgart: Thieme 1986.
Peto R, Lopez AD, Boreham J, Thun M, Heath C Jr. Mortality form Smoking in Developed Countries 1950–2000. Indirect Estimates from National Vital Statistics. Oxford, New York, Tokyo: Oxford University Press 1994.
Seiler HG, Sigel H, Sigel A. Handbook on Toxicity of Inorganic Compounds. New York: Dekker 1988.
Seyffart G. Giftindex – Dialyse und Hämoperfusion bei Vergiftungen. Fresenius-Stiftung, Bad Homburg. Friedberg/Hessen: Verlag C Bindernagel 1975.
Späth G. Vergiftungen und akute Arzneimittelüberdosierungen. 2. Aufl. Berlin: De Gruyter 1982.
Stötzer H. Grundlagen der Arzneimitteltoxikologie. Stuttgart, New York: Fischer 1989.
Teuscher E, Lindquist U. Biogene Gifte. Stuttgart: Fischer 1987.
Velvart J. Toxikologie der Haushaltsprodukte. 2. Aufl. Bern, Stuttgart, Toronto: Huber 1989.
Vicello P. Emergency toxicology. 2. Aufl. Philadelphia, New York: Lippincott-Raven Publ. 1998.
Weinberg RA. Oncogenes, antioncogenes, and the molecular basis of multistep carcinogenesis. Cancer Res 1989; 49:3713–21.
Wirth W, Gloxhuber C. Toxikologie. 5. Aufl. Stuttgart: Thieme 1994.

# Anhang

**Tab. A-1.** Auf die Gruppenzugehörigkeit oder die Funktion des Stoffes hinweisende Wortstämme von internationalen Freinamen (INN)

| Wortstämme | Chemisch-pharmakologische Stoffgruppe |
|---|---|
| -azepam | Benzodiazepin (Tranquilizer, Hypnotikum u. ä.) |
| -bendazol | Anthelmintikum (Benzimidazolderivat) |
| -bital | Barbiturat (Hypnotikum, Antikonvulsivum) |
| -butazon | Antiphlogistikum |
| -cain | Lokalanästhetikum |
| Cef- | Cephalosporin (Antibiotikum) |
| -cillin | Penicillin (Antibiotikum) |
| -conazol | Antimykotikum (Imidazolderivat) |
| -curonium | nicht depolarisierendes peripheres Muskelrelaxans |
| -cyclin | Tetracyclin (Antibiotikum) |
| -dipin | Dihydropyridinderivat (Calciumkanalblocker) |
| -dronat -dronsäure | Disphosphonat (Osteolysehemmer) |
| -efrin | Epinephrinderivat (Sympathomimetikum) |
| -estrol | Östrogen |
| -fentanil | kurzwirksames Opioid |
| -floxacin | Fluorchinolon, Gyrasehemmer |
| -fluran | halogenierter Ester (Inhalationsnarkotikum) |
| -fosfamid | N-Lostderivat (Zytostatikum) |
| Gest- | Gestagen |
| -gestrel | Gestagen |
| -lukast | Leukotrienrezeptorantagonist |
| -mab | monoklonaler Antikörper |
| -met(h)ason | Glucocorticoid |
| -mustin | Zytostatikum |
| -olol | β-Rezeptorenblocker |
| -oxazin | Chinolon, Gyrasehemmer |
| -oxicam | Keto-Enol-Säure (Antiphlogistikum) |
| -pamil | Calciumkanalblocker (Antiarrhythmikum, Koronartherapeutikum u. a.) |
| -parin | Heparinderivat |
| -peridol | Butyrophenon (Neuroleptikum) |

**Tab. A-1.** (Fortsetzung)

| Wortstämme | Chemisch-pharmakologische Stoffgruppe |
|---|---|
| -phenazon | Analgetikum, Antipyretikum |
| -pramin | trizyklisches Antidepressivum |
| -prazol | Protonenpumpenhemmer |
| -pressin | Vasopressinderivat |
| -pril, -prilat | ACE-Hemmer |
| -profen | Analgetikum, Antiphlogistikum |
| -promazin | Phenothiazin (Neuroleptikum) |
| -quin | Chinolinderivat |
| -rubicin | Anthracyclinderivat (Zytostatikum) |
| -salazin | 5-Aminosalicylsäurederivat (Antiphlogistikum) |
| -sartan | Angiotensin-($AT_1$-)Rezeptorantagonist |
| -semid | Schleifendiuretikum |
| -setron | Serotonin-(5-$HT_3$-)Rezeptorantagonist (Antiemetikum) |
| -stigmin | Cholinesterasehemmer (Parasympatholytikum) |
| -statin | CSE-Hemmer (Lipidsenker) |
| Sulfa- | Sulfonamid |
| -terol | β-Sympathomimetikum (Broncholytikum, Wehenhemmer) |
| -tidin | Histamin-($H_2$-)Rezeptorantagonist (Ulkustherapeutikum) |
| -vir | Virustatikum |
| -zosin | α-Rezeptorenblocker |

Tab. A-2. Pharmakologische Klassifizierung und Beispiele für deutsche, österreichische und schweizerische Handelsnamen in diesem Buch behandelter Arzneistoffe. **Die Auswahl bedeutet keine Wertung.**
Deutsche Handelsnamen nach Rote Liste 1999 (z. T. ergänzt), österreichische und schweizerische Handelsnamen nach Pharmazeutische Stoffliste 11. Auflage, ABDATA, Eschborn, Ts, 1998.

| Freiname | Pharmakologische Stoffklasse | Handelsnamen | | | Seite* |
|---|---|---|---|---|---|
| | | Deutschland | Österreich | Schweiz | |
| **A** | | | | | |
| Abciximab | Thrombozytenaggregationshemmer | RheoPro | RePro | RePro | 378 |
| Acamprosat | Alkoholentwöhnungsmittel | Campral | Campral | Campral | 774 |
| Acarbose | Antidiabetikum | Glucobay | Glucobay | Glucobay | 504 |
| Acebutolol | β-Rezeptorenblocker | Prent | Sectral | Prent | 86 |
| Acemetacin | Antiphlogistikum (NSAID) | Peran, Rantudil | Rheutrop | Tilur | 298 |
| Acenocoumarol | Antikoagulans | | Sintrom | Sintrom | 384 |
| Acetazolamid | Carboanhydrasehemmer | Diamox | Diamox | Diamox, Glaupax | 400 |
| N-Acetylcystein | Expektorans | Fluimucil | Aeromuc, Mucomyst | Fluimucil, Solumicol | 317 |
| α-Acetyldigoxin | Herzglykosid | | Lanatalin | | 337 |
| β-Acetyldigoxin | Herzglykosid | Digotab, Kardiamed | | | 337 |
| Acetylsalicylsäure | Thromboseprophylaktikum | Aspirin protect, Micristin | Aspiricor, ThromboASS | Tiatral | 375 |
| Acetylsalicylsäure | Analgetikum, Antipyretikum, Antiphlogistikum (NSAID) | Aspirin | Aspirin | Aspirin | 294 |
| Aciclovir | Virustatikum | Zovirax | Zovirax | Zovirax | 669 |
| Acipimox | Lipidsenker | Olbemox | Olbemox | Olbemox | 585 |
| Acitretin | Antipsoriatikum | Neotigason | Neotigason | Neotigason | 714 |
| Aclarubicin | Zytostatikum (interkalierend) | Aclaplastin | Generika | | 696 |
| Acriflavin | Desinfiziens, Antiseptikum | Nordapanin N | | | 681 |
| ACTH | s. Corticotropin | | | | |
| Adapalen | Aknemittel | Differin | Differin | Differin | 715 |
| Adenosin | Antiarrhythmikum, Vasospasmolytikum | Adenoscan, Adrekar | Adrekar | Krenosin | 334 |
| Adrenalin | s. Epinephrin | | | | |
| Agar-Agar | Laxans | | | | 449 |
| Ajmalin | Antiarrhythmikum | Gilurytmal | Gilurytmal | | 326, 330 |
| Aktivkohle | s. Kohle, medizinische | | | | |
| Al-Mg-silicathydrat | Antazidum | Gelusil | Gelusil | Gelusil | 442 |
| Al-Na-carbonat-dihydroxid | Antazidum | Kompensan | Antacidum Pfizer | Kompensan | 442 |

K = Kombinationspräparat; * Weitere Erwähnungen s. Sachregister

Tab. A-2. (Fortsetzung)

| Freiname | Pharmakologische Stoffklasse | Handelsnamen | | | Seite* |
|---|---|---|---|---|---|
| | | Deutschland | Österreich | Schweiz | |
| Albendazol | Anthelmintikum | Eskazole | | Zentel | 665 |
| Alclometason | Glucocorticoid | Delonal | | Delonal | 540 |
| Alcuronium | peripheres Muskelrelaxans | Alloferin | Alloferin | | 172 |
| Alendronsäure | Diphosphonat | Fosamax | Fosamax | | 517 |
| Alfacalcidol | Vitamin-D-Derivat | Bondiol, Doss, EinsAlpha | Etalpha | | 521 |
| Alfentanil | Analgetikum (Opioid) | Rapifen | Rapifen | Rapifen | 281 |
| Alfuzosin | α-Rezeptorenblocker | Urion, UroXatral | Urion, UroXatral | Xatral | 84 |
| Allethrin | Insektizid | Jacutin N | | | 681 |
| Allopurinol | Urikostatikum | Zyloric | Zyloric | Zyloric | 588 |
| Allylestrenol | Gestagen | | | | 560 |
| Alprazolam | Tranquilizer | Cassadan, Tafil | Xanor | Xanax | 254 |
| Alprenolol | β-Rezeptorenblocker | Aptin-Duriles | | | 86 |
| Alprostadil | Hämorheologikum (Prostaglandinderivat) | Minprog, prostavasin | Minprog | Prostin | 396 |
| Alteplas(e) | Fibrinolytikum | Actilyse | Actilyse, Besopartin | Actilyse | 388 |
| Aluminiumhydroxid | Antazidum | Aludrox, Gastrocaps | Anti-Phosphat | Gastracol | 442 |
| Aluminiumphosphat | Antazidum | Phosphalugel | Phosphalugel | Phosphalugel | 442 |
| Amantadin | Antiparkinsonmittel | PK-Merz | PK-Merz, Symmetrel | PK-Merz, Symmetrel | 154 |
| Amantadin | Virustatikum | InfectoFlu, Infex | Hofcomant | | 667 |
| Ambroxol | Expektorans | Mucosolvan | Mucosolvan | Mucosolvan | 317 |
| Amcinonid | Glucocorticoid | Amciderm | | | 540 |
| Amezinium | Sympathomimetikum | Regulton, Supratonin | | | 79 |
| Amfepramon | Appetitzügler | Regenon, Tenuate | Regenon | Regenon | 265 |
| Amfetaminil | Psychostimulans | AN 1 | | | 80 |
| Amidotrizoesäure | Röntgenkontrastmittel | Gastrografin, Urografin | Gastrografin, Urografin | Urografin | 460 |
| Amifostin | Radioprotector | Ethyol | | Ethyol | 692 |
| Amikacin | Antibiotikum (Aminoglykosid) | Biklin | Biklin | Amikin | 611 |
| Amilorid | Diuretikum, kaliumsparend | Esmalorid (K), Moduretik (K) | Aldoretic | Aldoretic | 413 |

K = Kombinationspräparat; * Weitere Erwähnungen s. Sachregister

Tab. A-2. (Fortsetzung)

| Freiname | Pharmakologische Stoffklasse | Handelsnamen | | | Seite* |
|---|---|---|---|---|---|
| | | Deutschland | Österreich | Schweiz | |
| Aminomethyl-benzoesäure | Antifibrinolytikum | Gumbix, Pamba | Gumbix | Gumbix | 392 |
| Aminophenazon | Analgetikum, Antipyretikum | | | | 302 |
| 5-Aminosalicyl-säure | s. Mesalazin | | | | 450 |
| p-Aminosalicyl-säure | Antituberkulotikum | | | PAS-Infusion Bichsel | 638 |
| Amiodaron | Antiarrhythmikum | Cordarex, Tachydaron | Sedacoron | Cordarom | 332 |
| Amiphenazol | Analeptikum | | Daptazole | | 274 |
| Amistreptase | s. APSAC | | | | |
| Amitriptylin | Antidepressivum (TCA) | Saroten | Saroten | Saroten | 239 |
| Amlodipin | Calciumkanalblocker | Norvasc | Amloc, Norvasc | Norvasc | 352 |
| Ammoidin | s. Methoxsalen | | | | 716 |
| Amorolfin | Antimykotikum | Loceryl | Loceryl | Loceryl | 652 |
| Amoxicillin | Penicillin | Clamoxyl, Jephoxin | Clamoxyl | Clamoxyl | 604 |
| Amphetamin | Psychostimulans | | | | 74, 263 |
| Amphotericin B | Antimykotikum | Ampho-Moronal | AmphoMoronal | AmphoMoronal | 646 |
| Ampicillin | Penicillin | Binotal, Jenampin | Binotal | Cimexillin | 604 |
| Amrinon | Phosphodiesterasehemmer, Kardiakum | Wincoram | | Inocor | 346 |
| Amsacrin | Zytostatikum (interkalierend) | Amsidyl | | Amsidyl | 697 |
| Amylnitrit | Koronartherapeutikum | | | | 348 |
| Anastrozol | Antiöstrogen (Aromatasehemmer) | Arimidex | Arimidex | Arimidex | 558 |
| Anethol | Expektorans | Rowatinex (K) | | Sulfarlem | 317 |
| Anthralin | s. Dithranol | | | | |
| Apomorphin | Emetikum | | | Apomorphinum chloratum Streuli | 220, 454 |
| Apriudin | Antiarrhythmikum | Amidonal | Ritmusin | | 330 |
| Aprotinin | Antifibrinolytikum | Antagosan, Trasylol | Trasylol | Trasylol | 391 |
| APSAC | Fibrinolytikum | Eminase | Eminase | Eminase | 387 |
| Argipressin | Vasopressinderivat, Vasokonstringens | Pitressin | | | 487 |
| Articain | Lokalanästhetikum | Ubistesin, Ultracain | | | 180 |

K = Kombinationspräparat; * Weitere Erwähnungen s. Sachregister

Tab. A-2. (Fortsetzung)

| Freiname | Pharmakologische Stoffklasse | Handelsnamen | | | Seite* |
| --- | --- | --- | --- | --- | --- |
| | | Deutschland | Österreich | Schweiz | |
| Asparaginase | Zytostatikum | Erwinase | Crasnitin | | 708 |
| Astemizol | Antihistaminikum | Hismanal | Hismanal | Hismanal | 135 |
| Atenolol | β-Rezeptorenblocker | Tenormin | Tenormin | Tenormin | 86 |
| Atorvastatin | Lipidsenker (CSE-Hemmer) | Sortis | | | 575 |
| Atovaquon | Protozoenmittel | Wellvone | Wellvon | Wellvone | 661 |
| Atracurium | peripheres Muskelrelaxans | Tracrium | Tracrium | Tracrium | 172 |
| Atropin | Parasympatholytikum | Generika | | | 59, 440 |
| Auranofin | Antirheumatikum | Ridaura | Ridaura | Ridaura | 309 |
| Aurintricarbonsäure | Metallantidot | | | | 735 |
| Aurothioglucose | Antirheumatikum | Aureotan | | | 309 |
| Azathioprin | Immunsuppressivum, Zytostatikum | Imurek | Imurek | Imurek | 139, 309, 701 |
| Azidamfenicol | Antibiotikum | Berlicetin, Thilocanfol | | | 617 |
| Azidocillin | Penicillin | Syncillin | Longatren | | 604 |
| Azidothymidin | s. Zidovudin | | | | |
| Azithromycin | Antibiotikum (Makrolid) | Ultreon, Zithromax | Zithromax | Zithromax | 618 |
| Azlocillin | Penicillin | Securopen | Securopen | | 605 |
| Azosemid | Schleifendiuretikum | Luret | | | 407 |
| AZT | s. Zidovudin | | | | |
| Aztreonam | Antibiotikum (Monobactam) | Azactam | Azactam | Azactam | 609 |
| **B** | | | | | |
| Bacampicillin | Penicillin | Ambacamp, Penglobe | Penglobe | Bacampicin | 605 |
| Bacitracin | Antibiotikum (Polypeptid) | Batrax (K), Nebacetin (K) | | | 625 |
| Baclofen | Myotonolytikum | Lioresal | Lioresal | Lioresal | 176 |
| Balsalazid | Antiphlogistikum (Colitis u. ä.) | Colazid | | | 451 |
| Bamipin | Antihistaminikum | Soventol | Soventol | | 134 |
| Barbital | Hypnotikum | | | | 209 |
| Bariumsulfat | Röntgenkontrastmittel | Barilux, Micropaque | | Barilux, Micropaque | 460 |
| Beclometason | Glucocorticoid | Sanasthmyl | Becotide | Becodisk | 540 |
| Befunolol | β-Rezeptorenblocker | Glauconex | Glauconex | | 90 |
| Bemegrid | Analeptikum | | | | 274 |
| Bendamustin | Zytostatikum (Alkylans) | Ribomustin | | | 692 |

K = Kombinationspräparat; * Weitere Erwähnungen s. Sachregister

Tab. A-2. (Fortsetzung)

| Freiname | Pharmakologische Stoffklasse | Handelsnamen | | | Seite* |
|---|---|---|---|---|---|
| | | Deutschland | Österreich | Schweiz | |
| Benorilat | Analgetikum | | | Duvium | 298 |
| Benperidol | Neuroleptikum | Glianimon | | | 231 |
| Benproperin | Antitussivum | Tussafug | | Tussafug | 313 |
| Benserazid | DOPA-Decarboxylasehemmer | Madopar (K), PK-Levo (K) | Madopar (K) | Madopar (K) | 150 |
| Benzalkonium | Desinfiziens | Baktonium, Laudamonium | | Benzaltex | 680 |
| Benzbromaron | Urikosurikum | Narcaricin | Uricovac | Desurik | 590 |
| Benznidazol | Protozoenmittel | | | | 661 |
| Benzocain | Lokalanästhetikum | Anaesthesin, Subcutin | Anaesthesit | | 179 |
| Benzoylperoxid | Aknemittel, Keratolytikum | Akneroxid, Benzaknen | Akneroxid, Benzaknen | Benzac, Panoxyl | 717 |
| Benzylbenzoat | Akarizid | Acarosan | | | 681 |
| Benzylpenicillin | Penicillin | Penicillin G JENAPHARM, Penicillin »Grünenthal« | | | 604 |
| Benzylpenicillin-Benzathin | Penicillin | Pendysin, Tardocillin 1,2 Mio. I. E. | Retarpen | | 604 |
| Benzylpenicillin-Clemizol | Penicillin | Clemizol-Penicillin i. m. »Grünenthal« | Clemipen | Megacillin | 604 |
| Benzylpenicillin-Procain | Penicillin | Bipensaar (K), Jenacillin O | Fortepen (K) | | 604 |
| Bephenium | Anthelmintikum | | | | 666 |
| Berliner Blau | s. Eisen(III)-hexacyanoferrat(II) | | | | |
| Betamethason | Glucocorticoid | Betnesol, Celestan | Betnesol, Celestan | Betnesol, Celestone | 540 |
| Betaxolol | β-Rezeptorenblocker | Betoptima, Kerlone | Betoptic | Betoptic | 90 |
| Bethanechol | Parasympathomimetikum | Myocholine | | | 57 |
| Bezafibrat | Lipidsenker | Cedur | Bezalip | Cedur | 579, 584 |
| Bicalutamid | Antiandrogen | Casodex | Casodex | Casodex | 549 |
| Bifonazol | Antimykotikum | Bifomyk, Mycospor | Mycosporin | | 647 |
| Biperiden | Antiparkinsonmittel (Anticholinergikum) | Akineton | Akineton | Akineton | 155 |
| Biphenylol | Desinfiziens | Manusept | | | 680 |

K = Kombinationspräparat; * Weitere Erwähnungen s. Sachregister

Tab. A-2. (Fortsetzung)

| Freiname | Pharmakologische Stoffklasse | Handelsnamen | | | Seite* |
|---|---|---|---|---|---|
| | | Deutschland | Österreich | Schweiz | |
| Bisacodyl | Laxans (hydragog) | Dulcolax | Dulcolax | Dulcolax | 448 |
| Bismutaluminat | Antazidum | Noemin N | | | 443 |
| Bismutcitrat | Antazidum | Telen | | | 443 |
| Bismutnitrat | Antazidum | Angass S, Bismofalk, Ulkowis | | Bismuth Tulasne | 443 |
| Bismutsalicylat | Antazidum | Bismut-subsalicylat-Steigerwald | | | 443 |
| Bisoprolol | β-Rezeptorenblocker | Concor | Concor | Concor | 86 |
| Bithionol | Anthelmintikum | | | | 667 |
| Bleomycin(e) | Zytostatikum | BLEO-cell | | | 707 |
| Blutgerinnungsfaktor VIIa | Hämostyptikum | NovoSeven | | | 389 |
| Blutgerinnungsfaktor VIII | Hämostyptikum | Autoplex T, Hemofil M | Kogenate | Kogenate | 389 |
| Blutgerinnungsfaktor IX | Hämostyptikum | Berinin HS, Mononine | | Mononine | 389 |
| Blutgerinnungsfaktor XIII | Hämostyptikum | Fibrogammin HS | Fibrogammin | | 389 |
| Botulinumtoxin | Muskelrelaxans | Botox, Dysport | | | 177 |
| Botulismus-Antitoxin | Immunserum | Botulismus-Antitoxin Behring | | | 797 |
| Brimonidin | $α_2$-Sympathomimetikum | Alphagan | | | 93 |
| Brivudin | Virustatikum | Helpin | | | 669 |
| Bromazepam | Tranquilizer | Lexotanil | Lexotanil | Lexotanil | 254 |
| Bromhexin | Expektorans | Bisolvon | Bisolvon | Bisolvon | 317 |
| Bromocriptin | Dopaminagonist, Antiparkinsonmittel, Prolactinhemmer | Pravidel | Parlodel, Umprel | Parlodel, Serocryptin | 113, 479 |
| Bromperidol | Neuroleptikum | Impromen, Tesoprel | | | 231 |
| Brotizolam | Hypnotikum | Lendormin | Lendorm | Lendormin | 204 |
| Bucindolol | β-Rezeptorenblocker | | | | 91 |
| Budesonid | Glucocorticoid | Pulmicort | Pulmicort | Pulmicort | 537 |
| Buflomedil | Vasospasmolytikum, Hämorheologikum | Bufedil | Loftyl | Loftyl | 395 |
| Bupivacain | Lokalanästhetikum | Carbostesin | Carbostesin | Carbostesin | 180 |
| Bupranolol | β-Rezeptorenblocker | betadrenol | Adomed | | 89 |
| Buprenorphin | Analgetikum (Opioid) | Temgesic | Temgesic | Temgesic | 281 |

K = Kombinationspräparat; * Weitere Erwähnungen s. Sachregister

Tab. A-2. (Fortsetzung)

| Freiname | Pharmakologische Stoffklasse | Handelsnamen | | | Seite* |
| --- | --- | --- | --- | --- | --- |
| | | Deutschland | Österreich | Schweiz | |
| Buserelin | Releasing-Hormon | Profact, Suprecur | Suprecur | Suprefact | 473 |
| Buspiron | Tranquilizer | Bespar | Buspar | Buspar | 261 |
| Busulfan | Zytostatikum (Alkylans) | Myleran | Myleran | Myleran | 692 |
| Butamirat | Antitussivum | | | Demotussol, Sinecod | 313 |
| Butetamat | Antitussivum | | | | 313 |
| Butylscopolamin | Parasympatholytikum | Buscopan | Buscopan | Buscopan | 59 |
| C | | | | | |
| Cabergolin | Prolactinhemmer | CABASERIL, Dostinex | Dostinex | Dostinex | 153, 479 |
| Calcifediol | Vitamin-D-Derivat | Dedrogyl | | | 521 |
| Calcitonin | Parathormonantagonist | Cibacalcin, Karil, Ostostabil | Calsalm, Cibacalcin | Cibacalcin, Miacalcin | 522 |
| Calcitriol | Vitamin-D-Derivat | Decostriol, Rocaltrol | Calcijex | Rocaltrol | 521 |
| Calciumcyanamid | Alkoholentwöhnungsmittel | | | | 773 |
| Calciumdinatrium-edetat | Metallantidot | Calcium Vitis | | | 734 |
| Calciumtrinatrium-pentetat | Metallantidot | Ditripentat-Heyl | | | 734 |
| Candesartan | Angiotensin-($AT_1$-)Antagonist | Atacand, Blopress | Blopress | Atacand, Blopres | 428 |
| Canrenoat | Diuretikum (Aldosteron-antagonist) | Osyrol | Osiren | Spiroctan | 415 |
| Capreomycin | Antituberkulotikum | | Capastat | | 638 |
| Captopril | ACE-Hemmer | Lopirin | Lopirin | Lopirin | 425 |
| Carbachol | Parasympathomimetikum | Doryl | | Doryl, Miostat | 55 |
| Carbamazepin | Antikonvulsivum | Tegretal | Tegretol | Tegretol | 160 |
| Carbidopa | DOPA-Decarboxylase-hemmer | NACOM (K) | Sinemet (K) | Sinemet (K) | 150 |
| Carbimazol | Thyreostatikum | Neo-Thyreostat | Neo-Mercazole | Neo-Mercazole | 510 |
| Carbocistein | Expektorans | Mucopront, Transbronchin | | Pectox, Rhinathiol | 317 |
| Carbocromen | Vasospasmolytikum, Koronar-therapeutikum | Intensaïn | | | 355 |
| Carbo medicinalis | s. Kohle, medizinische | | | | |
| Carboplatin | Zytostatikum (Alkylans) | Carboplat, Ribocarbo | Carbosol, Paraplatin | Paraplatin | 693 |
| Carbromal | Hypnotikum | | | | 211 |

K = Kombinationspräparat; * Weitere Erwähnungen s. Sachregister

Tab. A-2. (Fortsetzung)

| Freiname | Pharmakologische Stoffklasse | Handelsnamen | | | Seite* |
|---|---|---|---|---|---|
| | | Deutschland | Österreich | Schweiz | |
| Carisoprodol | Myotonolytikum | Sanoma | | Lagaflex (K) | 177 |
| Carmustin | Zytostatikum (Alkylans) | Carmubris | Carmubris | | 693 |
| Carteolol | β-Rezeptorenblocker | Arteoptic, Endak | Endak | Arteoptic | 90 |
| Carvedilol | β-Rezeptorenblocker | Dilatrend, Querto | Dilatrend | Dilatrend | 91 |
| Cathin | s. Norpseudoephedrin | | | | |
| Cefaclor | Cephalosporin | Kefspor, Panoral | Ceclor | Ceclor | 608 |
| Cefadroxil | Cephalosporin | Bidocef, Grüncef | Duracef | Dracef | 608 |
| Cefalexin | Cephalosporin | Ceporexin, Oracef | Cepexin | Keflex, Servispor | 608 |
| Cefalotin | Cephalosporin | | Keflin | Keflin | 607 |
| Cefamandol | Cephalosporin | Mandokef | Mandokef | Mandokef | 609 |
| Cefazedon | Cephalosporin | Refosporin | | | 609 |
| Cefazolin | Cephalosporin | Elzogram, Gramaxin | Gramaxin, Kefzol | Kefzol | 609 |
| Cefepim | Cephalosporin | Maxipime | Maxipime | Maxipime | 609 |
| Cefetametpivoxil | Cephalosporin | Globocef | Globocef | Globocef | 608 |
| Cefixim | Cephalosporin | Cephoral, Suprax | Tricef | Cephoral, Suprax | 608 |
| Cefmenoxim | Cephalosporin | Tacef | Tacef | | 609 |
| Cefodizim | Cephalosporin | Opticef | Timecef | | 609 |
| Cefoperazon | Cephalosporin | Cefobis | Cefobid | Cefobis | 609 |
| Cefotaxim | Cephalosporin | Claforan | Claforan | Claforan | 609 |
| Cefotetan | Antibiotikum (Cephamycin) | | Ceftenon | | 607 |
| Cefotiam | Cephalosporin | Spizef | Spizef | | 609 |
| Cefoxitin | Antibiotikum (Cephamycin) | Mefoxitin | Mefoxitin | Mefoxitin | 609 |
| Cefpirom | Cephalosporin | Cefdixen, Cefrom | | Cefrom | 609 |
| Cefpodoximproxetil | Cephalosporin | Orelox, Podomexef | Biocef | Orelox, Podomexef | 608 |
| Cefprozil | Cephalosporin | | Procef | Procef | 608 |
| Cefradin | Cephalosporin | | Sefril | | 607 |
| Cefsulodin | Cephalosporin | Pseudocef | Monospor, Pseudocef | | 609 |
| Ceftazidim | Cephalosporin | Fortum | Fortum | Fortam | 609 |

K = Kombinationspräparat; * Weitere Erwähnungen s. Sachregister

Tab. A-2. (Fortsetzung)

| Freiname | Pharmakologische Stoffklasse | Handelsnamen | | | Seite* |
|---|---|---|---|---|---|
| | | Deutschland | Österreich | Schweiz | |
| Ceftibuten | Cephalosporin | Keimax | | Cedax | 608 |
| Ceftizoxim | Cephalosporin | Ceftix | Cefizox | | 609 |
| Ceftriaxon | Cephalosporin | Rocephin | Rocephin | Rocephin | 609 |
| Cefuroxim | Cephalosporin | Zinacef | Curocef | Zinacef | 609 |
| Cefuroximaxetil | Cephalosporin | Elobact, Zinnat | Zinnat | Zinat | 608 |
| Celecoxib | Antiphlogistikum (NSAID) | | | | 293 |
| Cellulose | Hämostyptikum | Tabotamp Nu Knit | | | 390 |
| Cerivastatin | Lipidsenker (CSE-Hemmer) | LIPOBAY, Zenas | | | 575, 579 |
| Certoparin | LMW-Heparin, Antikoagulans | Mono-Embolex | Embolex, Sandoparin | | 381 |
| Cetirizin | Antihistaminikum | Zyrtec | Zyrtec | Zyrtec | 135 |
| Cetylpyridinium | Antiseptikum, Antimykotikum | Dobendan | Dobendan | | 652, 680 |
| Chenodeoxychol-säure | Gallensteinauflöser | Chenofalk | Chenofalk | Chenofalk | 453 |
| Chinidin | Antiarrhythmikum | Chinidin-Duriles | Chinidin-Duriles | Kinidin Duriles | 329 |
| Chinin | Malariamittel | Chininum dihydrochloricum | | Circonyl | 653 |
| Chloralhydrat | Hypnotikum | Chloraldurat | Chloraldurat | Nervifene | 209 |
| Chlorambucil | Zytostatikum (Alkylans) | Leukeran | Leukeran | Leukeran | 692 |
| Chloramphenicol | Antibiotikum | Paraxin | Chloromycetin | Chloromycetin | 617 |
| Chlordiazepoxid | Tranquilizer | Multum, Radepur | | Librium | 207, 254 |
| Chlorhexidin | Desinfiziens, Antiseptikum | Chlorhexamed | Angisan | Chlorhexamed | 681 |
| Chlormadinon | Gestagen | Gestafortin | | NeoEunomin | 564 |
| Chlormezanon | Myotonolytikum | | Trancopal | Trancopal | 177 |
| Chloroquin | Malariamittel, Antirheumatikum | Resochin, Weimerquin | Resochin | Resochin, Nivaquin | 309, 656 |
| Chlorothiazid | Diuretikum | | | | 403 |
| Chlorotrianisen | Östrogen | | | | 554 |
| Chlorphenoxamin | Antihistaminikum | Systral | Systral | Systral | 134 |
| Chlorpromazin | Neuroleptikum | Propaphenin | Largactil | Largactil | 223 |
| Chlorprothixen | Neuroleptikum | Truxal | Truxal | Truxal | 224 |
| Chlorquinaldol | Antimykotikum | Nerisona C (K), Proctospre (K) | | | 652 |

K = Kombinationspräparat; * Weitere Erwähnungen s. Sachregister

Tab. A-2. (Fortsetzung)

| Freiname | Pharmakologische Stoffklasse | Handelsnamen | | | Seite* |
|---|---|---|---|---|---|
| | | Deutschland | Österreich | Schweiz | |
| Chlortalidon | Diuretikum | Hydro-long, Hygroton | Hygroton | Hygroton | 403 |
| Chlortetracyclin | Antibiotikum | Aureomycin | Aureomycin | Aureomycin | 617 |
| Chlorzoxazon | Myotonolytikum | | | Escoflex | 177 |
| Cholecalciferol | s. Colecalciferol | | | | |
| Choriongonadotrophin | Gonadotropin | Choragon, Primogonyl | Pregnyl, Profasi | Pregnyl, Profasi | 477 |
| Cicletanin | Antihypertensivum | Justar | | | 101 |
| Ciclopirox | Antimykotikum | Batrafen | | Batrafen | 652 |
| Ciclosporin | Immunsuppressivum | Sandimmun | Sandimmun | Sandimmun | 140 |
| Cidofovir | Virustatikum | VISTIDE | | | 668 |
| Cilastatin | Dehydropeptidasehemmer | Zienam (K) | | Tienam (K) | 610 |
| Cimetidin | Histamin-($H_2$-)Rezeptorantagonist | Tagamet | Cimetag | Tagamet | 435 |
| Cinnarizin | Vasospasmolytikum, Nootropikum, Koronartherapeutikum | Cinnacet | Pericephal, Stutgeron | Cerepar, Cinnageron | 107, 355, 397, 455 |
| Cinoxacin | Chemotherapeutikum (Gyrasehemmer) | Generika | Cinobac | | 633 |
| Ciprofloxacin | Chemotherapeutikum (Gyrasehemmer) | Ciprobay | Ciproxin | Ciproxin | 633 |
| Cisaprid | Prokinetikum | Alimix, Propulsin | Prepulsid, Pulsistil | Prepulsid | 458 |
| Cisatracurium | peripheres Muskelrelaxans | Nimbex | Nimbex | Nimbex | 174 |
| Cisplatin | Zytostatikum (Alkylans) | Platiblastin, Platinex | Platiblastin, Platinol | Platiblastin, Platinol | 693 |
| Citalopram | Antidepressivum (SSRI) | Cipramil, Sepram | Seralgan | Seropram | 241 |
| Cladribin | Zytostatikum (Purinantagonist) | Leustatin | Leustatin | | 703 |
| Clarithromycin | Antibiotikum (Makrolid) | Cyllind, Klacid | Klacid | Klacid | 618 |
| Clavulansäure | β-Lactamasehemmer | Augmentan (K), Betabactyl (K) | Augmentin (K) | Augmentin (K) | 610 |
| Clemastin | Antihistaminikum | Tavegil | Tavegyl | Tavegyl | 134 |
| Clenbuterol | β-Sympathomimetikum, Broncholytikum | Spiropent | Spiropent | | 80 |
| Clinafloxacin | Chemotherapeutikum (Gyrasehemmer) | | | | 634 |
| Clindamycin | Antibiotikum | Sobelin, Turimycin | Cleocin, Dalacin | Dalacin | 621 |
| Clioquinol | Antimykotikum | Linola-sept | | Vioform | 652 |

K = Kombinationspräparat; * Weitere Erwähnungen s. Sachregister

Tab. A-2. (Fortsetzung)

| Freiname | Pharmakologische Stoffklasse | Handelsnamen | | | Seite* |
| --- | --- | --- | --- | --- | --- |
| | | Deutschland | Österreich | Schweiz | |
| Clobazam | Tranquilizer, Antikonvulsivum | Frisium | Frisium | Urbanyl | 254 |
| Clobutinol | Antitussivum | Silomat | Silomat | | 313 |
| Clodronsäure | Diphosphonat | Bonefos, Ostac | Ascedar, Lodronal | Bonefos, Ostac | 517 |
| Clofazimin | Chemotherapeutikum | | | Lampren | 644 |
| Clofibrat | Lipidsenker | Generika | Regelan | Regelan | 579 |
| Clomethiazol | Hypnotikum | Distraneurin | Distraneurin | Distraneurin | 210, 773 |
| Clomifen | Antiöstrogen | Dyneric | Clomid | Clomid | 477 |
| Clomipramin | Antidepressivum (TCA) | Anafranil, Hydiphen | Anafranil | Anafranil | 239 |
| Clonazepam | Antikonvulsivum | Antelepsin, Rivotril | Rivotril | Rivotril | 162 |
| Clonidin | Antisympathotonikum | Catapresan, Paracefan | Catanidin, Catapresan | Catapresan | 91, 447, 773 |
| Clopenthixol | Neuroleptikum | Ciatyl | | | 224 |
| Clopidogrel | Thrombozytenaggregationshemmer | Iscover, Plavix | | | 378 |
| Cloprednol | Glucocorticoid | Syntestan | | Novacort | 540 |
| Clostebol | Anabolikum | Megagrisevit | | | 548 |
| Clostridium-botulinum-Toxin | Muskelrelaxans | Botox, Dysport | | | 177 |
| Clotiazepam | Tranquilizer | Trecalmo | | | 254 |
| Clotrimazol | Antimykotikum | Canesten | Canesten | Canesten | 647 |
| Cloxiquin | Antimykotikum | | | | 652 |
| Clozapin | Neuroleptikum | Leponex | Leponex | Leponex | 224 |
| $Co_2$-EDTA | Cyanidantidot | | | | 750 |
| Codein | Antitussivum, Analgetikum (Opioid) | Codicaps, Codipront | Tricodein | Tricodein | 281, 312 |
| Coffein | Methylxanthin | Coffeinum purum | Generika | | 261 |
| Colchicin | Gichtmittel | Colchicum-Dispert | | | 591 |
| Colecalciferol | Vitamin D | Vigantol | ViDe | ViDe | 520 |
| Colestipol | Lipidsenker | Cholestabyl, Colestid | | | 573 |
| Colestyramin | Lipidsenker | Lipocol-Merz, Quantalan | Quantalan | Quantalan | 452, 573 |
| Colistin | Antibiotikum (Polypeptid) | Diarönt | Generika | | 624 |

K = Kombinationspräparat; * Weitere Erwähnungen s. Sachregister

Tab. A-2. (Fortsetzung)

| Freiname | Pharmakologische Stoffklasse | Handelsnamen | | | Seite* |
|---|---|---|---|---|---|
| | | Deutschland | Österreich | Schweiz | |
| Corticorelin | Releasing-Hormon | CRH Ferring | CRH-Ferring | | 473 |
| Corticotropin | Hypophysenvorderlappenhormon | | ACTH-Lannacher | | 480 |
| Cortison | Glucocorticoid | Generika | Cortone-Azetat | Generika | 540 |
| Co-Tetroxacin | Chemotherapeutikum | Sterinor | | | 632 |
| Co-Trimoxacin | Chemotherapeutikum | Triglobe | Triglobe | | 632 |
| Co-trimoxazol | Chemotherapeutikum | Bactrim, Eusaprim, Jenamoxazol | Bactrim, Eusaprim | Bactrim, Eusaprim | 632 |
| Cromoglicinsäure | Mastzellstabilisator, Antiallergikum | Colimune, Intal | Aeropaxyn, Intal | Lomudal, Nalcrom | 132 |
| Crotamiton | Scabizid | Crotamitex | | | 681 |
| Cyanocobalamin | Antianämikum | Cytobion | Generika | Generika | 361 |
| Cyclandelat | Vasospasmolytikum, Nootropikum | Natil, Spasmocyclon | Cyclospasmol | | 107 |
| Cyclofenil | Antiöstrogen | | | | 477, 559 |
| Cycloguanil | Malariamittel | | | | 659 |
| Cyclophosphamid | Zytostatikum (Alkylans) | Cyclostin, Endoxan | Endoxan Asta | Endoxan Asta | 139, 692 |
| Cycloserin | Antituberkulotikum | | | | 638 |
| Cyproheptadin | Serotoninantagonist | Peritol | Periactin | Periactin | 116 |
| Cyproteron | Antiandrogen | Androcur | Androcur | Androcur | 549 |
| Cytarabin | Zytostatikum (Pyrimidinantagonist) | Alexan, Udicil | Alexan | Alexan, Cytosar | 700 |
| **D** | | | | | |
| Dacarbazin | Zytostatikum (Alkylans) | Detimedac | DTIC Dome | DTIC Dome | 694 |
| Dactinomycin | Zytostikum (interkalierend) | Lyovac-Cosmegen | Cosmegen | Cosmegen | 695 |
| Dalteparin | LMW-Heparin, Antikoagulans | Fragmin | Fragmin | Fragmin | 381 |
| Danazol | Antiöstrogen, Gonadotropinhemmer | Winobanin | Danokrin | Danatrol | 389, 558 |
| Dantrolen | Myotonolytikum | Dantamacrin | Dantamacrin | Dantamacrin | 176 |
| Dantron | Laxans (hydragog) | | | | 447 |
| Dapson | Protozoenmittel, Lepramittel | Dapson-Fatol | | | 662 |
| Daunorubicin | Zytostatikum (interkalierend) | Daunoblastin | Daunoblastin, DaunoXome | DaunoXome | 696 |
| Deanol | Vasospasmolytikum, Nootropikum | Risatarun | | | 268 |

K = Kombinationspräparat; * Weitere Erwähnungen s. Sachregister

Tab. A-2. (Fortsetzung)

| Freiname | Pharmakologische Stoffklasse | Handelsnamen | | | Seite* |
|---|---|---|---|---|---|
| | | Deutschland | Österreich | Schweiz | |
| Dectaflur | Kariesprophylaktikum | Elmex (K) | | GA 335 | 593 |
| Deferoxamin | Metallantidot | Desferal | Desferal | Desferal | 360, 734 |
| Deflazacort | Glucocorticoid | Calcort | Lantadin | Calcort | 529 |
| Dehydrocholsäure | Choleretikum | Decholin | | | 452 |
| Deladroxon | Gestagen | | | | 566 |
| Dequalinium | Antiseptikum, Antimykotikum | Evazol, Soor-Gel | Evazol, Sorot | Decatylen | 652, 680 |
| Desfluran | Inhalationsnarkotikum | Suprane | Suprane | Suprane | 193 |
| Desipramin | Antidepressivum (TCA) | Pertofran, Petylyl | Pertofran | Pertofran | 239 |
| Desmopressin | Vasopressinanalogon, Vasokonstringens, Hämostyptikum | DDAVP, Minirin | Minirin, Octostim | Minirin, Octostim | 389, 486 |
| Desogestrel | Gestagen | Marvelon (K) | Gracial, Marvelon (K) | Gracial, Marvelon (K) | 565 |
| Dexamethason | Glucocorticoid | Auxiloson, Fortecortin | Decadron, Fortecortin | Decadron, Fortecortin | 540 |
| Dextran | Plasmaexpander | Infukoll, Longasteril, Macrodex | Macrodex, Oncovertin | Macrodex | 369, 397 |
| Dextromethorphan | Antitussivum (Opioid) | NeoTussan, tuss | Wick Formel 44 plus | Bexin, Dextrocalmine | 312 |
| Diamorphin | Analgetikum (Opioid) | | | | 281 |
| Diazepam | Tranquilizer, Antikonvulsivum | Valium | Valium | Valium | 162, 204, 254 |
| Diazoxid | Antihypertensivum | Hypertonalum | | | 99 |
| Diazoxid | Hyperglykämikum | Proglicem | | | 491 |
| Dibekacin | Aminoglykosid | | | | 611 |
| Dibenzepin | Antidepressivum (TCA) | Noveril | Noveril | Noveril | 239 |
| Dichlorophen | Antimykotikum | | | | 652 |
| Diclofenac | Antiphlogistikum (NSAID) | Voltaren | Voltaren | Voltaren | 294 |
| Dicloxacillin | Penicillin | Dichlor-Stapenor | | | 604 |
| Didanosin | Virustatikum | Videx | | Videx | 671 |
| Dienogest | Gestagen | Valette | | | 568 |
| Diethylcarbamazin | Anthelmintikum | | | | 666 |
| Diethylether | Inhalationsnarkotikum | | | | 194 |
| Diethylpropion | s. Amfepramon | | | | |

K = Kombinationspräparat; * Weitere Erwähnungen s. Sachregister

Tab. A-2. (Fortsetzung)

| Freiname | Pharmakologische Stoffklasse | Handelsnamen | | | Seite* |
|---|---|---|---|---|---|
| | | Deutschland | Österreich | Schweiz | |
| Diethylstilbestrol | Östrogen | | | | 555 |
| Diflorason | Glucocorticoid | Florone | | | 540 |
| Diflucortolon | Glucocorticoid | Nerisona | Nerisona | Nerisona | 540 |
| Diflunisal | Analgetikum, Antiphlogistikum (NSAID) | | Fluniget | Unisal | 294 |
| Digitalisantikörper | Immunserum | Digitalis-Antidot BM | Digitalis-Antidot BM | Digitalis-Antidot BM | 344 |
| Digitoxin | Herzglykosid | Digimerck, Tardigal | Digimerck | Generika | 337 |
| Digoxin | Herzglykosid | Digacin, Lanicor | Lanicor | Lanoxin | 337 |
| Dihydralazin | Antihypertensivum | Nepresol | Nepresol | Nepresol | 97 |
| Dihydrocodein | Antitussivum (Opioid) | Paracodin, Remedacen | Codidol, Paracodin | Paracodin | 281, 312 |
| Dihydroergotamin | α-Rezeptorenblocker, Migränemittel | Dihydergot | Dihydergot | Dihydergot | 111 |
| Dihydroergotoxin | Vasospasmolytikum | Hydergin | Hydergin | Hydergin | 111 |
| Dihydrostreptomycin | Antibiotikum (Aminoglykosid) | | | | 611 |
| Dihydrotachysterol | Vitamin-D-Derivat | A.T. 10, Tachystin | AT 10 | AT 10 | 519 |
| Diloxanid | Protozoenmittel | | | Furamid | 662 |
| Diltiazem | Calciumkanalblocker | Dilzem | Dilzem | Dilzem | 334, 355 |
| Dimenhydrinat | $H_1$-Antihistaminikum, Antiemetikum | Vomex A | Emedyl, Nausex | Dramamine, Trawell | 455 |
| Dimercaprol | Metallantidot | | | | 733 |
| Dimercaptopropansulfonsäure | Metallantidot | Dimaval (DMPS), Mercuval | | | 733 |
| Dimethylaminophenazon | s. Metamizol | | | | |
| Dimethylaminophenol | Methämoglobinbildner | 4-DMAP | | | 749, 751 |
| Dimeticon | Carminativum | Ceolat, sab simplex | Phazym | Polysilan | 450, 729 |
| Dimetinden | Antihistaminikum | Fenistil | Fenistil | Fenistil | 134 |
| Dinatriumcalciumedetat | s. Calciumdinatriumedetat | | | | |
| Diphenhydramin | Hypnotikum | Sediat | | Bedorma | 209 |
| Diphenhydramin | $H_1$-Antihistaminikum, Antiemetikum | Emesan | Dibondrin, Dermodrin | | 455 |

K = Kombinationspräparat; * Weitere Erwähnungen s. Sachregister

Tab. A-2. (Fortsetzung)

| Freiname | Pharmakologische Stoffklasse | Handelsnamen | | | Seite* |
|---|---|---|---|---|---|
| | | Deutschland | Österreich | Schweiz | |
| Diphenoxylat | Antidiarrhoikum | Reasec (K) | | Reasec (K) | 281, 446 |
| Dipyridamol | Vasodilatator, Thrombozytenaggregationshemmer | Curantyl N, Persantin | Persantin | Persantin | 356, 377 |
| Disopyramid | Antiarrhythmikum | Norpace, Rythmodul | Rythmodan | Norpace | 326, 330 |
| Distickstoffmonoxid | Inhalationsnarkotikum | | | | 193 |
| Distigmin | Parasympathomimetikum | Ubretid | Ubretid | Ubretid | 57 |
| Disulfiram | Alkoholentwöhnungsmittel | Antabus | Antabus | Antabus | 773 |
| Dithranol | Antipsoriatikum | Psoralon | | | 715 |
| DMAP | s. Dimethylaminophenol | | | | |
| DMPS | s. Dimercaptopropansulfonsäure | | | | |
| Dobutamin | β-Sympathomimetikum | Dobutrex | Dobutrex | Dobutrex | 81, 344 |
| Docetaxel | Zytostatikum (Spindelgift) | Taxotere | Taxotere | Taxotere | 705 |
| Docusat-Na | Laxans (Gleitmittel) | Norgalax (K), Potsilo (K) | | norgalax (K) | 447 |
| Dodecyltriazaoctancarbonsäure | Ampholyt | | Tego | | 680 |
| Dolasetron | Serotoninantagonist, Antiemetikum | Anemet | Anzemet | | 118, 455 |
| Domperidon | Dopaminrezeptorantagonist, Prokinetikum | Motilium | Motilium | Motilium | 455 |
| Donepezil | Nootropikum, Parasympathomimetikum | Aricept | | Aricept | 59, 267 |
| Dopamin | Katecholamin | Generika | Cardiosteril | Generika | 81, 344 |
| Dopexamin | Dopaminrezeptoragonist | Dopacard | | Dopacard | 81 |
| Doxacurium | peripheres Muskelrelaxans | | | | 173 |
| Doxapram | Analeptikum | | Dopram | Dopram | 274 |
| Doxazosin | α-Rezeptorenblocker | Cardular, Diblocin | Prostadilat | | 84 |
| Doxepin | Antidepressivum (TCA) | Aponal, Sinquan | Sinequan | Sinquan | 239 |
| Doxorubicin | Zytostatikum (interkalierend) | Adriblastin | Adriblastin | Adriblastin | 696 |
| Doxycyclin | Antibiotikum (Tetracyclin) | Jenacyclin, Vibramycin | Vibramycin | Vibramycin | 617 |
| Doxylamin | Hypnotikum | Gittalun, Sedaplus | | Mereprine | 209 |

K = Kombinationspräparat; * Weitere Erwähnungen s. Sachregister

Tab. A-2. (Fortsetzung)

| Freiname | Pharmakologische Stoffklasse | Handelsnamen | | | Seite* |
|---|---|---|---|---|---|
| | | Deutschland | Österreich | Schweiz | |
| Droperidol | Neuroleptikum | Dehydrobenzperidol | Dehydrobenzperidol | Dehydrobenzperidol | 200 |
| Dropropizin | Antitussivum | Larylin | | | 313 |
| DTPA | s. Calciumtrinatriumpentetat | | | | |
| Dydrogesteron | Gestagen | Duphaston | Duphaston | Duphaston | 560 |
| **E** | | | | | |
| Econazol | Antimykotikum | Epi-Pevaryl | Pevaryl | Pevaryl | 647 |
| Edoxudin | Virustatikum | | | | 669 |
| Edrophonium | Parasympathomimetikum | | | | 57 |
| Efavirenz | Virustatikum | Sustiva | | | 674 |
| Eisen(III)-hexacyanoferrat(II) | Metallantidot | Antidotum Thallii-Heyl, Radiogardase-Cs | | | 735, 743 |
| Eisen(II)-fumarat | Antianämikum | Ferrokapsul, Rulofer | Ferretab | Ferrum HSM | 360 |
| Eisen(II)-gluconat | Antianämikum | Ferrum Verla | Ferro-Agepka, Lösferon | | 360 |
| Eisen(III)-gluconat | Antianämikum | Ferrlecit i.v. | | | 360 |
| Eisen(III)-hydroxid-Polymatose-Komplex | Antianämikum | Ferrum Hausmann | | | 360 |
| Eisen(II)-succinat | Antianämikum | Ferrlecit | | | 360 |
| Eisen(II)-sulfat | Antianämikum | Ceferro, Dreisafer | Ferrograd C, Tardyferon | Ferro-Gradumet | 360 |
| Emetin | Protozoenmittel | | | | 662 |
| Emetin | Emetikum | | | | 453 |
| Enalapril | ACE-Hemmer | Pres, Xanef | Mepril, Regomed | Reniten | 425 |
| Enalaprilat | ACE-Hemmer | Pres iv, Xanef i.v. | Renitec i.v. | | 425 |
| Enfluran | Inhalationsnarkotikum | Ethrane | Ethrane | Ethrane | 193 |
| Enoxacin | Chemotherapeutikum (Gyrasehemmer) | Enoxor | Gyramid | | 633 |
| Enoxaparin | LMW-Heparin, Antikoagulans | Clexane | Lovenox | Clexane, Lovenox | 381 |
| Enoximon | Phosphodiesterasehemmer, Kardiakum | Perfan | | | 346 |
| Entacapon | Antiparkinsonmittel, COMT-Hemmer | Comtess | | | 154 |

K = Kombinationspräparat; * Weitere Erwähnungen s. Sachregister

Tab. A-2. (Fortsetzung)

| Freiname | Pharmakologische Stoffklasse | Handelsnamen | | | Seite* |
|---|---|---|---|---|---|
| | | Deutschland | Österreich | Schweiz | |
| Ephedrin | Broncholytikum | Ephepect (K) | Generika | Kemcol | 263 |
| Ephedrin | Sympathomimetikum | diverse Kombinationspräparate | | | 76, 80 |
| Epimestrol | Östrogen | | | | 554 |
| Epinephrin | Sympathomimetikum | Suprarenin | Glycirenan, Suprarenin | Medihaler Epi, Epipen | 76 |
| Epirubicin | Zytostatikum (interkalierend) | Farmorubicin | Farmorubicin | Farmorubicin | 696 |
| EPO | s. Erythropoietin | | | | |
| Eprazinon | Expektorans | Eftapan | Eftapan | | 317 |
| Ergocalciferol | Vitamin D | Multivitol (K) | | | 520 |
| Ergometrin | Mutterkornalkaloid, Wehenmittel | Secalysat-EM | | | 113 |
| Ergotamin | α-Rezeptorenblocker, Migränemittel | ergo sanol spezial N, Migrexa | Ergokapton | | 113 |
| Ergotoxin | Mutterkornalkaloid | | | | 110 |
| Erythromycin | Antibiotikum (Makrolid) | Erythrocin, Infectomycin | Erycinum, Erythrocin | Cimetrin, Erythrocin | 618 |
| Erythropoietin | Antianämikum | Erypro | | | 364 |
| Estradiol | Östrogen | Estraderm | Estraderm | Estraderm | 557 |
| Estradiolbenzoat | Östrogen | Syngynon (K) | | | 554 |
| Estradiolönanthat | Östrogen | | | | 566 |
| Estradiolundecylat | Östrogen | | | | 554 |
| Estradiolvalerat | Östrogen | Progynon-Depot, Progynova | | | 557 |
| Estramustin | Zytostatikum (Alkylans) | Estracyt, Multosin | Estracyt | Estracyt | 692 |
| Estriol | Östrogen | Ovestin, Xapro | Ovestin | Ovestin | 557 |
| Etacrynsäure | Schleifendiuretikum | Hydromedin | Edecrin | | 407 |
| Ethacridin | Antiseptikum | Rivanol | | Generika | 681 |
| Ethambutol | Antituberkulotikum | EMB-Fatol, Myambutol | Myambutol | Myambutol | 638, 642 |
| Ethinamat | Hypnotikum | | | | 211 |
| Ethinylestradiol | Östrogen | Progynon C, Turisteron | Progynon C | Progynon C | 557, 564 |
| Ethosuximid | Antikonvulsivum | Petnidan, Suxinutin | Petinimid, Suxinutin | Suxinutin | 162 |

K = Kombinationspräparat; * Weitere Erwähnungen s. Sachregister

Tab. A-2. (Fortsetzung)

| Freiname | Pharmakologische Stoffklasse | Handelsnamen | | | Seite* |
|---|---|---|---|---|---|
| | | Deutschland | Österreich | Schweiz | |
| Ethynodioldiacetat | Gestagen | | | Ovulen (K) | 564, 568 |
| Etidocain | Lokalanästhetikum | Dur-Anest | Dur-Anest | | 180 |
| Etidronsäure | Diphosphonat | Diphos | Didronet | Didronet | 515 |
| Etilefrin | Sympathomimetikum | Circuvit, Effortil | Circupon, Effortil | Circupon | 76 |
| Etofibrat | Lipidsenker | Lipo-Merz-retard | Lipo-Merz | Lipo-Merz | 579 |
| Etofyllinclofibrat | Lipidsenker | Duolip | Duolip | Duolip | 579, 584 |
| Etomidat | Narkotikum | Hypnomidate, Radenarcon | Hypnomidate | Hypnomidate | 197 |
| Etoposid | Zytostatikum (Spindelgift) | Etomedac, Vepesid | Exitrop, Vepesid | Exitrop, Vepesid | 705 |
| Etretinat | Aknemittel | | Tigason | | 714 |
| **F** | | | | | |
| Famciclovir | Virustatikum | Famvir | Famvir | Famvir | 669 |
| Famotidin | Histamin-($H_2$-)Rezeptorantagonist | Ganor, Pepdul | Pepcidine, Pepzor | Pepcidine | 435 |
| FEIBA (Faktor-VIII-Inhibitor) | Hämostyptikum | FEIBA S-TIM | | | 389 |
| Felbamat | Antikonvulsivum | Taloxa | Taloxa | Taloxa | 165 |
| Felodipin | Calciumkanalblocker | Modip, Munobal | Munobal, Plendil | Munobal, Plendil | 352 |
| Felypressin | Vasopressinderivat, Vasokonstringens | Octapressin (K) | | | 487 |
| Fendilin | Calciumkanalblocker | Sensit | Sensit | Sensit | 352 |
| Fenetyllin | Psychostimulans | Captagon | | | 263 |
| Fenfluramin | Appetitzügler | | Ponderax | Adipomin, Ponflural | 263 |
| Fenofibrat | Lipidsenker | Lipanthyl, Normalip pro | Fenolip, Lipcor | Lipanthyl | 579, 584 |
| Fenoldopam | Dopaminrezeptorantagonist | | | | 81 |
| Fenoterol | β-Sympathomimetikum, Broncholytikum, Tokolytikum | Berotec, Partusisten | Berotec | Berotec, Partusisten | 77 |
| Fenproporex | Appetitzügler | | | | 265 |
| Fentanyl | Analgetikum (Opioid) | Durogesic | Durogesic | Generika | 200, 281 |
| Fenticonazol | Antimykotikum | Fenizolan, Lomexin | Fenizolan, Lomexin | Mycodermil | 647 |

K = Kombinationspräparat; * Weitere Erwähnungen s. Sachregister

Tab. A-2. (Fortsetzung)

| Freiname | Pharmakologische Stoffklasse | Handelsnamen | | | Seite* |
|---|---|---|---|---|---|
| | | Deutschland | Österreich | Schweiz | |
| Fexofenadin | Antihistaminikum | Telfast | Telfast | Telfast | 135 |
| Fibrinkleber | Hämostyptikum | TISSUKOL (K) | | | 390 |
| Filgrastim | myeloider Wachstumsfaktor | Neupogen | Neupogen | Neupogen | 365 |
| Finasterid | Antiandrogen (5α-Reduktasehemmer) | Proscar | Proscar | Proscar | 549 |
| Flecainid | Antiarrhythmikum | Tambocor | Aristocor | Tambocor | 331 |
| Fleroxacin | Chemotherapeutikum (Gyrasehemmer) | Quinodis | Quinodis | Quinodis | 633 |
| Flucloxacillin | Penicillin | Staphylex | | | 604 |
| Fluconazol | Antimykotikum | Diflucan, Fungata | Diflucan, Fungata | Diflucan | 647 |
| Flucytosin | Antimykotikum | Ancotil | Ancotil | Ancotil | 650 |
| Fludarabin | Zytostatikum (Purinantagonist) | Fludara | Fludara | Fludara | 702 |
| Fludrocortison | Mineralocorticoid | Astonin H | Astonin H | Florinef | 526, 540 |
| Flumazenil | Benzodiazepinantagonist | Anexate | Anexate | Anexate | 206 |
| Flumetason | Glucocorticoid | Cerson, Locacorten | | Cerson | 540 |
| Flunarizin | Antihistaminikum, Vasodilatator, Calciumkanalblocker | Sibelium | Sibelium | Sibelium | 355, 397 |
| Flunisolid | Glucocorticoid | Inhacort, Syntaris | Inhacort, Pulmilide | Syntaris | 540 |
| Flunitrazepam | Hypnotikum | Rohypnol | Rohypnol | Rohypnol | 204 |
| Fluocinolonacetonid | Glucocorticoid | Flucinar, Jellin, Jellisoft | Synalar | Synalar | 540 |
| Fluocortinbutyl | Glucocorticoid | Lenen, Vaspit | | | 540 |
| Fluocortolon | Glucocorticoid | Ultralan | Ultralan | Ultralan | 540 |
| Fluorouracil | Zytostatikum (Pyrimidinantagonist) | Efudix, Fluroblastin | Generika | Efudix | 699 |
| Fluosol | Antianämikum | | | | 370 |
| Fluoxetin | Antidepressivum (SSRI) | Fluctin | Fluctine | Fluctine | 241 |
| Flupentixol | Neuroleptikum | Fluanxol | Fluanxol | Fluanxol | 224 |
| Fluphenazin | Neuroleptikum | Dapotum, Lyogen, Omca | Dapotum, Lyogen | Dapotum, Lyogen | 223 |
| Flupirtin | Analgetikum | Katadolon | | | 306 |
| Flupredniden | Glucocorticoid | Decoderm | Decoderm | Decoderm | 540 |
| Flurazepam | Hypnotikum | Dalmadorm | Staurodorm | Dalmadorm | 204 |
| Flurbiprofen | Analgetikum, Antiphlogistikum (NSAID) | Froben | Froben | Froben | 294 |

K = Kombinationspräparat; * Weitere Erwähnungen s. Sachregister

Tab. A-2. (Fortsetzung)

| Freiname | Pharmakologische Stoffklasse | Handelsnamen | | | Seite* |
|---|---|---|---|---|---|
| | | Deutschland | Österreich | Schweiz | |
| Fluspirilen | Neuroleptikum | Imap | | | 230 |
| Flutamid | Antiandrogen | Fugerel | Fugerel | | 549 |
| Fluticason | Glucocorticoid | atemur, Flutide | Cultivate, Flixotide | Axotide, Flutinase | 540 |
| Fluvastatin | Lipidsenker (CSE-Hemmer) | Cranoc, LOCOL | Lescol | Lescol | 575, 578 |
| Fluvoxamin | Antidepressivum (SSRI) | Fevarin | Floxyfral | Floxyfral | 241 |
| Folinsäure | Vitamin, Antidot | Leucovorin, Rescuvolin | Leucovorin | Leucovorin, Rescuvolin | 631, 698 |
| Follitropin | Gonadotropin | Fertinorm | Gonal F | Puregon | 475 |
| Folsäure | Vitamin, Antianämikum | Folsan | Folsan | Folvite | 363 |
| Formaldehyd | Desinfiziens | Lysoform | Lysoform | | 679 |
| Formestan | Antiöstrogen (Aromatasehemmer) | Lentaron | Lentaron | Lentaron | 558 |
| Formoterol | β-Sympathomimetikum, Broncholytikum | Foradil | Foradil | Foradil | 80 |
| Foscarnet | Virustatikum | Foscavir | Foscavir | Foscavir | 675 |
| Fosfestrol | Östrogen | Honvan | Honvan | Honvan | 557 |
| Fosfomycin | Antibiotikum | Fosfocin, Monuril | | Fosfocin, Monuril | 622 |
| Fosinopril | ACE-Hemmer | Dynacil, Fosinorm | Fosifens | Fositen | 426 |
| Framycetin | Antibiotikum (Aminoglykosid) | Leukase, Sofra-Tüll | Sofra-Tüll | Sofra-Tulle | 615 |
| Furazolidon | Chemotherapeutikum (Nitrofuran) | Nifuran | | | 636 |
| Furosemid | Schleifendiuretikum | Diurapid, Lasix | Lasix | Lasix | 406 |
| Fusidinsäure | Antibiotikum | Fucidine | Fucidin | Fucidin | 625 |
| G | | | | | |
| Gabapentin | Antikonvulsivum | Neurontin | Neurontin | | 164 |
| Gallopamil | Calciumkanalblocker | Procorum | Procorum | | 333, 354 |
| Ganciclovir | Virustatikum | Cymeven | Cymevene | Cymevene | 670 |
| Gatifloxacin | Chemotherapeutikum (Gyrasehemmer) | | | | 634 |
| Gemcitabin | Zytostatikum (Pyrimidinantagonist) | Gemzar | Gemzar | Gemzar | 700 |
| Gemfibrozil | Lipidsenker | Gevilon | Gevilon | Gevilon | 579, 584 |

K = Kombinationspräparat; * Weitere Erwähnungen s. Sachregister

Tab. A-2. (Fortsetzung)

| Freiname | Pharmakologische Stoffklasse | Handelsnamen | | | Seite* |
|---|---|---|---|---|---|
| | | Deutschland | Österreich | Schweiz | |
| Gentamicin | Antibiotikum (Aminoglykosid) | Refobacin | Refobacin, Septopal | Septopal | 611 |
| Gestoden | Gestagen | Femovan (K), Minulet (K) | Gynovin (K), Minulet (K) | Gynera (K), Minulet (K) | 565 |
| Gestonoroncaproat | Gestagen | Depostat | Depostat | Depostat | 560 |
| Glibenclamid | Antidiabetikum | Euglucon N | DiaEptal, Euglucon | Danil, Euglucon | 502 |
| Glibornurid | Antidiabetikum | Gluborid, Glutril | Gluborid, Glutril | Gluborid, Glutril | 502 |
| Gliclazid | Antidiabetikum | Diamicron | Diamicron | Diamicron | 502 |
| Glimepirid | Antidiabetikum | Amaryl | Amaryl | Amaryl | 502 |
| Glipizid | Antidiabetikum | Glibenese | Glibenese | Glibenese | 502 |
| Gliquidon | Antidiabetikum | Glurenorm | Glurenorm | | 502 |
| Glisoxepid | Antidiabetikum | Pro-Diaban | Pro-Diaban | | 502 |
| Glucagon | Pankreashormon, Hyperglykämikum | GlucaGen | Generika | Generika | 488 |
| Glutethimid | Hypnotikum | | | | 211 |
| Glyceroltrinitrat | Koronartherapeutikum | Nitroderm TTS, Nitrolingual | Nitrolingual, Nitroderm TTS | Nitrolingual, Nitroderm TTS | 348, 749 |
| Gonadorelin | Releasing-Hormon | Kryptocur, Lutrelef | Lutrelef, Kryptocur | Lutrelef, Kryptocur | 473 |
| Goserelin | Releasing-Hormon | Zoladex | Zoladex | Zoladex | 473 |
| Granisetron | Serotoninantagonist, Antiemetikum | Kevatril | Kytril | Kytril | 118, 455 |
| Grepafloxacin | Chemotherapeutikum (Gyrasehemmer) | Vaxar | | | 633 |
| Griseofulvin | Antimykotikum | Fulcin, Likuden | Fulcin, Grisovin | Fulcin, Grisol | 651 |
| Guaifenesin | Expektorans | Fagusan, Nephulong G | Guafen, Myoscain, Resyl | Bronchol, Resyl | 317 |
| Guajacol | Expektorans | Anastil Injektionslösung | | Gunyl | 317 |
| Guanethidin | Antisympathotonikum | Esimil (K), Suprexon (K) | Ismelin | Ismelin | 96 |
| Guanfacin | Antisympathotonikum | Estulic-Wander | | | 93 |
| H | | | | | |
| Halofantrin | Malariamittel | Halfan | Halfan | Halfan | 658 |
| Halometason | Glucocorticoid | Sicorten | Sicorten | Sicorten | 540 |
| Haloperidol | Neuroleptikum | Haldol | Haldol | Haldol | 230 |
| Halothan | Inhalationsnarkotikum | Fluothane | Fluothane | Fluothane | 193 |

K = Kombinationspräparat; * Weitere Erwähnungen s. Sachregister

Tab. A-2. (Fortsetzung)

| Freiname | Pharmakologische Stoffklasse | Handelsnamen | | | Seite* |
|---|---|---|---|---|---|
| | | Deutschland | Österreich | Schweiz | |
| Harnstoff-Gelatine-Polymer | s. Polygelin | | | | |
| Heparin (unfraktioniert) | Antikoagulans | Calciparin, Liquemin | Calciparin, Liquemin | Calciparine, Liquemin | 379 |
| HES | s. Hydroxyethylstärke | | | | |
| Hexachlorophen | Antiseptikum | Aknefug (K) | | | 680 |
| Hexetidin | Antiseptikum | Hexoral | Hexatin, Agepha, Hexoral | Drossadin, Hextril | 681 |
| Hexobendin | Vasospasmolytikum | | Ustimon | | 356 |
| Hirudin | Antikoagulans, s. Lepirudin | | Irudil | | 382 |
| Hyaluronsäure | Chondroprotektivum | HYALART | Hyalgan, Provisc | Healon, lab | 311 |
| Hydrochlorothiazid | Diuretikum | Esidrix | Esidrex | Esidrex | 403 |
| Hydrocodon | Antitussivum (Opioid) | Dicodid | | Dicodid | 312 |
| Hydrocortison | Glucocorticoid | Generika | Hydrocortone | Solu-Cortef | 540 |
| Hydromorphon | Analgetikum (Opioid) | Dilaudid | Hydal | | 281 |
| Hydrotalcit | Antazidum | Talcid | Talcid | | 442 |
| Hydroxycarbamid | Zytostatikum | Litalir, Syrea | | Litalir | 708 |
| Hydroxychloroquin | Antirheumatikum | Quensyl | Plaquenil | Plaquenil | 309 |
| Hydroxycobalamin | Antianämikum | Aquo-Cytobion | Erycytol, Hepavit | Vitarubin | 361 |
| Hydroxyethylstärke | Plasmaexpander | Expafusin, Plasmasteril | Elohäs, Plasmasteril | Elohäst, Plasmasteril | 365 |
| Hydroxyprogesteroncaproat | Gestagen | Proluton-Depot | Proluton-Depot | Proluton-Depot | 560 |
| Hydroxyzin | Tranquilizer, Antihistaminikum | Atarax | Atarax | Atarax | 134, 259 |
| I | | | | | |
| Ibandronsäure | Diphosphonat | Bondronat | | | 517 |
| Ibuprofen | Analgetikum, Antiphlogistikum (NSAID) | Aktren, Brufen, Dolgit | Avallon, Brufen, Dolgit | Algifor, Antalgit, Dolocyl | 294 |
| Idarubicin | Zytostatikum (interkalierend) | Zavedos | Zavedos | Zavedos | 696 |
| Idoxuridin | Virustatikum | Virunguent, Zostrum | IDU-Röhm Pharma | Virexen, Virunguent | 667 |
| Ifosfamid | Zytostatikum (Alkylans) | Holoxan, IFO-cell | Holoxan | Holoxan | 692 |
| Imipenem | Antibiotikum (Carbapenem) | Zienam (K) | | Tienam (K) | 609 |

K = Kombinationspräparat; * Weitere Erwähnungen s. Sachregister

Tab. A-2. (Fortsetzung)

| Freiname | Pharmakologische Stoffklasse | Handelsnamen | | | Seite* |
|---|---|---|---|---|---|
| | | Deutschland | Österreich | Schweiz | |
| Imipramin | Antidepressivum (TCA) | Tofranil | Tofranil | Tofranil | 237 |
| Imiquimod | Immunmodulator, antivirales Mittel | Aldara | | | 677 |
| Indinavir | Virustatikum | Crixivan | | Crixivan | 675 |
| Indometacin | Antiphlogistikum (NSAID) | Amuno | Flexidin, Indobene | Bonidon, Indocid | 294 |
| Indoramin | α-Rezeptorenblocker | Wydora | Wypresin | | 84 |
| INH | s. Isoniazid | | | | |
| Inositolnicotinat | Lipidsenker | Hexanicit, Nicolip | | | 584 |
| Interferon alfa | Immunstimulans | CYTOFERON | | | 146 |
| Interferon alfa-2a | Immunstimulans, Virustatikum | Roferon A | Roferon A | Roferon A | 146, 677, 708 |
| Interferon alfa-2b | Immunstimulans, Virustatikum | Intron A | Intron | Intron A | 146, 677, 708 |
| Interferon beta | Immunstimulans, Virustatikum | Fiblaferon | | | 146, 677 |
| Interferon beta-1a | Immunstimulans | AVONEX | | | 146 |
| Interferon beta-1b | Immunstimulans | Betaferon | | Betaferon | 146 |
| Interferon gamma-1b | Immunstimulans | Imukin | Imufor, Imukin | Imukin | 146 |
| Iobitridol | Röntgenkontrastmittel | Xenetix | | | 463 |
| Iodixanol | Röntgenkontrastmittel | Visipaque | | | 463 |
| Iohexol | Röntgenkontrastmittel | Accupaque, Omnipaque | | | 462 |
| Iomeprol | Röntgenkontrastmittel | Imeron | | | 462 |
| Iopamidol | Röntgenkontrastmittel | Solutrast | | | 461 |
| Iopentol | Röntgenkontrastmittel | Imagopaque | | | 462 |
| Iopodate | Röntgenkontrastmittel | Biloptin | | | 460 |
| Iopromid | Röntgenkontrastmittel | Ultravist | | | 462 |
| Iopydol | Röntgenkontrastmittel | | | | 464 |
| Iopydon | Röntgenkontrastmittel | | | | 464 |
| Iotalaminsäure | Röntgenkontrastmittel | Conray | | | 460 |
| Iotrolan | Röntgenkontrastmittel | Isovist | | | 463 |
| Iotroxinsäure | Röntgenkontrastmittel | Biliscopin | | | 461 |
| Ioversol | Röntgenkontrastmittel | | | | 462 |
| Ioxaglinsäure | Röntgenkontrastmittel | Hexabrix | | | 461 |
| Ioxitalaminsäure | Röntgenkontrastmittel | Telebrix | | | 461 |

K = Kombinationspräparat; * Weitere Erwähnungen s. Sachregister

Tab. A-2. (Fortsetzung)

| Freiname | Pharmakologische Stoffklasse | Handelsnamen | | | Seite* |
| --- | --- | --- | --- | --- | --- |
| | | Deutschland | Österreich | Schweiz | |
| Ipratropium | Parasympatholytikum | Atrovent, Itrop | Atrovent, Itrop | Atrovent | 59 |
| Irinotecan | Zytostatikum (Topoisomerasehemmer) | Campto | Campto | Campto | 707 |
| Isoaminil | Antitussivum | | Peracon | Peracon | 313 |
| Isoconazol | Antimykotikum | Travogen | Travogen | Travogen | 647 |
| Isofluran | Inhalationsnarkotikum | Forene | Forane | Forene | 193 |
| Isoniazid | Antituberkulotikum | Isozid, tebesium | INH Generika | Rimifon | 640 |
| Isoprenalin | β-Sympathomimetikum | Ingelan | Medihaler-Iso | Generika | 74 |
| Isosorbiddinitrat | Koronartherapeutikum | Iso Mack | Cedocard, Maydil | Isomack, Sorbidilol | 349 |
| Isosorbid-5-mononitrat | Koronartherapeutikum | Ismo, Mono Mack | Elantan, Mono Mack | Corangin, Ismo | 349 |
| Isotretinoin | Aknemittel | ISOTREX, Roaccutan | Isotrex, Roaccutan | Roaccutan | 714 |
| Isradipin | Calciumkanalblocker | Lomir, Vascal | Lomir, Vascal | Lomir, Vascal | 352 |
| Itraconazol | Antimykotikum | Sempera, Siros | Polantral, Sporanox | Sporanox | 647 |
| Ivermectin | Anthelmintikum | | | | 667 |
| J | | | | | |
| Jod | Schilddrüsentherapeutikum | Jodetten | | | 511 |
| Josamycin | Antibiotikum (Makrolid) | Wilprafen | Josalid | Josacin | 618 |
| K | | | | | |
| Kanamycin | Antibiotikum (Aminoglykosid) | Kanamytrex | | | 611 |
| Kavain | Tranquilizer | Kavaform N, Neuronika | | | 260 |
| Ketamin | Narkotikum | Ketanest, Velonarcon | Ketalar | Ketalar | 199 |
| Ketanserin | Neuroleptikum | | | | 115, 232 |
| Ketoconazol | Antimykotikum | Nizoral, Terzolin | Nizoral | Nizoral, Terzolin | 647 |
| Ketoprofen | Analgetikum, Antiphlogistikum (NSAID) | Alrheumun, Orudis | Actron, Keprodol, Profenid | Factum, Orudis | 294 |
| Ketotifen | Mastzellstabilisator, Antiallergikum | Zaditen | Zaditen | Zaditen | 132 |

K = Kombinationspräparat; * Weitere Erwähnungen s. Sachregister

Tab. A-2. (Fortsetzung)

| Freiname | Pharmakologische Stoffklasse | Handelsnamen | | | Seite* |
| --- | --- | --- | --- | --- | --- |
| | | Deutschland | Österreich | Schweiz | |
| Kohle, medizinische | Adsorbens | Kohle-Compretten | Kolemed | Carbon de Belloc | 446, 729 |
| Kollagen | Hämostyptikum | Tachotop N, Pangen, Zyderm | Urgo Pangen | Lyostyp Kollagen | 390 |
| L | | | | | |
| Lachgas | s. Distickstoffmonoxid | | | | |
| Lactitol | Laxans (osmot.) | Importal | Importal | Importal | 447 |
| Lactulose | Laxans (osmot.) | Bifiteral | Bifiteral | Laevolac, Legendal | 447 |
| Lamifiban | Thrombozytenaggregationshemmer | | | | 378 |
| Lamivudin | Virustatikum | Epivir | | 3TC | 671 |
| Lamotrigin | Antikonvulsivum | Lamictal | Lamictal | Lamictal | 164 |
| Lansoprazol | Protonenpumpenhemmer | Agopton, Lanzor | Agopton | Agopton | 438 |
| Lepirudin | Hirudin, Antikoagulans | Refludan | | | 382 |
| Letrozol | Antiöstrogen (Aromatasehemmer) | Femara | Femara | Femara | 559 |
| Leuprorelin | Releasing-Hormon | Enantone, Trenantone | Trenantone | Lucrin | 473 |
| Levamisol | Immunstimulans | Ergamisol | | | 143 |
| Levobunolol | β-Rezeptorenblocker | Vistagan | Vistagan | Vistagan | 90 |
| Levodopa | Antiparkinsonmittel (Dopaminrezeptoragonist) | Dopaflex | Caredopa | Madopar (K), Sinemet (K) | 149 |
| Levofloxacin | Chemotherapeutikum (Gyrasehemmer) | Tavanic | | Tavanic | 633 |
| Levomepromazin | Neuroleptikum | Neurocil, Tisercin | Nozinan | Minocinan, Nozinan | 223, 227 |
| Levomethadon | Analgetikum (Opioid) | L-Polamidon | | | 282 |
| Levonorgestrel | Gestagen | Microlut | Pericursal, Trigynon | Microlut, Sequilar | 564 |
| Levopropylhexedrin | Psychostimulans | | | | 265 |
| Levosimendan | Calcium-Sensitizer | | | | 347 |
| Levothyroxin | Schilddrüsenhormon | Euthyrox | Euthyrox | Eltroxin | 505 |
| Lidocain | Lokalanästhetikum, Antiarrhythmikum | Xylocain | Xylocain | Xylocain | 179, 329 |
| Lincomycin | Antibiotikum | Albiotic | | Lincocin | 621 |
| Lindan | Insektizid, Scabizid | Jacutin | Jacutin | Jacutin | 681, 783 |
| Linsidomin | Koronartherapeutikum | | | | 350 |

K = Kombinationspräparat; * Weitere Erwähnungen s. Sachregister

Tab. A-2. (Fortsetzung)

| Freiname | Pharmakologische Stoffklasse | Handelsnamen | | | Seite* |
| --- | --- | --- | --- | --- | --- |
| | | Deutschland | Österreich | Schweiz | |
| Liothyronin | Schilddrüsenhormon | Thybon | Trijodthyronin Sanabo | Novothyral (K) | 507 |
| Lisinopril | ACE-Hemmer | Acerbon, CORIC | Acemin, Prinivil | Prinil, Zestril | 425 |
| Lithiumacetat | Antidepressivum | Quilonum | Quilonorm | Quilonorm | 253 |
| Lithiumcarbonat | Antidepressivum | Hypnorex | Neurolepsin | Priadel | 253 |
| Lithiumhydrogen-aspartat | Antidepressivum | Lithium-Aspartat | | | 253 |
| Lithiumsulfat | Antidepressivum | Lithium-Duriles | | Lithiofor | 253 |
| Lofepramin | Antidepressivum (TCA) | Gamonil | Tymelyt | Gamonil | 239 |
| Lomustin | Zytostatikum (Alkylans) | Cecenu | Lucostin | Cinu, Prava | 693 |
| Loperamid | Antidiarrhoikum | Imodium | Imodium | Imodium | 288, 446 |
| Loprazolam | Hypnotikum | Sonin | | | 204 |
| Loracarbef | Antibiotikum (Carbacephem) | Lorafem | Lorabid | | 609 |
| Loratadin | Antihistaminikum | Lisino | Clarityn, Loratyn | Claritine | 135 |
| Lorazepam | Tranquilizer, Hypnotikum | Pro Dorm, Tavor | Punktyl, Temesta | Lorasifar, Temesta | 204, 254 |
| Lorcainid | Antiarrhythmikum | | | | 326, 330 |
| Lormetazepam | Hypnotikum | Noctamid | Noctamid | Ergocal, Noctamid | 204 |
| Losartan | Angiotensin-($AT_1$-) Antagonist | Lorzaar | Cosaar | Cosaar | 428 |
| Lovastatin | Lipidsenker (CSE-Hemmer) | Mevinacor | Mevacor | | 575, 578 |
| Lutropin | Gonadotropin | | | | 475 |
| Lynestrenol | Gestagen | Exlutona, Orgametril | Orgametril | Exlutona, Orgametril | 564 |
| Lypressin | Vasopressinderivat | Vasopressin-Sandoz | Vasopressin Medical | Vasopressin-Sandoz | 487 |
| **M** | | | | | |
| Macrogol | s. Polyethylenglykol | | | | |
| Magaldrat | Antazidum | Riopan | Riopan | Riopan | 442 |
| Magnesiumsulfat | Laxans | | | | 449 |
| Malathion | Insektizid | | | | 681 |
| Mannitol | Osmotherapeutikum, -diuretikum | Osmofundin | Mannit Leopold | | 402, 447 |

K = Kombinationspräparat; * Weitere Erwähnungen s. Sachregister

Tab. A-2. (Fortsetzung)

| Freiname | Pharmakologische Stoffklasse | Handelsnamen | | | Seite* |
| --- | --- | --- | --- | --- | --- |
| | | Deutschland | Österreich | Schweiz | |
| Maprotilin | Antidepressivum (TCA) | Aneural, Ludiomil | Ludiomil | Ludiomil | 239 |
| Mebendazol | Anthelmintikum | Surfont, Vermox | Pantelmin | Vermox | 665 |
| Meclofenoxat | Nootropikum | CERUTIL, Helfergin | | | 267 |
| Meclozin | $H_1$-Antihistaminikum, Antiemetikum | Bonamine, Peremesin | | Duremesan | 455 |
| Medazepam | Tranquilizer | Rudotel | | Nobrium | 254 |
| Medrogeston | Gestagen | Prothil | Colpron, Premarin | Colpro | 560 |
| Medroxyprogesteron | Gestagen | Farlutal | Farlutal | Farlutal | 560 |
| Medryson | Glucocorticoid | Ophtocortin, Spectramedryn | HMS Allergan | HMS Liquifilm | 541 |
| Mefenorex | Appetitzügler | Rondimen | | | 263 |
| Mefloquin | Malariamittel | Lariam | Lariam | Lariam | 657 |
| Mefrusid | Diuretikum | Baycaron | | | 403 |
| Megestrolacetat | Gestagen | Megestat | Megace, Nia | Megestat | 564 |
| Megluminantimonat | Protozoenmittel | | | | 662 |
| Melarsoprol | Protozoenmittel | | | | 662 |
| Meloxicam | Antiphlogistikum (NSAID) | Mobec | Novalis | Mobicox | 295 |
| Melperon | Neuroleptikum | Eunerpan | Buronil, Neuril | | 230 |
| Melphalan | Zytostatikum (Alkylans) | Alkeran | Alkeran | Alkeran | 692 |
| Memantin | Myotonolytikum | Akatinol Memantine | | | 177 |
| Menotropin | Hypophysenvorderlappenhormon | Menogon, Pergonal | Humegon, Pergonal | Menogen, Pergonal | 477 |
| Menthol | Expektorans | Transpulmin Balsam | | | 317 |
| Mepacrin | Malariamittel | | | | 662 |
| Mepivacain | Lokalanästhetikum | Meaverin, Scandicain | Scandicain | Scandicain | 180 |
| Meprobamat | Tranquilizer | Visano N | Cyrpon, Microbamat | Meprodil | 259 |
| Meproscillarin | Herzglykosid | | | | 337 |
| Merbromin | Desinfiziens | Mercuchrom | | | 680, 739 |
| Mercaptopurin | Zytostatikum (Purinantagonist) | Puri-Nethol | Puri-Nethol | Puri-Nethol | 701 |

K = Kombinationspräparat; * Weitere Erwähnungen s. Sachregister

Tab. A-2. (Fortsetzung)

| Freiname | Pharmakologische Stoffklasse | Handelsnamen | | | Seite* |
| --- | --- | --- | --- | --- | --- |
| | | Deutschland | Österreich | Schweiz | |
| Meropenem | Antibiotikum (Carbapenem) | Meronem | Meronem | Meronem | 609 |
| Mesalazin | Antiphlogistikum (Colitis u. ä.) | Claversal, Salofalk | Claversal, Pentasa | Asacol, Pentasa, Salofalk | 450 |
| Mesna | Mucolytikum, Antidot | Mistabronco, Uromitexan | Mistabron, Uromitexan | Mistabron, Uromitexan | 317, 692 |
| Mesterolon | Androgen | Proviron, Vistimon | Proviron | Proviron | 548 |
| Mestranol | Östrogen | Ortho-Novum (K), Ovosiston (K) | Ortho-Novum (K) | Ortho-Novum (K) | 564, 568 |
| Metaclazepam | Tranquilizer | | Talis | | 254 |
| Metamizol | Analgetikum, Antipyretikum | Novalgin, Novaminsulfon | Inalgon, Novalgin | Minalgin, Novalgin | 302 |
| Metenolon | Anabolikum | Primobolan | Primobolan | Primobolan | 548 |
| Metergolin | Prolactinhemmer | Liserdol | | Liserdol | 479 |
| Metformin | Antidiabetikum | Glucophage | Glucophage | Glucophage | 502 |
| Methamphetamin | Psychostimulans | | | | 80, 263 |
| Methaqualon | Hypnotikum | | | | 211 |
| Methenamin | Chemotherapeutikum | Mandelamine, Urotractan | Hiprex | Mandelamine | 637 |
| Methohexital | Narkotikum | Brevimytal | Brietal | Brietal | 197 |
| Methotrexat | Zytostatikum (Folatantagonist) | Farmitrexat, Lantarel | Abitrexat | Emthexate | 140, 308, 698 |
| Methoxsalen | Photosensibilisator | Meladinine | Meladinine | Meladinine | 716 |
| β-Methyldigoxin | s. Metildigoxin | | | | |
| Methyldopa | Antisympathotonikum | Dopegyt, Presinol | Presinol | Aldomet, Dopamet | 94 |
| Methylenblau | s. Methylthioniumchlorid | | | | |
| Methylergometrin | Uterusmittel | Methergin | Methergin | Methergin | 113 |
| Methylphenidat | Psychostimulans | Ritalin | Ritalin | Ritalin | 80, 263 |
| Methylprednisolon | Glucocorticoid | Medrate, Urbason | Promedrol, Urbason | Medrol, Urbason | 541 |
| Methylthioniumchlorid | Methämoglobinbildner | Methylenblau Vitis | | | 756 |
| Methyprylon | Hypnotikum | | | | 211 |
| Methysergid | Serotoninantagonist, Migränemittel | Deseril | | Deseril | 110, 116 |

K = Kombinationspräparat; * Weitere Erwähnungen s. Sachregister

Tab. A-2. (Fortsetzung)

| Freiname | Pharmakologische Stoffklasse | Handelsnamen | | | Seite* |
|---|---|---|---|---|---|
| | | Deutschland | Österreich | Schweiz | |
| Metildigoxin | Herzglykosid | Lanitop | Lanitop | Lanitop | 337 |
| Metipranolol | β-Rezeptorenblocker | Betamann | Beta-Ophtiole | Turoptin | 90 |
| Metoclopramid | Dopaminrezeptorantagonist, Prokinetikum, Antiemetikum | Paspertin | Paspertin | Paspertin | 455 |
| Metoprolol | β-Rezeptorenblocker | Beloc, Lopresor | Beloc, Lopresor | Beloc, Lopresor | 86 |
| Metrifonat | Anthelmintikum | | | | 667 |
| Metronidazol | Chemotherapeutikum (Nitroimidazol) | Arilin, Clont, Flagyl | Arilin, Flagyl | Arilin, Elyzol, Flagyl | 660, 773 |
| Mexiletin | Antiarrhythmikum | Mexitil | Mexitil | Mexitil | 330 |
| Mezlocillin | Penicillin | Baypen, Melocin | Baypen | | 605 |
| Mianserin | Antidepressivum (TCA) | Prisma, Tolvin | Miabene, Tolvon | Tolvon | 239 |
| Miconazol | Antimykotikum | Daktar | Daktarin | Daktar, Monistat | 647 |
| Midazolam | Hypnotikum, Antikonvulsivum | Dormicum | Dormicum | Dormicum | 204 |
| Mifepriston | Antigestagen | Mifegyne | | | 563 |
| Miglitol | Antidiabetikum | Diastabol | | | 505 |
| Milrinon | Phosphodiesterasehemmer, Kardiakum | Corotrop | Corotrop | Corotrop | 346 |
| Miltefosin | Zytostatikum | Miltex | | | 708 |
| Minocyclin | Antibiotikum (Tetracyclin) | Klinomycin | Klinoc, Minocin | Aknoral, Minoc, Minocin | 617 |
| Minoxidil | Antihypertensivum | Lonolox | Loniten, Moxiral | Lonifen, Regaine | 99 |
| Mirtazapin | Antidepressivum | Remergil | Remeron | | 247 |
| Misoprostol | Prostaglandinanalogon, Ulkustherapeutikum | Cytotec | Cyprostol | Cytotec | 440 |
| Mitomycin | Zytostatikum (Alkylans) | Mitomycin medac | Generika | Mutamycin | 695 |
| Mitoxantron | Zytostatikum (interkalierend) | Novantron | Novantron | Novantron | 697 |
| Mivacurium | peripheres Muskelrelaxans | Mivacron | Mivacron | Mivacron | 172 |
| Mizolastin | Antihistaminikum | Mizollen, Zolim | | Mizollen | 135 |
| Moclobemid | Antidepressivum (MAO-Hemmer) | Aurorix | Aurorix | Aurorix | 250 |
| Molsidomin | Koronartherapeutikum | Corvaton | Molsidolat | Corvaton | 348 |
| Montelukast | Leukotrienrezeptorantagonist | SINGULAIR | | | 109 |
| Morphin | Analgetikum (Opioid) | MST Mundipharma | Kapanol, Morapid, Vendal | Kapanol, Sevredol | 281 |

K = Kombinationspräparat; * Weitere Erwähnungen s. Sachregister

Tab. A-2. (Fortsetzung)

| Freiname | Pharmakologische Stoffklasse | Handelsnamen | | | Seite* |
| --- | --- | --- | --- | --- | --- |
| | | Deutschland | Österreich | Schweiz | |
| Moxaverin | Spasmolytikum | Certonal, Kollateral | | | 106 |
| Moxifloxacin | Chemotherapeutikum (Gyrasehemmer) | | | | 634 |
| Moxonidin | Antisympathotonikum | Cynt, Physiotens | Normoxin | Physiotens | 94 |
| Mupirocin | Antibiotikum | Turixin | Bactroban | Bactroban | 626 |
| Muromonab-CD$_3$ | Immunsuppressivum | Orthoclone | | Orthoclone | 142 |
| Mycophenolatmofetil | Immunsuppressivum | CellCept | | CellCept | 141 |
| **N** | | | | | |
| Nadolol | β-Rezeptorenblocker | Solgol | Solgol | Corgard | 90 |
| Nadroparin | LMW-Heparin, Antikoagulans | Fraxiparin | Fraxiparin | Fraxiparine | 381 |
| Nafarelin | Releasing-Hormon | Synarela | | | 473 |
| Naftidrofuryl | Vasospasmolytikum, Nootropikum | Dusodril | Dusodril, Naftodril | Praxilene, Sodipryl | 107, 395 |
| Naftifin | Antimykotikum | Exoderil | Exoderil | Exoderil | 650 |
| Nalidixinsäure | Chemotherapeutikum (Gyrasehemmer) | | | | 633 |
| Nalorphin | Opiatantagonist | | | | 282 |
| Naloxon | Opiatantagonist | Narcanti | Narcanti | Narcan | 282 |
| Nandrolon | Anabolikum | Deca-Durabolin | Anadur, Deca-Durabolin | Anadur, Deca-Durabolin | 548 |
| Naphazolin | Sympathomimetikum, Vasokonstringens | Privin | Aconex, Privin, Rhinoperd | Albalon, Minha | 78 |
| Naproxen | Antiphlogistikum (NSAID) | Apranax, Proxen | Proxen | Apranax, Proxen | 294 |
| Naratriptan | Serotoninantagonist, Migränemittel | Naramig | Naramig | Naramig | 118 |
| Natamycin | Antimykotikum | Pimafucin | | | 646 |
| Natriumcalciumedetat | s. Calciumdinatriumedetat | | | | |
| Natriumfluorid | Kariesprophylaktikum | Fluoretten, Zymafluor | Zymafluor | Zymafluor | 593 |
| Natriumfluorid | Osteoporosemittel | Koreberon, Ospur, Ossin | Osteofluor | Ossin | 593 |
| Natriumdimercaptopropansulfonat | s. Dimercaptopropansulfonsäure | | | | |
| Natriumfluorophosphat | Osteoporosemittel | Mono-Tridin | | | 593 |

K = Kombinationspräparat; * Weitere Erwähnungen s. Sachregister

Tab. A-2. (Fortsetzung)

| Freiname | Pharmakologische Stoffklasse | Handelsnamen | | | Seite* |
| --- | --- | --- | --- | --- | --- |
| | | Deutschland | Österreich | Schweiz | |
| Natriumnitrit | Koronartherapeutikum | | | | 349 |
| Natriumperchlorat | Thyreostatikum | Irenat | Irenat | Irenat | 511 |
| Natriumpicosulfat | s. Picosulfatnatrium | | | | |
| Natriumstibogluconat | Protozoenmittel | | | | 662 |
| Natriumthiosulfat | Cyanidantidot | | | Biogam, Oligosol | 749 |
| Natriumsulfat | Laxans | | | | 447 |
| Nebivolol | β-Rezeptorenblocker | Nebilet | | Nebilet | 91 |
| Nedocromil | Mastzellstabilisator, Antiallergikum | Tilade | Tilade | Tilade | 132 |
| Nefazodon | Antidepressivum | Nefadar | Dutonin | Nefadar | 247 |
| Nefopam | Analgetikum | Ajan | | Acupan | 306 |
| Nelfinavir | Virustatikum | VIRACEPT | | Viracept | 675 |
| Neomycin | Antibiotikum (Aminoglykosid) | Bykomycin, Myacyne | Bykomycin | Cysto Myacine N | 611 |
| Neostigmin | Parasympathomimetikum | Neostig-Reu | Normastigmin, Prostigmin | Prostigmin | 57 |
| Netilmicin | Antibiotikum (Aminoglykosid) | Certomycin | Certomycin | Netromycin | 611 |
| Nevirapin | Virustatikum | Viramune | | Viramune | 674 |
| Nicardipin | Calciumkanalblocker | Antagonil | Karden | | 352 |
| Nicethamid | Analeptikum | Felsol Neo (K), Zellaforte N plus (K) | | Gly-Coramin | 274 |
| Niclosamid | Anthelmintikum | Yomesan | | | 664 |
| Nicorandil | Antihypertensivum | | Dancor | Dancor | 100 |
| Nicotin-Polacrilin | Raucherentwöhnungsmittel | NICORETTE, Nicotinell | Nicorette, Nicotinell | Nicorette, Nicotinell | 804 |
| Nicotinsäure | Lipidsenker | Antisklerosin S (K) | Directan | | 584 |
| Nifedipin | Calciumkanalblocker | Adalat | Adalat | Adalat | 353 |
| Nifuratel | Chemotherapeutikum (Nitrofuran) | inimur | Macmiror | Macmiror | 636 |
| Nifurtimox | Chemotherapeutikum (Nitrofuran) | | | | 636, 662 |
| Nimodipin | Calciumkanalblocker | Nimotop | Nimotop | Nimotop | 352 |
| Nimorazol | Chemotherapeutikum (Nitroimidazol) | Esclama | | | 661 |
| Nimustin | Zytostatikum (Alkylans) | ACNU | | | 693 |

K = Kombinationspräparat; * Weitere Erwähnungen s. Sachregister

Tab. A-2. (Fortsetzung)

| Freiname | Pharmakologische Stoffklasse | Handelsnamen | | | Seite* |
| --- | --- | --- | --- | --- | --- |
| | | Deutschland | Österreich | Schweiz | |
| Niridazol | Anthelmintikum | | | | 666 |
| Nisoldipin | Calciumkanalblocker | Baymycard | Syscor | Syscor | 352 |
| Nitrazepam | Hypnotikum | Mogadan | Mogadon | Imeson, Mogadon | 162, 204 |
| Nitrofural | Chemotherapeutikum (Nitrofuran) | Furacin-Sol | | | 637 |
| Nitrofurantoin | Chemotherapeutikum (Nitrofuran) | Cystit, Furadantin | Furadantin, Urolong Retard | Furadantin, Urolin | 636 |
| Nitroprussid-natrium | Antihypertensivum | nipruss | Nipruss | Nipride | 101 |
| Nizatidin | Histamin-($H_2$-)Rezeptor-antagonist | Gastrax, Nizax Lilly | Axid, Ulxit | Calmasid | 435 |
| Noradrenalin | s. Norepinephrin | | | | |
| Nordazepam | Tranquilizer | Tranxilium N | Stilny | Vegesan | 254 |
| Norepinephrin | Sympathomimetikum | Arterenol | | | 74 |
| Norethisteron | Gestagen | Micronovum, Primolut-Nor | Micronovum, Primolut-Nor | Micronovum, Primolut-Nor | 564 |
| Norfenefrin | Sympathomimetikum | Novadral | Novadral | Novadral | 76 |
| Norfloxacin | Chemotherapeutikum (Gyrasehemmer) | Barazan | Urobacid, Zoroxin | Noroxin | 633 |
| Norgestimat | Gestagen | Cilest (K), Pramino (K) | Cilest (K) | Cilest (K) | 565 |
| Norgestrel | Gestagen | Cyclo-Progy-nova (K), Stediril (K) | Cyclacur (K) | Cyclacur (K) | 560 |
| Norpseudoephedrin | Appetitzügler, Psychostimulans | Mirapront N | | Adistop, Miniscap | 263 |
| Nortriptylin | Antidepressivum (TCA) | Nortrilen | Nortrilen | Nortrilen | 239 |
| Noscapin | Antitussivum | Capval | | Tussanil N | 313 |
| Nystatin | Antimykotikum | Moronal, Mykundex | CandioHermal, Mycostatin | Multilind, Mycostatin | 646 |
| O | | | | | |
| Obidoxim | Acetylcholinesterasere-aktivator | Toxogonin | Toxogonin | Toxogonin | 787 |
| Octreotid | Somatostatinanalogon | Sandostatin | Sandostatin | Sandostatin | 483, 491 |
| Ofloxacin | Chemotherapeutikum (Gyrasehemmer) | Floxal, Tarivid | Floxal, Tarivid | Floxal, Tarivid | 633 |
| Olaflur | Kariesprophylaktikum | Elmex (K) | | | 593 |
| Olanzapin | Neuroleptikum | ZYPREXA | | | 224 |

K = Kombinationspräparat; * Weitere Erwähnungen s. Sachregister

**Tab. A-2.** (Fortsetzung)

| Freiname | Pharmakologische Stoffklasse | Handelsnamen | | | Seite* |
|---|---|---|---|---|---|
| | | Deutschland | Österreich | Schweiz | |
| Oleum Papaveris | Röntgenkontrastmittel (jodierter Fettsäureethylester) | Lipiodol | | | 464 |
| Olsalazin | Antiphlogistikum (Colitis u. ä.) | Dipentum | Dipentum | Dipentum | 451 |
| Omeprazol | Protonenpumpenhemmer | Antra, Gastroloc | Antra, Losec | Antra | 438 |
| Ondansetron | Serotoninantagonist, Antiemetikum | Zofran | Zofran | Zofran | 118, 455 |
| Opipramol | Antidepressivum (TCA) | Insidon | Insidon | Insidon | 239 |
| Orciprenalin | β-Sympathomimetikum | Alupent | Alupent | Alupent | 76 |
| Ornipressin | Vasopressinderivat | Por 8 Sandoz | Por 8 Sandoz | Por 8 Sandoz | 487 |
| Oxacillin | Penicillin | Stapenor | Stapenor | | 604 |
| Oxamniquin | Anthelmintikum | | | | 667 |
| Oxazepam | Tranquilizer, Hypnotikum | Adumbran, Praxiten | Adumbran, Praxiten | Anxiolit, Serestra | 204, 254 |
| Oxcarbazepin | Antikonvulsivum | | Trileptal | Trileptal | 160 |
| Oxedrin | Sympathomimetikum | Sympatol | Sympatol | Sympalept | 76 |
| Oxeladin | Antitussivum | | | | 313 |
| Oxiconazol | Antimykotikum | Myfungar, Oceral | Liderman, Oceral | Myfungar, Oceral | 647 |
| Oxprenolol | β-Rezeptorenblocker | Trasicor | Trasicor | Trasicor | 86 |
| Oxybutynin | Parasympatholytikum | Dridase | Ditropan | Ditropan | 59, 106 |
| Oxyfedrin | Vasospasmolytikum, Koronartherapeutikum | ildamen | Ildamen | | 355 |
| Oxymetazolin | Sympathomimetikum, Vasokonstringens | Nasivin | Nasivin | Nasivin | 78 |
| Oxypolygelatine | Plasmaexpander | Gelifundol | | | 370 |
| Oxytetracyclin | Antibiotikum | Generika | Tetra-Tablinen | Terramycin | 617 |
| Oxytocin | Hypophysenhinterlappenhormon, Wehenmittel | Orasthin, Syntocinon | Pitocin, Syntocinon | Syntocinon | 484 |
| P | | | | | |
| Paclitaxel | Zytostatikum (Spindelgift) | Taxol | Taxol | Taxol | 706 |
| PAMBA | s. p-Aminomethylbenzoesäure | | | | |
| Pamidronsäure | Diphosphonat | Aredia | Aredia | | 517 |
| Pancuronium | peripheres Muskelrelaxans | Generika | Pavulon | Pavulon | 172 |
| Pankreatin | Pankreashormone | Pankreatan, Pankreon | Kreon, Pankeon | Creon, Pankrotonon | 432 |
| Pantoprazol | Protonenpumpenhemmer | Pantozol, Rifun | Pantoloc, Zurcal | | 438 |

K = Kombinationspräparat; * Weitere Erwähnungen s. Sachregister

Tab. A-2. (Fortsetzung)

| Freiname | Pharmakologische Stoffklasse | Handelsnamen | | | Seite* |
|---|---|---|---|---|---|
| | | Deutschland | Österreich | Schweiz | |
| Papaverin | Spasmolytikum | | | | 106 |
| para-Aminosalicyl-säure | s. p-Aminosalicylsäure | | | | |
| Paracetamol | Analgetikum, Antipyretikum | ben-u-ron | Enelfa, Kratofin, Tylenol | Panadol, Tylenol | 301 |
| Paraffin | Laxans (Gleitmittel) | Agarol N, Obstinol M | | | 447 |
| Paraldehyd | Hypnotikum | | | | 210 |
| Paramethason | Glucocorticoid | | | | 535 |
| Parathormon | Nebenschilddrüsenhormon | | | | 516 |
| Paromomycin | Antibiotikum (Aminoglykosid) | Humatin | Humatin | Humatin | 611 |
| Paroxetin | Antidepressivum (SSRI) | Seroxat, Tagonis | Seroxat | Deroxat | 241 |
| PAS | s. p-Aminosalicylsäure | | | | |
| Pecilocin | Antimykotikum | | | | 646 |
| Pefloxacin | Chemotherapeutikum (Gyrasehemmer) | Peflacin | Peflacine | | 633 |
| Pegaspargase | Zytostatikum | Oncaspar | | | 708 |
| Pemolin | Psychostimulans | Senior, Tradon | | Stimul | 263 |
| Penciclovir | Virustatikum | Vectavir | Famvir Creme | | 669 |
| Penicillamin | Antirheumatikum, Metallantidot | Metalcaptase, Trolovol | Artamin, Distamine | Mercaptyl | 309, 733 |
| Penicillin G | s. Benzylpenicillin | | | | |
| Penicillin V | s. Phenoxymethylpenicillin | | | | |
| Pentaerythrityl-tetranitrat | Koronartherapeutikum | Dilcoran | Dilcoran | Nitrodex | 349 |
| Pentagastrin | Gastrinanalogon | Gastrodiagnost | Peptavlon | Peptavlon | 432 |
| Pentamidin | Protozoenmittel | Pentacarinat | Pentacarinat | Pentacarinat | 661 |
| Pentazocin | Analgetikum (Opioid) | Fortral | Fortral | Fortalgesic | 281 |
| Pentetrazol | Analeptikum | | | | 274 |
| Pentetsäure | s. Calciumtrinatriumpentetat | | | | |
| Pentostatin | Zytostatikum (Purinantagonist) | Nipent | | | 704 |
| Pentoxifyllin | Hämorheologikum | Ralofekt, Trental | Trental | Trental | 394 |
| Pentoxyverin | Antitussivum | Sedotussin | Sedotussin | | 313 |
| Perazin | Neuroleptikum | Taxilan | | | 223, 227 |

K = Kombinationspräparat; * Weitere Erwähnungen s. Sachregister

Tab. A-2. (Fortsetzung)

| Freiname | Pharmakologische Stoffklasse | Handelsnamen | | | Seite* |
|---|---|---|---|---|---|
| | | Deutschland | Österreich | Schweiz | |
| Pergolid | Antiparkinsonmittel (Dopaminrezeptoragonist) | Parkotil | Permax | | 153 |
| Perhexilin | Calciumkanalblocker | | | | 355 |
| Perindopril | ACE-Hemmer | Coversum | Coversum | Coversum | 426 |
| Perphenazin | Neuroleptikum, Antiemetikum | Decentan | Decentan | Trilafon | 223, 455 |
| Pethidin | Analgetikum (Opioid) | Dolantin | Alodan | Centralgin | 281 |
| PFOB | Röntgenkontrastmittel | | | | 459 |
| Phenacetin | Analgetikum, Antipyretikum | | | | 301 |
| Phenazon | Analgetikum, Antipyretikum | Eu-Med | | | 302 |
| Phenmetrazin | Psychostimulans, Appetitzügler | | | | 264 |
| Phenobarbital | Antikonvulsivum, Hypnotikum | Luminal, Phenaemal | | Luminal | 158, 209 |
| Phenolphthalein | Laxans (hydragog) | Vencipon N | | Reguletts | 447 |
| Phenoxybenzamin | α-Rezeptorenblocker | Dibenzyran | Dibenzyran | | 83 |
| Phenoxymethyl-penicillin | Penicillin | Arcasin, Isocillin | Megacillin, Ospen | Megacillin, Ospen | 604 |
| Phenprocoumon | Antikoagulans | Marcumar | Marcoumar | Marcoumar | 383 |
| Phentolamin | α-Rezeptorenblocker | | | Regitin | 84 |
| Phenylbutazon | Antiphlogistikum (NSAID) | Ambene, Butazolidin | Butazolidin | Butazolidin | 295 |
| Phenylephrin | Sympathomimetikum | Neosynephrin-POS | Prefrin, Visadron | Generika | 76 |
| Phenytoin | Antikonvulsivum, Antiarrhythmikum | Epanutin, Phenhydan, Zentropil | Epanutin, Phenhydan | Epanutin, Phenhydan | 158, 330 |
| Pholedrin | Sympathomimetikum | Generika | | | 76 |
| Physostigmin | Parasympathomimetikum | Anticholium | Anticholium | | 57 |
| Phytomenadion | Vitamin K | Konakion | Konakion | Konakion | 393 |
| Picosulfatnatrium | Laxans (hydragog) | Laxoberal | Guttalax, Laxidogol | Guttalax, Laxoberon | 447 |
| Pilocarpin | Parasympathomimetikum | Pilocarpol | Isopto Carpine, Pilogel | Isopto Carpine, Spersacarpi | 56 |
| Pimaricin | s. Natamycin | | | | |
| Pimobendan | Calcium-Sensitizer, Phosphodiesterasehemmer, Kardiakum | | | | 347 |

K = Kombinationspräparat; * Weitere Erwähnungen s. Sachregister

Tab. A-2. (Fortsetzung)

| Freiname | Pharmakologische Stoffklasse | Handelsnamen | | | Seite* |
| --- | --- | --- | --- | --- | --- |
| | | Deutschland | Österreich | Schweiz | |
| Pimozid | Neuroleptikum | Antalon, Orap | Orap | Orap | 230 |
| Pindolol | β-Rezeptorenblocker | Pindoptan, Visken | Visken | Visken | 86 |
| Pipamperon | Neuroleptikum | Dipiperon | | Dipiperon | 230 |
| Pipazetat | Antitussivum | Selvigon | Selvigon | | 313 |
| Pipecuronium | peripheres Muskelrelaxans | | Arpilon | | 174 |
| Pipemidsäure | Chemotherapeutikum (Gyrasehemmer) | Deblaston | Deblaston | Deblaston | 633 |
| Piperacillin | Penicillin | Pipril | Pipril | Pipril | 605 |
| Piperazin | Anthelmintikum | Tasnon | | | 663 |
| Piperoxan | α-Rezeptorenblocker | | | | 93 |
| Piracetam | Nootropikum | Nootrop, Normabraïn | Cerebryl, Pirabene | Nootropil | 267 |
| Pirenzepin | Anticholinergikum | Gastrozepin | Gastrozepin | Gastrozepin | 59, 440 |
| Piretanid | Schleifendiuretikum | Arelix | Arelix | Arelix | 407 |
| Piritramid | Analgetikum (Opioid) | Dipidolor | Dipidolor | | 287 |
| Piroxicam | Antiphlogistikum (NSAID) | Felden | Felden | Felden | 295 |
| Pivampicillin | Penicillin | | Pondocillin | | 603 |
| Pizotifen | Serotoninantagonist, Migränemittel | Mosegor, Sandomigran | Sandomigran | Mosegor | 118 |
| Polyethylenglykol 400 | Emulgator | Lutrol | | | 729 |
| Polygelin | Plasmaexpander | Haemaccel | | Haemaccel | 370 |
| Polymyxin B | Antibiotikum (Polypeptid) | Generika | | | 624 |
| Polymyxin E | s. Colistin | | | | |
| Polystyrolsulfonsäure | Kationenaustauscher | Calcium Resonium, Resonium A | | | 419 |
| Porfimer | Photosensibilisator | Photofrin | | | 709 |
| Povidon-Iod | Desinfiziens, Antiseptikum | Betaisodonna, Braunol | Beta-Isodona | Betadine, Braunosan | 679 |
| Prajmalium | Antiarrhythmikum | Neo-Gilurytmal | Neo-Gilurytmal | | 326, 330 |
| Pralidoxim | Acetylcholinesterase-reaktivator | | | | 788 |
| Pramipexol | Dopaminagonist | Sifrol | | Sifrol | 153 |
| Pravastatin | Lipidsenker (CSE-Hemmer) | Pravasin | Pravachol, Selipran | Mevalotin, Selipran | 575, 578 |

K = Kombinationspräparat; * Weitere Erwähnungen s. Sachregister

Tab. A-2. (Fortsetzung)

| Freiname | Pharmakologische Stoffklasse | Handelsnamen | | | Seite* |
|---|---|---|---|---|---|
| | | Deutschland | Österreich | Schweiz | |
| Prazepam | Tranquilizer | Demetrin | Demetrin | Demetrin | 204, 254 |
| Praziquantel | Anthelmintikum | Biltricide, Cesol, Cysticide | | | 666 |
| Prazosin | α-Rezeptorenblocker | Minipress | Minipress | Minipress | 84 |
| Prednicarbat | Glucocorticoid | Dermatop | Dermatop | Prednitop | 541 |
| Prednisolon | Glucocorticoid | Decortin H, Ultracortenol | Scherisolon, SoluDecortin | Ultracorten H | 541 |
| Prednison | Glucocorticoid | Decortin | | Generika | 541 |
| Prednyliden | Glucocorticoide | Decortilen | | | 541 |
| Prenylamin | Calciumkanalblocker | | | | 355 |
| Prilocain | Lokalanästhetikum | Xylonest | | Xylonest | 180 |
| Primaquin | Malariamittel | | | | 656 |
| Primidon | Antikonvulsivum | Liskantin | Cyral, Mysolin | Mysoline | 160 |
| Probenecid | Urikosurikum | Probenecid Weimer | | Benemid | 590 |
| Procain | Lokalanästhetikum | Novocain | Novanaest | Syntocaine | 179 |
| Procainamid | Antiarrhythmikum | Generika | | Pronestyl | 326, 330 |
| Procarbazin | Zytostatikum (Alkylans) | Natulan | Natulan | Natulan | 694 |
| Progesteron | Gestagen | Crinone, Progestogel, Utrogest | | Progestogel, Ultrageston | 560 |
| Proguanil | Malariamittel | Paludrine | Paludrine | Paludrine | 659 |
| Promazin | Neuroleptikum | Protactyl, Sinophenin | | Prazine | 223 |
| Propafenon | Antiarrhythmikum | Rytmonorm | Rytmonorma | Rytmonorm | 331 |
| Propicillin | Penicillin | Baycillin | | | 604 |
| Propofol | Narkotikum | Disoprivan | Diprivan | Disoprivan | 199 |
| Propranolol | β-Rezeptorenblocker | Dociton | Inderal | Inderal | 86 |
| Propylthiouracil | Thyreostatikum | Propycil, Thyreostat II | Prothiucil | Generika | 510 |
| Propyphenazon | Analgetikum, Antipyretikum | Eufibron, Isoprochin | Dim Anthos | Febracyl neue Formel (K) | 302 |
| Proscillaridin | Herzglykosid | Talusin | Caradrin | Talusin | 337 |
| Protamin | Heparinantidot | Generika | Generika | Generika | 393 |
| Prothipendyl | Neuroleptikum | Dominal | Dominal | | 224 |

K = Kombinationspräparat; * Weitere Erwähnungen s. Sachregister

Tab. A-2. (Fortsetzung)

| Freiname | Pharmakologische Stoffklasse | Handelsnamen | | | Seite* |
| --- | --- | --- | --- | --- | --- |
| | | Deutschland | Österreich | Schweiz | |
| Protionamid | Antituberkulotikum | ektebin, Peteha | | | 641 |
| Protirelin | Releasing-Hormon | Antepan | | | 473 |
| Pyrantel | Anthelmintikum | Helmex | Combantrin | Cobantril | 665 |
| Pyrazinamid | Antituberkulotikum | Pyrafat | Pyrafat | Tebrazid | 641 |
| Pyridostigmin | Parasympathomimetikum | Kalymin, Mestinon | Mestinon | Mestinon | 57 |
| Pyridylcarbinol | s. Pyridylmethanol | | | | |
| Pyridylmethanol | Lipidsenker | Radecol | | Ronicol | 585 |
| Pyrimethamin | Protozoenmittel | Daraprim | Fansidar (K) | Daraprim | 658 |
| Pyritinol | Nootropikum | Ardeyceryl P, Encephabol | Encephabol | | 267 |
| Pyrvinium | Anthelmintikum | Molevac, Pyrcon | Molevac | Molevac | 666 |
| Q | | | | | |
| Quinacrin | s. Mepacrin | | | | |
| Quinagolid | Prolactinhemmer | Norprolac | Norprolac | Norprolac | 479 |
| Quinapril | ACE-Hemmer | Accupro | Accupro | Accupro | 426 |
| Quinaprilat | ACE-Hemmer | Accupro i. v. | | Accupro parenteral | 426 |
| Quinestrol | Östrogen | | | | 554 |
| R | | | | | |
| Rabeprazol | Protonenpumpenhemmer | Pariet | | | 438 |
| Raloxifen | Östrogenrezeptormodulator | EVISTA | | | 558 |
| Ramipril | ACE-Hemmer | Delix, Vesdil | Hypren, Tritace | Triatec, Vesdil | 426 |
| Ranitidin | Histamin-($H_2$-)Rezeptorantagonist | Sostril, Zantic | Digestosan, Pylorisin | Zantic | 435 |
| Remifentanil | Analgetikum (Opioid) | Ultiva | Ultiva | | 200 |
| Repaglinide | Antidiabetikum | NovoNorm | | | 504 |
| Reserpin | Antisympathotonikum | Briserin (K), Modenol (K) | | | 95, 235 |
| Residronsäure | Diphosphonat | | | | 518 |
| Reteplas(e) | Fibrinolytikum | Rapilysin | | | 388 |
| Reviparin | LMW-Heparin, Antikoagulans | Clivarin | | | 381 |
| rhu-GM-CSF | s. Sargramostim | | | | |
| Ribavirin | Virustatikum | Virazole | | | 671 |

K = Kombinationspräparat; * Weitere Erwähnungen s. Sachregister

Tab. A-2. (Fortsetzung)

| Freiname | Pharmakologische Stoffklasse | Handelsnamen | | | Seite* |
|---|---|---|---|---|---|
| | | Deutschland | Österreich | Schweiz | |
| Rifabutin | Antituberkulotikum | Alfacid, Mycobutin | Mycobutin | Mycobutin | 643 |
| Rifampicin | Antituberkulotikum | Eremfat, Rifa | Rifoldin, Rimactan | Rifoldin, Rimactan | 642 |
| Rilmenidin | Antisympathotonikum | | | | 94 |
| Risperidon | Neuroleptikum | Risperdal | Belivon, Risperdal | Risperdal | 232 |
| Ritonavir | Virustatikum | Norvir | | Norvir | 675 |
| Rituximab | Zytostatikum (Antikörper) | Mabthera | | Mabthera | 708 |
| Rivastigmin | Nootropikum | Exelon | | Exelon | 59 |
| Rizinusöl | Laxans (hydragog) | Laxopol | | | 447 |
| Rocuronium | peripheres Muskelrelaxans | Esmeron | Esmeron | Esmeron | 174 |
| Rofecoxib | Antiphlogistikum | Vioxx | | | 293 |
| Ropinirol | Antiparkinsonmittel (Dopaminrezeptoragonist) | Requip | Requip | | 153 |
| Ropivacain | Lokalanästhetikum | Naropin | Naropin | | 180 |
| Rosoxacin | Chemotherapeutikum (Gyrasehemmer) | | | | 633 |
| Roxatidin | Histamin-($H_2$-)Rezeptorantagonist | Roxit | Roxane | | 435 |
| Roxithromycin | Antibiotikum (Makrolid) | Rulid | Rulide | Rulid | 618 |
| RU-486 | s. Mifepriston | | | | |
| S | | | | | |
| Salbutamol | β-Sympathomimetikum, Broncholytikum | Sultanol | Sultanol | Ventalin | 80, 108 |
| Salmeterol | β-Sympathomimetikum, Broncholytikum | aeromax, Serevent | Serevent | Serevent | 80 |
| Saquinavir | Virustatikum | INVIRASE | | Invirase | 675 |
| Saralasin | Angiotensinantagonist | | | | 429 |
| Sargramostim | myeloider Wachstumsfaktor | Leucomax | Interberin | | 365 |
| Scopolamin | Anticholinergikum, Antivertiginosum | Scopoderm | Scopoderm | Scopoderm | 59, 455 |
| Selegilin | Antiparkinsonmittel (MAO-B-Hemmer) | Deprenyl, Movergan | Amboneural, Regepar | Jumexal | 154 |
| Sermorelin | Releasing-Hormon | Geref | Geref | Geref | 473 |
| Sertindol | Neuroleptikum | Serdolect | Serdolect | Serdolect | 233 |
| Sertralin | Antidepressivum (SSRI) | Gladem, Zoloft | Gladem, Zoloft | Gladem, Zoloft | 241 |
| Sevofluran | Inhalationsnarkotikum | Sevorane | Sevorane | | 193 |

K = Kombinationspräparat; * Weitere Erwähnungen s. Sachregister

Tab. A-2. (Fortsetzung)

| Freiname | Pharmakologische Stoffklasse | Handelsnamen | | | Seite* |
| --- | --- | --- | --- | --- | --- |
| | | Deutschland | Österreich | Schweiz | |
| Sildenafil | Phosphodiesterasehemmer | VIAGRA | | Viagra | 72 |
| Silibinin | Lebertherapeutikum | Legalon SIL | Apihepar, Legalon | Legalon | 795 |
| Simvastatin | Lipidsenker (CSE-Hemmer) | Denan, Zocor | | | 575, 578 |
| Sisomicin | Antibiotikum (Aminoglykosid) | | | | 611 |
| Sitostanol | Lipidsenker | | | | 572 |
| Sitosterin | Lipidsenker | Sito-Lande | | | 572 |
| Somatorelin | Releasing-Hormon | GHRH Ferring | | GHRH-Ferring | 473 |
| Somatostatin | Hormonhemmer | Aminopan | Curastatin, Somatolan | | 483 |
| Somatotropin | s. Somatropin | | | | |
| Somatropin | Hypophysenvorderlappen-hormon | Genotropin | Genotropin | Genotropin | 482 |
| Sorbitol | Osmotherapeutikum | Sorbitol | Sorbit Leopold | | 402 |
| Sorbitol | Laxans (osmot.) | 1 x klysma Sorbit | | Yal Klistiere (K) | 447 |
| Sotalol | β-Rezeptorenblocker | Sotalex | Sotacor | Sotalex | 86, 332 |
| Sparfloxacin | Chemotherapeutikum (Gyrasehemmer) | Zagam | | Zagam | 635 |
| Spectinomycin | Antibiotikum (Aminoglykosid) | Stanilo | Trobicin | Trobicin | 611 |
| Spiramycin | Antibiotikum (Makrolid) | Rovamycine, Selectomycin | Rovamycine | Rovamycine | 618 |
| Spironolacton | Diuretikum (Aldosteronantagonist) | Aldactone, Jenaspiron | Aldactone, Aldopur, Osiren | Aldactone, Spiroctan | 406, 415 |
| Stavudin | Virustatikum | Zerit | | Zerit | 671 |
| Stickoxydul | s. Distickstoffmonoxid | | | | |
| Streptokinase | Fibrinolytikum | Kabikinase, Streptase | Kabikinase, Streptase | Kabikinase, Streptase | 387 |
| Streptomycin | Antibiotikum (Aminoglykosid) | Strepto-Fatol | Generika | Servistrep | 611, 638 |
| g-Strophanthin | Herzglykosid | Strodival | Strodival | | 337 |
| Sucralfat | Antazidum | Ulcogant | Ulcogant | Ulcogant | 443 |
| Sufentanil | Analgetikum (Opioid) | Sufenta | Sufenta | Sufenta | 200, 281 |
| Sulbactam | β-Lactamasehemmer | Combactam | Combactam, Unasyn (K) | Unacid (K) | 610 |
| Sulfacetamid | Sulfonamid | Albucid liquidum | Beocid, Cetacin | Antebor, Spersacet | 630 |

K = Kombinationspräparat; * Weitere Erwähnungen s. Sachregister

Tab. A-2. (Fortsetzung)

| Freiname | Pharmakologische Stoffklasse | Handelsnamen | | | Seite* |
|---|---|---|---|---|---|
| | | Deutschland | Österreich | Schweiz | |
| Sulfadiazin | Sulfonamid | Sulfadiazin-Heyl, Triglobe (K) | Flammazine, Triglobe (K) | Flammazine | 627 |
| Sulfaethidol | Sulfonamid | Harnosal (K) | | | 627 |
| Sulfalen | Sulfonamid | Longum | | | 627 |
| Sulfamerazin | Sulfonamid | Berlocombin (K) | | | 632 |
| Sulfamethizol | Sulfonamid | Harnosal (K) | Lucosit | | 627 |
| Sulfamethoxazol | Sulfonamid | Bactrim (K), Eusaprim (K) | | | 627 |
| Sulfasalazin | Antiphlogistikum (Colitis u. ä.) | Azulfidine | Colo-Pleon, Salazopyrin | Salazopyrin | 451 |
| Sulfinpyrazon | Urikosurikum | | Anturan | Anturan | 375, 590 |
| Sulfogaiacol | Expektorans | Pulmocordio forte (K) | | | 317 |
| Sulpirid | Neuroleptikum | Dogmatil, Meresa | Dogmatil, Meresa | Dogmatil | 234 |
| Sultamicillin | β-Lactamasehemmer + Penicillin | Unacid | Dynapen, Unasyn | | 610 |
| Sultiam | Antikonvulsivum | Ospolot | | | 163 |
| Sumatriptan | Serotoninantagonist, Migränemittel | Imigran | Imigran | Imigran | 118 |
| Suramin | Protozoenmittel | | | | 662 |
| Suxamethonium | peripheres Muskelrelaxans | Lysthenon, Pantolax | Lysthenon | Succinolin | 172 |
| Synephrin | s. Oxedrin | | | | |
| T | | | | | |
| Tacrin | Nootropikum, Parasympathomimetikum | Cognex | Cognex | Cognex | 59, 267 |
| Tacrolimus | Immunsuppressivum | Prograf | Prograf | Prograf | 141 |
| Tamoxifen | Antiöstrogen | Nolvadex | Nolvadex | Nolvadex | 558 |
| Tamsulosin | α-Rezeptorenblocker | Alna, OMNIC | Alna | | 84 |
| Taurolidin | Chemotherapeutikum | Taurolin | Taurolin | Taurolin | 637 |
| Tazobactam | β-Lactamasehemmer | Tazobac (K) | Tazonam (K) | Tazobac (K) | 610 |
| Teicoplanin | Antibiotikum (Glykopeptid) | Targocid | Targocid | Targocid | 623 |
| Temazepam | Tranquilizer, Hypnotikum | Planum, Remestan | Levanxol, Remestan | Planum, Remestan | 204 |
| Teniposid | Zytostatikum (Spindelgift) | VM 26-Bristol | Vumon | | 705 |
| Tenoxicam | Antiphlogistikum (NSAID) | Liman, Tilcotil | Liman, Tilcotil | Tilcotil | 295 |

K = Kombinationspräparat; * Weitere Erwähnungen s. Sachregister

Tab. A-2. (Fortsetzung)

| Freiname | Pharmakologische Stoffklasse | Handelsnamen | | | Seite* |
|---|---|---|---|---|---|
| | | Deutschland | Österreich | Schweiz | |
| Terazosin | α-Rezeptorenblocker | Flotrin, Heitrin | Uroflo, Vicard | Hytrin | 84 |
| Terbinafin | Antimykotikum | Lamisil | Daskil, Lamisil | Lamisil | 650 |
| Terbutalin | β-Sympathomimetikum, Broncholytikum | Bricanyl | Bricanyl | Bricanyl | 108 |
| Terfenadin | Antihistaminikum | Hisfedin, Teldane, Terfemundin | Terlane, Triludan | Teldane, Triludan | 135 |
| Terizidon | Antituberkulotikum | Generika | Terivalidin | | 638 |
| Terlipressin | Vasopressinderivat | Glycylpressin | Glycylpressin | Glypressin | 487 |
| Testolacton | Androgen | Fludestrin | | | 548 |
| Testosteron | Androgen | Andriol | Andriol | Andriol | 548 |
| Tetracain | Lokalanästhetikum | Oto-Flexiole N | Minims Amethocaine | Generika | 180 |
| Tetracosactid | Hypophysenvorderlappenhormon | Synacthen | Synacthen | Synacthen | 480 |
| Tetracyclin | Antibiotikum | Achromycin, Supramycin | Achromycin, Hostacyclin | Achromycin, Diocyclin | 617 |
| Tetrazepam | Myotonolytikum (Benzodiazepin) | Musaril | | | 177 |
| Tetroxoprim | Chemotherapeutikum (Folatantagonist) | Sterinor | | | 631 |
| Tetryzolin | Sympathomimetikum, Vasokonstringens | Tyzine, Yxin | | Rhinopront, Tyzine | 78 |
| Thalidomid | Hypnotikum | ehem. Contergan | | | 211 |
| Theophyllin | Methylxanthin | Euphyllin | Euphyllin | Euphyllin | 108, 261, 346, 356, 416 |
| Thiamazol | Thyreostatikum | Favistan | Favistan | Tapazole | 511 |
| Thiamphenicol | Antibiotikum | | | | 617 |
| Thiethylperazin | Neuroleptikum, Antiemetikum | Torecan | Torecan | Torecan | 455 |
| Thiopental | Narkotikum | Trapanal | Generika | Pentothal | 197 |
| Thioridazin | Neuroleptikum | Melleril | Melleril | Melleril | 223, 227 |
| Thiotepa | Zytostatikum (Alkylans) | Thiotepa »Lederle« | Thio-Tepa Lederle | Thiotepa Lederle | 692 |
| Thrombin | Hämostyptikum | Thrombocoll | | | 390 |
| Thymol | Expektorans | | | | 317 |
| Tiabendazol | Anthelmintikum | | | | 666 |

K = Kombinationspräparat; * Weitere Erwähnungen s. Sachregister

Tab. A-2. (Fortsetzung)

| Freiname | Pharmakologische Stoffklasse | Handelsnamen | | | Seite* |
|---|---|---|---|---|---|
| | | Deutschland | Österreich | Schweiz | |
| Tiagabin | Antikonvulsivum | Gabitril | Gabitril | Gabitril | 165 |
| Ticarcillin | Penicillin | Betabactyl (K) | Timenten (K) | Timenten (K) | 605 |
| Ticlopidin | Thrombozytenaggregationshemmer | Tiklyd | Tiklid | Ticlid | 377 |
| Tilidin | Analgetikum (Opioid) | Valoron N (K) | | Valoron | 282 |
| Tiludronsäure | Diphosphonat | Skelid | Skelid | Skelid | 518 |
| Timolol | β-Rezeptorenblocker | Chibro-Timoptol | Blocadren | Blocadren | 87 |
| Tinidazol | Chemotherapeutikum (Nitroimidazol) | Simplotan | Fasigyn | Fasigyn | 661 |
| Tinzaparin | LMW-Heparin, Antikoagulans | innohep | Logiparin | | 381 |
| Tioconazol | Antimykotikum | Mykontral | Trosyd | Trosyd | 647 |
| Tioguanin | Zytostatikum (Purinantagonist) | Generika | Generika | Lanvis | 702 |
| Tirofiban | Thrombozytenaggregationshemmer | AGGRASTAT | | Aggrastat | 378 |
| Tiropramid | Spasmolytikum | Alfospas | | | 107 |
| Tixocortol | Glucocorticoid | | | Pivalone | 539 |
| Tizanidin | Myotonolytikum | Sirdalud | Sirdalud | Sirdalud | 177 |
| Tobramycin | Antibiotikum (Aminoglykosid) | Tobramaxin | Tobrasix, Tobrex | Obracin, Tobrex | 611 |
| Tocainid | Antiarrhythmikum | Xylotocan | | | 326, 330 |
| Tolazolin | α-Rezeptorenblocker | Priscol | Vaso-Dilatan | Priscol | 84 |
| Tolbutamid | Antidiabetikum | Orabet, Rastinon | Rastinon | Rastinon | 502 |
| Tolcapon | Antiparkinsonmittel (COMT-Hemmer) | Tasmar | | Tasmar | 154 |
| Tolmetin | Antiphlogistikum (NSAID) | | Tolectin | Tolectin | 294 |
| Tolnaftat | Antimykotikum | Tinatox, Tonoftal | Solgoran | | 652 |
| Toloniumchlorid | Methämoglobinbildner | Toluidinblau | | | 756 |
| Tolterodin | Parasympatholytikum | Detrusitol | Detrusitol | Detrusitol | 59 |
| Topiramat | Antikonvulsivum | Topamax | Topamax | Topamax | 166 |
| Topotecan | Zytostatikum (Topoisomerasehemmer) | Hycamtin | | Hycamtin | 707 |
| Torasemid | Schleifendiuretikum | Torem, Unat | Unat | Torem | 407 |
| Toremifen | Antiöstrogen | Fareston | | | 558 |
| Tosylchloramid | Desinfiziens | Clorina, Trichlorol | Tolamin | Clonazone | 679 |

K = Kombinationspräparat; * Weitere Erwähnungen s. Sachregister

Tab. A-2. (Fortsetzung)

| Freiname | Pharmakologische Stoffklasse | Handelsnamen | | | Seite* |
|---|---|---|---|---|---|
| | | Deutschland | Österreich | Schweiz | |
| Tramadol | Analgetikum (Opioid) | Tramal | Tradolan | Tramal | 282 |
| Tranexamsäure | Antifibrinolytikum | Cyklokapron, Ugurol | Cyklokapron | Cyklokapron | 392 |
| Tranylcypromin | Antidepressivum (MAO-Hemmer) | Jatrosom N | | | 250 |
| Trazodon | Antidepressivum | Thombran | Trittico | Trittico | 247 |
| Treosulfan | Zytostatikum (Alkylans) | Ovastat | | | 692 |
| Tretinoin | Aknemittel | Cordes VAS, Epi-Aberel, Eudyna | Airol, Eudyna, Retin A | Airol, Retin A, Vesanoid | 715 |
| Triamcinolon | Glucocorticoid | Delphicort, Volon | Delphicort, Volon A | Kenacort, Ledercort | 541 |
| Triamteren | Diuretikum, kaliumsparend | Jatropur | Jatropur | Dyrenium | 413 |
| Triazhenicosansäure | s. Dodecyltriazaoctancarbonsäure | | | | |
| Triazolam | Hypnotikum | Halcion | Halcion | Halcion | 204 |
| Triclabendazol | Anthelmintikum | | | | 666 |
| Trifluoperazin | Neuroleptikum | | Jatroneural | | 223 |
| Trifluperidol | Neuroleptikum | Triperidol | | | 231 |
| Triflupromazin | Neuroleptikum | Psyquil | Psyquil | | 223 |
| Trifluridin | Virustatikum | TFT Thilo, Triflumann | Generika | Triherpene | 669 |
| Trihexyphenidyl | Antiparkinsonmittel (Anticholinergikum) | Artane, Parkopan | Artane | Artane | 155 |
| Trimazosin | α-Rezeptorenblocker | | Cardovar | | 84 |
| Trimethadion | Antikonvulsivum | | | | 162 |
| Trimethoprim | Chemotherapeutikum (Folatantagonist) | Trimono, Uretrim | Monoprim, Triglobe | Monotrim | 631 |
| Trimipramin | Antidepressivum (TCA) | Herphonal, Stangyl | Stangyl | Surmontil | 239 |
| Triptorelin | Releasing-Hormon | Decapeptyl | Decapeptyl | Decapeptyl | 473 |
| Tritoqualin | Antiallergikum | Inhibostamin | Hyperstamin | Inhibostamin | 131 |
| Trofosfamid | Zytostatikum (Alkylans) | Ixoten | Ixoten | | 692 |
| Tromantadin | Virustatikum | Viru-Merz | Viru-Merz | Viru-Merz | 667 |
| Trometamol | Acidosetherapeutikum | THAM-Köhler, TRIS | Tris | | 418 |
| Tropicamid | Parasympatholytikum | Mydriaticum Stulln | Mydriaticum Roche | Mydriaticum Dispersa | 62 |
| Tropisetron | Serotoninantagonist, Antiemetikum | Navoban | Navoban | Navoban | 118, 455 |

K = Kombinationspräparat; * Weitere Erwähnungen s. Sachregister

Tab. A-2. (Fortsetzung)

| Freiname | Pharmakologische Stoffklasse | Handelsnamen | | | Seite* |
|---|---|---|---|---|---|
| | | Deutschland | Österreich | Schweiz | |
| Trovafloxacin | Chemotherapeutikum (Gyrasehemmer) | | | Trovan | 633 |
| Tubocurarin | peripheres Muskelrelaxans | | | | 172 |
| Tyrothricin | Antibiotikum (Polypeptid) | Tyrosur | | | 625 |
| **U** | | | | | |
| Undecylensäure | Antimykotikum | Skinman soft (K) | Ezemsalbe, -puder Trogalen | | 652 |
| Urapidil | α-Rezeptorenblocker | Alpha-Depressan, Ebrantil | Ebrantil | Ebrantil | 84 |
| Urokinase | Fibrinolytikum | Actosolv | Ukidan | Ukidan | 388 |
| Ursodeoxycholsäure | Gallensteinauflöser | Ursofalk | Ursofalk | Ursofalk | 453 |
| **V** | | | | | |
| Valaciclovir | Virustatikum | Valtrex | Valtrex | Valtrex | 669 |
| Valproinsäure | Antikonvulsivum | Ergenyl, Orfiril | Convulex, Ergenyl | Convulex, Ergenyl | 161 |
| Valsartan | Angiotensin-($AT_1$-)Antagonist | Diovan | Diovan | Diovan | 428 |
| Vancomycin | Antibiotikum (Glykopeptid) | Generika | Generika | Vancocin | 623 |
| Vecuronium | peripheres Muskelrelaxans | Norcuron | Norcuron | Norcuron | 172 |
| Venlafaxin | Antidepressivum | Trevilor | Efexor, Trewilor | Efexor | 241 |
| Verapamil | Calciumkanalblocker | Isoptin | Isoptin | Isoptin | 333, 354 |
| Vidarabin | Virustatikum | Vidarabin Thilo | Vidarabin Thilo | | 669 |
| Vigabatrin | Antikonvulsivum | Sabril | Sabril | Sabril | 163 |
| Viloxazin | Antidepressivum | Vivalan | Vivarint | | 240 |
| Vinblastin | Zytostatikum (Spindelgift) | Velbe | Velbe | Velbe | 704 |
| Vincamin | Vasospasmolytikum, Nootropikum | Cetal | Cetal | Cetal | 107 |
| Vincristin | Zytostatikum (Spindelgift) | FARMISTIN CS | Oncovin | Oncovin | 704 |
| Vindesin | Zytostatikum (Spindelgift) | Eldisine | Eldisine | Eldisine | 704 |
| Vinorelbin | Zytostatikum (Spindelgift) | Navelbine | Navelbine | Navelbine | 704 |
| Vinpocetin | Vasospasmolytikum, Nootropikum | Cavinton | Remedial | | 267 |
| Vitamin-A-Säure | s. Tretinoin | | | | |
| Vitamin $D_2$ | s. Ergocalciferol | | | | |
| Vitamin $D_3$ | s. Colecalciferol | | | | |

K = Kombinationspräparat; * Weitere Erwähnungen s. Sachregister

Tab. A-2. (Fortsetzung)

| Freiname | Pharmakologische Stoffklasse | Handelsnamen | | | Seite* |
| --- | --- | --- | --- | --- | --- |
| | | Deutschland | Österreich | Schweiz | |
| **W** | | | | | |
| Warfarin | Antikoagulans | Coumadin | | | 384 |
| Weizenkleie | Laxans | Fibrofalk | | | 447 |
| **X** | | | | | |
| Xantinolnicotinat | Lipidsenker, Nootropikum, Vasospasmolytikum | Complamin | Complamin | Complamin | 584 |
| Xemlofiban | Thrombozytenaggregationshemmer | | | | 378 |
| Xipamid | Diuretikum | Aquaphor | Aquaphoril | | 406 |
| Xylometazolin | Sympathomimetikum, Vasokonstringens | Otriven | Otriven | Otriven | 78 |
| **Y** | | | | | |
| Yohimbin | α-Rezeptorenblocker | Pluriviron mono | Yocon-Glenwood | | 93 |
| **Z** | | | | | |
| Zafirlukast | Leukotrienrezeptorantagonist | | | | 109 |
| Zalcitabin | Virustatikum | HIVID Roche | Hivid Roche | Hivid | 671 |
| Zidovudin | Virustatikum | Retrovir | Retrovir | Retrovir | 671 |
| Zileuton | Leukotriensynthesehemmer | | | | 109 |
| Zolmitriptan | Serotoninantagonist, Migränemittel | AscoTop | Zomig | | 118 |
| Zolpidem | Hypnotikum | Bikalm, Stilnox | | Ivadal, Stilnox | 208 |
| Zopiclon | Hypnotikum | Ximovan | Imovane | Imovane | 208 |
| Zorubicin | Zytostatikum (interkalierend) | | | | 696 |
| Zotepin | Neuroleptikum | Nipolept | Nipolept | | 224 |
| Zuclopenthixol | Neuroleptikum | Ciatyl-Z | Cisordinal | Clopixol | 224 |

K = Kombinationspräparat; * Weitere Erwähnungen s. Sachregister

# Sachverzeichnis

**Halbfette** Seitenzahlen: Stellen, an denen das Stichwort ausführlich oder im größeren Zusammenhang erwähnt wird.
*Kursiv gesetzte* Seitenzahl: Seite mit der chemischen Formel des Stoffes.

## A

A. T. 10® 520
Abciximab 375, 378
Abführmittel s. Laxanzien
Abhängigkeit **43 ff.**
Acalephae **792**
Acamprosat **774**
Acarbose **499 ff.**, 504, *504*
– Kontraindikation 504
Acarosan® 681
Acceptable daily intake **725 f.**
Accupro® 427
Acebutolol **86 ff.**, *87,* 90
ACE-Hemmstoffe 102 ff., 189, 336, **425 ff.**
– Indikation 427 f.
– Interaktion mit
– – Antiphlogistika 297
– – Diaminopyrimidinen 632
– – Trimethoprim 428
– Kombination mit
– – Diuretika 427
– Kontraindikation 425
– Wirkung
– – antianginöse 428
– – blutdrucksenkende 427 f.
– – organprotektive 428
– – unerwünschte 425
Acemetacin **298**, *298*
Acenocoumarol **384 f.**
Acerbon® 427
Acetaldehyd 766, 768, **773**
Acetazolamid **400 ff.**, *400*
Aceton 766, **776**
Acetylcholin **8**, 47, 50, **55**, *55,* 167 ff., **793**
– Abbau 51
– Biosynthese **49**
– – zerebrale, vermehrte 267
– Freisetzung **51**, 168
– Interaktion mit Muscarinrezeptor 55
– Konzentration, synaptische 168
– Magensäureproduktion 433
– Nervensystem
– – enterales 53
– – parasympathisches 49 ff.
– – sympathisches 50, 52
– Neusynthese 167
– Psychopharmaka-Wirkung 215
– Speicherung 167
Acetylcholinesterase s. Cholinesterase
Acetylcholinrezeptoren 51, **53 ff.**, 168 f.
– präsynaptische 53
– Psychopharmaka-Wirkung 215
Acetylcholintransporter, vesikulärer 167, 169
Acetylcystein s. N-Acetylcystein
α-Acetyldigoxin **336 ff.**
β-Acetyldigoxin **336 ff.**
Acetylharnstoffe *157,* 158
Acetylhomocystein s. N-Acetylhomocystein
Acetylierer, langsamer 98
Acetylsalicylsäure 277, **293 ff.**, *294, 298,* 303, 394
– Dosierung 376
– Elimination, präsystemische 16
– Indikation 376
– Interaktion 377
– – mit Antidiabetika 503
– – mit Cumarinantikoagulanzien 385
– – mit Penicillinen 43
– – mit Schilddrüsenhormonen 509
– – mit Sulfonylharnstoffen 501
– Kenngrößen, pharmakokinetische 31
– Kombination mit
– – Morphin 306
– – Streptokinase 387
– Kontraindikation 376
– Metabolisierung 298
– vor Nicotinsäureeinnahme 585
– Pharmakodynamik 375 f.
– Pharmakokinetik 376
– Resorption 15
– Thrombozytenaggregationshemmung 374 ff.
– Wirkung, unerwünschte 376
Acetyltransferase s. N-Acetyltransferase
Achromycin® 617
Aciclovir **669 f.**, *670*
– Interaktion mit
– – Atovaquon 662
– – Zidovudin 673
Acid 271
Acidose **416 ff.**
– metabolische 418
– respiratorische 417
Acipimox **585 ff.**, *586*
Acitretin **714 f.**, *714*
Aclaplastin® 697
Aclarubicin **684**
– Nebenwirkungen 684
Aclometason **540**
ACNU® 693
Aconitin **799**
Acridinderivate **681**
Acriflavin **681**
Acrolein 691, *691*
– Tabakrauch 802
Acrylnitril **748 ff.**
Acrylnitrilvergiftung 320
ACTH 469, 475, **480 f.**, *480,* **524,** 531
– Freisetzung 474
– – Rhythmus 480
– Indikation 481
– Interaktion 481
– Kontraindikation 481
– Wirkung
– – extraadrenale 481
– – unerwünschte 480 f.
Actilyse® 388
Actinomycin D *696*

Actinomycine **695 f.**
- Wirksamkeit, zellzyklusphasenabhängige **687**
Actosolv® 388
Adalat® 354
Adapalen **715**
Adenin *702*
Adenoidrezeptoren **9 ff.**
Adenoscan® 334
Adenosin **334, 356,** *702*
Adenosinaufnahmehemmer **356**
Adenosin-3',5'-monophosphat, zyklisches s. cAMP
Adenosinrezeptoren
- Blockierung 109
- zentrale 262
Adenylatcyclase **11 f., 54,** 70
ADH s. Vasopressin
Adhyperforin 249
ADI (acceptable daily intake) **725 f.**
Adiuretin s. Vasopressin
Adrekar® 334
Adrenalin **8, 65 f.,** *66,* **74 ff.,** 78, **344 ff.,** 390, 531
- Indikation 345
- Interaktion mit Antidiabetika 501, 503
- Lokalanästhetika-Lösung 183, **185, 189**
- Pharmakodynamik 344 f.
- Reanimation, kardiale 78
- Überempfindlichkeit, Guanethidin-bedingte 97
- Wirkung 79
- – unerwünschte 189
Adrenocorticotropes Hormon s. ACTH
Adrenolytika s. Sympatholytika
β-Adrenolytika s. β-Rezeptorenblocker
Adrenozeptoren **8 ff., 69 ff.**
- kardiovaskuläre, Katecholaminwirkung 345
- Signalübertragung 70 f.
- vermehrte 71
- verminderte 71
α-Adrenozeptoren s. α-Rezeptoren
β-Adrenozeptoren s. β-Rezeptoren
Adriblastin® 697
Adsorbenzien, Interaktion mit
- – Acarbose 504
- – Miglitol 505
Adumbran® 204, 254

Aflatoxin B *794,* **796**
Aflatoxin G *794*
Aflatoxine, Kanzerogenität 806
Agar **447**
Agar-Agar **449**
Agopton® 440
Ah-Rezeptor **6**
AIDS 673 ff.
Ajan® 307
Ajmalin 326, **328 ff.**
Akarizide 776
Akatinol Memantine® 177
Akineton® 153, 457
Akne 550, 554, 556, 717
Aknefug® 680
Akneroxid® 717
Akrodynie 680
Aktionspotential
- kardiales 322
- muskuläres 169
Aktionspotentialdauer, kardiale, Verlängerung 325 f., 332 f.
Aktivität, intrinsische **4**
Aktivkohle 213, 342, 729, 741, 786
Albendazol **663 ff.,** *665*
Albiotic® 621
Albucid® liquidum 630
Alcuronium *171,* **172 ff.**
- Wirkung, unerwünschte 173
Aldactone® 406, 415
Aldehyddehydrogenase 766 f.
Aldehyde **679 f.**
Aldosteron 413, *415,* 420, **524 ff.,** *526*
- Biosynthese 524
- Freisetzung 524
- Wirkung 526
Aldosteronantagonisten 102, 399, **415 f.,** 419
- Wirkung, unerwünschte 415
Aldoxim 773
Aldrin 777, *780,* **781 ff.**
Alendronsäure *517,* **518 f.**
Alexan® 700
Alfacalcidol 521, **522**
Alfentanil **200 f.,** *201,* **281 ff.,** *281*
- Interaktion mit Makroliden 622
Alfospas® 107
Alfuzosin **84 ff.**
Alimix® 458
Alkalicyanide **748 ff.**

Alkalose 416 f.
- metabolische 419
- – hypochlorämische, Thiaziddiuretika-bedingte 406
- respiratorische 417
Alkane **761 f.**
Alkeran® 692
Alkohol(e) (s. auch Ethanol) 116, **679**
- Abhängigkeit 45, **771**
- Desinfektionswirkung **678**
- Einfluß auf die Vasopressinfreisetzung 485
- Interaktion mit
- – Antidiabetika 503
- – Antitussiva 316
- – Barbituraten 199
- – Biguaniden 501
- – Cephalosporinen 611
- – Griseofulvin 652
- – Guaifenisin 318
- – Hypnotika 212
- – Isoniazid 640
- – Nitroimidazolen 661
- – Sulfogaiacol 319
- – Sulfonylharnstoffen 501
- Magensaftsekretion 432
- Schlafbeeinflussung 211
- Tumorinitiation 810
- Wirkung bei Xylolintoxikation 760
Alkoholdehydrogenase 766 f.
Alkoholentzugsdelir 210, 771, **773**
Alkoholentzugssyndrom 44
Alkoholintoleranz **772 f.**
- Cephalosporin-bedingte 607
Alkoholintoxikation 230, 244, 251
Alkoholismus **769**
Alkoholkrankheit **769 ff.**
Alkoholsyndrom, embryofetales 771
Alkyl-4-hydroxybenzoate, Überempfindlichkeitsreaktion 315
Alkylanzien 688, **689 ff.,** 809
- DNA-Veränderung 690
- Resistenzentwicklung 689
- Wirksamkeit, zellzyklusphasenabhängige **687**
Alkylbenzolsulfonate **745 f.**
Alkylbleiverbindung 738
Alkylphosphate 57, **783 ff.**
- Toxizität 786

- Toxizitätswandel 786
- Wirkung
- – an zentralen Neuronen 786
- – muscarinartige 785 f.
- – nicotinartige 786
Alkylphosphatintoxikation 784 ff.
- akute 785 f.
- Antidottherapie 787 f.
- chronische 786
Alkylsulfate 745 f.
Alkylsulfonate 684, 692 f., 745 f.
- Nebenwirkungen 684
Allergen 123, 125
Allergen-Antikörper-Reaktion 125
Allergie 123, 131
Allergische Reaktion 117, 123 ff., 142
- – arzneimittelbedingte 37
- – Histamin-bedingte, Pharmakaangriffspunkte 130
- – Insulin-bedingte 498
- – Lokalanästhetika-Lösung 189
- – Organfunktionsstörung 124
- – Typ I s. Anaphylaktische Reaktion
- – Typ II 126 f.
- – Typ III 127
- – Typ IV 127 f.
- – Zytostatika-bedingte 687
Allethrin 681
Alloferin® 174
Allopurinol 588 ff., 588
- Arzneimittelinteraktion 41
- Indikation 590
- Interaktion 590
- – pharmakokinetische 40
- – mit Urikosurika 590 f.
- Kombination mit Benzbromaron 590 f.
- Pharmakokinetik 589
- Wirkung 589
- – unerwünschte 590
Allylamine 645, 648, 650
Allylestrenol 560 ff., 560
Alna® 86
Alphacid® 644
Alphagan® 93
Alprazolam 254, 254
Alprenolol 86 ff., 90
- Pharmakokinetik 30

Alprostadil 396
Alraune 273
Alrheumun® 294, 300
Alteplas(e) 387, 388
Altinsulin 498 f.
Altretamin 692
Aludrox® 442
Aluminium 724
- Interaktion mit Diphosphonaten 518
Aluminiumeinlagerung 443
Aluminiumhydroxid 442
Aluminiumintoxikation 735, 743 f.
Aluminiumionen, Interaktion 442
Aluminiumoxid 442
Aluminiumphosphat 442
Alupent® 75
Amalgamfüllung 740
Amanita
- muscaria 271, 795
- pantherina 795
- phalloides 793
- verna 793
- virosa 793
Amanitin 794
α-Amanitin 794 f., 794
β-Amanitin 794, 794
Amantadin 150, 153 f., 667
Amaryl® 502
Ambacamp® 605
Ambe 12 363
Ambene® 295
Ambroxol 317, 317
AMCHA 386, 392, 392
- Wirkung, unerwünschte 392
Amcinonid 539 f.
Ameisensäure 763, 774 f.
- Interaktion mit Taurolidin 638
Amezinium 76 ff.
- Wirkung 79
Amfepramon 265, 265
Amfetaminil 77, 80 ff.
Amgico 271
Amidopenicillin 602
- Wirkungsspektrum 602
Amidotrizoesäure 460 ff., 460
Amifostin 692
Amikacin 611 ff.
Amilorid 406 ff., 413 f., 413
- Wirkung am Sammelrohr 414

Aminalkaloide 110
- Pharmakokinetik 113
Amine
- aromatische 724, 802
- – kanzerogene 810 f.
- biogene, Desaminierung 250
- synthetisch hergestellte 76
Amineurin® 240
Aminfunktion, zerebrale, Förderung 236
Aminoaromate, Methämoglobinbildung 755
p-Aminobenzoesäure 20 f., 187
4-Aminobiphenyl, Kanzerogenität 806
γ-Aminobuttersäure s. GABA
4-Aminochinolin-Derivate 656 f., 660
8-Aminochinolin-Derivate 655, 657
Aminoglykoside 178, 408, 611 ff., 624 f.
- Angriffspunkt 598
- Indikation 615
- Interaktion 616
- – mit Foscarnet 675
- – mit Ibandronsäure 519
- – mit Muskelrelaxanzien 175
- – mit Penicillinen 605
- – mit Rifampicin 644
- Kontraindikation 616
- Nebenwirkungen 614
- Nephrotoxizität 614
- Ototoxizität 614
- Resistenzentwicklung 613
- Verteilung 17
- Wirkung 611, 614
- Wirkungsspektrum 612 f.
δ-Aminolävulinsäuredehydratase 735
p-Aminomethylbenzoesäure s. PAMBA
trans-4-Aminomethylcyclohexancarbonsäure s. AMCHA
Aminopan® 483
6-Aminopenicillansäure 599
Aminopenicilline 602 ff.
Aminophenazon 302 ff., 811
Aminophyllin® 109
Aminopterin 631
Aminosäurealkaloide 110
- Pharmakokinetik 113
Aminosäuren, exzitatorische, Antagonisten 157

5-Aminosalicylsäure **450 f.**
– Elimination, präsystemische 16
p-Aminosalicylsäure 420, **638**
– Defekt, pharmakogenetischer 36
– Interaktion mit
– – Antidiabetika 501, 503
– – Rifampicin 644
– – Urikosurika 591
Amintheorie der Depression **236**
Amintransportprotein 67, 95, 114
Amiodaron **326 f.**, *327,* **330, 332 f.**, 585
– Indikation 333
– Interaktion 41, 333
– – mit Colestipol 574
– – mit Colestyramin 574
– – mit Digoxin 344
– Kontraindikation 333
– Pharmakodynamik 333
– Pharmakokinetik 330, 333
– Wirkung, unerwünschte 333
Amiphenazol 274
Amitriptylin 82, 93, 210, **239 ff.**, *240*
Amlodipin **352 ff.**
Ammoidin **716,** *716*
Ammoniak **751, 754**
– Tabakrauch 802
Ammoniumchlorid **317,** *317,* 419
– Wechselwirkung 318
– Wirkung, unerwünschte 318
Ammoniumverbindungen, quartäre **745 f.**
Amnesie
– anterograde **206,** 259
– retrograde 205
Amöbizide 660 f.
Amorolfin **648, 652**
Amotivationssyndrom **273**
amoxi 604
Amoxicillin **602 ff.**
– Helicobacter-pylori-Eradikation 439
– Wirkungsspektrum 602
AMPA-Rezeptor **8 ff.**
Amphenicole **617 ff.**
Amphetamin **74 ff.,** *77,* **80 ff.,** 220, 236, **263 ff.,** *263 f.*
– Abhängigkeit 45, 265
– Ausscheidung, renale 43

– Mißbrauch 265
– Tachyphylaxie 266
– Toleranz 45
– Wirkung 80
– – adrenerge 263
– – dopaminerge 263
Amphetaminderivate 263 ff.
– Abhängigkeit 45
– Arzneimittelinteraktion 42
– Indikation 266
– Pharmakodynamik 263 ff.
– Pharmakokinetik 266
Ampholyte **678, 680**
Ampho-Moronal® 647
Amphotericin B 624, **645 ff.**, 653
– Anwendung, systemische, Nebenwirkungen 647
– Interaktion 41
– – mit Foscarnet 675
– – mit Pentamidin 661
Ampicillin *599,* **602 ff.**
– Eliminationshalbwertszeit, altersabhängige 34
– Interaktion mit
– – Allopurinol 590
– – hormonalen Kontrazeptiva 570
– Wirkungsspektrum 602
Amrinon **346 f.**, *346*
Amsacrin **684, 697,** *697,* 706
– Nebenwirkungen 684
Amsidyl® 697
Amuno® 294, 300
Amygdalin **748**
Amylnitrit 107, 348
AN 1® 77
Anabolika 80, **543 ff.**
– Indikation 548
– Kontraindikation 548
– Wirkung, unerwünschte 546
Anadenanthera peregrina 271
Anämie **358 ff.**
– aplastische 548, 757
– Benzolintoxikation 757
– Chloramphenicol 618
– Foscarnet 675
– hämolytische 95
– makrozytäre 364
– Zytostatika 684
Anästhesie
– dissoziierte 199
– rückenmarksnahe 184
Anaesthesin® 180

Anafranil® 240
Analeptika 213, **273 f.**, 748
Analgetika **276 ff.**, 745
– antiphlogistische 278, 290, **303**
– – Interaktionen 297
– – nichtsteroidale 287
– – Pharmakodynamik 295 ff.
– – Pharmakokinetik 297 ff.
– – Prodrugs 297 f.
– – Verteilung 296, 299
– – Wirkung, unerwünschte 296 f.
– – Wirkungsdauer 300
– – Wirkungsweise 277
– antipyretische 276 ff., 287, **289 ff., 293 ff.**
– – nichtsaure 278, 290, **300 ff.**
– – – Pharmakodynamik 301 f.
– – – Pharmakokinetik 302 ff.
– – – Wirkung, unerwünschte 304
– – Synergismus mit Opioiden 305
– – Wirkungsweise 277
– Einfluß auf die Vasopressinfreisetzung 485
– nach Giftschlangengift 792
– Interaktion mit Ethanol 772
– Mischpräparate **304 f.**
– narkotische 276, **279 ff.**
– – Anwendung 286
– – Indikation 286
– – Pharmakodynamik 279 f., 282
– – Pharmakokinetik 282 f.
– – Wirkung 285
– – Wirkungsweise 276 f.
– nach Nesseltiergiftkontakt 792
– peripher wirkende 276 f.
– Wirkort 276 ff.
– zentral wirkende 276 f.
Analgetikaintoxikation 230, 244, 251
Analoginsulin 494
Analyse, pharmakokinetische **24 ff.**
Anandamide 272
Anaphylaktische Reaktion **125,** 370
– – arzneimittelbedingte **37**
Anaphylaktoide Reaktion 125
Anastil® 318

Anastrozol **558 f.**, *559*
Anco® 294
Ancotil® 651
Ancrod **397**
Andriol® 548
Androcur® 550
Androgen, adrenales 524
Androgene 6, **543 ff.**
– Indikation 547 f.
– Kontraindikation 548
– Substitutionstherapie 547
– Wirkung
– – anabole 546
– – antiöstrogene 547
– – unerwünschte 546 f.
– Überproduktion 525
Andromeda polyfolia 798
Andromedotoxin **798 f.**
Androstendion *543, 551*
– Östrogensynthese 551
Anemet® 118, 455
Anethol **316 ff.**, *317,* 320
Anexate® 206, 213, 256
ANF (atrialer natriuretischer Faktor) 470
Angass® S 443
Angiotensin II, Wirkung 428
Angiotensin-Conversionsenzym **423 ff.**, 427
– Hemmstoffe s. ACE-Hemmstoffe
Angiotensine 6, 423, **423 ff.**
Angiotensin-II-Rezeptor-Antagonisten s. AT$_1$-Rezeptor-Antagonisten
Angiotensin-II-Rezeptoren 428
Angstdämpfung 253 ff.
Anilin, Methämoglobinbildung **754**
Anilinderivate **301**
Anis 320
Anistreplase 386
Antabus® 773
Antabus-Syndrom **773**
Antagonil® 354
Antagonismus
– funktioneller **4**
– kompetitiver **4**
– nichtkompetitiver **4**
Antalon® 227, 231
Antamanid **795**
Antares® 260
Antazida 435, **441 ff.**
– aluminiumhaltige **442 f.**

– Einfluß auf Eisenaufnahme 361
– Interaktion 41
– – mit Acarbose 504
– – mit Antiphlogistika 297
– – mit Azolen 649
– – mit Chinolonen 636
– – mit Diphosphonaten 518
– – mit Isoniazid 640
– – mit Tetracyclinen 617
– magnesiumhaltige 421, 443
– bei Säurevergiftung 745
– Zusammensetzung 442
Antepan® 473
Anthelmintika **662 ff.**
Anthozoa **792**
Anthracen 724
Anthrachinon **448**, *448*
Anthracycline **684, 696 f.**, 706
– Nebenwirkungen 684
– Resistenzentwicklung 689
– Wirksamkeit, zellzyklusphasenabhängige **687**
Anthroposophische Medizin 720 f.
Antiandrogene **549 f.**
– Indikation 550
– Kontraindikation 550
– Wirkung, unerwünschte 549
Antianginosa **347 ff.**
Antiarrhythmika 186, 188, **321 ff.**
– Dosierung 330
– Einteilung 325 f.
– Interaktion mit selektiven Serotonin-Wiederaufnahmehemmern 247
– Klasse I 325 f., **327 ff.**
– Klasse I A 326
– Klasse I B 326, **328 ff.**
– Klasse I C 326, 329 f., **331 f.**
– Klasse II 325 f., **332**
– Klasse III 325 ff., 330, **332 f.**
– Klasse IV 325 ff., **333 f.**
– Pharmakokinetik 329 ff.
– proarrhythmogenes Potential 325
Antibiotika **596 ff.**, 745
– antibakteriell wirkende **597 ff.**
– – – Angriffspunkte 597 f.
– Anwendung, lokale 712
– nach Giftschlangenbiß 792
– nach Nesseltiergiftkontakt 792

Anti-Calcitonin-Antikörper 522
Anticholinergika 108, **109, 440**
– bei Parkinson-Krankheit **155**
– Wirkung, unerwünschte 152 ff.
Anticholium® 58
Antidementiva s. Nootropika
Antidepressiva **235 ff.**
– Amitriptylintyp 242
– antriebsdämpfende 210 f.
– atypische **247 ff.**
– – Indikation 248
– – Interaktion 249
– – Kontraindikation 249
– – Wirkung 247 f.
– – – sedative 248
– – – unerwünschte 248 f.
– Bioverfügbarkeit 241
– Desipramintyp 242
– Dosierung 240, 243
– Elimination 241 f.
– Imipramintyp 242
– Indikation 242 f.
– Interaktion 244
– – mit Röntgenkontrastmitteln 466
– – mit Sertindol 233
– kardiologische Effekte 243
– Kontraindikation 244
– Pharmakodynamik 237 ff.
– Pharmakokinetik 241 f.
– tetrazyklische **237 ff.**
– – Wirkungsprofil 236
– trizyklische 71, 75, 82, 93, 115, 189, **237 f.**
– – Interaktion mit
– – – Ammoniumchlorid 318
– – – Clonidin 93
– – – Hypnotika 213
– – – Katecholaminen 346
– – – Nefopam 307
– – – Serotonin 115
– – Wirkungsprofil 236
– Wirkung 236 f., 239
– – antiadrenerge 243
– – antihistaminische 243
– – antimuscarinische 243
– – thymeretische 236
– – thymoleptische 236
– – unerwünschte 243 f.
– – vegetative 243
– Zielsymptome 242
Antidepressivavergiftung 58

Antidiabetika (s. auch Insulin;
  s. auch Sulfonylharnstoffe)
  491 ff.
– Interaktion 41
– – mit Allopurinol 590
– – mit Pyrazinamid 641
– – mit Röntgenkontrastmitteln
  466
– orale 98, 499 ff.
– – Arzneimittelinteraktion 41
– – Interaktion 503
– – – mit Azolen 649
– – – pharmakokinetische 39
Antidiarrhoika 444 ff.
– Interaktion mit Atovaquon
  662
Antidiuretisches Hormon
  s. Vasopressin
Antidote, chelatbildende 731 ff.
Antidottherapie 728, 730
Antidotum Thallii-Heyl® 735,
  743
Antiemetika 221, 454 ff.
– Wirkung, unerwünschte 457
Antiepileptika s. Antikonvulsiva
Antifibrinolytika 390 ff.
– synthetische 392 f.
Antigestagene 563 f.
Antihistaminika 133 ff., 179, 189
– nach Giftschlangengift 792
– als Hypnotika 210 f.
– Interaktion mit
– – selektiven Serotonin-
    Wiederaufnahmehem-
    mern 247
– – Sulfogaiacol 319
– nach Nesseltiergiftkontakt
  792
Antihypertensiva 64, 102 ff.
– Angriffspunkte 103
– Interaktion mit Neuroleptika
  230
– Kombination 102 f., 105
– Wahl 103 f.
– Wirkung 102
– mit Wirkung auf die Gefäß-
  muskulatur 97 ff.
Antiinfektiva 712
Anti-Insulin-Antikörper 498
Antiklopfmittel 735, 738, 757
Antikoagulanzien 378 ff.
– Interaktion 42
– – mit ACTH 481
– – mit Azolen 649

– – mit Glucocorticoiden 539
– – mit Griseofulvin 652
– – mit Lansoprazol 440
– – mit Metronidazol 661
– – mit Rifampicin 644
– – mit Sulfonamiden 628, 630
– orale 42, 501 f.
– – Interaktion 41
– – – mit Allopurinol 590
– – – mit Colestipol 574
– – – mit Colestyramin 574
– – – mit Fibraten 580
– – – mit Hypnotika 212
– – – pharmakokinetische 39
– – – mit Sulfonylharnstoffen
      501
Antikörper, monoklonale 142
– – gegen CD4 142
Antikonvulsiva 156 ff., 186 f.,
  787
– Indikationsstellung 156
– Interaktion mit
– – Ethanol 772
– – Folsäure 363 f.
– – Mefloquin 658
– – Sertindol 233
– – Vitamin D 521
– Wirkung, sekundäre 157
Antikonzeptiva s. Kontrazeptiva
Antimalariamittel 186
Antimetabolite 697 ff.
Antimuscarinika 455
Antimykotika 645 ff.
– Angriffspunkte an der
  Steroidsynthese 648
– Interaktion mit HMG-CoA-
  Reduktase-Hemmern 578
Antiöstrogene 558 f.
– Indikation 558
– Kontraindikation 559
Antiparkinsonmittel 148 ff., 251,
  788
Antiphlogistika s. auch Analgeti-
  ka, antiphlogistische
– Interaktion mit Sulfonylharn-
  stoffen 501
– nichtsteroidale 278
– – Einfluß auf den Lithium-
    spiegel 43
– – bei Gichtanfall 589
– – Interaktion mit
– – – Ammoniumchlorid 318
– – – Chinolonen 636
– – – Proteinbindung 316

– – Thrombozytenaggrega-
    tionshemmung 374 ff.
– – Ulkusentstehung 434
$\alpha_2$-Antiplasmin 386, 390
Antipyretika s. Analgetika, anti-
  pyretische
Antirheumatika 307 f.
– nichtsteroidale 279
– – Interaktion mit Cumarin-
    antikoagulanzien 385
– – Thrombozytenaggrega-
    tionshemmung 374 ff.
– Wirkung, unerwünschte 310
Antiscabiosum Mago 681
Antiseptika 596
Antispastisch wirksame Sub-
  stanzen 175 ff.
Antisympathotonika 91 ff.
Antithrombin III 373
– Wirkungsverstärkung, Hepa-
  rin-bedingte 379
$\alpha_1$-Antitrypsin 391
Antituberkulotika 638 ff.
Antitussiva 312 ff.
– Interaktion 316
– Kontraindikation 316
– Pharmakodynamik 312 f.
– Pharmakokinetik 314 f.
– Wirkung
– – atemdepressive 313 ff.
– – unerwünschte 314 f.
Antra® 440
Anurie 403
Anxiolyse 115, 253, 255
– Morphin-bedingte 284
Anxiolytika s. Tranquilizer
Apalcillin 602 ff.
– Wirkungsspektrum 602
Apamin 793
Aperamid® 447
Apomorphin 215, 220, 454, 729
Aponal® 240
Apoptose, Chemikalieneinfluß
  810
Appetithemmung, Amphetamin-
  bedingte 263 f.
Appetitsteigerung
– durch atypische Antidepressi-
  va 248 f.
– Cyproheptadin-bedingte 117
Appetitzügler 266
– Abhängigkeit 45
Apranax® 294
Aprindin 326, 328 ff.

## Sachverzeichnis

Aprotinin 386, 390, **391 f.**
– Indikation 392
– Wirkungsweise 391
APSAC **387 f.**
Aptin® 90
Aquaphor® 406
Aquo-Cytobion® 500 363
Arachidonsäure **292**
Arachidonsäuremetabolismus 295
Arachidonsäuremetaboliten **291**
Arbeitsplatzkonzentration, maximale **725**
Arbeitsstoffe, kanzerogene 806
Arbeitsstofftoleranzwert, biologischer **725**
Arcasin® 604
Ardeydystin® 260
Area under the curve **16**
Arecolin *55,* **56**
Aredia® 519
Arelix® 408
$A_1$-Rezeptoren s. Adenosinrezeptoren
Argininhydrochlorid 419
Argipressin **487**
Argyrie **744**
Argyrose **744**
Aricept® 59
Arilin® 661
Arimidex® 559
Aristolochiaarten 719
Arminol® 227, 234
Arndt-Schulz-Regel **720**
Aromate, halogenierte 6
Aromatherapie 719
Arrestin 71
Arrhythmie 78, 90, 321
– Dopexamin 81
– Entstehung 324
– Glucagon 490
– durch herzwirksame Glykoside 335, 340 f.
– Parasympatholytika-bedingte 61
– tachykarde, ventrikuläre 340
Arsen 724
Arsenik **742**
Arsenintoxikation **742**
Arsenoxide **742**
Arsenpentoxid, Kanzerogenität 806
Arsensulfid **742**
Arsentrioxid **742**

– Kanzerogenität 806
Arsenverbindungen **742,** 777
Artane® 153
Artemisiaarten 664
Arteoptik® 90
Arterenol® 76
Arthus-Reaktion, arzneimittelbedingte 37
Articain **180 ff.,** *180*
– Pharmakokinetik 188
Artosin® 502, 773
Arylessigsäuren 294
Arylpropionsäuren 294
Arzneidepot
– intramuskuläres, Resorption **16**
– subkutanes, Resorption **16**
Arzneimittel
– anthroposophische **720 f.**
– in der Schwangerschaft 33
– traditionelle **718**
Arzneimittelallergie **37 f.**
Arzneimittelinteraktion **38 ff.**
– pharmakodynamische **38 f.**
– pharmakokinetische **38 ff.**
Arzneimittelmetabolismus **18 ff.**
Arzneimitteltoxikologie **723**
Arzneimittelwechselwirkung s. Arzneimittelinteraktion
Arzneistoffe, Methämoglobininduzierende 186
5-ASA s. 5-Aminosalicylsäure
Asbest 724
– Kanzerogenität 806
Ascorbinsäure 756
– Wirkung auf die Eisenresorption 360
AscoTop® 118
L-Asparaginase **685, 708**
Aspergillus flavus **796**
Aspirin® 294, 300
Aspirin® protect 377
Aspirinasthma 299
Aspisol® 294
Aspisviper 790
ASS-ratiopharm® 294
Astemizol **135,** *135,* 249
– Interaktion mit Makroliden 622
Asthenopin® 57
Asthma bronchiale 99, 108, 128 f., **137 f.**
– – Prophylaxe 137

– – Stufentherapie **109 f.**
Astonin®-H 526
Astrup-Äquilibrierungsmethode 416
$AT_1$-Rezeptor 428 f.
$AT_1$-Rezeptorantagonisten 102 ff., 336, **428 ff.**
Ataranalgesie **200 f.**
Atarax® 134, 260
Ataxie
– Benzodiazepin 259
– LSD 270
– Primidon 160
Atemwege, $β_2$-Rezeptorenblocker-Wirkung 88
Atenolol **86 ff.,** *87,* 90, 442
– Defekt, pharmakogenetischer 37
Atorvastatin **575, 577,** *577,* **579**
Atosil® 218
Atovaquon 653, **661 f.,** *661*
Atracurium *171,* **172 ff.**
– Wirkung, unerwünschte 173
Atrialer natriuretischer Faktor 470
Atropa belladonna 59, 273
Atropin 55, 57, **59,** *60,* 62, 175, 215, 440
– bei Alkylphosphatintoxikation 786 f.
– bei Cholinesterasehemmervergiftung 57, 786
– bei Digitalisvergiftung 342
– Einfluß auf die Parietalzelle 433
– Indikation 62
– Kombination mit Diphenoxylat 288
– bei Magenspülung 729
– Organempfindlichkeit 60
– Pharmakodynamik 60
– bei Pilzvergiftung 795
– Resorption, gesteigerte 435
– Tollkirsche 273, 799
– Toxizitätswandel von Cholinesterasehemmern 786
Atropin-Scopolamin-Vergiftung 273
Atropinvergiftung 797
– Antidot 730
Atrovent® 60, 62, 109, 137
AUC (area under the curve) **16**
Augmentan® 611
Auranofin **309,** *309*

Aureomycin® 617
Aureotan® 309
Aurintricarbonsäure **735**
Auripigment **742**
Aurorix® 250
Aurothioglucose **309**, *309*
Autacoide **6**
Autoimmunkrankheit 142 f.
Autoimmunreaktion 126
Automobilabgase 746 f., 810
Autoplex® T 389
Autorezeptoren 53, 65, 67
Auxiloson® Dosier-Aerosol 753
AVONEX® 146
Ayahuasca 271
Azactam® 609
Azapropazon, Interaktion mit Cumarinantikoagulanzien 385
Azathioprin **139 f.**, 307, **308 ff.**, **701 f.**, *702*
– Angriffspunkt 139 f., 703
– Interaktion
– – mit Allopurinol 590
– – mit Cumarinantikoagulanzien 385
– – mit Muskelrelaxanzien 310
– – pharmakokinetische 40
– – mit Xanthinoxidasehemmern 310
– Kontraindikation 310
– Rheumatherapie 309 f.
Azidamfenicol **617 f.**
Azidocillin **602 ff.**
Azidose s. Acidose
Azidothymidin s. Zidovudin
Azithromycin **618**, 621
Azlocillin *599*, **602 ff.**
Azole **647 ff.**
– Interaktion 649
– Nebenwirkungen 648
– systemische Anwendung 648 f.
Azosemid **407 f.**, *408*
AZT s. Zidovudin
Aztreonam *598*, **609 f.**
– Wirkungsspektrum **601**
Azulfidine® 451
Azur® compositum 305

**B**

$B_{12}$ »Ankermann«® 363
Bacampicillin **605**
Bach-Blüten 719
Bacitracin **620, 625**, 712
– Angriffspunkt 600
– Wirkungsspektrum 620
Baclofen **176 f.**
Bactrim® 632
Bakterien, nitratreduzierende 435
Baktonium® 680
Baldrian 211
Ballaststoffe 719
Balsalazid **451**
Bamethan **77 ff.**
Bamipin **134**, *134*
Banisteriopsis caapi 271
Barazan® 635
Barbital **209**, *209*, 211
Barbiturate 157, *157*, **198 f.**, 202, 210, 212, 783, 787
– Abhängigkeit 45, 210
– Absorption durch Kohle 446
– Atemzentrumshemmung 417
– Ausscheidung, renale 43
– Biotransformation 199
– Defekt, pharmakogenetischer 36
– Einfluß auf die Vasopressinfreisetzung 485
– Gewöhnung 211
– Interaktion 199
– – mit Ammoniumchlorid 318
– – mit Antidiabetika 501, 503
– – mit Cumarinantikoagulanzien 385
– – mit Ethanol 772
– – mit Glucocorticoiden 539
– – mit Griseofulvin 652
– – mit hormonalen Kontrazeptiva 42, 570
– – pharmakodynamische 39
– – mit Rifampicin 644
– – mit Sulfogaiacol 319
– – mit Tetracyclinen 617
– Kontraindikation 199, 212
– Pharmakodynamik 198
– Pharmakokinetik 199
– Resorption, verminderte 435
– Toleranz 45
– Wirkung 198
Barbituratvergiftung **213**

Bariumsulfateinlauf **459 ff.**
Basisprüfung, toxikologische **725**
Bateman-Funktion **26**
Batrafen® 652
Batrax® 625
Batroxobin **397**
BAT-Wert (biologischer Arbeitsstofftoleranzwert) **725**
Baumwolle 724
Baycaron® 403
Baycillin® 604
Baymycard® 354
Baypen® 605
$B_{12}$-Depot-Hevert Injektionslösung 363
Beclometason 138, **529 ff.**, *529*, **540**
Beclometasondipropionat 110
Befunolol 90
Beizen 774
Beloc® 90
Bemegrid 274
Bendamustin **692**
Benecol® 573
Benfofen® 294
Benny 264
Benorilat **298**, *298*
Benperidol **227**, **231**, *231*
Benproperin **313 f.**, *313*
Benserazid **150 ff.**, *150*
Bentonit SF 779
ben-u-ron® 301
Benzaknen® 717
Benzalkonium **680**
Benzamide 116, 217, **234 f.**
Benz[a]pyren *807*, 810
– Interaktion, pharmakokinetische 42
Benzbromaron **588**, **590 f.**, *591*
– Kombination mit Allopurinol 590 f.
Benzidin, Kanzerogenität 806
Benzimidazolderivate **665 f.**
Benzin-Intoxikation **761 f.**
Benzisoxazole 217, **232 f.**
Benznidazol 653, **661**
Benzocain **179 ff.**, *180*
Benzochinon 724
Benzodiazepinantagonist 206, 208, 213
Benzodiazepine 156 f., **162**, 189, 202, **203 ff.**, 212, **253 ff.**, 765
– Abhängigkeit 257, 259

- Abhängigkeitspotential 206
- bei Alkoholvergiftung 773
- bei Alkylphosphatvergiftung 787
- Antagonisten 256
- Ataranalgesie 200
- Biotransformation 206
- Eliminationshalbwertszeit 257
- Entzugssymptome 206 f., 259
- als Hypnotika 204, 207
- Indikation 207, 257
- Interaktion 257, 259
- – pharmakodynamische 39
- – mit selektiven Serotonin-Wiederaufnahmehemmern 247
- Kontraindikation 259
- Metabolisierung 256 f.
- bei Organochlorinsektizidvergiftung 783
- paradoxe Effekte 206
- Pharmakodynamik 205 f., 253 ff.
- Pharmakokinetik 206 f., 256 f.
- Schlafmusterbeeinflussung 206
- Wirkung 205, 253
- – GABA-mimetische 205
- – unerwünschte 206, 257
Benzodiazepinintoxikation 213
Benzodiazepinmißbrauch 259
Benzodiazepinrezeptoren 205, 255 f.
Benzoesäure 680
Benzol 724, *758*
- Kanzerogenität 806
- Metabolismus 758
- Tabakrauch 802
- Toxizität 759
Benzolhomologe 759 ff.
Benzolintoxikation 757, 759
Benzothiadiazine 104, 399, 403 ff.
- Pharmakodynamik 404 ff.
- Pharmakokinetik 406 f.
- Wirkung, unerwünschte 406
- Wirkungsmechanismus 404
Benzothiazepin 355 f.
Benzoylbenzoat 681
Benzoylperoxid 717, *717*
Benzylalkohol 776
Benzylpenicillin 602 ff.
Benzylpenicillin-Benzathin 604

Benzylpenicillin-Clemizol 604
Benzylpenicillin-Procain 604
Benzylpyrimidine 631 ff.
Bephenium 666
Berinin® HS 389
Beriplast® 389
Beriplast® Combi Set HS 390
Beriplex® P/N 389
Berlicetin® 618
Berliner Blau *733*, 743
Berlinsulin H 494
Berlocid® 632
Berlocombin® 632
Berolase® 774
Berotec® 75, 137
Berufskrankheiten 724
Beryllium 724
Berylliumintoxikation 735
Bespar® 260
Betabactyl® 605, 611
Betablocker s. β-Rezeptorenblocker
betadrenol® 90
Betaferon® 146
Betainhydrochlorid, Magensäuresubstitution 432
Betaisodona® 679
Betamann® 90
Betamethason 528 ff., *528,* 540
Betamethasondipropionat, Wirkungsstärke, antiphlogistische, relative 713
Betamethasonvalerat, Wirkungsstärke, antiphlogistische, relative 713
Betaxolol 90
Bethanechol *55,* 56, 57
Betoptima® 90
Bezafibrat 579, 583 f., *583*
B$_{12}$-Horfervit® 363
Bicalutamid 549 f., *549*
Bicarbonat-Kohlensäure-Puffer 416
Bicarbonatresorption, renal-tubuläre 400
Bicolon® 450
Bicucullin 215, 274
Bidocef® 608
Bienen 793
Bifiteral® 449
Bifomyk® 649
Bifonazol 647, 649
Biguanide 499, 501, 655, 659
- Kontraindikation 501

Bikalm® 207
Biklin® 615
Bilirubinencephalopathie 628, 630
Bilirubinstoffwechsel, Sulfonamid-Wirkung 628
Bilirubin-UDP-glucuronosyl-transferase-Defekt 36 f.
Biliscopin® 461
Biloptin® 460
Bilsenkraut 59, 273
Biltricide® 666
Binotal® 604
Bioäquivalenz 17
Biofanal® 647
Biologischer Arbeitsstofftoleranzwert 725
Biotransformation s. Metabolismus
Bioverfügbarkeit 16, 27, 30
- systemische 16
Bipensaar® 604
Biperiden *150,* 153, 155, 457
Biperidin 215
Biphenyle, polyhalogenierte 810
Bisacodyl 448 f., *448*
Bis(chlormethyl)ether *807*
Bismofalk® 443
Bismutcitrat 443 f.
Bismutintoxikation 743 f.
Bismutnitrat 443 f.
Bismutsalicylat 443 f.
Bismutsalze 443 f.
Bismutsubsalicylat-Steigerwald 443
Bisolvon® 318
Bisoprolol 86 ff., *87,* 90, 104
Bispyridiniumverbindungen 778 f.
Bithionol 663, 667
Bittersüß 798
Biviol® 569
Black leg 383
Blähungen
- Acarbose 504
- durch HMG-CoA-Reduktase-Hemmer 575
Blausäure 748 ff.
Blausucht 755
Blei 724
- Toxizität 738
Bleiintoxikation 733 f., 735 ff.
- akute 736
- chronische 736

Bleikolorit 736
Bleikrise 738
Bleisaum 738
Bleitetraethylintoxikation **738**
Bleitetramethylintoxikation 738
BLEO-cell 708
Bleomycin 585, 685, **686, 707 f.**, *707*, 808
– Nebenwirkungen 685
– Resistenzentwicklung 689
– Wirksamkeit, zellzyklusphasenabhängige **687**
Bleomycinsulfat 707
Bleomycinum Mack 708
Blitz-Nick-Salaam-Krämpfe 162
Blockade, neuromuskuläre, Antagonisierung 175
β-Blocker s. β-Rezeptorenblocker
Blumentiere **792**
Blutalkohol **766**
Blutegel 382
Blutersatzmittel **366 ff.**
Blutgerinnung
– Hemmstoffe, physiologische 373
– plasmatische 372 f.
Blutgerinnungsfaktor X **372 ff.**
Blutgerinnungsfaktoren **372 ff.**
– Halbwertszeiten 389
– Vitamin-K-abhängige, Phytomenadion-Wirkung 383 f.
Blutgerinnungsfaktorenkonzentrat 389
– Initialdosis 389
Blutgerinnungskaskade 373
Blutgerinnungsstörung, Schlangengift-bedingte 790 f.
Blut-Hirn-Schranke **18**
Blut-Liquor-Schranke 18
Blutprodukte **366 f.**
Blutstillung **390 f.**
B-Lymphozyten 121 ff.
Bocksdorn **798**
Boletus satanas 796
Bonamine® 455
Bondiol® 522
Bondronat® 519
Bonefos® 518
Boro-Scopol® 62
Borsäure 712
Bothropsarten 789
Botox® 178
Botulinus-Antitoxin Behring 797

Botulinustoxin 51, 169, **177 f.**, **796 f.**
– Toxizität 797
Botulismus **797**
Botulismus-Antitoxin **797**
Bowditch-Mechanismus **335**
Bradykinin 6, 290, 292, 425, 427
Braunol® 679
Braunovidon® 679
Brechreflex 453 f.
Brechwurzel 453
Breite, therapeutische **5**
Brevimytal® 197
Brezellauge 743
Bricanyl® 82, 137
Brillenschlange 789
Brimonidin 93
Briserin® 96
Brivudin **669**
Bromazepam **254**, *254*
Bromhexin **316 ff.**
Bromide **163**, 211
Bromismus **163, 211**
Bromocriptin **110**, *111*, **152 f.**, 215, **477**, *478*, **479 f.**
– Interaktion mit Pseudoephedrin 479 f.
– Kontraindikation 479
Bromperidol **227, 231**, *231*
Broncholyse 75
Bronchosekretolytika **316**
Bronchospasmolytika 62, 82, 107 ff., 137
Brotizolam **204 f.**, *204*
Brufen® 294, 300
Bryonidin **799**
Bryonin **799**
Bryonol **799**
Buchenholzstaub, Kanzerogenität 806
Buchsbaum **798**
Bucindolol 91
Budesonid 110, 138, **529 ff.**, *529*, 537
– Pharmakokinetik 540
Bufadienolide 336
Bufedil® 396
Buflomedil *394*, **395 f.**
Bufotenin 269, **271**, *271*
Bupivacain **179**, 287
– Pharmakokinetik 188
Bupranolol **89 f.**, 90
Buprenorphin 279, **281 ff.**, *281*

Buscopan® 60, 62
Buserelin **473**
Buspiron 115, 117, 215, 251, 253, **260 f.**, *260*
– Arzneimittelinteraktion 41
Busulfan **684, 686,** *688*, **692 f.**, *693*
– Nebenwirkungen 684
Butamirat **313 ff.**, *313*
Butanol **776**
Butazolidin® 295, 300
Buteridol® 231
Butetamat **313 f.**, *313*
Butoxyl **776**
Butylacetat **776**
Butylglykol **776**
Butylglykolacetat **776**
N-Butylscopolamin **59**, *60*, 62, 106
– Indikation 62
Butyrophenone 152, 217, 222, 228, **230 ff.**
– Indikation 232
– Interaktion mit Bromocriptin 480
– Metabolisierung 232
– Pharmakodynamik 230
– Pharmakokinetik 230 ff.
– Wirkung, unerwünschte 232
Butyrylcholinesterase 173
Buxenin **798**
Buxin **798**
Buxinidin **798**
Buxomegin **798**
Buxus sempervirens 798
Bykomycin® 615


C

$C_{max}$ **16**
$C_{ss}$ (Steady-state-Konzentration) **28 ff.**
$Ca^{2+}$-ATPase 344
CABASERIL® 153, 477
Cabergolin **153, 477**, *478*, **479 f.**
Cadmium 724
– Tabakrauch 802
Cadmiumintoxikation 734, 741
Cadmiumoxid **751 ff.**
Cäsiumintoxikation 735
Calcifediol 521, **522**
Calciferole **520 ff.**
Calcimonta® 523

Calcineurin 140
Calciparin® 381
Calcitonin 514f., 522f., *522*
– Antikörperbildung 522
– Indikation 523
– Interaktion 523
– Magensäuresekretionshemmung 434
– Wirkung 522
– – Escape-Phänomen 522
– – unerwünschte 522f.
Calcitriol s. 1,25-Dihydroxycholecalciferol
Calcium 753
– Interaktion mit Diphosphonaten 518
– Zufuhr, intravenöse 516
Calcium Vitis 734
Calciumantagonisten s. Calciumkanalblocker
Calciumasparaginat 523
Calciumcarbonat 442, 523
Calciumchlorid 523
Calciumdinatriumedetat *732, 734*, 738
Calciumgluconat 419, 421, 523
Calciumionen, Magensäuresekretion 433
Calciumkanäle 12
– spannungsregulierte 168
Calciumkanalblocker 102, 104f., 186, 188, 325ff., 333f., 348, 352ff.
– Interaktion mit
– – Muskelrelaxanzien 175
– – mit β-Rezeptorenblockern 334, 355
– Wirkung
– – koronardilatierende 352f.
– – unerwünschte 334
– – vasorelaxierende 333
Calciumkonzentration, intrazelluläre 346, 349
Calciumlactat 523
Calciumoxalatnierensteine 590
Calciumphosphat 523
Calcium-Resonium® 419
Calcium-Sensitizer 336f., 347
Calciumstoffwechsel 514ff.
Calciumtransportprotein 520
Calciumtrinatriumpentenat *732, 734*, 738, 744
Calmodulin 12
cAMP 54, 70, **72**, 109, 137, 346

Camphen **798**
cAMP-Phosphodiesterase-Hemmstoffe 137
cAMP-Phosphodiesterase-Hemmung 108f.
Campral® 774
Campto® 707
Camptotheca acuminata 706
Camptothecin 706
Canapa 271
Candesartan *429*
Candesartan-Cilexetil *429*
Candidose 649
Candio-Hermal® 647
Canesten® 649
Cannabinoidrezeptoren 272
Cannabis **272f.**
– Abhängigkeit 45
– Entzugssymptome 273
– Nebenwirkungen 272f.
– sativa 271f.
Canrenoat 415f., *415*
Canrenon 406, **415**, *415*
Capillary-leakage-Syndrom, Unterdrückung 368
Capreomycin **638**
Captopril 104, **425ff.**, *426,* 442
Carbacepheme *598,* 609
Carbachol 55, *55,* 797
– Indikation 57
Carbamate 211, 784, **788f.**
Carbamazepin 156ff., **159ff.**, *160,* 164f.
– Interaktion 41
– – mit Cimetidin 438
– – mit Cumarinantikoagulanzien 385
– – mit Felbamat 165
– – mit Isoniazid 640
– – mit Lamotrigin 164
– – mit Makroliden 622
– – pharmakokinetische 42
– – mit selektiven Serotonin-Wiederaufnahmehemmern 247
– – mit Sertindol 233
– Wirkung, unerwünschte 160
Carbaminsäureester 57, 784ff., **788f.**
Carbapeneme *598,* **608, 610**
Carbaryl 777, **788f.**, *788*
Carbenicillin *599,* **602ff.**
Carbenoxolon 420
Carbidopa **150ff.**, *150*

Carbimazol *510,* **511**
Carbo medicinalis s. Kohle
Carboanhydrase 400
Carboanhydrasehemmer **399ff.**
– Indikation 401
– Pharmakodynamik 400f.
– Wirkung, unerwünschte 401
Carbocistein **317ff.**, *317*
Carbocromen **355**
Carbogen 728, 748
Carbonylchlorid **753**, 762, 765
Carboplat® 694
Carboplatin **684, 686, 692ff.**
– Nebenwirkungen 684
Carbostesin® 180
Carboxamidopenicilline **602ff.**
Carboxypenicilline **602ff.**
Carbromal 211
Carbutamid 773
Cardenolide 336
Cardenolidglykoside **798**
Cardular® 86
Carisoprodol **177**
Carminativa **450**
Carmubris® 693
Carmustin **686, 692f.**
Carrageen **447**
Carteolol 90
Carvedilol **91**, *91*
Casodex® 550
Cassadan® 254
CAST-Studie 326
Catapresan® 92, 773
Catharanthus roseus 704
Cebil 271
Cecenu® 693
Cedur® 584
Cefaclor **607f.**
Cefadroxil **607f.**
Cefalexin **607f.**
Cefaloridin 607
Cefalotin 607
Cefamandol **607**, 609, 773
Cefazedon **607, 609**
Cefazolin **607, 609**
Cefdixen® 609
Cefepim **607, 609**
Ceferro® 361
Cefetamet-pivoxil **607f.**
Cefixim **607f.**
Cefmenoxim **607, 609**, 773
Cefmetazol **607**
Cefobis® 609
Cefodizim **607, 609**

Cefoperazon **607, 609,** 773
Cefotaxim **607, 609**
Cefotetan **607,** 773
Cefotiam **607, 609**
Cefotiam-hexetil **607**
Cefoxitin *598,* **607, 609**
Cefpirom **607, 609**
Cefpodoxim **607**
Cefpodoxim-proxetil **607 f.**
Cefprozil **607 f.**
Cefradin **607**
Cefrom® 609
Cefsulodin **607**
Ceftazidim **607, 609**
Ceftibuten **607 f.**
Ceftix® 609
Ceftizoxim **607, 609**
Ceftriaxon **607, 609**
Cefuroxim **607, 609**
Cefuroxim-axetil **607 f.**
cellblastin 704
CellCept® 142
cellcristin 704
Ceolat® 450
Cephalosporine *598,* **601 f., 605 ff.,** 625
– Angriffspunkt 598, 600
– 1. Generation 606 f.
– 2. Generation 606 f.
– 3. Generation 606 f.
– 4. Generation 606 f.
– Indikation 611
– Interaktion 611
– – mit Atovaquon 662
– – mit N-Acetylcystein 318
– – mit Urikosurika 591
– Kontraindikation 611
– Kreuzallergie mit Penicillinen 607
– Nebenwirkungen 608
– Nephrotoxizität 408, 606
– parenteral applizierbare 607, 609
– peroral applizierbare 607 f.
– Pharmakokinetik 607 ff.
– Wirkung 606 f.
– Wirkungsspektren **601 f.,** 606
Cephamycine *598,* **605 ff.,** 609
– Nebenwirkungen 608
Cephoral® 608
Ceporexin® 608
Cerivastatin **575, 577,** *577,* **579**
Certomycin® 615
Certonal® 106

Certoparin 382
Cesol® 666
Cetal® 107
Cetirizin **135,** *135,* 136
Cetylpyridinium **652, 680**
Charas 271
Charge 271
Cheese-effect 250
Chelatbildner 385, **731 ff.,** 744
Chemikalien
– kanzerogene **805 ff.**
– Tumorinitiation **807 ff.,** 810
Chemikaliengesetz 727
Chemorezeptoren 114
Chemotherapeutika **596**
– Anwendung, lokale 712
Chenodeoxycholsäure **453,** *453*
Chenofalk® 453
Chenopodiumarten 664
Chibro-Timoptol® 90
Chinarinde 432, 653
Chinidin **326 ff.,** *327,* 778
– Defekt, pharmakogenetischer 36
– Effekt, paradoxer 329
– Indikation 329
– Interaktion 40 f., 329
– – mit Cimetidin 438
– – mit Digoxin 43, 343
– Kontraindikation 329
– Wirkung, unerwünschte 329
Chinidin-Duriles® 330
Chinidin-retard-Isis® 330
Chinidinum sulfuricum 330
Chinin **653 ff.,** *654*
– Interaktion mit
– – Digoxin 344
– – Halofantrin 658
– Nebenwirkungen 655
– Wirkung 654 f.
Chininintoxikation 655
Chininum hydrochloricum 656
Chinolone **629, 633 ff.,** 638
– Angriffspunkt 598
– Indikation 636
– Interaktion 636
– – mit Aluminiumionen 442
– Kontraindikation 636
– Neurotoxizität 635
– Pharmakokinetik 635
– Wirkung 634 f.
– – unerwünschte 634 f.
– Wirkungsspektrum 629

Chlor **679**
Chloraldurat® 209
Chloralhydrat 189, **209 f.,** **212,** 763
– Biotransformation 20 f.
– Kontraindikation **212**
Chlorambucil 307, **686, 692**
Chloramphenicol 158, **612 f., 617 ff.,** *617*
– Angriffspunkt 598
– Defekt, pharmakogenetischer 36
– Eliminationshalbwertszeit, altersabhängige 34
– Indikation 619
– Interaktion 619
– – mit Antidiabetika 501, 503
– – mit Cephalosporinen 611
– – mit Chinolonen 636
– – mit Lincosamiden 622
– – mit Methotrexat 698
– – mit Penicillinen 605
– Kenngrößen, pharmakokinetische 31
– Kontraindikation 619
– Nebenwirkungen 618
– Pharmakokinetik, Lebensaltereinfluß 33
– Wirkungsspektrum 612 f.
p-Chloramphetamin 115
Chlorate, Methämoglobinbildung **754**
Chlorcyclizin, Interaktion mit hormonalen Kontrazeptiva 570
Chlordiazepoxid 207, **253 ff.,** *258*
Chlorethiazol *773*
Chlorgas **751 ff.**
Chlorhexamed® 681
Chlorhexidin **678, 681**
Chlormadinon **560 ff.,** *560*
Chlormadinonacetat **564 ff.**
Chlormethan **763**
Chlormezanon **177**
Chloroform 192, **762 ff.**
Chlorophore **679**
Chloroquin **308 ff.,** 653, *654,* **656 f.,** 661
– Interaktion 657
– Kontraindikation 657
– Plasmodium-falciparum-Resistenz 656
– Wirkung, unerwünschte 310

Chlorothiazid **403 ff.**, *403*
Chlorotrianisen **554 ff.**, *554*
Chlorphenole **680**
Chlorphenotan **780 ff.**, *780*
Chlorphenoxamin **134**, *134*
p-Chlorphenylalanin 115
m-Chlorphenylpiperazin 248
Chlorpromazin 215, 218, *218*, **223 ff.**, *223*, 442
– Abbau 226
Chlorpropamid, Interaktion mit Vasopressin 487
Chlorprothixen **224 ff.**, *224*
Chlorquinaldol **652**
Chlortalidon **403**, *403*
Chlortetracyclin **617**
Chlorwasserstoff **751 ff.**
Chlorzoxazon **177**
Cholagoga **452**
Cholangiographika **466**
Cholecalciferol s. Vitamin $D_3$
Cholekinetika **452**
Cholera 444
Choleratoxin 12
Choleretika **452**
Cholestabyl® 574
Cholesterin *525, 573*
– Aldosteron-Biosynthese 524
Cholesterinkonzentration im Serum 507 f., *572*
Cholesterinlöslichkeit in der Galle 453
Cholesterinsynthesehemmer **575 ff.**
Cholesterinsynthesehemmung 453
Cholinacetyltransferase 49, 167
Cholinesterase 51 ff., 168
– Alterung 788
– im Schlangengift 790
Cholinesteraseaktivität 786
Cholinesterasedefekt **36 f.**
Cholinesterasehemmer **57 ff.**, 171 f., 175, 268, **784 ff.**
– bei Alzheimer-Krankheit 267
– Indikation 58
Cholinesterasehemmervergiftung 57
Cholinesterasehemmung 149, **784 ff.**
Cholsäure *453*
Chondroprotektiva 311
Choragon® 477

Choriongonadotropin **475 ff.**, 531
– Kontraindikation 479
– Nebenwirkungen 478
Chrom 724
Chromintoxikation **743**
Chromverbindungen, Kanzerogenität 806
(+)-trans-Chrysanthemumsäure 789
Chrysiasis corneae 310
Churg-Strauss-Syndrom 109
Ciatyl® 224, 227
Ciatyl-Z® 224, 227
Cibacalcin® 523
Cicletanin *97*, **101**
Ciclopirox **652**
Ciclosporin 132, **139 ff.**, 624
– Elimination, präsystemische 16
– Interaktion 41
– – mit Azolen 649
– – mit Foscarnet 675
– – mit HMG-CoA-Reduktase-Hemmern 578
– – mit Makroliden 622
– – mit Rifampicin 644
– Pharmakodynamik 140 f.
– Pharmakokinetik 141
– Wirkung, unerwünschte 141
Cidofovir **668 f.**, *670*
Cilastatin, Wirkungsspektrum 601 f.
Cilest® 568
Cimehexal® 436
Cimetidin 43, 433, **435 ff.**, *436*
– Arzneimittelinteraktion 40 f.
– Interaktion 437 f.
– – mit Aluminiumionen 442
– – mit Antidepressiva 244
– – mit Mebendazol 665
– – mit Terbinafin 650
– bei Vergiftung 730
– Wirkung, unerwünschte 437
Cinchonismus 329, 655
Cineol 320
(+)-Cinerolon 789
C1-Inhibitor 391
Cinnacet® 107, 355, 397, 455
Cinnarizin **107**, **352**, **355**, **397**, 455
Cinoxacin **633 ff.**
Cinoxacin® 635
Cipramil® 245

Ciprobay® 635
Ciprofloxacin **633 ff.**
– Interaktion 41
– – mit Aluminiumionen 442
Cisaprid 116 f., 249, *456*, **458**
– Interaktion mit Makroliden 622
Cisatracurium **174**
Cisplatin 118, 624, **684**, **686**, *688*, **692 ff.**
– Interaktion mit Foscarnet 675
– Nebenwirkungen 684, 693
Citalopram **241**, **244 ff.**, *245*
Citrat 385
Citronensäure, Magensäuresubstitution 432
CL (systemische Clearance) **27 ff.**, **30 f.**
$CL_D$ (Dialysance) 35
Cladribin **685 f.**, *702,* **703 f.**
– Nebenwirkungen 685
– Wirksamkeit, zellzyklusphasenabhängige 687
Claforan® 609
Clamoxyl® 604
Clarithromycin **618**, **621**
– Helicobacter-pylori-Eradikation 439
– Interaktion mit
– – Digoxin 344
– – Rifabutin 644
Claversal® 451
Claviceps purpurea 110
Clavulansäure **610 f.**, *610*
Clearance
– blutflußabhängige 28
– blutflußunabhängige 28
– bronchiale 318
– hepatische **27 f.**
– pulmonale **27 f.**
– renale 23, **27 f.**
– systemische **27 ff.**, **30 f.**
Clemastin **134**, *134*
Clemizol-Penicillin »Grünenthal« ® 604
Clenbuterol *75*, **80**, 108
Clexane® 382
Clinafloxacin **634 ff.**
Clindamycin 175, **621**, *621*
– Malariaprophylaxe 659
Clinovir® 562
Clioquinol **652**
Clitocybearten 795

Clivarin® 382
Clobazam **159, 253 ff.**, *254*
Clobetasolpropionat, Wirkungsstärke, antiphlogistische, relative 713
Clobutinol 313 f., *313*
Clodronsäure *517,* **518**
Clofazimin **644**
Clofibrat **579 ff.**, *581*
– Interaktion mit
– – Antidiabetika 501, 503
– – L-Thyroxin 509
– – Rifampicin 644
Clofibrinsäure **579**
Clomethiazol 44, **209 f.**, *209, 773, 773*
– Wirkung, unerwünschte 210
Clomifen *478,* **559**
– Kontraindikation 479
– Nebenwirkungen 478 f.
Clomipramin 186, *240*
Clonazepam 157, **159**, 162
Clonidin 78, **91 ff.**, *92,* 102, 105, 773
– Interaktion mit Antidiabetika 503
– Wirkung
– – analgetische 93
– – unerwünschte 93
Clont® 661, 773
Clopenthixol **224 ff.**, *224*
Clopidogrel **377,** *377*
– Thrombozytenaggregationshemmung 374 f.
Cloprednol **529 ff.**, *529*
– Pharmakokinetik 540
Clorgilin 69
Clorina® 679
Clostebol **545 ff.**, *545*
Clostridium
– botulinum **796**
– difficile 622, 624
– tetani **797**
Clotiazepam **254**, *254*
Clotrimazol **647 ff.**, *648*
Cloxiquin **652**
Clozapin 116, 215, **224 ff.**, *224*
– Wirkung
– – antipsychotische 225
– – neuroleptische, atypische 225
Clozapintherapie, Vorsichtsmaßnahme 228
Cnidaria-Gift **792**
CNU *688,* **693**

Coagulin 790
Cobalamine s. Vitamin $B_{12}$
Cobaltverbindungen als Antidote **750**
Cobaltintoxikation 733
Cocablätter 179
Cocain 74 f., 82, 116, 179, 187, *264,* **266**
– Abhängigkeit 45
– Wirkmechanismus 82
Cocainabusus 189
Codein **281 ff.**, *281,* **312 ff.**, *312*
– Interaktion mit Monoaminoxidasehemmern 316
– Überempfindlichkeit 315
– Wirkung
– – atemdepressive 313
– – unerwünschte 314
Codeinphosphat in Mischpräparaten 305
Codicaps® 314
$Co_2$-EDTA **750**
Coffea arabica 261
Coffein 72, 113, 215, **261 ff.**, *262,* 306, 800
– Antidot 262
– Einfluß auf die Vasopressinfreisetzung 485
– Interaktion 41
– – mit Chinolonen 636
– – mit Cimetidin 438
– Magensaftsekretion 432
– in Mischpräparaten 305
– Wirkung, unerwünschte 262
Cognex® 59
CO-Hämoglobin, Raucher 746, 803
Cohoba 271
Cola nitida 261
Colazid® 451
Colchicin 589, **591 f.**, *592,* 704, **798**
– Wirkung 591
– – unerwünschte 592
Colchicinintoxikation 592
Colchicum autumnale 798
Colchicum Dispert® 592
Colestid® 574
Colestipol **573 f.**, *574*
– Interaktion 574
colestyr ct® 574
Colestyramin 342, **452, 573 f.**, *573*
– Interaktion 574

– – mit Acarbose 504
– – mit Cumarinantikoagulanzien 385
– – mit Eisensalz 361
– – mit Schilddrüsenhormonen 509
– bei Vergiftung 730
– Vitamin-D-Resorptionsstörung 521
Colimune® 133
Colistin 175, **624 f.**
Combactam® 611
Combaren® 285
Combi Set HS 389
COMT s. Katechol-O-methyltransferase
Comtess® 154
COMT-Hemmer 152, 154
Conceplan® 568
Concor® 87, 90
Condrosulf® 311
Congo 271
Conn-Syndrom 525
Conray® 460
Contergan® 211
Convallaria majalis 336, 798
Coprin **772 ff.**
Coprinus atramentarius 773
Coramedan® 344
Corangin® 351
– Nitrospray 351
Cordarex® 330, 333
Cordes VAS® 715
Coro-Nitro® Pumpspray 351
Corotrop® 347
Corpus striatum 148 f.
Corsodyl® 681
Cortex
– chinae 432
– frangulae 448
Corticoidrezeptor **527**
Corticoliberin **473 f.**
Corticorelin **473 f.**
Corticosteroidbindungsglobulin 537
Corticosteroide
– Interaktion mit
– – Hypnotika 212
– – Protirelin 474
– – Rifampicin 644
Corticosteron **524**
Corticotropin s. ACTH
Cortisol **524**, *525,* **528 ff.**, *528,* **540**

- Arzneimittelinteraktion 41
- Biosynthese 525
- Stoffwechselwege 537
- Wirkungsstärke, antiphlogistische 713

Cortisolproduktion, Regulation 524
Cortison **524, 528 ff.**, *528,* 712
- Pharmakokinetik 540

Corvaton® 351
Co-Tetroxazin **630, 632**
Cotinin 800, *801*
Cotransmission **47**
Co-trim® 632
Co-Trimoxazin **632**
Co-trimoxazol 189, **629 f.**, **632**
- Interaktion mit
- - Cumarinantikoagulanzien 385
- - Lamivudin 674
- Wirkungsspektrum 629

Coversum® 427
Cranoc® 579
Craving **774**, 804
CRH s. Corticoliberin
CRH Ferring 473
Crigler-Najjar-Syndrom **36 f.**
Crixivan® 677
Cromakalim **97**
Cromoglicinsäure 109, **132**, *133*
Crotamitex® 681
Crotamiton **681**
CSF (Kolonie-stimulierende Faktoren) **122 ff., 144 f.**
Cumarinantikoagulanzien **383 ff.**
- Indikation 385
- Interaktion 385
- - mit Acetylsalicylsäure 377
- - Pharmakodynamik 384
- - Pharmakokinetik 384
- - Überdosierung 393
- - Wirkung, unerwünschte 384
- - Wirkungsweise 383

Cumarine 158
- Harnsäurespiegelsenkung 589
- Interaktion mit
- - Antidiabetika 501, 503
- - Glucagon 491

Cumarin-Nekrose 384
Curantyl N® 356
Curling-Effekt 651
Cushing-Syndrom 525

- Glucocorticoidtherapie-bedingtes 535

Cyanid, Toxizität 749
Cyanidintoxikation **748 ff.**
- Antidot 730
- bei Nitroprussidnatriumtherapie 101

Cyanmethämoglobin 749
Cyanocobalamin **361 ff.**
Cyanwasserstoff, Tabakrauch 802
Cyclamat, Interaktion mit Lincosamiden 622
Cyclandelat **107**
Cyclobuxin **798**
Cyclofenil *478,* **559**
- Kontraindikation 479

Cycloguanil 653, **656, 659,** *659*
Cyclohexan **776**
Cyclooxygenase 375
Cyclooxygenase 1 279, **291 f.,** 298
Cyclooxygenase 2 **279,** 291, 298
Cyclooxygenase-2-Hemmer, hochselektive 297
Cyclooxygenasehemmer 279, 290 f., 293, 296, **374 ff.**
Cyclophilin-Ciclosporin-Komplex 140
Cyclophosphamid **139, 307 ff.,** **686,** *688,* 692
- Aktivierung 691 f.
- Interaktion mit Vasopressin 487

Cyclo-Progynova® 563
Cyclopropan 78, 192
Cycloprotobuxin **798**
Cycloserin **638**
- Angriffspunkt 600

Cyclostin® 692
Cyllind® 621
Cymeven® 671
Cynt® 94
CYP 1A1 6
CYP 1A2 6
CYP-3A4-Metabolismus 249
CYP-2D6-Polymorphismus **36 f.**
Cyproheptadin 116 f., *116*
Cyproteronacetat **549 f.**, *549*
Cystein 741
Cystein-Penicillamin-Disulfid *732*
Cysticide® 666
Cystit® 637

Cytarabin **685 f.**, *699,* **700**
- Nebenwirkungen 685
- Resistenzentwicklung 689
- Wirksamkeit, zellzyklusphasenabhängige **687**

Cytidin 670, 672, 699
Cytisin **798**
Cytobion® 363
Cytochrom 795
Cytochrom P$_{450}$ **18 ff.**
- Cimetidin-Wirkung 437

Cytochrom-P$_{450}$-Enzyme **19 ff.**
Cytoferon® 146
Cytosin **699**
Cytotec® 441

**D**

D$_L$ **30**
D.T.I.C. 695
Dacarbazin **684, 686,** *688,* **692**
- Nebenwirkungen 684, 694

Dactinomycin **684, 696**
- Nebenwirkungen 684

DAG (Diacylglycerin) **10 f.**, 54, 70
Dagga 271
Dakin-Lösung 638
Daktar® 649
Dalmadorm® 204
Dalteparin **382**
Danazol 389, **558 f.**, *559*
Dantamacrin® 177
Dantrolen **175 ff.**
Dantron **449**
Dapotum® 223, 227
Dapson **659, 662**
- Defekt, pharmakogenetischer 36

Dapson-Fatol® 662
Daraprim® 656
Darmdesinfektion 625
Datura stramonium 59, 273
Daunoblastin® 697
Daunorubicin **684, 696 f.**, *696*
- Nebenwirkungen 684

DDAVP 389
DDT 42, 777, *780,* **781 ff.**, *782,* 810
- Metabolisierung 782

Deanol **267 ff.**, *268*
Deblaston® 635
Deca-Durabolin® 548

Decamethonium 170
Decapeptyl® 473
Decarboxylasehemmer 130, 149 ff.
– Pharmakokinetik 152
Decentan® 223, 227, 455
Decholin® 452
Decortin® 140
Dectaflur 593
Dedrogyl® 522
Defekt, pharmakogenetischer 36 f.
Deferoxamin 360, *732,* 734 f., 744
Deflazacort 529 ff., *529*
Degranulationsinhibitoren 130 f., 132 f.
Dehydratation 366, 421 ff.
– HES-bedingte 368
Dehydrobenzperidol® 201
Dehydrocholsäure 452
Dehydroepiandrosteron 524
Deiquat 777, 778 f., *778*
Deladroxon 566
Delayed type hypersensitivity 127
Delirium tremens 771
Delix® 427
Demenz, senile 266, 268
Demetrin® 204, 254
Demoxepam *258*
Denan® 578
Dependenz 43 ff.
– physische 44
Depo-gamma® 363
deponit Pflaster 351
Depostat® 562
Depot-Clinovir® 570
Depotinsulin 498 f.
Depotneuroleptikum 232
Depotpräparat, kontrazeptives 566, 570
Deprenyl® 153
Dequalinium 652, 680
DER (Disulfiram-Ethanol-Reaktion) 773
Dermatika 710 ff.
Dermatitis mercurialis 740
Desacetyloleandrin 798
Deseril® 116
Desethylamiodaron 333
Desferal® 360
Desfluran 193 ff.
Designer-Droge 263

Desinfektionsmittel 596, 677 ff., 712
Desipramin 82, 93, 215, 239 ff., *240*
– Interaktion 41
– – mit Cimetidin 438
Desmethoxyyangonin 260
N-Desmethylchlordiazepoxid *258*
N-Desmethyldiazepam *258*
N-Desmethylmedazepam *258*
Desmopressin 389, *484,* 486 f.
Desogestrel 560 ff., *560,* 565 ff.
11-Desoxycorticosteron 524
Desoxycorton *526*
3'-Desoxynucleoside 668, 671 ff.
2-Desoxyphenobarbital 156 f., 159 f.
Detergenziengesetz 745
Detergenzieningestion 729
Detimedac® 695
Detrusitol® 59
Dexamethason 287, 528 ff., *528,* 753
– Arzneimittelinteraktion 41
– Pharmakokinetik 540
Dextran 368 ff., 397
– anaphylaktische Reaktion 370
– Halbwertszeit 369
– Pharmakodynamik 369
– Wirkung, unerwünschte 370
Dextromethorphan 312, *312*
– Interaktion mit Monoaminoxidasehemmern 316
– Wirkung, unerwünschte 314
DHC 60 Mundipharma® 281, 285
D-Hypervitaminose 520 f.
Diacetonalkohol 776
Diacylglycerin 10 f., 54, 70
Dialysance 35
Diamicron® 502
Diaminopyrimidine 631 ff., 658 f.
– Interaktion 632
Diamorphin 281 ff., *281*
– Gewöhnung 289
Diamox® 401
Diarönt® 625
Diastabol® 502
Diazepam 157, **159,** 162, 204 ff., *204,* 215, 254 f., *254, 258*
– Applikation
– – intravenöse 206

– – rektale 256
– Begleitmedikation bei Lokalanästhesie 186
– Eliminationshalbwertszeit, altersabhängige 34
– Interaktion 41
– – mit Flupirtin 307
– – mit Isoniazid 640
– – mit Omeprazol 440
– Kenngrößen, pharmakokinetische 31
– bei Lokalanästhetikaintoxikation 184
– Pharmakodynamik 255
– Prämedikation bei Ketamin-Anwendung 200
– bei respiratorischer Alkalose 417
– Wirkung 205, 215
Diazoxid *97,* 99 f., 102, 488 ff., *489*
– Indikation 491
– Interaktion mit Antidiabetika 501, 503
– Nebenwirkungen 490
– Pharmakodynamik 491
– Wirkung, unerwünschte 100
Dibekacin 611 ff.
Dibenzazepincarboxamidderivate 160 f.
Dibenzepin 239 ff., *240*
Dibenzobicyclooctadienderivate 237
Dibenzocycloheptadienderivate 237
Dibenzodiazepinderivate 237
Dibenzodioxine 778, 810
Dibenzofurane 778, 810
Dibenzoxepinderivate 237
Dibenzyran® 86
Dibismut-tris(tetra-oxodialuminat) 443 f.
Diblocin® 86
Dibro-bemono® 163
Dicarbazin 694 f.
Dichlordifluormethan 765
Dichlordiphenyldichlorethylen *782*
Dichlordiphenyltrichlorethan 810
1,2-Dichlorethan 764
Dichlorisoprenalin *87*
Dichlormethan 763
Dichlorophen 652

2,4-Dichlorphenoxyessigsäure
   **777 f.**, *777*
Dichlor-Stapenor® 604
Dichlortetrafluorethan **765**
Diclofenac **294**, *294*, 303, 589
– Einfluß auf den Lithium-
   spiegel 43
– Metabolisierung 298
Diclo dispers® 294
Dicloxacillin **602 ff.**
– Wirkungsspektrum 602
Dicolid® 314
Dicoumarol
– Interaktion 40
– – mit Allopurinol 590
– – mit Antidiabetika 503
– – mit Glucocorticoiden 539
Didanosin **671 ff.**, *672*
– Interaktion mit Pentamidin
   661
Didesoxyinosin s. Didanosin
Dieldrin 777, *780*, **781 ff.**
Diethylcarbamazin **663 f.**, *666*
Diethylentriaminpentaacetat
   *732*
Diethylentriaminpentaessigsäure
   *732*
Diethylether 192, **194 f.**
– Interaktion mit Muskelrela-
   xanzien 175
Diethylparanitrophenylthiophos-
   phat s. Parathion
Diethylstilbestrol **554**, 806
Differin® 715
Diflorason **540**
Diflucan® 649
Diflucortolon **540**
Diflunisal **294 ff.**, *294*
Digacin® 344
Digimed® 344
Digimerck® 344
Digitalis purpurea 336
Digitalis-Antidot® BM 344
Digitalisantikörper 342, 344
Digitalisfaktor, endogener 339
Digitalisglykoside s. Glykoside,
   herzwirksame
Digitalisüberdosierung 452
Digitalisvergiftung s. Glykoside,
   herzwirksame, Intoxikation
Digitoxigenin *338*
Digitoxin 42, 334, **336 ff.**, *338*
– Dosierung 343 f.
– Interaktion mit

– – Colestipol 574
– – Colestyramin 574
– – Hypnotika 212
– – Rifampicin 644
– Pharmakokinetik 31, 342 f.
– Sättigungsdosis 342
Digitoxinbindung durch Colestyr-
   amin 452
Digitoxinvergiftung, Therapie
   342
Digoregen® 344
Digostada® 344
Digotab® 344
Digoxin 334, **336 ff.**, *338*, 442
– Arzneimittelinteraktion 41
– Dosierung 343 f.
– Eliminationshalbwertszeit,
   altersabhängige 34
– Interaktion mit
– – Amiodaron 333
– – Chinidin 43, 329
– – Diaminopyrimidinen 632
– Pharmakokinetik 31, 342 f.
– Sättigungsdosis 342
Dihydergot® 114
Dihydralazin **97 f.**, *97*, 102,
   104 ff.
– Wirkung, unerwünschte 98
Dihydrocodein **281 ff.**, *281*, **312**,
   *312*
– Wirkung, unerwünschte 314
Dihydroergotamin 83, **112 ff.**
Dihydroergotaminmesilat in
   Mischpräparaten 305
Dihydroergotoxin *111*, **112 ff.**
Dihydrofolatreduktase 631, 697
Dihydrokavain 260
Dihydromethysticin 260
Dihydroperidinderivate **352 ff.**
Dihydrostreptomycin **611 ff.**
Dihydrotachysterol 516 f., **519 f.**,
   *519*
1,25-Dihydroxycholecalciferol
   **514 f.**, *515*, **520 ff.**
– Plasmaspiegel 520
3,4-Dihydroxymandelsäure 68
Dihydroxyphenylalanin s. DOPA
3,4-Dihydroxyphenylethylglykol
   68
1,25-Dihydroxyvitamin D₃ *515*
Dilanacen® 344
Dilatrend® 91
Dilaudid® 281
Dilcoran® 351

Diloxanid 653, **660**, **662**
Diltiazem 326, **333 f.**, **352**, **354 f.**
– Angriffspunkt 348
– Interaktion mit Digoxin 344
Dilzem® 334, 354
Dimaprit 129
Dimaval® 733
Dimenhydrinat **455**
Dimercaprol *732*, **733**
2,3-Dimercapto-1-propansulfon-
   säure *732*, **733**, 741 f., 744
Dimethylacetamid 712
4-Dimethylaminoazobenzol **811**
trans-4-Dimethylaminoazoben-
   zol *807*
Dimethylaminoethanol **267 ff.**,
   *268*
Dimethylaminophenazon **302 ff.**
4-Dimethylaminophenol-HCl
   **749 ff.**
Dimethylformamid 712, 773
Dimethylnitrosamin *807 f.*, *811*,
   **811**
Dimethylphenylpiperazinium 63
Dimethylpolysiloxan **450**
Dimethylsulfoxid 712
Dimethyltryptamin 269, **271**,
   *271*
Dimeticon **450**, 729
Dimetinden **134**, *134*
Dinatriumcromoglykat 110
2,4-Dinitrophenol 767
Dioxinrezeptor 6
Dipentum® 451
Diphenhydramin **209 f.**, *209*,
   212, **455**
Diphenoxylat **281 ff.**, *281*, **288**
Diphenylbutylpiperidine 217,
   **230 ff.**
– Indikation 232
– Metabolisierung 232
– Pharmakodynamik 230
– Pharmakokinetik 230 ff.
– Wirkung, unerwünschte 232
Diphenylol **680**
Diphenyloxylat **446 f.**, *446*
Diphos® 519
Diphosphonate **517 ff.**
Dipidolor® 287
Dipiperon® 227, 231
Dipyridamol **356**, **377**
– Thrombozytenaggregations-
   hemmung 374 f.
Diquat s. Deiquat

Disintegrine **378**
Disoprivan® 197
Disopyramid 326, **328 ff.**
– Interaktion mit Makroliden 622
– Pharmakokinetik 30
Distickstoffmonoxid 175, 192, **193 ff.**
– Kontraindikation 197
Distigmin **57**, *58*
Distraneurin® 209, 773
Disulfiram 158
– Arzneimittelinteraktion 40 f.
Disulfiram-Ethanol-Reaktion 773
Dithiocarb 773
Dithranol *448*, 711, **715 f.**, *715*
Ditripentat-Heyl® 734
Diurese 398
– forcierte 403, 729
– – bei Pilzvergiftung 796
– – bei Schlafmittelvergiftung 213
– – Schleifendiuretika 410
– Hemmung, Nicotin-bedingte 64
– osmotische **402 f.**
Diuretika 43, 89, 98, 102, 104 f., 186, 189, **398 ff.**, 420, 423
– Digitalisglykosidempfindlichkeit, erhöhte 341
– Escape-Phänomen 400
– bei Herzinsuffizienz 336
– Hyperurikämie 589
– Interaktion 41
– – mit Antidiabetika 503
– – mit Antiphlogistika 297
– – mit Diaminopyrimidinen 632
– – mit Glucocorticoiden 539
– kaliumsparende 399, **413 f.**, 419, 427, 430
– – Interaktion mit Kaliumjodid 319
– – Nebenwirkung 413
– Klassen 399
– Kombination mit
– – ACE-Hemmern 427
– – β-Rezeptorenblockern 89
– osmotische **402 f.**
– – Wirkung, unerwünschte 403
– Rebound-Effekt 400
– Wahl 104

– Wirkung 399 f.
Diuretikabehandlung, Lithiumvergiftung 253
DMAP **749 f.**
DMPS *732*, **733**
DMR s. Muskelrelaxanzien, depolarisierende
DMSO 712
DMT 269, **271**, *271*
DNA-Addukte 808
DNA-Schädigung, kanzerogenbedingte 808 f.
D-Norpseudoephedrin *264*
Dobendan® 680
Dobutamin **81 ff.**, *81*, **344 ff.**
– Desensibilisierung der β₂-Rezeptoren 345
– Indikation 345
– Pharmakodynamik 345
Dobutrex® 81, 346
Docetaxel **685 f.**, **705 f.**, *706*
– Nebenwirkungen 685
Dociton® 90, 779
Docusat **448 f.**, *448*
Dodecyl-triaza-octancarbonsäure **680**
Dogmatil® 227
Dolantin® 281, 287
Dolasetron 116 f., **118**, **455 ff.**, *456*
Dolviran® 281, 285
DOM **269**
Domatil® 234
Dominal® 224
Domperidon **455 ff.**, *456*
Dona® 311
Donepezil **59**, 267, *268*
– Indikation 59
– Pharmakokinetik 268
DOPA 65, **66**
L-Dopa s. Levodopa
DOPA-Decarboxylase 65, **66**
DOPA-Decarboxylasehemmer 149 ff.
– Pharmakokinetik 152
Dopaflex® 153
Dopamin 8, **65 f.**, *66*, 69, **81**, *81*, 148 f., *263*, 269, **344 ff.**
– Desensibilisierung der β₂-Rezeptoren 345
– Dosissteigerung 81
– Indikation 345
– Magensäuresekretionshemmung 434

– Pharmakodynamik 345
– Psychopharmaka-Wirkung 215
– Umsatzsteigerung, zerebrale, Neuroleptika-bedingte 223
– Wirkung 81
Dopaminneurone 65, 148 f.
– Degeneration 148 f.
– nigrostriatale 148 f.
Dopamin-ratiopharm® 346
Dopaminrezeptoragonisten **152 f.**
Dopaminrezeptorantagonisten 217, **230 ff.**, 234, 455
Dopaminrezeptoren **8 ff.**, **70**, **73**, 74, 81, 220
– Aktivierung 81
– Funktion 73
– Katecholamin-Wirkung 345
– Mutterkornalkaloid-Wirkung 112
– Neuroleptika-Wirkung 217
– Psychopharmaka-Wirkung 215
– Vorkommen 73
Dopaminrezeptorenblockade 149
Dopaminrezeptorenstimulation 149
Dopamin-β-hydroxylase **66**
Dopaminsubstitution 149
Dopegyt® 94
Dopingmittel 265
Dopocard® 81
Dormicum® 204
Doryl® 57
Dosierungsintervall **28 ff.**
Dosisanteil
– im Blut ungebundener 30
– im Urin unverändert ausgeschiedener 30
Dosiskalkulation, kindergerechte **34**
Dosis-Wirkungsintensität-Zusammenhang **31**
Dosis-Wirkungs-Kurve **3**
Doss® 522
Dostinex® 153, 477
Down regulation **14**
Doxacurium **173**
Doxapram 274
Doxazosin **84**
– Dosierung 86
Doxepin 210, **239 ff.**, *240*

Doxorubicin **684, 686, 696f.,**
  *696*
– Nebenwirkungen 684
Doxycyclin **617,** 655
– Interaktion mit
– – Antidiabetika 503
– – Hypnotika 212
Doxylamin **209f.,** *209,* **212**
Dreiphasenpräparat, kontrazeptives **566,** 569
Dreisafer® 361
Dridase® 62
Drofenin-HCl in Mischpräparaten 305
Droge, Definition 719
Droperidol **200f.,** *201,* 282
Dropropizin **313f.,** *313*
Düngemittel 811
Dulcolax® 449
Duodenalulkus 437, 443
Duolip® 584
Duphaston® 562
duracoron® 351
duralopid® 447
Dur-Anest® 180
durasoptin® 330, 354
duratamoxifen 559
Dusodril® 107, 395
D-Vitamine **520ff.**
Dydrogesteron **560ff.,** *560*
Dynacil® 427
Dyneric® 477
Dyskinesien, tardive 220, 229
Dyskinetisches Syndrom, Metoclopramid-bedingtes 457
Dysmenorrhö 62
Dysport® 178

E

E 605 s. Parathion
Eberesche **798**
Ebrantil® 86
Echinokokkose 666
Echoes 272
Econazol **647, 649**
Ecstasy **263**
– Abhängigkeit 45
ED$_{50}$ **5**
Edoxudin **669**
EDRF (endothelium-derived relaxing factor) 349
Edrophonium **57ff.,** *58,* 175

– Indikation 58
EDTA **385f.,** *732,* **734**
Efavirenz **674**
Efeu **798**
Effektkinetik **32f.**
Efficacy s. Wirksamkeit
Effortil® 76
Efisol® 680
Eftapan® 318
Efudix® 700
EGF 11, 13
EGTA 385f.
Eibe **798**
– europäische 705
– pazifische 705
Ein-Kompartiment-Modell **25**
EinsAlpha® 522
Eisen **358ff.**
– Interaktion 361
– – mit Diphosphonaten 518
– – mit Tetracyclinen 617
– Nebenwirkung 360
Eisenbedarf **358f.**
Eisenbestand 359
Eisenhomöostase 359
Eisen(II)-fumarat **361**
Eisen(II)-fumarat-Polymaltose-Komplex 361
Eisen(II)-gluconat **361**
Eisen(III)-gluconat **361**
Eisen(III)-hexacyanoferrat(II) *733, 735,* 743
Eisen(III)-hydroxid-Polymaltose-Komplex 361
Eisen(III)-salze 360
Eisen(II)-succinat **361**
Eisen(II)-sulfat **360f.**
Eisenintoxikation 734, **743**
Eisenmangel **358f.**
Eisenresorption 359, 735
Eisensulfat 442
Eisenvergiftung **360**
ektebin® 641
elantan® 351
Eldisine® 704
Elektrolytlösung **367**
– bei Diarrhö 444
– Laxanzien-bedingte 450
Elektrolytstoffwechsel
– Aldosteron-Wirkung 526
– Glucocorticoid-Wirkung 530
– Mineralocorticoid-Wirkung 530
Elimination **26**

Eliminationshalbwertszeit
– altersabhängige 34
– terminale **30**
Elmex Fluid 593
– Gelee 593
Elobact® 608
Elyzol® 661
Elzogram® 609
EMB-Fatol® 642
Emesan® 455
Emetic trigger zone s. Brechzentrum
Emetika **453f.**
Emetin **453, 660ff.,** 729
Eminase® 388
EMLA® 185
$E_{max}$-Modell **32**
Emodin *448*
Enalapril **425ff.,** *426*
Enalaprilat **425ff.,** *426*
Enantone® 473
Endak® 90
Endo-Paractol® 450
Endorphine 279, 282
Endothelium-derived relaxing factor 349
Endoxan® 139, 692
Enfluran **193ff.**
– Interaktion mit Muskelrelaxanzien 175
– Metabolisierung 196
Enkephaline **279,** 282
Enoxacin **633ff.,** *633*
Enoxaparin **382**
Enoximon **346f.,** *346*
Enoxor® 635
Entacapon **154**
Enterokolitis, pseudomembranöse 622, 624
Enteropathie, aregeneratorische, Zytostatika-bedingte 684
Entgiftung **19**
Enthaarungsmittel 750
Entzündungsmediatoren 127ff., 527
– Glucocorticoid-Wirkung 534
Entzugsdelir 771
Entzugssyndrom **43f.**
Enzianwurzel 432
Enzyme, fremdstoffmetabolisierende **20ff.**
Enzyminduktion **21ff.**
– 3-Methylcholanthren-Typ 22
– Phenobarbitaltyp 22

Epena 271
Ephedrin **76, 77, 80 ff., 263 ff.,**
  **264**
– Arzneimittelinteraktion 42
– Wirkung 80
Epi-Apcrel® 715
Epimestrol **555 ff.,** *555*
Epinephrin **76 ff.,** 184 f.
Epi-Pevaryl® 649
Epirubicin **684, 686, 696 f.,** *696*
– Nebenwirkungen 684
Epivir® 674
EPO s. Erythropoietin
Epoetin s. Erythropoietin
Epoxidhydrolase **20**
Eprazinon **317,** *317*
Erbrechen 74, 116, 453
– Auslösung zur Giftentfernung 728
– Zytostatika 684, 686 f.
Erdgas 746
Eremfat® 644
Erethismus 740
Ergamisol® 144
Ergenyl® 159
Ergocalciferol 520
Ergocornin 110
Ergocriptin 110
α-Ergocriptin *111*
Ergocristin 110
Ergo-Kranit® 113, 305
Ergometrin **110,** *111,* 485
Ergotalkaloide s. Mutterkornalkaloide
Ergotamin 83, **110 ff.,** *111*
Ergotamintartrat in Mischpräparaten 305
Ergotismus **113**
Ergotoxin **110**
Erwinase® 708
Eryhexal® 621
Erypro® 364
Erythrocyn® 621
Erythromycin **618 f.,** *619,* **621**
– Interaktion 40 f.
– – mit HMG-CoA-Reduktase-Hemmern 578
Erythromycinestolat **621 f.**
Erythropoietin 6, 358, **364,** 531
– Funktion 364
Erythroxylon coca 179, 266
Escape-Phänomen
– Calcitonin-Wirkung 522

– Diuretika-Wirkung 400
Esclama® 661
Eserin **57**
Esidrix® 403, 406
Esimil® 97
Eskazole® 666
Esmalorid® 413
Esmeron® 174
Essigbaum **798**
Esterasen, Schlangengift 790
Estracyt® 692
Estraderm® TTS 557
Estradiol *551,* **557**
– Interaktion mit Protirelin 474
Estradiolbenzoat **554 ff.,** *554*
Estradiolundecylat **555 ff.,** *555*
Estradiolvalerat *554,* **555 ff.**
Estramustin **692**
Estriol **554 ff.,** *554*
Estriolsuccinat **555 ff.,** *555*
Estrogene s. Östrogene
Estron *551*
Estulic® 93
Etacrynsäure **407 f.,** *408*
– Interaktion mit
– – Antidiabetika 503
– – Cephalosporinen 611
– – Penicillinen 43
Ethacridin **681**
Ethambutol **638, 642,** *642*
– Hyperurikämie 589
Ethanol (s. auch Alkohol) 730
– Abhängigkeit 45, **771**
– Interaktion 771 f.
– – pharmakokinetische 40
– Metabolismus 766 f.
– bei Methanolintoxikation 775
– Pharmakokinetik 30 f.
– Toxizität 771
Ethanolintoxikation **765 ff.**
Ethanoloxidationssystem, mikrosomales 767
Ethidiumbromid 809
Ethinamat 211
Ethinylestradiol 42, **555 ff.,** *555,* **564 ff.**
Ethosuximid 157, **159,** *162, 162*
Ethrane® 195
Ethylacetat **776**
Ethylalkohol s. Ethanol
Ethylbenzol **776**
Ethylchlorid 192
Ethyldesoxyuridin *699*

Ethylendiamintetraacetat **385 f.,** *732,* **734**
Ethylendiamintetraessigsäure s. Ethylendiamintetraacetat
Ethylenglykol-bis-(β-aminoethylether)-N,N-tetraacetat 385 f.
Ethylenimine **684, 689, 692**
– Nebenwirkungen 684
Ethylglykol **776**
Ethylglykolacetat **776**
Ethyltestosteron **546**
Ethynodiolacetat **564 ff.**
Ethyol® 692
Etidocain **180 ff.,** *180*
– Pharmakokinetik 188
Etidronsäure *517,* **518 f.**
Etilefrin **76 ff.**
– Wirkung 79
Etodomac® 705
Etofibrat **579 ff.,** *581*
Etofyllinclofibrat **579, 582,** *582,* **584**
Etomidat **197,** *197,* **199**
Etopophos® 705
Etoposid **686, 705,** *705*
Etoposidphosphat **705**
Etretinat **714 f.**
Eudyna® 715
Eufibron® 302
Euglucon® 502
Eukalyptus 320
Eu-Med® 302
Eunerpan® 227, 231
Euphyllin® 109, 138
Euquilibrin® 240
Eusaprim® 632
Euthyrox® 509
Evazol® 652, 680
Eve® 568
Evista® 558
Evobiosid **799**
Evomonosid **799**
Evonosid **799**
Exelon® 59
Exkretion **22 f.**
– biliäre **23**
– über Hautdrüsen **23**
– mit der Milch **23**
– pulmonale **23**
– renale **22 f.**
– mit dem Speichel 23
Exlutona® 563, 570
Exoderil® 650

Exophthalmus, Thyreostatika-
bedingter 512
Expafusin® 369
Expektoranzien 312, **316 ff.**
– Anwendung, inhalative 316
– Pharmakodynamik 316, 319
– Pharmakokinetik 318 ff.
– Wechselwirkung 318
– Wirkung, unerwünschte
318 f.


**F**

F (Bioverfügbarkeit) **30 f.**
$f_e$ **30**
$f_u$ **30**
Faktorenkonzentrat **389**
Faktor-IX-Konzentrat human
389
Faktor-VIII-Mangel 389
Falicard® 330, 354
Falsche-Transmitter-Hypothese
94
Faltentintling 773
Famciclovir **669 f.**
Famotidin **435 ff.**, *436,* 442
Famvir 670
Fanconi-Syndrom 616
Farben 759, 762, 765, 774
FARMISTIN CS® 704
Farmitrexat® 698
Farmorubicin® 697
Fasern, kanzerogene 806
Fast in/fast out-Lokalanästhetika
**179**
Fast in/slow out-Lokalanästheti-
ka **179**
Favismus **36 f.**
Favistan® 511
FCKW (Fluorchlorkohlenwasser-
stoffe) **765**
Feer-Syndrom 680
FEIBA® S-TIM 389
Felbamat *163,* **165**
Felden® 295, 300
Felodipin **352 ff.**
– Interaktion 41
– – mit Makroliden 622
Felsol® Neo 274
Felypressin *484,* **486 f.**
– Indikation 487
Femara® 559
Femigoa® 568

Femovan® 568
Femranette® 568
Fenchel 320
Fenchon 320
Fendilin **352, 354 ff.**
Fenetyllin **263 ff.**, *265*
Fenfluramin **263 ff.**, *265*
– Interaktion mit Antidiabetika
501, 503
Fenistil® 134
Fenizolan® 649
Fenofibrat **579, 582,** *582*
– Harnsäurespiegelsenkung
589
Fenoterol *75,* **77 ff.**, 80, 88, 108,
137
– Wirkdauer 82
Fenproporex **265,** *265*
Fentanyl 186, **200 f.**, *201,* 279,
**281 ff.**, *281*
– Umverteilung 280
– Wirkung, Antagonisierung
282
Fentanyl®-Janssen 201, 281
Fenticonazol **647, 649**
Fenyramidol, Interaktion mit
Antidiabetika 501, 503
Fermente, proteolytische, im
Schlangengift 790
Ferrlecit® 361
Ferrochelatase 736
Ferrokapsul® 361
Ferrum Hausmann® 361
Ferrum Verla® 361
Fertinorm® 477
Fetalwachstumsstörung, Zyto-
statika-bedingte 684
Fevarin® 245
Fexofenadin **135 f.**, *135*
Fibrate **579 ff.**
– Indikation 580
– Interaktion 580
– – mit HMG-CoA-Reduktase-
Hemmern 578, 580
– Kombination mit Nicotinsäure
580
– Wirkung 579
– – unerwünschte 580
Fibrinkleber **390,** 392
Fibrinkleber-Set Behring 390
Fibrinogenolytika 397
Fibrinolyse 371, 386 ff.
– Hemmstoffe, natürliche 390 f.
Fibrinolysesystem 374, **386**

Fibrinolytika **386 ff.**
Fibroblastenwachstumsfaktor
531
Fibrofalk® 449
Fibrogammin® HS 389
Filgrastim **365**
Filzläuse 681
Finasterid **549 f.**, *549*
Fingerhutblätter 336, 719
First-pass-Effekt **16, 22 f.**
Fisinopril **426,** *426*
FK-binding-Protein 141
Flachs 724
Flächenblutung 390
Flagyl® 661, 773
Flash backs 272
Flecainid **326 ff.**, *327*
– Indikation 332
– Kontraindikation 332
– Pharmakokinetik 330, 332
– proarrhythmisches Potential
331
– Wirkung, unerwünschte 331
Fleischwaren, geräucherte 811
Fleroxacin **634**
Flesinoxan 115
Fliegenpilz 269, 271, **795 f.**
Flotrin® 86
Fluanxol® 224, 227
Flucloxacillin **602 ff.**
Fluconazol **647 ff.**, *648*
– Arzneimittelinteraktion 40,
649
– Indikation 649
Fluctin® 245
Flucytosin 645, **650 f.**, *651*
Fludara® 703
Fludarabin **685 f.**, **702 ff.**, *702*
– Interaktion mit Pentostatin
704
– Nebenwirkungen 685
Fludestrin® 548
Fludrocortison **526,** *526,* **528 ff.**,
*528*
– Pharmakokinetik 540
Fludrocortison »Squibb« 526
Fluimucil® 318
Flumazenil 200, 206, 208, **213,**
256, 262
Flumetason **540**
Flunarizin **352, 355, 397**
Flunisolid 110, **529 ff.**, *529,* 537,
540
Flunitrazepam **205 f.**

Fluocinolonacetonid 540
– Wirkungsstärke, antiphlogistische, relative 713
Fluocortinbutyl 529ff., 529, 539f.
Fluocortolon 528ff., 528, 540
Fluor 724
Fluorapatit 592
Fluorchinolone 633ff.
Fluorchlorkohlenwasserstoffe 765
Fluorcytosin 699
Fluordesoxyuridin 699
Fluoretten® 593
Fluorgel 593
Fluorid 196, 592f.
– Dosierung 593
– Wirkung 592
Fluoridvergiftung 592f.
Fluorlack 593
Fluorose 592
Fluorouracil 144, 651, 685ff., 699f., 699
– Nebenwirkungen 685
– Resistenzentwicklung 689
– Wirksamkeit, zellzyklusphasenabhängige 687
Fluorouracil-Roche® 700
Fluorwasserstoff 743
Fluosol 367, 370
Fluothane® 195
Fluoxetin 115, 215, 241f., 244ff., 245
– Interaktion 40f., 247
– – mit Benzodiazepinen 257, 259
– – mit Propafenon 332
– – mit Serotonin 115
– – mit Sertindol 233
Fluoxymesteron 546
Flupentixol 224ff., 224
Fluphenazin 223ff., 223
Flupirtin 279, 306f., 307
Flupredniden 540
Flurazepam 204ff., 204
– Wirkungsdauer 207
Flurbiprofen 294ff., 294
Fluroblastin® 700
Fluspi® 227
Fluspirilen 227, 230ff., 231
Flußsäure 743
Flutamid 549f., 549
Fluticason 529ff., 529, 539f.
Fluvastatin 575, 577f., 577

Fluvoxamin 189, 241, 244ff., 245
– Interaktion 40f.
– – mit Benzodiazepinen 257, 259
Folatantagonisten 631ff., 658f., 697f.
– Interaktion mit Ganciclovir 671
– Kombination mit Sulfonamiden 630
– Wirksamkeit, zellzyklusphasenabhängige 687
Folinsäure 631, 659
– Interaktion mit Methotrexat 698
Follikelstimulierendes Hormon s. Follitropin
Follitropin 475ff., 544, 551f.
– Freisetzung 473
Folsäure 358, 363f., 631, 698, 776
– Bedarf 363
– Funktion 363
– Mangel 363
– Wirkung, unerwünschte 364
Folsäureantagonisten 363
Folsäureantimetabolit 140
Folsäure-biosyn 364
Folsäure-Hevert® 364
Folsäure-Injektopas 364
Folsan® 364, 776
Foradil® 75
Forene® 195
Formaldehyd 678f., 751ff., 763, 774f.
– Tabakrauch 802
Formestan 558f., 559
Formoterol 75, 80, 108
– Wirkdauer 82
Fortal® 281, 287
Fortum® 609
Fosamax® 519
Foscarnet 668, 675, 675
– Interaktion mit Pentamidin 661
Foscavir® 675
Fosfestrol 554ff., 554
Fosfocin® 623
Fosfomycin 612f., 622f., 623
– Angriffspunkt 598, 600
– Nebenwirkung 623
– Resistenz 623
– Wirkungsspektrum 612f.

Fossyol® 661
Fragmin® 382
Frank-Starling-Mechanismus 88, 335
Fraßgift 780
Fraxiparin® 382
Freak outs 272
Freka cid® 679
Fremdstoffmetabolismus 18ff.
Freone 765
Frigene 765
Frischplasma, gefrorenes 366, 389
Frisium® 159, 254
Froben® 294
Frubilurgyl® 681
Frühdyskinesien 229
Frühjahrslorchel 795
FSH s. Follitropin
Fucidine® 626
Fugerel® 550
Fulcin® 652
Fuller's Earth 729, 779
Fungata® 649
Fungizide 776
Furacin® 637
Furadantin® 637
Furazolidon 636f., 773
Furosemid 405, 406ff., 408, 624
– Diurese, forcierte 729
– Hemmung des ($Na^+/2Cl^-/K^+$)-Cotransportsystems 410
– Interaktion mit
– – Cephalosporinen 611
– – Indometacin 412
– – Penicillinen 43
– – Probenecid 412
– Natriumresorption, renale 411
– Wirkung in der Henle-Schleife 409
Fuselöl 770
Fusid® 408
Fusidinsäure 620, 625f., 626
– Wirkungsspektrum 620

G

GABA 8, 161, 255f.
– Psychopharmaka-Wirkung 215

– Wirkung, inhibitorische 255 f.
GABA-Chloridkanal-Rezeptorkomplex 205, 208
Gabapentin *163*, 164 f.
GABA-Rezeptor 8 ff.
– Psychopharmaka-Wirkung 215
– Stimulation, Baclofen-bedingte 176
GABA$_A$-Rezeptor 205, 215 f.
– Barbituratbindung 198
– Benzodiazepineinfluß 256
– Freisetzungshemmung, Opiatbedingte 280
GABA-Transaminase-Hemmstoffe 157, 163
GABA-Wirkungsverstärkung, Antikonvulsiva-bedingte 157
Gabitril® 166
Gage 271
Galleflußsteigerung 452
Gallensäuren 434, 452
Gallensäurenbindung 441 f., 452
Gallensteinauflösung 453
Galleproduktionssteigerung 452
Gallopamil 333 f., 352, 354 f.
Gamonil® 240
Ganciclovir 670 f., *670*
Ganga 271
Ganglienblocker 59, 64
Ganor® 436
Gase, nitrose, Methämoglobinbildung 754
Gastrax® 436
Gastric inhibitory peptide, Magensäuresekretionshemmung 434
Gastricur® 440
Gastrin, Magensäureproduktion 433
Gastrinausschüttung, gegenregulatorische 439
Gastrodiagnost® 432
Gastrografin® 460
Gastrozepin® 60, 62, 440
Gatifloxacin 634 ff.
G-CSF (Granulozyten-Koloniestimulierender Faktor) 144 f., 365 f.
GDNF (glia-derived neurotrophic factor) 155
GDP 10
Gear 271
Gelatine, succinylierte 370

Gelatinederivate 368 ff.
Gelusil® 442
Gemcitabin 685 f., *699*, 700 f.
– Nebenwirkungen 685
– Selbstpotenzierung 700 f.
– Wirksamkeit, zellzyklusphasenabhängige 687
Gemfibrozil 579, 583 f., *583*
Gemzar® 701
Genistaarten 798
Genotropin® 483
Gentamicin 611 ff.
– Wirkungsspektrum 612 f.
Gepiron 115
Geref 50® 473
Gerinnungsstörung, Tetracyclinbedingte 616
Gesamtcholesterinkonzentration, α$_1$-Rezeptorenblocker-Einfluß 85
Gestafortin® 562
Gestagene 6, 470, 556, 559 ff.
– Indikation 561, 563
– Kontraindikation 563
– Kontrazeption 564 ff.
– synthetische 561
– Wirkung 561
– – unerwünschte 561
Gestagenpräparat, kontrazeptives 566, 570
Gestoden 560 ff., *560*, 565 ff.
Gestonoroncaproat 560 ff., *560*
Getränke, alkoholhaltige 765
Gevilon® 584
Gewebeplasminogenaktivator 386, 388
– Pharmakodynamik 388
– rekombinanter 386
Gewerbetoxikologie 723
G-Falutal® 5 562
GHRH (Somatoliberin) 474
GHRH Ferring 473
Gicht 587
Gift, tierisches 789 ff.
Giftentfernung 728 ff.
– Beschleunigung 729 ff.
Giftnatter 789
Giftnatterngift 791
Giftpflanzen 798 ff.
Giftreizker 796
Giftresorption, Verhinderung 728 f.
Giftsumach 798
Giftung 19

Gilbert-Meulengracht-Krankheit 585
Gilette-Formel 26
Ginster 798
GIP (gastric inhibitory peptide) 434
Gitelman-Syndrom 404
Gittalun® 209
Gladem® 245
Gladixol® 344
Glauconex® 90
Glaukom 57 f., 88, 401
Gleitstoffe 447 ff.
Glia-derived neurotrophic factor 155
Glianimon® 227, 231
Glibenclamid 499 ff., *500*
– Interaktion 503
Glibinese® 502
Glibornurid *500*
– Interaktion 503
Gliclazid *500*
Glimepirid *500*
Glipizid *500*
Gliquidon *500*
Glisoxepid *500*
Globocef® 608
Gluborid® 502
GlucaGen® 490
Glucagon 488 ff., *489*, 531
– Indikation 491
– Magensäuresekretionshemmung 434
– Nebenwirkungen 490
– Pharmakodynamik 491
Glucagonrezeptoren 11
Glucobay® 502
Glucocorticoide 6, 21, 42, 108, 140, 307, 524, 527 ff., 635, 745
– Arachidonsäurestoffwechsel 291
– Cushing-Schwellendosis 527, 536
– Cyclooxygenase-2-Hemmung 298
– Entzugssyndrom 536
– nach Giftschlangenbiß 792
– Harnsäurespiegelsenkung 589
– Immunsuppression 142
– Indikation 537 ff.
– inhalative 110, 138 f., 537, 539

Glucocorticoide
- Interaktion 539
- - mit Antidiabetika 501, 503
- - mit Corticoliberin 474
- - mit Vitamin D 521
- Kombination mit Morphin 287
- Kontraindikation 539
- Langzeittherapie 537
- - Vorsichtsmaßnahmen 539
- bei Lokalanästhetikaanwendung 189
- Lokaltherapie 713
- - Wirkung, unerwünschte 713
- Mastzelldegranulationshemmung 132
- Mineralocorticoid-Wirkung 535 f.
- - relative 536
- nach Nesseltiergiftkontakt 792
- Pharmakodynamik 527, 533 f.
- Pharmakokinetik 537
- Proteinbindung 537
- bei Quecksilber-bedingter Kolitis 741
- nach Reizgasexposition 753
- Substitutionstherapie 537
- bei toxischem Lungenödem 778
- Wirkung 527, 530 f.
- - antiallergische 534, 537
- - antiinflammatorische 533, 537
- - - relative 536, 713
- - antilymphozytäre 534, 538
- - immunsuppressive 534
- - Schritte 532
- - unerwünschte 481, 534 ff.
- - - bei Dosisreduktion 535
- - - prädisponierende Faktoren 536
Glucocorticoidmangel 524
Glucocorticoidrezeptor 140
Glucocorticoidsekretion 524
- Rückkopplungsmechanismus 524
Glucocorticoidtherapie
- Abbruch 536
- Absetzen 543
- alternierende 539
- beim Kind 543
- pharmakodynamische 537

- Überwachung 541 f.
- zirkadiane 539
Glucophage® 502
Glucose-6-phosphatdehydrogenase-Mangel 36 f., 303, 754
Glucoseresorptionsverzögerer 499
Glucosetransporter 497 f.
α-Glucosidase 505
α-Glucosidase-Hemmer 502, 504 f.
Glue sniffling 759
Glurenorm® 502
Glutamat 8
Glutaminsäurehydrochlorid, Magensäuresubstitution 432
Glutaraldehyd 680
Glutathiontransferasen 20 ff.
Glutethimid 211 f.
- Arzneimittelinteraktion, pharmakokinetische 42
- Kontraindikation 212
Glutril® 502
Glyceroltrinitrat 105, 107, 348 ff., 349, 749
- Metabolismus, präsystemischer 22
- Methämoglobinbildung 754
Glycin 9
Glycinacyltransferase 20 ff.
Glycinrezeptor 9
Glycylpressin® 487
Glycyrrhetinsäure 420
Glykogenolyse 72, 80, 88 f.
Glykolether 776
Glykopeptide 620, 623 f.
- Angriffspunkt 598, 600
- Wirkungsspektrum 620
Glykoprotein
- histidinreiches 391
- Hormone 470
- α₁-saures 187
Glykoproteinrezeptorantagonisten 378
Glykoside, herzwirksame 334, 336, 337 ff.
- - Aufsättigung, langsame 344
- - Dosierung 343 f.
- - Elimination 342 f.
- - Indikation 343
- - Interaktion 41, 343 f.
- - - mit Antiphlogistika 297

- - - mit Calciumverbindung 523
- - - mit Fibraten 580
- - - pharmakodynamische 39
- - Intoxikation 324, 331, 339 f., 341 f., 523
- - Kontraindikation 343
- - Pharmakodynamik 336 ff.
- - Pharmakokinetik 342 f.
- - Sättigungsdosis 342 ff.
- - Wahl 343
- - Wirkung
- - - extrakardiale 340
- - - kardiale 338 ff.
- - - negativ chronotrope 340
- - - negativ dromotrope 340
- - - positiv inotrope 338 f.
- - - unerwünschte 340
- - - vasokonstriktorische 340
- - Wirkungsmechanismus 339 f.
- - wirkungsverstärkende Faktoren 341
GM-CSF (Granulozyten/Makrophagen-Kolonie-stimulierender Faktor) 144 f., 365 f.
Goldintoxikation 733 f., 743 f.
Goldregen 798
Goldverbindung 308 ff.
- Wirkung, unerwünschte 310
Gonadorelin 472, 473, 544, 551
Gonadotropine 469, 475 ff., 531
- Indikation 476
- Kontraindikation 477
- Pharmakokinetik 477
- Wirkung, unerwünschte 476 ff.
Gonadotropin-Releasing-Hormon s. Gonadorelin
Goserelin 473
GP-IIb/IIIa-Rezeptor 372
GP-IIb/IIIa-Rezeptor-Antagonisten 372
G-Protein 10, 54, 69 ff., 115, 216, 344
Gränke 798
Gramaxin® 609
Gramicidin 626
Granatapfel 664
Granisetron 116 f., 118, 455 ff., 456
Granulozyten 121 f.
Granulozyten-Kolonie-stimulierender Faktor 144 f., 365 f.

Granulozyten/Makrophagen-
 Kolonie-stimulierender Faktor
 **144 f., 365 f.**
Grapefruitsaft 38
Grass 271
Grau-Syndrom **618 f.**
Gravistat® 568
Grenzwerte, hygienische **725 ff.**
Grepafloxacin **634 ff.**
Grippin-Merz® 667
Griseofulvin **651 f.**, *651*
– Nebenwirkungen 652
– Pharmakokinetik 30, 652
Grüncef® 608
GTP 10
Guaifenesin **317 f.**, *317*
– Wechselwirkung mit Alkohol
 318
Guanethidin **91**, *92*, **96 f.**, 102
– Interaktion mit
– – Antidepressiva 244
– – Antidiabetika 503
– Wirkung, unerwünschte 96
Guanfacin *92*, **93**
Guanin *702*
Guanosin *671*
Guar **499 ff.**
Guarana 261
Gufen® 318
Gumbix® 393
Gynäsan® 557
Gyno-Pevaryl® 649
Gyrasehemmer s. Chinolone
Gyromitrin *794*

**H**

H$_2$-Blocker-Ratiopharm® 436
Haemate® HS 389
Hämochromatose 360
Hämodialyse 730
Hämodilution 367 f.
Haemofusin® 369
Hämoperfusion 730
– bei Alkylphosphatintoxikation
 787
– bei Schlafmittelvergiftung 213
Hämorrhagie s. Blutung
Hämosiderose 360
Hämostase 370 ff.
Hämostyptika **389 f.**, 792
– lokal wirkende 390
– systemisch wirkende 389

HAES steril® 369
Halbwertszeit **24**
Halcion® 204
Haldane-Effekt 747
Haldol® 227, 231, 773
Halfan® 656
Halluzinogen 45, **269 ff.**
Halofantrin 653, *654*, **655 f.**,
 658
Halogenalkane **762**
Halogene **679**
– Exkretion 23
Halogenkohlenwasserstoffe 724
– aliphatische **762 ff.**
Halogenwasserstoffe **751**
Halometason **539 f.**
Haloperidol 215, **227**, **230 ff.**,
 *231*, 773
Halothan 189, **193 ff.**, 763
– Biotransformation 196
– Interaktion
– – mit Muskelrelaxanzien
 175
– – mit Oxytocin 485
– – pharmakodynamische 39
– Kombinationsnarkose 197
Halothan ASID 195
Halothan-Hepatitis 195
Hanf 269, 271 f.
Hansamed® 681
Harmalin **271**, *271*
Harmin **271**, *271*
Harnosal® 630
Harnstoff-Gelatine-Polymerisat
 369 f.
Hartmetallstaub 724
Hartspiritus **748**
Haschisch **269**, 271
Hash 271
Hauptstromrauch 803 f.
Hautflüglergift **793**
Hautkarzinom, PUVA-Therapie-
 bedingtes 716
HCH (Hexachlorcyclohexan) 777,
 **780 ff.**, *780*, 810
Heckenkirsche **798**
Hedera helix 798
Hederasaponine **798**
Heitrin® 86
Helicobacter pylori, Eradikation
 439, 444
Helleborus niger 798
Hellebrin **798**
Helmex® 665

Helpin® 669
Hemicholinium 169
Hemmer, monoaminoxische
 s. Monoaminoxidasehemmer
Hemofil M 389
Hemp 271
Henderson-Hasselbalch-
 Gleichung **15**, 416 f.
Heparin 373, **378 ff.**, *379*
– Elimination, verzögerte 380
– fraktioniertes 379
– Interaktion mit Acetylsalicyl-
 säure 377
– niedermolekulares **381 f.**
– unfraktioniertes **379 ff.**
Heparin-Natrium Braun 381
Heparinsalbe 380
Heptan **761 f.**
Herbizide 776
Herbizidintoxikation **776 ff.**
Herbstzeitlose 591, **798**
Heroin **281**
– Entzugssyndrom 44
Herphonal® 240
Herzglykoside s. Glykoside,
 herzwirksame
Herzrhythmusstörung 321 ff.
– bradykarde 321
– tachykarde 321, 332
– ventrikuläre 332
HES s. Hydroxyethylstärke
Heteroarylessigsäuren 294
Hexabrix® 461
Hexachlorcyclohexan 777,
 **780 ff.**, *780*, 810
Hexachlorophen **680**, 712
Hexamethonium *63*
Hexamethylentetramin **637**,
 **748**
Hexan **761 f.**
2-Hexanol **761 f.**
Hexetidin **681**
Hexobarbital 21
Hexobendin **356**
Hexoral® 681
Hexylresorcin 664
Hibernisation 219
HIF-1 (hypoxieinduzierter
 Faktor) 6
High-clearance-Substanz **28**
Hiprex® 637
Hirudin 373, **382 f.**
Hisfedin® 135
Hismanal® 135

Histamin 6, **8**, 125, **129 ff.**, 292
- Freisetzung, Muskelrelaxanzien-bedingte 172
- Freisetzungshemmstoffe 130 ff.
- Glucocorticoid-Wirkung 534
- Hymenopterengift 793
- Hypophysenhormonsekretion 475
- Magensäureproduktion 433
- Psychopharmaka-Wirkung 215
- Triple response **131**
- Wirkung 130 f.
- – immunmodulatorische 131
Histaminliberatoren
- Nesseltiergift 792
- im Schlangengift 791
Histaminrezeptorantagonisten
  s. $H_1$-Rezeptorantagonisten;
  s. $H_2$-Rezeptorantagonisten;
  s. $H_3$-Rezeptorantagonisten
Histaminrezeptoren **8 ff.**, **129**, 130 f.
Histaminsynthesehemmstoffe 130
Histaminwirkungshemmstoffe 133 ff.
Histidincarboxylasehemmer 131
HIVID Roche® 674
HMG-CoA-Reduktase-Hemmer 572, **575 ff.**
- Indikation 575
- Interaktion 578
- – mit Fibraten 578, 580
- Kontraindikation 578
- Wirkung, unerwünschte 575
Höllenotter 790
Höllensteinstift 744
Hofmann-Elimination 173
Holoxan® 692
Holzgeist 774
Homatropin **59**
Homocystein 361 f.
Homöopathie **719 f.**
Homöopathische Umkehr 720
Honvan® 557
Hopfen 211
Hormon(e) 469 ff.
- adrenocorticotropes s. ACTH
- antidiuretisches s. Vasopressin
- follikelstimulierendes s. Follitropin

- gonadotrope 469
- kanzerogene 806
- luteinisierendes s. Lutropin
- melanozytenstimulierendes s. Melanotropin
- somatotropes s. Somatotropin
- thyreotropes s. Thyreotropin
- Wirkungseintritt 469
Hormonfreisetzung 470 f.
- Rhythmus 471
- Rückkopplung 471
Hormoninaktivierung 472
Hormonrezeptoren **471 f.**
- Regulation 472
Hormontransport 471
Hormonwirkung 471 f.
Hornissen **793**
Horrortrip 270
$H_1$-Rezeptorantagonisten **133 ff.**, 455
- Indikation 136
- Intoxikation 134
- Kontraindikation 134
- Pharmakodynamik 133, 136
- Pharmakokinetik 136
- Wirkung
- – anticholinerge 134
- – unerwünschte 133, 136
$H_2$-Rezeptorantagonisten 130, **136, 435 ff.**
- Einfluß auf die Parietalzelle 433
- Indikation 437
- Pharmakokinetik 436 f.
- Wirkung, unerwünschte 437
$H_3$-Rezeptorantagonisten **136**
5-$HT_1$-Rezeptoren 115
5-$HT_2$-Rezeptoren 115 f.
5-$HT_3$-Rezeptoren 115 f., 248
5-$HT_4$-Rezeptoren 116
5-$HT_2$-Rezeptorantagonist 116, 395
5-$HT_3$-Rezeptorantagonist 118, 455, **457 f.**
5-$HT_4$-Rezeptorantagonist 118
Huma-Ject 496
- Normal 494
Humalog für Pen 494
Humanalbuminlösung **367**
Humaninsulin 494
- Herstellung aus Schweineinsulin 496
Humanserum-Cholinesterase 788

Humatin® 615
Humatrope® 483
Huminsulin 494
Huminsulin Ultralong 496
Hummeln **793**
Hyaluronidase
- Hymenopterengift 793
- Lokalanästhetika **190**
- Nesseltiergift 792
Hyaluronsäure **311**
Hycamtin® 707
Hydantoine **157 ff.**, *157*
Hydergin® 114
Hydiphen® 240
Hydralazin 104
Hydrargismus **740**
Hydrazin, Tabakrauch 802
Hydrazinderivate 250
Hydrochlorothiazid **403**, *403*
Hydrocodon **312**, *312*, 314
Hydrocortison s. Cortisol
Hydro-long® 403
Hydromedin® 408
Hydromorphon **281**, *281*
Hydrotalcid **443**
Hydroxocobalamin **750**
p-Hydroxybenzoesäure **680**
Hydroxycarbamid **685 f.**, **708**
Hydroxychinoline, Interaktion mit Radiojod 514
Hydroxychloroquin **309 f.**
- Wirkung, unerwünschte 310
1α-Hydroxycholecalciferol 521
25-Hydroxycholecalciferol 521
Hydroxycobalamin **361 ff.**
Hydroxyethylstärke **367 ff.**, 450
- Ausscheidung 369
- Pharmakodynamik 368
- Wirkung, unerwünschte 368
Hydroxylamin **755**
Hydroxyprogesteron **560 ff.**, *560*
Hydroxyprogesteroncaproat **561 f.**
5-Hydroxytryptamin s. Serotonin
5-Hydroxytryptophan 115
Hydroxyurea **708**
Hydroxyzin **134**, *134*, 253, **259 f.**, *260*
- Wirkung, unerwünschte 260
Hydrozoa **792**
Hygienische Grenzwerte **725 ff.**
Hygroton® 403, 406
Hymenopterengift **793**
Hyoscyamin **59**, **798 f.**

Hyoscyamus niger 59, 273
Hyperaldosteronismus 525
– sekundärer, Laxanzien-
  bedingter 450
Hyperforin 249
Hypericin 249
Hypericum perforatum **249**, 719
Hyperpyrexie, maligne 195
Hyperthermie
– maligne **176**
Hypertonalum® 100
Hypertonie, arterielle 89, 99,
  **101 ff.**
– – ACE-Hemmstoff-Wirkung
    428 f.
– – essentielle 102 ff.
– – β-Rezeptorenblocker-Dosie-
    rung 90
– – Stufentherapie **104 f.**
– – Thiaziddiuretika-Wirkung
    407
Hypnomidate® 197
Hypnorex® 253
Hypnotika 189, **202 ff., 207 ff.**,
  212
– benzodiazepinartig wirkende
  **207 ff.**
Hypochlorite **678 f.**
Hypophysenhinterlappenhormo-
  ne 469, **484 ff.**
Hypophysenvorderlappenhor-
  mone 469, **475 ff.**
– Freisetzung
– – Histaminwirkung 475
– – Immunsystemeinfluß 475
– – Releasing-Hormone 472
Hyposensibilisierung **131**
Hypotension, kontrollierte 101
Hypothalamushormone 469,
  472 ff.
Hypoxanthin 587 f., *588*
Hypoxieinduzierter Faktor 6

I

Ibandronsäure *517*, **518**
Ibotensäure **269, 271,** *271, 794,*
  **795**
Ibuprofen **293 ff.,** *293 f.,* 303
idamen® 355
Idarubicin **684, 686, 696 f.,** *696*
– Nebenwirkungen 684
Idiosynkrasie **35 ff.**

Idoxuridin **667 f.**
IFN s. Interferon
IFO-cell® 692
Ifosfamid **686,** *688,* **692**
IgE **125**
IgG **126 f.**
IgM **126 f.**
ildamen® 355
Ilex paraguariensis 261
Imagopaque® 462
Imap® 227, 231
Imbun® 294
Imeron® 462
Imidazolinderivate 76, 78, 84,
  92
Imidazolrezeptoren **94**
Imigran® 118
Iminodibenzylderivate 237
Iminostilbenderivate 237
Imipenem *598,* **601 f., 608,** 609,
  **610**
Imipramin 74, 82, 93, 186, **237,**
  *240*
– Interaktion mit Cimetidin
  438
– Kenngrößen, pharmakokineti-
  sche 31
– Wirkung 237 ff.
Imiquimod **677**
Immissionskonzentration, maxi-
  male **725**
Immunantwort 123 f.
Immunkomplexreaktion
– allergische 127
– arzneimittelbedingte **37**
Immunmodulatoren **143 ff.**
Immunreaktion 138
Immunstimulanzien **143 f.**
Immunsuppressiva **138 ff.,** 779
– aktivierungshemmende **139 ff.**
– zytotoxische **139 f.**
Immunsystem 121 ff.
– Mediatoren 122, 143, **145**
Imodium® 288, 447
Impromen® 227, 231
Imukin® 146
Imurek® **140,** 309, 702
Inadine® 679
1,3-Indandionderivat 383
Indinavir **675 ff.,** *676*
*Indometacin* **293 ff.,** *293 f.,* **298,**
  303, 407, 589
– Einfluß auf den Lithium-
  spiegel 43

– Eliminationshalbwertszeit,
  altersabhängige 34
– Interaktion mit
– – Furosemid 412
– – Urikosurika 591
– ZNS-Nebenwirkungen 300
Indomisal® 294
Indoramin **84**
– Dosierung 86
Induktorstoff **21**
Infecto-Flu® 667
Infectomycin® 621
INH s. Isoniazid
Inhacort® 110, 537
Inhalationsnarkotika 176, **193 ff.**
– halogenierte 78
– Interaktion mit Muskelrela-
  xanzien 175
– Partialdruck im arteriellen
  Blut 194
– Pharmakokinetik 194 f.
– Wasserlöslichkeit 194
Inhibin 551
inimur 637
Initialdosisberechnung 30
Injektionsnarkotika **197 ff.**
Inkompatibilität 38
innohep® 382
Inocybe lateraria 795
Inocybearten 795
Inosin *672*
Inositolnicotinat **584 f.**
Inositol-1,4,5-triphosphat 10,
  54, 70
Inositoltriphosphat/Diacyl-
  glycerin **9**
Insektenstich **793**
Insektizide 776, **780 ff.**
Insidon® 240
Insulin 419, **493 ff.,** 531, 767
– Aufbewahrung 497
– Freisetzungshemmung,
  Diazoxid-bedingte 100
– Indikation 498 f.
– Interaktion 499
– Kontraindikation 499
– Pharmakodynamik 497 f.
– Pharmakokinetik 498 f.
– Stoffwechselwirkung 497
– tierisches 494
– Wirkung 497
– – unerwünschte 498
Insulin Actraphane 495
Insulin Actrapid 494

Insulin Insulatard 494
Insulin Lente MC 496
Insulin Mixtard 495
Insulin Protaphan 495
Insulin Ultratard 496
Insulin Velasulin 494
Insulinallergie 498 f.
Insulin-Einheit 496
Insulininjektion 493
Insulin-like growth factor I 482
Insulinmangel 491 f.
Insulinödem 498
Insulinresistenz
– ACE-Hemmer-Einfluß 104
– antikörperbedingte 498
– periphere 491
Insulinrezeptor 13 f., 497
Insulin-Rezeptor-Substrat 13
Insulintherapie
– intensivierte 496
Intal® 133
Integrelin 375, 378
Intensaïn® 355
Interferon alfa 144 ff., 708
– Indikation 146
Interferon alfa-2a 677
Interferon alfa-2b 677
Interferon beta 144 ff., 677
Interferon gamma 144 ff.
Interferone 144 ff., 668, 677, 708
– Indikation 146 f.
– Induktoren 144
– Pharmakodynamik 144, 146
– Pharmakokinetik 146
– Wirkung 146
Interleukin 3 365 f.
Interleukin-4-Antagonisten 130
Interleukine 122 ff., 146 ff., 291
Intoxikation s. Vergiftung
Intrinsic factor 361 f.
Intrinsisch sympathomimetische
 Aktivität 86
Intron A® 708
Intron® 146
Invasion 26
Invertseifen 680
Invirase® 677
Iobitridol 463 ff., 463
Iodixanol 463 ff., 463
Iohexol 462 ff., 462
Iomeprol 462 ff., 462
Ionenkanäle 323 f.
Ionenkanal, rezeptorgesteuerter
 169

Iopamidol 461 ff., 461
Iopentol 462 ff., 462
Iopodate 460 ff., 460
Iopromid 462 ff., 462
Iopydol 464 ff., 464
Iopydon 464 ff., 464
Iotalaminsäure 460 ff., 460
Iotrolan 463 ff., 463
Iotroxinsäure 461 ff., 461
Ioversol 462 ff., 462
Ioxaglinsäure 461 ff., 461
Ioxitalaminsäure 461 ff., 461
IP$_3$ (Inositol-1,4,5-triphosphat)
 10, 54, 70
IP$_3$/DAG (Inositoltriphosphat/
 Diacylglycerin) 9
Ipratropium 59, 60
Ipratropiumbromid 62, 109 f.,
 137
– Indikation 62
Iproniazid 69, 237, 250 f., 250
Ipsapiron 115
Irenat® 511
Irinotecan 707
ISA s. Intrinsisch sympathomimetische Aktivität
Ismo® 351
Iso Mack® 351
Isoaminil 313 f., 313
Isobutanol 776
Isobutylacetat 776
Isocarboxazid 69
Isocillin® 604
Isoconazol 647, 649
Isofluran 193 ff.
– Interaktion mit Muskelrelaxanzien 175
Isogutt® 729
Isoket® 351
Isoniazid 638 ff., 638
– Arzneimittelinteraktion 41
– Defekt, pharmakogenetischer
 36
– Interaktion 640
– – mit Antidiabetika 501, 503
– – mit Didanosin 674
– – mit Protionamid 641
– – mit Rifampicin 644
– Metabolisierung 639
– Nebenwirkungen 640
– Plasmahalbwertszeit 36
– Wirkung 640
– – stimmungsaufhellende 237
Isophoron 776

Isoprenalin 74 ff., 75
– Wirkung 79
Isopropanol 776
Isoptin® 330, 354
Isoptin® KHK retard 354
Isoretinoin 714 f., 714
Isosorbiddinitrat 107, 349 ff., 349
– Elimination, präsystemische
 16
Isosorbid-5-mononitrat 349 ff.,
 349
Isovist® 463
Isoxazolylpenicilline 602 ff.
Isozid® 640
Isradipin 352 ff.
Itai-Itai-Krankheit 741
Itraconazol 647 ff.
– Arzneimittelinteraktion 40 f.
Itrop® 62
Ivermectin 663 f., 667
Ixoten® 692


J

Jacutin® 681
Jacutin® N 681
(+)-Jasmolon 789
Jatroneural® 223, 227
Jatropur® 406, 413
Jatrosom N® 250
Jenacillin® 604
Jenacillin® V 604
Jenacyclin® 617
Jenamoxol® 632
Jenampin® 604
Jephoxin® 604
Jod 510 f., 513 f., 678
– Freisetzung aus Röntgenkontrastmitteln 466
– Indikation 513
– Interaktion 514
– Kontraindikation 513
– Wirkung 513 f.
Jodallergie 513
Jodetten® 511
Jodglycerol 317, 317
Jodide 510 f., 513 f.
Jodid-Tabletten 511
Jodinationshemmer 510 f., 513
– Indikation 513
– Wirkung, unerwünschte 512
Jodisationshemmer 510, 511 ff.
– Wirkung, unerwünschte 511 f.

Jodismus 514
Jodkohle 738
Jodophore **679**
Jodpräparate **511 f.**
Jodverbindungen, anorganische **679**
Johanneskraut **249,** 719
Josamycin **618 f.,** *619,* **621**
Justar® 101

## K

Kabikinase® 387
Kaffee 262
Kaffeebohnen 261
Kahler Krempling **796**
Kainatrezeptor **8 ff.**
Kakaobohnen 261
Kalilauge **743 ff.**
Kalium
– Ausscheidung, Beziehung zur Natriumausscheidung 412
– Wirkung, antiarrhythmische **334**
Kaliumaspartat 420
Kaliumbromid 211
Kaliumchlorid 420
Kaliumchlorid retard Zyma® 420
Kaliumcitrat 420
Kaliumcyanid **748 ff.**
– Absorption durch Kohle 446
Kaliumjodid **317,** *317,* 513
– Interaktion 319
– Wirkung, unerwünschte 319
– Überempfindlichkeitsreaktion 319
Kaliumkanal 10
– ATP-abhängiger 98
Kaliumkanalblocker **332**
Kaliumkanalöffner **98 ff.,** 102, 106
– Wirkung, kardioprotektive 99
– Wirkung, unerwünschte 99
Kaliumpermanganat **679, 749**
Kalkstickstoff 772
Kallikrein 391
Kallikreininhibitoreinheit 391
Kalomel **739**
Kalymin® 58
Kanamycin **611 ff.**
Kanamytrex® 615
Kanzerogene 20
– chemische **805 ff.**

– Tabakrauch 802
– ultimale **807**
Kanzerogenese 20, **805**
– chemische 802, **805 ff.**
– – Ernährung 805
– – Rauchen **802 f.**, 805
Kaolin, Interaktion mit Lincosamiden 622
Kaposi-Sarkom 708
Kardiamed® 344
Kariesprophylaxe 593
Karil® 523
Kartoffelbovist **796**
Karzinogene s. Kanzerogene
Karzinogenese s. Kanzerogenese
Katadolon® 307
Katalase, Schlangengift 790 f.
Katecholamine 52, **65 ff.**, 196, 336 f., **344 ff.**, 763, 765
– Biosynthese 65 f.
– Freisetzung 65 f.
– – Kaliumkanalöffner-bedingte 99
– Indikation 345
– Interaktion 346
– – mit Antidepressiva 244
– Kontraindikation 346
– Lokalanästhetika-Lösung **189**
– Pharmakodynamik 344 f.
– Pharmakokinetik 345
– Speicherung 65
– Stoffwechselwirkung, β-Rezeptoren-vermittelte 72
– Wirkung
– – positiv inotrope 344
– – unerwünschte 345
Katecholaminneurone, Rückkopplungsmechanismus 65, 67
Katechol-O-methyltransferase **68 f.,** 82
– Hemmstoffe, reversible 83 (s. auch COMT-Hemmer)
Kath **263 f.**
Kathin **263 f.**
Kavaform® 260
Kavain 253, **260 f.,** *260*
Kava-Kava **260**
Kavapyrone **260 f.**
Kavasedon® 260
Kavasporal® 260
Kavawurzelextrakt, standardisierter 260

Kefspor® 608
Keimax® 608
Kelley-Seegmiller-Syndrom 587
Kélocyanor® 750
Kenngrößen, pharmakokinetische **30 f.**
Kepinol® 632
Kerlone® 90
Kernikterus 628
Kessar® 559
Ketamin **197,** *197,* **199 f.**
– Kombination mit Morphin 287
– Kontraindikation 200
– Wirkung, unerwünschte 200
Ketanest® 197
Ketanserin 115, 117, 215, **232**
Ketoconazol 136, **647 ff.**
– Interaktion 40 f.
– – mit Rifampicin 644
Ketoprofen **294 ff.,** *294*
Ketotifen 118, **132 f.,** *133*
Kevatril® 118, 455
Kif 271
Klacid® 621
Klapperschlange 789
Klapperschlangengift 791
Klebstoff 759, 762, 765
Klinomycin® 617
1 × klysma Sorbit 449
Knollenblätterpilze **793 ff.**
Knollenblätterpilzvergiftung **793 ff.**
Kobraarten 789
Kobragift 791
Kochsalzlösung
– isotonische 422, 459
– physiologische **367**
Kohle, medizinische **446,** 729
Kohle-Kompretten® 729
Kohlenmonoxid 724
– Tabakrauch 802
– Toxizität 747
Kohlenmonoxidhämoglobin 746, 803
Kohlenmonoxidintoxikation 730, **746 ff.**
Kohlenoxid s. Kohlenmonoxid
Kohlenwasserstoffe, aromatische
– – polyzyklische 6, 809, **810 f.**
– – – Tabakrauch 800, 802
– – zyklische, chlorierte **781 ff.**
– – – Vergiftung 781 ff.

Kokanzerogene 808
– Tabakrauch 802
– ultimale 809
Kokanzerogenese 808
Kokastrauch 266
Kolanuß 261
Kollagenschaum 390
Kollateral® 106
Kolonie-stimulierende Faktoren 122 ff., 144 f.
Kombinationsnarkose 197
Kombinationspräparat, kontrazeptives 564, 566, 568
Kompartiment
– peripheres 25 f.
– tiefes 26
– zentrales 25 f.
Kompensan® 442
Komplementsystem 123 ff.
Konakion® MM 393
Konakion® N 393
Konstitution, atopische 38
Kontaktdermatitis 614
Kontaktgift 780
Kontrazeption, hormonale, postkoitale 567 f., 570
Kontrazeptionsmethoden, Versagerquoten 564
Kontrazeptiva 187
– hormonale 42, 186, 564 ff.
– – Interaktion 41, 570
– – – mit Azolen 649
– – – mit Hypnotika 212 f.
– – kardiovaskuläres Risiko 565
– – Kontraindikation 567
– – Wirkung, unerwünschte 565
Konvulsiva 273 f.
Konzentration-Wirkungs-Beziehung 32 f.
Kopfläuse 681
Koproporphyrinogendecarboxylase 736 f.
Koreberon® 593
Koronartherapeutika 347 ff.
Korsakow-Syndrom 771
Kosmetiktoxikologie 723
Krätze 681
Krebs, Ursache 805
Kreislauf
– enterohepatischer 23
Kresol 680
Kreuzallergie 37

Kreuzdependenz 44
Kreuzotter 789 f.
Kreuzotterngift 791
Kryolith 592
Kumulation 29
Kupferarsenitacetat 742
Kupferintoxikation 733 f.
Kupferotter 790

L

Laburnum anagyroides 798
Lachgas s. Distickstoffmonoxid
Lacke 759, 762, 765, 774
β-Lactamantibiotika 598, 605 ff., 773
– Interaktion mit
– – Chloramphenicol 619
– – Ganciclovir 671
– – Rifampicin 644
– – Tetracyclinen 617
– Wirkungsspektren 601 f.
β-Lactamasehemmer 601 f., 610 f.
– Indikation 611
– unerwünschte Wirkung 611
Lactarius torminosus 796
Lactatacidose 418
Lactitol, abführende Wirkung 447
Lactulose 447, 449
Läuse 681
Laevilac® 449
Lävulose 767
Laitan® 260
Lakritze 420
Lamictal® 164
Lamifiban 375, 378
Lamisil® 650
Lamivudin 671 ff., *672*
Lamotrigin *163*, 164
Langsamacetylierer 36
Lanicor® 344
Lanitop® 344
Lansoprazol 438 ff., *438*
Lantarel® 309, 698
Lanthanidinkorporation 734
Lanzor® 440
Lariam® 656
Larylin® 314
Laserlicht-Bestrahlung, Porfimer 709
Lasix® 406, 408

Latamoxef *598*, 607, 773
α-Latrotoxin 51
Laudamonium® 680
Laugenvergiftung 743 ff.
Laxanzien 420, 445, 447 ff.
– Digitalisglykosidempfindlichkeit, erhöhte 341
– diphenolische 448
– hydragoge 448 ff.
– – Indikation 449
– – Wirkung, unerwünschte 450
– Interaktion mit
– – Atovaquon 662
– – Glucocorticoiden 539
– osmotische 447, 449
– salinische 447
– bei Schlafmittelvergiftung 213
Laxoberal® 449
Laxopol® 449
$LD_{50}$ 5
$LD_{50}/ED_{50}$ 5
L-DOPA s. Levodopa
Lebensbaum 798
Lebererkrankung, Pharmakokinetik 35
Lefax® 450
Legalon® SIL 795
Leinsamen 447, 748
Leios® 568
Lemocin CX® 681
Lendormin® 204
Lenoxin® 344
Lentaron® 559
Lepirudin 382 f.
Leponex® 224, 227
Lesch-Nyhan-Syndrom 587
Letrozol 559, *559*
Leuchtgas 747
Leucovorin® 631, 659, 698
Leukase® 615
Leukeran® 692
Leukomax® 366
Leukotriene 6, 9, 125, 291, 295
Leukotrienrezeptorantagonisten 108, 109, 110, 137 f.
Leukotrienrezeptoren 9 ff.
Leukotriensynthesehemmstoffe 108, 109, 137
Leuprorelin 473
Leustatin® 704
Levamisol 143 f., 664
Levobunolol 90
Levodopa 149 ff., *150*, 251

- Dosierung 152
- Halbwertszeitverlängerung 83
- Hyperurikämie 589
- Indikation 152
- Interaktion 152
- – mit Neuroleptika 230
- – mit Protirelin 474
- Kombination mit
- – Amantadin 154
- – COMT-Hemmer 154
- – Decarboxylasehemmer 149 ff., 153
- Kontraindikation 152
- Pharmakodynamik 149 ff.
- Pharmakokinetik 151
- Wirkung 151
Levofloxacin **634 ff.**
Levomepromazin **223 ff.**, *223*
Levomethadon 279, **282**, *282*
Levonorgestrel *560,* **561**, *563 ff.*
Levopropylhexedrin **265**, *265*
Levosimendan **347**
Levothyroxin s. L-Thyroxin
Lexotanil® 254
LH s. Lutropin
Liberine s. Releasing-Hormone
Lidocain 179 ff., *180,* **326 ff.**, *327,* 342
- Indikation 331
- Interaktion 331
- – mit Cimetidin 437 f.
- Pharmakodynamik 329, 331
- Pharmakokinetik 188, 330 f.
- Wirkung, unerwünschte 331
Ligroin **761 f.**
Likuden® 652
Liman® 295
Limbao® 260
Lincomycin 175, 619, **621**, *621*
Lincosamide **621 f.**
- Indikation 622
- Interaktion 622
- – mit Chloramphenicol 619
- – mit Rifampicin 644
- Wirkungsspektrum 620 f.
Lindan **681**, 777, *780,* **781 ff.**
Linola-sept® 652
Linsidomin 350, 352
Lioresal® 177
Liothyronin **505 ff.**, *505*
- Indikation 508
- Interaktion 509
- Kontraindikation 509
- Wirkung 507 f.

- – unerwünschte 508
Lipanthyl® 584
Lipase **432**
Lipatrophie 498
Lipidil® 584
Lipidperoxidation 763
Lipidstoffwechselstörung, Proteasehemmer-bedingte 675
Lipiodol® 464
LIPOBAY® 579
Lipocol-Merz® 574
Lipocortin 537
- Induktion 533
Lipofuscin 267
Lipolyse 72, 80, 88
Lipo-Merz®-retard 580
β-Lipotropin 279
Lipoxygenase **291**
Liprevil® 578
Liquemin® N 381
Liserdol® 477
Lisino® 135
Lisinopril **425 ff.**, *426*
Liskantin® 159
Litalir® 708
Lithium **251 ff.**
- Arzneimittelinteraktion 41
- Ausscheidung, renale 43
- Blutspiegel 252
- Gewebsspiegel, therapeutischer 252
- Indikation 252
- Interaktion mit
- – Antiphlogistika 297
- – Protirelin 474
- Kontraindikation 253
- Pharmakodynamik 252
- Pharmakokinetik 252
- Wirkung, unerwünschte 252
Lithiumacetat **253**
Lithiumcarbonat **253**
Lithium-Duriles® 253
Lithiumhydrogenaspartat **253**
Lithiumsalze, Interaktion mit Jod 514
Lithiumsulfat **253**
Lithiumvergiftung 252 f.
LMWH (low molecular weight heparin) s. Heparin, niedermolekulares
Loceryl® 652
Lochotter 789
Lochotterngift **791**

Locid® 442
LOCOL® 579
Lösung
- kolloidale **367 ff.**
- kristalloide **367**
Lösungsmittel **756 ff.**, 776
Lösungsmittelintoxikation **756 ff.**
Lofepramin **239 ff.**, *240*
Logorrhö 265
Lokalanästhesiezwischenfall, Vermeidung 190
Lokalanästhetika 169, 179 ff., 278
- Anforderungen 180 f.
- Anwendungsbeschränkung 188
- Estertyp 187
- – Allergie 189
- First-pass-Extraktion 187
- Indikation 185, 188 f.
- Interaktion 331
- Kontraindikation 188
- Lösungskonzentration 185
- nach Nesseltiergiftkontakt 792
- Pharmakodynamik 181 f.
- Pharmakokinetik 187 f.
- Säureamidtyp 187 f.
- Struktur-Wirkungs-Beziehung 179 ff.
- Sympathomimetikazusatz 78
- Wirkung
- – modulierende Faktoren 183
- – systemtoxische 186
- – unerwünschte 183 f., 186
- Wirkungsdauer 183
- Wirkungsmechanismus 181
- Zusatz, vasokonstriktorischer 183
Lokalanästhetika-Intoxikation **184**
Lokalanästhetika-Lösung
- – Adrenalinzusatz 183, **185**, **189**
- – – Kontraindikation 189
- – Hyaluronidasezusatz **190**
- – Wirkung, unerwünschte 189 f.
- – Zusätze 189 f.
Lokalantibiotikum 625 f.
Lokalantimykotika **652**
Lomeblastin® 693
Lomexin® 649
Lomustin **692 f.**

Loniceraarten 798
Lonolox® 99
Loperamid 288, **446**, *446*
Lophakomp®-B 12 363
Lopirin® 427
Loprazolam **204 ff.**, *204*
Lopresor® 90
Loracarbef **598**, 609
Lorafem® 609
Loratadin **135**, *135*
Lorazepam **204 ff.**, *204*, **254**, *254*
Lorcainid 326
– Pharmakokinetik 30
Lormetazepam **203 f.**, *204*
Losartan 104, **429 f.**, *429*
– Wirkung, urikosurische 430
Lost 809
Lovastatin **575 f.**, *576*, **578**
– Interaktion mit Makroliden 622
Lovelle® 568
Low molecular weight heparin s. Heparin, niedermolekulares
LP-Truw® mono 573
LSD (Lysergsäurediethylamid) *111*, 116, **269 ff.**
– Abhängigkeit 45
– Nebenwirkungen 272
– Pharmakodynamik 269 f.
– Wirkung
– – psychische 270
– – somatische 270
– – vegetative 270, 272
Ludiomil® 240
Luminal® 159, 209
Lungenkrankheit, Raucher 803
Luret® 408
Luteinisierendes Hormon s. Lutropin
Lutrelef® 473
Lutrol® 729
Lutropin **475 ff.**, **544**, **551 f.**
– Freisetzung 473
Lycium halimifolium 798
Lymphapherese 138
Lymphokinsynthese, Glucocorticoid-Wirkung 533
Lymphozyten 121
Lymphozytenaktivierung 123 f.
– Hemmung 139 f.
Lymphozytenhemmung, Glucocorticoid-bedingte 534, 538

Lym-ratiopharm®-Sequenz 557
Lyndiol® 568
Lynestrenol **560**, **564 ff.**
Lynestrol **561**, **563**
Lyn-ratiopharm® 568
Lyn-ratiopharm®-Sequenz 569
Lyogen® 223, 227
Lyorodin® 223
Lysergamid **271**, *271*
Lysergsäure *111*
Lysergsäurediethylamid s. LSD
Lysinhydrochlorid 419
Lysoform® 679
Lysolecithinbindung 441
Lysthenon® 174

**M**

Ma Huang 263 f.
Maaloxan® 442
Mabthera® **708**
Macipime® 609
Madagaskar-Efeu 704
Madopar® 153
Magaldrat **443**
Magensäureneutralisation 441 ff.
Magensäuresubstitution 432
Magnesium 421
– Interaktion mit Diphosphonaten 518
– Wirkung, antiarrhythmische 334 f.
Magnesiumchlorid 421
Magnesiumhydrogenaspartat 421
Magnesiumhydroxid **443**
Magnesiumoxid **443**, 741
Magnesiumsulfat 421, **449**
Magnesiumtrisilicat 443
Maiglöckchen 336, **798**
Major tranquilizer 218
MAK (maximale Arbeitsplatzkonzentration) **725**
$\alpha_2$-Makroglobulin 390
Makrolide 136, **618 ff.**
– Angriffspunkt 598
– Indikation 622
– Interaktion 622
– – mit Cephalosporinen 611
– – mit Chloramphenicol 619
– – mit HMG-CoA-Reduktase-Hemmern 578
– – mit Penicillinen 605

– – mit Rifampicin 644
– Kontraindikation 622
– Nebenwirkung 619, 622
– Wirkungsspektrum 620
Makrophagen-aktivierender Faktor 146
Makrophagen-Kolonie-stimulierender Faktor **144 f.**, 365
Malaria 654 ff.
Malariamittel 186
– Angriffspunkte 655
Malariaprophylaxe 657 ff.
Malathion **681**, **784 ff.**
Maltyl® 680
Mandelamine® 637
Mandeln, bittere 748
Mandelsäure 637
Mandokef® 609
Mandragora officinalis 273
Mangan 724
Manganintoxikation 734, **743**
Maniok 748 f.
Mannitol **402 f.**, 423, **449**, 459
– abführende Wirkung 447
– Diurese, forcierte 729
– Kontraindikation 403
Manusept® 680
MAO s. Monoaminoxidase
MAO-Inhibitoren s. Monoaminoxidasehemmer
MAP-Kinase 13 f.
Maprotilin **239 ff.**, *240*
Marcumar® 385
Mariendistel 795
Marihuana **269**, **271**, **272 f.**
Marvelon® 568
Mary-Jane 271
Mastzelldegranulation 132
Mataby 271
Maté 261
Maximale Arbeitsplatzkonzentration **725**
Maximale Immissionskonzentration **725**
Maycor® retard 351
M-CSF (Makrophagen-Kolonie-stimulierender Faktor) **144 f.**, 365
MDMA **269 ff.**
Meaverin® 180
Mebendazol **663 ff.**, *665*
Mecillinam **602**
Meclofenoxat **267 ff.**, *268*
Meclozin **455**

Medazepam **254**, *254, 258*
Mediatoren **8 f.**
– Freisetzung 128
– Immunsystem 143, **145**
Medrogeston **560 ff.**, *560*
Medroxyprogesteron **560 ff.**, *560*
Medryson **541**
Meerzwiebel 336
Mefenorex **263 ff.**, *265*
Mefloquin *654*, **655 ff.**
Mefoxitin® 609
Mefrusid **403**, *403*
Megagrisevit® 548
Megaphen® 218
Megestat® 562
Megestrol **560 ff.**, *560*
Megluminantimonat **662**
Meladinine® 717
Melanotropin 475
Melanozytenstimulierendes Hormon 475
Melarsoprol 653, **662**
Melittin **793**
Melleril® 223, 227
Melocin® 605
Meloxicam **295 ff.**, *295*
Melperon **227, 230 ff.**, *231*
Melphalan **692**
– Resistenzentwicklung 689
Memantin **177**
Menogen® 477
Menopausengonadotropin **475 ff.**
– Kontraindikation 479
– Nebenwirkungen 478
Menotropin **477**
Menthol **316 f.**, *320*
MEOS **767**
Mepacrin 653, *654*, **662**
Meperidin 186
Mephenytoin, Arzneimittelinteraktion 41
Mephobarbital **158**
Mepivacain **180 ff.**, *180*
– Pharmakokinetik 188
Meprobamat 253, **259**, *260*
Meprobamatvergiftung 259
Meproscillarin **336 ff.**
Mepyramin 129
Merbromin **680 f.**, 712
Mercaptoethansulfonsäure-Natriumsalz s. Mesna
Mercaptopurin 139 f., 309, **685**, **701 f.**, *702*

– Angriffspunkt 703
– Interaktion 41
– – mit Allopurinol 590
– – mit Antiphlogistika 297
– – pharmakokinetische 40
– Nebenwirkungen 685
– Resistenzentwicklung 689
– Wirksamkeit, zellzyklusphasenabhängige **687**
Mercuchrom® 681
Mercuria lentis 740
Mercurialismus **740**
Mercurius
– dulcis 739
– solubilis 739
– sublimatus corrosivus 739
Mercurosorb® 738
Mercurothiolat **739**
Mercuval® 733
Meresa® 227, 234
Meronem® 609
Meropenem **608**, 609, **610**
Mesalazin **450 f.**
Mescalinabhängigkeit 45
Mesna **316 ff.**, *317*, 691 f.
– Anwendung 319
Mesoprolol 90
Mesterolon 545 ff., *545*, **548**
Mestinon® 58
Mestranol **555 ff.**, *555*, **564 ff.**
Mesulergin 117
Metabolisches Syndrom 587
Metabolismus **18 ff.**
– präsystemischer 16, **22 f.**
Metaclazepam **254**, *254*
Metalcaptase® 309, 734
Metalle, kanzerogene 806
Metamizol 277, **302 ff.**
Metamphetamin 77, **80 ff.**, *264*
Metanephrin 68
Metenolon **545 ff.**, *545*
Meteorismus 450
Metergolin **477, 478**, **479 f.**
Metex® 698
Metformin 43, 499, *500*, **501 f.**
Meth 264
Methacrylnitrilvergiftung 320
Methadon 42, 44, 303
– Interaktion mit Rifampicin 644
Methämoglobinbildner 184, 186, 302 f., **754 ff.**
– als Antidote **749**
Methämoglobinbildung

– Phenacetin 302 f.
– Prilocain-induzierte 184
– Schlangengift 791
– Ursache 754
Methanol 724, 763, 766
– Metabolismus 774
– Toxizität 775
Methanolintoxikation **774 ff.**
– Antidot 730
Methaqualon 211
Methenamin 628, **637**, *637*
– Interaktion mit Sulfonamiden 630
Methenaminhippurat **637**
Methenaminmandelat **637**
Methergin® 113
Methionin 362
Methioninmangel 362
Methiotepin 115
Methohexital **197 ff.**, *197*
Methotrexat 139, **140**, 142, **307 ff.**, 631, **684**, **686**, **698**, *698*
– Interaktion 41 f., 698
– – mit Antiphlogistika 297
– – mit Urikosurika 591
– Nebenwirkungen 684
– Resistenzentwicklung 689
– Rheumatherapie 308 f.
Methotrexat Lederle® 140
Methoxybutanol **776**
Methoxyfluran 625
– Interaktion mit Cephalosporinen 611
Methylacetat **776**
Methylalkohol s. Methanol
Methylamphetamin **263 ff.**
N-Methyl-D-aspartat s. NMDA
Methylbromidvergiftung 320
Methylchlorid **763**
Methylchloroform **764**
3-Methylcholanthren 21, *807*, **810**
– Interaktion, pharmakokinetische 42
β-Methyldigoxin **336 ff.**
– Elimination, präsystemische 16
– Pharmakokinetik 343
α-Methyldopa **91**, **94 f.**, *94*, 102, 104
– Indikation 95
– Interaktion mit Antidiabetika 503

α-Methyldopa
- Wirkung
- - antihypertensive 94
- - unerwünschte 95
Methylenblau 184, 756
Methylenchlorid 764
Methylergometrin 110, *111*
Methylethylketon 776
Methylfluorphosphorsäurepina-
  kolylester 783
Methylisobutylketon 776
Methylmercaptoimidazol 506
Methylparaben 189
Methylphenidat 77, **80 ff.**, **263 ff.**,
  *264*
N-Methylphenobarbital 158, 198
Methylprednisolon **528 ff.**, *528*,
  541
- Interaktion 41
- - mit Makroliden 622
Methylxanthinderivate 72, **107**,
  **261 ff.**, **346, 416** (s. auch
  Coffein, Theophyllin)
- Pharmakodynamik 262
- Pharmakokinetik 262 f.
- Wirkung, koronardilatierende
  356
Methyprylon 211 f.
Methysergid 110, *111*, **116**
- Indikation 116
- Wirkung, unerwünschte 116
Methysticin 260
Metifex® 681
Metildigoxin s. β-Methyldigoxin
Metipranolol 90
Metoclopramid 116 f., **455 ff.**,
  *456*
- Interaktion mit Atovaquon
  662
Metoprolol **86 ff.**, *87*, 104
- Defekt, pharmakogenetischer
  36
Metrifonat **663 f.**, 667
Metronidazol **660 f.**, *660, 663*,
  773
- Helicobacter-pylori-Eradika-
  tion 439
- Interaktion
- - mit Cimetidin 438
- - pharmakokinetische 40
Mevalotin® 578
Mevinacor® 578
Mexiletin 326, **328 ff.**
Mexitil® 330

Mezerein **799**
Mezlocillin **602 ff.**
Mianserin 215, **239 ff.**, *240*
Mibefradil 578
Michaelis-Menten-Beziehung **4**
Miconazol **647 ff.**
Micristin® 377
Micro-30 Wyeth® 563, 570
Microgynon® 568
Microlut® 563, 570
Micronovum® 563, 570
Micropaque 460
Microtrast 460
Microtrim® 632
Midazolam 186, 200, **203 f.**, *204*
- Arzneimittelinteraktion 41
- Elimination, präsystemische
  16
- Interaktion mit Makroliden
  622
Mifegyne® 563
Mifepriston **563**, *563*
Miglitol **499**, *504*, **505**
- Kontraindikation 505
Migräne 113 f., 118, 479
- Anfallsprophylaxe 116, 118
- Intervallbehandlung 93
Migrexa® 113
MIK (maximale Immissionskon-
  zentration) **725**
Milchalkalisyndrom 442
Milrinon **346 f.**
Miltefosin **708**
Miltex® 708
Mineralocorticoide 6, 420, **525 f.**
- Indikation 526
- Wirkung 530
- - unerwünschte 535
Minipille 565, **566**
Minipress® 86
Minirin® 389, 487
Minocyclin **617**
Minoxidil *97*, **99**, 102, 104
Minprog® 396
Minsiston® 568
Minulet® 568
Minzöl 320
Miranova® 568
Mirapront N® 264
Mirtazapin **241**, **247 ff.**, *249*
- Metabolisierung 248
- Wirkung, anticholinerge 249
Mischpräparate, analgetische
  **304 f.**

Misoprostol **440 f.**, *440*
- Nebenwirkung 441
Mithramycin
- Interaktion mit Calcitonin 523
- Wirksamkeit, zellzyklus-
  phasenabhängige **687**
Mitomycin **684, 686**, *688*, **692**
- Nebenwirkungen 684
Mitomycin medac 695
Mitoxantron **684, 686, 697**, *697,*
  706
- Nebenwirkungen 684
Mivacron® 174
Mivacurium **172 ff.**, 173
Mizolastin **135**, *135*
Mizollen® 135
MNU *688*, **693**
Mobec® 295
Moclobemid **250 f.**, *250*
- Arzneimittelinteraktion 41
Modenol® 96
Moduretik® 406
Mogadan® 204
Molevac® 666
Molsidomin **348 ff.**, *349*
Molsihexal® 351
Moluskizide 776
Mondbohnen 748
Mono Mack® 351
Monoaminoxidase **67 ff.**, 74, 82,
  114, 249, **250**
- Isoenzyme 250
Monoaminoxidase A **69**, 250
Monoaminoxidase-A-Hemmer
  69
Monoaminoxidase B **69**, 154,
  250
Monoaminoxidase-B-Hemmer
  69, 152, 154
Monoaminoxidasehemmer 69,
  82, **249 ff.**
- Interaktion mit
- - Antidepressiva 244
- - Antidiabetika 503
- - Antitussiva 316
- - Katecholaminen 346
- - L-DOPA 152
- - Nefopam 307
- - selektiven Serotonin-Wieder-
    aufnahmehemmern 245
- - Serotonin 115
- Pharmakodynamik 250
- Pharmakokinetik 250
- Wirkungsprofil 236

Monobactame 598, 609
Mono-Embolex® 382
Mononine® 389
Monooxygenase 19
Monospeziesinsulin 496
MonoStep® 568
Monostoffnarkose 196
Mono-Tridin® 593
Monoxidin 102
Montelukast 109f., 138
Monuril® 623
Mordmittel 727
Morning after pill 567
Moronal® 647
Morphin 43, 276f., 279, 281, 281, 303, 719, 792
– Abhängigkeit 44, 288
– Absorption durch Kohle 446
– Applikation, epidurale 287
– Bioverfügbarkeit 283
– Einfluß auf die Vasopressinfreisetzung 485
– Entzugssyndrom 43, 289f.
– Kenngrößen, pharmakokinetische 31
– Kombination mit
– – Acetylsalicylsäure 306
– – Glucocorticoiden 287
– – Ketamin 287
– Metabolismus, präsystemischer 22
– Resorption 15
– – gesteigerte 435
– Toleranzentwicklung 43
– Wirkung 284
Morphin-6-glucuronid 282
Morphinantagonist 44
Morphinsucht 288
Mosegor® 118
Motilium® 455
Motoneuron, spinales, Aktionspotential 167
Movergan® 153
Moxaverin 106
Moxifloxacin 634ff.
Moxonidin 92, 94
MSH (Melanotropin) 475
MST Mundipharma® 281
Mucopront® 318
Mucosolvan® 318
Muggles 271
Mukolytika 316
Multiple drug resistance 689
Multosin® 692

Multum® 254
Mupirocin 626
Murein 599f.
Mureinsynthese 622
– Antibiotikaangriffspunkte 600
Muromonab-CD₃ 142
Muscarin 55, 56, 794
– Pilzgift 795f.
Muscarinrezeptoren 8ff., 53ff.
– Antagonist 55
– Blockade 172
– Muskelzellen, glatte 55
– Schrittmacherzellen, kardiale 55
– Stimulation 172
– zerebrale 54f.
Muscimol 215, 269, 271, 271, 794, 795
Muskelrelaxanzien 625, 730
– Applikationsprotokolle 174
– depolarisierende 170ff.
– – Kontraindikation 174
– Dosierung 174
– Indikation 173ff.
– Interaktion 175
– – mit Azathioprin 310
– Kombinationsnarkose 197
– nichtdepolarisierende 170ff.
– peripher wirkende 59, 167ff.
– Pharmakokinetik 173
– bei Tetanus 797
– Überempfindlichkeit 175
– Wirkung, unerwünschte 172f.
Mutterkornalkaloide 110ff.
– Indikation 113f.
– Interaktion mit
– – Makroliden 622
– – Tetracyclinen 617
– Pharmakodynamik 110, 112f.
– Pharmakokinetik 113
– Wirkung 110, 112
– – vasokonstriktorische 112
Myacine® 615
Myambutol® 642
Mycobutin® 644
Mycophenolatmofetil 139, 141f.
Mycospor® 649
Mydriasis 265
Mydriaticum Roche® 60
Mydriaticum Stulln® 62
Mydriatika, Interaktion mit Antidepressiva 244
Myeloide 365f.

Myfungar® 649
Mykontral® 649
Mykose 645
Mykotoxine 796
Mykundex® 647
Myleran® 693
Myocholine® 57
Myotonolytika 175ff.

N

NAC s. N-Acetylcystein
N-Acetylcystein 316ff., 317
– bei Vergiftung 320
– Wechselwirkung 318
– Wirkung
– – antioxidative 319
– – bronchosekretolytische 319
– – unerwünschte 318
N-Acetylhomocystein 741
N-Acetyltransferase 20ff.
– Polymorphismus 36f.
$(Na^+/2Cl^-/K^+)$-Cotransportsystem 410
– Furosemid-Wirkung 410
NACOM® 153
Nadolol 89f., 90
Nadroparin 382
Nafarelin 473
Naftidrofuryl 107, 394, 395
Naftifin 650, 650
Nahrungsbestandteile, kanzerogene 805
Nahrungskette, Pestizidaufnahme 781
Nahrungsmitteltoxikologie 723
Nalidixinsäure 633ff., 633
– Interaktion mit Rifampicin 644
Nalorphin 282ff.
Naloxon 43f., 200, 282, 446, 729
Nandrolon 545ff., 545
Naphazolin 77, 78
2-Naphthylamin, Kanzerogenität 806
β-Naphthylamin 807, 811
Naproxen 294ff., 294
Naramig® 118
Naratriptan 118
Narcaricin® 591
Narcein 288
Narcotin 288

Narkolepsie 266
Narkose 192 f.
– Prämedikation 200
– Vorbereitung 219, 228
Narkoseeinleitung 199 f.
Narkosepotenzierung 257
Narkosetheorie 193
Narkotika 192 ff., 625
– Interaktion mit Muskelrelaxanzien 175
Naroban® 118
Naropin® 180
Nasivin® 77
Natamycin 645 ff.
Natriumacetat 418
Natriumbicarbonat 418, 442
Natriumchloratintoxikation 779 f.
Natriumchloridlösung 422
Natriumdimercaptopropansulfonat 732, 733
Natriumdioctylsulfosuccinat 448, 448
Natriumdisulfit, Lokalanästhetika-Lösung 189 f.
Natriumdodecylbenzolsulfonat 745
Natriumfluorid 593
Natriumhydrogencarbonat 418, 442
Natriumhydrogensulfit 189
Natriumjodid 513
Natriumkanäle 182
– Blockade 157, 160
– kardiale 324
– potentialabhängige 181 f.
Natriumkanal-Hemmstoffe 325 ff., 327 ff.
Natriumlactat 418
Natriumnitrit 349, 749
Natriumperchlorat 510
Natriumpicosulfat 449
Natriumstibogluconat 662
Natriumsulfat 213, 449, 729, 786
Natriumthiosulfat 101, 749
Natronlauge 743 ff.
Natulan® 695
Naturstoffe, kanzerogene 806
Navelbine® 704
Navoban® 455
NDMR (nichtdepolarisierende Muskelrelaxanzien) 170 ff.
Nebacetin® 625

Nebennierenrindenhormone 470, 524 ff.
– Wirkung, unerwünschte 535
Nebenstromrauch 803
Nebilet® 91
Nebivolol 91
Nedocromil 109, 132, 133
Nefadar® 249
Nefazodon 241, 247 ff., 249
– Metabolisierung 248
– Wirkung, analgetische 248
Nefopam 279, 306 f., 307
Nelfinavir 675 ff., 676
Nematoden 663, 666
Neo-Thyreostat® 511
Neo-Eunomin® 569
Neogama® 227, 234
Neogynon® 568
Neomycin 611 ff.
Neomycin B 612
Neorlest® 568
Neo-Stediril® 568
Neostigmin 57 f., 58, 175, 729
– Indikation 58
Neostig-Reu® 58
Neosynephrin® 76
Neotigason® 714
Neotussan® 314
Nepresol® 98
Nerisona® C 652
Nerium oleander 798
Nervengase 783
Nervenwachstumsfaktor 155
Nesselqualle 792
Nesseltiergift 792
Netilmicin 611 ff.
Neupogen® 366
Neurexine 51
Neurocil® 223, 227
Neuroleptanalgesie 200 f., 286
Neuroleptika 149, 151, 155, 216 ff., 286, 289, 773
– atypische 217, 222
– Auswahl 227
– Dosierung 228
– $H_1$-Rezeptor-Antagonismus 222
– 5-$HT_{2A}$-Rezeptor-Antagonismus 222
– Indikation 226 ff.
– Interaktion 230
– – mit Antidepressiva 244
– – mit Barbituraten 199
– – mit L-DOPA 152

– – mit Neurotransmittern 216
– – mit Röntgenkontrastmitteln 466
– – mit selektiven Serotonin-Wiederaufnahmehemmern 247
– Kontraindikation 230
– α-Rezeptor-Antagonismus 222
– trizyklische 189, 218 ff.
– – atypische 225 ff.
– – – Elimination 226 f.
– – – Metabolisierung 226
– – – Pharmakokinetik 225 f.
– – – Plasmaspiegel, maximaler 225
– – Dosierung 224
– – Wirkung 219
– Wirkung 217 ff.
– – adrenolytische 228
– – an Dopaminrezeptoren 217
– – antiadrenerge 221 f.
– – anticholinerge 222, 228
– – antidopaminerge 219 ff., 225, 228, 230
– – antihistaminische 222, 228
– – antipsychotische 216
– – antischizophrene 221
– – antiserotonerge 222
– – auf biogene Amine 222 f.
– – extrapyramidale 225, 230
– – unerwünschte 218 f., 221 f., 228 f.
– – vegetative 225, 228 f.
Neuroleptisches Syndrom, malignes 228
Neuronika® 260
Neurontin® 165
Neurotoxin, Schlangengift 790 f.
Neurotransmitter 8 f., 47 ff., 214
– enterale 53
– exzitatorische, Freisetzungshemmung 177
– falscher 94 f.
– Freisetzung 51
– inhibitorischer 255
Nevirapin 674, 674
NFAT 140
Niacinamid 638
Nicardipin 352 ff.
Nicethamid 274
Nickelintoxikation 743
– Kanzerogenität 806
– Tabakrauch 802

Niclosamid **663 f.**
Nicorandil *97,* **100**
NICORETTE® 804
Nicotin **63 f.,** *63,* **800 ff.,** *801*
– Absorption durch Kohle 446
– Einfluß auf die Vasopressinfreisetzung 485
– Tabakentwöhnung 804
– Wirkung, atemstimulierende 64
Nicotinell® 804
Nicotinrezeptoren **8 ff., 53,** 63 f.
– ganglionäre, Empfindlichkeitsabnahme 64
– muskuläre 168
– postsynaptische 168
– präsynaptische 168
Nicotinrezeptorenantagonisten 170
Nicotinrezeptorenblockade 64
Nicotinsäure **584 ff.**
– Interaktion 585
– – mit Antidiabetika 501, 503
– – mit HMG-CoA-Reduktase-Hemmern 578
– Kombination mit Fibraten 580
– Wirkung 584
– – unerwünschte 585
Nicotinvergiftung, akute 64
Nieswurz **798**
Nifedipin 105, **352 ff.**
– Angriffspunkt 348, 353
– Interaktion mit
– – Cimetidin 438
– – Digoxin 344
– Pharmakokinetik 353 f.
– Wirkung, unerwünschte 353
Nifucin® 637
Nifuran® 637
Nifurantin® 637
Nifuratel **636 f.**
Nifurtimox **636,** 653, **662**
Nimbex® 174
Nimodipin **352 ff.**
Nimorazol **661**
Nimustin **692 f.**
Nipent® 704
Nipolept® 224, 227
nipruss® 101
Niridazol **663 f.,** 666
Nisoldipin **352 ff.**
Nitrate 106, **348 ff., 513,** 811
– Abhängigkeit 350

– Langzeittherapie 350
– organische **107,** 186
– paradoxe Reaktion 350
– Pharmakodynamik 349 ff.
– Pharmakokinetik 351 f.
– Toleranz 350
– Wirkung, unerwünschte 350 f.
Nitratester, organische **348 ff.**
Nitratpflaster 350
Nitratsynkope 350
Nitrazepam **162, 204 ff.,** *204*
– Wirkung, antikonvulsive 205
Nitrile **748 ff.**
Nitrite **107,** 351, 749, **811**
– Interaktion mit Kaliumjodid 319
– Methämoglobinbildung 755
– organische 106
Nitro Mack® Retard 351
Nitroaromate, Methämoglobinbildung 755
Nitrobenzol, Methämoglobinbildung **754**
Nitroderm® TTS 351
Nitrofural 637
Nitrofurane **636 f.**
Nitrofurantoin **629, 636 f.,** *636*
– Defekt, pharmakogenetischer 36
– Wirkungsspektrum 629
Nitrofurazon **636**
Nitroglycerin s. Glyceroltrinitrat
Nitroglykol, Methämoglobinbildung **754**
Nitroimidazole **629,** 653, **660 f.**
– Wirkungsspektrum 629
Nitrolingual® 749
Nitrolingual® N-Spray 351
Nitrolingual® retard 351
Nitronal®-Gel 351
Nitroprussidnatrium *97,* **101,** 102, 105 f., 350
Nitrosamide **811**
Nitrosamine 435, 802, 809, **811,** *811*
– Tabakrauch 811
Nitrosoharnstoff *694*
Nitrosoharnstoffderivate **684,** 688, **689, 693**
– Nebenwirkungen 684
Nitrosopiperidin **811**
Nitrotoluole, Methämoglobinbildung **754**

Nitroverbindungen, organische, Methämoglobinbildung **754**
Nivaquin® 309
Nizatidin **435 ff.,** *436*
Nizax® 436
Nizoral® 649
N-Lost s. Stickstofflost
NMDA-Rezeptor **8 ff.**
NMDA-Rezeptor-Blockade 154
N-Nitrosamine 801
N-Nitrosonornicotin 801
N-Nitrosopiperidin *807*
N-Nitrosoverbindungen **811**
NNRTI 668, **674**
NO (Stickstoffmonoxid) 47, 53, 292, 349, 394
Nocamid® 204
Noctazepam® 204
Noemin® 443
Nolvadex® 559
Non-Ovlon® 568
Nootropika **266 ff.**
– Indikation 268
– Pharmakodynamik 267
– Pharmakokinetik 267 f.
– Wirkung, unerwünschte 268
Noradrenalin **8, 47,** 50, **65 f.,** *66,* **74 ff.,** 78, **344 ff.,** 390
– Abbau 68 f.
– Freisetzung, neuronale
– – – Hemmung 91, 95 f.
– – – ungebremste 84
– Inaktivierung 67 ff., 82
– Konzentration im Plasma 69
– Pharmakodynamik 344
– Psychopharmaka-Wirkung 215
– Überempfindlichkeit, Guanethidin-bedingte 97
– Umsatzsteigerung, zerebrale, Neuroleptika-bedingte 223
– Wiederaufnahme 67, 82
– Wiederaufnahmehemmung 75, 96
Norcuron® 174
Nordapanin N 681
Nordazepam **254,** *254,* **258**
Norditropin® 483
Norepinephrin **76 ff.**
Norethisteron *560,* **561,** 563
Norethisteronacetat **564 ff.**
Norfenefrin **76 ff.**
Norfloxacin **633 ff.,** *633*
Norgalax® 449

Norgestimat **560 ff.**, *560*, **565 ff.**
Norgestrel *560,* **561, 563**
Noristerat® 563, 570
Normalinsuline **494**
Normalip® 584
Normetanephrin 68, *68*
Norpethidin 282, 285
Norprolac® 477
Norpseudoephedrin **263 ff.**, *264*
Nortilidin 282, 285
Nortrilen® 240
Nortriptylin **239 ff.**, *240*
– Defekt, pharmakogenetischer 36 f.
Norvir® 677
Noscapin **313,** *313,* 315
– Proteinbindung 315 f.
Novadral® 76
Novalgin® 302
Novantron® 697
Noveril® 240
Novidroxin® 363
Novocain® 180
Novodigal® 344
NovoNorm® 504
Novoprotect® 240
NovoSeven® 389
NPH-Insulin 494
NSAR (nonsteroidal anti-inflammatory drugs) s. Antiphlogistika, nichtsteroidale
Nucleotidantimetabolit, Selbstpotenzierung 700 f.
Nystatin **645 ff.**, *646,* 712

## O

Oberflächenrezeptoren **6 ff.**
Obidoxim 785, **787 f.**, *787*
Obstinol® 449
Oceral® 649
Octan **761 f.**
Octanyne® 389
Octaplas® 389
Octapressin 487
Octreotid **483 f.**, *483,* **491**
OeKolp® 557
Öl, ätherisches 320
– – Inhalation 316
Östrogene 6, **550 ff.**, 800
– Indikation 555 f.
– Interaktion 556

– – mit L-Thyroxin 509
– – mit Rifampicin 644
– Kontraindikation 556
– Kontrazeption 564 ff.
– östrogene Potenz 555
– ovarielle 470
– synthetische 554 f.
– Wirkung 551, 553
– – anabole 553
– – unerwünschte 554, 556
Östrogen-Gestagen-Kombination 556
– Kontrazeption 564 ff.
Östrogensynthese 551
Ofloxacin **633 ff.**
– Interaktion mit Aluminiumionen 442
Ohrenqualle **792**
Olaflur 593
Olanzapin **224 ff.**, *224*
Olbemox® 587
Oleander **798**
Oleandomycin 621
Oleandrin **798**
Ololiuqui 271
Olsalazin **451**
Omca® 223
Omeprazol **438 ff.**, *438*
– Arzneimittelinteraktion 40 f.
– Interaktion 440
OMNIC® 86
Omnipaque® 462
Oncaspar® 708
Oncotrene® 697
Ondansetron *116,* 117, **118,** **455 ff.,** *456*
Onkogene 13
Onkogenese **805**
On-off-Effekt **151 ff.**
Ophtal®-Augensalbe 668
Opiate s. Opioide
Opiatentzug 93
Opiatrezeptoren **9 ff.**, **279 f.**
Opioidantagonisierung 282
Opioide **9**, 186, 189, 251, 276, 278, **279 ff.**, 292, **303**
– Abhängigkeit 45, 288 f.
– Antitussiva 313
– Atemzentrumshemmung 417
– Entzugssymptome 289 f.
– Gewöhnung 289
– Indikation 286
– Interaktion, pharmakodynamische 39

– Kombination mit antipyretischen Analgetika 287
– Nebenwirkung, systemische 287
– Pharmakodynamik 279 f., 282
– Pharmakokinetik 282 f.
– schwach wirksame 280, 285
– Synergismus mit Antipyretika 305
– Toleranz 45
– Umverteilung 280
– Wirkung
– – antidiarrhoische 446
– – antitussive 287
– – obstipierende 287 f.
– Wirkungsweise 276 f.
Opioidresistenz 287
Opioidrezeptoren s. Opiatrezeptoren
Opipramol 210, **239 ff.**, *240*
Opium **288**
Opiumtinktur **288**
Optalidon® special NOC 305
Opticef® 609
Oracef® 608
Oral N® 318
Orap® 227, 231
Orasthin® 485
Orciprenalin *75,* **76 ff.**, 728
Orelox® 608
Orgametril® 563
Organochlorinsektizide **781 ff.**
– Giftwirkung 782 f.
– Metabolisierung 782
Organochlorinsektizidintoxikation 782 f.
– chronische 783
Organophosphate s. Alkylphosphate
Ornipressin *484*
Orthoclone® 142
Ortho-Gynest® 557
Ortho-Novum® 568
Orudis® 294
Osmofundin® 402
Ospolot® 163
Ospur® 593
Ossin® 593
Ostac® 518
Osyrol® 415
Oto-Flexide® 180
Otriven® 77
Ottern 789
Otterngift **791**

Ovanon® 569
Ovastat® 693
Ovestin® 557
Oviol® 569
Ovoresta® 568
Ovoresta® M 568
Ovosiston® 568
Ovo-Vinces® 557
Ovulationshemmer s. auch Kontrazeptiva, hormonale
- Folsäuremangel 363
- gynäkologische Anwendung 567
Ovulationshemmung 564 ff.
Ovulen® 568
Ovysmen® 568
Oxacepheme *598*, **605 ff.**
Oxacillin *599*, **602 ff.**
Oxalat **385 f.**
Oxamniquin **663 f.**, *667*
Oxazaphosphorine, Urotoxizität 319
Oxazepam **204 ff.**, *204*, **254**, *254, 258*
- Eliminationshalbwertszeit, altersabhängige 34
Oxazolidindione 157 f., *157,* **162**
Oxcarbazepin *160,* **161**
Oxedrin 76
Oxeladin 313, *313*
Oxiconazol **647, 649**
Oxidanzien, Methämoglobinbildung 755
Oxidase, mischfunktionelle **19**
Oxidationsmittel **678 f.**
Oxipurinol **588 f.**, *588*
Oxotremorin *55,* **56,** 215
Oxprenolol **86 ff.**, *87,* 90
Oxybutynin **59,** 62
Oxyfedrin 355
Oxymetazolin *77,* **78,** 92
Oxyphenbutazon, Interaktion mit Antidiabetika 503
Oxypolygelatine **369 f.**
Oxytetracyclin **617**
- Interaktion mit Antidiabetika 503
Oxytetracyclin JENAPHARM 617
Oxytocin 9, 469, **484 f.**, *484*
- Indikation 485
- Kontraindikation 485
- Nebenwirkung 485
Oxytocinrezeptoren **9 ff.**
Ozon **751 ff.**

Ozonloch 765
Ozothin® **317,** *317*


P

Paclitaxel **685 f., 705 f.,** *706*
- Nebenwirkungen 685
Paediathrocin® 621
PAF (plättchenaktivierender Faktor) 292, 372
- Glucocorticoid-Wirkung 534
PAI (Plasminogenaktivatorinhibitor) 390
Paludrine® 656
PAMBA (p-Aminomethylbenzoesäure) 386, **392,** *392*
- Wirkung, unerwünschte 392
Pamidronsäure *517,* **518 f.**
Pancuronium *171,* **172 ff.**
- Wirkung, unerwünschte 173
Pancuronium® 174
Pankreasenzymsubstitution **432**
Pankreashormone **487 ff.**
Pankreatan® 432
Pankreatin **432**
Pankreon® 432
Panoral® 608
PanOxyl® 717
Pantherina-Syndrom **796**
Pantherpilze **795 f.**
Pantolax® 174
Pantoprazol **438 ff.**, *438*
Pantozol® 440
Papaverin **106,** 288, 719
Paraallergie 38
Parabene **189, 680**
- Allergie 189
Paracefan® 773
Paracetamol 20 f., 277, 296, *298,* **301**
- Ausscheidung 19
- Eliminationshalbwertszeit, altersabhängige 34
- Interaktion mit
- - Atovaquon 662
- - Vasopressin 487
- - Zidovudin 673
- Kenngrößen, pharmakokinetische 31
- Metabolisierung 303 f.
- Pharmakokinetik, Lebensaltereinfluß 33
- Überdosierung 20, 303

Paracetamolvergiftung 320
Paracodin® 314
Paraffin 459
Paraffinöl **447, 449**
- Vitamin-D-Resorptionsstörung 521
Paraffinum
- liquidum 729, 759, 762
- subliquidum **447**
Paragruppenallergie 189
Paraldehyd **209 f.**, *209*
Paramethason **528 ff.**, *528*
Paraoxon 20 f.
Paraquat 777, **778 f.**, *778*
- Toxizität 779
Parasorbinsäure **798**
Parasympatholytika **59 ff.**, 137
- Antidot 63
- Indikation **62**
- Kontraindikation 62
- Pharmakodynamik 60 ff.
- Pharmakokinetik 63
- Wirkung 60 ff.
- - cholinolytische 59, 106
- - ganglienblockierende 106 f.
- - unerwünschte 61
Parasympatholytikavergiftung 58, 63
Parasympathomimetika **53 ff., 800**
- direkt wirkende 55 ff.
- Indikation 56 f.
- indirekt wirkende 55, **57 ff.**
- - - Indikation 58
- - - Pharmakodynamik 57 f.
- Kontraindikation 57
- Pharmakodynamik 56 f.
- Wirkung 56
- - nicotinähnliche 56
- - unerwünschte 56
Parathion 777, **784 ff.**, *784*
- Giftung 20 f.
Parathionmethyl 777
Parathormon **514 ff.**, *516*
- Indikation 517
- Wirkung 516
- - unerwünschte 517
Paraxin® 618
Paraxon **784 ff.**
Parica 271
Pariet® 440
Parkinsonismus
- medikamentös bedingter 96, 149, **155,** 219, 228 f., 232

Parkotil® 153
Paromomycin **611 ff.**, 653, **660**
Paroxetin **241, 244 ff.**, *245*
– Interaktion 40
– – mit Sertindol 233
Partialagonist **4**
Partusisten® 75
Paspertin® 455
Passivrauchen 803, **804**
PCDD (Dibenzodioxine) **778**
PCDF (Dibenzofurane) **778**
PDE s. Phosphodiesterase
PDGF (platelet-derived growth factor) 11, 13
Pearl-Index 564
Pech 724
Pecilocin **646 f.**
Pectin, Interaktion mit Lincosamiden 622
Peflacin® 635
Pefloxacin **633 ff.**
Peganum hamala 271
Pegaspargase **708**
Pemolin **263 ff.**, *265*
Penciclovir **669 f.**, *670*
Pendysin® 604
Penglobe® 605
D-Penicillamin **308 ff.**, *732, 733 f.*, 738, 744
– Interaktion mit Eisensalz 361
– Wirkung, unerwünschte 310
Penicillin G **604**
– Eliminationshalbwertszeit, altersabhängige 34
– Kenngrößen, pharmakokinetische 31
– Pharmakokinetik 30
Penicillin G JENAPHARM® 604
Penicillin V **604**
Penicillinallergie 603
Penicillin(e) **598 ff.**, *598*
– Angriffspunkt 598, 600
– Entdeckung 596
– Indikation 605
– Interaktion 605
– – mit N-Acetylcystein 318
– – pharmakodynamische 39
– – mit Urikosurika 591
– bei Knollenblätterpilzvergiftung 795
– Kreuzallergie mit Cephalosporinen 607
– Neurotoxizität 603

– Pharmakokinetik 603 ff.
– Resistenzentwicklung 602 f.
– bei Tetanus 797
– Wirkung 603
– – unerwünschte 603
– Wirkungsspektrum 601 ff.
Pentacarinat® 661
Pentaerythrityltetranitrat **349 ff.**, *349*
Pentagastrin **432**
Pentalong® 351
Pentamidin 647, 653, **661**, *661*
– Interaktion mit
– – Didanosin 673 f.
– – Foscarnet 675
– – Makroliden 622
Pentasa® 451
Pentazocin 280, **281 ff.**, *281*, 303
Pentetrazol 162, 256, 274
Pentobarbital, Arzneimittelinteraktion, pharmakokinetische 42
Pentostatin **685, 704**
Pentoxifyllin **394 f.**, *394*
Pentoxyverin **313**, *313*, 315
Pepdul® 436
Peptidalkaloide 110
Peptidhormone 470
– Inaktivierung 472
Peptidhormonrezeptoren **9**
Perazin **223 ff.**, *223*
Perchlorate 506, **513**
– Methämoglobinbindung **754**
Perchlorethylen **764**
Peremesin® 455
Perfan® 347
Perfluorcarbone **370**
Perfluoroctylbromid 459
Perfluorodecalin **370**
Perfluorodecan **370**
Perfluorotributylin **370**
Perfluortripropylamin 370
Perfluorverbindung 367, **370**
Pergolid *150*, **153**
Pergonal® 477
Pergotime® 477
Perhexilin **355**
Perikursal® 569
Perindopril **426**, *426*
Peritol® 116
Peritonealdialyse, Giftelimination 730
Peritrast® 460

perlinganit® Lösung 351
Perphenazin **223 ff.**, *223*, **455**
Persantin® 356
Pertix-Hommel® 315
Pertofran® 240
Pertussistoxin 12
Pestizide **776**
– Nahrungskette 781
Pestizidintoxikation **776 ff.**
Peteha 641
Pethidin 279, **281 ff.**, *281, 446*
Petnidan® **159**
Petrolether 766
Petylyl® 240
Pfaffenhütchen **799**
Pferdeseerose, rote **792**
Pflanzenschutz-Anwendungsverordnung 777
PFOB (Perfluoroctylbromid) 459
P-Glykoprotein **23**
Phänomen der ersten Dosis Prazosin 85
Phäochromozytom 85
Phagozyten 121
Phalloidin **794**
Phallolysine **794**
Phallotoxine **794**
Pharmakodynamik **2 ff.**
Pharmakokinetik **2, 14 ff.**
– Erkrankungseinfluß **34 f.**
– genetische Faktoren **35 ff.**
– Kenngrößen **30 f.**
– Lebensaltereinfluß **33 f.**
– Lebererkrankung **35**
– lineare **24 ff.**
– nichtlineare 25, **30 f.**
– Niereninsuffizienz 34 f.
Pharyngocin® 621
Phenacetin **301 ff.**
– Arzneimittelinteraktion 41
– Defekt, pharmakogenetischer 36
– Giftung 20 f.
– Metabolisierung 302 ff.
– Pharmakokinetik 302
Phenacetinniere 304
Phenazon 296, **302 ff.**
Phenelzin 69
p-Phenetidin 301
Phenformin, Interaktion mit Vasopressin 487
Phenhydan® **159**
Pheniprazin 69

Phenmetrazin **263 ff.**, *264*
Phenobarbital 21, 156 f., **158 ff.**, 198, **209**, *209*, 810
– Defekt, pharmakogenetischer 36 f.
– Eliminationshalbwertszeit, altersabhängige 34
– Interaktion 40 f., 159 f.
– – mit Gestagenen 563
– – mit Glucocorticoiden 539
– – mit hormonalen Kontrazeptiva 570
– – mit Östrogenen 556
– – pharmakokinetische 42
– – mit Schilddrüsenhormonen 509
– – mit Valproinsäure 161
– Pharmakokinetik 31, 159
– Wirkung, unerwünschte 159
Phenole **678, 680**
Phenolphthalein **448 f.**, *448*
Phenothiazin 218, *218*, 664
Phenothiazinderivate 152, **218 ff.**
– Dosierung 223
– Interaktion mit
– – Antidiabetika 501, 503
– – mit Bromocriptin 480
– Pharmakodynamik 218, 220 ff.
– Wirkung, antipsychotische 218
– Wirkungsstärke, neuroleptische 218
Phenoxybenzamin **83 ff.**, *84*
– Dosierung 86
– Pharmakokinetik 85
Phenoxycarbonsäuren, chlorierte **777 f.**
Phenoxymethylpenicillin **602 ff.**
– Wirkungsspektrum 602
Phenprocoumon 373, 383, *383*, **384 f.**, 394
– Interaktion mit
– – Antidiabetika 503
– – Omeprazol 440
Phentolamin **83 ff.**, *84*
– Dosierung 86
– Pharmakokinetik 85
Phenylalkylamine **354 f.**
Phenylbutazon 158, **295 ff.**, *295*
– Interaktion 41
– – mit Antidiabetika 503

– – mit Cumarinantikoagulanzien 385
– – mit hormonalen Kontrazeptiva 570
– – mit Lithium 43
– – pharmakokinetische 39
– – mit Sulfonylharnstoffen 501
Phenylephrin **76 ff.**
Phenylethanolamin 76
Phenylethylamin **74 ff.**, *263*
β-Phenylethylamin 76
Phenylethylbarbitursäure s. Phenobarbital
Phenylhydrazin, Methämoglobinbildung **754**
Phenylindole 217, **233 f.**
Phenylmercuriacetat **681**
Phenytoin 156 f., **157 ff.**, *158*, 164 f., 326, **328 ff.**, 342, 810
– Indikation 156
– Interaktion 41
– – mit Antidiabetika 501, 503
– – mit Azolen 649
– – mit Chloramphenicol 619
– – mit Cimetidin 437 f.
– – mit Diaminopyrimidinen 632
– – mit Felbamat 165
– – mit Glucocorticoiden 539
– – mit hormonalen Kontrazeptiva 570
– – mit Hypnotika 213
– – mit Isoniazid 640
– – mit L-Thyroxin 509
– – mit Makroliden 622
– – mit Methotrexat 698
– – mit Omeprazol 440
– – pharmakokinetische 39, 42
– – mit Rifampicin 644
– – mit selektiven Serotonin-Wiederaufnahmehemmern 247
– – mit Sertindol 233
– – mit Tetracyclinen 617
– – mit Ticlopidin 378
– – mit Valproinsäure 161
– – mit Vitamin D 521
– Pharmakokinetik 30
– Wirkungsmechanismus 157
Pholedrin **76 ff.**
Phorbolester 10, 810

Phosgen **751, 753,** 765
Phosphalugel® 442
Phosphatidylinositol-4,5-bisphosphat 10, 70
Phosphatverlustsyndrom 442
Phosphodiesterase 70, **72**
Phosphodiesterasehemmer 72, 137, 336 f., **346 f.**, 374, **377**, 394
– Indikation 347
– Wirkung, unerwünschte 346
Phosphoinositolweg **12 f.**
Phospholipase A
– Hymenopterengift 793
– Schlangengift 790 f.
Phospholipase C 10
Phospholipase Cβ 54
Phosphoniumverbindungen **745 f.**
Phosphor 724
Phosphorsäureester s. Alkylphosphate
Phosphorverbindung, organische 724
Photochemotherapie 716
Photodynamische Therapie 709
Photofrin **709**
Physiotens® 94
Physostigmin **57,** *58,* 63, 149, 215, 730, 784
– Indikation 58
Phytomenadion **383 f.**, *383*, **393**
Phytomenadionprophylaxe
– Neugeborenes 393
– Schwangere 393
Phytopharmaka **719**
Pikrotoxin 215, 256, 274
Pilocarpin **55,** **56,** 63, 215, 797
– Indikation 57
Pilocarpol® 57
Pilze, muscarinhaltige **795**
Pilzgifte **793 ff.**
Pima-Biciron® 647
Pimafucin® **647**
Pimobendan 347
Pimozid **227, 230 ff.**, *231*
Pinacidil *97,* 102
Pindolol **86 ff.**, *87,* 90, 215
Pindoptan® 90
Pinen **798**
Pinimenthol® 318
PIP$_2$ 10, 70

Pipamperon 215, **227, 230 ff.**, *231*
Pipazetat **313,** *313,* 315
– Wirkung, unerwünschte 315
Pipecuronium **173**
Pipemidsäure **633 ff.**, *633*
Piper methysticum 260
Piperacillin **602 ff.**
– Wirkungsspektrum 602
Piperazin **663 f.**
Piperidindione 211
Piperonylbutoxid **681**
Piperoxan 93
Pipril® 605
Piracetam **267 ff.**, *268*
Pirenzepin 55, **59,** *60,* 62, **440,** *440*
– Indikation 62
Piretanid **407 f.**, *408*
Piritramid **287**
Pirorheum® 295
Piroxicam **295 ff.**, *295*
– Interaktion mit
– – Colestipol 574
– – Colestyramin 574
Pitressin® 487
Pizotifen **116, 118**
PK-Merz® 153
PK/PD-Modelling **32 f.**
Plättchenaktivierender Faktor 292, 372
– – Glucocorticoid-Wirkung 534
Planum® 204
Plasmaersatzmittel **366 ff.**, 753
Plasmafusin® 369
Plasmakonzentrationsverlauf **24 ff.**
Plasmaspiegelmonitoring **31 f.**
Plasmasteril® 369
Plasminogen 390
Plasminogenaktivatorinhibitor 390
Plasminogen-Streptokinase-Aktivatorkomplex, anisoylierter **387 f.**
Platelet-derived growth factor 11, 13
Platiblastin® 694
Platinex® 694
Platinkomplexverbindungen **689, 693 f.**
Plavix 378

Podomexef® 608
Podophyllotoxin 706
Podophyllotoxinderivate **685, 705**
– Nebenwirkungen 685
– Wirksamkeit, zellzyklusphasenabhängige **687**
Pökelfleisch 811
L-Polamidon® 282, 287
Polituren 774
$^{210}$Polonium, Tabakrauch 802
Polyenantibiotika **646 f.**
– Interaktion mit Azolen 649
Polyethylenglykol 729
Polymorphismus **35**
Polymyxin B 175, **624 f.**
Polymyxin B® »Pfizer« 625
Polymyxine **620, 624 f.**, *624*
– Indikation 625
– Interaktion mit
– – Cephalosporinen 611
– – Rifampicin 644
– Wirkungsspektrum 620
Polypengift **792**
Polypeptidantibiotika 598
Por 8 Sandoz® 487
Porfimer **709**
Porphyrie, intermittierende 199, 212
– – akute **36 f.**
Porphyrinsynthese, Enzymhemmung 736 f.
Positiv inotrop wirkende Substanzen **335 ff.**
– – – – Angriffspunkte 336 f.
– – – – Wirkung 336
Postkoitalpille 564, **567 f.**, 570
Pot 271
Potency s. Potenz
Potenz **3**
Potenzierung **5**
– in der Homöopathie 720
– posttetanische 171
Povidon-Iod **679**
PPSB **389,** 393
P$_1$-Purinozeptor **9**
Prämedikation 257
Prajmalium 326, **328 ff.**
Pramino® 569
Pramipexol **153**
Pravasin® 578
Pravastatin **575 f.**, *576,* 578
Pravidel® 113, 477
Praxiten® 254

Prazepam **204 ff.**, *204,* 207, **254,** *254, 258*
Praziquantel **663 f., 666,** *666*
Prazosin **83 ff.**, *84,* 104
– Anfangsdosierung 85
– Bioverfügbarkeit 85
– Nebenwirkung 85
– Phänomen der ersten Dosis 85
– Pharmakodynamik 84
Predalon® 477
Prednicarbat **539,** 541
Prednisolon 139 f., **528 ff.**, *528,* 541
– Arzneimittelinteraktion 41
– nach Reizgasexposition 753
– Wirkungsstärke, antiphlogistische, relative 713
Prednison 139, **529 ff.**, *529,* 541
Prednyliden **528 ff.**, *528,* 541
Pregnenolon *543*
Pregnesin® 477
Pregnon® L 568
Prent® 90
Prenylamin **355**
Presinol® 94 f.
Prilocain **180 ff.**, *180*
– Pharmakokinetik 188
Primaquin *654,* **656 f.**
Primidon 156 f., **159 f.**, *160*
– Interaktion mit Vitamin D 521
Primobolan® 548
Primogonyl® 477
Primolut®-Nor 563
Priscol® 86
Prisma® 240
Privin® 77
Pro Dorm® 204
Probenecid **588, 590 f.**, *591*
– Arzneimittelinteraktion 41 f.
– Einfluß auf die renal-tubuläre Penicillinsekretion 43
– Interaktion mit
– – Antidiabetika 503
– – Cephalosporinen 611
– – Furosemid 412
– – Ganciclovir 671
– – Penicillinen 605
Probenecid Weimer® 591
Procain **179 ff.**, *180*
– Biotransformation 20 f.
Procainamid 43, 326, **328 ff.**
– Defekt, pharmakogenetischer 36

- Interaktion mit
- – Cimetidin 438
- – Diaminopyrimidinen 632
Procarbazin 684, 686, *688,* 692, 694 f.
- Nebenwirkungen 684
Procorum® 334, 354
Pro-Diaban® 502
Prodrug 21, 297 f.
Profact® 473
Profene 294
Progesteron *543,* 550 ff., *560,* 561 ff.
- Wirkung 561
Progestogel® 562
Proglicem® 100, 490
Proguanil 653, 656, 659, *659*
Progynon®-Depot 557
Progynova®21 557
Prokanzerogene 807
Prokinetika 458
Prolactin 479
- Freisetzung 473
- – Hemmstoffe 479
Proleukin® 146
Proluton® Depot 562
Promazin 218, *218,* 223 ff., *223*
Promethazin 218, *218*
Prontosil 596
Propafenon 326 ff., *327*
- Defekt, pharmakogenetischer 36 f.
- Indikation 332
- Interaktion 332
- – mit Digoxin 344
- Kontraindikation 332
- Pharmakokinetik 330, 332
- Wirkung, unerwünschte 331
Propanol 776
Propaphenin® 223, 227
Proparakain-POS® 729
Propicillin *599,* 602 ff.
- Wirkungsspektrum 602
β-Propiolacton *807*
Propofol 197, *197,* 199
- Interaktion, pharmakodynamische 39
Propranolol 83, 86 ff., *87,* 90, 215, 326, 442, 779
- Elimination, präsystemische 16
- Interaktion 41
- – mit Antidiabetika 501, 503
- – mit Biguaniden 501

- – mit Cimetidin 437 f.
- – mit Schilddrüsenhormonen 509
- Kenngrößen, pharmakokinetische 31
Propulsin® 458
Propycil® 511
Propylenglykol 679
Propylthiouracil *510,* 511
Propyphenazon 302 ff.
Proscar® 550
Proscillaridin 336 ff.
Prostaglandin D$_2$ 125
Prostaglandin E$_1$ 396
Prostaglandine 279, 290 ff., 295, 407, 445
- Einfluß auf die Parietalzelle 433
- Glucocorticoid-Wirkung 534
- Magensäuresekretionshemmung 434, 440 f.
Prostaglandinsynthesehemmer 295, 376
Prostamustin® 692
Prostanoide 6, 9
Prostanoidrezeptoren 9 ff.
prostavasin® 396
Protactyl® 218, 223
Protamin 380, 393
- Roche® 393
Proteasehemmer 668, 675 ff.
α$_1$-Protease-Inhibitor 373
Protein C, aktiviertes 373
Protein S 373
Proteinbindung 18
Proteinkinase 54, 70
Proteinkinase A 54, 71
Prothil® 562
Prothipendyl 224 ff., *224*
Prothromplex® S-TIM 389
Protionamid 638, *638,* 641
Protirelin *472,* 473 f.
- Nebenwirkung 474
Protoanemonin 799
Protonenpumpenhemmer 438 ff.
- Einfluß auf die Parietalzelle 433
- Helicobacter-pylori-Eradikation 439
- Indikation 439
- Interaktion 440
- Wirkung, unerwünschte 439 f.

- Wirkungsweise 438 f.
Protoonkogen 13 f., 806
Prourokinase 386, 388
Proviron® 548
Proxen® 294, 300
Proxmetacain 729
Pryleugan® 240
Psellismus 740
Pseudoallergische Reaktion 125
Pseudocef® 609
Pseudocholinesterase 52
Pseudoephedrin, Interaktion mit Bromocriptin 479
Pseudohypericin 249
Pseudominsäure A 626
Psilocin 269, *271*
Psilocybe mexicana 271
Psilocybin 269, *271*
Psoralene 716 f.
Psoralon® 716
Psychoenergetika s. Nootropika
Psychopharmaka 134, 214 ff.
- Intoxikation 230
- Mißbrauch 214
- Nebenwirkungen 214
- Schmerztherapie 276
- Wirkung 216
Psychostimulanzien 261 ff.
Psychotomimetika 269 ff.
Psyquil® 223
Pulmicort® 110, 138, 537
Pulmocordio forte 319
Purinabbau 587
Purinantagonisten 668 ff., 685, 701 ff.
- Angriffspunkte 703
- Nebenwirkungen 685
- Wirksamkeit, zellzyklusphasenabhängige 687
Purinderivate 261 ff.
Puri-Nethol® 701
Purinozeptoren 9, 262
Purple heart 264
PUVA 716
PVP-Jod, Interaktion mit Taurolidin 638
Pyrafat 641
Pyrantel 663 ff., *665*
Pyrazinamid 638, *638,* 641 f.
- Hyperurikämie 589
- Nebenwirkung 641
Pyrazolderivate 301
Pyrazolinone 277
- nichtsaure 301 ff.

Pyrazolone **301**
Pyrcon® 666
Pyrethrin I **789**, *789*
(+)-trans-Pyrethrinsäure 789
Pyrethroide **789**
(+)-Pyrethrolon 789, *789*
Pyrethrum **789**
Pyridin 766
Pyridostigmin **57**, *58*, 175
– Indikation 58
Pyridoxin 640
– Interaktion mit L-DOPA 152
Pyridylcarbinol **584 ff.**, *586*
Pyridylmethanol **584**, **586**, *586*
Pyrimethamin 622, 630 f., 653, **655 f.**, **658 f.**, *659*
– Interaktion mit Folsäure 363
Pyrimidinantagonisten **667 ff.**, **685**, **698 ff.**
– Nebenwirkungen 685
– Wirksamkeit, zellzyklusphasenabhängige **687**
Pyritinol **267 ff.**, *268*
Pyrrolizidinalkaloide 719
Pyrvinium **663 f.**, **666**, *666*

### Q

Quantalan® 452, 574, 730
Quarz 724
Quecksilber **680 f.**, 724
– Intoxikation **733**, **738 ff.**
– metallisches **738**
– Toxizität 740
Quecksilberdämpfe 738
Quecksilberverbindungen **739 ff.**
– anorganische **739 ff.**
– organische **739 ff.**
Quellstoffe **447 ff.**
Quensyl® 309
Quilonum® 253
Quinagolid **477**, *478*, **479 f.**
Quinapril **426**, *426*
Quinestrol **555 ff.**, *555*
Quinodis® 635
Quintasa® 451

### R

Rabeprazol **438 ff.**, *438*
Radepur® 254

Radikale, freie, Tabakrauch 802
Radiogardase®-Cs 735
Radiojod 510 f., **511**, **514**
– Indikation 510
– Interaktion 514
– Kontraindikation 514
– therapeutische Anwendung 514
– Wirkung, unerwünschte 512, 514
Radionuklidinkorporation 734
Radix
– gentianae 432
– ipecacuanhae 453, 729
Rainweide **799**
Ralofekt® 395
Raloxifen **558**, *558*
Ramipril **426**, *426*
Ranitidin 43, 129, **435 ff.**, *436*, 442
Rantudil® 298
Rapamycin 139
Rapifen® 201, 281
Rapilysin® 389
Rastinon® 773
Rastinon Hoechst® 502
Raucherbein 803
Rauwolfiaalkaloide 217
Realgar **742**
Reasec® 281, 288, 447
Rebound 43
Rebound-Insomnie 207
Receptor down regulation **71**
Recombinate® 389
Red-man-Syndrom 623, 643
5α-Reduktase 545
Reentry 324
Refludan® 383
Refobacin® 615
Refosporin® 609
Regelan N® 580
Regulton® 76
Reinigungsmittel 759, 765
Reizgasintoxikation **751 ff.**
Releasing-Hormone 469 ff., **472 ff.**
Relefact® 473
Relefact® LH-RH 473
Remergil® 249
Remestan® 204
Remifentanil **200 f.**, *201*
Repaglinide **504**, *504*
Requip® 153
Rescuvolin® 631, 659, 698

Reserpin 75, *92*, **95 f.**, 102, 115, 149, 151, 155, **235**
– Interaktion mit
– – Antidiabetika 503
– – Bromocriptin 480
– – Serotonin 115
– Resorption, gesteigerte 435
– Wirkung 96
– – unerwünschte 96
Reserpinumkehr 237
Residronsäure **518 f.**
Resochin® 309, 656
Resonium® A 419
Resorption **15 ff.**
– dermale **16**, **710 ff.**
– enterale **15**
– aus intramuskulärem Depot 16
– pulmonale **15**
– rektale **15**
– aus subkutanem Depot **16**
Retardpräparat **29**
Reteplas(e) 387, **388**
Retinal *713*, **714 f.**
Retinoide **713 ff.**
– Teratogenität 715
– Wirkung, unerwünschte 714 f.
Retinoidintoxikation, chronische 714
Retinol *713*, **714 f.**
Retinsäure *713*, **714 f.**
Retrovir® 674
Reverse Trijodthyronin *505*, 507
$α_1$-β-Rezeptorblockade, kombinierte 91
Rezeptoren **6 ff.**
– enkephalinerge s. Opiatrezeptoren
– G-Protein-gekoppelte 54, 69 f.
– ionotrope **53 f.**
– metabotrope **54**, 70, 115
– retinoidbindende 714
α-Rezeptoren 69 ff., **71 ff.**, 78, 84, 102
$α_1$-Rezeptoren 71, 84
$α_2$-Rezeptoren 71
– präsynaptische, inhibitorische 66
β-Rezeptoren 69 ff., **71 ff.**, 108
$β_1$-Rezeptoren 70 f., 80, 86, 88
– Down regulation 344
$β_2$-Rezeptoren 66, 71, 80, 86, 345

β₃-Rezeptoren 71
ω-Rezeptoren **205**, 208
α-Rezeptorenblocker **83 ff.**, 104
– Dosierung 86
– Halbwertszeit 85
– Indikation 85 f.
– kompetitive 84
– Nebenwirkung 84
– Pharmakodynamik 84 f.
– Pharmakokinetik 85
– Wirkung, kardiovaskuläre 84
α₁-Rezeptorenblocker 104 f.
β-Rezeptorenblocker 83, **86 ff.**, 98, 102 ff., 179, 186, 188 f., 196, 325 ff., **332**, 336, 344, 348, 354, **355**
– Bioverfügbarkeit 89
– Dosierung 90
– Indikation 90
– Interaktion mit
– – Antidiabetika 501, 503
– – Calciumkanalblockern 334, 355
– – Halofantrin 658
– – selektiven Serotonin-Wiederaufnahmehemmern 247
– intrinsisch sympathomimetische Aktivität 86
– kardioselektive 86
– Kontraindikation 88, 90, 104
– Nebenwirkungen, zentralnervöse 89
– Pharmakodynamik 88
– Pharmakokinetik 89 f.
– Therapiebeendigung 89
– Wirkung
– – bei Angina pectoris 355
– – gefäßerweiternde 91
– – membranstabilisierende 86 f.
– – antihypertensive 89
β₁-Rezeptorenblocker 104
Rezeptorenkomplex, GABAerger 256
Rhein *448*
Rheohes® 369
Rheologika **394 ff.**
Rhodanid 101, **513**, 749
Rhododendron **799**
rhuGM-CSF 365 f.
Rhus
– toxicodendron 798

– typhina 798
Ribavirin **671**, *671*
Ribocarbo® 694
Ribofolin® 631, 698
Ribomustin® 692
Richtkonzentration, technische 725
Ricinus 448
Ridaura® 309
Rifa® 644
Rifabutin **643 f.**, *643*
– Arzneimittelinteraktion 42
Rifampicin 21, **612 f.**, **638**, **642 f.**, *643*
– Angriffspunkt 598
– Interaktion 41, 643 f.
– – mit Antidiabetika 503
– – mit Atovaquon 662
– – mit Azolen 649
– – mit Cephalosporinen 611
– – mit Cumarinantikoagulanzien 385
– – mit Glucocorticoiden 539
– – mit hormonalen Kontrazeptiva 42, 570
– – mit Isoniazid 640 f.
– – mit Östrogenen 556
– – mit Penicillinen 605
– – pharmakokinetische 42
– – mit Terbinafin 650
– – mit Tetracyclinen 617
– – mit Urikosurika 591
– – mit Vitamin D 521
– Wirkungsspektrum 612 f., 642
Rifun® 440
Rilmenidin **94**
Rinderinsulin 496
Riopan® 442
Risperdal® 227, 234
Risperidon 116 f., **227**, **232 ff.**, *234*
– Wirkung, unerwünschte 233
Rißpilze **795**
Ritalin® 77, 264
Ritanserin 215, **232**
Ritonavir **675 ff.**, *676*
– Arzneimittelinteraktion 42
Rituximab **708**
Rivanol® 681
Rivaparin **382**
Rivastigmin **59**
Rivea corymbosa 271
Rivotril® 159
Rizinolsäure 449

Rizinusöl **448 f.**
Roaccutan® 714
Rocaltrol® 522
Rocephin® 609
Rocuronium **174**
Rodentizide 776
Röntgenkontrastmittel **459 ff.**
– bariumhaltige 460
– Interaktion 466
– ionische, monomere 460 f.
– Jodfreisetzung 466
– jodhaltige 464
– Lipophilie 466
– Nebenwirkung 465 ff.
– negative 459
– nichtionische
– – dimere 463
– – monomere 461 ff.
– – niederosmolare 466 f.
– ölige 464
– Pharmakodynamik 465 f.
– Pharmakokinetik 466
– positive 460 ff.
– Verteilung 466
– wasserunlösliche 464
Roferon® 146, 708
Rohparaffin 724
Rohypnol® 204
Rope 271
Ropinirol *150*, **153**
Ropivacain **180 ff.**, *180*
– Pharmakokinetik 188
Rosoxacin **633 ff.**, *633*
Rovamycine® 621
Roxatidin **435 ff.**, *436*
Roxit® 436
Roxithromycin **618**, **621**
rt-PA (rekombinanter Gewebeplasminogenaktivator) 386
RU-486 **563**
Rudotel® 254
Rulid® 621
Rulofer® 361
Ruß 724, 810
Rutin 753
Ryanodinrezeptor 176
Rytmonorm® 330

S

Saatbeizmittel 739
sab simplex® 450, 729, 746
Sabinol **799**

Sabril® 164
Sadebaum 799
Säurevergiftung 743 ff.
Saizen® 483
Salbutamol 75, 80, 88, 108, 137
– Wirkdauer 82
Salicylate 294
– Arzneimittelinteraktion 42
– Ausscheidung, renale 43
– Hyperurikämie 589
– Interaktion
– – mit Antidiabetika 503
– – mit Glucocorticoiden 539
– – mit Methotrexat 698
– – pharmakokinetische 39
– – mit Urikosurika 591
– Intoxikation 417
– Resorption, verminderte 435
Salicylismus 299
Salicylsäure 298
– Pharmakokinetik 30
Salmcalcitonin 522, 522
Salmeterol 75, 80, 108
– Wirkdauer 82
Salofalk® 451
Salpetersäure 743 ff.
Salpetersäureester 724
Salzsäure 743, 751 ff.
– Magensäuresubstitution 432
Sanasept® 621
Sanasthmax® 138
Sanasthmyl® 110
Sandimmun® Optoral 141
Sandomigran® 118
Sandostatin® 484
Sanoma® 177
Sanoxit® 717
Saponine 719, 798
Saquinavir 675 ff., 676
– Arzneimittelinteraktion 42
Saralasin 429 f.
Sargramostim 365
Sarin 783
Saroten® 240
Saruplase 387 f.
Satanspilz 796
Saturnismus 736
Sauerstoffspezies, reaktive 808 f.
Scabies 681
Scherogel® 717
Schilddrüsenhormone 469, 505 ff., 531
– Inaktivierung 472

– Indikation 508
– Interaktion 509
– – mit Antidiabetika 503
– – mit Cumarinantikoagulanzien 385
– – mit Protirelin 474
– Kontraindikation 509
– Pharmakokinetik 508 f.
– Speicherung 505
– Überdosierung 508
– Wirkung 507 f.
– – kalorigene 508
– – unerwünschte 508
Schilddrüsenhormonrezeptoren 472
Schimmelpilz 796
Schirmquallen 792
Schlafmittel, ideales 205
Schlafmittelintoxikation 213, 230, 244, 251
Schlafmuster, Benzodiazepin-Einfluß 206
Schlangenbißwunde, Nekrose 791
Schlangengift 397, 789 ff.
– Wirkung 790 f.
Schlangengiftprotease 790
Schlangenkraut 799
Schleifendiuretika 104, 399, 402, 407 ff., 419, 625
– Indikation 410
– Pharmakokinetik 408
– Wirkung
– – extrarenale 407
– – unerwünschte 408
Schleimhautantiseptika 625
Schmerzmediatoren 292
Schmerztherapie 276 ff.
– Clonidin 93
– Neuroleptika, trizyklische 219
Schneeball 799
Schnellacetylierer 36
Schnüffeln 759, 762, 764 f.
Schnüffelstoffe 759, 761
Schwarzwasserfieber 655
Schwefeldioxid 751, 753
Schwefelkohlenstoff 724, 772 ff.
Schwefelsäure 743 ff.
Schwefelwasser 750
Schwefelwasserstoff 724
– Intoxizität 750 f.
Schweinecalcitonin 522 f.
Schweineinsulin 496

Schweineproinsulin 493
Schweinfurter Grün 742
Schwermetallantidote 731 ff.
Schwermetalle 680 f.
Schwermetallintoxikation 731 ff.
Scilla maritima 336
Scleroderma aurantium 796
Scopoderm® 62, 455
Scopolamin 59 f., 60, 62, 273, 455, 799
– Indikation 62
Secalealkaloide s. Mutterkornalkaloide
Secalysat® 113
Second messenger 7 ff.
Securopen® 605
Sedaplus® 209
Sedativa 134, 202 ff., 248, 289
Sediat® 209
Sedotussin® 315
Seeschlange 789
Seeschlangengift 791
Seidelbast 799
Seifenvergiftung 745 f.
Selbstpotenzierung von Nucleotidantimetaboliten 700 f.
Selectomycin® 621
Selegilin 69, 150, 153 f.
Selvigon® 315
Sempera® 649
Senna 448
Sensibilisierung, immunologische, spezifische 123
Sensit® 354 f.
Septopal® 615
Sequentialpräparat, kontrazeptives 565, 566, 569
Sequilar® 569
Sequostat® 569
Serdolect® 227, 234
Serevent® 75
Serinproteinase 386, 397
Serinproteinasehemmer 391
Sermorelin 473 f.
Serotonin 6, 8, 69, 114 ff., 269, 292, 371, 456
– Arzneimittelinteraktion 115
– Biosynthese 114
– körpereigenes 114
– Magensäuresekretionshemmung 434
– Metabolisierung 114
– Nesseltiergift 792

- Psychopharmaka-Wirkung 215
- Speicherung 114
- Wirkung, periphere 114
Serotoninantagonisten **116 ff.**, 232, 251
Serotoninrezeptoren **8 ff., 115 ff.**
- Mutterkornalkaloid-Wirkung 110
- Neuroleptika-Wirkung 217
- Psychopharmaka-Wirkung 215
Serotoninsyndrom 244, **245**, 248
Serotonin-Wiederaufnahmehemmer, selektive 215, **244 ff.**
- – Dosierung 245 f.
- – Indikation 246 f.
- – Interaktion 247
- – – mit Benzodiazepinen 257
- – Kontraindikation 247
- – Metabolisierung 246
- – Pharmakokinetik 246
- – Wirkung 245 f.
- – – unerwünschte 246 f.
Seroxat® 245
Sertindol **227, 233 f.**, *234*
- Interaktion 233
- Kontraindikation 234
- Wirkung, unerwünschte 234
Sertralin 241 f., 244 ff., *245*
Sevofluran 193
Sevorane® 195
Sexualhormone 531, 543 ff.
Seyphozoa 792
S-hydril® 749
Sibelium® 355, 397
Sifrol® 153
Sigacalm® 204
Sigaperidol® 231
Sigaprim® 632
Sigasalur® 408
Signalkaskade **7**
Signalstoff **7**
Signalwege **8 ff.**
- calciumabhängige **12 f.**
- Phosphoinositolweg **12 f.**
Signaturen 719
Silber **681**
Silberintoxikation **743 f.**
Silbernitrat **681**
Silberverbindung, organische **681**
Sildenafil 72

Silibinin bei Knollenblätterpilzvergiftung 795
Silikonplastikkapsel, implantierbare, Kontrazeption 567
Silomat® 314
Silybum marianum 795
Simile-Prinzip **720**
Simplotan® 661
Simvastatin **575 f.**, *576*, **578**
SIN-1 350
Single-peak-Insuline **497**
SINGULAIR® 109, 138
Sinophenin® 223
Sinovula® mikro 568
Sinquan® 240
Sirdalud® 177
Sirolimus 139
Siros® 649
Sisomicin **611 ff.**
Sito-Lande® 573
Sitostanol **572 f.**, *573*
Sitosterin **572 f.**, *573*
Skinman soft 652
Slow reacting substance of anaphylaxis 125
Sludge-Bildung 368
Smog 753
SN-38 707
SNAP-25 51
Sobelin® 621
Sofra-Tüll® 615
Solacein **798**
Solanein **798**
Solanin **798**
Solanum dulcamara 798
Solgol® **90**
Solugastril® 442
Solutrast® 461
Soman **783**
Somatoliberin **474**
Somatomedin C 482
Somatostatin **483**, *483*
- Magensäuresekretionshemmung 434
Somatostatin Curamed® 483
Somatotropes Hormon s. Somatotropin
Somatotropin 475, **482 f.**, 531
- Freisetzung 474, 482
- Indikation 482 f.
- Stoffwechselwirkung 482
Sonin® 204
Soor Gel® 652, 680
Sorbitol 402, **449**

- abführende Wirkung 447
Sorbus aucuparia 798
Sorot® 680
Sortis® 579
Sostril® 436
Sotalex® 90, 332
Sotalol **86 ff.**, *87,* 90, 326, **332**
d-Sotalol 326
d,l-Sotalol 326
Soventol® 134
Spätdyskinesien 220, 229, 232
Sparfloxacin **634 ff.**
Spasmo-Cibalgin® compositum S 305
Spasmocyclon® 107
Spasmolytika 62
- Interaktion mit Antidepressiva 244
- muskulotrope 106 ff.
Spasmowern® 62
Spectinomycin **611 ff.**
Speed 264
Spermizide 564
Spersacarpin® 57
Spindelgifte **704 ff.**
Spiramycin **618 f., 621 f.**, 653
Spiritus 765
Spironolacton **406 ff., 415 f.**, *415*
- Interaktion, pharmakodynamische 39
Spiropent® 75
Spizef® 609
SRS-A 125
SSRI s. Serotonin-Wiederaufnahmehemmer, selektive
Stäube, kanzerogene 806
Stangyl® 240
Stanilo® 615
Stanozolol *545*
St.-Antonius-Feuer **113**
Stapenor® 604
Staphylex® 604
Statine 572, **575 ff.**
- Indikation 575
- Interaktion 578
- Wirkung, unerwünschte 575
Staurodorm® 204
Stavudin **671**, *672*
Steady-state-Konzentration **28 ff.**
Steady-state-Verteilungsvolumen **25 f.**
Steal-Phänomen 107, 394

Stechapfel 59, 273, **799**
Stechpalme **799**
Stediril® 563, 568
Steppenraute 271
Sterinor® 632
Steroide, anabole, Arzneimittel-
  interaktion 41
Steroidhormone 470
– Inaktivierung 472
Steroidhormonrezeptoren **6f.**,
  472
STH s. Somatotropin
Stibogluconat 653
Stickoxydul s. Distickstoffmon-
  oxid
Stickstofflost 84, *690, 807*
Stickstofflostderivate **684, 689ff.**
– Nebenwirkungen 684
Stickstoffmonoxid 47, 53, 292,
  349, 394
Stickstoffoxide **751, 753**
– Tabakrauch 802
Stillacor® 344
Stilnox® 207
Stimulanzien 236
Streptase® 387
Strepto-Fatol® 615
Streptokinase 386, **387f.**, 394
– Wirkung, unerwünschte 387
Streptokinase-Plasminogen-
  Aktivatorkomplex 387
Streptomycin **611 ff.**, *612,* **638**
– Wirkungsspektrum 613
g-Strophanthin **336 ff.**
– Wirkung 339
Strophanthusarten 336
Strychninintoxikation, Antidot
  730
Strychninnitrat, Absorption
  durch Kohle 446
Stuff 271
Stupor 205
Subcutin® 180
Sublimat **680**
– Absorption durch Kohle 446
Substanz P 53
Succinimide 156, *157,* 158
Succinyl-CoA 361 f.
Sucralfat **443**
Sufenta® 201, 281
Sufentanil **200 f.**, *201,* **281 ff.**,
  *281*
Sulbactam **610 f.**, *610*
Sulfacetamid **630**

Sulfadiazin 659
– Interaktion mit Antidiabetika
  503
Sulfadiazin-Heyl® 630
Sulfadimethoxin
– Interaktion mit
– – Antidiabetika 503
– – Hypnotika 213
Sulfalen 659
Sulfamerazin **632**
Sulfamethiazol 503
Sulfanilamid 400, *400*
Sulfaphenazol 503
Sulfapyrimidine **499ff.**
Sulfasalazin **451,** *451*
– Interaktion mit Folsäure
  363
Sulfinpyrazon **588, 590f.**, *591*
– Arzneimittelinteraktion 42
– Thrombozytenaggregations-
  hemmung **374ff.**
Sulfitsensitivität 189
Sulfogaiacol 317, *317,* 319
Sulfonamidallergie 189
Sulfonamide 158, 186, **625 ff.**,
  637, 653
– Angriffspunkte 628
– Defekt, pharmakogenetischer
  36
– Interaktion 628, 630
– – mit Antidiabetika 501, 503
– – mit Methotrexat 698
– – mit Penicillinen 43
– – pharmakodynamische **39**
– – pharmakokinetische 39
– – mit Rifampicin 644
– – mit Urikosurika 591
– Kombination mit Folatantago-
  nisten 630
– Kontraindikation 630
– Malariaprophylaxe 659
– Nebenwirkungen 628, 630
– Pharmakodynamik 627 f.
– Pharmakokinetik 627, 630
– Resistenzentwicklung 625
– Wirkungsspektrum 627, 629
Sulfonylharnstoffe 98, **499ff.**
– Indikation 499, 501
– Interaktion 41, 501
– – mit Allopurinol 590
– – mit Antiphlogistika 297
– – mit Ethanol 772
– – mit Fibraten 580
– – mit Repaglinide 504

– – mit Rifampicin 644
– – mit Sulfonamiden 628, 630
– Kontraindikation 501
– Wirkung 499
– – unerwünschte 499, 501
Sulfonylurea receptor 98
Sulfotransferasen **20ff.**
Sulmycin® 615
Sulpirid **227, 234f.**, *234*
Sultamicillin **610f.**
Sultanol® 75, 137
Sultiam **163**
Sumatriptan 115, *116,* 117, **118**
Supramycin® 617
Suprarenin® 76
Suprax® 608
Suprecur® 473
Suprexon® 97
SUR (sulfonylurea receptor) 98
Suramin 653, **662**
Surfont® 666
Suxamethonium 170, *171,* 176,
  184, 189
– Defekt, pharmakogenetischer
  36 f.
– Wirkung, unerwünschte 173
Sweet clover disease 383
Sweets Christmas 264
Sympatholytika **83ff.** (s. auch
  α-Rezeptorenblocker,
  β-Rezeptorenblocker)
β-Sympatholytika s. β-Rezepto-
  renblocker
Sympathomimetika **64ff.**, 74ff.,
  251, 321, 390, 759, 762, 765
– Abbau 82
– anticurare Wirkung 175
– Applikation, inhalative 82
– Arzneimittelinteraktion 82
– Bioverfügbarkeit 82
– direkte **74ff.**
– gemischt wirkende 76
– Inaktivierung, Hemmung
  82f.
– Indikation 78ff.
– indirekt wirkende **75ff.**
– – Tachyphylaxie 75
– – Wirkungsmechanismus 74,
  78
– Interaktion mit
– – Halothan 195
– – Muskelrelaxanzien 175
– – Oxytocin 485
– Lipophilie 82

- Pharmakodynamik 78 ff.
- Pharmakokinetik 82
- Stoffeigenschaften 76 f.
- Tachyphylaxie 43
- Wirkung 78

β-Sympathomimetika **77 ff.**, **108**, 132
- Tachyphylaxie 108
- Wirkung 108

β₂-Sympathomimetika 108, 137
- inhalative 108, 110

Sympathomimetikavergiftung, Säugling 78
Sympatol® 76
Synaptotagamine 51
Synarela® 473
Syncillin® 604
Synephrin **76 ff.**
Synergismus **5**
Synphasec® 569
Syntaris® 110, 537
Syntaxine 51
Syntocinon® 485
Syrea® 708
Systral® 134


## T

2,4,5-T s. 2,4,5-Trichlorphenoxy-essigsäure
τ (Dosierungsintervall) **28**, **30**
$t_{1/2}$ (terminale Eliminationshalbwertszeit) **30**
$t_{max}$ **16**
Tabak (s. auch Zigaretten) **800 ff.**
- Kanzerogenität 806

Tabakentwöhnung **804**
Tabakpyrolyseprodukte, Kanzerogenität 806
Tabakrauch 802, **803 ff.**, 811
- Kanzerogene 802
- Kokanzerogen 802
- Tumorinitiation 810

Tabalon® 294
Tabotamp Nu Knit® 390
Tabun **783**
Tacef® 609
Tachotop® N 390
Tachyphylaxie **43 ff.**, 75
- Amphetamin 266
- Sympathomimetika, indirekte 75

- β-Sympathomimetika 108

Tachystin® 520
Tacrin **57 ff.**, *58*, 267, *268*
- Dosierung 268 f.
- Pharmakokinetik 267
- Wirkung, unerwünschte 268 f.

Tacrolimus 139, **141**
- Interaktion mit
- – HMG-CoA-Reduktase-Hemmern 578
- – Makroliden 622

Tagamet® 436, 730
Tagonis® 245
Talcid® 442
Taloxa® 165
Tambocor® 330
Tamofen® 559
Tamoxasta® 559
Tamoxifen **558 f.**, *559*
Tampi 271
Tamsulosin **84 ff.**
Tardigal® 344
Tardocillin® 604
Targesin **681**
Targocid® 624
Tarivid® 635
Tasmar® 153 f.
Taurolidin **637 f.**, *637*
- Interaktion 638

Taurolin® 638
Tavanic® 635
Tavegil® 134
Tavor® 204, 254
Taxane **685**, **705 f.**
- Nebenwirkungen 685
- Wirkung, unerwünschte 706

Taxilan® 223, 227
Taxine **798**
Taxoide **705 f.**
Taxol® 706
Taxotere® 706
Taxus
- baccata 705, 798
- brevifola 705

Tazobac® 611
Tazobactam **610 f.**, *610*
TCDD (2,3,7,8-Tetrachlordibenzo-p-dioxin) *777*, 810
Tea 271
tebesium® 640
Technische Richtkonzentration **725**

Tee, schwarzer 261
Teer 724, 810
Teerprodukte, Kanzerogenität 806
Tego® 680
Tegretal® 159
Teicoplanin **623**
Teldane® 135
Telebrix® 461
Telen® 443
Telfast® 135
Temazepam **203 f.**, *204*
- Vergiftung 206

Temgesic® 281, 287
Temocillin *598*, **602 ff.**
Temposil® 773
Teniposid **705**, *705*
- Arzneimittelinteraktion 41

Tenormin® 90
Tenoxicam **295 ff.**, *295*
- Interaktion mit
- – Colestipol 574
- – Colestyramin 574

Tenside **680**
- anionische 680
- kationische **678**, **680**, *745*

Tensidvergiftung **745 f.**
Teonanácatl 271
Terazosin **84**
- Dosierung 86

Terbinafin **650**
Terbutalin 82, 88, 108, 137
Terfemundin® 135
Terfenadin **135**, *135*, 249
- Arzneimittelinteraktion 41
- Interaktion mit Makroliden 622

Terizidon **638**
Terlipressin **487**
Terzolin® 649
Tesoprel® 227, 231
Testolacton **545 ff.**, *545*
Testosteron 470, **543 ff.**, *543*, *545*, *551*, 712
- Biotransformation 547
- Interaktion mit Hypnotika 213
- Östrogensynthese 551
- synthetisches 547
- Wirkung
- – anabole 544, 546
- – androgene 544, 546

Testoviron®-Depot 548
Tetagam® N 797

Tetanospasmin **797**
Tetanus-Antitoxin 797
Tetanustoxin 51, 169, **797f.**
Tetrabenazin 239
Tetrabenazinantagonismus 239
Tetracain **180ff.**, *180*
Tetrachlordibenzodioxin 22
– Interaktion, pharmakokinetische 42
2,3,7,8-Tetrachlordibenzo-1,4-dioxin 778
2,3,7,8-Tetrachlordibenzo-p-dioxin *777,* 810
Tetrachlorethan **764**
Tetrachlorethen **762ff.**
Tetrachlorethylen **764**
Tetrachlorkohlenstoff 664, **762ff.**
Tetrachlormethan **762ff.**
Tetracosactid **480f.**, *480*
– Kontraindikation 481
– Wirkung, unerwünschte 480f.
Tetracyclinablagerung 616
Tetracycline **612ff.**, *615,* 638, 653, 735
– Angriffspunkt 598
– Indikation 617
– Interaktion 41, 617
– – mit Aluminiumionen 442
– – mit Calciumverbindung 523
– – mit Cephalosporinen 611
– – mit Eisensalz 361
– – mit Methotrexat 698
– – mit Muskelrelaxanzien 175
– – mit N-Acetylcystein 318
– – mit Penicillinen 605
– – pharmakodynamische 39
– – mit Rifampicin 644
– Kontraindikation 617
– Nebenwirkungen 616
– Resistenzentwicklung 616
– Wirkungsspektrum **612f.**, 615
Tetraethylblei 735
Tetraethylthiuramdisulfid **772ff.**
Tetragynon® 570
Tetrahydrocannabinol **269**
– Abhängigkeit 45
Tetramethylammonium 63
Tetramethylthiuramdisulfid **772ff.**
Tetrazepam **177**
Tetrodotoxin 169

Tetroxoprim **631ff.**, *631*
Tetryzolin *77, 78*
TFT Thilo® 669
Thalamonal® 201
Thalidomid 211
Thallium 724
– Intoxikation 735, 743
THAM *418*
THAM-Köhler 729, 750, 776
THC (Tetrahydrocannabinol) 269, **271f.**, *271*
Thea sinensis 261
Thebain 288
Theobroma cacao 261
Theobromin **261ff.**, *262*
Theophyllin 42, 72, **107ff.**, 137, **261ff.**, *262,* 346, 416, 442, 800
– Abbau beim Zigarettenraucher 42
– Eliminationshalbwertszeit, altersabhängige 34
– Interaktion 41
– – mit Chinolonen 636
– – mit Cimetidin 437f.
– – mit Lansoprazol 440
– – mit Makroliden 622
– – mit Ticlopidin 378
– Kenngrößen, pharmakokinetische 31
– Plasmahalbwertszeit 109
– Wirkung
– – diuretische 416
– – kardiovaskuläre 346
– – koronardilatierende **356**
– – unerwünschte 109, 346
Theophyllinethylendiamin 109
Thevier® 509
Thiamazol *510,* **511**
Thiamin 771
Thiamphenicol **617f.**
Thiaziddiuretika 402, **403ff.**
– Ausscheidung 407
– Indikation 407
– Interaktion mit
– – Antidiabetika 503
– – Sulfonylharnstoffen 501
– Pharmakodynamik 404ff.
– Pharmakokinetik 406
– Wirkung
– – antihypertensive 407
– – unerwünschte 406
– Wirkungsmechanismus 404
Thiethylperazin **455**

Thilocanfol® 618
Thioamide 640
Thiobarbiturate **197f.**
Thiocyanat 506
Thiopental 192, **197ff.**, *197,* 200
– Kombinationsnarkose **197**
– Verteilung 17
– Wirkung, unerwünschte 198
Thioperamid 129
Thioridazin **223ff.**, *223*
Thiosulfat 730
Thiotepa *688,* **692**
Thiotepa »Lederle« 692
Thiouracil 506
– Interaktion mit Cumarinantikoagulanzien 385
Thioxanthene 224
Thomapyrin® 305
Thomasphosphat 724
Thombran® 249
Thoriumintoxikation 734
Thrombin **390**
Thrombin-Trockensubstanz **390**
Thrombocoll® 390
Thrombolytika s. Fibrinolytika
Thrombophob® 381
Thromboseprophylaxe **370ff.**
Thrombospondin 391
Thromboxan A$_2$ 372f., 375, *688*
Thromboxane **291**
Thrombozyten, Funktion 371
Thrombozytenadhäsion 373
Thrombozytenaggregation 115, **371f.**
Thrombozytenaggregationshemmer **373ff.**
Thrombozytenaggregationshemmung 297, 300, 372
– Cephalosporin 606
– Sulfinpyrazon 590
Thrombozytenaktivierung **371f.**
– ADP-abhängige, Hemmstoffe **377f.**
Thrombozytopathie, arzneimittelinduzierte 389
Thuja 798
Thujon **798**
Thybon® 509
Thymeretika 236, 249ff.
Thymian 320
Thymidin *672,* **699**
Thymin *699*
Thymol **316f.**, 320, **680**

Thymoleptika 236
Thyreostat® II 511
Thyreostatika **509 ff.**
– Erfolgskontrolle 511
– Indikation 510
– Kontraindikation 512
– Wirkung 509
– – unerwünschte 510 ff.
– – – allergisch bedingte 513
– – – toxisch bedingte 512
Thyreotropes Hormon 469, **482**
Thyreotropin 469, **482**, 505 f., 531
Thyroliberin/TRH Merck® 473
Thyrotardin®-inject. 509
Thyroxin 6
L-Thyroxin **505 ff.**, *505*
– Indikation 508
– Interaktion 509
– – mit Colestipol 574
– – mit Colestyramin 574
– Kontraindikation 509
– Kumulation 508
– Wirkung 507 f.
– – unerwünschte 508
L-Thyroxin »Henning«® 509
Tiabendazol **663 f.**, **666**
Tiagabin *163*, **165 f.**
Ticarcillin **602 ff.**
Ticlopidin **377 f.**, *377*
– Thrombozytenaggregationshemmung 374 f.
– Wirkung, unerwünschte 378
Tiklyd® 378
Tilade® 133
Tilcotil® 295, 300
Tilidin **282**, *282*
Timolol *87*, 90
Tinatox® 652
Tinctura opii **288**
Tinidazol **661**
Tinzaparin **382**
Tioconazol **647**, **649**
Tioguanin **685 f.**, **702**, *702*
– Angriffspunkt 703
– Nebenwirkungen 685
– Resistenzentwicklung 689
Tirette® 569
Tirofiban 375, **378**
Tiropramid **107**
Tisercin® 223, 227
TissuVlies 390
TISSUCOL Duo S 390

Tissucol® Fibrinkleber tiefgefroren 390
Tixocortol **539**
Tizanidin **177**
TMS® 632
TNF s. Tumor-Nekrose-Faktor
Tobramaxin® 615
Tobramycin **611 ff.**
Tocainid 326, **328 ff.**
Tofranil® 240
Tokolytika **80**
Tolazolin **84 ff.**, 93
Tolbutamid **499 ff.**, *500*, 773
– Interaktion 503
– – mit Chloramphenicol 619
– – pharmakokinetische 39
– – mit selektiven Serotonin-Wiederaufnahmehemmern 247
Tolcapon *150*, **153 f.**
Toleranz **43 ff.**
– metabolische **22**, **42**
– Nitrate 350
– pharmakodynamische **42**
Tollkirsche 59, 273, **799**
Tolmetin **294**, *294*
Tolnaftat **648**, *650*, **652**
Toloniumchlorid **756**, 780
Tolterodin **59**
Toluidinblau 780
Toluol *760*
– Intoxikation **761**
Tolvin® 240
Tonoftal® 652
Topamax® 166
Topiramat *163*, **166**
Topoisomerasehemmer **706 f.**
Topotecan **685**, *706*, **707**
– Nebenwirkungen 685
– Wirksamkeit, zellzyklusphasenabhängige **687**
Torasemid **407 f.**, *408*
Torecan® 455
Torem® 408
Toremifen **558 f.**
Tosactid *480*
Tosylchloramin **679**
Toxikologie **722 ff.**
– Basisprüfung **725**
– forensische **724**
– klinische **724**
Toxogonin® 787 f.
Toxoplasmose 622, 662

t-PA (Gewebeplasminogenaktivator) 386, **388**
Tracrium® 174
Tragant **447**
Tramadol **282**, *282*
Tramal® 282, 287
Tranexamsäure 386
Tranquilizer 216 f., 242, **253 ff.**
– Abhängigkeit 45, 259
– Interaktion mit Barbituraten 199
Transbronchin® 318
Transcobalamin 361
Transferrin 360
Transkriptaseinhibitoren, reverse, nichtnucleosidische **668**, **674**
Transuranintoxikation 734
Tranxilium® 254
Tranylcypromin 69, 215, **250 f.**, *250*
– Arzneimittelinteraktion 42
– Wirkung, antidepressive 250
– Wirkungsdauer 251
Trapanal® 197
Trapezregel **27**
Trasicor® 90
Trasylol® 392
Traumasept® 679
Travogen® 649
Trazodon 210, **239**, 241, **247 ff.**, *249*
– Indikation 248
– Metabolisierung 248
– Wirkung, sedative 248
Trecalmo® 254
Treibmittel 765
Trental® 395
Treosulfan **684**, **692 f.**, *693*
– Nebenwirkungen 684
Tretinoin **715**
Trevilor® 245
TRH-Test 474
Triacetyldiphenolisation **449**
Triacetyloleandomycin 619
Triamcinolon **529 ff.**, *529*, 541
Triamcinolonacetonid, Wirkungsstärke, antiphlogistische, relative 713
Triamteren 43, **406 ff.**, **413 f.**, *413*
– Interaktion mit Antidiabetika 503
Triazhenicosansäure **680**

Triazolam **203 f.**, *204*
– Arzneimittelinteraktion 41
– Dosierung 207
– Interaktion mit
– – Cimetidin 438
– – Makroliden 622
– Vergiftung 206
Trichinose 666
1,1,2-Trichlorethan **764**
Trichlorethanol 20 f., 210
Trichlorethen **762 ff.**
Trichlorethylen 192, **762 ff.**
Trichlorfluormethan **765**
Trichlormethan **762 ff.**
Trichlorol® 679
2,4,5-Trichlorphenoxyessigsäure **777 f.**, *777*
Trichlortrifluorethan **765**
Trichterling **795**
Triclabendazol **663, 666**
Triethylenglykol **679**
Triflumann® 669
Trifluoperazin **223 ff.**, *223*
Trifluperidol **231**, *231*
Triflupromazin **223 ff.**, *223*
Trifluridin **669**, *699*
Triglobe® 632
Trigoa® 569
Trigramin 378
Trihexyphenidyl *150*, **153, 155**
Trijodbenzol 465
Trijodthyronin s. Liothyronin
Trimazosin **84**, 86
Trimethadion 162
Trimethoprim 189, 413, **631 ff.**, *631*, 659
– Interaktion mit ACE-Hemmer 428
2,4,5-Trimethoxyamphetamin 269
Trimipramin 210, **239**, *240*
Trimono® 632
Trinkwasserverordnung 727
Trinordiol® 569
TriNovum® 569
Triperidol® 231
Triple response **131**
Triptane 118
Triptorelin **473**
Triquilar® 569
TRIS 36,34 % Braun® 418
Trisiston® 569
Tris-Puffer *418*, 776, 787
TriStep® 569

Tri-Sucht 764
Tritoqualin **131**
TRK (technische Richtkonzentration) **725**
Trofosfamid **692**
Trolovol® 309
Tromantadin **667**
Trometamol 418, *418*, 729, 750, 776
– Interaktion mit Antidiabetika 503
Tropicamid 55, *60*, 62
– Indikation 62
Tropisetron 116 f., **118, 455 ff.**, *456*
Troponin 12
Trovafloxacin **634 ff.**
TROVAN® 635
Truxal® 224, 227
TSH s. Thyreotropin
Tuberkulose 638
Tuberkulostatika 158
Tubocurarin *171*, **172 ff.**
Tumorigenese 805
Tumorinduktion, PUVA-Therapiebedingte 716
Tumorinitiation **806 ff.**, 810
Tumorinitiatoren **806 ff.**, 810
Tumorinvasion 683
Tumor-Nekrose-Faktor **147**
– Produktionshemmung, Glucocorticoid-bedingte 534
Tumorpatient, Calcitonin-Wirkung 522
Tumorprogression 810
Tumorpromotion **809**
Tumorpromotoren **810**
Tumorsuppressorgene 13, **806**
Tumorwachstum, Chemikalieneinfluß 810
Turimycin® 621
tuss® 314
Tussafug® 314
Tyramin 69, **74 ff.**, *250*
– Abbau 82 f.
– Arzneimittelinteraktion 42
– Wirkungsmechanismus 74
Tyrosin 65
Tyrosinkinase 13
Tyrosur® 625
Tyrothricin **625**
Tyzine® 77

U

Ubistesin® 180
Ubretid® 58
Udicil® 700
UDP-Glucuronosyltransferasen **20 ff.**
UFH (unfraktioniertes Heparin) **379 ff.**
Ugurol® 393
Ulcogant® 443
Ulkowis® 443
Ulkus, Pathogenese 434
Ulkustherapeutika **435 ff.**
– Interaktion mit Tetracyclinen 617
Ultiva® 201
Ultracain® 180
Ultravist® 462
Umkehr, homöopathische 720
Umwelttoxikologie **723 f.**
Unacid® 611
Unat® 408
Undecylensäure **652, 680**
Unibaryt® 460
Uracil *699*
Uranintoxikation 734
Urapidil **84 ff.**, *84*, 105, 115
– Dosierung 86
– Pharmakodynamik 85
Uregyt® 408
Ureide, bromierte 211
Uretrim® 632
Urikostatika **588 ff.**
– Wirkung 588 f.
– – unerwünschte 590
Urikosurika **588, 590 f.**
– Interaktion 591
– – mit Allopurinol 590 f.
– Wirkung 588, 590
Urinalkalisierung 588 ff., 628
Urinansäuerung 628
Urion® 86
Urografin® 460
Urokinase 386, **388**
Uromitexan® 692
Uroporphyrinogensynthase-Defekt **36 f.**
Uroseptol® 681
Urotractan® 637
Urovison® 460
UroXatral® 86
Ursodeoxycholsäure **453**, *453*
Ursofalk® 453

Urtinktur **720**
Urushiole **798**
Use dependence **183**
UV/MV-Index 187

**V**

V (scheinbares Verteilungs-
 volumen) **30**
$V_{ss}$ (Steady-state-Verteilungs-
 volumen) **25 f.**
VAChT (vesikulärer Acetylcholin-
 transporter) 167, 169
Vagimid® 661
Valaciclovir **669 f.**
Valette® 568
Valium® 159, 204, 254
Valoron® 282
Valoron® N 287
Valproinsäure 156 ff., **159**, 160,
 161, *161,* 164 f.
– Interaktion
– – mit Felbamat 165
– – mit Makroliden 622
– – pharmakokinetische 39
– – mit Phenobarbital 160
Valsartan *429*
Valtrex® 670
Vanadium 724
– Intoxikation **743**
Vancomycin **623 f.**
– Interaktion mit Taurolidin
 638
Vanillinmandelsäure *68*
Vasoactive intestinal peptide 53,
 434
– Magensäuresekretionshem-
 mung 434
Vasocortin 537
Vasodilatatoren 104, 106, **107**
Vasodilatatorische Faktoren 394
Vasopressin **9**, 469, *484,*
 485 ff.
– Indikation 486 f.
– Interaktion 487
– Kontraindikation 487
Vasopressinrezeptoren **9 ff.,**
 486
Vasopressin-Sandoz Spray 487
Vasosan® 574
Vaxar® 635
Vectavir 670
Vecuronium *171,* **172 ff.**

Velbe® 704
Vencipon® N 449
Venlafaxin **241, 244 ff.**, *245*
– Wirkung, unerwünschte 247
Vepesid® 705
Verapamil 186, 189, **326 f.**, *327,*
 **330, 333 f.**, **352, 354 f.**
– Angriffspunkt 348
– Elimination, präsystemische
 16
– Interaktion 334, 355
– – mit Amiodaron 333
– – mit Digoxin 344
– – mit Muskelrelaxanzien 175
– – mit selektiven Serotonin-
  Wiederaufnahmehemmern
  247
– Pharmakodynamik 334, 354
– Wirkung, unerwünschte 334,
 354
Verdauungsenzympräparat,
 Interaktion mit Miglitol 505
Vergiftung **727 ff.**
– Aufrechterhaltung der Vital-
 funktionen 728
– Behandlung 728 ff.
– Epidemiologie **727**
– Häufigkeit **727**
– beim Kind 727
– Ursache **727**
Vermox® 666
Veronal 210
Verteilung **17 f.**
Verteilungsräume **17**
Verteilungsvolumen, scheinbares
 **24, 30**
Verzögerungsinsulin **498 f.**
Vesamicol 169
Vesikel 114, 167
– synaptische **51**
Vetren® 381
VIAGRA® 72
Vibramycin® 617
Viburnin **799**
Vicapan® N 363
Vidarabin **669**
– Interaktion mit Pentostatin
 704
Vidarabin Thilo® 669
Videx® 674
Vigabatrin 157, **163 f.**, *163*
– Wirkung, unerwünschte 164
Vigantol® 522
Vigorsan® 522

Vilca 271
Viloxazin **239 ff.**, *240*
Vinblastin **685 f., 704 f.**, *705*
– Nebenwirkungen 685
Vinca rosea 704
Vincaalkaloide **685, 704 f.**
– Interaktion mit Didanosin 674
– Nebenwirkungen 685, 704
– Resistenzentwicklung 689
– Wirksamkeit, zellzyklus-
 phasenabhängige **687**
Vincamin **107**
Vincristin **686., 704 f.**, *705*
Vindesin **704 f.**, *705*
Vinorelbin **686, 704**
Vinpocetin **267 ff.**, *268*
Vinylchlorid **762 ff.**
– Kanzerogenität 806
– Tabakrauch 802
VIP s. Vasoactive intestinal
 peptide
Vipera
– aspis 790
– berus 789 f.
– prester 790
VIRACEPT® 677
Viramune® 674
Virazole® 671
Viregyt® 153
Viru-Merz® 667
Virunguent® 668
Visano® 260
Visipaque® 463
Visken® 90
Vistagan® 90
VISTIDE® 669
Vita-Brachont® 363
Vitamin A *713,* **714 f.**
Vitamin-A-Säure 6, 713 f., *713*
Vitamin $B_1$ 771
Vitamin $B_{12}$ 101, 358, **361 ff.**
– Ausscheidung 361, 363
– Funktion 361 ff.
– Indikation 362
– Resorption 361
– Vorkommen 361
Vitamin $B_{12a}$ **750**
Vitamin-$B_{12}$-Folsäure-Kombina-
 tion 364
Vitamin D **514,** 516 f.
– Dosierung 522
– Indikation 521
– Interaktion 521
– – mit Rifampicin 644

Sachverzeichnis 913

Vitamin D
– Tagesbedarf 521
– Wirkung 520
– – toxische 521
– – unerwünschte 520f.
Vitamin D$_2$ **520**, *520*
Vitamin D$_3$ 6, 42, **520ff.**, *520*
Vitamin-D-Intoxikation 521
Vitamine 306
Vitamin K$_1$ **383f.**, *383, 393*
Vivalan® 240
VM-26 Bristol 705
Vogelbeere **798**
Voltaren® 294, 300
Vomex A® 455

## W

Wachstumsfaktoren 11, 13
– Rezeptoren **13f.**
– Hämatopoese 358, 364ff.
Wachstumshormon s. Somatotropin
Waldrebenarten **799**
Warfarin **384f.**
– Interaktion 41
– – mit Chinolonen 636
– – mit Chloramphenicol 619
– – mit Flupirtin 307
– – mit Makroliden 622
– – mit Raloxifen 558
– – mit selektiven Serotonin-Wiederaufnahmehemmern 247
– Proteinbindung 316
Waschmittel **745f.**
Wasserstoffperoxid **678f.**
– Interaktion mit Taurolidin 638
Weckamine s. Amphetaminderivate
Weed 271
Weimer®quin 656
Weizenkleie **449**
Wellvone 662
Wespen **793**
White clot syndrome 380
von-Willebrand-Faktor 371, 373
von-Willebrand-Faktor-Mangel 389
Wilprafen 621
Wincoram 347
Winobanin 389, 559

Wirksamkeit **3**
– Definition 718
Wirkstoffelimination, präsystemische **16**
Wirkungspotenzierung in der Homöopathie 720
Wolfseisenhut **799**
Wurmfarn 664
Wurminfektion 662f.
Wurstwaren, geräucherte 811
Wydora® 86

## X

Xanef® 427
Xanthin 587f., *588*
Xanthinoxidasehemmer, Interaktion mit Azathioprin 310
Xanthinoxidasehemmung 588
Xantinolnicotinat **584f.**
Xemlofiban 378
Xenetix® 463
Ximovan 207
Xipamid **406ff.**
2,6-Xylidin 188
Xylocain® 180, 330
Xylol **759f.**, *760*
Xylometazolin 77, **78**, 92
Xylonest® 180, 487
Xylostein **798**

## Y

Yaje 271
Yakee 271
Yangonin 260
Yermonil® 568
Yohimbin 83, 93
Yomesan® 665
Yopo 271

## Z

Zaditen® 133
Zafirlukast **109f.**, 138
Zagam® 635
Zalcitabin **671ff.**, *672*
Zantic® 436
Zaunrübe **799**
Zavedos® 697

Zeder **799**
Zeliokörner® 743
Zeliopaste® 743
Zenas® 579
Zentropil® 159
Zerit® 674
Zidovudin **671ff.**, *672*
– Interaktion mit
– – Atovaquon 662
– – Makroliden 622
Zienam® 609
Zieve-Syndrom 770
Zigaretten s. auch Tabak
Zigarettenkondensat 810
Zigarettenrauchbestandteile 42
Zigarettenraucher, Monooxygenasen-Induktion 42
Zileuton **109f.**
Zinacef® 609
Zinkintoxikation 733f.
Zinnat® 608
Zirrhose, biliäre, primäre 453
Zithromax® 621
Zocor® 578
Zofran® 118, 455
Zoladex® 473
Zolmitriptan **118**
Zoloft® 245
Zolpidem 205, **207f.**, *207, 212*
– Wirkung, unerwünschte 208
Zopiclon 205, **207f.**, *207, 212*
– Pharmakokinetik 209
– Wirkung, unerwünschte 208
Zorubicin **696**
Zostrum® 668
Zotepin **224ff.**, *224*
Zovirax® 670
Zwei-Kompartiment-Modell **25f.**
Zweiphasenpräparat, kontrazeptives 564
Zweistufenpräparat, kontrazeptives 564
Zyloric® 590
Zymafluor® 593
ZYPREXA® 224, 227
Zyrtec® 135
Zystizerkose 664, 666
Zytokine 11, **122ff.**, 143, **144ff.**, 292, 534
– Hypophysenhormonsekretion 475
Zytolytische Reaktion, arzneimittelbedingte 37

Zytoprotektion 435
Zytostatika 138, 631, **683 ff.**
– Anwendungsart 688 f.
– Erbrechen-erzeugende 686
– Frühreaktion **684,** 687
– Hyperurikämie 587, 589
– Indikation 684 f.
– Interaktion 42
– – mit Allopurinol 590
– Nebenwirkungen 684 f., 687
– Resistenzentwicklung 689
– therapeutischer Effekt 686
– Übelkeit-erzeugende 686
– Wirkprinzip 686
– Wirksamkeit, zellzyklusphasenabhängige **687**
– Wirkung
– – antineoplastische 688
– – immunsuppressive 687 f.
Zytotoxische Reaktion 126
– – arzneimittelbedingte **37**
– – zellvermittelte 127